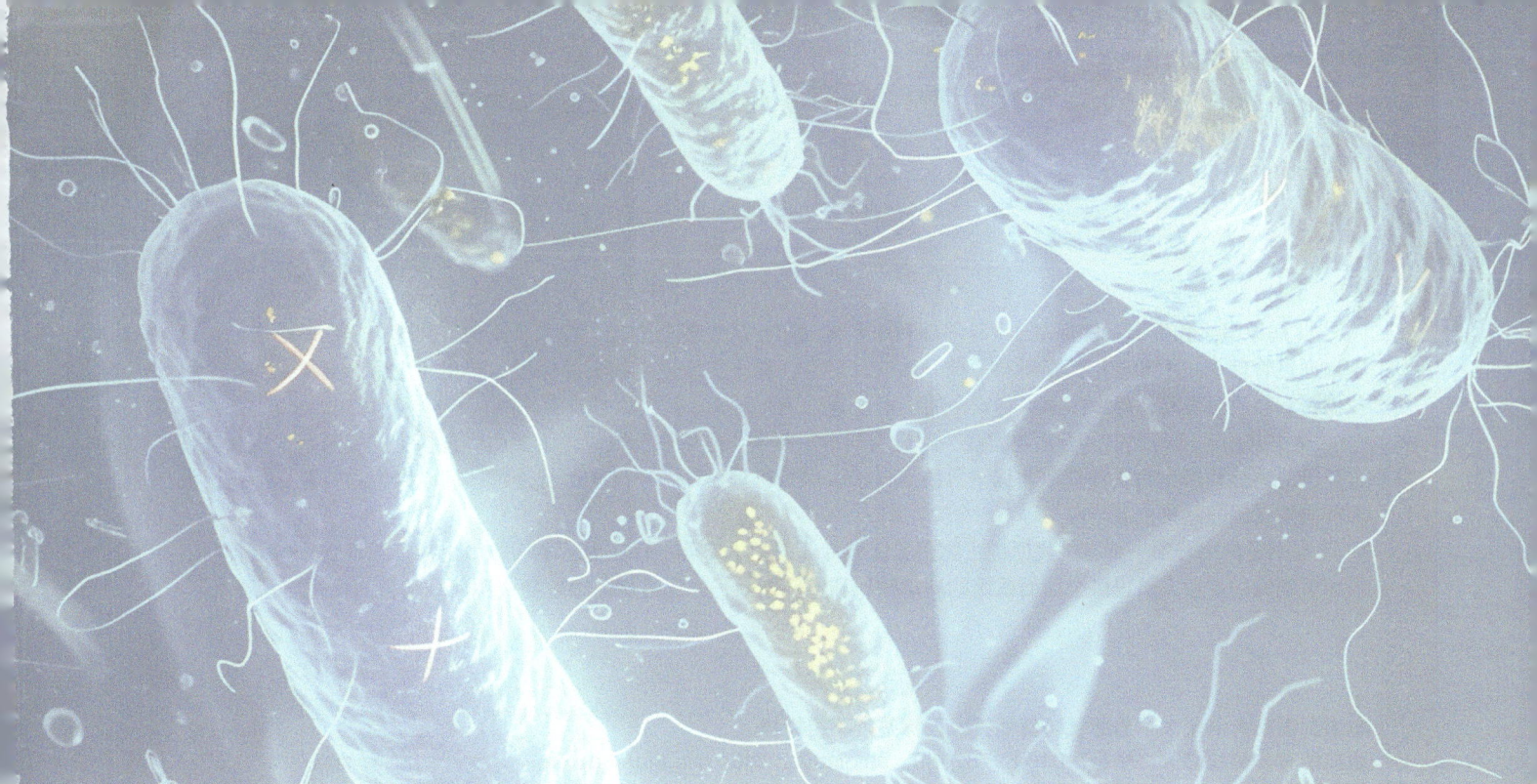

病原微生物资源系统保藏学

魏 强 ◎ 主编

清华大学出版社
北京

内 容 简 介

《病原微生物资源系统保藏学》是一部利用系统观念，从管理全覆盖、技术全流程、共享全方位三个方面和维度，通过管理、技术和应用等多学科、跨领域交叉融合，促进病原微生物资源保藏、转化与应用，支撑生物安全科技创新和高质量发展，确保国家生物安全的学术专著。

全书共由基础与理论、方法与实践、建设与运行、共享与应用四篇组成，主要内容包括生物资源基本概念及其重要价值；病原微生物资源获取与保藏等技术方法；保藏机构设计、建设和运行管理；病原微生物资源标准化，数据和实物资源的共享机制与应用等。

本书是国内外第一部有关病原微生物资源保藏专业的学术专著，旨在为从事病原微生物资源研究、保藏及利用等相关领域的专业人员提供全面而系统的理论知识和实践指南，并促进病原微生物资源保藏学科的建立与发展。

图书在版编目（CIP）数据

病原微生物资源系统保藏学 / 魏强主编 . -- 北京：清华大学出版社，2025.5（2025.10 重印）. -- ISBN 978-7-302-69242-3

Ⅰ . R37

中国国家版本馆 CIP 数据核字第 2025NM6876 号

责任编辑：辛瑞瑞　孙　宇
封面设计：吴　晋
责任校对：李建庄
责任印制：沈　露

出版发行：清华大学出版社
　　　　　网　　　址：https://www.tup.com.cn，https://www.wqxuetang.com
　　　　　地　　　址：北京清华大学学研大厦 A 座　　邮　　编：100084
　　　　　社 总 机：010-83470000　　　　　　邮　　购：010-62786544
　　　　　投稿与读者服务：010-62776969，c-service@tup.tsinghua.edu.cn
　　　　　质量反馈：010-62772015，zhiliang@tup.tsinghua.edu.cn
印 装 者：涿州市般润文化传播有限公司
经　　销：全国新华书店
开　　本：210mm×285mm　　印　　张：56.5　　字　　数：1438 千字
版　　次：2025 年 6 月第 1 版　　　　　印　　次：2025 年 10 月第 2 次印刷
定　　价：588.00 元

产品编号：103917-01

编委会

主　　编　魏　强

副 主 编　姜孟楠　阚　飙　韩　俊　王多春　杨信怡　吴林寰
　　　　　徐　潇　郑　彬　邓　菲　李振军

编写秘书　吴思宇　张　颖　刘　丽　翟亚琳

编　　委　（按姓氏拼音排序）

高　鹤　中国疾病预防控制中心传染病预防控制所

高春花　中国疾病预防控制中心寄生虫病预防控制所

龚　杰　中国疾病预防控制中心传染病预防控制所

郭　丹　中国医学科学院北京协和医院

郭　宁　上海理工大学

郭翀晔　中国科学院微生物研究所

韩　辉　中国海关科学技术研究中心

韩　俊　中国疾病预防控制中心病毒病预防控制所

韩恒鑫　上海理工大学

洪　耕　中国食品药品国际交流中心

侯雪新　中国疾病预防控制中心传染病预防控制所

胡　媛　中国疾病预防控制中心寄生虫病预防控制所

胡锦瑞　中国疾病预防控制中心传染病预防控制所

黄　洋　中国食品药品检定研究院

黄振洲　杭州市疾病预防控制中心（杭州市卫生监督所）

姜孟楠　中国疾病预防控制中心（中国预防医学科学院）

姜雪琪　中国疾病预防控制中心（中国预防医学科学院）

蒋柏勇　中国科学院武汉病毒研究所

金慧玲　延边大学

阚　飙　中国疾病预防控制中心传染病预防控制所

孔　琪　中国医学科学院医学实验动物研究所

赖玖连　兰州大学公共卫生学院

李　康　中国食品药品检定研究院

李　坤　兰州大学公共卫生学院

李　鑫　苏州市疾病预防控制中心

李国庆　中国医学科学院医药生物技术研究所

李军燕　中国合格评定国家认可中心

李曼郁　中国食品药品检定研究院

李梦洁　兰州大学公共卫生学院

李宜晓　深圳市疾病预防控制中心

宋敬东　中国医学科学院病原生物学研究所

宋晓慧　中国疾病预防控制中心（中国预防医学科学院）

隋志伟　中国计量科学研究院

孙　琦　基点生物科技（上海）有限公司

孙文媛　中国食品药品检定研究院

孙志文　中国疾病预防控制中心传染病预防控制所

唐　宋　中国疾病预防控制中心环境与健康相关产品安全所

陶　婧　中国疾病预防控制中心（中国预防医学科学院）

王　斌　中国食品药品检定研究院

王　蒙　中国计量科学研究院

王　鹏　云南省地方病防治所

王春娥　中国食品药品检定研究院

王多春　中国疾病预防控制中心传染病预防控制所

王家乐　中国医学科学院血液病医院（中国医学科学院血液学研究所）

王晓曦　中国医学科学院北京协和医院

王梓权　中国计量科学研究院

魏　强　中国疾病预防控制中心（中国预防医学科学院）

魏　强　中国医学科学院医学实验动物研究所

吴林寰　中国科学院微生物研究所

吴思宇　中国疾病预防控制中心（中国预防医学科学院）

肖　迪　中国疾病预防控制中心传染病预防控制所

肖　悦　中国疾病预防控制中心传染病预防控制所

谢梦娇　中国疾病预防控制中心（中国预防医学科学院）

熊彦红　中国疾病预防控制中心寄生虫病预防控制所

胥　义　上海理工大学

徐　苗　中国食品药品检定研究院

徐　潇　中国食品药品检定研究院

阳　凯　湖北省疾病预防控制中心

杨信怡　中国医学科学院医药生物技术研究所

杨亚军　复旦大学

病原微生物是生命科学研究及生物技术产业发展的重要物质基础，也是科技创新的重要科技基础条件。病原微生物资源保藏是专业机构针对病原微生物开展收集、鉴定、编目、储存、共享的基础性、战略性专业技术工作，是国家生物安全工作的重要组成部分，关系生物经济和科技创新发展。在实施创新驱动发展战略、加快建设创新型国家、建成科技强国的背景下，加快形成新质生产力，实现高水平科技自立自强，深入推进卫生健康科技创新工作是当前我国卫生健康系统的一项十分重要且迫切的任务。

近些年来，我国病原微生物资源保藏工作在法律制度建设、管理运行保障、服务支撑能力等方面持续推进，取得了一系列成绩和重要进展，国家公共卫生安全保障能力得到了进一步提升。新时期，我们应抓住国家科技创新战略发展机遇，进一步提升卫生健康科技资源支撑体系建设标准化程度、建设质量、开放共享水平、资源利用效率，逐步构建具有自主保障能力的病原微生物等生物样本资源技术体系，为我国卫生健康领域创新发展提供有力支撑。中国疾病预防控制中心（中国预防医学科学院）作为国家病原微生物保藏中心/国家病原微生物资源库依托单位，在相关部门支持和指导下，正在二期工程中推进国家病原微生物资源保藏基础设施建设和管理模式改革，不断提升履行国家科技基础资源平台责任与使命的能力。

国家病原微生物保藏中心/国家病原微生物资源库作为国家科技创新基地，勇于探索、积极实践，通过总结工作经验和科研成果，牵头组织领域专家历时5年时间编写出版了《病原微生物资源系统保藏学》学术专著。本书跨越了病原微生物、生物安全、生物多样性、知识产权、仪器设备、建筑结构、转化应用等多个学科和交叉领域，是推动科技创新和产业创新深度融合，助力发展新质生产力的有益尝试。同时，本书所提出的系统保藏学概念，对形成全方位、多维度、立体化的系统性推进生物样本资源保藏工作思路具有重要指导作用，值得肯定！

病原微生物资源保藏工作具有基础性、长期性、战略性特点，需持续深入推进。希望领域内专家持之以恒、不懈努力、久久为功，为助力健康中国和科技强国建设作出新的贡献！

中国工程院院士

中国疾病预防控制中心主任

2025 年 1 月

病原微生物资源保藏是国家生物安全工作的重要组成部分，对推动卫生健康领域基础研究和科技创新发展、确保国家生物安全具有十分重要的战略意义。

人类生活在微生物世界中。公开数据显示，平均 1~2 年就会出现 1~2 种新发突发传染病。随着人类活动范围的不断扩大，以及社会与地理生态环境的不断变化，人类与野生动物、昆虫等媒介生物的接触机会不断增多，传染病对人类的威胁不是减少了，而是增加了。目前，人类分离到的病毒和细菌的种类远远不足已知病毒和细菌种类的 1%。科学家估计世界上可能存在 10^{12} "种" 原核生物，其中主要是细菌。然而，微生物学家正式分离命名的细菌，迄今为止仅有 24 000 种左右。那些在自然界长期存在的病原体，一旦突破物种屏障传播到人和家畜，就会导致新发突发传染病的频繁发生，对人类健康和生命安全带来极大威胁，进而可能造成重大经济损失，甚至影响社会稳定。

面对新发突发传染病的持续威胁，科研人员应加强微生物资源研究和挖掘，特别是开展病原微生物资源保藏，不断提升资源保护和利用能力，为保障国家生物安全和健康中国战略提供坚实技术支撑。近年来，国家高度重视病原微生物资源保藏等生物安全工作。我高兴地看到，国家病原微生物保藏中心/国家病原微生物资源库组织国内外病原微生物资源保藏领域专家，多年来在国家传染病防治、重点研发等重大科研项目支持下，凝集我国病原微生物资源保藏领域研究和工作实践中所取得的最新研究重大成果，编写出版了《病原微生物资源系统保藏学》。本书创新性地提出了资源系统保藏学概念，是国内外第一本系统全面阐述病原微生物资源保藏理论、技术、实践与应用的学术专著，是我国保藏领域专家学者和团队的智慧结晶。

相信本书的出版对于促进我国，乃至全球病原微生物资源保藏学科发展，加强保藏专业团队能力建设，提升我国病原微生物资源自主可控、逐步摆脱对国外资源依赖，推动疾病控制事业高质量发展，支撑科技自立自强具有重要作用。

本书作为我国病原微生物资源领域的重要专著，不仅可以作为一部教科书，还可以作为从业人员参考书以及工具书来使用，非常值得一读，推荐给大家。

中国工程院院士
传染病溯源预警与智能决策全国重点实验室主任
中国微生物学会理事长
2025 年 1 月

生物样本既是医学基础和临床研究、生物医药转化的重要资源，也是维护国家生物安全的战略性资源。具有完整临床信息和伦理规范的生物样本库是精准医疗发展的基础。谁拥有生物样本资源，谁就能掌握医学科技主动权，就能占据医学竞争制高点。

健康是经济社会发展的基础条件，是民族昌盛和国家富强的重要标志，也是广大人民群众的共同追求。面对人民日益增长的健康需求，中国健康事业面临着重大疾病防控形势较为严峻、新发突发传染病危险因素持续存在、医学科技创新能力不足等挑战。特别是我国在医学科学数据、科学仪器设备和试剂耗材等关键技术上高度依赖进口，存在被国外"卡脖子"的风险。医学科技创新是建成健康中国的强大"助推器"，应对风险与挑战，我们在很大程度上要依赖于医学科技创新、医学水平的提高。

健康大数据是全球最大的数据资源。中国人口基数大、发病人群多、病种全，产生的临床数据、组学数据等各种医疗健康数据巨大。应充分发挥好我国生物样本资源优势，将临床信息、疾病队列结合组学、分子影像、临床药物、临床结果等方面开展大数据研究，积极推动实施我国医学科学创新研究与生物医药创新发展。

经历了新型冠状病毒感染疫情，我国医药创新水平在控制疫情、恢复经济中的重要作用更加凸显。病原微生物作为生物样本资源的重要组成部分，对于新发突发传染病防控和生物安全科技创新发展具有重要支撑作用，是推动医学科技创新工作发展的重要引擎之一。我欣慰地看到，在推进健康中国建设和医学科技创新发展过程中，国家病原微生物保藏中心/国家病原微生物资源库组织编写了《病原微生物资源系统保藏学》。本书全面深入阐述了病原微生物资源理论基础、实践操作与转化应用，并提出了系统保藏学概念。这是我国生物样本资源管理与利用工作的思路创新与有益探索，对于促进我国生物样本资源在管理、技术、应用三方面的综合、协调、可持续发展具有重要推动作用。

本书系统全面、逻辑清晰，学术价值高，是我国生物样本资源领域一部不可多得的学术专著！

中国工程院院士
北京大学博雅讲席教授
北京大学国际癌症研究院院长
北京大学健康医疗大数据国家研究院院长
2025 年 1 月

翻开即将出版《病原微生物资源系统保藏学》的书稿，我非常高兴！看到我的学生，新一代病原微生物科研工作者，能够以资源保藏的角度和思路，主编这样一本系统、全面的专著，我感到十分欣慰！

病原微生物，特别是病毒，是我打了一辈子交道的对象，与其"斗争"已有七十余载。研究病毒形态和其致病性，探索病毒的未知世界一直是我的不懈追求。面对未知病原，人类发现和识别它们的能力在不断提升、不断突破。从 20 世纪 30 年代电子显微镜被发明后，科学家逐渐揭开了病毒的面纱，病毒形态结构从此"眼见为实"。

我一直致力于医学电镜技术和病毒形态学等领域的开拓创新研究，首次在国际上发现了人类 B 组轮状病毒，并建立全基因文库。同时，通过结合免疫学电镜技术，首次发现肾病综合征出血热病毒的形态，并认定为新的布尼亚病毒。在当时这些前沿科学研究过程中，我积极开展国际合作，将相关病毒样本分享给了美国、日本、英国等国的科研团队，携手共同推进了全球轮状病毒、出血热病毒等病毒学研究与疾病防控工作。另一方面，20 世纪 50—80 年代，随着震颤病、克-雅病、吉斯特曼-斯召斯列综合征等疾病的发现，在全球朊病毒研究方兴未艾之时，我国却缺乏朊病毒相关样本，科研和防控工作举步维艰。为此，我于 20 世纪 80 年代初最早从美国国立卫生研究院引进羊瘙痒因子毒株 139A、263、ME7，在国内首次建立了朊病毒动物模型，率先进行了我国朊病毒及早老性痴呆与慢病毒研究，并呼吁建立了全国慢病毒与早老、老年痴呆研究协作组。

在多年的科研和传染病防控工作中，我深刻的体会和感受是巧妇难为无米之炊，病原微生物作为资源，对科研和疾病防控工作至关重要，但更重要的是资源的交流共享。时光荏苒、时过境迁，但科研工作者对病原微生物研究，与传染病的"斗争"永远不会停歇！虽然我国科研条件和科研能力已大幅飞跃，但合作共享的科学精神不会改变。

厚积薄发，笃行致远。病原微生物资源保藏是一项系统、长期、持续性工作，希望我国一批批病原微生物资源保藏工作者夯实基础，不断积累、不断创新，不断尝试！在传染病防控全球应对中，发挥更多、更大中国作用与贡献！

洪涛

中国工程院院士

2025 年 1 月

Emerging infectious diseases pose public health safety risks to the world, particularly impacting the economic development and social stability of developing countries. In February 2022, the World Health Organization (WHO) initiated negotiations for the pandemic agreement aimed at coordinating member countries to better respond to or prevent the occurrence of the next global pandemic through rapid action.

At the same time, in 2022, the WHO launched projects such as the World Health Organization BioHub System and the International Pathogen Surveillance Network (IPSN). Additionally, it released the "Global Genomic Surveillance Strategy for Pathogens with Pandemic and Epidemic Potential" and the "WHO Guiding Principles for Pathogen Genome Data Sharing," which aimed to enhance global capabilities in the acquisition of biological resources and sequencing analysis.

The core of Article 12 of the WHO Pandemic Agreement, still under negotiation, focuses on establishing a global "Pathogen Access and Benefit-Sharing System" (PABS) to ensure the timely and equitable sharing of pathogen resource data and related benefits, thereby maintaining global public health safety. The acquisition and sharing of pathogenic microorganisms that could lead to potential pandemics has become a key focus in the treaty negotiations. The world is currently at a pivotal point in collaboratively addressing the preservation and utilization of pathogenic microorganisms. How to regulate the scientific preservation of pathogenic microorganism resources has become a common challenge we face.

The WHO International Agency for Research on Cancer (IARC) biobank, as a large-scale storage facility for WHO, actively engages in global biological resource preservation and research. Through the Biobank and Cohort Building Network (BCNet), it supports middle- and low-income countries in enhancing their biological resource preservation capabilities. In 2019, the WHO-IARC signed a memorandum of cooperation with the Chinese Center for Disease Control and Prevention (China CDC) to jointly promote capacity building in resource standardization. We are pleased to witness the publication of the book "Systematic Preservation Science of Pathogenic Microorganism Resource" during our collaborative efforts.

We look forward to the China National Pathogen Resource Center not only strengthening its own construction and development in pathogen resource preservation but also actively conducting research on global pathogen resource acquisition and sharing mechanisms. We hope that it can propose international principles and initiatives, offer a Chinese solution, play a role for China, and contribute Chinese wisdom. We also look forward to more collaborations with our Chinese counterparts in the future!

Ph.D

Head of Laboratory Services and Biobanking,

World Health Organization International Agency for Research on Cancer

ex-President of The International Society for Biological and

Environmental Repositories (ISBER)

Jan, 2025

新发突发传染病给全球带来公共卫生安全风险，尤其是给发展中国家的经济发展、社会稳定带来深刻的影响。世界卫生组织于 2022 年 2 月启动世界卫生组织大流行协定 (WHO Pandemic Agreement) 谈判，旨在协调成员国通过快速响应更好地应对或阻止下一次全球大流行疫情的发生。

与此同时，2022 年世界卫生组织启动了生物样本中心（World Health Organization BioHub System，WHO BioHub）、国际病原体监测网络（International Pathogen Surveillance Network，IPSN）等项目，发布了《全球用于大流行或潜在大流行病原体的基因监测战略》（*Global genomic surveillance strategy for pathogens with pandemic and epidemic potential*）和《世界卫生组织病原体基因数据共享指南原则》（*WHO guiding principles for pathogen genome data sharing*），推动全球生物资源获取和测序分析等能力提升。

仍然在谈判过程中的"世界卫生组织大流行协定"（WHO Pandemic Agreement）第十二条的核心是通过建立全球"病原体获取和惠益分享系统"（WHO Pathogen Access and Benefit-Sharing System，PABS），以确保病原体资源数据和相关惠益及时公平地分享，维护全球公共卫生安全。潜在大流行病原微生物获取与共享作为条约重要组成部分已成为协定谈判的重点和焦点。全球正处于一个协商应对病原微生物保藏与利用的关键时期，如何规范科学保藏病原微生物资源已成为当前我们面临的共同课题。

WHO IARC 作为世界卫生组织传染病样本库，积极开展了全球资源保藏与研究，并通过 Bcnet 网络支持中低收入国家提升生物资源保藏能力。2019 年 WHO IARC 与中国疾病预防控制中心（China CDC）在生物资源领域签订了合作备忘录，共同推进资源标准化等能力建设工作。很高兴在我们合作过程中，见证《病原微生物资源系统保藏学》专著的出版发行。

期待中国国家病原微生物保藏中心在做好病原微生物保藏工作自身建设和发展的同时，积极开展全球病原微生物资源获取和共享机制研究，积极提出国际相关原则和倡议，提出中国方案，发挥中国作用，贡献中国智慧。也期待与中国的同行今后有更多的合作！

博士
世界卫生组织国际癌症研究机构实验室和样本库主任
国际生物与环境样本库协会前主席
2025 年 1 月

　　病原微生物是可以侵犯人、动物引起感染甚至传染病的微生物，包括病毒、细菌、真菌、立克次体、寄生虫等。同时，病原微生物作为生物资源重要组成部分，是进行传染病防治、科研、教学、药品和生物制品生产等工作的重要基础和支撑条件，是保障国家生物安全的不可替代性的重要战略资源。

　　新型冠状病毒感染等新发突发传染性疾病仍然是人类面临的重大健康威胁。在传染病防控应对过程中，相关机构和科研团队采集、积累、保存了各类病原微生物及其感染性材料。如何科学、规范管理，最大限度安全、有效地保留、利用这些珍贵的病原微生物资源不仅对于传染性疾病防控至关重要，而且关系到国家生物安全科技创新发展，事关生物资源自主可控与科技自立自强。近年来，病原微生物资源库建设工作得到快速发展。《中华人民共和国生物安全法》明确提出"加快建设生物信息、人类遗传资源保藏、菌（毒）种保藏、动植物遗传资源保藏、高等级病原微生物实验室等方面的生物安全国家战略资源平台，建立共享利用机制，为生物安全科技创新提供战略保障和支撑"。因此，如何在确保生物安全前提下，提高病原微生物资源保藏质量和转化应用能力是当前我国生物安全工作的一项重要任务，迫在眉睫。

　　为适应我国生物安全形势和发展需要，进一步提升我国病原微生物资源保藏能力建设，中国疾病预防控制中心（中国预防医学科学院）作为国家人间传染的病原微生物保藏中心/国家病原微生物资源库依托单位，在总结病原微生物资源保藏相关科研项目多年产出和工作经验基础上，组织全国病原微生物资源保藏领域的百余位专家学者共同编写了《病原微生物资源系统保藏学》。本书明确和强调了资源保藏工作的全面性、系统性和完整性，并首次提出系统保藏学概念。系统保藏学是利用系统观念，通过管理、技术和应用等多学科、跨领域交叉融合，促进资源保藏、转化与应用，支撑科技创新和高质量发展，确保国家生物安全的交叉科学。

　　系统保藏学主要体现在管理全覆盖、技术全流程、共享全方位三个方面。管理全覆盖是系统保藏学的基础，即通过规范资源保藏体系、组织机构、规章制度与设施条件建设，确保在生物安全、科研伦理等基础上推动资源保藏与利用。技术全流程是系统保藏学的核心，即围绕病原微生物收集、鉴定、制备、编目、储存等保藏全过程，研发和利用表型、基因型等鉴定与质控，以及低温生物学等多层次技术方法，提升资源质量和长期储存能力。共享全方位是系统保藏学的目的，即通过健全完善保藏所涉及的提供方、保藏方和使用方等三方受益机制，建立病原微生物资源保藏共同体，在保护各方权利和利益的前提下，促进和提升资源利用水平。作为推进我国病原微生物资源保藏工作的思路和抓手，系统保藏学的提出有助于进一步清晰保藏工作的发展定位和思路举措，有利于新时期我国病原微生物资源保藏工作全面开展和整体推进。

　　本书共由基础与理论、方法与实践、建设与运行、共享与应用四篇组成，对病原微生物资源保藏工作进行了系统性阐述，理论内容由浅及深，实践方法丰富实用。第一篇基础与理论包括3章11节，介绍了生物资源的基本概念及其重要价值，国际病原微生物资源保护规则以及微生物保藏机构历史与现状。第二篇方法与实践包括12章64节，内容涵盖病原微生物资源获取与保藏、生物信息学技术，以及资源编目、数字化等内容。第三篇建设与运行包括9章53节，重点阐述了保藏机构建设和运行管理，介绍了保藏机构设计、设施设备配置、生物样本库质量与能力要求、智能化平台管理等内容。第四篇共享与应用包括4章31节，重点介绍了病原微生物资源标准化，数据和实物资源的共享机制，以及病原微生物资源在体外诊断、疫苗研发、临床检验、药物筛选等多个方面的需求与应用现状。

　　本书是我国病原微生物资源领域多年理论与实践积累、沉淀的重大成果，是国内外第一本有关病原微生物资源保藏的学术专著，旨在为从事病原微生物资源研究、保藏及利用等相关领域的专业人员提供全面而系统的理论知识和实践指南。同时，本书有助于进一步促进病原微生物资源保藏的建立与发展，为推动病原微生物资源保藏工作可持续高质量发展，形成卫生健康领域新质生产力，确保国家生物安全发挥积极作用。本书是2022年国家出版基金项目"生物安全与生物资源能力体系建设丛书"的重要衍生项目，得到了国家重点研发计划项目（2022YFC2602200）和国家科技资源共享服务平台经费支持。本书在编写过程中也得到了国家卫生健康委科教司、国家疾控局科教国际司、科技部国家科技基础条件平台中心等单位领导，以及各编者所在单位领导、国内外病原微生物资源保藏领域权威专家的支持和指导，在此深表感谢！

　　由于经验有限，本书中难免有疏漏和不妥之处，敬请读者和相关专业人士批评指正，以便在下一版本中修改完善，持续推进我国病原微生物资源保藏专业学科发展，助力国家生物安全保障。

魏　强

2025 年 1 月

目 录

第一篇　基础与理论

第二篇　方法与实践

第三篇 建设与运行

第一篇 基础与理论

第一章　绪论

21世纪以来,现代生物技术的突破性进展正深刻重塑全球经济发展模式和人类社会的文明形态。以现代生物技术为引领的生物资源开发与竞争已成为世界经济发展的战略制高点。在各类生物资源中,微生物资源的应用在革命性地解决人类发展面临的重大问题,如在健康、工业、农业、生物安全和环境治理等方面,已经发挥了巨大的作用,并展现出广阔的前景。随着生物科技革命和产业变革的深入推进,全球已经迈入生物经济和生物安全并行跨越发展的时代,我国生物经济和国家生物安全体系建设处于新的历史阶段。在生物安全重要性更加凸显的形势下,做好病原微生物资源的保藏管理和开发利用工作,是具体落实国家《中华人民共和国生物安全法》和保障国家生物安全的重要环节。

第一节　生物资源概述

生物资源是人类繁衍和发展最基本的物质基础,主要包括动物、植物、微生物有机体及由其组成的群落、种群和生态系统。生物资源为人类生产生活提供食物、药品、材料和燃料等必要保障,也是地球上物种多样性和遗传多样性的重要载体,与其生活的环境共同构成了多样性的生态系统和生态过程,对人类生存的气候和环境发挥重要的调节和保护作用。此外,各个年代和地域的生物资源所具备的独特美学、工程学等非物质特性,对多样性的文化发展和人类文明延续具有重要的意义。

一、生物资源定义

生物资源属于自然资源的一种,是自然资源的有机组成部分,具有繁殖、遗传和新陈代谢等生理机能。联合国《生物多样性公约》(以下简称《公约》)将"生物资源"定义为,"对人类具有实际或潜在用途或价值的遗传资源、生物体或其部分、生物群体或生态系统中任何其他生物组成部分"。生物资源除根据动物、植物、微生物资源进行划分外,还可以从生物遗传资源、生物物种(生物体部分)资源、生态系统资源等层面进行划分。

二、生物遗传资源定义

生物遗传资源是生物资源的重要组成部分,是指除人类以外的其他生物或非生物来源的遗传资源。而对于遗传资源,《公约》从国际法意义上赋予其较为权威的定义,即"具有实际或潜在价值的遗传材料"。而"遗传材料"是指来自动物、植物、微生物或其他来源的任何含有遗传功能单位的材料。概言之,生物遗传资源是指具有实际或者潜在价值的、来自人类以外其他生物或非生物的任何含有遗传功能单位的材料。由此可见，生物遗传资源包括生物个体、组织、器官，小到细胞、线粒体、基因等。在农业领域，人们也习惯将"生物遗传资源"称为"种质资源"，强调生物遗传资源为育种提供物质材料。农业种质资源（或农业生物遗传资源）包括了农作物、畜禽、水产和农业微生物等类别的所有品种、品系、类型和遗传材料，也包括与该栽培或驯化物种关系密切的野生近缘物种。

生物遗传资源是无形信息和有形载体的统一。生物遗传资源既蕴含动植物、微生物及其他任何遗传材料的遗传信息，也是这些遗传信息的物质载体。生物遗传资源可通过现代生物技术脱离有形载体，以无形信息的形式被传承、传播和利用。由于生物技术的迅猛发展，无形的生物遗传资源，或者称"遗传资源数字序列信息""基因数据""遗传信息"等，正在显现出其作为一种新兴的战略性生产要素的资源特征。

三、生物资源特征

（一）可再生性与不可再生性

生物资源不仅为人类社会提供衣食住行等基础物质和良好的生态环境，还可为高产、抗病、节水、环保等优质新品种选育提供丰富的生物材料，为疾病防控、粮食安全提供丰富的基因资源，对维持生态系统的稳定、提升生态承载力和生态系统服务功能具有巨大意义。一方面，生物资源是地球上最丰富的可再生性资源，在自然或人为的条件下，生物具有不断更新、生长和繁殖的能力，能够实现永续利用；另一方面，由于外来物种入侵、生态破坏、过度利用等，致使一些生物资源出现退化、解体、耗竭和消亡的现象，表现出不可再生性，对人类可持续利用生物资源造成不可逆转的影响。据 2023 年 5 月 22 日，中华人民共和国生态环境部和中国科学院联合发布的《中国生物多样性红色名录》显示，虽然我国近 500 种野生动植物受威胁等级下降，但高等植物受威胁物种有 86 种因种群数量下降、占有区缩小、发现点减少等原因导致受威胁等级上升，脊椎动物受威胁物种有 54 种等级上升，生物多样性下降的整体趋势尚未得到根本性扭转。

（二）地域分布不均衡性

所有生物在一般情况下，并非均匀地分布在世界上任何角落，其生长发育受气候、土壤、海拔、水分等因素的影响，每种生物均有其特定的地理生长范围，这显示出生物资源具有明显的地域性。一般来说，生物多样性丰富的发展中国家生物资源禀赋优异，但对资源的利用率较低。而生物多样性相对匮乏的发达国家生物资源禀赋不足，但资源利用率较高。美国和澳大利亚既是生物资源禀赋较高的国家，也是生物遗传资源利用率较高的国家。我国地域辽阔，自然条件复杂多样，生物物种丰富，特有属、特有种多，是世界重要的植物起源中心之一。目前，我国保存的中国种子植物特有属 268 个，含特有种 522 种 63 变种，隶属于 78 科，其中特有科有 8 个。因华南、华中、西南大多数山地未受第四纪冰川影响，目前这些地方还保存了银杏、水杉、银杉、珙桐、水松、香果树等其他地区早已灭绝的古老孑遗物种。

（三）科技发展的基础资源

生物资源是人类唯一不可替代的资源，是食品、农业、生物医药科技发展的基础性原材料。生物资源在当今世界资源问题中起着桥梁的作用，并占据中心的地位。拥有和开发利用生物资源的程度已成为衡量一个国家综合国力和可持续发展能力的重要指标。发达国家在工业革命伊始就已经认识到生物资源的基础性和战略性，长期凭借资金和技术优势，在全球开展动植物、微生物或其他生物原料的收集与筛选活动，据此研制新型药品、培育高产质优的粮食作物等。例如，美国的孟山都公司引进我国野生大豆培育出高产大豆，新西兰引进我国野生猕猴桃培育出占全球市场40%的猕猴桃产业，美国生态健康联盟通过国际合作项目等引用我国动物和病原微生物样本及其研究数据。生物资源的占有、开发和保护已经成为全球科技竞争的主要手段之一。

四、我国生物资源现状

我国是世界上公认的生物多样性大国，纵跨寒温带、热带和亚热带的生境组成，复杂的气候，多样的民族文化和悠久的农业文明，造就了极其丰富的生物资源，原产和特有生物资源均位居世界前列。

据《中国生物物种名录2024版》记录，我国目前发现记录的物种及种下单元155 364个，其中物种141 484个，种下单元13 880个。动物部分收录73 862个物种及种下单元，包括69 407个物种，4455个种下单元，隶属于18门52纲246目1884科14 194属。其中哺乳动物694种、鸟类1505种、爬行动物656种、两栖动物656种、鱼类5127种、昆虫及其他无脊椎动物60 769种。植物部分收录47 474个物种及种下单元，包括39 897个物种，7577个种下单元，隶属于6门17纲150目544科4528属。其中维管植物36 055种，角苔门、真藓门和地钱门等共3842种。真菌部分收录27 807个物种及种下单元，包括26 591个物种，1216个种下单元，隶属于10门52纲188目616科3249属。其中担子菌门10 725种、子囊菌门14 987种，其他真菌879种。

现已初步查明，我国拥有粮食和农业植物物种9631个，畜禽品种类型590种，水产物种17 447种，草原饲用植物6700余种，中药资源11 146种，食用菌966个分类单元。据《中国微生物资源发展报告2016》显示，2001—2015年，我国菌种保藏中心共33个，可共享的保藏菌株达18万多株。在全球78个《国际承认用于专利程序的微生物保存布达佩斯公约》（简称《布达佩斯公约》）签约国中，我国已经超越日本，成为继美国之后微生物保藏量第二大国。我国还具有异常丰富的花卉资源，被誉为"世界园林之母""世界花卉宝库"。

从基因多样性层面来看，我国是水生生物遗传资源最为丰富的国家，是世界上三大农业起源地之一，是水稻、大豆和谷子等八大作物的起源中心之一，是世界栽培植物的四大起源中心之一，是猪、鸡、牦牛、沼泽型水牛等畜禽驯化起源中心之一。农作物遗传资源迁地保存体系初具规模，保存了超过53万份种质资源，保存数量居世界第二。药用植物遗传资源迁地保护设施保存的药用植物资源物种数量全球第一。

随着生产发展和科技进步，生物资源作为人类生活和生产的物质基础，已越来越为人类所了解和重视，同时生物资源的承载能力与人类需求间的矛盾也日益尖锐。人类可以利用或可能利用的生物，包括动植物资源和微生物资源等。生物资源具有再生机能，如合理利用和科学抚育管理，不仅能保持资源的生生不息，而且能按人类意志为社会发展做出巨大贡献；若不合理利用，不仅会引起数量和质量下降而导致物种灭绝，甚至影响人类社会的发展。对生物资源的研究已成为当今世界上最受关注和充满活力的领域之一。

丰富多样的微生物为人类解决能源、环境危机提供了重要基础资源；干细胞基于其自我更新和分化潜能，为人类许多重大疾病的根治带来希望。模式动物与实验动物赋予了人类揭示生命本质的启示和手段，而各类工具酶的应用则是现代分子遗传学发展和基因工程的基础。生物资源是生物产业、现代农业和生命科学研究的源头与基础，生物资源是国家的战略性资源已成为各行各业的共识。

2018年，中华人民共和国科学技术部按照《中华人民共和国国民经济和社会发展第十三个五年规划纲要》《国家创新驱动发展战略纲要》《"十三五"国家科技创新规划》等的总体部署，为加快推进生物技术与生物技术产业发展，特制定了《"十三五"生物技术创新专项规划》（以下简称《规划》）。《规划》指出，现代生物技术的一系列重要进展和重大突破正在加速向应用领域渗透，在革命性解决人类发展面临的环境、资源和健康等重大问题方面展现出巨大前景。

1. 支撑重点领域发展之一就是生物资源　以加强我国战略性生物资源的保护和促进生物资源开发为目标，加强生物资源功能评价及应用转化的研究，挖掘和利用极端环境下特殊生物资源，加大开发力度。力争到2020年，初步建立以战略性生物资源保护、高值生物资源功能评价、特有生物资源挖掘为核心的生物资源转化产业的新型模式与技术创新体系，提升我国在该领域的核心竞争力。

2. 战略性生物资源保护与保藏关键技术　以发展国家生物资源保护和保藏技术为重点，建立和完善我国生物资源管理和质量控制的标准体系，全面盘点、整合和规范国内各类应用生物资源的保藏和保护，建立生物资源材料的交换、备份和共享机制；应用分子标记技术，联合开展生物资源的快速鉴定和具有自主知识产权的资源保护工作，有效扩大生物资源储备和加强开放共享；充分利用我国中医药宝库，发展以组学、合成生物学和系统生物学为特征的生物技术，推动药食同源等健康产业的发展，提升生物资源持续利用的研发与产业转化的核心竞争力。

3. 高值生物资源功能评价与产业转化　应用生物、化学、物理等交叉学科技术进行特殊生物资源的结构、功能及其功能基因的快速鉴定与分析，应用化学工程与生物合成技术对其中产业前景明确的种类加大开发力度，形成具有自主知识产权的新型生物资源产品；开发用于疾病研究的模式动物和微生物资源，形成已揭示化学成分和结构的天然药物等；开发可用于生物能源材料的纤维素降解酶和脂肪合成酶、可用于农作物改良的野生动植物种质资源、可用于工业生物制造（如发酵）的菌株、可用于生态恢复和环境改造的微生物与藻类及具有特殊军事用途的动植物天然产物（如色素）等。

4. 特有生物资源挖掘与利用　以极端环境（包括青藏高原、海洋、沙漠和高辐射等极端生态环境）下动物、植物、微生物资源（包括嗜热、嗜冷、嗜酸、嗜碱、嗜盐、嗜压、嗜金、抗辐射、耐干燥和极端厌氧等微生物）研究为重点，研究建立全国性的极端环境生物资源库与数据库，阐释对生物多样性形成机制、生命极限及其与环境相互作用规律，挖掘具有潜在应用价值的特有生物资源。在开展极端环境下特有生物的资源调查、物种分析及生理生态研究基础上，应用现代生物技术和多种生物资源筛选技术，开发这些特殊生物代谢产物，建立特殊生物在环境保护和人类健康等领域的深度利用技术体系。

"十二五"以来，自然科技资源领域首批共有8个平台通过认定试点纳入国家科技平台体系。截至2012年，我国建成微生物菌种、农作物、林木、野生花卉、药用植物、水生生物、家养动物和人类遗传等8个生物遗传资源共享服务平台，并构建了集成一体的战略生物资源系统，极大地提升了我国战略生物资源收集、保藏、评价、转化与可持续利用的综合能力。2019—2021年，国家科技资源共享服务平台进行了优化调整，提升形成"国家微生物科学数据中心"等20个国家级的科学数据中心和"国家病原微生物资源库"等31个国家级生物种质与实验材料资源库，进一步完善了我国的科技资源共享服务体系，推动科技资源向社会开放共享。

五、人类遗传资源

随着科学技术的快速发展，现代医学正走在通往精准医学的路上，而个性化治疗是精准医学的核心。人类遗传资源库为健康管理、疾病预防和精准医学提供重要的资源支撑，高质量的人类遗传资源成为革命性的战略资源。

由美国国立卫生研究院（National Institutes of Health，NIH）支持的"精准医学起始队列研究计划"（precision medicine initiative cohort program）在2018年正式启动，参与者包括各种族、不同年龄和性别的患者和健康人。该计划产出的生物医学数据向研究人员广泛开放，促进人类对健康和疾病的生物、临床、社会和环境等相关影响因素的探索，最终目标是为所有人口提供更精确的卫生保健方法。该计划被认为是美国"精准医学计划"（"All of Us" research program）的基石，将遗传、环境暴露、基线数据与疾病联系起来，有可能对家庭、社区、个人的健康产生变革性的影响。

在2018年，国家发展和改革委员会批准国家卫生计生委（现国家卫生健康委）科学技术研究所在北京中关村生命科学园建设国家人类遗传资源中心，目前该中心已经建成自动化、信息化、标准化的现代化大型第三方生物样本库，并于2021年获得中国人类遗传资源管理办公室的中国人类遗传资源保藏行政许可，样本库总存储容量达到4500万份。目前库存样本达到600万份，包含了2000年以来国内建立的多个大型队列研究的珍贵生物样本。

人类遗传资源是一种特殊的生物资源。在国际法领域，人类遗传资源被排除在《生物多样性公约》治理范围之外。但在我国国内制度建设中，《中华人民共和国生物安全法》《中华人民共和国人类遗传资源管理条例》《人类遗传资源管理条例实施细则》等法律、行政法规和部门规章系统规范了人类遗传资源的管理制度。根据《中华人民共和国生物安全法》的规定，人类遗传资源包括人类遗传资源材料和人类遗传资源信息。人类遗传资源材料是指含有人体基因组、基因等遗传物质的器官、组织、细胞等遗传材料。人类遗传资源信息是指利用人类遗传资源材料产生的数据等信息资料。这个法定概念明确将人类遗传资源分为两个部分，即遗传材料和相关的信息资料。

国务院发布的《中华人民共和国人类遗传资源管理条例》（国务院令 第717号）于2019年7月1日起施行。其中规定国务院科学技术行政部门负责全国的人类遗传资源管理工作，其他有关部门在各自的职责范围内负责有关人类遗传资源管理工作；加强保护力度，对重要遗传家系和特定地区人类遗传资源实行申报登记制度；促进合理利用，国家支持合理利用人类遗传资源开展科学研究、发展生物医疗产业和提高诊疗技术等；促进管理规范，在采集、保藏、利用和对外提供中国人类遗传资源时，不能危害中国公众健康、国家安全和社会公共利益，应当符合伦理原则，应当尊重人类遗传资源提供者的隐私权并保护其合法权益，应当遵守中国制定的行政法规和有关规定，并且禁止买卖人类遗传资源。

中华人民共和国科学技术部发布的《人类遗传资源管理条例实施细则》（科学技术部令 第21号）于2023年7月1日实施。该实施细则，是为深入落实《中华人民共和国人类遗传资源管理条例》，进一步提高我国人类遗传资源管理规范化水平而制定的。该细则明确了中央和地方在人类遗传资源管理方面的职责，推动建立一体化的监督管理机制，明晰管理界限，深化"放管服"改革，强化关键环节管控，在坚决维护国家生物安全的前提下，该管的坚决管住、该放的切实放开。同时，在行政许可、备案、安全审查各个环节完善程序性规定，强化监督检查和行政处罚的具体措施，依法依规保障人类遗传资源管理工作的高效运作。

第二节   微生物资源概述

微生物资源在自然生态系统中广泛分布，约占地球生物量的17%，具有资源丰富、生长快和易改造等特征，与工业、农业、食品、酿造、医药、能源及环境等领域密切相关。病原微生物作为微生物资源重要的一部分，与人类健康、环境保护和生物安全等密切相关。本节着重介绍微生物资源和病原微生物资源的特征和与人类生活生产的关系。

一、微生物资源

（一）微生物的定义和分类

微生物（microorganism）是存在于自然界的一大群体形微小、结构简单、肉眼直接看不见，必须借助光学显微镜或电子显微镜放大数百倍、数千倍，甚至数万倍才能观察到的微小生物。据估计，微生物大约在32亿年以前就存在于地球上。微生物种类繁多、形状各异，有数十万种之多，占地球上所有物种数量的50%。科学家依据微生物结构、化学组成及生活习性等将微生物分为非细胞型微生物（病毒、类病毒、卫星病毒、卫星RNA、朊病毒）、原核细胞型微生物（细菌、放线菌、蓝细菌、支原体、衣原体、立克次体、螺旋体）和真核细胞型微生物（酵母菌、霉菌、蕈菌等真菌及单细胞藻类、原生动物等原生生物）三大类。目前，已知的微生物只占微生物总量的1%～10%，实际利用的微生物不到微生物总量的0.1%。

1. 非细胞型微生物   这类微生物没有典型的细胞结构，也没有能够产生能量的酶系统，需要依赖其他的活细胞才能生存繁殖。其中最典型的就是病毒。病毒是微生物的主要类群，它们不具有细胞结构并缺少细胞的很多特性，特别是它们不是动态的开放系统，不能吸收养分和排出废物。病毒粒子是非常稳定的静态结构，其每一部分都不能被取代。只有在侵染细胞时，才获得了生命系统的主要特征——复制。与细胞不同，病毒本身没有代谢能力。尽管它们含有自己的基因组，却缺乏核糖体，必须依赖于宿主的细胞合成机制来合成自身的蛋白质。病毒能感染所有细胞，包括微生物细胞。许多病毒能使其侵染的生物致病。病毒的侵染会对细胞产生重要的影响，包括增强细胞生存能力的遗传变化。病毒比细胞小得多，甚至比原核细胞都小得多，最小的病毒直径约10 nm。

2. 原核细胞型微生物   原核微生物是指一大类细胞微小，遗传物质DNA外没有膜结构包围的原始单细胞生物。原核生物分真细菌和古菌两个域，真细菌域的种类很多，包括细菌（狭义）、放线菌、蓝细菌、支原体、立克次体和衣原体等，它们的共同点是细胞壁中含有独特的肽聚糖（无细胞壁的支原体例外），细胞膜含有由酯键连接的脂质，DNA序列中一般没有内含子。古菌域发现得较晚，虽然它们在某些细胞成分和重要生化反应上与真核生物关系较为密切，但其细胞构造属于原核类型。

3. 真核细胞型微生物   凡是细胞核具有核膜，细胞能进行有丝分裂，细胞质中存在线粒体或同时存在叶绿体等细胞器的生物称为真核生物（eukaryote）。微生物中的真菌、显微藻类、原生动物及地衣均属于真核生物。真核细胞与原核细胞相比，其形态更大，结构更为复杂。真核生物的细胞质中有许多由膜包围着的细胞器（organelle），如内质网、高尔基体、溶酶体、微体、线粒体和叶绿体等，更为重要的是，它们有由核膜包裹着的完整的细胞核，其中存在着构造极其精巧的染色体，它的双链DNA长链与组蛋白和其他蛋白密切结合，以便更完善地执行生物的遗传功能。

（二）微生物的应用

在人类科学技术发展漫长的历史中，从远古时代开始，人们就已经自觉地开发利用微生物资源了。出土文物的酒具、甲骨文中的酒字，记载了微生物已进入人类的生产和日常生活之中。到了近代以微生物作为菌种生产抗生素、酶类、核苷酸、氨基酸、有机酸、醇类、单细胞蛋白、生物农药、石油加工产品、多糖、维生素等产品的发酵工业，已成为国民经济建设中重要的组成部分。近年来，由生物技术催生出来的基因重组技术，使得微生物资源的开发利用进入了更加主动的局面。人们可以按照主观意愿，对具有优良性状的微生物，进行某种遗传性状的改造，使其为人类的健康生活发挥作用。

现在，对微生物资源利用和改造所形成的微生物产业，已与动物产业、植物产业并列为三大生物产业。全世界微生物产业的年产值已超过2000亿美元。日本发酵行业的年产值与电器和电子行业的年产值相当。当今的微生物开发利用已涉及医药、化工、能源、食品、饲料、肥料、农药、电子、信息、冶金、石油、轻纺、海洋、环境保护、可降解生物材料、生物医学材料、航天等众多领域，比传统的微生物发酵行业更为广阔和全面。

1.微生物与食品 人类的生活离不开食品，而食品的制作加工多数少不了微生物。据考古学推测，我国在8000年以前就已经出现了曲蘖酿酒，4000多年前我国酿酒已十分普遍，同时期的埃及人也已经学会烘制面包和酿制果酒。酒（白酒、啤酒和红酒）正是微生物的无氧呼吸的发酵产物。日常生活中松软馒头和面包等都是使用酵母菌等发酵制作的，具有营养与保健功能的酸奶也是由乳酸菌发酵而来。

除了这些，属于微生物的食用菌本身也可作为食物供人类所用。食用菌是一类大型真菌，常见的食用菌有香菇、平菇、木耳、银耳等。食用菌种类繁多，全世界能分辨出12万种左右的菌种，其中有2000多种是可以食用的。中国记录在册的上千种食用菌中，有小部分可以大面积大规模地人工栽培。由于食用菌含有的营养物质不仅具有动物蛋白食品的高营养价值，而且也具有植物性食品的高维生素等特点，许多食用真菌还具有抗癌、降脂和提高免疫力等功效，经常食用能滋补健身，国际食品界已将其列为21世纪八大营养保健品之一。

2.微生物与环境 微生物作为物质循环中的重要成员，除参与地球的生物化学循环，重要的是能降解和转化环境中的污染物，完成生态系统的物质循环过程。微生物降解环境污染物的能力是其作为分解者分解环境中有机物能力的扩展与延伸，其在环境保护中的作用则是其在生态环境中生态功能的模拟、强化与跃升。

常规的工业废水与生活污水虽然可经过分级处理或耗氧处理，但其中所含的氮元素被氧化为NO_3^-，磷元素被氧化为PO_4^{3-}。当这些氮磷物质进入水体，其引起的最大问题是水体富营养化，去除N、P是污水处理的重要目标。

（1）氮去除：生物脱氮的代表工艺流程是缺氧-好氧（anoxic-oxic，A-O）系统。污水流经系统的缺氧池、好氧池和沉淀池，并将好氧池的混合液和沉淀池的污泥同时回流至缺氧池。废水中的含氮化合物可在厌氧池、好氧池中发生氨化作用，在好氧池中发生硝化作用，回流混合液把大量硝酸盐带回厌氧池进行反硝化作用，氮化物被转化成 NO 和 N，从而挥发到空气中，达到脱氮的目的。

（2）磷去除：生物脱磷的代表性工艺流程是厌氧 - 好氧交替系统（anaerobic-anoxic-oxic process，A^2/O）。污泥中的细菌在厌氧条件下吸收低分子量的有机物（如脂肪酸），同时将细胞原生质中聚合磷酸盐异染粒的磷释放出来，取得必要的能量，在随后的好氧条件下，所吸收的有机物将被氧化并提供能量，同时从废水中吸收超过其生长所需的磷，并以聚磷酸盐的形式贮存。通过排放污泥可达到去磷的目的。活性污泥的脱磷细菌主要是不动杆菌属、气单胞菌属、假单胞菌属的细菌。

3. 微生物与医药生产　尽管众多疾病的发生是由病原微生物导致的，但微生物在疾病治疗和促进人类健康方面同样功不可没。微生物在医疗领域应用最为广泛，其比例可占 60%。以抗生素为例，青霉素的发现和应用极大地推动了医学的发展，随后链霉素、氯霉素、四环霉素、红霉素等抗生素不断地被发现并广泛地应用于临床，使得绝大多数细菌性疾病得到了有效控制。目前，获取天然抗生素的方式主要是微生物发酵，现已发现的天然抗生素有 8000 多种，其中大多数来源于放线菌。

此外，用于传染病预防的疫苗，其可分为细菌类疫苗（如卡介苗、炭疽疫苗）、病毒类疫苗（如麻疹疫苗、脊髓灰质炎疫苗），以及联合疫苗（如吸附百白破联合疫苗）大都来源于微生物或其代谢产物，微生物的本身可以作为疫苗，有灭活疫苗和减毒活疫苗。另外，微生物在基因工程疫苗中也发挥着十分重要的作用。以乙肝疫苗为例，目前乙型肝炎病毒表面抗原主要是由酿酒酵母和汉逊酵母表达而来。可见，微生物在医药生产中占据重要地位。

4. 微生物与饲养业　益生菌是活的微生物，无毒副作用，无残留，是动物养殖产业中很好的抗生素替代品。青贮饲料具有高价值、色香俱全、柔软可口、保存时间长的特性，是反刍动物日粮的主要能量来源。青贮过程中通常会加入抗生素、酸化剂、酶制剂等添加剂来保持或提升饲料的营养价值，为动物机体健康提供保障，避免饲料变质等问题。枯草芽孢杆菌作为新兴起的益生菌添加剂，在青贮中的合理使用不仅可以显著提升饲草青贮品质，还可以避免添加抗生素，响应国家"全面禁抗"号召，具有绿色健康、安全有效的特点。目前，已在各大行业中应用，用以降低成本，提升行业效益，具有很大的发展前景。

5. 微生物与垃圾处理　对农村易腐垃圾进行无害化、资源化处置是当前乡村生态环境保护的研究重点。与垃圾焚烧、填埋相比，好氧堆肥是一种垃圾资源化的有效方式，即在有氧情况下，好氧微生物通过分泌胞外酶将附着在微生物体外的有机物质分解为可溶物质渗入胞内代谢降解，最终代谢产物主要是二氧化碳和水。

6. 微生物与科学研究　微生物在生命科学研究领域发挥着不可替代的作用。微生物资源在物种、代谢产物和功能上的多样性远远超过动、植物资源，而且具有开发链短的优势，因此微生物学研究为生命科学的发展奠定了基础的同时成为了生物技术创新的主力源头。

与结构复杂的动植物相比，微生物具有体积小、生长旺、繁殖快、种类多和分布广等特点。因此遗传背景清楚的微生物（多数为细菌和酵母）常被用作重要的研究对象或模式生物。近代以来，微生物学领域产生了多项重大生命科学发现和划时代的生物技术，引领着整个生命科学的发展，如 DNA 是遗传物质的证明、限制性核酸内切酶的发现、基因调控机制的发现、耐热 DNA 聚合酶催生的聚合酶链反应（polymerase chain reaction，PCR）技术、全基因组测序（whole genome sequencing，WGS）技术的建立与功能基因组学（functional genomics）的提出等。最近产生的具有颠覆性质的基因组编辑技术（如 TALEN 和 CRISPR-Cas）和微生物组技术也是从微生物学领域取得突破，并快速辐射到生命科学的其他领域。

与其他产业相比较，现代微生物产业的发展时间尚短，我们目前仅利用了微生物的菌体、代谢产物和基因转移，蕴藏在微生物体内的潜能尚待进一步挖掘。对极端环境微生物的开发利用，还在初始阶段；用某些化工原料为底物经微生物多酶系统转化成微生物产品，仍需进行深入研究、实验和实施；在宇航事业中发掘利用微生物的功能还是巨大的难题。因此，在已经确认微生物是一类重要的生物资源基础上，应该更进一步地深入和扩展对微生物资源的开发利用。

（三）微生物资源特点

微生物是地球上分布最广泛、数量最多和多样性最丰富的生物类群。微生物广泛地分布于我们生存的环境，甚至极端环境中，包括各种生境，如森林、高原、草原、土壤、空气、水域等。极端环境中（包括极端温湿度、极端酸碱度、高压环境、高盐 / 高渗、极地、深海等）也检测到微生物的存在。分布广泛及生境复杂是微生物显著的特征之一。

基于 35 000 个采样点的高通量分子数据，通过相似律结合对数正态模型预测全球微生物大概有 1.0×10^{12} 种，但目前只有 0.001% 的种类被鉴定。凡有高等动植物生活的地方，必定有微生物的存在，而高等动植物不能生存的严苛环境，微生物也是存在的。我国幅员辽阔，跨越寒温带至热带，地理条件与生态环境复杂，气候变化多样，是全球生物多样性最丰富的国家之一，多样的生境蕴藏着多样的微生物。

微生物的物种多样性、分布广泛性和生境复杂性等特性，为自然界贮藏了多样化的宝贵资源，为研究人员提供了广阔的研究空间，越来越多的人对微生物的研究产生了极大的兴趣。我国自然微生物资源极为丰富，但微生物科技资源匮乏，这已成为我国生物技术和生物产业发展的瓶颈。当前应该以高通量筛选技术为手段，高效筛选、评价具有生物技术开发价值的微生物物种、基因、代谢功能及代谢产物，获得在农业、工业、制药、能源、环保等领域具有应用前景的微生物菌株、复合微生物体系、基因、酶及其他代谢产物，实现微生物资源储备、研究评价和开发利用的有机整合，建立从微生物资源到利用之间的桥梁。

二、病原微生物资源

（一）病原微生物资源的定义和分类

微生物的存在连接了自然秩序和人类生活的方方面面，微生物与人类健康密切相关，多数微生物是无害的，能与寄主和平共存。微生物也是把双刃剑，有时也会对人、动物、植物引起毁灭性的灾害。科学家将对人、动物、植物产生危害或致病的微生物称为病原微生物。对在正常情况下不致病，而在特定的条件下可致病的微生物，称为机会性病原微生物或条件性病原微生物。在自然界中，病原微生物种类很多，主要包括真菌、放线菌、细菌、立克次体、螺旋体、支原体、衣原体、病毒等。病原微生物具有传染性、致病性、传播能力强等特点，一旦感染会引发寄主感染、过敏、痴呆，甚至死亡。病原微生物资源是进行传染病防治、科研、教学、药品和生物制品生产、出入境检验检疫等工作的重要基础和支撑条件，是保障国家社会安全、经济安全和生物安全的国家重要战略资源。

公开数据显示，平均 1 ~ 2 年会出现 1 ~ 2 种新发突发传染病。随着人类活动范围的不断扩大、社会与地理生态环境的不断变化，人类与野生动物、昆虫等媒介动物的接触机会不断增多，传染病对人类的威胁不是减少了，而是增加了。新发病原体大多是动物源性的。人类分离到的病毒和细菌的种类，远远不足已知病毒和细菌种类的1%。真核生物携带大约8700万种病毒，其中约167万种对人具有致病性。青藏高原旱獭、秃鹫等野生动物，每种可携带400～800"种"细菌，其中至少40～50"种"已知细菌对人是致病的。科学家估计世界上可能存在10^{12}"种"原核生物，其中主要是细菌。然而，微生物学家正式分离命名的细菌仅有15 000"种"左右。那些在自然界长期存在的病原体，一旦突破物种屏障传播到人和家畜，就会造成新发传染病的频繁发生，对人类健康和生命安全带来极大威胁，进而可能造成重大的经济损失，甚至影响社会稳定。

1. 非细胞型病原微生物　病毒是非细胞型病原微生物的典型代表，病毒的基本结构是由核心（core）和衣壳（capsid）构成的核衣壳（nucleocapsid）。有些病毒的核衣壳外有包膜（envelope）和包膜的构成成分棘突糖蛋白（spike）。有包膜的病毒称为包膜病毒（enveloped virus），无包膜的病毒体称为裸露病毒（naked virus）。病毒可以通过吸附宿主细胞，将遗传物质整合到宿主DNA中，并开始进行大量复制，随后释放到胞外来感染更多的宿主细胞。另外，还有一类朊病毒，不含核酸，其主要的致病机制是通过改变正常蛋白质的空间构型来形成具有传染性、致病性，并对宿主细胞具有特异性的非细胞型病原，常导致人或动物的中枢神经系统退化性疾病，死亡率极高。

由于病毒这种特有的结构，使其形态表型有着丰富的多样性，包括冠状病毒、杆状病毒、丝状病毒、球形病毒、砖形病毒和弹形病毒。其中，动物病毒大多呈球形、卵圆形、砖形；而噬菌体病毒的形态则多呈蝌蚪状或丝状；植物病毒多呈杆状、丝状和球状。同时，病毒的大小也参差不齐，为直径20 nm～1.5 μm。比如，目前认为最小的病毒是猪圆环病毒（porcine circovirus），直径为17～20 nm；而新型冠状病毒（*severe acute respiratory syndrome corona virus 2*，SARS-CoV-2）及变体则在60～140 nm；目前发现最大的病毒为直径1.5 μm的阔口罐病毒（*Pithovirus*）。

在功能表型上，由于病毒没有细胞壁，主要依赖寄生活细胞复制和增殖，因此，对于针对破坏或抑制细胞壁合成、增加细胞膜通透性的抗生素不敏感，而对抑制核酸复制的干扰剂敏感。功能表型数据对研究和防控新发病毒有着极其重要的作用。比如，经研究发现，新型冠状病毒一般对高温、紫外线、消毒剂敏感。高温可以破坏病毒结构，引起失活，紫外线可以使其DNA发生断裂，影响增殖，消毒剂可以分解或破坏其结构，引起失活。由于病毒这种特有的形态结构，吸附宿主细胞是其感染宿主的重要前提。因此，每类病毒都有可以吸附宿主细胞的蛋白结构，这一类结构也是病毒表型差异的影响因素之一。例如，人免疫缺陷病毒I型［*human immunodeficiency virus*（type 1 virus），HIV-1］是通过与CD4分子和趋化因子受体（CCR5和CXCR4）的相互作用感染靶细胞，也可以通过与趋化因子相互作用的共受体对分离毒株进行表型分类。研究发现，R5和X4变体分别使用CCR5和CXCR4受体，使得它们的致病性和传播性有一定的差异。R5变体可以优先在成人和儿童中传播，并与其传播途径不相关，而X4变体对新感染人群来说更难恢复。这些结果是由于CCR5在病毒传播和宿主的初始感染过程中起着重要作用。因此，利用感染人群的特点，可以分辨出不同变体类型。

2. 原核细胞型病原微生物　原核细胞型病原微生物没有完整的细胞核和细胞器，主要包含细菌、支原体、衣原体、立克次体、螺旋体、放线菌。其中，细菌具有细胞壁、细胞膜、细胞质和核质结构，根据形态学特点可被分为球菌、杆菌、螺旋菌等，主要通过产生内、外毒素来致病。内毒素是细胞壁的脂多糖，只在细菌死亡裂解时释放。外毒素则是致病菌产生的蛋白，毒性强烈，可在细菌生存过程中释放到宿主体内。

对于原核细胞型病原微生物来说，形态学表型是临床分类的主要手段之一，特别是对于细菌来说，单个菌株及菌落的形态都是物种鉴定的主要标准之一。细菌菌株形态主要有球菌、杆菌和螺形菌。其中，根据细菌分裂的平面和菌体之间排列的方式，球菌可分为双球菌、链球菌和葡萄球菌等；根据大小、长短与粗细杆菌，分为长杆菌和球杆菌等；根据菌体的弯曲，螺形菌又可分为弧菌、螺菌、螺杆菌等。另外，有些细菌还有荚膜、鞭毛、菌毛等特殊结构。一般病原细菌的大小为 0.5 ～ 10 μm。不同形态的细菌，其菌群的形态也有所差异，例如，球菌菌落特点是小、圆、隆起、边缘整齐，如金黄色葡萄球菌、嗜热链球菌等；杆菌菌落特点是较大、较圆，如大肠埃希菌、沙门菌、乳杆菌等；鞭毛菌菌落特点是大、扁平、形态不规则或边缘多缺刻；荚膜菌菌落光滑、黏稠、湿润（透明蛋清状）。另外，同种的细菌在不同的培养基上，也有不同的表型状态，比如，大肠埃希菌在去氧胆酸盐琼脂上，菌落为红色、周围红色坦盐沉淀，菌落直径 2 ～ 3 mm；而在伊红美蓝琼脂中，呈黑色，有 / 无金属光泽。根据革兰染色中的反应，可以将其分为革兰阳性（G⁺）菌和革兰阴性（G⁻）菌，这一特征在细菌检验和药物敏感性测试中，有着重要的作用。

功能表型在病原细菌临床检验、疾病防控和医学研究中发挥同样重要的作用，包括了解细菌的代谢途径、细菌对不同抗生素的敏感性和生物膜的构建。例如，结核分枝杆菌（*Mycobacterium tuberculosis*）是引发结核病的病原菌，其形态数据显示它是革兰阳性杆菌，具有长而曲线状的形态，这对于鉴别它与其他病原物种至关重要。它在功能表型方面主要的特征之一是抗酸性，这使其能够在巨噬细胞的酸性环境内存活，是导致慢性结核病的关键。

3. 真核细胞型病原微生物　这类病原体具有复杂的细胞器和核膜，典型的真核病原微生物是真菌和寄生虫。真菌在形态学上呈现丰富多彩的多样性，可以被细分为霉菌、酵母、蕈菌和菌菇等不同的类别。然而，这些真菌并非都是对人类有益的。事实上，真菌有能力引发多种疾病，尤其是在那些免疫功能障碍或低下的患者中，真菌疾病更为常见。

真菌的形态表型为其分类和鉴定提供了重要的线索。主要的形态表型包括菌线体的形态、产孢方式及生长条件等。例如，白念珠菌（*Candida albicans*）具有圆形细胞的特征，并且通常以偶极性分裂的方式进行繁殖。

除了形态表型，真菌的功能表型也对其致病性和疾病表现有重要的影响。主要的功能表型包括耐药性和产毒素种类等。以白念珠菌为例，它可以产生黏液并附着在宿主组织上。对于免疫抑制的患者来说，这种真菌可能会引发黏膜念珠菌病，这是一种严重的真菌感染，需要及时的医疗干预和治疗。因此，对真菌的形态和功能表型的深入研究，对于预防和治疗真菌疾病具有重要的意义。

而寄生虫，尤其是那些单细胞的原虫，尽管结构简单，仅由一个细胞构成，但它们却具备了维持生命活动所必需的全部生理功能。这些微小的生物体有着令人惊叹的生存策略，它们能够寄生在宿主的各种组织和器官中，从而引发一系列疾病。在寄生过程中，寄生虫的形态和功能表型起着关键作用。这些表型特征主要包括寄生虫的体型大小及其与宿主之间的依附方式。以单细胞的疟原虫为例，当其进入人体后，首先选择肝脏作为寄生场所，并开始进行裂体增殖，迅速繁殖出大量后代。经过一段时间的发育，疟原虫会离开肝脏，进入红细胞。在红细胞内，它们继续繁殖并最终定殖在血管细胞中。疟原虫通过利用基因组的多样性及改变宿主免疫系统靶点的表达来逃避宿主的免疫应答，使得宿主难以消除这些寄生虫。这种复杂的寄生过程和对宿主免疫系统的操控使得寄生虫能够在宿主体内长期生存并引发疾病。

（二）病原微生物资源的开发和利用

微生物资源是国家重要的生物资源之一，要开发和利用必须先做好资源的有效保护、平衡保护与开发利用的关系，才能做好可持续发展。

人类应该研究和挖掘微生物资源，加强微生物，特别是病原微生物的战略资源保藏，不断提升资源保护和利用能力，为保障国家生物安全和健康中国的宏伟目标做贡献。随着微生物资源价值的不断增长，根据世界培养物保藏联盟（World Federation for Culture Collections，WFCC）的统计，截至目前，全球 76 个国家或地区的 768 个保藏中心在世界微生物数据中心（World Data Centre for Microorganisms，WDCM）注册，共收集保存各类微生物菌种和细胞资源超过 247 万株。

病原微生物是传染病防治研究的重要基础材料和基本信息来源，是掌握人类重大传染病的过去、现在及未来发展趋势的重要载体。在诸如新发与再发传染病的研究、病原微生物致病机制的研究、病原微生物检测鉴定关键技术及传染病标准化诊断方法的建立、诊断试剂的制备、疫苗的生产、抗感染免疫的基础理论及具体应用的研究，以及药物敏感性试验及抗感染药物的研发中均具有非常重要的作用。

2013 年，国家卫生和计划生育委员会（现国家卫生健康委员会）发布《人间传染的病原微生物菌（毒）种保藏机构规划（2013—2018 年）》，根据疾病控制、科研、教学和生产的需要，规划了 6 家国家级病原微生物菌（毒）种保藏中心。2019 年由国家卫生健康委员会主管，科技部、财政部共同支持成立国家病原微生物资源库。为贯彻落实生物安全法，加快建设菌（毒）种保藏等生物安全国家战略资源平台，建立共享利用机制，为生物安全科技创新提供战略保障和支撑，根据《"十四五"国民健康规划》，国家卫生健康委员会于 2022 年 7 月印发了《人间传染的病原微生物菌（毒）种保藏机构"十四五"发展规划》。规划的重点任务是建设国家中心、构建病原微生物资源标准体系、健全病原微生物共享交流机制及完善保藏监督管理机制。

第三节　国际病原微生物资源利用进展

病原微生物资源作为生物遗传资源的一部分，具有国家战略资源属性，其相较于其他类型的遗传资源又具有特殊性，具体体现在公共卫生风险预防、防范和应对领域。及时共享病原体及其核酸序列数据和相关元数据对于实现早期识别、风险评估，以及制订计划和执行诊断、选择疫苗和治疗方法等对策至关重要。建立公平公正的病原微生物资源惠益分享机制，已经成为确保病原体及其相关数据及时、快速共享的关键要素。在过去的几年里，病原微生物资源研究取得了显著进展。基因组学和生物信息学的迅速发展为我们提供了强大的工具，使得我们能够更深入地理解病原微生物的遗传特性、毒力机制及抗药性的形成机制，为疾病的预防、诊断和治疗提供了重要依据。国际合作的加强促进了病原微生物研究的进展，各国政府、国际组织和科研机构通过建立共享平台和数据交换机制，加强病原微生物的信息共享和协作，加快了新发疫情的应对速度。特别是在新型冠状病毒疫情暴发后，全球各国科研机构和政府部门积极合作，共同研发疫苗、开展临床治疗和加强疫情监测，为控制疫情、减少病毒传播做出了重要的贡献。

随着全球化进程的不断加深和科技水平的不断提升，国际合作将更加密切，病原微生物资源的共享也将更加广泛和深入。通过共同努力，我们有望建立更加完善和公正的病原微生物资源共享机制，促进全球公共卫生事业的可持续发展。未来，我们可以预见，国际合作将在病原微生物研究领域发挥更重要的作用，为人类健康和安全做出更大的贡献。

一、国际病原微生物资源研究简史

国际上对于病原微生物资源的研究与利用的历史，可以简略划分为经验阶段、实验阶段和现代阶段。

（一）经验阶段

地球上病原微生物的诞生可以追溯到 35 亿年前，远早于人类的诞生，但在远古时代，人类就懂得将微生物作为资源加以利用。这一阶段各国劳动人民凭实践经验利用微生物进行酿酒、发面、制酱、酿醋、沤肥、轮作、治病等。种痘预防天花是人类应用病原微生物生命活动规律在预防疾病保护健康方面的宝贵实践经验。

（二）实验阶段

1. 形态学时期　17 世纪，荷兰人列文·虎克（Leeuwen Hoek）采用自制的显微镜，从雨水、牙垢等标本中首次观察并描述了各种形态的微生物，证实了微生物在自然界中的客观存在，奠定了关于病原微生物资源研究的基础。

2. 生理学时期　从 19 世纪 60 年代开始，以法国巴斯德（Pasteur）和德国科赫（Koch）为代表的科学家将对病原微生物的研究从形态描述推进到了生理学阶段。巴斯德通过著名的"S 形曲颈瓶"实验证实有机物的发酵与腐败现象均是由微生物引起的，推翻了当时微生物是自然生成的"生物自生论"。随后巴斯德对当时流行的疾病，如蚕病、鸡霍乱、炭疽及狂犬病等病的病原体进行了研究，利用毒力减弱的细菌预防鸡霍乱的传染。把毒力减弱的炭疽杆菌注射给羊，预防羊炭疽病。用狂犬病毒在兔体内经连续传代的方法制备狂犬病疫苗。

英国外科医生李斯特（Lister）受巴斯德工作的启发，推测术后感染也是微生物造成的。李斯特借鉴巴斯德发明的消毒方法，使用苯酚喷洒手术室并采用煮沸法处理手术器械，这为消毒和无菌操作奠定了基础，无菌操作是现代手术成功的一项重要的保障措施。

德国医生科赫在确认引起传染病的病原菌方面做了大量工作。科赫创造了固体培养基，借此可以从标本中分离出单菌落，利于对纯培养细菌分别研究，同时他还建立了染色方法和实验动物感染方法，有利于鉴定各种传染病的病原体。科赫首先论证了炭疽杆菌是炭疽病的病原菌，接着又发现结核病和霍乱的病原菌。科赫提出了确定病原微生物的标准，即著名的科赫法则（Koch postulates），对鉴定病原体起到了重要的指导作用。科赫密切联系临床实际工作，带动的一大批学者相继发现了许多重要的致病菌，开创了细菌学研究的"黄金时代"，同时期，其他学者如俄国学者伊万诺夫斯基发现了烟草花叶病毒，扩大了微生物的类群范围。

1891 年，科赫实验室的德国细菌学家贝林（Behring）通过多次给羊注射少量白喉或破伤风杆菌，在羊身上培育并提纯了白喉抗毒素，发明了血清疗法并为制备类毒素打下基础，这是现代被动免疫治疗的最初阶段。

3. 生物化学时期　20 世纪以来，生物化学和生物物理学的不断发展推动了微生物学向生物化学阶段转变。

1897 年，德国生物化学家布赫纳（Buchner）用酵母菌无细胞压榨汁对葡萄糖进行乙醇发酵获得成功，发现了酒化酶，将微生物学从生理研究阶段推进到生化研究阶段。1929 年，英国细菌学家弗莱明（Fleming）从意外污染的青霉菌在固体培养基上可抑制金黄色葡萄球菌生长的现象中发现了青霉素。1940 年，英国细菌学家弗洛里（Florey）和钱恩（Chain）对青霉素进行了提取和纯化，成功用于临床感染性疾病的治疗，被医学史上称为"青霉素的二次发现"。青霉素的发现和应用开启了一场从自然界天然菌体中筛选出抗生素的运动，链霉素、头孢菌素、万古霉素、红霉素等天然抗生素相继被发现和应用。

以化学的方法提取、纯化细菌表面荚膜多糖而制成多糖疫苗、多糖 - 蛋白结合疫苗是预防细菌感染的里程碑。1945 年，美国微生物学家麦克劳德（Macleod）等测试了肺炎链球菌荚膜多糖疫苗，并证实了该疫苗对同型感染的保护作用。美国疫苗学家罗宾斯（Robbins）等研发的世界首个 Hib 结合型疫苗于 1987 年在美国上市。

（三）现代阶段

20 世纪 50 年代初，对病原微生物的研究利用进入分子生物学的水平。美国科学家艾弗瑞（Avery）第一次证实引起肺炎双球菌形成荚膜的物质是 DNA。1953 年，英国生物学家克里克（Crick）和美国分子生物学家沃森（Watson）建立 DNA 双螺旋结构，正式开启了分子生物学时代。1952 年，美国分子遗传学家赫希（Hershey）和蔡斯（Chase）利用噬菌体侵染细菌实验进一步证明遗传物质是 DNA。1956 年，美国生物化学家康拉特（Conrat）利用烟草花叶病毒重建实验证明，RNA 也可以作为遗传物质。1973 年，美国生物技术专家科恩（Cohen）和伯耶（Boyer）构建重组质粒，使重组 DNA 在大肠埃希菌内复制表达，宣告了重组 DNA 技术的诞生和基因工程时代的到来。

人类由此开始利用病原微生物改造的工程菌生产药物。1977 年，伯耶人工合成生长激素释放抑制素基因，构建表达载体，并在大肠埃希菌细胞内表达成功，得到第一个基因工程的产品。1978 年，美国加州旧金山的 Genetech 医药公司宣布生产出人源胰岛素，世界上第一个基因工程药物诞生。1981 年，美国科学家佩斯卡（Pestka）用基因工程方法在大肠埃希菌合成重组人干扰素并批量生产，利用病原菌资源及基因工程技术生产贵重药物全面促进微生物工业时代的来临。

基因重组技术使得获得大量纯抗原分子成为可能，1986 年，美国科学家希勒曼（Hilleman）团队利用基因工程技术，用酵母表达出乙肝病毒抗原，研发出了第二代乙肝疫苗。1986 年，默沙东公司开发的首个使用基因重组技术生产的 Recombivax 乙肝疫苗获得美国食品药品管理局（FDA）的批准上市。美国科学家韦伯斯特（Webster）首次成功地将基因重组技术应用于制备流感疫苗中，并在 1992 年成功地将该种疫苗应用于大规模接种。

进入基因组时代后，美国于 1994 年首先发起微生物基因组研究计划（microbial genomic project，MGP），第一个细菌全基因组 DNA 测序于 1995 年完成。21 世纪以来，以病原微生物基因组为平台，从全基因水平来筛选具有保护性免疫反应的候选抗原的反向疫苗学，从病原微生物基因序列数据迅速生成候选疫苗以应对突发性大流行病的合成生物学策略，以及 mRNA 疫苗技术在人群中的首次广泛使用都为未来疫苗的开发提供了新的思考方向。

二、国际病原微生物资源信息合作与共享

得益于测序技术和信息技术发展，数字化形式的病原微生物资源信息为在全球公共卫生健康事件中实现相关病原微生物遗传资源的快速、及时、高效共享提供了极大便利。以下为目前已建立的国际病原微生物资源数据库。

1. **世界微生物数据中心** 世界微生物数据中心（WDCM）成立于 1966 年，隶属于世界培养物保藏联盟（WFCC）和联合国教科文组织下的全球生物资源中心网络（GBRCN），是全球微生物领域最重要的实物资源数据中心。WDCM 建设和维护了与微生物资源相关的一系列重要数据库。

2010 年 WDCM 正式落户于中国科学院微生物研究所。在大数据整合技术研究方面，WDCM团队开发了生物资源引用平台系统，利用先进的数据挖掘手段，从全球超过 600 万已发表的微生物相关文献、专利、核酸序列和基因组中，进一步提取了微生物资源的后续研究和利用的信息，并开发了参考菌株目录。作为一个跨平台参考目录，该目录整合 ISO 及其他国际标准菌种统一编号，推动了全球菌种资源的高标准应用。

2. **Nucleotide 数据库** Nucleotide 数据库由国际核苷酸序列数据库成员美国 GenBank 数据库、日本 DNA 数据库（DDBJ）和欧洲分子生物学实验室数据库（EMBL-EBI）3 部分数据组成，这 3个组织联合组成国际核苷酸序列数据库协作体，每天交换各自数据库中的新增序列记录实现数据共享。

3. **美国典型培养物保藏中心** 美国国家生物技术信息中心（National Center for Biotechnology Information，NCBI）是美国国家医学图书馆（The United States National Library of Medicine，NLM）的一部分，是重要的生物数据库和生物信息资源提供者。NCBI 拥有多个子数据库，其中 GenBank包含病原微生物的核酸序列数据，RefSeq 是参考序列数据库。

4. **法国原核生物标准命名列表** 原核生物标准命名列表（list of pokaryotic names，LPSN）是法国学者 Euzéby 经国际系统原核生物学委员会授权，于 1997 年 3 月建立的微生物命名数据库。LPSN 按照属水平名称的首字母对微生物的名称进行排序，以方便查找。该数据库包含各细菌模式菌株信息，直接提供 16S rDNA fasta 序列。

三、国际新发病原微生物资源的研究进展

近年来，全球范围内不断涌现出各种新的病原体威胁，如埃博拉病毒、寨卡病毒、新型冠状病毒等，这些疾病对人类健康和社会稳定构成严峻挑战。面对新发传染病的挑战，国际社会需要加强合作，加大投入，公开探索因地区、文化和经济地位不同而产生的科学挑战。在这一背景下，世界卫生组织（WHO）积极响应，通过制定多项倡议和推动新的研究方向，协调国际社会共同应对这些新发病原微生物的挑战。作为全球卫生事务的权威机构，其关键作用在于协调卫生领域的研究活动，确定优先事项、推动针对病毒和细菌家族的发现鉴定及开发利用工作，以及绘制流行病的研发蓝图，为全人类塑造一个更安全的未来。

（一）新发病原微生物的发现与鉴定

不断发现新的病原体和监测已知病原体对于监测现有和未来的大流行风险至关重要，为了战略性地引导与全球科学界对新发病原微生物的合作研究工作，WHO 自 2015 年启动了一项更

新重点病原体清单全球研究战略和准备计划，称为世界卫生组织流行病研发蓝图（World Health Organization Epidemic Research and Development Blueprint，WHO R&D Blueprint），以指导全球在疫苗、检测工具和治疗方法方面的投资和研发工作。在 2022 年 11 月的一份声明中，WHO 采取了一种新的方法来对新发病原微生物进行发现和鉴定。新的方法采用了以病原体家族为中心，将一个家族中的代表性病原体确定为探路者病毒，旨在更快地开发疫苗和治疗方法，并以此缩短适用于同一家族内其他威胁病毒的知识差距。因其能够加快研究速度并鼓励对整个病毒类别（如丝状病毒家族）进行全面研究，近年来这种方法得到了越来越多的认可。这种脱离对单个菌（毒）株的关注增强了我们应对不可预见的菌（毒）株、人兽共患病毒和潜在的"X 病原体"（一种未知病原体，有可能引发严重的全球流行病）的能力。

为了促进这一举措，WHO 正在协调来自 53 个国家的 200 多名科学家独立评估与 30 个病毒科、一个核心细菌群和"X 病原体"有关的证据，共同构建一个由 200 多名国际独立专家组成的知识库。WHO 更新的构成流行病和大流行威胁的重点病原体清单预计于 2024 年上半年公开发布，该清单有望在加强全球卫生安全方面发挥关键作用。

（二）对新发病原微生物的开发与利用

WHO 流行病研发蓝图倡议努力提高全球在关键病原体开发与利用方面的能力，包括提高微生物学、发病机制和免疫学等基础研究，以及抗原设计、疫苗学、先进的试剂和工具的制造和开发等应用研究。

1. 基础研究   对病原微生物的基础研究包括深入了解病原微生物的生物学特性、传播方式和抗药性机制，以揭示新的预防和治疗方法。通过基因组学、蛋白质组学等技术，科学家可以发现新的药物靶点，为抗微生物药物的发展提供基础。此外，野外监测也是关键步骤，通过野外监测我们可以及早发现潜在的疫情风险并提供数据支持，以制订有效的应对策略。综合而言，基础研究不仅有助于深化对传染病的理解，还为未来疾病暴发提供更有效的防控措施打下深厚基础。

2. 应用研究   WHO 对新发病原微生物的应用研究领域涵盖多个方面，其中包括抗原设计、疫苗学、先进制造技术及试剂和工具的开发。抗原设计是针对特定病原微生物的蛋白质结构进行精确设计，以实现更有效的免疫识别和应对。在疫苗学领域，科学家们利用病原微生物的生物学特性开发疫苗，通过模拟感染过程引发免疫系统产生保护性免疫应答，从而预防相关疾病的发生。同时，先进制造技术的应用使得疫苗生产更加高效和可靠，如利用基因工程技术生产重组疫苗。为了支持病原微生物研究和疫苗开发，科学家们还开发了各种试剂和工具，包括特异性抗体、检测试剂盒、基因编辑工具等。这些研究不仅推动了疫苗和治疗方法的创新，还为预防和控制传染病提供了重要的技术支持，有助于保障公共卫生安全和全球健康。

3. 特定目标产品简介   WHO 病原体家族特定目标产品特征（target product profile，TPP）是指针对特定病原体家族的疫苗或治疗方法的理想特征和性能的描述，以指导研发工作，促使研究人员开发出更有效、更安全的产品，以应对特定病原体家族引发的疾病。TPP 通常包括对疫苗或治疗方法的所需特性、目标人群、安全性、效力等方面的详细描述，有助于推动针对全球重要病原体的疫苗和治疗方法的研发，提高公共卫生应对传染病威胁的能力。

TPP 的制定是为了满足对新发传染病或已知疾病的流行趋势提供一个全面的框架，描述疫苗或治疗方法的所需特性，包括但不限于预防或治疗效果、安全性、接种方案、生产和分发要求等。在制定 TPP 时，通常会涉及跨学科的专家团队，包括流行病学家、病原学家、临床医生、生物制剂制造专家等，从而确保 TPP 的全面性和科学性。此外，TPP 还有助于规划临床试验、制定监管政策及评估候选疫苗或治疗方法的有效性和安全性。

4. 疫苗与药物共享　通过数据、试剂、方案和候选疫苗共享倡议，WHO 通过多种举措促进全球疫苗和药物的共享，例如 WHO 流行病研发蓝图、公共卫生紧急情况疫苗候选品，以及知识产权和专利政策等，这有助于确保在应对突发传染病时，疫苗和药物资源可以公平地分配和利用，而不是仅仅集中在某些地区。

5. 应急与响应体系　WHO 正在加强全球卫生应急准备和响应体系的建设，包括提高全球各国的应急响应能力，建立全球应急物资储备和分发系统，以及加强全球公共卫生基础设施的建设等。WHO 建立了完善的应急响应机制，以迅速响应新发病原体引发的传染病暴发。例如，当 2014 年西非埃博拉疫情暴发时，WHO 迅速成立了应急团队，派遣了流行病学家和医疗专家前往受影响地区，提供技术支持和指导。同样，新型冠状病毒感染疫情暴发后，WHO 也启动了全球抗疫行动，协助成员国建立疫情监测系统，提供临床指南，并通过 COVAX 倡议推动疫苗的全球公平分配。

同时，WHO 向成员国提供技术支持和指导，帮助其建立应对新发病原体的能力。在 COVID-19 疫情暴发期间，WHO 为成员国提供了流行病学调查指导、实验室诊断支持，并协助建立了全球卫生紧急事件队伍，支持国家加强应对新型冠状病毒感染疫情的能力。通过与全球疫苗免疫联盟（GAVI）和流行病防范创新联盟（CEPI）等合作伙伴合作，推动了 COVID-19 疫苗的研发和生产。在应急准备与能力建设方面，WHO 支持成员国制订应急计划，并提供相关培训和指导。例如，WHO 在非洲地区开展了埃博拉病毒检测和处理的培训计划，提高了各国医疗机构的应急准备水平。WHO 在新发病原体应急与响应体系方面的综合举措和实际行动，为全球卫生安全提供了重要的支持和保障。

四、国际病原微生物应用前景展望

（一）国际援助与技术转移在发展中国家疾病控制中的作用

国际援助和技术转移为发展中国家提供了必要的资金、资源和技术支持，有助于改善其卫生基础设施、加强医疗服务，并提升疾病控制和预防的能力。国际援助通过提供资金和技术支持，支持发展中国家应对传染病和慢性疾病的挑战。例如，WHO、联合国儿童基金会（UNICEF）及世界银行（WB）等国际组织通过援助项目向发展中国家提供资金和技术支持，帮助其应对艾滋病、疟疾、结核病等重大传染病的控制和治疗。技术转移为发展中国家提供了先进的医疗技术、药物和诊断工具，提高了其诊断、治疗和预防疾病的能力。发达国家和国际组织可以通过技术转移与发展中国家分享疫苗生产技术、药物研发经验和医疗设备的使用方法，帮助其建立更健全的卫生体系。例如，中国在非洲国家开展了多项医疗援助计划，包括派遣医疗队前往非洲国家提供医疗服务和技术支持，以及在非洲国家建设医疗设施和培训医护人员。国际援助和技术转移还可以帮助发展中国家加强传染病和慢性疾病的控制和预防工作。例如，联合国和 WHO 通过提供抗结核药物、诊断工具和培训支持，帮助发展中国家提高了结核病的诊断和治疗水平，有效地降低了结核病的发病率和死亡率。

随着全球卫生挑战的不断演变和技术进步的加速，未来研究人员可以通过定量分析和定性研究方法，探讨援助项目的资金流向、技术转移的实施效果，探索如何优化国际援助和技术转移的设计和实施，以提高其在发展中国家疾病控制和预防工作中的效果和可持续性，提出更加精准有效的援助政策和项目，优化技术转移的模式和机制，加强发展中国家卫生系统的能力建设等。此外，还可以探讨如何加强国际合作和协调，提高援助项目的整体效能，实现更加有针对性和可持续的援助效果。

（二）国际合作与病原微生物资源的前景

1. 国际合作促进病原微生物资源的共享与利用 迅速、系统和及时分享具有流行或大流行潜力的生物材料及基因序列数据和相关信息，进而有效预防、防范和应对公共卫生风险是国际社会的共同期盼。通过建立国际性的病原微生物资源库，各国可以共同分享病原微生物的样本和相关数据，加速科学研究的进展。国际合作机构和组织可以共同制定资源共享机制和管理规范，促进全球资源的公平共享和合理利用。未来，科研人员可以利用先进的生物信息学技术和大数据分析手段，对病原微生物资源进行全面的基因组学研究和生物信息学分析，并进行信息共享，为疾病控制和防治提供更加精准和有效的科学依据。

2. 国际合作推动病原微生物资源的创新应用 国际合作为病原微生物资源的创新应用提供了丰富的技术和资源支持。各国科研机构通常拥有各自的技术专长和研发资源，加强国际合作可以实现资源共享和优势互补，加速病原微生物资源的应用研究。例如，在疫苗和药物研发领域，国际合作可以整合全球范围内的科研力量和技术平台，加快新药的研发进程，提高疫苗的研发成功率。不同国家和地区面临的疾病威胁和健康挑战各不相同，加强国际合作还可以充分利用全球范围内的病原微生物资源，开展多样化的研究和创新应用。

3. 国际合作加强病原微生物资源应急响应和疫情监测能力 国际合作有助于加强全球卫生体系的应急响应能力，各国政府和国际组织可以通过建立全球疫情监测网络和应急响应机制，共享资源和数据信息，及时识别和应对疫情暴发，保障全球卫生安全。例如，利用基于人工智能的疫情预测模型，对病原微生物的传播规律进行模拟和预测，为疫情防控和应急响应提供科学依据。同时，利用快速检测技术和远程监测系统，可以实现对疫情的及时监测和溯源，帮助及早采取有效的防控措施，遏制疫情扩散。

（编写：张　颖　常昭瑞　李颖硕　赵富伟　李梦洁　车艳晴　王多春，审校：魏　强）

参考文献

[1] 中国科学院生物多样性委员会.《中国生物物种名录 2024 版》[EB/OL].（2024-05-24）[2024-12-22]. http://www.ioz.cas.cn/gb2018/xwdt/kyjz/202405/t20240524_7170137.html.

[2] 孙名浩，李颖硕，赵富伟，等 . 生物遗传资源保护、获取与惠益分享现状和挑战 [J]. 环境保护，2021, 49(21): 30-34.

[3] 马一鸣，周晓，田云青，等 . 生物遗传资源保藏技术与生物安全材料的研究进展 [J]. 应用化学，2021, 38(5): 482-497.

[4] 武桂珍 . 国家生物安全学 [M]. 北京：科学出版社，2023: 661-663.

[5] 陈方 . 生物经济时代加强生物资源保护利用的问题思考 [J]. 科技中国，2023, 8: 25-28.

[6] 姜孟楠，魏强 . 微生物多样性保护与病原微生物资源保藏 [J]. 生物资源，2020, 42(31): 322-326.

[7] 杨蕾蕾，李婷，邓菲，等 . 微生物与细胞资源的保存与发掘利用 [J]. 中国科学院院刊，2019, 34(12): 1379-1387.

［8］梁卓，褚鑫，曾艳，等 . 我国战略生物资源大数据及应用 [J]. 中国科学院院刊，2019, 34(12): 1399-1405.

［9］王昊远 . 生物资源概况 [J]. 科技创新与应用，2017, 18: 149.

［10］中华人民共和国科学技术部 . "十三五"生物技术创新专项规划专栏 6: 14-15[EB/OL]. (2017-04-24)[2023-08-27]. https://www.most.gov.cn/tztg/201705/W020170510451953592712.pdf.

［11］何冬梅 . 云南生物资源保护与开发初探 [J]. 生态经济，2000 (11): 49-51.

［12］王荷生，张镱锂 . 中国种子植物特有科属的分布型 [J]. 地理学报，1994 (5): 403-417.

［13］石玉林 . 资源科学 [M]. 北京：高等教育出版社，2006: 349.

［14］胡波 . 生物资源的法律保护 [J]. 生态经济，2007(4): 147-150.

［15］蔡运龙 . 自然资源学原理 [M]. 北京：科学出版社，2007: 25.

［16］联合国环境和发展大会 . 生物多样性公约 [EB/OL]. (1993-12-29)[2023-08-27]. https://baike.baidu.com/item/%E7%94%9F%E7%89%A9%E5%A4%9A%E6%A0%B7%E6%80%A7%E5%85%AC%E7%BA%A6?fromModule=lemma_search-box.

［17］李昱莹 .《中国生物多样性红色名录》更新近 500 种野生动植物受威胁等级下降 [EB/OL]. (2023-05-24) [2023-12-29]. https://news.gmw.cn/2023-05/24/content_36581259.htm.

［18］高福 . 推进国家病原微生物保藏中心建设，夯实国家生物安全基础能力 [J]. 中华实验和临床病毒学杂志 2021, 35(5): 481.

［19］徐建国 . 创新微生物资源研究，保障国家生物安全 [J]. 中华实验和临床病毒学杂志，2021, 35(5): 482.

［20］中华预防医学会 . 病原微生物菌（毒）种保藏数据描述通则 (T/CPMA 011-2020)[J]. 中华流行病学杂志，2020, 41(11): 1791-1797.

［21］张羽，马爱进，高利芬，等 . 微生物资源分子鉴定技术的研究进展 [J]. 中国工程科学，2021, 23(5): 86-93.

［22］秦露露 . 微生物的应用 [J]. 农村科学实验，2017, 3: 91-92.

［23］张丹，岳华，杨惠兰，等 . 基于环境微生物资源库快速构建易腐垃圾高效堆肥复合菌剂 [J]. 微生物学报，2021, 61(10): 3199-3210.

［24］韩雪林，张磊，张娟，等 . 枯草芽孢杆菌在青贮饲料中的应用 [J]. 家畜生态学报，2023, 44(11): 81-85.

［25］王瑾，王永刚，朵建文，等 . 重金属污染物的微生物修复策略 [J]. 安徽农业科学，2023, 51(18): 24-28.

［26］于梓芃，李宁阳，弓志青，等 . 食用菌呈味物质及其检测技术、应用的研究进展 [J]. 食品工业科技，2024, 45(2): 375-381.

［27］阮志勇，彭楠，赵述森 . 微生物资源：发掘、利用、展望与挑战 [J]. 微生物学通报，2023, 50(2): 785-787.

［28］魏强，武桂珍，侯培森 . 医学病原微生物菌（毒）种的保藏管理 [J]. 中华预防医学杂志，2009, 43(4): 331-332.

［29］国家科技基础条件平台中心 . 国家科技基础条件平台发展报告 2011-2012[EB/OL]. (2014-07-04)[2023-08-27]. https://www.most.gov.cn/ztzl/kjzykfgx/kjzyyjbg/kjzyjcptbg/.

［30］王盼娣，熊小娟，付萍，等 .《生物安全法》实施背景下生物遗传资源的安全管理 [J]. 生物资源，2021, 43(6): 643-651.

［31］吴林寰，刘柳，孙清岚，等 . 中国微生物资源研究现状及未来发展态势分析（英文）[J]. 微生物学报，2018, 58(12): 2123-2133.

［32］刘柳，马俊才 . 国际微生物大数据平台的应用与启示 [J]. 中国科学院院刊，2018, 33(8): 846-852.

［33］范国梅，孙清岚，史文茟，等 . 国家微生物科学数据中心数据资源服务与应用 [J]. 微生物学报，2021, 61(12): 3761-3773.

［34］沈萍，陈向东 . 微生物学 [M]. 北京：高等教育出版社，2019: 38-63, 301-306.

［35］M.T. 马迪根，J.M. 马丁克，等 . BROCK 微生物生物学 [M]. 北京：科学出版社，2009: 36.

［36］BAR-ON Y M, PHILLIPS R, MILO R. The biomass distribution on Earth[J]. Proceedings of the National Academy of the Sciences of the United States of America, 2018, 115(25): 6506-6511.

［37］ABRESCIA N G, B.D., GRIMES J M, et al. Structure unifies the viral universe[J]. Annual Review of Biochemistry, 2012, 81: 795-822.

［38］SOUSA IP JR, D.S.F., DE PAULA V S, et al. Viral and Prion Infections Associated with Central Nervous System Syndromes in Brazil[J]. Viruses, 2021: 13, 1370.

［39］KOU Z, L.T. Pithovirus: a new giant DNA virus found from more than 30, 000-year-old sample[J]. Virologica

Sinica, 2014, 29: 71-73.

［40］DEMEERSSEMAN N, S.V., COSSEY V, et al.SHEDDING A light on ultraviolet-C technologies in the hospital environment[J]. Journal of Hospital Infection, 2023, 132: 85-92.

［41］ATZRODT CL, M.I., MCCARTHY RDP, et al.A Guide to COVID-19: a global pandemic caused by the novel coronavirus SARS-CoV-2[J]. FEBS Journal. 2020, 287: 3633-3650.

［42］Cavarelli M, S.G. Phenotype variation in human immunodeficiency virus type 1 transmission and disease progression[J]. Dis Markers, 2009, 27: 121-136.

［43］NAVEED M, M.S., ABBASs G, et al.The Virulent Hypothetical Proteins: The Potential Drug Target Involved in Bacterial Pathogenesis[J]. Mini-reviews In Medicinal Chemistry, 2022, 22: 2608-2623.

［44］BOTELLA H, V.J., LEE M H, et al. Mycobacterium tuberculosis protease MarP activates a peptidoglycan hydrolase during acid stress[J]. Embo Journal, 2017, 36: 536-548.

［45］VALLE AREVALO A, N.C. Interactions of microorganisms with host mucins: a focus on Candida albicans[J]. FEMS Microbiol Rev, 2020, 44: 645-654.

［46］SU XZ, Z.C., Joy DA. Host-Malaria Parasite Interactions and Impacts on Mutual Evolution[J]. Frontiers in Cellular and Infection Microbiology, 2020, 10: 587933.

［47］CARTER L L, YU M A, SACKS J A, et al. Global genomic surveillance strategy for pathogens with pandemic and epidemic potential 2022-2032 [J]. World Health Organization Bulletin of the World Health Organization, 2022, 100(4): 239.

第二章　生物资源管理

生物资源安全管理是国家生物安全重要组成部分。《中华人民共和国生物安全法》第六章"人类遗传资源与生物资源安全"中第五十三条提出"国家加强对我国人类遗传资源和生物资源采集、保藏、利用、对外提供等活动的管理和监督，保障人类遗传资源和生物资源安全"。生物资源除了具有"资源"的属性，更具有"安全"属性。安全是基础，是开展各项工作的底线，开展生物资源管理，应牢固树立"底线思维"，持续强化生物安全意识，从国家战略资源角度，加强生物资源管理各项工作，同时，积极开展生物资源新技术新方法研究，做好基础资源调查，不断提升我国生物资源自我保障能力。

第一节　生物安全

生物安全问题在不断演化发展，未来人类还将面临更多未知的生物安全威胁。这些威胁可能来自动植物界病原微生物的演化变异，或者来自全球气候变暖后北极永久冻土层释放的远古病原微生物，还可能来自生物实验室之中。21世纪，人类面临的重大挑战之一是生物安全问题。生物安全实验室，特别是高等级生物安全实验室，是科学研究和国家生物安全的基础平台，助力于加强生物安全管理。新型冠状病毒疫情发生后，各国充分认识到加强生物安全管理的重要性，并且致力于加强其管理，以更好地保护人民和国家的安全。

一、概述

生物安全是指国家有效防范和应对危险生物因子及相关因子威胁，生物技术能够稳定健康发展，人民生命健康和生态系统相对处于没有危险和不受威胁的状态，生物领域具备维护国家和持续发展的能力。2021年4月15日，《中华人民共和国生物安全法》正式实施，其涵盖防控重大新发突发传染病，动植物疫情，防范生物恐怖袭击与防御生物武器威胁，研发、开发、应用生物技术，保障病原微生物实验室生物安全，保障我国生物资源和人类遗传资源的安全，防范外来物种入侵与保护生物多样性，应对微生物耐药及其他与生物安全相关的活动等，覆盖面广，涉及多个学科领域。

生物安全是国家安全的重要组成部分，是国家安全的新兴领域和战略领域，也是国家安全的根基，与国家安全的其他领域相互渗透，相互作用，相互影响，相互传导，并延伸拓展至经济社会发展诸多层面，对国家经济社会发展的影响具有战略性、全域性特点。

2021年9月29日，中共中央总书记习近平在中共中央政治局第三十三次集体学习时强调："生物安全关乎人民生命健康，关乎国家长治久安，关乎中华民族永续发展，是国家总体安全的重要组成部分，也是影响乃至<u>重塑</u>世界格局的重要力量。要深刻认识新形势下加强生物安全建设的重要性和紧迫性，贯彻总体国家安全观，贯彻落实生物安全法，统筹发展和安全，按照以人为本、风险预防、分类管理、协同配合的原则，加强国家生物安全风险防控和治理体系建设，提高国家生物安全治理能力，切实筑牢国家生物安全屏障。"

实验室生物安全是生物安全领域的重点内容，是国家安全的重要组成部分，为我国传染病防控提供了重要基础支撑。随着科技的进步与发展，尤其生物科技的快速发展，生物安全实验室不仅在我国传染病预防控制、突发公共卫生事件处置方面，也在动物防疫、食品检测及出入境检验检疫等方面发挥着极其重要的作用。

二、国外生物安全要求

生物安全是全世界都特别关注的重要领域，每个国家对生物安全的要求可能各不相同，但都是为了维护生物安全。目前，国外的实验室生物安全管理可借鉴的有 WHO 发布的《实验室生物安全手册》（*Laboratory Biosafety Manual*，LBM）、美国《微生物和生物医学实验室生物安全》（*Biosafety in Microbiological and Biomedical Laboratories*，BMBL）和《加拿大生物安全标准和指南》（*Canadian Biosafety Standards and Guidelines*，CBSG）。实验室生物安全手册可以为病原微生物的使用和转移提供参考，有助于更好地加强生物安全管理。

国际上除了较为认可的实验室生物安全手册来加强实验室的管理，保证生物安全，还有一些病原微生物与样本的管理和保藏项目、组织及标准来加强生物安全管理，如世界培养物保藏联盟（WFCC）、经济合作与发展组织（Organization for Economic Cooperation and Development，OECD）、美国联邦管制病原项目（Federal Select Agent Program，FSAP），以及国际标准《生物样本库通用要求》（*Biotechnology Biobanking General requirements for biobanking*）（ISO 20387：2018）等。

（一）WHO《实验室生物安全手册》（LBM）

20 世纪 50—60 年代，实验室生物安全问题开始引起欧美国家的普遍关注，WHO 也认识到生物安全是全球性值得关注的事情。为了指导实验室生物安全，尽可能减少或避免生物实验室感染事故的发生，WHO 于 1983 年出版了《实验室生物安全手册》第 1 版（LBM-1，后面版本以此类推）。作为历史上首本具有国际适用性的实验室生物安全手册，它的出版标志着在全球范围内有了统一的标准和基本指导原则。随后，WHO 在 1993 年、2004 年、2020 年分别发布了 LBM-2、LBM-3、LBM-4，现行版本为 LBM-4。

WHO《实验室生物安全手册》从生物安全指南、微生物危险评价、实验室各种要求、实验室安全设备、微生物操作技术规范、意外事故应对方案及应急程序、消毒和灭菌、感染物质运输、生物技术，及培训等方面进行展开描述管理生物安全。LBM-1 的出版具有开创性的划时代意义。LBM-1 重点讨论了 3 个方面的主要问题：实验室操作、设施设备基本标准的准则；实验室安全操作方法；基本生物安全设备的选择与使用。建议各国接受和使用生物安全的基本概念，并鼓励针对本国实验室如何安全处理病原微生物制定操作规范。1983 年以来，已经有许多国家利用该手册所提供的指导，制定了生物安全操作规范。

WHO 于 1993 年出版了 LBM-2，与 LBM-1 相比，LBM-2 除了论述了微生物、化学、物理及放射安全外，还论述了消防、电气、危化品安全。2004 年出版的 LBM-3 中，WHO 阐述了 21 世纪所面临的生物安全和生物安保问题，强调了工作人员个人责任心的重要作用，并增加了新的内容：风险评估、重组 DNA 技术的安全利用及感染性物质运输。

WHO 于 2020 年出版了 LBM-4，为现行版本。LBM-4 与 LBM-3 相比，最大的变化是取消了生物安全水平分级，强调根据实际情况开展以循证为基础的风险评估。此外，LBM-4 风险评估内容相对 LBM-3 发生了比较大的改动，LBM-4 以 LBM-3 中介绍的风险评估框架为基础，借鉴 ISO 31000：2018《风险管理——指南》（*Risk management—guidelines*）的思路，给出了风险评估的实施步骤，对风险进行彻底、循证和透明的评估，以使操作生物因子的实际风险与对应安全措施相平衡。

随着研究的不断深入，LBM 不断修订。LBM-4 更加强调基于风险评估的生物安全策略，而不再强调分级，将可持续发展融入实验室中，以更加灵活和贴近实际需求。此外，LBM-4 指出，生物安全文化是一套价值观、信念和行为模式，在开放和信任的环境中，同一个组织中的每个人自觉履行实验室生物安全最佳工作实践。

LBM 旨在指导生物安全方面的可持续发展，包括监督管理体系、培训、最佳工作实践和风险评估框架，以促进建立国家能力和遵守国际卫生条例的负责任安全文化。可作为各国的参考和指南，它能够辅助拟定同时创立微生物学操作范例，确保微生物资源的安全，进而确保其可用于临床、研究和流行病学等各项任务。

（二）美国《微生物和生物医学实验室生物安全手册》（BMBL）

美国疾病预防控制中心（Centers for Disease Control and Prevention，CDC）和美国国立卫生研究院于 1984 年联合出版了 BMBL 第 1 版（BMBL-1）。BMBL 经近 40 年的发展，几经修改，现行版本为第 6 版（BMBL-6）。BMBL 规定了微生物和生物医学实验室生物安全防护的基本原则、实验室的分级、各级实验室的基本要求。

BMBL 是美国实验室生物安全的总体指导文件，也是国际公认的实验室生物安全领域的"金标准"。1974 年美国 CDC 和 NIH 联合发布的《基于危害的病原体分类》（*Classification of Etiological Agents on the Basis of Hazard*）将实验室生物安全水平划分为 4 个等级，这一等级划分原则获得了国际同行的认可。1984 年美国 CDC 与 NIH 联合出版了 BMBL-1。随后在 1991 年、1993 年、1999 年、2009 年和 2020 年分别发布了 BMBL-2、BMBL-3、BMBL-4、BMBL-5 和 BMBL-6。

BMBL-1 提出了感染性病原和实验室活动分为 4 个级别的概念，提出了生物安全的原则是防护，防护的三要素包括实验室操作规程、安全设备、设施设计基本内容。2001 年发生的炭疽袭击事件，改变了生物和临床实验室管理和开展工作的方式，也使得 BMBL 增加额外的一些信息。BMBL-5 主要包括以下主题信息：①职业医学与免疫；②消毒和灭菌；③实验室生物安全和风险评估；④生物安全三级实验室；⑤一些农业病原体的摘要说明；⑥生物毒素。而 BMBL-6 更新了 BMBL-5 中的病原微生物名录，补充了近年来新出现的病原微生物，如中东呼吸综合征冠状病毒（MERS-CoV）。此外，还对风险评估进行了修改。

从 BMBL 的发展历程来看，虽然一直在不断地进行修订，但是从 BMBL-1 引用的生物安全原则一直在延续，这些原则包括防护和风险评估。随着研究的不断深入，人们对病原微生物有了更加深刻的认识，并依据对人类的危害程度和感染性对微生物进行分级，根据等级对实验室设施和设备进行要求。此外，BMBL 的关注点也在不断发生变化，BMBL-6 更加注重实验室的可持续发展问题和生物安全问题。生物安全实验室是应对新发突发重大传染病疫情及各种生物威胁的重要基础设施，如何规范性、标准性建立生物安全实验室，以及管理要求对确保生物安全至关重要。

（三）《加拿大生物安全标准与指南》（CBSG）

1977年，加拿大医学研究委员会（Medical Research Council of Canada，MRC）出版了《重组DNA分子、动物病毒和细胞的指南》（*MRC-Guidelines*），由于新的遗传学技术的应用，MRC提出了动物病毒和细胞培养的实验室安全和潜在的安全问题。

MRC于1990年出版了第1版《实验室生物安全指南》（LBG），并成立了实验室疾病控制中心（Laboratory Centre for Disease Control，LCDC）联合工作组。LBG是有关人类病原体（细菌、病毒、寄生虫、真菌和其他对人类有致病作用的感染性病原体）操作的生物安全指南，MRC于1996年发布了LBG第2版（LBG-2），于2004年发布第3版（LBG-3）。

2013年加拿大公共卫生署（Public Health Agency of Canada，PHAC）及加拿大食品检验局（Canadian Food Inspection Agency，CFIA）联合出版了《加拿大生物安全标准和指南》（第1版）（*Canadian Biosafety Standards and Guidelines*）（CBSG-1），内容包括：涉及人类病原体和毒素操作或保存的生物安全指南（LBG-3）、1996年CFIA出版的涉及陆生动物病原体操作或保存的生物安全标准《兽医设施防护标准》第1版（CSVF）、2005年CFIA出版的涉及朊病毒操作或保存的生物安全标准《朊病毒实验室、动物设施和解剖间的防护标准》第1版（CS-Prion）。

CBSG-1作为一个独立的国家级参考文件形式存在，但CBSG-2分成2个独立的文件，即《生物安全标准》第2版（CBS-2）和《加拿大生物安全手册》第2版（CBH-2）分别于2015年、2016年颁布。CBS-2是目前加拿大处理或储存"人类或陆生动物病原体及毒素"的统一国家标准，被PHAC和CFIA用来核查监管设施，用于支持许可证申请和更新、动物病原体进出口许可证的申请，以及适用时防护设施的认证（和再认证）。

从加拿大实验室生物安全手册和标准的发展历程可以看出，生物安全标准在加拿大有"指南—标准和指南—标准、指南"的发展趋势，从没有国家标准到有了独立国家标准，可以清晰地看出加拿大国家层面对生物安全的重视。尤其是2013年发布的CBSG-1在两三年后，改版分为CBS-2和CBH-2，更加凸显了标准的形式、地位和作用，是实验室生物安全要求标准化发展的重要体现。加拿大作为欧美最早建立生物安全实验室统一国家标准的代表之一，其相关经验与做法对各国未来全方位生物安全实验室标准体系的建设具有借鉴作用。

（四）世界培养物保藏联盟（WFCC）

世界培养物保藏联盟（WFCC）是1970年8月在墨西哥举行的第十届国际微生物学代表大会上成立的。WFCC是国际生物科学联合会（International Union of Biological Sciences，IUBS）下属的多学科委员会，同时也是国际微生物学会联盟（the International Union of Microbiological Societies，IUMS）的成员。WFCC关注微生物菌种的收集、鉴定、质控和分配。其宗旨是促进和支持建立菌种保藏及相关服务，并且帮助用户之间建立一个信息网络，举办培训班和研讨会，出版相关书籍，确保重要菌种资源的长期保藏。

WFCC主要由执行局负责管理，通过一系列的委员会来开展其工作。WFCC目前拥有来自40个国家或地区的104家会员单位。WFCC还为其会员单位编制了推荐性指南，即《微生物菌种保藏机构建立和工作指南》（*Guidelines for the Establishment and Operation of Collections of Cultures of*

Microorganisms），旨在为作为科学基础设施基本组成部分的微生物和细胞资源中心的建立、运营和长期支持提供框架。该指南描述了菌种保藏的目的，它们在资源、信息和专业技能方面为国际科学界提供的服务，以及使它们能够提供这些专业服务所需的长期支持等内容。WFCC 指南为菌种保藏的规范迈出了良好的第一步，许多成员国也能够根据指南全面实施本指南中的菌种保藏要求，以保障全球的菌种资源的长期和规范保藏。

病原微生物菌（毒）种是生物多样性的重要组成部分，菌（毒）种保藏对生物安全管理具有十分重要的意义。保藏菌（毒）种可以防止在研究中过度使用或相关菌株流失，保障物种的多样性；保藏菌种可以促进相关研究的开展，帮助人们更好地了解环境中存在的微生物种类及其特性，为污染治理和环境保护提供支持；生物技术中许多实验工作都依赖于菌种的保藏，菌株保藏使得相关实验长时间内稳定进行，有助于推动生物技术的应用。规范化、信息化的菌种保藏能够确保病原微生物能够被安全地拥有、使用及转移，防止被不法分子以非正常手段获取，从而减少对人类和动植物造成的威胁。

（五）经济合作与发展组织（OECD）

经济合作与发展组织（OECD）成立于 1961 年，主要研究分析和预测世界经济的发展走向，协调成员国关系，促进成员国合作。OECD 主要关心工业化国家的公共问题，也经常为成员国制定国内政策和确定在区域内、国际性组织中的立场提供帮助，其中全球生物安全管理就是一部分。早在 1986 年，OECD 就采用蓝皮书《重组 DNA 安全性考虑》（*Considerations for the Safety of Recombinant DNA*，CSRD）作为转基因生物总体指南。此外，2007 年发布的 OECD 生物资源中心最佳实践指南为质量管理设定了标准，还涵盖了生物安全、能力建设、生物资源保存和数据管理等内容。WHO 强调，在资源有限的实验室中也可以实现高标准的科学服务，而精密的设备并不是良好微生物实践的先决条件；指南中列出的原则必须适用于任何国家的菌种保藏，无论其大小或经济地位如何。

OECD 发布的《OECD 在化学品安全和生物安全领域开展的工作》文件，主要讲述了化学品安全共同政策与高质量管理手段、制造纳米材料的安全、提高农药和杀生物药剂的安全性、预防和应对化学事故、通过污染物排放和转移登记册沟通化学品排放信息、就生物安全和食品安全问题达成共识，以及 OECD 可供直接使用的工具包等。

OECD 就生物安全和食品安全问题达成共识。DECD 实施了两项与现代生物技术产品安全相关的计划，即"协调生物技术的监管监督，应对环境安全"和"新食品和饲料安全，解决人类食品和动物饲料安全问题"。这两项计划都侧重于近年来各国面临的最具挑战性问题之一，即现代生物技术产品的安全性。世界各地转基因作物种植量日益增大，由转基因作物制作的食品和动物饲料正在推向市场销售。此类产品必须经过政府主管部门严格审查评估，以确保其符合高等级安全标准。OECD 工作的重点是确保各国在风险 / 安全评估使用要素类型及收集此类信息使用的方法尽可能相似。

这两项计划确定了科学信息的共同基础，这些信息可能有助于评估特定基因工程产品在食品、饲料和环境方面的安全性。除了转基因技术（基因编辑技术、"组学"技术等），对目前开发的新生物技术也因其潜在的安全影响而进行了评估。OECD 的主要出版物为协商一致文件，其提供关于作物、树木（植物生物学、食品 / 饲料组成）、微生物、改良特征的关键信息，各成员国认为这些特征与风险和安全评估相关。现在可以提供80多个协商一致的文件。

此外，RNA生物农药作为一个严格监管的领域，监管的放开同样是发掘产业更多可能，助推产业不断上升的前置条件。OECD下设有农药工作组（Working Group on Pesticides，WGP），负责指导和监督国际农药领域的规范化。WGP职能包括化学农药评估、向各国通报替代性的减少农药风险的相关事项、制定和协商OECD的检测指南和评估方法，以及制定共同准则和制定注册要求指南。OECD从政策监管角度出发，对RNA生物农药领域进行一系列的监管。

OECD旨在共同应对全球化带来的经济、社会和政府治理等方面的挑战，并把握全球化带来的机遇。新型冠状病毒感染疫情的暴发更加凸显了加强全球生物安全管理的要求，各个国家也逐步重视国家生物安全管理，并且意识到生物安全不仅是一个国家的问题，更是全世界需要共同监管的问题，需要各个国家齐心协力，才能更好地加强生物安全管理。

（六）美国联邦管制病原项目（FSAP）

为了防止生物恐怖事件的发生，美国于2001年成立了联邦管制病原项目（FSAP）。此项目通过制定法规来管理拥有、使用或转移特定的生物制剂或毒素的个人或机构，以尽量减少对人类、动植物及动植物产品造成的危害，确保国家生物安全。FSAP规定了可能对人类、动物、植物或动植物产品构成严重威胁的病原微生物和毒素的拥有、使用和转移相关要求。生物管制病原和毒素主要包括引起炭疽病、天花和口蹄疫的病原微生物、引起植物发病的青枯菌及蓖麻毒素等。FSAP是由隶属于美国卫生与公众服务部（The United States Department of Health and Human Services，HHS）美国疾病预防控制中心（CDC）的管制病原和毒素司（The Division of Select Agents and Toxins，DSAT）和隶属于美国农业部（US Department of Agriculture，USDA）动植物卫生检验局（Animal and Plant Health Inspection Service，APHIS）的农业管制病原和毒素司（Division of Agricultural Select Agents and Toxins，DASAT）共同合作管理。DSAT监管导致人类疾病的病原微生物和毒素，DASAT监管导致动物和植物疾病的病原微生物和毒素，对人类和动植物安全或产品构成威胁的病原微生物和毒素由两个机构共同监管。

FSAP形成了一个管制病原和毒素清单（BSAT），其管制病原和毒素种类会随着其对人类和动植物安全的威胁不断变化，并根据其危害程度排除或增加。截至2023年，清单中共有68种管制病原和毒素。该清单是由HHS管理的36种BSAT、USDA管理的21种BSAT和11种重叠BSAT三部分组成。BSAT分为一级和其他两类危害程度，其中一级BSAT代表了最高程度的生物风险，最有可能造成大规模伤亡或对经济、关键基础设施或公众信息造成破坏性影响，一级BSAT通常应在三级或四级生物实验室中操作。

为了更好地监管机构拥有、使用和转移特定试剂和毒素的情况，FSAP对注册机构进行定时或不定时的审查，并形成年度报告以增加生物安全管理的透明性。该年度报告主要包括BSAT的使用情况、注册机构对SAR的遵守情况、FSAP检查结果，以及注册机构需要采取的纠正措施。近年来，美国很少发生生物恐怖事件，通过生物安全和安保审查，病原微生物的窃取、丢失和泄漏问题少见，偶有的泄漏问题没有导致任何疾病，没有导致任何死亡或在工作人员之间传播，也没有从实验室内部传播到周围环境或社区。

（七）《生物样本库通用要求》（ISO 20387：2018）

《生物样本库通用要求》（ISO 20387：2018）（以下简称ISO 20387）由国际标准化组织

（International Organization for Standardization，ISO）的生物技术委员会（ISO/TC 276）负责制订，于 2018 年 8 月 30 日正式发布，为国际提供统一的定义和管理要求。2019 年 8 月 30 日，GB/T 37864—2019《生物样本库质量和能力通用要求》（等同采用 ISO 20387：2018）国家标准由全国生物样本标准化技术委员会（SAC/TC559）提出并归口，CNAS 提供自愿性认可服务。

ISO 20387 规定了生物样本库能力、公正性、持续运行（含质量控制）的通用要求，以确保生物样本和本准则数据的质量。内容涉及生物样本库的术语定义、通用要求、结构要求、资源要求、过程要求和质量管理体系要求等内容，适用于所有从事生物样本保藏的机构，包括为研究和开发而保藏多细胞有机体（如人、动物、真菌和植物）及微生物的生物样本库。生物样本库用户、监管机构、同行评估组织、认可机构均可使用 ISO 20387 来确认或承认生物样本库的能力。ISO 20387 是第一个面向生物样本库的国际标准，大多数国家同意使用 ISO 20387 作为今后的评价标准，并认可开展生物样本库的评价工作。

ISO 20387 要求生物样本库应有程序指导任何类型的生物样本和相关数据的保藏。与生物样本库活动、过程和程序相关的信息以易理解的格式形成文件。生物样本库应确定在生物样本全部分发、处理或销毁后，保留与这些生物样本相关的信息记录和数据的时间。通俗而言，生物样本库应有指导生物样本和相关数据保藏和应用的文件，即满足标准要求的操作规范文件，确保生物样本和相关数据能满足可重复性研究，实现对生物样本库的全方位、全过程的规范化管理。

ISO 20387 能够确保生物样本和相关数据质量，并且提高机构整体素质和管理水平，以及树立机构形象、提高机构竞争力。生物样本库是构建和管理用于临床研究所需的生物资源，也是探索疾病发生、发展、转归、诊断和治疗，以及药物研发、健康预防等研究及转化应用的重要基础。规范化、标准化的生物样本库是科学研究成功的基础保障。标准化的样本库流程管理是正确使用和共享生物样本资源的根本保证，有助于加强生物安全管理。

三、国内生物安全要求

为了维护国家安全，防范和应对生物安全风险，保障人民生命健康，保护生物资源和生态环境，促进生物技术健康发展，推动构建人类命运共同体，实现人与自然和谐共生，我国制定了《中华人民共和国生物安全法》（简称"生物安全法"），生物安全法于 2021 年 4 月 15 日正式施行。生物安全法包含八个方面，其中保障实验室生物安全与保护生物资源的内容都与保藏工作密切相关。

实验室是实验人员、科研人员工作的重要场所，是对研究的对象进行操作的场所，也是从业人员防护与环境保护的主要防护地。生物实验室涉及的内容包括动植物学、微生物学等诸多学科，其中从事病原微生物研究的实验室涉及病原微生物的培养、检测、鉴定、疫苗研发、药物筛选等实验活动具有较高的安全风险。

2004 年 11 月 12 日，《病原微生物实验室生物安全管理条例》（国务院令第 424 号）（简称《条例》）颁布实施，《条例》共七章 72 条内容，包含了总则、病原微生物的分类和管理、实验室的设立与管理、实验室感染控制、监督管理、法律责任与附则。《条例》的颁布实施，标志着我国实验室生物安全管理正式走上法治化道路。为了配套《条例》的实施与落地，国家卫生健康委员会发布了一系列配套文件与部门规章。

2006 年 1 月 11 日，卫生部（现国家卫生健康委员会）印发《人间传染的病原微生物名录》（简称《名录》），该名录由病毒分类名录、细菌分类名录、真菌分类名录三大类组成，包括中英文名称、分类学地位、危害程度分类、实验活动所需生物安全实验室级别、运输包装分类，以及备注和说明。《名录》的发布，为病原微生物开展实验活动、感染性物质运输的包装分类提供了重要依据和支撑。2006 年 2 月 1 日施行的《可感染人类的高致病性病原微生物菌（毒）种或样本运输管理规定》（卫生部令第 45 号）规范了高致病性病原微生物菌（毒）种或样本运输审批与要求。2023 年 8 月 18 日，国家卫生健康委员会印发《人间传染的病原微生物目录》（简称《目录》）。《目录》整体架构与《名录》保持不变，仍由病毒、细菌类、真菌三部分组成，主要内容仍为病原微生物名称、分类学地位、危害程度分类、不同实验活动所需实验室等级、运输包装分类及备注等。《目录》与《名录》相比，三部分均有所调整，《名录》中病毒为 160 种、附录 6 种，修订后的《目录》中病毒为 160 种、附录 7 种，其中危害程度分类为第一类的 29 种、第二类的 51 种、第三类的 82 种和第四类的 5 种。《名录》中细菌类病原微生物为 155 种，修订后的《目录》改为 190 种，其中危害程度分类为第二类的 19 种、第三类的 171 种；《名录》中真菌类病原微生物为 59 种，修订后的《目录》改为 151 种，其中危害程度分类为第二类的 7 种、第三类的 144 种。

　　在《条例》中第十四条、十五条是针对保藏工作的相关条款。按照《条例》的要求，国务院卫生健康主管部门或者农业农村主管部门指定的病原微生物菌（毒）种保藏中心或者专业实验室（简称"保藏机构"），承担集中保藏病原微生物菌（毒）种和样本的任务。

　　保藏机构应当依照国务院卫生健康主管部门或农业农村主管部门的规定，储存实验室送交的病原微生物菌（毒）种和样本，并向实验室提供病原微生物菌（毒）种和样本。保藏机构应当制定严格的安全保管制度，做好病原微生物菌（毒）种和样本进出和储存的记录，建立档案制度，并指定专人负责。对高致病性病原微生物菌（毒）种和样本应当设专库或专柜单独储存。

　　作为保藏机构，应当凭实验室依照《条例》的规定取得的从事高致病性病原微生物相关实验活动的批准文件，向实验室提供高致病性病原微生物菌（毒）种和样本，并予以登记。按照《条例》的规定，保藏机构的管理办法由国务院卫生健康主管部门、农业农村主管部门分别制定。为配合该项要求的具体落实，加强保藏机构的管理，卫生部于 2009 年颁布了《人间传染的病原微生物菌（毒）种保藏机构管理办法》（卫生部令第 68 号）（简称"管理办法"），管理办法对保藏机构进行了明确定义，同时，也对保藏机构的职责，保藏机构的指定、保藏活动及对保藏机构的监督管理与处罚都做了细化。管理办法中提出，保藏机构由国家卫生健康主管部门指定，获得指定的保藏机构由国家卫生健康主管部门颁发《人间传染的病原微生物菌（毒）种保藏机构证书》。为指导保藏机构的建设、运行与管理，卫生部于 2010 年发布强制性卫生行业标准《人间传染的病原微生物菌（毒）种保藏机构设置技术规范》（WS 315—2010），该标准规定了人间传染的病原微生物菌（毒）种保藏机构设置的基本原则、类别与职责、设施设备要求、管理要求等基本要求。随后，为了进一步做好保藏机构的指定工作，力求保藏机构指定过程科学化、规范化，卫生部于 2011 年印发了《人间传染的病原微生物菌（毒）种保藏机构指定工作细则》。

　　2013 年，为了规范人间传染的病原微生物菌（毒）种保藏机构运行与管理，国家卫生和计划生育委员会（现国家卫生健康委员会）印发了《人间传染的病原微生物菌（毒）种保藏机构规划（2013—2018 年）》，进一步对保藏机构进行统一规划、集中管理。建设安全并符合技术标准的菌（毒）种保藏机构，是规划的核心目的，通过开展保藏机构指定工作，使国家法律法规赋予菌（毒）种保藏机构相应的职责和义务。随着指定工作的开展，我国的菌（毒）种保藏管理又迈上一个新台阶。

2023 年 7 月 29 日，为加强病原微生物菌（毒）种保藏体系建设，满足国家生物安全战略需求，国家卫生健康委员会印发《国家卫生健康委关于印发人间传染的病原微生物菌（毒）种保藏机构"十四五"发展规划的通知》（国卫科教函［2022］128 号）（简称"规划"）。该规划提出总体目标："到 2025 年，推动建设国家病原微生物保藏中心（简称'国家中心'），构建统一的国家保藏标准技术体系、形成一套有效交流共享机制、启动一轮支撑配套条件建设，有力保障国家生物安全，有力支持国家科技创新发展。"规划提出"建设国家中心，形成我国独立运行的专业化保藏机构；构建病原微生物资源标准体系，提升我国病原微生物资源质量和自我保障能力；健全病原微生物资源共享交流机制，形成资源互动循环的良性局面；完善保藏监督管理机制，确保病原微生物资源安全，四项重点任务。""十四五"规划的印发，将进一步健全完善保藏机构布局和建设，不断促进保藏工作有序深入开展，持续提升保藏机构履职尽责、协同创新能力，为提升我国人间传染的病原微生物菌（毒）种自我保障能力发挥更大支撑与推动作用。

第二节　科技伦理

科技是发展的利器，也可能成为风险的源头，要前瞻性地研判科技发展带来的规则冲突、社会风险、伦理挑战，科技伦理由此而生。随着科技的发展、技术的变革，生物技术伦理问题逐渐由传统争议向前沿争议扩展，中国秉持可持续的治理理念，加强生物技术伦理风险及对中国伦理治理的研究，推动中国生物技术事业健康发展。

一、概述

科技伦理是开展科学研究、技术开发等科技活动需要遵循的价值理念和行为规范，是促进科技事业健康发展的重要保障。

如何进行科技伦理治理呢？需要清楚何为伦理治理。伦理治理是指将科技伦理原则作为指导和规范科技活动的基本理念和行动指南，要求科技活动符合和践行以人为中心，以造福人类为目的的基本价值观。目前，科技伦理治理包括四个方面的任务，即健全科技伦理治理体制、加强科技伦理治理制度保障、强化科技伦理审查和监管、深入开展科技伦理教育和宣传。与法律法规治理相比，伦理治理具有独特的优势。由于没有法律的强制性，而更加注重文化上的可接受性，因此科技伦理具有动态、开放的特征。

二、基本伦理原则

世界各国将《赫尔辛基宣言》作为伦理准则的标杆。2013 年 10 月在第 64 届世界医学会大会上通过了新的修订版，新版的《赫尔辛基宣言》与 2008 版宣言一脉相承，继续秉持和强化了对受试者权利保护的基本理念，扩展了受试者保护人群，强调了研究者的资质，同时还明确了对研究结局、研究发现知情告知等内容。《赫尔辛基宣言》的"知情同意"（informed consent，IC）中包括重要的两点：一是医生对患者的充分解释，"充分"的含义就包括患者或其亲属对"解释"能够理解，这才是"充分"的尺度；二是患者的"知情同意"是建立在自由的基础之上，即自主自愿。

知情同意也是生物样本库领域生命伦理的核心要素。每个人都有权接受或拒绝为生物医学研究作出贡献，没有人应该被迫做出贡献。我国是世界上对知情同意的内容首先制定全面法律规范的国家，体现了国家对履行知情同意的重视和国家意志。国务院第 717 号令《中华人民共和国人类遗传资源管理条例》规定：采集我国人类遗传资源，应当事先告知人类遗传资源提供者采集目的、采集用途、对健康可能产生的影响、个人隐私保护措施及其享有的自愿参与和随时无条件退出的权利，人类遗传资源提供者书面同意。2023 年 2 月 18 日国家卫生健康委员会等 4 部门联合发布的《涉及人的生命科学和医学研究伦理审查办法》（国卫科教发〔2023〕4 号）新增了相关内容，"知情同意书应当包括生物样本的种类、数量、用途、保藏、利用（包括是否直接用于产品开发、共享和二次利用）、隐私保护、对外提供、销毁处理等相关内容"。因此，针对人类生物样本的采集，具有法律效力的知情同意书规范版本应该包含以上全部要素。

2022 年 3 月，中共中央办公厅、国务院办公厅印发《关于加强科技伦理治理的意见》（以下简称《意见》）。根据《意见》，科技伦理原则如下：①增进人类福祉。科技活动应坚持以人民为中心的发展思想，有利于促进经济发展、社会进步、民生改善和生态环境保护，不断增强人民获得感、幸福感、安全感，促进人类社会和平和可持续发展。②尊重生命权利。科技活动应最大限度地避免对人的生命安全、身体健康、精神和心理健康造成伤害或潜在威胁，尊重人格尊严和个人隐私，保障科技活动参与者的知情权和选择权。使用实验动物应符合"减少、替代、优化"等要求。③坚持公平公正。科技活动应尊重宗教信仰、文化传统等方面的差异，公平、公正、包容地对待不同社会群体，防止歧视和偏见。④合理控制风险。科技活动应客观评估和审慎对待不确定性和技术应用的风险，力求规避、防范可能引发的风险，防止科技成果误用、滥用，避免危及社会安全、公共安全、生物安全和生态安全。⑤保持公开透明。科技活动应鼓励利益相关方和社会公众合理参与，建立涉及重大、敏感伦理问题的科技活动披露机制。公布科技活动相关信息时应提高透明度、做到客观真实。

根据国际医学科学组织理事会（CIOMS）联合 WHO 制定发布的《涉及人的健康相关研究国际伦理准则（2016 版）》，上海市临床研究伦理委员会组织专家进行了翻译，结合人类遗传资源的特性，并细分到资源的获取，使用和惠益分享方面，国际上针对人类生物资源，拥有四条基本伦理原则：知情同意原则、不伤害原则、有利向善原则、公平原则。

三、国内相关法律法规与伦理标准

2021 年 5 月，习近平总书记在两院院士大会、中国科协第十次全国代表大会上发表重要讲话时指出："科技是发展的利器，也可能成为风险的源头"。近几年我国在伦理治理方面取得一定成绩。2022 年 3 月，中共中央办公厅、国务院办公厅印发《意见》，这也是国际上第一个从国家层面提出科技伦理治理的纲领性文件，彰显了我国负责任地发展科学技术的决心和意志。《意见》提出了完善科技伦理审查规则流程，要求高等学校、科研机构、医疗卫生机构、企业等单位要履行科技伦理管理主体责任，根据实际情况设立本单位的科技伦理（审查）委员会。同时，要求科技人员要主动学习科技伦理知识，增强科技伦理意识，自觉践行科技伦理原则，坚守科技伦理底线。各相关单位需要完善科技伦理体系，提升科技伦理治理能力，有效地防控科技伦理风险；坚持促进创新与防范风险相统一、制度规范与自我约束相结合；强化底线思维和风险意识，实现科技创新高质量发展与高水平安全良性互动。开展科技活动时应坚持促进创新与防范风险相统一，客观评估和审慎对待不确定性和技术应用风险，遵循增进人类福祉、尊重生命权利、坚持公平公正、合理控制风险、保持公开透明的原则，遵守我国宪法、法律法规和有关规定及科技伦理规范。

为规范科学研究、技术开发等科技活动的科技伦理审查工作，强化科技伦理风险防控，促进负责任创新，随着生命科学、医学进步和法律法规、规章完善，为适应国内涉及人的生命科学和医学研究管理工作的客观需求，国家卫生健康委员会联合教育部、科技部、国家中医药局于2023年2月牵头颁布了《涉及人的生命科学和医学研究伦理审查办法》（国卫科教发〔2023〕4号），科技部牵头于2023年10月发布了《科技伦理审查办法》（国科发监〔2023〕167号）等。至此，我们国家的科技伦理管理体系已经初步建成，主体就是中共中央办公厅、国务院办公厅《意见》和两部委规章。

科技部2023年10月发布，2023年12月1日执行的《科技伦理审查办法》明确规定，开展以下科技活动应依照此审查办法进行科技伦理审查：

（1）涉及以人为研究参与者的科技活动，包括以人为测试、调查、观察等研究活动的对象，以及利用人类生物样本、个人信息数据等的科技活动。

（2）涉及实验动物的科技活动。

（3）不直接涉及人或实验动物，但可能在生命健康、生态环境、公共秩序、可持续发展等方面带来伦理风险挑战的科技活动。

（4）依据法律、行政法规和国家有关规定需进行科技伦理审查的其他科技活动。

其中，科技伦理审查的申请材料包括：①科技活动概况，包括科技活动的名称、目的、意义、必要性及既往科技伦理审查情况等。②科技活动实施方案及相关材料，包括科技活动方案，可能的科技伦理风险及防控措施和应急处理预案，科技活动成果发布形式等。③科技活动所涉及的相关机构的合法资质材料，参加人员的相关研究经验及参加科技伦理培训情况，科技活动经费来源，科技活动利益冲突声明等。④知情同意书，生物样本、数据信息、实验动物等的来源说明材料等。⑤遵守科技伦理和科研诚信等要求的承诺书。

微生物相关研究的许多领域，都直接或间接地与科技伦理相关。《科技伦理审查办法》中的需要进行伦理审查的科技活动清单，都需要进行科技伦理审查申请，取得相应的伦理批件，再进行研究。根据科技部2023年5月26日发布的《人类遗传资源管理条例实施细则》（科学技术部令第21号），"人类遗传资源信息"的定义被进一步明晰，明确了尿液、粪便、血清、血浆等生物样本不再纳入人类遗传资源材料的管理范围，利用相关材料进行基因、基因组、转录组、表观组及核酸类生物标志物等检测产生的数据依然按照人类遗传资源信息进行管理。因为人的口腔微生物、肠道微生物、皮肤微生物等的获取，都需要受试者本人的参与配合和知情同意，所以对于人的口腔微生物、肠道微生物、皮肤微生物等的相关研究，都需要遵从相应的伦理原则，进行相应的伦理审查，获取进行研究的伦理批件。

涉及人的生命科学和医学研究应当具有科学价值和社会价值，不得违反国家相关法律法规，遵循国际公认的伦理准则，不得损害公共利益。国家卫生健康委员会《涉及人的生命科学和医学研究伦理审查办法》确定了涉及人的生命科学和医学研究应当遵守的原则包括：尊重研究参与者，遵循有益、不伤害、公正的原则，保护隐私权及个人信息。

四、生物样本库管理过程中的伦理要求

生物样本库又称生物银行（biobank）或样本资源库，是指标准化收集、处理、储存和应用健康和疾病生物体的生物大分子、细胞、体液、组织和器官等样本，以及与这些生物样本相关的临床、病理、治疗、随访、知情同意等资料及其质量控制、信息管理与应用系统，是融合生物样本实体、生物信息及样本表型数据和样本研究信息的综合资源库。人类生物样本不仅仅是生物科技的发展基石，更是关乎人类生命健康，国家安全的重要战略资源。随着对生物样本库建设发展的研究，越来越多的伦理问题被学者们关注。

生物样本库，特别是人类生物样本库，直接涉及特殊的研究对象，多数存储和使用着与人直接相关的样本及相关数据，存在着不可忽视的伦理问题。涉及与人有关的皮肤微生物资源库、肠道菌群微生物资源库、口腔微生物资源库等都属于此列。在实际的生物资源样本库运行操作过程中，我们需要注意样本采集前后的知情同意问题、相关样本及数据的匿名化问题、个人信息的保护、基因歧视问题等。例如，在粪菌移植这一项具体操作过程，就面临着知情同意、个人隐私泄露、风险受益问题、厌恶心理、商业化及滥用等一系列问题，如何去解决或改善这些问题是我们需要思考的。

2020 年，国家标准《人类生物样本保藏伦理要求》（GB/T 38736—2020）颁布实施。生物样本库涉及的主要伦理问题有知情同意、信息保密、多年后样本和数据的二次使用、研究结果的反馈和数据的分享。国家标准的主要内容要素有：相关主体的权利和职责、知情同意、隐私保护和保密、资源的管理和利用、知识产权保护和资源共享、利益冲突、伦理委员会等。对人类生物样本进行采集、收集、保存、分发、使用等事项时需要遵循人类生物样本保藏伦理原则：①尊重原则，包括知情同意，受试者在任何阶段可无条件退出研究的权利，结果告知等；②互惠原则，人类生物样本的收集、使用和分享利用使科研与社会都受益；③公正性原则，不歧视，相关信息透明公开，资源获取正当；④无伤害原则，不伤害健康，隐私保护。

样本库一方面使得人类基因组数据得到共享，有利于促进科研发展和遗传资源的战略储备；另一方面也引起了人们对人类遗传资源的隐私保密，基因歧视及滥用基因数据等潜在问题的担忧。同时，人类遗传资源样本库在收集人类遗传资源时对其未来用途的未知性，也有可能引起一些伦理问题的争论，如同意方式、再次同意、隐私保密、样本及数据的归属与分享等。根据《中华人民共和国个人信息保护法》第四条"个人信息是以电子或者其他方式记录的与已识别或者可识别的自然人有关的各种信息，不包括匿名化处理后的信息。"和第六条"处理个人信息应当具有明确、合理的目的，并应当与处理目的直接相关，采取对个人权益影响最小的方式。收集个人信息，应当限于实现处理目的的最小范围，不得过度收集个人信息。"对个人信息做出了相关规定。在涉及人的微生物采集、保藏、研究利用的活动中，需要遵守科技伦理的原则，促进科技向善。

伦理监管的目的首先是要促进科技向善，防范科技活动可能带来的潜在风险，保证科技创新活动的正确方向；其次是要遵循科技规律，立足我国科技发展阶段和社会文化特点，推动科技创新与科技伦理的协同发展、良性互动。应该以法律法规和国家标准、专家共识为基本遵循准则，在拥有良好的伦理意识的前提下进行生物样本库的建设和研究。研究参与者也需要明白自己所拥有的权利，保护自己的权益，理性对待生物样本库相关的伦理问题。公众需要了解科技伦理知识，提高科技伦理素养。伦理委员会需要加强学习，熟悉国家的法律法规和伦理规范，加强伦理审查、督导和跟踪

管理。科研相关人员应该加强学习和自觉参加伦理培训，逐步提高自身的科研伦理规范意识。

第三节　微生物保藏机构历史与现状

微生物资源的保藏距今已有 100 多年历史。从最初的捷克微生物学家开展最初的微生物菌种收集，到世界各国陆续建立本国家第一个微生物菌种保藏中心，再到今天的生物资源中心、生物样本库迅速崛起，微生物保藏机构已由最初的菌种储存机构逐渐发展成为具有更高技术水平与管理能力的科学机构。现代化的保藏机构，更注重资源的安全、长期、高效保藏效果及新技术新方法的研究，专注于资源保藏与科学研究并重的同时，资源的转化应用与资源的惠益分享越来越受到广泛关注与持续推动。

一、国外微生物保藏机构

（一）微生物保藏机构的发展

发达国家的菌（毒）种保藏工作起步较早，如美国、英国、澳大利亚、日本等国家在 20 世纪初期相继成立了一批专业的微生物保藏机构，并逐步形成标准化的保藏体系，凭借悠久的历史地位、优越的资源及信息化的管理，时至今日在国际上仍占据着微生物资源保藏和研究的核心地位。微生物菌种资源保藏机构缘起欧洲，捷克微生物学家 Frantisek Kral 最早从事微生物菌种的公共性保藏。1890—1911 年，Karl 收集保藏了世界上一大批有价值的菌种，并于 1900 年、1902 年、1904 年和 1911 年连续出版菌种目录。1906 年，荷兰建立了真菌生物多样性研究中心（CBS），随后，美国、日本、英国等一些菌种保藏机构相继成立。1911 年，美国细菌学家和"公共卫生之父"查尔斯·温斯洛（C.E.A Winslow）在美国历史博物馆建立美国第一个菌种保藏中心，该中心发展为后来的世界知名保藏机构，即美国典型培养物保藏中心（American Type Culture Collection，ATCC），ATCC 成立于 1925 年。

1.国际微生物保藏机构发展历程　总体来说，国际微生物保藏机构的发展，经历了 3 个发展阶段。

第一阶段：1900—1963 年，微生物菌种保藏机构的兴起阶段。此阶段主要由世界各国的科学家、学会及研究所发起，根据自己的研究方向，相继成立专门的微生物菌种保藏机构。

第二阶段：1963—2004 年，探索微生物菌种保藏机构规范运行。应 Skerman 教授等的提议，国际微生物学会协会（IAMS）于 1963 年增设微生物菌种保藏专业委员会，根据 IAMS 的建议，于 1970 年成立世界培养物保藏联盟（WFCC）。为促进培养物的分类鉴定、保藏技术研究与应用，WFCC 多次召开国际会议与培训班。1990 年，WFCC 编写的《WFCC 关于建议与运行微生物菌种保藏机构指南》出版，并于 1999 年发布第 2 版。《生物多样性公约》签署后，WFCC 出台了《生物多样性保护公约下的异地保藏微生物遗传资源的框架计划》。WFCC 于 1972 年建立了世界数据中心（World Data Center，WDC），1986 年该中心移至日本东京，更名为世界微生物数据中心（World Data Center for Microorganisms，WDCM）。2010 年，WDCM 落户中国科学院微生物研究所，该所成为 WDCM 历史上第三个主持单位。

　　第三阶段：2004 年至今，生物资源中心（Biological Resource Center，BRC）建设发展阶段。2004 年，WFCC 的第十届世界培养物大会的主题思想是将原有的微生物保藏中心改进为资源中心，或者建立新的微生物资源中心模式的保藏机构。

　　2. 专利微生物保藏机构与"布达佩斯条约"　1977 年 4 月 28 日，在匈牙利布达佩斯正式签订了《布达佩斯条约》，包括条款 20 条和实施细则 15 条。当时条约的签约国有美国、日本、德国、英国、法国，以及欧洲专利局等 23 个国家和组织。条约于 1980 年 8 月 19 日正式生效，我国于 1995 年 7 月 1 日起成为布达佩斯条约成员国。该条约适用于专利申请涉及微生物发明，申请人除了提交申请文件以及文字说明，还需要向专门专业机构提交微生物样品进行保藏，即符合《布达佩斯条约》，保藏专利微生物的机构称为布达佩斯条约国际培养物保藏机构（International Depositary Authorities，IDA），是国际上承认的专利培养物菌种保藏机构。在任意一个世界知识产权组织（WIPO）承认的 IDA 中寄存微生物，即可向条约成员国申请专利，且不需要逐一提交微生物保藏，简化了繁复的手续，从而节约了专利申请人的时间和成本。目前，全世界共有 49 个这样的国际培养物保藏机构（IDA），分布在 26 个国家或地区，49 个 IDA 见表 2-1。根据条约实施细则第十三条第二款的规定在每年第一期的世界知识产权组织国际局月刊上应公布国际保藏单位的最新名单，载明每个单位可以保藏的微生物种类及收费标准。

表 2-1　国际上确认的专利培养物保藏机构

序号	国家 / 地区	保藏范围	国际保藏机构
1	澳大利亚	细胞培养物	玛丽·费尔法克斯夫人细胞库澳大利亚（Lady Mary Fairfax CellBank Australia, CBA）
2	澳大利亚	细菌培养物	国家计量院（The National Measurement Institute, NMI）
3	比利时	微生物培养物	比利时微生物协调保藏中心（Belgian Coordinated Collections of Microorganisms, BCCM）
4	保加利亚	工业培养物	国家工业微生物和细胞培养银行（National Bank for Industrial Microorganisms and Cell Cultures, NBIMCC）
5	加拿大	细菌培养物	加拿大国际存管局（International Depository Authority of Canada, IDAC）
6	智利	各类培养物	智利遗传微生物收藏（Colección Chilena de Recursos Genéticos Microbianos, CChRGM）
7	中国	典型培养物	中国典型培养物保藏中心（China Center for Type Culture Collection, CCTCC）
8	中国	普通微生物	中国普通微生物菌种保藏中心（China General Microbiological Culture Coll-ection Center, CGMCC）
9	中国	各类培养物	广东省微生物菌种保藏中心（Guangdong Microbial Culture Collection Center, GDMCC）
10	捷克共和国	各类培养物	捷克微生物保藏中心（Czech Collection of Microorganisms, CCM）
11	芬兰	各类培养物	VTT 菌种保藏中心（VTT Culture Collection, VTTCC）
12	法国	微生物培养物	国家微生物培养物保藏中心（Collection nationale de cultures de micro-organismes, CNCM）
13	德国	微生物培养物	莱布尼茨研究所 DSMZ - 德国微生物保藏和细胞文化有限公司（Leibniz-Institut DSMZ-Deutsche Sammlung von Mikroorganismen and Zellkulturen GmbH DSMZ）

续表

序号	国家/地区	保藏范围	国际保藏机构
14	匈牙利	农工业培养物	国家农业和工业微生物保藏中心（National Collection of Agricultural and Industrial Microorganisms, NCAIM）
15	印度	普通微生物	微生物培养物保藏中心（Microbial Culture Collection, MCC）
16	印度	典型培养物	微生物典型培养物保藏中心和基因库（Microbial Type Culture Collection and Gene Bank, MTCC）
17	印度	农业微生物	国家农业重要微生物菌种保藏中心（National Agriculturally Important Microbial Culture Collection, NAIMCC）
18	意大利	工业培养物	工业酵母菌的保藏（Collection of Industrial Yeasts, DBVPG）
19	意大利	噬菌体、质粒	伦巴第和罗马涅艾米利亚动物实验研究所（Istituto Zooprofilattico Sperimentale della Lombardia e dell'Emilia Romagna）
20	意大利	各类培养物	圣马蒂诺综合医院（Ospedale Policlinico San Martino, IRCCS）
21	日本	细胞培养物	国际专利生物保藏机构（International Patent Organism Depositary, IPOD）
22	日本	细胞培养物	国立技术评价研究所专利微生物保藏中心（National Institute of Technology and Evaluation, Patent Microorganisms Depositary, NPMD）
23	拉脱维亚	普通微生物	拉脱维亚微生物菌株保藏中心（Microbial Strain Collection of Latvia, MSCL）
24	墨西哥	微生物培养物	CNRG 微生物库（Colección de Microorganismos del CNRG, CM-CNRG）
25	摩洛哥	普通微生物	摩洛哥微生物收藏协调中心（Collections Coordonnées Marocaines de Microorganismes, CCMM）
26	荷兰（王国）	真菌培养物品	西戴克真菌生物多样性研究所（Westerdijk Fungal Biodiversity Institute, CBS）
27	波兰	普通微生物	质粒和微生物保藏（Collection of Plasmids and Microorganisms, KPD）
28	波兰	工业微生物	IAFB 工业微生物保藏中心 农业与食品生物技术研究所（IAFB Collection of Industrial Microorganisms Institute of Agricultural and Food Biotechnology IAFB）
29	波兰	普通微生物	波兰微生物保藏中心（Polish Collection of Microorganisms, PCM）
30	韩国	农业培养物	韩国农业菌种保藏中心（Korean Agricultural Culture Collection, KACC）
31	韩国	细胞培养物	韩国细胞系研究基金会（Korean Cell Line Research Foundation, KCLRF）
32	韩国	典型培养物	韩国典型培养物保藏中心（Korean Collection for Type Cultures, KCTC）
33	韩国	微生物培养物	韩国微生物文化中心（Korean Culture Center of Microorganisms, KCCM）
34	俄罗斯联邦	工业微生物	全俄工业微生物保藏中心（All-Russian Collection of Industrial Microorganisms, VKPM）
35	俄罗斯联邦	普通微生物	俄罗斯微生物保藏中心（Russian Collection of Microorganisms, VKM）
36	斯洛伐克	酵母菌培养物	酵母菌保藏中心（Culture Collection of Yeasts, CCY）
37	西班牙	藻类培养物	西班牙阿尔加斯银行（Banco Español de Algas, BEA）
38	西班牙	各类培养物	西班牙文化协会（Colección Española de Cultivos Tipo, CECT）
39	瑞士	细菌培养物	瑞士菌种保藏中心（Culture Collection of Switzerland, CCOS）
40	英国	细菌培养物	国际应用生物科学中心，英国中心（CABI Bioscience, UK Centre IMI）
41	英国	动物培养物	藻类和原生动物培养物保藏中心（Culture Collection of Algae and Protozoa, CCAP）
42	英国	细胞培养物	欧洲细胞培养物保藏中心（European Collection of Cell Cultures, ECACC）

续表

序号	国家/地区	保藏范围	国际保藏机构
43	英国	典型培养物	国家典型培养物保藏中心（National Collection of Type Cultures, NCTC）
44	英国	酵母菌培养物	国家酵母菌保藏中心（National Collection of Yeast Cultures, NCYC）
45	英国	各类培养物	国家工业、食品和海洋细菌保藏中心 （National Collections of Industrial, Food and Marine Bacteria, NCIMB）
46	英国	细胞培养物	美国国家生物标准与控制研究所 （National Institute for Biological Standards and Control, NIBSC）
47	美国	农业培养物	农业研究服务菌种保藏中心 （Agricultural Research Service Culture Collection, NRRL）
48	美国	典型培养物	美国典型培养物保藏中心（American Type Culture Collection, ATCC）
49	美国	各类培养物	毕格罗海洋科学实验室普罗瓦索利 - 吉拉德国家海洋藻类和微生物中心 〔Provasoli-Guillard National Center for Marine Algae and Microbiota（NCMA） at Bigelow Laboratory for Ocean Sciences NCMA〕

（二）国外微生物保藏机构

1. 美国典型培养物保藏中心　美国典型培养物保藏中心（ATCC）成立于 1925 年，是一家私营的、非营利性的组织，总部位于美国弗吉尼亚州的马纳萨斯。ATCC 是世界知名保藏中心，为全世界的学术组织提供保藏服务，安全、可靠地保藏着包括人类和动物细胞系、微生物和生物制品等物质。

（1）发展历程：20 世纪初期，随着科学家对细菌学认识的不断发展，纽约市立大学的美国细菌学家学会（Society of American Bacteriologists，SAB）创始会员查尔斯·温斯洛在美国自然历史博物馆建立了美国第一个菌种保藏中心。1922 年，随着菌种保藏数量的不断增加，时任美国农业部的细菌学家兼 SAB 主席洛尔·罗杰斯，也是 ATCC 第一任"掌门人"，将菌种运送至陆军医学博物馆的红砖建筑内。1925 年，在洛克菲勒基金会的资助下，ATCC 正式成立。

ATCC 于 1998 年搬迁至弗吉尼亚州。1993 年雷蒙德·塞比斯成为首席执行官后，对 ATCC 的运行模式进行了深刻变革。塞比斯将 ATCC 的核心功能规定为 AAPPDD，即获取（acquisition）、鉴定（authentication）、生产（production）、保存（preservation）、开发（development）、分配（distribution），并与美国国家过敏和传染病研究所（National Institute of Allergy and Infectious Diseases，NIAID）、美国 CDC 等机构广泛合作，维护运营了生物防御和新发感染研究资源库（Biodefense and Emerging Infections Research Resources Repository，BEI）、国际试剂资源中心（International Reagent Resource，IRR）、HIV 检测试剂项目（HIV Reagent Program）等，逐渐转变为财务上自给自足的保藏机构。ATCC 组织机构见图 2-1。

（2）ATCC 保藏品：ATCC 保藏一系列用于研究的生物材料，包括细胞株、分子基因组学研究工具、微生物和生物制品。人类、动植物细胞株种类超过 3400 种。ATCC 保藏的微生物包括 18 000 余株细菌、从各种来源中分离出的超过 3000 种人和动物病毒。除此之外，ATCC 还保藏有 7600 种以上的酵母菌和真菌代表株、超过 1000 种基因组和合成核酸及标准参考物质，超过 500 种微生物培养物被推荐为质量控制参考品系。

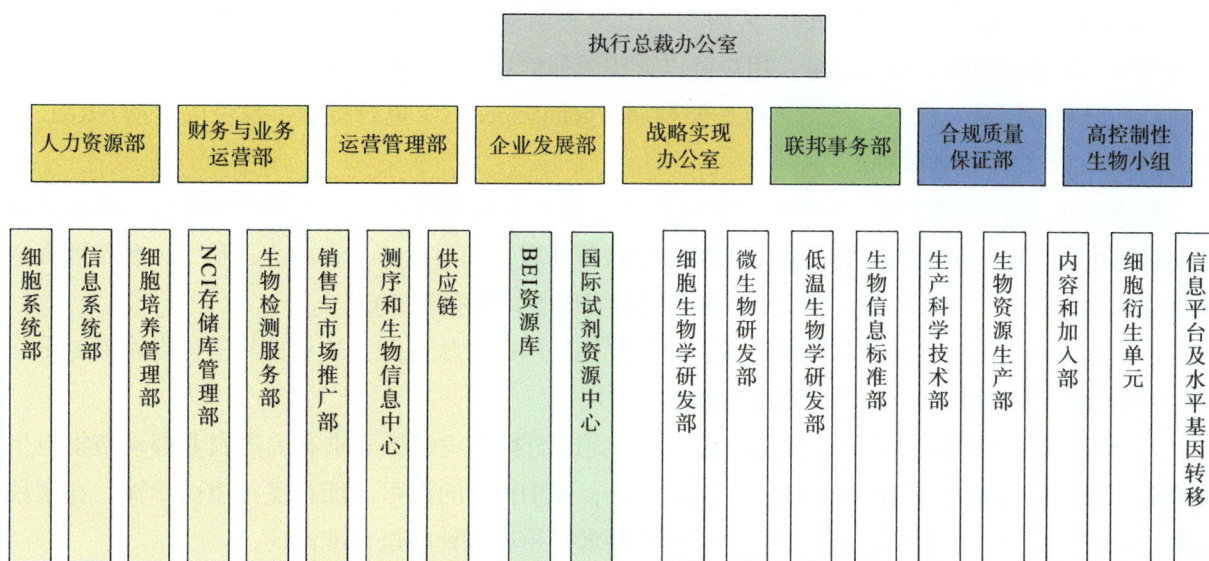

图 2-1 ATCC 组织机构

执行总裁办公室

人力资源部 | 财务与业务运营部 | 运营管理部 | 企业发展部 | 战略实现办公室 | 联邦事务部 | 合规质量保证部 | 高控制性生物小组

细胞系统部 信息系统部 细胞培养管理部 NCI存储库管理部 生物检测服务部 销售与市场推广部 测序和生物信息中心 供应链 BEI资源库 国际试剂资源中心 细胞生物学研发部 微生物研发部 低温生物学研发部 生物信息标准部 生产科学技术部 生物资源生产部 内容和加入部 细胞衍生部 信息平台及水平基因转移

2025 年 3 月 ATCC 官网公布了 76 437 个微生物产品及 3675 个细胞产品信息。网页可根据产品类别、类型、应用范围、保藏形式、生物安全等级、鉴定方法、有机组织、组织类型、细胞类别、疾病种类、疾病进展、代谢、致瘤类型、增长型、种族、性别、是否为标准菌株、分离地、敏感性谱 - 抗性、核酸型、NDA 或 RNA 进行分类检索。

（3）质量管理体系：ATCC 已通过国际标准化组织（ISO）的多项认证，包括 ISO 9001、ISO 13485、ISO/IEC 17025、ISO 17034，并通过美国食品药品管理局（U.S. Food and Drug Administration，FDA）、美国药典委员会（The United States Pharmacopeial Convention，USPC）、美国农业部（Department of Agriculture，USDA）、美国 CDC 等政府部门的授权与合作。ATCC 标准品还被欧洲药典、日本药典和 WHO 等机构广泛引用。

（4）业务情况：ATCC 可提供细胞鉴定检测、支原体检测、生物保藏管理服务、寄存服务（如专利寄存、模式菌种的保藏）等多项服务。

ATCC 在美国设立专门的直销团队，并拥有全球授权分销商和合作伙伴网络，业务覆盖 150 多个国家。ATCC 的客户包括学术界、政府和私营行业的领先研究人员和科学家，超过 80% 的客户群来自学术界和工业界，其中 40% 来自学术界和私营企业；政府客户占组织总数的 6%。按照国别统计，ATCC 面向全球运营，ATCC75% 的客户来自美国，其余 25% 是国际客户。ATCC 客户群中代表的行业包括制药、生物技术、农业和诊断行业，食品、饮料和化妆品生产商，参考和测试实验室，学术机构，政府机构，私人基金会和非营利组织。

2. 美国农业研究菌种保藏中心 美国农业研究菌种保藏中心（Agricultural Research Service Culture Collection，NRRL）是世界上最大的微生物公共保藏中心之一，也是美国乃至世界上的第一个专利菌种保藏中心，位于美国伊利诺伊州皮奥里亚国家农业应用研究中心细菌食品病原体和真菌研究机构中。*Streptomyces aureofaciens* NRRL 2209 是第一个专利保藏菌株，美国 Cyanamid 公司将其用于金霉素生产。随后，ATCC 也开始了专利菌种保存服务。NRRL 将菌种分为公开保藏和专利菌种保藏。

1）NRRL 保藏品：目前，NRRL 大约有 99 000 种菌株，包括放线菌、细菌、真菌和酵母菌。数据服务系统通过该线上检索目录，用户可以查找菌种信息。在此数据服务系统中，数据分为原核生物、真菌和酵母菌三大类。用户可以按照种属（genus/species）进行检索，也可以根据 NRRL 编号或 Accession 编号检索菌种。

2）NRRL 菌种保藏方法：NRRL 菌种保藏中心的大多数菌株以冷冻干燥形式保藏。冷冻保藏微生物的过程为在小玻璃安瓿管中加入液体悬浮培养介质，如牛血清。在冷冻过程中，利用抽真空装置使水升华；在干燥过程中，用气 - 氧割炬密封安瓿管，保存于 5℃。

不产生芽孢的丝状真菌和某些酵母菌、细菌不能使用冻干法保藏。这些菌种需保存在液氮中。保存在液氮中的细胞几乎不会产生遗传学改变。

3）NRRL 菌种运输与交换：一般情况下，植物或动物致病菌株要求有美国农业部动植物卫生检验局（Animal and Plant Health Inspection Service，APHIS）的许可才能在美国境内运输。在菌种筛选过程中，必须上传电子信息。国际上也同样要求必须有菌种的进口准许证。

（1）公开保藏：菌种的申请和发放政策。1983 年起，NRRL 保藏的普通菌种的分发是免费的，但美国农业研究局（ARS）专利菌株的分派按照 20 美元 / 株收取费用。用户每次申请的菌种总数必须在 24 种以下，一个实验室每年不得申请超过 24 种菌种。如想获得更多菌种，须直接与菌种保藏中心的科学家或部门经理联系。菌种只能邮寄至大学、公司、科研机构等地址，不能邮寄至家庭地址。

美国境内，植物致病菌必须获得 APHIS PPQ 526 许可证才能运输。将植物致病菌邮寄给美国以外地区，用户必须提供该国的进口许可证。如果不能提供进口许可证，则需出具政府机构出具的"不需提供许可证"的官方书面文件。美国境内，动物致病菌必须获得 APHIS VS 16-3 许可证才能运输。如不能提供，处理办法同植物致病菌。

NRRL 普通菌种中的第 2 类危险性菌种（Risk Group 2）必须有材料转移协议（Material Transfer Agreements，MTA），而第 1 类危险性菌种（Risk Group 1）不需要 MTA。如果美国农业研究局（ARS）专利菌种以专利形式或由存放者向公众提供，则不需要 MTA。用户在使用这些菌种的过程中，必须遵守所有国家以及国际的专利法规。

（2）专利菌种保藏：ARS 专利菌种保藏遵循专利合作条约（*Patent Cooperation Treaty*，PCT）、欧洲专利公约（*The European Patent Convention*，EPC）和布达佩斯条约（*Budapest Treaty*）。ARS 专利菌种保藏中心只接收对人和动物无致病性（生物安全等级不超过 BSL-2），且无特殊生长条件要求的微生物。ARS 专利菌种保藏中心不提供人类和动植物细胞株的保藏服务。通常情况下，ARS 专利菌种保藏中心也不接受混合培养微生物的保藏。

3. 德国微生物菌种保藏中心　德国微生物菌种保藏中心（Deutsche Sammlurg von Mikroorganismen and Zellknlturen，DSMZ）成立于 1969 年，是欧洲规模最大的生物资源中心，拥有全球较为罕见，甚至是独一无二的人类和动物细胞系、真菌株、植物病毒、噬菌体和用于研究的基因组细菌 DNA 库存。DSMZ 团队一直致力于细菌、真菌、病毒、人类和动物细胞系等的分类鉴定和保藏工作。所有被 DSMZ 保藏的生物材料都要经过相关部门进行严格的质量控制及生理、分子特性分析。DSMZ 是欧盟《名古屋议定书》第 511/2014 号条例规定的第一个"注册保藏机构"，也是德国唯一取得《布达佩斯条约》认可的国际保藏机构。由于保藏生物资源的多样性和严格的质量管理，DSMZ 一跃成为国际知名的微生物诊断实验室、国家参比中心以及工业合作伙伴。

（1）发展历程：1969 年德国在哥廷根建立了国家保藏收藏馆，由外部拨款支持，于 1973 年正式更名为"德国微生物库（DSM）"。1974 年，该机构被德国专利和商标局承认为官方专利库，1976 年 DSM 成为哥廷根微生物研究所的一个独立菌种库，将 1200 株植物病原真菌从柏林 - 达勒姆生物联邦研究所转移到哥廷根。2004 年，DSMZ 根据 ISO 9001: 2000 建立了质量管理制度。自 2011 年以来，陆续建立生物信息学部和高通量测序中心，微生物细胞生物学、单细胞基因组学和分子肿瘤研究研究小组，生物经济和健康研究的生物资源收集部门。2012 年推出表型数据库 BacDive。DSMZ 自 1996 年以来一直是莱布尼茨协会的成员，在国家和国际生物研究界发挥着关键作用。DSMZ 发展时间轴见图 2-2。

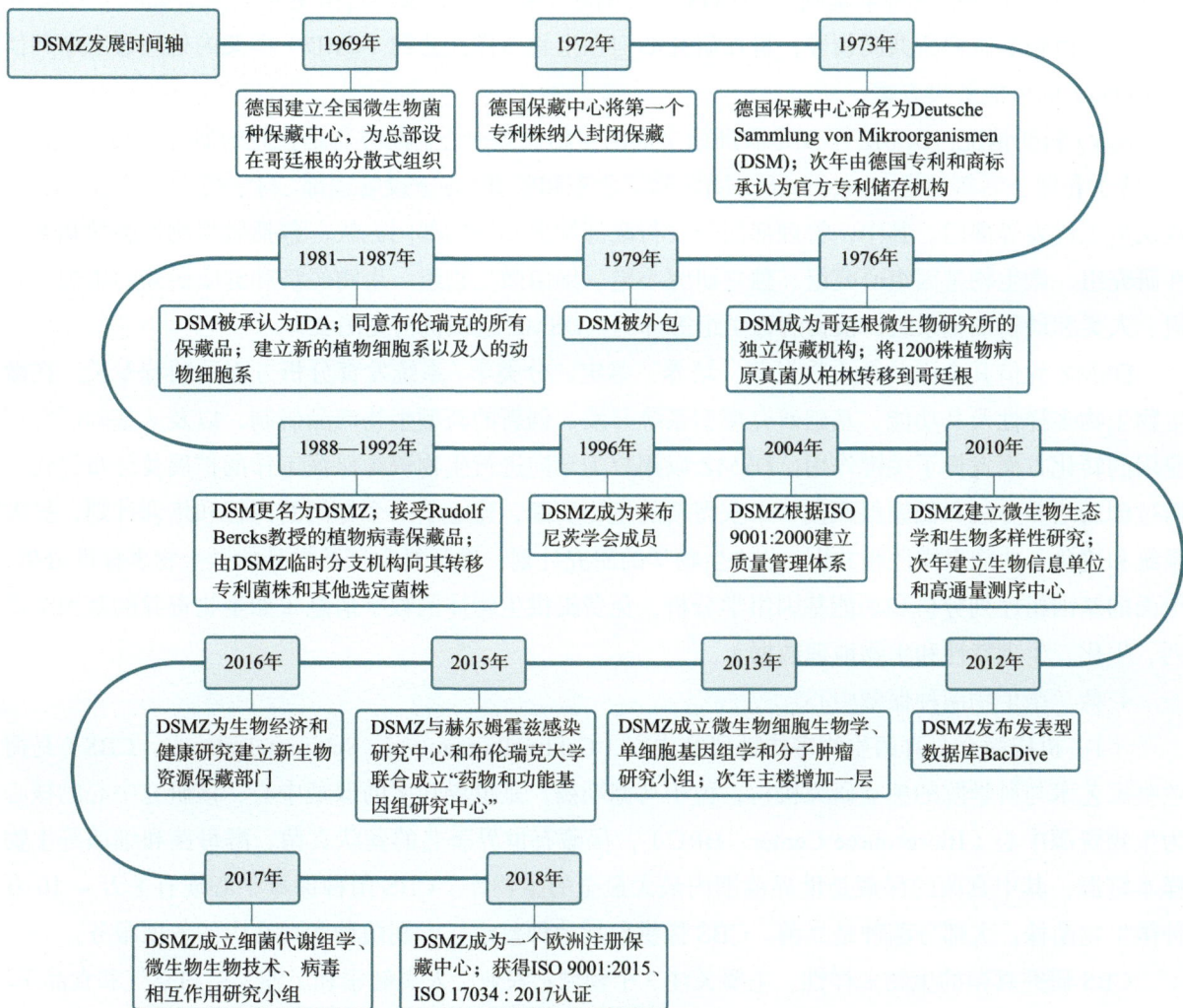

图 2-2　DSMZ 发展时间轴

（2）DSMZ 保藏品：该菌种保藏中心目前保存有 35 000 多种不同的细菌、8000 余种真菌、800 余种人类和动物细胞系、41 种植物细胞系、5000 余种植物病毒和抗血清、1000 余种噬菌体和 19 000 余种不同种类的细菌基因组 DNA。DSMZ 已拥有超过 79 000 种生物资源，其中大部分可以从其在线目录中获得。微生物方面，DSMZ 保藏了超过 29 000 多个培养物，总共包含大约 10 000 个物种和 2000 个属。就人类和动物细胞系而言，DSMZ 保藏了包括 860 多种来源于灵长类、啮齿类、两栖类、鱼类和昆虫类的永生化细胞培养物，这些细胞分离自杂交瘤等多种组织。同时 DSMZ 可为用户提供植物病毒分离物和高质量的血清学试剂及相应的阳性对照，用于对农业和园艺作物中最重要的植物病毒进行常规检测。

DSMZ 通过系统地获取生物资源中心的标准化研究数据，建立真菌、病毒、藻类和细胞系的 BacDive 表型数据库，为科学研究提供高质量的数据。除了自己的数字采集数据服务，DSMZ 还为一些外部组织如全球生物多样性信息机构（Global Biodiversity Information Facility，GBIF）、德国生物数据联合会（German Federation for Biological Data，GFBio）和德国生物信息学基础设施网络（German Network for Bioinformatics Infrastructure，de.NBI）提供科学数据。德国联邦教育和研究部资助了"数字序列信息科学基础（WiLDSI）"的跨学科项目，该项目由莱布尼茨研究所 DSMZ 和莱布尼茨植物学研究所共同领导，旨在研究如何在生物多样性公约（CBD）框架内处理数字序列信息（DSI）的可能解决方案。

（3）科研情况：DSMZ 不仅是欧洲最全面的生物资源中心，同时还是领先的研究中心，有科学家、博士和博士后等超过 50 人。DSMZ 团队除了股东和监事会，下设管理部、科学咨询委员会、工会、残疾员工代表等部门。其中，管理部门分设行政部和多领域的部门区块，包括微生物生态学和多样性研究组、微生物基因组研究组、独立研究小组、细菌微生物组、生物经济和健康研究的生物资源组、人类和动物细胞系组、植物病毒学组等部门。DSMZ 组织机构见图 2-3。

DSMZ 凭借其全面的微生物保藏、培养、鉴定、分类学 / 系统发育分析方面的独特专长，在微生物生物多样性及其功能、基础研究模型系统开发、创新的新型生物产品研制，以及从基础研究到应用的转化方面发挥了关键作用。DSMZ 以用户为导向进行生物资源保藏工作的扩展及分布优化，通过创新培养方法和低温保藏技术来获得新的生物资源，建立了一个专门的课程和培训计划，扩大系统和进化、功能多样性和共生 / 动物生物学的研究计划，进行复杂自然样品的微生物多样性分析、全面的基因组序列分析和功能基因组学分析，免费提供生物体的数字信息（如生物资源的基因组序列、生化、生理特性和生物地理数据）。

4. 荷兰微生物菌种保藏中心

（1）机构简介：真菌生物多样性研究中心（Centraalbureau voor Schimmelcaltures，CBS）是荷兰皇家艺术与科学院的独立研究机构，位于乌德勒兹，是世界知名的保藏中心，该研究中心的核心为生物资源中心（Bioresource Center，BRC），保藏有世界著名的丝状真菌、酵母菌和细菌等生物样本资源，其中真菌的保藏是世界范围内最大最全的生物库。CBS 菌种保藏中心现有 8 万 ~ 10 万种微生物菌株，大部分菌种是真菌。CBS 提供包括菌种鉴定、专利菌种寄存在内的各项服务。

CBS 研究真菌的生物多样性，主要关注 3 个领域：农业、人类健康和工业（室内空气和食品）。目前，CBS 共有 8 个研究团队，80 名工作人员，分为 6 个研究小组（食品与室内真菌研究组、真菌自然产物组、真菌生理组、医学真菌组、真菌性植物病理组、酵母组），生物资源中心（BRC）和软件数据库组，另有一个由各个组长组成的理事会，管理整个中心运转。

6 个研究小组是围绕在生物资源中心（BRC）开展互利共生的运转与发展。菌种收集保藏过程与科研工作深度结合中，以保证用最先进的技术手段对菌种进行质量检查，并允许制订科学性计划来提高菌株质量。

（2）生物资源中心（BRC）保藏情况：CBS 的生物样本库及 BRC 早在 1904 年成立，拥有全

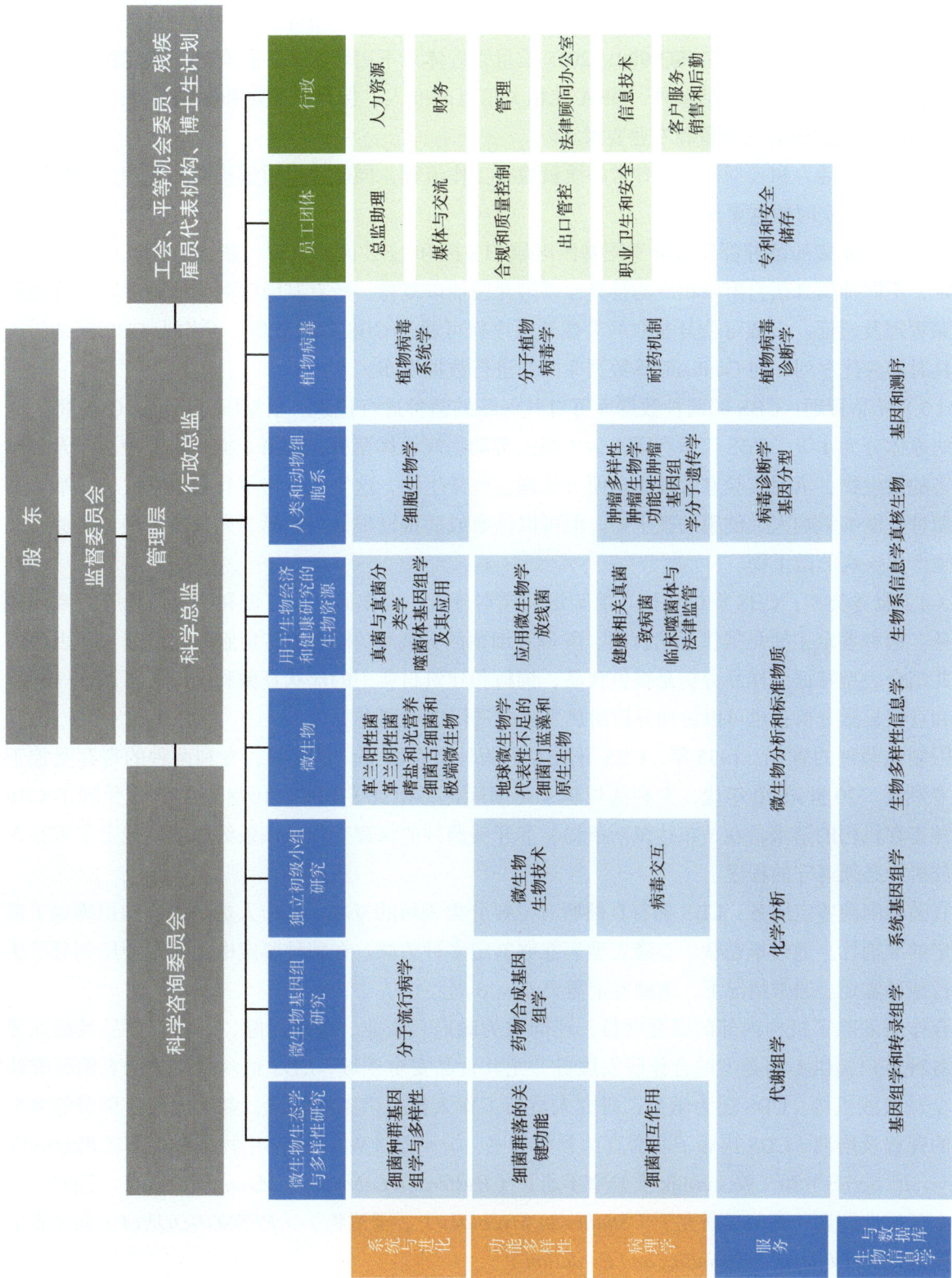

图 2-3 DSMZ 组织机构

球最广泛的丝状真菌、酵母菌和卵菌的保藏；细菌方面收集了大量细菌的野生株和突变株、适合 DNA 研究的宿主菌、基因工程质粒、噬菌体等。真菌保藏涉及 5100 属 19 500 种，每年向全球提供菌株约 6000 株。

生物资源中心（BRC）在 ISO 9001: 2015 质量管理体系下运转服务。所有的工作流程和实验操作都在标准框架内进行。包括菌种、DNA 及相关信息的准入、保存、储存和提供。同时，BRC 符合 OECD 生物资源中心的质量和专业要求。

菌种纯度、活力和表型检查是日常的质量检查工作流程，同时佐以质谱检测和生理生化检测，并进行菌种批次实时数据更新。

所有中心库藏的菌种都经过分子靶基因区域 ITS 区和 LSU 区的鉴定，新进菌种也进行日常分子鉴定，不同种属真菌另附以相应的特异性基因片段加以复核。所有基因序列信息由保藏队管理员和专家管理及验证。多数可公开获取的菌株基因序列可通过 CBS 目录获取，并作为 CBS 网站的比对工具时的参比序列，向 Genbank 等数据库网站进行数据发布。

（3）样品管理：CBS 的菌种数据库可对其保藏的菌种进行检索。根据国际标准，CBS 将人类动物病原体分为 4 级。CBS 仅保存了 1 ~ 3 级人类动物病原体菌种：①第 1 类危险菌种，对人类健康无害的微生物，依照实验室管理规范便可处理这些微生物，这类微生物不具有致病性。②第 2 类危险菌种，能够影响人类健康的微生物，但可以治愈或病毒性很低。③第 3 类危险菌种，能够使人类产生严重疾病的微生物。

（4）服务类型：CBS 提供包括真菌鉴定、样本分析、合作研究、咨询和特定课程等一系列科研服务。菌种鉴定主要是提供丝状真菌、酵母和细菌的分离物/标本的鉴定服务，是基于基因序列分析并结合表型特征。样品分析是提供食品、饲料和建筑材料中的丝状真菌和酵母分析，空气样品分析和直接显微分析；也可以协助分析耐热真菌并进行现场调查。

限制性菌种的寄存：1955 年，CBS 开展专利菌种寄存服务。早年间，专利菌种的寄存受控于国家专利法。20 世纪 70 年代，专利法规越来越国际化，出现了 EPC。1978 年，EPO 受理了 CBS 的菌种寄存机构的请求，在《布达佩斯条约》下开展菌种的保存工作。该条约详细地规定了寄存人和存放机构必须遵守的程序。

真菌和细菌鉴定服务：CBS 拥有真菌所有主要分类领域的专家，工作人员的专业知识确保了菌种鉴定的准确性。通过形态学、克隆表型等能够鉴定多种菌株。在菌种鉴定中，经常会用到分子手段进行菌种鉴定。通常情况下，菌种鉴定需要 4 ~ 6 周。

合作研发除了机构内部的研究项目，还同时为政府、工业、医疗保健、制药、食品及商业部门的各种客户提供不同类型的合作研发服务，尤其食品安全领域，CBS 是食品相关的真菌研究领域的全球权威机构。CBS 还为学生、研究人员及工作人员提供工业领域、食品加工、科研等多个方向的课程及培训。CBS 出版了两套真菌领域丛书，分别是《Westerdijk 生物多样性》（*Westerdijk Biodiversity Series*）和《Westerdijk 实验室手册》（*Westerdijk Laboratory Manual Series*）。同时，还有三个开放性期刊《真菌学研究》（*Studies in Mycology*）、《泊松》（*PERSONOONIA*）和《真菌分类及进化》（*Fungal Systematics and Evolution*）。

（5）菌种数据库和网站介绍：官方网站下辖了多个数据库子网站，包括 MYCOBANK 总库、皮肤癣菌数据库、真菌植物病理相关物种 DNA 序列条码库、镰刀菌属数据库、镰刀菌属 MLST 数据库、羊肚菌数据库、医学真菌 MLST 数据库、真菌收集数据门户网站、子囊菌数据库、红菇目数据库、青霉数据库、酵母菌数据库，见图 2-4。

真菌数据库及网站

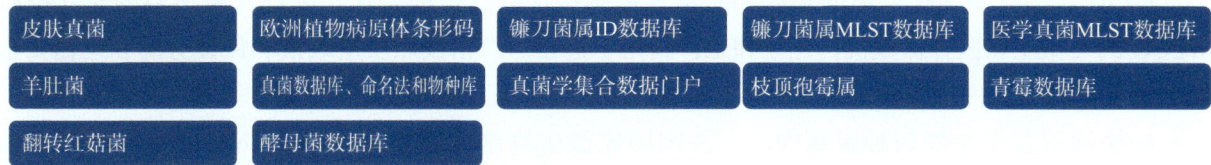

皮肤真菌	欧洲植物病原体条形码	镰刀菌属ID数据库	镰刀菌属MLST数据库	医学真菌MLST数据库
羊肚菌	真菌数据库、命名法和物种库	真菌学集合数据门户	枝顶孢霉属	青霉数据库
翻转红菇菌	酵母菌数据库			

图 2-4　CBS 下辖数据库

5.英国国家菌种保藏中心　英国国家菌种保藏中心（the United Kingdom National Culture Collection，UKNCC）成员单位向用户提供菌种 / 细胞供给服务。所提供的生物体包括放线菌、藻类、动物细胞、细菌、蓝细菌、丝状真菌、线虫、原生动物、支原体、病毒和酵母菌。

UKNCC 可提供以下服务：①供给用户指定的生物体；②供给菌种和细胞株的参考株；③供给发酵剂；④进行菌株的生产；⑤供给植物和人类病原体（经许可）；⑥供给微生物耐药性试验菌株；⑦供给来源于鉴定菌株的 DNA 和提取物。

UKNCC 是 9 家保藏机构的联合体，其成员单位见表 2-2。

表 2-2　UKNCC 成员单位一览表

保藏中心	缩略词	保藏范围
国际应用生物科学中心（CABI）*	CABI	真菌、酵母、细菌（植物病原体，来自南极洲）
藻类和原生动物保藏中心 （Culture Collection of Algae and Protozoa）	CCAP	藻类植物、蓝细菌、原生动物
欧洲细胞培养物保藏中心 （European Collection of Cell Cultures）**	ECACC	细胞系
英国国家工业、食品及海洋细菌保藏中心 （The National Collection of Industrial，Food and Marine Bacteria）	NCIMB	细菌
英国国家病原性真菌保藏中心 （National Collection of Pathogenic Fungi）**	NCPF	对动物和人类致病的真菌
英国国家典型菌种保藏中心 （National Collection of Type Cultures）**	NCTC	对动物和人类致病的细菌
英国国家植物病原性细菌保藏中心 （National Collection of Plant Pathogenic Bacteria）	NCPPB	对植物致病的细菌
英国国家致病性病毒保藏中心 （National Collection of Pathogenic Viruses）**	NCPV	病毒
英国国家酵母菌保藏中心 （National Collection of Yeast Cultures）	NCYC	酵母菌

*. 收集英国分离的真菌、木材腐烂的真菌，英国南极调查菌（毒）种保藏。
**. 英国公共卫生署菌（毒）种保藏。

UKNCC 菌种保藏中心还通过一系列分子生物学、生物化学和分类学方法，向用户提供多种生物体鉴定服务。提供生物体鉴定服务的保藏中心如下：放线菌为 NCIMB、CABI，藻类为 CCAP，细菌为 CABI、NCIMB、NCTC、NCPPB，细胞系为 ECACC，真菌为 CABI、NCPF，支原体为 ECACC，线虫为 CABI，植物原生质为 CABI，原生动物为 CCAP，病毒为 NCPV，酵母菌为 CABI、NCYC。

UKNCC 的保藏根据合适的指导和质量管理系统保持高标准要求。菌种保藏中心的建立按照 WFCC 的《微生物菌种保藏机构建立和工作指南》进行。严格按照质量政策和保证分配和运输安全及生物安全指导文件进行操作。

6. 法国国家微生物菌种保藏中心　法国国家微生物培养物保藏中心（Collection Nationale de Cultures de Microorganismes，CNCM）是一所主要从事微生物保藏和菌种严格保密存放的菌种保藏机构。同时，CNCM 还是《布达佩斯条约》授权的国际保藏机构。截至 2001 年 12 月 18 日（无最新数据），该机构共有 2997 种菌种被安全保藏。其中重组大肠埃希菌 1011 株、乳酸菌 341 株、其他细菌 480 株、杂交瘤 419 株、动物和人类细胞序列 240 株、菌类 111 株、酵母菌 154 株、噬菌 42 株、来自动物和人类的病毒 199 株。如果需要，CNCM 可以协助其他菌种保藏中心将其拥有的菌种样品传递给需要的实验室。同时依据专利法和《布达佩斯条约》的规定，CNCM 还提供专利保藏服务。

7. 法国巴斯德研究所生物资源中心　法国巴斯德研究所生物资源中心（Centre de Ressources Biologiques de l'Institut Pasteur，CRBIP）成立于 2001 年，是一个横向生物库基础设施，包括巴斯德研究院的微生物和人类标本保藏品。CRBIP 根据健康和环境安全标准，以及适用的法律法规，在全球范围内接收、维护、表征和供应生物资源。CRBIP 保藏着约 2.5 万株细菌、200 种致病性病毒株、750 株代表蓝藻分类和功能多样性的单克隆菌株培养物，以及越来越多的酵母和丝状真菌菌株。

巴斯德研究所保藏中心（Collection of Institut Pasteur，CIP）、巴斯德蓝藻细菌保藏中心（Pasteur Cultures of Cyanobacteria，PCC）、CNCM、生物医学适应性研究综合保藏中心（Integrated Collections for Adaptive Research in Biomedicine，ICAReB-Biobank）均为 CRBIP 的一部分。

如需储存符合《布达佩斯条约》专利程序的微生物或细胞系，CNCM 是法国唯一具有 IDA 认证的保藏机构。CNCM 可以接收微生物、细胞培养物和病毒，所有这些都是为了需要严格定义的保密条款而提交的。

如需储存 CIP 公共保藏资源的某种菌株，可免费提供保藏，但需填写完整的微生物储存表，载明《名古屋议定书》所需信息（收集日期、原产国、收集菌株的人……）、培养条件、培养基成分（如有必要）、菌株特性和参考书目。

2020 年以来，CRBIP 更新了使命任务和战略规划见图 2-5。

8. 日本技术评价研究所生物资源中心　日本国家技术与评估研究所（National Institute of Technology and Evaluation，NITE）前身为丝绸制品出口核查机构，始建于 1928 年 2 月。2001 年，NITE 重组成为日本政府内部的行政机构，其主要职能是为减少社会风险、维持经济发展及公共安全提供技术保障，包括多个涉及消费者产品安全、化学品管控、生物技术及认证的领域。NITE 总部位于东京，分别设置了北海道、东北、中部、北陆、中国、四国、九州共 7 个办公室。

日本技术评价研究所生物资源中心（NITE Biological Resource Center，NBRC）是专门进行生物资源管理的部门，分设 8 个处室，分别是行政事务处、行政管理和计划处、生物多样性公约管理处、生物技术处、培养物保藏处、产业创新处、专利微生物存储处和国际专利生物存储处。其行政事务处作为 NBRC 综合管理部门，又下设了生物数字化转换办公室、生物经济战略办公室、法务和

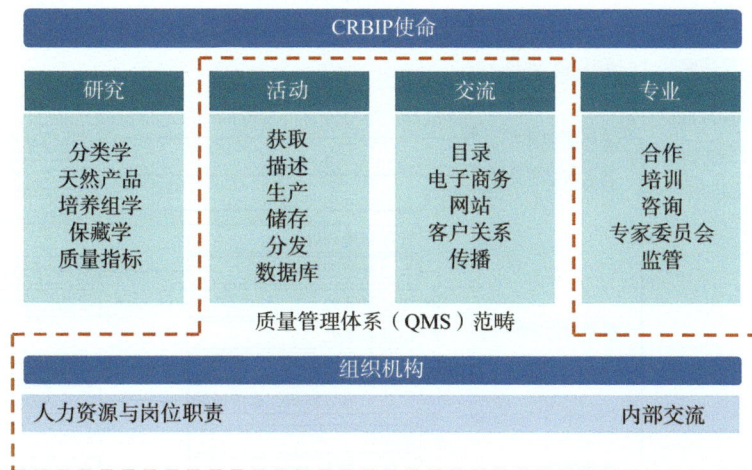

图 2-5　CRBIP 使命

知识产权办公室。NITE 组织机构见图 2-6。

NBRC 拥有细菌 8608 株、古生菌 290 株、丝状真菌 9549 株、酵母菌 3397 株、藻类 414 株、噬菌体 105 株；标准菌 191 株。其在线数据库目录提供了 2 万多株微生物的特征和相关信息，通过搜索微生物的科学名称、原产国、培养条件、分离来源、工业应用、遗传信息和参考文献等进行分类检索。其微生物功能潜力数据库提供了大约 300 种微生物的 90 多种功能和相关基因信息。可根据微生物的有用功能（如环境修复、生物塑料生产和抗生素耐受性）搜索微生物。

9. 韩国典型菌种保藏中心　1985 年 2 月，经韩国科技部批准，韩国典型菌种保藏中心（Korean Collection for Type Cultures，KCTC）正式成立，同年加入 WFCC。1986 年 1 月，KCTC 成为 WDCM 成员。1990 年 6 月，KCTC 成为《布达佩斯条约》授权的国际保藏机构。1994 年 10 月，根据《生物多样性公约》，KCTC 启动国家生物多样性项目。KCTC 于 2004 年 2 月获得 ISO 9001：2000 认证。KCTC 组织机构见图 2-7。

二、我国微生物保藏机构

中国是一个微生物资源较为丰富的国家，但规范性的保藏工作与国外发达国家相比存在较大差距。菌（毒）种资源是不同国家特有的财富，中国近代微生物菌（毒）种收集与保藏活动始于 20 世纪 20 年代。1979 年成立的中国微生物菌种保藏管理委员会下设 7 个国家级专业菌种保藏管理中心，分别负责工业、农业、林业、药用、医学、兽医及普通微生物菌种资源的收集、鉴定、保藏、供应及国际合作与交流任务。病原微生物菌（毒）种资源属于医学领域微生物资源。2004 年，严重急性呼吸综合征（SARS）病毒感染事故发生后，中国加大了对病原微生物菌（毒）种的管理力度，国务院令第 424 号《病原微生物实验室生物安全管理条例》于 2004 年 11 月 12 日颁布实施。至此，中国的病原微生物实验室生物安全管理及病原微生物保藏管理步入了法治化、规范化轨道。

（一）中国微生物保藏机构发展历程

中国近代微生物菌（毒）种收集与保藏活动始于 20 世纪 20 年代。20 世纪 30 年代后期，方心芳先生开始最初的微生物收集和保藏工作。1951 年，在方心芳先生的建议下，中国科学院成立了全国的菌种保藏委员会，该委员会针对菌种的收集、保藏及各有关单位的分工合作等内容都提出了

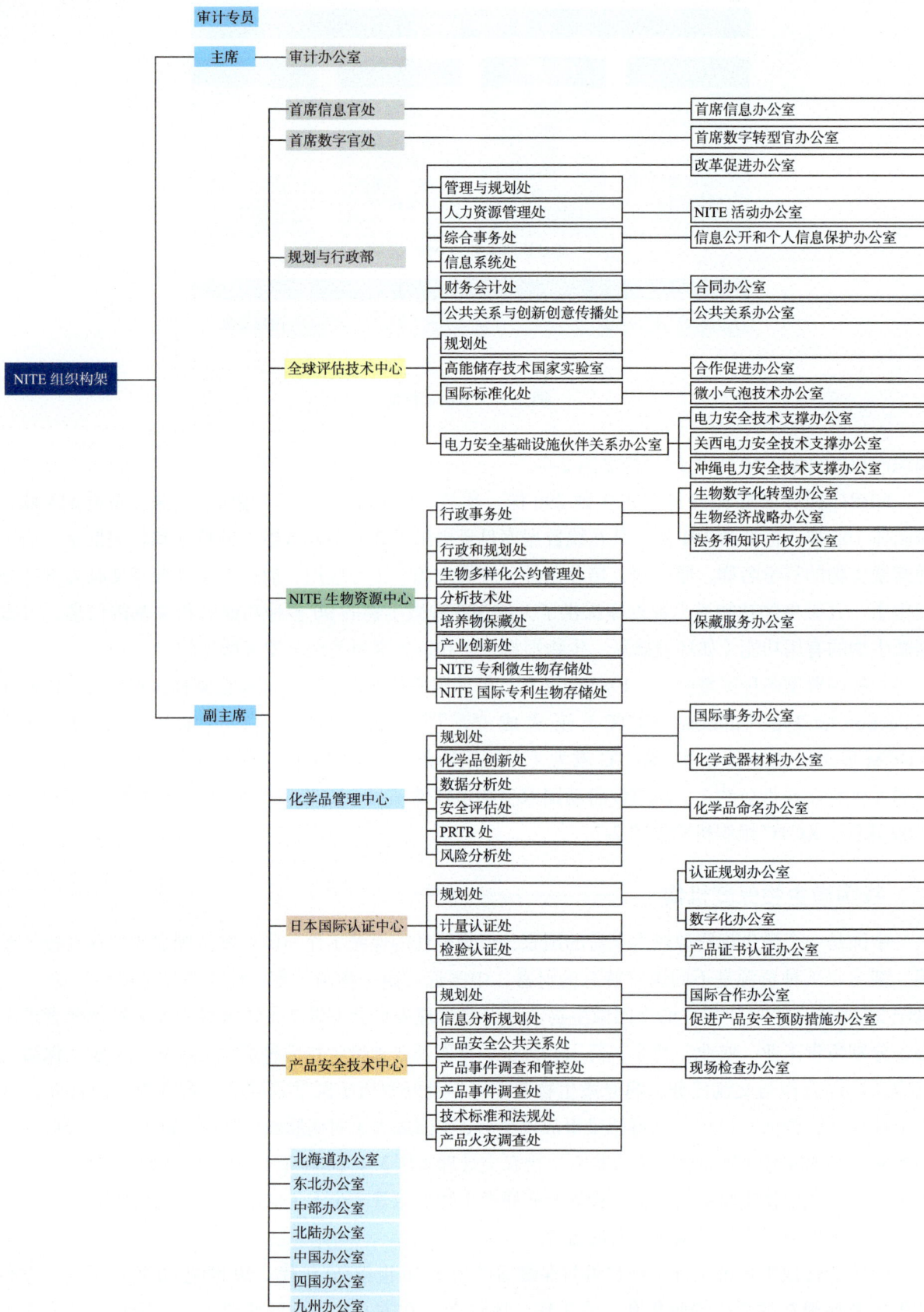

图 2-6 NITE 组织机构

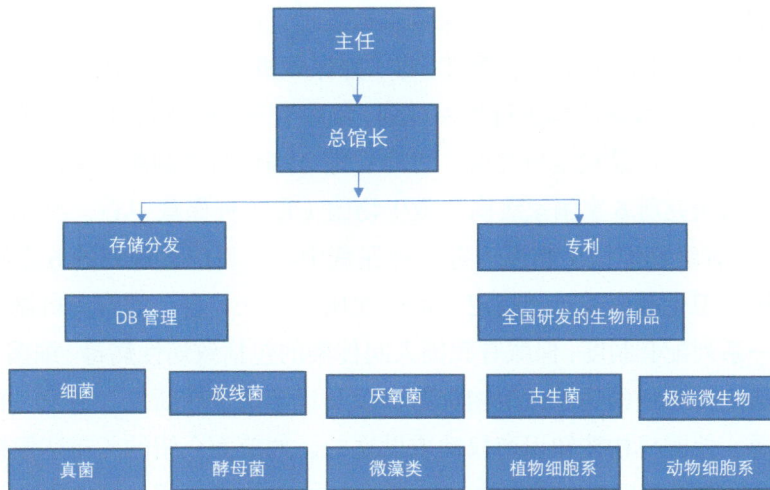

图 2-7　KCTC 组织机构

有益的建议。委员会于 1953 年成为实体存在的保藏机构。国家科学技术委员会于 1979 年批准成立了中国微生物菌种保藏管理委员会，该委员会下设 7 个国家级专业菌种保藏管理中心，分别负责工业、农业、林业、药用、医学、兽医及普通微生物菌种资源的收集、鉴定、保藏、供应及国际合作与交流任务。1985 年，原卫生部根据中国微生物菌种保藏委员会管理和组织条例的规定，为了加强医学微生物菌种的保藏管理，制定了《中国医学微生物菌种保藏管理办法》。1986 年，国家科学技术委员会颁布实施了《中国微生物菌种保藏管理条例》。2003 年，卫生部又指定了一批 SARS 毒株和样本的保管单位。

2004 年颁布实施的《条例》规定，国务院卫生主管部门或者兽医主管部门指定的菌（毒）种保藏中心或者专业实验室（简称保藏机构），承担集中储存病原微生物菌（毒）种和样本的任务。为了加强保藏机构的管理，卫生部于 2009 年颁布了《人间传染的病原微生物菌（毒）种保藏机构管理办法》（卫生部令第 68 号），对保藏机构进行了明确定义，同时，也对保藏机构的职责，保藏机构的指定、保藏活动以及对保藏机构的监督管理与处罚都做了细化。2013 年发布的《人间传染的病原微生物菌（毒）种保藏机构规划（2013—2018 年）》，进一步对保藏机构进行统一规划、集中管理。国家卫生健康委员会于 2019 年启动《人间传染的病原微生物菌（毒）种保藏机构"十四五"发展规划》（简称"十四五"规划）编制工作。2022 年 7 月 29 日，国家卫生健康委员会印发"十四五"规划（国卫科教函〔2022〕128 号），明确依托中国疾病预防控制中心建设国家病原微生物保藏中心、构建病原微生物资源标准体系，健全病原微生物资源共享交流机制等为重点任务。"十四五"规划的发布实施，进一步明确了保藏机构"十四五"期间职能定位与工作方向，将进一步指导我国"十四五"期间病原微生物资源保藏管理与监管，形成新的我国病原微生物资源保藏网络布局。

中国的微生物保藏机构可以按照不同的类型划分，有按微生物用途分类的，如国家微生物资源平台于 2011 年 11 月由科技部、财政部认定通过，是首批获得认定的 23 个国家科技基础条件平台之一。该平台当时以 9 个国家级微生物资源保藏机构为核心，整合了我国农业、林业、医学、药学、工业、兽医、海洋、基础研究、教学实验等九大领域的微生物资源。2019 年 6 月，科技部、财政部关于发布国家科技资源共享服务平台优化调整名单的通知（国科发基〔2019〕194 号），对原有国家平台开展了优化调整工作，原来的国家微生物资源平台得到了重新组合与优化调整。2013 年，为了规范人间传染的病原微生物菌（毒）种保藏机构管理，国家卫生和计划生育委员会（现国家卫生健康委）印发了《人间传染的病原微生物菌（毒）种保藏机构规划（2013—2018 年）》（简称"规划"），进一步对病原微生物保藏机构进行统一规划、集中管理。该规划包括中国疾病预防控制中心、中国医学科学院、中国食品药品检定研究院、青海省地方病预防控制所、中国科学院武汉病毒研究所、中国科学院微生物研究所 6 家国家级病原微生物菌（毒）种保藏中心、27 家保藏专业实验室，以及原则上指定 31 家省级病原微生物菌（毒）种保藏中心。目前，规划的 6 家国家级病原微生物保藏中心均已完成国家卫生健康委员会指定并运行使用，建立了自己的管理机制，制定了运行管理办法与体系文件等一系列配套制度，保藏有我国人间传染的包括致病性病毒、细菌、真菌、立克次体、螺旋体等引起各类法定传染病的病原微生物资源，以及近年来全球新发、突发、再发的传染性疾病相关病原微生物资源。保藏机构按知识产权性质设立的，如前面介绍的《布达佩斯条约》微生物国际保藏单位（IDA），专门承担专利微生物的保藏，中国 IDA 有三家，即中国普通微生物菌种保藏中心（CGMCC）、中国典型培养物保藏中心（CCTCC）和 2016 年新增的广东省微生物菌种保藏中心。

（二）中国微生物保藏机构

1. 国家病原微生物资源库　国家病原微生物资源库（National Pathogen Resource Center，NPRC）成立于 2019 年 6 月，是依托中国疾病预防控制中心组建，国家卫生健康委员会主管，科技部、财政部共同支持建设的国家科技资源共享服务平台，作为国家科技创新基地，重点针对分布于疾病预防控制、临床、科研、教学、生产等相关机构中的病原微生物资源开展保藏和共享。

NPRC 由依托单位中国疾病预防控制中心联合中国医学科学院、中国食品药品检定研究院、青海省地方病预防控制所、中国科学院微生物研究所等 10 家单位共同组建，保藏有致病性细菌、病毒、真菌等特色资源，并建成我国病原微生物资源细菌平台、病毒平台与真菌平台，是我国病原微生物资源种类最全、数量最多、质量最优的资源库。这些资源已在近年全球重大传染病，特别是新型冠状病毒疫情的基础研究、检测、监测、诊断试剂与疫苗研发中提供了重要支撑。

1）NPRC 职能定位：

（1）围绕国家战略需求持续开展病原微生物的收集、整理、保藏工作。

（2）承接科技计划项目实施所形成的病原微生物的汇交、整理和保藏任务。

（3）开展病原微生物的社会共享，面向各类科技创新活动提供公共服务，开展科学普及，根据创新需求整合资源开展定制服务。

（4）建设和维护在线服务系统，开展病原微生物管理与共享服务应用技术研究。

（5）开展资源国际交流合作，参加相关国际学术组织，维护国家利益与安全。

2）构建标准体系：NPRC 目前围绕保藏机构运行管理、数据资源、实物资源等三大方面，推进国家病原微生物资源保藏标准体系构建，夯实我国生物安全基础能力，为生物安全科技创新提供战略保障和支撑。

（1）中国疾病预防控制中心病原微生物菌（毒）种保藏中心：中国疾病预防控制中心病原微生物菌（毒）种保藏中心（Center for Human Pathogen Collection，CHPC）成立于 2017 年 4 月，2017 年 8 月获得指定成为首家投入运行的国家级人间传染的病原微生物菌（毒）种保藏中心。CHPC 由中国疾病预防控制中心和 4 个分中心组成（中国疾病预防控制中心传染病预防控制所、中国疾病预防控制中心病毒病预防控制所、中国疾病预防控制中心寄生虫病预防控制所、中国疾病预防控制中心性病艾滋病预防控制中心）。

中国疾病预防控制中心是 NPRC 的依托单位，也是主持单位，统筹 NPRC 各项工作开展与年度计划的实施与评估考核。CHPC 目前保藏我国人间传染的包括致病性病毒、细菌、真菌、立克次体、螺旋体、寄生虫等引起各类法定传染病的病原微生物资源，以及近年来全球新发、突发、再发的传染性疾病相关病原微生物，如 H7N9 流感病毒、中东呼吸综合征病毒（MERS-CoV）、发热伴血小板减少综合征病毒（SFTSV）、O139 群霍乱弧菌及各种超级耐药菌等。

（2）中国医学科学院病原微生物菌（毒）种保藏中心：中国医学科学院病原微生物菌（毒）种保藏中心（Chinese Academy of Medical Sciences-Collection Center of Pathogen Microorganisms, CAMS-CCPM）是由国家卫生健康委员会指定的国家级菌（毒）种保藏中心之一，是 NPRC 参建单位之一。该保藏中心按照规定接收、鉴定、集中储存与管理菌（毒）种或样本，并能向合法从事病原微生物实验活动的单位提供菌（毒）种或样本。

保藏中心下设 4 个保藏分中心：药用微生物相关菌（毒）种保藏分中心，依托中国医学科学院医药生物技术研究所；医学真菌保藏分中心，依托中国医学科学院皮肤病医院（研究所）；实验动物及人兽共患病相关菌（毒）种保藏分中心，依托中国医学科学院医学实验动物研究所；医学病原微生物菌（毒）种保藏分中心，依托中国医学科学院病原生物学研究所。

（3）中国医学细菌保藏管理中心：中国医学细菌保藏管理中心（National Center for Medical Culture Collections, CMCC）建立于 1979 年，目前依托于中国食品药品检定研究院（以下简称中检院），为国家级医学细菌保藏管理中心，是 NPRC 参建单位之一，亦是国家微生物资源平台的参建单位之一。20 世纪 80 年代中期加入世界培养物保藏联盟（WFCC）。中心在中检院设有钩端螺旋体、霍乱弧菌、脑膜炎奈瑟氏菌、沙门菌、大肠埃希菌、布氏杆菌、结核分枝杆菌、铜绿假单胞菌等专业实验室。

CMCC 现拥有 103 属、601 种、11 056 株、282 763 多份国家标准医学菌（毒）种，涵盖几乎所有疫苗等生物药物的生产菌种和质量控制菌种。CMCC 承担医学菌种的研究、收集、鉴定、保藏、分发与管理；生产和检定用菌种质量标准的技术复核；相应品种标准物质研究和标定等工作；并开展相应技术方法研究及技术人员培训等工作。

（4）青海省地方病预防控制所鼠疫菌保藏中心：青海省地方病预防控制所鼠疫菌保藏中心（Yersinia pestis preservation center, Qinghai Provincial Institute of Endemic Disease Prevention and Control）是 NPRC 参建单位之一，于 2013 年由国家卫生健康委员会投资建设。2016 年初被青海省科技厅批准为省级重点实验室——青海省鼠疫防控及研究重点实验室；2019 年获批国家卫生健康委员会委省共建重点实验室——国家卫生健康委员会鼠疫防治和研究实验室。

保藏中心实验室现有 BSL-3 实验室和 ABSL-3 实验室各 1 套、1 套加强型 BSL-2 实验室、2 套 BSL-2 实验室、1 套加强型 ABSL-2 实验室及辅助实验室，另外建有普通实验室包括分子生物学实验室、病理学实验室、蛋白纯化实验室、免疫学实验室、PCR 实验室、媒介研究室等。该中心是国内重大传染病鼠疫防控领域开放合作平台，主要从事高致病性病原微生物鼠疫耶尔森菌的科研和教学等任务，在国内高级别生物安全实验室中正发挥重要的作用。借助平台资源优势，中心实验室近些年来在鼠疫药物治疗、疫苗研发、基因组分型、鼠疫菌致病机制、鼠疫菌耐药机制研究等方面承担了大量基础性研究工作，取得了众多具有国际国内先进水平的科研成果。

（5）中国普通微生物菌种保藏管理中心：中国普通微生物菌种保藏管理中心（China General Microbiological Culture Collection Center，CGMCC）成立于 1979 年，隶属于中国科学院微生物研究所，是 NPRC 参建单位之一。自 1985 年起，作为国家知识产权局指定的保藏中心，承担用于专利程序的生物材料的保藏管理工作；经世界知识产权组织批准，于 1995 年 7 月，获得《布达佩斯条约》国际保藏单位的资格。2010 年，成为我国首个通过 ISO 9001 质量管理体系认证的保藏中心。

CGMCC 致力于微生物资源的保护、共享和持续利用，围绕我国生命科学研究、生物技术创新和产业发展等重大需求，探索、发现、收集国内外的微生物资源，妥善长期保藏管理；在保证生物安全和保护知识产权的前提下，为工农业生产、卫生健康、环境保护、科研教育提供微生物物种资源、基因资源、信息资源和专业技术服务。CGMCC 的工作主要包括：广泛分离、收集、保藏、交换和供应各类微生物菌种；保存用于专利程序的各种可培养生物材料；微生物菌种保藏技术研究；微生物分离、培养技术研究；微生物鉴定和复核技术研究；保藏菌种的资料情报收集和提供及编辑微生物菌种目录。目前，CGMCC 保藏各类微生物资源超过 5000 种，46 000 余株，用于专利程序的生物材料 7100 余株，微生物元基因文库约 75 万个克隆。

2. 国家病毒资源库   国家病毒资源库（National Virus Resource Center，NVRC），即中国科学院武汉病毒研究所微生物菌毒种保藏中心（MVCCC）暨"中国普通病毒保藏中心（CCGVCC）"，1979 年，中国微生物菌种保藏管理委员会普通微生物中心（病毒）成立；1989 年，注册于世界培养物保藏联盟（WFCC）；2015 年，加入世界最大病毒资源保藏联盟 EVAg；2018 年，被国家卫生健康委员会正式指定为 6 个"国家级病原微生物菌（毒）种保藏中心"之一；2019 年，被科技部、财政部发布的国家科技资源共享服务平台优化调整名单指定为"国家病毒资源库"。

国家病毒资源库的职责是按规定接收、鉴定、集中储存与管理菌（毒）种，并结合武汉国家高等级生物安全大科学中心建设，保藏部分高危病毒及样本；保藏范围为人类临床医学病毒、动物病毒、人兽共患病毒、虫媒病毒、植物病毒、噬菌体及相关遗传资源等，含高致病性烈性病毒在内，覆盖所有生物安全级别在内的病毒资源。国家病毒资源库以保藏病毒资源种类多、数量大、生物安全等级高为显著优势，是亚洲最大的病毒保藏库。此外，还创建了具有现代化展示手段的我国唯一的"中国病毒标本馆"，是第一批"全国青少年走进科学世界科技活动示范基地"。

3. 国家菌种资源库   国家菌种资源库（National Microbial Resource Center，NMRC）是国家科技资源共享服务平台的重要组成部分，负责国家微生物菌种资源的研究、保藏、管理与共享，保障微生物菌种资源的战略安全和可持续利用，为科技创新、产业发展和社会进步提供支撑。NMRC 依托于中国农业科学院农业资源与农业区划研究所建设，主管部门为农业农村部。NMRC 的主要任务包括：围绕国家重大需求和科学研究开展菌种资源的收集、整理、保藏工作；承接科技计划项目实施所形成的菌种资源的汇交、整理和保藏任务；负责微生物菌种资源标准的制定和完善，规范和指导各领域微生物菌种资源的保护利用；建设和维护国家菌种资源在线服务系统，开展菌种实物和信息资源的社会共享；根据创新需求研发关键共性技术，创制新型资源，开展定制服务；面向社会开展科学普及活动；开展菌种资源国际交流合作，参加相关国际学术组织，维护国家利益与安全。

NMRC 以中国农业微生物菌种保藏管理中心、中国医学细菌保藏管理中心、中国药学微生物菌种保藏管理中心、中国工业微生物菌种保藏管理中心、中国兽医微生物菌种保藏管理中心、中国普通微生物菌种保藏管理中心、中国林业微生物菌种保藏管理中心、中国海洋微生物菌种保藏管理中心、中国典型培养物保藏管理中心 9 个国家级微生物菌种保藏中心为核心，整合了我国农业、林业、医学、药学、工业、兽医、海洋、基础研究、教学实验等九大领域的模式菌种和具有重要应用价值或潜在应用价值的菌种资源，库藏资源总量达 23 万余株，备份超过 320 万份。其中，可对外共享量超过 15 万株，分属于 2484 属，13 373 种，涵盖了国内微生物肥料、微生物饲料、微生物农药、微生物环境治理、食用菌栽培、食品发酵、生物化工、产品质控、环境监测、疫苗生产、药物研发等各应用领域的优良微生物菌种资源。

4.中国典型培养物保藏中心　中国典型培养物保藏中心（China Center for Type Culture Collection，CCTCC）隶属于武汉大学，是 1985 年经国家专利局、教育部批准成立的专业培养物保藏机构。1987 年，CCTCC 加入了 WFCC，1995 年 CCTCC 经世界知识产权组织（World Intellectual Property Organization，WIPO）批准，成为《布达佩斯条约》确认的国际培养物保藏单位。

CCTCC 的保藏范围很广，包括细菌、放线菌、真菌、单细胞藻类、动植物病毒、噬菌体、人和动物细胞系、转基因修饰细胞系、杂交瘤、植物组织培养、植物种子、克隆载体、基因片段和基因文库等生物材料。迄今为止，已保藏有来自 27 个国家和地区的各类培养物 4 万余株，其中专利培养物 12 000 余株，非专利培养物中微生物菌种 3 万余株，微生物模式菌株（type strain）1500 余株，动物细胞系 1500 余株，动植物病毒 300 余株，克隆载体、基因片段和基因文库 400 余份。2011 年，CCTCC 分别获批加入"国家微生物资源"和"实验细胞资源"两个科技部的基础平台。

5.中国工业微生物菌种保藏管理中心　中国工业微生物菌种保藏管理中心（China Center of Industrial Culture Collection，CICC）隶属于保利中轻集团中国食品发酵工业研究院有限公司，前身为 1930 年在南京成立的中央工业试验所化学组酿造研究室，1979 年由原国家科学委员会批准设立国家级工业微生物菌种中心，2019 年由科技部和财政部联合认定为国家菌种资源库工业菌种资源分库，负责全国工业微生物资源的收集、保藏、共享、鉴定、评价、进出口、研究开发与交流培训。

CICC 保藏细菌、酵母、丝状真菌和噬菌体等各类工业微生物资源 13 000 余株，主要包括科研菌株、生产菌株、微生物标准品和生物指示物等产品，广泛地应用于食品发酵、生物化工、健康产业、产品质控和环境监测等领域，微生物资源和产品已通过 ISO 9001 和 17034 资质认证认可。

CICC 建立了系统的微生物菌种精准鉴定与溯源分析、新种鉴定、菌种安全性评价、菌种功能性评价和微生物方法验证技术服务平台，为食品、药品、化妆品、饲料、家电等行业的产品申报、产品进出口、产品认证认可、质量控制、科研外协提供一站式技术服务，服务项目 230 余项，已通过 ISO 17025 和 CMA 资质认可认定，检测数据取得国际互认。

CICC 的 4 个主要研究方向包括：国家菌种资源库建设运行与共享服务研究、传统发酵食品微生物菌种资源挖掘与应用、微生物精准鉴定与评价技术，以及微生物标准产品创制，致力于赋能工业领域高质量发展。

6.中国农业微生物菌种保藏管理中心　中国农业微生物菌种保藏管理中心（Agricultural Culture Collection of China，ACCC），成立于 1979 年，设在中国农业科学院农业资源与农业区划研究所（1979—2003 年）挂靠中国农业科学院土壤肥料研究所管理，2003 年以后挂靠中国农业科学院农业资源与农业区划研究所管理。ACCC 是中国国家级农业微生物菌种保藏管理专门机构，负责全国农业微生物菌种资源的收集、鉴定、评价、保藏、供应及国际交流任务。ACCC 研究方向涉及 3 个层面：①农业微生物资源的收集、整理、鉴定与保藏；②农业微生物资源功能、挖掘与评价；③农业微生物资源可持续及高效利用技术研究。农业微生物菌种中心前身是 1969 年在中国农业科学院土壤肥料研究所成立的菌种保藏组。

　　ACCC 采用超低温冻结法、冷冻干燥法、矿物油保藏法和斜面转接法等保藏微生物菌株，中心设有液氮库、超低温冰箱库、4～10℃冷冻干燥菌种保藏库、4～10℃低温保藏库，以及 10～15℃低温矿油保藏库。截至 2018 年底，中心库藏资源总量达 17 441 株，备份 38 万余份，分属于 497 属，1774 种，覆盖国内主要农业优势微生物资源总量的 35% 左右。ACCC 设有细菌和放线菌、根瘤菌、食用菌、植物病原菌、厌氧微生物、小型丝状真菌及酵母菌资源实验室，公共部分建有冷冻干燥室、数据管理室、菌种信息档案室、分类鉴定实验室、分子生物学实验室、培养室等。

　　ACCC 开展的主要工作包括资源保藏、菌种鉴定及菌种资源生物学评价等。围绕农业微生物菌种资源挖掘与利用展开研究，主要包括对肥料、饲料、生物防治、污染降解等功能微生物菌株挖掘评价，如降解特性、产酶特性、促生作用、生理特性等特性研究；针对极端环境微生物资源，开展抗逆、降解等重要功能基因的分离、功能鉴定与评价，研究各类别基因资源的高效利用技术；研究微生物肥料、饲料、生物防治、环境降解等微生物资源农业生产应用的新类型、新品种、新基因、新代谢物等，提高可利用潜力。

　　7. 国家兽医微生物菌（毒）种保藏管理中心　农业部（现农业农村部）于 1980 年建立了国家兽医微生物菌（毒）种保藏管理中心（National Center for Veterinary Culture Collection，CVCC），设在中国兽医药品监察所，专门从事兽医微生物菌种（包括细菌、病毒、原虫和细胞系）的收集、保藏、管理、交流和供应。同时，在中国农科院哈尔滨、兰州兽医研究所和上海家畜寄生虫病研究所建立中心的分管单位，负责专门菌种的保藏、管理。中心是国家的菌种保藏机构之一，同时也是中国兽医药品监察所菌种保藏室。作为世界菌种保藏联合会数据库的成员，CVCC 与世界大多数的菌种保藏机构建立了广泛的联系。

　　CVCC 的工作主要如下：

　　（1）收集、保藏、鉴定、供应和交换各类兽医微生物菌毒虫种和传代细胞系。

　　（2）微生物菌种保藏技术和鉴定方法的研究。

　　（3）编辑兽医微生物菌种目录。

　　目前，CVCC 主要采用超低温冻结和真空冷冻干燥保藏法，长期保藏细菌、病毒、虫种、细胞系等各类微生物菌种。到目前为止，收集保藏的菌种达 230 余种（群）、3000 余株。

第四节　科学研究中病原微生物菌（毒）种规范使用

　　病原微生物菌（毒）种［简称菌（毒）种］作为支撑科学研究的重要实验材料，具有资源性和安全性双重属性。在充分利用其生物资源属性的同时，如何兼顾其生物安全属性，确保安全、规范使用 菌（毒）种尤为重要，也越来越受到国际各相关领域的广泛关注。近年来，我国《条例》《中华人民共和国传染病防治法》《中华人民共和国生物安全法》先后发布实施，有力推动了病原微生物资源平台建设，进一步强化了菌（毒）种在国家科技创新中的重要支撑作用。为进一步规范科学研究中菌（毒）种使用，不断提升我国菌（毒）种对生物安全科技创新战略保障和支撑水平，国家病原微生物保藏中心／国家病原微生物资源库组织病原微生物资源保藏、传染病防控、实验室生物安全、学术出版等领域有关专家编写了《科学研究中规范使用病原微生物菌（毒）种专家共识》（简称共识）。

一、共识编写背景

（一）共识适用范围

本共识中的菌（毒）种范围是全国各级各类病原微生物菌（毒）种保藏机构，以及涉及病原微生物菌（毒）种研究、教学、检测、诊断、研发等相关活动的机构中，从保藏机构获得、使用、可培养的，人间传染的病毒、细菌、真菌、立克次体等具有保藏和使用价值的，经鉴定、分类并给予固定编号，对科学研究结果和安全具有重要影响的病原微生物。因此，共识从保藏机构和使用者两个方面和角度，提出了科学研究中规范使用菌（毒）种的6个方面23点共识。

（二）共识编写原则与方法

共识编写专家组成员涵盖病原微生物资源保藏、传染病防控、实验室生物安全、学术出版等相关领域，具有学科代表性，专业覆盖面广。在共识编写过程中，起草组遵循科学性、权威性、实用性原则，参照世界卫生组织指南编制手册规范，采用文献调查法对国内外权威数据库、相关标准规范等进行筛选和分析，并基于专家论证等方式确认共识点纳入和排除标准后，围绕菌（毒）种使用的各环节和全过程，确定了共识框架和共识点。同时，在共识内容编写过程中，参考了指南评价工具（AGREE Ⅱ）对方法学和共识内容质量进行评价，确保共识准确、可靠和适用。

二、菌（毒）种及其规范使用的重要性

（一）菌（毒）种是国家重要战略资源

菌（毒）种作为传染病防治研究的重要基础材料和基本信息来源，是探究各类传染病发生发展和传播规律的重要载体，是重要的战略资源。1980年，世界卫生组织宣布人类彻底消灭天花后，目前该病毒仅保藏在美国和俄罗斯。2022年，我国首个生物经济发展规划《"十四五"生物经济发展规划》中提出，要积极推进生物资源保护利用，加快建设菌（毒）种保藏等国家生物安全战略平台，为国家生物安全科技创新提供战略保障和支撑。

（二）菌（毒）种是重要实验材料

菌（毒）种被广泛应用于药物筛选、疫苗研发等领域。以新型冠状病毒（简称新冠病毒）为例，新型冠状病毒感染疫情暴发后，我国率先分离到新型冠状病毒，使我国疫苗研发工作一直处于国际前列。同时，通过国家保藏与共享机制，为新型冠状病毒诊断试剂研发、药物筛选和动物模型建立等重要科研活动提供了资源基础。此外，大肠埃希菌、金黄色葡萄球菌、脊髓灰质炎病毒疫苗株等作为药械的消毒灭菌与生物安全防护效果评价指示微生物，广泛地应用于消毒效果评价中，为疫情防控提供了重要科技支撑。

（三）菌（毒）种质量直接影响科研结果的准确性

科研过程中，如果使用的菌（毒）种有误或存在污染，将对实验结果造成严重影响，甚至导致错误的实验结论。作为评价化合物致突变性的经典方法，细菌回复突变试验（Ames试验）中使用的标准株如果反复传代和使用，将造成菌株的活性和自发回变数与原代菌株较大差异，尤其是对

TA97a 菌株的活性影响将导致自发回变数下降，出现不可预测的假阳性或假阴性结果，从而影响实验结果的准确性。此外，菌（毒）种资源所对应的信息准确、完整与否，对科研结果也会产生重要的影响。

（四）规范使用是确保实验室生物安全的基础

因操作不当，造成病原微生物泄露是引起实验室获得性感染的主要原因。此外，因管理不当，造成菌（毒）种丢失和遗漏，引起社会的恐慌和不安，也是实验室生物安保重点关注的焦点。2014年 4 月，法国巴斯德研究所遗失 SARS 病毒样本；同年 7 月，美国 FDA 一个实验室，发现了可能是 20 世纪 50 年代遗失的天花病毒样本。2021 年，在美国默沙东公司费城城外的一家疫苗工厂内，再次发现标记为"天花"的玻璃瓶。这几起典型案例为菌（毒）种使用不规范可能带来的安全问题敲响了警钟。

三、从保藏机构获取菌（毒）种并签订共享使用协议

（一）使用来源于保藏机构的菌（毒）种

人间传染的病原微生物菌（毒）种保藏机构是由国家卫生健康委员会指定的，依法承担菌（毒）种保藏任务的专业化机构。在规范化开展收集、鉴定、编目、保藏等基础上，按照《可感染人类的高致病性病原微生物菌（毒）种或样本运输管理规定》等文件要求对外提供病原微生物，确保其质量稳定、来源合法合规，是保藏机构的重要核心职能。目前，我国已建立了以国家病原微生物保藏中心为核心、分中心和专业实验室为基础的国家保藏网络，并制定了菌（毒）种保藏管理手册、程序文件、标准作业程序（standard operating procedure，SOP）、记录表格等生物安全和质量控制制度，为对外提供高质量材料奠定了基础和保障。

（二）通过签订协议共享菌（毒）种

共享协议作为获取和惠益分享菌（毒）种资源的重要载体，是当事双方约定资源获取、研究、知识产权、转让、商业化和惠益分享等权利义务的合同。通过协议，明确菌（毒）种所有权、衍生物及数据所有权、使用范围、收益比例、纠纷解决和法律依据等权属问题，是确保使用过程中合法合规的基础。同时，应处理好提供方、保藏方和使用方等各方利益，并针对菌（毒）种共享的特点和不同的共享方式，建立个性化共享协议，满足实际需求。

（三）推动菌（毒）种惠益分享

公平公正分享因利用遗传资源所产生的惠益是《生物多样性公约》，以及《名古屋议定书》的核心目标之一。推动菌（毒）种惠益分享，是保护生物多样性、促进科学研究进步、推动传染病防治领域科技创新、为全球抗疫提供支撑的重要举措。目前，已基本形成以公益性为基础、以尊重提供方利益为原则、以分级注册管理为模式、以分类共享为依据的菌（毒）种获取和共享原则。国家病原微生物资源共享服务平台（www.nprc.org.cn）也已建立了统筹协调、规范标准、整合共享为基础的管理模式与运行机制，具备了开展病原微生物惠益分享的基础和条件。

四、使用方应具备生物安全管理体系和技术能力

（一）菌（毒）种使用必要性评估

保藏机构所保藏的菌（毒）种资源虽种类数量丰富，但考虑到资源的有限性及稀缺性，科学研

究中如需使用菌（毒）种，保藏机构和申请使用方均应对其使用必要性及所需菌（毒）种的使用类别进行评估。在同等条件下，优先保障国家重大项目所需菌（毒）种的使用。此外，建议优先选用核酸片段与包装蛋白形成的复合体等假病毒替代方式开展相关研究，降低实验活动中的生物安全潜在风险。保藏机构和申请使用方都应将使用菌（毒）种的必要性评估纳入审核和管理体系，减少非必要使用菌（毒）种和高致病性菌（毒）种的频率和数量，依法防范并共同降低生物安全风险。

（二）动态开展菌（毒）种使用风险评估

风险评估是由风险识别、评估和控制等相关环节组成的动态过程，是降低菌（毒）种使用过程中生物安全风险的基础工作，是病原微生物实验室安全管理体系中的核心内容。使用方应基于实验活动类型、菌（毒）种使用剂量等不同风险，建立健全病原微生物实验活动相关的生物安全管理体系，确定活动开展所需设施设备条件和人员能力要求，并及时调整相应操作规程和应急预案，在运行中持续改进，确保使用过程安全，避免安全事故的发生。

（三）使用方应具有相应级别的生物安全实验室

《中华人民共和国生物安全法》第五章第四十五条明确规定，根据对病原微生物的生物安全防护水平，对病原微生物实验室实行分级管理。低等级病原微生物实验室，不得从事国家病原微生物目录规定应当在高等级病原微生物实验室进行的病原微生物实验活动。在开展病原微生物实验之前，应确保本机构具有相关主管部门审批的具有从事该类病原微生物实验所需级别的生物安全实验室。

（四）使用方应制定生物安全体系文件

使用方应建立生物安全管理手册、程序文件、SOP、记录表单等体系文件。其中，SOP应包括技术原理、仪器设备、试剂耗材、详细操作步骤、记录、结果报告和安全提示等部分，且应不低于权威部门推荐的操作规程或技术标准的要求。需要特别强调的是，生物安全柜、压力蒸汽灭菌器等关键防护设备的正常运行及对实验人员的保护应建立在正确的操作技术方法基础上。

（五）使用方实验室应具有人员准入及培训制度

为保证科研实验活动的顺利展开，应制定实验人员准入制度，在核查相应从业资质的同时，加大SOP等培训力度。配备相应防护功能的个体防护设备，并做好个人防护装备使用过程中的安全有效评价，既要避免防护不到位，又要避免防护过度。同时，基于风险评估的动态结果，及时调整操作规程，并对实验人员开展培训。充分发挥实验室各级管理人员和研究人员的主观能动性，建立生物安全文化，保障科学研究中的实验室生物安全。

五、开展菌（毒）种质量控制

（一）控制菌（毒）种传代频次

对传代次数进行控制，是菌（毒）种质量控制的基本要求。不同组织机构对可接受的传代次数的要求存在差异。美国药典（USP）建议使用种子批系统来维护实验室中的菌（毒）种，应尽量减少传代数，以尽可能降低表型变异、遗传突变和污染的可能性，部分标准要求从保藏机构获取的菌（毒）种传代不能超过5代。美国临床实验室标准化协会（CLSI）-M22-A3要求不能超过7代。美国典型培养物保藏中心（ATCC）则建议不超5代。《中国药典》规定，用于鉴定的菌种传代次数不得超过5代（从菌种保藏机构获得的干燥菌种为第0代）；用于疫苗生产的菌（毒）种，应建立种子批系统，并尽量减少传代次数，根据相关要求进行传代次数的限制管理。建议定期对所使用或保藏的菌（毒）种进行质量评价，一旦发现菌（毒）种污染和变异现象，应按照相应规定处理。

（二）通过表型分析方法对菌（毒）种的生物学特征进行分析

表型分析方法是进行菌（毒）种质控的基础，如形态学观察、生化鉴定和血清学鉴定等，是保藏机构长期使用的基本质控方法，可以直观描述菌（毒）种是否发生改变或变化的具体表象。区别于鉴定，菌（毒）种的质控更加需要关注细节，如细菌的生化表型分析，不应只关注最终的结果，而是要求每一个生化反应的结果在传代和储存过程中均不能发生改变。

（三）通过核酸分析方法对菌（毒）种的遗传变异

随着分子生物学技术及测序技术的日益成熟和稳定，基于核酸技术的脉冲电场凝胶电泳（PFGE）、多位点序列分型（MLST）、多位点可变数目串联重复序列分析（MLVA）、全基因组序列分析等被广泛应用，特别是将其用于菌（毒）种的质量控制。此类方法能够及时发现尚未导致表型改变、但核酸已发生变异的情况，从而进行处置，避免因菌（毒）种变异而影响实验活动。

（四）通过蛋白分析方法对菌（毒）种特征性蛋白质指纹图谱进行分析

以基质辅助激光解吸电离飞行时间质谱（MALDI-TOF MS）技术为代表的蛋白分析方法，是近年来快速发展起来的一种微生物鉴定方法。该方法通过获取微生物的特征性蛋白质指纹图谱与数据库中标准图谱进行比较分析后确定结果。其优点是耗时短、结果稳定、重复性好，并可根据数据库进行精准鉴定和同源性分析。将其应用到菌种的质量控制中，可拓展其应用范围，除鉴定和同源性分析外，使用该方法进行质控要更加关注特征峰是否一致，并应建立相应的质控数据库进行分析，以此作为质量是否稳定的判断标准。但该技术对于病毒的质控尚需深入研究。

（五）具有明确用途的菌（毒）种还应采用特殊的质量控制方法

对用于疫苗生产、药敏质控、消毒评价等用途的菌（毒）种还应有专门的质控要求，以明确菌（毒）种始终保持其特殊功能。疫苗生产的菌（毒）种要满足如感染性滴度、免疫原性检查、减毒特性等质控要求，采用《中国药典》方法进行质量控制；药敏试验对照菌种要保证每代次菌种的最小抑菌浓度在标准规定的范围内；消毒评价用菌（毒）种要能够达到标准要求的水平，用以评价相应消毒产品。

六、科研成果中菌（毒）种的规范使用

（一）学术期刊是规范菌（毒）种使用的重要途径

专业学术期刊作为科研成果的重要展示和发布平台，对科学研究中资源的识别和标准化报告生物样本信息可提供规范化指导。国际知名学术期刊，如《细胞》（Cell）杂志研究资源标识符（RRID），通过对研究中的关键材料和方法提供独特的可搜索标识符，使期刊发表的结果具有再现性和可溯源性。《自然》（Nature）和《科学》（Science）杂志均在投稿指南中提到，为了提高使用生物标本（如病原微生物）的研究质量，以详细、准确和标准化的方式报告生物样本的信息至关重要。为读者（研究人员）或监管机构提供详尽和标准化的信息，以便更好地评估、解释、比较和再现实验结果，同时也是对患者或贡献者的尊重。美国微生物协会（ASM）旗下的期刊在投稿指南中，要求使用的微生物或样本必须有明确的背景信息、保证微生物或样本的真实性和信息的完整性。分析和研究微生物或样本基因组信息的文章，在稿件接收时，所使用的微生物或样本的背景信息应提交到国际公认的数据库中，并获得微生物或样本在数据库中的唯一编号。

《国际系统与进化微生物学杂志》（IJSEM）作为微生物系统分类的国际权威期刊，依照《国际细菌命名规则》（ICNB）提出合格发表（valid publication）的要求，原核生物的新种必须经IJSEM发表描述，新种的模式菌株实物在至少两个国家的国际认可的菌（毒）种保藏机构保藏，并获得保藏编号，列入有效清单（validation list）才被认可为合格发表，其命名才能正式被认可。自2018年起，IJSEM对新种的发布还要求提供基因组测序数据。因此，研究者对涉及的菌（毒）种新种或新型别，应保藏在有资质的病原微生物菌（毒）种保藏机构，并按照保藏机构的要求，提供该菌（毒）种完整的信息数据，包括该菌（毒）种的基因组测序数据。

（二）逐步规范学术期刊稿约中菌（毒）种使用要求

目前，国内多数科技期刊的投稿指南中，对涉及菌（毒）种的使用和描述上，普遍缺少明确的要求。因此，《中华医学杂志》《生物安全与健康杂志（英文）》（*Biosafety and Health*）、《国际病毒学杂志》《中国疾病预防控制中心周报（英文）》（*China CDC Weekly*）、《感染医学（英文）》（*Infectious Medicine*）、《中华实验和临床病毒学杂志》《中华微生物和免疫学杂志》等杂志联合倡议，参考国际知名期刊经验，以及病原微生物菌（毒）种保藏数据描述通则和保藏编号规则等相关规范，对期刊稿约中有关实验材料（包括病原微生物）的使用提出具体要求，注明使用的菌（毒）种的名称、提供菌（毒）种保藏机构的名称、保藏编号等详尽数据信息，确保来源合法合规，并能够重复再现实验结果。

（三）在投稿文章中应提供足够的数据来支持菌（毒）种的来源、保藏等详尽的数据信息

当研究涉及菌（毒）种时，建议作者在文章的"材料与方法"部分，规范标注菌（毒）种的来源机构和保藏编号，可描述为："本研究所用菌（毒）株来源于××机构，保藏编号为×××""本研究分离菌（毒）株已提交××机构审核，并获取编号为×××"等。对于研究者发现的新种或新型别，除了在文章的材料和方法部分说明上述菌（毒）种的相关信息，在文章的结果部分，应提供基因组测序数据或其在公共数据库中的链接。为保证数据的任何版权和其他所有权属于数据的提供者，数据使用者应在其完成的研究成果中公开致谢，说明数据的所有者和数据的提供者。

七、科研活动结束后菌（毒）种安全处置

（一）应建立菌（毒）种使用后销毁制度

菌（毒）种使用单位，在严格遵守相关法律法规的前提下，应建立实验室废物管理制度，特别是对于高致病性病原微生物菌（毒）种，应建立安全可靠的消毒处理方法。2021年版《医疗废物分类目录》将病原微生物实验室废弃标本、菌（毒）种归类为感染性废物，并进一步明确了收集方式及处理办法，要求"应在产生地点进行压力蒸汽灭菌或者使用其他方式消毒，然后按感染性废物收集处理"。各实验室应根据实验用菌（毒）种的特性制定消毒灭菌的具体操作方法，并在实验室明显位置张贴实验废物分类收集方法的示意图或文字说明，按规定要求监督消毒灭菌等安全处置活动过程的实施，监测消毒灭菌等安全处置措施的有效性。

（二）非保藏机构在使用后应将菌（毒）种销毁或返回保藏机构

基于菌（毒）种本身涉及的生物资源和生物安全双重属性，且同时涉及菌（毒）种提供方、保藏方、使用方三方权益。我国和国外各保藏机构或组织均对共享的菌（毒）种有明确权属界定。按照我国

《人间传染的病原微生物菌（毒）种保藏机构管理办法》（卫生部令第68号）规定，非保藏机构实验室在从事病原微生物相关实验活动结束后，应当在6个月内将菌（毒）种或样本就地销毁或者送交保藏机构保藏。从事医疗卫生等相关工作，可以保管其工作中经常使用的菌（毒）种或样本，其保管的菌（毒）种或样本名单应当报当地卫生行政部门备案，但涉及高致病性病原微生物及行政部门有特殊管理规定的菌（毒）种除外。

（三）使用方无授权不得将菌（毒）种转赠其他单位

ATCC、德国微生物菌种保藏中心（DSMZ）、英国典型微生物保藏中心（NCTC）规定，当使用者从这些保藏中心购买菌（毒）株后，保藏中心在协议中明确，在没有得到保藏中心书面授权的情况下，购买者不得将从保藏中心获得的菌（毒）种以任何形式提供给第三方。这是基于《生物多样性公约》的精神和原则，就菌（毒）种的提供与利用达成的协议和承诺。国家病原微生物保藏中心/国家病原微生物资源库对外共享协议也明确规定，未经授权，不得将菌（毒）种或其子代、组成、研究数据等转让给任何第三方。

（编写：姜孟楠　翟亚琳　王家乐　杨亚军　石宇辉　洪　耕
刘　丽　赵元元　刘梦莹，审校：魏　强）

参考文献：

［1］曹国庆，吕京，胡竹萍.WHO《实验室生物安全手册》发展历程及其启示[J].暖通空调，2023, 53(6): 1-5, 95.

［2］张彦国.WHO《实验室生物安全手册》（第4版草案）简介[J].暖通空调，2020, 50(6): 81-85.

［3］曹国庆，吕京，胡竹萍.美国《微生物和生物医学实验室生物安全》发展历程及其启示[J].暖通空调，2023, 53(6): 6-11.

［4］曹国庆，吕京，胡竹萍.加拿大实验室生物安全手册和标准的发展历程及其启示[J].暖通空调，2023, 53(6): 21-25, 84.

［5］加拿大公共卫生署.加拿大生物安全标准与指南[M].赵赤鸿，李晶，刘艳，译.北京：科学出版社，2017.

［6］刘丽，姜孟楠，魏强.美国联邦管制病原项目的分析与启示[J].中华实验和临床病毒学杂志，2023, 37(3): 332-338.

［7］刘剑君，魏强.病原微生物保藏管理与技术手册[M].北京：北京大学医学出版社，2019.

［8］武桂珍.实验室生物安全能力建设[M].北京：清华大学出版社，2023.

［9］孙建宏，童光志，王笑梅.国内外主要微生物资源库简介[J].畜牧兽医科技信息，2005, (6): 17-18.

［10］刘梅轩，林凯丽，张丽芳，等.国家级病原微生物菌（毒）种保藏中心的建设初探[J].中国比较医学杂志，2020, 30(9): 80-84.

［11］顾金刚，姜瑞波.微生物资源保藏机构的职能、作用与管理举措分析[J].中国科技资源导刊，2008, 40(5): 53-57.

［12］周宇光.布达佩斯条约与微生物专利[J].微生物学通报，1997, 24(1): 62-64.

［13］青宁生.终生实践借鉴与创新的科学家-纪念方心芳百年诞辰[J].微生物学报，2007, 47(2): 1-5.

［14］程光胜.方心芳.我国现代工业微生物学的开拓者[C].武汉：中国微生物学会、湖北省微生物学会，2006: 2-3.

［15］李梦童，王嘉琪，魏强.我国病原微生物菌（毒）种保藏工作现况与发展[J].转化医学电子杂志，2016, 3(4): 70-72.

［16］中华人民共和国国务院.中华人民共和国国务院令第424号令病原微生物实验室生物安全管理条例[S].北京：中华人民共和国国务院，2004.

［17］姜孟楠，魏强.微生物多样性保护与病原微生物资源保藏[J].生物资源，2020, 42(3): 322-326.

［18］科技部财政部发布国家科技资源共享服务平台优化调整名单.科技部财政部关于发布国家科技资源共享服

务平台优化调整名单的通知：国科发基 [2019]194 号 [EB/OL].(2019-06-05)[2019-06-11] http: //www.gov.cn/ xinwen/2019-06/11/content_5399105.htm.

[19] 彭耀进，周琪. 应对生物技术变革与伦理新挑战的中国方略 [J]. 中国科学院院刊，2021, 36: 1288-1297.

[20] 中华预防医学会. 病原微生物菌（毒）种保藏数据描述通则：T/CPMA 011-2020 [J]. 中华流行病学杂志，2020, 41(11): 1798-1801.

[21] 中华人民共和国中央人民政府.《"十四五"生物经济发展规划》发布 [EB/OL]. (2022-05-10)[2022-5-17]. http: //www.gov.cn/xinwen/2022-05/10/content_5689561.htm.

[22] 中华人民共和国国家卫生健康委员会.WS/T 774—2021 新冠肺炎疫情期间现场消毒评价标准 [EB/OL]. [2022-01-15]. http: //wsbz. nhc. gov. cn/wsbzw/article/StandardLibrary/.

[23] 中华人民共和国国家卫生健康委员会.WS/T 683-2020 消毒试验用微生物要求 [EB/OL].[2022-01-15]. http: // wsbz. nhc. gov. cn/wsbzw/article/7/2020/7/40288ad4730411d 601739f4b70e3019f.html.

[24] 中国普通微生物保藏管理中心. 生物材料提供和利用协议书 [EB/OL]. [2022-05-25]. https: //cgmcc. net/static/ pdf/ zyhly.pdf.

[25] 赵富伟. 生物遗传资源获取与惠益分享协议研究 [M]. 北京：科学出版社，2021.

[26] 张慧君，陶功华，肖萍. Ames 试验菌株传代次数对菌株活性和自发回复突变的影响 [J]. 上海预防医学，2020, 32(12): 1049-1053.

[27] 翟亚琳，赵元元，曹旭东，等. 国家病原微生物保藏能力现状调查与分析 [J]. 中华实验和临床病毒学杂志，2021, 35(5): 514-518.

[28] 徐潇，石继春，梁丽，等. 细菌回复突变试验标准菌株分子质控方法的研究 [J]. 微生物学免疫学进展，2017, 45(6): 38-45.

[29] 武桂珍，王健伟. 实验室生物安全手册 [M]. 北京：人民卫生出版社，2020.

[30] 魏强，武桂珍. 新时代的中国病原微生物实验室生物安全工作思考 [J]. 中华实验和临床病毒学杂志，2018, 32(2): 113-115.

[31] 魏强，武桂珍，侯培森. 医学病原微生物菌（毒）种的保藏管理 [J]. 中华预防医学杂志，2009, 43(4): 331-332.

[32] 王多春，姜孟楠，魏强. 病原微生物菌（毒）种国家标准株评价体系 [J]. 中华实验和临床病毒学杂志，2021, 35(5): 490-493.

[33] 姜孟楠，赵元元，刘梦莹，等. 国家病原微生物资源库在线共享服务平台的构建与应用[J]. 中国科技资源导刊，2021, 53(1): 20-25.

[34] 国家药典委员会. 中华人民共和国药典 (2020 年版)[M]. 北京：中国医药科技出版社，2020.

[35] ZHU N, ZHANG D, WANG W, et al. A novel coronavirus from patients with pneumonia in China, 2019[J]. N Engl J Med, 2020, 382(8): 727-733.

[36] ZHAI Y, HONG G, JIANG M, et al. Access and benefit-sharing of the pathogenic microorganisms such as SARS-CoV-2[J]. Biosaf Health, 2022.

[37] XIONG H L, WU Y T, CAO J L, et al. Robust neutralization assay based on SARS-CoV-2 S-protein-bearing vesicular stomatitis virus (VSV) pseudovirus and ACE2-overexpressing BHK21 cells[J]. Emerg Microbes Infect, 2020, 9(1): 2105-2113.

[38] World Health Organization. Towards a global guidance framework for the responsible use of life sciences: summary report of consultations on the principles, gaps and challenges of biorisk management[EB/OL]. [2022-06-15]. https: // creativecommons.org/licenses/by-nc-sa/3.0/igo.

[39] WEI Q, WANG Y H, MA J C, et al.Description of the first strain of 2019-nCoV, C-Tan-nCoV Wuhan Strain-National Pathogen Resource Center, China, 2020[J]. CDC Weekly, 2020, 2(6): 81-83.

[40] WEI Q, JIANG M N, HAN J, et al. Immune control strategies for vaccinia virus-related laboratory-acquired infections [J]. Biomed Environ Sci, 2014, 27(2): 142-146.

[41] United Nations Convention on Biological Diversity[J]. J Ethnopharmacol, 1996, 51(1-3): 287-305.

[42] The United States Pharmacopeial Convention.U.S.Pharmacopeia 36-NF 31[S]. Rockville MD: The United States Pharmacopeial Convention, 2012.

[43] The United States Pharmacopeial Convention. U. S. Pharmacopeia 37-NF 32[S]. Rockville MD: The United States

Pharmacopeial Convention, 2013.

［44］Statement on scientific publication and security[EB/OL]. [2022-03-02]. https: //www. science. org/doi/pdf/ 10.1126/science.299.5610.1149.

［45］Secretariat of the Convention on Biological Diversity United Nations Environmental Programme. Nagoya protocol on access and benefit-sharing [EB/OL]. [2022-4-28].https: //www.cbd.int/abs/.

［46］NIE J, LI Q, WU J, et al. Establishment and validation of a pseudovirus neutralization assay for SARS-CoV-2[J]. Emerg Microbes Infect, 2020, 9(1): 680-686.

［47］MC CARTHY M. Smallpox samples are found in FDA storage room in Maryland[J]. BMJ, 2014, 349: 4545.

［48］MARTIN E. France's institut pasteur under fire over missing SARS vials[EB/OL]. (2014-05-21) [2022-06-24]. https: //www. science.org/content/article/frances-institut-pasteur-under-fire- over-missing-sars-vials.

［49］LU R, ZHAO X, LI J, et al. Genomic characterisation and epidemiology of 2019 novel coronavirus: implications for virus origins and receptor binding[J]. Lancet, 2020, 395(10224): 565-574.

［50］Introducing our tutorials[EB/OL]. [2022-03-02]. https: //www.nature.com/nprot/articles?type=editorial.

［51］International journal of systematic and evolutionary microbiology. How to prepare an anticle fot submission[EB/ OL]. [2022-03-02]. https: //www. microbiologyresearch. org/information-for-authors.

［52］Information for authors[EB/OL]. [2022-03-02]. https: // www.cell.com/cell/authors.

［53］Information for anthors[EB/OL]. [2022-03-02].https: //www. science.org/content/page/science-information-authors.

［54］DEVAUX C A. The hidden face of academic researches on classified highly pathogenic microorganisms[J]. Infect Genet Evol, 2015, 29: 26-34.

［55］DAVEL G O, MAZZA M, REFOJO N, et al. National production of certified reference fungal cultures[J]. Rev Argent Microbiol, 2019, 51(3): 214-220.

［56］CLINICAL AND LABORATORY STANDARDS INSTITUTE (CLSI). Quality control for commercially prepared microbiological culture media[EB/OL].[2022-04-26]. https: //www. doc88. com/p-3137614546872.html.

［57］BAO L, DENG W, HUANG B, et al. The pathogenicity of SARS-CoV-2 in hACE2 transgenic mice[J]. Nature, 2020, 583(7818): 830-833.

［58］Smallpox' vials found in US lab point to virus leak risks[EB/OL]. (2021-11-22) [2022-05-16]. https://global. chinadaily. com. cn/a/202111/22/WS619afb62a310cdd 39bc76b19.htm.

第三章　生物资源保护

　　保护生物资源对人类社会具有重要的意义。随着生物资源国际地位不断提高，保护与可持续利用生物资源已成为国际社会共同关注的热点问题，各国积极加强合作，努力达成共识，力求通过加强国际合作与信息交流，促进生物资源的保护和可持续利用。我国作为生物多样性大国和生物资源研发与利用技术的领先国家之一，为维护国家安全、防范和应对生物安全风险、保障人民生命健康、保护生物资源和生态环境，加强我国战略生物资源有效保护与可持续利用，在积极参与各项国际履约活动的同时，积极建立、健全国家生物资源保护制度，推动生物资源的保护和规范利用，促进生物技术的健康发展。

第一节　生物资源保护重要性

　　生物资源在人类社会中具有多重重要的意义。生物资源是生物产业、现代农业和生命科学研究的源头与基础。保护生物资源，能够更好地统筹生物领域发展和安全，是生物科技发展理论逻辑的必然，是我国生物科技和产业领域自立自强、切实筑牢国家生物安全屏障的逻辑应然。统筹生物领域发展和安全，我国面临历史窗口期，潜力巨大。

一、生物资源是重要的战略资源

　　生物资源是维持国家竞争力和高质量发展能力的重要物质保障，也是国家重要战略资源。在国家保障和协调生态文明、经济发展、人民健康和生物安全方面，生物资源具有重要战略价值，加强生物资源的保护与利用对生物经济可持续发展意义重大。

　　生物资源是保持生态文明的重要资源，也是自然资源的有机组成部分。丰富的生物多样性和良好的生态环境是国家和区域可持续发展的必要基础，珍惜和保护生物资源，维护生物栖息和生态系统平衡，体现了其社会功能与文化价值，对于人与自然的协调发展至关重要。

　　生物资源是生物经济可持续发展的重要基石。可再生的生物资源能够为各类材料、化学品和能源需求提供可持续原料供应。利用生物体及其部分（动物、植物，微生物，酶和细胞等）的功能，通过生物技术驱动的产业已经成为国民经济行业的重要组成部分。基于生物科技及相关科技的研发与创新，有序开发和合理利用各类生物资源，可为农业、医药、能源、工业发展和环境治理提供基础原料保障和绿色解决方案。

　　生物资源是保障人民生命健康的重要资源。生物资源是生命科学与生物技术创新的源头资源，粮食、农业和畜牧业遗传资源的持续稳定供应是保障人民温饱的基本条件。同时，人类遗传资源相关材料和信息也是现代生命科学与民族医学发展的关键资源。收集、保藏和鉴定现有生物资源，探索和挖掘野生、珍稀与特殊生物资源，改良和创制新型生物种质资源，将为国民营养与健康、公共卫生与安全提供重要保障。

地球上可食用的植物约有 3 万种，人类仅用水稻、小麦、玉米、高粱、粟类等 30 种植物养育世界人口。目前人类食用的植物种类很有限，能够被人工栽培获取的更是少数。为保障粮食安全，人类需要开发植物资源，寻求替代性食物资源，或者提高粮食和其他栽培植物的产量和质量。袁隆平院士等在野生水稻中发现雄性不育株，通过与栽培稻进行远缘杂交，培育出高产籼型杂交水稻品种，解决发展中国家粮食短缺问题，被称为第二次绿色革命。

生物资源是重要资源，是生物安全的重要组成部分。生物资源的保护、开发和利用是国家主权权利和核心利益的重要组成，保护生物遗传资源及传统知识免于生物剽窃和掠夺，公平公正地获取和分享利用遗传资源所产生的惠益，防止外来有害生物物种入侵，防控灾难性生物事件风险，以及防御生物恐怖威胁，是维护国家生物资源主权、保障生物经济持续健康发展的现实要求。

二、生物资源具有多元价值

生物资源不断地为人类经济社会活动提供生产和生活所需的原料，我们的衣食住行无一不依赖于生物资源的供给。此外，生物资源还具有重要的生态系统服务和文化价值。首先，它为人类提供多种生态系统服务，这些服务与人类生存和生活质量息息相关。生态系统服务包括生态系统的物质生产和碳汇能力、水调节、生物防治、气候调节，以及娱乐和精神享受等。其次，生物资源还具有重要的文化价值，劳动人民在长期农业生产实践中选育和培育出大量的农家品种，结合独特的烹饪技术，将这些农家品种制作出具有地方特色的食品，其中一些特色食品是婚丧嫁娶等民俗文化不可或缺的饮食载体，生物多样性与文化多样性相互依存、协同进化。例如，水稻是南方人民的主食，经过农民世代保种、栽培培育出大量的水稻品种，用来制作粽子、糍粑等特色食品。此外，难以准确用经济数据去衡量但又不可取代的价值大量存在。

三、生物资源保护具有紧迫性

我国被誉为"世界园林之母"，英国爱丁堡皇家植物园保存的杜鹃花有 60% 来自我国，美国加州园林植物有 70% 从我国引种，荷兰花卉植物有 40% 源于我国。发达国家的跨国公司、科研机构和个人通过多种途径获取我国生物资源，导致大量重要经济植物如猕猴桃、畜禽高产品系梅山猪、高价值食用和工业用微生物菌种等输出。我国输出的生物资源往往最终转变成我国生物产业发展的"卡脖子"技术。长期以来，发达国家凭借从我国大量引种的生物资源进行商业化利用，并通过知识产权制度对其开发出的产品予以保护。在全球范围内获得巨大利益，而我国作为生物资源的提供方却未能获得应有的惠益，使国家利益遭受重大损失。

外国主体获取、跨境转移和利用我国生物资源，夺取生物产业竞争优势，严重损害了我国生物安全、资源安全、科技安全、生态安全、经济安全和国家利益。保护我国生物资源迫在眉睫。

我国生物经济发展和生物安全建设事业处于新的历史方位，全球新生物科技变革拐点即将到来。我国生物科技和产业发展正处于关键转折点。经过长期的储备和积累，我国在生物技术领域科研水平大幅提高，生物产业发展迅速。从辩证角度看，我国生物技术和生物产业的发展，历史上曾将立足点放在国际大循环格局下，采取融入西方发达国家国际体系，技术引进消化吸收再创新为主策略，有其历史必要性，但也导致自主原创性成果少，关键核心技术仍受制于人，技术转化效率低，产业化发展能力不足，生物战略资源保护和利用不够等问题和隐患。对照来看，2019 年美国生物经济规模约 9500 亿美元，约占美国 GDP 的 5%，而且美国在生物高科技领域全球领先的战略态势未变，掌控科技霸权的意图未变。前瞻来看，未来 10 年，面对美国对我国开展战略竞争，关键生物资源、技术与产业进出口及海外投资发展都面临巨大障碍，原有生物科技和生物经济发展升级模式难以持续，须实施更大改革举措、发展举措。

第二节　生物资源保护概况

全球生物资源保护和可持续利用仍然受到前所未有的挑战，当前的情况距实现大多数生物多样性目标还存在相当大的差距。第一，全球生物多样性丧失威胁巨大。全球物种种群正在以人类历史上前所未有的速度衰退，物种灭绝的速度正在加速，近百万种物种可能在几十年内灭绝，对世界各地造成严重影响。第二，遗传资源的惠益分享仍然存在争议。由于生物资源蕴藏巨大的研究价值和产业前景，是未来生物经济时代基因工程不可替代的宝贵原材料，其引发的商业竞争与知识产权贸易纠纷逐年上升，围绕生物遗传资源及数据资源的生物剽窃和信息窃取事件时有发生，全球遗传资源获取和多边惠益分享机制尚未达成。第三，生物资源相关新兴技术的监管体系有待完善。例如，对于人工合成生物体和基因编辑作物作为食品和饲料方面的技术监管，以及遗传资源数字序列信息的管理等。在后基因组时代，各类组学数据的挖掘、分析和利用将成为生物科学未来发展的重要研究基础。第四，与生物资源相关的生物安全形势日趋严峻。由高致病性病原微生物引发的未知流行性疾病暴发趋势抬头，同时，现代生物技术的颠覆性发展大大提升了人类操作生物体的能力和水平，生物技术误用、谬用可能带来的生物安全风险有增无减。为保护和可持续利用生物资源，各国需采取措施保护和恢复生物多样性，加强国际合作，推动可持续利用生物资源。

2021 年 7 月，联合国《生物多样性公约》秘书处发布了 2020 年后全球生物多样性框架的第一份正式草案。2021 年 10 月，联合国《生物多样性公约》第十五次缔约方大会（COP15）在第一阶段会议通过《昆明宣言》。其后，在 2022 年 12 月的第二阶段会议上达成《昆明 - 蒙特利尔全球生物多样性框架》，设定了侧重于生态系统和物种健康的 4 项长期目标，包括：①在 2050 年之前停止人为导致的物种灭绝；②可持续利用生物多样性；③遗传资源、遗传资源数字序列信息（DSI）及相关传统知识公平分享；④所有缔约方落实财政资源、能力建设、技术和科学合作，以及获取和转让技术，填补每年 7000 亿美元的生物多样性融资缺口，并设定了计划最迟在 2030 年完成的 23 个以行动为导向的全球目标。

一、国外生物资源保护法规与现状

（一）巴西生物资源保护

巴西拥有丰富的生物多样性，据统计，目前巴西至少拥有 116 692 种动物、46 220 种植物，承载着世界上 15% ~ 20% 的生物多样性。丰富的生物多样性蕴藏着丰富的遗传资源及相关传统知识。

巴西政府很早就意识到保护本国生物遗传资源的重要性，积极倡导遗传资源的主权控制。1988 年出台的《巴西联邦共和国宪法》（CF/88）强调政府有责任保护国家一般资源的多样性和完整性，对专门从事遗传物质研究和操作的实体有监督职责。巴西于 1994 年加入《生物多样性公约》，并成为南美洲最早全面通过国家生物多样性战略的国家之一。2001 年，巴西政府开始规范本国生物多样性及其相关的传统知识的获取，并发布了《巴西保护生物多样性和遗传资源暂行条例》。生物剽窃事件频发，给巴西造成巨大的经济损失，2015 年，巴西总统签署通过了《生物多样性保护法》。该法规定了获取遗传遗产组成部分、保护和获取相关传统知识，以及公平、公正地分享巴西生物多样性的养护和可持续利用所产生利益的问题。为落实该法律，2016 年，巴西颁布第 8772/2016 号法令，该法令要求确定遗传资源及其来源，包括原位采集物理样本的地理参考坐标，即使是从非原位或电子来源获得的遗传资源也需要确定来源。因此，这些法令已经将遗传资源数字序列信息使用纳入公平公正获取与惠益分享的范围内。为了更好地管理生物遗传资源，巴西还成立了"遗传资源委员会（CGEN）"，并制定了国家遗传遗产和相关传统知识管理系统（SisGen）。SisGen 系统是由 CGEN 执行秘书处维护和运营的电子系统，用于授权、知情同意和双方同意等管理程序。截至 2019 年 5 月，SisGen 系统已注册了超过 4.7 万项的接入（研究和技术开发）活动，其中 3747 项（16%）为商业技术开发活动。

（二）印度生物资源保护

印度于 1994 年成为《生物多样性公约》缔约方，为了实现国际公约和条约的目标，印度积极制定本国法律法规。1999 年印度编制了第一份国家生物多样性行动计划——《生物多样性国家政策与宏观行动战略》，该政策明确了国家对生物资源的主权权利，并要求获取印度境内生物资源必须遵守国家行政与立法规定。

2001 年颁布了《植物品种和农民权利保护法》，该法案是为了履行印度根据《与贸易有关的知识产权协定》所承担的义务而制定的。该法案的生效为植物品种在知识产权保护领域提供了独特的保护制度，在惠益分享方面进行了明确的补充。印度非常重视保护与生物资源相关的专利权，致力于建立一个农民和育种者能够获得公平的植物品种保护制度。

2002 年印度议会颁布《生物多样性法》，旨在规定保护生物多样性、可持续利用其组成部分及公平公正地分享因使用生物资源及其相关传统知识而产生的惠益，并于 2004 年加入《名古屋议定书》。2002 年，印度认识到迫切需要发展人力资源、能力，以及出台法律和公共政策，以使生物多样性丰富的国家能够积极参与和利用与生物多样性相关的新经济，因此出台了一套《生物多样性公约》的实施规则。印度是生物多样性大国，为进一步加强本国生物资源可持续利用，又先后出台了《印度政府或外国机构转移/交换生物遗传资源及信息国际联合研究行为指南》（2016）、《生物多样性管理委员会运作指南》（2013）、《人民生物多样性注册指南》（2013）等技术文件。2014 年印度国家生物多样性管理局（NBA）颁布《生物资源及相关传统知识获取规则指南》旨在进一步规范生物资源的考察与利用、商业开发的惠益形式与比例、知识产权获取程序与惠益分享形式等内容。2023 年 8 月，印度以促进生物资源商业利用为目的对其《生物多样性法》进行了第一次修订，简化了传统医疗行业使用生物资源的申请程序、优化了涉生物资源的专利申请程序，并对违法行为做了"去罪化"处理。

（三）美国的生态补偿策略

目前，国际上正在探索一种保护自然资源平衡发展的生态补偿策略——"生物多样性补偿计划"（Business and Biodiversity Offset Program，BBOP）。BBOP作为自然资源管理中的一项重要工具，根据企业与生物多样性补偿计划项目的定义，是指在采取了适当的预防和减缓措施之后产生的可测量的保护成果，以补偿相关的计划或项目对生物多样性产生的不利影响。作为缓解层级的最后一级，它是一种基于污染者付费原则的经济工具，是从生物多样性保护角度展开的生态补偿，将项目建设造成的生物多样性损失的外部成本内化。它主要针对自然资源中的生态资源，应用于工业、采矿或公路、铁路建设等大型项目，也时常被应用于土地利用规划中。生物多样性补偿在国外已经普遍应用，美国的湿地缓解银行正是其中的典型案例。

湿地缓解银行或"生物多样性银行"并不是传统意义上的金融机构，而是政府设置的从事生态恢复、补偿，以及生态权属交易的各种机制。受益者（含开发者）从生物多样性银行购买生态"信用"（即"存款"）以补偿相关的生态损耗或损害（即"借款"）。1988年，时任总统布什提出了湿地保护的"占补平衡"政策，希望可以由此实现"零净损失"。其短期目标是维持现有湿地面积，长期目标是实现湿地的净增长。最初是由开发商自行进行抵消，政策实施中逐渐产生了第三方替代保护湿地和开发者购买湿地的交易制度和交易市场［In-Lieu Fee (ILF) mitigation］，最终促成"缓解银行"（Mitigation Banking）的运营。它的成功依赖于一系列的制度保障：清晰的湿地权属、法定的许可证制度、明确的占补平衡政策目标、严格的治理顺序、多种可供选择的补偿机制、完善的市场运行流程规则、透明的追踪监管、科学的湿地信用确认方法、严格的后评估、长期高效的行政管理，以及有效的私人投资介入。同时采取了监管分离模式，由环境与遗产保护局负责许可证的政策制定、监督审核，而陆军工程兵团负责许可证的颁发及日常管理。

二、我国生物资源保护法规与现状

（一）法律法规体系

在生物遗传资源法律法规体系建设方面，《中华人民共和国宪法》规定，矿藏、水流、森林、山岭、草原、荒地、滩涂等自然资源，均属于国家所有，即全民所有，这一规定是我国生物资源获取与惠益分享立法的基本原则。《中华人民共和国生物安全法》规定，采集、保藏、利用、运输出境我国珍贵、濒危、特有物种及其可用于再生或者繁殖传代的个体、器官、组织、细胞、基因等遗传资源，应当遵守有关法律法规。此外，国家出台的《中华人民共和国专利法》《中华人民共和国野生动物保护法》《中华人民共和国野生植物保护条例》《农作物种质资源管理办法》《中华人民共和国种子法》《中华人民共和国森林法》《中华人民共和国草原法》《中华人民共和国畜牧法》《中华人民共和国进出境动植物检疫法》《中华人民共和国中医药法》《中华人民共和国环境保护法》《关于加强对外合作与交流中生物遗传资源利用与惠益分享管理的通知》《农作物种质资源管理办法》《草种管理办法》《病原微生物实验室生物安全管理条例》等法律制度，明确规定了加强各类生物遗传资源的管理。

深入贯彻习近平生态文明思想，确保重要生态系统、生物物种和生物遗传资源得到全面保护，2021年10月中共中央办公厅、国务院办公厅印发了《关于进一步加强生物多样性保护的意见》，明确了我国新时期生物多样性保护的总体目标和战略部署。各省、自治区、直辖市政府积极响应国家对生物多样性保护的宏观布局，结合地方实际情况陆续出台《云南省生物多样性保护条例》《湘西土家族苗族自治州生物多样性保护条例》《山东省生物多样性保护条例》等生物多样性地方立法。其中《云南省生物多样性保护条例》作为全国第一部生物多样性保护的地方法规，开创了我国生物多样性保护地方立法先河，为国家健全生物多样性法治化作出地方立法探索。

为规范生物遗传资源获取、利用和惠益分享活动，积极履行《名古屋议定书》，根据《国家安全立法规划》和国务院立法工作计划，2017 年 3 月 23 日，环境保护部（现生态环境部）起草了《生物遗传资源获取与惠益分享管理条例（草案）》，向社会征求意见，至今仍在修订中。此外，《广西壮族自治区生物遗传资源及其相关传统知识获取与惠益分享管理办法（试行）》和《西双版纳傣族自治州生物遗传资源获取与惠益分享管理办法》也为生物遗传资源的保护和利用提供了具体的管理措施。这些地方性管理实践通过试点示范和协议达成的方式，探索了资源保护者与使用者之间的互利共赢模式。

（二）建立多种资源库

随着对生物资源重要性认识的逐步加深，我国采取一系列保护措施加强国家生物资源安全建设。在修订相关法律法规及部门规章的同时，不断强化就地、迁地和离体保护等策略，积极构建植物园、动物园、种质圃、种质库、基因库等保护措施，加强生物资源安全管理，协同推进生物多样性保护与绿色发展。在动物资源方面，我国实验动物资源库开展相关实验动物种质资源及其相关生物资源的收集、保存、鉴定，以及疾病动物模型等相关研究和动物资源信息共享工作。在植物资源方面，我国目前已经建成国家农作物种质资源、国家林木种质资源和国家重要野生植物种质资源大植物种质资源共享服务平台。此外，2021 年 12 月和 2022 年 5 月国家还先后批复在北京、广州设立国家植物园。在微生物资源方面，建立了国家病原微生物资源库、国家菌毒种资源库，并建设了国家微生物科学数据中心和国家基因组科学数据中心等多个国家科学数据中心。2022 年 8 月，农业农村部公告了第一批 19 个国家农业微生物种质资源库名单，进一步加强了农业微生物资源的保护和管理。

在人类遗传资源方面，中国科学院建有细胞库和干细胞库、中华民族永生细胞库、人类资源样本库等，为我国生命科学研究、生物技术创新及产业发展提供高质量生物遗传资源和高水平的专业技术服务。目前，中国科学院细胞库 / 干细胞库已完成所有细胞资源的规范化和数字化整理，有 400 多种细胞可对外提供资源共享服务，是全国范围内细胞种类最全、供应量最大的资源中心之一。依托中国科学院动物研究所建立的国家干细胞资源库在领域内率先建立 ISO 20387 认可的生物样本库质量体系，于 2021 年获中国合格评定国家认可委员会（CNAS）颁发的中国首张生物样本库认可证书，成为国际首个获得认可的干细胞资源库，标志着我国建立了国际领先的生物样本库认可制度，走在了生物样本库国际前列。

除了持续开展资源的标准化、规范化和定向化收集保存外，国家资源库也通过资源的整理整合和平台构建，逐渐向开放共享服务转变，实现资源服务的标准化、信息化。依据相关质量标准，对资源保藏全过程进一步规范，强化了过程记录和细节管理；通过修订制度，加大管理，大幅提升了资源档案质量。在资源信息化方面，按照《"十四五"国家信息化规划》，通过信息化手段的支持升级完善各种资源数据库及其信息服务系统，提升数据要素资源开发利用能力、数据分析能力和辅助科研水平，极大地提升了资源数字化程度，通过与"中国科技资源共享网"的互联互通，有效地促进了资源共享。

（三）"十三五"生物产业发展规划和"十四五"生物经济发展规划

我国一贯高度重视生物资源保护。2016 年，国家发展和改革委员会（以下简称发改委）编制《"十三五"生物产业发展规划》（以下简称"十三五"规划），期限为 2016—2020 年。规划明确生物产业是我国战略性新兴产业的主攻方向，对于我国抢占新一轮科技革命和产业革命制高点，加快壮大新产业、发展新经济、培育新动能，建设"健康中国"具有重要的意义。

"十三五"规划第五点指出："打造创新发展新平台，瞄准全球生物产业发展制高点，进一步夯实创新基础，以国家生物产业基地为核心，加快构建支撑体系，大力提升产业发展的质量和效益，推动我国生物产业更多依靠创新驱动发展。创新基础平台需要建设技术先进的基因库。在现有基因库基础上，建设生物资源样本库、生物信息数据库和生物资源信息一体化体系，建设具有重要产业应用价值及科研前瞻性的国家精品样本库和实时全景生命数据库，构建'高通量、低成本、标准化'的生物样本和数据存储、管理、认证、基础应用体系，引领推动国内外相关标准和行业规范的制定。搭建信息资源，研究开发的基础性支撑平台。建立全球联盟体系，逐步实现与国际权威数据库的数据交换与共享。建设独立的疾病相关遗传信息应用型数据库，包含超过至少 10 万例中国人基因多样性发生频率的数据库和中国靶向药物用药信息知识库，形成适合我国疾病基因谱、持续升级的全球领先基因数据解读系统。推动完善畜禽牧草遗传资源基因库、生物遗传资源保藏库（圃）等"。

2022 年 5 月，发改委发布《"十四五"生物经济发展规划》（以下简称"十四五"规划），部署了五个方面的重点任务：大力夯实生物经济创新基础，培育壮大生物经济支柱产业，积极推进生物资源保护利用，加快建设生物安全保障体系，努力优化生物领域政策环境。

"十四五"规划指出，生物安全建设取得历史性成就，生物安全政策体系不断完善，积极应对生物安全重大风险，生物资源保护利用持续加强，为加快培育发展生物经济打下坚实基础。同时，传统生物安全问题和新型生物安全风险相互叠加，生物资源保护开发利用体系尚不完备，生物经济发展缺乏顶层设计和统筹协调等。需科学分析我国生物经济发展形势，把握面临的风险挑战，科学规划、系统推进"十四五"时期我国生物经济发展。指导思想中提到，要充分发挥我国生物经济发展优势，需有序推进生物资源保护利用，着力做大做强生物经济，加强国家生物安全风险防控和治理体系建设，提高国家生物安全治理能力，切实筑牢国家生物安全屏障。

积极推进生物资源保护利用是"十四五"规划的重点任务之一。强化生物资源保护和综合开发利用能力，提高制度化、规范化、信息化水平，为医药、农业、能源、环保等领域发展提供基础保障。

1. 加大生物资源保护力度

（1）健全生物资源监管制度：提高生物资源监管层级，将生物资源作为国家战略资源进行监管。健全完善生物资源保护行政法规，强化生物资源采集、猎捕、品种选育、疫病防控等关键环节制度建设。规范生物资源跨境流转，加强知识产权保护，提升外来入侵物种、感染性物质监测防控水平，建立出入境特殊物品监管系统。

（2）开展生物资源全面普查：制定生物资源目录，持续推进国家重大战略区域、生物多样性保护优先区域的生物资源调查、观测和评估，优化全国生物多样性观测布局，开展全国农作物、森林、草原、畜禽水产、中药材等生物资源普查工作，全方位掌握地方生物多样性、生态系统功能及生物种群变化规律。

（3）夯实生物资源保护技术基础：积极发展分子生物学、胚胎工程及低温生物学等保存技术，提升资源长期保存能力。构建基于先进信息技术的生物资源开发、利用、追踪体系，实现生物资源全品类、全地域、全流程监管。

2. 规范生物资源安全共享

（1）加强生物资源安全管理：强化生物资源安全监管，制定并完善生物资源和人类遗传资源目录。完善生物资源数据库建设，加强对涉及国家利益、公共安全等重要生物资源的保护。

（2）建立国家层面生物资源共享体系：推进生物资源受控共享和安全交换，推进生物资源在科学研究、工业生产、临床诊疗等领域的应用。建立统一的资源数字信息管理接口标准，实现跨地区、跨类型的资源数据集成及无缝连接，提高生物资源共享和生物数据高效利用能力。统筹实现我国生物数据资源统一汇交共享。

3. 生物资源保藏开发工程

生物资源保藏开发工程也被列入 7 项重大工程之一。

"十四五"规划的专栏六，对生物资源保藏开发工程做出了详细描述：①生物资源保藏。在全国范围内开展生物资源本底调查和评估，构建生物资源数据库和数字"图书馆"，建设一批生物资源高标准保藏库，完善生物资源分级分类保护名录，建设动植物保护区和繁育基地。②优化种质资源。建立优异种质资源的筛选和创新利用评价体系，支撑繁育和新品种培育。创新生物资源利用技术，提升优质基因标记开发、极端环境微生物获取、基因优化及工程化改造等技术，实现高效、快速、定向培育一批优质种质资源。

第三节 国际生物资源保护规则

生物资源是人类赖以生存的条件，是经济社会可持续发展的基础，是生态安全和粮食安全的保障。世界各国正在采取一致行动以共同应对日益严重的全球性生物资源危机。1992 年，联合国环境与发展大会上签署了《生物多样性公约》，旨在保护濒临灭绝的动植物和地球上多种多样的生物资源。本节主要概述人类对生物资源获取和惠益分享活动的智慧成果：《生物多样性公约》和《名古屋议定书》等国际法律文件，以及国际卫生条例、PIP 框架和世界卫生组织大流行条约。

一、生物多样性公约

生物资源对人类经济和社会发展至关重要，对此联合国环境规划署（United Nations Environment Programme，UNEP）于 1988 年成立生物多样性问题临时工作组，探究成立国际生物多样性公约的必要性，于 1992 年 6 月在内罗毕召开的联合国环境与发展大会（United Nations Conference on Environment and Development，UNCED）通过了《生物多样性公约》案文。《生物多样性公约》于 1993 年 12 月 29 日正式生效，于 1994 年在巴哈马首都拿骚召开了《生物多样性公约》缔约方大会第一次会议（COP1）。截至 2024 年《生物多样性公约》缔约方大会第十六次会议（COP16），已有 196 个缔约方，包括 195 个国家和以 1 个整体缔约的欧盟。

《生物多样性公约》是一项具有法律约束力的国际条约，旨在保护生物多样性、可持续利用生物多样性及其组成部分，以及公平合理地分享由利用遗传资源所产生的惠益。《生物多样性公约》

重申了各国对其自然资源拥有主权，可否取得生物遗传资源的决定权属于国家政府，并依照国家法律行使。生物遗传资源的获取须建立在获得提供这种资源的缔约国事先知情同意的基础上，在共同商定条件下，公平分享研究和开发此种资源的成果及商业和嗣后利用此种资源所获的利益。

（一）国家主权原则

《生物多样性公约》明确重申生物遗传资源国家主权原则，"各国对其自然资源拥有主权权利，因而可否取得遗传资源的决定权属于国家政府，并依照国家法律行使"。同时，公约颠覆了此前生物遗传资源属于"无主物"、可先占先得的法律地位，也确立了政府决定获取其管辖范围内的生物遗传资源的权力和制定相关规则的立法权，使得各国政府有权制定并施行遗传资源获取管制制度，对于发展中国家保护其遗传资源免受"生物海盗"的掠夺具有重要的意义。

（二）事先知情同意原则

《生物多样性公约》第15条、第16条和第19条对生物遗传资源获取的一般规则进行了规定，包括便利获取生物遗传资源用于无害环境的用途，取得生物遗传资源提供国事先知情同意，遵守共同商定条件，力求生物遗传资源提供国充分地参与开发和科学研究，优先考虑在提供国境内开展研究和开发活动，公平地与提供国分享研究开发成果及商业利益。参与研究和开发等既是国际法一般规则，也可以具体体现在提供者和使用者的"共同商定条件"中。但《生物多样性公约》只是给出了一个原则性的法律框架，未对事先知情同意权的概念、适用范围和程序进行界定，生物遗传资源的决定权属于国家政府，并依照国家法律行使。事先知情同意原则需要各个缔约方政府在国内立法中加以转化，使之在国内立法中具体且可执行。

（三）获取和惠益分享原则

生物遗传资源惠益分享是《生物多样性公约》三大目标之一。《生物多样性公约》对公平分享因生物遗传资源利用所产生的惠益进行了概括性规定。第15条、第16条和第19条规定了生物遗传资源提供国可以优惠取得资源利用相关技术包括生物技术和受知识产权保护的技术，提供国优先取得其资源的生物技术成果和惠益。第8（j）条款鼓励公平分享因利用土著和地方社区体现传统生活方式而与生物多样性保护和可持续利用相关的知识、创新和做法而产生的惠益。自《生物多样性公约》生效以来，印度、巴西、韩国等国家制定了生物遗传资源获取与惠益相关的法律、行政或政策措施，韩国作为发达国家，近年来为了履行《名古屋议定书》义务，加快完善国内生物遗传资源获取与惠益分享立法，其"内外兼顾"的制度设计也具有借鉴意义。

二、波恩准则

1998年召开的《生物多样性公约》缔约方大会第四次会议（COP4）对遗传资源获取与惠益分享进行了讨论，最终决定设立一个由政府提名、考虑地区平衡的专家组，为惠益分享安排的指导原则、指南、最佳实践准则等提供探讨途径。专家组第一次会议于1999年10月在哥斯达黎加的首都圣何塞举行，这次会议就事先知情同意、共同商定条件、利益相关方参与方式等一整套生物遗传资源获取与惠益分享方案达成共识。2000年召开的《生物多样性公约》缔约方大会第五次会议（COP5）决定设立"不限名额的特设工作组"，启动国际制度的政府间磋商。

特设工作组的任务主要是起草一项或多项包含事先知情同意和共同商定条件的方式、利益相关方参与方式、惠益分享机制、异地和原地保护和持续利用生物遗传资源、生物多样性相关传统知识保护等政策措施的国际制度草案。特设工作组会议 2001 年在德国波恩召开，起草了《关于获取遗传资源并公正和公平分享通过其利用所产生惠益的波恩准则》（简称《波恩准则》），并于 2002 年 4 月提交《生物多样性公约》缔约方大会第六次会议审议。《波恩准则》是自愿性的，不具有法律约束力和强制执行力，《生物多样性公约》缔约方可以选择执行、不执行或不完全执行准则所规定的权利和义务，这与发展中国家的利益诉求不符。

（一）管理体制

《波恩准则》确实提供了一套管理生物遗传资源获取与惠益分享的指导，其中包括设立获取与惠益分享国家联络点（National Focal Point，NFP）和国家主管当局（Competent National Authority，CNA），以及建立多利益相关方参与的协商机构等措施。NFP 是缔约方政府和《生物多样性公约》秘书处的联络机构，负责提供有关获得事先知情同意和共同商定条件（含惠益内容及其分配方案）的程序信息；国家主管当局是缔约方政府的生物遗传资源有权管理部门，主要负责批准或者许可获取行为，颁发同意获取的书面证明文件，提供其职权范围内有关事先知情同意、共同商定条件和惠益分享的程序和实体性要求的咨询意见。缔约方通常只设立一个国家联络点，但可以设立多个国家主管当局。此外，为了促进包括土著和地方社区在内的利益相关方充分参与，各缔约方政府还可以建立由多利益相关方共同参与的协商机构，如国家协商委员会等。

（二）事先知情同意

《波恩准则》强调生物遗传资源获取和使用的事先知情同意（prior informed consent，PIC）重要性。该准则指出，任何潜在使用者在获取和使用生物遗传资源之前，必须事先经过资源所属一方的事先知情同意。这是实现《生物多样性公约》确定的遗传资源国家主权原则的最重要途径。准则强调有效的事先知情同意制度的基本原则应包括：法律上的确定性和清晰性，即在法律框架下确立明确的程序和要求；最低成本原则，即应以最低成本促进获取生物遗传资源；透明性原则，即对获取生物遗传资源的限制应透明，并应该有法律依据，同时不得有悖于《生物多样性公约》目标。如果当地人民和地方社区已经依照国内法确立其对生物遗传资源及相关传统知识的获取的许可权，使用者须尊重当地人民和地方社区的许可权，并事先得到土著人民和地方社区的知情同意。这些原则和要求旨在确保生物遗传资源的获取和使用符合法律规定、尊重土著人民和地方社区的权益，并促进透明和合作。

（三）共同商定条件

《波恩准则》协助提供者和使用者协商"共同商定条件"。准则提供了一份共同商定条件指示清单，其中包括：生物遗传资源的类型和数量，以及进行活动的地理或生态区域；对材料的可能用途规定的任何限制；是否可以把生物遗传资源转让给第三方及转让条件；承认起源国家的主权；在协议中指明的各方面的能力培养。缔约方可简化生物遗传资源获取管制措施。这些指示清单的目的在于协助各方在获取和使用生物遗传资源时达成共识，并确保相关条件和规定得到明确和共同商定。

（四）惠益分享

《波恩准则》建议共同商定条件将规定拟议分享的惠益条件、义务、程序、类型、时间性及分配办法和机制。以下是准则中关于分享惠益的一些要点："准则建议在共同商定条件中明确规定分享惠益的条件和义务；准则建议明确规定分享惠益的程序和类型，包括一次性付款、阶段性付款、使用费等不同形式的惠益；准则建议在共同商定条件中明确规定分享惠益的时间表；准则认为分配惠益的方式应能够促进生物多样性保护和可持续利用，包括科技合作、信托基金、合资企业、优惠条件的授权许可等各种机制。"《波恩准则》以附录形式列举了若干货币和非货币惠益形式，用于帮助各方考虑惠益的不同形式和方式。

三、名古屋议定书

因《波恩准则》不具有法律约束力和强制执行力，无法满足发展中国家的利益诉求。在发展中国家竭力推动下，2002 年在南非约翰内斯堡启动有关建立生物遗传资源获取与惠益分享国际制度的谈判，最终于 2010 年在日本名古屋召开的《生物多样性公约》缔约方大会第十次会议（COP10）通过了具有历史里程碑意义的《〈生物多样性公约〉关于获取遗传资源和公正公平分享其利用所产生惠益的名古屋议定书》（以下简称"《名古屋议定书》"）。该议定书于 2014 年 10 月 12 日生效，旨在平衡生物遗传资源的提供方和使用方之间的利益分配关系，确保公平和公正地分享资源利用所产生的惠益。该议定书要求各缔约方政府采取立法、行政和政策措施，落实生物遗传资源国家主权、事先知情同意和共同商定条件下公平分享惠益等《生物多样性公约》规定的一系列国际法原则和规则。对于生物遗传资源丰富的广大发展中国家来说，《名古屋议定书》提供了法律依据和经济契机，以维护自身资源主权，并与使用生物遗传资源的发达国家生物技术公司进行公平合理的资源利益分享。2016 年 9 月 6 日，我国正式成为《名古屋议定书》缔约方，这标志着我国在推进生物遗传资源保护、利用和监管等方面日趋规范化。截至 2023 年末，142 个国家和区域经济一体化组织批准或加入《名古屋议定书》。

（一）衍生物

《生物多样性公约》"遗传资源"的定义未明确是否包含衍生物，故生物遗传资源利用国认为"衍生物"不属于"遗传资源"的管制范围。但将"生物技术"定义为"使用生物系统、活生物体或其衍生物的任何技术应用，以制作或改进特定用途的产品或工艺过程"，将"衍生物"列为生物技术应用和改造的对象，生物遗传资源提供国认为衍生物是生物遗传资源利用最主要的形式之一，如医药利用基因表达和自然代谢等产生的衍生物来开发新药品，而不是开发生物遗传资源本身，故而坚持将衍生物纳入《名古屋议定书》的适用范围。

"衍生物"的获取与惠益分享是《名古屋议定书》谈判过程中发展中国家和发达国家争论焦点之一，关系到重大的经济利益，是发展中国家最为重视的核心内容之一。为了达成《名古屋议定书》，生物遗传资源提供者和使用者双方进行了利益妥协，将"衍生物"获取与惠益分享问题删除，只是对"衍生物"进行定义，即"由生物或遗传资源的遗传表现形式或新陈代谢产生的、自然生成的生物化学化合物，即使其不具备遗传功能单元"。由生命体自然产生的糖类、脂肪酸、蛋白质、生物碱等次生代谢形成的产物都属于"衍生物"。"衍生物"是否应当遵循《名古屋议定书》获取与惠益分享规则的争论并未因此终结。生物遗传资源提供国认为《名古屋议定书》适用于"衍生物"，并将"衍生物"的获取与惠益分享规则纳入到国内生物遗传资源立法中。

（二）遵约守法义务

生物遗传资源及其相关传统知识的使用者应满足提供国有关事先知情同意、共同商定条件和公平惠益分享的监管措施，才可以获取和利用提供国生物遗传资源及其相关传统知识。为方便监管其管辖范围内发生的生物遗传资源及其相关传统知识利用行为的义务，各缔约方应采取立法、行政或政策等措施，保障生物遗传资源及其相关传统知识使用国在其管辖范围内的获取与惠益分享管制要求，对不遵守相关规定的使用国，缔约方可采取适当、有效和适度措施进行处理。同时涉及生物遗传资源相关传统知识的获取和利用时，还应确保持有生物遗传资源相关传统知识的土著人民和地方社区参与。

（三）生物遗传资源的获取

《名古屋议定书》明确各缔约方对其自然资源具有主权，生物遗传资源使用者应取得资源提供国或依据公约获得资源的缔约方的事先知情同意，生物遗传资源提供国（由其国内有权机关作为代表）应该就如何申请事先知情同意提供信息，使用者在取得签发获取许可证书或等同文件时，要考虑资源提供国的利益。涉及与生物遗传资源相关传统知识的获取，需得到土著人民和地方社区的事先知情同意或批准和参与，并订立共同商定条件。为促进和鼓励有助于生物多样性保护和可持续利用的研究，《名古屋议定书》提出要对以非商业性研究为目的的获取活动采取简化措施，促进迅速获取生物遗传资源以便应对公共卫生紧急状态，同时考虑生物遗传资源对粮食安全的重要性和特殊作用。

（四）生物遗传资源的惠益分享

《名古屋议定书》继承了《波恩准则》对惠益的分类，继续将惠益分为货币化和非货币化惠益两种形式。《名古屋议定书》"附件"中货币列举了 10 项包括获取费用、预付费、版权费、商业许可费、薪金和共同商定的优惠条件等货币惠益，17 项包括研发成果共享、共同开发、优惠转让知识和技术、能力建设、粮食和生计保障惠益等非货币惠益。此外，使用者和提供者可依据国内法律和现实需求商定惠益分享资源利用、嗣后利用、商业化等所产生的其他惠益。同时，为保障土著人民和地方社区能够分享到其持有的生物遗传资源及其相关传统知识惠益，《名古屋议定书》规定缔约方应当依照各自国内法律赋予土著人民和地方社区的权利惠益分享的法律基础。

四、国际卫生条例

WHO 为防范和应对具有全球传播趋势的疫情及其他紧急公共卫生事件，于 1950 年制定了《国际公共卫生条例》（*International Sanitation Regulations*，ISR），该文书为《国际卫生条例》（*International Health Regulations*，IHR）的前身。而后 ISR 在 WHO 的领导下，多次修订，最终形成现行的 IHR（2005）案文，当前 IHR 2005 的适用范围除了特定疾病或传播方式，任何可能对人类构成严重危害的病症或医疗状况也被包含在内。该案文目前是国际卫生合作治理主要依据文件。

随着 COVID-19 大流行暴发以来，全球卫生治理和架构存在的漏洞逐渐显现，为加强 WHO 支持会员国预防和应对突发公共卫生事件的能力，2022 年世界卫生大会决定成立 IHR 2005 修订工作组（Working Group on Amendments to the International Health Regulations，WGIHR）对 IHR（2005）进行修订，共有 196 个缔约国（包括 194 个 WHO 会员国）参与修订。各缔约国针对信息共享、加强能力建设、获取共享病原体所产生的利益、公平地获得医疗对策、加强合作等多方面提出 300 余项拟议修正案。值得注意的是，"是否共享基因序列数据"是此次修正讨论的重点。WGIHR 针对修正案先后举行了 7 次工作组会议，并于 2024 年第七十七届世界卫生大会审议并提交修正意见供世界卫生大会审议。

五、PIP 框架

2007 年，印度尼西亚拒绝与 WHO 共享 H5N1 病毒样本和相关信息，引发了国际争议。为了解决全球病毒样本利益分配不均的问题，2011 年 WHO 决议通过《共享流感病毒以及获得疫苗和其他利益的大流行性流感防范框架》（*Pandemic Influenza Preparedness Framework for Sharing Influenza Viruses and Access to Vaccines and Other Benefits*，以下简称"PIP 框架"）。该框架旨在加强对大流行性流感的防范和应对，建立一个公平、透明、公正、高效的机制，平等共享 H5N1 病毒和其他可能引起人间大流行的流感病毒。此外，框架还强调加强流感病毒基因序列数据的透明度和可及性对公共卫生的重要性，并制定了《标准材料转让协议》（*Standard Material Transfer Agreements*，SMTA）来规范材料的转让。2018 年，WHO 对 SMTA2 进行了修订，扩大适用范围，要求更多实体签订协议。与 WHO 签订 SMTA2 的实体可以通过捐赠疫苗、药物等方式进行惠益分享。为确保PIP 惠益分享机制可持续发展，流感疫苗、诊断试剂和药品生产商需要向 WHO 缴费。

六、世界卫生组织大流行条约（WHO CA+）

鉴于国际社会在应对 COVID-19 大流行方面的团结一致和公平性方面极其失败，2021 年 12 月，WHO 成员国在世界卫生大会特别会议上决定成立一个政府间谈判机构（Intergovernmental Negotiating Body，INB），代表世界所有地区，起草和谈判一项 WHO 关于大流行病预防、准备和应对的公约、协定或其他国际文书（简称 WHO CA+），以实现一个能够有效控制大流行病的世界，保护当代和后代免受大流行及其破坏性后果的侵害，并在公平、人权和团结的基础上促进所有人享有可达到的最高健康标准，以期实现全民健康覆盖。

INB 主席团于 2023 年 1 月发布了《世界卫生组织大流行条约（零草案）》。保障公平和健康权是大流行协定文本草案的一项指导原则。转让此类产品的生产技术和专门技能，大流行与公共卫生监测，可持续生产大流行相关产品，以及获取病原体和分享从病原体（如疫苗和其他大流行相关产品）中产生的利益的多边系统，以支持开展预防、防范和应对工作等是履约谈判重点。随着 INB 系列会议的召开，草案文本不断完善，INB 在 2024 年世界卫生大会上提交了一份大流行文书草案供审议。

关于病原微生物遗传资源的获取与惠益分享一直是各缔约方谈判的重点。WHO 在第七次会议审议的《关于世界卫生组织大流行协定的谈判案文》强调必须促进尽早、安全、透明和快速共享具有大流行潜力的病原体样本和基因序列数据，以及公正公平分享由此产生的惠益，同时考虑到国内和国际相关法律、法规、义务和框架，包括考虑到《国际卫生条例》《生物多样性公约》《名古屋议定书》和《大流行性流感防范框架》，并铭记其他相关领域正在开展的工作及联合国其他实体和多边组织或机构正在开展的工作，并建议建立一个获取和惠益分享多边系统，即 WHO 病原体获取与惠益分享系统（pathogen access and benefit-sharing system，PABS）。

第四节　生物资源知识产权保护

生物资源实际上是人类社会赖以生存和发展的重要物质基础。随着现代科学技术的发展，遗传资源作为现代创新的源泉，对整个社会的价值和重要性日益凸显。在发达国家对发展中国家进行遗传资源的搜寻和开发时，确实存在一些不公平的行为，如种子企业、研究机构、制药公司等未经合理授权或补偿而利用他国遗传资源等。这种行为被称为"生物剽窃"，它可能导致供应方遭受经济损失，并对传统知识和文化造成侵害。为了解决遗传资源及其相关的传统知识的知识产权问题，世界知识产权组织（WIPO）和世界贸易组织（WTO）理事会开展了很多讨论，期望在知识产权领域采取协调一致行动保护遗传资源及其相关的传统知识，以更好地平衡提供者和使用者的利益。

一、知识产权与遗传资源和传统知识国际制度建构

WIPO 管理着多个涉及遗传资源和传统知识的公约或条约，如《世界版权公约》《保护文学艺术作品伯尔尼公约》《专利合作公约》等，并于 2000 年设立了"知识产权与遗传资源、传统知识和民间文学艺术政府间委员会"（Intergovernmental Committee on Intellectual Property and Genetic Resources，Traditional Knowledge and Folklore，IGC），专门负责包括遗传资源和传统知识在内的新领域的国际法律保护谈判工作。2004 年应《生物多样性公约》缔约方会议的请求，产权组织秘书处在第六届会议上通过了《关于专利制度中与遗传资源和传统知识有关的公开要求问题的技术研究报告》。对于遗传资源和传统知识的保护和合理利用成为了全球范围的关注焦点。为了构建一个公平、平衡和可持续的知识产权制度，WIPO 积极推动有关遗传资源和传统知识的国际制度建设，自 2010 年以来，IGC 一直进行有关知识产权、遗传资源和相关传统知识的国际法律文书谈判。2016 年第二十九届会议上，IGC 同意更新和完善产权组织 2004 年的技术研究报告，并要求产权组织秘书处尽快完成这项工作。为推进磋商进程，2019 年政府间委员会主席以个人名义编拟一份《知识产权、遗传资源和遗传资源相关传统知识国际法律文书案文的主席草案》，该草案为 2022 年 WIPO 知识产权与遗传资源、传统知识和民间文学艺术政府间委员会第四十三届会议谈判的基础。经过多年的谈判，2022 年 WIPO 大会终于做出了最迟于 2024 年召开外交会议的决定，遗传资源所涉知识产权问题的国际立法即将进入最后阶段，这个决定经历了一个非常复杂和曲折的过程。2024 年 5 月 24 日，WIPO 外交大会通过了《产权组织知识产权、遗传资源和相关传统知识条约》。该条约旨在提高专利制度的效力、透明度和质量，并防止在遗传资源和与遗传资源相关的传统知识方面对非新颖或创造性的发明错误授予专利。

（一）专利公开要求

与遗传资源和传统知识相关的专利公开要求是履约谈判的重点议题。该要求主要关注遗传资源和传统知识的法律状态，即是不是在事先知情同意或共同商定条件下合法获取的。如果国家要求提供这些材料或知识法律状态的书面证明，例如提供国家颁发的合规证书副本等形式，这并不是对可专利性要求有"实质意义"的要求，而只是按照常规公开义务进行公开。因此，遗传资源公开要求与常规专利公开要求没有直接关系，它是一个额外的、完全独立的要求。与遗传资源和传统知识相

关的专利公开要求增加了对公开更多技术或法律信息或证据的额外义务,从而为常规公开要求增加了一个新的"层面"。一方面,这些要求可以建立在基本义务上,即在对发明的描述和实施步骤中公开"对可专利性有实质意义的信息",或者作为形式要求的完全独立部分;另一方面,新的遗传资源和传统知识专利公开要求可以加强对专利保护标准的遵守,特别是对新颖性要求的遵守。适当公开与遗传资源和传统知识相关的信息范围可能有助于确保在审查专利申请时考虑相关的现有技术,从而降低错误授予缺乏新颖性的发明专利的风险。

(二)来源披露

2002 年,欧盟及其成员国曾就《与贸易有关的知识产权协定》(TRIP)第 27.3(b)条、《生物多样性公约》之间的关系及保护传统知识和民间文学艺术的问题向 TRIPS 理事会提交了一份信件。该信件讨论了是否可以建立一项制度来披露与遗传资源相关的专利申请,以使各国能够了解全球范围内所有与遗传资源有关的专利申请。2002 年以来,WIPO 一直在积极推动讨论关于遗传资源的披露要求的问题。2019 年,IGC 主席提出了一份《知识产权、遗传资源和遗传资源相关传统知识国际法律文书案文的主席草案》,将强制性披露要求纳入了两个主要措施。《草案》第 3 条"披露要求"中提出,专利申请中提出权利要求的发明实质上/直接基于遗传资源或相关传统知识的,各缔约方应要求申请人公开该遗传资源的原产国或其来源。"来源"这个概念涵盖了遗传资源或传统知识的实际来源国家(例如,指明材料的获取地点所属的司法辖区)或具体的位置。《草案》将"基于"作为披露要求的触发点,并考虑到"基于"这个词含义模糊,还增加了"实质上/直接"这两个修饰词,但目前被置于方括号当中,作为备选方案供各国审议并考虑是否采用。在《草案》第 6 条,对于未遵守披露要求的申请人还提出了制裁和救济措施,尽管案文没有直接提出具体的制裁与救济措施,但规定将此类措施的类型和内容交由成员国来决定,该举措为成员国国内采取措施创造了一定的灵活性。一些发展中国家建议披露要求还应适用于衍生物和数码序列信息。披露遗传资源或传统知识的来源国信息等,是确保知识产权制度的透明度,可以更好地评估和保护本国的遗传资源,促进公平和合理的惠益分享。直至 2024 年 5 月,WIPO 达成《产权组织知识产权、遗传资源和相关传统知识条约》,正式建立遗传资源和相关传统知识来源披露制度,朝着协调全球专利保护制度迈出了历史性一步。

(三)数据库

在获取与分享惠益协议的谈判、制定和起草过程中,谨慎处理知识产权问题对于确保遗传资源获取协议能够产生实际利益、公平分配利益,并尊重资源提供者的权益和关切至关重要。WIPO 已经开发了一个遗传资源协议在线数据库,旨在收集和提供有关获取和惠益分享协议、许可协议等相关信息的资源。该数据库特别关注协议中涉及的知识产权问题,以帮助各方更好地理解和管理这些问题,促进公平和可持续的遗传资源利用。这个数据库可以为利益攸关者提供重要的参考和指导。同时,基于上述在线数据库,产权组织还编制了《获取和惠益分享协议知识产权问题指南》。该指南通过举例说明在协商协议时可能会遇到的实际知识产权问题,为遗传资源利益相关方提供更全面的信息,并帮助他们评估在知识产权方面的选择。

二、与贸易有关的知识产权协定

《与贸易有关的知识产权协定》是 WTO 框架下的一部多边国际知识产权协定,是《关税及贸易总协定》（*General Agreement on Tariffs and Trade*，GATT）乌拉圭回合谈判的一部分。TRIP 在已有重要知识产权条约基础上建立，对全球知识产权保护的最低标准进行了规定。自 1995 年生效以来，该条约一直致力于协调不同国家之间知识产权制度，对推进各国知识产权制度的标准化具有重大意义。但 TRIP 主要是由发达国家促成、建立起来的。TRIP 第 27.3（b）款规定，可通过专利法保护微生物、植物新品种的非生物生产方法，这些规定在一定程度上维护发达国家的技术垄断和竞争的优势。为保护发展中国家的利益，在发展中国家强烈要求下，2001 年通过的《多哈宣言》（*Doha Ministerial Declaration*）将 TRIP 的实施与《生物多样性公约》的关系问题纳入议事日程。

发展中国家认为，遗传资源来源披露应是 TRIP 成员国的一项义务，要求将遗传资源来源披露条款增加在 TRIP 中。因此，在 2006—2011 年，他们向 TRIP 理事会提交了 IP/C/W/474、TN/C/W/52、TN/C/W/59 等相关提案，以求在 TRIP 中对相关内容进行修改和完善。依据《生物多样性公约》及其《名古屋议定书》的相关规定，发展中国家认为，在专利申请环节中，申请者应披露遗传资源及相关传统知识的来源，并提供所取得的获取与惠益分享合法证明（国际公认的遵约证书），若申请者无法提供获取与惠益分享合法证明，也可用体现遵守事先知情同意、获取以及公平公正的惠益分享的相关证据进行替代。发展中国家建议各成员方应积极采取立法或行政措施，对不披露来源或违法获取的法律后果进行明确说明，以求更好地保护本国的生物遗传资源。为更好地促进 TRIP 成员国对《生物多样性公约》及其《名古屋议定书》内容的了解，发展中国家建议 TRIP 秘书处给予《生物多样性公约》秘书处协定观察员身份。

以美国、加拿大、日本等为首的发达国家认为，遗传资源来源披露不符合专利性要求，并指出专利管理部门目前无法有效识别需要披露的遗传资源来源、事先知情同意获取和公平、公正分享惠益的证据信息等。同时，他们认为披露遗传资源原产地和来源可能还会带来许多潜在的负面后果，包括在专利制度中增加新的不确定性、给 TRIP 成员带来沉重的行政负担、削弱专利制度在促进创新方面的作用，以及削弱潜在的惠益分享等。发达国家反对扩大例外范围或对专利申请人施加披露来源、遵守获取规定的证据等额外义务，倾向于维持 TRIP 第 27.3（b）款，即成员方应对微生物和采用微生物技术的方法予以专利保护；成员方可以不对动植物授予专利，但应通过专利或某种特别制度对植物新品种提供保护。

三、我国生物资源的知识产权保护

生物资源是自然界的宝库，具有广泛的应用价值。知识产权保护在全球范围内备受关注，各国都致力于建立和完善本国的知识产权制度。作为一个生物资源大国，我国拥有丰富的生物资源，包括植物、动物、微生物等多种类型，这些资源对于食品、药品、化工、农业等领域的发展至关重要。在我国现有的知识产权框架体系下，对于生物资源的知识产权保护主要包括专利保护、植物新品种保护和传统知识保护等方面。

（一）生物资源专利权

生物资源相关的发明大致可分为以下几类：①转基因动物和植物品种发明；②微生物及遗传物质发明；③生物制品发明；④获得生物体的生物学方法或遗传工程学方法发明；⑤微生物学方法发明；⑥基因治疗方法发明。依据我国现行《中华人民共和国专利法》（以下简称《专利法》）第二十五条的规定，在我国只有第①类和第⑥类生物资源相关发明可获得专利保护。《专利法》第 25 条明确规定动物和植物品种被明确排除在专利保护之外的。其中，动物和植物品种范围包括了各级分类单位（门、纲、目、科、属、种等），以及动物个体的各个形成和发育阶段（包括受精卵、胚胎等），以及能够在自然状态下发育成为完整植株的单个植株及其繁殖材料。目前在中国的《专利法》中，直接涉及保护动物或植物资源的专利权是被明确排除的。

虽然动物和植物品种本身无法获得专利保护，但其生产方法（如植物的育种方法、转基因动物的产生方法等）可以通过专利保护来间接保护动植物品种。根据中国的《专利法》第 11 条的规定，任何单位或者个人未经许可不得使用专利权人的专利方法以使用、许诺销售、销售、进口依照该专利方法直接获得的产品。因此，若某个动植物品种的生产方法取得专利权，其他人在未经许可的情况下不能使用该专利方法进行生产、销售等行为，从而间接保护了所生产的动植物品种。因此，在实践中，通过获得动植物品种的生产方法专利及其延伸保护，可以在一定程度上保护相关的动植物品种。

我国《专利法》能够直接保护的生物资源相关领域可以分成以下 3 类。

1. 微生物资源

《专利法》意义上的"微生物"是指：细菌、放线菌、真菌、病毒、原生动物、藻类等，排除了可以发育成动植物个体潜力的动植物细胞及动植物组织培养物等。微生物既不属于动物的范畴，也不属于植物的范畴，不受专利法第 25 条排除的动物和植物品种可以授予专利权的限制，根据这一规定，中国的《专利法》可以保护微生物相关的发明，例如动植物细胞系、藻类、真菌、细菌等。这些微生物的发明可以申请专利，并在获得专利权后受到法律保护。

2. 基因资源

自 1993 年 1 月 1 日起，我国施行第一次修改后的《专利法》取消了对使用化学方法获得的物质不能授予专利权的规定，使得化学产品有了获得专利保护等可能。生物分子属于化学产品的范畴，因此其可以在我国获得专利保护。能够获得专利权的生物分子包括基因、载体或重组载体（如质粒、黏粒等）、多肽或蛋白质、抗体或单克隆抗体等，这显然涵盖了基因资源。

3. 与生物资源相关的生物技术

与生物资源相关的生物技术主要指与生物体（包括动物、植物和微生物）和基因资源直接相关的生物技术，这些技术包括生物体的培养、繁殖、改良和利用，以及基因的提取、克隆、编辑和应用等。

（二）新品种权

我国《中华人民共和国种子法》（以下简称《种子法》）第二十五条规定，国家实行植物新品种保护制度。对国家植物品种保护名录内经过人工选育或者发现的野生植物加以改良，具备新颖性、特异性、一致性、稳定性和适当命名的植物品种，由国务院农业农村、林业草原主管部门授予植物新品种权，保护植物新品种权所有人的合法权益。植物新品种权的内容和归属、授予条件、申请和受理、审查与批准，以及期限、终止和无效等依照本法、有关法律和行政法规规定执行。《植物新品种保护条例》第六条明确规定，完成育种的单位或者个人对其授权品种，享有排他的独占权。此处"独占权"是指植物新品种权人对其授权品种（知识产权）的占有、使用、收益和处分的权利，与对"物"的所有权权能类似。同时，品种权人还可以享有对相关植物个体和遗传材料的所有权。《植物新品种保护条例》第七条规定，执行本单位的任务或者主要是利用本单位的物质条件所完成的职务育种，植物新品种的申请权属于该单位；非职务育种，植物新品种的申请权属于完成育种的个人。申请被批准后，品种权属于申请人。可以看出，第六条所述的"单位或者个人"即国家之外的品种权所有权主体。

关于动物新品种是否能够授予集体或者私人"动物新品种权"，我国法律法规目前没有明确规定。《专利法》第二十五条第二款明确规定了对动物和植物品种的生产方法，可以授予专利权。此外，有学者提出《动物新品种权保护法》的立法建议，认为"育种者"或者"育种单位"应当享有动物新品种的所有权。其中，"育种者"是指实际实施和完成动物新品种培育工作的技术人员，属于自然人；而对于职务育种行为的，育种者所在的单位为育种单位。

（三）遗传资源来源披露

《中华人民共和国专利法实施细则》明确了"遗传资源"的定义，规定"遗传资源"是人体、动物、植物或者微生物等含有遗传功能单位并具有实际或者潜在价值的材料和利用此类材料产生的遗传信息。因此，专利申请人应履行披露遗传材料和遗传信息来源的责任。依赖遗传资源完成的发明创造申请专利的，申请人应当在请求书中予以说明，并填写国务院专利行政部门制定的表格。

（四）遗传资源国家主权

《中华人民共和国专利法实施细则》强调了生物遗传资源国家主权原则，并对其进行严格的规定。具体来说，发明专利申请包含一个或多个核苷酸或者氨基酸序列的，说明书应当包括符合国务院专利行政部门规定的序列表。若申请的发明专利涉及新的生物材料，该生物材料公众不能得到，并且对该生物材料的说明不足以使所属领域的技术人员实施其发明的，除应当符合专利法和本细则的有关规定外，申请人还应当将生物材料的样品提交国务院专利行政部门认可的保藏单位保藏。如果发明专利申请公布后，任何单位或者个人需要将该专利申请所涉及的生物材料作为实验目的使用的，应当向国务院专利行政部门提出请求，并写明下列事项：申请人的姓名或者名称和地址；不向其他任何人提供该生物材料的保证；在授予专利权前，只作为实验目的使用的保证。如果国际申请涉及的发明创造依赖遗传资源完成的，申请人应当在国际申请进入中国国家阶段的书面声明中予以说明，并填写国务院专利行政部门制定的表格。这些规定旨在保护中国的生物遗传资源，并确保遗传资源的合理获取和使用。

（编写：李颖硕　赵富伟　张　颖　翟亚琳，审校：魏　强）

参考文献

［1］武桂珍.国家生物安全学[M].北京:科学出版社,2023:661-662.

［2］王小理.更好统筹生物领域发展和安全[J].科技中国,2023(8):12-16.

［3］国家发展改革委."十四五"生物经济发展规划(发改高技〔2021〕1850号)[EB/OL].(2021-12-20)[2023-08-26]. https://zfxxgk.ndrc.gov.cn/web/iteminfo.jsp?id=18815.

［4］徐涛.《"十四五"生物经济发展规划》系列解读一 | 强化国家战略科技力量在生物经济高质量发展中的骨干引领作用[EB/OL].(2022-05-10)[2023-08-26]. https://www.ndrc.gov.cn/xxgk/jd/jd/202205/t20220509_1324432.html.

［5］姜江.《"十四五"生物经济发展规划》系列解读三 | 着力统筹供需两端推动生物经济高质量发展[EB/OL].(2022-05-12)[2023-08-26]. https://www.ndrc.gov.cn/xxgk/jd/jd/202205/t20220510_1324455.html.

［6］陈志刚,王字飞.探索自然资源保护中的"生物多样性抵消"[J].自然资源情报,2023(4):7-13.

［7］国家发展改革委 .“十三五”生物产业发展规划 [EB/OL]. (2016-12-20)[2023-08-27]. https: //www.gov.cn/ xinwen/2017-01/12/content_5159179.htm.

［8］赵富伟，蔡蕾，臧春鑫 . 遗传资源获取与惠益分享相关国际制度新进展 [J]. 生物多样性，2017, 25(11):1147-1155.

［9］蔡琳 . 作物育种进化史：从野生驯化到智能设计 [EB/OL].(2024-11-6)[2024-12-21].https://www.ntv.cn/ content/1/374/991374428.html.

［10］赵富伟 . 生物遗传资源的获取与惠益分享 [M]. 北京：中国环境出版社，2022: 11-50, 66-67.

［11］中国政府门户网站 .《中华人民共和国宪法》第九条 [EB/OL].(2005-06-14)[2024-08-29]. https://www.gov.cn/ test/2005-06/14/content_6310_3.htm.

［12］中国政府门户网站 .《中华人民共和国生物安全法》第五十八条 [EB/OL].(2005-06-14)[2024-08-29]. https: // www.gov.cn/test/2005-06/14/content_6310_3.htm.

［13］刘博 . 金砖国家遗传资源获取法律制度研究 [D]. 重庆：西南大学，2020.

［14］赵富伟，李颖硕，陈慧 . 新时期我国生物多样性法制建设思考 [J]. 生物多样性，2024, 32(5):5-15.

［15］牟桐，于文轩 . 我国生物遗传资源惠益分享法律机制的优化路径 [J]. 生态与农村环境报，2021, 37(9):1104-1108.

［16］薛达元，崔国斌，蔡蕾 . 遗传资源、传统知识与知识产权 [M]. 北京：中国环境科学出版社，2009: 22-23.

［17］赵富伟，薛达元，武建勇 .《名古屋议定书》生效后的谈判焦点与对策 [J]. 生物多样性，2015, 23(4): 536-542.

［18］薛达元 . 遗传资源获取与惠益分享：背景、进展与挑战 [J]. 生物多样性，2007(5): 563-568.

［19］薛达元 .《名古屋议定书》的主要内容及其潜在影响 [J]. 生物多样性，2011, 19(1): 113-119.

［20］唐睿，Philip WEYL, Hariet HINZ, 等 .《名古屋议定书》获取与惠益分享制度对传统生物防治研究的影响与对策 [J]. 环境昆虫学报，2021, 43(5): 1154-1161.

［21］孙名浩，李颖硕，赵富伟 . 病原微生物遗传资源共享利用制度现状、展望与应对建议 [J]. 微生物学通报，2024, 51(3):720-731.

［22］邓高峰 .《国际卫生条例（2005）》下国际卫生合作治理的困境及出路 [D]. 郑州：郑州大学，2022.

［23］朱慧媛 . 遗传资源获取与惠益分享的知识产权机制研究 [D]. 济南：山东财经大学，2023.

［24］陈洪 . 浅谈修订 TRIPS 以加强对生物多样性的保护 [J]. 甘肃农业，2005, (11):142.

［25］吴向东，龙凤，丁怡 . TRIPS 和植物新品种保护 [J]. 当代法学，2003(7): 128-131.

［26］侯仰坤 .《中华人民共和国动物新品种权保护法》立法建议稿 [M]. 北京：知识产权出版社，2017: 1-14.

［27］联合国新闻 . 世界卫生组织：各国向关于大流行病和疾病暴发的全球指南迈进 [EB/OL].(2023-02-11)[2023-12-29]. https://news.un.org/zh/story/2023/02/1115562.

［28］世界卫生组织新闻稿 . 各国政府继续讨论大流行协定谈判文本 [EB/OL].(2023-07-12)[2024-01-02].https: // www.who.int/zh/news/item/07-12-2023-governments-continue-discussions-on-pandemic-agreement-negotiating-text.

［29］VENKATARAMAN K .Access and Benefit Sharing and the Biological Diversity Act of India: A Progress Report[J].Asian Biotechnology & Development Review, 2008, 10(3): 69-80.

［30］马碧玉 . 印度《生物多样性法》修订述要及对我国完善生物多样性保护法制的启示 [J]. 生物多样性，2024, 32(5): 1-9.

第二篇　方法与实践

第四章　病原微生物资源获取

病原微生物菌（毒）种是指可培养的、人间传染的真菌、放线菌、细菌、立克次体、螺旋体、支原体、衣原体、病毒等具有保存价值的微生物。病原微生物样本是指医疗卫生、科研和教学等专业机构在从事疾病预防、传染病监测、临床检验、科学研究及生产生物制品等活动所采集的含有病原微生物的人和动物血液、体液、组织、排泄物、培养物，以及食物和环境样本。病原微生物资源泛指病原微生物菌（毒）种和样本。菌（毒）种和样本与生物安全、人类健康、环境保护和可再生能源等密切相关，故病原微生物资源的获取一直是实验室开展活动的重点，涉及的生物安全问题，应予以重视。

第一节　样本采集

病原微生物样本采集是诊断和监测疾病的重要手段之一，其意义和重要性如下。首先，通过采集病原微生物样本，如血液、痰液、尿液、粪便等，可以确定患者是否感染了某种病原微生物，从而明确病因，为临床诊断提供依据。其次，明确病原微生物的种类和药敏性，可以为医生提供针对性的治疗方案，选择合适的抗生素或抗病毒药物，提高治疗效果，减少不必要的药物使用和不良反应。再次，病原微生物样本采集有助于及时发现和控制传染病的传播，通过对样本进行检测和分析，可以追溯传染源，采取相应的隔离和防控措施，防止疾病的扩散。最后，病原微生物样本采集为病原微生物学研究提供了重要的资源，通过对样本的分析和研究，可以深入了解病原微生物的生物学特性、致病机制和耐药性等，为疫苗研发、药物开发和疾病防控策略提供科学依据。总之，病原微生物样本采集对于疾病的诊断、治疗、预防控制及公共卫生决策具有重要的意义，是维护公众健康和控制传染病的关键环节之一。

一、采集原则

（1）采集微生物样本作病原学检查：采集时间最好是病程早期、急性期或症状典型时，而且必须在使用抗生素或抗菌药物之前。

（2）采样时严格执行无菌操作，避免污染。

（3）收集真正感染的病灶处的样本，且避免邻近区域常居菌群的污染。

（4）采用专用无菌容器收集样本。容器须灭菌处理，防止渗漏，但不得使用消毒剂。样本中不可添加防腐剂。

（5）选择正确的解剖部位，并以适当的技术、方法与容器收集足量的样本，尽量不要以棉拭子收集样本。采集量不应过少，而且要有代表性，同时有些样本还要注意在不同时间和不同部位采集，如肠热症患者，发病的第 1 周应采集血液，第 2 周应采集粪便和尿液。否则影响细菌检出率。

（6）采样后立即送检，最好在 2 h 内。为保持微生物活性，棉拭子等样本宜放入恰当的运送培养基送检。一些对环境敏感的细菌，如脑膜炎奈瑟菌、淋病奈瑟菌和流感嗜血杆菌等应保温并立即送检，而其他所有的样本采集后最好在 2 h 之内送到实验室。若不能及时送检，样本应置于一定环境中保存，如尸检组织、支气管洗液、心包液、痰、尿等样本应保存在 4℃环境中。脑脊液、滑膜液等则要在 25℃保存。一般情况下，用于细菌培养的样本保存时间不应超过 24 h。

（7）混有正常菌群的样本，不可置肉汤培养。

（8）每份样本都应贴上标签并标明必要信息，在检验申请单上填写足够的有关临床资料。

二、临床样本的采集

（一）鼻咽拭子、口腔拭子

1. 操作程序

（1）核对被采样者，在传种操作区域点燃酒精灯。然后让被采样者张口发"啊"音，暴露咽喉，用压舌板将舌头下压。

（2）取出一次性无菌拭子，轻柔、迅速擦拭腭垂后上方及咽后壁上的分泌物。

（3）取毕，可直接按照无菌操作规程在选择性培养基上进行三区划线接种，采集好的咽拭子涂在平板第一区 1/3 大小，再用接种环画出第二、第三区。如果不方便现场接种，可将试管用酒精灯消毒后将拭子插入试管中，紧塞瓶塞，及时保温带回微生物实验室接种。

2. 注意事项

（1）口咽拭子检测前喝水，会稀释附着于咽部的病毒，特别是喝热水还会抑制病毒活性。为提高咽拭子检测的准确度，嘱受检者检测前 15 ～ 30 min 不要喝水，以保证咽拭子核酸检测具有较高的准确性。

（2）咽喉部暴露好的患者不建议发长"啊"，以减少取样者职业暴露的风险。

（3）为防止呕吐，采集咽拭子样本前 2 h 应避免进食。

（4）采集样本前 30 min 不要抽烟、喝酒，也不要嚼口香糖。

（二）血液样本

1. 操作程序

（1）静脉采血法的采集程序：先按照检验项目的要求，准备相应器材。患者取坐位或卧位，将手臂平放在桌面枕垫或床边，露出采血部位。找好静脉后，先用 30 g/L 的碘酒棉签对采血部位皮肤进行消毒处理，稍后再以同样的方式用 75% 乙醇棉签消毒；在采血部位上方扎止血带，嘱患者握紧拳头，使静脉显现；操作者以左手拇指固定穿刺部位的下端，右手持注射器或其他穿刺工具，使针头斜面和针筒刻度向上，先以与皮肤成 30°的位置迅速刺入皮肤，然后适当降低角度进入静脉腔中，回血后，将针头稍微深入，但不可用力过猛，以免造成血肿；以右手示指固定针头，左手缓慢抽动内芯，至所需血量后，解开止血带，嘱患者松拳，用无菌干棉签压住伤口，拔出针头，将血液注入准备好的抗凝瓶（摇匀 2 ～ 3 次）。采血完毕，核对患者的姓名和号码，并将用过的器材放在固定的回收箱（医疗废弃盒或锐器盒）内。

（2）毛细血管采血法的采集程序：首先用手指按摩采血部位，使中指或无名指指尖自然充血，再用 75% 乙醇棉球对皮肤进行消毒。待乙醇挥发干燥后，用左手拇指和示指固定采血部位，右手持消毒刺针，自指尖腹侧迅速刺入 2 ~ 3 mm，立即出针，让血液自然流出，用消毒棉球擦去第一滴血后，按需要依次采血，采血完毕，用消毒干棉球压住伤口片刻即可。

（3）动脉采血法的采集程序：用 2 mL 的注射器连接 7 号针头，吸取 1∶500 肝素生理盐水溶液 1 mL，将内芯来回抽动，使内壁沾匀肝素，再推掉全部肝素溶液，将内芯推至空筒顶端后不再回拉，以保持注射器内部无空气。选择动脉（桡动脉采血比较方便），对患者的皮肤及操作者的左手示指、中指进行常规消毒后，以左手压紧皮肤，右手持注射器，用左手示指感受动脉搏动处，以 45° 角进针，见血液自动进入注射器内至 2 mL 后拔掉针头，嘱患者按压局部皮肤 10 min 以上，然后立即用橡皮塞或橡皮泥封闭针头（使针头斜面没入橡皮即可）以隔绝空气，在手中搓动注射器、使血液与肝素混合，并立即送检。

2. 注意事项

（1）操作人员在采血操作前要严格核对医嘱、化验单、采血管；检查采血针，在采血管上写清患者的姓名、床号，核对患者，告知采血目的及注意事项，按顺序采集血液并及时送检。

（2）血液成分易受饮食、情绪和肌肉活动的影响，也易受采血体位的影响，采血一般应在患者空腹的状态下，在安静的环境中进行。除特殊情况外，住院患者一般应该在早晨起床活动之前安静卧床空腹状态下取血；门诊患者采血较难避免肌肉活动，应静息 30 min 以上，坐位采血应按立位解释结果，因为坐位情况下机体无法在短时间内调整体液的分布。空腹者可在上午 7—9 点采血。进餐者除检查血脂以外，其他项目皆可在上午 9—12 点采血；急诊患者可以卧位随时采血，不受饮食限制，但需注意输液和用药对检验结果的影响，特别是血糖和电解质。

（3）采血前要仔细检查采血器材，比如注射器针头有无倒钩，注射器与针头连接处是否紧密、是否漏气。采血器材应避免特别用力地抽吸和注射。凝血试验管、抗凝管、培养瓶等必须达到无菌、干燥、洁净，避免细菌污染和化学污染。

3. 质量控制

（1）采血时要使用合格的一次性材料，必须做到"一人一针一管一带一垫"。要嘱咐患者不必紧张，放松情绪。

（2）入针要稳、准，要尽可能早松开止血带，并嘱咐患者松拳，用干棉签按压采血点，迅速拔出针头，然后嘱咐患者或其家属按压采血点 3 ~ 5 min，到不出血为止，避免发生瘀血。

（3）操作人员拔掉针头，将血液缓慢推入试管，避免产生泡沫或用力急速将血液推入容器时造成溶血。

（4）整个采血过程的时间越短越好，最好能在 1 min 之内完成（生物样本库需要保存不同血液样本，但是不同的血液成分需要用不同的抗凝管或者非抗凝管）。

（三）痰液样本

（1）患者 / 被采样者用清水反复漱口后，用力咳嗽，从呼吸道深部咳出新鲜痰液于无菌容器，送检痰量极少者可用 4.5% 氯化钠液雾化吸入导痰，对重症、难治者、或伴有免疫抑制或疑似厌氧菌引起的医院内肺部感染，可采用环甲膜穿刺经气管吸引、经胸壁穿刺肺吸引、经纤维支气管镜或人工气道做防污染双套管毛刷、防污染支气管肺泡灌洗等采集无口咽部菌群污染的痰液，进行感染病原学诊断。不能及时送检者可暂存 4℃冰箱室温下延搁数小时，定植于口咽部的肺致病菌呈过度生长而肺炎球菌、葡萄球菌和流感嗜血杆菌检出率明显下降。

（2）用于痰培养的样本的评价体系为：① Bartlett 和 Murray 及 Washington 的痰质量分级系统，48% 送往实验室的痰培养未通过质量分级，而较多的是口腔分泌物。② 26.5% 的脓痰样本来自未显示出放射学和临床症状的患者。③ 40% 的痰样本来自未深入祛痰，而较多的是口腔分泌物的患者。④仅有 56.8% 有症状的患者产生脓痰。

（3）实验室接到样本后必须做直接涂片镜检和培养。目的是：其一，为确定样本是否适合做细菌培养。如果低倍镜下观察白细胞＜ 10 个每低倍视野而上皮细胞＞ 25 个每低倍视野不适合做培养应重留样本。其二，是初步判定有无病原菌的存在。

（4）培养下呼吸道的病原菌种类繁多，除基本分离培养外，还需用特殊培养基和适当培养环境，对于直接自下呼吸道的样本应半定量做细菌计数培养。

（四）粪便样本

（1）患者 / 被采样者排便后挑取有脓血、黏液部分的粪便 2 ～ 3.8 mL（液状粪便则取絮状物）盛于灭菌广口瓶或蜡纸盒送检。

（2）用棉拭子挑取粪便插入 Cary-Blair 运送培养基或 pH 7.0 的磷酸盐甘油中送检，可提高检出率。

（3）对于不易获取粪便者或婴幼儿，可用肠拭子（又称肛拭）采集。将拭子前端用无菌甘油水湿润后插入肛门 4 ～ 5 cm（幼儿 2 ～ 3 cm）处，蘸取直肠表面黏液后退出置于培养基内送检。

（五）生殖道样本

（1）根据不同感染种类和病变特征采集不同的样本。采取尿道样本时先用生理盐水局部清洗以无菌棉拭子插入患者 / 被采样者尿道口 1 ～ 2 cm 停留约 10 s，轻轻旋转拭子后退出。对外阴糜烂溃疡者，用棉拭子擦取病灶边缘的分泌物。阴道和宫颈口分泌物须在阴道窥器下用棉拭子采集。

（2）子宫内分泌物须用无菌导管抽取，插入子宫后再穿刺液膜予负压吸引可减少阴道菌群污染。女性盆腔脓肿应在阴道局部消毒后，由直肠子宫陷凹处行针抽取。男性前列腺液需进行前列腺按摩获取。

（六）组织样本

（1）表浅的感染组织和各种窦道样本，可用棉签擦拭刀片刮取穿刺抽吸或手术切除，对窦道和瘘管应深部刮取管壁组织。

（2）尸检样本应于死后 20 h 内采取。

（3）作病原体分离的组织样本不可用 10% 福尔马林中性固定液固定。

（4）疑似污染的较大组织块，可将其置沸水中 5 ～ 10 s，使表面变白，取中央部位送检。

（5）在医院内推荐从样本的采集到运送实验室之间的时间限制在 2 h 以内。

三、环境样本的采集

（一）不同采样目的所遵循的规范要求

（1）以考核清洁消毒质量为目的时，应按照既有规范的要求采样，如采样面积、采样工具（使用棉签涂抹法）等应符合规范要求。培养介质、实验条件、评价标准也应严格遵守规范，并做好阴性、阳性对照，进行微生物检测质量控制。

（2）水样本尽量用蓝口瓶采集。如使用带软塞的试管，应配合酒精灯。采样器具放置在采样箱内携带转运，有条件的，试管架和其他采样器具分别放置。

（3）必要时采样后的试管置于冰包内，以免检验前增菌。采样时采取必要的个人防护和手卫生。

（4）怀疑医院感染暴发或疑似暴发与医院环境有关时，根据GB—15982《医院消毒卫生标准》，应对各类环境空气、物体表面、工作人员手等进行目标微生物检测。如医务人员的手、医疗器械、治疗用水、防护用品、消毒剂、消毒器械、污水的采样。

（5）以调查环境与感染暴发的关系为目的采样时，可有多种方法：如海绵棒涂抹法（可以做大面积1 m² 采样）、平皿接触法（RODAC平皿）、载玻片接触法、薄膜粘贴法（用于可吸水的软质表面，如棉被、枕头、工作服等）。选用不同的采样工具，不限制采样面积，以尽可能地捕捉到病原体。培养介质可以用选择性培养基，也可以增菌。

（二）水源性样本检测方法

国际上对医疗机构用水的微生物监测方法缺乏统一标准。医疗机构用水微生物检测，执行GB/T 5750.12—2006《生活饮用水标准检验方法微生物指标》规定的菌落数检测方法，即水样在营养琼脂上，有氧条件下36℃ ±1℃培养48 h后，所得的细菌菌落总数，标准为< 100 CFU/mL。检测的接种技术指定为倾注培养法。

YY 0572—2015《血液透析及相关治疗用水》已开始关注环境污染菌的检测，要求采用常规的微生物检测方法获得细菌总数，首选薄膜过滤法，但不接受接种环法。可以参考采用《中华人民共和国药典（二部）》（2010年版）中规定的方法，或培养基选用胰化蛋白胨葡萄糖培养基（TGEA）、R2A或其他确认能提供相同结果的培养基，不能使用血琼脂培养基和巧克力琼脂培养基，推荐17 ~ 23℃、168 h（7天），针对环境菌的培养条件进行培养。

我国和国际 / 发达国家饮用水微生物检测标准比较，两者饮用水参照限值标准不同，美国 EPA 标准是< 500 CFU/mL，欧盟指标为大肠埃希菌、肠球菌、假单胞菌个数为0/250 mL，我国标准是< 100 CFU/mL。主要区别在于我国用营养琼脂（PCA），37℃培养2天，考虑的是检出人体污染菌；而欧洲标准使用 R2A 培养基，25℃培养7天，更多考虑环境污染菌。

（三）空气采样方法

（1）被动采样（自然沉降法）。基于采样区域空气中的颗粒物（细菌、真菌孢子）在重力作用下的自然沉降而将其捕获。对于粒径小、长时间悬浮空气中的病原体，可能无法获取。如，真菌孢子直径1 ~ 2 μm，每小时沉降仅0.1 ~ 0.4 m，被动采样捕捉到的概率很小。

（2）主动采样（动力抽气法）。基于动力风机抽气收集采样区域空气中的颗粒物（细菌、真菌孢子）的采样方法。可决定采集多大体积的空气。如单极空气采样器，仪器抽吸空气通过培养介质表面，通过控制采样时间调整采集样本的体积，可以在疑似污染源周围使用。

四、食品样本的采集

（一）采样原则

1. 代表性原则　食品的加工批号、原料情况（来源、种类、地区、季节等）、加工方法、运输和贮藏条件、销售中的各个环节（如有无防蝇、防蟑螂、防鼠等设备）及销售人员的责任心和卫生知识水平等都对食品卫生质量有重要的影响。在采样时必须考虑这些因素，使所采的样本能真正反映被采样的总体水平，也就是通过对具代表性样本的监测能客观推测食品的质量。

2. 典型性原则　采集能充分说明达到监测目的的典型样本，包括以下几种样本：污染或怀疑污染的样本、引起中毒或怀疑引起中毒的食品、掺假或怀疑掺假的食品。

3. 适时性原则　因为不少被检物质总是随时间发生变化的，为了保证得到正确结论就必须很快送检。如发生食物中毒应立即赶到现场及时采样。

4. 适量性原则

（1）采样数量应根据检验项目和目的而定，但每份样本不少于检验需要量的 3 倍，以便供检验、复检和留样备用。供理化检验样本，一般每份样本不少于 0.5 kg，液体、半液体食品每份样本量为 0.5 ~ 1 L，250 g 以下包装者不少于 6 包。可以根据检验项目和样本的具体情况适当增加或减少。微生物学检验按国家有关规定进行。

（2）对食品卫生检查，在 100 包以下按 10% 抽样，100 包以上按批号采样不少于 12 个包装，不多于 36 个包装。从 12 ~ 36 个包装内取所需样本份数不得少于 3 份，每份样本由 3 ~ 4 个包装内采取的样本混合而成。

（3）作为食品卫生专题调查或制定食品卫生标准或定期监测项目的样本，应按照各项工作所定的样本计划进行。

（4）对已被污染的食品，应先从感官上分重、中、轻 3 种污染情况，从各类采样。可根据污染食品的多少，各类取 1 ~ 3 份样本，分别进行检验。

5. 程序原则　采样、送检、留样和出具报告均按规定的程序进行，各阶段都要有完整的手续责任分明。

（二）采样方法

1. 散装食品

（1）液体、半液体食品采样：以一池或一缸为一采样单位，即每一池或一缸采一份样本，采样前先检查样本的感官性状，然后将样本搅拌均匀后采样。如果池或缸太大，搅拌均匀有困难，可按池或缸的高度等距离分为上、中、下 3 层，在各层的四角和中间各取等量样本混合后，再取检验所需样本。对流动的液体样本，可定时定量，从输出口取样后混合留取检验所需的样本。

（2）固体食品采样：散装食品如粮食和油料，可按堆形和面积大小采用分区设点，或者按粮堆高度采用分层采样。分区设点，每区面积不超过 50 m²，各设中心、四角共 5 个点；区数在两个以上的两区界线上的两个点为共有点。例如，两个区设 8 个点，3 个区设 11 个点，依此类推。粮堆边缘的点设在距边缘 50 cm 处。

（3）采样点定好后，先上后下用金属探管逐层采样，各点采样数量一致。从各点采出的样本要做感官检查，感官性状基本一致，可以混合成一个样本。如果感官性状显然不同，则不要混合，要分别盛装。

2. 大包装食品

（1）液体、半液体食品采样：大包装样本一般用铁桶或塑料桶，容器不透明，很难看清楚容器内物质的实际情况。采样前，应先将容器盖子打开，用采样管直通容器底部，将液体吸出，置于透明的玻璃容器内，做现场感官检查，检查液体是否均一，有无杂质和异味，将检查结果记录，然后将这些液体充分搅拌均匀，用长柄勺或采样管，装入样本容器内。

（2）颗粒或粉末状的固体采样：如大批量的粮食、油料和白砂糖等食品，堆积较高，数量较大时，应将其分为上、中、下层，从各层分别用金属探子或金属采样管采样。一般粉末状食品用金属探管（为防止采样时受到污染，可用双层套采样器采样）；颗粒性食品用锥形金属探子采样；特大颗粒的袋装食品如蚕豆、花生果、薯片等，要将口袋缝线拆开，用采样铲采样。每层采样数量一致，要从不同方位，选取等量的袋数，每袋插入的次数一致。感官性状相同的混合成一份样本，感官性状不同的要分别盛装。

3. 小包装食品　各种小包装食品（指每包 500 g 以下），均可按照每一生产班次或同一批号的产品，随机抽取原包装食品 2 ~ 4 包。

4. 其他食品

（1）肉类：在同质的一批肉中，可以四角或中间设采样点，每点从上、中、下 3 层均匀采取可食部分的若干小块，混合为一个样本。如品质不同，可将肉品分类后再分别取样。有时也可按分析项目的要求重点采取某一部位，如检查旋毛虫要取基部的肌肉。

（2）鱼类：经感官检查质量相同的鱼堆在四角和中间分别采样，尽量从上、中、下 3 层各抽取有代表性的鱼样。个别大鱼和海兽，只能割取其局部作为样本。一般鱼类，都采集完整的个体，大鱼（0.5 kg 左右）3 条作为一份样本，小鱼（虾）可取混合样本，每份 0.5 kg。

（3）冰蛋（冰全蛋、巴氏消毒冰全蛋、冰蛋黄、冰蛋白）：按生产批号，在生产过程装罐时流动取样。以每 4 小时生产数量为单位，每半小时取样一次，每次 50 g，留入已灭菌的玻璃瓶中混合后送检。已制成冰蛋的，则要用已灭菌的钻头取样，按无菌操作程序进行，取样量不少于 0.5 kg。

（4）烧烤熟肉：检查表面污染情况，采样方法可用表面揩抹法。大块熟肉采样，可在肉块四周外表均匀选择几个点，用经高压消毒的板孔 5 cm^2 的金属制规板，压在所选点的位置上，再用经生理盐水湿润的灭菌棉球拭干，在规板范围内揩抹 10 次，然后，移往另一点做同样揩抹。每个规板只压一个点，每支棉拭揩抹两个点。一般大块熟肉共揩抹 50 cm^2（即 10 个规板板孔，5 支棉拭子），每支棉拭子揩两个点立即剪断或烧断（剪刀要经酒精灯燃烧灭菌），投入盛有 50 mL 灭菌生理盐水的三角瓶或大试管中送检验室。

（5）冷饮（冰棍、冰淇淋等）：用灭菌刀片将木棍切断，将冰棍置入灭菌广口玻璃瓶中。小包装的冰淇淋应先将包装盒盖打开，用灭菌小匙将包装内的冰淇淋装入灭菌广口玻璃瓶内，每 3 包为一个样本。无包装或大包装冰淇淋，用灭菌小匙取样 250 g 以上装入灭菌广口玻璃瓶内送检。

（6）食具采样：选取大食具 2 只，中食具 5 只，小食具 10 只，筷子 3 根，作为一份样本，食具用滤纸贴附法采样，筷子用洗脱法采样。

第二节　样本包装与运输

生物样本安全运输对于保障样本质量和防止生物安全风险具有重要的意义。首先，生物样本在运输过程中可能会受温度、湿度、震动、光照等因素的影响，导致样本质量下降。因此，安全运输可以确保样本在运输过程中不受外界因素的干扰，保证样本的完整性和可用性。其次，生物样本可能携带病原体或有害物质，如果在运输过程中发生泄漏或交叉污染，可能会对人员和环境造成生物安全风险。因此，安全运输可以采取相应的防护措施，防止样本泄露和交叉污染，保障人员和环境的安全。许多国家和地区都制定了生物样本运输的法规和标准，要求样本必须在安全、合规的条件下进行运输。遵守这些法规和标准可以确保样本运输的合法性和合规性，避免法律风险和责任。生物样本作为许多研究和临床应用的重要资源，如果在运输过程中出现问题，可能会导致研究和临床应用的延误或失败。安全运输则可以保障样本的及时性和可用性，确保研究和临床应用的顺利进行。

综上所述，生物样本运输对于保障样本质量、防止生物安全风险、遵守法规要求及保障研究和临床应用的顺利进行具有重要的意义。

一、病原微生物的分类

国家根据病原微生物的传染性、感染后对个体或者群体的危害程度，将病原微生物分为四类。

（1）第一类病原微生物：是指能够引起人类或者动物非常严重疾病的微生物，以及我国尚未发现或者已经宣布消灭的微生物。

（2）第二类病原微生物：是指能够引起人类或者动物严重疾病，比较容易直接或者间接在人与人、动物与人、动物与动物间传播的微生物。

（3）第三类病原微生物：是指能够引起人类或者动物疾病，但一般情况下对人、动物或者环境不构成严重危害，传播风险有限，实验室感染后很少引起严重疾病，并且具备有效治疗和预防措施的微生物。

（4）第四类病原微生物：是指在通常情况下不会引起人类或者动物疾病的微生物。

第一类、第二类病原微生物统称为高致病性病原微生物。

二、高致病性病原微生物菌（毒）种或样本运输申请程序

1. 申请对象　需要运输《人间传染的病原微生物目录》中第一类和第二类病原微生物菌（毒）种或样本、第三类病原微生物运输包装分类为 A 类的病原微生物菌（毒）种或样本和疑似高致病性病原微生物菌（毒）种或样本的单位。

2. 申请条件

1）从事疾病预防控制、医疗、教学、科研、菌（毒）种保藏及生物制品生产的单位，因工作需要，可以申请运输高致病性病原微生物菌（毒）种或样本。

2）接收单位应当符合以下条件：

（1）具有法人资格。

（2）具备从事高致病性病原微生物实验活动资格的实验室。

（3）取得有关政府主管部门核发的从事高致病性病原微生物实验活动、菌（毒）种或样本保藏、生物制品生产等的批准文件。

3. 申请内容

申请人提供如下材料（原件一份，复印件三份）：

（1）可感染人类的高致病性病原微生物菌（毒）种或样本运输申请表。

（2）法人资格证明材料（复印件）。

（3）接收高致病性病原微生物菌（毒）种或样本的单位（以下简称：接收单位）同意接收的证明文件。

（4）接收单位具备从事高致病性病原微生物实验活动资格的证明文件（复印件）。

（5）接收单位取得有关政府主管部门核发的从事高致病性病原微生物实验活动、菌（毒）种或样本保藏、生物制品生产等的批准文件（复印件）。

（6）容器或包装材料的批准文号、合格证书（复印件）或者高致病性病原微生物菌（毒）种或样本运输容器或包装材料承诺书。

（7）其他有关资料。

4. 办理程序

（1）单位向省卫生健康委员会提出申请。

（2）省卫生健康委员会形式审查，反馈意见。

（3）厅领导审批。

（4）省内运输由省卫生健康委员会审批。

（5）跨省运输由省卫生健康委员会初审，报国家卫生健康委员会审批。

5. 办理时限

（1）省内运输由省卫生健康委在 5 个工作日内做出是否批准的决定。

（2）跨省运输由省卫生健康委在 3 个工作日内出具初审意见，报国家卫生健康委。

三、可感染人类的高致病性病原微生物菌（毒）种或样本运输

1. 管理和分类

（1）可感染人类的高致病性病原微生物菌（毒）种或样本运输的管理，依据《中华人民共和国传染病防治法》《病原微生物实验室生物安全管理条例》等法律、行政法规的规定执行。

（2）可感染人类的高致病性病原微生物菌（毒）种或样本是指在《人间传染的病原微生物目录》中规定的第一类、第二类病原微生物菌（毒）种或样本。

（3）《人间传染的病原微生物目录》中第三类病原微生物运输包装分类为 A 类的病原微生物菌（毒）种或样本，以及疑似高致病性病原微生物菌（毒）种或样本，也按照高致病性病原微生物菌（毒）种或样本进行运输管理。

（4）菌（毒）种或样本［以下统称高致病性病原微生物菌（毒）种或样本］，应当经省级以上卫生行政部门批准。未经批准，不得运输。

2. 运输申请单位

（1）从事疾病预防控制、医疗、教学、科研、菌（毒）种保藏及生物制品生产的单位，因工作需要，可以申请运输高致病性病原微生物菌（毒）种或样本。

（2）申请运输高致病性病原微生物菌（毒）种或样本的单位（以下简称申请单位），在运输前应当向省级卫生行政部门提出申请，并提交以下申请材料（原件一份，复印件三份）：可感染人类的高致病性病原微生物菌（毒）种或样本运输申请表；法人资格证明材料（复印件）；接收高致病性病原微生物菌（毒）种或样本的单位（以下简称接收单位）同意接收的证明文件；容器或包装材料的批准文号、合格证书（复印件）或高致病性病原微生物菌（毒）种或样本运输容器或包装材

料承诺书；其他有关资料。

3. 接收单位应当符合的条件

（1）具有法人资格。

（2）具备从事高致病性病原微生物实验活动资格的实验室。

（3）取得有关政府主管部门核发的从事高致病性病原微生物实验活动、菌（毒）种或样本保藏、生物制品生产等的批准文件。

4. 运输申请

（1）在固定的申请单位和接收单位之间多次运输相同品种高致病性病原微生物菌（毒）种或样本的，可以申请多次运输。多次运输的有效期为 6 个月，期满后需要继续运输的，应当重新提出申请。

（2）申请在省、自治区、直辖市行政区域内运输高致病性病原微生物菌（毒）种或样本的，由省、自治区、直辖市卫生行政部门审批。

（3）省级卫生行政部门应当对申请单位提交的申请材料及时审查，对申请材料不齐全或不符合法定形式的，应当及时出具申请材料补正通知书；对申请材料齐全或符合法定形式的，应当即时受理，并在 5 个工作日内做出是否批准的决定。

（4）申请跨省、自治区、直辖市运输高致病性病原微生物菌（毒）种或样本的，应当将申请材料提交运输出发地省级卫生行政部门进行初审；对符合要求的，省级卫生行政部门应当在 3 个工作日内出具初审意见，并将初审意见和申报材料上报国家卫生健康委员会审批。

（5）国家卫生健康委员会应当自收到申报材料后 3 个工作日内做出是否批准的决定。

（6）对于为控制传染病暴发、流行或突发公共卫生事件应急处理的高致病性病原微生物菌（毒）种或样本的运输申请，省级卫生行政部门与国家卫生健康委员会之间可以通过传真的方式进行上报和审批；需要提交有关材料原件的，应当于事后尽快补齐。

（7）根据疾病控制工作的需要，应当向中国疾病预防控制中心运送高致病性病原微生物菌（毒）种或样本的，向中国疾病预防控制中心直接提出申请，由中国疾病预防控制中心审批；符合法定条件的，颁发《可感染人类的高致病性病原微生物菌（毒）种或样本准运证书》；不符合法定条件的，应当出具不予批准的决定并说明理由。中国疾病预防控制中心应当将审批情况于 3 日内报国家卫生健康委员会备案。

（8）运输高致病性病原微生物菌（毒）种或样本的容器或包装材料应当达到国际民航组织《危险物品航空安全运输技术细则》（Doc9284 包装说明 PI602）规定的 A 类包装标准，符合防水、防破损、防外泄、耐高温、耐高压的要求，并应当印有国家卫生健康委员会规定的生物危险标签、标识、运输登记表、警告用语和提示用语。

（9）运输高致病性病原微生物菌（毒）种或样本，应当有专人护送，护送人员不得少于 2 人。

（10）申请单位应当对护送人员进行相关的生物安全知识培训，并在护送过程中采取相应的防护措施。

（11）申请单位应当凭省级以上卫生行政部门或中国疾病预防控制中心核发的《可感染人类的高致病性病原微生物菌（毒）种或样本准运证书》到民航等相关部门办理手续。通过民航运输的，托运人应当按照《中国民用航空危险品运输管理规定》（CCAR276）和国际民航组织文件《危险物品航空安全运输技术细则》的要求，正确进行分类、包装、加标记、贴标签并提交正确填写的危险品航空运输文件，交由民用航空主管部门批准的航空承运人和机场实施运输。如需由未经批准的航空承运人和机场实施运输的，应当经民用航空主管部门批准。

（12）高致病性病原微生物菌（毒）种或样本在运输之前的包装及送达后包装的开启，应当在符合生物安全规定的场所中进行。

（13）申请单位在运输前应当仔细检查容器和包装是否符合安全要求，所有容器和包装的标签运输登记表是否完整无误，容器放置方向是否正确。

（14）在运输结束后，申请单位应当将运输情况向原批准部门书面报告。

（15）高致病性病原微生物菌（毒）种或样本的出入境，按照国家卫生健康委员会和国家质检总局《关于加强医用特殊物品出入境管理卫生检疫的通知》进行管理。

四、可感染人类的非高致病性病原微生物和样本的运输

（1）非高致病性病原微生物菌（毒）种或样本在本市行政区域内运输，由菌（毒）种或样本所在单位向接收单位提出申请，获得接收证明后实施。

（2）非高致病性病原微生物菌（毒）种或样本外部运输（包括单位与分部间运输）的包装要求使用专用的生物样本运送箱。包装系统要符合防水、防破损、防外泄、耐高温、耐高压的要求。相关文件（如生物样本类别、编号、名称、数量、发送人和接收人的信息等）应该放入防水袋中，并贴在辅助容器的外面。运输包装每次用毕须及时消毒处置。

（3）单位区域内部之间运输样本的包装箱也应符合生物安全要求，且专用、密闭，并张贴生物安全标识。

五、样本转运人员培训

（1）样本转运人员必须经过专业培训，掌握相关知识如各种检验样本的来源、样本传送的要求、样本采集合格与否的判断、送检样本的生物危险性及其防护等，并有实验室负责人的授权。

（2）应建立完善的培训及考核体系，培训包括岗前培训和在职培训，由实验室管理人员组成的培训小组负责培训与考核工作。

（3）岗前培训的主要内容包括职业道德、劳动纪律、基本工作技能等。在职培训的具体内容主要有不同样本的采集方法、特殊样本的储存、样本运送过程中的注意事项、意外情况的应急处理措施、样本转运的工作流程等，培训结束经统一考核合格后方可进入科室从事样本转运工作。

六、样本转运方式

1. 专人运送或专用运输系统　样本的运送应做到专人、专业，以确保样本采集后能在第一时间送达实验室检测。原则上不得由患者本人或患者家属运送（门诊患者自行留样如粪、尿等样品除外）。有条件的医院可采用管道传递系统运输样本，这既可加快样本传递速度，又可避免样本的错误传递。需要转运的样本，应将密封的试管装入乙烯塑料袋并存放于合适温度（按检验项目要求选择合适的温度）的样本运送储存箱中，运送过程中应防震、防漏、防污染。

2. 专用样本运送储存箱　样本在运输过程中可能会发生丢失、污染、过度振荡、容器破损、唯

一性标识丢失及高温、低温或阳光直射等使样本变质等情况，为了避免以上情况的发生，运送时需使用专用的样本运送储存箱，在样本运送储存箱上应标有生物危险标识，警告用语和提示用语。对于疑为高致病性病原微生物的样本，应按照《病原微生物实验室生物安全管理条例》和各医疗机构制定的生物安全管理规定的相关要求进行传染性标识、运送和处理。

七、样本转运时间、温度与控制

（1）样本转运的基本原则是样品采集后应立即送检，尽量缩短转运时间。如受各种条件限制不能及时送检，应将样品放置于阴凉处，避免样品受热、破损，必要时冷藏放置。样本在转运过程中应密闭、防震、防漏、防污染。检验申请单与样品应同时送达，并将检验申请单与样本分开，避免申请单被污染。

（2）一般性检验样本在采集后的转运时间应控制在 2 h 内。进行肺炎链球菌和（或）脑膜炎奈瑟菌培养的样品应保温送检，将脓汁放入无菌的容器中，并放在一个密封的塑料袋里，应尽可能快速运送和处理。

（3）在夏季高温或冬季低温地区，应注意防蒸发或保温等问题。

八、样本转运过程中的安全问题

1）为了确保检验样本的运送安全，应实行样本运送专人管理、密闭容器转运、固定运送路线、严格样品交接登记，并有防污染的应急措施。

2）样本转运人员应该严格遵守《条例》《医疗机构临床实验室管理办法》《实验室样品转运制度》等相关法律法规，应视所有样品为具有生物危害的物品。因此，在接触、转运样本时必须采取严格防护措施，如穿隔离衣，戴帽子、医用口罩、乳胶手套，必要时戴护目镜、穿鞋套等。

3）一些特殊样本（如高致病的病原微生物学样品）应做到专人负责，确保在最短时间内及时送达。在运送过程中无论遇到什么情况，都要做到样本箱不离手，禁止他人代送或寄存某处。样本箱要保持密闭性，外贴统一的标识，若样本在转运过程中发生泄漏，必须严格进行消毒处理，具体的操作如下：

（1）检查样本的包装袋是否破损，如未破损直接采取高浓度的消毒方法对其进行消毒，并按感染性废物处置。

（2）如包装袋有破损，则首先检查是否污染同一运送箱的其他样本试管外表，以及转运箱是否污染等。

（3）若明确病原微生物，可选择敏感的消毒剂；不明确病原微生物时则选用 2000 ~ 5000 mg/L 含氯消毒剂或其他合适的消毒剂进行擦拭消毒。

第三节　样本接收和处理

病原微生物样本的接收和处理是微生物学研究中的重要环节。微生物样本通常需要在无菌条件下接收，并妥善保存和运输到实验室。在接收样本时，需要记录样本的相关信息，如来源、采集时间、采样方法等。根据研究目的和实验要求，对样本进行适当的处理。这可能包括细胞分离、培养、富集、纯化等步骤，以获得所需的微生物种群或菌株。对于需要进一步培养的微生物样本，可以选择合适的培养基进行培养。同时，为了长期保存微生物样本，可以使用冷冻、冻干等技术。根据研究需求，可以对微生物样本进行各种分析和检测，如形态学观察、生化实验、分子生物学技术等，以获取微生物的特征和属性信息。在整个过程中，需要进行质量控制，确保样本处理和分析的准确性和可靠性。这包括对试剂、培养基和设备的质量控制，以及对实验结果的验证和重复性评估。需要注意的是，不同类型的微生物样本可能需要不同的处理方法和技术，因此在进行具体操作时，应根据样本特点和实验要求选择合适的方法。

一、样本的接收

1. 接收原则

（1）安全原则：确保接收过程中的生物安全，采取适当的防护措施，防止样本对工作人员和环境造成污染和感染。

（2）合规性原则：遵循相关的法律法规、行业标准和实验室规定，确保样本的接收和处理符合规范要求。

（3）完整性原则：确认样本的完整性和质量，检查样本的包装是否完好，有无破损、泄露或污染的迹象。

（4）标识和记录原则：对样本进行准确的标识和详细记录，包括样本的来源、采集时间、样本类型等信息，以便追溯和管理。

（5）无菌操作原则：在接收和处理样本时，遵循无菌操作原则，避免样本受到外界污染，保证检测结果的准确性。

（6）储存和运输原则：根据样本的特性和要求，选择合适的储存条件和运输方式，确保样本的稳定性和活性。

（7）风险评估原则：对接收的病原微生物样本进行风险评估，根据其致病性、传播途径等因素，采取相应的防护和处理措施。

（8）培训和资质原则：参与样本接收和处理的人员应具备相关的专业知识和技能，并经过适当的培训和资质认证。

2. 生物安全

（1）为工作人员提供相关的生物安全培训，包括病原微生物的特性、传播途径、防护措施和操作规程等方面的知识，使他们了解潜在的风险和如何正确处理样本。

（2）工作人员应穿戴适当的个人防护装备，如防护服、手套、口罩、护目镜等，根据样本的风险级别选择合适的防护级别。

（3）严格遵循无菌操作技术，包括正确的样本采集、处理和运输方法，减少样本受到污染的机会，降低感染风险。

（4）定期对接收区域进行清洁和消毒，包括工作台面、设备和工具等，以杀灭潜在的病原微生物。

（5）确保样本的包装完好，采用合适的运输容器和方法，避免样本在运输过程中发生泄露或破损。

（6）工作人员应经常洗手，并遵守良好的个人卫生习惯，避免交叉污染。

（7）制订应急预案，包括处理样本泄露、污染事件或工作人员受伤等情况的步骤和措施。

（8）定期对工作人员进行健康监测，包括体检和免疫接种，及时发现和处理可能的感染。

（9）提供适当的安全设备，如生物安全柜、负压隔离室等，减少工作人员与病原微生物的直接接触。

（10）建立监督机制，对工作人员的操作进行定期审查，确保他们遵守安全规定和操作流程。

3. 接收流程

（1）前期准备：确保接收区域清洁、消毒，并准备好所需的个人防护装备和工具。

（2）样本检查：在安全的条件下，检查样本的包装是否完好，有无泄露或破损迹象。

（3）记录信息：详细记录样本的来源、采集时间、样本类型等相关信息，确保可追溯性。

（4）运输工具消毒：对样本运输工具进行消毒，如运输箱、托盘等。

（5）个人防护装备穿戴：工作人员穿戴合适的个人防护装备。

（6）样本搬运：使用适当的工具搬运样本，避免直接接触样本。

（7）样本储存：将样本放置在指定的储存设备中，根据样本特性设置合适的温度和条件。

（8）样本标记：对样本进行标记，确保清晰可读，便于识别和管理。

（9）清洁与消毒：对接收区域和工具进行清洁和消毒，处理废弃物。

（10）通知相关部门：及时将样本接收情况通知相关部门或人员。

4. 样本存储和运输注意事项

（1）根据病原微生物的特性，选择适宜的储存温度。一些病原微生物需要冷藏（2 ~ 8℃）或冷冻（–20℃或更低）储存，以保持其活性和稳定性。

（2）对每个样本进行明确的标识，包括样本名称、编号、采集时间、采集地点等信息，以便于追溯和管理。

（3）使用无菌技术处理样本，避免样本受到污染。储存容器应密封良好，防止外界微生物的进入。

（4）定期检查样本的稳定性，确保样本在储存期间没有发生明显的变质或失活。

（5）在运输过程中，选择合适的包装材料，确保样本在运输过程中不受损坏。同时，遵循相关运输规定和安全要求。

（6）对于需要低温储存的样本，在运输过程中要确保冷链的连续性，避免温度波动对样本造成影响。

（7）参与储存和运输的人员应接受相关培训，了解样本处理和运输的要求，确保操作的规范性和安全性。

（8）制订应急预案，应对可能发生的样本损坏、丢失或其他意外情况。

（9）遵守相关法规和伦理要求，确保样本的储存和运输符合法律法规和道德标准。

5. 样本接收的风险评估

（1）样本来源：了解样本的来源、采集环境和采集方法，是否存在潜在的污染风险。

（2）样本数量和处理频率：大量样本的接收和频繁处理可能增加操作失误和交叉污染的风险。

（3）人员培训和技能水平：操作人员对样本处理的熟悉程度和专业技能水平，以及他们对安全操作规程的遵守情况。

（4）设备和设施：评估实验室的设备、防护设施的完备性和性能，是否满足样本处理的需求。

（5）操作规程和标准操作程序：评估操作规程的合理性和有效性，是否涵盖了所有必要的步骤和安全措施。

（6）环境清洁和消毒：考虑实验室的环境清洁度和消毒措施的执行情况，以降低交叉污染的风险。

（7）应急准备和响应能力：评估对可能发生的事故或紧急情况的应对能力，如样本泄露、设备故障等。

（8）法律法规和伦理要求：确保样本处理符合相关的法律法规和伦理准则。

二、样本的处理

1. 常见种类

（1）血液样本：用于检测病原体感染、血清学抗体等。

（2）痰液样本：常用于呼吸道病原体的检测，如细菌、病毒等。

（3）粪便样本：用于检测肠道病原体，如寄生虫、肠道病毒等。

（4）尿液样本：可用于检测泌尿系统感染的病原体。

（5）组织样本：如活检组织，用于检测感染或病变组织中的病原体。

（6）体液样本：如脑脊液、胸腔积液、腹水等，用于检测体内特定部位的病原体。

（7）环境样本：如空气、水、土壤等，用于监测环境中的病原微生物。

（8）动物样本：适用于动物疾病的检测和研究。

（9）细胞培养物：用于分离和培养病原微生物。

2. 处理流程

（1）样本登记：对接收的病原微生物样本进行详细登记，包括来源、采集时间、样本类型等信息。

（2）外观检查：仔细检查样本的外观，确保样本无明显的损坏或污染。

（3）防护装备：工作人员穿戴适当的个人防护装备。

（4）样本分装：如果需要，将样本分装到合适的容器中，避免交叉污染。

（5）样本前处理：根据实验要求，对样本进行前处理，如离心、过滤、稀释等。

（6）提取核酸/蛋白质：对于需要检测核酸或蛋白质的样本，进行相应的提取操作。

（7）培养或检测：根据病原微生物的特性，选择合适的培养方法或检测技术进行分析。

（8）结果记录：准确记录处理过程中的数据和结果。

（9）废弃物处理：妥善处理实验过程中产生的废弃物，遵循生物安全规定进行消毒或灭菌。

（10）清洁消毒：对操作区域和设备进行清洁消毒，确保环境安全。

3. 潜在感染传播的规避措施

（1）操作人员应穿戴适当的个人防护装备，如防护服、手套、口罩、护目镜等，以减少与样本的直接接触。

（2）严格遵循无菌操作原则，包括样本采集、运输、处理和储存的各个环节，避免样本受到污染。

（3）确保样本在运输过程中得到妥善包装，采用密封容器，并按照规定的运输条件进行运输，以防止样本泄露和污染。

（4）将实验室划分为不同的区域，如样本接收区、处理区、检测区等，限制人员和物品的流动，减少交叉污染的风险。

（5）定期对实验室进行清洁和消毒，特别是经常接触的表面和设备，使用合适的消毒剂和清洁方法。

（6）对操作人员进行相关的培训和教育，使其了解病原微生物的风险和安全操作规程，提高防范意识。

（7）使用合适的样本处理设备，如生物安全柜、离心机等，这些设备可以提供物理隔离和防护。

（8）妥善处理样本处理过程中产生的废弃物，按照规定的程序进行消毒和处置，避免造成二次污染。

（9）定期对实验室环境和操作人员进行监测和检测，如空气采样、手部消毒效果检测等，及时发现和处理潜在的感染风险。

（10）制订应急预案，包括样本泄露、人员感染等情况的应对措施，做好应急准备和响应。

4. 检测方法

（1）显微镜检查：通过显微镜直接观察样本中的微生物形态、结构和特征，适用于一些形态特征明显的病原微生物。

（2）培养法：将样本接种到合适的培养基上，培养并观察有无微生物生长，用于鉴定和分离病原微生物。

（3）免疫检测：如酶联免疫吸附试验（ELISA）、免疫层析等，利用抗体与病原微生物的特异性结合进行检测。

（4）PCR技术：聚合酶链反应（PCR）用于扩增和检测病原微生物的特定基因片段，具有高灵敏度和特异性。

（5）核酸检测：包括实时荧光定量PCR、核酸杂交等方法，用于检测病原微生物的核酸。

（6）血清学检测：检测血清中的抗体水平，如血清学凝集试验、蛋白质印迹等，用于判断是否感染或免疫情况。

（7）质谱分析：利用质谱技术对病原微生物的蛋白质或代谢产物进行分析和鉴定。

（8）基因芯片技术：通过芯片上的探针与病原微生物的基因进行杂交，实现多种病原微生物的同时检测。

5. 确保检测结果准确和可靠的措施

（1）采集样本时，遵循正确的采集方法和操作规范，确保样本的质量和代表性。注意样本的采集时间、采集部位、采样工具的消毒等。

（2）在样本处理过程中，严格按照标准操作流程进行，避免样本的污染和交叉感染。同时，注意样本的保存条件和时间，以保证样本的稳定性和活性。

（3）根据病原微生物的特点和检测目的，选择合适的检测方法。不同的检测方法可能具有不同的特异性和灵敏度，应选择经过验证和认可的检测方法。

（4）使用质量可靠的检测设备和试剂，并按照厂家的说明书进行操作和维护。定期对检测设备进行校准和质量控制，确保其正常运行和准确性。

（5）检测人员应具备相关的专业知识和技能，经过严格的培训和考核。他们应熟悉检测流程和操作要点，能够正确地进行实验操作和数据分析。

（6）建立完善的质量控制体系，包括内部质量控制和外部质量评估。定期进行标准品、质控品的检测，以及盲样测试和同行复核等，以监测和评估检测过程的准确性和可靠性。

（7）加强实验室的管理，包括环境清洁、设备维护、样本标识和记录管理等。严格遵守实验室的安全和卫生规定，防止交叉污染和误差的发生。

（8）对检测结果进行仔细的解读和分析，结合临床症状、流行病学信息等进行综合判断。如有必要，可以进行复测或采用其他方法进行验证。

（9）定期回顾和评估检测过程，总结经验教训，发现问题并及时采取改进措施，不断提高检测的准确性和可靠性。

6. 检测的质量控制

（1）内部质量控制：包括使用标准物质、质控样本或参考样本进行定期检测，以评估检测方法的准确性和可靠性。同时，要建立质量控制图表和统计分析，及时发现和纠正可能出现的偏差。

（2）人员培训和资质认证：确保检测人员具备足够的专业知识和技能，通过培训和考核后持证上岗。定期进行再培训和能力评估，以保持人员的专业水平。

（3）设备校准和维护：定期对检测设备进行校准和维护，确保设备的正常运行和性能稳定。建立设备档案，记录设备的校准、维护和维修情况。

（4）实验室环境控制：保持实验室的清洁、卫生和温度、湿度等环境条件的稳定，以避免对检测结果的影响。

（5）方法验证和标准操作程序：选择经过验证的检测方法，并制定详细的标准操作程序，确保检测过程的一致性和可重复性。

（6）数据审核和记录管理：对检测数据进行严格的审核，确保数据的准确性和完整性。妥善保存检测记录，便于追溯和审查。

（7）外部质量评估：参加外部的能力验证、室间比对或质量评估活动，与其他实验室进行结果比对和交流，评估自身的检测能力。

（8）质量管理体系：建立完善的质量管理体系，包括质量手册、程序文件和作业指导书等，规范实验室的各项工作。

（9）持续改进：定期对质量控制活动进行总结和分析，发现问题并采取改进措施，不断地提高检测质量和效率。

第四节 消毒技术

消毒技术（disinfection technology）指用于清除或杀灭环境中和物体上有害微生物，使其达到无害化的物理、化学处理方法。消毒（disinfection）指采用物理、化学和生物方法，杀灭或清除环境中（包括物体上）的有害微生物，使其达到无害化的过程。需要说明的是生物方法是利用生物产生的物质以化学机制进行消毒处理，采用生物制品如抗原抗体制剂，抗生素或直接使用微生物制剂的各种杀菌方法不属于消毒范畴。消毒的对象是病原微生物而不是所有的微生物，目的是把病原微生物处理到不引起发病、不再致病、不再感染人的程度。

消毒包括预防性消毒和疫源地消毒，预防性消毒（preventive disinfection）指在没有明确的传染源存在时，对可能受到病原微生物污染的场所和物品进行的消毒。疫源地消毒（disinfection of infectious focus）是用消毒剂或消毒器械对疫源地内污染的环境和物品进行的无害化处理。疫源地消毒又分为终末消毒和随时消毒。终末消毒（terminal disinfection），指传染源离开后对其污染或可能污染的环境和物品进行的彻底消毒处理。随时消毒（concomitant disinfection），指有传染源存在时，对传染源的血液、体液、分泌物、呕吐物、排泄物等及其可能污染的环境和物品进行的消毒，随时消毒目的是及时迅速杀灭从机体中排出的病原体。

消毒水平一般分为低水平消毒（low level disinfection）、中水平消毒（middle level disinfection）和高水平消毒（high level disinfection）。低水平消毒指只能杀灭细菌繁殖体（分枝杆菌除外）和亲脂病毒，达到消毒合格要求所进行的消毒；能够达到低水平消毒的制剂为低水平消毒剂（low level disinfectant），如单链季铵盐类消毒剂（苯扎溴铵等）、双胍类消毒剂（氯己定）等。中水平消毒是指杀灭除细菌芽孢以外的各种微生物，达到消毒合格要求所进行的消毒；能够达到中水平消毒的制剂为中水平消毒剂（middle level disinfectant），如碘类消毒剂（碘伏、氯己定碘等）、醇类和氯己定的复配消毒剂、醇类和季铵盐类化合物的复配消毒剂、酚类消毒剂等。高水平消毒指可以杀灭所有细菌繁殖体包括分枝杆菌、病毒、真菌及其孢子和绝大多数细菌芽孢，达到消毒合格要求所进行的消毒；能够达到高水平消毒的制剂为高水平消毒剂（high level disinfectant），如戊二醛、二氧化氯、过氧乙酸、过氧化氢、含氯消毒剂等。

物理消毒和化学消毒是常用消毒方法。物理消毒（physical disinfection）是利用热、辐射、紫外线、静电等物理因子或过滤方式杀灭或清除有害微生物的消毒处理；化学消毒（chemical disinfection）是使用化学制剂清除或杀灭有害微生物，以预防控制感染发生和传染病传播的处理。

一、常用消毒剂

消毒剂（disinfectant）用于杀灭传播媒介上的微生物使其达到消毒或灭菌要求的制剂。消毒剂按照包装类型可分为一元包装消毒产品（univariate packaging disinfection product）、二元包装消毒产品（binary packaging disinfection product）、三元包装消毒产品（ternary packaging disinfection product）和多元包装消毒产品（multiple packaging disinfection product）；按照剂型可分为粉剂、片剂、液体、气体等；按照用途可分为医疗器械消毒剂、皮肤消毒剂、黏膜消毒剂、手消毒剂、空气消毒剂、物体表面消毒剂等；按照有效成分可分为含氯消毒剂、含碘消毒剂、含溴消毒剂、醇类消毒剂、醛类消毒剂、酚类消毒剂、胍类消毒剂、季铵盐类消毒剂、二氧化氯、过氧化物类消毒剂等。

（一）含氯消毒剂

含氯消毒剂（chlorine disinfectant）是溶于水中能产生次氯酸的消毒剂。有效成分以有效氯计，含量以"mg/L"或"%"表示，固体含氯消毒剂有效氯含量的范围应在中值的 ±10%，液体含氯消毒液有效氯含量的范围应在中值的 ±15%。剂型包括片剂、粉剂、固体、液体、凝胶。

适用于医疗卫生机构、公共场所和家庭的一般物体表面、医疗器械、医疗废物、食饮具、织物、果蔬和水等消毒，也适用于疫源地各种污染源的处理，不宜用于室内空气、手、皮肤和黏膜的消毒。次氯酸消毒剂除上述用途外，还可用于室内空气、二次供水设备设施表面、手、皮肤和黏膜的消毒。

（二）含碘消毒剂

含碘消毒剂（iodine disinfectant）是以碘为主要杀菌成分的消毒剂。碘酊中有效碘 18 ~ 22 g/L，乙醇 45% ~ 55%。碘伏中有效碘 1 ~ 10 g/L。剂型包括液体、粉剂。

碘酊适用于手术部位、注射和穿刺部位皮肤及新生儿脐带部位皮肤消毒，不适用于黏膜、对醇类刺激敏感和破损皮肤消毒。碘伏和复合含碘消毒剂适用于外科手及皮肤消毒；手术切口部位、注射及穿刺部位皮肤及新生脐带部位皮肤消毒；黏膜冲洗消毒；卫生手消毒等。

（三）含溴消毒剂

含溴消毒剂（bromine disinfectant）是溶于水、能产生次溴酸的消毒剂。溴氯 -5,5- 二甲基乙内酰脲消毒剂中溴氯 -5,5- 二甲基乙内酰脲质量分数 ≥ 96.0%、有效卤素（以 Cl 计）质量分数 ≥ 56.0%、氯质量分数 13.0% ~ 17.0%、溴质量分数 31.0% ~ 35.0%。1,3- 二溴 -5,5- 二甲基乙内酰脲消毒剂中 1,3- 二溴 -5,5- 二甲基乙内酰脲质量分数 ≥ 97.0%、有效溴（以 Br 计）质量分数 ≥ 108%。剂型包括粉剂、颗粒剂、片剂、泡腾片。

适用于游泳池水、污水、普通物体表面和疫源地消毒。

（四）二氧化氯消毒剂

二氧化氯消毒剂（chlorine dioxide disinfectant）是以亚氯酸钠或氯酸钠为主要原料生产的制剂（商品态），通过物理化学反应产生游离二氧化氯（应用态）为主要有效杀菌成分的消毒剂。有效成分二氧化氯含量 ≥ 2000 mg/L。剂型包括粉剂、片剂、泡腾片、凝胶、液体。

适用于环境和物体表面的消毒；食品加工器具、餐饮具、蔬菜和水果等的消毒；生活饮用水（包括二次供水）、游泳池水、医院污水、城市中心的消毒处理；非金属医疗器械的消毒。

（五）醇类消毒剂

醇类消毒剂（alcohol-based disinfectant）是以乙醇和（或）丙醇为主要有效成分且用于消毒的浓度一般为 60% ~ 80%（体积分数）的消毒剂。乙醇消毒剂中乙醇含量不低于 60%（体积分数）或 52%（质量分数），有效成分含量的 ±10% 应符合标识量。异（正）丙醇消毒剂中异（正）丙醇含量不低于 60%（体积分数）或 50%（质量分数），有效成分含量的 ±10% 应符合标识量。复合醇消毒剂中复合醇的总含量不低于 60%（体积分数）或 50%（质量分数），有效成分含量的 ±10% 应符合标识量。剂型包括液体、凝胶。

用于卫生手消毒和外科手消毒、皮肤消毒、普通物体表面消毒、医疗器械消毒。

（六）醛类消毒剂

醛类消毒剂（aldehyde disinfectant）是主要成分为醛类化合物的一类消毒剂。戊二醛消毒剂用于医疗器械灭菌时戊二醛含量 2% ~ 2.5%（pH 为 7.5 ~ 8.5）；用于医疗器械消毒或与机器配套加温使用时，戊二醛含量在标示量 90% ~ 110%（pH 标示值 ±1）。剂型包括气体、液体。

甲醛水溶液应用于污染物品、医疗器械的消毒，戊二醛消毒剂适用于医疗器械的浸泡消毒与灭菌和内镜清洗消毒机和手工内镜消毒，但不能用于注射针头、手术缝合线及棉线类物品的消毒或灭菌。

（七）酚类消毒剂

酚类消毒剂（phenol disinfectant）是主要成分为酚类化合物的一类消毒剂，以苯酚、甲酚、二甲酚、对氯间二甲苯酚、三氯羟基二苯醚酚类化合物为主要原料，采用适当表面活性剂作增溶剂，以乙醇、异丙醇、水作为溶剂、不添加其他杀菌成分的消毒剂。有效成分含量应符合标示值的要求。剂型为液体。

苯酚、甲酚为主要杀菌成分的消毒剂应用于物体表面和织物等消毒，不宜用于皮肤、黏膜消毒。对氯间二甲苯酚为主要杀菌成分的消毒剂应用于卫生手、皮肤、黏膜、物体表面和织物等消毒，其中黏膜消毒仅限于医疗机构诊疗处理前后使用。三氯羟基二苯醚为主要杀菌成分的消毒剂应用于外科手、卫生手、皮肤、黏膜、物品表面等消毒，其中黏膜消毒仅用于医疗机构诊疗处理前后使用。应仅用于低水平消毒，不能用于医疗器械的高、中水平消毒。

（八）胍类消毒剂

胍类消毒剂（guanidine disinfectant）是主要成分为含胍类化合物的一类消毒剂，以氯己定、聚六亚甲基胍及其他胍类原料为主要杀菌成分，乙醇和（或）水为溶剂的消毒剂。应用于手、皮肤消毒的氯己定类消毒剂中葡萄糖酸氯己定或醋酸氯己定使用浓度应 ≤ 45 g/L；应用于黏膜消毒的氯己定类消毒剂中葡萄糖酸氯己定或醋酸氯己定使用浓度应 ≤ 5 g/L，聚六亚甲基胍类消毒剂的使用浓度应 ≤ 3 g/L。剂型包括粉剂和液体。

胍类消毒剂适用于外科手消毒、卫生手消毒、皮肤消毒、黏膜消毒，一般物体表面消毒，不适用于分枝杆菌、细菌芽孢等污染物品的消毒；单方胍类消毒剂不适用于无包膜病毒污染物品的消毒。

（九）过氧化物类消毒剂

过氧化物类消毒剂（peroxide disinfectant）是化学分子结构中含有二价基"—O—O—"的强氧化消毒剂。过氧化氢消毒液中过氧化氢（以 H_2O_2 计）含量为标示值的 85% ~ 115%；过氧乙酸消毒液中过氧乙酸（以 $C_2H_4O_3$ 计）含量为标示值的 85% ~ 115%。剂型包括固体和液体。

过氧化氢适用于普通物体表面消毒、食品用工具和设备、空气消毒、皮肤伤口冲洗消毒、黏膜消毒、耐腐蚀医疗器械消毒、传染病疫源地消毒。过氧乙酸适用于普通物体表面消毒、食品用工具和设备、空气消毒、耐腐蚀医疗器械消毒（如透析机管路清洗消毒、透析器灭菌、内镜消毒与灭菌等）、传染病疫源地消毒。

（十）过碳酸钠消毒剂

过碳酸钠消毒剂（sodium percarbonate disinfectant）是以过碳酸钠为主要原料，加入少量过氧酸前驱体和适当的赋形剂制成的消毒剂。过碳酸钠质量含量（以活性氧 [O] 计）≥ 11%，前驱体质量含量 1.5% ~ 3.0%。剂型包括固体、粉剂和片剂。

适用于普通物体表面、环境、织物和污水的消毒。

（十一）季铵盐类消毒剂

季铵盐类消毒剂（quaternary ammonium disinfectant）是以氯型季铵盐或溴型季铵盐为主要有效成分的消毒剂，包括单一季铵盐组分的消毒剂以及由季铵盐组分为主要成分的复配消毒剂。有效成分含量应为标识中心值的 ±10%，剂型包括固体、片剂、颗粒和液体。

适用于一般物体表面与医疗器械表面、织物、外科手、卫生手、皮肤与黏膜、食品加工设备与器皿的消毒，不适用于瓜果、蔬菜的消毒。

二、紫外线消毒

（一）概述

紫外线消毒（ultraviolet disinfection）是利用病原微生物吸收波长在 200 ~ 280 nm 间的紫外线能量后，其遗传物质发生突变导致细胞不再分裂繁殖，达到杀灭有害微生物的消毒处理。紫外线消毒具有杀菌效果可靠、使用方便、不残留毒性、不污染环境、安全等诸多优点。但紫外线消毒效果，受污染微生物的种类、数量、消毒环境的相对湿度、紫外线辐照强度多种因素影响。紫外线可用于空气、物体表面和水的消毒。紫外线空气消毒可分为直接照射法和间接照射法，前者主要利用紫外线消毒灯直接照射空气进行消毒，适用于无人状态下；后者可通过反向照射法或循环风紫外线空气消毒器等方式，解决紫外线照射对人体伤害、无法在有人状态下使用的局限。

紫外线消毒灯（ultraviolet disinfection lamp），又称紫外线杀菌灯，直接利用 200 ~ 280 nm 波长达到消毒目的的特种电光源，包括普通紫外线灯、发光二极管紫外线消毒灯、无极紫外线灯、脉冲紫外线灯、222 nm 紫外线消毒灯等，目前最常用的是普通紫外线消毒灯。紫外线消毒器（ultraviolet disinfector），以紫外线灯为光源，通过灯管辐射的紫外线，对传播媒介上的病原微生物进行消毒的器械，包括紫外线空气消毒器、紫外线水消毒器和紫外线物表消毒器等。

（二）使用方法

普通紫外线灯管悬挂于工作台上方 1.2 ~ 1.5 m 处，照射 30 min 以上。我国规定使用中的紫外线灯辐照强度不能低于 70 $\mu W/cm^2$，否则需更换灯管。使用悬挂于室内的紫外线灯或移动式紫外线消毒车，对工作台消毒的同时，对墙壁、地面也有一定的消毒效果。

紫外线空气消毒器应根据待消毒处理空间的体积大小和产品使用说明书中适用体积要求，选择适用的机型进行空气、水或物体表面消毒。进行空气消毒时，应关闭门窗；进行物体表面消毒时，被消毒物品的表面均应暴露于紫外线照射下。

（三）注意事项

①按照要求安装、使用，电源定期维护、保养，使用完毕、维护和保养时及时切断电源。

②根据使用环境清洁程度确定紫外线消毒灯表面清洁频次；按照使用时间长短确定紫外线强度监测频次；累积使用时间超过有效寿命时，应更换灯管。

③紫外线消毒灯应由专业人员维修，在紫外线消毒灯下消毒操作时，勿直视灯管，戴防护眼镜，必要时穿戴防护衣、手套等，避免直接照射人体皮肤、黏膜和眼睛。

④严禁作为照明使用。

⑤严禁用于储存易燃、易爆物质的场所。

⑥实际应用中，对于抗力较强的病毒或细菌，根据具体情况调整消毒参数。

⑦环境温度低于紫外线消毒灯的最适环境时，应延长消毒时间。

⑧出现紫外线消毒灯的石英套管或灯管破碎等故障时，应及时切断电源，专人维修。

（编写：王多春 车艳晴 李梦洁 沈 瑾 张宝莹，审校：李振军）

参考文献

［1］俞树荣 . 微生物学和微生物学检验 [M]. 2 版 . 北京 : 人民卫生出版社 , 1999: 130-141.

［2］刘锡光 . 现代诊断微生物学 [M]. 北京 : 人民卫生出版社 , 2002: 289-303.

［3］叶应妩 , 王毓三 . 全国临床检验操作规程 [M]. 2 版 . 南京 : 东南大学出版社 , 1997: 452-459.

［4］《病原微生物实验室生物安全管理条例》[J]. 中华人民共和国国务院公报 , 2005, (1): 25-35.

［5］《可感染人类的高致病性病原微生物菌(毒)种或样本运输管理规定》[J]. 中华人民共和国卫生部公报 , 2006, (2): 1-6.

［6］姜孟楠 , 卢选成 , 李春雨 , 等 . 病原微生物菌 (毒) 种或样本运输管理工作现状分析 [J]. 中国公共卫生管理 , 2012, 28(2): 247-248.

第五章　细菌保藏鉴定技术

细菌鉴定技术是指一系列用于确定细菌种类、特性和数量的方法。这些技术包括传统的实验室方法和现代的分子生物学技术等，用于对细菌进行鉴定、分类和表征描述。传统的细菌鉴定技术包括形态学检查、生化反应、血清学和免疫学。现代的细菌鉴定技术则包括分子生物学、质谱分析等方法。这些细菌鉴定技术对于疾病诊断、食品安全监测、环境污染监测以及新药研发等领域都具有重要的意义。在临床诊断中，细菌鉴定技术可以帮助医生确定感染病原体，选择合适的抗生素治疗方案。在食品安全监测中，这些技术可以帮助监测食品中的致病菌污染情况，保障食品安全。在环境监测中，细菌鉴定技术可以帮助监测水体、土壤和空气中的细菌污染，保护环境和人类健康。通过综合运用这些技术，可以对细菌进行准确、快速的鉴定，为人类健康和环境保护提供重要的支持。

第一节　分离和培养

在细菌鉴定技术中，分离培养是极其重要的环节。通过这一过程可以获得单一的细菌菌落，并提供细菌生长所需的适宜环境，为后续的实验研究提供可靠的材料。细菌的分离是指从混合菌群中筛选出单一细菌菌落的过程。首先，将样品经过适当稀释后或选择性增菌后均匀涂布在富含营养物质的琼脂培养基表面。培养基中的营养物质提供了细菌生长所需的营养，并且琼脂的凝固状态有利于细菌菌落的形成。培养基的选择取决于要分离的细菌种类，可以是基础培养基、营养培养基、选择性培养基等。其次，将分离出的单一细菌菌落进行培养。培养条件包括温度、酸碱度、气体含量等。在培养过程中，还可以观察细菌的生长情况，包括菌落的形态、颜色、透明度等。正确的分离培养是后续鉴定的基础，在得到纯培养物的基础上才能进行生化、免疫等试验。

一、培养基的种类

培养基是由人工方法配制而成的，适合微生物生长繁殖使用的混合营养物制品。适宜的培养基不仅可用于细菌的分离纯化培养、传代、菌种保存，还可用于研究细菌的生理、化学特性，选择适宜的培养基是细菌分离培养的重要环节和必不可少的途径。培养基按其性状分为固体、半固体和液体培养基；按其用途分为基础培养基、营养培养基、选择培养基、鉴别培养基和特殊培养基等。

1. 基础培养基　含有细菌基础生长所需的基本营养成分的培养基，最常用的有营养肉汤、营养琼脂、蛋白胨水等。基础培养基广泛地用于细菌的增菌、检验，也是制备其他培养基的基础成分。

2. 营养培养基　在了解了某种细菌的特殊营养要求后，在基础培养基中加入葡萄糖、血液、生长因子等特殊成分，供营养要求较高的细菌和需要特殊生长因子的细菌生长。常用的有血琼脂平板、巧克力平板等。

3. 选择培养基 在培养基中加入选择性抑制物质，有利于目的菌的检出和识别，而抑制其他非目的菌。例如麦康凯、SS 培养基等。实际应用中很多是结合了营养和选择两种功能的选择性营养培养基，在基础培养的基础上添加利于目的菌生长的生长因子和微量元素，同时添加特殊抑制剂抑制非目的菌的生长。

4. 鉴别培养基 利用细菌分解糖类和蛋白质的能力及其代谢产物的不同，在培养基中加入特定的作用底物和指示剂，用于观察细菌在其中生长后对底物的作用，以鉴别和鉴定细菌。如杜氏发酵管、双糖铁培养基、伊红 - 亚甲蓝琼脂等。

5. 特殊培养基 包括厌氧培养基和 L 型细菌培养基等。前者是培养专性厌氧菌的培养基，除含营养成分外，还加入还原剂以降低培养基的氧化还原电势。后者是针对细胞壁缺损的 L 型细菌，由于胞内渗透压较高，故培养基必须采用高渗低琼脂培养基。

此外，根据培养基的物理状态的不同分为液体、固体和半固体三大类。在液体培养基中加入 2% 的琼脂粉，即凝固成固体培养基；琼脂粉含量在 0.3% ~ 0.5% 时，则为半固体培养基。琼脂在培养基中起赋形剂作用，不具营养意义。液体培养基可用于大量繁殖细菌，但必须接种纯种细菌；固体培养基常用于细菌的分离和纯化；半固体培养基则用于观察细菌的动力和短期保存细菌。

二、分离培养基的选择

选择适当的分离培养基是细菌分离培养中关键的一环，采集的标本送往细菌实验室后，根据标本来源、培养目的、分离的目的菌等，应立即接种到适当的分离培养基上。细菌实验室常用的分离培养基如下：

1. 血平板 适于各类细菌的生长，一般细菌检验标本的分离，都应接种此平板。

2. 巧克力血平板 其中含有 V 因子和 X 因子，适于接种疑有嗜血杆菌、奈瑟菌等的标本。

3. 中国蓝平板或伊红 - 亚甲蓝平板 可抑制革兰阳性细菌，有选择地促进革兰阴性细菌生长，是较好的弱选择性培养基。发酵型革兰阴性杆菌因分解乳糖能力不同，在此平板上菌落颜色不同，便于鉴别菌种。

4. 麦康凯平板 具中等强度选择性，抑菌力略强，有少数革兰阴性菌不生长。在麦康凯平板上能否生长，是不发酵菌鉴定的一个依据。

5. SS 琼脂 有较强的抑菌力，用于志贺菌和沙门菌的分离。因选择性过强，可影响检出率，所以，使用时最好加一种弱选择平板以配对互补。

6. 碱性琼脂或 TCBS 琼脂 用于从粪便中分离霍乱弧菌及其他弧菌。

7. 血液增菌培养基 用于从血液、骨髓中分离常见病原菌。

8. 营养肉汤 用于标本及各类细菌的增菌培养。

除了以上常用的分离培养基，现在很多市售的成品选择性培养基也是可以选择的，这些培养基在经典培养基的基础上添加了一些自主研发的抑制剂和显色剂等，有些可以提高选择性，成本偏高。

三、分离培养接种方法

为了从标本中分离出目的细菌并进行准确鉴定，除选择好合适的培养基外，还要根据待检标本的来源、培养目的及所使用培养基的性状，采用不同的接种方法。

1. 平板划线法　目的是使标本或培养物中混杂的多种细菌在培养基表面分散生长，各自形成菌落。理想状况是单个菌落为一种细菌的纯培养。但很多情况下单个菌落并非只有一种细菌，特别是标本直接划线的开始区域生长的单个菌落分离结果容易不纯，一般选择菌落形成较稀少区域的单个菌落，必要时先稀释标本或先进行选择性预增菌再划线。待菌落长出后，挑选单个菌落，转种到另一培养基中，继续实验。平板划线法可分为以下几种。

（1）分区划线法：多用于粪便等含菌量较多的标本。先将标本均匀涂于平板表面边缘一小部分（第 1 区）；然后烧灼接种环，将环通过第 1 区 1 ~ 2 次，连续划线（为第 2 区）；依次划第 3 区和第 4 区。如果有必要也可以在划完第 2 区之后再将接种环灭菌一次。每一区的划线均接触上一区的接种线 1 ~ 2 次，使菌量逐渐减少，以获得单个菌落。

（2）连续划线法：一般用于接种含菌数量相对较少的标本或培养物。先将标本均匀涂布于平板边缘一小部分，并由此开始，在平板表面连续划线并逐渐下移，直至划满平板表面。与分区划线法的区别就在于第 1 区与第 2 区之间，接种环不需要烧灼。

2. 液体接种法　以接种环蘸取菌落，倾斜液体培养管，在液面与管壁交界处研磨接种物（以试管直立后液体应淹没接种物为准）。多用于普通肉汤、蛋白胨水等液体培养基的接种。

3. 斜面接种法　该法主要用于纯种增菌及保存菌种。挑取单个菌落从斜面底部自下向上划一条直线，再从底部开始向上划曲线接种，尽可能密而匀，或者直接自下而上划曲线接种。

4. 穿刺接种法　此法用于保存菌种、观察动力及某些生化反应。以接种针挑取细菌培养物，插入半固体培养基的中央，穿刺至培养基底部，然后沿原穿刺线退出接种针。其他操作与斜面接种类似。

5. 倾注平板法　取纯培养物的稀释液或原标本，混匀于已融化并冷却到 50℃ 左右的适量琼脂管中，无菌法倾注于无菌平皿，凝固后培养，进行菌落计数。该法适用于兼性厌氧菌或厌氧菌稀释定量培养，也用于饮料、牛乳和尿液等液体标本活细菌计数。

6. 涂布接种法　加定量的被检菌液于琼脂平板表面，然后用灭菌的 L 型涂布棒反复涂布几次，使被检菌均匀地分布在琼脂表面，可用于菌落计数，纸片法药物敏感性检测等。

四、细菌的培养条件

细菌的生长繁殖需要提供合适的环境条件，不同种类的细菌，生长繁殖的条件不完全相同，个别种类细菌要求特殊的环境条件。但其基本环境条件包括酸碱度、温度、气体、渗透压等方面。

1. 酸碱度　大多数细菌最适的酸碱度为 pH 7.2 ~ 7.6，在此 pH 下，细菌的酶活性强，生长繁殖旺盛。个别细菌如霍乱弧菌在 pH 8.4 ~ 9.2 的碱性条件下生长最好，结核分枝杆菌在 pH 6.5 ~ 6.8 最适宜。细菌代谢过程中分解糖类产生酸，pH 下降，不利于细菌生长。

2. 温度　各类细菌对温度的要求不同，大多数细菌生长最适温度为 37℃，故实验室中常用 37℃ 恒温箱培养细菌，个别细菌如鼠疫耶尔森菌在 28 ~ 30℃ 的条件下生长最好；嗜热菌能在 50 ~ 60℃ 下生长；海洋细菌嗜低温，可在 0 ~ 30℃ 条件下生长。

3. 气体　细菌生长繁殖需要的气体是氧和二氧化碳。根据细菌对氧的需要情况，可将细菌分为四类。

（1）专性需氧菌：具有完整的呼吸酶系统，需要分子氧作为受氢体以完成有氧呼吸，必须在有氧的环境中才能生长的细菌，如结核分枝杆菌。

（2）微需氧菌：有的细菌在低氧压（5%～6%）下生长良好，高氧压（＞10%）对其有抑制作用，称为微需氧菌，如空肠弯曲菌。

（3）专性厌氧菌：缺乏完善的呼吸酶系统，利用氧以外的其他物质作为受氢体，只能在无氧环境中进行发酵。有游离氧存在时，不但不能利用分子氧，且还将受其毒害，甚至死亡，如破伤风梭菌。

（4）兼性厌氧菌：兼备有氧呼吸与无氧发酵两种功能，不论在有氧或无氧环境中均能生长，但在有氧时生长较好，如大肠埃希菌。

多数细菌在代谢过程中需要二氧化碳，但分解糖类产生的二氧化碳已足够所需，且空气中还有微量二氧化碳，不必额外补充。但某些细菌如脑膜炎奈瑟菌、淋球菌在初次分离培养时，必须供给5%～10%的二氧化碳才能生长。

4. 渗透压　一般培养基的盐浓度和渗透压对大多数细菌是安全的，少数细菌如嗜盐菌需要在高浓度的氯化钠（3%）环境中生长良好。

五、细菌在培养基中的生长情况

（一）在固体培养基中生长情况

单个细菌于固体培养基表面生长繁殖，形成单个肉眼可见的细菌集团，称为菌落。各种细菌的菌落，按其特征的不同，可以在一定程度上鉴别某种细菌。如葡萄球菌在琼脂平皿上，由于产生色素的不同，形成各种颜色的圆形而突起的菌落；炭疽杆菌形成扁平干燥，边缘不整齐的火焰状菌落，用放大镜观察时，呈卷发样构造；肠道杆菌属的细菌，形成圆形、湿润、黏稠、扁平、大小不等的菌落。主要从以下几个方面观察细菌的菌落形态：

1. 大小　菌落的大小，通常用毫米（mm）表示，一般不足 1 mm 者为露滴状菌落；1～2 mm 者为小菌落；2～4 mm 者为中等大小菌落；4～6 mm 或更大者称为大菌落或巨大菌落。

2. 形状　菌落的外形有圆形、不规则形、根足形、葡萄叶形等。

3. 边缘　菌落边缘有整齐、锯齿状、网状、树叶状、虫蚀状、放射状等。

4. 表面性状　菌落表面有光滑或粗糙、湿润或干燥等情况。一般分为 3 种类型：光滑型菌落、粗糙型菌落、黏液型菌落。

5. 隆起度　菌落表面有隆起、轻度隆起、中央隆起，也有凹陷或堤状等。

6. 颜色及透明度　菌落有无色、灰白色等，有的能产生各种色素，有的菌落有金属光泽；透明度可分为透明、半透明及不透明。

7. 溶血情况　α- 溶血又称草绿色溶血，在培养基上产生的菌落周围会形成草绿色的溶血环，为不完全溶血；β- 溶血又称完全溶血，在培养基上产生的菌落周围会形成透明的溶血环；γ- 溶血即不溶血，菌落周围不会形成溶血环。

（二）在液体培养基中生长情况

细菌在液体培养基中的生长表现主要观察以下几方面：

1. 浑浊度　细菌接种在液体培养基中经适当培养后其表现性状不同，可分为均匀浑浊、轻度浑浊和培养基保持透明（表面有菌膜或底部有沉淀物）。

2.**沉淀物**　细菌在液体培养基中所形成的沉淀有颗粒状沉淀、黏稠沉淀、絮状沉淀、小块状沉淀等。

3.**表面性状**　主要是细菌在液体培养基中培养后，有无菌膜或菌环形成等。

4.**颜色**　有的细菌在生长繁殖过程中能产生色素，色素能溶于水，所以细菌在液体培养基中培养后所产生的色素会使培养基的颜色发生变化。

（三）在半固体培养基中生长情况

半固体培养基黏度低，有鞭毛的细菌在其中仍可自由游动，沿穿刺线呈羽毛状或云雾状浑浊生长。无鞭毛细菌只能沿穿刺线呈明显的线状生长。

第二节　形态学检查

细菌形态学检查是细菌检验的重要方法之一，不仅可以为后续的进一步检验提供参考依据，更重要的是可以通过细菌形态学检查迅速了解标本中有无细菌及菌量的大致情况，对少数具有典型形态特征的细菌可以做出初步诊断。细菌的形态学检查包括不染色标本检查法和染色标本检查法。细菌未经过染色呈无色透明，在显微镜下为有折光性的小点，不能判断细菌的形态和结构特征。因此，不染色标本检查法主要用于观察细菌的动力。细菌标本经染色后，由于细菌与周围环境在颜色上形成鲜明对比，故在普通光学显微镜下可清楚地观察到细菌的形态特征（如细菌的大小、形态、排列等）和某些特殊结构（如荚膜、鞭毛、芽孢等），并可根据染色反应性对细菌加以分类鉴定。

一、显微镜

细菌体积微小，必须借助显微镜放大后才能观察。细菌的一般形态结构可用光学显微镜观察，而细菌内部的超微结构则需用电子显微镜观察。

1.**普通光学显微镜**　普通光学显微镜以可见光作为光源，其波长为 0.5 μm，在最佳条件下，最大分辨率为 0.25 μm，约为波长的 1/2。人肉眼能分辨的最小距离是 0.2 mm，因此用油镜放大 1000 倍，0.25 μm 的微粒即被放大到肉眼可见的 0.25 mm。一般细菌都 > 0.25 μm，故可用普通光学显微镜进行观察。

2.**暗视野显微镜**　暗视野显微镜是在普通光学显微镜上装暗视野聚光器，使照明光线不直接进入物镜，只允许被标本反射和衍射的光线进入物镜，背景视野变暗，菌体发亮。观察时黑暗的背景中可见到发亮的菌体，明暗反差提高了观察效果，多用于检查不染色的活细菌的动力及运动观察。

3.**荧光显微镜**　荧光显微镜以紫外光或蓝紫光作为光源，能激发荧光物质发光使之成为可见光。细菌预先经相应的荧光素处理，然后置荧光显微镜下激发荧光，在暗色背景中可见到发荧光的菌体，用于观察细菌的结构及鉴别细菌。由于紫外光与蓝紫光的波长较短（0.3 ~ 0.4 μm），故分辨率得到进一步提高。

4.**相差显微镜**　相差显微镜是利用相差板的光栅作用，在普通光学显微镜基础上配置特殊相差板，采用特殊相差目镜制成。当光线透过标本时，因标本不同部位密度不同，引起光相位差异，相差板的光栅作用改变直射光的光位相和振幅，把光相位差异转为光强度差异，从而显示细菌不同部位的差异。多用于不染色活细菌的形态、内部结构及运动方式的观察。

5. 电子显微镜　电子显微镜以电子流代替光源，其波长与可见光相差几万倍，因而分辨能力得到极大提高，能分辨 1 nm 的微粒。目前使用的电子显微镜有透射电子显微镜和扫描电子显微镜两类。透射电子显微镜可用于观察细菌、病毒的超微结构；扫描电子显微镜主要适合对细菌、病毒等表面结构及附件和三维立体图像的观察。电子显微镜观察须经特殊制片，无法观察活体细菌。

二、细菌不染色标本检查法

不染色标本的检查用于观察活菌状态，常用以检查细菌的动力或运动状况。以普通光学显微镜观察，如用暗视野显微镜或相差显微镜观察，则效果更好。细菌如有动力，可看到细菌自一处移至另一处，有明显的方向性位移；细菌如无动力，受水分子撞击细菌呈现布朗运动，只在原地颤动而无位置的改变。常用的方法有压滴法和悬滴法。毛细管法用于观察厌氧菌动力。

1. 压滴法　用接种环取细菌培养液两环，置于载玻片中央，轻轻覆以盖玻片。菌液要适量，不可外溢，不可有气泡。高倍镜下观察。

2. 悬滴法　加一小滴菌液在盖玻片中央，在另一凹玻片凹窝的周围涂少量凡士林，将凹面向下，对准盖玻片中央，盖在凹玻片上，迅速翻转玻片，用小镊子轻压，使盖玻片与凹玻片粘紧。高倍镜下观察。

3. 毛细管法　本法适用于观察厌氧菌动力。先将待检菌接种在适宜的液体培养基中，经厌氧过夜培养后，以毛细管（长 60 ~ 70 nm，管径为 0.5 ~ 1.0 nm）接触培养物，使菌液进入毛细管中，用火焰封闭毛细管两端，将毛细管固定在载玻片上镜检。

三、细菌染色标本检查法

细菌标本经染色后，不仅能清晰地看到细菌的形态、大小及排列方式，还可根据染色结果将细菌进行分类。染色标本与周围环境在颜色上形成鲜明对比，可在普通光学显微镜下进行观察。一般形态学检查均须染色。

（一）常用染料

用于细菌染色的染料，大部分是人工合成的含苯环的有机化合物，在其苯环上带有色基和助色基。色基赋予化合物颜色，助色基可增加色基与被染物的亲和力。助色基有的为碱性，有的为酸性，因此助色基的性质决定染料的酸碱性。常用染料一般均难溶于水，易溶于有机溶剂，实验室配制时通常制成盐类水溶液。

1. 碱性染料　常用的碱性染料有碱性亚甲蓝、结晶紫及碱性复红等，这些染料电离后色基带正电荷，易与带负电荷的被染物结合。多数细菌等电点为 2 ~ 5，在中性、碱性及弱酸性环境中都带负电荷，易被碱性染料着色，故细菌学检查中常用此类染料。

2. 酸性染料　常用的有伊红、酸性复红及刚果红等，这些染料电离后色基带负电荷，不易与细菌结合，不常用于细菌染色。必要时可降低菌液的 pH，使细菌带正电荷，方可着色。

3. 中性染料　中性染料是碱性染料与酸性染料的复合物，如瑞氏染液中的伊红 - 亚甲蓝、吉姆萨染液中的伊红 - 天青等，可用于较特殊的染色。

（二）常用的细菌染色法

根据所用染料是一种还是多种，细菌染色法分为单染色法和复染色法。单染色法是用一种染料染色，细菌涂片染成同一颜色，可观察到形态、大小及排列等特点，但不能显示细菌染色特性。复染色法是用两种或两种以上染料进行染色，将不同细菌或同一细菌的不同结构染成不同颜色。复染色法不仅可以观察细菌的形态结构，还可根据染色反应鉴别细菌。临床常用的主要有革兰染色和抗酸染色等。

1. 革兰染色　本法是细菌学中最经典、最常用的染色方法，沿用至今已有百余年历史，是一种包括初染、媒染、脱色和复染的鉴别染色技术。通过此染色法，可将细菌分为革兰阳性（G^+）菌和革兰阴性（G^-）菌两大类，并可初步识别细菌，缩小范围，有助于进一步鉴定。有时结合细菌特殊形态结构及排列方式，对细菌可做出初步鉴定。

1）革兰染色法的原理：通过结晶紫初染和碘液媒染后，在细胞壁内形成不溶于水的结晶紫与碘的复合物，革兰阳性菌由于其细胞壁较厚、肽聚糖网层次较多且交联致密，故遇乙醇脱色处理时，因失水反而使网孔缩小，再加上它不含类脂，乙醇处理不会出现缝隙，因此能把结晶紫与碘复合物牢牢留在壁内，使其仍呈紫色；而革兰阴性菌因其细胞壁薄、外膜层类脂含量高、肽聚糖层薄且交联度差。在遇脱色剂后，以类脂为主的外膜迅速溶解，薄而松散的肽聚糖网不能阻挡结晶紫与碘复合物的溶出，因此通过乙醇脱色后仍呈无色，再经碱性复红等红色染料复染，就使革兰阴性菌呈红色。

2）革兰染色的步骤：

（1）涂片：细菌的液体培养物，直接加一小滴在载玻片，稍加涂布。从固体培养基上取细菌菌落，则应先用接种环取一环生理盐水置于玻片上，然后从培养基上取少许菌在盐水中轻轻磨匀，使呈轻微乳白浑浊，再涂布扩大至直径 20 mm 的圆形，待自然干燥、固定。固定时通过火焰 1 ～ 2 次即可，不可过热，以载玻片不烫手为宜。

（2）初染：加结晶紫 1 滴，约 1 min，水洗。

（3）媒染：滴加碘液冲去残水，并覆盖约 1 min，水洗。

（4）脱色：将载玻片上的水甩净，并衬以白背景，用 95% 乙醇滴洗至流出液体刚刚不出现紫色时为止，20 ～ 30 s 后立即用水冲净。

（5）复染：用复红液染 1 ～ 2 min，水洗。

3）革兰染色注意事项：革兰染色关键在于严格掌握脱色程度，如脱色过度，则阳性菌可被误染为阴性菌；而脱色不够时，阴性菌可被误染为阳性菌。此外，菌龄也影响染色结果，如阳性菌培养时间过长，或者已死亡及部分菌自行溶解，都常呈阴性反应。

革兰染色不仅可观察细菌的形态染色特点，更重要的是可以为后续选择合适的鉴定程序提供参考依据。另外，由于 G^+ 菌和 G^- 菌细胞壁结构存在很大的差异，对一些抗生素表现出不同的敏感性，且两者产生的致病物质及作用机制也不同，因此革兰染色尚可为临床选择用药提供参考，帮助临床制订有针对性的治疗方案。在临床上除少数标本（如粪便、血液）外，绝大多数标本在分离培养前都要进行革兰染色。

2. 抗酸染色　抗酸染色是细菌着色后不被盐酸乙醇脱色的染色方法，其中最具代表性的是姜 - 尼染色法。经此法染色可将细菌分为抗酸性细菌和非抗酸性细菌两大类。由于临床上绝大多数细菌为非抗酸性细菌，所以抗酸染色不作为临床上常规的细菌检查项目，只针对性用于结核病、麻风病等疾病的细菌检查。疑似结核分枝杆菌感染的标本，经抗酸染色后在油镜下观察，根据所见结果报告"找到（或未找到）抗酸菌"，可做出初步鉴定。另外，若改变脱色剂，诺卡菌属亦可呈弱抗酸性。研究认为，抗酸染色性的差异可能与菌体中所含的分枝菌酸、脂类等成分有关。

3. 荧光染色　荧光染色是用能够发荧光的物质对标本进行染色，在荧光显微镜下观察发荧光的细菌。此法具有敏感性强、效率高、结果易观察等特点，故在临床细菌鉴定中有很大的应用价值。目前主要用于结核分枝杆菌、麻风分枝杆菌、白喉棒状杆菌及痢疾志贺菌等病原菌的检测。

4. 负染色　负染色是一种使标本的背景着色而细菌不着色的染色方法。常用染液有墨汁，也可用酸性染料如刚果红、水溶性苯胺黑等，因酸性染料带负电荷，故菌体不着色，只能使背景着色。实际工作中还可用墨汁负染色法配合单染色法检查细菌的荚膜，镜下可见黑色背景中蓝色菌体周围包绕一层无色透明的荚膜。

5. 特殊染色　细菌的特殊结构（如芽孢、鞭毛、荚膜等）和其他结构（如细胞壁、核质、胞质颗粒等），用普通染色法均不易着色，必须用相应的特殊染色才能染上颜色。常用的特殊染色法有细胞壁染色、荚膜染色、芽孢染色、鞭毛染色及异染颗粒染色等。鞭毛染色后在显微镜下不仅可以观察到有无鞭毛，还可进一步观察到鞭毛的位置及数量，在细菌鉴定，尤其是非发酵菌的鉴定中具有重要的价值。荚膜染色用于有荚膜细菌的鉴定，如肺炎链球菌、流感嗜血杆菌、炭疽芽孢杆菌及产气荚膜梭菌等的鉴定。异染颗粒主要用于白喉棒状杆菌的鉴定，如疑为白喉棒状杆菌感染，进行涂片检查，除证实为革兰阳性典型棒状杆菌外，尚需用异染颗粒染色检查有无异染颗粒，若有方可初步报告"检出形似白喉棒状杆菌"，为临床早期诊断提供依据。

第三节　血清学

细菌等微生物抗原能引起机体的免疫反应产生抗体。血清学鉴定是采用含有已知特异性抗体的免疫血清（诊断血清）与分离培养出的未知纯种细菌或标本中的抗原进行血清学试验，以确定病原菌的种或型。例如，利用已知抗体的免疫血清如沙门菌属、志贺菌属、大肠埃希菌属等单价和多价诊断血清，对其分离的待测菌的抗原，进行属、种和血清型的鉴定。

一、诊断血清

诊断血清是用抗原免疫家兔、马等动物后获得的含有特异性抗体的血清，又可称为免疫血清或抗血清。

诊断血清的种类繁多，根据含有抗体的种类可分为多价诊断血清、单价诊断血清和混合诊断血清。多价诊断血清含有两种或两型以上的相应抗体，主要用于细菌的初次筛选、定群和初步分型。单价诊断血清只含一种或一型单一抗体，并经常在多价诊断血清缩小抗原选择范围后使用，主要用于鉴定菌株或分型。混合诊断血清含所有的抗体。根据所含抗体的类型，诊断血清又可分为抗 O 诊断血清、抗 H 诊断血清和表面抗原诊断血清等。抗 O 诊断血清含细菌某种菌体（O）抗原的相应抗体，通过检测细菌的某种 O 抗原，对细菌进行鉴别分型。抗 H 诊断血清含细菌某种鞭毛（H）抗原的相应抗体，通过检测某种 H 抗原，对细菌进行鉴别分型。表面抗原诊断血清含有表面抗原（如 Vi 抗原、

K抗原、M抗原等）的相应抗体，主要用于细菌表面抗原的鉴定。

细菌实验室常用于细菌鉴定的诊断血清有脑膜炎奈瑟菌诊断血清、致病性大肠埃希菌诊断血清、沙门菌诊断血清、志贺菌诊断血清、弧菌诊断血清、肺炎链球菌诊断血清等。

为了确保血清学鉴定的准确性，诊断血清要进行正确使用和保存，使用前选择有效期内的诊断血清，并采用无菌操作，一般置于4℃保存，避免反复冻融而导致效价降低。

二、血清学鉴定的常用方法

血清学鉴定常用方法包括凝集试验、沉淀试验、补体结合试验、荚膜肿胀试验等。

（一）凝集试验

颗粒性抗原（细菌、红细胞等）或吸附于载体颗粒上的可溶性抗原与相应抗体结合，在有适量电解质参与下所形成的肉眼可见的凝集现象，称为凝集试验。参加反应的颗粒性抗原称为凝集原，抗体称为凝集素。

常用于细菌血清学鉴定的凝集试验包括直接凝集试验、间接凝集试验和协同凝集试验等。

1.直接凝集试验　在适当电解质的参与下，颗粒性抗原与相应抗体直接结合所出现的反应，称为直接凝集试验。

（1）玻片凝集：用已知的诊断血清或血浆在玻片上与待检菌及生理盐水混合，若有相应细菌，可出现肉眼可见的凝集现象。常用于鉴定菌种及菌型，如葡萄球菌属、沙门菌属、志贺菌属、致病性大肠埃希菌、霍乱弧菌、脑膜炎奈瑟菌、肺炎链球菌及其他链球菌等的鉴定。

操作方法：以沙门菌的血清学鉴定为例简述该法的操作。取洁净无油脂的载玻片一张，滴一滴沙门菌A～F多价O诊断血清置于载玻片的一端（测试端），玻片另一端加一滴生理盐水作为对照；然后挑取少许疑似为沙门菌的菌落，分别加入生理盐水与诊断血清中，混匀，数分钟后测试端出现颗粒状凝集，而生理盐水端（对照端）无凝集现象，则该试验为阳性，待测菌为沙门菌A～F群的细菌。

结果判断：待检菌明显凝集，对照菌均匀混浊，则试验为阳性；待检菌及对照菌均匀混浊，结果为阴性；测定菌、对照菌均凝集，判定为自凝。

注意事项：某些细菌菌体表面常有一层表面抗原，如伤寒沙门菌的Vi抗原及志贺菌属的K抗原等。它能阻抑菌体抗原与抗血清的凝集，从而导致假阴性结果。此时应将菌悬液于100℃中煮沸1 h，以破坏其表面抗原，然后再做试验。

（2）试管凝集：试管凝集是一种半定量凝集试验，可排除玻片凝集试验的非特异性凝集，常用于协助诊断某些传染病或进行流行病学调查。如诊断伤寒、副伤寒的肥达试验，诊断布鲁氏菌病的瑞特反应等。

操作方法：以布鲁氏菌病的血清学鉴定为例简述该法的操作。取5支小试管，向第1管加入2.3 mL生理盐水，向第2～5管各加入0.5 mL生理盐水，将0.2 mL被检血清加入第1管中，充分混匀后取0.5 mL至第2管并弃掉1.5 mL，充分混匀后，从第2管中取0.5 mL至第3管，以此类推至第5管，第5管充分混匀后弃掉0.5 mL。每管含稀释的血清均为0.5 mL。然后再向第1管至第5管中各加入10倍稀释的试管凝集抗原（布鲁氏菌菌体抗原）0.5 mL，最后每管反应体积为1 mL；待检血清稀释度从第1～5管分别为1∶25、1∶50、1∶100、1∶200和1∶400。充分振荡混匀后，将试管置于37℃温箱孵育20～22 h，然后与标准的浊度管进行对比判定结果。

结果判断：待检血清效价在1：100（++）及以上者为阳性，1：50（+）者为可疑，1：50（+）以下者则为阴性。

2. 间接凝集试验　将可溶性抗原（抗体）吸附于适当大小且非免疫相关的颗粒状载体表面，在适当电解质参与下和相应抗体（抗原）进行特异性结合反应，出现特异性凝集现象，称为间接凝集试验。这种反应适用于各种抗体和可溶性抗原的检测，当载体上有少量抗原与抗体结合，就出现肉眼可见的反应，敏感性高、快速简便，目前已广泛地用于鼠疫耶尔森菌、沙门菌、流感嗜血杆菌、葡萄球菌、脑膜炎奈瑟菌等细菌的快速鉴定。

常用的抗原载体有红细胞、细菌、活性炭颗粒、聚苯乙烯乳胶、离子交换树脂等，鞣酸处理过的绵羊红细胞最为常用。根据常用的载体类型，间接凝集反应包括间接血凝试验（载体为红细胞）、间接乳胶凝集试验（载体为聚苯乙烯乳胶颗粒）等类型。

3. 协同凝集试验　协同凝集试验与间接凝集试验的原理相似，但采用金黄色葡萄球菌为载体，该菌细胞壁中含有葡萄球菌蛋白A（staphylococcal protein A，SPA），当金黄色葡萄球菌与已知的IgG抗体连接时，成为致敏的颗粒载体，与相应抗原或细菌接触时，出现肉眼可见的凝集现象。SPA协同凝集试验具有简便、快速与敏感性高、特异性强等优点，常用于脑脊液、血液、尿液和其他分泌物中病原菌的快速鉴定和分型。

（二）沉淀试验

可溶性抗原（微生物浸出液、血清、细菌外毒素、组织浸出液及其他蛋白质、多糖和类脂质等）与相应抗体（免疫血清）特异结合后，在适量电解质参与下形成肉眼可见的沉淀物，称为沉淀试验。反应中的抗原称为沉淀原，抗体为沉淀素。抗原抗体结合出现可见反应需要具有一定的量比关系，只有当两者分子比例合适时，才会发生最强的结合反应。由于在单位体积内抗原量大，为了不使抗原过剩，故应稀释抗原，并以抗原的稀释度作为沉淀试验的效价。

沉淀试验的方法很多，常用的有环状沉淀法、絮状沉淀法和琼脂扩散法等。

1. 环状沉淀法

环状沉淀法是一种定性试验方法，可用已知抗体检测未知抗原。将已知抗体注入特制小试管中，然后沿管壁缓缓加入等量抗原，如抗原与抗体对应，则在两液界面出现白色的沉淀圆环。

2. 絮状沉淀法

将已知抗原与抗体在试管（如凹玻片）内混匀，如抗原抗体对应，两者比例又适当时，会出现肉眼可见的絮状沉淀，此为阳性反应。

3. 琼脂扩散法

利用可溶性抗原抗体在半固体琼脂内扩散，若抗原抗体对应，且两者比例合适，在其扩散的某一部分就会出现白色的沉淀线。每对抗原抗体可形成一条沉淀线。有几对抗原抗体，就可分别形成几条沉淀线。琼脂扩散可分为单向扩散和双向扩散两种类型。单向扩散是一种定量试验，可用于免疫蛋白含量的测定；而双向扩散多用于定性试验，由于方法简便易行，常用于测定分析和鉴定复杂的抗原成分。

（三）补体结合试验

补体结合试验是在补体参与下，以绵羊红细胞和溶血素作为指示系统的抗原抗体反应。补体无特异性，能与任何一组抗原抗体复合物结合而引起反应。如果补体与绵羊红细胞、溶血素的复合物结合，就会出现溶血现象，如果与细菌及相应抗体复合物结合，就会出现溶菌现象。此反应操作复杂、敏感性高、特异性强，能测出少量抗原和抗体，应用范围较广。补体结合反应的缺点在于：参与反应的物质多（抗原、抗体、补体、溶血素及羊红细胞等），它们之间存在彼此牵连的定量关系，需要逐一滴定，找出最适比例，否则难以达到理想的结果。

（四）荚膜肿胀试验

细菌的荚膜也是一种抗原，具有很强的菌型特异性。荚膜肿胀试验是利用特异性抗血清与相应细菌的荚膜抗原特异性结合形成复合物，使细菌的荚膜明显增大，细菌的周围有较宽的环状带。可用于有荚膜细菌的鉴定与分型，如肺炎链球菌、流感嗜血杆菌、肺炎克雷伯菌和炭疽芽孢杆菌等的检测和荚膜分型。

操作方法：取一张洁净无油脂的载玻片，在玻片两端各加入 1 ~ 2 环待测细菌；再取相应的荚膜抗血清（诊断血清）与正常兔血清各 1 滴，分别与两端细菌混匀，作为测试端和对照端；然后在玻片两端各加 1 滴 1% 亚甲蓝溶液，混匀后分别加盖玻片，置于湿盒内，于室温下放置 5 ~ 10 min，镜检观察。

结果判断：若试验端在蓝色细菌周围可见厚薄不等、边界清晰的无色环状物而对照端无此现象，结果为阳性；试验端与对照端均不产生无色环状物，则结果为阴性。

三、血清学鉴定的特点

血清学鉴定是细菌鉴定的重要方法，该方法具有高效省时、特异性强、灵敏度高、适合大量样品检测等优点。缺点是检测过程中会经常出现假阳性反应，且制备抗血清的时间较长。

血清学鉴定中，电解质、酸碱度（pondus hydrogenii，pH）、温度等环境因素的变化，都直接影响血清学反应的结果；抗原抗体的结合具有特异性，当有共同抗原（或抗体）存在时，会出现交叉反应；抗原抗体的结合是分子表面的结合，这种结合虽相当稳定，但是可逆的；抗原抗体的结合是按一定比例进行的，只有比例适当时，才能出现可见反应。

第四节　生化鉴定

由于细菌各自的酶系统不同，因而对营养物质的分解能力不同，其代谢的产物也各异，因此可以用化学反应来测定微生物的代谢产物，区别和鉴定细菌的种类。绝大多数分离的未知菌的属、种鉴定都需要通过生化反应来鉴别，因此生化鉴定是微生物分类鉴定中的重要依据之一。

微生物常用的生化鉴定方法主要包括：糖类（碳水化合物）代谢试验、蛋白质和氨基酸代谢试验、碳源同化试验、呼吸酶类试验、其他酶类及生化试验。

一、糖类代谢试验

（一）糖（醇、苷）类发酵试验

各种细菌含有发酵不同糖（醇、苷）类的酶，所以对各种糖（醇、苷）类的代谢能力也不同，所产生的代谢产物亦不同。有的仅产酸，有的产酸、产气，有的则不能分解糖类。细菌分解糖类后产生的代谢产物因菌种不同而异，因此，检测细菌对培养基中所含糖（醇、苷）类的代谢产物，可用以鉴定细菌种类。

将分离的纯种细菌，根据无菌操作原则接种到糖（醇、苷）发酵培养管中，置一定条件下孵育后取出，观察结果。若细菌能分解培养基中的糖（醇、苷）类产酸，培养基中指示剂呈酸性反应。若产气可使液体培养基中倒置的小导管内产生气泡（若为半固体培养基，则检视沿穿刺线和管壁及管底有无微小气泡，有时还可看出接种菌有无动力，如有动力，培养物可呈弥散生长；若为固体培养基则会出现裂隙）。若细菌不分解糖（醇、苷），则培养基无变化。

不同细菌可发酵不同的糖类，如沙门菌可发酵葡萄糖，但不发酵乳糖；大肠埃希菌则可发酵葡萄糖及乳糖。即使两种细菌均可发酵同一种糖类，其发酵所产生的代谢产物也不尽相同。如大肠埃希菌和志贺菌均可发酵葡萄糖，但前者产酸、产气，而后者仅产酸。糖（醇、苷）类发酵试验是鉴定细菌的生化反应中最主要和最基本的试验，特别是对肠杆菌科细菌的鉴定尤为重要。

（二）葡萄糖氧化/发酵（O/F）试验

根据细菌在分解葡萄糖的代谢过程中对氧气的需求不同，可将细菌分为氧化型、发酵型和产碱型三类。氧化型细菌仅在有氧环境中分解葡萄糖，在无氧环境中不能分解葡萄糖；发酵型细菌在有氧和无氧的环境中都能分解葡萄糖；产碱型细菌在有氧和无氧环境中都不能分解葡萄糖。葡萄糖氧化/发酵试验（又称为O/F或Hugh-Leifson试验），可用于区别细菌的代谢类型。

准备两支培养基，沸水浴10 min以驱除培养基中的氧气，冷却后，将待检纯菌接种到两支培养基中。其中一支加入高度不少于1 cm的无菌液状石蜡以隔绝空气，检测细菌的发酵特征；另一支不加液状石蜡，培养基暴露在空气中，检测细菌的氧化特征。两管均置恒温培养箱中35℃培养48 h或更长时间，观察结果。若两管均不变色为产碱型；两管均变黄（产酸）为发酵型；加液状石蜡管不产酸，不加液状石蜡管产酸为氧化型。

O/F试验可用于鉴别肠杆菌科细菌与非发酵菌，前者均为发酵型，而后者通常为氧化型或产碱型；也可用于鉴定葡萄球菌和微球菌，前者为发酵型，后者为氧化型。

（三）β-半乳糖苷酶试验（ONPG试验）

有些细菌可产生β-半乳糖苷酶，能分解邻-硝基酚-β-D-半乳糖苷（ONPG），生成黄色的邻硝基酚。

将待检纯菌落用无菌生理盐水制成浓的菌悬液，加入250 μL ONPG液，混匀后37℃水浴20 min～3 h，观察结果。菌悬液呈黄色为阳性反应。

迅速及迟缓分解乳糖的细菌，ONPG试验为阳性，如埃希菌属、枸橼酸杆菌属、克雷伯菌属等。不发酵乳糖的细菌，ONPG试验为阴性，如沙门菌属、变形杆菌属等。本试验可作为迟缓发酵乳糖的细菌的快速鉴定方法。

（四）甲基红试验

某些细菌在代谢过程中分解葡萄糖产生丙酮酸，丙酮酸可进一步代谢分解为乳酸、甲酸、乙酸等，使培养基的pH下降至4.5以下，加入甲基红指示剂呈红色（甲基红变红的范围为pH 4.4～6.0）；若细菌分解葡萄糖产酸量少，或者产生的酸进一步转化为其他物质（如醇、醛、酮、气体和水等），使培养基pH在6.2以上，加入甲基红指示剂呈橘黄色，为甲基红试验阴性。

将待检菌接种于葡萄糖蛋白胨水培养基内，35℃孵育 18 ~ 24 h，加入甲基红试剂（每毫升培养基 1 滴试剂），观察结果。鲜红色为阳性，淡红色为弱阳性，黄色为阴性。

甲基红试验主要用于大肠埃希菌和产气肠杆菌的鉴别，前者为阳性，后者为阴性。此外，肠杆菌科中的沙门菌属、志贺菌属、枸橼酸杆菌属、变形杆菌属等为阳性、而肠杆菌属、克雷伯菌属等为阴性。

（五）VP（Voges-Proskaurer）试验

某些细菌在葡萄糖蛋白胨水培养基中能分解葡萄糖产生丙酮酸，丙酮酸缩合，脱羧成乙酰甲基甲醇，后者在强碱环境下，被空气中的 O_2 氧化为二乙酰，二乙酰与蛋白胨中的胍基生成红色化合物，为 VP 试验阳性。

将待检菌接种于葡萄糖蛋白胨水中，35℃孵育 18 ~ 24 h 后，添加含 0.3% 肌酸或肌酐的 40% KOH 溶液（按每毫升培养基 0.1 mL 的用量），摇动试管 1 ~ 2 min，室温静置，观察结果。若出现红色为阳性，若 4 h 内不呈现红色，即判定为阴性。

VP 试验主要用于鉴别肠杆菌科细菌。本试验常与甲基红试验联合使用，一般情况下，VP 试验为阳性的细菌，甲基红试验常为阴性，反之亦然。

二、蛋白质和氨基酸代谢试验

不同种类的细菌分解蛋白质的能力不同。一般先由细菌的胞外酶将蛋白质分解为短肽（或氨基酸），渗入菌体内，然后再由胞内酶将肽类分解为氨基酸。能分解氨基酸的细菌远比能分解蛋白质的多，不同细菌分解氨基酸种类也不同。大肠埃希菌和变形杆菌几乎能分解所有的氨基酸。氨基酸分解有脱氨（细菌脱氨酶作用生成氨和酸类）与脱羧（细菌脱羧酶作用生成胺类和 CO_2）两种方式。

（一）吲哚试验（靛基质试验）

某些细菌含有色氨酸酶，能分解培养基中蛋白胨的色氨酸生成吲哚（靛基质），吲哚与吲哚试剂（对二甲基氨基苯甲醛）作用，生成红色的化合物，即玫瑰吲哚。

将待检菌接种至蛋白胨水培养基中，35℃孵育 18 ~ 24 h 后，沿试管壁加入靛基质试剂，保持试剂和培养液分成两层，观察结果。两液面接触处出现红色为阳性，无色为阴性。

吲哚试验主要用于肠杆菌科细菌的鉴定。

（二）硫化氢试验

某些细菌能分解培养基中的含硫氨基酸（如胱氨酸、半胱氨酸等）生成硫化氢，硫化氢与培养基中的铅盐或低铁盐反应，生成黑色的硫化亚铁或硫化铅沉淀。此试验可间接反映待检细菌有无促成硫化氢生成的能力。

将待检菌穿刺接种于醋酸铅培养基或克氏双糖铁琼脂等培养基，35℃培养 18 ~ 24 h，观察结果。若培养基变黑色为阳性，不变为阴性，阴性应继续培养至 6 天才能判定。

主要用于肠杆菌科细菌种、属间的鉴别。沙门菌属、爱德华菌属、枸橼酸杆菌属、变形杆菌属大多为阳性，肠道杆菌中其他菌属为阴性，沙门菌属中的甲型副伤寒沙门菌也为阴性。

（三）明胶液化试验

某些细菌能产生明胶酶（胞外酶），使明胶水解为多肽，再进一步水解为氨基酸，从而使半固体的明胶培养基从凝胶态变成流动的液体。

将待检菌穿刺接种于明胶培养基上，22℃培养，每天观察结果。某些细菌在 22℃不生长或生长极为缓慢，则可先于 35℃培养，再移置 4℃冰箱 30 min 后取出观察，若细菌具有明胶酶，虽经低温处理，明胶仍呈液态而不凝固。

明胶液化试验主要用于肠杆菌科细菌的鉴别。某些厌氧菌，如产气荚膜梭菌、脆弱拟杆菌等也能液化明胶。此外，多数假单胞菌也可液化明胶。

（四）尿素酶试验

某些细菌能产生尿素酶（脲酶），可分解尿素产生氨气，使培养基呈碱性。

将待检菌接种于尿素培养基中，35℃孵育 18 ~ 24 h，观察结果。如果细菌分解尿素，则使培养基变碱性，酚红指示剂显红色为阳性，不变则为阴性。如为阴性应继续培养至第 4 天，再最终判定结果。

尿素酶试验主要用于鉴别肠杆菌科中变形杆菌属细菌。奇异变形杆菌、普通变形杆菌、雷氏普鲁威登菌和摩氏摩根菌均为尿素酶阳性，斯氏普鲁威登菌和产碱普鲁威登菌阴性。

（五）苯丙氨酸脱氨酶试验

某些细菌能产生苯丙氨酸脱氨酶，使苯丙氨酸脱氨基生成苯丙酮酸，苯丙酮酸与三氯化铁反应生成绿色化合物。

将待检菌接种于苯丙氨酸琼脂斜面上，35℃培养 18 ~ 24 h，培养后在斜面上滴加 0.2 mL（或 4 ~ 5 滴）10% $FeCl_3$ 溶液，使其从斜面上缓缓流下，观察结果。若培养基出现绿色为阳性。

本试验特异性较高，主要用于鉴别肠杆菌科细菌。变形杆菌属、摩根菌属和普鲁威登菌属细菌均为强阳性，其他菌属多为阴性。

（六）氨基酸脱羧酶试验

某些细菌能产生氨基酸脱羧酶，能分解氨基酸使其脱去羧基，生成胺和 CO_2。各种细菌所产生的脱羧酶不一样，但氨基酸经脱羧后所产生的胺，均可使培养基变碱性，指示剂颜色改变。

将待检菌分别接种于氨基酸脱羧酶试验用培养基（含葡萄糖、精氨酸、鸟氨酸或赖氨酸，指示剂为溴甲酚紫）和不含氨基酸的对照培养基中，35℃培养 4 天，每天观察结果。对照管为黄色，而测定管若由黄色变为紫色则为阳性，若黄色则为阴性（仅发酵葡萄糖）。

氨基酸脱羧酶试验可作为肠杆菌科细菌鉴定的重要方法，尤其是沙门菌属和志贺菌属内的种间鉴别。沙门菌属中除伤寒和鸡沙门菌外，其余沙门菌的鸟氨酸和赖氨酸脱羧酶试验均阳性；志贺菌除宋氏志贺菌和鲍氏志贺菌外，其他志贺菌均阳性。此外，对链球菌和弧菌科细菌的鉴定也有重要价值。

三、碳源同化试验

碳源同化试验是细菌对单一来源的碳源利用的鉴定试验。常用的方法有枸橼酸利用试验和丙二酸利用试验。

（一）枸橼酸利用试验

某些细菌能利用培养基中的枸橼酸盐作为唯一的碳源，并能利用铵盐作为唯一氮源，其生长过程中可分解枸橼酸盐产生碳酸盐，分解铵盐产生氨。碳酸盐和氨均可使培养基呈碱性，pH 指示剂溴百里酚蓝则会由淡绿色变为深蓝色。

将待检菌接种于枸橼酸盐培养基上，35℃培养 1～4 天，每天观察结果。若培养基中溴百里酚蓝指示剂由淡绿色变为深蓝色，为阳性；若培养基无菌生长，仍为绿色，为阴性。

枸橼酸利用试验主要用于肠杆菌科细菌的属间鉴别，如埃希菌属、志贺菌属、爱德华菌属多为阴性，而沙门菌属、克雷伯菌属通常为阳性。

（二）丙二酸利用试验

某些细菌能利用培养基中的丙二酸盐作为唯一的碳源，其生长过程中可将丙二酸盐分解生成碳酸钠，使培养基变碱，使指示剂由绿色变为蓝色。

将待检菌接种在丙二酸盐培养基上，35℃培养 24～48 h，观察结果。若培养基由淡绿色变为深蓝色，为阳性；若培养基无菌生长，培养基不变色，为阴性。

丙二酸利用试验常用于肠杆菌科细菌的属间鉴别。克雷伯菌属常为阳性，枸橼酸杆菌属、肠杆菌属和哈夫尼亚菌属中的一些细菌也呈阳性反应，其他菌属一般为阴性。

四、呼吸酶类试验

（一）细胞色素氧化酶试验

细胞色素氧化酶试验简称为氧化酶试验。具有氧化酶的细菌能使对苯二胺氧化为红色的醌类化合物。

取一小块洁净的滤纸，涂抹菌苔少许，在菌落上加 1 滴 10 g/L 对苯二胺溶液，观察颜色变化。若细菌与氧化酶试剂接触后立即变红，继而变为深红色至深紫色，为阳性。

细胞色素氧化酶试验主要用于肠杆菌科细菌与假单胞菌的鉴别，肠杆菌科细菌为阴性，假单胞菌为阳性。奈瑟菌属的菌种均呈阳性反应。

（二）过氧化氢酶试验（触酶试验）

过氧化氢酶试验又称为触酶试验。具有过氧化氢酶（触酶）的细菌，能催化过氧化氢生成分子氧，出现气泡。

取待检菌少许，置于洁净载玻片上，滴加 3% 过氧化氢溶液 1～2 滴，观察结果。若 1 min 内产生大量气泡，为阳性，不产生气泡为阴性。

触酶试验主要用于革兰阳性球菌的初步鉴别，如葡萄球菌、淋病奈瑟菌、微球菌为阳性，链球菌为阴性。

（三）硝酸盐还原试验

硝酸盐培养基中的硝酸盐可被某些细菌还原为亚硝酸盐，亚硝酸盐与乙酸反应生成亚硝酸，亚硝酸与对氨基苯磺酸作用生成重氮磺酸，再与 α- 萘胺结合生成红色的 N-α- 萘胺偶氮苯磺酸。

将待检菌接种于硝酸盐培养基，35℃培养 18～24 h，加入试剂甲液（对氨基苯磺酸和乙酸）和乙液（α- 萘胺和乙酸）各 2 滴，立即观察结果。立即出现红色为阳性。若不呈红色，则再加入少许锌粉，如仍不变为红色者为阳性，表示培养基中的硝酸盐已被细菌还原为亚硝酸盐，进而分解成氨和氮；加锌粉后变为红色者为阴性，表示硝酸盐未被细菌还原，红色反应是由于锌粉的还原所致。

本试验广泛地用于细菌鉴定。肠杆菌科、铜绿假单胞菌、嗜麦芽窄食单胞菌、韦荣球菌均为阳性。

（四）氰化钾试验

呼吸系统中的细胞色素氧化酶、过氧化物酶、触酶等均以铁卟啉为辅基，氰化钾可与铁卟啉结合，使以上酶类失去活性，导致细菌呼吸受到抑制。但有的细菌在一定浓度的氰化钾存在时仍能生长，以此鉴别细菌。

取待检纯菌接种到对照培养基（不含氰化钾）及氰化钾培养基中，35℃培养24～48 h，观察结果。若对照管有菌生长，试验管有菌生长，为阳性；对照管有菌生长，试验管无菌生长，为阴性。

本试验常用于肠杆菌细菌的鉴别。

五、其他酶类及生化试验

（一）凝固酶试验

金黄色葡萄球菌可产生两种凝固酶：一种是结合凝固酶，结合在细菌的细胞壁上，使血浆中的可溶性纤维蛋白原变为不溶性纤维蛋白，附着于细菌表面，使细菌凝集，可用玻片法检测；另一种是细菌合成释放在液体中的游离凝固酶（胞外酶），能使凝血酶原变成凝血酶类物质，从而使血浆凝固，可用试管法测出。

玻片法：取一张洁净载玻片，将未稀释的兔血浆和生理盐水分别滴加至载玻片的两侧，挑取待检菌少许，分别与其混合，立即观察结果。若菌液在生理盐水中均匀混浊无自凝，而在血浆中凝集成团或颗粒状，凝固酶试验为阳性；若菌液在血浆中不凝集则为阴性。

试管法：取2支试管，分别加入0.5 mL血浆（生理盐水1∶4稀释），挑取菌落数个加入测定管充分研磨混匀，用已知阳性菌株加入对照管。35℃水浴箱中孵育1～4 h。血浆凝固者为阳性，血浆不凝固，仍流动者为阴性。

凝固酶试验常用于葡萄球菌属的鉴定，对确定葡萄球菌致病性有重要的作用。金黄色葡萄球菌的凝固酶试验阳性，而表皮及腐生葡萄球菌等的凝固酶试验则阴性。

（二）脂酶试验

某些细菌可产生脂酶，能将脂肪分解为游离脂肪酸。加在培养基中的维多利亚蓝可与脂肪结合成为无色化合物，如果脂肪被细菌产生的脂肪酶分解，则维多利亚蓝释出，呈现深蓝色。

将待检菌接种到脂酶培养基上，培养后观察结果。若培养基呈现深蓝色为阳性；培养基不变色为阴性。

本试验主要用于厌氧菌的鉴别，如梭菌属中肉毒梭菌、诺维梭菌为阳性，类杆菌属的中间类杆菌也为阳性。

（三）磷脂酰胆碱酶试验

某些细菌可产生磷脂酰胆碱酶（α-毒素），Ca^{2+}存在时，磷脂酰胆碱酶可迅速分解卵黄或血清中的磷脂酰胆碱，生成混浊沉淀状的甘油酯和水溶性磷酸胆碱，从而使菌落边缘出现乳白色混浊环。

将待检菌接种到10%卵黄琼脂平板培养基上，35℃培养3～6 h，观察结果。若菌落边缘出现乳白色混浊圈为阳性。

本试验主要用于厌氧菌的鉴别。产气荚膜梭菌、诺维梭菌为阳性，其他梭菌为阴性。

（四）DNA酶试验

某些细菌能产生细胞外DNA酶，可分解培养基中的DNA，使长链DNA水解为寡核苷酸链，长链DNA可被酸沉淀，而水解后形成的寡核苷酸链可溶于酸。因此在菌落平板上加入酸后，若在菌落周围出现透明环，表示该菌具有 DNA 酶。

将待检纯菌接种到含 0.2%DNA 的琼脂平板培养基上，35℃培养 18 ~ 24 h，在细菌生长物上滴加一层 1 mol/L 盐酸溶液，浸没菌落，观察结果。菌落周围出现透明环为阳性，无透明环为阴性。

肠杆菌科中沙雷菌和变形杆菌为阳性，革兰阳性球菌中仅有金黄色葡萄球菌产生 DNA 酶，可利用 DNA 酶试验鉴定。

（五）胆汁溶菌试验

肺炎链球菌具有自溶酶，胆汁或胆盐可加速肺炎链球菌的自溶，促使细菌溶解。

试管法：取 24 h 的肉汤培养物 0.9 mL 加入 10% 去氧胆酸钠溶液 0.1 mL，用生理盐水做阴性对照（对照管），混匀，35℃水浴作用 1 ~ 30 min 后观察结果。若对照管中细菌均匀混浊，测试管中细菌悬液由混浊变为透明，为阳性。

平板法：取 10% 去氧胆酸钠溶液一接种环，加在平板上生长的待检菌落上，35℃孵育 30 min 后观察结果，出现菌落溶解为阳性。

本试验可用于肺炎链球菌和甲型链球菌的鉴别，前者为阳性，后者为阴性。

（六）溶血试验

某些细菌在代谢过程中可产生溶血素，使人和动物的红细胞发生溶解。

平板法：将待检菌接种到血琼脂平板培养基上，35℃培养 18 ~ 24 h 后观察结果。若菌落周围出现透明溶血环（β- 溶血）或出现草绿色溶血环（α- 溶血）为阳性。

试管法：取待检菌 16 ~ 18 h 的肉汤培养物，加入等量的 2% 的羊红细胞悬液（经生理盐水洗涤 3 次），35℃水浴 30 min，观察结果。若试管内出现溶血（液体澄清透明），为阳性。

溶血试验主要用于链球菌属的鉴定。

（七）嗜盐性试验

某些细菌（如肠杆菌）在高于 3% 氯化钠的培养基上不生长，但可在无盐培养基上生长，为非嗜盐菌；某些细菌在含 3% ~ 6% 氯化钠的培养基上生长，但在无盐培养基上不生长，为嗜盐菌；某些细菌（如葡萄球菌等）在无盐和高盐培养基上均能生长，为耐盐菌。

将待检菌分别接种到无盐葡萄糖蛋白胨水和 5% ~ 6% 氯化钠葡萄糖蛋白胨水中，35℃培养 18 ~ 24 h 后观察结果。若细菌在无盐培养基中不生长，在 5% ~ 6% 氯化钠培养基中生长，为嗜盐菌；若细菌在无盐培养基中生长，在 5% ~ 6% 氯化钠培养基中不生长，为非嗜盐菌；细菌在无盐培养基和 5% ~ 6% 氯化钠培养基中都生长，为耐盐菌。

嗜盐性试验主要用于弧菌属细菌的鉴定。霍乱弧菌为耐盐菌，副溶血性弧菌为嗜盐菌。此外，还可用于鉴别葡萄球菌和假单胞菌。

六、微生物鉴定的自动化分析系统

微生物鉴定的自动化技术在近十几年得到了快速发展，微生物编码鉴定技术已经得到普遍应用，并早已商品化和形成独特的不同细菌鉴定系统，如 API、Micro-ID、RapID、Enterotube 和 Minitek 等系统。

全自动微生物分析系统（AMS）是一种由传统生化反应及微生物检测技术与现代计算机技术相结合，运用概率最大近似值模型法进行自动微生物检测的技术，可鉴定由环境、原料及产品中分离的微生物。常规法鉴定细菌，只能得到是或不是某种菌，还需要做大量、烦琐的生化试验。而用 AMS 明显缩短细菌生化鉴定的时间，如鉴定沙门菌属、霍乱弧菌等致病性弧菌只需 4 h，鉴定志贺菌属只需 6 h。自动化微生物鉴定系统的广泛应用，为细菌鉴定工作提供了一个简便、科学的程序，大大地提高了细菌鉴定的准确性。

第五节　免疫学检测

细菌免疫学检测的基础是抗原抗体反应。早期建立的免疫学检测技术即血清学检测方法，是直接用抗原抗体反应产生的现象判断实验结果，这些现象包括颗粒性抗原所形成的凝集现象、可溶性抗原所形成的沉淀现象、补体系统参与的溶血现象等。而近年发展起来的免疫标记技术（immunolabelling technique）是用放射性核素、荧光素、酶等物质标记抗原（抗体），进行抗原-抗体反应后，通过检测标志物对抗原（抗体）进行定性、定位或定量分析。免疫标记技术具有灵敏度高、快速、可定性、定量、定位等优点，可用于检测一些传统血清学方法无法检出的微量或超微量物质，是目前应用最广泛的免疫学检测技术。

细菌免疫学检测常用的免疫标记技术有免疫荧光技术（immunofluorescence technique，IFT）、酶联免疫吸附试验(enzyme linked immunosorbent assay，ELISA)、免疫磁性分离技术(immunomagnetic separation，IMS)、化学发光免疫分析（chemiluminescence immunoassay，CLIA）和免疫胶体金技术（immunocolloidal gold technique，GICT）等。

一、免疫荧光技术

（一）原理

免疫荧光技术（IFT）发展为 4 种分支技术：一是以荧光显微镜为检测工具的免疫荧光显微技术，主要用以检测有形态结构的颗粒性抗原-抗体系统；二是以各种荧光光度计为检测工具的荧光测定技术，主要用以测定可溶性分子抗原-抗体系统；三是以流式荧光激发细胞鉴定或分类器为检测工具的流式免疫荧光细胞鉴定术，主要用以快速检出和分类细胞性抗原-抗体系统；四是以镧系元素为标志物的时间分辨荧光免疫分析技术，可用以更特异地分析各种抗原、半抗原-抗体系统。其中，以免疫荧光显微技术应用最多。

（二）方法

免疫荧光显微技术是在免疫学、生物化学和显微镜技术的基础上建立起来的一项技术，最大的优点是将免疫反应的特异性、荧光技术的敏感性、显微术的精确性相结合。免疫荧光显微技术是用荧光素标记抗体，使之与标本中的待检抗原特异性结合，形成荧光素标记的抗原-抗体复合物。荧光素受到紫外光照射时能发出可见荧光，在荧光显微镜下可以直接观察发出荧光的抗原-抗体复合物及其存在部位，从而鉴定未知抗原。

免疫荧光显微技术包括直接法和间接法等，常用直接法检测抗原（病原体），用间接法中的双层法检测抗体。

1. 直接法　将荧光素标记抗体滴加在待检标本上，经反应和洗涤后在荧光显微镜下观察，若标本中有相应抗原存在，则在镜下可见有荧光的抗原 - 抗体复合物。该法操作简单，特异性高，但敏感性较低。

2. 间接法　先使待检标本与诊断血清（未标记的特异性抗体，即第一抗体）反应，再加入用荧光素标记的抗免疫球蛋白抗体（针对第一抗体的抗抗体，即第二抗体）。如标本中有相应细菌，则在第一步后形成抗原 - 抗体复合物，与随后加入的荧光标记的抗免疫球蛋白抗体进一步结合，从而固定在玻片上，在显微镜下显现荧光，以检测抗原。相比直接法，间接法敏感性更高，且可检测多种抗原。

（三）应用

免疫荧光技术现已广泛地用于细菌和抗原结构的研究，我国已成功将荧光抗体染色用于快速检出沙门菌、金黄色葡萄球菌、溶血性链球菌、炭疽芽孢杆菌、布鲁氏菌、淋球菌、梅毒螺旋体及其抗体、衣原体、支原体等。

二、酶联免疫吸附试验

（一）原理

酶联免疫吸附试验（ELISA）在细菌检测和鉴定方面应用广泛，是将抗原抗体反应的高度特异性和酶的高效催化作用相结合建立的一种免疫分析方法。其原理是将已知的抗原或抗体结合到固相载体表面，将待检标本（测定其中的抗体或抗原）和酶标抗原或抗体按步骤与固相载体表面的抗原或抗体反应，将固相载体上多余物质洗掉，抗原或抗体与酶结合形成的结合物固定在载体上，加入底物后，免疫复合物上标记的酶可以催化底物产生有色物质，其颜色的深浅与相应的抗体或抗原有关，根据颜色深浅可进行定性或定量分析。

（二）方法

目前，ELISA 的分类方法众多，根据抗原抗体反应的机制不同，ELISA 可分为直接法、间接法、双抗体夹心法和竞争法等，其中，双抗体夹心法和竞争法都可用于细菌的鉴定。双抗体夹心法是检测抗原最常用的方法，但只适用于二价或二价以上较大分子抗原的检出和定量分析，而不能用于半抗原等小分子的测定。竞争法可用于抗原和半抗原的测定，也可用于抗体的测定。

ELISA 一般采用商品化的试剂盒，完整的 ELISA 试剂盒包含 7 种组分：①包被抗原或抗体的固相载体（免疫吸附剂）；②酶标记的抗原或抗体；③酶的底物；④阴性和阳性对照品（定性测定），参考标准品和控制血清（定量测定）；⑤结合物及标本的稀释液；⑥洗涤液；⑦酶反应终止液。酶标记的抗体（或抗原）称为结合物，是 ELISA 中最关键的试剂。良好的结合物既保持了酶的催化活力，也保持了抗体（或抗原）的免疫活性。在 ELISA 中，常用的酶为辣根过氧化物酶（horseradish peroxidase，HRP）和碱性磷酸酶（alkaline phosphatase，ALP）。国产 ELISA 试剂一般都用 HRP 制备结合物。国外很多 ELISA 试剂采用 ALP 作为标记酶。通过试剂盒，样品在与标本中抗体或抗原反应后，只需经过固相的洗涤就可以达到抗原-抗体复合物与其他物质分离的目的，简化了操作步骤。

（三）应用

Kryinski 和 Heimsch 等（1977）首次将 ELISA 用于食品沙门菌的检测，并在应用中不断发展，20 世纪 80 年代 Paadhye 和 Park 分别用单克隆或多克隆抗体的 ELISA 检测 E.coli O157: H7，其操作简便、快速，结果准确。Riod EM 建立的抗原捕获 ELISA 法，用特异性的单克隆抗体包被，加入待校样品进行检测，并将其成功应用于鼠伤寒沙门菌的检测，检测灵敏度远远高于直接的 ELISA 检测。另外，用于黄曲霉毒素检测专用的免疫试剂盒，已成为实验室常规使用的方法。

ELISA 具有选择性好、结果判断客观准确、实用性强、样品处理量大等优点，弥补了经典化学分析方法和其他仪器测试手段的不足。特别是随着蛋白质分离纯化技术和基因工程术的不断发展，各种高纯度抗体、抗原和抗体复合物得以制备，单克隆抗体技术的应用，使得该诊断检测技术在特异性、灵敏度和客观性方面都有了大幅度的提高。随着试剂的商品化及自动化操作仪器的广泛应用，现已成为临床细菌检验中应用最广泛的免疫技术。但 ELISA 对试剂的选择性高，很难同时分析多种成分；对结构类似的化合物有一定程度的交叉反应；对分析相对分子质量很小的化合物或很不稳定的化合物有一定的困难。

三、免疫磁性分离技术

（一）原理

免疫磁性分离技术（IMS）是将特异性抗体偶联在磁性颗粒表面，通过抗体与反应介质中特异性抗原结合形成抗原 - 抗体复合物，此复合物在磁场的作用下定向移动，从而分离抗原。

（二）方法

以抗体包被的磁性微球为载体，与样品中被检致病菌发生特异性的结合；结合后载有致病菌的磁性颗粒在外加磁场的作用下，向磁极方向聚集，使致病菌不断得到分离、浓缩；弃去检样混合液后，收集磁性颗粒就得到富集的目的菌。因此，通过免疫磁性分离技术可以代替常规的选择性增菌培养过程，特异有效地将目的微生物从样品中快速分离出来。

（三）应用

Skjerve 等报道了利用免疫磁性分离技术，从乳及乳制品、肉类和蔬菜中分离沙门菌，其检测灵敏度为 100 CFU/g；还可以应用于牛乳中 *E.coli* O157: H7 的检测和食品中单核细胞增生李斯特菌、副溶血性弧菌、小肠结肠耶尔森菌等的检测。在实际应用中，免疫磁性分离法和其他检验方法联合，如与直接镜检技术、ELISA、聚合酶链反应（PCR）、荧光免疫分析（IFA），电子化学发光（ECL）等技术相结合应用，则可数倍地提高分离效率和检测极限。

四、化学发光免疫分析

（一）原理

化学发光免疫分析（CLIA），是将具有高灵敏度的化学发光测定技术与高特异性的免疫反应相结合的检测分析技术。其原理将化学发光物质或酶作为标志物直接标记在抗原或抗体上，使其产生免疫反应，使抗体与抗原能够特异性结合产生一种复合物，然后在该复合物中加入发光底物或氧化剂，使复合物可以发光，根据待测物质具备的浓度与仪器监测中获取的发光强度之间存在的线性关系，实现浓度的合理测定。该技术已成为目前免疫分析技术的主流方法，广泛地应用于细菌检验中。

（二）方法

根据免疫标志物不同，化学发光分析种类大致分为以下 3 类：

1.直接化学发光免疫分析　其特点是采用吖啶酯、异鲁米诺衍生物 ABEI 等作为示踪物质标记抗原或抗体分子形成发光标志物，采用纳米微球为固相载体的分离方式，通过碱性液诱导结合标志物发光，并通过测定发光强度实现对超微量物质的定量分析。

2. 电化学发光免疫分析　电化学发光免疫分析是以三联吡啶钌作为示踪物质标记抗原或抗体，并采用纳米微球为固相载体的分离方式，以三丙胺作为电子供体，通过电场作用诱导结合标志物发光，通过测定发光强度实现对超微量物质的定量分析。

3. 酶促化学发光免疫分析　以酶蛋白标记抗原或抗体制备酶结合物，利用酶催化发光底物反应所提供的能量诱导光信号的产生，最终通过测定光学信号实现对待测物质的免疫分析，简称"酶促发光免疫分析"。与酶联免疫吸附试验相同，酶促发光免疫分析采用 HRP 和 ALP 作为标志物，不同的是酶促发光免疫分析采用发光底物。酶促化学发光免疫分析的发光类型属于间接化学发光。

（三）应用

化学发光免疫技术既具备化学发光反应的高灵敏度，又具有免疫体系的高特异性。该技术因具有分析速度快、线性范围宽、无散射光干扰、无放射性污染、仪器设备简单等优势，在临床诊断中得到了广泛应用。特别是最近几年，随着一些新技术、新材料的发展成熟，CLIA 与各种新型材料（纳米材料、量子点、磁性材料等）及新技术（免疫层析、微流控芯片等）的融合促进了化学发光免疫分析突破性的发展。Shelton 等建立了水中大肠埃希菌的电化学发光免疫分析检测方法，该方法的最低检出限为 1000 CFU/mL，线性范围为 1000 ~ 10 000 CFU/mL。基于化学发光免疫分析方法，实现了对食品中沙门菌、大肠埃希菌的检测，检测结果与人工计数培养相比有着较高的准确度，检测灵敏度高，并可大大地节约检测时间。

五、免疫胶体金技术

（一）原理

免疫胶体金技术（GICT）可通过胶体金（由氯金酸在还原剂如白磷、抗坏血酸、枸橼酸钠、鞣酸等作用下，聚合成为特定大小的金颗粒，并由于静电作用成为一种稳定的胶体状态）与蛋白质等大分子物质结合，利用抗原抗体反应达到检测目的，具有操作简单、快捷直观、敏感度高等优点。基本原理是把微孔滤膜作为载体，包被已知的抗原或抗体，滴入的待测样品经微孔膜的渗滤作用或毛细管虹吸作用，样品中的抗原或抗体与微孔滤膜包被的抗体或抗原结合，再通过胶体金标志物反应形成红色的线或点，呈阳性，无此现象为阴性。

（二）方法

胶体金标记技术应用范围广，目前常用方法有斑点金免疫渗滤技术和胶体金免疫层析技术。

1. 斑点金免疫渗滤技术（dot immunogold filtration assay，DIGFA）　此法是在硝酸纤维膜下垫有吸水性强的垫料，即为渗滤装置。在加抗原（抗体）后，迅速加抗体（抗原），再加金标记第二抗体。由于有渗滤装置，反应很快，在数分钟内即可显出颜色反应。

2. 胶体金免疫层析技术（colloidal gold immunochromatography assay，GICA）　此方法是在斑点金免疫渗滤技术后发展起来的另一种固相膜免疫测定，当待检样本加到试纸条一端的样本垫上后，通过毛细作用向前移动，溶解结合垫上的胶体金标记试剂后相互反应，再移动至固定的抗原或抗体的区域时，待检物与金标试剂的结合物又与之发生特异性结合而被截留，聚集在检测带上，可通过肉眼观察到显色结果。其优点包括：检测方法简单快速，短至数分钟就能得到实验结果；不需要仪器设备，操作人员不需要特殊训练；试剂稳定，适用于单份检测；无污染。缺点在于：一般只能用于定性试验；不稳定，过高会产生假阳性，过低会漏检。

（三）应用

Faulk 和 Taylor（1971）首先将兔抗沙门菌抗血清与胶体金颗粒结合，用直接免疫细胞化学技术检测沙门菌的表面抗原。Muller 等（1980）应用该技术对牛痘病毒进行了免疫电镜研究。Geoghegan 等（1980）、Leuvering（1983）应用胶体金进行了被动凝集试验。进入 20 世纪 90 年代，免疫胶体金检测试剂在临床上已应用于结核分枝杆菌、沙门菌等致病菌的检测，杨晋川等用 *E.coli* O157 免疫胶体金快速诊断卡对腹泻患者粪便样品中的 *E.coli* O157 进行初筛，然后再用免疫磁珠捕获集菌，使病原菌的分离与鉴定于一体，减少了工作量，提高了分辨率，具有很强的实用性。谢昭聪等研究的霍乱胶体金试条的最小检出量为 10^6 CFU/mL，霍乱患者的大便中一般含菌量可达 10^6 ～ 10^9 CFU/mL，因而可用于这种疾病的快速诊断。免疫胶体金诊断技术具有操作简单、方便快捷、检测成本低、样品利用率高、结果易于研判、检出率高、稳定性和特异性强等优点，特别适合于基层、现场、大批量检测和大面积普查等。

第六节　分子生物学

利用分子生物学方法对感染性病原体进行分类鉴定对于科学研究、临床治疗有着非常重要的作用。感染性病原体分类鉴定方法主要包括表型鉴定法和分子鉴定法。细菌表型鉴定主要依据其生理生化特点对病原体进行区分，但存在检测速度慢，耗时耗力的缺点，相较之下，分子检测法在核酸水平上进行检测，准确可靠且速度较快。本节主要介绍 16S rRNA 序列分析，多位点序列分析（MLSA），平均核苷酸一致性分析（ANI）及基于 PCR 的多种检测方法（普通 PCR，实时荧光定量 PCR，反转录 PCR）等常见的感染性病原体分子检测方法，可为病原体的后续分析提供基本的鉴定依据。

一、16S rRNA 序列分析

感染性疾病病原体的鉴定对于临床抗生素的选择及治疗方法的制定具有重要的意义。传统的细菌鉴定方法通常采用适宜培养基培养后，观察菌落形态特征、显微镜镜下形态、革兰染色，对生理生化表型进行初步鉴定获得菌株的基本特征，再采用血清学方法或细菌自动分析仪器进行鉴定，但对于生化反应不典型或难培养，生长缓慢菌株的鉴定无法满足临床要求的时效性，同时消耗大量的人力和物力。自 20 世纪 70 年代中期开始，rRNA 序列分析使得微生物鉴定领域发生了革命性的变化。其中，16S rRNA 不仅存在于所有细菌的基因组中，具有长度适中，高度保守，多信息、多拷贝的序列特点，且具有物种特异性和保守性，这为细菌快速、准确鉴定提供病原学检测靶点，是对原核微生物进行系统化分类研究及物种多样性分析时最常用的分子标志物。随着分子生物学技术的高速发展及微生物基因数据库的日益完善，16S rRNA 基因序列分析技术已作为一种细菌鉴定的常规方法，得到了广泛的应用。

16S rRNA 基因是细菌染色体上编码 16S rRNA 相对应的 DNA 序列，存在于全部原核生物中。其序列中存在恒定区和可变区，序列长度约 1500 bp，可变区与恒定区序列交错排列。恒定区在细菌中具有较高的保守性，而可变区的变异程度与细菌的系统发育密切相关。随着 PCR 技术及自动化 DNA 测序的开展，对细菌 16S rRNA 基因序列的分析研究越来越成熟，累积了大量不同种属细菌的 16S rRNA 基因序列。目前，研究者大多利用 16S rRNA 序列同源性分析实现微生物物种鉴定。通过在保守区设计引物，PCR 扩增片段，将待鉴定的 16S rRNA 序列与标准数据库如 RDP，Greengenes 和 SILVA 或与 NCBI 进行比对可以获得菌种的初步鉴定信息，有助于发现潜在新种。基于同源性分析 16S rRNA 序列的工具主要有 MEGA，QIIME，EzTaxon 等。目前，已经有很成熟的16S rRNA 的引物设计。通用引物（27F 和 1492R）的序列如表 5-1 所示。

表 5-1 通用引物序列

引物	序列（5'→3'）	长度（bp）	位置	扩增片段长度（bp）	退火温度（℃）
16S-27F	AGAGTTTGATCCTGGCTCAG	20	8-27	1503	52
16S-1492R	GGTTACCTTGTTACGACTT	19	1492-1510		

根据 16S rRNA 序列鉴定微生物物种，一方面可以帮助科研人员更好地分析海洋、湖泊、土壤、大气等生境中的微生物多样性及进化过程，帮助我们对细菌的亲缘关系进行判定及对复杂生境中的微生物的种类多样性、进化距离和相对丰度进行研究；另一方面，基于 16S rRNA 序列对细菌进行系统分类可应用于临床常规检测，协助医生进行菌种判断并实施治疗。但值得注意的是，由于 16S rRNA 基因的进化速率较低，序列具有高保守性使得其对于亲缘关系相近菌种的鉴定存在局限性，因此准确的菌种鉴定仍需结合其他方法。

二、多位点序列分析

多位点序列分析（multilocus sequence analysis，MLSA）方法来源于多位点序列分型（multilocus sequence typing，MLST）方法，是利用管家基因串联序列确定物种系统发育关系，对细菌进行分类鉴定、多样性分析和遗传进化研究。细菌基因组在进化过程中的自然变异为研究者提供了有效的鉴别靶点。不同的基因位点进化的速率存在差异，变异率大的基因能够实现对菌种更好地区分。然而，由于受细菌快速繁殖及频繁信息交换的影响，某些单个基因对于发生同源重组的菌种的辨别力降低，因此将多个具有相对较高鉴别能力管家基因序列的串联拼接能够有效规避不同的管家基因因进化速率及进化时间的差异，有效信息位点不一导致的分辨力存在差异的问题，同时增加有效信息位点数量，降低重组事件带来的影响。MLSA 是菌种鉴定的有力工具，具有相对快速简便、重复性好、高区分力的特点。

近些年来，MLSA 方法已被越来越多地应用到原核生物的系统分类学研究中，弧菌属、气单胞菌属、肠杆菌属、巴斯德菌科和盐单胞菌科的 MLSA 鉴定方法都已经建立。通常管家基因的选取需要遵循下列原则：①与核心代谢相关的单拷贝管家基因；②相邻管家基因之间距离不宜太近，均匀分散于整个染色体基因组上；③稳定存在于所有待测菌株中；④具有足够的分辨率以便区分亲缘关系较近的种；⑤变异区两端存在较为保守的区段，可通过设计合适的引物进行基因扩增。根据管家基因串联序列的进化树，可以获得一个比较全面可信的种间亲缘关系和进化地位。

三、基因组种系关系

DNA 分子杂交（DNA-DNA hybridization，DDH）是原核生物物种划分的金标准。该方法在技术上具有挑战性，其结果在各个实验室中的重复性较差。随着基因组序列的可用性不断提高和计算机技术的持续发展，研究者努力尝试利用新的基于全基因组信息的方法替代 DNA 分子杂交。平均核苷酸相似度（average nucleotide identity，ANI）是在核苷酸水平比较两个基因组亲缘关系的指标，可以探究两个微生物基因组同源片段之间的平均碱基相似度，特别是在近缘物种之间有较高的区分度。ANI 的概念于 2005 年被首次提出。初期，研究者使用菌株同源的开放阅读框（open reading frame，ORF）的平均核苷酸同一性进行物种鉴别。2007 年，人们将重点从 ORF 转移至全基因组，在此后的研究中将 ANI 值与 DDH 的菌种划分阈值进行比较得出 95% ~ 96% 的 ANI 值相当于 DDH 的值的 70%。

基因组 BLAST 距离系统发育方法（genome BLAST distance phylogeny approach，GBDP）最初设计为一种从给定的一组完全（甚至不完全）测序的基因组推断系统发育树或网络的方法，随后又被重新研究和改进。研究者评估了 GBDP 与 DDH 值的数字等效性。结果证明，该方法成功地模拟了湿实验 DNA 杂交结果，并且能够处理相当不完整的基因组。70% 阈值仍然可以适用于是否为同一菌种的界定。

四、基于 PCR 的常用检测方法

（一）普通 PCR

聚合酶链反应（PCR）是一种用于扩增特定 DNA 片段的分子生物学技术，其基本原理类似于 DNA 的天然复制过程，在体外使微量的 DNA 大幅增加，特异性依赖于与靶序列两端互补的寡核苷酸引物。PCR 由变性 - 退火 - 延伸 3 个基本反应步骤构成。①模板 DNA 的变性：模板 DNA 经加热至 93℃左右一定时间后，DNA 双链解链为单链，以便与引物结合。②模板 DNA 与引物的退火（复性）：模板 DNA 经加热变性成为单链后，随着温度降至 55℃左右，引物与模板 DNA 单链按照碱基互补配对的原则结合。③引物的延伸：DNA 模板 - 引物结合物在 72℃、DNA 聚合酶（Taq-DNA 聚合酶）的作用下，以 dNTP 为原料，靶序列为模板，按碱基互补配对与半保留复制原理，合成一条新的与模板 DNA 链互补的半保留复制链，重复循环变性 - 退火 - 延伸三过程就可获得更多的"半保留复制链"，而且这种新链又可成为下次循环的模板。每完成一个循环需 2 ~ 4 min，2 ~ 3 h 就能将待扩目的基因扩增放大几百万倍。

PCR 反应过程中需要根据待扩增序列，以信息链为基准，设计 5' 端引物和 3' 端引物。引物设计的基本原则是：①引物长度为 15 ~ 30 bp，通常为 20 bp 左右；②引物的 G+C 含量以 40% ~ 60% 为宜，G+C 太少扩增效果不佳，G+C 过多易出现非特异条带；5' 端引物和 3' 端引物的 G+C 含量差异不大；③引物中各碱基需随机分布，避免嘌呤或成串排列；④引物内部不应出现互补序列；⑤两个引物之间不应存在互补序列，尤其是避免 3' 端的互补重叠；⑥引物与非特异扩增区的序列的同源性不要超过 70%，引物 3' 末端连续 8 个碱基在待扩增区以外不能有完全互补序列，否则易导致非特异性扩增；⑦引物 3' 端的碱基，特别是最末及倒数第二个碱基，应严格要求配对，最佳选择是 G 和 C。

循环过程中一般95℃，30 s，使靶DNA序列完全变性。退火温度一般根据引物的 T_m 值为参考，通常选用（T_m-5）℃作为退火温度。引物延伸一般在72℃进行。大多数PCR含25～35循环，过多易产生非特异扩增。在最后一个循环后，反应在72℃维持10～30 min。使引物延伸完全，并使单链产物退火成双链。

（二）实时荧光定量PCR

实时荧光定量PCR（quantitative real-time PCR）是一种在DNA扩增反应过程中，利用荧光信号积累实时监测整个PCR进程，最后通过标准曲线对未知模板进行定量分析的方法，荧光物质可分为两种，荧光探针和荧光染料。

1.*Taq*Man探针法（荧光探针作为荧光物质）　PCR扩增时在加入一对引物的同时加入一个特异性的荧光探针。该探针为一寡核苷酸，两端分别标记一个报告荧光基团和一个淬灭荧光基团。探针完整时，报告荧光基团发射的荧光信号被淬灭荧光基团吸收；PCR扩增时，*Taq*酶的5'-3'外切酶活性将探针酶切降解，使报告荧光基团和淬灭荧光基团分离，从而荧光监测系统可接收到荧光信号，即每扩增一条DNA链，就有一个荧光分子形成，实现了荧光信号的累积与PCR产物形成完全同步。

2. SYBRGreen Ⅰ法（SYBR荧光染料）　在PCR反应体系中，加入过量SYBR荧光染料，SYBR荧光染料非特异性地掺入DNA双链后，发射荧光信号，而不掺入链中的SYBR染料分子不会发射任何荧光信号，从而保证荧光信号的增加与PCR产物的增加完全同步。SYBR仅与双链DNA进行结合，因此可以通过溶解曲线，确定PCR反应是否特异。

（三）反转录PCR

由一条RNA单链转录为互补DNA（cDNA）称为"反转录"，由依赖RNA的DNA聚合酶（反转录酶）来完成。反转录PCR是以mRNA为模板，整个反应在反转录酶的催化下，利用基因特异性引物合成互补的DNA（complementary DNA，cDNA），继而再按照普通PCR的方法，用两条引物以cDNA为模板，进行序列扩增。反转录PCR（reverse transcription-PCR，RT-PCR）的指数扩增是一种很灵敏的技术，可以检测很低拷贝数的RNA。

第七节　基质辅助激光解吸电离飞行时间质谱法

基质辅助激光解吸电离飞行时间质谱法（matrix-assisted laser desorption/ionization time of flight mass spectrometry，MALDI-TOF MS）近年来已成为微生物鉴定的常规检测技术，在临床检测、传染病防控、质量监测、生态及军事等众多领域广泛用于微生物鉴定分析。MALDI-TOF MS在传染病防控中除用于培养病原体的快速鉴定，还用于分型、溯源、耐药性及昆虫媒介相关分析。近几年，PCR与MALDI-TOF MS联用的核酸质谱技术正在飞速发展，国内核酸质谱设备及应用软件正在开发，该技术可从核酸层面分析基因突变、单核苷酸多态性（SNP）、甲基化等，是介于PCR联合一代测序及全基因组测序之间的一种技术，最多可同时检测50个位点，适用于多病原联检。本节将对MALDI-TOF MS的原理及在微生物鉴定方面的应用进行介绍。

一、MALDI–TOF MS 简介及原理

（一）MALDI-TOF MS 简介

MALDI-TOF MS 是近几十年发展起来的一种新型软电离有机质谱技术，能够快速、高通量地检测氨基酸、多肽、蛋白质、核苷酸和脂肪酸等生命体组成成分和代谢产物。Anhalt 和 Fenselau 于 1975 年首次提出了用电子轰击离子源（electron impact ion source，EI）质谱对革兰阴性菌的热裂解产物（磷脂和泛黄酮）进行分析，尝试了质谱对微生物的直接鉴定。1985 年，Franz Hillenkamp 和 Michael Karas 首次报道了基质辅助激光解吸电离（matrix-assisted laser desorption ionization，MALDI）技术。1988 年，Michael Karas、Franz Hillenkamp 和 Koichi Tanaka 都采用 MALDI 离子源结合飞行时间质量分析器质谱，实现了对分子量超过 10 万 Da 的蛋白分子的电离和检测。MALDI 离子源与 TOF 质量分析器联合应用，真正开启了采用质谱技术进行微生物鉴定的序幕。1996 年，随着第一篇采用 MALDI-TOF MS 鉴定微生物的报道，该技术开始得到认识并发展。2008 年，随着布鲁克微生物质谱的问世，中国疾病预防控制中心率先在我国开始了该领域的研究并建立方法，国产 MALDI-TOF 微生物鉴定质谱开始发展，2012 年后，国产质谱设备开始研发并陆续问世。MALDI-TOF MS 是继核酸检测技术后的又一种里程碑式的微生物鉴定技术，目前已发展成为微生物检验中广泛使用的成熟技术体系，并且发展到耐药性研究、分型溯源研究、毒力因子分析、单核苷酸多态性检测、疾病相关分子标志物检测、分子成像等领域。

（二）原理

1.MALDI-TOF MS 的基本原理　微生物蛋白质是极性很强的生物大分子，对热不稳定且难以气化。MALDI 源通过脉冲激光提供离子化所需的能量，激光直接轰击蛋白质会对其造成破坏，因此在样品制备过程中需加入在数量上远大于蛋白的基质（10 000∶1）（1000∶1），将每个蛋白质分子包围，基质吸收激光轰击的能量并传递给蛋白质分子，使蛋白分子不被激光直接照射破坏，并完整地离子化，形成气相分子离子。具体的过程：激光照射样品与基质形成的共结晶薄膜，基质从激光中吸收能量传递给生物分子，电离过程中将质子转移到生物分子或从生物分子得到质子，使样本分子带上正电荷，由分子转变为离子；在 20 kV 的高电压所形成的高压电场中，样品离子加速飞行，当离子飞出离子源后进行无场飞行，按质量大小通过真空飞行先后到达检测器，产生电信号，通过数字转换处理形成谱图信号（图 5-1）。

2.MALDI-TOF MS 微生物鉴定原理　微生物的核糖体中有小亚基蛋白和大亚基蛋白（原核生物 52 种，真核生物 82 种），且微生物的核糖体的含量丰富。通过 MALDI-TOF MS 可以快速采集到核糖体蛋白或蛋白片段的谱图，特别是在 2000 ～ 20 000 Da 质量范围内，谱图受培养基和代谢物的影响较小，对微生物生长阶段差异表达不敏感，并且对高丰度的蛋白表达非常稳定，这些蛋白是微生物进化过程中较保守的蛋白，有良好的重复性，在属、种水平具有特异性，可以用来确定微生物的属种。在完整的微生物中添加基质辅助细胞裂解，激光激发细胞裂解物（小蛋白或多肽）形成肽质量指纹谱，与已构建的标准属、种水平的参考谱库进行比对分析，从而实现微生物的鉴定（图 5-2）。

（三）微生物鉴定流程

根据样本情况做样本前处理（具体内容参见样本前处理部分），样本上覆盖饱和基质溶液，干燥后将样本板置于质谱仪进行数据采集，获得样本的肽质量指纹谱图，与数据库中的标准谱图进行

检索比对，根据系统的判读规则给出鉴定结果（图 5-3）。

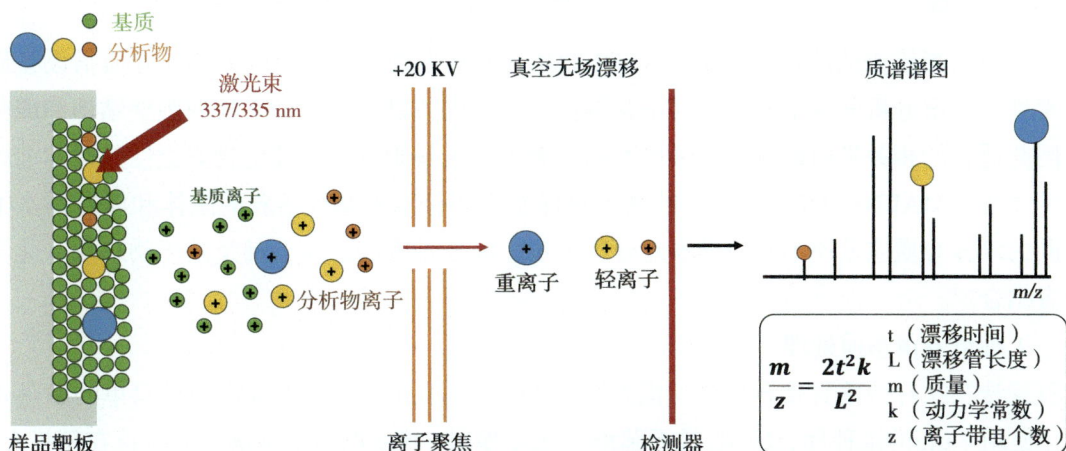

图 5-1　基质辅助激光解吸电离原理

$$\frac{m}{z} = \frac{2t^2 k}{L^2}$$

t（漂移时间）
L（漂移管长度）
m（质量）
k（动力学常数）
z（离子带电个数）

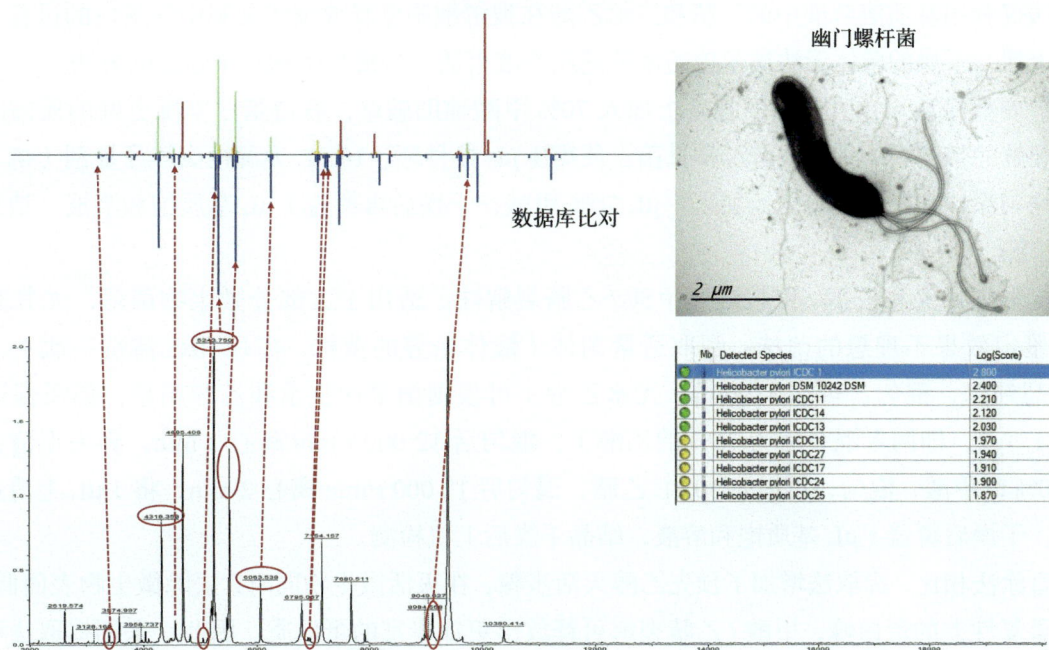

图 5-2　微生物质谱鉴定原理

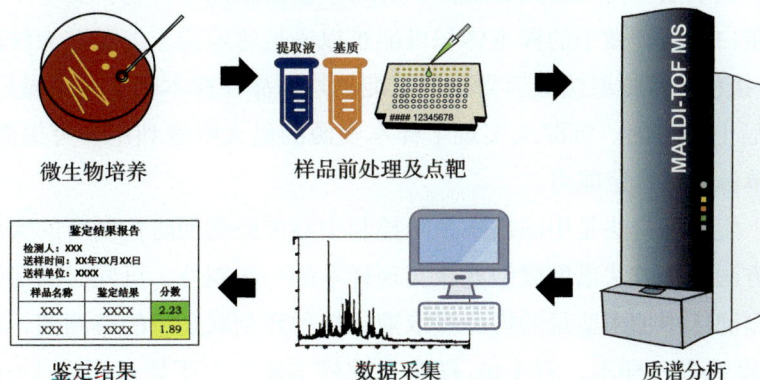

图 5-3　微生物质谱鉴定流程

二、样本前处理

微生物蛋白指纹谱的质量是决定 MALDI-TOF MS 微生物鉴定能力的关键，除质谱设备硬件、软件因素外，质谱分析前样本的前处理是获得优质谱图的关键。不同微生物细胞壁结构和成分差异较大，因此适合的相关蛋白提取的方法也不同，微生物裂解难度和保证生物安全性是样本前处理方法选择的重点。MALDI-TOF MS 分析的微生物样本主要是培养基纯培养的菌体和体液样本中的菌体，不同的培养介质应该用不同的样本前处理方法。前处理方法总体上都是基于物理法、化学裂解法或两者结合。

（一）纯培养菌落前处理

1. 直涂法　又称菌落直接转移法，该方法是 MALDI-TOF MS 技术鉴定中最简单的菌落蛋白处理方法：使用 1 μL 的接种环、10 μL 的无菌枪头或牙签刮（挑）取适量菌落均匀涂抹在靶板上晾干，覆盖 1 μL 基质饱和溶液结晶干燥后上机检测。大多数细菌及酵母样真菌可采用直涂法得到有效鉴定，但直涂法仅利用基质溶解液中的乙腈和三氟乙酸在裂解细胞壁释放菌体细胞中的蛋白的过程中对菌体进行灭活，干燥的菌体无法被覆盖的微量基质溶液灭活，是最具生物安全隐患的方法。

2. 扩展直涂法　在直涂法的基础上加入 70% 甲酸辅助破壁，获得蛋白丰度更好的质谱图，适用于难裂解的带荚膜的细菌及酵母样真菌：使用 1 μL 接种环、10 μL 无菌枪头或牙签刮（挑）取适量菌落均匀涂抹在靶板上晾干，加入 1 μL 70% 甲酸，干燥后再覆盖 1 μL 基质饱和溶液，结晶干燥后上机检测。

3. 提取法　又称乙醇/甲酸法或甲酸/乙腈裂解法，适用于大部分微生物菌落，尤其是采用直涂法鉴定效果不理想的菌株：刮取适量菌体（液体培养的菌株，需用 PBS 清洗一次），加入 300 μL 超纯水，混匀，再加入 900 μL 无水乙醇（可根据菌量调整水和乙醇用量，但需保证两者比例为 1∶3，即两者混合后为 75% 的乙醇），混匀后 12 000 r/min 离心 2 min，弃去上清；加入 50 μL 70% 的甲酸，混匀，再加入 50 μL 乙腈，混匀后 12 000 r/min 离心 2 min，将 1 μL 上清点在样本靶上，干燥后覆盖 1 μL 基质饱和溶液，结晶干燥后上机检测。

与直涂法相比，提取法增加了预先乙醇灭活步骤，在灭活微生物同时，去除微生物表面低丰度、谱图中重复性差的蛋白峰，甲酸/乙腈裂解可释放出更加丰富的蛋白质。因此，采用提取法可有效地改善谱图质量、提高信噪比（S/N）、增加分辨率、提高鉴定率。

4. 沉淀涂抹法　提取法所需要的菌量较多，针对单菌落未知培养物，要缩小样本制备体积，以便达到检测需要的蛋白浓度，微小的样本体积可能难以满足鉴定需求。沉淀涂抹法可以很好地解决这个问题：用 1 μL 接种环将提取法最后得到的沉淀物均匀涂在样本靶上，干燥后覆盖 1 μL 基质饱和溶液，结晶干燥后上机检测。沉淀法实现了样本资源的最大限度利用，可提高 MALDI-TOF MS 对微生物，尤其是单菌落的鉴定能力。

5. 生物安全法　生物安全法是中国疾病预防控制中心传染病预防控制所的实用新型专利和发明专利的样本前处理方法，该方法借助微型滤床实现样本的一步制备，可同时满足蛋白提取和生物安全性的需求：在微型滤床中加入适量的样品提取液，接种环刮取适量的待测菌，匀悬在提取液中，盖上滤床盖压出即得到蛋白样本，将 1 μL 样本点在样本靶上，干燥后覆盖 1 μL 基质饱和溶液，结晶干燥后上机检测。液体培养的菌株需用 PBS 清洗一次后进行后续操作。生物安全法可处理

5 ~ 200 μL 的样本，检测菌量可以从一个单菌落到 5 mg。

6. 前处理方法比较 直涂法快速但鉴定效率低，鉴定能力为提取法的 50% ~ 75%；且只依赖基质溶解液覆盖进行灭菌，导致病原容易暴露且无法杀死绝大多数病原，具有很大的生物安全隐患。扩展直涂法较直涂法鉴定能力略有提高，但溶液成分不能完全杀死病原体，尤其是厚壁、荚膜及芽孢菌，生物安全隐患无法解决。提取法是利用提取液提取病原菌蛋白，鉴定能力好，生物安全性也高于直涂法与扩展直涂法，但对于厚壁、芽孢等微生物，提取法仍然无法杀灭。沉淀涂抹法更适用于微量病原的质谱鉴定，谱图质量与提取法相当，但生物安全性低于提取法。生物安全法是在将化学处理与物理截留相结合，在一步快速完成蛋白提取的同时也满足了样本的生物安全性需求，但谱图质量略逊于提取法。几种样本前处理方法的具体比较见表 5-2。

表 5-2　MALDI-TOF MS 微生物鉴定样本前处理方法比较

前处理方法	前处理方法属性	用时（分钟／样本）	灭菌效果	安全性	谱图质量
直涂法	化学	0	可能覆盖不完全造成完全暴露；溶液成分不能完全杀死病原体	差	低
扩展直涂法	化学	1	可能覆盖不完全造成完全暴露；溶液成分不能完全杀死病原体，尤其是厚壁、荚膜及带芽孢的病原	较差	较低
提取法	化学	8	大部分病原可被灭活，但带芽孢的病原及部分荚膜病原无法灭活	高	很好
沉淀涂抹法	化学	8	大部分病原可被灭活，但带芽孢的病原及部分荚膜病原无法灭活	较高	很好
生物安全法	化学、物理	1	大部分灭活，没有灭活的病原被物理截留	很高	较好

注："用时"是指样本前处理完成，上样本靶的时间。

（二）体液样本前处理

1. 菌血样本 血液中细菌或真菌等可通过 MALDI-TOF MS 进行直接鉴定，菌浓度需要达到仪器的检测限，因此大多数菌血样本均需要血培养瓶增菌。血培养瓶报警后，通过革兰染色初步判断是否为混合细菌或真菌感染。上质谱检测前的样本可通过差速离心富集法、血清分离胶法、试剂盒处理法等进行样本前处理。

（1）差速离心富集法：此法的基本原理是"低速离心去杂质，高速离心留沉淀"。革兰染色确认为单一细菌后进行如下操作：培养瓶上下颠倒混匀，放置几分钟，待大多数细胞和树脂颗粒沉淀至管底时取 2 mL 上清置于 15 mL 螺帽无菌离心管内，加 8 mL 无菌生理盐水混匀，600 r/min 离心 10 min。取 1 mL 上清，加入 1 mL 去离子水，置 1.5 mL 离心管中，12 000 r/min 离心 2 min，弃上清液；加入 300 μL 去超纯水和 900 μL 无水乙醇混匀，12 000 r/min 离心 2 min，弃上清液，室温晾干沉淀；加入 30 μL 70% 甲酸和 30 μL 纯乙腈，混匀，12 000 r/min 离心 2 min；取 1 μL 上清液点靶，干燥后覆盖 1 μL 饱和基质溶液，干燥后上机检测。

（2）分离胶促凝管富集法：分离杂质，抽取血培养瓶中的全血 3 mL，转移至黄帽真空采血管内，混匀，1200 r/min 离心 10 min，因真空采血管中含有分离胶和促凝剂，离心后，培养基中的血细胞及杂质被离心至分离胶下层，弃去上清液后在分离胶边缘可见灰白色沉淀。富集菌体：灰白色沉淀加入 300 μL 去离子水，悬浮菌体并吸出转移至 1.5 mL 离心管中。裂解菌体细胞，加入 900 μL 无水乙醇，混匀后 12 000 r/min 离心 2 min，弃上清液；沉淀中加入 20 ~ 50 μL 70% 甲酸，混匀（真菌可适当室温静置延长裂解时间）后加入 50 μL 乙腈；再次混匀，12 000 r/min 离心 2 min，上清液即为待检测样本。

（3）试剂盒处理法：SepsiTyper Kit 是 Bruker 公司用于血培养阳性快速鉴定的试剂盒，可在血培养增菌超过仪器检测限时（> 10^5 CFU/mL）采用 MALDI-TOF MS 直接进行病原鉴定。具体使用方法如下。①洗涤：用注射器抽取报警瓶培养液 1 ~ 1.5 mL 于离心管中，加入裂解缓冲液 200 μL，振荡混匀 15 s，12 000 r/min 离心 1 min，弃上清液；沉淀中加入 1 mL 洗涤缓冲液，振荡混匀 15 s，12 000 r/min 离心 1 min，弃上清液；加入 75% 乙醇溶液 1 mL 重悬，振荡混匀，12 000 r/min 离心 2 min，弃上清液。②裂解：待沉淀物完全干燥，等量加入 70% 甲酸溶液和乙腈各 10 ~ 30 μL，吹打混匀，12 000 r/min 离心 1 min，上清液即为待检测样本。

2. 尿液样本　中段尿易获得、标本量大、可反复送检，多见感染大肠埃希菌、肠球菌，若感染一种细菌且达到一定量即可采用 MALDI-TOF MS 直接鉴定。具体操作如下：采用流式细胞仪进行尿液细菌计数，若细菌计数 > 10^5 CFU/mL 的样本可继续进行：将 1 mL 尿液（可适当增加）置于 1.5 mL 离心管 2000 r/min 离心 30 s，去除白细胞；将上清液转移至新的离心管，12 000 r/min 离心 5 min，去除上清液，用去离子水洗涤沉淀一次，离心后去除上清液，晾干沉淀；沉淀中加入 70% 甲酸水溶液 3 μL，吹吸混匀后加入 3 μL 乙腈，混匀，12 000 r/min 离心 2 min，取 1 μL 上清液点靶，干燥后覆盖 1 μL 饱和基质溶液，干燥后上机检测。

3. 其他液体标本　脑脊液、胸腔积液、腹腔积液、脓肿穿刺液、心包积液、关节腔积液、房水等体液标本，如果菌量大（细菌计数 > 10^5 CFU/mL），革兰染色为单一细菌，也可采用 MALDI-TOF MS 进行感染菌鉴定，前处理方法同尿液。

三、数据采集及结果判读

（一）仪器校准

每次进行微生物鉴定前均应对 MALDI-TOF 质谱设备进行校正。微生物质谱鉴定分析的质量范围为 2000 ~ 20 000 Da，有效的分子量还可缩小为 3000 ~ 15 000 Da。仪器校准的目的是使质谱设备在这个范围内的质量数符合仪器配套微生物鉴定软件允许的误差范围［根据不同型号的设备，误差范围在（200 ~ 800）× 10^{-6}］。仪器校正可采用提取法制备的大肠埃希菌蛋白，也可购置市售产品，一般质谱设备都可自行删减或添加校正标准峰。

仪器校正流程不同型号的设备略有不同，总体分为两种模式。①先进行仪器校正后采样：在固定校正位置或任意位置（根据不同厂家设备要求选定位置）点校正标准品，调整激光能量采集标准品谱图，打开或调用校正用标准峰列表，确定校正偏差，进行峰值比对校正；②先采集待检测样本谱图及标准谱图，在数据检索分析前，通过标准谱图通过单峰对设备进行总体校正。

（二）数据采集

质谱生产厂家不同，采样模式也有差异，设备有自动采样、手动采样两种采样方式或只有自动采样模式。微生物鉴定用质谱数据采集时，不同质谱设备的参数虽然因厂家、型号不同各有差异，但针对每一型号的设备在安装调试后大多数参数都是固定的，无须每次鉴定都调整。无论哪种型号设备的脉冲激光能量，手动采样、自动采样都应调节至合适的范围。不同仪器的激光聚焦光路不同，光强衰减率和激光斑点大小都有差异。过高的激光能量会造成峰饱和、谱峰分辨率降低，且会导致结晶样本过度解离弄脏离子源降低灵敏度；能量过低则造成不出峰或影响谱峰信号强度，能量过高过低均影响鉴定结果。手动采样时可自行单点调节激光能量，自动采样时应多点手动采集后确定适中的激光能量或能量范围。

数据采集时应同时采集质控样本，作为系统阳性质控，同时确保前期仪器校正整体无偏差。一般可以采用仪器校正用大肠埃希菌样本即可满足需求。

（三）数据检索与鉴定结果

1. 数据检索　目前，微生物鉴定用质谱设备的数据检索分析系统有两种模式：一种是数据采集与数据检索一体化，使用一套软件系统完成采样任务编写、选定参数、数据库，采样结束后即给出检索结果；另外一种模式是数据采集和数据检索分开，各自采用不同的软件系统完成。不同质谱厂家标准数据库的形式也各异，有的数据库可明确展示数据库内属种类型和数量以及相应的特征峰值，并可开放式添加标准谱图；一些数据库为隐藏模式或云端模式，不会展示相关属种及数量等内容。

数据检索时，可将检索校正用大肠埃希菌作为系统质控样本，确定检索结果正确后再进行批量样本数据检索。

2. 鉴定结果判读　目前，商业化 MALDI-TOF MS 微生物鉴定系统的结果判读有三分制、十分制和百分制 3 种形式。无论哪种打分模式，都给出三种置信区间，分别对应属水平鉴定、种水平鉴定及未鉴定。结果展示模式也不尽相同，给出一个检测结果或按得分值由高到低给出 10 个检测结果或显示结果数量可设置。对于质谱微生物系统无法区分的复合群、近缘菌，即使设备给出可信的结果，也要进行复核，尤其鉴定结果列表中有不同属或种的结果时，必须进行严格复核。

四、常见问题及解决方案

（一）样本峰图质量差

在样本采集过程中，可能出现采集的质谱图不理想，没有峰图或峰值很低，样本情况、设备硬件及参数状态等都是影响谱图质量的因素，具体原因和解决办法列于表 5-3。

表 5-3　影响样本谱图质量的因素及解决方案

可能的原因	解决方案
菌量不足	菌落过小，继续培养或传代培养
黏液型细菌直接涂抹鉴定	用棉棒拭去表面黏液，挑取下层菌苔，采用乙醇/甲酸法进行样本制备
基质成分析出，溶解度下降，不能形成优质的结晶	重新配制溶剂，在溶剂中边混匀边加少量基质粉直至管底析出少许，超声溶解后离心上清液即为过饱和基质液
激光能量过弱	增强激光强度或调整其他谱图强度相关参数
离子源清洁度不够	检查离子源清洁度，自动或手动清洗离子源
检测器故障	进行检测器自检或联系厂家维修人员评测

（二）鉴定结果分值低

有些情况下，即使采集到了很好的谱图，但鉴定结果分值却很低，且无连续相同的菌名，具体原因和解决方案见表 5-4。

表 5-4 在谱图优良的情况下影响鉴定结果的因素及解决方案

可能的原因	解决方案
样本管、枪头质量不合格导致谱图中杂质峰较多	换用耐有机溶剂、无杂质析出的高质量耗材
黏液型菌落样本制备问题	用棉棒拭去表面黏液，挑取下层菌苔，重新制备样品
革兰阳性菌、酵母样真菌等样品处理不当	重新制备样品，超薄点靶或在加基质前先加 1 μL 甲酸，干燥后再加基质；选用提取法制备样品
数据库中参考谱数量少	自建参考谱补充完善，尤其针对表型高多态性的菌种
仪器未校准导致整体谱图质荷比偏移	校正质谱质量轴后重新采样

（三）鉴定结果中出现多个属 / 种

在微生物质谱鉴定过程中，会出现在鉴定结果中出现多个属或种的情况，相关因素和解决方案见表 5-5。

表 5-5 鉴定结果中有多个属种存在的原因及解决方案

可能的原因	解决办法
样本为混合病原	1. 将鉴定病原在数据库中对应的参考谱聚类分析，判断是否为系统性近源问题 2. 调用已知单一病原的谱图进行比对，通过峰数目判断是否有多个鉴定结果相关峰
复合群或近缘菌，肽质量指纹谱相似度非常高	1. 采用其他分辨能力更高的软件构建分析方法 2. 自行开发算法 3. 在数据库中添加大量参考谱，按经验值判定 4. 采用其他分子生物学方法鉴定
质谱数据检索系统自身算法问题	若排除了复合群或近缘菌问题，即为所使用的质谱数据检索系统自身算法不准确造成的假阳性；用已知的菌属去验证或与公认的质谱系统进行比对确定

五、相关试剂配制

（一）基质

基质的选择、试剂配制和结晶均匀性对分析灵敏度、质量准确性和分辨率均有很大的影响，在基质选择上要考虑以下几方面：①在激光照射下具有很强的吸光度；②分子量不对检测对象造成干扰（分子量 < 2000 Da）；③经激光照射后可升华；④在高真空环境下稳定性好；⑤促进分析物电离的能力强；⑥与分析物的相容性好；⑦在溶剂中的溶解度高；⑧具有化学惰性。只有少量化合物适合做基质，α- 氰基 -4- 羟基肉桂酸（α-cyano-4-hydroxy cinnamic acid，CHCA）可形成颗粒小而均匀的晶体，在质谱分析中具有良好的分辨率，是微生物鉴定最常使用的基质。

1. **基质溶解液配制** 将乙腈、超纯水和三氟乙酸按 20 ∶ 19 ∶ 1 的比例（1 mL 体系一般为 500 μL ∶ 475 μL ∶ 25 μL）依次加入螺帽试管或离心管中，立即盖紧管盖，涡旋振荡 30 s 备用。为方便使用可分装多管，室温避光保存。

2. **饱和基质溶液配制** 在 1 mL 基质溶解液中加入适量 CHCA 充分溶解，逐步加入至过饱和状态，涡旋或超声振荡，有助于基质粉溶解，2000×g 离心取上清液备用。

3. **注意事项** 配制好的基质溶液须拧紧盖，室温保存，尽量避免开盖暴露。使用前检查是否澄清透明，如有基质析出，需涡旋或超声，至基质充分溶解，呈过饱和状态，配制好的基质溶液有效期为 1 周。

（二）蛋白提取液配制

质谱微生物鉴定所需试剂均为色谱纯级别，所用水需为 18.2 MΩ 的超纯水。

1. 70% 甲酸水溶液　用于扩展直涂法、提取法样本制备。根据使用量，采用超纯水与甲酸配制成 70% 的甲酸溶液。70% 甲酸水溶液可辅助裂解细胞壁。溶液易挥发且有刺激性气味，配制好的溶液室温储存，建议分装，尽量避免开盖暴露。

2. 样本提取液　用于生物安全法样本制备。将上述配制的 70% 甲酸与纯乙腈等体积混合即可。

第八节　分子分型方法和溯源

在病原菌保藏菌种的特征鉴定中，分子分型是非常重要的一个环节，是将菌种鉴别到株系的主要技术手段。细菌的分型方法分为表型分型和分子分型。表型分型方法作为初级分型仍在常规使用且依然发挥着重要作用；分子分型方法分辨力高，可重复性好，易于标准化及自动化，而且能适用于几乎所有细菌。目前常用的病原菌分子分型方法有全基因组序列分型、多位点序列分型、多位点可变数目串联重复序列分型、单基因和单基因簇测序分型等。病原菌分子分型方法的应用主要包括传染病疫情调查、病原菌遗传进化分析、保藏菌种资源的变异监测和溯源等。

一、概述

病原菌的基本特征之一是克隆特征。克隆特征的两个基本方面是遗传的稳定性和变异。遗传的稳定性是指病原体在传播的过程中，不同分离时间、不同分离地点和不同标本来源的株系之间由于具有共同的祖先而具有相同的表型和基因组特征。同时，所有微生物即使在自然传代过程中也会发生点突变、基因丢失和获得、重组等遗传变异事件。正因为同时存在遗传的稳定性和变异，所以同一菌种的细菌经过一定的时间会形成若干个相对稳定的克隆。这些克隆虽然性状基本相同，但在某些方面仍有一定的差异。差异较明显的称为亚种（subspecies），差异小的称为型（type）。

细菌的分型方法可以分为表型分型和分子分型。常用的表型分型方法有血清学分型、噬菌体分型、生物分型等。这些表型分型方法分辨力低、可重复性差，并不适用于所有病原菌，但作为初级分型仍在常规使用且依然发挥着重要作用。常用的分子分型方法有全基因组序列分型（whole genome-based typing）、多位点序列分型（multilocus sequence typing，MLST）、多位点可变数目串联重复序列分型（multilocus variable-number tandem repeat analysis，MLVA）、基于 PCR 的方法、基于酶切和图谱的方法等。相对于表型分型方法，分子分型方法分辨力高，可重复性好，易于标准化及自动化，而且能适用于几乎所有细菌。

一种分子分型方法在推广应用前应该经过严格的性能评估，评价指标有分辨力（discriminatory power）、分型力（typeability）、可重复性（reproducibility）、可比性（typing system concordance）和流行病学一致性（epidemiologic concordance）。

分辨力是指一种分型方法区分不相关菌株的能力。分辨力是评价分型方法最重要的指标，因为其代表具有相同或高度相似型别的菌株是同一克隆及在相同传播链里的概率。分辨力可以通过

Simpson 差异指数来计算。理想的情况是每一株不相关菌株都具有独特的分型结果从而被区分为不同的型。一种分型方法或多种分型方法组合的 Simpson 差异指数应该达到大于 0.95，因为这时候出现 I 类错误（拒真错误）的概率小于 5%，在统计学上属于小概率事件。

分型力是指通过能够获得分型实验结果并且能被指定成为一个型的菌株在所有测试菌株中的率。那些通过分型得不到可用结果的菌株称为不可分型菌株，比如 MLST 实验中更换多个引物但是某一位点 PCR 扩增始终没有产物、PFGE 中重复多次实验始终发生染色体降解、血清学分型中使用已知血清均不发生凝集等。

可重复性是指一种分型方法对同一菌株重复多次测试能够获得相同结果的能力，主要受生物因素和技术因素的影响。生物因素是指细菌在传代过程中存在生物学变异，代表同一菌株的不同菌落的检测结果可能会有不同。技术因素是由于不同实验人员操作的差异和某些实验固有的不稳定性导致同一菌株进行多次实验出现不同结果。

可比性指不同实验室之间分型结果能够放在一起分析并且得到可信结果的能力。实验室间的结果可比性是一种分型方法实现标准化继而在实验室监测网络中应用的基本要求。另外，能被广泛使用的分型方法还需具有快速、费用低、易于操作等优点。

随着基因组测序成本的不断降低和生物信息分析技术的不断进步，基于基因组测序的分型方法已经成为主流且被广泛使用。相对于传统分子分型方法，全基因组序列分型能够提供更全面、更详细的信息。当前，如果我们对一株细菌的特征进行鉴定时，血清学分型、抗生素敏感谱分析、全基因组序列测定和分析，都是应该开展的，其他相应的开展特定菌种的特殊分型方法也是有必要的。目前被应用最广泛的分子分型方法是全基因组序列分型，其他分子分型方法要么已经被淘汰，要么正在逐步被淘汰。

二、常用分子分型方法

（一）全基因组序列分型

基于全基因组测序和分析的病原体分子分型方法中目前被使用比较多的两种技术是全基因组多位点序列分型（whole genome multilocus sequence typing，wgMLST）和基于全基因组测序的单核苷酸多态性分型（whole genome-based single-nucleotide polymorphisms，wgSNP）。这两种方法比传统分子分型方法具有更高的分辨力。同时，基于测序和序列多态性的分型方法因为结果是序列信息，具有很好的分型力、可重复性和实验室间可比性，便于建立分析网站和公共数据库，容易实现标准化和网络化应用。

wgMLST 使用某一种细菌核心基因组中的成百上千个基因位点的序列差异对菌株进行区分和分型。与传统只分析 7 个基因位点的 MLST 分型相比，wgMLST 比对成百上千个基因位点的序列差异。在 wgMLST 中，沿用传统 MLST 的数据分析方法，以基因比对的方式在核心基因组中搜寻等位基因差异，赋予每株菌一组等位基因编号，通过不同株之间编号的比对来进行分型。这种以基因为单元的比对和分型的方法，不但比传统的 MLST 方法具有更高的分辨力，而且与 wgSNP 分型相比降低了对生物信息分析的要求，在结核分枝杆菌、金黄色葡萄球菌、嗜肺军团菌、肺炎克雷伯菌等数十种病原菌的分型和分子流行病学研究中得到了应用。在建立 wgMLST 方法时，挑选一定数量的不同来源（流行病学上无直接关联）、血清群和分子型别的实验菌株作为研究群体，用于筛选核心基因是最终所建立的方法是否适用的关键点。

wgSNP 是在全基因组序列的水平上选择一定数目的 SNP，比较不同病原体个体的基因组中 SNP 的信息，从而达到将同一个种内的不同菌株进行分型的目的。wgSNP 分型一般基于基因组重测序的方法进行，可以根据参考序列进行比对搜索 SNP，也可以不根据参考序列只在样本之间进行两两比对或多重比对搜索 SNP，根据不同个体间的所有 SNP 或经过一定的条件筛选后的 SNP（剔除疑似的重组）进行比对，从而实现分型。wgSNP 在霍乱弧菌、沙门菌、结核分枝杆菌、肺炎克雷伯菌、金黄色葡萄球菌、嗜肺军团菌等多种病原菌的分型和分子流行病学研究中已经显示了很好的作用。不同的病原菌由于其基因组组成成分不同，SNP 数量和分布存在差异。在某种细菌呈暴发性流行时，菌株间存在的 SNP 数目在不同种病原菌中数目不一，这可能与菌株本身的变异速率和不同的暴发模式（地域范围、时间跨度等）有关。由于在 wgSNP 中，无法确定 SNP 的产生是由于点突变还是重组，而理论上一次重组产生的 SNP 相当于若干次点突变产生的 SNP，所以在构建进化树呈现菌株关系时可能会由于未区分重组和点突变而错误地估计菌株之间的距离。但是在暴发调查中，我们仅仅应用基因组分型进行菌株分型和种群结构分析，不需要深入揭示菌株之间的遗传距离，所以是否剔除重组对于 wgSNP 分型的影响可能并没有我们想象的那么大。另外，wgSNP 分型忽略了可移动元件携带的基因，这些基因里包括毒力基因和耐药基因，是揭示菌株致病性和耐药性两大特征的基因组成分，所以在进行 wgSNP 的同时进行毒力基因和耐药基因检测，有助于更精确地揭示被分析菌株的种群结构特征、临床意义和流行病学意义。

基因组测序除对菌株进行分型外，还能够获得分子血清型、耐药基因、毒力基因等信息。随着测序成本的降低，基因组分型的费用必将降低；而随着生物信息技术的发展，基因组分型的数据获得周期也必将缩短。只要满足了这两个条件，临床实验室和基层公共卫生实验室都可以开展基因组测序。在对基因组分型方法进行了优化和标准化之后，可以建立公共分型网站和各种菌的数据库，不同的实验室可以通过查询和比对公共数据库进行分型，同时也能获得全球的流行情况。

（二）多位点序列分型

多位点序列分型（MLST）是在多位点酶电泳（Multilocus enzyme electrophoresis，MLEE）的基础上发展起来的一种分型方法。MLEE 是基于分离菌株同工酶的多态性对细菌进行分型的一种表型分型方法。通过对酶分子量和电荷的变异情况进行研究，可以推算出其对应的基因位点的多态性，并通过多个酶基因位点的综合分析，可以获得细菌的型别。这是一种用表型多态性推测基因多态性的方法，在 20 世纪七八十年代被广泛使用，目前已基本不再被使用。在测序技术发展和普及以后，MLEE 被 MLST 方法取代。MLST 结果可以通过全基因组测序和分析获得，所以现在往往作为全基因组序列分型的一个结果产出。

MLST 在 20 世纪 90 年代初首次被应用于细菌的分子分型和分子流行病学研究。第一个建立 MLST 方法的细菌是脑膜炎奈瑟菌，至今已有数十种病原菌建立了 MLST 方法。在 MLST 中，一般通过对 7 个管家基因位点分别进行序列测定和比对，得到每株菌的 7 个基因位点的等位基因编号（allele type），7 个等位基因编号组成等位基因谱（allele profile）；进一步比对进而获得 MLST 型。MLST 数据可以用 eBURST 或 BioNumerics 等软件分析，进行分组（分为不同的 Group、Cluster、Clonal complex 等）、构建聚类树和最小生成树，揭示菌株之间的种群结构特征。

MLST 的主要用途是对大范围的长时期内收集的菌株种群进行结构分析和分子流行病学研究。

细菌的管家基因在细菌进化过程中承受的选择性压力小，变异慢，导致基于管家基因的 MLST 分型在一些细菌分型中分辨力低。所以有研究者在 MLST 中纳入了毒力基因和外膜蛋白编码基因等变异速率大的基因，例如嗜肺军团菌的 MLST 分型方案中纳入了 *mip* 等毒力基因。但是即使这样，MLST 的分辨力也达不到全基因组序列分型的水平，不能单独用于暴发菌株溯源分析。

（三）多位点可变数目串联重复序列分型

在微生物基因组中广泛分布着一类在不同菌株间数目不同的重复序列，称为可变数目串联重复序列（variable number tandem repeat，VNTR）。相同的 VNTR 在同种的不同菌株个体间核心序列的数目不同，这种不同可以用于细菌分型。当同时使用多个 VNTR 位点进行分型时，就称为多位点可变数目串联重复序列分型（multilocus VNTR analysis，MLVA）。滑链突变是 VNTR 多态性产生的分子机制。由于 VNTR 位点变异快，多态性大，MLVA 普遍具有很高的分辨力。VNTR 的搜索和确定需要有参考基因组，使用 Tandem Repeats Finder 等软件搜索，通过实验筛选确定。一个成熟的 MLVA 方案的实验操作包括 PCR 扩增所有的 VNTR 位点，确定扩增片段长度，计算获得 VNTR 核心序列的拷贝数。确定单重或多重 PCR 扩增片段长度的方法有琼脂糖电泳、毛细管电泳、测序等。根据每株菌不同 VNTR 核心序列的拷贝数组合判断该菌株的 MLVA 型。

MLVA 应用广泛，目前几乎所有传染病相关致病菌、院内感染致病菌、食源性致病菌均有 MLVA 方法报道。该方法的优点是操作简单、通量高、费用低。但是其最重要的优点是分辨力高。在许多细菌中，MLVA 的分辨力相当于甚至高于 MLST。MLVA 还有一个优点是在提取 DNA 后不再需要进行活菌操作，所以鼠疫杆菌、炭疽杆菌、布鲁氏菌等高致病性病原菌实际应用价值大。

（四）单基因和单基因簇测序分型

在一些病原细菌中，建立了基于单个基因或某一基因簇序列多态性的分型方法。主要是应用针对单个基因或基因簇的完整或局部高变异区段的核酸进行体外扩增、序列测定和比对的技术手段对同种不同株的细菌进行分型。单基因和单基因簇测序分型结果可以通过全基因组测序和分析获得，所以现在往往作为全基因组序列分型的一个结果产出。

脑膜炎奈瑟菌 *porA*、*porB* 和 *fetA* 基因分别编码该菌外膜蛋白，根据基因序列的不同可以对菌株进行分型，分别称为 porA 分型、porB 分型和 fetA 分型。

化脓性链球菌的 *emm* 基因是 M 蛋白的编码基因，可以根据其基因序列预测基因 M 蛋白多样性的血清型。这种分型方法在很多文献里被称为 emm 分型。因为 emm 序列的多态性比 M 蛋白的多态性更大，所以 emm 分型提供的信息比 M 血清分型更详细。

肺炎链球菌的荚膜是重要的毒力因子，不同荚膜型的菌株属于不同的血清型，其致病力和传播能力均不同。肺炎链球菌的荚膜由 *cps* 基因编码。应用一对引物对调控基因 *cpsB* 进行体外扩增可以扩增出 92 个血清型中的 84 个，并且对其中的 46 个进行分型。

耐甲氧西林的金黄色葡萄球菌（methicillin-resistant Staphylococcus aureus，MRSA）基因组中有一个葡萄球菌染色体盒，称为 SCCmec。SCCmec 携带决定甲氧西林耐受性的 *mecA* 基因、编码与 SCCmec 水平转移相关的重组子（ccrAB 或 ccrC）的 ccr 位点。SCCmec 型是综合 mec 克隆群、ccr 型和 J 区多态性获得的。

（五）其他分子分型方法

其他分子分型方法包括脉冲场凝胶电泳（pulsed field gel electrophoresis，PFGE）、限制性片段长度多态性（restriction fragment length polymorphism，RFLP）、扩增片段长度多态性（amplified fragment length polymorphism，AFLP）、核糖体分型（ribotyping）、质粒图谱分析、全基因组图谱（whole-genome mapping，WGM）、随机引物 PCR（arbitrary primer PCR，AP-PCR）、重复片段 PCR（repetitive element PCR，rep-PCR）等。由于这些方法存在局限性，如分辨力低、重复性差或操作烦琐，目前已基本上被淘汰。而且由于这些分子分型方法结果的呈现方式是图谱，不便于给予数字化的型别，无法应用于保藏菌种的溯源，所以不适合作为菌种资源保藏信息。

三、应用场景

病原菌分子分型方法的应用主要包括传染病疫情调查、病原菌遗传进化分析、保藏菌种资源的变异监测和溯源等。

（一）分子分型应用于传染病疫情调查

当前对传染病疫情进行调查时，实验室内对病原细菌的微生物学分型、抗生素敏感谱、分子分型等分析，都是应该开展的。根据不同的目的，表型和分子分型各有适用性。根据出于疫情监测分析和发现暴发及其源头的目的，相对于表型分型方法，分子分型方法在发现不同来源菌株的遗传一致性从而提示病例可能有共同暴露，以及寻找传播途径和传播来源方面，具有更强的分辨力和更高的应用价值。

分子分型能够用于分析菌株之间的相关性，协助追踪感染来源，在疫情控制方面可发挥重要的作用，主要表现在以下几个方面：①可用于对已确认的暴发或流行疫情进行传染源的追踪，从而有效地预防疫情的再次发生，识别源头。比如，在食源性疾病暴发调查时，对生活环境或食物中分离的菌株和患者中分离菌株进行相关性分析，可以判断传染源。②在表面上散在分布的病例中寻找可能的联系，通过监测及时发现暴发。当今传染病暴发流行的性质由小地区、短时期、单传染源的模式转变为跨地区、长时间、多重传染源的模式。分子分型由于其自身优势而被广泛应用于从流行病学上散发的病原体间寻找共性特征，指导针对性地结合流行病学调查，早期识别暴发。③基于全基因组测序的分型方法可用于追踪暴发或流行内部菌株之间的传播关系，如揭示耐碳青霉烯类抗生素肺炎克雷伯菌院内感染暴发病例间的传播链、社区结核病暴发病例间的传播链等。

（二）分子分型应用于病原菌遗传进化分析

病原菌在繁殖和传播过程中会受到环境因素带来的选择压力，导致其基因组发生点突变、基因丢失和获得、重组等遗传变异事件，这是分子分型的基础，继而也可以应用分子分型开展病原菌遗传变异检测，开展进化研究。对病原菌进行进化研究，揭示其遗传规律，有助于揭示新病原菌或新克隆的起源，了解病原菌在传播过程发生的适应性改变，为监测优势克隆群的传播、新的毒力和耐药克隆的产生提供方向。

通过对霍乱弧菌的基因组研究中，将第七次霍乱大流行菌株分成三个主要的克隆群，这三个克隆群的菌株携带不同类型的霍乱毒素，说明这三个不同的克隆群代表三次独立的传播。但是将第七次霍乱大流行菌株放到整个霍乱弧菌群体里开展基因组水平的 SNP 分析，其基因组与参考菌株的基因组只有 50～250 个 SNP 的差异，构建的高分辨率 El Tor 霍乱弧菌产毒株系统发生关系明确显示目前的霍乱大流行中菌株的基因组是单一形态的，而且是同一来源，在传播过程中该克隆不断扩张。通过基因组研究提示，第七次霍乱大流行产毒株具有单一起源，目前已经引起至少 3 次大范围传播事件，这对全球霍乱流行的溯源和传播链分析具有重要的意义。

多重耐药和高毒力是肺炎克雷伯菌被关注的两个重要表型特征，这两种表型具有不同的遗传机制，由不同的基因元件控制，并且各自形成多重耐药克隆（ST11 型）和高毒力克隆（ST23 型）。近年来，在 ST11 型菌株中发现了高毒力菌株，进而对其进行基因组测序和分析，结果显示携带高毒力相关基因的质粒平行转移到多重耐药菌株中，从而导致 ST11 型菌株同时具备多重耐药和高毒力相关基因，兼具两种表型，成为新的公共卫生问题。

（三）分子分型应用于保藏菌种资源的变异监测和溯源

在菌种资源保藏过程中，如何保证标准菌株的一致性和质量稳定性，是长期以来的工作和研究重点。传统的经典质量控制方法是不可或缺的手段，如形态学的观察、生化鉴定和血清型鉴定等，但表型方法的不稳定等局限性亦越来越明显。随着分子生物学技术的发展，建立基于分子生物学技术的标准菌株质量控制体系，有利于标准菌株质量控制，特别是遗传信息的质量控制。

病原菌即使在没有选择压力的自然传代中，依然会发生基因组变异。当关键的基因元件发生变异后，相应的表型也会随之发生改变，所以标准菌株的全基因组序列应该在保藏之初就作为必要信息纳入保藏，并在随后的传代、使用过程中进行一定频次的重测序监测，确定作为参考标准的表型相关的基因组序列是否发生变异，以及是否被其他菌污染，这是保证保藏质量的关键。

第九节　新种鉴定方法

微生物在自然界中广泛分布，目前人们对于新种的发现与认识只是冰山一角。通过对发现的新种进行致病力的评估可以探索哪些新种可作为新发病原体，从而建立可以进行快速检测、诊断、治疗的技术，方法和措施，达到提前预警，预防重大新发突发传染病疫情，开展技术性储备的目的，具有重要的公共卫生学意义。现代研究学者主要使用经典分类鉴定方法和现代分类鉴定方法相结合的方式进行菌种分类。经典分类鉴定方法所鉴定的指标包括形态学特征、生理学特征和生态学特征三个方面。现代分类鉴定方法在传统鉴定方法的基础上增加了分子数据特征及基因型特征，属于多项分类学鉴定。

一、微生物分类的发展

微生物（microorganism）是存在于自然界的一群体形微小、结构简单、肉眼看不见、必须借助光学或电子显微镜放大数百倍、数千倍，甚至数万倍才能观察到的微小生物。在地球演变进化的 30 多亿年时间里，受环境选择压力的影响，微生物也在不断改变自身，找寻合适的生态位，努力实现与生境共同进化，因此形成了丰富的物种多样性，越来越多新的物种产生。微生物分类学迄今为止已经有几百年的历史。1675 年，荷兰人列文虎克利用自制的显微镜，首次观察到了微小生物的世界，推开了人们认识微观世界的大门。早期，微生物学家根据微生物的形态结构差异作为物种分类依据。1854 年，Koch 发明了固体培养基，建立了微生物纯培养技术，一些生物的培养特征及生理生化实验结果被纳入到生物的分类当中。自 1915 年起，美国微生物学家 Buchanan 基于微生物形态、染色反应、生理生化特点等多个维度将细菌分类成为科、族和属类别。1917 年，美国细菌学家协会组织成立的细菌鉴定和分类委员会撰写了细菌分类方面权威的鉴定手册即《伯杰细菌鉴定手册》，进一步对微生物分类进行标准化，为细菌分类提供参考。到目前，该手册仍在不断地扩充修改中。

20 世纪 40—50 年代，细菌的分类标准得到了进一步的扩充，一些生理学特征、生化实验特征及营养需求特点都纳入分类依据。电子计算机的兴起及迅猛发展也为细菌分类学做出了巨大的贡献，实现了从纯描述性分类到定量型分类的跨越。20 世纪 50 年代，Cummins 和 Harris 创立了化学分类鉴定法，利用红外光谱、高效液相色谱等方法对细菌细胞壁化学成分、脂肪酸及脂类分析等进行测定，进一步完善了微生物的化学分类依据，有特殊功能的微生物涌入研究者眼帘，广泛地应用于生产和生活。然而，自然界的复杂与多样还是远远超出我们的想象，人类目前认知的微生物或许只是冰山一角。相关研究表明，土壤中仍有 95% ~ 99% 的微生物尚未被发现与鉴别。很大一部分的微生物难以在现有的实验环境下获得纯培养物。同时，受自然选择压力的作用，很多微生物在适应生存环境的过程中会发生变化，有些生理生化特征也会发生改变，因此为细菌分类工作带来较大的困难。从 20 世纪 60 年代开始，细菌分类工作正式进入分子生物学阶段。随着 Waston 和 Crick DNA 双螺旋的结构模型提出，微生物分类学更是得到了迅猛发展，越来越多新型的技术、方法被应用于细菌分类，微生物的多样性及遗传进化特征得到了更加深入的解读。

在遗传水平上研究系统发育亲缘关系逐渐成为主要的分类学指标。DNA-DNA 杂交（DDH）技术用于测量两个基因组之间的遗传相似程度，定义了物种划分边界（DDH 值 70%），成为细菌物种划分的"金标准"。利用 16S rRNA 基因进行微生物系统发育关系分析手段的建立更是被广泛应用于细菌分类工作中。16S rRNA 基因序列非常保守，序列所含有的遗传信息丰富，且拷贝数高，在所有细菌中都有存在。其序列分为可变区和恒定区。恒定区的序列基本保守不变，可变区的基因序列具有属或种的特异性，因此依据恒定区基因序列设计引物进行扩增，然后对扩增产物进行序列比对，利用可变区的差异对不同种属进行分类鉴定同时判定其亲缘关系远近。16S rRNA 基因序列的相似度低于 98.65%，则可判定这两个菌株属于不同的物种。但是对于亲缘关系相近菌株，16S rRNA 序列的高保守性又会限制十分相近物种的鉴定。近年来，高通量测序技术的发展与应用对细菌分类鉴定也起到重要的推动作用。随着越来越多物种的基因组序列被测定，基因组衍生的信息能更有效地应用在物种分类中。其中平均核苷酸一致性（ANI）是两个微生物基因组同源片段之间平均的碱基相似度，即使在近缘物种之间也具有较高的区分度。95% 被研究者定义为物种划分的界值，若两菌株的 ANI 值 > 95%，则为同一物种。通过数字 DNA-DNA 杂交（digital DNA-DNA hybridization, dDDH）来取代湿式实验室 DDH，并确定了 70% 作为 dDDH 划分不同菌种的阈值。

二、新种鉴定的方法

（一）形态学特征鉴定

将细菌接种至适宜培养基后，根据培养条件培养 48 h 后观察菌落的形状、大小、颜色、透明度、菌落光滑度、边缘特征及生长特征（包括生长温度范围、生长 pH 范围、NaCl 耐受性、对氧气的需求状况，以及经血平板培养后是否产生溶血现象等特征）。通过光学显微镜、透射电子显微镜和扫描电子显微镜对细菌细胞的形态、大小、有无鞭毛、有无芽孢和革兰染色后细胞的大小、形状及排列方式进行观察。

1. 生理生化特征鉴定　通过生物化学方法测定微生物的代谢产物、代谢方式从而鉴别一些亲缘关系较近，形态方面差异度不大的菌株。由于细菌拥有不同的酶系统，对基质的分解能力存在差异，有些菌种会有特定检测指标。通过对细菌对于各种基质的代谢作用及代谢产物的研究，可了解不同细菌对于含碳、含氮化合物的分解利用情况，从而达到种属鉴定的目的。生理生化鉴定项目主要包括：唯一碳源和唯一氮源、细胞内特定酶的活性、发酵产酸能力和底物，以及其他如分解明胶能力、分解纤维素能力、产 H_2S 气体等理化性质、抗生素抗性试验、过氧化氢酶试验、糖发酵试验、酶活性鉴定实验、H_2S 试验等。API 20E、API 20NE 是肠杆菌科细菌常用的生化鉴定试剂条。现已有简便、快速、微型且自动化的鉴定技术，如 API 细菌数值鉴定系统、Entertube 系统和 Biolog 全自动或手动细菌的鉴定系统，可帮助研究者快速检测细菌的理化性质。

2. 化学特征鉴定　化学特征鉴定主要研究全细胞脂肪酸、呼吸醌和极性脂。上述三个指标具有菌种特异性，对于新种的鉴定有强烈的指示作用。脂质由脂肪酸和醇类组成。脂肪酸分为饱和脂肪酸、不饱和脂肪酸、羟酸和环酸。其中大多不饱和脂肪酸在生命体生长和代谢过程中具有特殊的结构与功能。细菌全细胞脂肪酸的成分和比例可作为分类学中的一个重要依据。在检测对比菌株的成分前应保证菌株的培养条件一致以排除脂肪酸成分和含量受培养条件和生长状况的影响。极性脂如磷脂和糖脂的功能主要为参与生物膜的构成。不同属细菌的极性脂有较大区别，因此可以指示菌株的菌种归属。呼吸醌广泛地存在于微生物的细胞膜中，主要分为泛醌和甲基醌，主要参与电子传递。在生物界中，每种微生物都主要含有一种类型的醌，且不同的微生物所含醌的种类和分子结构多有不同，因此具有提示菌株种属情况的作用。

（二）基因特征分析

1. 16S rRNA 基因序列分析　16S rRNA 基因既有保守性又有可变性，其在生物体内进化有规律可循，保守性便于研究不同菌株之间的亲缘关系，而可变性则保证了菌株的特异性。16S rRNA 基因作为原核生物常用的分子标记，使用通用引物（27F 和 1492R）对 DNA 模板进行 PCR 扩增和测序，通过与数据库中已知 16S rRNA 基因序列进行同源性比较进行物种新种的鉴定。随着细菌多相分类学研究的深入，98.65% 的 16S rRNA 基因序列相似性被作为新种描述标准之一，即目标菌株与最近缘模式菌株间 16S rRNA 基因序列相似性< 98.65%，目标菌株才能被认为是潜在新种。

2. 多位点序列分析　MLSA 基于多管家基因核苷酸测定并串联构建系统进化树的方法可以客观准确反映菌株的系统进化地位，对未知菌株实现分类学定种，相较于 16S rRNA 基因和单个管家基因，MLSA 具有更高的分辨力和准确性。因为其选取的管家基因是分散于细菌染色体上的多个单拷贝管家基因，对于反映菌株的亲缘关系和进化历程方面可以更加真实，缓和了基因重组和水平转移对系统发育分析所形成的影响。况且在选取管家基因时通常选取与核心代谢相关的管家基因，在所有待分析菌株中稳定存在且具有足够的分辨力区分近缘菌种。所选择的管家基因之间的距离适宜，分散于整个染色体上，且变异端两端需要存在保守区以设计引物进行基因扩增。

3. 全基因组测序　随着高通量测序技术的不断发展，越来越多的基因组层面的信息被挖掘和利用。1977 年，Walter Gilbert 和 Frederick Sanger 发明了第一台测序仪，并应用其测定了第一个基因组序列，噬菌体 X174，由此揭开了微生物基因组探究的面纱。人类开始获得了探索生命遗传本质的能力，生命科学的研究也进入了基因组学的时代。基因组测序技术也在现代科学技术进步中逐渐发展。Sanger 所发明的测序方法被称为第一代测序技术，每个反应可以得到 700 ~ 1000 bp 的序列，测序价格低廉，设备运行时间短，适用于低通量的快速研究项目。高通量测序技术（high-throughput sequencing，HTS）是对传统 Sanger 测序技术革命性的变革，可以一次对几十万至几百万条核酸分子进行序列测定，因此也称其为下一代测序技术（next generation sequencing，NGS）。高通量测序技术的出现使得对一个物种的转录组和基因组进行细致全貌的分析成为可能。1995 年，研究者们获得了流感嗜血杆菌（*Haemophilus influenzae*）的全基因组序列，这是第一个完整的基因组序列，也是第一个完成的细菌基因组序列。紧接着古细菌詹氏甲烷球菌（*Methanococcus jannaschii*）基因组、大肠埃希菌（*Escherichia coli* K-12）基因组等也相继完成。细菌基因组研究利用全基因组信息探究细菌的基本生命过程，及其系统分类地位。

菌株提取基因组 DNA 后，随机打断进行电泳回收，加上接头后进行 DNA 簇（cluster）制备，最后利用 Paired-End（Solexa）或 Mate-Pair（SOLiD）的方法对插入片段进行测序。然后对测得的序列组装成 contig，通过 Paired-End 的距离可进一步组装成 scaffold，进而可组装成染色体等。在过去的 60 年里，DDH 一直作为原核生物在基因水平上进行物种划分的金标准，70% 的临界值对目前的分类构建有重要的影响。然而由于 DDH 实验操作烦琐、易于出错，在基因组学时代，人们开发了一种基于基因型的 DDH 替代方法来区分物种，即数字 DNA-DNA 杂交。GBDP 是指完全或部分测序的基因组间的距离，是对基因组亲缘关系的一种数字的、高度可靠的估计。通过模拟 DDH 值生成数字 DDH 值的应用程序，克服了传统 DDH 实验烦琐复杂的局限，提高 DDH 预测的准确性。目前，数字 DDH（dDDH）已经被广泛接受和使用，70% 的阈值仍然适用于 dDDH。平均核苷酸相似性（ANI）表示两个基因组共享的同源基因组之间的平均值。研究者发现 95% ~ 96% 的 ANI 值等同于 70% 的 DDH 值，可以代替 DDH 作为物种划分的边界。在现实新种鉴定的应用中，dDDH 和 ANI 值同时作为新种鉴定的指标。

（三）病原菌新种鉴定的意义

大自然是细菌新种的储库，目前人们对于新种的发现与认识只是冰山一角，人类对于病原微生物的种类、数量和功能的认识远远不足。生物科技发展加快了我们探索自然的脚步，可以更深入地研究微生物、人类、环境之间的相互作用关系。微生物在自然界中广泛分布，对于这种古老而又新奇的存在，人们必须认识到其为了生存，为了适应特定生境，为了对抗环境变化所带来的自然选择压力而进化而来的多种生物学功能，其中就有包括可以危害人类引起疾病的功能，可能会造成新发传染病。病原微生物与人类之间进行着长期而复杂的斗争，通过不断繁殖、变异和进化，增强毒力或致病力导致人类疾病。新种的鉴定与致病性研究无疑是研究者走的一步先棋。通过对发现的新种进行致病力的评估，人们可以发现哪些新种可作为新发病原体，具有重要的公共卫生学意义，从而建立可以进行快速检测、诊断、治疗的技术、方法和措施，达到提前预警，预防重大新发突发传染病疫情，开展技术性储备的目的。这将是一个长期的且需要不断探索和研究的领域，需要基于基因组学、代谢组学、转录组学等多学科对新种的致病性进行预测，同时开展其潜在的传染模式、生活方式和自然宿主的相关性研究。

第十节　活性评价方法

　　细菌广泛存在于自然界和人体内，可以通过空气、土壤等传播途径进行传播。而病原细菌（pathogenic bacteria）是引起传染病和感染性疾病的主要因素之一，据统计全球约有 1/3 的死亡与细菌感染性疾病相关。病原微生物菌（毒）种作为国家重要的战略资源，也是国家的生物资源，是传染病防治研究的重要基础材料和基本信息来源，是掌握我国重大传染病的过去、现在及未来发展趋势的重要载体，也是评价其所致疾病防治措施效果的基础和前提。因此，细菌活性检测是检验、评价和保藏的关键，快速、灵敏、特异和准确的细菌活性检测方法是十分重要的。

　　细菌活性检测可以根据细菌生长繁殖能力、新陈代谢能力、细胞膜的完整性及复制转录能力的原理进行评价。根据不同的细菌活性检测原理会有不同的检测方法，平板培养计数法是最为经典的活性检测方法。近年来，PMA-qPCR、荧光染料结合流式细胞仪、单细胞拉曼分析技术等也不断地应用在各领域。随着科学技术的不断发展和细菌活性检测的需求，优化的细菌活性检测方法层出不穷，不断地应用于科学研究、食品卫生监测、临床检查等领域中，以解决相关问题。细菌活性检测方法如下：

一、平板培养计数法

　　平板培养计数法是依据细菌的生长繁殖能力检测细菌活性的方法，是细菌活性检测方法中使用最经典、最广泛的一种检测技术，被认为是细菌诊断的"金标准"，已经有百年的历史。相比于其他细菌活性检测方法，该方法操作简单，具有高灵敏性、强特异性等优点。但该方法一般需要一天至几天，对实验操作过程严格，易产生假阴性结果；当检测样品中的细菌浓度较低时，该方法对许多细菌的分离和鉴定都比较困难。此外，有些细菌处于存活但不可培养的细菌（viable but non-cultivable，VBNC）状态，平板培养计数法无法对 VBNC 细菌进行检测。目前，平板培养计数法仍在科学研究中常用，并发挥重要的作用。

二、三磷酸腺苷（ATP）生物发光法

　　ATP 生物发光法是根据细菌的新陈代谢的原理检测细菌活性的。其原理是使用萤光素酶将萤火虫萤光素氧化成氧化萤光素，同时在 ATP 的参与下产生 AMP，检测发光强度，发光强度与 ATP 含量成正比，利用 ATP 含量与细菌总数相互关系推算细菌总数，反映细菌活性。整个反应释放的光可以用分光光度计或比色法进行测量。值得注意的是，由于细菌细胞内的 ATP 并不是以游离的形式存在于待检测的样品中，因此使用 ATP 生物发光法测量之前需要提取细胞内的 ATP。ATP 只能揭示细胞或系统能量状态的一部分，必须考虑其他腺苷酸。

　　在实际的过程中，ATP 生物发光法具有操作简单、反应快速、检测时间短等优点，但其仍存在一些问题。首先，与所有的酶促反应相似，反应体系的 pH、温度、酶浓度及底物浓度等都会对实验结果产生一定的影响；其次，ATP 是一种高能磷酸化合物，在室温下极易发生水解反应，因此 ATP 提取时间会严重影响实验结果。ATP 生物发光法在科学研究及食品检测中较常用，但对于环境

样品需注意水解作用和其他化学作用。

三、氧化还原法

氧化还原法检测细菌活性原理是利用细菌在新陈代谢过程中产生的代谢产物将指示剂还原发生颜色变化，产生颜色后，再通过显微镜或流式细胞术进行检测细菌活性。常用的指示剂主要有以下几种：碘硝基四唑紫（INT）、氧化还原染料（5-cyano-2, 3-ditolyl tetrazolium chloride, CTC）和刃天青。有研究表明，INT 和 CTC 对细菌有一定的毒性作用，一些活的和可培养的细菌可能不会产生来自 CTC 和 INT 的甲臜，可能会低估实验结果。较为常用的是刃天青。刃天青是一种传统的氧化还原染料，呈深蓝色或黑色，是一种安全无毒的水溶性染料。其可作为氧化还原指示剂，常用于线粒体的功能检测以及细菌活力和细胞的增殖能力。相比于其他方法，氧化还原法检测细菌活性具有简便、灵敏、有效，以及直接表示细菌氧化代谢和存活能力的特点，可应用于饮用水水源、饮用水及其他水环境中的细菌活性和细菌总数的研究。

四、PCR 相关方法

基于 PCR 方法检测细菌活性是通过检测细菌中的 DNA 或 RNA 以反映细菌活性，根据细菌的复制转录能力进行检测。最为常用的是通过荧光染料与 qPCR 结合检测，能区分活菌和死菌。目前，最为常用的核酸结合染料有叠氮溴化丙锭（propidium monoazide, PMA）。其检测细菌活性的原理是对于膜受损细胞，PMA 可在强光下进入细胞，与 DNA 发生不可逆共价交联反应，形成不能经 qPCR 扩增的化学修饰 DNA。目前，PMA-qPCR 在结核分枝杆菌、百日咳鲍特菌、大肠埃希菌、弯曲杆菌、沙门菌、金黄色葡萄球菌等细菌中得到广泛应用。但 PMA 处理抑制死菌信号受多方面的影响，并不能完全去除死菌信号，从而可导致出现假阳性。此外，可用 mRNA 代替 DNA 以检测细菌活性。基于 mRNA 的逆转录聚合酶链反应（reverse transcription-polymerase chain reaction, RT-PCR）技术是指以细菌的 mRNA 为模板，先合成 DNA，再对其进行扩增。目前，该技术应用在单核细胞增多性李斯特菌、沙门菌和霍乱弧菌等食源性致病菌的定量检测。PMA-qPCR 和 RT-PCR 都能够很好地区分活菌和死菌。

五、流式细胞仪

流式细胞仪（flow cytometer，FCM）是一种对高速直线流动的细胞或生物微粒进行快速定量测定和分析的仪器。它能高效地分析数以万计的细胞，同时对这些细胞的理化性质进行分析，例如细胞的大小、内部结构、遗传物质、蛋白质、免疫抗原等。不同的荧光染料在细胞活力判定方面有不同的结合位点，FCM 技术与荧光染料结合使用可以根据细胞代谢、膜完整性和膜电位三个方面检测细菌活性。随着 FCM 的精确度和检出限的不断改进，FCM 逐渐应用在细菌活性检测中。

目前，常用的染料 SYBR、SYTO 9 和碘化丙啶（PI）。SYTO 9 是一种可渗透的绿色荧光核酸染料，被动扩散进入细胞内，既可对完整膜结构细胞染色，也可以染色膜受损细胞；红色荧光核酸染料 PI 由于丙啶分子的大小和电荷，仅进入不具有结构完整细胞质膜的细胞中，不能进入活菌的内，因此可以区分活菌和死菌。相比于其他方法，FCM 技术检测细菌活性每秒可检测上万个细胞，大大节省时间。但需注意的是，使用流式细胞术检测细菌活性需要荧光染料进行标记，需要专业人员进行操作。

六、单细胞拉曼技术

单细胞拉曼技术是基于拉曼光谱分析原理实现非培养、无标签、快速、高效、低成本揭示物质本质的新方法。在过去大约 20 年里，拉曼效应已经成为一种单细胞分析工具，可用于无损、快速地表征和鉴定单个细胞。拉曼散射由光与分子的非弹性相互作用产生，光谱信号对应于化学键的振动，其依靠激发光的非弹性散射和分子共振可以对单个细胞产生独特"指纹图谱"。目前，单细胞拉曼技术主要应用于病原微生物研究的病原微生物鉴定、药物敏感性检测、活性鉴定及单细胞的基因组分析等领域。单细胞拉曼技术在非结核分枝杆菌、大肠埃希菌、益生菌及幽门螺杆菌中都得到过应用。

使用单细胞拉曼技术检测细菌活性原理是使用重水饲喂细菌，根据静默区的 C-D 峰来定量细菌的活性。相比于其他检测细菌活性方法，单细胞拉曼分选技术无须对细菌进行标记，因此不会影响细菌的活性及结构，更能够体现细菌的活性。相比于其他方法，单细胞拉曼技术具有高效、快速、自动化等优点，但仍存在一定的局限性，比如，大量的生物学信息处理需要更加智能化的分析系统和数据库；拉曼光谱检测方法繁多，不同类型标本背景信号对不同检测方法的干扰存在差异，导致标本的前期处理、参数设置等存在一定的差异。此外，单细胞拉曼技术目前只应用于几个菌种，还需进一步开发。这些差异极大地限制了在临床应用中的标准化。

综上所述，评价细菌活性可以从细菌生长代谢、新陈代谢、细胞膜的完整性和复制转录能力的原理进行评价，可以根据不同的评价原理选择不同的检测方法以检测细菌活性。在实践中，需要考虑实际需求和实验条件来选择合适的细菌活性检测方法，达到实验结果和成本兼顾的效果。随着科学技术的不断发展和需求的不断增多，细菌活性检测方法有了新的突破，分子生物学技术的新探索、流式细胞仪和单细胞拉曼技术的新发展，不仅实现了细菌活性的准确检测，而且在灵敏度、特异性和实用性方面，更加符合全面、快速、高通量检测的需求，为细菌保藏效果评价、临床治疗、科学研究提供及时准确的检测结果。目前，我国病原微生物保藏工作正处在快速发展的阶段，其菌株保藏的核心在于菌株的质量，所以有必要通过新的细菌活性评价方法的应用来提升菌株保藏质量，为确保国家生物资源安全提供技术支撑。

（编写：白雪梅　张巍巍　高　鹤　黄振洲　于可艺　肖　迪
周海健　王多春　刘　丽　冯宝立　林雅晴，审校：阚　飙）

参考文献

［1］张卓然, 倪语星. 临床微生物学和微生物检验 [M]. 3 版. 北京：人民卫生出版社, 2003.
［2］胡生梅, 陈应国. 微生物学检验 [M]. 南京：江苏凤凰科学技术出版社, 2015.
［3］侯冬青, 董家秀, 王延田, 等. 临床感染与细菌学检验 [M]. 济南：山东科学技术出版社, 2010.
［4］运珞珈, 朱业湘. 卫生理化检验与微生物学检验 (供预防医学专业用)[M]. 武汉：华中科技大学出版社, 2008.
［5］李松涛. 食品微生物学检验 [M]. 北京：中国计量出版社, 2005.
［6］赵冬云. 2007. 快速检测食品中微生物方法的进展 [J]. 实用医技杂志, 14(16): 2126-2128.
［7］吴清平, 范宏英, 张菊梅. 食源性致病菌免疫及分子检测新技术研究进展 [J]. 食品科学, 2005, (11): 249-253.

［8］李雅静，吴绍强 . 免疫磁性分离技术在食源性疾病检测中的应用 [J]. 食品工业科技，2008, 29 (12): 248-251.

［9］洪秀华 . 细菌感染的血清学检测给及其诊断价值 [J]. 诊断学理论与实践，2009, 8 (5): 473-478.

［10］周海健，阚飙 . 细菌基因组分型方法的应用研究进展 [J]. 疾病监测 . 2016, 31(8): 668-675.

［11］刘剑君，魏强 . 病原微生物保藏管理与技术手册 [M]. 北京大学医学出版社 .

［12］邓颖 . 基于流式细胞术的 SYTO 9/PI 细菌活性判定方法优化及其机理 [D/OL]. 广州：暨南大学，2020.

［13］易琳 . 微生物检测中 ATP 生物发光法的应用研究现状 [J]. 生物化工，2019, 5(1): 124-126.

［14］赵新华，吴卿 . 利用 CTC 技术测定水环境中的细菌活性 [J]. 中国给水排水，2003, (8): 97-99.

［15］张紫莺 . 刃天青在食源大肠埃希菌活体中的电化学特性研究 [D]. 长沙：中南林业科技大学，2018.

［16］王甜，陈庆富 . 荧光定量 PCR 技术研究进展及其在植物遗传育种中的应用 [J]. 种子，2007, (2): 56-61.

［17］王云华，罗诗龙，伍朝晖，等 . 实时荧光 RT-PCR 方法检测水及水产品中霍乱弧菌 [J]. 中国国境卫生检疫杂志，2006, (5): 311-313.

［18］孙福齐，撒昱，李奇峰，等 . 流式细胞分选仪研究进展与展望 [J]. 中国医学物理学杂志，2023, 40(7): 890-898.

［19］王喜先，孙晴，刁志钿，等 . 拉曼光谱技术在单细胞表型检测与分选中的应用进展 [J]. 合成生物学，2023, 4(1): 204-224.

［20］阮真，朱鹏飞，张磊，等 . 基于单细胞拉曼技术鉴定非结核分枝杆菌的方法研究 [J]. 光谱学与光谱分析，2021, 41(11): 3468-3473.

［21］DI BONAVENTURA G, ANGELETTI S, IANNI A, et al. 2021. Microbiological Laboratory Diagnosis of Human Brucellosis: An Overview[J]. Pathogens, 10(12): 1623.

［22］HABIB M, PORTER BD, SATZKE C. Capsular serotyping of Streptococcus pneumoniae using the Quellung reaction[J]. J Vis Exp. 2014 Feb 24;(84): 51208.

［23］ZHANG C, WANG Y, LU Y. et al. Multilocus sequence typing analysis and second-generation sequencing analysis of Salmonella Wandsworth[J]. J Clin Lab Anal, 2021, 35(9): 23901.

［24］ZHAO F, ZHANG J, WANG X. et al. Meng F, Xiao D. A multisite SNP genotyping and macrolide susceptibility gene method for Mycoplasma pneumoniae based on MALDI-TOF MS[J]. iScience. 2021, 24(5): 102447.

［25］PARIZAD E G, PARIZAD E G, VALIZADEH A. The Application of Pulsed Field Gel Electrophoresis in Clinical Studies[J]. J Clin Diagn Res. 2016, 10(1): 1-4.

［26］RUPPITSCH W, PIETZKA A, PRIOR K. et al. Defining and Evaluating a Core Genome Multilocus Sequence Typing Scheme for Whole-Genome Sequence-Based Typing of Listeria monocytogenes[J]. J Clin Microbiol, 2015, 53(9): 2869-2876.

［27］YARZA P, YILMAZ P, PRUESSE E. et al. Uniting the classification of cultured and uncultured bacteria and archaea using 16S rRNA gene sequences[J]. Nat Rev Microbiol, 2014, 12(9): 635-645.

［28］GLAESER S P, KÄMPFER P. Multilocus sequence analysis (MLSA) in prokaryotic taxonomy[J]. Syst Appl Microbiol, 2015, 38(4): 237-245.

［29］VIKESLAND P J, WIGGINTON K R. Nanomaterial enabled biosensors for pathogen monitoring - a review. Environ Sci Technol. 2010, 44(10): 3656-3669.

［30］KENNEDY D, CRONIN UP, WILKINSON MG. Responses of Escherichia coli, Listeria monocytogenes, and Staphylococcus aureus to simulated food processing treatments, determined using fluorescence-activated cell sorting and plate counting[J]. Appl Environ Microbiol. 2011, 77(13): 4657-4668.

［31］LIU M, ZHU P, ZHANG L.et al. Single-Cell Identification, Drug Susceptibility Test, and Whole-genome Sequencing of Helicobacter pylori Directly from Gastric Biopsy by Clinical Antimicrobial Susceptibility Test Ramanometry[J]. Clin Chem. 2022, 68(8): 1064-1074.

第六章　病毒保藏鉴定技术

　　病毒保藏技术在当今生物医学领域中扮演着重要的角色，为研究人员提供了深入了解病毒结构、功能和传播机制的关键工具和资源。在病毒保藏技术中，病毒的分离和培养是至关重要的步骤，为后续研究和应用打下了坚实基础。病毒的分离和培养是病毒学研究中的两大关键步骤，也是对各类病毒深入研究的前提和支持。通过分离和培养，科研人员获取足够数量和纯度的病毒样本，开展病毒学特性研究，包括病毒结构、功能、传播途径和致病机制等方面。这些研究成果不仅为病毒性疾病防治提供科学依据，也为新药研发、疫苗设计和诊断技术改进提供重要的参考。

第一节　分离和培养

　　病毒的分离是指从复杂混合样本中提取目标病毒，使其与其他细胞或微生物分离，获得纯净病毒样本。分离通常通过离心、过滤、梯度离心、离子交换和亲和纯化等多个步骤完成，有效去除杂质，获得富含目标病毒的样本，支持后续研究和疫苗研发。在病毒的培养过程中，将分离的病毒样本接种到适当的细胞培养基或动物宿主中，提供适宜生长条件和营养物质，促使病毒复制和增殖。病毒培养成功与否直接影响后续实验和研究成果，需要精心设计培养实验方案，监测病毒复制程度和速率，并调整培养条件，确保病毒传播有效和稳定。

　　病毒的分离和培养技术支持病毒学领域不断进步和创新。随着生物技术发展，病毒保藏技术不断演进改进，为科研人员提供了更多选择和可能性。通过提升病毒分离和培养技术水平，能更好地应对新兴病原体挑战，为人类健康事业做贡献。

　　病毒分离和培养技术在疾病的传播、免疫学研究及基因治疗等领域都至关重要，涉及疫苗和药物的开发、疾病的诊断和监测、流行病学研究、生态学调查等领域，不仅可以有效地帮助我们理解病毒的特性，预测病毒传播的趋势，也可以更好地应对潜在的疫情暴发。这也将有助于推动病毒学领域的进一步发展和创新。本节主要探讨利用病毒分离、培养的方法和重要性，以及相关技术的进展。

一、细胞培养

（一）背景与意义

　　细胞培养是一种人工创造和维持体外的细胞生长环境的技术。它通常涉及将细胞放置在培养皿或培养器中，提供适宜的营养物质、温度、湿度和氧气等条件，使细胞能够在体外继续生长和繁殖。其发展使得人们可以更好地理解细胞生物学，开展药物研发和疾病研究等领域的工作，对医学和生命科学的进步起到重要的推动作用。但细胞培养的发展也面临一些挑战，如细胞稳定性、细胞源和培养条件等，但随着技术的不断进步，细胞培养在科学研究和医学应用中仍然具有广阔的前景和重要的意义。

（二）细胞培养技术实验步骤

1. **细胞准备**　选择适合实验目的细胞株或细胞系。细胞可以从细胞库购买或从组织中分离。对于原代细胞，需要进行组织碎片的胰酶消化和离心等步骤，获得单个细胞。细胞应当保持在无菌条件下处理，以防止污染。

2. **细胞接种和培养**　将细胞分散在培养基中，并转移到含有适当营养物质和培养条件的培养器具中，如培养皿或培养瓶。细胞应当保持在适当的温度、湿度和气体环境中，如37℃、5% CO_2 和高湿度条件下培养。

3. **细胞培养基的更换和细胞传代**　定期更换培养基，以提供新的营养物质和去除代谢产物。当细胞达到适当的密度时，需要进行传代，将细胞转移到新的培养器具中，以保持细胞的生长和健康。

4. **细胞处理和实验操作**　根据实验的目的，可以对培养的细胞进行各种处理，如添加药物、暴露于特定环境因素、进行基因编辑等。这些处理可以通过直接加入培养基中或使用特定的培养条件进行。

5. **细胞观察和分析**　在实验进行期间，可以对细胞进行定期观察和分析，如使用显微镜观察细胞形态的变化，使用流式细胞仪分析细胞表型和细胞周期的分布，应用分子生物学技术或细胞生物学方法评估细胞功能和信号通路等。

6. **数据分析和结果解释**　根据实验的目的，对实验结果进行统计分析和解释，以得出结论并支持科学假设。这可能涉及图表制作、数据报告和结果讨论等步骤。

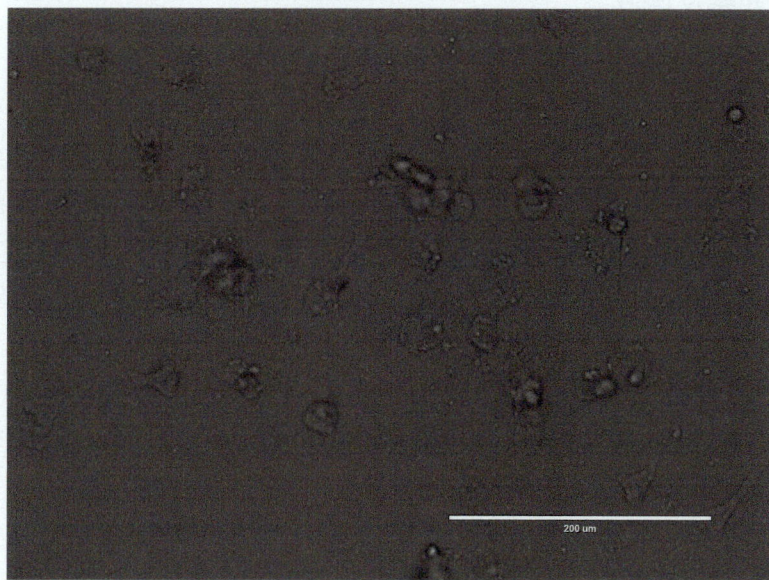

图 6-1　病毒感染 Vero 细胞病变图

（三）细胞培养的总结与展望

1. **细胞培养的优势**　细胞培养通常在受控的实验环境中进行，研究人员可以操纵和控制培养条件。其使用的人类或动物细胞，通过技术优化，可逼近真实生物系统。且相对于动物实验或临床试验，细胞培养实验通常更快且成本更低。细胞培养的应用广泛，涵盖了细胞工程、生物技术、药物筛选、毒理学研究、疾病研究、个体化医学等领域。在生物制品生产方面，细胞培养技术为生物制品的生产提供了有效手段。在药物评估中，细胞培养可以帮助筛选和测试药物的有效性和安全性。在病理机制研究中，细胞培养可以模拟疾病过程，帮助我们深入了解疾病的发病机制。在药物敏感性测试中，细胞培养可以预测个体对特定药物的反应，从而优化治疗策略。这些应用对于发现新的药物或治疗方法，以及进行预测和优化治疗策略等方面具有重要的意义。

2. 细胞培养的限制性　虽然细胞培养具有许多优势，但也存在一些限制。首先，细胞培养无法完全模拟复杂的生物系统，这可能导致细胞在培养环境中的行为与体内实际情况存在差异。其次，细胞培养的结果可能受到多种因素的影响，包括细胞株的选择、培养条件的设定，以及实验人员的技能等，这些都可能对实验结果的稳定性和可靠性产生影响。因此，在解读和应用细胞培养实验结果时，需要谨慎处理和结合其他实验方法和动物模型的证据。一方面，我们需要结合其他实验方法和动物模型的研究结果，对细胞培养的数据进行综合分析和验证，以确保实验结果的准确性和可靠性；另一方面，也需要不断优化和改进细胞培养技术，以更好地模拟体内环境，提高实验结果的准确性和可预测性。

3. 细胞培养在医学和生物学研究中的应用　细胞培养在医学和生物学研究中有广泛的应用，主要是药物发现和筛选、疾病研究和机制解析、基因功能研究、组织工程和再生医学、毒理学研究和化妆品测试领域。细胞培养的应用还包括疫苗研究、基因治疗、干细胞研究等。其为研究人员提供了一个可控、可重复且可操作的实验平台，进而推动了医学和生物学的进步，为治疗疾病和保护人类健康作出贡献。

二、乳鼠的病毒分离及培养

（一）背景和意义

乳鼠是指尚未离乳的幼鼠，乳鼠作为病毒分离的媒介具有重要价值。首先，小鼠与人类在遗传学、生理学和免疫学等方面存在诸多相似之处，这使得乳鼠成为研究人类病毒感染的理想模型。通过利用乳鼠进行病毒分离，可以更好地理解病毒如何在人类体内复制、传播和致病。其次，小鼠具有高度的繁殖能力和相对较短的生长周期，这使得研究者能够迅速获得大量用于实验的动物样本。这为在短时间内进行大量实验和分析提供了有利条件，加速了病毒感染机制和防治策略的研究进程。最后，乳鼠的饲养和管理成本相对较低，这为实验室研究提供了经济上的可行性。

此外，乳鼠在疾病模型研究中被广泛应用，不仅限于病毒感染研究。这种广泛的应用背景意味着通过乳鼠进行的病毒分离研究可以与其他疾病模型研究相互补充，为多学科交叉研究提供有力支持。

综上所述，乳鼠作为病毒分离的媒介在病毒感染研究中具有重要的意义。其独特的生物学特性和广泛的用途使乳鼠成为病毒研究的宝贵工具，有助于深入了解病毒感染机制和寻找有效的防治策略。

（二）乳鼠分离病毒实验步骤

在进行任何与病毒相关的实验前，确保实验室符合生物安全级别的要求，以防止病原体的泄露和传播。穿戴适当的个人防护装备，如实验服、手套、面罩和护目镜等。选择健康的乳鼠，并根据具体的研究目的选择合适的年龄和品系。

选择适当的病毒悬液，这可能是由患者样本、感染动物或病毒培养物中的病毒制成的接种液。将病毒接种到乳鼠体内，常见的接种途径包括皮下注射、滴鼻感染、静脉注射等。感染后，定期观察乳鼠的健康状况，记录临床症状，如体重变化、体温、活动性等。在特定时间点，从乳鼠不同部位采集样本，如血液、组织、器官等。根据病毒特性，选择合适的病毒检测方法，如免疫荧光、PCR、电子显微镜等，来鉴定病毒分离情况。利用采集的样本进行实验，如细胞培养、分子生物学方法和免疫学方法，以鉴定和分离病毒。分离和鉴定病毒后，可以根据实验结果解释乳鼠分离病毒的意义，并对病毒的性质、特征和与疾病的关联进行研究和分析（图 6-2）。

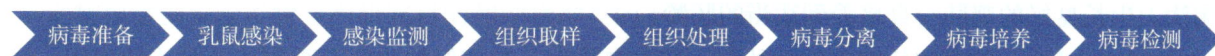

病毒准备　▶　乳鼠感染　▶　感染监测　▶　组织取样　▶　组织处理　▶　病毒分离　▶　病毒培养　▶　病毒检测

图 6-2　乳鼠分离病毒流程

（三）总结与展望

乳鼠分离病毒作为病毒研究的重要工具，具有广阔的发展前景。随着科技的不断进步和研究的深入，乳鼠分离病毒在以下方面有望继续取得进展：

（1）新病原体的发现：乳鼠分离病毒可以用于从临床样本或环境中发现新的病毒病原体。随着病毒基因组测序技术的不断提高，我们可以更准确地鉴定和分类病毒，有望发现更多的新型病毒，尤其是对于一些不明原因的疾病。

（2）疫苗和抗病毒药物的研发：通过乳鼠模型，我们可以评估新型疫苗和抗病毒药物的安全性和有效性。这将有助于更快地开发针对不同病毒的疫苗和治疗策略，提高疾病防治的水平。

（3）病毒病理学的深入研究：乳鼠分离病毒可用于深入研究病毒对宿主的影响和病理学变化。这有助于理解病毒感染过程中的分子机制、宿主免疫反应等，为疾病防控提供重要的线索。

（4）新兴传染病的监测和防控：乳鼠分离病毒对于新兴传染病或疫情的监测和防控具有重要意义。通过研究乳鼠模型，可以更快速地了解病毒的传播途径、潜伏期和传播特性，从而采取有效的预防和控制措施。

（5）个体化医疗和药物治疗：乳鼠分离病毒还可以帮助研究个体差异，了解不同个体对病毒感染的反应和治疗的差异。这为个体化医疗和药物治疗提供了一定的基础。

三、鸡胚的病毒分离及培养

（一）背景和意义

鸡胚是正处于发育的机体，组织分化程度低，细胞代谢旺盛，适用于许多人类和动物病毒及立克次体的生长繁殖。鸡胚培养法是用来培养某些对鸡胚敏感的动物病毒的一种培养方法，此方法可用以进行多种病毒的分离、培养，毒力的滴定，中和实验，以及抗原和疫苗的制备等。鸡胚培养比接种动物的动物来源容易，无饲养管理及隔离等的特殊要求，且鸡胚一般无病毒隐性感染，同时它的敏感范围很广，多种病毒均能适应，因此，鸡胚培养是常用的一种培养动物病毒的方法。

虽因组织培养技术的不断发展，鸡胚培养技术被组织培养方法所取代，但在痘类病毒、黏液病毒和疱疹病毒的研究上，鸡胚培养仍很重要，常用于这类病毒的分离、鉴定、抗原制备、疫苗生产及病毒性质等方面的研究，在禽类病毒研究中的应用也较多。

第二节　形态学鉴定

病毒的形态是其重要的生物学特征，在科水平病毒具有相似的形态，因此通过病毒的形态可对其进行鉴定。由于病毒的尺寸极小（20～200 nm），常规光学显微镜的分辨率极限约为 200 nm，因而使用光学显微镜无法直接观察到病毒颗粒及病毒颗粒的形态细节，必须使用分辨率更高的电子显微镜才能对病毒进行直接观察。基于电子显微镜的病毒形态鉴定技术不仅在常规的病毒鉴定中发挥作用，在新发、未知病毒鉴定及生物恐怖事件中也可发挥重要的作用。本节就病毒形态鉴定常用的负染技术、超薄切片技术等电镜技术进行介绍，并附录不同科的病毒负染及超薄切片形态供读者参考。

一、透射电子显微镜及其在病毒鉴定中的应用简介

显微镜光源的光波波长是决定显微镜分辨率（即显微镜能分辨的最小距离）的最重要因素之一，波长越短，显微镜的分辨率越高。1931 年，德国学者 Ernst Ruska 和 Max Knoll 发明了透射电子显微镜（简称透射电镜）（transmission electron microscope，TEM），Ernst Ruska 因此获得了 1986 年诺贝尔物理学奖。透射电子显微镜利用波长极短的电子作为光源，电子的波长可通过加速电压调节，目前电镜的分辨率接近 0.1 nm。通常，人类病毒的大小为 20～200 nm，因此通过透射电子显微镜可看到病毒的形态细节。

透射电镜与光镜对比，透射电镜以电子束代替可见光作为光源，以电磁透镜代替玻璃透镜约束电子束的行进路径，最后通过观察、拍照系统将肉眼无法观察到的电子信号转换为可以直接观察的影像。透射电子显微镜的核心为电子光学系统，主要由照明系统、成像放大系统和观察记录系统组成，图 6-3 展示了透射电镜电子光学系统的构成。照明系统主要由电子枪、聚光镜组成。电子枪是电镜的照明源，电子枪发出的电子束首先经过一个加速电场进行加速，再经过聚光镜的电磁场改变其运动方向，汇聚后照射到标本上，之后电子束与样本作用发生五种基本物理过程，即透射、吸收、干涉、衍射和散射。其中，散射是成像的关键，电子在标本中与原子碰撞的次数越多，散射量就越大。总散射量正比于标本的密度和厚度的乘积（即质量厚度）。标本中各部分质量厚度的不同会引起不同的散射。标本中质量厚度低的地方（如生物样本本身）由于散射电子较少、透射的电子较多而显得较亮；反之，质量厚度大的区域（染色剂附着的区域）因电子散射多则较暗。穿过标本后发生散射的电子再经过成像放大系统投射到荧光屏或电子探测器上，就产生了明暗程度不同的样本的投影像。目前，电子显微镜的图像观察、记录主要通过图像传感器成像系统完成。

病毒的形态是其重要的生物学特征。通常，同一个病毒科成员具有相似的形态，不同病毒科之间的形态具有差异，通过基于透射电镜的病毒形态检测可以对病毒在科水平做出判断，可以为进一步进行分子生物学的鉴定提供线索，对于未知病毒或突发疫情等紧急情况下的病毒鉴定起到"侦察兵"的作用。历史上通过透射电镜发现了众多病毒，包括重要的人类致病病毒，如诺如病毒、埃博拉病毒、轮状病毒、流行性出血热病毒、甲型肝炎病毒、乙型肝炎病毒等。尽管当今病毒的分子生物学鉴定技术已取得了巨大的进步，但透射电镜技术仍然被应用于病毒的检测，特别在新发、突发、

未知及生物恐怖事件病原体的检测，是最优先选择的检测方法之一，如在 21 世纪初美国猴痘感染人事件、非典型性肺炎病原体 SARS-CoV 及 2020 年的 SARS-CoV-2 疫情等的病原体鉴定中，电镜技术均发挥了重要的作用。

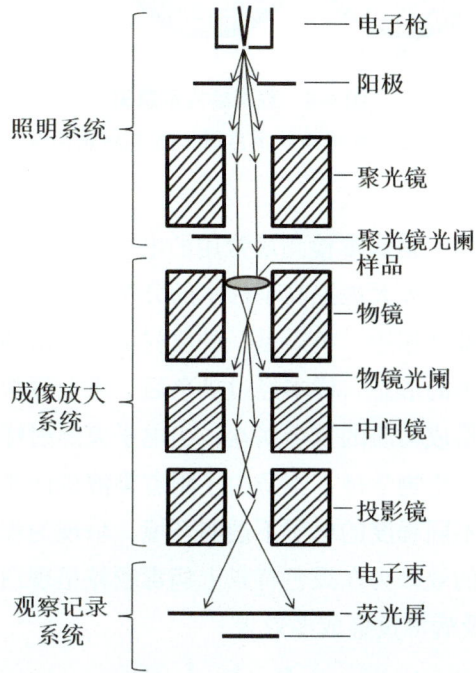

图 6-3　透射电镜电子光学系统结构示意图

　　利用透射电镜进行病毒检测的优势在于：①无抗原、抗体或核酸等相关的特异性试剂限制，透射电镜主要是通过物理放大作用观察病毒形态进行鉴定，故通常不受病毒核酸序列、抗原及抗体等信息和相关试剂的限制。②具有开放性视野（open view），即在视野内可能发现多种病原体，针对同一个样本具有同时观察到多种病原的能力。③准确性高，通过电镜直接观察病毒颗粒，从而证实病毒颗粒的存在。④快速，若样本合适，对标本进行负染电镜检测，仅需要数分钟即可得出鉴定结果，通常较其他分子生物学方法简单、快捷。

二、病毒形态检测常用的透射电镜技术

　　常用于病毒检测的透射电镜技术包括负染技术和超薄切片技术。通常负染技术适用于液体样本，超薄切片技术适用于组织、培养细胞等固态样本。光学显微镜通常以玻璃材质的载玻片承载组织切片、细胞或涂片等样本。而透射电镜观察的生物样本均需要放置在载网上才能进行观察。载网是厚度数微米、直径约 3.05 mm 的圆形金属网。载网的材质有铜、镍、钼、金、硅、尼龙等，其中铜网最为常用。载网的网孔大小及形状有多种规格，根据不同的试验目的选择载网的材质及孔径。载网网孔的规格通常以每英寸（2.54 cm）网孔的数目定义，如 400 目、200 目、150 目、100 目等。通常，载网上需加覆纳米级厚度的有机膜和碳膜以支撑样本、便于电子束通过和导出载网上的过载电荷。图 6-4 展示了不同类型的载网结构及覆膜结构。可根据试验目的选择不同网孔大小、形状、材质及有无覆膜的载网。目前，已有各种材质、型号、覆膜的商品化载网可供选择，并可定制加工特殊目数及形状的载网。

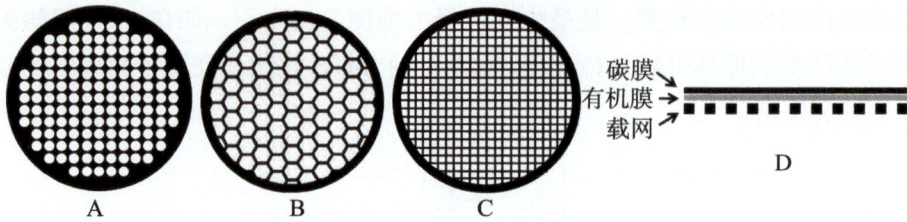

图 6-4 载网结构示意图

A 至 C. 不同规格型号的载网结构示意图；D. 载网覆膜横断面结构示意图

（一）负染技术

1. 负染技术的原理 负染技术是病毒检测最常用的电镜技术之一，Brenner 和 Horne 于 1959 年建立了负染技术的标准操作程序，大大地提高了标本的分辨能力，并广泛地应用于病毒形态研究，对病毒学的发展发挥了极大的推动作用。负染是一种反衬染色，即通过将样本及其周围进行不同程度的重金属盐染色而衬托出样本的形态。样本经过染色后，重金属盐溶液分布在生物样本周围，当染液中的水蒸发后在样本周围形成均质的重金属盐，当电子束照射样本时，样本周围由于存在重金属盐而质量厚度大，散射较多。生物学样本本身由于附着染液少而质量厚度小，则穿过的电子散射少。最终在病毒颗粒周围形成不同程度的电子不透明环境，呈现为程度不同的黑色。生物样本本身会呈现程度不同的亮度。成像的效果为在黑色背景上病毒颗粒呈现白色透亮状态，从而形成负染成像。图 6-5 展示了负染的原理及病毒负染成像效果。

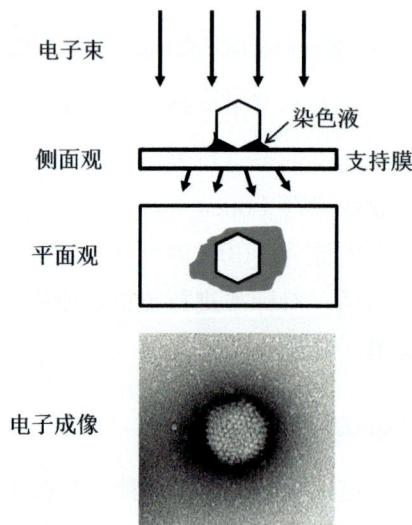

图 6-5 负染原理示意图及腺病毒负染形态

1）常用的染色剂：用于负染的染色剂通常为含有钨、铀、钼等重金属元素的盐溶液，如磷钨酸（PTA）、磷钨酸钠、磷钨酸钾、乙酸双氧铀、硅钨酸、甲酸铀、钼酸铵等。其中，磷钨酸和乙酸双氧铀是较为常用的染色剂。染色剂的浓度通常为 0.5% ~ 2% 水溶液。磷钨酸用 1 mol/L 的 NaOH 调整 pH 为 6 ~ 7 即可使用。乙酸双氧铀水染液 pH 为 3.7 ~ 4.5，无须进行调整。磷钨酸往往能够穿透病毒包膜而显示病毒内部结构，如可以穿透疱疹病毒包膜显示二十面体立体对称的衣壳，穿透副黏病毒包膜显示内部螺旋对称的衣壳，磷钨酸还能够较好地显示包膜病毒的刺突。磷钨酸对病毒无固定作用，染色后的样本载网无法长期保存，故建议染色后尽快进行电镜检测。磷钨酸溶液具有较好的稳定性，在隔绝 CO_2 的情况下能够长期保存。在电子束下具有较好的稳定性，电子束照射后不形成可见的异常结构。乙酸双氧铀负染的样本能够较好显示病毒的结构细节，较磷钨酸染色更清晰。另外，乙酸双氧铀对病毒有一定的固定作用，并能够稳定核酸和脂质，因此经此染色的样本载网可保存数月。其易与磷酸盐缓冲液反应形成磷酸铀沉淀，故含有磷酸根缓冲液的样本吸附在载网后，在染色前应当用水清洗吸附于载网上的样本，然后再进行乙酸双氧铀染色。乙酸双氧铀溶液被光线照射后会形成沉淀，因此需要避光保存。当使用一种染色剂不能获得满意的染色效果时，可更换不同种类的染色剂。通常，电镜实验室常备不同类型的两种染色液即可满足大多数病毒形态检测工作。

2）常用的负染方法：常用的负染技术有载网漂浮法和悬滴法。载网漂浮法通常需要几十微升的样本，而悬滴法仅需几微升即可。两者的操作大致相似，具体如下。

（1）载网漂浮法：将一滴样本（约 30 μL）滴在封口膜上，用载网覆膜面接触样本将载网漂浮在液滴上以吸附样本数分钟，之后用滤纸吸去载网上多余的样本。再以同样的操作将载网置于一滴染色液（约 30 μL）上染色，之后用滤纸吸去载网上的染液，待载网干燥后即可进行电镜观察。图 6-6 展示了载网漂浮法的操作流程。

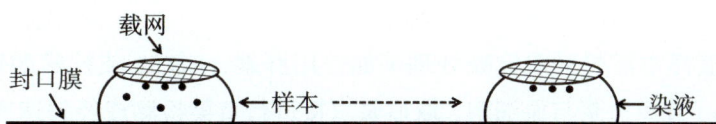

图 6-6　载网漂浮法操作示意图

（2）悬滴法：将样本（2 ~ 5 μL）滴在载网覆膜面上以吸附样本，之后用滤纸吸除样本，再将染色液（2 ~ 5 μL）滴在载网上进行染色，最后用滤纸吸除染色液，待载网干燥后进行电镜观察，此方法更适合在样本量少的情况下使用。图 6-7 展示了悬滴法的操作流程。

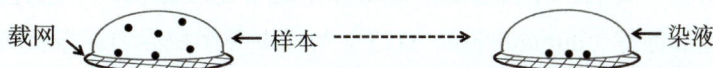

图 6-7　悬滴法操作示意图

上述两种方法吸附样本的时长因样本的质量而定，通常病毒含量高的样本吸附数秒至 1 min 即可，而含量低的样本则需要较长时间［如十几分钟，甚至可以过夜（保湿状态下）］。染色时长则较短，通常染色数秒至 1 min 即可。需要注意的是，对多个样本进行负染时一定要避免染色过程中由镊子导致的交叉污染。有如下建议：若使用同一把镊子，每次夹取载网后需要彻底清洗和擦拭镊子。样本数量少时，建议每个样本单独使用一把镊子进行操作，并及时清洗镊子。

2. 负染样本的处理

1）样本的类型：可用于负染检测的含有病毒的样本种类多样，如接种病毒的细胞培养上清、鸡胚尿囊液、腹泻粪便、皮肤 / 黏膜水泡液、尿液、脑脊液、呼吸道分泌物、其他体液等。另外，细胞、组织的研磨液等经离心后的上清也可用于负染检测。

2）样本的离心：通常在进行负染前对样本进行低速离心（2000×g，3 ~ 5 min），以去除细胞碎片、细菌等杂质，尽管此步骤不能富集病毒颗粒，但是经过低速离心处理的样本可减少杂质对病毒形态检测的影响。另外，由于负染检测的病毒颗粒下限为 10^6/mL，故当病毒浓度低，检测不到病毒时可以对样本进行超速离心（100 000×*g*，1～1.5 h），以沉淀病毒颗粒，再用少量水或缓冲液重选沉淀后进行负染检测。

3）对不同类型样本的处理：

（1）粪便：腹泻样本经离心后直接进行负染处理，或者低速离心后进行负染处理。若样本黏稠，可将粪便稀释为10%后再进行电镜检测。腹泻样本中可检测到轮状病毒、腺病毒、杯状病毒、冠状病毒、小RNA病毒（如甲型肝炎病毒、人肠道病毒71型、脊髓灰质炎病毒、科萨奇病毒等）等。

（2）疱疹液：可使用紫外线消毒过的载网直接黏附皮肤、黏膜的皮损水疱液，或者用无菌注射器收集水疱液后送到电镜实验室进行后续负染处理。也可以用无菌载玻片蘸取水疱液，并在载玻片上标记黏附液体的位置，将载玻片送至电镜实验室后用少量无菌水溶解干燥的水疱液，之后再进行负染制样。此类样本中可检测到疱疹病毒、小RNA病毒等。

（3）尿液：可以通过两步超速离心法浓缩后再进行检测，具体方法为：以2000×*g*离心尿液30 min，去除细胞碎片等杂质，取上清液再次以100 000×*g*离心1 h，然后去除上清，以适量蒸馏水重悬沉淀，将重悬液进行负染检测。人巨细胞病毒见于感染的儿童尿液标本中，腮腺炎病毒可见于腮腺炎或睾丸炎患者的标本内，多瘤病毒（如BK病毒）、腺病毒等主要见于免疫功能低下或器官移植患者尿液中。

（4）血液：血液样本需要采取抗凝处理（如使用肝素、EDTA或柠檬酸钠处理），经低速离心（1000×*g*，20 min）分离血浆与血细胞，取血浆直接进行负染检测或经超速离心后进行负染检测。血液中可能检测到的病毒包括：乙型肝炎病毒、细小病毒B19、风疹病毒、丝状病毒（如埃博拉病毒、马尔堡病）等。

（5）脑脊液：通常脑脊液内的病毒含量低，需要进行超速离心富集后再进行负染检测。脑脊液中可能检测到的病毒有疱疹病毒、腮腺炎病毒、风疹病毒、小RNA病毒等。

（6）呼吸道分泌物：痰液、呼吸道灌洗液等样本通常比较黏稠，不适宜直接进行负染制样。可通过按0.1%二巯基苏糖醇（dithiotheitol，DTT）与样本等体积混匀，振荡孵育30～60 min，将处理后的样本进行超速离心浓缩。或者将水加入样本（约10%总体积），充分混匀，再将样本进行超声处理，然后离心以沉淀杂质，取上清液进行负染。样本内可能检测到的病毒包括：鼻病毒、腺病毒、呼吸道合胞病毒、副流感病毒、麻疹病毒、腮腺炎病毒、流感病毒、科萨奇病毒、冠状病毒等。

（7）细胞或鸡胚培养物的病毒样本：细胞培养上清或鸡胚尿囊液是较为常见的实验室来源的病毒样本，可直接进行负染制样检测。当病毒含量不高时，可以将细胞培养体系进行冻融3次，以增加细胞释放病毒量。也可将尿囊液或冻融后的细胞上清进行超速离心富集病毒后再进行负染检测。

3. 提高负染检测效率的常用方法

透射电子显微镜负染检测的病毒颗粒下限为10^6/mL，一般情况下低于该值则需要对样本进行浓缩处理，才可能检测到病毒颗粒。可以通过提高样本内病毒的浓度及增加载网支持膜吸附病毒的能力，以增加载网支持膜吸附病毒颗粒的数量，提高负染检测的效率。

1）提高样本内病毒的含量方法

（1）超速离心（ultracentrifugation）：该方法是一种常用的高效浓缩病毒的方法，可以将样本浓缩100倍甚至更高。可以将样本直接进行离心使之沉淀，之后再用少量缓冲液重悬沉淀再进行负染；也可以采用密度梯度超速离心进行病毒的纯化、浓缩。还可以使用特殊的超速离心设备将样本直接离心富集到在载网上，再进行负染色处理。

（2）琼脂过滤（agar filtration）：该方法是将样本滴在凝固的 2%（W/V）琼脂表面，通过凝胶吸收水分而达到浓缩病毒的目的，当液体快被吸干时将载网漂浮于样本之上以吸附被富集的病毒颗粒。

（3）超滤（ultrafiltration）：该方法通过超滤管，利用离心作用去除样本内水、盐类和小于超滤管过滤孔径的物质而截留病毒颗粒，从而达到浓缩病毒的目的。超滤完成后，以少量蒸馏水充分洗涤滤膜，收集洗涤液进行负染。

（4）免疫凝集（immuno-aggregation）：该方法是将病毒抗体（如单克隆抗体、多克隆抗体或抗血清）与样本混合，两者于 37℃反应 1 h（或于 4℃过夜），从而通过抗体聚集病毒，然后再进行负染制样；也可以将反应液进行超速离心以浓缩抗体 - 病毒聚集物，之后再行负染制样。通常抗体能够使病毒颗粒聚集在一起，如此可在电镜下便于观察到病毒颗粒。值得注意的是，通过该方法富集的病毒颗粒其表面结合了抗体，会使病毒形态细节变得不甚清晰，此种情况对较小的病毒颗粒（如小 RNA 病毒、细小病毒等）的形态影响更为明显。

（5）固相免疫电镜技术（solid phase immunoelectron microscopy，SPIM）：该方法是先以载网吸附病毒抗体，从而增加载网对病毒颗粒的吸附能力，使更多的病毒颗粒结合到载网上，从而特异性地"钓取"样本内的病毒颗粒。

除了上述方法，还可以采用假复型技术（pseudoreplica technique）、血清琼脂法（serum in agar）、离子交换捕获技术（ion-exchange capture technique）等方法进行样本富集。

2）提高载网对样本的吸附能力的方法：有时载网覆膜面由于某种原因出现疏水现象，使得液体样本不能有效地吸附在载网表面，可以采取以下方法进行处理。

（1）辉光放电（glow discharge）：通过辉光放电仪使载网处于电离环境中，从而改变载网表面的电荷情况，提高吸附病毒颗粒的能力，该方法是最有效地提高载网吸附样本的方法之一。

（2）样本内加入牛血清蛋白（bovine serum albumin，BSA）：该方法简便易行，通常在样本内加入终浓度为 0.005% ~ 0.05% BSA，可使疏水的载网变得亲水，从而提高载网的吸附能力，亦可先用浓度为 0.1% 的 BSA 浸润载网覆膜面 1 min，以增加其亲水性，再吸附病毒样本。

（3）用阿尔辛蓝（alcian blue）或多聚赖氨酸（poly-L-lysine）处理载网：两者可增加载网表面的正电荷而增强其吸附病毒颗粒的能力。方法是将载网悬浮于 1%（W/V）阿尔辛蓝（1% 醋酸配制）液滴或 0.01% 多聚赖氨酸水溶液的液滴上 1 ~ 5 min，然后以蒸馏水洗涤载网，再用处理过的载网吸附样本进行负染制样。

（4）用紫外线照射载网：此方法可使载网表面携带电荷而增加其吸附能力，通常在距离 6 ~ 10 cm 内用紫外线照射载网覆膜面 20 min，通过使载网处于紫外线电离空气形成的负氧离子微环境中，从而改变载网的电荷而增加其吸附样本的能力。

（5）超声波浴（ultrasonic bathe）：超声波（40 ~ 80 kHz）浴处理样本有助于分散凝集的病毒颗粒团块或将病毒与杂质团块分离，有利于使病毒颗粒处于游离状态，从而改善病毒颗粒在支持膜上的分布状态。

不同病毒标本采用不同的处理方法后所获的负染效果不尽相同，应当根据样本的具体情况和实验室设备仪器、试剂的具体情况合理选择可采用的方法，以提高透射电镜检测病毒的灵敏度。

（二）超薄切片技术

超薄切片技术是使用超薄切片机将包埋在树脂内的组织或培养细胞样本切割成厚度为 50 ~ 100 nm 的超薄切片，以便在透射电子显微镜下可以进行细胞超微结构及病毒形态的观察。进行超薄切片检测的样本，通常需要经过取材、固定、脱水、浸透、包埋、聚合、修块、切片、染色等处理。超薄切片技术已较成熟，有较多的经典专著可供参考，此处仅作简要介绍。

1. 取材　取材是病毒电镜检测的重要步骤之一，甚至是最重要的步骤。超薄切片的取材需要注意以下几点：①取样要快。尽快取样的目的是尽量保持样本处于生理状态下进行固定，以避免取材时间过长导致细胞超微结构发生明显的变化。②样本的体积要小。组织或细胞的样本不宜过大，以免内部固定不充分影响超微结构的效果，样本体积通常以不大于 1 mm × 1 mm × 1 mm 为佳。③保持低温（约 4℃）状态取样。这样可以降低细胞的新陈代谢及细胞内酶的活性，从而减少细胞自溶造成的超微结构损伤。④避免挤压和牵拉对样本目标部位造成机械损伤。⑤取材部位准确可靠。由于取样体积小，取材容易遗漏或偏离取材的目标。

对于病毒感染的贴壁培养细胞可采用两种方式取样：①离心后固定：用刮子将细胞刮下，转移至离心管，以 800 ~ 1000 × g 于 4℃离心 10 ~ 20 min 沉淀细胞，去除上清液后加入固定液，并用牙签将细胞沉淀与离心管壁剥离，使其周围均与固定液接触。若细胞沉淀体积大于 1 mm³，则应在加入固定液后用牙签尖部或锐器切割细胞沉淀使其变小，以确保固定效果。②原位固定：对于需要进行原位切片样本，采用此种方法固定。可有两种方式，将 2 倍浓度的固定液，与等体积的细胞培养基混合，固定 5 min 后去除固定液 - 培养基混合液，更换正常固定液继续固定。吸除培养基后，直接将室温或 37℃预热的固定液加入培养器皿内固定细胞。

通常，需要根据检测目的和样本的实际情况选择采用上述取材方式。如对于感染病毒后易于脱落的培养细胞，若进行原位固定，经过后续洗涤、脱水、浸透等处理后，细胞会丢失过多，从而可能降低检测到病毒的概率，因此建议离心收集细胞团块后进行固定。离心后固定取材的样本，通常可观察到较多的细胞，但是由于经过刮取处理，有可能对细胞造成一定程度的损伤。如果需要针对病毒感染的细胞进行靶向性定位超薄切片，则需要选择原位固定，原位固定的优势之一是可保留细胞相对接近天然的状态。另外，根据实验目的确定固定剂的温度，如使用低温固定时细胞微管、微管容易降解，故建议在 37℃环境下固定。

对于悬浮培养的细胞，可采用离心沉淀细胞成团后再进行固定或将 2 倍浓度的固定液与等体积的细胞培养基混合，离心后收集细胞沉淀进行后续处理。

对于组织样本，则建议将组织放在冷台上，先在组织表面滴加数滴固定液，然后按照上述取材注意事项，以锋利的刀片快速切割以获取目标组织，并放入固定液内固定即可。通常取材部位为病毒感染的病变部位，并建议多点取样，以增加检测到病毒的概率。

冷冻会导致冰晶的产生，从而破坏细胞的超微结构。如果电镜观察的目的为确定病毒与细胞结构的关系，则冷冻过的样本不宜进行超薄切片制样处理。由于冷冻通常对病毒形态不会产生显著影响，因此若检测的目的若是确定病毒颗粒是否存在，此类样本可以尝试进行超薄切片制样处理。

2. 固定　固定的目的是把细胞在活体状态时的超微结构尽可能完整、真实地保存下来，避免酶对细胞的自溶，或者外界微生物侵入、繁殖并破坏细胞的超微结构。通常超薄切片的样本需要进行醛类和四氧化锇双固定。免疫电镜样本应避免四氧化锇和高浓度戊二醛固定，以避免抗原表位被破坏。固定液常选用 2.5% 戊二醛 -2% 多聚甲醛（karnovsky 固定液）和 1% 四氧化锇溶液。免疫电镜制样常用 4% 或更低浓度的多聚甲醛，不用或少用戊二醛（浓度可降低至 0.025%）。常用的缓冲液为 0.1 mol/L 二钾胂酸盐（cacodylate）缓冲液、0.1 mol/L 磷酸盐缓冲液（PBS）及 0.1 mol/L PIPES 缓冲液。根据样本体积的大小固定 0.5 ~ 2 h 即可。通常，实验动物样本需要进行灌注固定后再取材。

3. 脱水　脱水是以浓度逐步增加并与树脂相溶的脱水剂（如乙醇、丙酮、环氧丙烷等）逐步替换标本内水的过程，最终使样本处于无水的有机溶剂中。以乙醇为例，常将其配制为 50%、70%、90%、100% 的梯度浓度水溶液，使样本在经过上述梯度乙醇溶液（逐级提高浓度）的过程中逐步置换出样本内的水。对于采用何种脱水剂，可依据后续所使用树脂的说明书选择。

4. 浸透　浸透是用比例逐渐增大的树脂 - 无水脱水剂混合物逐渐置换样本中脱水剂的过程，最终以纯树脂取代样本中的脱水剂，并使树脂分子浸透至细胞内。

5. 包埋　包埋是将浸透好的样本转移至包埋模具中。有时需要使用特殊形状的包埋模具或将样本进行特定方位摆放后进行包埋。如对血管或神经组织进行横断面切片时，需要将样本纵轴沿包埋模具纵轴摆放。

6. 聚合　包埋样本的液态树脂在特定温度或特定波长的光波（如紫外线）照射等条件下发生聚合反应成为固体树脂的过程，聚合后的固体树脂能够使样本获得足够强度的机械支撑，以满足超薄切片的需要。树脂的使用参数（如聚合温度等）依据产品说明而定。

7. 修块　用刀片对聚合后的树脂样本块进行修整，以暴露树脂内的标本，并将暴露的样本平面修整为适于在超薄切片机上进行超薄切片的大小和形状。

8. 切片　超薄切片是通过超薄切片机对完成修块的样本进行切片，切片厚度一般为 50 ~ 100 nm。切片的过程一般包括对刀、切片、展片、捞片等环节。

9. 染色　超薄切片需要经过正染色以增加样本的反差才能进行电镜观察。正染色通过重金属盐与超薄切片内生物样本结合，提高样本本身各成分间的密度对比，使其呈现清晰的黑白像。图 6-8 展示了超薄切片染色的原理及病毒的染色效果。常用的染色剂为乙酸双氧铀（1% ~ 2% 溶

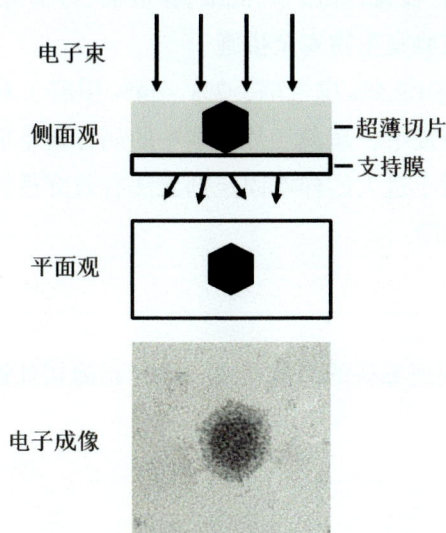

图 6-8　超薄切片染色原理示意图及腺病毒在超薄切片上的形态

液）和枸橼酸铅（0.2% ~ 0.4% 水溶液）。乙酸双氧铀主要以提高核酸和蛋白质反差为主，枸橼酸铅主要提高细胞膜和脂类反差。通常正染色的步骤为，用乙酸双氧铀在避光条件下对切片染色 5 ~ 10 min，之后以蒸馏水充分清洗载网。再用枸橼酸铅对切片染色 2 ~ 5 min，最后以蒸馏水充分清洗切片，载网干燥后即可进行电子显微镜观察。

三、病毒电镜样本制作中实验室生物安全

在对感染性样本进行固定前的吸取和转移等操作可能有人员暴露风险，需要根据其生物安全等级选择在相应级别的生物安全实验室内操作，人员采取相应的个人防护措施后进行样本制备、固定处理。固定后完全灭活的样本可在普通实验室完成后续制备程序。

（一）处理负染样本实验室生物安全措施

负染色操作通常对病毒样本的活性无显著影响，电子束冲击和真空状态也不能完全灭活样本中的病原微生物，因此在进行负染色操作时必须对样本进行灭活处理。在使用负染色技术制备样本时，对感染性样本的操作需要根据其生物安全等级选择相应级别的生物安全实验室，并可采取以下方法对病毒进行灭活。

1. 醛灭活法　大多数病原微生物能够被甲醛和戊二醛灭活，可采用如下几种处理方法：

（1）在样本内加入最终浓度为 2% 的甲醛或 0.5% 戊二醛，并作用至少 20 min。此方法简单易行，最为常用。

（2）将吸附了样本的载网漂浮在 2% 甲醛或 0.5% 戊二醛的液滴上，并作用至少 20 min。该方法的缺点是可能导致吸附在网上的部分病原颗粒被洗脱掉。

（3）将载网放在平皿内的滤纸上，将盛有浓度为 37% 甲醛的瓶盖也置于平皿内的滤纸上，盖上平皿盖，使载网暴露于甲醛环境中至少 30 min。

2. 紫外线照射灭活法　如果样本中疑似含有高致病性病原微生物时，为确保灭活病毒，除对样本进行醛类灭活外，还应该进行紫外线照射。具体做法是将载网置于紫外灯下，并与载网相距 6.5 cm 照射 10 min，然后反转载网照射另一面 10 min。

负染操作过程中的其他物品、设备，如镊子、滤纸、移液器、台面等也应进行相应的病毒灭活处理。

（二）处理超薄切片样本实验室生物安全措施

超薄切片制样时需要用醛类（2.5% 戊二醛、2% ~ 4% 甲醛）对样本进行固定处理，在超薄切片样本合格取材、充分固定的前提下，超薄切片样本中的病毒通常能够被灭活。需要强调的是，超薄切片样本取材时不可过大，对于过大的样本固定剂无法有效穿透样本，从而无法有效固定及灭活病毒，有造成操作人员感染的风险。

四、病毒形态举例

图 6-9 至图 6-26 列举了不同病毒科的多种病毒负染和超薄切片透射电镜照片，供读者参考。

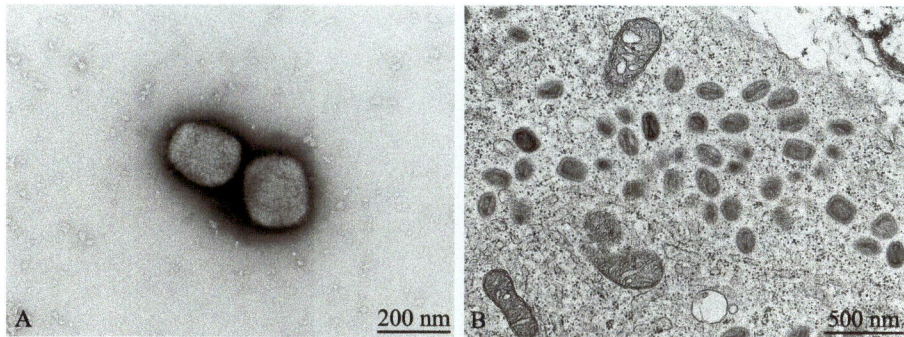

图 6-9　猴痘病毒（属脊椎动物痘病毒亚科）的形态

A. 负染，病毒呈砖形；B. Vero E6 细胞超薄切片，病毒颗粒位于细胞质内，
因切面位置不同而呈现椭圆形、长方形轮廓，有的病毒颗粒内可见哑铃形核心

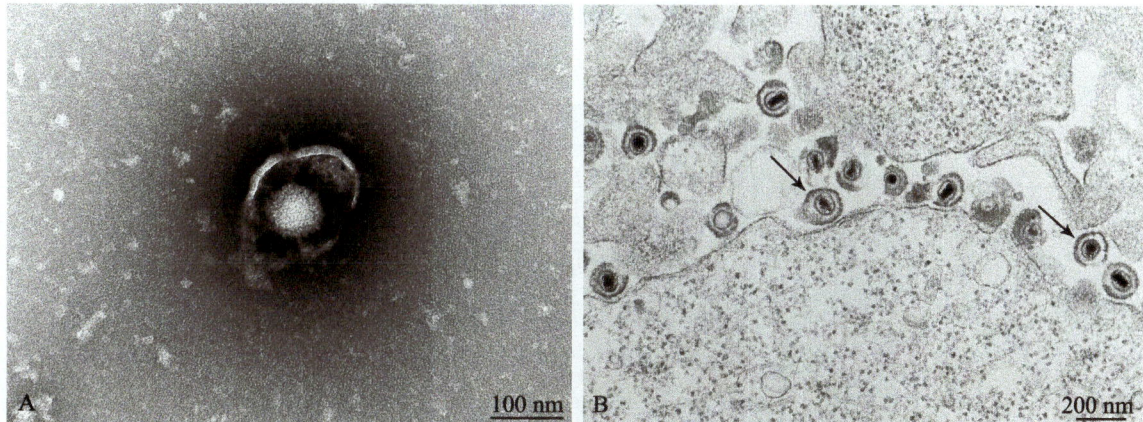

图 6-10　人Ⅰ型单纯疱疹病毒（属疱疹病毒科）的形态

A. 负染，可见包膜、皮质及衣壳；B. Vero 细胞超薄切片，病毒位于细胞表面，
箭头示可见包膜、皮质、衣壳及核心的病毒颗粒

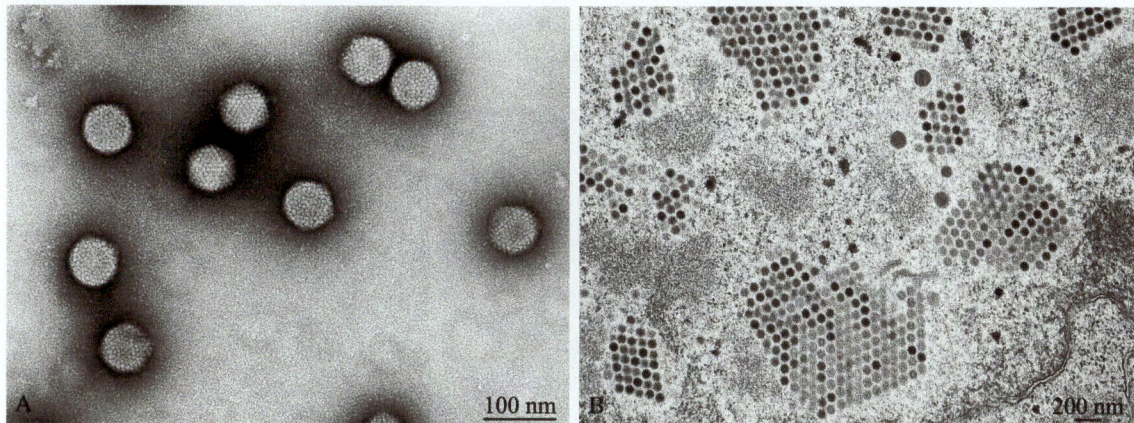

图 6-11　人 7 型腺病毒（属腺病毒科）的形态

A. 负染，无包膜，衣壳直径约 80 nm，呈二十面体立体对称，可见衣壳上的壳粒；
B. A549 细胞超薄切片，细胞核内病毒颗粒聚集形成结晶状病毒包涵体

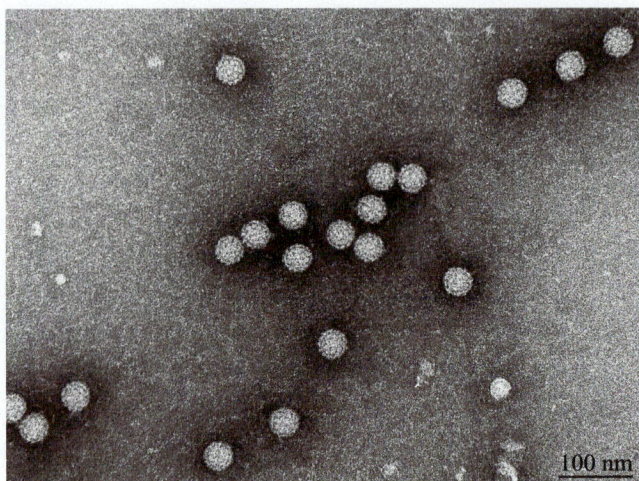

图 6-12   WU 多瘤病毒（属多瘤病毒科）形态（负染）

病毒颗粒呈球形，无包膜，直径约 45 nm，可见壳粒

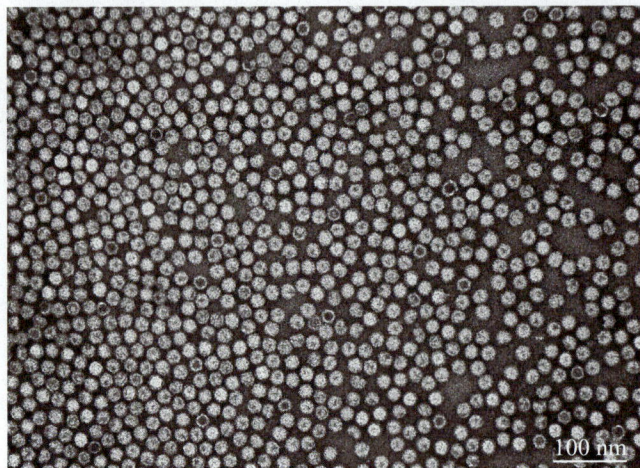

图 6-13   腺相关病毒（属细小病毒科）形态（负染）

病毒颗粒无包膜，呈二十面体立体对称，直径 18 ～ 23 nm

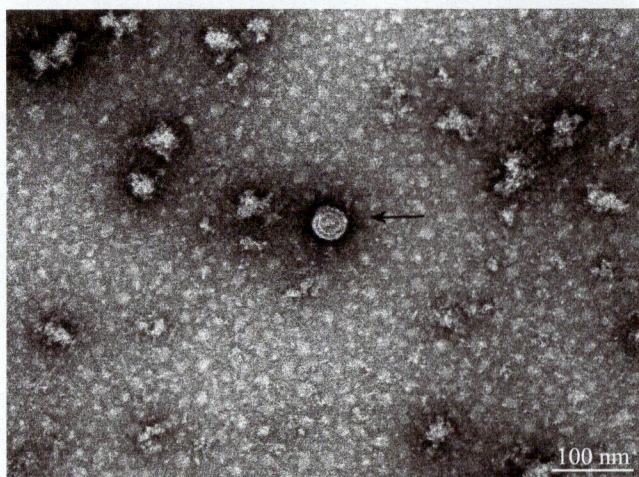

图 6-14   乙型肝炎病毒（属嗜肝 DNA 病毒科）形态（负染）

病毒颗粒呈同心圆状双层结构，直径约 42 nm，外层主要由脂质包膜与表面抗原蛋白组成，内层主要由核心蛋白组成

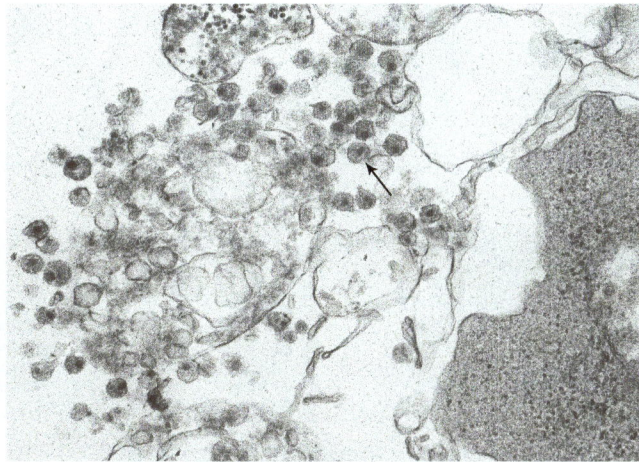

图 6-15　HIV（属逆转录病毒科）在 H-9 淋巴细胞内的形态（超薄切片）
箭头示可见圆柱形核心的病毒颗粒

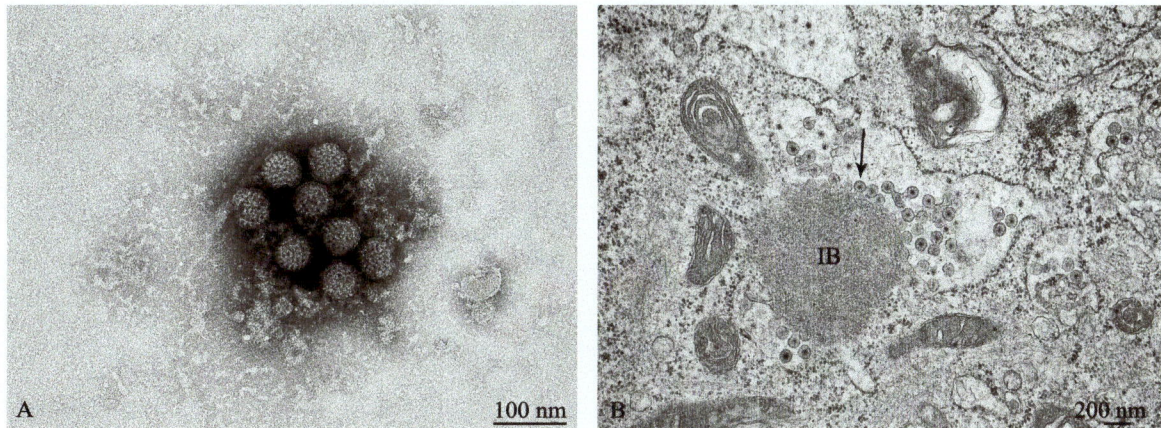

图 6-16　A 种轮状病毒（属呼肠孤病毒科）形态

A. 负染，病毒颗粒呈车轮状，无包膜，直径约 75 nm；B. MA104 细胞超薄切片，
箭头示向内质网腔出芽并具有脂质包膜的病毒颗粒，IB 示病毒基质包涵体

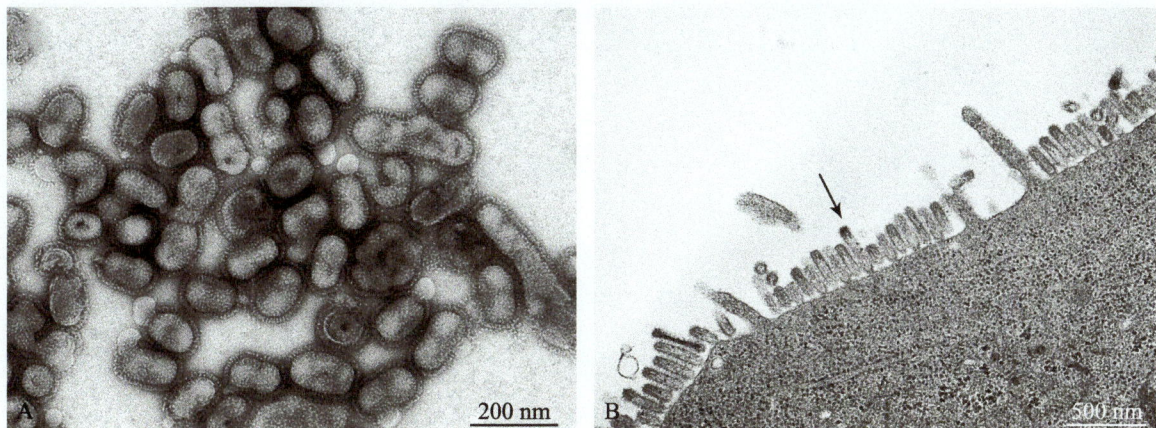

图 6-17　H₁N₁ 流感病毒（属正黏病毒科）的形态

A. 负染，病毒颗粒呈多形性，具有包膜，包膜上的刺突显著；
B. MDCK 细胞超薄切片，细胞表面遍布棒状的病毒颗粒

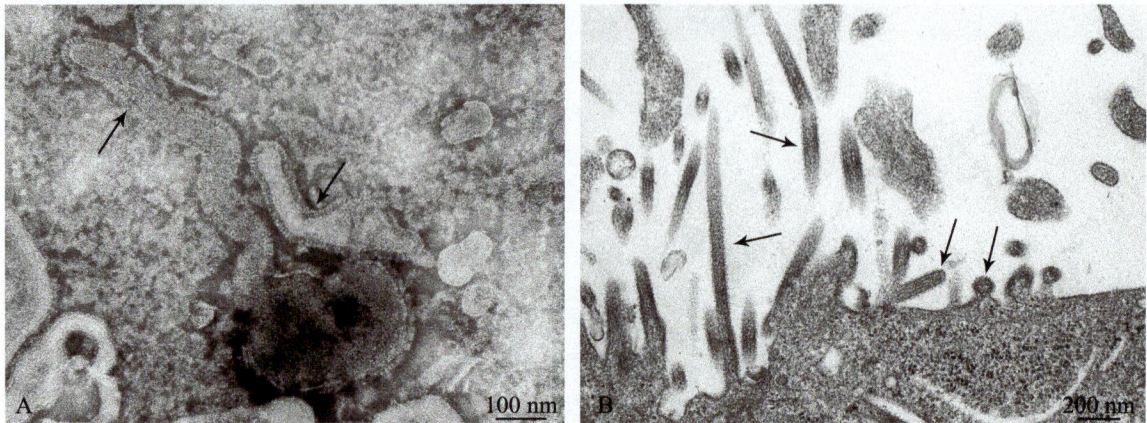

图 6-18　呼吸道合胞病毒（属肺病毒科）的形态

A. 负染，箭示病毒颗粒呈多形性，具有包膜，包膜上的刺突显著；

B. Hep2 细胞超薄切片，细胞表面可见丝状或球形病毒颗粒（箭头示）

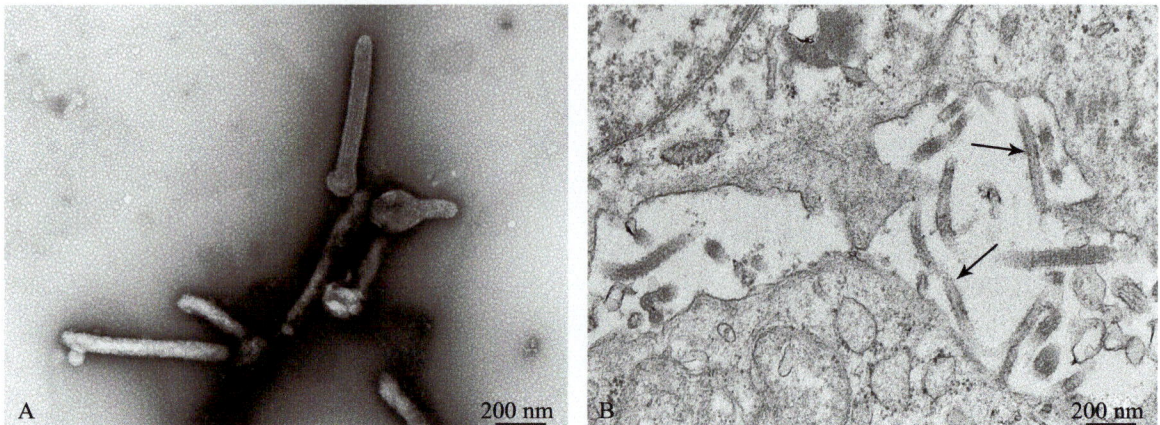

图 6-19　丝状病毒科的形态

A. 马尔堡病毒负染形态，病毒颗粒呈长短不一的杆状或丝状，病毒颗粒直径约 80 nm，刺突短小，几乎不可辨别；

B. 埃博拉病毒在 Vero 细胞内的形态，箭头示细胞表面呈丝状的病毒颗粒

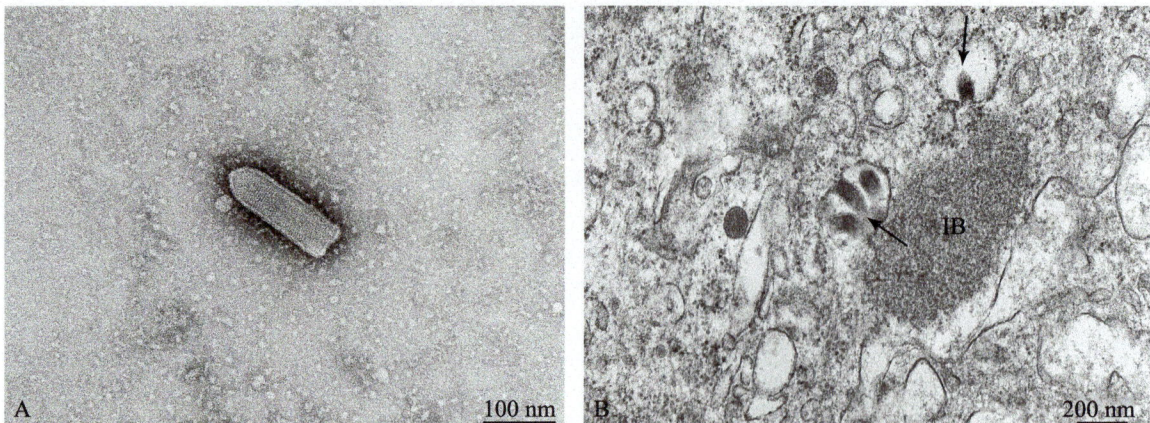

图 6-20　狂犬病毒（属弹状病毒科）的形态

A. 负染形态，病毒颗粒呈子弹状，大小约 80 nm×180 nm，隐约可见病毒表面的刺突；

B. 乳鼠脑组织超薄切片，箭头示病毒颗粒向内质网腔中出芽，IB 示包涵体

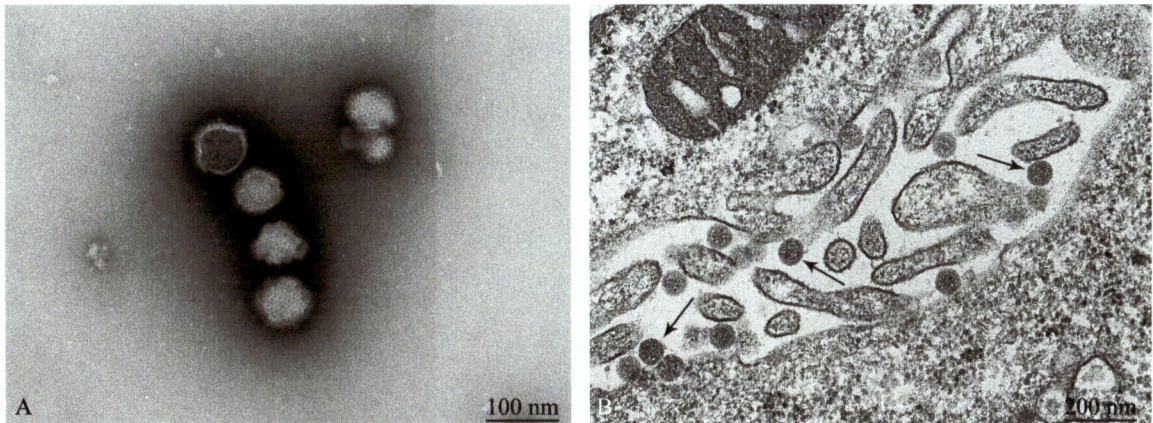

图 6-21 大别班达病毒（又称发热伴血小板减少综合征病毒）（属白蛉纤细病毒科）的形态

A. 负染形态，呈球形，直径约 100 nm，具有包膜，刺突在病毒表面形成圆孔状结构；

B. Vero 细胞超薄切片，箭头示细胞表面的球形病毒颗粒

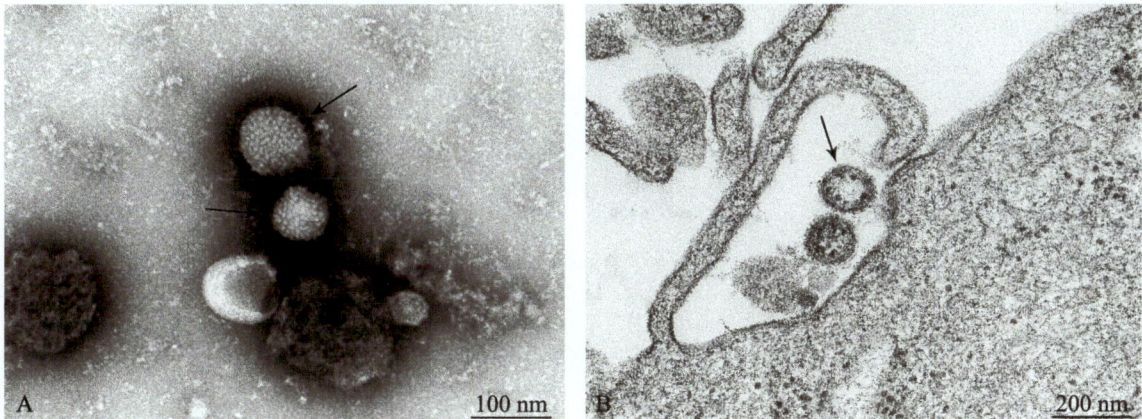

图 6-22 温州病毒（属沙粒病毒科）的形态

A. 负染形态，病毒呈大小不等的球形，可见包膜和刺突；

B. DH82 细胞超薄切片，箭头示病毒颗粒内部可见高电子密度的沙粒状颗粒

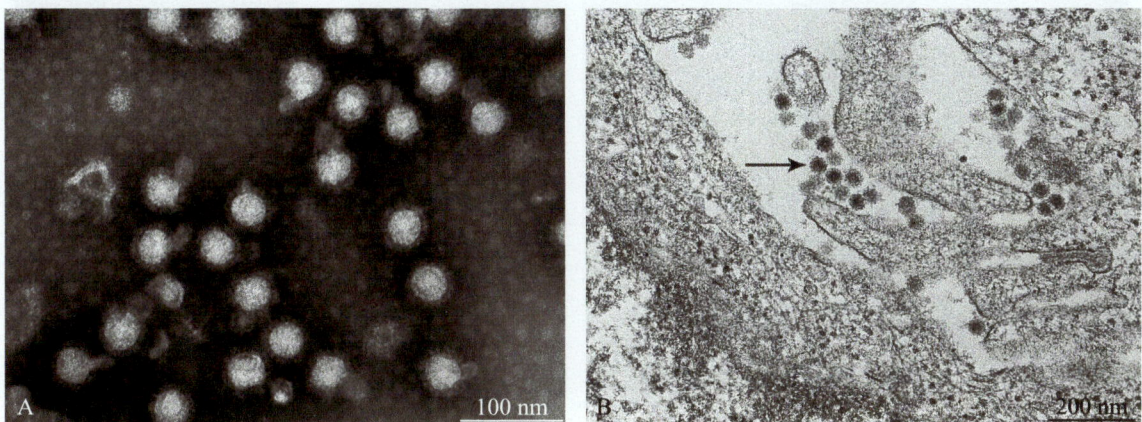

图 6-23 基孔肯雅病毒（属披膜病毒科）的形态

A. 负染形态，病毒呈球形，直径 60 ~ 70 nm，有包膜，包膜上可见刺突；

B. Vero 细胞超薄切片，箭头示球形位于细胞表面的病毒颗粒

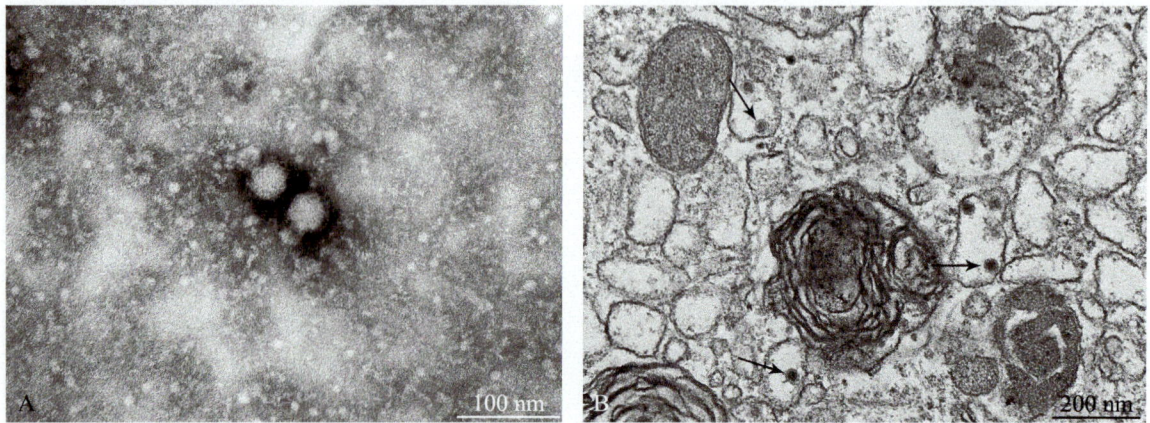

图 6-24   寨卡病毒（属黄病毒科）的形态

A. 负染形态，病毒呈球形，直径 40 ~ 50 nm，具有包膜，包膜上可见短小刺突；
B. Vero 细胞超薄切片，箭头示位于内质网中的球形病毒颗粒

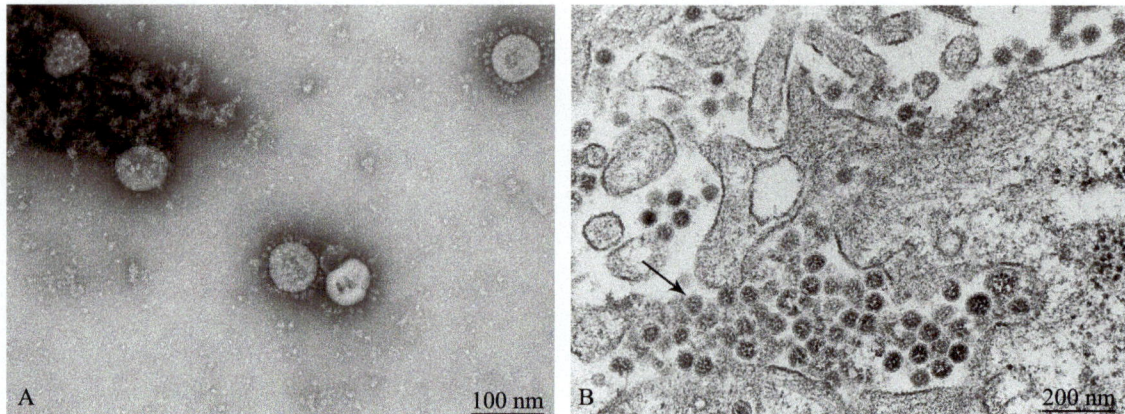

图 6-25   SARS-CoV-2（属冠状病毒亚科）的形态

A. 负染形态，病毒呈球形，直径 100 ~ 120 nm，有包膜，可见粗大的刺突；
B. Vero 细胞超薄切片，箭头示细胞表面聚集大量球形病毒颗粒

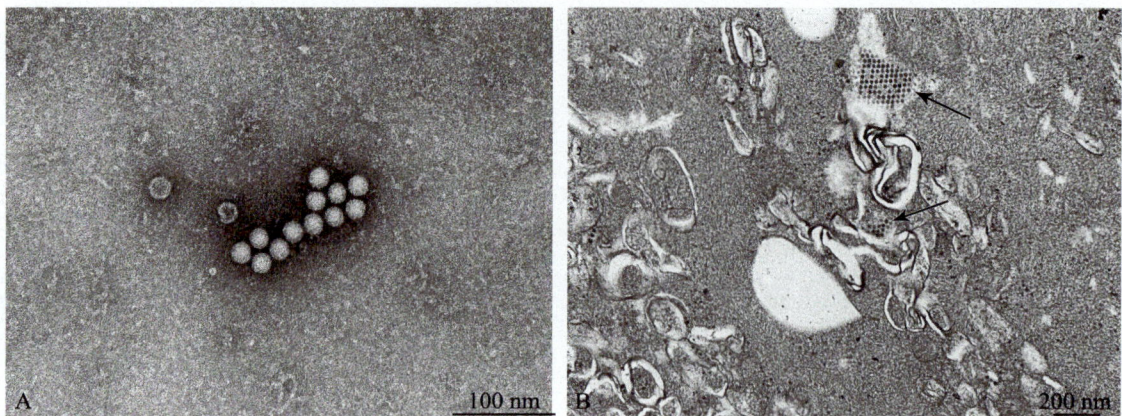

图 6-26   人肠道病毒 71 型（属小 RNA 病毒科）的形态

A. 负染形态，病毒呈球形，直径约 30 nm，无包膜；B. RD-A 细胞超薄切片，
箭头示细胞质内病毒颗粒聚集形成的病毒包涵体

第三节　血清学检测鉴定

在全球范围内，病毒性疾病不断威胁着公共卫生和人类生命安全。面对新兴病原体的涌现及病毒变异的挑战，我们迫切需要高效、精准的检测手段来迅速应对疫情的暴发和传播。

血清学技术是病毒病原体检测技术的重要组成部分，即研究血液中抗体和抗原的相互作用。它是免疫学的重要分支，通过检测血清中的特异的抗病毒抗原抗体，有助于辅助鉴定感染性疾病的病原体、评估患者免疫状态和疾病进程，以及研究感染暴露的免疫学特征。病毒病原体血清学检测鉴定技术因其在病毒感染鉴定、免疫学研究和疫苗评估等领域的卓越表现，成为战胜病毒性疾病的重要工具，在临床医学，研究病原体的传播途径、评估免疫状态及疫情监测等方面发挥了关键作用。本章将深入探讨病毒病原体血清学检测鉴定技术的原理、技术特点及其在不同领域中的广泛应用。

血清学技术在病毒鉴定中起着至关重要的作用，为临床诊断、疫苗评估、流行病学调查和免疫学研究提供了强有力的证据。同时，血清学检测也为探究人群本底暴露情况和新发或再发的病毒病原体暴发提供了流行病学数据，为疫情防控和公共卫生决策提供科学依据。

一、血清学检测的原理

血清学检测的原理主要基于抗原和抗体之间的特异性相互作用。当病毒病原体侵入人体后，宿主的免疫系统会产生特异性的抗体识别病毒抗原并与其结合，形成抗原 - 抗体免疫复合物。通过在血清样本中检测特定病毒抗原或抗体，可以确定患者是否暴露感染了特定病毒或已产生相应的免疫应答。目前，血清学技术在病毒鉴定技术中有广泛应用。其中，血凝抑制试验、补体结合试验和中和试验是常用的血清学检测方法。

（一）血凝抑制试验

血凝抑制试验（hemagglutination inhibition test，HAIT）是一种基于血凝素可与红细胞表面受体结合后引发凝血及抗原抗体结合的免疫学原理的重要血清学检测技术，广泛应用于流感等病毒性疾病的诊断。血凝素流感病毒表面的一种糖蛋白刺突，是一种能够与红细胞表面的受体结合，从而导致红细胞聚集形成血凝结构的蛋白质。在病毒感染中，病毒表面的血凝素通常与宿主细胞表面的受体结合，从而介导病毒进入宿主细胞。

如图 6-27 所示，该试验通过检测患者血清中的抗体对病毒血凝素的抑制作用来判断患者是否感染某种特定的病毒。当抗体与病毒结合时，可以阻止病毒血凝素与红细胞凝集，从而抑制血凝反应的发生。血凝抑制试验对于流感病毒鉴定和流感疫苗效果评估具有重要的意义。

（二）补体结合试验

补体结合试验（complement fixation test，CFT）是一种重要的血清学检测技术，基于多个系统来检测特定抗体和抗原之间的相互作用是否会导致补体的激活和固定，用于检测患者血清中是否存在特定病毒的抗原或抗体。

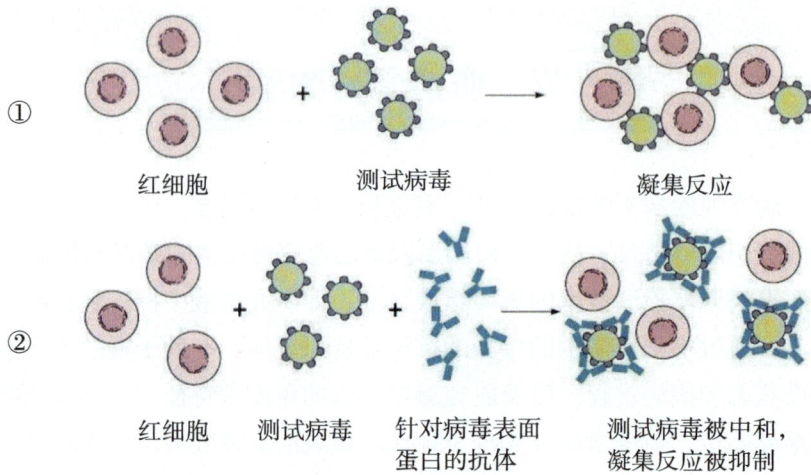

图 6-27　血凝抑制试验

试验中涉及 3 个相互作用系统：反应系统、补体系统和指示系统。在反应系统中，将已知的抗原（或抗体）与待测的抗体（或抗原）混合；在补体系统中，存在游离的补体；在指示系统中，使用绵羊红细胞和相应的溶血素，使其形成已致敏的红细胞。如图 6-28 所示，当反应系统中产生抗原抗体反应时将会形成抗原抗体免疫复合物，从而引起补体的激活和结合。在加入指示系统时，因补体已经被结合，不会导致红细胞的溶解。这种情况下，试验结果被视为阳性，表明被测血清中存在特定抗体或抗原。相反，如果反应系统中没有待检抗体（或抗原），补体仍然处于游离状态。当加入指示系统时，游离的补体会引起红细胞的溶解。在这种情况下，视为阴性结果，表明被测血清中没有特定抗体或抗原。

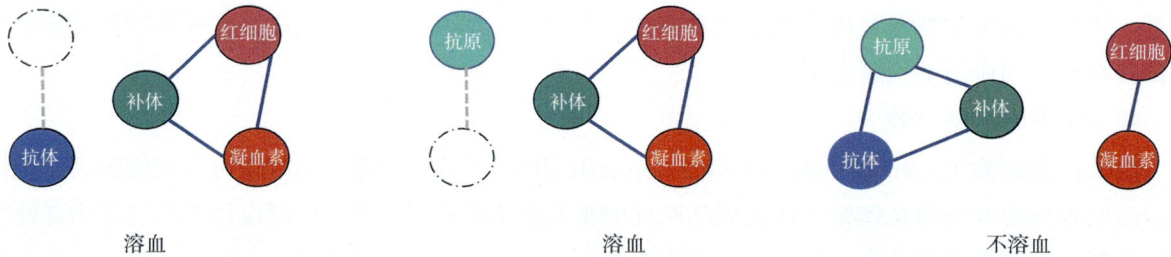

图 6-28　补体结合试验

补体结合试验广泛应用于感染性疾病的诊断，尤其在研究特定病原体抗体和抗原的相互作用及免疫反应方面具有重要的作用。通过监测补体的活性变化，我们可以评估被测血清中的特定免疫反应，有助于确定感染的类型、疫苗免疫效果及免疫系统的状态。补体结合实试验为了解疾病免疫学和病原体感染的机制提供了有力工具，对医学诊断和研究具有重要意义。

（三）中和试验

中和试验（neutralization test，NT）是一种重要的血清学检测技术，可用于评估血清中的抗体对病毒的中和作用。该试验基于特定抗体与病毒之间的相互作用，通过检验抗体是否能够有效地阻止病毒进入细胞，从而抑制病毒的复制和传播。在试验过程中，通过观察细胞是否被感染及是否有病毒复制的迹象，以判定其中和效果。

如图 6-29 所示，如果血清中的抗体能够中和病毒，即与病毒的表面结构相互作用，阻止病毒结合宿主细胞的受体，细胞将不会被感染，病毒无法在细胞内进行复制。相反，如果抗体未能中和病毒，细胞可能会被病毒感染，病毒在细胞内会进行复制和传播。目前，中和试验在许多病毒性疾病的诊断和疫苗研发中都有重要的应用。

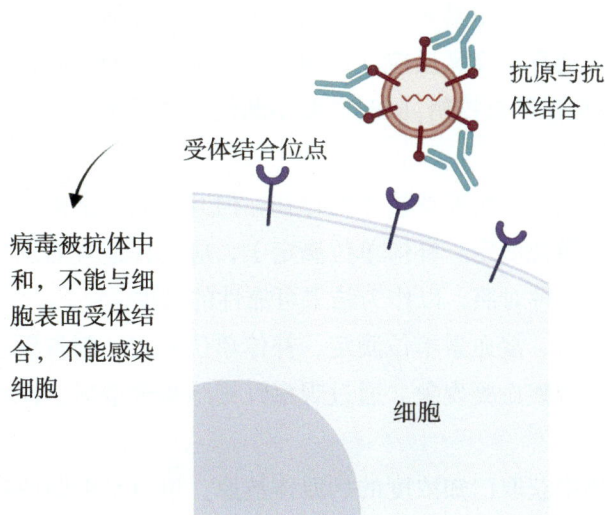

受体结合位点

抗原与抗体结合

病毒被抗体中和，不能与细胞表面受体结合，不能感染细胞

细胞

图 6-29　中和试验

二、检测技术试验步骤

（一）血凝抑制试验

血凝抑制试验可用于评估患者体内抗体对病毒的中和能力，试验的步骤包括制备病毒悬液、制备血清稀释液、制备红细胞悬液、制备反应体系、反应的孵育、加入红细胞悬液和观察血凝现象。在试验过程中，不同稀释倍数的血清样本与病毒悬液混合，使抗体与病毒发生特异性结合。随后加入红细胞悬液，观察是否出现红细胞的血凝聚集，以判断抗体对病毒血凝的抑制效果。

1. 制备病毒悬液　首先，需要获得已知浓度的病毒悬液，可以是病毒培养物或已经纯化的病毒。病毒悬液需要经过适当的处理，使其不会造成细胞感染，但仍保留其血凝素活性。

2. 制备血清稀释液　对收集的血清样本进行稀释，制备一系列不同稀释倍数的血清溶液。

3. 配制红细胞悬液　选取适用于试验的红细胞，如鸡红细胞。将红细胞以 PBS 稀释制备红细胞悬液。

4. 反应体系的制备　准备合适的微孔板，每行放置一系列反应孔，标明不同血清稀释度，在每个孔中加入等量的病毒悬液以及相应稀释倍数的血清样本。

5. 反应的孵育　将装有血清和病毒的微孔板置于适当温度的培养箱或恒温箱中，进行反应的孵育。温度和孵育时间根据试验需求而定，通常为 1 ~ 2 h。

6. 加入红细胞悬液　在反应后，加入一定体积的制备好的红细胞悬液。红细胞会与病毒血凝素结合，形成红细胞的血凝聚集。

7. 观察血凝现象　观察每个孔中红细胞的血凝现象（红细胞的聚集或沉淀）。如果血清中的抗体成功中和了病毒，病毒血凝素无法与红细胞结合，红细胞不会聚集，则血凝现象被抑制。根据每个孔中红细胞的聚集情况，确定不同血清稀释度下的血凝抑制效果。通常，最高稀释倍数下仍能抑制血凝的稀释度即为血清的血凝抑制滴度。通过试验结果，可以快速准确地确定感染的病毒类型，为精准医学和疫苗研发提供科学支持。

血凝抑制试验具有简单、可靠且成本较低的优点，适用于病毒性疾病的诊断和防控，在流感等病毒性疾病的诊断和流行病学研究中具有广泛应用，也可用于评估疫苗免疫效果。然而，血凝抑制试验仍需注意不同病毒间可能存在交叉反应，从而产生一定的抑制效果，还需进一步的测序鉴定等问题。试验条件和操作规范也需严格控制，同时需要不断优化试验条件，提高试验的准确性和灵敏度。

（二）补体结合试验

补体结合试验常用于检测病毒抗原或抗体的存在，但其影响因素很多，正式试验前需对已知成分做一系列滴定（如凝血素单位滴定、补体单位滴定），应选择适宜的量参与反应，避免假阳性的结果。每次试验需同时设立多种对照，以作为结果可靠性的依据。

试验的步骤包括抗原制备、溶血素单位滴定、补体单位滴定、制备反应体系、加入补体、孵育和反应、加入红细胞悬液和观察血凝现象。通过观察红细胞凝聚情况，评估抗体与抗原是否结合并结合补体。

1. 抗原制备　从培养物中获取已知浓度的病原体抗原，可以是细菌或病毒。确保抗原活性、稳定性和特异性，以保证试验结果的准确性。

2. 溶血素单位滴定　准备已知浓度的溶血素溶液并梯度稀释，将稀释后的溶血素溶液与红细胞悬液混合，使其发生溶血现象。观察溶血的程度，根据溶血现象的程度，确定最佳的溶血素单位，即引发 50% 红细胞溶解所需的溶血素量。

3. 补体单位滴定　准备已知浓度的补体溶液并梯度稀释，将稀释后的补体溶液与红细胞悬液混合，使其发生溶血现象。观察溶血的程度，根据溶血现象的程度，确定最佳的溶血素补体单位，即引发 50% 红细胞溶解所需的补体量。

4. 制备反应体系　准备合适的微孔板，每行放置一系列反应孔，标明不同血清稀释度。向每个小孔中加入相同体积的病原体抗原，确保每个小孔中抗原浓度一致。再向每个小孔中加入相应稀释倍数的血清样本，使血清中的抗体与抗原结合。

5. 加入补体　从新鲜的动物血清中提取补体，或者购买商用补体试剂，确保其活性和效能。向每个小孔中加入一定量的补体，补体将与抗体 - 抗原复合物发生特异性结合。

6. 孵育和反应　将装有抗原、抗体和补体的微孔板置于适宜温度的培养箱中，进行孵育。确保足够的孵育时间。

7. 加入红细胞悬液　在孵育后，向每个小孔中加入一定量的红细胞悬液。这些红细胞将与抗原 - 抗体复合物发生反应。

8. 观察血凝现象　检查每个小孔中红细胞的凝聚情况。如果血清中的抗体成功结合抗原，补体结合受阻，红细胞不会凝聚，表现为补体结合试验的阳性结果。基于红细胞凝聚的程度，确定不同血清稀释度下的补体结合效果。最高稀释倍数下仍有红细胞凝聚即为血清的补体结合滴度。

通过对试验结果的观察和分析，可以快速准确地确定感染的病原体种类和血清中特异性抗体浓度，为病毒性疾病的诊断和防控提供科学依据。然而，补体结合试验也需要注意抗原和抗体的选择，以及试验条件和操作规范的严格控制，以确保试验结果的准确性和可靠性。

（三）中和试验

中和试验用于评估疫苗或药物对病毒的中和效果。试验开始前，需要收集患者或被试者的血液样本，离心分离血清，并进行必要的处理，包括灭活和稀释，以消除血清其他成分的干扰和调整血清样本的抗体浓度。试验需要制备一系列不同稀释倍数的血清样本，用于后续的试验，试验所涉及的病毒选取实验室分离或保存的病毒毒株，一般病毒的含量控制在 100 $TCID_{50}$/ 反应，而待测样品为患者血清或经实验室制备的单克隆抗体等。

试验的步骤包括制备病毒悬液、制备抗体悬液、混合病毒和抗体、反应体系的孵育、加入易感细胞、观察细胞情况。

1. 制备病毒悬液　需要准备已知浓度的病毒悬液，并确保其保持活性和稳定性。

2. 制备抗体悬液　从患者血清中制备一系列不同稀释度的抗体溶液。这些抗体稀释度可以是 2 倍、4 倍、8 倍等。

3. 混合病毒和抗体　在合适的微孔板或试管中，将已知量的病毒悬液与不同稀释度的抗体稀释液混合。

4. 反应体系的孵育　将混合物在适当的温度下进行孵育，通常在体外的培养条件下进行。这允许抗体与病毒发生特异性结合和中和反应；设立阳性对照孔（无中和效果）和阴性对照孔（有中和效果），用于检验试验的准确和有效性，以及控制试验的非特异性反应。

5. 加入易感细胞　将抗体 - 病毒混合物加入到提前准备好的易感细胞中进行培养，让病毒有机会入侵细胞。如果血清样本中含有抗病毒的中和抗体，中和抗体便与病毒结合，从而阻止病毒进一步感染细胞。

6. 观察细胞情况　在培养适当的时间后，可进行间接免疫荧光检测或观察细胞病变，确定有无病毒感染，若没有，则判定该样品可能存在中和抗体，并得出相应的一个中和效价，即稀释度；反之，若观察到仍有病毒感染的迹象，则该样品并无中和效果。中和试验在疾病诊断和疫苗研发中具有重要的应用价值。

三、技术改进和优化

血凝抑制试验、补体结合试验和中和试验是病毒性疾病诊断和防控中常用的血清学检测鉴定技术，随着科技的不断发展，这些技术也在不断改进和优化。

1. 血凝抑制试验

血凝抑制试验的改进和优化主要集中在以下 4 个方面：

（1）自动化：引入自动化设备和系统，提高试验效率和准确性。

（2）高通量：增加试验处理容量，同时检测多个样本，适用于大规模流行病学研究。

（3）标准化：建立更严格的试验操作标准，确保试验的一致性和可靠性。

（4）灵敏度改进：优化试验条件，提高检测敏感性，能够更早地检测感染。

2. 补体结合试验

补体结合试验的改进和优化主要包括以下 3 方面：

（1）自动化：引入自动化设备，减少操作时间和操作误差。

（2）多参数检测：引入多种抗体检测，增加对复杂抗原 - 抗体反应的解析能力。

（3）更稳定的补体：使用更稳定的补体源，减少试验变异。

3. 中和试验

中和试验的改进和优化主要涉及以下 3 方面：

（1）细胞培养优化：采用新型易感培养细胞系，提高病毒培养效率和试验重复性。

（2）单细胞技术应用：采用单细胞技术分析免疫细胞的功能，更深入了解抗体中和机制。

（3）网络科技和云计算：建立全球性的血清学数据平台，加强数据共享和合作，促进病毒流行病学研究。

总体而言，血凝抑制试验、补体结合试验和中和试验的改进和优化主要集中在提高试验效率、准确性和敏感性，引入自动化和高通量技术，结合分子生物学和计算科学的进展，使得这些血清学检测法在病毒性疾病的诊断和防控中发挥更重要的作用。这些技术的不断改进将为疫情监测、疫苗研发和传染病防控提供更有效的工具和手段。

四、试验应用案例

血凝抑制试验在流感病毒的检测中广泛应用。例如，对于季节性流感疫苗的评估，使用血凝抑制试验检测疫苗接种后患者血清中的抗体水平。通过检测病毒血凝素与特异性抗体结合后是否发生血凝或溶血，可以判断患者是否产生对该病毒的免疫保护。此外，血凝抑制试验还被用于流感病毒的抗原鉴定，帮助追踪病毒的流行变异。

补体结合试验在病毒性肝炎的检测中常被使用。例如，对乙型肝炎病毒（Hepatitis B，HBV）感染的诊断，补体结合试验可检测患者血清中特异性抗体与病毒抗原是否发生补体结合反应。该试验的结果可以帮助判断感染的阶段、病情严重程度和免疫状态。补体结合试验还可用于其他病毒感染的检测，如巨细胞病毒等，为病毒病原体传染病诊断提供重要依据。

中和试验广泛用于病毒性疾病的疫苗研发和评估。例如，针对新发传染病的疫苗研发，中和试验可用于评估候选疫苗对特定病毒的中和效果。疫苗接种后，采集接种者的血清样本，进行中和试验，测定抗体中和病毒的能力，以判断疫苗免疫效果的有效性。中和试验还可用于研究抗体对不同病毒株的中和能力，有助于疫苗设计和优化。

这些血清学检测方法在病毒性疾病的诊断和疫苗研发中发挥重要的作用。它们通过检测病毒抗原与特异性抗体的相互作用，为疾病诊断和预防提供科学依据。随着技术的不断发展，这些血清学检查法也在不断改进和优化，提高了检测效率、灵敏度和特异性，为病毒性疾病的防控和治疗提供了更加可靠的工具和手段。

五、总结与展望

血凝抑制试验、补体结合试验和中和试验作为病毒性疾病诊断检测常用的血清学检测鉴定技术，在病毒鉴定、疫苗评估、疫情监测和流行病学调查等方面发挥着重要作用。它们通过检测抗体与病毒间的相互作用，为病毒性疾病的诊断、预防和控制提供了重要依据。其优势在于能够快速、简单、经济地检测多种病原体，适用于大规模流行病学调查和疫苗研发。然而，这些方法也存在局限性，如对病原体种类的限制、检测特异性的局限性，以及部分试验的复杂性和耗时性。

未来，随着科技的不断进步，血清学检测技术将继续发展并在许多领域有更广泛的应用。比如：

①新型检测技术的引入。蛋白芯片技术、单细胞技术、纳米技术等新型检测技术将进一步改善检测的灵敏度、特异性和高通量性，有望应用于病毒性疾病的早期诊断和免疫学研究。②分子生物学技术整合。结合 PCR、实时荧光定量 PCR、基因测序等分子生物学技术，将提高检测灵敏度和特异性，使得病毒性疾病的检测更加准确和快速。③人工智能和大数据的应用。引入人工智能和大数据技术，可帮助实现更快速、高效的数据分析和解释，为病毒性疾病的诊断和预防提供更精确的支持。④便携式检测设备的发展。开发更小型、便携式的检测设备，使得病毒性疾病的检测能够在偏远地区或医疗资源匮乏地区进行，提高病毒性疾病的早期诊断和防控水平。

综上所述，血清学检测技术作为病毒性疾病检测和研究的重要手段，将在未来继续发展和完善。随着新技术的应用和发展，血清学检测鉴定技术将为病毒性疾病的早期诊断和防控提供更多、更好的选择，对于维护公共卫生安全和人类健康将发挥越来越重要的作用。同时，血清学检测技术的发展也需要加强国际合作和资源共享，以实现全球传染病防控的共同目标。

第四节　免疫学实验

在现代生物医学研究的广阔天地中，免疫学实验技术作为探索生命奥秘、揭示疾病机制及创新诊疗策略的核心工具，正发挥着日益重要的作用。随着全球健康挑战的不断涌现，从传染性疾病到自身免疫性疾病，从癌症到神经退行性疾病，免疫学实验技术已成为我们理解这些复杂疾病机制、发现新型治疗策略，以及提高临床诊疗效率的关键。在疾病诊断、药物研发、疫苗研发、免疫机制研究和临床研究方面发挥着至关重要的作用。在众多免疫学实验技术中，酶联免疫学检测以其高灵敏度、高特异性和可量化等优点，在生物分子检测领域占据了重要地位。此外，随着生物芯片技术的快速发展，Luminex 液相抗原与抗体芯片技术以其高通量、多指标并行检测的特性，为研究者提供了更为全面、高效的实验手段。而酶联免疫斑点检测技术则以其直观展示单个细胞分泌功能的优势，在细胞免疫研究中具有独特的应用价值。

本文旨在介绍酶联免疫学检测、Luminex 液相抗原与抗体芯片技术，以及酶联免疫斑点检测技术等免疫学实验方法的基本原理、操作步骤及在疾病诊断和治疗中的应用，为免疫学研究人员提供有益的参考和启示。同时，我们也期待这些技术能够在未来免疫学研究中发挥更大的作用，为生物医学领域的发展做出更大的贡献。

一、病毒的酶联免疫学检测技术

酶联免疫学检测技术，即酶联免疫吸附测定（enzyme-linked immunosorbent assay，ELISA）是20 世纪 70 年代初期由瑞典学者 Engvall 与 Perlman 建立的一种生物活性物质微量测定新技术，是免疫学诊断中的一项应用广泛的技术。不仅可以应用于病原微生物所引起的传染病、寄生虫病及非传染病等方面的免疫学诊断，亦可以应用于分子抗原和抗体的测定，是 21 世纪生物医学领域研究的主流方法。ELISA 技术是一种准确、灵敏、快速、经济的分析技术，在生物医学研究中起着重要的作用。

由于 ELISA 检测所需仪器化度低、操作简便，特别是对样本处理要求简单，易于推广，被广泛地用于检测与感染性疾病相关的病原因子及相应的抗体，体液中的抗原成分。ELISA 在传染性疾病和病毒检测中具有显著的优势，如 HIV、狂犬病毒、肝炎病毒、疱疹病毒和脊髓灰质炎病毒等，其敏感性都超过目前常用的检测方法。如在梅毒血清学检测中，应用 ELISA 技术检测结果的阳性率和假阳性率表明，ELISA 方法的敏感性好，特异性强，是目前梅毒血清学检测的首选方法。现阶段，随着单克隆抗体技术的发展，PCR-ELISA 技术（即 PCR、探针及 ELISA 技术结合，PCR 扩增后在微板上采用 ELISA 技术，使用酶标抗体进行固相杂交实现定量检测）被应用于致病菌、病毒的检测，两者技术的结合，极大地提高了反应的灵敏度，比荧光 PCR 更为简便、快捷。

（一）酶联免疫吸附测定的原理

ELISA 的基本原理是利用抗原 - 抗体特异性反应，把某种抗原（或抗体）吸附于固相载体表面，再用某种特定酶标记抗原或抗体，测定时将受检样品和酶标抗原或抗体根据不同的方法依次与包被在固相载体上的抗原或抗体进行反应，形成抗原抗体复合物。通过洗涤去除背景后加入底物，底物被固相载体上的酶催化成有色产物，通过检测有色产物来对待检样品中抗原或抗体的进行定性或定量分析。由于酶的催化效率很高，间接地放大了免疫反应效果，从而使这种检测方法具有高灵敏度的特点。

根据试剂的来源，标本的情况及检测的具体条件，可以设计出各种不同类型的检测方法，用于临床检测的 ELISA 方法主要有双抗夹心 ELISA（常用于检测大分子抗原）、间接 ELISA（常用于检测抗体）、竞争 ELISA（常用于检测小分子抗原）等。

1. 双抗体夹心法　双抗夹心 ELISA 检测方法是通过将已知的特异性抗体吸附到固相载体上后，利用待测抗原上的两个抗原决定簇与吸附于固相载体上的抗体结合后再与酶标记的二抗结合，形成固相载体一抗 - 待检测抗原 - 酶标二抗的复合物，这种检测方法适用于至少具有双表位的抗原，双抗夹心 ELISA 检测方法的优点在于高度的灵敏性和专一性，同时抗原不需要纯化，缺点是不适用于分子量小于 5000 Da 的小分子半抗原的病毒检测（图 6-30）。

2. 间接法　通过利用酶标记的抗体来检测与固相载体上抗原所结合的待测抗体的检测方法称为 ELISA 间接检测法，具体为在固相载体上包被抗原，待测抗体结合包被在固相载体上的抗原，同时该抗原可与已知酶标抗体结合，形成三元复合物，通过检测酶标抗体量，间接反映待测抗体量。ELISA 间接检测的方法的优点在于与包被抗原反应的抗体是不加酶的抗体，保证了该抗体具有较高的免疫活性，缺点在于出现交叉反应的可能性比较高（图 6-30）。

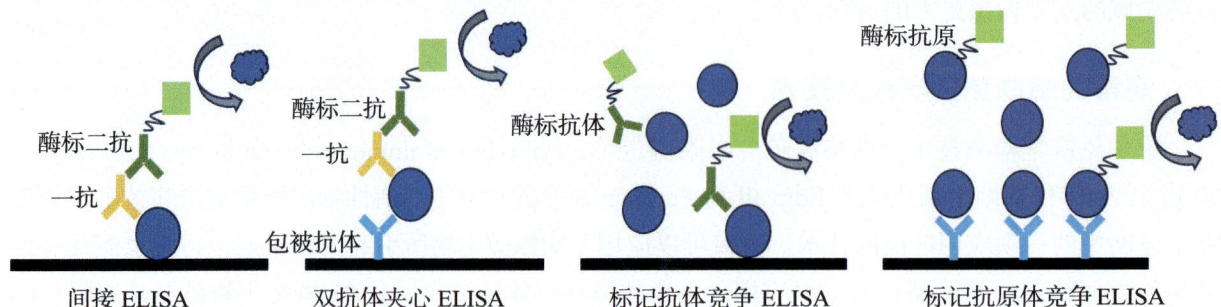

图 6-30　不同 ELISA 方法

3. 竞争法　既可用于检测抗原又可用于检测吸附于固相载体表面抗体的检测方法称为竞争法。

其基本原理是首先将特异性抗体（抗原）吸附于固相载体表面，洗涤后分为两组：一组加酶标记抗原和被测抗原的混合液，而另一组只加酶标记抗原，由于酶标抗原（抗体）与待测的非标记抗原（抗体）竞争性与固相载体上的限量抗体（抗原）结合，待测抗原（抗体）多，则形成非标记复合物多，酶标抗原与抗体结合就少，也就是酶标记复合物少，因此显色程度与待测物含量成反比。这种方法所测定的抗原只要有一个与抗体结合的部位即可，因此，对小分子抗原如激素和药物之类的测定常用此法。该方法的优点是快速便捷，操作过程中只有一个保温洗涤过程，因此所需时间较少，但需使用较多的酶标抗原（图 6-30）。

（二）酶联免疫吸附测定步骤

1. 抗体的制备　任何一种 ELISA 方法都需要抗体，因此在建立 ELISA 方法时都需要制备满足实验方法的抗体。抗体的制备是利用动物对外来异己的物质（抗原）的排斥作用发生免疫反应，在体液（血液）中产生针对该异己物质的免疫球蛋白称为抗体。提取这些动物的体液就可以得到相应的抗体。

（1）抗原的制备：抗原的种类很多，大小也不同，不同的抗原免疫动物具有不同的特性，一般情况下，当抗原的分子量较大时（大于 5000 Da）才能诱导动物产生抗体，且免疫动物时需要使用佐剂来提高免疫效果。除去完整的细胞可作为抗原外，对于病毒的检测，我们一般根据其所具有的结构蛋白，如衣壳蛋白、包膜蛋白等进行抗原的制备。

（2）免疫方法的选择：如小分子激素或基因工程抗原等半抗原物质需先通过人工的方法与蛋白质载体连接后再与佐剂混合免疫动物，方可获得理想的免疫效果，一些药物和激素的抗体都需经过这个方法进行制备。一般选择的免疫方法是选用病毒蛋白作为抗原，与弗氏完全佐剂混合乳化后进行实验动物初次免疫，后期再与弗氏非完全佐剂混合乳化后进行再次免疫加强。

（3）抗体的纯化：抗体的纯化方法有中性盐沉淀、离子交换层析和亲和层析等方法，制备的抗体一般也需要进行特异性和亲和力的鉴定。中性盐沉淀如硫酸铵沉淀，此方法是免疫球蛋白分离的主要方式，高浓度的盐离子在蛋白质溶液中可与蛋白质竞争水分子，从而破坏蛋白质表面的水化膜，降低其溶解度，使之从溶液中沉淀出来；离子交换层析也是抗体纯化的常规方法，例如 DEAE-纤维柱（二乙氨基乙基纤维素，Diethylaminoethyl cellulose）层析，DEAE 作为阴离子交换剂，当蛋白质溶液通过 DEAE 柱时，带负电荷的抗体被吸附，带正电荷的蛋白质则随溶液流出。

近年来，随着单克隆抗体技术的发展，在 ELISA 方法中逐渐开始应用单克隆抗体，其不仅理化性质高度均一，生物活性单一，而且具有与抗原结合的特异性强，来源容易等优点。

2. ELISA 的标记技术　标记是 ELISA 检测方法的关键技术。适用于 ELISA 的酶结合物要求稳定，并且具有很高的酶活性，同时要求其产量高及成本相对低廉。常用的酶有碱性磷酸酶（alkaline phosphatase，AP）、辣根过氧化物酶（horseradish peroxidase，HRP），此外还有葡萄糖氧化酶、β-D-半乳糖苷酶、青霉素酶及乙酰胆碱酯酶等。

（1）戊二醛交联法：戊二醛作为双功能团试剂，可以使酶与蛋白质或其他抗原的氨基以它为媒介相互连接，是 AP 和 HRP 与抗体交联的主要方法。制备过程中先将酶与戊二醛作用，透析去除多余的戊二醛后，再与抗体作用而形成酶标抗体。

（2）过碘酸钠法：过碘酸钠法标记的酶标抗体是一个高分子量的复合物，常用于定量 ELISA，具有较高的灵敏度。此方法是 HRP 交联最有效的方法。通常只适用于含糖量较高的酶，反应时，过碘酸钠可以将 HRP 分子表面的多糖氧化为醛基，其可以与蛋白质上的氨基形成 Schiff 式碱而结合。

3. 标记酶的选择 标记酶的选择对于 ELISA 技术是至关重要的，它能直接影响分析的灵敏度和精确率，用于 ELISA 的酶和底物系统很多，但理想的酶应该具有纯度高，价格低廉，催化反应的转化率快，专一性强，易于标记和保存，稳定性好，酶的活力易于测定等特点，其中辣根过氧化物酶和碱性磷酸酶的应用最为广泛。

（1）碱性磷酸酶：其分子量在 80 000 ~ 100 000 Da，是一种含 Zn 的金属酶，广泛地存在于动物组织和微生物中，在哺乳动物的肾脏和肝脏中含量较高，其能够催化磷酸单酯、磷酸核苷及 6-磷酸糖类等的水解，在释放磷酸盐的同时，生成相应的醇、酚或胺，氮气只能催化磷酸单酯的水解，最适 pH 在 8.0 ~ 10.0。

（2）辣根过氧化物酶：广泛地分布于植物中，其分子量约 44 000 Da，是一种糖蛋白，其酶学活性部分包括脱辅基蛋白和血红素基团，HRP 对氢受体有特异性，对氢供体缺乏特异性。

4. 双抗体夹心法步骤

（1）包被：用 0.05 mmol/L pH=9 的碳酸盐包被缓冲液将抗体稀释至蛋白质含量为 1 ~ 10 μg/mL。在每个聚苯乙烯板的反应孔中加 0.1 mL，4℃过夜。次日，弃去孔内溶液，用洗涤缓冲液洗 3 次，每次 3 min。

（2）加样：加一定稀释的待检样品 0.1 mL 于上述已包被的反应孔中，置 37℃孵育 1 h 后洗涤。同时做空白孔，阴性对照孔及阳性对照孔。

（3）加酶标抗体：于各反应孔中加入新鲜稀释的酶标抗体 0.1 mL。37℃孵育 0.5 ~ 1 h，洗涤。

（4）显色：于各反应孔中加入临时配制的 TMB 底物溶液 0.1 mL，37℃孵育 10 ~ 30 min。

（5）终止反应：于各反应孔中加入 2 mmol/L 硫酸 0.05 mL。

（6）结果判定：可于白色背景上，直接用肉眼观察结果。反应孔内颜色越深，阳性程度越强，阴性反应为无色或极浅，依据所呈颜色的深浅，以"+""–"号表示。也可测光密度值（optical density，OD）值：在 ELISA 检测仪上，于 450 nm（若以 ABTS 显色，则 410 nm）处，以空白对照孔调零后测各孔 OD 值，若大于规定的阴性对照 OD 值的 2.1 倍，即为阳性。

5. 注意事项

（1）材料：材料的选择十分关键，一些试剂在配置后不宜放置过久，如稀释液、包被液、缓冲液等只能满足一阶段实验的要求；但有些试剂（如显色液）必须现配现用。同时，应选择质量优良的检测试剂，严格按照试剂说明书进行操作，操作前应将试剂在室温下平衡 30 ~ 60 min。酶标板的类型多样，针对不同的反应选择不同的酶标板。

（2）加样：在 ELISA 操作最多的就是加样，涉及每一步骤，目前加样一般采用微量加样器，按规定的量加入板孔中。加样时首先注意应将所加物加在板孔底部，避免加在孔壁部，不可溅出和产生气泡。在加入不同物质时，应更换吸嘴，以免发生交叉污染。另外，在显色时，最好使用多道微量加样器，使加液过程迅速完成，因为显色对时间的要求较高，最好是同一时间显色，统一加样时间。

（3）稀释：在整个 ELISA 操作过程中，包被抗原、血清、抗体、酶标二抗等都需要稀释，在稀释过程中，要注意使用同一类产品，即同一微量加样器、吸嘴和容器，保证所稀释液体的容量一致。稀释可在试管中按规定的稀释度稀释后再加样，也可在板孔中加入稀释液，再加入标本，然后在微型振荡器上振荡 1 min，以保混合均匀。

（4）孵育：实验室常用的孵育温度一般为 37℃或 4℃。37℃常用恒温箱，酶标板应放在湿盒中，在盒底垫湿纱布，最后将酶标板置于湿纱布上，孵育时间为 1.0 ~ 1.5 h，若人为延长孵育时间，则易导致非特异性结合紧附于反应孔周围，难以清洗彻底；必要时，个别步骤需要不同的孵育时间，确定最佳孵育时间有助于实验结果的更好呈现。

（5）洗涤：在 ELISA 过程中，洗涤不是反应步骤，但同样决定实验的成败，ELISA 依靠洗涤达到分离游离和结合酶的目的，以清除残留在板孔中未与固相抗原或抗体结合的物质，以及在反应过程中非特异性吸附于固相载体的干扰物质。在 ELISA 操作中，操作者应严格按照要求洗涤，掌握洗涤技术，保证洗液注满各孔，洗板后最好在吸水纸上轻轻干，严格遵守洗涤时间。

（6）显色：显色是 ELISA 反应的最后一步过程，这时酶催化无色底物，生成有色产物。在一定时间内，阴性孔可保持无色，而阳性孔则随着时间的延长而加强呈色。适当提高温度有助于加速显色。目前，比较常用的有 TMB（3,3',5,5'- 四甲基联苯二胺，3,3',5,5'-Tetramethylbenzidine）显色，加入 TMB 后，约 40 min 达显色顶峰呈现蓝色，随即逐渐减弱，至 2 h 后即可完全消退至无色。TMB 的终止液有多种，如叠氮钠和十二烷基硫酸钠（sodium dodecylsulfate，SDS）等酶抑制剂均可使反应终止；OPD（邻苯二胺，o-phenylenediamine）染色，一般由橙黄色转向为棕黄色，显色时间为 10 ~ 30 min。

（7）读板：比色前应先用洁净的吸水纸拭干酶标板底附着的液体，以减少比色干扰然后将板正确放入酶标仪的比色架中，在避光环境下进行操作，严格按照说明书规程进行操作。

（三）应用案例

近年来通过研究者不断摸索和实践，ELISA 的应用在很多方面取得了新的进展。有学者建立并验证间接 ELISA 法用于定量检测大鼠血清中抗埃博拉病毒双特异性抗体（MBS77E）浓度，并进行大鼠体内药代动力学研究，为 MBS77E 的临床研究提供了支持，进一步建立了食蟹猴血清中抗西尼罗河病毒单抗 MIL94 的间接 ELISA 定量测定法，同时进行食蟹猴体内药动力学初步研究。下面将举例说明 ELISA 在实际案例中的应用：

应用案例 1

非洲猪瘟（African swine fever，ASF）是由非洲猪瘟病毒（African swine fever virus，ASFV）感染猪引起的一种急性、烈性、高致死性传染病。猪感染 ASFV 后，其血清中特异性抗体持续时间长，将特异性抗体作为疫病筛查标志，利用 ELISA 进行抗体检测方法的研究，是 ASF 研究中一个常用方法。郝丽影等建立了对 ASFV 抗体的 ELISA 方法并进行了初步评价。他们通过前期一系列实验准备获得所需的重组蛋白 P30、P72、pA104R 三种，采用棋盘法的方式建立最适条件，根据样品检测 S/P 值为临界值判定阳性与否，同时设计实验对抗体的灵敏度进行了测定，其中 P72-ELISA 的灵敏度最高，pA104R-ELISA 的灵敏度最低。然后采用了不同病毒阳性样本及 ASFV 阴性血清进行特异性测试，其中 P72 蛋白占到病毒总蛋白的 33%，主要产生于病毒感染后期，且钙蛋白在世界各地分离的毒株间相对稳定，是理想的血清学检测靶点。多种蛋白抗体检测方法的组合使用或多种抗原的联合使用，将会为临床 ASF 的防控提供更有效的手段。

应用案例 2

新型冠状病毒作为近年来一种发病率和死亡率较高的流行病病原，其主要是由于 β 类冠状病毒的 RNA 病毒（SARS-CoV-2）所引起，在前期研究中已经有科学家验证病毒 S 蛋白的一段受体结合域（receptor binding domain，RBD）与血管紧张素转换酶 2（angiotensin converting enzyme 2，ACE2）之间的相互作用对于病毒入侵细胞是十分重要的。田莎莎等采用 ELISA 技术，首先将抗原 RBD-mFc 结合到高吸附固相载体表面，再加入新型冠状病毒抗体共同孵育，其 Fc 端与新型冠状病毒抗体 Fab 端结合，用洗涤的方法去除未结合抗体，再加入抗人 IgG 酶标二抗，然后通过 TMB 显色，在 450 ~ 650 nm 波长处进行信号检测。

在此期间他们进行了抗体包被液浓度的优化、封闭及加样条件的改良，最终基于新型冠状病毒抗体的生物学活性，成功建立了间接法测量新型冠状病毒抗体的结合活性方法，并且方法灵敏、特异、快速且稳定，为新型冠状病毒抗体质量研究，活性测定提供了参考，也为新型冠状病毒抗体竞争结合活性检测方法的建立奠定了基础。

（四）结论与展望

ELISA 具有灵敏度高、特异性强等优点，自问世以来，迅速得到推广。ELISA 分析方法多样，适用面广，广泛用于抗原、抗体和半抗原的免疫测定。其线性范围，符合临床检验的要求，在医学、病毒学等方面具有广阔的应用前景。目前，ELISA 在免疫分析方面取得了一些成就，但远不能满足临床分析的要求，如何提高免疫诊断的敏感性和特异性，发展新的分析技术等方面仍需不断努力，ELISA 技术的发展趋势在于优化抗体制备和标记技术以及建立新的免疫分析方法等。

二、Luminex 液相抗原与抗体芯片检测技术

在上文中，我们提到 ELISA 技术已经能够实现短时间、高灵敏度的免疫测定。然而，当应对大规模传染病疫情或需要检测多个样品多种指标时，ELISA 通常需要对大量样本进行分批检测，过程既复杂又耗时。相比之下，Luminex 公司开发的液相芯片检测技术基于 ELISA 原理，仅需要极小的样本体积就可以同时对多达 500 种目标分子进行定性和定量分析。不仅节省了样品用量，还显著提高了检测效率。自 2001 年被美国 FDA 认可用于临床诊断后，该技术在免疫分析、药物研发和疫苗评估等领域扮演着重要的角色。

（一）背景和意义

1997 年，美国 Luminex 公司研发出液相芯片检测技术，它是一种将流式检测与芯片技术有机结合在一起的后基因组时代芯片技术，也被称为 xMAP 技术。Luminex 液相抗原与抗体芯片检测技术以微球作为固相载体，在不同荧光编码的微球上利用抗原 - 抗体的特异性结合，通过两束激光分别检测编码微球和报告染料的荧光信号以达到定性和定量分析目的。它最突出的优势在于可同时检测在同一样本中的多种不同目的分子。在病毒感染初期，病毒载量较低，而该技术仅需少量样本即可实现多重病毒蛋白抗原 / 抗体检测分析目的。自被 FDA 批准进入临床诊断以来，该技术正越来越广泛地应用于免疫分析、药物研发、重组药品质量检测等研究，在病毒感染诊断、分析疾病的预后及相关疫苗或药物的效力等方面具有重大的意义。

（二）Luminex 液相抗原与抗体芯片检测技术基本原理

Luminex 液相抗原与抗体芯片检测技术采用两种或三种不同的荧光染料对大小均一的聚苯乙烯

微球或磁性微球进行标记。这些染料的激发光波长相同，而发射光波长不同，因此可以很容易被区分开。根据荧光染料搭配比例的不同构建（10 μm × 10 μm）或（10 μm × 10 μm × 5 μm）的微球矩阵，并获得 100 种或 500 种具有不同荧光光谱的微球，利用这些具有不同荧光光谱的微球就可以同时检测几百个不同的指标，显著提高了检测通量。

液相抗原与抗体芯片检测技术的检测原理是将 96 孔板中的少量样本通过注射式系统以稳定的速度注入到试管中，微球在流动鞘液的带动下单列依次通过两束波长不同的激光。一束激发光用于激发微球内的染色混合物，另一束激发光则激发报告分子携带的荧光。随后利用高速数字信号处理器和高级计算机算法对收集到的荧光信号进行分析。根据偶联编码微球发出的荧光强度，识别磁珠标记的捕获抗体，从而获知该微球的准确定位及编号，进而实现定性分析；同时，根据报告染料产生发出的荧光强度，计算出待测物的浓度，对待测分子进行定量或半定量分析。

在实际应用过程中，先将混合后的不同编码微球与微量待检样本进行孵育，在悬液中待测分子与微球表面交联的分子进行特异性结合。经由多个生物素标记的特异性检测抗体混合物识别，加入合适的报告分子，构成液相芯片体系。最后利用分析软件对荧光微球的荧光强度和报告分子的荧光强度来进行定性和定量分析。

1. Luminex 液相抗原与抗体芯片检测技术的优势

（1）有利环境：液相芯片更接近生物系统内部环境的完全液相反应体系，液相环境有利于保持生物大分子的天然构象，利于反应进行。

（2）高通量：根据微球种类，可同时检测 500 种目的分子，并且可以对同一样本的多种目的分子同时进行定性与定量分析。Luminex 检测系统产生的结果与 ELISA 等传统检测具有良好的一致性，但与传统检测方法相比更加高效，也更加适合应用于高通量检测。

（3）样本用量少：仅需微量样本，约为 ELISA 检测所需量的 1/10，对多种微量样本进行有效检测。针对同一份样品进行 5 倍稀释，ELISA 方法只能检测到原液，而 Luminex 方法的最低检出稀释度为 1/25。

（4）可重复性高：同时多次进行同一批次内和不同批次间的实验，结果显示其变异系数低于 10%，说明该方法的稳定性好，可重复性高。

（5）高特异性：待测样本与其他多种无关抗原及病原体一同检测，目的蛋白抗原偶联的微球与其他病原的抗体无交叉反应。

（6）灵敏度高：与 ELISA 试剂盒血清检测方法比较，针对相同血清样品，液相芯片法的病毒抗体的最高血清检出稀释倍数比 ELISA 法高 30 ~ 60 倍，且 Luminex 法能有效地检测出弱阳性样品。

2. Luminex 液相抗原与抗体芯片检测技术的应用
近年来，国内外都有文献报道运用液相芯片技术于基础研究和临床研究领域中。目前，Luminex 液相芯片检测技术在病毒检测中的应用主要集中于检测病毒抗体。将纯化后的不同病毒的蛋白抗原分别偶联到不同的编码微球上，对血清样本进行同步检测，筛查出部分针对病原的特异性抗体阳性血清。病毒的某些蛋白具有很强的抗原性和免疫原性，将是作为血清学诊断用的良好抗原。直接检测病毒抗原的相关研究中，利用针对性的病原单克隆抗体偶联微球，特异性捕获病毒蛋白，可有效地检测阳性标本。同时，该方法的特异性、灵敏性和可重复性都得到了验证。

除用于传染病诊断外，Luminex 液相芯片检测技术还可用于生命科学的多个研究领域。该方法常用于疫苗免疫原性的评估，也可用于血清学检测，如采集不同研究对象的血清样本，检测病毒感染者在不同免疫状态下血清细胞因子的表达水平的特点，观察某些细胞/趋化因子的水平变化，明确其在病毒感染机体免疫发病过程中的作用，有助于判断疾病严重程度并进行干预等。此外，Luminex 液相芯片检测技术在药物研究、食品生产、环境卫生等领域也有良好的应用前景。

（三）实验步骤

1. 实验材料

1）样品准备：采集所需要检测的样品，如血清、血浆、细胞、组织提取物等。

（1）血清：血液室温凝结 30 min，$1000 \times g$ 离心 10 min，建议两次离心和取上清。立即检测或分装保存在 –80℃环境下，注意避免反复冻融（≥ 2 次）。在测定前样品 $3000 \times g$ 离心 5 min。

（2）血浆：推荐用 EDTA 作为抗凝剂。血液收集 30 min 后，在 4℃冷冻离心机中以 $1000 \times g$ 离心 10 min，立即检测或保存在 –80℃。

（3）细胞培养上清液：在 4℃下离心去除颗粒物后，立即检测或分装保存在 –80℃。

（4）细胞/组织裂解液：加入适量裂解液，液氮中研磨破碎组织。在 4℃冷冻离心机中，以 $13\,000 \times g$ 离心 10 min，取上清，充分去除杂质。立即检测或保存在 –80℃。

2）标准品的准备：商用试剂盒中提供的标准品因所选分析物而异，标准品是已知浓度的目标分子，用于生成标准曲线和定量分析。

3）微球：

（1）若使用预先包被的微球，使用前以 $1000 \times g$ 离心 30 min，轻轻涡旋，使微球重新悬浮，但注意不要倒置小瓶。

（2）若使用单独分装的微球瓶。先将所需的每种抗体微球加到混合瓶，使用提供的稀释剂稀释微球，振荡混合液。

（3）无论何种微球，在处理过程中应保护微球免受光照。稀释的微球应尽快使用，不能储存。

4）Wash buffer：100 mL 的 10 × Wash buffer 加去离子水定容至 1 L。

5）生物素标记抗体：使用前以 $1000 \times g$ 离心 30 s，加入检测稀释剂稀释生物素标记抗体，轻轻混合均匀，注意不要上下倒置。

6）链霉亲和素 -PE 制剂：使用前以 $1000 \times g$ 离心 30 s。使用 Wash buffer 稀释链霉亲和素 PE 浓缩液。

2. 试剂和仪器

Luminex 试剂盒、荧光聚苯乙烯/磁性微球、标准品、Wash buffer、生物素标记抗体、链亲和素 -PE、Luminex 200 液态悬浮芯片仪、高速离心机、–80℃冰箱、恒温孵育箱、高压灭菌器、摇床、涡旋仪、电子天平等。

3. 实验步骤

（1）将 50 μL 稀释后的标准品或样品添加到每个微孔板孔中，每个样品和标准品保证至少两个重复孔；

（2）每孔加入 50 μL 稀释的荧光微球混合物，室温下避光振荡孵育 2 h（或 4℃振荡孵育过夜）；

（3）洗涤：去除每个孔中的液体，加入 100 μL Wash buffer，重复洗涤 3 次；

（4）每孔加入 50 μL 稀释的生物素标记抗体，室温下避光振荡孵育 1 h，去除孔中液体；

（5）按照步骤 4，重复洗涤 3 次；

（6）每孔加入 50 μL 稀释的链霉亲和素 PE，室温下避光振荡孵育 30 min；

（7）按照步骤 4，重复洗涤 3 次；

（8）每孔加入 100 μL 的 Wash buffer 重新悬浮微球，室温振荡孵育 2 min；

（9）使用 Luminex 200 读取分析孔中荧光信号值并进行数据统计分析。

4. 实验结果分析　绘制标准品曲线，标准品各孔的 MFI 值减去空白 MFI 值，以平均荧光强度 Log MFI 为横坐标，标准品相应 Log 浓度值为纵坐标。绘制出标准浓度的荧光强度剂量曲线，并建立线性方程。将各样品血清的荧光强度代入线性方程，求出其浓度值。实验可能出现的问题及解决方案见表 6-1。

表 6-1　实验可能出现的问题及解决方案

可能出现的问题	原因	解决方案
背景信号过高	（1）血清中某些抗体非特异结合在微球表面 （2）检测抗体或链霉亲和素 -PE 过度孵育	（1）更换专用血清检测的荧光微球 （2）用 10% 山羊血清的 PBS 封闭液稀释血清，防止微球非特异性结合 （3）反应体系中加入 0.5% 的聚乙烯醇和 0.8% 聚乙烯吡咯酮，使微球的非特异性结合降到最低
偶联效果差	偶联抗体中含有 Tris、甘氨酸等杂质，影响偶联效果	用于偶联荧光微球的抗体须充分透析
荧光值超出标准曲线最高点	样本中目标分子浓度过高	（1）适当稀释样品，确保在线性范围内 （2）对于超出动态范围的样品，尝试使用其他检测方法，如 ELISA 等来进行定量分析
荧光值低于标准曲线最低点	样本中目标分子浓度过低	（1）使用高灵敏度的 Luminex 试剂盒 （2）若少数指标低于标准曲线范围，可使用高敏 ELISA 试剂盒
标准曲线的线性化效果差	（1）标准品溶解不充分 （2）标准品稀释体积错误 （3）试剂未复温到室温	（1）稀释液与标准品混合摇匀 15 min 使标准品充分溶解 （2）注意按照说明书进行标准品的连续稀释液的配置 （3）所有试剂都应当复温至室温再使用
样品重复之间差异性过高	移液或清洗技术等操作不佳	更换较精准的移液器或提高操作熟练度
微球读数低	（1）进样针高度不正确 （2）进样针堵塞 （3）微球聚集或成团 （4）每孔微球数量少 （5）微珠未完全悬浮 （6）样品未稀释	（1）根据仪器说明对针进行清洗或替换进样针 （2）微球混合物进行 $1000 \times g$ 离心 30 s 后，轻轻涡旋 （3）按照说明加入微球数量 （4）立即振荡以主溶液重悬微球 （5）样品至少稀释 2 倍并混匀，特殊样本可增加稀释倍数

（四）技术改进和优化

（1）确定最佳抗原 / 抗体偶联微球量：每一种病毒抗原 / 抗体对应一种编码微球，通过检测荧光值 MFI，可以评估与偶联微球的交联效率与效果。因此，抗原 / 抗体与编码微球间存在最适浓度。随着抗原 / 抗体偶联量的增加，相应 MFI 值提高，当 MFI 值上升缓慢时，可判定最佳偶联量，此时检测的灵敏度和线性效果最好。

（2）确定检测抗体的最佳浓度：同样条件下探索检测抗体浓度对 MFI 的影响。

（3）优化不同试剂的浓度和孵育时间：微球与捕获抗体室温孵育 30 min、2 h 与 28℃孵育过夜后进行测定比较，并选择最佳孵育条件。

（4）选择高亲和力的单克隆抗体：以人群血液等作为标本时，具有复杂性和特殊性，选择高亲和性的单克隆抗体可以在一定程度上简化检测流程和保证检测的准确性和特异性。目前很多公司已经开始提供简便快捷的 Luminex 试剂盒，其较高的灵敏度高度和可重复性越来越能满足客户的检测需求。

（五）应用案例

应用案例 1

SARS-CoV-2 的大流行推动了多种性能各异的血清学测试的开发和验证，国内外多位研究者都对 Luminex 液相芯片检测技术进行了应用评估。

Hoffman 等利用 Luminex 液相芯片技术开发了一种高效的新型冠状病毒诊断方法，采用 SARS-CoV-2 的 S1 蛋白作为抗原，对 76 名新型冠状病毒患者或康复者及 210 个阴性对照的血清样本进行了检测。结果显示，所有阳性样本均检测到 S1 抗体，而阴性对照样本均未出现假阳性反应。相较于市售的酶联免疫测定法和快速抗体检测，该方法显示出 100% 的灵敏度和特异性，并具有优于商业检测的定量能力。Roy 等则开发并验证了一种基于 Luminex 微球的多重免疫测定法，能够同时测量人血清中 15 种 CoV 蛋白的 IgG 抗体。该方法的高准确度、精密度和可重复性可以更加准确有效地评估患者是否已从病毒感染中恢复，并提供有关免疫状态的重要信息。

应用案例 2

利用 Luminex 技术对已经批准进入临床前研究的人乳头瘤病毒（human papilloma virus，HPV）疫苗，进行免疫性和免疫原性评估，是该疫苗推向临床应用的重要一环。与传统方法相比，基于 Luminex 的总 IgG 免疫测定法能够同时检测多种 HPV 类型的抗体，节省了时间和成本，并提高了检测的通量、灵敏度和精确率。以食蟹猴为模型的研究中验证了基于假病毒粒子的中和试验与 Luminex 测定结果之间的良好相关性，基于 Luminex 技术的测定方法被认定为免疫原性评估的有效替代方法。

综上体现出 Luminex 的多重血清学检测作为一种血清学高效检测方法的重要价值，并提示我们 Luminex 在疫苗免疫性方面的研究应用可以使临床疗效的评估更加高效和快捷。

（六）结论和展望

随着生命科学的不断发展，利用传统检测方法对少数指标的检测已经不能完全满足研究需求，而发展高通量的多指标检测技术平台成为临床科学研究及临床应用的迫切需求。目前实验室病毒检测常用方法分别是病毒分离鉴定和 PCR 扩增技术。病毒分离周期长且纯化技术复杂；而 PCR 法主要检测病毒核酸，但核酸存在于患者的离体体液中的时间非常短暂，且容易受到污染，检测存在一定比例的假阳性。Luminex 液相抗原抗体芯片系统检测通量大，目前理论上可以对一个血清样本同时测定数项病毒感染情况，且结合样本量少的优点，在临床上可以一次性满足患者多个项目同时检测的需要。

然而，Luminex 液相芯片技术检测某些抗体与传统方法如化学发光法和 ELISA 仍然会出现缺乏一致性。另外，虽然其样本用量及高通量的检测节约大量成本，但 Luminex 液相芯片检测分析仪器和试剂成本比较昂贵，制约着临床上的运用。况且目前 FDA 批准运用于临床诊断的项目还不足以满足临床诊断的大量需求。相信随着 Luminex 液相芯片检测技术的日臻成熟，Luminex 检测成本必定逐渐下降，随之其临床应用范围也会日益扩大。

三、酶联免疫斑点检测技术

（一）背景和意义

免疫系统或其他系统的疾病，免疫接种或某些临床治疗措施及某些外界环境因素的影响，均可导致免疫细胞的数量或功能发生变化。因此，进行细胞免疫检测，对于这些疾病的诊断和发病机制研究、免疫治疗或预防接种的效果评估及环境因素对机体免疫功能的影响，都具有重要的意义。相比于大批量的测定大分子抗原以及特异性抗体的 ELISA 实验，酶联免疫斑点技术可以在单细胞层面上更加灵敏、准确地测定对抗体分泌细胞及细胞因子分泌细胞进行检测，且该方法能够对抗原刺激后的活细胞进行功能性检测，具有较高的特异性，并且操作简单方便，得到了全世界的广泛应用。

酶联免疫斑点检测技术（enzyme linked immunospot assay，ELISPOT），结合了细胞培养技术与酶联免疫技术，其可以在单细胞水平检测细胞因子的分泌情况。用抗体捕获培养中的细胞分泌的细胞因子，并以酶联斑点显色的方式将其表现出来。细胞免疫学研究中更敏感的检测方法，可以在单细胞水平对抗体分泌细胞（浆细胞）及细胞因子分泌细胞（具有广泛生物学活性的小分子蛋白质，细胞因子一般通过结合相应受体调节细胞生长、分化和效应，调控免疫应答）进行检测；相比于 ELISA 和有限稀释法等，其具有更高的灵敏性，该方法可从 20 万～30 万个细胞中检测出 1 个分泌该蛋白的细胞，且能够对抗原刺激后的活细胞进行功能性检测，具有较高的特异性，直观，可信度高，并且易操作。

原理及相关概念　细胞受到刺激后局部产生细胞因子，被 PVDF 膜（固相支持物）上特异性单克隆抗体捕获。细胞分解后，再与生物素标记的二抗结合，其后再与碱性磷酸酶标记的亲和素结合。BCIP/NBT 底物孵育后，PVDF 膜出现"紫色"的斑点为阳性反应（图 6-31）。

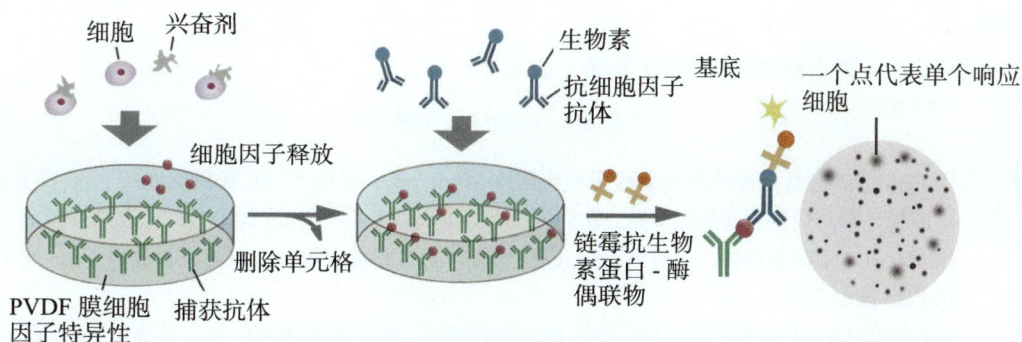

图 6-31　酶联斑点免疫原理图

该技术具有三大优点：第一，灵敏度高。在 100 万个阴性细胞中只要有 1 个分泌细胞因子的阳性细胞即可被检测出来。这是目前为止，最为灵敏的检测技术，灵敏度比传统 ELISA 方法高 2～3 个数量级。第二，单细胞水平，活细胞功能检测。ELISPOT 检测的是单个细胞分泌，而非细胞群体的平均分泌。在检测的过程中，有活细胞培养与抗原刺激阶段，检测的是活细胞的功能，而非死细胞的遗留物。第三，操作简便经济，可以进行高通量筛选。

（二）酶联免疫斑点检测技术应用

1.感染性疾病诊断与研究　ELISPOT 还可用于其他感染性疾病如乙型肝炎、丙型肝炎、EB 病毒、巨细胞病毒、莱姆病等的抗感染免疫研究与诊断。对酶联免疫斑点法 ELISPOT 在活动性结核病患者中的应用进行分析，发现酶联免疫斑点法 ELISPOT 诊断活动性结核病的准确性较高，优于结核菌素试验方法，可作为诊断结核病的辅助手段。

2. 免疫学基础研究　酶联免疫斑点检测技术是测量小鼠和人类抗原特异性 T 细胞的最常用方法之一。该方法流行的一些主要原因是 ELISPOT 具有高度定量性，可以测量广泛的反应量级，并且能够评估关键的细胞免疫相关活动。此外，ELISPOT 不仅适用于各种 T 细胞功能的评估，还适用于 B 细胞和先天免疫细胞。在各种恶性肿瘤中测试的癌症疫苗的 I 期和 II 期研究表明，ELISPOT 可能是一种有用的生物标志物测定，可用于预测治疗性免疫调节后的临床益处。

3. 疫苗研究　ELISPOT 技术在数个疫苗效价评估人体试验中，被当成重要的重要指标。机体受病原微生物感染或经免疫后，研究体内免疫应答规律是关键，而 ELISPOT 是一种相对快速和简便的测定方法。通过 ELISPOT 可以筛选出有效的激发机体免疫球蛋白产生和细胞因子产生的疫苗，对于疫苗的研究具有重要的意义。

4. 器官移植中排斥反应的预测和用药　目前，器官移植技术越来越多地被应用于临床，但是引起器官移植失败的最主要原因就是排斥作用，因此我们需要可靠的器官离体分析技术以检测器官受体的细胞同种异体免疫反应，以使机体免疫抑制最小化和产生免疫耐受。IFN-γELISPOT 是检测同种异体免疫反应记忆细胞和效应性 T 细胞有前景的工具，因为在器官移植后的早期，T 淋巴细胞通常都能够被检测到。对于器官移植者，用 ELISPOT 监视患者体内的免疫排斥反应，可以有针对地用药，避免盲目地使用免疫抑制剂。这对于增加移植手术的成功率、延长移植器官的存活率，提高患者的生活质量有重大的意义。

5. 病毒测定　ELISPOT 技术的高效检测方法，用于流感病毒和中和抗体滴定。在测定中使用两种识别甲型和乙型流感病毒核蛋白的广谱抗体，在感染后 16 h 广泛且高度灵敏地检测流感病毒感染的细胞。

（三）酶联免疫斑点检测技术实验步骤（表 6-2）

表 6-2　实验详细步骤

包被抗原	用 PBS 或碳酸盐缓冲液将抗原稀释至终浓度 20 μg/mL；吸取 50 μL 稀释抗原到 PVC 微孔板上；梯度稀释；盖封口膜室温放置 2 h，或 4℃过夜；用 200 μL 的 PBS 洗板 2 次；轻甩倒掉洗液
封闭	用 200 μL 5% 脱脂奶粉，血清或 BSA 进行溶解，封口膜覆盖酶标板室温至少放置 2 h，或 4℃过夜；用 PBS 洗板 2 次
抗体孵育	每孔加入 100 μL 稀释好的一抗；加入现配的封闭液；封口膜覆盖酶标板室温放置 2 h，或 4℃过夜；用 PBS 洗 4 次
底物显色	每孔加入 100 μL（或 50 μL）底物；显示出足够深的颜色后，向每孔加终止液 100 μL，用酶标仪读取吸光度值
酶标仪检测	根据连续稀释的数据制作一条标准曲线，x 轴为浓度（对数转换），y 轴为吸光度值（线性），将样品吸光度值代入标准曲线求出浓度

（1）准备试剂和样品包括抗体或抗原、酶标记的二抗或二抗结合物、底物、缓冲液等。

（2）将待检测的样品加入已经涂有抗体或抗原的微孔板中，使其与抗体或抗原结合。

（3）洗涤微孔板，去除未结合的物质。

（4）加入酶标记的二抗或二抗结合物，使其与已经结合的抗体或抗原结合。再次洗涤微孔板，去除未结合的物质。

（5）加入底物，使其与酶标记的二抗或二抗结合物结合，产生颜色反应。

（6）通过比色或荧光检测颜色反应的强度，判断待检测的样品中是否存在抗体或抗原。

（四）技术改进和优化

1. ELISA 技术的局限性

（1）单次检测通量低：常规 ELISA 每次实验仅能检测单一分析物（多重 ELISA 技术除外），难以实现多指标同步分析。

（2）混合样本分析的复杂性：若对混合细胞群体分泌的上清液进行动力学分析（如分析物累积过程），可能因多细胞类型干扰导致数据解读困难，需谨慎设计实验。

（3）抗体依赖性高：需依赖两种高质量抗体，且二者需特异性结合目标细胞因子的不同表位，这对部分靶标存在技术瓶颈。

2. ELISPOT 技术的优化方向

针对诊断应用场景，现有 ELISPOT 技术需从以下方面改进：

（1）检测系统升级

微型化设计：缩小检测体系（如使用 96 孔板微型化版本），减少样本需求量，提升检测效率。

智能化分析设备：配备快速、易操作的自动成像系统或扫描仪，实现染色斑点精准识别与自动化报告生成。

（2）样本管理与存档优化

基质尺寸标准化：采用更小的染色基质（如微孔膜、微型塑料板），便于紧凑存储，同时需保留条形码标签空间以实现样本溯源。

（3）染色试剂的稳定性提升

长效染料开发：选用显色稳定、不易衰减的染料，确保染色斑点在长时间存档后仍可复检，保障数据可追溯性。

（五）酶联免疫斑点法检测技术的应用案例

1. 感染性疾病诊断与研究
有研究表明，ELISPOT 在附睾结核诊断中具有较高的诊断价值。在 46 例附睾结核患者和 20 例非附睾结核患者中，超声检查在附睾结核诊断中准确度为 84.85%、灵敏度为 82.61%；IFN-γ ELISPOT 在附睾结核诊断中准确度为 87.88%，灵敏度为 91.30%；超声检查联合 IFN-γ ELISPOT 在附睾结核诊断中准确度为 90.91%、灵敏度为 97.83%。显示超声检查联合 IFN-γ ELISPOT 提高了附睾结核诊断准确度和灵敏度，对疾病早期诊断具有重要的意义。

2. 免疫学基础研究
通过离体 ELISpot 检测，对 87 例 SARS-COV-2 康复患者（症状出现后 7-239 天）和 33 例未暴露供体者的外周血单核细胞（PBMCs）的 T 细胞反应进行了对比量化。在症状出现后长达 12 个月内，对十名受试者的 SARS-CoV-2 T 细胞反应进行了随访。在一组 SARS-CoV-2 康复受试者中，对 SARS-CoV-2 特异性 CD4$^+$ 和 CD8$^+$ T 细胞的作用进行了表征。此外，还在血清样本中测定了中和抗体。

3. 器官移植中排斥反应的预测和用药
许多试点研究试图确定肾移植前供体特异性、产生 IFN-γ 的淋巴细胞与移植后移植功能／排斥反应受损之间的相关性。这些报告中的大多数得出结论，移植前 IFN-γ ELISPOT 阳性与移植后 6 个月和 12 个月的急性排斥反应（acute rejection，AR）和更差的移植功能有关。前几项研究报告，移植前 IFN-γ ELISPOT 阳性的 9 名患者中有 7 名发展为 AR，而阴性患者均未发生 AR。在 37 名患者中，移植前 IFN-γ ELISPOT 的平均频率在随后的 AR 患者中明显高于没有排斥反应的患者。

4. 病毒测定与疫苗　用于流感病毒滴定和中和抗体检测的快速 ELISPOT 测定显示出良好的相关性（R^2=0.9851），当测定 30 种流感病毒分离株时，用 PFU 测定。该测定还用于测量 40 份人血清样本中的流感中和抗体，显示出良好的相关性（R^2=0.9965）与病毒中和滴度测定。

（六）结论和展望

ELISPOT 技术可以用来做疾病感染诊断、免疫学研究、疫苗研究、器官移植排斥反应的预测、药物应对和病毒的检测等；其中病毒检测现在已经针对流感病毒、登革病毒建立了相应的 ELISPOT 检测系统的方法；相比于 ELISA，ELISPOT 灵敏度更高、速度更快且通量更高，在病毒性疾病变异及传播快速的环境下，ELISPOT 病毒检测及微量中和实验方面具有巨大的发展潜力，相信未来在 ELISPOT 的方法加持下对实现 HIV、SARS-CoV、鼠疫杆菌、炭疽、霍乱、高致病性禽流感病毒、汉坦病毒等高致病性病毒的鉴定及滴度的测定做出更大贡献。

第五节　分子生物学检测

病毒保藏技术是病毒学研究的重要分支，旨在确保病毒样本长期保持其生物学特性和感染性，为病毒学研究、疫苗制备和疾病诊断等领域提供稳定可靠的病毒资源。分子生物学是现代生物学的基石，为病毒保藏技术的发展提供了强大支持和技术手段。流式细胞术、病毒荧光定量 PCR 技术、分子荧光标记示踪技术和测序技术在病毒保藏中至关重要。本节将深入探讨这些分子生物学技术在病毒保藏中的应用和重要性，这些技术相互补充、相互促进，根据病毒样本和保藏需求，综合应用这些技术可获得更全面、准确的信息。例如，结合流式细胞术和荧光定量 PCR 技术可以定量分析和评估病毒样本活性；同时，测序技术和分子荧光标记示踪技术可深入了解病毒遗传信息和感染机制，为提升病毒保藏技术提供支持。

分子生物学检测技术在病毒保藏中的应用也面临一些挑战和限制。首先，不同病毒的生物学特性和基因组结构存在差异，因此需要为不同病毒开发相应的检测方法和试剂。其次，这些分子生物学技术的操作复杂性和成本也限制其广泛应用。为克服这些挑战和限制，我们需要不断加强分子生物学技术的研究和创新。优化检测方法和试剂，提高检测的灵敏度和特异性，降低检测成本是一方面；改进样本处理和保存方法，提高样本质量和稳定性来确保检测结果准确性是另一方面。同时，加强与其他领域的合作与交流，借鉴和融合其他领域的研究成果和技术手段，共同推动病毒保藏技术的发展和进步。

一、流式细胞术

（一）背景和意义

作为一种在生命科学和医学研究领域被广泛使用的技术，流式细胞术具有高通量、分析速度快、能够获取细胞中多种信息等优点，因此，近年来被开发出多种用法来进行病毒相关的检测和诊断。

本节从流式细胞术的基本原理出发，给出了其具体操作方法，结合一些研究，给出了常用的流式细胞术应用案例，并着重描述了流式细胞术在病毒滴度测定、潜伏病毒的临床检测上的应用案例。最后，本节还对流式细胞术目前的发展进行了总结，并对流式细胞术目前研究的前沿及发展趋势进行了展望。

流式细胞术是对悬液中的单细胞或其他生物粒子，通过检测标记的荧光信号，实现高速、逐一的细胞定量分析和分选的技术。流式细胞术广泛地用于分析细胞表面和细胞内分子的表达、鉴定并确定异质细胞群中的不同细胞类型、评估分离亚群的纯度及分析细胞大小和容积。目前，流式细胞仪检测技术已应用到细胞生物学、免疫学、肿瘤学、遗传学、血液学、微生物学等学科。

1. 流式细胞术的基本原理和优势　流式细胞术依赖于流式细胞仪（farrel continuous mixer，FCM）。其原理简而言之就是一定波长的激光束直接照射到高压驱动的液流。产生的光信号被多个接收器接收，一是在激光束直线方向上接收到的前角散射光信号，二是激光束垂直方向上接收到的侧向角散射光信号和荧光信号。悬液中悬浮的细胞能够使激光束发生散射，而细胞上结合的荧光素被激光激发后能够发射波长高于激发光的荧光，散射光信号和荧光信号被相应的接收器接收后，根据收到信号的强弱就能反映出每个细胞的物理和化学特征。各种型号的流式细胞仪虽然差别较大，但其基本结构却是相同的，一般可分为液流系统、光路系统、检测分析系统和分选系统（图6-32）。

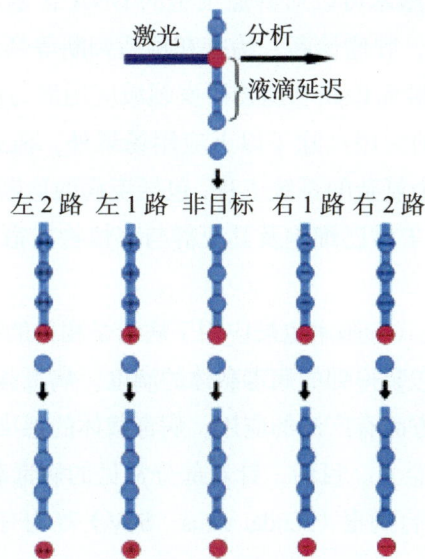

图 6-32　分选系统示意图

流式细胞术是一种强大的细胞分析和分选工具，可以对单个细胞或其他微生物粒子进行快速定量分析和分选。其不仅可以测量细胞大小、内部颗粒的形状，还可以检测细胞表面和浆细胞抗原，细胞内 DNA、RNA 含量等，并且能够在短时间内检测和分析大量细胞，还能分类收集或分选某一类亚群细胞，分选纯度可达 95% 以上。

流式细胞检测技术的优势在于在单个细胞水平上获得定量信息，从而获得细胞水平或细胞群水平的理解，在此基础上，还有分析速度快、分选纯度高、可同时检测细胞的多种信息等优点。在细胞生物学中，流式细胞术的一种常见用途就是检测和定量样品中存在的细胞类型。由于不同的细胞类型在其表面上表达的蛋白不同，可实现细胞检测。抗体可特异性靶向这些蛋白，有效添加一个彩色标记,从而区分一种细胞类型与另一种细胞类型,该过程称为免疫表型分析。通过这种手段可以理解和监测某种异质细胞群中存在的细胞类型的数量和百分比。免疫表型分析有益于表征免疫系统的各种组分,因为这些细胞存在于血液的悬浮液中,并且差异表面蛋白的特征极其明确。通过流式细胞术进行免疫表型分析可以监测感染性疾病、免疫性疾病及肿瘤等疾病状态下机体的免疫状况,从而辅助诊断、判断病情变化。使用流式细胞术进行表型分析的另一个优势在于该方法适合活细胞。一些仪器能够在进行后续实验分析后,通过流式分选,保留特定的细胞群。

2. 流式细胞检测技术的应用领域

(1)血液学领域的应用:流式细胞技术在血液系统疾病的免疫分型及白血病微小残留病变的监测,用于血液系统疾病的诊断、治疗评估和复发监测。FCM 的细胞免疫分型是国际公认的诊断造血细胞疾病必不可少的重要标准之一,是目前被广泛接受和认可的免疫分型方法。血液病患者的整个病程中需要多次进行流式检测。初诊时需要流式帮助确诊和分型,病程中需要流式监测治疗效果,骨髓移植时需要流式对供者细胞进行 CD34 阳性细胞准确计数,化疗或骨髓移植完全缓解后需要流式进行微小残留病变(minimal residual disease,MRD)的检测。

(2)肿瘤学领域的应用:流式细胞术在肿瘤学领域的应用主要是基于 DNA 倍体和细胞周期分析,了解细胞 DNA 倍体和增殖能力。异常倍体的出现意味着 DNA 合成的异常,可能是肿瘤或癌前病变发生的重要标志。流式细胞术可以对肿瘤细胞的 DNA 含量进行分析,从而判断肿瘤的恶性程度。流式细胞在癌前病变发现,肿瘤诊断、治疗和预后判断等领域都发挥了重要的作用。我国癌症患者基数大,流式细胞检测在肿瘤诊断和药物研发领域应用潜力巨大。

(3)造血干细胞移植领域的应用:除了以上应用场景外,流式细胞术还被应用于造血干细胞移植领域。造血干细胞移植是一个复杂的系统工程,包括疾病的诊断、造血干/祖细胞的动员和采集、移植后造血和免疫重建、输入的 T 淋巴细胞及其亚群与移植物抗宿主病的关系、微小残留病变的检测等。

(4)病毒学相关的检测:流式细胞术也被应用于病毒学相关的检测。在病毒学相关的检测当中,最常见的是使用流式细胞术检测包装得到的病毒载体的滴度。病毒载体作为一种高效的递送工具,在基础研究、基因治疗和疫苗制备方面有广泛的应用。病毒载体的感染滴度是该类制品的一项重要的质控指标,对于质量评价具有重要意义。目前,针对部分常见的病毒载体如杆状病毒(baculovirus)、腺病毒(adenovirus,ADV)、仙台病毒(sendai virus,SeV)等均有使用流式细胞检测技术进行滴度测定的报道。

(5)其他应用:流式细胞术也适用于一些潜伏感染的病毒如巨细胞病毒的临床检测。传统的 PCR 检测技术只能表征这类病毒是否感染,使用流式细胞检测技术可以对病毒激活状态下表达的一些结构蛋白进行检测,从而区分病毒的活动性或潜伏感染。在 HIV 患者的临床诊断上,一个重要的指标是 $CD4^+T$ 细胞数量。$CD4^+$淋巴细胞是 HIV 感染最主要的靶细胞,HIV 感染人体后,出现 $CD4^+T$ 淋巴细胞进行性减少,$CD4^+/CD8^+T$ 淋巴细胞比值倒置,细胞免疫功能受损。使用流式细胞术,可直接获得 $CD4^+T$ 淋巴细胞数绝对值,或者通过白细胞分类计数后换算为 $CD4^+T$ 淋巴细胞绝对数。使用流式细胞检测技术对 $CD4^+T$ 淋巴细胞计数具有重要的临床意义,它不但可以了解机体免疫状态和病程进展、确定疾病分期,还可以判断治疗效果和 HIV 感染者的并发症。

近年来,流式细胞检测技术还被应用于新发病毒的临床诊断。例如,在 SARS-Cov-2 感染过程当中，ICU 患者和非 ICU 患者血浆 IL-2、IL-7、IL-10、GCSF、IP10、MCP1、MIP1A、TNF-α 浓度有显著差别，这可能与 Th1 细胞免疫激活有关。因此，对于病毒感染者进行细胞因子和淋巴细胞亚群的检测是非常有必要的，这有助于了解患者机体在病毒感染后的一系列免疫应答状态，为疾病治疗和预后判断提供依据。

（二）流式细胞检测技术实验步骤

1. 细胞样品的固定

（1）通过离心收集细胞并去除上清液。

（2）用 0.5 ~ 1 mL 1×PBS 重悬细胞。添加甲醛并使其终浓度为 4%，在室温下固定 15 min。

（3）200×g 离心 5 min 用过量的 1×PBS 洗涤，将上清液弃于合适的废液缸中。以 0.5 ~ 1 mL 1×PBS 重悬细胞。

（4）透化（不同样品的透化条件不同，需要根据实验要求调整透化试剂），通过温和涡旋混合的同时，向预冷的细胞中缓慢添加冰冷的 100% 甲醇至甲醇终浓度为 90%，使细胞透化；冰上孵育 30 min，继续进行细胞免疫组织化学或将细胞在 90% 甲醇中 –20℃保存。

2. 免疫组织化学

（1）将所需数目的细胞分装入试管或小孔中；如果需要，通过离心分离以及足够的 1×PBS 洗涤细胞，以去除甲醇。将上清液弃于合适的废液缸中。

（2）在 100 μL 稀释一抗中重悬细胞，在室温下（固定细胞）孵育 1 h 或在冰上（活细胞）孵育 15 ~ 30 min；离心分离后用孵育缓冲液洗涤。弃去上清液，重复一次。

（3）在 100 μL 稀释的荧光染料标记的二抗中重悬细胞；在室温下（固定细胞）或在冰上（活细胞）孵育 30 min。

（4）离心分离后用孵育缓冲液洗涤。弃去上清液，重复一次。

（5）在 1×PBS 中重悬细胞并用流式细胞分析仪进行分析；或者，如要进行 DNA 染色或活/死细胞识别，则继续进行可选的 DNA 染色。

（三）技术改进和优化

常见的流式细胞术的改进方法如下：

（1）在细胞制备、培养阶段，如果该培养细胞是贴壁细胞，需先用胰酶消化细胞，然后收集待测样品细胞，离心、洗涤、封闭后标记荧光素偶联抗体即可。

（2）如果是胸腺、脾脏和淋巴结等外周免疫器官，主要由免疫细胞组成，制成单细胞悬液，只需直接将脏器经钢网研磨即可。

（3）如果是实体脏器肺脏、肝脏和肿瘤组织内含有较多的结缔组织，实体脏器细胞之间一般结合紧密，所以直接研磨脏器法无法得到理想的单细胞悬液。因此，研磨前需将脏器剪碎后加入Ⅳ型胶原酶和 DNA 核酸内切酶消化，消化后的组织再用研磨棒直接研磨。实体脏器研磨后的单细胞悬液以实体细胞为主，如果研究目标不是实体细胞，而是脏器内浸润的免疫细胞，可以用 Percoll 密度梯度离心法富集免疫细胞，然后再进行流式分析。

（4）调节电压时，如果检测的目标细胞体积较小，可以适当提高电压值，使目标细胞与细胞碎片在流式图中能够完全分离；如果检测的目标细胞体积较大，可以适当降低电压值，使所有的目标细胞群完整显示于流式图中，防止细胞群接近于流式图的边界而变形扭曲或者完全处于边界外。

（5）关于样本的封闭，并不是标记荧光素偶联抗体之前必须封闭样品，一般样品细胞与流式抗体的种属来源是不同的，如标记人的细胞的荧光素偶联抗体一般来源于小鼠，人细胞的 FcR 也不一定能够与小鼠来源的荧光素偶联抗体的 Fc 段结合，但是，也有可能因为种属关系较近，或者在一定环境条件下这种不同种属间的 Fc 段和 FcR 也能结合，实验者很难判断实验过程中这种结合是否会发生，但是在标记荧光素偶联抗体前封闭样品却可以保证这种非特异性结合一定不会发生。所以，如果条件允许，实验者最好养成封闭样品的习惯。

流式在高速、高通量、多参数逐个检测细胞和相似大小的颗粒、囊泡或聚集体的能力独具特色。这方面将来的发展主要有两个倾向：一是针对特定应用场景来设定仪器的参数和能力。如检测外泌体的流式需要刻意提高灵敏度和分辨率，会同时增加成本。再如，用于床简易床边诊断会出现针对某些甚至单一项目检测的微流控流式，强调低成本、简易和方便性能。这个倾向的发展主要是在现有流式能力水平上扩展应用，增加使用量。二是提升某一流式特性能力。如检测灵敏度、分选速度、分选精度或分选细胞的活力水平等。以上两个倾向界限不完全清晰。目前，也有将流式推广到检测可溶物质如蛋白质、核酸等的努力，甚至多重检测（即单一样本定量检测出多样组分）。

（四）应用案例

1. 细胞表型测定　表型就是某种细胞或细胞亚群表达一些重要的抗原分子的情况，明确细胞表达这些抗原分子的情况可以从一定程度上判断这群细胞的特征，而且也可以从一定程度上判断这群细胞的功能状态。尤其是在研究一种新的细胞或细胞亚群时，该细胞的表型测定是研究的常规要求。

表型测定也需要解决两个问题：一是要明确测定哪个细胞群或细胞亚群的表型，明确其特征表型，标记该特征表型的荧光素偶联抗体；二是明确需测定哪个或哪些表型，同时标记需要测定的这些表型的荧光素偶联抗体。如果需要测定的表型较多，可以多准备几份样品，一份样品测定一个或两个表型。

如图 6-33 所示，作者利用流式细胞术对胸膜肺炎放线杆菌感染野生型小鼠和 IL-21R 缺失小鼠 12 h 时，CD3$^+$T、CD4$^+$T 细胞、CD8$^+$T 细胞、CD3-Ly6G-LY6C$^+$ 单核细胞和 CD3-Ly6G$^+$ 中性粒细胞进行了分选，之后分析了不同亚群免疫细胞中促炎细胞因子的分泌能力。

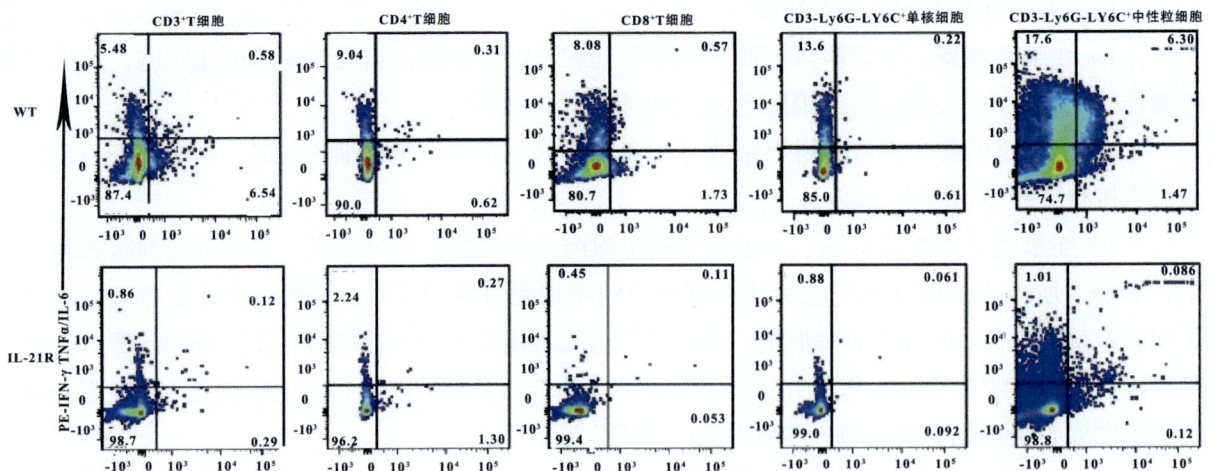

图 6-33　流式细胞术检测胸膜肺炎放线杆菌感染 12 h 后野生型及 IL-21 缺失小鼠肺脏中免疫细胞类型
（胸膜肺炎放线杆菌诱导的肺脏细胞因子应答特征和 IL-21 作用机制研究）

2. 细胞类群比例测定　测定某种细胞群体或细胞亚群的比例是流式细胞术最基本、最简单的应用。测定细胞群比例需要解决两个问题：首先是要明确总体是什么，其次为明确待测细胞群体的特征，即确定待测的细胞群体相比于总体当中的其他细胞缺少或具有哪些抗原特征，最后利用该抗原的相应荧光素偶联抗体即可进行比例测定。

如图 6-34 所示，作者利用流式细胞检测技术对健康对照组（HC 组）、急性出血期病例组（DAH-A 组）、出血间期病例组（DAH-R 组）样本的外周血单核细胞亚群比例进行了分析，结果表明，相比 HC 组，DAH 各组的经典、中间型及非经典型的单核细胞比例均有明显变化。

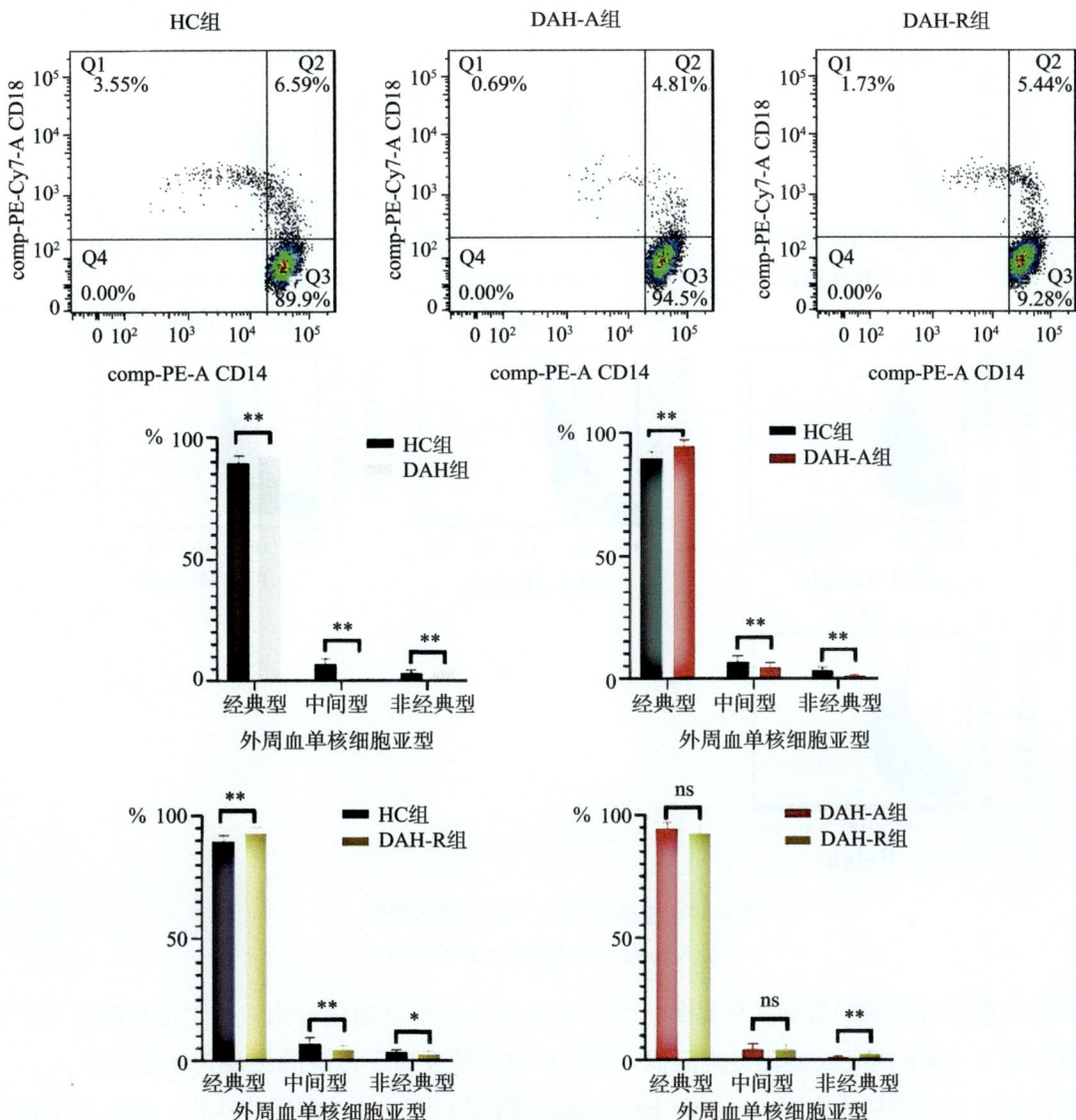

图 6-34　流式细胞检测技术对外周血单核细胞亚群进行测定

（单核 / 巨噬细胞与免疫相关弥漫性肺泡出血症发病关系的初步研究）

3. 病毒滴度测定　病毒滴度测定是病毒学实验和研究的第一步，传统经典的测定方法是通过计数病毒形成的空斑单位计算出病毒滴度。对于某些对细胞杀伤作用较小的病毒，由于没有明显的 CPE 出现，使用噬斑法进行滴度测定存在一定的困难。近年来，$TCID_{50}$ 成为测定病毒滴度的新指标，随着免疫荧光和流式细胞术等实验技术的应用，检测 $TCID_{50}$ 的实验流程得到进一步简化，IFA 虽然灵敏度高，但评价易受到操作者主观评价因素的影响。使用病毒结构蛋白的抗体和荧光标记的二抗，即可对病毒蛋白进行流式细胞术检测并进行定量。

如图 6-35 所示，利用流式细胞术对感染 HTNV 不同时间的细胞进行检测，结果表明，随着感染时间的增加，各组阳性细胞比例逐渐增加。对病毒原液进行 10 倍系列稀释后，取不同稀释度的病毒感染 VeroE6 细胞后 36 h 使用流式细胞术进行检测。结果显示，随着病毒稀释度的增加，检测到的阳性细胞百分率呈递减趋势。

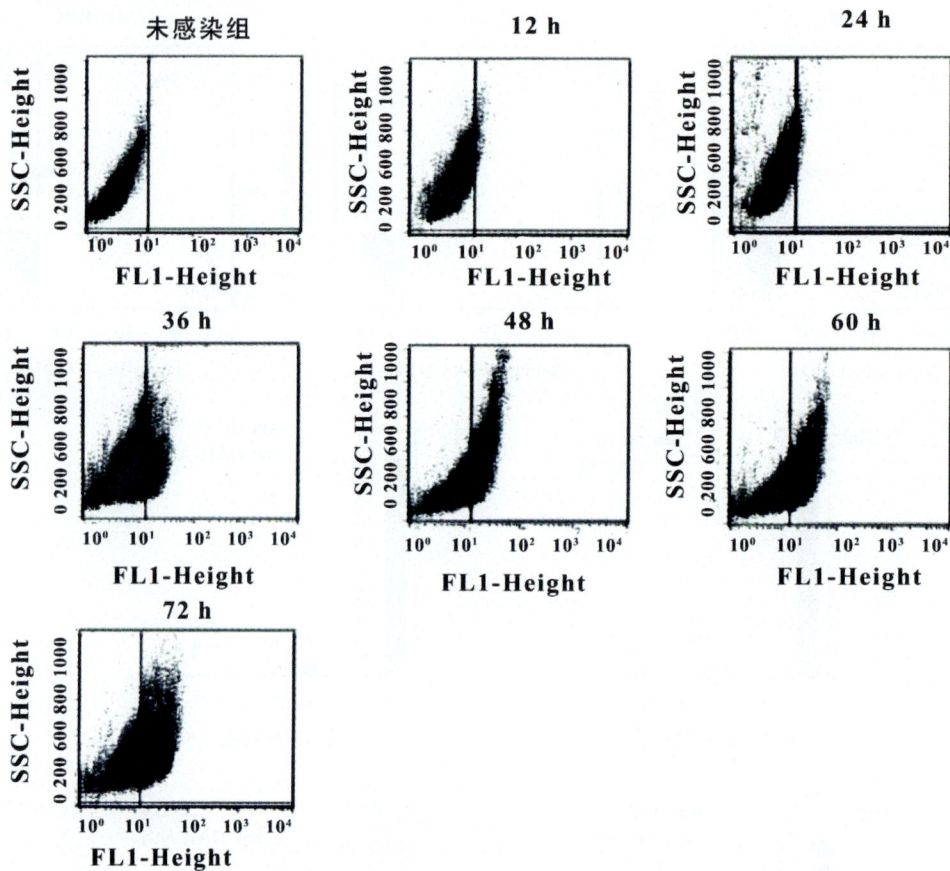

图 6-35　感染 HTNV 不同时间的细胞

（运用流式细胞术快速检测汉坦病毒滴度）

该实验的整个过程除制备细胞样品外，均可实现自动或半自动化检测，手工造成的人为干扰较少，并且可在 3 ~ 4 h 内完成整套实验流程，并且检测灵敏度高于传统的免疫荧光等方法。

4. 潜伏感染病毒的临床检测　epstein-barr virus（EBV）是一种 4 型疱疹病毒，90% 以上的成年人都感染过 EBV。该病毒可终身潜伏，但很少有长期后遗症，在少数患者中，急性期后继发慢性疾病。流式细胞术可以基于细胞特异性标志物对感染细胞进行鉴定，其灵敏度高、特异性好、操作简单，并且可同时对标本中各细胞亚型进行实时鉴定。针对细胞内 RNA 的细胞荧光原位杂交（fluorescence in situ hybridization，FISH），能可视化细胞内目标 DNA 序列或 RNA 序列，两个互补的核酸链在适当的条件下很容易结合在一起，形成双链，称为杂交。通过多条针对同一分子的荧光探针，对细胞内的基因表达可视化。Flow-FISH 技术将流式细胞术与荧光原位杂交联合在一起，可同时分析细胞内的 RNA 和表面抗原表达情况。

如图 6-36 所示，作者使用 Flow-FISH 技术对 PBMC 中的 EBV$^+$ 细胞进行了鉴定，对于 4 例健康对照者，Pt 1-Pt 4，EBV-DNA 载量低于检测下限。Flow-FISH 技术检测在 Pt 1-Pt 4 中 EBV$^+$ 的 PBMC 比例分别为 0.15%、0.39%、0.11%、0.13%。对 5 例 EBV$^+$ 患者（Pt 5-Pt 9）的 EBV$^+$PBMC 比例及主要感染细胞亚型进行检测，结果为 4.4%/B 细胞、1.44%/T 细胞、1.5%/T 细胞、2.16%/B 细胞、1.11%/T 细胞。这一结果提示，Flow-FISH 技术能特异地鉴定出 PBMC 中 EBV$^+$ 细胞亚型。

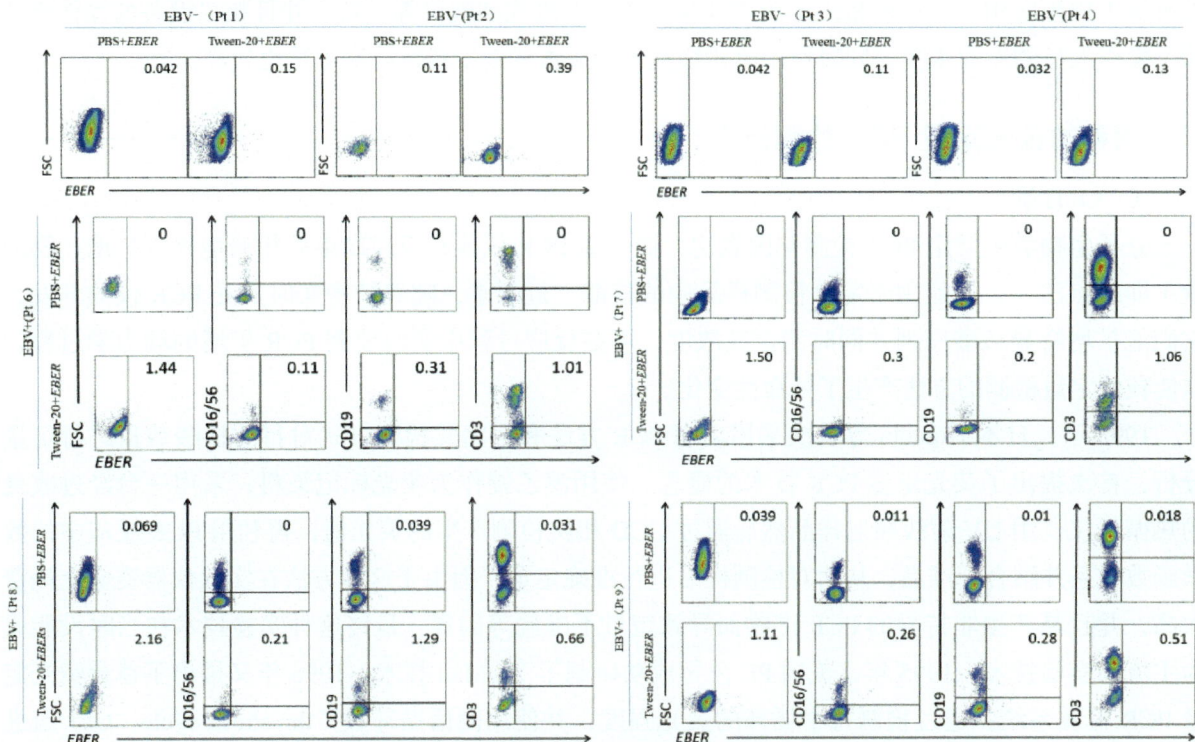

图 6-36　Flow-FISH 鉴定 PBMC 中的 EBV$^+$ 细胞

（流式—荧光原位杂交技术检测 Epstein-Barr 病毒感染方法的建立、优化与应用研究）

（五）结论和展望

流式细胞术有着高通量、高灵敏度、高精密度定量和多参数检测的优势，对于细胞群体的检测能给出详细的量的分布并帮助发现不同参数之间的相关性。当涉及快速细胞水平定量时，极少有测定法能够超越流式细胞术。另外，流式细胞术也有一定的局限性，即组织中细胞亚群的空间分布无法使用流式细胞术进行评估，因为流式细胞术依赖于单细胞悬液的制备，精细亚细胞分析则更适合通过荧光及共聚焦显微镜进行的分析。

近年来，对于流式细胞术的进一步改进和发展的尝试有很多。首先，对于传统的高速、高通量、多参数逐个检测的能力上，主要有两个发展趋势，第一是针对特定应用场景来设定仪器的参数和能力，第二是提升某一流式特性能力。其次，目前也有将流式细胞术推广到检测可溶性物质如蛋白质、核酸等的方法，这类检测多采用微珠（也称液相芯片）的形式。多参数检测能力的不断提高历来都是流式细胞术的重要方向，最新型的传统原理流式细胞仪已经实现了 28 色荧光的高参数检测。自动化数据分析技术是流式细胞检测技术领域出现时间较晚，但发展速度迅速的另一重大方向，2008年采取聚类算法模型进行流式数据自动圈门的策略被提出以来，数据自动分析技术迅速成为流式细胞术的一个热点领域。另外，当前新型细胞检测和分选技术、新型染料和探针、新型数据分析算法、新型图像采集技术及图像数据分析算法等各个方面的新技术大量涌现。

目前，在病毒病诊断、检测等方面已有一些使用流式细胞检测技术的报道。主要是使用流式细胞术测定病毒滴度、对潜伏感染病毒的临床诊断及感染细胞分型、对急重症病毒病感染患者的炎症因子及免疫细胞进行亚型分析等。但是总体而言，在病毒检测、病毒病诊断领域，流式细胞术还并没有被大规模应用。这可能是由于流式细胞术依赖于流式细胞仪等设备，并且相关设备的操作也依赖于操作人员的专业水平，同时使用流式细胞术的成本相较于传统检测方法也较高。

二、病毒的荧光定量 PCR 检测技术

（一）背景

分子生物学中常用 PCR 检测基因表达，而普通 PCR 仅能在反应结束后粗略地检测扩增产物的量（即终点法），不能用于定量检测样品中的核酸。近年来，随着精密实时荧光 PCR 仪的开发，它们能扩增特异核酸序列并同时测定其浓度，可在反应过程中实时监测 PCR 扩增的动力学过程，这使核酸定量检测的方法产生了革命性变化。

1993 年，日本 Higuchi 等首次采用动态 PCR 方法和封闭式检测方式对目的核酸数量进行定量分析，首次提出了荧光定量 PCR 技术的概念。使用溴乙锭作为荧光标记染料，采用一台经过改良的热循环仪，用 UV 射线照射样品然后通过 CCD 相机检测产生的荧光值，再利用 PCR 反应中的数学函数关系并结合标准品，从而对检测样品进行准确定量，但由于这种方法在实验仪器资金上耗费太高，并且易产生非特异的 PCR 产物而导致定量不准确等因素，最终这种实验技术在当时没能成为主流的实验技术。1995 年，美国 PE 公司成功研制了 *Taq*Man 技术，1996 年又推出了首台荧光定量 PCR 检测系统，通过检测每个循环的荧光强度，并使用阈值循环数（threshold cycle，Ct）值进行分析，这种快速检测技术得到广泛应用。

1. **实时荧光定量 PCR 的原理** 实时荧光定量 PCR 技术是在反应体系中加入荧光报告基团和荧光淬灭基团，随着 PCR 反应的进行，扩增产物不断积累，导致荧光信号不断积累，从而利用荧光信号的变化实时监测整个 PCR 进程。荧光染料能特异性掺入 DNA 双链，发出荧光信号，从而保证荧光信号的增加与 PCR 产物增加同步。而荧光探针是在探针的 5' 端标记一个荧光报告基团，3' 端标记一个淬灭基团；两者可构成能量传递结构，即 5' 端荧光基团所发出的荧光可被淬灭基团吸收或抑制，当两者距离较远时，抑制作用消失，报告基团荧光信号增强，荧光监测系统可以收到荧光信号，最后通过标准曲线对未知模板进行定量分析。整个反应过程可分为荧光背景信号期、荧光信号指数扩增期和平台期 3 个阶段。在荧光背景信号阶段，PCR 扩增产生的荧光信号较弱，被背景信号所掩盖，无法判断产物量的变化；到达平台期后，扩增信号达到稳定，不再增加；在荧光信号指数扩增阶段，PCR 扩增产物量的指数与 DNA 模板数呈线性关系。

为了便于对所检测样本进行比较，此处引入 2 个基本概念：荧光阈值（threshold）和阈值循环数（Ct）。荧光阈值是以 PCR 反应前 15 个循环的荧光信号作为荧光本底信号（baseline），荧光阈值的缺省设置是 3 ~ 15 个循环的荧光信号标准差的 10 倍，一般认为在荧光阈值以上所测出的荧光

信号是一个可信的信号，可以用于定义一个样本的 Ct 值。Ct 值：含义是每个反应管内的荧光信号到达设定的域值时所经历的循环数。研究表明，每个模板的 Ct 值与该模板的起始拷贝数的对数存在线性关系，起始拷贝数越多，Ct 值越小。利用已知起始拷贝数的标准品可作出标准曲线，其中横坐标代表起始拷贝数的对数，纵坐标代表 Ct 值。因此，只要获得未知样品的 Ct 值，即可从标准曲线上计算出该样品的起始拷贝数。

2. 荧光定量 PCR 技术的类型　　实时荧光定量 PCR 的定量方法又分为绝对定量分析法和相对定量分析法。绝对定量分析法用于确定未知样本中某个目标核酸序列的绝对量值。通过准确测定的标准品，绝对定量可以给出目标基因的绝对数且获得的数据容易处理。相对定量分析用来测定一个测试样本中核酸序列（目标）与校正样本中同一序列表达的相对变化。校正样本可以是一个未经处理的对照或者是在一段连续时间研究中处于零时的样本。相对定量分析无须知道模板的确切拷贝数就能对样本中模板起始水平之间的差异进行精确比较。因而，样本中模板的相对水平无须使用标准曲线就可以确定。

3. 荧光定量 PCR 标记方法及其特点　　目前，主要有两种荧光定量 PCR 标记方法：SYBR Green 染料标记法（图 6-37）和 *Taq*Man 探针标记法（图 6-38）。SYBR Green 是一种能结合到双链 DNA 小沟部位的具有绿色激发波长的染料，它只有与双链 DNA 结合后才会发出荧光。在 SYBR Green 染料标记法中，PCR 变性阶段，双链 DNA 分开，不产生荧光；复性和延伸阶段，形成双链 DNA，SYBR Green 插入 DNA 双链从而发出荧光。因此，荧光强度可以代表扩增产物的数量。SYBR Green 的优点在于：①成本较低，不需合成待测基因的特异荧光探针；②可扩增所有双链 DNA。其缺点有：①特异性差，在低样本浓度时，不能进行基因突变分析；②不能做多重检测，每孔只能检测一个目标基因；③灵敏度低。

*Taq*Man 探针法是具有高度特异性的定量 PCR 技术。它的工作原理是在 PCR 反应体系中存在一对 PCR 引物和一条探针，探针的 5' 端标记有报告基团，3' 端标记有荧光淬灭基团，探针只与模板特异结合，其结合位点在两条引物之间。当探针完整的时候，报告基团的荧光能量被淬灭基团吸收，因此仪器搜集不到信号，随着反应的进展，*Taq* 酶遇到探针，利用 5'-3' 外切核酸酶的活性把探针切断，导致报告基团的荧光能量不能被淬灭基团吸收，产生了荧光信号，因此信号的强度就代表了模板 DNA 的拷贝数。*Taq*Man 探针标记法的优点在于：①可通过探针增强特异性，探针与目标之间的特异杂交产生荧光信号；②提供多重检测功能；③精确度高；④允许在 PCR 期间执行 5' 核酸酶检测分析。其缺点有：①探针合成费用较贵；②实验成本较高；③探针设计难度大。

4. 荧光定量 PCR 优缺点　　荧光定量 PCR 最大的特点就是对于核酸定量具有非常宽的动力学范围（至少 5 log 单位）。因此具有如下优点：①极高的敏感度，可以对小于 5 copies 的靶基因序列进行定量分析；②可以分析极其微小的基因表达差异；③可以相对快速、高通量地自动分析；④在密闭的反应器中进行反应，不需要 PCR 后操作，可以最小化交叉污染的可能性。不足之处包括：① PCR 的固有缺点，PCR 反应可以被存在于特定样本中的物质所抑制；② RNA 样品易降解；③最大的限制不是 PCR 固有缺点，而是人为因素，如不正确的数据分析或未经确认的结果。因此，引物必须进行严谨的设计及验证，以确保结果的特异性和准确性；若用于检测病原，假阳性/阴性必须考虑；扩增和溶解曲线必须进行双检验以保证结果的准确性。

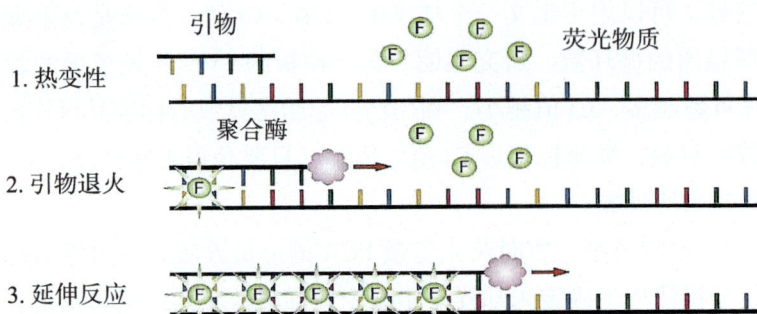

图 6-37　荧光染料嵌合法的原理

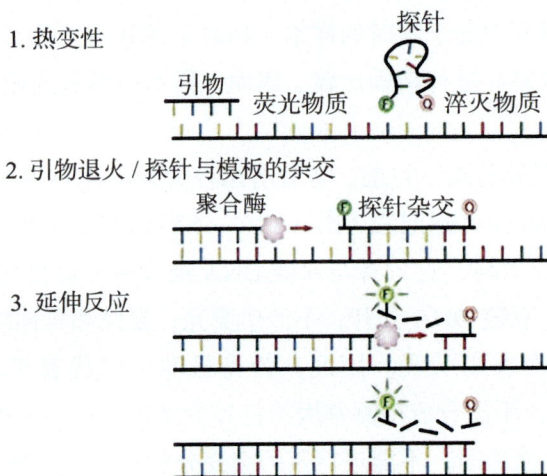

图 6-38　荧光探针法的原理

（二）荧光定量 PCR 应用

实时荧光定量 PCR 具有灵敏度高、特异性高和精确性高的优点，此项技术已被应用于分子生物学、医学、食品检测和环境监测等多个领域。

目前，科研人员利用实时荧光定量 PCR 技术进行 DNA 甲基化检测、等位基因分析、点突变分析、单核苷酸多态性（single nucleotide polymorphism，SNP）分析及转基因植物中外源基因拷贝数等方面的研究。例如，在分子生物学和细胞生物学研究中，该技术主要用于研究 mRNA 的表达水平和动态变化。例如，研究人员利用实时荧光定量 PCR 技术鉴定了 1400 多个拟南芥转录因子的表达情况，发现了一些在根和茎中特异性表达的新基因，提示该技术在研究转录因子方面具有很强的灵敏度和准确性。此外，实时荧光定量 PCR 技术还应用于细胞凋亡的研究。

1. 荧光定量 PCR 在医学研究方面的应用

（1）产前诊断：目前为止，人们对遗传性物质改变引起的遗传性疾病还无法治疗，只能通过产前监测减少病婴出生，防止各类遗传性疾病的发生，例如，为了减少 X 连锁遗传病患儿的出生，从孕妇的外周血中分离胎儿 DNA，用实时荧光定量 PCR 检测其 Y 性别决定区基因，这种无创伤性的产前诊断方法，为孕妇所接受。

（2）病原体检测：采用荧光定量 PCR 检测技术可以对淋球菌、沙眼衣原体、人类乳头瘤病毒、单纯疱疹病毒、人类免疫缺陷病毒、肝炎病毒、流感病毒、结核分枝杆菌、EB 病毒和巨细胞病毒等病原体进行定量测定。与传统的检测方法相比具有灵敏度高、取样少、快速简便等优点。

（3）药物疗效考核：对乙型肝炎病毒（HBV）、丙型肝炎病毒（HCV）定量分析显示病毒量与某些药物的存在疗效关系。当 HCV 高水平表达时，则干扰素治疗作用不敏感，而 HCV 低滴度，干扰素作用敏感；在使用拉米夫定治疗过程中，HBV-DNA 的血清含量有所下降，若随后上升或超出以前水平，则提示病毒发生变异。

（4）肿瘤基因检测：尽管肿瘤发病的机制尚未清楚，但相关基因发生突变是致癌性转变的根本原因被广泛接受。癌基因的表达增加和突变，在许多肿瘤早期就可以出现。实时荧光定量 PCR 不但能有效地检测到基因的突变，而且可以准确地检测癌基因的表达量。目前，用此方法进行过端粒酶 *hTERT* 基因、慢性粒细胞性白血病 *WT1* 基因、肿瘤 *ER* 基因、前列腺癌 *PSM* 基因、肿瘤相关的病毒基因等多种基因的表达检测。

（5）优生优育诊断：唐氏综合征是由染色体异常所导致的，在产前通过实时荧光定量 PCR 技术做染色体核型分析，可以最大限度地防止患儿的出生，是防止此病的有效措施。此项技术还可以对孕产妇进行叶酸利用能力检测，可指导孕妇进行个性化叶酸补充；此项技术对于降低严重缺陷儿出生率、提高人口素质起到了积极的推动作用。

2. 荧光定量 PCR 在环境监测方面的应用　随着人们生活水平的提高，水资源和居家、办公环境的质量备受关注，环境监测中很重要的一项即微生物含量是否超标。实时荧光定量 PCR 技术因其特异灵敏、定量准确、高效简便的特点被广泛应用于生活环境中大肠埃希菌、施氏假单胞菌、土壤中炭疽芽孢杆菌，水体中蓝细菌及一些寄生虫等的鉴定和定量检测中。例如，利用 *Taq*Man 探针法快速准确鉴定和定量检测赤潮生物圆海链藻，实时荧光定量 PCR 技术具有更高的灵敏度，更易在早期发现圆海链藻，为赤潮的预测预报和防治提供准确的数据。

（三）技术改进和优化

1. 实验中存在的问题

（1）重复性问题：在实时 PCR 过程中，除系统误差外，影响实验重复性还有以下较为关键的因素。①PCR 反应扩增的效率。如果反应体系的扩增效率不一致，就会影响目的基因在单位时间内的产量发生差异，从而影响到结果的稳定。解决这个问题的办法是优化实验条件，使反应体系达到最佳扩增效率。②目的基因的初始浓度。初始拷贝数越低，结果的重复性越差，为了保证获得精确的结果，应使用初始浓度具有较高数量级的样本，如果待测目的基因量处于反应体系的最低限附近，最好使用复孔以保证结果的可靠性。③标准曲线的影响。对于绝对定量方法，制作一个好的标准曲线对定量结果至关重要。在制作标准曲线时，应至少选择 5 个稀释度的标准品，涵盖待测样本中目的基因量可能出现的浓度范围。理想的标准品应与样本具有高同源性，最好是选择纯化的质粒 DNA 或体外合成、转录的 RNA（用于 RT-PCR），因为其保存相对稳定。

（2）参照物的选择：参照物有外参和内参之分，实用中各具优缺点。外参是指与目的基因不在同一反应体系中扩增的参照物。外参通常充当标准品，用以制作标准曲线。它可以是纯化的质粒 dsDNA 或体外转录的 RNA，也可以是体外合成的 ssDNA。由于外参能与目的基因保持较高的同源性，所以两者一致的扩增效率能得到较为可靠的保证。但由于外参与目的基因不在同一反应体系中扩增，所以无法检测到可能出现在目的基因反应体系中的影响因素。内参则是指与目的基因置于同一反应体系中进行扩增的参照物，也称竞争性 PCR。内参具有与目的基因序列相同的引物结合位点，但不具有相同的探针结合位点。内参照的设计可以是向目的基因序列中引物插入突变，改变目的基因中的某些核苷酸，设计不同的限制性酶识别位点也可以用非特异的间隔基因或间隔DNA作为内参照。竞争性PCR要求内参照与目的基因量相互匹配，如果一方的拷贝数远高于另一方，那么拷贝数多的一方就会在反应体系中得到优先扩增，而拷贝数少的一方的扩增则受到抑制，定量便不能准确地进行。内参照能够消除反应体系中干扰因素的影响，所以得到的结果较为准确可靠，但是由于在反应体系中同时扩增两种模板。其测定范围比外参小，往往只有 2 ~ 3 个数量级。

（3）相对定量：无论是外参还是内参都是在体外合成，均具有一些难以克服的缺陷，主要包括：①制作稀释浓度的参照物耗费大量人力和物力，且自身定量存在较多问题。②参照物的稳定保存困难，若每次实验前重新配制又会增加实验间差异。③由于样本来源存在很大的差异，难以保证参照物与目的基因的扩增效率一致。鉴于以上原因，有些学者推荐使用内源性管家基因作为内参，管家基因的作用主要有：①用于目的基因拷贝数的比较。②作为内参补偿待测样本核酸提取过程中造成的目的基因变异，以及反应体系内是否存在PCR扩增的影响因素。③参照物标准化。由于管家基因在各种组织中是恒定表达的，所以可以用管家基因的量来作为某种标准，以比较来源不同的样本目的基因表达量的差异。通常选用的管家基因有 *GAPDH*、*Actb(β-actin)* 和 *rRNA* 等，研究者可以根据需要选择合适的管家基因。使用管家基因进行相对定量不仅比绝对定量更加简单、经济，而且也更为可靠和准确。但是管家基因毕竟与目的基因存在较大的异源性，所以在反应过程中会出现扩增效率不一致的问题。

（4）敏感度问题：有报道实时PCR的敏感性比传统的终点法定量PCR约高250倍，这主要是因为使用了荧光信号作为检测的手段。一般对基因组DNA而言，它的最低检出限在皮克到飞克级，对于病毒和质粒而言，其检出限在 10^2 ~ 10^3 拷贝数以上。影响实时PCR敏感性的因素众多，除了对一般PCR反应均存在的影响因素，如反应体系、*Taq* 酶的活性，实时PCR还有其特殊的影响因素，包括：①引物二聚体的影响。引物二聚体是非特异性退火和延伸的产物，它一方面影响扩增的效率；另一方面，由于 SYBR Green I 可以与所有的双链 DNA 结合，所以会在反应体系中出现特异性产物与引物二聚体竞争 SYBR Green I 的现象，从而降低了实时PCR的敏感性。②循环数。适当增加循环数可以提高反应的检出限，当循环数从 25 增加到 34 时，实时定量PCR的检出限可从 10^6 达到 10^3。但并非循环数增加越多，敏感性就越高。实际上，当循环数增加到某一值时，敏感性便不再升高。③ Mg^{2+} 的浓度。Mg^{2+} 是影响 *Taq* 酶活性的关键因素；Mg^{2+} 的浓度过高会增加引物二聚体的形成。

（5）引物的质量：引物的优劣直接关系到是否能扩增出特异的目的基因，并且能够排除在扩增中形成引物二聚体。通常对引物设计的要求主要包括：① 3' 端无二级结构、重复序列、回文结构和高度的变异。②两条引物之间不能发生互补，尤其是在 3' 端。③两条引物中的 GC 含量应保持大体一致，其含量应占引物碱基的 40% ~ 70%，不应有 G/C 和 A/T 富集区的非平衡分布。④选用高纯度的引物。

2. 实验方案优化

1）qPCR 基本参数的调整

（1）$MgCl_2$ 的浓度：Mg^{2+} 是影响 *Taq* 酶活性的关键因素；其浓度过高会增加引物二聚体的形成；合适的 Mg^{2+} 的浓度能在反应中得到较低的 C_q 值、较高的荧光信号强度及良好的曲线峰值。一般来说，对以 DNA 或 cDNA 为模板的 PCR 反应，应选择 2 ~ 5 mmol/L 浓度的 Mg^{2+}，对以 mRNA

为模板的 RT-PCR 而言，则选择浓度为 4 ~ 8 mmol/L。

（2）引物的浓度：引物浓度太低，会致使反应不完全，若引物浓度太高，则易发生错配或产生非特异的产物。对于大多数 PCR 反应，0.5 μmol/L 是个合适的浓度，若初次选用这个浓度不理想，可在 0.3 ~ 1.0 μmol/L 选择，直至达到满意的结果。

（3）模板的浓度：基因组 DNA 的模板浓度应基于 C_t 值选择，使 C_t 值位于 15 ~ 30 个循环内，若 > 30 则应使用较高的模板浓度，若 C_t 值 < 15 则应选择较低的模板浓度。

（4）循环数：适当增加循环数可以提高反应的检出限，当循环数从 25 增加到 34 时，实时定量 PCR 的检出限可从 10^6 达到 10^3。但是并非循环数增加越多敏感性就越高，实际上，当循环数增加到某一值时，敏感性便不再升高。

（5）标准曲线：对于绝对定量方法，制作一个好的标准曲线对定量结果至关重要，在制作标准曲线时，应至少选择 5 个稀释度的标准品，涵盖待测样本中目的基因量可能出现的浓度范围。理想的标准品应与样本具有高同源性，它可以是纯化的质粒 dsDNA 或体外转录的 RNA，也可以是体外合成的 ssDNA。

（6）PCR 抑制子：通常用于消除抑制子的办法是将样本进行稀释，但是在某些条件下，抑制子的浓度高，而模板量少，稀释法就不再能达到好的效果，反而会使反应的敏感度降低，所以，若要进行实时定量 PCR 研究，最好选用纯化的模板。

（7）退火温度：首次实验设置的退火温度应比计算得出的 T_m 值小于 5℃，然后在 1 ~ 2℃内进行选择。

2）杂交探针测定 DNA

（1）MgCl₂ 的浓度：在 2 ~ 4 mmol/L 的基础上加 0.5 ~ 1.0 mmol/L，但是不要超过 2.0 mmol/L。

（2）杂交探针的浓度：初次实验每个探针用 0.2 μmol/L，如果信号强度达不到要求，可以增加至 0.4 μmol/L。

（3）对照设置：每一引物都要设阴性对照，每一探针都要设阴性对照，每次实验都要设阳性对照。

3）杂交探针进行实时定量 RT-PCR

（1）MgCl₂ 的浓度：在 4 ~ 8 mmol/L 进行选择。

（2）杂交探针的浓度：初实验用 0.2 μmol/L，如果荧光信号强度不足，可以增加至 0.4 μmol/L。

（3）模板浓度设置：优化的扩增须进行一系列稀释度的实验，在条件有困难的情况下，至少要进行两个稀释度的测定。

（4）对照设置：每个引物都要设无模板对照、阳性对照及污染对照。

（四）荧光定量 PCR 检测技术的应用案例

1.SARS-CoV-2 的检测与量化 2019 年 12 月，利用针对 β-CoV 共有的 RNA 依赖的 RNA 聚合酶区域的引物，结合 DNA 测序方法，首次成功地将实时荧光定量 PCR 技术应用于 SARS-CoV-2 的检测和鉴定。SARS-CoV-2 是一种有包膜的病毒，基因组为单股正链 RNA，编码结构蛋白、非结构蛋白和辅助蛋白。在 COVID-19 大流行期间，世界卫生组织一直采用实时荧光定量 PCR 方法作为 SARS-CoV-2 急性感染的标准确认方法。C_t 值 < 35 被认证为 SARS-CoV-2 核酸检测阳性。在 COVID-19 大流行的第一年内，采用实时荧光定量 PCR 方法对印度尼西亚雅加达及周边地区接触者

中收集的 64 000 多份来自 COVID-19 疑似病例进行了 SARS-CoV-2 检测。

2. 检测 SARS-CoV-2 变种　与其他 RNA 病毒一样，SARS-CoV-2 不断发生变异，导致 SARS-CoV-2 变异体的出现，这些变异体可能具有不同的病理效应。刺突蛋白中的 4 个突变［*N501Y*，*69-70 del*（69/70 缺失）、*K417N* 和 *E484K*］可能与其中一些变异体的潜在生物学效应有关。为了检测 SARS-CoV-2（*N501Y*、*69-70 Del*、*K417N*、*E484K*）的刺突基因突变，有研究者开发了 3 种检测方法，设计特异性引物，并通过核苷酸测序进行验证。此方法能检测到 *E484K* 突变和 *P.2* 突变；同时，建立了一步法实时荧光定量 RT-PCR 检测 SARS-CoV-2 S 蛋白中与增强的病毒传播能力和免疫逃逸相关的突变 *N501Y* 和 *E484K*。针对 SARS-CoV-2 S 基因两侧各 153 bp 的扩增子准确鉴定 *E484K* 和 *N501Y* 突变相关的核苷酸变化。还设计了一种实时 RT-PCR 方法，通过分析刺突蛋白中的单核苷酸多态性来检测 SARS-CoV-2 变异株。

（五）结论和展望

荧光实时定量 PCR 技术融汇了 PCR 技术的高灵敏度、高特异性和高精确定量等优点，已广泛应用于人类和动物疾病的快速检测、基因型的鉴定、转基因研究等方面的研究，为生物学医学领域的研究提供了重要的方法，它彻底改变了分子生物学技术，成为检测和量化众多选定基因表达谱的常用工具。随着基因科学技术的发展，荧光实时定量 PCR 技术的研究将会不断深入和拓展，未来的研究应侧重于开发适合在偏远和资源限制环境中应用的低成本、便携式和用户友好的仪器，提高试剂质量和标准化方案。随着科学技术的不断进步，此项技术将得到更进一步的发展和完善，也必将存在更加广阔的应用空间。

三、分子荧光标记的病毒示踪技术

（一）背景

病毒是一类结构简单但致病性强的微生物，为了更清晰地了解病毒感染宿主的动态过程，病毒示踪技术出现在大众视野，它利用荧光分子或荧光材料标记病毒，进而在荧光显微镜中实时监测病毒的动态特征，这项技术在探索各种病毒感染宿主机制的研究中应用广泛，并为防治各种病毒性感染疾病提供理论支撑。

下文主要介绍病毒感染的机制及分子荧光标记的病毒示踪技术的原理、方法及应用等。分子荧光标记是使用基因工程技术、化学反应及分子化学性质等，将荧光蛋白或有机染料等与生物大分子偶联，再通过荧光检测系统如荧光显微镜等监测该分子的动态变化，从而观测目标生物体的生命过程，荧光标记可以分为荧光蛋白标记、荧光染料标记和量子点标记等。荧光标记技术在病毒示踪领域中应用广泛，主要通过荧光标记病毒来显示病毒感染的动态特征。

1. 荧光蛋白标记　荧光标记病毒可以使用基因工程的手段将荧光蛋白基因插入病毒基因组中，用来标记病毒蛋白，从而追踪病毒蛋白在感染过程中的动态水平及定位情况，如绿色荧光蛋白（green fluorescent protein，GFP）。荧光蛋白标记可以将荧光蛋白与病毒蛋白融合表达，且不需要加入其他底物或刺激物，但这种方法可能存在一些问题，如蛋白荧光亮度不足、病毒蛋白不能正常折叠、病毒活性受影响等。

2. 荧光染料标记　荧光标记病毒还可使用荧光染料进行标记，这种方法是使用化学反应或化学特性将小分子有机染料与病毒某一组分结合，利用激发光让染料发出荧光从而定位病毒。有机染料主要包括共价结合染料、亲脂性染料和插层染料等。有机染料的体积比较小（< 1000 Da），操作过程简单，并且具有较好的光物理性质、广泛的光谱范围、多种可选择的反应基团等，但其发射光谱较宽，光稳定性较差，从而限制了其在生物医学领域的进一步发展。

3. 量子点标记　这种方法是将量子点与配体偶联，从而靶向病毒的某一组分，显示病毒的动态特征。量子点（quantum dot，QD）是纳米级别的半导体晶体，具有出色的物理化学特性，可以发出多种亮度高且抗光漂白的荧光，其光稳定性较好。而且量子点具有较宽的激发光谱和较窄的发射光谱，在相同激发光下使用不同的量子点可以发出不同的颜色。同时，量子点的灵敏度较高，可以观测更为细致的病毒感染过程。但是，量子点具有一定的生物毒性，故对其修饰与改造是必要的。

（二）应用

病毒示踪技术在生物医学领域应用广泛，随着荧光标记材料的发展及光学成像的进步，越来越多关于病毒示踪及机制探索的案例被报道。

在 Finke 等的研究中，构建了狂犬病病毒磷蛋白与 EGFP 融合表达载体，利用荧光显微镜检测到病毒核糖核蛋白（ribonucleoprotein，RNP）的变化。Müller 等构建了人类免疫缺陷病毒（human immunodeficiency virus，HIV）Gag-EGFP 融合蛋白，并恢复了其传染性。随着荧光蛋白各类突变体的出现，其应用变得更为广泛。Jouvenet 等使用对 pH 敏感的 GFP 变体标记了 HIV Gag 蛋白。Ando 等报道了一种来自石珊瑚的荧光蛋白，这种荧光蛋白能够在紫外线的激发下由绿色光变为红色光。这些荧光蛋白变体的出现为病毒的追踪提供了更为便捷的技术支撑。

同时，有机染料标记也推动了病毒示踪的发展。在实践过程中，Cy3、Cy5 是较为常用的花青染料，并且 Alexa Fluor 有机染料衍生物也已被广泛地用于标记病毒，如用于犬细小病毒（canine parvovirus，CPV）、水疱性口炎病毒（vesicular stomatitis virus，VSV）、猿猴空泡病毒 40（simian vacuolating virus 40，SV40）、人乳头瘤病毒（human papilloma virus，HPV）、口蹄疫病毒（foot-and-mouth disease virus，FMDV）、腺相关病毒（adeno-associated virus，AAV）和呼肠孤病毒（reoviruses）等。Rust 等使用了亲脂性染料 Did 标记流感病毒（influenza virus），从而研究病毒感染路径。此外，插层染料可以透过病毒的外壳并标记病毒基因组，从而用于检测和定量病毒 DNA 或 RNA。

而随着纳米材料的不断发展，量子点等在生物领域引起了极大关注。曾有研究设计出针对 HIV-1 前病毒 DNA 序列的 TALE，并用不同颜色的量子点标记，从而确定活细胞中单拷贝 HIV-1 前病毒位点。也有研究利用量子点标记技术标记流感病毒，观测了病毒沿着微管的运动，而这种运动受微管复杂结构的影响。量子点也可以用于病毒的检测，如用于 2019 新型冠状病毒（severe acute respiratory syndrome coronavirus-2，SARS-CoV-2）、埃博拉病毒（ebola virus，EBOV）、流感病毒、发热伴血小板减少综合征布尼亚病毒（severe fever with thrombocytopenia syndrome bunyavirus，SFTSV）等的检测与诊断中。目前，越来越多的荧光标志物用于病毒示踪技术中，让人们在科学研究中有了更加广泛的选择。

（三）技术改进

诚然，技术总会随着时代的发展而进步，而现阶段，分子荧光标记技术也有局限与不足。荧光标志物可能会不同程度地影响病毒的传染能力，如荧光蛋白分子量较大，可能影响蛋白的正确折叠，从而影响病毒活力；量子点有一定的毒性，影响生物大分子的活性；而且，荧光标志物的光稳定性、光强、操作难度、分子量等都对病毒示踪技术有影响。因此，开发荧光稳定且亮度高、抗淬灭、操作简单、分子较小、对病毒活性无影响的标志物是研究的重点。同时，对于病毒不同组分如包膜、衣壳、基因组等的有效区分标记仍然具有一定挑战，尤其在基因组的标记上，而且对亲代与子代病毒的区分标记也是比较困难的。此外，高分辨率荧光成像技术也亟待发展，提高时间和空间分辨率、加快3D成像技术发展、优化算法、自动化与个性化等是未来发展的必由之路。

针对这项技术的局限性逐渐发展出了新的解决策略。例如，为了增强荧光信号，已经研究出许多荧光蛋白的变体（如EGFP）；标记病毒蛋白也可使用肽标签，它本身不具有产生荧光的能力但能够催化配体或底物产生荧光，从而使发光在时间上可控。在核酸标记方面，Li Wen等的研究中使用了核酸染料SYTO 82标记，它相较于 $[Ru (phen)_2 (dppz)]^{2+}$ 染料具有更强的荧光、更低的细胞毒性及更好的细胞膜渗透性。同时，荧光成像技术也日益完善，目前已有研究使用了3D荧光显微镜对卡波西肉瘤相关疱疹病毒（Kaposi's sarcoma-associated herpesvirus，KSHV）的转录工厂进行功能成像；也有研究者使用2D和3D单病毒超分辨率荧光成像技术，揭示了SERINC5限制HIV-1融合的多方面机制。随着技术的进步，病毒示踪技术将会向着更好的方向发展。

（四）结论与展望

综上所述，分子荧光标记的病毒示踪技术应用十分广泛，尤其在病毒感染宿主的机制研究中。这项技术可以在活体细胞中显示病毒的动态特征，从入侵、胞内复制、转运、组装及出胞等各个阶段清晰地揭示病毒的感染过程，进而推进病毒性疾病的诊治及抗病毒药物的研发。然而，核酸标记技术仍然有较大的难题需要解决，荧光标志物的不足及荧光成像技术的局限性使得病毒示踪技术仍有发展的空间。随着时代的发展，纳米材料、高分辨率成像系统、人工智能等高端科技的不断探索，相信未来的病毒示踪技术将会在真实性、分辨率、监测速度等层面更上一层台阶，为人类攻克重大病毒性传染病提供坚实的理论后盾。

四、测序技术

（一）Sanger测序原理

在病毒学研究中，分子生物学测序技术扮演着至关重要的角色。这些技术不仅揭示了病毒的基本特性，如基因组结构和功能，还对研究病毒的变异性、传播途径和毒性等方面具有重要的意义和应用价值。目前，病毒学领域主要运用的测序技术包括Sanger测序、二代测序（next-generation sequencing，NGS）和三代测序。

Sanger测序，作为一种经典的DNA测序方法，由于其准确性和可靠性，在病毒学的早期研究中占据了主导地位。这种技术在病毒基因组的初步解析和早期病毒检测中发挥了关键作用。然而，由于其在处理大规模样本和复杂基因组方面的局限性，随着技术的发展，Sanger测序逐渐被更先进的方法所取代。二代测序技术的出现，标志着病毒学研究的重大进步。NGS能够同时对成千上万的DNA片段进行快速、高通量的测序，极大地提高了测序效率和降低了成本。这一技术使得研究人员能够更深入地分析病毒群体的遗传多样性，追踪病毒的变异和传播，以及更快速地识别新出现的病毒株。第三代测序技术，如单分子实时测序（SMRT）和纳米孔测序技术，进一步推动了病毒学研究的发展。这些技术提供了更长的读长和更快的测序速度，使得研究人员能够更准确地组装病毒基因组，识别复杂的基因组结构变异，并更有效地研究病毒与宿主之间的相互作用。

1. 目的片段的扩增与终止　Sanger测序是一种常用的DNA测序技术，又称为第一代DNA测序技术，由英国生物化学家弗雷德里克·桑格（Frederick Sanger）于 1977 年发明。Sanger 测序反应体系中包括目标 DNA 片段、脱氧核苷三磷酸（dNTP）、双脱氧核苷三磷酸（ddNTP）、测序引物及 DNA 聚合酶等，其中 DNA 的合成是关键步骤。DNA 合成由 DNA 聚合酶和合成 DNA 链所需的四种核苷三磷酸（dATP、dCTP、dGTP 和 dTTP）共同完成。DNA 聚合酶在 DNA 模板的引导下，通过配对规则在新合成链上逐个添加碱基，并将其与模板链上的酸性氢离子连在一起。

但在 Sanger 测序中，为了终止链的继续合成，特定的 ddNTP，被引入反应体系中。ddNTP 与普通的 dNTP 相似，但缺少 3—OH 基团，不具有与另一个 dNTP 连接形成磷酸二酯键的能力，因此这些 ddNTP 可用来中止 DNA 链的延伸。

电泳分离目的是将上一步合成的不同长度的 DNA 片段按照大小顺序排列，并通过荧光检测确定其末端的碱基类型。荧光检测是利用 4 种不同的 ddNTP，分别带有不同颜色的荧光标记，与目标 DNA 片段和引物进行 PCR 反应，产生一系列不同长度的 DNA 片段，每个片段的末端都带有一种荧光标记，根据每个末端的荧光信号的颜色和顺序，可以推断出 DNA 片段的 3' 末端的碱基类型，并根据互补原则还原出目标序列。

2. Sanger 测序步骤和技术流程

（1）目的 DNA 模板准备和放大：Sanger 测序的第一步是准备和放大待测 DNA 模板。通常，这涉及从细菌、人体组织、植物等来源中提取总 DNA。提取的 DNA 通常是混合的，因此需要特定的引物对目标序列进行放大。引物是短的 DNA 片段，与目标序列的两个端点相互衔接。引物被选择为与目标序列互补，以确保特异性扩增。

使用 PCR 或其他放大技术，通过引物和 DNA 聚合酶的作用，可以放大特定的 DNA 序列。PCR 反应包括一系列循环，每个循环包括 DNA 的变性、引物的结合和 DNA 合成。

（2）DNA 序列扩增与标记：DNA 序列扩增是 Sanger 测序中的关键步骤之一。该过程通常使用 PCR 技术，其中待测 DNA 样品与引物和 4 种 dNTP 混合，在一系列的 PCR 循环中进行增殖。引物与目标 DNA 的两端互补配对，并通过 DNA 聚合酶的作用进行扩增。这样可以获得足够数量的 DNA 模板来进行后续的测序反应。

DNA 序列标记是 Sanger 测序中的另一个重要步骤。扩增后的目标 DNA 片段需要用荧光标记来进行序列标记。这通过在测序反应中引入包含荧光染料的特殊 ddNTP 来实现。每个 ddNTP 都与不同的荧光染料标记，这样在测序仪中读取序列时，可以根据发出的荧光信号来确定碱基的序列。

（3）目的 DNA 序列分离与检测：经过扩增和标记的 DNA 样品被分离和检测，以确定不同序列中的碱基顺序。这通常通过聚丙烯酰胺凝胶电泳来实现。电泳将 DNA 片段在凝胶中分离成不同的迁移距离，从而根据片段的长度分辨和分离它们。

凝胶电泳后，需要对分离的 DNA 片段进行荧光或放射性染色，以使其可视化。可视化后的凝胶图像通过激光扫描或 X 线扫描等方法进行数字化记录。

（4）数据分析与测序结果解读：Sanger 测序的结果是基于分离的 DNA 片段及其相应的标记读数进行分析的。通过比较不同片段荧光或放射性信号的相对强度，可以确定每个位置上存在的碱基类型。通过将所有片段的序列读数连接起来，可以重建出完整的 DNA 序列。特定测序仪的软件或其他基因组学工具可以帮助解读和呈现测序结果。

3. Sanger 测序在病毒学中的应用

Sanger 测序在病毒学中有广泛的应用，可以用于研究病毒的基因组结构、演化、变异，以及与宿主之间的相互作用，并为其提供了有力的工具和数据来源。它对病毒分类、病毒溯源、病毒变异的功能研究，以及临床诊断和监测都具有广泛的应用前景。

（1）基因组学和遗传学中的 Sanger 测序应用：Sanger 测序可以用于从病毒中测定完整的基因组序列。通过将病毒 RNA 或 DNA 进行反转录或扩增，并进行 Sanger 测序，可解析病毒的基因组结构、基因组大小和编码的蛋白质信息。

（2）遗传疾病的诊断和基因突变的鉴定：病毒在传播和繁殖的过程中会经历基因变异和突变。通过对病毒基因组的 Sanger 测序，可以揭示病毒的突变模式和变异频率。这对于了解病毒的适应性演化、抗药性的发展及病毒株之间的关系具有重要的意义。

（3）病毒感染溯源：病毒的溯源研究是病毒学中的一个重要课题。通过 Sanger 测序，可以对病毒株进行比较和分析，通过基因组序列的比对和演化关系的构建，可以确定不同病毒株之间的相关性和演化路径，从而帮助跟踪和了解病毒的起源和传播途径。

（4）病毒变异的功能分析：病毒序列的 Sanger 测序可以为病毒变异的功能分析提供重要的基础。通过对变异位点的分析，可以预测和评估病毒蛋白质的功能影响，解析基因突变对病毒的复制、传播和宿主相互作用的影响。这对于了解病毒的致病机制和疫苗设计具有重要的价值。

4. Sanger 测序的优势与限制

1）Sanger 测序技术的优势

（1）高准确性：Sanger 测序是一种高度精准的 DNA 测序方法，其准确性通常可以达到 99.9% 以上。这是因为在每个位置上只有一个 ddNTP 被加入到合成的 DNA 链中，从而确保了基本的准确性。高准确性使得 Sanger 测序成为实验研究中对 DNA 序列验证和确认的可靠工具。

（2）长读长：相对于许多现代测序技术，Sanger 测序具有相对较长的读长。在 Sanger 测序中，可以扩增和测定 500～1000 个核苷酸的片段。这意味着可以测序较长的 DNA 片段、基因或整个基因组，从而获得更完整的基因信息。

（3）应用广泛：Sanger 测序可用于各种不同的应用领域。它可以用于基础科学研究，如基因功能研究、基因组学研究等。此外，Sanger 测序也在临床诊断、药物研发及农业和环境科学等领域有着广泛的应用。

（4）可靠性和稳定性：Sanger 测序是一种经过验证和长期使用的技术，其步骤和原理已经相对稳定。实验室可以通过深入的优化和标准化操作流程来确保结果的可靠性和一致性。这一稳定性使得研究人员能够信任结果，并在不同实验室之间进行数据比较和共享。

（5）成本效益：尽管 Sanger 测序相对较慢，但其成本相对较低。对于一些小规模的实验室或需要验证和确认特定 DNA 序列的项目来说，Sanger 测序是一个经济实惠的选择。由于 Sanger 测序的可靠性和广泛应用，许多实验室已经建立了相应的设备和实验流程，使其成本更加合理和可控。

2）Sanger 测序技术的局限性

（1）读长限制：在传统的 Sanger 测序中，单次反应的读长一般在 500～1000 个碱基。这限制了该方法对于长基因、基因组或复杂序列的测序和分析能力。针对长读长的需求，现代测序技术如 NGS 和单分子测序等得到了广泛应用。

（2）速度和通量限制：Sanger 测序的步骤相对烦琐，需要多个反应和严格的操作流程。在大规模测序项目中，Sanger 测序的速度相对较慢。与此相比，现代测序技术可以同时测序大量 DNA 片段，使得高通量测序成为可能。

（3）成本效益：虽然 Sanger 测序在小规模实验室中具有一定的成本效益，但随着测序数据量的增加，其成本相对较高。这使得在高通量测序项目中，Sanger 测序不再是首要选择。

（4）对于 DNA 样品的限制性：Sanger 测序对于某些特殊的 DNA 样品存在限制。例如，含有许多重复序列或高度变异的区域的基因组，在 Sanger 测序中可能会出现序列重叠或无法解决的挑战。这些复杂的 DNA 序列需要使用其他测序方法来解决。

（5）样本量要求：传统 Sanger 测序需要较高的起始 DNA 模板量，通常在数微克至毫克。这对于稀缺的样品或微量 DNA 的测序来说是一个挑战。与此相比，现代测序技术可以通过 PCR 扩增或单分子放大等方法，从更少量的起始 DNA 进行测序。

5. Sanger 测序的发展　Sanger 测序作为一种经典的 DNA 测序技术，自其首次提出以来，经历了多项重要的发展和改进。然而，随着现代测序技术的迅速发展，Sanger 测序在某些方面的应用已经逐渐减少。尽管如此，Sanger 测序仍然在许多实验室和研究项目中具有重要的地位。

近年来，Sanger 测序的发展主要集中在以下几个方面：

（1）自动化与高通量：通过引入自动化技术，Sanger 测序已经从手动操作转向了高度自动化的平台，提高了测序的效率和准确性。高通量测序平台和自动测序仪器的发展使得实验室能够同时处理更多的样本和更大的测序量。

（2）应用的扩展：尽管现代测序技术在大规模基因组测序和全基因组重测序等领域占主导地位，Sanger 测序仍然在一些特定的应用中发挥重要作用。例如，对于分析基因特定区域的序列变异情况，Sanger 测序仍然是常用的方法。此外，Sanger 测序在研究中用于验证和确认新测序技术的结果及对基因组重组和结构变异的研究等方面也具有重要的作用。

（3）结合其他技术：Sanger 测序与其他技术的结合被广泛探索，以进一步提高测序的效率和准确性。例如，将 Sanger 测序与 PCR 扩增、基因芯片和质谱等技术结合，可以实现更高的灵敏度和更广泛的应用范围。

尽管 Sanger 测序的应用可能受到现代测序技术的限制，但其作为一种经典和可靠的测序方法，仍然在特定领域和应用中具有重要的地位，有望通过不断的改进和创新来适应不同的测序需求。

（二）第二代测序

第二代测序（NGS）是一种高通量的 DNA 测序技术，也被称为高通量测序技术（high-throughput sequencing，HTS）。相比传统的 Sanger 测序，NGS 可以测序 DNA 或 RNA 样本，且具有更高的速度、更大的通量及更低的成本。NGS 被广泛地应用于基因组学、遗传学、癌症研究、药物开发等领域。目前，成熟的第二代测序技术共有三种，分别为 454 技术、SOLID 技术和 Solexa 技术。

1. 基本原理　NGS 的基本原理是在一个反应中同时测序大量的 DNA 或 RNA 片段。它采用不同的技术平台和化学方法，实现对 DNA/RNA 片段的快速、并行和高度复杂的测序。

2. 第二代测序步骤

1）DNA 测序：

（1）文库构建：首先，需要将 DNA 样品进行片段化处理，然后在片段的末端加入适配体

（adapter），以便后续反应的进行。

（2）DNA 扩增和聚集：将文库中的 DNA 片段通过 PCR 扩增，使得每个 DNA 片段形成聚集（cluster）。这些聚集可以是桥式聚集（bridge cluster）或球状聚集（emulsion cluster），具体视平台而定。

（3）测序反应：在每个 DNA 聚集中，使用特定的方式进行测序。具体的测序反应方法包括合成测序（sequencing by synthesis，SBS）和测序基于 pH 变化等。测序反应过程中会引入荧光标记的核苷酸，通过检测荧光信号记录每个碱基的信息。

（4）数据生成：根据测序反应产生的信号数据，使用相应的仪器和光学系统进行图像捕获和数据记录。这些数据通常以 FASTQ 格式或其他格式存储，包含每个 DNA 片段的碱基序列和质量信息。

（5）数据分析：最后，通过各种计算方法和软件工具，对原始的碱基序列数据进行测序质量控制、序列比对、基因型分析、突变检测等操作，从而获得具体的生物学结果。

2）RNA 测序

（1）RNA 提取：首先，需要从样本中提取 RNA。常用的方法是使用 RNA 提取试剂盒，它们能够在细胞或组织中破坏细胞膜，并选择性地结合和纯化 RNA 分子。

（2）RNA 转录为 cDNA：提取的 RNA 通常是 mRNA 的混合物，需要将其转录为相应的互补 DNA（cDNA）分子。这可以通过反转录酶和随机引物进行反转录反应来实现。引物可以在 RNA 模板上任意结合，并合成互补的 cDNA 链。

（3）文库制备：反转录的 cDNA 需要进行文库制备，以便在测序过程中进行放大和测序。并对序列进行过滤和富集和质检。

（4）测序：文库准备之后，可以将文库样品装载到 NGS 平台上进行群体测序。NGS 技术根据平台的不同，可以使用不同的测序方法，如 illumina 测序（边合成边测序）方法。

（5）数据分析：测序完成后，得到的原始测序数据需要进行数据分析。这涉及对测序片段进行质量控制、去除低质量的序列、将序列比对到参考基因组或转录组上，并进行注释和差异表达分析等步骤。

3. NGS 在病毒学中的应用

（1）病毒发现与鉴定：NGS 技术能够从临床样本中快速识别和鉴定病毒。它能够检测到已知病毒的存在，也能够发现新的病毒株或变异株。通过对病毒基因组的测序分析，可以确定病毒的种类、亚型和变异，并提供病毒流行病学信息。

（2）病毒演化和传播：通过 NGS 技术，可以对病毒的遗传变异进行全面分析，揭示病毒的演化历程和传播途径。病毒演化分析可以帮助了解病毒的遗传多样性、变异速率及适应性演化，为制订疫苗和抗病毒药物提供重要信息。

（3）病毒抗药性分析：NGS 技术可用于研究病毒对抗病毒药物的抗药性。通过对病毒基因组的测序，可以检测药物抗性相关基因的变异，并监测其在病毒群体中的分布情况。这有助于指导选择有效的治疗方案，并及时调整抗病毒策略。

（4）病毒变异监测：NGS 技术可用于监测病毒变异的发生和传播。特别是在流行病暴发期间，通过对病毒基因组的实时测序，可以追踪病毒的变异情况，了解其毒力变化和传播动态，为疫情的防控提供重要依据。

NGS 测序技术在病毒学中的应用广泛，可以加深对病毒的理解，为疫情监测、病毒鉴定、疫苗设计和药物治疗提供重要支持。通过 NGS 技术的不断发展和创新，我们可以更好地应对病毒相关的公共卫生挑战。

4. NGS 发展的优势和挑战　NGS 技术在病毒学中的主要优势如下。

（1）高通量测序：NGS 技术具有高通量的特点，可以同时测序大量的 DNA/RNA 片段，从而大大地提高测序效率和速度。相比传统的 Sanger 测序方法，NGS 技术能够更快速获取病毒基因组的序列信息。

（2）全基因组测序：NGS 技术可以对整个病毒基因组进行测序，包括非编码区域和变异位点等。这使得研究人员能够全面了解病毒的遗传特征、变异情况和功能基因组，有助于深入分析病毒的演化、传播和抗药性等重要特征。

（3）高灵敏度和高准确性：由于 NGS 技术的高灵敏度，即使在低拷贝数的病毒样本中，也能够检测到存在的病毒。此外，NGS 测序技术具有较高的准确性，可检测到病毒基因组的各种变异和突变，有助于评估病毒的遗传多样性和抗药性。

（4）可检测多个病毒：NGS 技术可以同时检测多个病毒，而不仅限于特定的病毒种类。这对于研究病毒的混合感染、病毒群体的动态变化及病毒间的相互作用等具有重要的意义。

（5）探索新病毒和未知病毒：NGS 技术对于发现新病毒或未知病毒变异株具有很强的潜力。通过对病毒基因组的测序，可以与已知的病毒序列进行比对，并进一步研究其遗传特征和生物学特性，有助于对新病毒的了解和预防控制。

综上所述，NGS 技术在病毒学研究中具有高通量、全基因组测序、高灵敏度和高准确性等优势，为病毒的鉴定、演化分析、抗药性监测和新病毒发现等提供了强有力的工具和方法。

尽管 NGS 技术在病毒学中有很多优势，但也面临一些挑战。

（1）数据处理和分析：NGS 技术产生的数据量庞大，处理和分析这些数据需要大量的计算资源和专业的数据分析技术。数据的质量控制、序列比对、变异检测等步骤都需要高度精确和复杂的算法和流程。

（2）样本污染和低拷贝数样本：NGS 技术对样本纯度要求较高，样本污染可能导致背景噪声和误解。此外，对于低拷贝数的病毒样本，PCR 扩增过程中引入的偏倚及测序错误可能影响结果的准确性。

（3）病毒基因组的高度变异性：病毒基因组存在高度变异性，不同病毒株之间的序列差异可能很大。这为病毒序列比对和变异分析带来了挑战，需要对病毒基因组的多样性进行准确描述和建模。

（4）生物信息学资源和参考序列限制：在病毒学中，尤其是对于新发现的病毒，可用的生物信息学资源和参考序列可能有限。这可能导致在比对、注释和分析过程中的一些困难。

（5）费用和时间：NGS 技术相对于传统的测序方法来说，费用和时间成本较高。从样本准备到序列产生再到数据分析，整个流程需要耗费较长的时间和大量的经费。

尽管存在这些挑战，但随着技术的不断发展和改进，这些问题逐渐得到克服。例如，改进的测序方法、更强大的计算资源、更准确的算法和数据库等，都可以帮助应对这些挑战，提高 NGS 技术在病毒学中的应用效果。

（三）第三代测序技术

1.**单分子测序**　单分子测序技术（single molecule sequencing）是一种基于单个 DNA 或 RNA 分子的测序方法，与传统的批量测序技术有所不同。单分子测序技术基于将单个 DNA 或 RNA 分子隔离出来，通过对其进行连续的测序来获取目标序列的信息。该技术允许直接观察 DNA 或 RNA 分子上的碱基添加过程，并将其转化为可读的测序数据。常用的单分子测序技术包括 SMRT（single molecule real-time）测序和纳米孔（nanopore）测序。

（1）PacBio（pacific biosciences）测序：PacBio 使用 SMRT 测序原理，基于环状 DNA 模板，通过记录荧光信号来实现单分子的测序。

（2）Oxford Nanopore 测序：Oxford Nanopore 技术使用纳米孔检测 DNA 或 RNA 单分子的特征电流变化，通过测量电流信号的变化来实现测序。

这两种技术在病毒学研究中都得到了广泛应用，提供了高通量、长读长和实时测序的能力，使得病毒的基因组测序、变异分析和进化研究等方面取得了重要进展。

2.**第三代测序技术的优势和限制**

1）第三代测序技术具有多种优势

（1）高通量：第三代测序技术能够在较短的时间内产生大量的测序数据。相比传统的第二代测序技术，它可以同时测序更多的分子，从而大大地提高了测序的效率和产出。

（2）长读长：第三代测序技术能够生成较长的读长，即单个测序数据的长度。这对于处理复杂基因组、检测结构变异和解析重复序列等任务非常重要，因为它可以提供更全面和准确的基因组信息。

（3）实时测序：第三代测序技术具有实时测序的能力，可以在测序过程进行中实时观察和记录数据。这使得研究人员可以在测序过程中动态监测和控制实验，同时也可以实时检测样品的变化和细微的信号。

（4）无须 PCR 扩增：与第二代测序技术不同，第三代测序技术通常无须进行 PCR 扩增，可消除 PCR 过程中引入的偏倚和错误，可以更准确地反映原始样品的代表性。

（5）直接测序：第三代测序技术能够直接测序单个 DNA 或 RNA 分子，无须进行文库建立和降解。这大大简化了整个测序工作流程，减少了实验操作和时间成本。

综上所述，第三代测序技术在高通量、长读长、实时测序、无须 PCR 扩增和直接测序等方面具有明显的优势。这使得它在基因组学、表观遗传学、病毒学、癌症研究和个性化医学等领域的应用得到了广泛的推广和应用。

2）第三代测序技术存在的一些限制和挑战，主要包括以下几点：

（1）错误率较高：相对于第二代测序技术，第三代测序技术的错误率通常较高。这可能是由于测序反应中的化学或技术问题引起的，导致测序结果的准确性受一定的影响。

（2）数据分析复杂：第三代测序技术生成的测序数据通常较长且复杂，需要进行复杂的数据解析和处理。包括纠正错误、校正测序偏差、组装碎片化序列和变异检测等步骤，这些步骤对于数据分析的专业技术要求较高。

（3）成本较高：相对于第二代测序技术，第三代测序技术的成本通常较高。这主要是由于设备和试剂的价格较高，以及数据分析和存储的资源要求较大。

（4）读长存在限制：尽管第三代测序技术的读长相对较长，但在某些情况下仍然存在一定的限制。对于某些复杂基因组、结构重复区域和 GC 富集或 AT 富集序列，可能会出现读长不足的情况。

（5）样品质量要求高：第三代测序技术对样品质量的要求较高，低纯度、低浓度和具有降解性的样品，可能会导致测序的效果较差或不可行。

在实际应用中，研究人员应该对第三代测序技术的限制有所了解，并结合具体实验目的和样本性质，选择合适的测序策略和分析方法来克服这些限制。此外，随着技术的发展和改进，第三代测序技术的限制也在逐渐减少。

3. 第三代测序技术的展望　单分子测序技术的进一步发展：单分子测序技术，如 PacBio 和 Oxford Nanopore，具有长读长、实时测序和无须 PCR 扩增等优势，这使得在病毒学中广泛应用。随着技术的不断发展和改进，预计单分子测序技术将进一步提高读长和准确性，降低错误率，从而提供更全面和准确的病毒基因组信息。

分子生物学测序技术在病毒学中的发展趋势包括单分子测序技术的进一步发展、多种测序技术的组合应用、重点关注病毒变异和进化、引入元转录组学和单细胞测序技术，以及大规模基因组学调查和全球疫情监测。

人工智能（AI）和机器学习（ML）在测序数据分析中的应用正日益受到关注，以下是一些主要的应用：基因组组装和序列比对，变异检测和注释，基因表达和调控分析，病毒识别和分类，药物开发和个性化医学，数据挖掘和模式识别。AI 和 ML 方法可以用于从大规模测序数据中挖掘有价值的信息和模式。通过训练模型来识别相关性、发现新的生物学关联和预测基因、蛋白质或病毒序列的功能等。以上只是一些在测序数据分析中应用 AI 和 ML 的示例，这些技术的应用能够加速数据处理、提高预测和解释的精度，并帮助研究人员从海量的测序数据中提取有用的生物学信息。随着 AI 和 ML 方法的不断进步和成熟，它们将在测序数据分析中扮演的角色越来越重要。

分子生物学测序技术在病毒学中的应用促进了病毒研究的深入和进展。不同的测序技术可以相互补充，提供更全面的信息。随着技术的不断进步，测序技术在病毒学中的应用将变得更加广泛和精确。

第六节　新型病毒鉴定

新型病毒的迅速传播和威胁人类健康的能力已经成为全球关注的焦点。在过去的几十年里，人类经历了多次新型病毒的大流行，这些事件凸显了新型病毒对全球公共卫生的威胁。因此，快速、准确地鉴定新型病毒成为迅速采取干预措施并控制疫情蔓延的重要任务。

传统的病毒鉴定方法涉及病毒培养、电子显微镜观察和免疫学技术，通过分离病毒并进行鉴定，可以确定病毒的存在并确认其与致病性或潜在威胁的联系，从而提供更准确的疾病诊断和治疗，还可以揭示病毒的特征和特性，这些方法存在时间长、复杂、费用高和需要高度专业知识等局限。随着生物技术迅猛发展，分子生物学和基因组学等领域为新型病毒鉴定提供了更多的选择。

基于核酸检测的方法已经成为最常用的新型病毒鉴定方法之一。这种方法的优势在于其高度特异性和准确性，同时还能够快速适应新的病原体。通过对环境样本、临床样本和野生动物样本进行大规模测序，科研人员可以及早检测到可能导致疫情的潜在病原体。这种全基因组测序的方法提供了更全面的信息，有助于更好地理解病毒的传播和进化。新型病毒的鉴定对于保障公共卫生安全、科学防控疾病、加速药物研发和提高健康意识等方面都具有重要的意义。

一、基础概念

（一）原理及方法

（1）样本采集：采集患者体液、呼吸道分泌物或其他可能含有病毒的样本，如鼻咽拭子、痰、血液等。

（2）分离病毒：将收集的样本进行一系列的实验处理，通常包括过滤、离心、纯化等步骤，以分离出病毒颗粒。

（3）病毒培养：将分离得到的病毒颗粒以适当的培养基或细胞系进行培养，使病毒能够在体外增殖。

（4）病毒鉴定：通过观察和分析病毒的形态特征、遗传物质（如核酸序列），以及在细胞中产生的病毒效应等方式，确定该病毒是否为新型病毒。

（5）病毒命名：确认该病毒为新型病毒后，根据国际相关的病毒分类系统，对新型病毒进行命名。

分离鉴定的具体步骤可以结合不同的实验方法和技术来完成，如传统的细胞培养、PCR、测序技术、免疫电镜、免疫学检测（如 ELISA）等。

（二）应用范围

新型病毒的分离鉴定在医学和生物学研究中有广泛的应用，其中包括以下几个方面：

（1）疫情监测和防控：分离鉴定是疫情监测和防控的重要手段。通过分离和鉴定新型病毒，可以确定病原体的存在和传播途径，评估疫情的严重性，并制订相应的预防和控制策略，以及推动疫苗和抗病毒药物的发展和应用。

（2）疾病诊断：分离鉴定可以帮助确定导致特定疾病的病原体。通过分离和鉴定病毒，可以为临床医生提供准确的病原学诊断，从而指导临床治疗和预后评估。

（3）病原体研究：分离鉴定为病原体的研究提供了基础。通过分析病毒的遗传物质和生物学特性，可以了解病原体的致病机制、传播途径、耐药性等关键信息，为疾病流行病学研究和疫苗研发提供科学依据。

（4）疫苗开发：分离鉴定是疫苗开发的关键环节。通过分离和鉴定病毒，可以确定病原体的特性和变异情况，为选择疫苗株提供依据。此外，分离鉴定也为疫苗的安全性评估和效果监测提供了重要的数据。

（5）药物研发：分离鉴定可用于药物研发。通过分离和培养病毒，可以进行抗病毒药物的体外筛选和有效性测试。此外，鉴定病毒的变异和耐药特征可以为药物的设计和优化提供参考。

（6）病毒学研究：分离鉴定为病毒学的基础研究提供材料和信息。通过分离和鉴定病毒，可以研究病毒的生命周期、细胞感染机制、病毒蛋白的功能等，从而拓展病毒学的知识和理解。

新型病毒的分离鉴定在医学和生物学研究中具有重要的应用，包括疫情监测和防控、疾病诊断、病原体研究、疫苗开发、药物研发，以及病毒学的基础研究等方面。这一过程为了解病原体特性、控制疾病传播和提供有效的预防和治疗手段提供了科学基础和依据。

（三）开展新型病毒的分离鉴定的优势

（1）确定病原体：分离鉴定可以帮助确定新型病毒作为疾病的病原体。通过分离和纯化病毒颗粒，可以直接观察和分析病毒的形态特征、遗传物质等，从而准确地识别导致疾病的具体病原体。

（2）确认新型病毒：分离鉴定是确认新型病毒的重要手段。通过比较分离得到的病毒颗粒与已知病毒的特征和序列，可以确定是否为新型病毒，并进行进一步的分类和命名。

（3）研究病毒特性：分离鉴定为研究新型病毒的特性提供基础。通过分析病毒的形态、遗传物质、蛋白质结构和功能等，可以深入了解病毒的生物学特性、传播途径、致病机制等，为疫情监测、疫苗研发和药物治疗等提供重要的信息。

（4）制订防控策略：分离鉴定是制订疫情防控策略的基础。了解新型病毒的传播特征和感染机制，可以有针对性地制定隔离措施、个体防护措施、疫苗开发和药物治疗等防控策略，有效地遏制疫情的传播。

（5）临床诊断和治疗：分离鉴定为临床诊断和治疗提供依据。通过分离鉴定可以确定导致疾病的具体病原体，提供准确的病毒诊断，有助于制订针对性的治疗方案和药物研发。

二、新型病毒鉴定的试验方法

（一）病毒分离

新型病毒的分离通常涉及以下试验方法。

（1）细胞培养：将采集的样本与适合病毒生长的细胞系相结合来进行病毒分离。这些细胞可能是哺乳动物细胞（如 Vero 细胞、MDCK 细胞）、肺腺癌细胞（如 A549 细胞）、节肢动物细胞（BEM/CTVM23 细胞）等。培养细胞需要提供充足的营养物质和适宜的环境条件，以支持病毒的复制和增殖。

（2）病毒纯化：通常先使用低速离心来去除细胞碎片和杂质，然后通过高速离心技术将病毒颗粒沉积。此外，还可以使用聚合物吸附剂、超滤膜或密度梯度离心等技术来进一步纯化病毒。

（3）病毒鉴定：利用不同的试验方法来确认病毒的鉴定和分类。常用的方法包括电镜观察、PCR、免疫学检测等，检测与病毒相关的抗原或抗体。

（4）病毒培养：将分离得到的病毒进行培养，以增加病毒的数量。培养需要提供适当的培养基和细胞系，并控制培养条件，如温度、湿度和 CO_2 浓度。培养后的病毒可用于进一步的实验研究，如基因组测序、感染机制的研究、药物筛选等。

以上是常见的新型病毒分离的试验方法，这些方法可根据不同研究需求进行适当调整。

（二）病毒鉴定

新型病毒鉴定的试验方法包括以下几种常用的方法：

（1）PCR：PCR 是一种通过模拟病毒的遗传物质进行扩增的技术。通过设计合适的引物，可以选择性地放大病毒的特定基因片段或整个基因组。PCR 扩增后的产物可以通过电泳等方法进行分析，以确定病毒的存在和特征。

（2）基因组测序：基因组测序是通过对病毒的完整基因组进行测序，获取其遗传信息。这种方法可以从全面的角度了解病毒的遗传特征、基因结构和相关蛋白质编码等信息，有助于确定病毒的种属、毒株和性质。

（3）免疫学检测：常见的免疫学方法包括酶联免疫吸附剂检测（ELISA）、免疫荧光法（IFA）和蛋白免疫印迹（western blot，WB），通过检测与病毒相关的抗原或抗体，快速确定病毒的存在和特征。

（4）细胞培养和病毒复制：将病毒样本接种到合适的细胞系中进行培养，观察细胞是否发生明显的病毒感染和变化。细胞培养方法可以提供病毒的增殖环境，进一步证实病原体与感染细胞的相互作用关系（图6-39）。

（5）电子显微镜观察：通过电子显微镜观察病毒颗粒的形态和结构特征，确定其大小、形状和包膜等特征，从而帮助确定病毒的种属和分类（图6-40）。

以上实验方法在新型病毒鉴定中起着重要的作用。常常需要结合多种方法的应用，综合分析各种实验结果，以确定病毒的特性、分类和致病性。此外，随着科学技术的发展，还不断涌现出新的实验方法和技术，为新型病毒的鉴定和研究提供更多选择和工具。

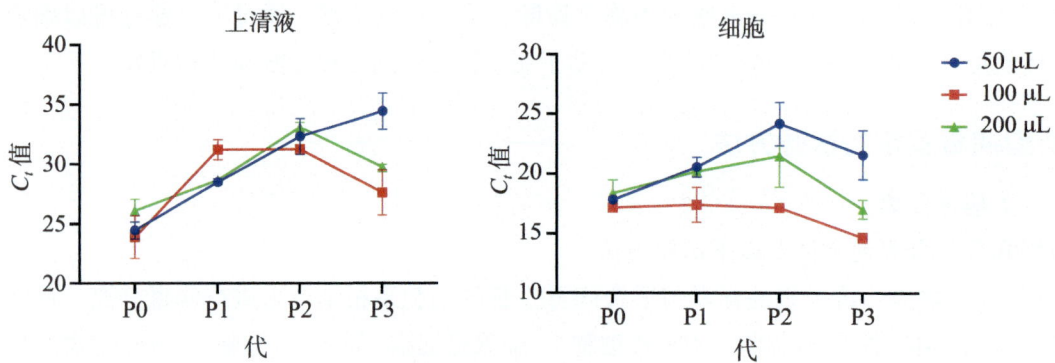

图 6-39　细胞传代

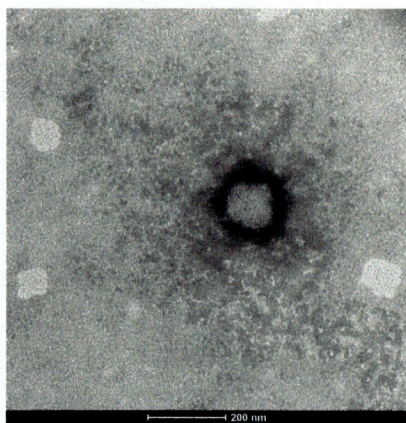

图 6-40　电镜观察细胞

三、技术优化和未来发展

（一）技术优化

目前，常见的病毒分离鉴定技术在不断改进和优化中，主要集中在以下几个方面：

（1）快速筛选方法：为了更快速地进行病毒分离和鉴定，研究人员致力于开发快速筛选方法。例如，快速病毒培养方法可以通过改进培养基成分、增加细胞株的复原能力、优化培养条件等来缩短病毒生长时间。此外，使用高通量技术如高通量测序、多重 PCR 等也可以加快病毒鉴定的速度。

（2）分子方法的改进：由于分子方法在病毒鉴定中发挥着重要的作用，因此研究人员不断改进分子方法的灵敏度、特异性和高通量性。例如，引入新的引物和探针设计策略，提高 PCR 的灵敏度和特异性。此外，新一代测序技术的快速发展，如高通量测序、单分子测序等，提供了更高效、更精确的病毒基因组测序方法。

（3）细胞培养的改进：细胞培养在病毒分离中扮演重要的角色，改进细胞培养可以提高病毒的复制效率和病毒颗粒的产量。研究人员通过改进培养基成分、控制培养环境和优化细胞株的状态来提高细胞培养效果。此外，还致力于开发新的细胞系或细胞替代方法，以应对特定病毒难以在传统细胞系中生长的情况。

（4）抗体和免疫学方法的改进：改进抗体和免疫学方法可以提高病毒鉴定的灵敏度和特异性。例如，通过改进抗体再结合技术、开发新的免疫试剂并改进染色标记方法，可以提高免疫学检测的灵敏度和准确率。此外，还开发了新一代免疫学方法，如免疫组学和单细胞免疫学，可以在单个细胞水平上研究病毒鉴定和免疫应答。

（5）生物信息学和人工智能的应用：生物信息学和人工智能技术在病毒分离鉴定中的应用也有持续的改进与优化。生物信息学技术可以帮助分析和解释病毒基因组数据，包括进行序列比对、变异分析、进化分析等。此外，通过结合机器学习和深度学习算法，可以构建病毒鉴定模型和预测模型，用于建立病毒分类和鉴定的准确性和高效性。这种结合可以提高病毒鉴定的速度、精确度和自动化水平，加快应对病毒威胁的能力。

（6）微流体技术：微流体技术是一种以微尺度通道和微液滴为基础的实验平台，用于病毒分离和鉴定也得到了持续的改进。通过微流体设备，可以高效地控制液滴和流体的流动，加速分离和鉴定过程，减少处理样本的时间和样本用量。同时，微流体技术还可以与传感器和检测方法结合，实现快速、高灵敏度和高通量的病毒检测。

（7）创新的检测方法：除了常见的分子和免疫学方法，研究人员还不断创新和改进病毒分离鉴定的新方法。例如，使用纳米技术和纳米材料，可以实现高灵敏度的病毒检测和鉴定。利用 CRISPR-Cas 系统的基因编辑技术，可以构建病毒检测和鉴定的快速、精确的分子工具。还有一些基于光学、电化学、电子等原理的检测方法也被广泛研究和应用于病毒分离和鉴定。

这些改进和优化方法的不断发展，可以提高病毒分离鉴定技术的效率、准确性和灵敏度，有助于更快速、更精确地识别和鉴定不同类型的病毒，并为疫情防控和疫苗研发提供支持。同时，这些进展也推动着病毒学研究和相关领域的发展。

（二）未来应用领域

新病毒分离鉴定在未来可能的发展方向和应用领域有以下几个方面：

（1）快速诊断和监测：随着科技的不断发展，可以预见新病毒分离鉴定技术将越来越快速、高效和准确。未来的发展方向包括快速便携式设备和试剂盒的开发，使得病毒的分离和鉴定可以在就诊现场或野外等条件下进行，实现快速诊断和监测。

（2）病原学研究和致病机制解析：新病毒分离鉴定技术的发展将有助于更深入地了解病毒的

特性、传播途径和致病机制。通过对病毒基因组的详细分析和结构研究，可以揭示病毒与宿主细胞相互作用的分子机制，为抗病毒药物和疫苗的开发提供更多的线索。

（3）新型疫苗和抗病毒药物研发：病毒分离鉴定技术的改进将有助于更精准地筛选和验证候选疫苗株和药物。通过深入了解病毒变异和与宿主免疫系统的相互作用，可以开发创新的疫苗设计策略和抗病毒药物。此外，新的技术和平台，如 mRNA 技术和基因编辑技术，也为疫苗和药物研发提供了新的机会和可能性。

（4）病毒溯源和传播动态分析：病毒分离鉴定技术的进步可以更准确地确定病毒的种源和传播途径，为疫情溯源提供更丰富的信息。通过病毒基因组测序和比对分析，可以追踪病毒的传播路径和变异情况，帮助制订更有针对性的疫情防控措施。

（5）野生动物监测和预警：随着人类活动和环境变化，野生动物与人类的接触增加，潜在的新病毒传播风险也增加。新病毒分离鉴定技术可以在野生动物中发现未知的病毒，并帮助监测和预警潜在的流行风险。通过对野生动物中的病毒进行全面的筛查和鉴定，可以及早发现和追踪潜在的致病病毒，为疫情防控提供重要数据支持。

（6）病毒大数据和人工智能应用：随着病毒基因组测序和病毒学数据的积累，可以利用人工智能和机器学习技术，对大规模的病毒数据进行挖掘和分析。通过建立病毒的基因组数据库和元数据库，可以识别病毒的特征、变异模式和与宿主的关系等信息，从而更好地了解病毒的基础生物学和病原学特性。

（7）病毒监测和早期预警：新病毒分离鉴定技术的发展将有助于建立更强大的病毒监测和早期预警系统。通过持续监测野生动物、环境和人类样本中的病毒，可以及时发现新型病毒的出现和传播。结合流行病学数据和环境数据，可以更准确地预测和评估病毒的风险和传播趋势，为公共卫生和疾病防控提供科学依据。

（8）病毒交流和国际合作：新病毒分离鉴定技术的发展将促进病毒交流和国际合作。通过共享病毒样本、基因组数据和鉴定方法，国际上可以更好地合作应对病毒威胁。建立全球的病毒基因组和鉴定信息数据库，促进病毒研究和应对策略的共享，加强国际合作和信息共享，提升全球公共卫生应对能力。

总的来说，未来病毒分离鉴定技术的发展将聚焦于快速、高效、准确和全面的病毒鉴定，为疫情监测、病原学研究、疫苗和抗病毒药物研发及公共卫生防控提供更可靠的工具和方法。这将为防控疾病、保障人类健康和社会稳定带来重要的科学支持和技术保障。

四、总结与展望

病毒分离鉴定技术是一项重要的科学手段，用于分离和确认病毒株的存在和特征。目前病毒分离鉴定技术有其优势但也存在一定的局限性。

（一）优势

（1）确定病毒种类和变异：病毒分离鉴定技术可以确定某些特定病毒的存在和种类，并有助于了解病毒的变异情况。

（2）研发疫苗和药物：病毒分离鉴定技术为研发疫苗和药物提供了基础。通过分离鉴定病毒，科学家可以了解其结构和生物学特性，从而指导疫苗和药物的开发和制备。

（3）流行病学调查：病毒分离鉴定技术可以帮助了解病毒的传播途径和扩散范围。通过对病毒株的分析，可以追踪感染源、传播途径和人群易感性，为疫情调查和控制提供重要的信息。

（二）局限性

（1）技术复杂性和耗时性：病毒分离鉴定技术通常需要复杂的实验操作和精密的设备，且耗时较长。从采样到分离和鉴定病毒株需要几天甚至几周的时间。

（2）培养条件要求高：有些病毒需要特定的细胞培养条件才能成功分离。如果无法提供合适的细胞培养环境，可能会限制分离和鉴定病毒株的能力。

（3）可变性和特异性：不同的病毒具有不同的遗传特征和生物学特性，因此分离和鉴定的方法对不同的病毒可能需要调整和优化。某些病毒可能具有高变异性，使得鉴定和追踪变异株变得困难。

（4）依赖基因测序技术：分离和鉴定病毒常常借助基因测序技术来确定其遗传关系和变异情况。但这也意味着对于一些低收益的序列，可能需要更多的测序成本和设备。

综上所述，病毒分离鉴定技术在研究和控制病毒相关疾病方面具有重要的作用。然而，仍然需要在改进技术和解决限制性等方面进行努力，以提高其效率和适用性。

第七节　活性评价方法

病毒株活性评价是一种评估和测定病毒株在感染过程中的生物学特性和活性的方法。通过病毒株活性评价，可以了解病毒株的复制能力、传播方式、致病性和耐药性等重要特性。这个评价过程通常包括使用不同的实验方法来检测和测量病毒株的免疫逃逸、增殖速度、细胞适应性、病毒蛋白产量，以及与宿主免疫系统的相互作用等。通过评价病毒株的活性，研究人员可以更好地了解病毒的感染机制、变异情况、致病机制及针对其进行疫苗研发和抗病毒药物筛选的依据。病毒株活性评价在病毒学研究、疫情防控和公共卫生领域中具有重要的指导和应用价值。病毒株活性评价常见的方法包括以下几种：细胞培养方法、动物模型方法、分子生物学方法、中和试验和细胞毒性测定，这些方法可根据具体研究对象和研究目的进行选择和组合使用，以全面评估病毒株的活性和相关特性。

一、细胞培养方法

细胞培养方法是一种在体外模拟体内环境进行病毒株活性评价的常用方法。通过将病毒接种到敏感细胞系中，观察细胞形态变化、细胞存活率及病毒复制指标等参数，评估病毒株的活性。细胞培养法基于病毒与宿主细胞之间的相互作用，病毒依赖宿主细胞进行复制和增殖，宿主细胞则为病毒提供必要的生长环境。在适宜的条件下，病毒能够感染细胞并在细胞内复制，导致细胞形态改变、增殖能力下降或细胞死亡等。通过观察这些细胞病变效应，可以评估病毒株的活性。

（1）细胞准备：通过查阅文献，根据病毒的敏感宿主或细胞系选择适当的细胞系，如 HeLa 细胞、Vero 细胞等可用于病毒的培养。将细胞接种到培养皿中，在适宜的温度和湿度条件下培养细胞，使细胞生长并形成单层。

（2）病毒接种：将待评估的病毒株接种到已准备好的细胞中。通常将病毒与细胞充分混合，使病毒充分感染细胞。

（3）观察细胞形态变化：通过显微镜观察接种病毒后的细胞形态变化。病毒在细胞内增殖后，会出现致细胞病变效应（cytopathic effect，CPE），如细胞肿胀、变圆、坏死等。这些病变的程度可以间接反映病毒的活性。

（4）细胞存活率测定：通过特定的染色或荧光标记技术，可以检测存活的细胞数量。通过比较感染病毒后存活的细胞数量与未感染病毒的细胞数量，可以评估病毒对细胞的杀伤力。常用的方法是结晶紫染色法、荧光染色法等，如黄病毒 Karshi virus 感染 BHK-21 细胞即可通过病毒蚀斑（plaque assay）染色方法进行观察（图 6-41）。

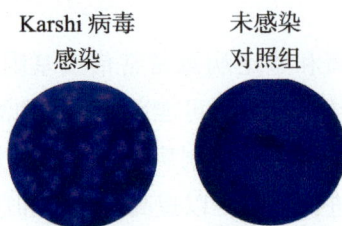

图 6-41　Karshi virus 感染 BHK-21 细胞噬斑染色法

（5）病毒复制指标测定：通过检测培养基中病毒颗粒的数量或特异性抗原、核酸等标志物，可以评估病毒的复制能力。常用的方法是定量 PCR、免疫荧光技术等。通过比较不同时间点的病毒滴度，可以了解病毒的增殖速度和复制效率。

细胞培养方法是评估病毒株活性的一种常用方法。通过观察细胞形态变化、细胞存活率及病毒复制指标等参数，我们可以了解病毒株的感染能力、毒力和复制效率等生物学特性。这些数据有助于深入研究病毒的生物学特性和致病机制，为疫苗研制、抗病毒药物筛选等提供重要依据。

二、动物模型方法

动物模型方法在病毒株活性评价中是指利用实验动物来模拟病毒感染的生理过程，通过观察和检测动物体内病毒株的复制、传播、致病性，以及机体对病毒的免疫反应等，从而评价病毒株的活性。这种方法可以模拟人类感染病毒后的真实情况，有助于我们更深入地了解病毒的生物学特性，以及病毒与宿主之间的相互作用。

该方法在病毒株活性评价中的重要性主要体现在以下方面：①精确性，动物模型可以模拟宿主感染病毒后的生理和病理变化，从而提供准确的病毒株活性评价数据。这对于药物研发、疫苗研制，以及疾病防控策略的制订具有重要意义。②可控性，在动物模型中，通过控制实验条件，如感染剂量、途径、宿主年龄和性别等，来观察不同因素对病毒株活性的影响，这有助于更全面地了解病毒的感染特性。③预测性，通过对动物模型的研究，可以预测病毒株在宿主中的感染情况和潜在风险，为潜在疫情防控提供科学依据。

总的来说，动物模型方法在病毒株活性评价中扮演着重要的角色，它为研究和评价病毒株的活性提供了一种有效、可靠的手段，为疾病防控和公共卫生安全提供了有力支持。然而，利用动物模型评估病毒活性也存在一定的局限性，如实验动物与人类之间的生理差异、伦理问题等，因此在使用时需要充分考虑以下因素：

（1）动物选择：选择适当的动物模型是关键。不同种类的动物对病毒的敏感性和反应不同，因此需要根据研究目的和病毒特性选择合适的动物。常用的动物模型包括小鼠、大鼠、沙鼠、豚鼠、雪貂和非人灵长类动物等。必要时候也会选择基因改造的动物，如 SARS-CoV-2 感染动物模型中，标准的实验室小鼠（如 C57BL/6 小鼠）通常不易被感染，因为它们的 ACE2 受体（病毒进入细胞的关键受体）与人类存在差异，基因工程改造小鼠，可使其表达人类的 ACE2 受体，能够更容易地被 SARS-CoV-2 感染。

（2）病毒接种：将待评估的病毒株接种到选定的动物模型中。接种途径和剂量需要根据病毒的特性和动物的敏感性来确定，以确保感染的有效性和安全性。常用的接种方式有皮下接种、皮内接种、肌肉接种、腹腔接种、脑内接种和滴鼻感染等。如在一些呼吸道病毒采用滴鼻感染等方式（图 6-42），这为了模拟自然感染过程。但无论哪种接种方式，都应正确地抓取和固定小鼠，遵循相关的实验操作规范和伦理要求。

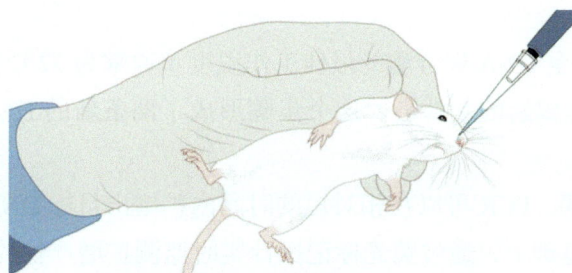

图 6-42　滴鼻感染时小鼠的抓取和定位

（3）观察与记录：在感染过程中，观察动物的体征和症状变化，记录体重、活动程度、体温等生理和临床参数，评估病毒感染对小鼠整体健康状况的影响。同时进行必要的组织病理学检查，了解病毒对动物的组织损伤和病理变化。

（4）病毒复制与传播：动物体内病毒载量、复制效率，以及在不同组织中的分布情况，了解病毒在动物体内的复制与传播特性。

（5）致病性评估：根据动物的临床表现、组织病理学检查结果及病毒复制情况，评估病毒株的致病性。比较不同病毒株在同一种动物模型中的表现，可以更准确地了解其生物学特性和致病机制。

通过采集感染病毒小鼠的组织样本，进行病毒载量的定量分析，评估病毒在小鼠体内的复制和扩散情况。检测小鼠的免疫指标，包括炎症因子水平、抗体水平、细胞因子水平等，评估小鼠对病毒感染的免疫反应。记录感染病毒小鼠的生存情况，绘制生存曲线并分析存活率，评估病毒感染对小鼠生存的影响。检测动物体内的特异性抗体和细胞免疫应答，了解病毒株的免疫原性及免疫系统对病毒的应答反应。

将收集到的数据进行分析和解释，比较不同病毒株在动物模型中的表现差异。结合其他实验结果，综合评估病毒株的活性，并探讨其潜在的致病机制和疫苗开发前景。总之，通过选择适当的动物模型、观察体征和症状变化、检测病毒复制和致病性等方面的数据，可以深入了解病毒的生物学特性和致病机制。

三、分子生物学方法

通过检测和量化病毒基因组、病毒蛋白的表达水平等参数，是一种常用的评估病毒株活性的分子生物学方法。常用的检测手段主要包括以下几个方面：

1. PCR 和实时定量 PCR（reverse transcription-polymerase chain reaction，RT-PCR）技术

通过设计特定的引物，PCR 可以在短时间内将病毒基因组大量扩增，便于后续的分析。PCR 是一种在体外复制 DNA 的技术。PCR 的原理基于 DNA 的双链结构和 DNA 聚合酶（特别是热稳定的酶）的作用。PCR 的原理步骤如下。

（1）变性：PCR 反应开始时，待放大的 DNA 双链通过高温（通常为 94 ~ 98℃）被分离成两条单链 DNA。这个步骤可通过热循环设备的升温来实现。

（2）退火：降温使引物（具有与目标 DNA 序列互补碱基配对的短 DNA 片段）与 DNA 单链结合。引物可以设计成与待放大 DNA 的起始部分的碱基序列相匹配。通常，退火温度设置在 50 ~ 65℃。

（3）扩增：温度升高至 DNA 聚合酶的最佳工作温度（通常为 72℃），这样 DNA 聚合酶就能够沿着 DNA 单链修复并合成新的互补链。这个步骤形成了两条新的 DNA 双链，每一条都与原始 DNA 双链中的一条相对应。

通过重复以上 3 个步骤，PCR 可以在相对短的时间内扩增出目标 DNA 序列。

RT-PCR 是在 PCR 的基础上，通过荧光标记探针实时监测扩增产物的量，从而对起始模板进行定量分析。通过 RT-PCR，可以精确测定病毒基因组的载量，评估病毒株的复制活性。

2. 病毒蛋白表达水平检测

利用分子生物学技术，如 Western blot、免疫荧光等技术，可以检测病毒蛋白的表达水平。通过分析病毒蛋白的表达量，可以了解病毒株的复制能力和感染。病毒蛋白表达水平检测也是评估病毒分离常用手段，如利用 Vero 细胞分离古尔图病毒分离中，利用免疫荧光的技术，评估病毒随着感染细胞传代次数的增加，感染效率也逐渐增加（图 6-43）。

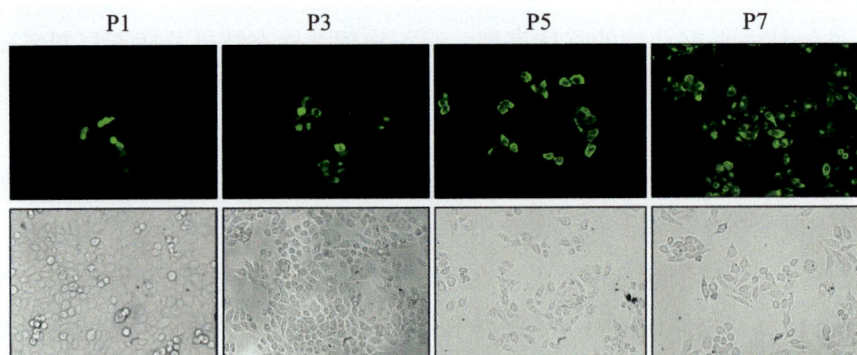

图 6-43 免疫荧光检测 GTV 的感染

P1 代表第一次传代；P3 代表第三次传代；P5 代表第五次传代；P7 代表第七次传代。

3. 转录组分析

利用高通量测序技术，对病毒感染后的细胞或组织转录组进行分析。通过检测病毒基因的转录情况，了解病毒基因的表达模式和调控机制，从而评估病毒株的活性。

4.蛋白质组分析

利用质谱等技术对病毒感染后的细胞或组织蛋白质组进行分析。通过检测病毒蛋白的表达水平和修饰情况，了解病毒的组装和分泌过程，进一步评估病毒株的活性，现在蛋白质组分析评估患者病毒感染已经成为一种常用手段。总之，分子生物学方法为评估病毒株活性提供了强有力的手段。

四、中和试验

中和试验是经典评估病毒株活性的方法。中和试验主要包括简单定性中和试验、固定血清稀释病毒法、固定病毒稀释血清法和空斑减少中和试验（plague reduction test）。其原理是利用特异性抗体结合病毒，抑制病毒感染和致病能力。在试验中，将病毒与抗体混合后孵育，在适宜条件下接种给敏感宿主，观察病毒感染情况，评估抗体保护效果。中和抗体可通过抑制病原体侵入宿主细胞、阻止复制传播发挥保护功能，防止感染。试验可通过敏感动物检测抗体效果，用细胞培养法观察病毒细胞病变或空斑形成。结果可直接证明病毒与抗体作用，了解生物特性和致病机制。同时，可评估疫苗效果和药物疗效。试验需要专业技术和条件，较长时间和大量样本。因此，在实践中，通常与其他方法结合使用，全面评估病毒活性。

（一）简单定性中和试验步骤

简单定性中和试验是一种病毒或毒素与相应的抗体结合后，失去对易感动物的致病力的试验方法。其主要目的是从待检血清中检出抗体，或者从病料（含病毒的样本材料）中检出病毒，从而诊断病毒性传染病。此外，它还可以用于毒素的鉴定和分型，以及测定抗病毒血清或抗毒素的效价。试验过程包括选定试验动物及接种途径，将病料研磨并稀释后，与已知的抗血清混合，并设置对照，然后接种给实验动物，观察发病和死亡情况，以判断病料中是否含有与该抗血清相应的病毒。这种试验方法在病毒学研究和临床诊断中具有重要的应用价值。简单定性中和试验的基本过程可分为以下几步：

（1）根据病毒易感性选定试验动物（或鸡胚、细胞培养）及接种途径。

（2）将病料研磨，并稀释成一定浓度（100 ~ 10 000 LD_{50} 或 $TCID_{50}$）。污染的病料需加抗生素，或者用细菌滤器过滤，与已知的抗血清（适当稀释或不稀释）等量混合，并用正常血清加稀释病料作对照。

（3）混合后于37℃放置1 h时，分别接种实验动物，每组至少3只并分别隔离饲喂，观察发病和死亡情况。

（4）对照动物死亡，而中和实验组动物存活，即证实该病料中含有与该抗血清相应的病毒。

（二）固定病毒稀释血清法

（1）用细胞维持液连续倍比稀释急性期和恢复期血清。

（2）取1.0 mL不同浓度的稀释血清分别与1.0 mL标准病毒（100 $TCID_{50}$/0.1 mL）混合，置37℃水浴作用1 h。

（3）取混合液0.2 mL分别加到细胞已长成单层的96孔细胞培养板中，每一稀释度接种4孔细胞。同时设4孔正常细胞对照和设4孔 100 $TCID_{50}$/0.2 mL作病毒对照。

（4）设病毒滴度对照。将病毒液连续10倍稀释后，加到细胞已长成单层的96孔细胞培养板中，每个稀释度接种4孔细胞，每孔加0.1 mL。必要时还要设抗体阳性血清对照和抗体阴性血清对照。

（5）将 96 孔细胞培养板置 37℃、5% CO_2 温箱中孵育，每日观察 CPE。

（6）50% 血清中和终点的计算：50% 细胞不产生 CPE 的血清稀释度。根据细胞病变程度，用 Reed-Muench 法计算 50% 血清中和终点。

（三）空斑减少中和试验

以使空斑数减少 50% 的血清量作为中和效价的一种血清学试验称为空斑减少中和试验。方法是将已知能形成空斑的病毒稀释成每一接种剂量 100 个空斑单位，加等量递进稀释的血清，测定血清的中和效价。

空斑减少法中和实验的基本过程如下：

（1）将对实验用病毒敏感的细胞系以 90% ~ 95% 密度单层接种于 24 或其他孔板中。

（2）病毒利用细胞培养基稀释成适当浓度，使每 0.2 mL 含 80 ~ 100 空斑形成单位（plaque forming unit，PFU）。

（3）待测血清利用细胞培养基，2 倍梯度稀释至不同稀释度的待检血清，并于上述病毒等体积混合，并将病毒 - 血清混合物置 37℃作用 1 ~ 2 h。

（4）弃掉孔板中细胞的上清液，将病毒血清混合物加入，并于培养箱中吸附 1 h 后，弃掉混合液，利用无菌 PBS 清洗细胞，加入培养基混合的固体或半固体培养基，培养 2 ~ 3 天。

（5）加入结晶紫染色液室温固定过夜，小心流水冲洗并读取空斑，用 Reed-Muench 法计算 50% 血清中和效价。

空斑减少中和试验具有操作简单、成本低廉的优势。它能够定量分析不同抗体的中和能力，为疫苗和抗病毒药物的研发提供关键数据。然而，该方法也存在一定的局限性：首先，模型是在体外细胞培养条件下进行的，无法完全模拟体内病毒感染的复杂情况。其次，实验结果受到细胞因素和培养条件的影响，可能无法完全反映真实病毒感染的情况。再次，无法考虑到体内免疫反应、病毒传播途径和相关因素，也可能存在一定的局限性。最后，实验结果受用于实验的抗体种类、浓度和纯度等因素影响，可能存在抗体选择方面的偏差。

五、总结与展望

目前，病毒株活性评价方法已经取得了一定的进展，但仍存在一些局限性。例如，动物模型方法受到伦理和资源限制，细胞培养方法无法完全模拟体内环境，分子生物学方法可能受到病毒变异和检测技术的限制。因此，未来的研究需要进一步改进和完善现有的评价方法，提高其敏感性和特异性。随着技术的不断发展，新的病毒株活性评价方法也在不断涌现。例如，基于人工智能和机器学习的方法可用于分析病毒基因组序列，预测病毒的进化和变异趋势；基于微流控和芯片技术的细胞模型可以模拟更真实的体内环境，提高评价的准确性等。这些新方法将有助于更深入地了解病毒的生物学特性和致病机制，为病毒学和传染病研究提供更多新的视角和思路。总之，病毒株活性评价是病毒学和传染病研究中的重要环节，需要不断改进和完善现有的评价方法，并探索新的评价方法。通过综合运用多种方法，我们可以更全面地了解病毒的生物学特性和致病机制，为疫苗研制、抗病毒药物筛选，以及疾病防控策略的制订提供重要的依据。

（编写：邓　菲　宋敬东　蒋柏勇　白　源，审校：韩　俊）

参考文献

[1] 占今舜,邢月腾,张彬.细胞培养技术的应用研究进展[J].饲料博览,2013(1):8-11.

[2] 朱萍.呼吸道合胞病毒分离鉴定及感染乳鼠模型的研究[D].银川:宁夏医科大学,2017.

[3] 李兰兰,刘伟姣,肖波,等.神经型犬瘟热病毒鸡胚培养实验[J].湖南畜牧兽医,2021(3):40-42.

[4] 张伟.柯萨奇B组3型病毒动物模型的建立[D].北京:北京协和医学院,2023.

[5] 洪涛.生物医学超微结构与电子显微镜技术[M].北京:科学出版社,1984.

[6] 宋敬东,王健伟,洪涛.医学病毒图谱2版[M].北京:科学出版社,2024.

[7] 裴晓方,于学杰.病毒学检验[M].北京:人民卫生出版社,2015.

[8] 宋敬东,屈建国,鲁苗壮,等.提高负染法透射电镜检测病毒灵敏度的制样方法及应用[J].病毒学报,2010,26(5):410-413.

[9] 陈德蕙,杨怡.在可能的生物恐怖袭击中病毒的电镜诊断[J].电子显微学报,2007,26(6):610-619.

[10] 陈德蕙,张贺秋,王国华.电镜在病毒感染诊断中的应用[J].电子显微学报,1997,16(5):549-568.

[11] 季阳,郑忠伟,蔡辉,等,病毒血清学检测与核酸检测技术在输血传染病筛检中的应用[J].中国输血杂志,2010,23(6):5.

[12] 刘树贤.乙型肝炎病毒感染的血清学标记[J].河北医学院学报,1983,(1):58-60,72.

[13] 邵美娟,温怀凯,倪莉,等.补体结合实验与ELISA捕获法测定巨细胞病毒抗体的比较[J].江西医学检验,2005,(3):233-280.

[14] 梁婉欣,刘淑燕,段炼,等.新型冠状病毒假病毒的构建及其在血清中和抗体测定中的应用[J].中国热带医学,2022,22(3):240-245.

[15] 陈松,张震林,张香桂,等.ELISA方法鉴定转Bt基因抗虫棉[J].江苏农业科学,2003(1):21-23.

[16] 刘国霞,曾宪垠.酶联免疫吸附测定技术新进展[J].河南畜牧兽医,2001(7):13-14.

[17] 曾明安,黄启华,毛勇.白色PVC薄膜快速Dot-ELISA检测日本血吸虫抗体[J].上海免疫学杂志,1995(2):108.

[18] 王金霞,旷瑜,王伯初.酶联免疫吸附检测进展[J].现代医药卫生,2007(13):1963-1964.

[19] 魏东,黄智鸿,赵月平,等.浅析ELISA的基本原理与注意事项[J].安徽农业科学,2009,37(6):2357-2358.

[20] 周新民,陈连颐,王捍东,等.SMD残留检测的ELISA方法的建立和初步应用[J].畜牧与兽医,2003(10):8-11.

[21] 郝丽影,孙杰,王同燕,等.非洲猪瘟病毒抗体ELISA检测方法的建立及初步评价[J].动物医学进展,2023,44(4):30-35.

[22] 田莎莎.新冠病毒中和抗体体外活性方法研究[D].烟台:烟台大学,2023.

[23] 汤仲明,刘秀文,宋海峰,等.重组蛋白多肽药物的临床药代动力学[J].中国新药杂志,2002(10):750-756.

[24] 滕岩,迟伟,姜顺爱,等.酶联免疫斑点法快速诊断活动性结核病患者的临床应用研究[J].中国民康医学,2015,27(12):73-74.

[25] 鲁俊鹏,邹潍力,王声会.酶联免疫斑点技术(ELISPOT)及其应用研究进展[J].广东畜牧兽医科技,2007(6):5-8.

[26] 尹航,范正超,黄天浩,等.超声检查联合γ-干扰素酶联免疫斑点法在附睾结核诊断中的价值[J].现代泌尿外科杂志,2022,27(12):1022-1024.

[27] 陈朱波,曹雪涛.流式细胞术:原理,操作及应用[M].北京:科学出版社,2014.

[28] 徐鹏,张佑红,杨益,等.流式细胞术快速检测杆状病毒滴度[J].武汉工程大学学报,2010,32(1):57-60.

[29] 牛倩.纳米流式检测技术在病毒滴度及纯度测定和细菌囊泡生物学功能研究中的应用[D].厦门:厦门大学,2021.

[30] 付志浩,王军志.应用流式细胞术检测仙台病毒载体感染滴度[J].中国新药杂志,2021,30(20):1850-1854.

[31] 阮飞,郦建娣,俞小梅.流式细胞仪检测CMV-pp65抗原在婴儿巨细胞病毒感染诊断中的应用[J].浙江预防医学,2008(6):51-52.

[32] 中华医学会感染病学分会艾滋病丙型肝炎学组,中国疾病预防控制中心.中国艾滋病诊疗指南(2021年版)[J].中华传染病杂志,2021,39(12):21.

[33] 鲍春彤.胸膜肺炎放线杆菌诱导的肺脏细胞因子应答特征和IL-21作用机制研究[D].长春:吉林大学,

2022.

［34］魏庆.单核 / 巨噬细胞与免疫相关弥漫性肺泡出血症发病关系的初步研究 [D]. 南宁：广西医科大学 , 2021.

［35］蒋伟 , 杨栋强 , 潘蕾 , 等 . 运用流式细胞术快速检测汉滩病毒滴度 [J]. 细胞与分子免疫学杂志 , 2011, 27(5): 579-581, 584.

［36］苏虹宇 . 流式—荧光原位杂交技术检测 Epstein-Barr 病毒感染方法的建立、优化与应用研究 [D]. 重庆：重庆医科大学 , 2023.

［37］杭海英 , 刘春春 , 任丹丹 . 流式细胞术的发展 , 应用及前景 [J]. 中国生物工程杂志 , 2019(9): 16.

［38］李洁 . 实时荧光定量 PCR 技术及实例分析 [J]. 中国现代教育装备 , 2009(1): 47-50.

［39］袁坤 , 张丹 , 刘新琼 , 等 . 实时荧光定量 PCR 反应体系的优化研究 [J]. 广东农业科学 , 2013, 40(4): 134-136.

［40］蔡刚 , 李闻捷 , 沈茜 . 实时定量 PCR 应用中的问题及优化方案 [J]. 国外医学（临床生物化学与检验学分册）, 2003, 24(6): 330-332.

［41］廉红霞 , 高腾云 , 傅彤 , 等 . 实时荧光定量 PCR 定量方法研究进展 [J]. 江西农业学报 , 2010, 22(10): 128-129, 132.

［42］丁超 , 李惠民 . 实时荧光定量 PCR 应用及实验条件优化 [J]. 大连医科大学学报 , 2007, 29(4): 404-407.

［43］王玉倩 , 薛秀花 . 实时荧光定量 PCR 技术研究进展及其应用 [J]. 生物学通报 , 2016, 51(2): 1-6.

［44］丁晓东 , 马国文 . 实时荧光定量 PCR 技术研究进展及其应用 [J]. 内蒙古民族大学学报（自然科学版）, 2006, 21(6): 665-668.

［45］安钢力 . 实时荧光定量 PCR 技术的原理及其应用 [J]. 中国现代教育装备 , 2018(21): 19-21.

［46］张贺 , 李波 , 周虚 , 等 . 实时荧光定量 PCR 技术研究进展及应用 [J]. 动物医学进展 , 2006, 27(1): 5-12.

［47］袁亚男 , 刘文忠 . 实时荧光定量 PCR 技术的类型、特点与应用 [J]. 中国畜牧兽医 , 2008, 35(3): 27-30.

［48］梁振普 , 王彩平 , 张小霞 , 等 . 单颗粒示踪技术及其在病毒侵染机制研究中的应用 [J]. 病毒学报 , 2017, 33(4): 638-645.

［49］丁如霞 , 王佑春 , 黄维金 . 病毒中和抗体检测方法研究进展 [J]. 微生物学免疫学进展 , 2021, 49(4): 61-65.

［50］ALDEÁN J Á, SALAMANCA I, OCAñA D, et al. Effectiveness of cell culture-based influenza vaccines compared with egg-based vaccines: What does the literature say?[J]. Revista Española de Quimioterapia, 2022, 35(3): 241.

［51］HUANG C, WANG Y, Li X, et al.Clinical features of patients infected with 2019 novel coronavirus in Wuhan, China[J].The Lancet, 2020, 395(10223).

［52］GRZELAK L, TEMMAM S, PLANCHAIS C, et al. A comparison of four serological assays for detecting anti-SARS-CoV-2 antibodies in human serum samples from different populations [J]. Science Translational Medicine, 2020, 12(559): 3103.

［53］SPACKMAN E, SITARAS I. Hemagglutination Inhibition Assay [M]//SPACKMAN E. Animal Influenza Virus: Methods and Protocols. New York, NY; Springer US, 2020: 11-28.

［54］ALHABBAB R Y. Complement Fixation Test (CFT) [M]. Basic Serological Testing. Cham; Springer International Publishing, 2018: 63-75.

［55］NACHBAGAUER R, FESER J, NAFICY A, et al. A chimeric hemagglutinin-based universal influenza virus vaccine approach induces broad and long-lasting immunity in a randomized, placebo-controlled phase I trial [J]. Nature Medicine, 2021, 27(1): 106-14.

［56］ROINGEARD P. Viral detection by electron microscopy: past, present and future[J]. Biology of the cell, 2008, 100(8): 491-501.

［57］HAZELTON P R, GELDERBLOM H R. Electron Microscopy for Rapid Diagnosis of Infectious Agents in Emergent Situations[J]. Emerging Infectious Diseases, 2003, 9(3): 294-303.

［58］MILLER S E. Detection and identification of viruses by electron microscopy[J]. Journal of electron microscopy technique, 1986, 4(3): 265-301.

［59］ROINGEARD P, RAYNAL P I, EYMIEUX S, et al. Virus detection by transmission electron microscopy: Still useful for diagnosis and a plus for biosafety[J]. Reviews in medical virology, 2019, 29(1): 2019.

［60］ZHAO H, WANG W, ZHAO L, et al. The First Imported Case of Monkeypox in the Mainland of China - Chongqing Municipality, China[J]. China CDC Wkly, 2022, 4(38): 853-854.

［61］ZHU N, WANG W, LIU Z, et al. Morphogenesis and cytopathic effect of SARS-CoV-2 infection in human airway epithelial cells[J]. Nature Communications, 2020, 11(1): 3910.

［62］JANSONS J, HARNETT G B, BUCENS M R. Electron microscopy after direct ultracentrifugation[J]. Pathology, 1985, 17(1): 29-30.

［63］ANDERSON N, DOANE F W. Agar diffusion method for negative staining of microbial suspensions in salt solutions[J]. Appl Microbiol, 1972, 24(3): 495-496.

［64］KJELDSBERG E. Immunonegative stain techniques for electron microscopic detection of viruses in human faeces[J]. Ultrastruct Pathol, 1986, 10(6): 553-570.

［65］KATZ D, STRAUSSMAN Y, SHAHAR A, et al. Solid-phase immune electron microscopy (SPIEM) for rapid viral diagnosis[J]. J Immunol Method, 1980, 38(1-2): 171-174.

［66］CODD A A, NARANG H K. An ion-exchange capture technique for routine identification of faecal viruses by electron microscopy[J]. J Virol Method, 1986, 14(3-4): 229-235.

［67］AEBI U, POLLARD T D. A glow discharge unit to render electron microscopic grids and other surfaces hydrophilic[J]. J Electron Microscop Tech, 1987, 7(1): 29-33.

［68］KATZ D, STRAUSSMAN Y, SHAHAR A, et al. Solid-phase immune electron microscopy (SPIEM) for rapid viral diagnosis[J]. J Immunol Method, 1980, 38(1-2): 171-174.

［69］PIEN B C, SAAH J R, MILLER S E, et al. Use of sentinel laboratories by clinicians to evaluate potential bioterrorism and emerging infections[J]. Clin Infect Dis. 2006, 42(9): 1311-1324.

［70］MÖLLER L, SCHÜNADEL L, NITSCHE A, et al. Evaluation of virus inactivation by formaldehyde to enhance biosafety of diagnostic electron microscopy[J]. Viruses. 2015, 7(2): 666-679.

［71］ENGVALL E .The ELISA, Enzyme-Linked Immunosorbent Assay[J].Clinical Chemistry, 2010, 56(2): 319.

［72］HOFFMAN T, KOLSTAD L, LINDAHL J F, et al.Diagnostic Potential of a Luminex-Based Coronavirus Disease 2019 Suspension Immunoassay (COVID-19 SIA) for the Detection of Antibodies against SARS-CoV-2[J].Viruses, 2021, 13(6): 993.

［73］D R, KEMP T J, HAYNESWORTH K, et al. Development, Validation, and Utilization of a Luminex-Based SARS-CoV-2 Multiplex Serology Assay[J]. Microbiology Spectrum, 2023, 11(2): 3898-3911.

［74］BEI L, ZHANG X, MENG D, et al. Immunogenicity correlation in cynomolgus monkeys between Luminex - based total IgG immunoassay and pseudovirion - based neutralization assay for a 14 - valent recombinant human papillomavirus vaccine[J]. Journal of Medical Virology, 2022, 94(8): 3946-3955.

［75］SlOTA M, LIM J B, DANG Y, et al. ELISpot for measuring human immune responses to vaccines[J]. Expert Rev Vaccines. 2011, 10(3): 299-306.

［76］CASSANITI I, PERCIVALLE E, BERGAMIi F, et al. SARS-CoV-2 specific T-cell immunity in COVID-19 convalescent patients and unexposed controls measured by ex vivo ELISpot assay[J]. Clin Microbiol Infect, 2021, 27(7): 1029-1034.

［77］GIRMANOVA E, HRUBA P, VIKLICKY O, et al. ELISpot assay and prediction of organ transplant rejection[J]. Int J Immunogenet, 2022, 49(1): 39-45.

［78］WANG G, HUANG P, HONG J, et al. Establishment of a rapid ELISPOT assay for influenza virus titration and neutralizing antibody detection[J].J Med Virol, 2021 93(6): 3455-3464.

［79］KRISHINAN V V, SELVAN S R, NISHANTH P, et al.Proteomic profiles by muLtiplex microsphere suspension array[J].Journal of Immunological Methods, 2018: 461: 1-14.

［80］NETTEY L, GILESA J, CHATTOPADHYAY P K .OMIP-050: A 28-color/30-parameter Fluorescence Flow Cytometry Panel to Enumerate and Characterize Cells Expressing a Wide Array of Immune Checkpoint MolecuLes[J].Cytometry Part A, 2018, 93.(11): 1094-1096.

［81］LO K, BRINKMAN R, GOTTARDO R .Automated Gating of flow cytometry data via robust model-based clustering[J].Cytometry, Part A: the journal of the International Society for Analytical Cytology, 2008, 73(4): 321-332.

［82］BOWYER V L. Real-Time PCR. Forensic Sci. Med. Pathol. 2007, 3 (1): 61-63.

［83］VANGUILDER H D, VRANA K E, FREEMAN W M. Twenty-five years of quantitative PCR for gene expression analysis[J]. Biotechniques, 2008, 44(5): 619-626.

［84］CHAINTOUTIS S C, CHASSALEVRIS T, TSIOLAS G, et al. A one-step real-time RT-PCR assay for simultaneous typing of SARS-CoV-2 mutations associated with the E484K and N501Y spike protein amino-acid substitutions[J].JVirol Methods, 2021, 296: 114242.

［85］ARTIKA I M, DEWI Y P, NAINGGOLAN I M, et al. Real-Time Polymerase Chain Reaction: Current Techniques, Applications, and Role in COVID-19 Diagnosis[J]. Genes (Basel), 2022, 13(12): 2387.

［86］Vega-Magaña N, Sánchez-Sánchez R, Hernández-Bello J, et al. RT-qPCR Assays for Rapid Detection of the N501Y, 69-70del, K417N, and E484K SARS-CoV-2 Mutations: A Screening Strategy to Identify Variants With Clinical Impact[J]. Front Cell Infect Microbiol, 2021, 11: 672562.

［87］Negrón D A, Kang J, Mitchell S, et al. Impact of SARS-CoV-2 Mutations on PCR Assay Sequence Alignment[J]. Front Public Health, 2022, 10: 889973.

［88］NYARUABA R, MWALIKO C, DOBNIK D, et al. Digital PCR Applications in the SARS-CoV-2/COVID-19 Era: a Roadmap for Future Outbreaks[J].Clin Microbiol Rev, 2022, 35(3): 16821.

［89］RAI P, KUMAR B K, DEEKSHIT V K, et al. Detection technologies and recent developments in the diagnosis of COVID-19 infection[J].Appl Microbiol Biotechnol, 2021, 105(2): 441-455.

［90］HU B, GUO H, ZhOU P, SHI Z L. Characteristics of SARS-CoV-2 and COVID-19[J].Nat Rev Microbiol, 2021, 19(3): 141-154.

［91］KESSLER H H. Design and work-up of a new molecular diagnostic assay based on real-time PCR[J]. Methods Mol Biol, 2007, 353: 227-236.

［92］KUBISTA M, ANDRADE J M, BENGTSSON, et al. The Real-Time Polymerase Chain Reaction[J]. Mol. Aspects Med. 2006, 27(2-3): 95-125.

［93］YUN Z, FREDRIKSSON E, Sönnerborg A. Quantification of human immunodeficiency virus type 1 proviral DNA by the TaqMan real-time PCR assay[J]. J Clin Microbiol. 2002, 40(10): 3883-3884.

［94］DÉSIRÉ N, DEHÉE A, SCHNEIDER V, et al. Quantification of human immunodeficiency virus type 1 proviral load by a TaqMan real-time PCR assay[J]. J Clin Microbiol, 2001, 39(4): 1303-1310.

［95］KIBIRIGE C N, MANAK M, KING D, et al. Development of a sensitive, quantitative assay with broad subtype specificity for detection of total HIV-1 nucleic acids in plasma and PBMC [published correction appears in Sci Rep[J]. 2022, 12(1): 1980.

［96］LEUSCH F D L, HEUVEL M R V D, LAURIEA D, et al.Quantification of vitellogenin mRNA induction in mosquitofish (Gambusia affinis) by reverse transcription real-time polymerase chain reaction (RT-PCR)[J]. Biomarkers, 2005, 10(6): 429-438.

［97］LUCA M, DARIO D B, MICHELA V, et al.Allele Specific Locked Nucleic Acid Quantitative PCR (ASLNAqPCR): An Accurate and Cost-Effective Assay to Diagnose and Quantify KRAS and BRAF Mutation[J].Plos One, 2012, 7(4): 36084.

［98］HEID C A, STEVENS J, LIVAK K J, Williams P M. Real time quantitative PCR[J]. Genome Res. 1996, 6(10): 986-994.

［99］LIU D, PAN L, ZHAI H, et al. Virus tracking technologies and their applications in viral life cycle: research advances and future perspectives [J]. Front Immunol, 2023, 14: 1204730.

［100］KENNEDY M, GREENACRE C B. General concepts of virology [J]. Vet Clin North Am Exot Anim Pract, 2005, 8(1): 1-6.

［101］LIU S L, WANG Z G, XIE H Y, et al. Single-Virus Tracking: From Imaging Methodologies to Virological Applications [J]. Chem Rev, 2020, 120(3): 1936-1979.

［102］XU Q, XIAO F, XU H. Fluorescent detection of emerging virus based on nanoparticles: From synthesis to application [J]. Trends Analyt Chem, 2023, 161: 116999.

［103］WANG Y, CHEN L. Quantum dots, lighting up the research and development of nanomedicine [J]. Nanomedicine, 2011, 7(4): 385-402.

［104］ABDELLATIF A A H, YOUNIS M A, ALSHARIDAH M, et al. Biomedical Applications of Quantum Dots: Overview, Challenges, and Clinical Potential [J]. Int J Nanomedicine, 2022, 17: 1951-1970.

［105］LE N, ZHANG M, KIM K. Quantum Dots and Their Interaction with Biological Systems [J]. Int J Mol Sci, 2022, 23(18): 10763.

［106］FINKE S, BRZóZKA K, CONZELMANN K K. Tracking fluorescence-labeled rabies virus: enhanced green fluorescent protein-tagged phosphoprotein P supports virus gene expression and formation of infectious particles [J]. J Virol, 2004, 78(22): 12333-12343.

［107］MüLLER B, DAECKE J, FACKLER O T, et al. Construction and characterization of a fluorescently labeled infectious human immunodeficiency virus type 1 derivative [J]. J Virol, 2004, 78(19): 10803-10813.

［108］JOUVENET N, BIENIASZ P D, SIMON S M. Imaging the biogenesis of individual HIV-1 virions in live cells [J]. Nature, 2008, 454(7201): 236-2340.

［109］ANDO R, HAMA H, YAMAMOTO-HINO M, et al. An optical marker based on the UV-induced green-to-red photoconversion of a fluorescent protein [J]. Proc Natl Acad Sci U S A, 2002, 99(20): 12651-12656.

［110］MISHRA A, BEHERA R K, BEHERA P K, et al. Cyanines during the 1990s: A Review [J]. Chem Rev, 2000, 100(6): 1973-2012.

［111］RUST M J, LAKADAMYALI M, ZHANG F, et al. Assembly of endocytic machinery around individual influenza viruses during viral entry [J]. Nat Struct Mol Biol, 2004, 11(6): 567-573.

［112］JONES L J, YUE S T, CHEUNG C Y, et al. RNA quantitation by fluorescence-based solution assay: RiboGreen reagent characterization [J]. Anal Biochem, 1998, 265(2): 368-374.

［113］MA Y, WANG M, LI W, et al. Live cell imaging of single genomic loci with quantum dot-labeled TALEs [J]. Nat Commun, 2017, 8: 15318.

［114］LIU S L, ZHANG L J, WANG Z G, et al. Globally visualizing the microtubuLe-dependent transport behaviors of influenza virus in live cells [J]. Anal Chem, 2014, 86(8): 3902-3908.

［115］WEN L, LIN Y, ZHANG Z L, et al. IntracelluLar self-assembly based muLti-labeling of key viral components: Envelope, capsid and nucleic acids [J]. Biomaterials, 2016, 99: 24-33.

［116］CHEN C P, CHUANG F, IZUMIYA Y. Functional Imaging of Viral Transcription Factories Using 3D Fluorescence Microscopy [J]. J Vis Exp, 2018, 131: 56832.

［117］CHEN Y C, SOOD C, MARIN M, et al. Super-Resolution Fluorescence Imaging Reveals That Serine Incorporator Protein 5 Inhibits Human Immunodeficiency Virus Fusion by Disrupting Envelope Glycoprotein Clusters [J]. ACS Nano, 2020, 14(9): 10929-10943.

［118］KRUGER D H, FIGUEIREDO L T, SONG J W. et al. Hantaviruses--globally emerging pathogens[J]. J Clin Virol, 2015, 64: 128-136.

［119］AYHAN N, CHARREL R N. An update on Toscana virus distribution, genetics, medical and diagnostic aspects[J]. Clin Microbiol Infect, 2020, 26(8): 1017-1023.

［120］MICHLITSCH A, WERNIKE K, KlAUS C. et al. Exploring the Reservoir Hosts of Tick-Borne Encephalitis Virus[J]. Viruses, 2019, 11(7): 669.

［121］WU X X, TANG S J, YAO S H. et al. The viral distribution and pathological characteristics of BALB/c mice infected with highly pathogenic Influenza H7N9 virus[J]. Virol J, 2021, 18(1): 237.

［122］PATO T P, SOUZA M C O, MATTOS D A. et al. Purification of yellow fever virus produced in Vero cells for inactivated vaccine manufacture[J]. Vaccine, 2019, 37(24): 3214-3220.

［123］ADLER H, GOULd S, HINE P. et al. Clinical features and management of human monkeypox: a retrospective observational study in the UK[J]. Lancet Infect Dis, 2022, 22(8): 1153-1162

［124］SHEN S, DUAN X, WANG B. et al. A novel tick-borne phlebovirus, closely related to severe fever with thrombocytopenia syndrome virus and Heartland virus, is a potential pathogen[J]. Emerg Microbes Infect, 2018, 7(1): 95.

［125］HEREDIA-RODRIGUEZ M, BALBAS-ÁLVAREZ S, LORENZO-LOPEZ M, et al. PCR-based diagnosis of respiratory virus in postsurgical septic patients: A preliminary study before SARS-CoV-2 pandemic[J]. Medicine

(Baltimore), 2022, 101(32): 29902.

[126] FABIANSKA I, BORUTZKI S, RICHTER B. et al. LABRADOR-A Computational Workflow for Virus Detection in High-Throughput Sequencing Data[J]. Viruses, 2021, 13(12): 2541.

[127] WELCH N L, ZHU M, HUA C. et al. MuLtiplexed CRISPR-based microfluidic platform for clinical testing of respiratory viruses and identification of SARS-CoV-2 variants[J]. Nat Med, 2022, 28(5): 1083-1094.

[128] GALA D E PABLO J, Lindley M, Hiramatsu K. et al. High-Throughput Raman Flow Cytometry and Beyond[J]. Acc Chem Res, 2021, 54(9): 2132-2143.

[129] BAI Y, ZhANG Y, SU Z, et al. Discovery of Tick-Borne Karshi Virus Implies Misinterpretation of the Tick-Borne Encephalitis Virus Seroprevalence in Northwest China[J]. Front Microbiol. 2022, 13: 872067.

第七章　真菌保藏鉴定技术

目前，一般认为真菌界物种有 200 万 ~ 500 万种，分别属于 12 个门（phyla），以子囊菌门（Ascomycota）和担子菌门（Basidiomycota）为主。其中，10 万 ~ 15 万种已被命名和描述，目前已知明确能引起人类感染的病原真菌有 300 ~ 500 种。下文以病原真菌为主进行阐述。但是，需要特别说明的是，病原真菌的感染多为机会性感染，主要针对免疫力缺损的患者。部分致病力并不强的真菌，也有可能成致病菌。因此，致病真菌和非致病真菌之间，并不存在绝对的分界线。比如作为重要病原真菌的白念珠菌（*Candida albicans*），也往往可以作为正常人的共生菌存在。另外，克柔念珠菌（*Candida krusei*）与发酵工程中常用的菌株库德毕东酵母菌（*Pichia kudriavzevii*）也通过基因组数据证明是同一个物种。

病原真菌的鉴定，深度依据于病原真菌的分类学（taxonomy）。当分类学的主要依据发生改变时，病原真菌的鉴定方式也往往需要相应的调整。早期病原真菌鉴定的依据主要是形态学特征（包括宏观的菌落形态和微观的显微结构）、生理生化特征。但目前，病原真菌的分类主要依据基因序列和与之相关的系统发育学（phylogeny）。因此，基于基因序列（尤其是基于基因组数据）的鉴定方案是病原真菌鉴定的金标准。

由于基于基因序列的鉴定技术相对烦琐，所以基于质谱的 MALDI-TOF MS 也开始逐渐成为真菌鉴定的主流方法之一。但遗憾的是，由于病原真菌通常具有较厚的细胞壁，前处理如果不妥当，很容易影响鉴定的准确性。同时，病原真菌的 MALDI-TOF MS 鉴定非常依赖于与设备配套的参比数据库质量。因此，在质谱仪的参比数据库得到有效的验证之前，病原真菌的 MALDI-TOF MS 鉴定结果的使用需要非常谨慎。

第一节　分离培养和形态学鉴定

分离和培养，是病原真菌研究的起点。具体地说，在绝大多数情况下，只有分离培养得到的纯菌，才有可能证实病原真菌感染的真实原因；也只有真正分离培养得到纯菌，才能为病原真菌的鉴定和深入研究提供分析的起点。

其中，需要引起重视的是病原真菌的基因组比较复杂，在很多情况下很难仅通过基因组数据对其表型信息做出有效的推测。换言之，我们目前无法仅通过测序数据就对某种病原真菌的致病力或耐药性做出准确的预测。因此，无论是个体病例的精准治疗，还是国家公共卫生风险的监测，就病原真菌而言，在现阶段分离培养仍是至关重要的一个环节。

一、真菌的分离培养

目前，大多数真菌的培养条件主要仍是需氧条件下的常温培养。培养温度一般为 24 ~ 30℃，这种温度下几乎所有致病性真菌都能生长良好，基础分离时培养温度不要超过 35℃，以免抑制某些病原真菌的生长，但通常致病真菌对高温的耐受性会更高一些，如烟曲霉可以在 45℃生长。事实上，对于高温的耐受能力，也是病原真菌的重要致病力特征之一。

到目前为止，其实对真菌分离培养的知识，仍然非常有限。一方面，如耶氏肺孢子菌（*Pneumocystis jeroveci*）等重要的病原真菌仍未找到有效的体外培养方案；另一方面，由于真菌的多样性和复杂性，除正常的需氧条件以外，厌氧、微需氧、CO_2 培养等特殊条件对真菌培养会造成哪些特殊影响，相关的研究仍然不够系统和深入，因此分离和培养真菌变得相对困难。

就培养基而论，目前最常用的真菌培养基是马铃薯葡萄糖琼脂（potato dextrose agar，PDA）培养基和沙氏葡萄糖琼脂（Sabouraud′ dextrose agar，SDA）培养基。一般认为，PDA 和 SDA 属于常规通用型真菌培养基，能有效地培养多种真菌。但需要说明的是，PDA 和 SDA 并不能适用所有真菌培养。至少目前明确已知 PDA 和 SDA 不适用于马拉色菌（*Malassezia* spp.）等相关嗜脂性真菌的培养。嗜脂性真菌常用的培养基是 modified Leeming-Notman agar 培养基（MLNA）和 modified dixon agar 培养基（MDixon）。表 7-1 描述了这四种常用真菌培养基的组成和制法。由于 PDA 是非常典型的天然培养基，具体的成分比较复杂，不同批次和生产工艺可能会造成培养基存在一些细微的差异。比如，在针对复杂样本（如粪便、淤泥等）的培养时，即使是同一样本，多次培养所得的结果有时并不一定完全一致。

表 7-1　常用真菌培养基组成和制法

配方	PDA 培养基	SDA 培养基	MLNA 培养基	MDixon 培养基
马铃薯	200 g	–	–	–
葡萄糖	20 g	40 g	10 g	–
蛋白胨	–	10 g	10 g	6 g
酵母浸膏	–	–	2 g	–
麦芽提取物	–	–	–	30 g
牛胆盐	–	–	8 g	20 g
单硬脂酸甘油酯	–	–	0.5 g	2.5 g
甘油	–	–	10 mL	–
橄榄油	–	–	20 mL	–
吐温 60	–	–	5 mL	–
吐温 40	–	–	–	10 mL
氯霉素	0.2 g	0.2 g	0.2 g	0.2 g
琼脂	15 g	15 g	15 g	15 g
蒸馏水	1000 mL	1000 mL	1000 mL	1000 mL
制法	将马铃薯洗净、去皮、切片，加水 180 mL，煮沸 30 min 后过滤，再加葡萄糖、琼脂，将滤液补足至 1000 mL	上述成分混入 1000 mL 蒸馏水	上述成分混入 1000 mL 蒸馏水	上述成分混入 1000 mL 蒸馏水
	高压 121℃，15 min 灭菌后备用	高压 121℃，15 min 灭菌后备用	高压 121℃，15 min 灭菌后备用	高压 121℃，15 min 灭菌后备用

此外，还有脑心浸膏培养基、玉米吐温 80 培养基、米饭培养基、麦芽浸汁培养基、尿素琼脂培养基等。这些培养基大多有自己独特的使用目的和适用范围。其中，脑心浸膏培养基在病原真菌培养时一个比较重要的作用就是使双相真菌（dimorphic fungi）呈现为酵母相的形态。双相真菌在不同条件可以呈现为丝状菌相或酵母相，通常会具有更高的致病性（图 7-1）。目前，所知的双相真菌包括球孢子菌属、组织胞质菌属、副球孢子菌属、芽生菌属、孢子丝菌属、马尔尼菲篮状菌。一般来说，双相真菌会在 25℃的马铃薯葡萄糖琼脂培养基上呈现为丝状菌相；在 37℃的脑心浸膏培养基上呈现为酵母相。

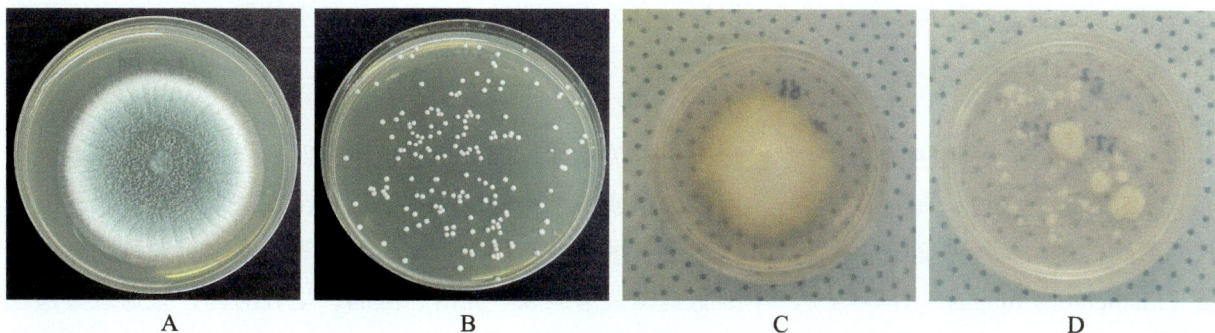

图 7-1　不同形态的真菌

A. 丝状菌，所示为烟曲霉（*Aspergillus fumigatus*）；B. 酵母相真菌，所示为白念珠菌（*Candida albicans*）；C. 双相真菌的菌丝相，所示为组织胞质菌（*Histoplasma capsulatum*）；D. 双相真菌的酵母相，所示为组织胞质菌（*Histoplasma capsulatum*）。其中，A 和 B 由张舒（中国疾病预防控制中心传染病预防控制所）提供；C 和 D 由耿圆圆（中国疾病预防控制中心传染病预防控制所）提供

再如，皮肤癣菌（dermatophytes）可以在皮肤癣菌试验培养基（dermatophyte test medium，DTM）生长，并呈现出特征性的颜色改变，使培养基变红，可以用于皮肤癣菌的鉴定。此外，还有一些特殊培养基，如咖啡酸琼脂（CAA）用于辨认新生隐球菌，鸟食琼脂（BA）用于分离痰等污染严重的标本中的新生隐球菌。

CHROMagar 念珠菌显色培养基，可根据不同颜色鉴定部分念珠菌菌种。念珠菌在该培养基上 30 ~ 37℃培养 48 h 后，白念珠菌显蓝绿色，热带念珠菌显蓝灰色或铁蓝色，光滑念珠菌显紫色，克柔念珠菌显粉色，其他念珠菌显白色。

真菌培养基中，一般会加入抗生素以抑制细菌生长。因为通常来说，细菌的生长速度比真菌快。在标本可能沾染细菌的情况下（事实上，这也是大多数实验的真实情况），抗生素就会非常重要。目前，最常用的是 0.01% ~ 0.05% 的氯霉素。此外，常用的抗生素还有青霉素、放线菌酮、黏菌素、万古霉素和亚胺培南等，其用法用量需要视具体的培养目的而定，含氯霉素或放线菌酮的通用培养基已有商品化供应。需要注意的是：放线菌酮可能会影响部分真菌（如隐球菌）的生长。

此外，多家商业公司也推出多种真菌培养基。其中，有些是传统培养基（如 PDA、SDA 等）的商品化，也有些是新开发的培养基（如 Pan-Fungi 培养基、念珠菌显色培养基等），其具体的用法和效果需要参考对应的产品说明书。

二、真菌的形态学鉴定

传统的真菌菌种鉴定方法主要以形态学为依据，即通过培养后真菌的形态学特征（菌落特征和镜下特征）来识别和分类真菌的方法。主要包括直接或镜下观察真菌的菌落形态、孢子形态和菌丝形态等。

菌落形态包括菌落颜色、菌落形状、菌落边缘等特征。孢子是真菌繁殖的主要手段之一，因此通过观察孢子的形态来识别真菌种类也是一种常用的方法，孢子形态包括大小、形态、颜色等特征。菌丝是菌体的主要组成部分，通过观察菌丝的形态来识别真菌也是一种重要的方法，菌丝形态包括颜色、粗细、分支情况等特征。

镜下观察一般使用直接涂片、墨汁涂片、乳酸酚棉蓝染色涂片或组织切片染色等方法来更详细地观察真菌的形态和结构。这些技术可以提供有关真菌菌丝、孢子等的更多信息，从而有助于更准确地鉴定真菌种类。

（一）菌落特征

真菌的菌落特征是在真菌形态学鉴定中非常关键的一部分，它可以帮助我们初步判断真菌的种类。从宏观形态来说，真菌形态多样，由多细胞或单细胞构成。多细胞真菌其基本结构为管状或丝状的菌丝，多菌丝延伸交织形成菌丝体，菌落呈绒毛状、棉毛状、粉末状等，这类真菌称为丝状真菌（filamentous fungus，图 7-1A）。单细胞真菌菌落柔软、光滑、湿润，呈乳酪样，是通过芽殖或裂殖方法产生芽孢进行繁殖，这类真菌称为酵母相真菌（yeast，图 7-1B）。此外，还有一类真菌在不同温度下具有不同形态，如在自然环境中（27℃）呈丝状，在体温（37℃）转变为具有致病能力的酵母相，称为双相真菌（dimorphic fungus，图 7-1C 和图 7-1D）。

此外，病原真菌的菌落颜色和培养基的颜色也可以在一定程度上作为初步鉴定的依据。真菌菌落的颜色丰富多样，可以是白色、黄色、红色、绿色和黑色等。菌落颜色的形成与真菌产生的色素有关，这些色素可能是次生代谢产物，对真菌的生存和繁殖具有一定的作用。通过观察菌落颜色，我们可以初步判断真菌的种类和生长状态。比如，暗色真菌的菌落通常会呈现出黑色（或者接近于黑色）。再如，在米饭培养上，可以有效区分皮肤癣菌的奥杜安小孢子菌（*Microsporum audouinii*）和犬小孢子菌（*Microsporum canis*）。在米饭培养基上，犬小孢子菌能产生黄色素，而奥杜安小孢子菌则不能。有的代谢产物可能改变培养基的颜色、质地等特性，从而反映真菌的代谢能力和对环境的适应性。比如，须毛癣菌（*Trichophyton mentagrophyte*）能使尿素琼脂培养基由橘红色变成紫红色，也可作为鉴定特征之一。

因此，观察真菌菌落时应注意从菌落大小、形态、色素、颜色和质地等几个方面进行，一般酵母相真菌生长快，2 ~ 3 天后可以观察，丝状真菌需培养 1 周以上。

（二）镜下特征

为了进一步确定病原真菌的种类，需要进行显微形态观察。这一过程需要使用显微镜对病原真菌的菌丝、孢子等结构进行仔细观察。通过观察菌丝的形状、分支情况、颜色等特征，以及孢子的形状、大小、排列方式等特征，可以对病原真菌进行更准确的鉴定。

真菌直接镜检是最简单也是最有效的实验室诊断方法，就镜下形态来说，通常真菌孢子和菌丝的形态、孢子发生结构等或许可以作为鉴定特征，具体需要视菌种的类别而定。有经验的检验人员通过直接镜检可以初步判断念珠菌、隐球菌、曲霉、毛霉、暗色真菌等真菌的感染，几分钟内即可完成，有助于临床做出诊断。直接镜检可采用不染色的 KOH 溶液进行涂片。为了更清晰地观察病原真菌的形态结构，还可以使用染色技术对样本进行处理。常用载浮液或真菌染色液包括生理盐水、KOH

溶液（10%）、真菌荧光染色液、派克墨水染色液、乳酸酚棉蓝（lactophenol cotton blue）染色液，以及特殊用途的染色液等。

其中，KOH 溶液（10%）、派克墨水染色液、真菌荧光染色液，可以用于临床标本的直接镜检。由于真菌细胞壁含甲壳质，对 KOH 溶液有抵抗作用，因此 KOH 溶液（10%）可以溶解角蛋白并清除人体细胞，而不破坏真菌菌丝和孢子，便于标本中的真菌观察。派克墨水染色液通常由商品化的派克墨水和 KOH 溶液（20%）混合而成，主要用于检查皮肤样品中的马拉色菌，染色时间至少10 min，过夜染色的效果更好，镜下观察时将光线调至最亮，菌体染为深蓝色或黑色。真菌荧光染色液多为商品化试剂，其中含有特殊荧光素标志的甲壳素酶，它能结合到真菌细胞壁中的甲壳质，并产生蓝色荧光，使标本中的真菌检出更为方便。

生理盐水、乳酸酚棉蓝染色液虽然也能用于临床标本的直接镜检，但在检出真菌方面并无太大优势，更多还是用于培养后的菌株观察。其中，乳酸酚棉蓝染色液中含有的乳酸和苯酚可以杀灭真菌，棉蓝染料则可以使真菌着色呈蓝色，染色效果好，能清晰地显示真菌的形态和结构。另外，染色液中含有甘油，涂片能长期保存，是目前最常见的通用真菌染色液之一。

此外，还有多种具备专门用途的真菌染色液。比如，墨汁染色液主要用于观察隐球菌的荚膜，亚甲蓝染色液主要用于观察马拉色菌，吉姆萨染色液主要用于荚膜组织胞质菌和马尔尼菲篮状菌的染色。需要说明的是，细菌中常用的革兰染色液也可以用于部分真菌的染色，主要包括念珠菌、隐球菌。

由于基于形态的真菌鉴定，通常需要较长时间的系统学习，而且其判定依据主要仍是经验性的结论，所以有时容易产生误判。真菌的形态常常与特定的培养条件相关联，这使得基于形态学的鉴定有时更容易出现误判。

然而，随着分子生物学技术和质谱技术的发展，真菌鉴定对形态的依赖也开始有所降低。不过，近年来，AI 技术的兴起，可能会使得基于"标准培养技术 +AI 技术"的真菌形态鉴定系统，从理论设想走向实践应用。但这个路径是否可行，仍有待于时间的检验。

第二节　分子生物学鉴定

在真菌学研究中，传统的分类方法以形态特征和生理生化指标为分类基础，但大部分菌种的类别多、分布广、形态特征复杂，而且少数的形态特征和生理生化指标会随着环境的变化而不稳定。因此，传统的菌物分类方法时常引起分类系统不稳定或判断意见分歧。

分子生物学、基因组学及相关生物信息学的分析，不仅使得真菌鉴定技术发生巨大的变化，而且也深刻地影响了我们对于真菌的分类学问题的认识。到目前为止，基于一代测序（即 Sanger 测序）的重要 DNA 标靶测序，已经成为日常真菌鉴定的"金标准"，而基于高通量测序（包括第二代测序和第三代测序）的基因组测序，已经成为确定真菌新种的必要环节。

一、真菌谱系遗传学和谱系基因组学简介

谱系遗传学（phylogenetics）主要关注物种进化规律及物种亲缘关系。简单地说，就是依据物

种的遗传差异程度进行归类和排序。目前，这种遗传差异程度主要依据 DNA 序列进行评定。早期，虽然尝试基于表型性状或蛋白质进行分析，但由于这些靶标测定困难、定量困难、性状不能稳定遗传等原因，逐渐不再被采用。而相比之下，DNA 序列不仅稳定性高，同时也便于定量和分析。

因此，最常用的分析是基于 DNA 序列的相似程度，以进化树（phylogenetic tree）的形式呈现出来。所得结果有些会和传统的分类结果有一定的出入。这时，通常考虑会以谱系遗传学的分类结果为主，辅以其他生物学性状。比如，早期皮肤癣菌（dermatophyte）分为三个属：毛癣菌属（*Trichophyton*）、小孢子菌属（*Microsporum*）和表皮癣菌属（*Epidermophyton*）。目前，基于 *ITS*、*LSU*、*TUB* 等基因的序列，则把皮肤癣菌界定为 7 个属：节皮菌属（*Arthroderma*）、小孢子菌属（*Microsporum*）、*Lophophyton* 属、*Paraphyton* 属、奈尼兹属（*Nannizzia*）、表皮癣菌属（*Epidermophyton*）和毛癣菌属（*Trichophyton*）（图 7-2）。其中，奈尼兹属的 *Nannizzia gypsea*，在早期文献中属于小孢子菌属（*Microsporum*），写为 *Microsporum gypsea*。

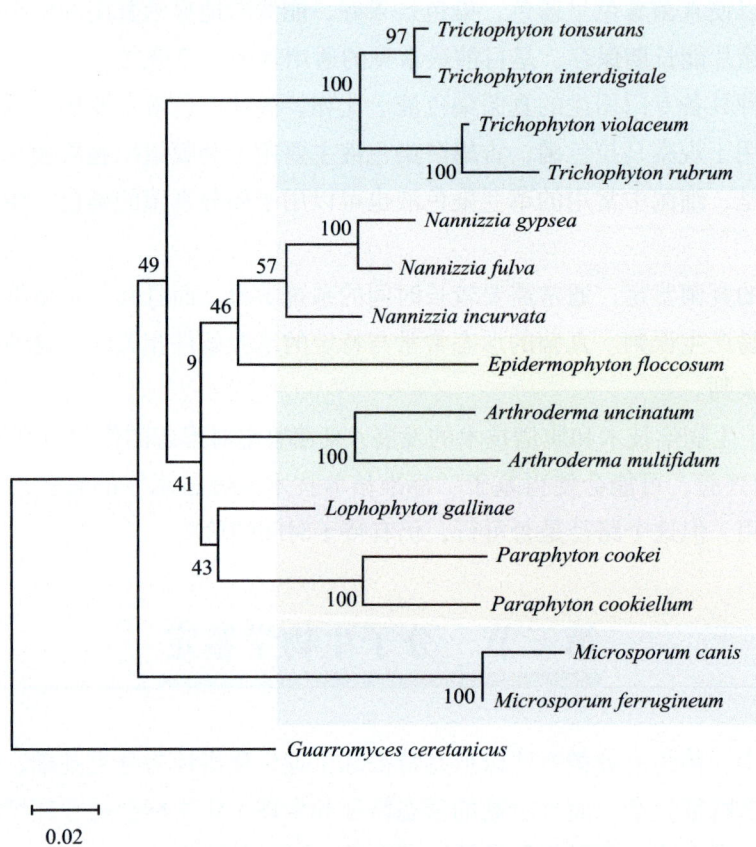

图 7-2　基于 *ITS*、*LSU*、*TUB* 基因将皮肤癣菌定义为 7 个属

而随着高通量测序技术及相关生物信息分析技术的普及，谱系遗传学开始向谱系基因组学（phylogenomics）的方向发展。具体来说，谱系遗传学通常基于一个或少数几个 DNA 序列片段的分析，而谱系基因组学则是基于全基因组数据。但分析的主要理念和方法并没有本质性的变化。不过，基于全基因组数据的分析，由于数据更加全面，所得出的结论通常会更加精确。这里需要说明一下全基因组数据分析的主要策略：由于不同物种的基因种类会有一定的差异，所以通常需要提取同源基因，以同源基因进行进化分析，而非直接使用所有基因组数据。因此，一般来说，分析涉及

的物种越多、越广，能选用的同源基因都会相对越少。比如，当分析范围选定为整个真菌界（kingdom fungi）时，能选用的同源基因就仅有 290 个。而基于这 290 个同源基因，梳理了真菌界的总体分类框架。其中，真菌界的物种以子囊菌门（Ascomycota）和担子菌门（Basidiomycota）为主，而主要的病原真菌也主要分布在这两个门。

但这种大尺度的进化分析，通常无法清晰地展示某一个具体分枝的进化和分类情况。比如，当需要明确念珠菌属（Candida）中耳念珠菌（C. auris）及相关物种的进化情况时，分析范围就需要局限在念珠菌属。而这时，能选用的同源基因就会多达 1500 多个，相关细节也能被更清晰地展示出来（图 7-3）。

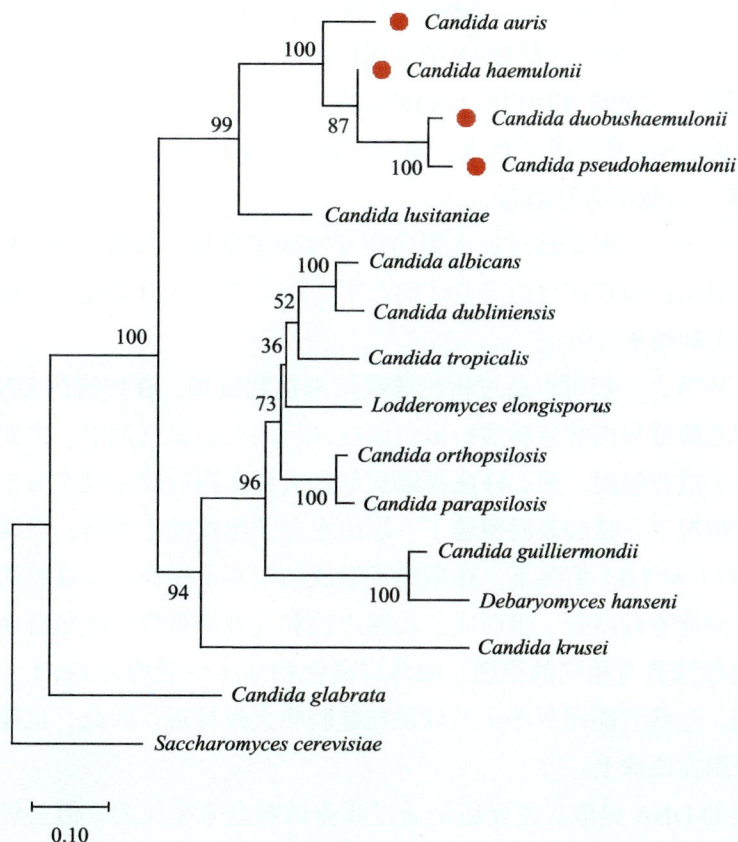

图 7-3　耳念珠菌及相关物种的进化树（其中，耳念珠菌和亲缘关系最近的希木龙念珠菌以红色标出）

二、生物条形码及其应用

如前所述，谱系遗传学通过比对一个或少数几个 DNA 序列片段分析进化规律和物种亲缘关系。这意味着不同物种的 DNA 序列片段必然会具备一些独特的序列特征，通过这些序列特征，就可以对物种进行鉴定和识别。识别能力最强的 DNA 序列片段就可以作为物种鉴定标记。其中，能广泛地用于大多数物种鉴定的 DNA 序列，就是生物条形码（bio-barcode），或者称为 DNA 条形码（DNA barcode）。

生物条形码的使用一般流程为：DNA 提取—PCR—Sanger 测序—序列分析。下文将这四个环节展开分析。

（一）DNA 提取

DNA 提取是分子生物学实验中最基础的操作之一，基于提取原理可分为三个环节：细胞破碎—蛋白变性—核酸提纯。在"蛋白变性"和"核酸提纯"两个环节上，病原真菌与其他微生物并无太大区别。

对于病原真菌来说，关键的技术点在于"细胞破碎"。这主要是因为真菌有比较坚硬的细胞壁。细胞壁的主要成分是多糖，具体包括甲壳质、纤维素、葡聚糖、甘露聚糖等。

真菌的细胞壁破碎手段，依据原理大致可以分物理方法、化学方法和酶解法。物理方法包括研磨、超声、高温、反复冻融等；化学方法包括强碱法和强酸法等。酶解法一般是使用甲壳质酶、葡聚糖酶等破坏细胞壁结构，从理论上说，酶解法也属于化学方法。

细胞壁破碎方法的选择，需要依据 DNA 的使用目的来明确。如果 DNA 需要用于基因组测序（特别是三代测序），则需要尽可能地使用更温和的破碎方式。当然，这可能就意味着更烦琐的实验操作、更低的产物得率。如果 DNA 只是用于 PCR，那么一般可以采用更强力的破碎方式。因为 PCR 对于 DNA 模板的质量要求，一般不会特别高。

在"蛋白变性"环节，一般是通过加入蛋白质变性剂来处理。传统的 DNA 提取，选择的蛋白变性剂主要是苯酚、氯仿；而在现行的商业试剂盒中，所采用的蛋白变性剂一般是胍盐（主要是异硫酸氰胍、盐酸胍等）和尿素。

在"核酸提纯"环节，一般可以通过析出或吸附来达到效果。在传统的 DNA 提取方法中，一般会考虑向母液中加乙醇或异丙醇使核酸析出；而在现行的商业试剂盒中，主要是使滤膜（离心柱法）或磁珠（磁珠法）进行吸附。离心柱法提取试剂盒大都采用硅胶滤膜作为核酸吸附载体，其主要原理在于：在正常情况下，核酸表面覆盖了一层由水分子组成的亲水膜，以维持其水溶性。在高浓度盐离子和较低 pH（ ≤ 7.0）情况下，在阳离子形成的阳离子桥作用（硅胶滤膜和核酸均带负电荷）下，核酸与硅胶膜能有效结合，蛋白质、代谢产物和其他污染物不能结合而被洗脱。磁珠提取法与硅胶膜离心柱提取法具有相同的原理：磁珠以磁性物质（一般均为 Fe_3O_4）作为内核，外表面修饰硅羟基等官能团，这些官能团所产生的效果与硅胶膜大致接近。因此，也能通过调整液体的条件，使核酸特殊性吸附在磁珠上。

事实上，现阶段的 DNA 提取，主要还是通过商业试剂盒来完成的。但一般来说，针对病原真菌开发的 DNA 提取试剂盒仍然不多，而且效果也是良莠不齐。因此，比较好的方式是采用通用的 DNA 提取试剂盒，并在前处理上增加针对性的真菌细胞壁的破壁环节。

在大多数情况下，推荐使用"珠磨法（bead-beating）＋加热"作为前处理方案：加入直径为 800 ～ 1000 μm 直径的玻璃珠或锆珠，在细胞破碎仪或研磨仪上以最大功率进行振荡 5 ～ 15 min，之后在 95℃的水中静置 5 ～ 15 min，在室温中冷却到常温后依据试剂盒的说明书进行处理。其中，振荡和加热的时间，视具体的实验情况而调整。如果对 DNA 的完整度要求较高，或者细胞壁破碎的强度不大，可以缩短时间；反之，如果 DNA 的得率很低，可以适当延长处理时间，提高细胞壁破碎的强度。但即使延长时间，也不建议超过 15 min，过长的振荡和加热时间可能会导致严重的 DNA 碎片化。在此基础上，进行离心（通常为 3000 r/min 离心 10 min）取上清液，可以按通用的 DNA 提取试剂盒进行完成 DNA 提取。

如果病原真菌的 DNA 后期只是用于 PCR，可以使用粗提法来完成：把病原真菌直接加入常规的 Tris-EDTA 溶液，加入直径为 800 ~ 1000 μm 直径的玻璃珠或锆珠，在细胞破碎仪或研磨仪上以最大功率进行振荡 5 ~ 15 min，在 95℃以上的水浴中加热 10 ~ 15 min，离心取上清，即可作为模板使用。如同之前说的前处理步骤一样，振荡和加热的时间，视具体的情况而定。粗提法所得的 DNA 相对比降解，不建议长期保存。

所得的 DNA 模板，通常需要 –20℃以下的温度冻存。粗提法的 DNA 一般可以保存 3 ~ 6 个月，通过 DNA 提取试剂盒或者"苯酚 - 氯仿"抽提法得到的 DNA 一般可以保存 1 年以上。DNA 模板，需要避免反复冻融。

（二）PCR 和 Sanger 测序

所得到的 DNA 模板，针对生物条形码进行 PCR 扩增，所得的 PCR 产物在经过常规的琼脂糖凝胶电泳以后，即可以用于 Sanger 测序并得到序列。这里面需要说明的是：Sanger 测序单个反应的上限一般为 1000 ~ 1200 bp。因此，如果 PCR 产物的长度超过 1000 bp 但小于 2000 bp，一般需要采用"双向测序"，即对产物的左右各测一个反应，然后把所得的两个序列进行拼接。如果 PCR 产物的长物超过 2000 bp，则需要依据测序所得的序列合成测序引物，并进行下一个测序，直到测通为止。

在此部分，技术的关键点在于 PCR 靶基因的选择，或者说是生物条形码的选择。生物条形码的一些相对比较被认可的选择标准如下：

（1）生物条形码需要满足"种内差异小，种间差异大"。因为生物条形码本身的作用就是鉴定物种。如果 DNA 序列的种内差异过大，则容易把同一个物种的某些个体界定为另一个物种；如果 DNA 序列种间差异过小，则不容易区别出不同的物种。

（2）在理想状态下，被选作生物条形码的 DNA 序列，需要在所有目标物种中存在。因为只有同源序列才能有效进行比对。比如，某一种和产生色素相关的基因序列，可能就不适合被选作生物条形码。因为很可能有些真菌没有色素，所以就不会有这个基因。

（3）DNA 序列建议控制在 500 ~ 800 bp。如前所述，目前生物条形码的识别，主要是依赖于 Sanger 测序。对于 Sanger 测序来说，测序长度超过 800 bp，相对容易出错。所以生物条形码长度会尽可能控制在 800 bp 以内。相反，如果生物条形码的长度过短，那么包含的信息就会非常有限。

（4）DNA 序列的两端有一个相对稳定的区域，便于设计 PCR 引物。PCR 是目前分子生物学中最重要也是最便利的技术。如果不能设计出通用性好的引物，那么相关的实验方案就会变得非常复杂和琐碎。

目前，对真菌（尤其是病原真菌）来说，生物条形码主要是内源转录间隔区（internal transcribed spacer，ITS），是 28S rDNA 和 18S rDNA 之间的间隔区。ITS 区分为 ITS1 和 ITS2 两个区段，中间由 5.8S rDNA 隔开。这里需要注意的是："18S rDNA-ITS1-5.8S rDNA-ITS2-28S rDNA"构成的一个完整区域，在基因组是连续重复出现的（一般为 100 ~ 200 次）。所以，这意味着在单个菌里，ITS 区可能会有 100 ~ 200 个拷贝数。

这种多拷贝的形态，在具体的分子生物学实验开展时，就会带来以下两个后果：

（1）扩增的成功率通常会更高。因为是多拷贝的序列，所以即使模板的质量不高、浓度偏低，扩增也更容易成功。

（2）不同拷贝中可能会出现不同的变异。所以，有些菌株 ITS 序列的 Sanger 测序结果中有重叠峰或者杂峰，可能并不意味着菌株是多克隆，也有可能是因为菌株本身内部存在变异。尤其是 ITS 本身并不是编码区，所以有可能会出现移码突变。在这种情况下，测序结果有可能会出现乱峰。

因此，ITS 区的多拷贝现象，一方面使得大多数物种的 ITS 区扩增成功率更高；而另一方面又使某些物种 ITS 区的扩增产物无法直接使用 Sanger 测序。如果遇到 ITS 区的 Sanger 测序结果始终为乱峰的情况，通常需要把扩增产物连入质粒载体再考虑进一步地分析，或者直接考虑更换基因标靶。

另外，ITS 区的侧翼序列只是相对稳定，在不同物种、不同菌株中，可能还是会有一定的差异。这意味着 ITS 区在扩增时有可能因为引物结合区域发生碱基变异而无法扩增。从原则上说，这时需要更换扩增引物。

目前，用于扩增 ITS 区的常用引物如表 7-2。

表 7-2 常用的 ITS 区扩增

引物名称	引物序列（5'→3'）	退火温度建议 */T_m
SR6R	AAGTATAAGTCGTAACAAGG	50℃
LR1	GGTTGGTTTCTTTTCCT	
ITS1	TCCGTAGGTGAACCTGCGG	56℃
ITS4	TCCTCCGCTTATTGATATGC	
ITS5	GGAAGTAAAAGTCGTAACAAGG	55℃
ITS4	TCCTCCGCTTATTGATATGC	
ITS5	GGAAGTAAAAGTCGTAACAAGG	53℃
NL4b	GGATTCTCACCCTCTATGAC	
V9D	TTAAGTCCCTGCCCTTTGTA	58℃
LS266	GCATTCCCAAACAACTCGACTC	
V9G	TTACGTCCCTGCCCTTTGTA	56℃
LS266	GCATTCCCAAACAACTCGACTC	
ITS1F	CTTGGTCATTTAGAGGAAGTAA	58℃
ITS4	TCCTCCGCTTATTGATATGC	
ITS1	TCCGTAGGTGAACCTGCGG	52℃
IT2	CCTCCGCTTATTGATATGCTTAGG	
ITS3	GCATCGATGAAGAACGCAGC	58℃
LS266	GCATTCCCAAACAACTCGACTC	

*PCR 的其他扩增条件，除非 *Taq* 酶有特殊需求，使用通用的条件即可，如下：95℃，5 min；（95℃，20 s；*T*℃，30 s；72℃，50 s）×35 循环；72℃，10 min。其中，*T* 为退火温度。

其中，以引物对"ITS1-ITS4"使用得较多。但需要特别说明的是，通常没有哪一对引物能确保对所有的物种（或菌株）都有效。所以，原则上建议同时合成多对通用引物，如果出现不能有效扩增时，可考虑更换引物尝试。

除 ITS 外，其他基因有时也可以作为生物条形码使用，如表 7-3 所示。从经验上说，TEF1α 也是比较常用的生物条形码，可以用作补充。

表 7-3 ITS 外常用真菌生物条形码基因

基因	引物名称	引物序列（5' → 3'）	退火温度建议 *
LSU	LR0R	ACCCGCTGAACTTAAGC	50℃
	LR5	TCCTGAGGGAAACTTCG	
SSU	NS1	GTAGTCATATGCTTGTCTC	52℃
	NS4	CTTCCGTCAATTCCTTTAAG	
TEF1α	EF1-983F	GCYCCYGGHCAYCGTGAYTTYAT	55℃
	EF1-1567R	ACHGTRCCRATACCACCRATC	
TUB2	Btub2Fd	GTBCACCTYCARACCGGYCARTG	55℃
	Btub4Rd	CCRGAYTGRCCRAARACRAAGTTGTC	
ACT	ACT512f	ATGTGCAAGGCCGGTTTCG	56℃
	ACT783r	TACGAGTCCTTCTGGCCCAT	
RPB1	RPB1-Af	GARTGYCCDGGDCAYTTYGG	52℃
	RPB1-Ac-RPB1-Cr	CCNGCDATNTCRTTRTCCATRTA	
RPB2	fRPB2-5F	GAYGAYMGWGATCAYTTYGG	52℃
	fRPB2-7R	CCCATRGCTTGYTTRCCCAT	

*PCR 的其他扩增条件，除非 Taq 酶有特殊需求，使用通用的条件即可，如下：95℃，5 min；（95℃，20 s；T℃，30 s；72℃，50 s）×35 循环；72℃，10 min。其中，T 为退火温度。

在不同的类群中，适用的生物条形码基因和引物不一定相同。不适用的情况可能包括：引物扩增不成功，或者测出的序列无法确定到种。一般会需要更换基因或引物。如果需要鉴定的菌株非常重要，但生物条形码又不能解决问题，这时就需要考虑使用高通量测序对菌株进行全基因组测序。

（三）序列分析

目前，并无专门针对病原真菌序列鉴定和分析的公开数据库，主要依据于 NCBI 的 BLAST 所附带的数据库。但 NCBI 的数据来源过于杂乱，可能会存在一些讹误。因此，BLAST 比对之后，需要仔细查阅相关序列对应的菌株及出处，才能尽量避免错误。

除 Sanger 测序以外，还有一些其他分子生物学方法可以用于特定序列的识别，从而达到菌株鉴定的目标。这些分子生物学方法主要针对特定序列进行设定明确某一特定序列的有无（这些特定序列的选择，一般仍是生物条形码相关序列）来判定所检测序的菌株是否属于某一个（或某一类）特定的物种。从本质上来说，病原微生物的分子诊断方法开发都属于这一范畴。比如针对曲霉属的实时 PCR 分子诊断试剂盒，也可以用判定目标物种是否属于曲霉。除实时 PCR 外，类似的方法还有普通 PCR 和一些等温扩增方法。比较常见的等温扩增方法包括环介导等温扩增（loop-mediated isothermal amplification，LAMP）、滚环扩增（rolling circle amplification，RCA）等。其中，需要特别注意到的是重组酶聚合酶扩增（recombinase polymerase amplification，RPA）。在完成 RPA 扩增以后，可以通过 CRISPR-Cas12a 对所得序列进行特征性的识别，这种识别的结果可以用侧向流的试纸条展示出来。这种方法原则上可能比较适合在一些特定环境下的特定病原真菌的识别。

三、高通量测序技术在物种鉴定的应用

高通量测序的本质是对于多条 DNA 序列的并行检测，再由高精度的生物传感器对相关信号进行收集。高通量测序配合相关的生物信息学分析手段，在近 20 年的时间里，高通量测序技术深刻

地改变经典分子生物学研究的主流思路和策略。

大体来说，高通量测序可以为第二代测序和第三代测序。第二代测序在有些文献中也被称为 short-read sequencing，其技术特征是读长较短（单个反应的读长通常不超过 400 bp），但准确性高。目前，主流的第二代测序平台包括 Illumina 公司的测序仪（包括早期 MiSeq 到近年的 NovaSeq 6000 等）和华大智造的测序仪（包括 MGISEQ 系列和 DNBSEQ 系列）。第三代测序在有些文献中也被称为 long-read sequencing，其技术特征是读长较长（单个反应的读长通常超过 8 kb，最长可达到 200 kb），但准确性偏低。通常可能以对一个序列进行多次重复测序来使测序的结果得到校正。

高通量测序技术在单次序列测定中可确定菌株基因组完整的 DNA 序列，并能从这些数据中得到耐药性、毒力及分型等信息。其在病原真菌物种鉴定方面的应用，主要针对以下两个方面：

（一）获得全基因组数据

通过高通量测序，得到病原真菌的基因组数据，可以使单个物种得到最为精确的鉴定。由于生物条形码的信息相对有限，在某一些非常相似的物种中，可能会出现几个物种（或者亚种）的生物条形码只有几个碱基的差别，甚至没有差别的情况。在这种情况下，生物条形码的区分能力就可能会非常有限。而全基因组数据，通过合理的分析方法能使得相近物种的细微差别都尽可能地呈现出来。病原真菌的基因组一般为 10～50 Mb，并分布于多条染色体。而且病原真菌为真核生物，基因组结构也相对复杂，通常存在大片段重复等复杂结构。因此，仅靠第二代测序，很难得到病原真菌的完成图，通常需要以第三代测序、Hi-C 等其他方法的辅助。不过，在现阶段，如果目的仅限于物种的精确鉴定，质量较好的草图一般就可以达到要求。换言之，当测序深度达到一定的程度（通常为 100×），所得的基因组数据可足够用于物种的精确鉴定。

（二）分析微生物群落

由于高通量测序是对于多个序列的并行检测，因此如果用 ITS 的通用引物进行 PCR 扩增，原则上就有可能把这个群落中所有真菌 ITS 序列都检测出来。在不考虑 PCR 扩增所引入的偏差时，原则上可以认为这个群落中真菌部分的情况都被有效地呈现出来，这就是扩增子测序，即通过高通量测序技术检测 ITS 区的 PCR 产物，分析微生物群落的种类和丰度等。另外，还有宏基因组测序，相较于扩增子测序，它能对微生物群落的基因和功能进行更加深入研究。宏基因组测序与扩增子测序的区别在于，它是直接提取样本中的 DNA 进行片段化后测序，而不进行 PCR 扩增。因此，扩增子测序得到的序列很多注释不到种水平，而宏基因组测序则能鉴定微生物到种水平甚至菌株水平。

宏基因组高通量测序技术应用于真菌检测有很多优势。首先，相较于传统的形态学鉴定、ITS 测序和 MALDI-TOF MS 等鉴定技术，扩增子测序或宏基因组测序无须对样本进行分离培养，且一次测序即能从多样本中获得基因组数据，也因此阳性率高，能检测到难培养或不可培养真菌。此外，宏基因组测序是直接测定核酸序列，能精确地区分真菌至种水平，甚至亚种水平，特异性高。当然也存在一些劣势。理论上，凡存在于标本中的微生物均可检出，但是该技术对采样要求高，可能会导致假阴性或假阴性结果，一是深部真菌感染的样本采集不充分，一些低浓度的真菌可能会漏检，造成假阴性；二是真菌的细胞壁较厚，若细胞壁破碎不充分，核酸不易释放，也会造成假阴性。三是采样或实验过程中容易引入真菌污染，造成实验结果的假阳性。四是测定结果很大程度上取决于参考数据库，如果数据库中未包括该物种及与其进化距离较近物种的基因组序列，可能造成识别不出或识别错误的问题。

第三节　基于 MALDI-TOF MS 鉴定

以核糖体内转录间隔区测序技术为代表的分子生物学方法是近些年发展起来的新技术，其诊断准确度较高，可以作为真菌鉴定的金标准，但其操作程序复杂烦琐且对实验室条件及操作人员的技术水平要求较高，难以常规开展。基质辅助激光解吸电离飞行时间质谱（matrix -assisted laser desorption ionization-time of flight mass spectrometry，MALDI-TOF MS）技术是 20 世纪 80 年代末问世并发展起来的，基于蛋白质组学水平进行鉴定的质谱技术，具有鉴定能力强、分辨率高、用时短、易操作和成本低的特点。利用激光脉冲将样品中的真菌细胞解吸为气态离子，并通过飞行时间分析器测量这些离子的质荷比，从而得到独特的质谱指纹图谱。在真菌鉴定中，MALDI-TOF MS 技术可以通过对待检样品的核糖体蛋白指纹图谱与数据库中已知菌种的标准图谱进行比对分析，实现对待检样品在属或种水平的精准鉴定。它需要的菌落数量较少，因此可以从早期培养物开始就进行鉴定，比传统的形态学鉴定方法节省了大量时间。与分子生物学鉴定相比，可以在 1 h 内完成鉴定，大大减少了分析前的工作，具有快速、高效、低成本且高通量的优势，显著缩短了临床真菌的鉴定周期。该技术自 2009 年开始用于真菌的鉴定，目前已取得较大的发展。

一、MALDI-TOF MS 简介

（一）原理

MALDI-TOF MS 主要由两部分组成，即基质辅助激光解吸电离（MALDI）和飞行时间（TOF）。该技术的工作原理是，激光照射微生物样品蛋白后，与过饱和的基质溶液形成共结晶薄膜，基质从激光中吸收能量，并与样本蛋白解吸附，使样品电离。在电离过程中，将质子转移到生物分子或从生物分子得到质子，从而使生物分子电离。离子化的分子在强电场的作用下被加速，获得动能，并沿飞行管无场区飞行。离子的质 / 荷比与离子的飞行时间成正比，根据离子到达检测器的时间及离子的数量，可以得到质 / 荷（m/z）比值及信号值，进而形成相应的峰图。不同的微生物种类具有不同的蛋白质谱图，基于不同的微生物种类具有不同的蛋白质谱图，通过比对这些峰图与数据库中的参考谱图，找出种间的特异保守峰，进而鉴定出样品的种类或其他特性。

（二）样本制备

MALDI-TOF MS 的样本制备方法主要有 3 种：直接转移法、扩展转移法和甲酸提取法。

（1）直接转移法：挑取单菌落直接涂抹在金属靶板上，然后滴加基质液，之后上机进行检测。这种方法操作简单，适用于一些简单的样本制备。

（2）扩展转移法：在直接转移法的基础上增加一步，即在金属靶板的单菌落涂层上滴加 1 μL 70% 甲酸水溶液。甲酸的使用有助于进一步提取和纯化样本中的目标分子，提高检测的灵敏度和准确性。

（3）甲酸提取法：这种方法需要先对待检样品进行甲酸提取处理。甲酸提取可以有效地将目

标分子从复杂样本中分离出来，然后通过点样和上机检测进行分析。这种方法通常用于处理复杂的生物样本，如细胞裂解液、组织提取物等。

在样本制备过程中，还需要注意一些细节，如确保样本的纯净度、避免污染和交叉污染等。样本制备方法的选择应根据具体的实验需求和样本特性来确定，不同的样本制备方法可能会对检测结果产生不同的影响，因此在进行 MALDI-TOF MS 分析时，需要综合考虑各种因素，选择最适合的样本制备方法。此外，MALDI-TOF MS 的样本制备过程中，基质溶液的配制也是一个关键步骤。通常，基质溶液采用特定的化学物质配制而成，以优化样品的电离和飞行效果。因此，在进行 MALDI-TOF MS 分析时，还需要掌握基质溶液的配制方法和技巧。样本制备完成后，需要进行适当的存储和运输，以保证样本的稳定性和检测结果的准确性。

（三）数据库

MALDI-TOF MS 的数据库是这种技术中至关重要的一部分。数据库包含大量的已知微生物菌种的蛋白指纹图谱，这些图谱是通过 MALDI-TOF MS 分析获得的。当进行微生物鉴定时，MALDI-TOF MS 设备会先分析待测微生物的核糖体蛋白指纹图谱，然后与数据库中的已知图谱进行比对分析，从而快速准确地鉴定出微生物的种类。数据库的建立和维护是 MALDI-TOF MS 技术能够准确鉴定的基础。通过不断地完善和更新数据库，可以确保 MALDI-TOF MS 技术能够应对更多的微生物种类，提高鉴定的准确性和可靠性。

需要注意的是，不同厂商生产的 MALDI-TOF MS 设备可能使用不同的数据库，因此，在选择和使用 MALDI-TOF MS 技术时，需要考虑数据库的质量和覆盖范围。同时，自建数据库也是一种可行的选择，可以根据实验室的具体需求和微生物种类进行定制，以进一步提高鉴定的准确性和效率。总的来说，MALDI-TOF MS 的数据库是这种技术中不可或缺的一部分，它的质量和覆盖范围直接影响到鉴定的准确性和可靠性。因此，在使用 MALDI-TOF MS 技术进行微生物鉴定时，需要充分重视数据库的选择、更新和维护。

（四）评分标准

MALDI-TOF MS 的评分标准主要有以下两种类型：

一种以置信度为阈值。在这种评分标准下，置信度＞90%的单一结果被认为是优质鉴定结果；当置信度在60%～90%，并且具有多个鉴定结果时，为低分辨结果，通常需要补充实验，如 ITS 测序再进行分类；而置信度＜60%时，则为无法鉴定。

另一种评分标准则以分值为阈值。具体来说，质谱评分＞2分（或9.5分）时，可鉴定到种；评分在1.7～2.0分（或9.0～9.5分），可以鉴定到属，但同样可能需要补充实验进行分类；评分＜1.7分时，结果不可信，需要重新鉴定、查找原因或选用其他方法。

要注意，这些评分标准并非绝对，可能会因不同的研究、设备或应用场景而有所变化。在实际应用中，需要根据具体情况选择合适的评分标准，并结合其他实验数据进行分析和验证。同时，对于 MALDI-TOF MS 的结果解读，应由具有专业知识的实验人员或医生进行，以确保结果的准确性和可靠性。

二、影响 MALDI-TOF MS 鉴定的因素

MALDI-TOF MS 的鉴定基于对微生物核糖体蛋白（相对分子质量2000～20 000）的检测，这

些操作环节包括菌株培养、前处理流程、鉴定流程等。但是，由于操作不规范可能会影响鉴定结果的准确性，例如，菌株培养条件的差异可能导致微生物生长状态的不同，从而影响核糖体蛋白的表达和检测；前处理流程中的样品处理、提取和纯化等操作不当，也可能导致蛋白质的损失或污染；鉴定流程中的参数设置、数据分析等步骤的误差，同样会对鉴定结果产生影响。因此，为了实现MALDI-TOF MS 技术的准确鉴定，需要对其操作过程进行进一步的标准化。此外，对于操作人员的培训和考核也是实现标准化的重要环节。通过系统的培训和考核，可以提高操作人员的技能水平和规范意识，减少操作误差，提高鉴定结果的准确性。

（一）培养条件

微生物核糖体蛋白是一类在胞内固定表达的高丰度蛋白，理论上不同的培养条件不会导致MALDI-TOF MS 的鉴定结果出现明显差异，但是某些菌种对培养基中的特定成分较为敏感，肽质量谱会有较大差异，这可能影响 MALDI-TOF MS 的鉴定率。为达到更理想的鉴定结果，应尽量选择不会干扰鉴定的培养条件。

首先是培养基的选择，固体培养基和液体培养基培养的微生物样本在提取和制备过程中可能需要不同的处理方法。对于常规的真菌鉴定，一般选择固体培养基，纯化培养出单菌落。其次是培养时间，要选择最适培养条件以获得足够且新鲜的菌量来鉴定，因此培养时间要足够，以免因菌量过少而提取不到足够的蛋白，但同时还要保证培养时间不能过长，选择新鲜的菌株进行处理，以免因培养时间过长导致真菌细胞壁破碎困难，影响胞内蛋白的释放。最后，有些真菌生长后期会产生色素或其他代谢物影响谱图质量。酵母相真菌一般培养 18 ~ 24 h 即可，丝状真菌一般培养至产生明显菌丝（快生长的丝状真菌 2 ~ 8 天，慢生长的丝状真菌 5 ~ 25 天）。

（二）前处理方法

前处理的目的是通过破坏真菌细胞结构，提取胞内蛋白。因此，真菌细胞壁结构的前处理效果，是决定质谱鉴定能否成功的关键。根据真菌细胞壁结构和成分差异，可将前处理方法分为四类，其适用范围见表7-4。如果选择的前处理方法不能达到预期的鉴定效果，可尝试使用更复杂的提取方法。

此外，还应注意在涂靶板时，要挑取合适的菌量，涂抹的菌量太多或太少都可能导致无法鉴定。且在涂抹时不要超出靶点区域，否则易造成交叉污染。待涂菌干燥后加基质液覆盖，当菌体和基质液在靶板上自然风干形成共结晶后，即可将靶板上机鉴定。

表 7-4　前处理方法大致流程与适用菌

前处理方法	大致流程	适用菌
直接转移法	涂菌后，直接覆盖基质液	细胞壁较薄的酵母相真菌
原位甲酸法	涂菌后用相应浓度的甲酸处理，再覆盖基质液	酵母相真菌
乙醇灭活 + 甲酸 - 乙腈法	先用乙醇灭活后再分别使用 70% 甲酸和 100% 乙腈进行提取、离心，取上清液涂靶板后，覆盖基质液	丝状真菌
研磨 + 甲酸 - 乙腈法	用乙醇辅以 0.5 mm 直径的硅珠振荡破壁，再分别使用 70% 甲酸和 100% 乙腈进行提取、离心，取上清液涂靶板后，覆盖基质液	细胞壁较厚的丝状真菌

（三）上机鉴定

每次上机鉴定前，都要进行定标校准，即先对标准菌株进行鉴定，以此来确定仪器参数是否调整到最佳检测状态，定标通过后才能进行样本的分析。校准菌株的选择须参考仪器制造商的操作标准。常用的校准菌株有 ATCC 标准菌株，以大肠埃希菌 ATCC8739 为例，图谱中应能检测到 12 个特征峰，且有 8 个以上得到指认。

除定标校准外，还需定期进行仪器校准。仪器校准一般由制造商工程师或经过专业培训的工作人员，按照仪器制造商的操作标准进行操作。

另外，应注意靶板涂菌后完全干燥后方可载入真空仓，防止水分进入真空系统损坏仪器。

（四）鉴定结果分析

图谱采集后，可直接根据鉴定分值读取结果。但是，若质谱仪鉴定的分值低（置信度低）或鉴定失败，则可能是以下问题导致。

（1）校准问题：仪器参数未调整至最佳检测状态，定标菌株不新鲜或涂靶板不均匀。此时应调整仪器参数，或者重新用新鲜的校准菌株（大肠埃希菌 ATCC8739）涂靶板。

（2）前处理方法问题：前处理不充分等导致谱图质量差，特征峰减少或缺失，匹配到多个菌。此时应改进前处理方法，选择最合适的样本处理方法，重新制备样品后再次检测。

（3）培养条件问题：菌株不纯导致匹配到多个菌。此时应检查菌株的新鲜度、菌落的纯度，重新制备样品后再次检测。

（4）数据库分辨率低：若几种菌株的特征峰本身就很相近，而数据库的分辨率又低，会导致鉴定结果为多个菌株，无法区别。此时应补充其他实验（如 ITS 测序）再进行区分。

（5）数据库不完整：由于数据库中没有该菌株，只能匹配上近似菌株。此时应用其他方法（如 ITS 测序）鉴定，也可按照标准流程自建数据库进行完善。

利用 MALDI-TOF MS 技术可以快速、准确地获得微生物的鉴定结果，为临床微生物学、食品饲料检测、环境监测及生物制药等领域的研究提供重要的支持。与基因测序相比，MALDI-TOF MS 具有许多优点，如速度快、灵敏度高、准确度高等。但是在实际应用中仍需考虑其局限性，如质谱鉴定需要在各个流程的多个方面进行标准化，包括菌株培养、样品前处理、图谱和结果的解读等以确保获得可信结果。此外，其鉴定性能还依赖于数据库的质量和完整性，若因数据库分辨率低或不完整而不能区分和鉴定，还要借助测序手段进行补充。因此，在使用 MALDI-TOF MS 进行微生物鉴定时，建议结合其他鉴定方法，以提高鉴定的准确性和可靠性。

（编写：张　舒　龚　杰，审校：阚　飙）

参考文献

［1］李若瑜. 医学真菌学——实验室检验指南（第 2 版）[M]. 北京：人民卫生出版社，2023.

［2］DE HOOG G S, DUKIK K, MONOD M, et al. Toward a novel multilocus phylogenetic taxonomy for the dermatophytes[J]. Mycopathologia, 2017, 182(1-2): 5-31.

［3］DOUGLASS A P, OFFEI B, BRAUN-GALLEANI S, et al. Population genomics shows no distinction between pathogenic Candida krusei and environmental Pichia kudriavzevii: One species, four names. PLoS pathog [J]. 2018, 14(7): e1007138.

［4］GOODWIN S, MCPHERSON J D, MCCOMBIE W R. Coming of age: Ten years of next-generation sequencing technologies. Nat Rev Genet[J]. 2016, 17(6): 333-351.

［5］IRINYI L, SERENA C, GARCIA-HERMOSO D, et al. International Society of Human and Animal Mycology (ISHAM)-ITS reference DNA barcoding database--the quality controlled standard tool for routine identification of human and animal pathogenic fungi. Med Mycol[J]. 2015, 53(4): 313-337.

［6］KÖHLER J R, HUBE B, PUCCIA R, et al. Fungi that infect humans. Microbiology spectrum[J]. 2017, 5(3): a019273.

［7］KÖHLER J R, CASADEVALL A, PERFECT J. The spectrum of fungi that infects humans. Csh Perspect Med[J]. 2014, 5(1): a019273.

［8］LI Y, STEENWYK J L, CHANG Y, et al. A genome-scale phylogeny of the kingdom fungi. Curr Biol[J]. 2021, 31(8): 1653-1665.

［9］MUÑOZ J F, GADE L, Chow NA, et al. Genomic insights into multidrug-resistance, mating and virulence in Candida auris and related emerging species. Nat Commun [J]. 2018, 9(1): 5346.

［10］NARANJO-ORTIZ M A, GABALDÓN T. Fungal evolution: Diversity, taxonomy and phylogeny of the fungi. Biological reviews of the Cambridge Philosophical Society[J]. 2019, 94(6): 2101-2137.

［11］ROKAS A. Evolution of the human pathogenic lifestyle in fungi. Nature microbiology[J]. 2022, 7(5): 607-619.

［12］SCHOCH C L, SEIFERT K A, HUHNDORF S, et al. Nuclear ribosomal internal transcribed spacer (ITS) region as a universal DNA barcode marker for fungi. P Natl Acad Sci Usa [J]. 2012, 109(16): 6241-6246.

［13］STIELOW J B, LÉVESQUE C A, SEIFERT K A, et al. One fungus, which genes? Development and assessment of universal primers for potential secondary fungal DNA barcodes. Persoonia[J]. 2015, 35: 242-263.

［14］SAMSON R A, YILMAZ N, HOUBRAKEN J, et al. Phylogeny and nomenclature of the genus Talaromyces and taxa accommodated in Penicillium subgenus Biverticillium. Studies in mycology[J]. 2011, 70(1): 159-183.

［15］SATOH K, MAKIMURA K, HASUMI Y, et al. Candida auris sp. Nov., a novel ascomycetous yeast isolated from the external ear canal of an inpatient in a Japanese hospital. Microbiology and immunology [J]. 2009, 53(1): 41-44.

［16］BILLE E, DAUPHIN B, LETO J, et al. MALDI-TOF MS Andromas strategy for the routine identification of bacteria, mycobacteria, yeasts, Aspergillus spp. and positive blood cultures. Clin Microbiol Infec [J]. 2012, 18(11): 1117-1125.

第八章 噬菌体保藏鉴定技术

噬菌体是一种能够感染并杀死细菌的病毒。研究噬菌体在医学、农业、生物学和生物技术等方面具有重要意义。噬菌体只感染特定的细菌，不会对人体细胞造成伤害，因此可以作为一种新型的抗生素来治疗某些细菌感染。噬菌体可以杀死一些农业害虫和病原体，从而减少化学农药和抗生素的使用，保护环境和生态平衡。噬菌体的基因组相对较小，易于操作和研究，可以作为一种模型来研究病毒的生物学和分子生物学。噬菌体还可以作为一种工具来改造和修饰细菌的基因组，从而生产一些有用的生物制品，如抗生素、酶和生物燃料等。

第一节 噬菌体分类

噬菌体在自然界中广泛存在，对细菌的种群动态和生态平衡起着重要的调节作用。研究噬菌体分类具有重要的生物学意义，可以为深入研究噬菌体的生物学特性、揭示噬菌体与宿主细菌的相互作用、开发新型抗菌药物和探索生命起源和进化等方面提供基础。噬菌体种类繁多，不同的噬菌体具有不同的形态、基因组和生活史。通过对噬菌体进行分类，可以更好地了解它们的多样性，为深入研究噬菌体的生物学特性提供基础。噬菌体与宿主细菌之间存在着复杂的相互作用，包括噬菌体的感染、复制和释放等过程。通过对噬菌体进行分类，可以更好地了解噬菌体与宿主细菌之间的相互作用机制，为控制细菌感染提供新的思路。噬菌体可以作为一种天然的抗菌药物，具有广谱、高效、低毒等优点。通过对噬菌体进行分类，可以筛选出具有抗菌活性的噬菌体，为开发新型抗菌药物提供候选者。噬菌体是一种古老的生物，它们在生命起源和进化过程中扮演着重要的角色。通过对噬菌体进行分类，可以更好地了解生命起源与演化的过程，为探索生命的本质提供新的线索。

一、背景

噬菌体的分类学提供了一种非常有用的方法，可以围绕一组遗传或分子属性的集合聚合基因组序列数据。通过这种方式，描述分类群的规则是有效的搜索词，允许检索一组具有相似特征的序列。在搜索序列相似性时，分类法还提供该序列的前后部分。认识到一种新测序的噬菌体与以前分类的噬菌体高度相似性，可以了解一些关于新噬菌体的信息——预期的基因含量、宿主范围、环境生态位等，由此可见噬菌体分类学很重要。

噬菌体最早是在 1915 年由英国细菌学家托特（Twort）发现，至今已经有 100 年的研究历史。噬菌体分类的先驱是微生物学家 Macfarlane Burnet，他在 1937 年证明了噬菌体在体积和对物理化学试剂的抗性方面有所不同。电子显微镜出现后，电子显微镜（可识别不同的噬菌体形态）和核酸含量为第一个分类方案提供了基础，第一个噬菌体分类由 Ernst Ruska 于 1943 年提出，作为病毒总体方案的一部分，他区分了三种形态类型的噬菌体（Ruska）。1948 年，Holmes 将病毒分为三个科，将噬菌体分类为病毒目中的一个亚目，噬菌体构成了噬菌体科，它们包括一个属和 46 个种，它的分类基于宿主范围和疾病症状。1962 年，Lwoff、Horne 和 Tournier 提出病毒根据其核酸类型（DNA 或 RNA）、衣壳形状、有无包膜及衣壳的数量进行分类（Ackermann）。病毒命名临时委员会（PCNV）成立于 1965 年，采用病毒粒子及其核酸的特性而不是宿主范围和致病性对病毒进行分类的原则，它发展成为国际病毒分类委员会（International Committee on Taxonomy of Viruses，ICTV）。

　　ICTV 最初被命名为国际病毒命名委员会，是一个自愿的、主要是自我监管的非营利性全球组织，下设细菌病毒小组委员会，目的是寻求一个通用的分类系统。目前，成员包括来自多个国家的大约 150 名病毒学家，其中大多数成员由选举产生或任命，任期固定。ICTV 是国际微生物学会联盟（IUMS）病毒学部的一个委员会，由一个执行委员会（EC）管理，该委员会监督大约 100 个专业研究组。研究组成员由 ICTV 成员的每位研究组主席选出。ICTV 负责开发分类法，包括所有病毒、类病毒和卫星的官方分类。ICTV 病毒分类报告始于 1971 年，该分类法符合构成组织规范基础的章程和规范实施分类法的规则。ICTV 还管理着几个为病毒学界服务的基于网络的资源：ICTV 分类数据库（https：//ictv.global/taxonomy/），可以使用在线分类浏览器访问 ICTV 数据库。该数据库还用于生成当前病毒分类的可下载电子表格，即每年发布的主物种列表——在线 ICTV 报告（https：//ictv.global/reports/）。在线 ICTV 报告是所有当前病毒分类单元的发展纲要，其中包含描述每个分类单元的病毒成员的属性和特征信息，ICTV 内的细菌和古细菌病毒小组委员会（BAVS）负责对新的原核病毒进行分类。

　　在 1967 年 Bradley 首次提出了一个噬菌体分类方案，它包括六种基本形态类型，分别为有收缩尾形、无收缩的长尾形、无收缩的短尾形、无尾大壳粒形、无尾小壳粒形和无头有灵活细丝形，例如噬菌体 T4、λ、T7、ΦX174、MS2 和 fd（Bradley）。多年来，随着新科和属的增加，噬菌体分类不断发展。ICTV 采用了多元物种的概念，这意味着一个物种由一组特性定义，这些特性可能存在也可能不存在于该物种中。已知的噬菌体多样性现在分布在四个领域（Duplodnaviria、Monodnaviria、Varidnaviria 和 Riboviria），包括六个界和七个门。噬菌体分类是开放式的，每天都会发现新的噬菌体，由于噬菌体分类是事后进行的，即首先描述和发布新的噬菌体分离株，然后才由委员会分类，因此最新的分类数据库将始终落后于"已知"的噬菌体多样性。噬菌体分类历史上主要是基于基因组类型（ssDNA、ssRNA、dsDNA 或 dsRNA）、病毒形态和宿主范围等特征，随着 21 世纪初基因组学时代的到来，噬菌体基因组的测序揭示了比以前考虑的要高得多的基因组多样性，噬菌体分类学正在经历从基于形态学的分类到有利于基于基因组的分类的快速革命。

二、噬菌体的形态分类

　　2007 年，Ackermann HW 在电子显微镜下检测了大约 5500 种噬菌体，这些噬菌体包括具有双链 DNA（dsDNA；绝大多数）、单链 DNA（ssDNA）、单链 RNA（ssRNA）和双链 RNA（dsRNA；罕见）的病毒。大多数病毒粒子（96%）是有尾的；其他类型是"立方的"、丝状的或多形的（不到 4%）。主要分类如下：

（一）有尾噬菌体

有尾噬菌体感染真细菌和古生菌，并且非常古老，有尾噬菌体是噬菌体中数量最多的，普遍存在，大多数噬菌体都具有带有 dsDNA 基因组的尾部形态，属于 Caudovirales 目。目前包括 5 个科：肌尾噬菌体科（Myoviridae）、长尾噬菌体科（Siphoviridae）、短尾噬菌体科（Podoviridae）、埃凯曼噬菌体科（Ackermannviridae）和海雷勒噬菌体科（Herelleviridae），最后两个噬菌体科是最近才创建的，虽然是单独分类的两科，但埃凯曼噬菌体科和海雷勒噬菌体科与肌尾噬菌体科有相同的形态。有尾噬菌体主要分为三个类群。

（1）肌尾噬菌体科（Myoviridae）：肌尾噬菌体比其他噬菌体大，尾部由颈部、收缩鞘和中央管组成。基因组类型是 dsDNA（linear），代表性噬菌体是 T4。

（2）长尾噬菌体科（Siphoviridae）：尾部是简单的、非收缩的、柔性的长管状。基因组类型是 dsDNA（linear），代表性噬菌体是 λ。

（3）短尾噬菌体科（Podoviridae）：尾部短且不收缩，基因组类型是 dsDNA（linear），代表性噬菌体是 T7。

（二）多面体噬菌体

病毒体没有包膜，非常小，并带有 12 个旋钮状的囊体。它们的 DNA 与丝状噬菌体的 DNA 一样，通过"滚环"模型进行复制，并在此过程中暂时变成双链。多面噬菌体分为五个类群。

（1）微小噬菌体科（Microviridae）：基因组类型是 ssDNA（circular），代表性噬菌体是 ΦX174。

（2）皮质噬菌体科（Corticoviridae）：病毒粒子具有多层、含脂质的衣壳和环状 DNA。基因组类型是 dsDNA（circular, supercoiled），代表性噬菌体是 PM2。

（3）复层噬菌体科（Tectiviridae）：病毒体由蛋白质外壳和内部脂蛋白囊泡组成，有假尾。基因组类型是 dsDNA（linear），代表性噬菌体是 PRD1。

（4）光滑噬菌体科（Leviviridae）：形如脊髓灰质炎病毒样，基因组类型是 ssRNA（linear），代表性噬菌体是 MS2。

（5）囊状噬菌体科（Cystoviridae）：有一个包膜，是唯一具有分段基因组的噬菌体。基因组类型是 dsRNA（linear, multipartite），代表性噬菌体是 Φ6。

（三）丝状噬菌体

丝状噬菌体分为三个类群。

（1）丝状噬菌体科（Inoviridae）：长丝、短棒状，基因组类型是 ssDNA（circular），代表性噬菌体是 M13。

（2）脂毛噬菌体（Lipothrixviridae）：为带有脂蛋白包膜的长棒状，基因组类型是 dsDNA（linear），代表性噬菌体是 TTV1。

（3）小杆状噬菌体（Rudiviridae）：为没有包膜的直杆状，基因组类型是 dsDNA（linear），代表性噬菌体是 SIRV-1。

（四）多形噬菌体

多形噬菌体分为六个类群。

（1）芽生噬菌体科（Plasmaviridae）：有包膜，无衣壳，有脂质，基因组类型是 dsDNA（circular,

supercoiled），代表性噬菌体是 L2。

（2）小纺锤形噬菌体科（Fuselloviridae）：病毒体呈纺锤形，没有衣壳，基因组类型是 dsDNA（circular，supercoiled），代表性噬菌体是 SSV1。

（3）微滴形噬菌体科（Guttaviridae）：呈液滴状，具有独特的蜂巢状结构，带有"胡须"状的纤维。基因组类型是 dsDNA（circular，supercoiled），代表性噬菌体是 SNDV。

（4）壶腹噬菌体科（Ampullaviridae）：由一个瓶形的外套膜、一个锥形的内体和一个螺旋形的核衣壳组成。基因组类型是 dsDNA（linear），代表性噬菌体是 ABV。

（5）双尾噬菌体科（Bicaudaviridae）：内部为椭圆形或箭头形实体，两端为尾状的附属物。基因组类型是 dsDNA（circular），代表性噬菌体是 ATV。

（6）球状噬菌体科（Globuloviridae）：由一个球形的、含脂质的包膜和一个螺旋状的核衣壳组成。基因组类型是 dsDNA（linear），代表性噬菌体是 PSV。

噬菌体与被感染宿主菌的相互关系。根据噬菌体与被感染宿主菌的相互关系可将噬菌体分为两大类：烈性噬菌体（virulent phage）和温和噬菌体（temperate phage）或溶源噬菌体（lysogenic phage）。烈性噬菌体感染细菌宿主后直接杀死细菌宿主，而温和噬菌体感染细菌宿主后会将其基因组序列插入到细菌宿主基因组上，等到环境条件合适时从细菌宿主基因组上游离出来，进而杀死细菌宿主。

三、基于基因组的噬菌体分类系统

（一）ICTV 分类系统

ICTV 分类系统需要通过电子显微镜观察噬菌体以确定衣壳形态，GenBank 中许多完全测序的噬菌体尚未被 ICTV 系统正式分类，可视化也不能用于分类在已测序的微生物基因组中发现的众多前噬菌体基因组。随着基因组测序率的提高，被认为"未分类"的噬菌体比例也会增加，导致官方分类与现有数据之间存在重大差异。基因组序列数据的可用性也产生了一系列潜在的分类和分组方案，例如噬菌体蛋白质组树（Rohwer，Edwards）、噬菌体网络簇（Lima-mendez，等）、四核苷酸使用偏差（Tetranucleotide usage deviation，TUD）模式分类（Pride，等）和基于蛋白质序列相似性的肌尾噬菌体科分类（Lavigne，等），它们并不总是与 ICTV 代码和国际病毒分类和命名法（ICVCN）中规定的规则兼容。

（二）噬菌体蛋白质组树分类

美国学者 Rohwer 等在 ICTV 分类系统的基础上，基于 10^5 个完全测序的噬菌体基因组序列，通过生物信息学分析首次提出了噬菌体蛋白质组树（phage proteomic tree，PPT）的分类方法，噬菌体蛋白质组树是一个基于算法的分类系统，该算法使用每个噬菌体基因组中的每个基因来确定噬菌体对之间的平均距离，目前该发育树已经囊括 1220 个细菌和古细菌噬菌体的 DNA/RNA 基因组序列。该方法将噬菌体分组到可以预测噬菌体生物学的几个方面的分类群中，并突出显示可用于监测噬菌体生物多样性的遗传标记。在所有噬菌体中都没有发现可以用作分类系统基础的单一基因，由此提出了一个基于预测的噬菌体蛋白质组的新分类系统。由此产生的分类与 ICTV 系统兼容，概括了基于形态学的 ICTV 分类的许多方面。使噬菌体分类进入后基因组时代，噬菌体蛋白质组树可适用于宏基因组数据的分析，因为所有的基因组序列都被考虑在内。Forest Rohwer 等建议将噬菌体蛋白质组树用作基于基因组的噬菌体分类系统的基础（Rohwer，Edwards）。此外，Simmonds 等建议将宏基因组序列数据纳入 ICTV 分类的基本原理。噬菌体蛋白质组树的分类见表 8-1。

表 8-1　噬菌体分类及其代表性噬菌体

噬菌体类群	基因组类型	代表性噬菌体
光滑噬菌体 Leviphage	ssRNA 线性	MS2-like，Q-like
丝状噬菌体 Inophage	ssDNA 环状	f1-like
微小噬菌体 Microphage	ssDNA 线性	X174-like，Chp1-like
短尾噬菌体 Podophage	dsDNA 线性	PZA-like，T7-like
长尾噬菌体 Siphophage	dsDNA 线性	λ-like，D29-like，SK1-like，TP901-like，SFI21-like
肌尾噬菌体 Myophage	dsDNA 线性	P2-like，T4-like，Pr-like，SN-like
囊状噬菌体 Cystophage	dsDNA 线性	6-like

（三）噬菌体网络簇分类

噬菌体基因组表现出普遍的嵌合现象，表明水平基因交换在其进化中的重要性。噬菌体基因组代表了模块的独特组合，每个模块都有不同的系统发育历史。基于核酸类型、形态和宿主范围等多种标准的传统分类与序列分析不一致。随着基因组时代的到来，越来越多的已测序噬菌体无法分类，部分原因是缺乏形态信息，或者基于树的分类方法无法有效处理镶嵌现象。在这种情况下，出现了基于基因含量对噬菌体进行网状分类的框架。将整个噬菌体种群的关系表示为加权图，其中节点代表噬菌体，边代表噬菌体与噬菌体之间在基因含量方面的相似性。

（四）四核苷酸使用偏差模式分类

噬菌体具有独特的四核苷酸使用偏差（tetranucleotide usage deviation，TUD）模式，之前已被证明包含与 16S rRNA 相似的系统发育信号，代表了在具有相似宿主范围中相对保守的基因组特征。基于 TUD 的系统发育分析表明，宿主影响在噬菌体进化中很重要。基于 TUD 模式，噬菌体与宿主共同进化，系统发育信号存在于噬菌体 TUD 模式中，TUD 受横向基因转移的影响与转移程度成正比，TUD 系统发育应该被认为是对其他系统的补充，用于分析噬菌体进化。

（五）基于蛋白质序列相似性的肌尾噬菌体科分类

肌尾噬菌体分为三个亚科（Peduovirinae、Teequatrovirinae、Spounavirinae）和八个新属（Bcep781、BcepMu、Felix OI、Bzx1、HAP1、PB1、phiCD119 和 phiKZ）。

1. 三个亚科：Peduovirinae 亚科是 ICTV 分类中的"P2 样噬菌体"属的大型噬菌体群，病毒粒子的头部直径为 60 nm，尾部直径为 135 nm×18 nm。噬菌体很容易被辨认，因为收缩的鞘向尾核倾斜。主要包括 P2 样噬菌体和 HP1 样噬菌体；Teequatrovirinae 亚科主要包括 T4 噬菌体和 KVP40 噬菌体；Spounavirinae 亚科主要包括 SPOI 噬菌体和 Twort 噬菌体。

2. 八个新属：Bcep781 噬菌体尾部比较短，感染属于伯克霍尔德菌基因组复合体的细菌，形成一组毒性肌尾噬菌体（主要五个成员为 Bcep781、Bcep1、Bcep43、BcepNY3 和 Xanthomonas OP2 噬菌体）；BcepMu 噬菌体特异性感染沙门菌，利用转座子进行复制；Felix OI 噬菌体有一个相对较大的头部，尾的特征是亚基像屋顶瓦片一样相互重叠并且呈现出纵横交错的形状；Bzx1 噬菌体的特点是有罕见的 80 nm 的短尾；HAP1 噬菌体包括两种海洋噬菌体，副溶血性弧菌噬菌体 VP882 和海藻噬菌体 HAP-1，两种噬菌体都是温和噬菌体，具有 38～43 kb 的基因组，缺乏整合酶基因；

PB1 噬菌体是以该组第一个分离成员 PBI 命名，该属的噬菌体都没有整合酶，这表明它们有毒性；phiCD119 噬菌体是感染艰难梭菌的温和噬菌体，基因组大小为 51 ~ 60 kb，该属也是以其第一个完全测序的成员命名；phiKZ 噬菌体是迄今为止仅在假单胞菌属中分离的一组巨型噬菌体成员，其头部直径为 120 nm，尾长度为 190 nm，噬菌体头包含一个内部体。

第二节　噬菌体增殖

　　噬菌体的繁殖一般分为五个阶段，即吸附、侵入、增殖（复制与生物合成）、成熟（装配）和裂解（释放）。凡在短时间内能连续完成以上五个阶段而实现其增殖的噬菌体，称为烈性噬菌体。凡能引起溶源性的噬菌体即称为温和噬菌体，而其宿主菌就称为溶源菌。溶源菌是一类能与噬菌体长期共存，一般不会出现有害影响的宿主细胞。温和噬菌体侵入相应宿主细胞后，由于前者的基因组整合到后者的基因组上，并随后者基因的复制而进行同步复制，因此这种温和噬菌体的侵入并不引起宿主细胞裂解，此即称为溶源性或溶原现象。温和噬菌体感染宿主菌后并不增殖，其基因整合于细菌染色体上即前噬菌体，并随细菌染色体的复制而复制，随细菌分裂而分配至子代细菌的染色体中。温和噬菌体有溶原性周期和溶菌性周期，可偶尔自发地或在某些理化或生物因素的影响下，整合的前噬菌体脱离宿主菌染色体，进入溶菌性周期导致细菌裂解，并产生新的成熟噬菌体。凡能在宿主细胞内能够完成增殖过程，产生并释放大量子代噬菌体的噬菌体被称为烈性噬菌体，其增殖过程分潜伏期、裂解期和平稳期。潜伏期是指噬菌体粒子从吸附到受感染宿主细胞释放子代噬菌体所需的最短时间；裂解期在潜伏期后，宿主细胞迅速裂解，并释放大量子代噬菌体，故在此期细胞裂解液中噬菌体数目急剧增加。平稳期宿主菌全部裂解完成，是噬菌体数量达最高点后的时期。

一、背景

　　噬菌斑起源于单个噬菌体颗粒对单个宿主菌的感染。第一次感染后合成的子代病毒颗粒吸附和感染邻近细菌，后者依次释放另一代子代病毒颗粒。如果细菌生长在半固体培养基（如含琼脂糖或琼脂）上，这种子代病毒颗粒的扩散是有限的。在这种情况下，噬菌体的连续感染就形成一个不断扩大的溶菌圈。经过一定时间的培养（不同宿主菌的培养时间有差异），最终在有宿主菌生长背景中形成一个肉眼可见的相对透亮或模糊的圆形区域。因为每个噬菌斑含有单个病毒颗粒的子代，所以从单个噬菌斑上获得的噬菌体在遗传背景上必定是一致的。遗传上同源的噬菌体原种是通过挑取一个完全独立的噬菌斑，并将含有裂解物的琼脂或琼脂糖保存于储存液中而获得的。获得的原种可用于制备噬菌体的平板裂解物、液体培养物及后续分析。

　　来源于单个噬菌斑的噬菌体原种的制备，通常有两种方法：一是平板裂解法，二是少量液体培养法。这两种方法都可以生产噬菌体原种，其中第一种方法有一个优点：研究者只需稍微观察裂解圈融合的程度，就能清楚地知道噬菌体是否已成功生长，同时也存在一个缺点，即从平板培养原种中制备的噬菌体 DNA 可被硫酸多糖和聚糖污染，这些糖类来源于顶层琼脂 / 琼脂糖。通常情况下这些多糖是无毒无害的，但有些情况下它们也会抑制用于分析或操作噬菌体 DNA 的酶活性。少量液体培养得到的噬菌体产量比平板裂解低且不稳定，且噬菌体最初的接种量也大，但在液体培养物中制备的噬菌体原种将更清亮，且不含硫酸盐多糖。

噬菌体的大量制备可通过低倍数感染宿主菌培养物或高倍数感染宿主菌培养物这两种方法获得。低倍数感染后，培养物立刻转接至大体积培养物中，在最初细菌培养中只有少量的宿主菌被感染，转接后的宿主菌培养物中未感染细菌在随后的数小时内进一步分裂生长。连续几轮的生长和再感染使产生的噬菌体量大大地增加。最后，所有的宿主菌都被感染并裂解。最初感染时宿主菌和噬菌体颗粒之间比值将大大地影响噬菌体颗粒的最终得率。对于不同噬菌体和细菌菌株，这个最佳值是有差别的。高倍数感染过程中，培养物中的大多数细菌一开始即被感染，因此在短时间内（3～4 h）就可以完成噬菌体的培养。该方法通常用于快速制备大量 λ 噬菌体菌株。

二、材料

（1）菌株：宿主菌，噬菌体悬液（以 λ 噬菌体为例）。

（2）试剂：$MgSO_4$（10 mmol/L），SM、SM+ 明胶（含有明胶的 SM）：NaCl 5.8 g，$MgSO_4 \cdot 7H_2O$ 2 g，1 mol/L Tris.Cl（pH 7.5）50 mL，2% 明胶溶液 5 mL，加水至 1 L，121.1℃蒸汽灭菌 20 min，溶液冷却后分成 50 mL 小份，储存于无菌容器中。2% 明胶溶液：2 g 明胶溶于体积为 100 mL 的水中，121.1℃蒸汽灭菌 20 min。氯仿，LB，LB 琼脂平板及含 0.7% 琼脂的半固体 LB 琼脂（顶层琼脂）。

（3）设备：离心机，47℃水浴。

三、方法与步骤

（一）噬菌体的铺平板培养

（1）接种宿主菌单菌落至 50 mL LB 培养基，37℃振荡培养过夜。

（2）室温，$4000 \times g$ 离心 10 min，收集细胞。

（3）去上清液，用 20 mL（10 mmol/L）$MgSO_4$ 悬浮沉淀，并将细胞悬浮液稀释至终浓度 OD600 值为 2.0。

（4）菌悬液于 4℃保存，对数生长期的大肠埃希菌悬液在 2～3 周后仍可用；严重衰弱的大肠埃希菌（如 recA- 菌株）在饥饿条件下于 4℃将快速失去存活能力。当用这类菌株进行噬菌体培养时需要新鲜的培养物。霍乱弧菌不可 4℃保存备用。

（5）用微波炉将半固体顶层琼脂加热至熔化，47℃水浴保温。

（6）将噬菌体原种进行 10 倍系列稀释（于 SM+ 明胶中），轻微涡旋振荡或轻拍试管混匀。使用明胶有助于稳定噬菌体颗粒，过分涡旋振荡会损伤噬菌体尾部。

（7）从步骤 4 的铺平板宿主菌悬液取 0.1 mL 与 0.1 mL 噬菌体各浓度稀释液，摇晃或轻微涡旋振荡混匀。

（8）将混合物于 37℃温育 20 min，使噬菌体颗粒吸附到细菌上。将试管从水浴锅中取出，使其冷却至室温。

（9）在每支宿主菌和噬菌体混合物的试管中加入 3～4 mL 已熔化的琼脂，轻拍或涡旋振荡 5 s 进行混匀，立即将管内所有物质倾倒于 LB 琼脂平板中央，轻轻旋转平板使均匀分布。

（10）平板盖上盖，室温放置 5 min，至顶层琼脂凝固，将平板倒置于 37℃，过夜培养。

（11）大约培养 7 h 后出现噬菌斑，12～16 h 后进行计数或挑取噬菌斑。如果平板太干，噬菌斑生长缓慢，不能达到最大直径；在 37℃ 培养过程中，新鲜制备的平板会在顶层琼脂上形成水珠，生长缓慢的噬菌斑因水珠的流动而互相污染。为了避免这一问题，平板制备后可在室温放置 2 天，或者半敞开盖子在层流柜放置 2 h 再使用。如果急用，没有时间干燥平板，则等顶层琼脂凝固后除去平皿盖上的水珠，并在每个平板盖子内加入一张圆形无菌滤纸，滤纸可以吸收培养过程中释放的水蒸气，减少噬菌斑的交叉污染。

（二）噬菌斑的挑取

遗传上同源的噬菌体原种是通过挑取一个独立的噬菌斑并将含有裂解物的琼脂 / 琼脂糖保存于贮存液中而获得的。获得的原种可用于制备噬菌体的平板裂解物或液体培养物，也可用于以后的分析。

（1）在微量离心管中加入 1 mL SM，再滴入一滴（约 50 μL）氯仿，或者用能抗氯仿的聚丙烯离心管。

（2）用巴斯德吸管或微量移液器刺穿所选择的噬菌体噬菌斑，直到下层的硬琼脂，轻轻将噬菌斑和下层琼脂一起吸入吸管中。因为噬菌体可通过顶层琼脂扩散至相当远的距离，所以必须选择完全独立的噬菌斑。最好挑选菌苔刚长好的噬菌斑和最早出现的噬菌斑。在噬菌斑形成的早期挑取，还可降低获得的噬菌体原种含有大量无用突变体的可能性。另外，也可使用灭菌的 8 cm 长的木质签或牙签轻轻接触所挑选的噬菌斑中央的顶层琼脂 / 琼脂糖的表面来挑取噬菌斑，立即将签放入 SM/ 氯仿中，涡旋振荡使含有噬菌体的琼脂 / 琼脂糖脱落。

（3）洗下巴斯德吸管中的琼脂块，置于含 SM/ 氯仿的试管中，将试管于室温放置 1 ~ 2 h，使噬菌体颗粒从琼脂块中脱落下来。为帮助洗脱，可将试管放于摇床上轻轻转动。最后将噬菌体悬浮液置 4℃ 保存。一个噬菌斑的感染性噬菌体颗粒获得率约为 10^6 PFU，可在 SM/ 氯仿中无限期保存于 4℃ 而不影响存活率。从噬菌斑回收的病毒，可用于平板裂解噬菌体或液体培养噬菌体的大量制备。

（三）平板裂解制备噬菌体原种

平板裂解是一种噬菌体在生长于顶层琼脂或琼脂糖的宿主菌中增殖的方法。从平板裂解物中回收噬菌体的方法有两种：一是通过平板裂解和洗脱制备噬菌体原种；二是通过平板裂解和刮取制备噬菌体原种。第二种方法的缺点是容易污染硫酸化的多糖和聚糖，这些糖类将影响某些酶对所回收噬菌体 DNA 的进一步作用。

1. 通过平板裂解和洗脱制备噬菌体原种

（1）铺平板的感染培养物的制备：对直径为 10 cm 的培养皿，取 10^5 PFU 噬菌体（通常为一个噬菌斑重悬液的 1/10 或一个大噬菌斑重悬液的 1/100）与 0.1 mL 铺平板细菌混匀。对于直径为 15 cm 的培养皿，取 2×10^5 PFU 的噬菌体与 0.2 mL 铺平板细菌混匀。至少要设置一个未感染细胞的对照管，将感染培养物和对照均放置 37℃ 培养 20 min 分钟，使病毒吸附到细胞上。

（2）将半固体顶层琼脂加热融化，于 47℃ 保温。将已熔化 3 mL（10 cm 平板）或 7 mL（15 cm 平板）的半固体顶层琼脂与感染培养物混合，立即倒入琼脂平板中央，要尽量避免气泡的产生。旋转平板确保细菌和顶层琼脂分布均匀，将平板于 37℃ 正置 12 ~ 16 h。在培养过程中平板没有倒置是为了鼓励在平皿表面形成水珠，这使得噬菌体更容易扩散。在收集时，噬菌斑应相互接触，细菌生长的唯一可见迹象是相邻噬菌斑结合部位的轻薄透明的边缘带，含未感染细胞的平板应形成一片光滑的菌苔。

（3）从培养箱中取出平板，加入 SM（10 cm 平板加 5 mL，15 cm 平板加 10 mL），在 4℃摇床上晃动数小时。

（4）用不同的巴斯德吸管分别将各个平板中的 SM 尽可能地转移至螺口或卡口的无菌聚丙烯试管中。

（5）在每个平板中再加 1 mL 新鲜的 SM，轻轻晃动液体，随后将平板倾斜放置 15 min，使所有的液体集中于一个地方，再吸取 SM 并与第一次收集的混合，舍弃平板。

（6）加 0.1 mL 氯仿至含 SM 的各试管中，轻轻地涡旋振荡，4℃ 4000×g 离心 10 min 去掉细胞碎片。

（7）将上清液转移至新的聚丙烯试管中，在每管中加一滴氯仿，将获得的噬菌体平板培养原种于 4℃保存。

（8）用噬菌斑分析的方法测定每个原种中噬菌体颗粒的浓度。

2. 通过平板裂解和刮取制备噬菌体原种

（1）~（3）操作同第一种方法。

（4）当发生融合裂解时，加 5 mL SM 至平板中，然后用无菌接种环轻轻刮取顶层琼脂至一无菌离心管中。

（5）再加 2 mL SM 至平板中，冲洗剩下的顶层琼脂，与上述离心管的顶层琼脂混合。

（6）加 0.1 mL 氯仿至琼脂糖悬浮液中，37℃轻摇混匀 15 min。

（7）将悬浮液 4℃ 4000×g 离心 10 min，回收上清，加一滴氯仿，保存原种。

（四）用小量液体培养物制备噬菌体原种

（1）接种宿主菌单菌落至 5 mL LB 培养基，30℃剧烈振荡培养过夜。在较低温度下，即使过夜培养宿主菌也不容易达到饱和状态，可以防止细胞碎片在培养基中的大量积累。也可先 37℃小量过夜培养，然后稀释至 5 mL 新的 LB 培养基中，于 37℃再培养 2 ~ 3 h。

（2）将 100 μL 新鲜的细菌培养物与 50 ~ 100 μL 的噬菌体悬液（约 10^6 PFU）混合，37℃放置 20 min，使噬菌体吸附至细菌上。

（3）加入 4 mL 预热的 LB 培养基，剧烈振荡培养直至裂解（通常 37℃培养 8 ~ 12 h）。剧烈振荡培养基意味着将培养基置于摇床中（300 r/min），为保证通气充分，培养管的盖子不要旋紧。裂解开始的标志是培养物浊度的急剧下降，这是由细胞破碎造成的。未裂解细菌培养物将不能见到不同折射率的纹影模式和丝状物质，而在裂解培养物中将见到白色的丝状物，这是由细胞碎片形成的。如果培养 12 h 后裂解还没有发生或不完全，则在培养物中加入等体积的预热 LB 培养基，继续振荡培养 2 ~ 3 h。

（4）裂解发生后，加入两滴（约 100 μL）氯仿，37℃继续培养 15 min。

（5）4℃ 4000×g 离心 10 min。

（6）回收上清液，加 1 滴（约 50 μL）氯仿，4℃保存。

（五）噬菌体的大规模培养：低倍数感染

（1）接种宿主菌单菌落至 100 mL LB，37℃振荡培养过夜。

（2）测定培养物 OD_{600} 值，以 1 OD_{600}=1×10^9 CFU/mL 计算细胞浓度。

（3）取 10^{10} CFU 宿主菌，4000×g 室温离心 10 min，弃上清液。

（4）将每份细菌沉淀用 3 mL SM 悬浮。

（5）加入适量感染性噬菌体颗粒，混匀。噬菌体颗粒的量非常重要。对生长良好的 λ 噬菌体，加入 5×10^7 PFU 噬菌体；对生长较差的 λ 噬菌体，接种量最好增加至 5×10^8 PFU。但是没有严格的标准，需要根据具体情况经验确定。

（6）将混合物 37℃温育 20 min，间或晃动。

（7）将混合物加入至预热到 37℃的 500 mL LB 中，37℃剧烈振荡培养。

（8）8 h 后开始观察培养物的裂解情况。一个完全裂解的培养物含有相当多的细胞碎片，外观相差很大，从细小的碎片到较大的纤维状团块。如果将培养物置于光线下，一个高密度而未裂解的细菌培养物是无法看到不同折射率的纹影模式及现状外观的。

（9）如果 12 h 后裂解不明显，检查噬菌体生长状况：取 1 mL 培养物于两份小试管中，加 1 ~ 2 滴氯仿（50 ~ 100 μL），37℃培养 5 ~ 10 min，间或晃动。将两管置光线下比较培养物的外观。氯仿导致细胞破裂，培养物变为透明，则已经接近完全感染；如果裂解没有发生或不完全，可加入 37℃的 500 mL LB，37℃剧烈振荡培养 2 ~ 3 h，剧烈振荡（300 r/min），部分情况下可以由此进行补救。

（10）加入 10 mL 氯仿，37℃振荡培养 10 min。

（11）培养物冷却至室温，以备下一步纯化。

（六）噬菌体的大规模培养：高倍数感染

（1）接种宿主菌单菌落于 5 mL LB 中，37℃振荡培养过夜。

（2）将 500 mL LB 预热至 37℃，在预热完成的 LB 中接种 1 mL 过夜培养物，37℃振荡培养至 OD_{600} 值为 0.5（3 ~ 4 h）。

（3）加入噬菌体悬液 10^{10} PFU，37℃继续剧烈振荡培养，直到完全裂解（3 ~ 5 h）。

（4）加入 10 mL 氯仿，37℃振荡培养 10 min。

（5）将培养物冷却至室温，以备下一步纯化。

第三节　噬菌体纯化

噬菌体纯化的标准为平板上生长的噬菌斑形态一致。噬菌斑的大小从肉眼勉强可见的小型斑可达直径 1 cm 以上的大型斑。一般溶原性噬菌体的噬菌斑中央残存着已溶原化的细胞，故成为混浊噬菌斑。相反，烈性噬菌体则形成透明噬菌斑。另还有透明与混浊部分相混杂的斑驳噬菌斑。在适当条件下，一个噬菌体粒子形成一个噬菌斑。纯化的目的是去除杂质，使得噬菌体纯度更高。常用的纯化方法有差速离心、超滤、柱层析等，通过这些方法可以得到纯净的噬菌体样品。

一、背景

通过 CsCl 等密度梯度离心纯化噬菌体颗粒：用于制备最高纯度的感染性噬菌体颗粒，它没有任何细菌核酸的污染。从这种噬菌体颗粒中提取的 DNA 可用作 DNA 测序模板、亚克隆至质粒载体和产生和原位杂交的探针。由这种方法获得的噬菌体原种是高度浓缩的（$> 10^{11}$ PFU/mL），在 4℃

保存多年仍能保持感染力。适用于大规模（＞1 L）液体培养物。

通过 CsCl 平衡梯度等密度离心纯化噬菌体颗粒：当处理小量制备的噬菌体（感染培养物少于 1 L）时，CsCl 分级梯度可被省略，代之以单轮平衡梯度离心，获得的噬菌体制品基本不含细菌核酸污染。

通过甘油分级梯度离心纯化噬菌体颗粒：该方案用甘油分级梯度代替了两步 CsCl 离心。此方法更为快速，但所得噬菌体纯度不高，适用于小量培养物，不应用于储存性原种的制备。

通过沉淀／离心纯化噬菌体颗粒：通过离心将噬菌体沉淀于离心管底，所获得的噬菌体纯度不及平衡梯度离心或甘油梯度离心所获得的，但完全能满足 DNA 提取的需要。该方法适用于为了获得亚克隆所需的外源 DNA 片段或制备噬菌体两臂，此时就可用离心来替代 CsCl 分级梯度和平衡梯度。

噬菌体臂的纯化：通常有两种方法，分别为蔗糖密度梯度离心和 NaCl 密度梯度离心。NaCl 密度梯度离心法更为快速，但用它制备的噬菌体臂有时会污染小量的填充片段，这可能是 NaCl 梯度的分辨率有限所导致的。但无论是蔗糖还是 NaCl 密度梯度都可包含浓度 2 μg/mL 的溴化乙锭。在密度梯度中，不同类型的 DNA 位置可通过肉眼观察到。但在实验中，如果预先没有进行琼脂糖电泳分析，所见到的 DNA 条带可能聚集了包含复性噬菌体臂在内的多种组分。在部分情况下，如果限制酶消化的载体将用磷酸酶处理，则限制酶消化之前最好先连接载体 DNA 的黏性末端。噬菌体臂也可通过 0.5% 琼脂糖电泳进行纯化。一般情况下，该方法所获得的 DNA 的得率比通过密度梯度离心获得的低。对大多数常用载体（如 EMBL 3、EMBL4、λ gt10、λ gt11、λ FixII、λ DASH 和λ ZAP）来说，已纯化好的两臂可从商业机构获得。如果实验进展不顺利或第一次在噬菌体克隆时，是无法对市售载体臂进行估价的。对于偶尔小规模克隆来说，用市售载体臂也可能比自制的便宜，如个别细菌或酵母人工染色体进行亚克隆。但当经常性地使用载体臂或用载体臂构建文库时，用密度梯度离心制备载体臂就显得更为经济。

二、材料

氯仿；NaCl（固体）；CsCl（固体）；CsCl 溶液；乙醇；含 CsCl 的 SM；21 号皮下注射用针头；EDTA（0.5 mol/L，pH 8.0）；甘油（5% 和 40%，V/V）于 SM 中；聚乙二醇 PEG8000，每 500 mL 培养物大约用 50 g；SM；胰 DNase I（1 mg/mL）；胰 RNase（1 mg/mL）于 TE 中（pH 7.6）；离心机；Beckman SW28 转子或相当型号；量筒（2 L）；噬菌体增殖裂解液；正丁醇；乙酸钠；蔗糖凝胶上样缓冲液；TE（pH 7.6 和 pH 8.0）；琼脂糖凝胶（0.5% 和 0.7%），用 0.5×TBE，含 0.5 μg/mL 溴化乙锭；琼脂糖凝胶（0.5%，75 mm 厚），用 0.5×TBE，含 0.5 μg/mL 溴化乙锭；透析袋；皮下注射用针头（21 号）；宽口吸头；水浴锅。

三、方法步骤

（一）通过 CsCl 等密度梯度离心纯化噬菌体颗粒

CsCl 分级梯度能将噬菌体颗粒与大多数细胞蛋白质区分开来，包括用于包装噬菌体 DNA 而在感染细胞中合成过量的病毒蛋白质。病毒和细胞蛋白质的密度约为 1.3 g/mL，而野生型 λ 噬菌体密度约为 1.5 g/mL，因此噬菌体颗粒在 1.5 g/mL 和 1.45 g/mL 两层界面处聚集形成一可见的带。另外，由于有些重组病毒插入了高 GC 含量的外源 DNA 或整个重组病毒 DNA 的量大于亲本载体的基因组，故表现为更高的密度。通常情况下，噬菌体颗粒的这一略显蓝色的带较宽（1～2 mm），很容易辨认。如果噬菌体颗粒的量太少，可将离心管后面放一黑色的背景并从上方用灯光照射，来确认噬菌体颗粒所处的位置。如果纯化噬菌体的得率一直很低，就要对纯化过程每一步的样品中感染性噬菌体的数量进行测定，以确定丢失发生在哪一步。此外，可以用凝胶电泳检测每一步中病毒 DNA 的量。这种快速廉价的方法有助于找到问题所在，根据经验，它还可被用于常规估计噬菌体颗粒的量是否足够值得进行进一步的大规模纯化。在噬菌体的纯化过程中，如果所用溶液中 Mg^{2+} 的浓度太低，病毒的得率将急剧下降。病毒颗粒对 EDTA 等螯合剂是非常敏感的，为了防止病毒颗粒的裂解，在纯化的任何阶段 10～30 mmol/L Mg^{2+} 的存在是所必需的。

（1）测定噬菌体悬浮液的体积，每毫升加入 0.5 g 固体 CsCl，搅拌均匀使其完全溶解。

（2）倒入足够量的 CsCl 分级梯度，使噬菌体悬浮液分成几个组分，每个梯度能容纳约 16 mL 噬菌体悬浮液。所需分级梯度的量等于亲水相的最终体积，亲水相又被分成数份，每份为 $0.4 \times g$ 离心管体积（只适用于 Beckman SW 41 或 SW 28 转子或相当型号的清亮塑料离心管）。分级梯度可通过在每层上小心加入低密度的 CsCl 溶液或在每层下小心加入高密度的 CsCl 溶液而制成。有些离心管是疏水的，将导致 CsCl 溶液如液滴般沉于管底而不是形成连续的 CsCl 带，使用这种离心管时，最好用层层往下加（即先轻后重）而不是层层往上加的方法制备密度梯度。

（3）在 ρ=1.5 g/mL 和 ρ=1.45 g/mL 两层界面的相应试管壁外侧，用永久性标签笔做上标记。CsCl 分级梯度大约占超离管体积的 60%。比如，对于一个能装 38 mL 的试管，分级梯度由三种均为 7.6 mL 的 CsCl 溶液组成，平衡管装有同样密度的 CsCl 溶液。

（4）小心地将噬菌体悬浮液加至分级梯度上，4℃，87 000×g 离心 2 h。

（5）按下面的方法对离心管进行穿孔，以收集噬菌体颗粒：首先用无水乙醇仔细地擦去离心管外的油污，然后在离心管的外侧贴上 Scotch 胶带，与噬菌体颗粒带平齐。胶带起封条的作用，防止针头四周渗漏。用 21 号皮下注射用针头（不需要注射针筒）穿过胶带刺入离心管，收集噬菌体颗粒带。手指远离针头刺入方向，以免刺穿离心管。注意不要使梯度中其他带内物质污染噬菌体颗粒。这些带内含有细胞碎片和未装配的噬菌体成分。

（6）将噬菌体颗粒悬浮液装入适宜于超离管中，加入 CsCl 溶液（=1.5 g/mL 于 SM 中）。4℃ 150 000×g 离心 24 h 或 160 000×g 离心 24 h。该步骤是将噬菌体与污染的 RNA 和 DNA 分离的平衡梯度离心。经 CsCl 过夜离心，核酸将无法形成完全平衡，因此仍将散乱地分布于整个离心管中。这次离心的分辨率将高于分级梯度，因为病毒颗粒在一个很窄的密度梯度内（即梯度顶层密度和底层密度间的差异相当小）达到平衡。因此，这一步骤的离心通常能将含不同基因组 DNA 大小的噬菌体分离开来。

（7）如步骤（5）所述收集噬菌体颗粒带，于 CsCl 溶液中 4℃密封保存于试管中。

（8）如果必要，噬菌体颗粒可通过新一轮的 CsCl 平衡梯度离心进一步纯化和浓缩。将噬菌体悬浮液转移至一个或多个超离管中，加入 CsCl 溶液（=1.5 g/mL 于 SM 中），160 000×g（4℃）离心 24 h。

（二）通过 CsCl 平衡梯度等密度离心纯化噬菌体颗粒

当处理小量制备的 λ 噬菌体时，CsCl 分级梯度可被省略，代之以单轮平衡梯度离心。获得的噬菌体制品基本不含细菌核酸污染。通过高质量（分子生物学级）的固体 CsCl 加入至 SM 中，制成 0.75 g/mL 的 CsCl 溶液，于室温保存。

（1）测量噬菌体悬浮液的体积，每毫升加 0.75 g 固体 CsCl，轻轻混匀使 CsCl 溶解。

（2）将噬菌体颗粒悬浮液转移至超离管中，用含 0.75 g/mL CsCl 的 SM 溶液补满。$150\,000 \times g$（4℃）离心 24 h 或 $160\,000 \times g$（4℃）离心 24 h。

（3）按下面的方法对离心管进行穿孔，以收集噬菌体颗粒：首先用无水乙醇仔细地擦去离心管外的油污，然后在离心管的外侧贴上 Scotch 胶带，与噬菌体带平齐。胶带起到封条的作用，防止针头四周渗漏。用 21 号皮下注射用针头（注射针筒可选择性使用）穿过胶带刺入离心管，收集噬菌体颗粒带。手指远离针头刺入方向，以免刺穿离心管。注意不要使梯度中其他带内物质污染噬菌体颗粒。这些带内含有细胞碎片和未装配的噬菌体成分。

（4）于 CsCl 溶液中 4℃密封保存。

（三）通过甘油分级梯度离心纯化噬菌体颗粒

（1）在 Beckman SW41 聚碳酸酯离心管（或相应离心管）中制备甘油分级梯度（每管加 5 mL 噬菌体悬浮液）：首先，取 3 mL 含 40% 甘油的 SM，加入至离心管管底。其次，在 40% 甘油溶液上小心加入 4 mL 含 5% 甘油的 SM。最后，在 5% 甘油的顶层小心加入噬菌体悬浮核，最后用 SM 补满。

（2）分级梯度于 4℃ $151\,000 \times g$（35 000 r/min 于 Beckman SW41 或 SW28 转子中）离心 60 min。

（3）去上清液，每升培养物原液加 1 mL SM 重悬噬菌体沉淀。

（4）加胰 DNase I 和 RNase 至终浓度分别为 5 μg/mL 和 1 μg/mL，37℃温育 30 min。

（5）加 0.5 mol/L 的 EDTA 储液（pH 为 8.0）至终浓度为 20 mmol/L。

（6）从悬浮液中提取 λ 噬菌体 DNA。

（四）通过沉淀/离心纯化噬菌体颗粒

（1）将噬菌体悬浮液转移至适用于 Beckman SW28 转子（或相当型号）的离心管中。

（2）经 4℃ $110\,000 \times g$（25 000 r/min 于 Beckman SW28 转子中）离心 2 h，收集噬菌体颗粒。

（3）小心地倒掉上清。在离心管底部可见到透明的噬菌体颗粒沉淀。

（4）在沉淀中加入 1～2 mL SM，4℃过夜，最好置于慢慢转动的摇床上。

（5）第二天上午，轻轻地上下吸取溶液，确保使得所有的噬菌体颗粒已被重悬。

（6）从悬浮液中提取 λ 噬菌体 DNA。

（五）噬菌体臂的纯化：蔗糖密度梯度离心

蔗糖梯度：制备两种蔗糖溶液，一种含 10% 蔗糖，另一种含 40% 蔗糖，均溶于含 1 mol/L NaCl、20 mmol/L Trisr-Cl（PH8.0），5 mmol/L EDTA（pH 为 8.0）的缓冲液中。将这两种溶液均通过 0.22 μm 的硝酸纤维素膜以除菌。另外，线状蔗糖梯度可通过扩散形成。当需要大量的梯度时，其需要溶解于 1 mol/L NaCl、20 mmol/L Tris-Cl（pH 8.0）、5 mmol/L EDTA（pH 8.0）中的 4 种无菌蔗糖溶液［10%、20%、30% 和 40%（M/V）的蔗糖］。为了在 Beckman SW28 离心管（或相当型号）中形成 38 cm 的梯度，4 种蔗糖溶液各取 8.5 mL，依次叠加。大多数的研究人员喜欢将 40% 的蔗糖溶液先置于离心管底部，然后按密度从大到小的顺序叠加剩下的 3 种溶液：首先是 30% 的，其次是 20% 的，最后是 10% 的蔗糖。这种梯度的形成也可以是先在离心管底部加入 10% 的蔗糖溶液，然后按密度从小到大的顺序小心加入剩下的 3 种蔗糖溶液。将上述分级梯度完全静止于室温 2.5 ～ 3.0 h。在离心前，将每个梯度于冰水浴中冷却 15 min。

（1）在清亮的超速离心管中制备一个或多个 38 cm（10% ～ 40%, m/V）蔗糖梯度，于 4℃ 静置 1 ～ 2 h 直到被使用。在室温使用制梯度设备，每个梯度将需 10 ～ 20 min 才能完成，而每个梯度能容纳 60 ～ 75 μg 的消化 λ 噬菌体 DNA。

（2）消化和分析约 60 μg λ 噬菌体 DNA。用标准乙醇沉淀后，将 DNA 溶解于 TE（pH 为 7.6），浓度为 150 μg/mL。取 0.2 μg 的组分留作电泳对照。有时用于消化载体 DNA 的限制酶切位点位于填充片段内而不是载体臂中。这种策略的目的在于减少填充片段的大小，提高填充片段和载体臂间的分离效果，以及产生不能与载体臂互补的末端。如果载体臂已被预先连接，则转入步骤（4）。预先连接：纯化 λ 噬菌体臂过程中，本方法可在步骤（2）（限制性内切核酸酶消化）之前操作，可作为整个实验过程中可选的起始步骤。在该"预先连接"中，载体 DNA 的黏性末端在限制酶消化前被连接。产生的串联体随后被适宜的限制酶切割成左右臂（它们仍连在一块）和填充片段，限制酶消化前的连接保证了大多数纯化载体含有完整的 cos 位点。具体步骤为：将噬菌体 DNA 在 150 μL（0.1 mol/L）Tris-Cl（pH 6.7），10 mmol/L MgCl$_2$ 中于 42℃ 温育 1 h，使黏性末端复性。加入 20 μL 10× 连接酶缓冲液，20 μL 10 mmol/L ATP（如果必要）以 0.2 ～ 0.5 Weiss 单位的 T4 DNA 连接酶 /μg DNA，16℃ 温育 1 ～ 2 h。用酚 - 氯仿抽提连接 DNA，在连接过程中，λDNA 将形成闭环和长串联体结构，因此对机械性剪切非常敏感。对连接后的 DNA 操作要十分小心，不要使用涡旋振荡。用酚 - 氯仿抽提时，轻轻地上下颠倒离心管以形成乳状液。乳状液室温离心 1 min 以分离有机相和亲水相，用带有宽口尖头的自动移液设备将含病毒 DNA 的亲水相转移至另一新离心管中。经标准的乙醇沉淀回收 DNA。继续本方案的步骤（2），用适宜的限制酶消化串联 DNA，用蔗糖梯度离心将切断的 DNA 分成各个组分。

（3）加入 1 mol/L MgCl$_2$ 至终浓度 10 mmol/L，42℃ 温育 1 h，使 λ 噬菌体 DNA 的黏性末端复性。然后，取 0.2 μg 的组分经 0.7% 琼脂糖电泳以测定复性是否成功。用两种 DNA 作标记：① 0.2 μg 的全长 λ 噬菌体 DNA；② 0.2 μg 的复性 DNA，但又经 68℃ 加热 10 min 使黏性末端重新解链。

（4）对经复性和消化作用的 λ 噬菌体 DNA 来说，它们在每个梯度中的上样量不要超过 75 μg，体积应为 500 μg 或更小。太多的 DNA 将造成梯度超载从而不能有效地分离填充片段和载体臂。

（5）将梯度于 15℃ 120 000×g（26 000 r/min 于 Beckman SW28 转子中）离心 24 h。

（6）通过用 21 号针头刺穿离心管底收集 0.5 mL 组分。

（7）从收集的样品中每隔两管取两份 15 μL 的样品，加入 35 μL 水。再加入 8 μL 蔗糖凝胶上样缓冲液，其中一份 68℃ 加热 5 min，另一份则不处理。在一块比较厚的 0.5% 琼脂糖胶上分析所有样品，并用全长 λ 噬菌体 DNA 和步骤（2）中预留的消化 DNA 组分作分子质量标准。调整分子质量标准中的蔗糖和盐浓度，以便与样品中的相匹配；否则，它们的电泳迁移率将无法比较。在 0.5% 琼脂糖中，复性载体臂的迁移率通常是很难与全长 λ 噬菌体 DNA 的相区分的。不要在高电压下或高电阻缓冲液中进行电泳。这些将产生高热量，会导致电泳过程中 λ 噬菌体 DNA 黏性末端的解链。

（8）凝胶照相后，对含复性载体臂的组分进行定位并合并，注意不要混入显然污染了未消化的 λ 噬菌体 DNA 的组分，以及含大量未复性左右臂或填充片段的组分。

（9）将合并的样品置 1000 倍过量的 TE（pH 为 8.0）中，于 4℃ 透析 12 ～ 16 h，中间至少更换一次缓冲液。在透析过程中样品的体积可能将扩大 2 ~ 3 倍。另外，如果合并样品的体积比较小，可不必进行预透析，而用 TE（pH 为 7.6）进行稀释使样品中蔗糖浓度降低到 10% 左右，然后直接用乙醇进行 DNA 沉淀。如果本实验中在密度梯度中使用了溴化乙锭，则用异戊醇对纯化的载体臂连续抽提两次，除去 DMA 中的残余染料。

（10）用正丁醇抽提透析样品数次，使样品体积降低至 3 mL 以下。

（11）用标准的乙醇回收透析 DNA。

（12）将 DNA 溶解于 TE（pH 为 7.6）中，浓度为 300 ~ 500 μg/mL。

（13）用分光光度计测定 DNA 的浓度（1 OD_{260}=50 μg/mL），用 0.5% 琼脂糖凝胶电泳确定其纯度。分装成 1 ~ 5 μg 的小份，−20℃保存。

第四节　噬菌体滴度测定

噬菌体滴度测定是了解噬菌体特性、进行噬菌体快速检查和分离以及效价测定的重要手段。用适量的噬菌体和宿主菌液混合后接种培养，可在培养基表面形成透亮的溶菌空斑，即噬菌斑（plaque）。噬菌斑形成单位（Plaque-Forming Units，简称 PFU）是指能够在宿主细菌菌苔上形成一个噬菌斑的噬菌体颗粒数量，是用于量化噬菌体浓度的单位。PFU 仅计数具有感染能力的噬菌体颗粒，不包括无感染能力的颗粒。噬菌体滴度即每毫升培养液中含有具有感染性噬菌体的数量。噬菌体滴度测定的计算公式为：噬菌体滴度（PFU/mL）=（噬菌斑数 × 稀释倍数）/ 接种体积（mL），其结果能够更真实地反映噬菌体的感染能力。

一、背景

成熟的噬菌体粒子（除 M13 等少数噬菌体外），均借宿主细胞裂解而释放。细菌的裂解导致一种肉眼可见的培养物溶解。噬菌体的这种生长（繁殖）方式称为一步生长。一步生长曲线是一条定量描述烈性噬菌体的增殖曲线。通常以感染时间为横坐标，以噬菌体效价（侵染性噬菌体数 / 样品）为纵坐标画出的曲线。进行一步生长曲线的测定，能了解噬菌体在菌体内的最短潜伏期和平均收获量，还可测知理化因素的变化对噬菌体感染循环的时间和对每个被感染的细菌释放噬菌体的影响。

在测定噬菌体效价的方法主要有离心分离加热法、琼脂平板法和荧光定量 PCR 方法。采用生物测定法进行噬菌体检查，需 12 h 左右，因而不能及时判断是否有噬菌体污染。通过快速检查可大致确定有无噬菌体污染，以采取必要的防治措施。根据正常发酵（培养）液心后菌体沉淀，上清液蛋白含量很少，加热后仍然清亮；而侵染有噬菌体的发酵（培养）液经离心后其上清液中因含有自裂解菌中逸出的活性蛋白，加热后发生蛋白质变性，因而在光线照射下出现丁达尔效应而不清亮。此法简单、快速，对发酵液污染噬菌体的判断亦较准确。但不适于溶源性细菌及温合型噬菌体的诊断，对侵染噬菌体较少的一级种子培养液也往往不适用。

传统的噬菌体效价测定方法为单 / 双层琼脂平板法，在含有特异宿主细菌的琼脂平板上，一般一个噬菌体产生一个噬菌斑，故可根据一定体积的噬菌体培养液所出现的噬菌斑数，计算出噬菌体的效价。由此法得到的噬菌斑形态、大小较一致且清晰度高，计算准确，因而被广泛应用。该方法首先在无菌培养皿内倒入营养琼脂作为底层，其次将适当稀释的噬菌体与培养至对数期的受体菌混合，保温吸附后，加入冷却至45℃左右的半固体琼脂糖，迅速混匀后铺平板，作为上层，最后倒置培养。只要噬菌体具有感染力就可形成噬菌斑。根据不同稀释度平板上出现的噬菌斑数目，即可算出原液噬菌体的效价。该方法需先准备连续10倍比稀释度的噬菌体和处于对数增长期的宿主菌，以及预先制备半固体琼脂。常规的双层琼脂平板法简单实用，但是比较费时费力、待测样品的消耗量大且重复性差。该方法所得符合计数条件的平板较少，宿主菌繁殖过程中受培养基、温度、湿度和操作人员熟练程度等各种因素的影响，其斑块形成效率不一。

　　荧光实时定量PCR技术是指在PCR反应体系中加入荧光基团，利用荧光信号积累实时监测整个PCR进程，使每一个循环"可见"，最后通过循环阈值（C_t值）和标准曲线对样品中的DNA（或cDNA）的起始浓度进行定量的方法，适用于DNA、cDNA和质粒起始浓度的检测。该方法仅需要少量的DNA样品，却可提供一个广泛的定量动力学范围，能对拷贝数差异较大的不同样品进行精确定量。相比之下利用荧光实时定量PCR技术对噬菌体进行计数，可大大地提高实验效率和可靠性。荧光实时定量PCR技术在测定高通量噬菌体效价时，可以简单、迅速测定噬菌体的效价，精确度较高，动态线性范围宽，结果重复性较好，待测样品消耗量少，尤其在测定高通量噬菌体效价时，显示出较好的实用性，提高了噬菌体文库展示的效率和可靠性。

二、材料

　　1.5%普通琼脂平皿（9 cm）；半固体琼脂（0.7%，4 mL/管）；3 mL LB；噬菌体原液（10^8 ~ 10^{10}/mL）；宿主菌液；SM液：NaCl 5.8 g，MgSO₄·7 H₂O 2g，1 mol/L Tris.Cl（pH 7.5）50 mL，2%明胶溶液5 mL，加水至1 L，121.1℃蒸汽灭菌20 min，溶液冷却后分成50 mL小份，储存于无菌容器中。2%明胶溶液：2 g明胶溶于终体积为100 mL的水中，121.1℃蒸汽灭菌20 min；50℃水浴；琼脂糖；高速离心机（1-13）；实时PCR仪（ABI 7500型）。

三、噬菌体滴度测定的计算公式

　　噬菌斑形成单位 = 平均噬菌斑数 × 稀释倍数 × 取样量折算数，其单位为PFU/mL。

四、方法与步骤

（一）宿主菌的制备

　　（1）挑取分型噬菌体的宿主菌新鲜单菌落于3 mL LB中，37℃ 200 r/min振荡培养3 ~ 4 h。

　　（2）噬菌体的稀释：对于每一支待测噬菌体溶液，取7个1.5 mL Eppendorf管，分别加入900 μL SM液，并依次标明 –7 ~ –1；取待测噬菌体原液100 μL，加入第一管SM稀释液中（–1），充分混匀后，从第一管稀释液中再取100 μL加入第二管稀释液中，依次类推。

　　（3）取宿主菌培养物200 μL加至已溶化并冷至50℃的半固体琼脂中，混匀后均匀地倾注于固体琼脂平皿上，凝固后，分别取10 μL噬菌体的稀释液进行滴定并做标记，待滴定液干后，琼脂平皿放置于37℃并倒置培养过夜。

　　（4）制备的宿主菌用于后续的噬菌体滴度计数，取能看到独立噬斑的稀释度进行计数，计算原始噬菌体溶液的滴度。

（二）离心分离加热法（快速检查）

（1）样品采集：将 2 ~ 3 g 土样或 5 mL 水样放入灭菌三角瓶中，加入对数生长期的敏感指示菌菌液 3 ~ 5 mL，再加 20 mL 二倍肉汤蛋白胨培养液。

（2）增殖培养：30℃振荡过夜培养，使噬菌体增殖。

（3）离心分离：将上述培养液以 4000 r/min 离心 15 ~ 20 min。

（4）取上清液，分别取两组上清液，一组直接在分光光度计上测定光密度值（OD_{650}），另外一组取 5 mL 上清液于试管中，置水浴中煮沸 2 min，随后于分光光度计上测定光密度值（OD_{650}）。

（5）记录结果。

（三）单层琼脂平板法

（1）省略下层培养基，将上层培养基的琼脂量增加 2%，融化冷却至 45℃左右。

（2）制备噬菌体稀释液：取噬菌体原液（10^8 ~ 10^{10} PFU/mL）经 10 倍比稀释（10^{-1}、10^{-2}、10^{-3}、10^{-4}、10^{-5}、10^{-6}、10^{-7}、10^{-8}、10^{-9}、10^{-10}、10^{-11} 和 10^{-12}）并在试管上做好相应标记备用。

（3）每管分别加入 100 μL 不同稀释度的噬菌体液，快速振荡混匀，室温孵育 1 ~ 5 min 后，加入 100 μL 宿主菌菌液（OD_{600} 值 =0.5）。

（4）快速混匀混合噬菌体液和宿主菌液，迅速倒平板。

（5）培养：于 37℃倒置培养过夜 37℃，检查结果。

（四）双层琼脂平板法测定噬菌体滴度

（1）制底层平板：将融化并冷却至 45℃左右的 LB 培养基倒入无菌培养皿，每皿 10 ~ 12 mL，共 9 皿，水平放置，凝固后，做好标记备用。

（2）配制上层琼脂（每升含 10 g 胰蛋白胨、5 g 酵母提取物、10 g NaCl、1 g $MgCl_2 \cdot 6H_2O$ 和 7 g 琼脂粉），每个灭菌试管分装 3 mL，50℃备用。

（3）制备噬菌体稀释液：取噬菌体原液（10^8 ~ 10^{10} PFU/mL）经 10 倍比稀释（10^{-1}、10^{-2}、10^{-3}、10^{-4}、10^{-5}、10^{-6}、10^{-7}、10^{-8}、10^{-9}、10^{-10}、10^{-11} 和 10^{-12}）并在试管上作好相应标记备用。

（4）每管分别加入 100 μL 不同稀释度的噬菌体液，快速振荡混匀，室温孵育 1 ~ 5 min 后，加入 100 μL 宿主菌菌液（OD_{600}=0.5）。快速混匀，立即倾注于 37℃预温的 LB 平板（每升含 10 g 胰蛋白胨、5 g 酵母提取物、10 g NaCl 和 15 g 琼脂粉）上均匀铺开；待平板冷却 5 min。

（5）培养：于 37℃倒置培养过夜 37℃，检查结果。

（6）数码相机拍照后利用图像分析软件分析，计数 3 个连续稀释度平板上的噬菌斑数，计算噬菌体效价，实验重复 3 次。

（五）荧光定量 PCR 法测定噬菌体滴度

（1）首先根据噬菌体的基因序列，设计并合成特异性的引物。

（2）标准曲线将已知浓度的噬菌体原液用三蒸水连续 10 倍稀释，100℃水浴加热 15 min，至冰上冷却，以此作为标准品，于 -20℃保存。

（3）将噬菌体原液（10^8 ~ 10^{10} PFU/mL）进行连续 10 倍比稀释（10^{-1}、10^{-2}、10^{-3}、10^{-4}、10^{-5}、10^{-6}、10^{-7}、10^{-8}、10^{-9}、10^{-10}、10^{-11} 和 10^{-12}），100℃水浴加热 15 min，立即取出置于冰上，待温度冷却后，取上清液上样，进行 PCR 扩增。PCR 扩增体系为：噬菌体模板 1 1，0.3 μmol/L 上、下游引物各 0.6 μL，2×SYBR Green PCR Master mix 10 μL，加双蒸水补齐至 20 μL。反应条件为：

95℃ 30 s，95℃ 30 s，60℃ 30 s，72℃ 1 min，共 40 个循环。在每个循环退火步骤时进行荧光信号采集，获取标准曲线。以反应的循环阈值（C_t）为纵坐标，对应噬菌体效价的对数值为横坐标，并制作标准曲线。

（4）根据标准曲线的计算公式，计算待测噬菌体效价，每次实验均用相同的标准品制作标准曲线。所有样品均重复测定 3 次噬菌体效价计算公式。每次具体的上样反应总体积按照荧光定量 PCR 说明书操作。双蒸水为阴性对照。

（编写：赖玖连　林雅晴，审校：王多春）

参考文献

［1］J. 萨姆布鲁克，D.W. 拉塞尔，黄培堂 . 分子克隆实验指南 [M]. 北京 : 科学出版社，2002.
［2］韩丽丽，贺纪正 . 病毒生态学研究进展 [J]. 生态学报，2016, 36(16): 4988-4996.
［3］胡福康，童贻刚 . 噬菌体学 : 从理论到实践 [M]. 北京 : 科学出版社，2022.
［4］黄培堂 . 分子克隆实验指南精编版 [J]. 生物技术通讯，2008.
［5］克拉克森，洛曼，马岚，等 . 噬菌体展示 : 通用实验指南 [M]. 北京 : 化学工业出版社，2004.
［6］李载平 . 分子克隆实验指南 [M]. 3 版 . 科学通报，2002.
［7］司穉东 . 细菌病毒——噬菌体的分类和命名 [J]. 病毒学杂志，1987, (1): 3-8.
［8］王可耕，曾庆仁，禹正杨，等 . 一种高效准确定量计数噬菌体肽库目标分子的方法 [J]. 中国寄生虫学与寄生虫病杂志，2011, 29(3): 236-238.
［9］徐泱，孙惠川，汤钊猷，等 . 噬菌体文库体内展示结合激光捕获显微切割及实时聚合酶链反应技术研究肝癌肿瘤血管异质性 [J]. 中华实验外科杂志，2007, 24(7): 781-783.
［10］周德庆 . 微生物学教程 (第 4 版)[M]. 北京 : 高等教育出版社，2020.
［11］International Committee on Taxonomy of Viruses Executive Committe. The new scope of virus taxonomy: partitioning the virosphere into 15 hierarchical ranks[J]. Springer Science and Business Media LLC, 2020(5): 668-674.
［12］ACKERMANN HANS-W. Phage classification and characterization[J]. Methods Mol Biol, 2009, 501: 113-126.
［13］ADRIAENSSENS E M. Phage Diversity in the Human Gut Microbiome: a Taxonomist's Perspective[J]. mSystems. 2021, 6(4): 79921.
［14］ALTELAAR A F, MUNOZ J, HECK A J. Next-generation proteomics: towards an integrative view of proteome dynamics[J]. Nat Rev Genet. 2013, 14(1): 35-48.
［15］HALL B.-G. Building Phylogenetic Trees from Molecular Data with MEGA[J]. Mol Biol Evol.2013, 30(5): 1229-1235.
［16］KANDA K, TAN Y, AIZAWA K. A novel phage genome integrated into a plasmid in Bacillus thuringiensis strain AF101[J]. J Gen Microbiol. 1989, 135(11): 3035-3041.
［17］LIMA-MENDEZ G, VAN HELDEN J, TOUSSAINT A, et al. Reticulate representation of evolutionary and functional relationships between phage genomes[J]. Mol Biol Evol. 2008, 25(4): 762-777.
［18］PHIZICKY E, BASTIAENS PI, ZHU H, et al. Protein analysis on a proteomic scale[J]. Nature. 2003, 422(6928): 208-215.
［19］PRIDE D T, WASSENAAR T M, GHOSE C, et al. Evidence of host-virus co-evolution in tetranucleotide usage patterns of bacteriophages and eukaryotic viruses[J]. BMC Genomics. 2006, 18(7): 8.
［20］SIMMONDS P, ADAMS M J, BENKŐ M, et al. Consensus statement: Virus taxonomy in the age of metagenomics[J]. Nat Rev Microbiol. 2017, 15(3): 161-168.
［21］TURNER D, KROPINSKI A M, Adriaenssens E M. A Roadmap for Genome-Based Phage Taxonomy[J]. Viruses. 2021, 13(3): 506.

［22］VERBOOM G A, BOUCHER F C, ACKERLY D D, et al. Species Selection Regime and Phylogenetic Tree Shape[J]. Syst Biol. 2020, 69(4): 774-794.

［23］YUAN Y, PENG Q, YANG S, et al. Isolation of A Novel Bacillus thuringiensis Phage Representing A New Phage Lineage and Characterization of Its Endolysin[J]. Viruses. 2018, 10(11): 611.

第九章　寄生虫保藏鉴定技术

寄生虫病在人类传染病中一直占据重要的地位，在世界范围内，尤其是热带和亚热带地区，寄生虫所引起的疾病是普遍存在的公共卫生问题。在联合国开发计划署 / 世界银行 / 世界卫生组织热带病培训研究特别规划署联合倡议中，要求重点防治的 10 种热带病中，有 7 种是寄生虫病，分别是疟疾、血吸虫病、淋巴丝虫病、盘尾丝虫病、利什曼病、非洲锥虫病和美洲锥虫病，而其中的疟疾、血吸虫病和淋巴丝虫病都曾在我国广泛流行，严重影响人民群众的生命健康。而趋内脏的利什曼原虫引起的黑热病近年来在我国部分地区处于上升态势，加强对其的防控工作刻不容缓。

一流的疾控离不开一流的科研，而科研工作的开展，也离不开寄生虫虫种的正确鉴定、保种、传代以及活力的维持。本章从寄生虫的分离、采集、鉴定，到保种、传代以及活性鉴定等方面，对在我国流行的重要寄生虫虫株进行介绍，希望能对开展此类研究的同行提供借鉴。

第一节　采集和培养

寄生虫的保藏技术在开展寄生虫学与寄生虫病学研究中至关重要，不仅为研究寄生虫的生物学及生理生化特点提供研究材料，而且也为寄生虫的病理学、免疫学、药理学及预防医学的研究开辟新途径。在寄生虫保藏技术中，寄生虫的采集和培养是开展一切研究的前提。

寄生虫的生活史复杂，可有一个或几个宿主，不同发育阶段的寄生部位也各异。从宿主体内采集到的寄生虫标本根据不同的研究目的进行处理。通常通过清洗、过筛、沉淀、离心等不同方法完成，可供固定后制作玻片标本或培养。寄生虫的培养包括体外培养和体内培养，即将采集处理的样本接种到适当培养基或动物宿主中，为虫体生长增殖提供适宜的生存条件和营养物质。

寄生虫的采集和培养作为寄生虫保藏技术的重要一环，不仅为研究虫种的分类、致病性、药物筛选、诊断、免疫预防和健康教育提供虫种资源，而且为寄生虫病流行病学调查与预防控制提供科学信息。本节将介绍虫种采集和培养的一般要求，为开展相关工作的研究人员提供参考。

一、采集

正确采集和处理寄生虫标本是为虫种鉴定、教学、科研和健康教育提供虫种资源的先决条件。下面介绍寄生虫标本的采集原则及存在于粪便、血液、组织和腔道中常见寄生虫标本的采集和处理方法。

1. 采集原则

（1）虫种寄生部位：寄生虫的生活史、发育过程各不相同，各发育阶段的形态特征亦异。所有寄生虫都有一些特异的宿主、寄居部位和生长环境。因此，在进行寄生虫标本采集之前，首先须了解人体寄生虫的形态、生活史和生态环境，以及地域分布等有关知识，尤其须了解其不同的宿主和寄生部位。

（2）样本的记录：每个寄生虫标本采集后，要有详细的记录。记录内容包括采集地点、日期、标本等，以备核查。对蠕虫幼虫样本更应在样本来源上详记中间宿主的名称或用人工培养而得的记录。

（3）虫体完整性：不完整的标本不仅给虫种的鉴定带来一定的困难，甚至失去原有的价值。因此，无论采集什么虫种，采用的方法和工具都必须尽可能地使采到的标本保持完整。尤其是绦虫的头节，线虫的头、尾等都是重要的鉴定部位。

（4）防止感染：寄生虫感染的方式随虫种不同而有所不同。为了在采集标本过程中避免寄生虫的感染，除应具备必要的寄生虫基础理论知识外，并据此采取必要的防护和消毒措施。例如在进行尸体和动物解剖时，要戴口罩、平镜与橡皮手套，穿好防护工作服。当解剖完毕，须将解剖用具和试验台清洗消毒，以免污染或传播。当解剖钉螺或钩蚴接种动物时，应当加强防护，特别注意血吸虫尾蚴或钩蚴侵入皮肤的可能。

2. 粪便中虫体的采集和处理 蠕虫成虫可用驱虫药物自宿主的消化道驱出虫体。以药物驱出的虫体，应将全部粪便收集于容器内，然后加水搅匀后，经适当孔径的粗筛过滤，采集残留于筛上的寄生虫。小型寄生虫体多半通过筛孔而沉降于皿底，用沉淀法清洗数次后，将沉淀物在光亮处寻找寄生虫。对于蠕虫虫卵可清水调匀粪便后，根据虫卵的大小选择不同目数的尼龙网筛过滤，然后静置一定的时间，再反复沉淀数次，直至上部的水澄清为止。肠道内原虫滋养体通常出现于液质或半液质，以及含有黏液脓血的粪便内，包囊则见于成形或半成形的粪便中。

采集到寄生虫标本后，须按标本的种类、大小、性质和鉴定要求，尽快加以适当处理。如人工饲养或及时感染动物进行活体保种传代。如需制作玻片标本进行内部构造观察鉴定时，则应先用生理盐水将虫体黏附的污物洗净，置于生理盐水中，固定处理，然后再置于保存液内保存，以备制作玻片标本。如不能及时处理，在 4 ~ 8℃条件下冷藏保存，时间应不超过 24 h。准备开展分子生物学和其他研究的生物材料，如现场采集的蠕虫活虫成虫、幼虫或虫卵直接固定于 75% 乙醇溶液或将活虫体 −20℃以下冷冻保存。现场采集的含虫卵、幼虫或原虫的粪便作分子生物学研究，可 4℃保存（不超过 48 h）或 −20℃以下冷冻保存。

3. 血液中虫体的采集和处理 血液中虫种主要为疟原虫、锥虫、弓形虫、巴贝虫、丝虫。

主要采血方式为末梢（环指指尖或耳垂）取血。婴儿可从拇趾或足跟扎刺取血。末梢血一般采用聚乙烯塑料管采集，静脉血一般采用一次性真空采血管采集。如需制作血液涂片，应尽快固定。如开展分子生物学试验应用抗凝管采集全血。如需血清开展免疫学试验，应在全血采集后 4 h 内进行血清分离。血清样本不能混有红细胞或被细菌污染。抗凝全血或血清样本若不能及时检测，可在 2 ~ 8℃保存 3 ~ 5 d，长时间保存应置于 −20℃以下冷冻保存。

4. 组织内虫体的采集和处理 组织内虫种主要为利什曼原虫和弓形虫。

（1）利什曼原虫的采集和处理：该虫生活史中有两个时期，寄生于白蛉消化道内或 22 ~ 25℃人工培养基中为鞭毛体期。寄生于人和哺乳动物的内脏巨噬细胞内为无鞭毛体期。无鞭毛体在外周血液内很难发现，故取材时应选择巨噬细胞丰富、利什曼原虫多、穿刺安全、操作简便的器官进行。

对于疑似内脏利什曼病患者，常采用髂骨穿刺方法采集骨髓。如需进行分子生物学试验，应用抗凝管采集。对于疑似皮肤利什曼病患者，在皮肤结节边缘或皮肤溃疡处吸取或刮取组织液。骨髓或组织液可直接制作涂片，如用吉氏染液染色，涂片需用甲醇固定，如用瑞氏染液染色则无须固定。也可将骨髓或组织液注入三恩（Novy-MacNeal-Nicolle，NNN）培养基体外培养，加入适量生理盐水稀释后接种于 BALB/c 小鼠或金黄地鼠腹腔进行保种。

（2）弓形虫的采集和处理：该虫寄生于单核白细胞、网状内皮细胞、神经细胞和其他组织细胞内，但有时也可游离于体液中。采集方法为取急性患者的体液、脑脊液经离心沉淀，取沉渣做涂片，干燥后用甲醇固定。当虫体较少时，可将待检体液或组织磨碎，加适量无菌生理盐水稀释或制成混悬液，接种于小白鼠腹腔。

5.腔道内原虫的采集和处理　腔道内原虫主要为阴道毛滴虫、齿龈内阿米巴及口腔毛滴虫。

（1）阴道毛滴虫的采集和处理：主要寄生于女性阴道，尤以后穹隆多见，偶可侵入尿道。男性感染者一般寄生于尿道、前列腺，也可侵及睾丸、附睾及皮下组织。应在医院采集阴道分泌物、尿液沉淀物或前列腺分泌物。采集前应备好一定数量的消毒棉花拭子和培养基，将收集的阴道分泌物、尿液沉淀物或前列腺分泌物接种于培养基内，经培养使该原虫繁殖后涂制标本易检出。

（2）齿龈内阿米巴与口腔毛滴虫的采集和处理：可在口腔门诊采集。两种原虫均寄生于口腔内，定居于齿龈组织、齿垢、蛀穴及齿槽脓疡内。采集时用牙签或小尖镊子挑取牙龈周围污垢物质。

二、体外培养

寄生虫的体外培养是指人工模拟宿主体内环境条件从而使虫体在离体状态下完成其寄生阶段的发育。寄生虫体外培养技术是一个复杂的过程，大多数寄生虫有复杂的生活史，具有不同的形态阶段，在生活史内可能有冷血动物和温血动物作为宿主。这些阶段涉及许多变量，包括寄生形式、宿主部位、宿主温度、宿主免疫反应、寄生虫种或株，以及寄生虫保护机制。模拟宿主环境，特别是在体外培养系统中，要求极高。寄生虫体外培养除了要有适宜的培养方法、培养基和培养条件，预防微生物污染是体外培养虫种连续生长、繁殖的保证，其措施包括在培养液中加入适当比例的抗生素，所用的培养器材应严格高压消毒，无菌间通道及净化操作台应在实验前 1 h 紫外线照射消毒。工作人员进入无菌室前须在缓冲间穿戴洁净工作服、拖鞋和口罩，培养物操作须在酒精灯周围的无菌区进行，器皿移动后须在酒精灯或红外线高温区烧灼消毒，避免引起实验物品间的交叉污染。随着体外培养技术的进步，寄生虫体外培养方法、培养基和培养条件不断改进和提高，原虫的体外培养方法已很普遍，蠕虫体外培养亦发展较快。虫种体外培养技术实验步骤如下：

1.培养基准备　培养基是体外培养最重要的因素。各种寄生虫不同阶段的需求不一，所用培养基也不同，总体而言包括各种盐溶液、缓冲系统、天然培养基及合成培养基等。天然培养基富含天然的养分供寄生虫营养，以分子生物学为基础的现代寄生虫体外培养多数利用天然培养基作为培养或辅助培养的成分，如动物血清、组织浸液等。合成培养基包括无机盐构成的平衡液，是一切合成培养基的基础。最常用的合成培养基有 RPMI1640、M199 等。寄生虫体外培养在选用合成或天然培养基的同时，还要考虑是否需要与一种或多种生物细胞一起培养。寄生虫在没有其他具有代谢能力的生物细胞参与下培养称为纯培养，与另一种生物细胞一起培养为单一生物细胞培养，以此类推，有两种生物细胞培养、多种生物细胞培养等，寄生虫与多种生物细胞及未知因素混杂培养为混合培养。

2. 样本接种和培养　将含有虫体的样本接种入具有适当营养物质、酸碱度、抗生素等的培养基中，并根据虫种对温度、气相等条件的需求，转移到适当培养条件的环境中进行培养。

3. 培养基的更换和虫种处理　对虫体进行定期观察，及时更换培养基，以提供新的营养物质和去除代谢产物。当虫体达到适当的密度时，根据培养目的开展试验操作，也可以进行体外传代保种、动物接种或液氮冻存。

三、动物保种

寄生虫的动物保种，是将其在感染期接种于实验动物，使虫体在动物体内存活。实验动物模型在一些疾病的病原确定方面起到不可替代的作用，并且动物模型能够很好地模拟其在人体的感染机制和发病过程，有利于寄生虫与寄生虫病的研究以及制备教学标本等，在有关免疫诊断、药物防治和疫苗评价等方面都有较好的应用前景。同时，在进行实验动物培养和善后处理时，必须严格遵循伦理准则和动物福利法规。动物保种技术实验步骤如下：

1. 选择实验动物　多种寄生虫已建立动物模型，寄生虫有不同的生活史，适宜动物各异。首先根据寄生虫虫种/株选择适合的健康实验动物，并选择合适的性别、年龄和品系。利什曼原虫的常用实验动物为 BALB/c 小鼠、金黄地鼠或草原兔尾鼠；日本血吸虫常用实验动物为小白鼠或家兔；田鼠巴贝虫常用实验动物为 BALB/c 小鼠、重症联合免疫缺陷（severe combined immunodeficiency，SCID）小鼠或地鼠；旋毛虫常用实验动物为小白鼠或大鼠；广州管圆线虫常用大鼠。

2. 动物接种方法和饲养　将寄生虫悬液接种到适当实验动物体内，常见的接种途径包括腹腔或皮下注射、尾静脉注射、灌胃等。接种后，标注接种日期、虫种和接种人等信息后将实验动物放置于适宜的动物饲养环境，包括提供合适的饲料、饮水、温度、湿度和光照等条件，保证动物健康。

3. 观察并分离虫体　不同寄生虫虫种/株在实验动物中的潜伏期各异。接种后定期观察实验动物的健康状况，记录临床症状，包括毛被光泽度、皮肤是否溃烂、活动性等。在特定时间，从实验动物不同部位采集样本，例如心脏、眼眶、肝、脾、腹腔、肌肉等。根据虫种特点，选择病原学、免疫学或分子生物学技术鉴定寄生虫感染情况。采集的样本可进行试验研究、体外培养或液氮冻存。

四、超低温保存

超低温保存是指将生物材料采用一定技术存入液氮中保存，使用时采取一定方法使其恢复生长，已成为种质资源保存的先进技术。目前，人们认为超低温保存是种质资源实现"永久"保存的唯一方法。随着低温技术的发展，寄生虫的液氮保存也取得重大的进展。疟原虫、弓形虫、利什曼原虫、巴贝虫的液氮保存已成为常规的虫种保藏方法。液氮冻存虫体的效果受冷冻保护剂类型、冷冻速度和复苏速度的影响。液氮保存的实验步骤如下：

1. 冷冻保护剂的选择　采用超低温保存寄生虫时，为了减少冻结损伤，常选用冷冻保护剂。选择冷冻保护剂的种类及其适宜浓度，都需要通过实验验证无毒性且具有冷冻保护效果。冷冻保护剂一般分为穿透性保护剂（即细胞内保护剂）和非穿透性保护剂（即细胞外保护剂）。寄生虫液氮冻存常用的细胞内保护剂有甘油和二甲基亚砜（dimethyl sulfoxide，DMSO），细胞外保护剂常用聚乙烯吡咯烷酮（polyvinyl pyrrolidone，PVP）。

2. 虫体悬浮液的分装　先将适量虫体悬液吸入冻存管中，再加入适量灭菌低温保护剂，混合均匀后将螺旋帽旋紧盖严。将冻存管置于 4℃冰箱 1 h，使低温保护剂与虫体有时间达到平衡。

3. 液氮冻存　根据将要冷冻保存虫种所适宜冷却速度，选择慢速冻结或快速冻结。

（1）慢速冻结：如使用微机控制速率冷冻装置，则可精确控制冷冻速度，如每分钟下降 1℃、2℃、3℃、4℃或 5℃等。当冻结到 –40℃则可不必控制冷却速度，迅速将样品放入液氮中。如无上述装置，则可手工操作。即将样品从液氮容器口开始，按每分钟下降 1℃的速度，在 30 ~ 40 min 内下降到液氮表面，静置 30 min 后直接投入液氮中保存。或者先将样品从 4℃冰箱移入 –4℃冰箱 2 h，再移入 –70℃低温冰箱过夜，次日放入液氮中低温保存。

（2）快速冻结：简便易行，即将已分装样品立即直接放入液氮罐中低温冻存。

4. 解冻复苏　寄生虫使用时从液氮中取出，将冻结状态的样品加温融化称为解冻。冻结状态的细胞或虫体对解冻时不同加温速度的反应取决于冻结时冷却速度。慢速冻结的细胞呈收缩状态，加温融化后细胞通过再水化作用可恢复原来状态。这个过程与加温速度无关。快速冻结的细胞胞内结冰，如慢速加温将发生再结冰，使原来冰晶增大伤害细胞，故必须快速加温，使融化前没有时间发生冰晶增大。因此，解冻时无论快速冻结还是慢速冻结的样品，都采用快速加温解冻复苏。即将样品取出后，快速移入 37℃恒温水浴中，轻轻晃动，使其快速融化。

5. 冷冻保护剂的去除　有些冷冻保护剂对细胞有一定的毒性。特别在室温中其毒性和渗透性比低温时大。所以当样品复苏融化后立即将冷冻保护剂稀释去除。去除方法一般用洗脱法。洗脱液有蔗糖生理盐水、甘露醇溶液、葡萄糖生理盐水、生理盐水等。在用葡萄糖生理盐水洗脱甘油时，开始浓度用 50%；洗脱 DMSO 时开始浓度用 25%，逐渐依次用 10%、5%。洗脱时的原则是缓慢滴加，由高渗到等渗。也可直接缓慢滴加等渗溶液。

第二节　形态学鉴定

　　形态学鉴定是寄生虫鉴定最重要的方法，通常采用显微镜观察寄生虫成虫、幼虫、虫卵的外部形态特征和内部结构特征鉴别寄生虫的种类。根据寄生虫的种类、在人体的发育阶段和寄生部位的不同可采集相应的标本（粪便、血液、阴道分泌物、尿液、痰液、组织或骨髓等），采用不同的检查方法。对于寄生虫病的诊断，检查出寄生虫病原体是目前最重要的确诊依据。本节就不同种类标本中，寄生虫形态学鉴定的常用技术方法进行介绍，为寄生虫病的诊断、病原学研究及流行病学调查提供支撑。

一、粪便

　　1. 直接涂片法　将标本直接涂布于载玻片上的生理盐水中进行检查的方法。用于检查蠕虫卵和幼虫，原虫的滋养体、包囊或卵囊等。

　　滴 1 滴生理盐水于洁净的载玻片上，用牙签挑取绿豆大小的粪便，在生理盐水中涂抹均匀；涂片厚度以透过玻片可辨认书上的字迹为宜，加盖片后用低倍镜或高倍镜观察。每份粪便连续涂片检查 3 张，可提高检出率。虫卵具有一定形状和大小，卵壳表面光滑整齐，具固有的色泽，卵内可见卵细胞或幼虫。需注意鉴别虫卵与粪便中的异物。

2. 碘液染色涂片法　将标本直接涂布于载玻片上的碘液中进行检查的方法，主要用于粪便内原虫包囊的检查。

方法同直接涂片法，但以 1 滴碘液代替生理盐水。碘液染色法可以显示包囊的核、拟染色体、糖原块。若同时需检查活滋养体，可在玻片另一侧滴 1 滴生理盐水，同直接涂片法涂抹粪便标本，再盖上盖片。滴碘液的一侧查包囊，另一侧查活滋养体。

3. 改良加藤厚涂片法　使用定量板进行粪便寄生虫卵检查的方法，适用于粪便内蠕虫卵的定性和定量分析。

塑料定量板规格为 30 mm × 40 mm × 10 mm，定量板中央孔为圆台形，其上底半径为 3 mm，下底半径为 4 mm，高为 1 mm，容积为 38.75 mm³，孔中所容粪便重量平均为 41 mg。用刮片透过 80 目尼龙绢刮取粪样，填入载玻片上的定量板孔中并抹平，孔中可容粪量 41 mg。操作时将大小约 8 cm × 8 cm 的 80 目尼龙绢覆盖在粪便标本上，自尼龙绢上用刮片刮取粪便，填入定量板的中央孔中，直至填满刮平。垂直向上移去定量板，使粪样留在载玻片上，在粪样上覆盖已浸泡过甘油—孔雀绿（或亚甲基蓝）溶液的亲水性透明玻璃纸，轻压成直径约 20 mm 的圆形粪膜，置于室温下使其透明，透明时间不宜超过 2 h。镜检计数改良加藤厚涂片中虫卵数量。将所得虫卵数 ×24，再乘以粪便性状系数（成形便为 1，半成形便为 1.5，软便为 2，粥样粪便为 3，水泻便为 4），即为每克粪便虫卵数（eggs per gram，EPG）。使用此法需把握粪膜的合适厚度和透明的时间，粪膜厚且透明时间短，虫卵难以发现，透明时间过长则虫卵变形，不易辨认（图 9-1 至图 9-4）。

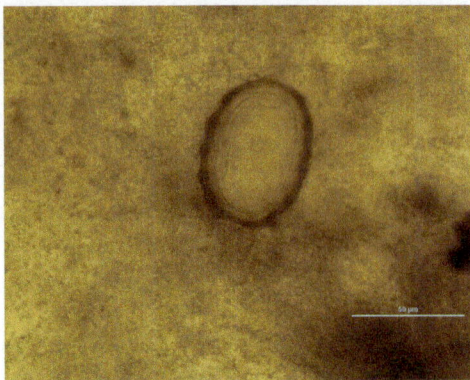

图 9-1　改良加藤厚涂片的受精蛔虫卵

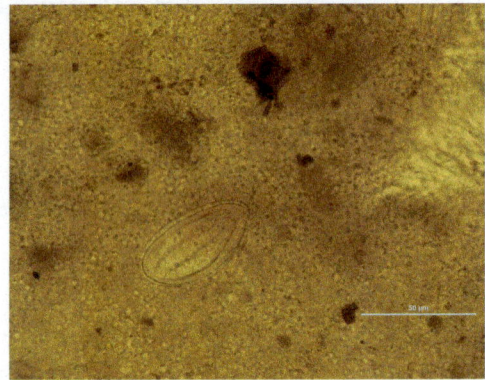

图 9-2　改良加藤厚涂片的蛲虫卵

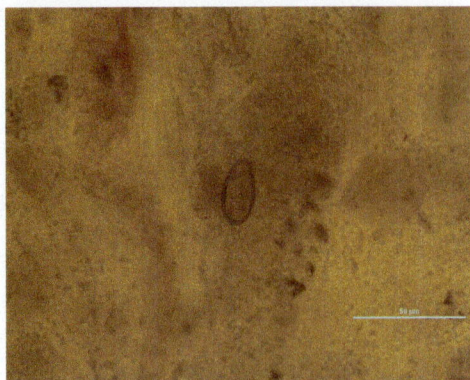

图 9-3　改良加藤厚涂片的华支睾吸虫卵

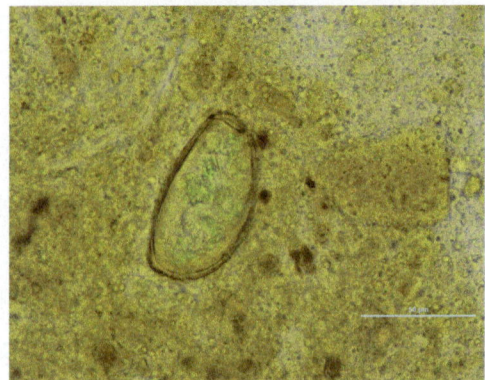

图 9-4　改良加藤厚涂片的并殖吸虫卵

4. 沉淀法　利用原虫包囊和蠕虫卵的比重大、可沉积于水底的特点，检获虫卵的方法，有助于提高检出率。常用的有重力沉淀法、离心沉淀法、汞碘醛离心沉淀法和醛醚沉淀法。

（1）重力沉淀法，即自然沉淀法：主要用于蠕虫卵检查，蠕虫卵比重大于水，可沉于水底，使虫卵浓集。取粪便 20 ~ 30 g，加水制成混悬液，用金属筛（40 ~ 60 目）或 2 ~ 3 层湿纱布过滤，再加清水冲洗残渣；过滤后的粪液在容器中静置 25 min，倒去上层液，重新加满清水，以后每隔 15 ~ 20 min 换水 1 次（共 3 ~ 4 次），直至上层液清晰为止。最后倒去上层液，取沉渣做涂片镜检。如检查包囊，换水间隔时间宜延长至约 6 h。

（2）离心沉淀法：将滤去粗渣的粪液以 500×g 转速离心 1 ~ 2 min，倒去上层液，注入清水，再离心沉淀，如此反复沉淀 3 ~ 4 次，直至上层液澄清为止，最后倒去上层液，取沉渣镜检。

（3）汞碘醛离心沉淀法：适用于原虫包囊、滋养体及蠕虫卵和幼虫的检查。取粪便 1 g，加适量（约 10 mL）汞碘醛，充分调匀，用 2 层脱脂纱布过滤，再加入 4 mL 乙醚，摇 2 min，以（500×g）转速离心 1 ~ 2 min，即分成乙醚、粪渣、汞碘醛及沉淀物 4 层。吸弃上面 3 层，取沉渣镜检。

（4）醛醚沉淀法：取粪便 1 ~ 2 g，置于小容器内，加水 10 ~ 20 mL 调匀，将粪便混悬液经 2 层纱布（或 100 目金属筛网）过滤，以（500×g）转速离心 2 min；倒去上层粪液，保留沉渣，加水 10 mL 混匀，离心 2 min；倒去上层液，加 10% 甲醛 7 mL。5 min 后加乙醚 3 mL，塞紧管口并充分摇匀，取下管口塞，离心 2 min；即可见管内自上而下分为 4 层。取管底沉渣涂片镜检。本法不仅浓集效果好，而且不损伤包囊和虫卵的形态，易于观察和鉴定。对于含脂肪较多的粪便，本法效果优于硫酸锌离心浮聚法。但对布氏嗜碘阿米巴包囊、贾第虫包囊及微小膜壳绦虫卵等的检查效果较差。

5. 浮聚法　利用比重较大的液体，使原虫包囊或蠕虫卵上浮，集中于液体表面从而检获寄生虫的方法。常用方法有饱和盐水浮聚法、硫酸锌离心浮聚法、蔗糖溶液离心浮聚法。

（1）饱和盐水浮聚法：用于检查钩虫卵效果最好，也可用于检查其他线虫卵和微小膜壳绦虫卵。但不适于检查吸虫卵和原虫包囊。用竹签取黄豆粒大小的粪便置于浮聚瓶（高 3.5 cm，直径约 2 cm 的圆形直筒瓶）中，加入少量饱和盐水调匀，再慢慢加入饱和盐水至液面略高于瓶口，以不溢出为止。此时在瓶口覆盖一载玻片，静置 15 min 后，将载玻片提起并迅速翻转，加盖片镜检。

（2）硫酸锌离心浮聚法：适用于检查原虫包囊、球虫卵囊、线虫卵和微小膜壳绦虫卵。取粪便约 1 g，加 10 ~ 15 倍的水，充分搅碎，按离心沉淀法过滤，反复离心 3 ~ 4 次，至水清为止，最后倒去上清液，在沉渣中加入比重为 1.18 的硫酸锌液（33% 的溶液），调匀后再加硫酸锌溶液至距管口约 1 cm 处，500×g 离心 1 min。用金属环粘取表面的粪液置于载玻片上，加碘液 1 滴（查包囊），镜检。取标本时，用金属环轻轻接触液面即可，切勿搅动。离心后应立即取标本镜检，若放置时间超过 1 h 会因包囊或虫卵变形而影响观察效果。

（3）蔗糖溶液离心浮聚法：适用于检查粪便中隐孢子虫的卵囊。取粪便约 5 g，加水 15 ~ 20 mL，以 260 目尼龙袋或 4 层纱布过滤。取滤液 300×g 离心 5 ~ 10 min，弃上清液，加蔗糖溶液（蔗糖 50 g，蒸馏水 320 mL，苯酚 6.5 mL）再 300×g 离心，然后同饱和盐水浮聚法，取其表面液镜检（高倍镜或油镜）。卵囊透明无色，囊壁光滑，内含一小暗点和呈蛋黄色的孢子。隐孢子虫的卵囊在漂浮液中浮力较大，常紧贴于盖片之下，鉴于 1 h 后卵囊脱水变形不易辨认，应立即镜检。

6. 尼龙绢袋集卵法　主要用于血吸虫卵的浓集。特点是速度比较快，虫卵丢失少，并可避免在自然沉淀过程中孵出的毛蚴在换水时被倒掉。将120目（孔径略大于血吸虫卵）的尼龙袋套于260目（孔径略小于血吸虫卵）的尼龙袋内（两袋的底部均不黏合，分别用金属夹夹住）。取粪便30 g，放入搪瓷杯内加水捣碎调匀，经60目铜筛滤入内层尼龙袋，然后将两个尼龙袋一起在清水桶内缓慢上下提动冲洗滤袋内粪液，或者在自来水龙头下缓缓冲洗，至滤出液变清为止。将120目尼龙袋提出，弃去袋内粪渣，取下260目尼龙袋下端金属夹，将袋内粪渣全部洗入三角量杯内，静置15 min。倾去上清液，吸沉渣镜检。

7. 毛蚴孵化法　利用血吸虫卵内的毛蚴在适宜温度的清水中短时间内可孵出的特性进行检查。取粪便约30 g，先经重力沉淀法浓集处理，再将粪便沉渣倒入三角烧瓶内，加清水（去氯自来水）至瓶口，在20～30℃的条件下，经4～6 h后用肉眼或放大镜观察结果。如见水面下有白色点状物做直线来往游动，即毛蚴。必要时也可以用吸管将毛蚴吸出镜检。如无毛蚴，每隔4～6 h（24 h内）观察1次。气温高时，毛蚴可在短时间内孵出，因此在夏季要用1.2%食盐水或冰水冲洗粪便，最后1次再改用室温清水。

8. 肛门拭子法　适用于检查肛周产卵的蛲虫或常可在肛门附近发现的带绦虫卵。

（1）棉签拭子法：将棉签浸泡在生理盐水中，取出时挤去过多的盐水，在肛门周围擦拭，随后将棉签放入盛有饱和生理盐水的试管中，用力搅动，迅速提起棉签，在试管内壁挤干水分后弃去，再加饱和生理盐水至管口处，覆盖载玻片，务使其接触液面，5 min后取下载玻片镜检。也可将擦拭肛门的棉签放在盛清水的试管中，经充分浸泡，取出，在试管内壁挤去水分后弃去。试管静置10 min，或经离心后倒去上层液，取沉渣镜检。

（2）透明胶纸法：用长约6 cm，宽约2 cm的透明胶纸胶面粘贴肛门周围的皮肤，然后将胶面平贴在载玻片上，镜检。

9. 钩蚴培养法　利用钩虫卵内幼虫在适宜条件下可在短时间内孵出的特性，对孵出的丝状蚴做虫种鉴定以区分钩虫虫种的方法。

加冷开水约1 mL于洁净试管内（1 cm×10 cm），将滤纸剪成与试管等宽但较试管稍长的T形纸条，用铅笔书写受检者姓名或编号于横条部分。取粪便0.2～0.4 g，均匀地涂抹在纸条竖部的上2/3处，再将纸条插入试管，下端浸泡在水中，以粪便不接触水面为宜。在20～30℃条件下培养。培养期间每天沿管壁补充冷开水，以保持水面高度。3天后用肉眼或放大镜检查试管底部。钩蚴在水中常做蛇行游动，虫体透明。如未发现钩蚴，应继续培养观察至第5天。

10. 淘虫检查法　取患者服药后24～72 h的全部粪便，加水搅拌，用网筛（40目）或纱布滤出粪渣，经水反复冲洗后，倒在盛有清水的大型玻璃皿内以检查驱除的虫体。

11. 带绦虫孕节检查法　绦虫节片用清水洗净，置于两张玻片之间，轻轻压平，对光观察内部结构，并根据子宫分支情况鉴定虫种。也可用注射器从孕节后端正中部插入子宫内徐徐注射碳素墨水或卡红，待子宫分支显现后进行计数。

二、血液

血液检查是诊断疟疾、巴贝虫病、丝虫病的重要方法。

血涂片镜检法

（1）采血部位及取血方法：用75%乙醇消毒采血部位，待干后，用一次性采血针在耳垂或指端扎刺取血，婴儿可从拇趾或足跟扎刺取血。薄、厚血膜可涂制在同一张玻片上。

（2）薄血膜的制作：在载玻片 1/3 与 2/3 交界处蘸血 1 小滴，以一端边缘光滑的载片为推片，将推片的一端置于血滴之前，待血液沿推片边缘扩散后，自右向左推成薄血膜。操作时两载玻片间的角度为 30° ～ 45°，推动速度应适宜，不宜太快或太慢。理想的薄血膜，应是一层均匀分布的血细胞，血细胞间无空隙且血膜末端呈舌状。

（3）厚血膜的制作：于载玻片的另一端 1/3 处蘸血 1 滴（约 10 mm³），以推片的一角，将血滴由里向外划圈，使之成为直径 0.8 ～ 1 cm，厚薄均匀的厚血膜。厚度以 1 个油镜视野内可见到 5 ～ 10 个白细胞为宜。

（4）固定与染色：血片必须充分晾干，否则染色时容易脱落。用小玻棒或吸管蘸甲醇或无水乙醇在薄血膜上轻轻抹过以固定血膜。如薄、厚血膜在同一玻片上，切勿将固定液带到厚血膜上，因厚血膜固定之前必须进行溶血。可用滴管滴加蒸馏水于厚血膜上，待血膜呈灰白色时，将水倒去，晾干。厚血膜制作后 1 天内染色无须溶血，超过 1 天的应溶血。常用的染色方法有吉姆萨染色和瑞特染色。

吉姆萨染色法：此法染色效果良好，血膜褪色较慢，保存时间较久，但染色时间较长。染液配制：吉姆萨染料 5 g，甲醇 250 mL，纯甘油 250 mL。将吉姆萨染料置于研钵中加少量甘油充分研磨，加甘油再磨，直至 250 mL 甘油加完为止，倒入深色玻璃瓶中。然后分几次用少量甲醇冲洗研钵中的甘油染粉，倒入深色玻璃瓶直至 250 mL 甲醇用完为止，塞紧瓶塞，置室温，每天用力摇动溶液 5 min，3 天后即可过滤使用。染色方法：用 pH 7.0 ～ 7.2 的缓冲液，将吉姆萨染液稀释为 3% 的浓度。稀释后的吉姆萨染液滴于已固定的薄、厚血膜上，染色约 30 min（室温），再用上述缓冲液或水进行冲洗。血片晾干后镜检。

快速吉姆萨染色法：吉姆萨染液 1 mL，加缓冲液 10 mL，如前法染色 8 ～ 10 min 后用缓冲液冲洗，晾干后镜检。

瑞特染色法：此法操作简便，适用于临床诊断，但甲醇蒸发甚快，掌握不当易在血片上留下染液沉渣并较易褪色，保存时间不长，故多用于临时性检验。染液配制方法为瑞特染料 0.1 ～ 0.5 g，甲醇 97 mL，甘油 3 mL。将瑞特染料加入甘油中充分研磨，然后加少量甲醇，研磨后倒入瓶内，再分几次用甲醇冲洗研钵中的甘油溶液，倒入瓶内，直至用完为止。摇匀，24 h 后过滤待用。一般 1 ～ 2 周后再过滤。瑞特染液含甲醇，因此制备薄血膜时无须另行固定，而厚血膜则需先溶血，待血膜干后才能染色。染液应覆盖全部厚、薄血膜上，30 s ～ 1 min 后再用滴管加等量的蒸馏水，轻轻摇动载玻片，使蒸馏水和染液混合均匀，此时出现一层灿铜色浮膜（染色），3 ～ 5 min 后用水缓慢从玻片一端冲洗（注意勿先倒去染液或直接对血膜冲洗，晾干后镜检）。

（5）镜检：在染色后的血膜上加 1 滴香柏油或专用浸油，用 100× 油浸物镜、10× 目镜的光学显微镜检查。看片路线顺序为薄血膜从舌尖部分开始，厚血膜从上端或下端开始。

三、脑脊液

脑脊液中可查见溶组织内阿米巴滋养体、福氏耐格里阿米巴、棘阿米巴、弓形虫滋养体、利什曼原虫、并殖吸虫卵、血吸虫卵和广州管圆线虫幼虫、冈比亚锥虫与罗得西亚锥虫、粪类圆线虫和囊虫等。

1. 自然沉淀法　将穿刺收集的脑脊液置于小试管中，待自然沉淀后，取 1 滴管底沉淀物滴于载玻片上，加盖玻片，显微镜下观察，观察时光线不宜太强。

2. 离心沉淀法　将穿刺收集的脑脊液置于尖底离心管，以 $500 \times g$ 离心 5 min，取沉淀物做涂片镜检。

3. 涂片染色镜检　取急性期患者的脑脊液 2 ~ 3 mL，以 $500 \times g$ 离心 5 ~ 10 min，取沉渣做涂片，经吉姆萨染色后镜检。

四、痰液

痰液中可能查见卫氏并殖吸虫卵、溶组织内阿米巴滋养体、棘球蚴的原头蚴、粪类圆线虫幼虫、蛔虫幼虫、钩虫幼虫、尘螨等。一般收集清晨深咳后的第 1 ~ 2 口痰，用干净的容器加盖送检。

1. 直接涂片法　在洁净载玻片上先加 1 ~ 2 滴生理盐水，挑取痰液少许，最好选带铁锈色的痰，涂成痰膜，加盖片镜检。如未发现卫氏并殖吸虫卵，但见有夏科 - 莱登结晶，提示可能是卫氏并殖吸虫感染，多次涂片检查为阴性者，可改用浓集法。

2. 浓集法　收集 24 h 痰液，置于玻璃杯中，加入等量 10% NaOH 溶液，用玻棒搅匀后，放入 37℃温箱内，数小时后痰液消化成稀液状，再分装于数个离心管内，以 $500 \times g$ 离心 5 ~ 10 min，弃去上清液，取沉渣涂片检查。

五、尿液

尿液中可能查见在宿主淋巴管及生殖系统中寄生的丝虫的微丝蚴、阴道毛滴虫、弓形虫滋养体、埃及血吸虫卵、艾氏小杆线虫、肾膨结线虫等。尿液常规检查一般留取中段尿。离心沉淀法，取尿液 3 ~ 5 mL，以 $500 \times g$ 离心 3 ~ 5 min，吸沉渣涂片检查。乳糜尿需加等量乙醚，用力振荡，使脂肪溶于乙醚，然后吸去脂肪层，再进行离心，取沉渣镜检。

六、十二指肠液和胆汁

用十二指肠引流管抽取十二指肠液及胆汁，以直接涂片法镜检，也可经离心浓集后，取沉渣镜检。可检查蓝氏贾第鞭毛虫滋养体、华支睾吸虫卵、肝片形吸虫卵和布氏姜片吸虫卵等。在急性阿米巴肝脓肿患者胆汁中偶可发现滋养体。

1. 直接涂片法　将十二指肠引流液滴于载玻片上，加盖片后直接镜检。

2. 离心沉淀法　为提高检出率，可将引流液加生理盐水稀释搅拌后，分装于离心管内，以 $500 \times g$ 离心 5 ~ 10 min，吸取沉渣涂片镜检。如引流液过于黏稠，应先加 10% NaOH 消化后再离心。

七、骨髓穿刺

涂片染色法：一般常做髂骨穿刺，嘱患者侧卧，暴露髂骨部位。视年龄大小，选用 17 ~ 20 号带有针芯的干燥无菌穿刺针，从髂骨前上棘后约 1 cm 处刺入皮下，当针尖触及骨面时，再慢慢地钻入骨内 0.5 ~ 1.0 cm，即可拔出针芯，接 2 mL 干燥注射器，抽取骨髓液。取少许骨髓液做涂片，甲醇固定，同薄血膜染色法染色，油镜下检查。主要用于检查趋内脏的利什曼原虫无鞭毛体。

八、阴道分泌物

直接涂片法：用消毒棉签在受检者阴道后穹隆、子宫颈及阴道壁上取分泌物，然后用生理盐水涂片镜检，可发现活动的虫体。该方法主要用于检查阴道毛滴虫。

九、组织活检

主要用于检查旋毛虫幼虫、并殖吸虫、裂头蚴、猪囊尾蚴、利什曼原虫、日本血吸虫卵。

1. 肌组织活检　检查旋毛虫幼虫，从患者腓肠肌、肱二头肌或股二头肌取米粒大小肌组织一块，置于载玻片上，加50%甘油1滴，盖上另一载玻片，均匀压紧，低倍镜下观察。取下的肌组织须立即检查，否则幼虫会变得模糊，不易观察。检查并殖吸虫、裂头蚴、猪囊尾蚴时，摘取肌内的结节，剥除外层纤维被膜，在2张载玻片间压平、镜检。也可经组织固定后做切片染色检查。

2. 皮肤及皮下组织活检　检查利什曼原虫，在皮肤上出现丘疹和结节等疑似皮肤利什曼病患者，可选择皮损较明显之处，做局部消毒，用干燥灭菌的注射器刺破皮损处，抽取组织液做涂片；或者用消毒的锋利小剪，从皮损表面剪取小片皮肤组织，以切面做涂片；也可用无菌解剖刀切一小口，刮取皮肤组织做涂片。以上涂片均用瑞特或吉姆萨染色。如涂片未见原虫，可割取小丘疹或结节，固定后，做组织切片染色检查。

3. 直肠黏膜活检　在检查日本血吸虫卵时，用直肠镜观察后，自可疑病变处钳取米粒大小的黏膜一块，用生理盐水冲洗后，放在两个载玻片间，轻轻压平，镜检。检查溶组织内阿米巴，用乙状结肠镜观察溃疡形状，自溃疡边缘或深层刮取溃疡组织置于载玻片上，加少量生理盐水，盖上盖片，轻轻压平，即镜检。也可取出一小块病变黏膜组织，固定后切片染色镜检。

十、鞘膜积液

主要检查班氏微丝蚴。

1. 直接涂片法　阴囊皮肤经碘酒消毒后，用注射器抽取鞘膜积液直接涂片，显微镜下检查。
2. 离心沉淀法　抽取鞘膜积液加适量生理盐水稀释离心，取沉渣镜检。

第三节　免疫学检测

免疫学检测具有敏感性高、特异性强的特点，在某些特定情况下寄生虫病原体无法检出或难以检出时，免疫学检测技术在寄生虫病诊断中发挥重要的辅助作用。其作用原理是抗原和相应的抗体空间构向互补，并以氢键、静电引力、范德华力和疏水键等分子表面的非共价方式形成可逆的结合。因此，可以用已知的抗原（或抗体）检测未知的抗体（或抗原）。

随着现代免疫学及细胞生物学、分子生物学等相关学科的进展，寄生虫免疫学检测技术也取得了巨大的进步。免疫技术从早期的皮内试验、沉淀反应、凝集试验，发展到高敏感性的标记技术；检测对象也从单一的血清样本发展为体液、组织细胞匀浆液等多种形式的样本检测。免疫学检测程序逐步规范化、自动化、标准化，其敏感性、特异性和检测通量也进一步提高。但由于寄生虫免疫检测的交叉反应较普遍，抗体维持的时间较长，特异抗体的检出不能作为现症感染和疗效考核的标准，还需结合流行病学资料、临床表现、分子生物学检测技术进行综合判断。

一、皮内试验

将可溶性成虫或虫卵粗抗原注入受检者的皮内，如 15 ~ 20 min 后在注射部位出现丘疹、伪足和明显红晕的阳性结果，表明现有或曾有该寄生虫感染。皮内试验（intrademal test，IT）对线虫、吸虫、绦虫感染的反应属于速发型超敏反应，根据丘疹的大小及红晕的范围来确定其阳性程度，具有初步筛查的价值。原虫感染的皮内试验反应属于迟发型超敏反应，仅在疾病痊愈后才出现阳性反应，所以无临床诊断价值，仅能用于流行病学调查。但该检测方法假阳性率较高，不适用于疗效评估，且会对受试者皮肤造成一定损害。有研究表明，IT 的敏感性与酶联免疫吸附试验（ELISA）相当。

二、染色试验

染色试验（dye test，DT）是诊断弓形虫病的一种经典方法，具有高度的特异性和敏感性。当将活弓形虫滋养体与正常血清混合时，在 37℃孵育 1 h，滋养体变为圆形或椭圆形，若用碱性亚甲蓝染色则胞质深染；若将滋养体与免疫血清、补体混合时，则仍保持原有的形态，对碱性亚甲蓝不着色。DT 的原理是活滋养体与样本中的抗体相互作用，可加速滋养体发生变性，裂解虫体表膜使虫体表膜不被亚甲蓝所染，镜检观测待检样品，50% 不被着色者判为阳性。该法的优点是特异性强、敏感性高，感染后数天即可出现这种抗体，可用于早期诊断；缺点是所用抗原为活虫，安全性差，辅助因子较难获得，因此广泛应用受限。

三、凝集试验

凝集反应（agglutination reaction）是颗粒性抗原（细胞或表面包被抗原的颗粒）与相应的抗体在电解质存在的条件下结合，出现肉眼可见的凝集团块的现象。

1. 直接凝集试验（direct agglutination test，DAT）　试验以甲醛固定的虫体抗原与被检血清直接进行反应，在玻片上加不同稀释度的试验血清，混匀几分钟后在显微镜下观察，如发生凝集则为阳性反应。主要用于弓形虫病、猪囊尾蚴病、旋毛虫病、血吸虫病等的诊断。DAT 简便快速，阳性反应出现时间比间接血细胞凝集试验（IHA）早。

2. 间接血凝试验（indirect hemagglutination assay，IHA）　以甲醛和鞣酸处理过的绵羊红细胞或"O"型人红细胞为载体，将寄生虫可溶性抗原吸附于红细胞表面，当受检者血清中存在相应的抗体时，红细胞会因抗原抗体的结合而被动呈现凝集现象，此法具有便捷、快速、经济等优点，适合于大规模筛选。IHA 是当前我国用于日本血吸虫人群感染检测的最常用方法，广泛地用于流行病学调查、疫情监测、防治效果考核、化疗对象筛查等防治活动。IHA 局限性在于抗原致敏的红细胞批间差异较大，以致重复性欠佳。

3. 改良凝集试验（modified agglutination test，MAT）　MAT 目前仅用于弓形虫感染的检测，其基本原理是待检血清中的弓形虫特异性 IgG 抗体与速殖子表面抗原发生交联反应，通过伊文思蓝染色，在反应孔底部形成放大镜下可见的虫体 - 抗原积层。MAT 具有准确率高、特异性好等优点，是国际上公认的弓形虫检测"金标准"。有研究显示 MAT 检测与 PCR 阳性率一致，而 IHA 存在漏检和假阳性情况。

4. 乳胶凝集试验（latex agglutination test，LAT）　以聚苯乙烯乳胶颗粒为载体，将抗原联结在乳胶颗粒上，加入待测血清中，如待测血清中有相应的抗体，则抗原抗体结合，乳胶颗粒发生凝集。该方法的特异性和敏感性相比于 ELISA 差异不显著，且致敏乳胶在 25℃ 可保存 1 个月，在 4℃ 可保存 3 个月。用化学交联法制成的乳胶试剂很稳定，较易达到标准化，敏感性和特异性均比较高，操作简便快速，适于推广应用。LAT 可用于血吸虫、猪囊虫病、旋毛虫病的诊断。

四、沉淀试验

沉淀反应（precipitation reaction）是可溶性抗原与相应抗体结合后，在适当的电解质存在的条件下，出现肉眼可见的沉淀物。沉淀反应可以在液体中进行，也可以在半固体琼脂糖凝胶中进行。

1. 环卵沉淀试验　国内于 1958 年使用该法诊断日本血吸虫病，是诊断血吸虫病的有效血清学方法。在洁净的载玻片上滴加受试者血清，加入干卵 100 ～ 150 个后混匀，盖上盖玻片，37℃ 孵育 48 h 后，显微镜下观察，虫卵周围出现泡状、指状或细长卷曲的带状沉淀物，边缘较整齐，且有明显的折光者为阳性反应。在实验方法上，除常规蜡封片外，还发明了双面胶纸条法、PVC 膜片法、塑料管法等。环卵沉淀试验诊断血吸虫病与孵化法的阳性符合率为 82.8%，但敏感性低于胶体染色试条法和 ELISA。

2. 环蚴沉淀试验　用载玻片制成圆形小凹，直径约 1 cm，将纯净的旋毛虫幼虫 50 ～ 100 条置玻片的小凹中，加待检血清 1 滴，盖上盖玻片，放入湿盒中，37℃ 温箱中培养 24 h，取出玻片在低倍镜下观察。如见到 1 条以上幼虫口部或肛门出现透明凝块状或泡沫状的沉淀物附着，即为阳性。豚鼠在感染旋毛虫后第 2 周即可出现环蚴沉淀试验阳性，感染后第 4 周阳性检出率可达 90% 以上，提示该方法用于诊断旋毛虫病具有较好的敏感性和特异性，操作简便，不需要特殊设备，具有较好的实用价值。

五、免疫标记技术

免疫标记技术（immunolabeling techniques）是将抗原抗体反应与标记技术相结合，将已知的抗体或抗原标记上示踪物质，通过检测标志物，间接测定抗原抗体复合物的一类试验方法。常用的标志物包括胶体金、酶、荧光素、化学发光物质等。

（一）免疫胶体金技术

免疫胶体金技术（immune colloidal gold technique，ICGT）用胶体金标记抗原、抗体复合物，具有敏感、快速、便捷等优势，包括免疫金银染色法、快速斑点免疫金渗透法、胶体金免疫层析法。

1. 免疫金银染色法（immunogold silver staining，IGSS）　免疫金银染色法是将胶体金探针与相应抗原或抗体形成抗原抗体复合物，经过银显影处理后，使金颗粒周围吸附大量银颗粒。用该方法检测弓形虫抗体，反应所需时间短，敏感性高。

2. 快速斑点免疫金渗透法（dot-immunogold filtration assay，DIGFA）　应用硝酸纤维素膜作载体，将抗原或抗体点于膜上，封闭后加待测样品，洗涤后用胶体金探针检测相应的抗原或抗体，通过金颗粒放大免疫反应系统，使阳性结果呈红色斑点状，在膜上显示出来。该方法特异性和敏感性较高，交叉反应低，对患者的疗效评估有诊断价值。DIGFA 法无须实验仪器，检测快速且稳定性较好，肉眼易于判断结果，适合现场应用。以旋毛虫重组融合蛋白 p49/GST 为抗原，采用 DIGFA 法对旋毛虫病患者 IgG 抗体，阳性检测率为 98.68%，显著高于 ELISA 法检测的 86.84%。

3. 胶体金免疫层析法（colloidal gold immunochromatography assay，GICA） 以纤维层析材料为反应基质，通过毛细作用力使标本溶液在层析条上泳动，与纤维材料中相应的抗体相结合，产生高特异性、高亲和性的免疫反应，阳性反应可在层析条上的特定区域出现肉眼可见的检出线。该方法操作简单、快速，结果读取简单，但存在一定的交叉反应，因此适合作为快速筛查的辅助方法。GICA 可用于血吸虫病、华支睾吸虫病、肝片吸虫病、带绦虫病、旋毛虫病、弓形虫病、包虫病、疟疾等多种寄生虫病抗体的检测。

（二）免疫酶染色试验

免疫酶染色试验（immunoenzymatic staining test，IEST）以含寄生虫病原的组织切片、印片或培养物涂片为固相抗原，当其与待测标本中的特异性抗体结合后，可再与酶标记的第二抗体反应形成酶标记免疫复合物，后者可与酶的相应底物作用而出现肉眼或光镜下可见的呈色反应。IEST 常用于猪囊尾蚴病、旋毛虫病、日本血吸虫病的检测。该方法灵敏度高、特异性强，可用于疾病的早期诊断和流行病学调查。

（三）酶联免疫吸附试验

酶联免疫吸附试验是将特异性抗原包被于固相载体，与待测抗体及酶标抗抗体反应，显色后可测得感染者体内相应抗体含量。具有高度的敏感性和特异性，操作简便，无须特殊仪器设备，血样用量少，判断结果容易，现场应用方便，是目前符合现场需要的较好的免疫诊断方法。但 ELISA 检测结果无法区分近期和既往感染情况，且存在一定的交叉反应。在 ELISA 基础上建立的 Dot- ELISA（dot enzyme-linked immunosorbent assay）检测技术操作更为简便快速、抗原用量更少。PCR-ELISA 是将生物素标记的 PCR 产物与地高辛标记的特异性探针杂交，再通过酶联显色反应测出 OD 值，以判断寄生虫感染情况，该方法快速、高效、重复性良好，可应用于临床弓形虫病的诊断及流行病学调查等，其灵敏度是常规 PCR 的 10 倍。

（四）免疫印迹技术

免疫印迹技术是将经过 PAGE 分离的虫体蛋白质组分转移到固相载体上，与相应抗体及抗抗体特异性结合，可出现肉眼可见的条带，从而检测出目的蛋白。此技术可动态监测血吸虫病、绦囊虫病、旋毛虫病、弓形虫病、疟疾等寄生虫病血清抗体的检测，但对技术人员与实验室要求较高，且操作比较复杂，常应用于科研试验中。

（五）免疫荧光检测技术

免疫荧光检测技术（immunofluorescence technology，IFT）是用标记了荧光素的抗体或抗原作为探针，与组织或细胞标本内相应的抗原或抗体结合成复合物，实现对抗原或抗体的定位及定量。IFT 包括直接免疫荧光法（direct fluorescent assay，DFA）、间接免疫荧光法（indirect fluorescent assay，IFA）、时间分辨荧光免疫分析法（time resolved fluoroimmunoassay，TRFIA）及补体法。DFA 是用已标记了荧光素的特异性抗体与相应抗原进行孵育，在荧光显微镜下观察结果，该方法敏感性较低，且每种抗原的检测都需要制备特异性荧光抗体，因此应用并不广泛。IFA 是用荧光素标记二抗，与抗原抗体复合物结合，在荧光显微镜下观察结果，该方法使用广泛且敏感。TRFIA 是用镧系元素标记抗原或抗体，根据镧系元素螯合物的发光特点，测量波长和时间两个参数进行信号分辨，可有效地排除非特异荧光的干扰，极大地提高分析的灵敏度。补体法是用荧光素标记补体的抗体，与抗原 - 抗体 - 补体复合物进行结合，在荧光显微镜下观察结果，该方法灵敏度高，但特异性较差。免疫荧光检测技术总体来说具有灵敏、快速、可靠、广适性等优点，可用于血吸虫病、肺吸虫病、弓形虫病、疟疾、隐孢子虫病等的诊断、流行病学调查和治疗后的复查。但目前所使用的荧光素在光稳定性和光漂白现象方面存在着一定的问题，有待改进。

（六）化学发光免疫分析

化学发光免疫分析（chemiluminescence immunoassay，CLIA）是将化学发光的底物或催化剂标记到特异性抗原（抗体）上，与待测物质发生特异性反应后，加入相关物质或通过电压激发使其发光，将化学发光测定技术和免疫反应相结合，适用于各种抗原、抗体、激素、酶等的检测分析。CLIA根据发光剂的不同分为直接化学发光免疫分析（DCLIA）、化学发光酶免疫分析（CLEIA）和电化学发光免疫分析（ECLIA）。化学发光技术具有灵敏度高，线性范围宽，不受散射光干扰，不产生放射性污染物，设备简单、可自动化等优势，适合大批量样品的检测分析。可用于血吸虫病、弓形虫病的抗体检测。

六、蛋白质芯片技术

蛋白质芯片技术（protein chip technology，PCT）又称为蛋白质微阵列（protein microarray）技术，是将各种蛋白质抗原有序地固定在介质载体上为待检芯片，用标记特定荧光物质的抗体与芯片上的抗原结合，再将未结合的抗体洗去，最后用荧光扫描仪或激光共聚焦扫描技术测定芯片上各点的荧光强度，可实现快速、准确、高灵敏度、高通量的检测。抗体芯片可进行抗原 - 抗体互作分析，在感染检测中具有广泛的应用前景，可用于评估人群疟疾暴露风险。但蛋白芯片中检测抗原的筛选、制备、优化等技术的革新和优化仍然有很大的进步空间。

七、单克隆抗体

单克隆抗体（monoclonal antibody，McAb）是用经特异性抗原刺激的B淋巴细胞与骨髓瘤细胞杂交、融合后分泌的一种单一的特异性抗体。McAb只针对特定的抗原决定簇反应，显著提高了反应的敏感性。和多克隆抗体相比，McAb的质地均一，重复性好，易于标准化，而且生产方便，易于纯化。McAb可应用于乳胶凝集试验、间接血凝试验、免疫荧光检测、酶联免疫吸附试验、金免疫渗滤法、免疫层析技术等多种免疫学诊断方法，具有广泛的应用前景。

免疫学诊断技术具有操作简便、快速和敏感性高的特点，对于早期、轻度、隐性感染具有很好的辅助诊断价值。感染血清中抗体主要亚型是IgG和IgM，IgM抗体水平升高表明疾病处于感染早期或活动期；IgG抗体升高提示机体曾经或正处于感染阶段，但无法判断感染的时间，也不能作为疗效考核标准。感染初期抗体水平较低时，检测结果常出现假阴性；当抗原纯度不够，或者抗原抗体非特异性结合可导致检测结果出现假阳性。

由于寄生虫抗原成分复杂，不同的虫种间存在相同的抗原决定簇，容易产生广泛的交叉反应。免疫学检测的灵敏度、特异度也受到检测抗原、检测方法的制约。诊断抗原重组蛋白的特异性显著优于虫体粗抗原，且交叉反应也显著降低，但重组抗原标准化也是一个有待提高的环节。随着生物医学各个学科的快速发展和互相渗透，免疫学技术与分子生物学技术、传感技术、纳米技术相结合，陆续诞生更敏感的新技术，新技术的出现将为低虫荷感染患者快速和早期诊断带来新的突破。

第四节　分子生物学检测

寄生虫的检测方法主要包括病原学、免疫学和分子生物学三大类。传统的病原学检测仍是当前基层确诊寄生虫病采用的主要方法，由于价格便宜且操作简便，非常适合于现场检测。但病原学检测对检测人员的技术要求较高，且对低密度感染患者的检出率较低，尤其是对经过有效防治的疫区感染人群易出现漏检情况。免疫学检测根据体内特异性抗原、抗体进行寄生虫感染的检测，其中一些常用方法操作简单、经济快速，且相较病原学检查，敏感性较高，较少出现漏检情况，现场检测时较为常用。其缺点在于容易出现交叉反应和假阳性，且难以区分当前感染与既往感染，因此目前一般作为辅助诊断手段。而分子生物学检测技术具有高灵敏度和特异度，提高检出率的同时也减少或避免了交叉反应的发生，目前已经在寄生虫感染检测方面发挥越来越重要的作用。

一、基于 PCR 的常用检测方法

（一）聚合酶链反应（PCR）

PCR 反应需要特定设计的一对引物、适宜的扩增缓冲液（其中需要 Mg^{2+}）及适量的 DNA 模板，以脱氧核糖核苷酸作为原料，在热稳定 DNA 聚合酶的催化下对靶片段进行扩增，并重复循环包括变性、退火和延伸的扩增过程，目标片段在短时间内即呈指数般扩增放大。

PCR 技术在寄生虫检测中的应用和发展已较为成熟，如其检测曼氏血吸虫的敏感性为改良加藤厚涂片法的 10 倍，在感染日本血吸虫 1 周后即可在兔粪便和血清中检测到。截至目前，国家卫生健康委员会已经发布的卫生行业标准《疟疾的诊断（WS 259—2015）》《裂头绦虫幼虫检测（WS/T 571—2017）》《巴贝虫检测 虫种核酸鉴定法（WS/T 633—2018）》和《囊尾蚴病诊断标准（WS/T 381—2021）》中，均将相应虫种特定片段的 PCR 扩增测序结果作为虫种检测和病理诊断的重要依据。

（二）巢氏 PCR

巢氏 PCR 通过使用两对引物进行两轮 PCR 引物片段扩增，能够避免错误扩增出现假阳性错误，提升了检测特异度，也克服了单次扩增的"平台期效应"限制，可在一定程度上提升检测灵敏度。近年来在寄生虫感染的检测中，巢式 PCR 的应用也越来越多。多项研究结果证明，巢式 PCR 在检测中体现出优异的敏感性和特异性，利用巢式 PCR 筛选人群中的无症状感染者具有很大的应用价值。2016 年发布的《隐孢子虫病的诊断（WS/T 487—2016）》中，将巢氏 PCR 结果作为检测隐孢子虫感染的重要依据。有学者建立了针对利什曼原虫、疟原虫、血吸虫、巴贝虫、多房棘球绦虫、带绦虫等多种寄生虫的检测方法。尽管巢式 PCR 的特异度和灵敏度均高于普通 PCR，但其操作也更烦琐，耗时较长，从而限制了该方法的应用。

（三）荧光定量 PCR

荧光定量 PCR（quantitative PCR，qPCR）是通过采集荧光信号即时分析靶基因的拷贝数目，并与已知量的标准品进行比较，实现对待检物质的定量检测。以此为基础，学者开发出多重 qPCR

和反转录 qPCR（RT-qPCR）。针对不同虫种 qPCR 检测方法的建立和研究显示，该方法使分子生物学检测技术迈入了反应过程可视化阶段，给定量研究带来了极大便利，其灵敏度可高于 PCR 法 2～3 个数量级。由于 qPCR 法的检测具有灵敏、稳定、可定量的特点，在疾病的诊断及后续治疗监测中具有不容忽视的重要意义，对于无症状感染的诊断，该方法更优于血清免疫学方法和传统 PCR 方法。但此法成本较高，标准曲线的绘制较为重要，且对设备要求较高、耗时长且容易引起污染，出现假阳性和假阴性结果。

目前已建立针对多种寄生虫早期感染的 qPCR 检测方法，且在对棘球蚴的检测中发现，qPCR 不仅可应用于检测组织、包囊和粪便样本，也可对浆果、水果、蔬菜中可能含有的棘球蚴进行检测，当样本中含有 3 枚以上棘球绦虫虫卵时，其灵敏度为 100%。

（四）微滴式数字 PCR

微滴式数字 PCR（droplet digital PCR，ddPCR）技术包括样本分散、扩增和定量 3 个过程，利用微滴发生器将样品分散为含有单拷贝 DNA 模板及反应液的液滴，将液滴收集于反应管中进行扩增，最终通过检测荧光信号并根据泊松分布原理计算靶分子的浓度，此方法的灵敏度可达 90%。样本分散时产生的液滴数量与体积大小，影响检测限度和灵敏度。该方法无须标准品即可进行绝对定量，与 qPCR 相比，检测到阳性样本的效率更高，受抑制剂的影响更小。

ddPCR 技术是近年来新开发的检测技术，所依赖的仪器设备价格较为昂贵、操作相对复杂、检测需要时间长、应用范围较窄。随着技术的不断改进与发展，ddPCR 技术有望在环境样本（犬粪、水、土壤等）检测中发挥更大的作用。

（五）Melting Temperature Shift（Tm-Shift）

Tm-Shift 是一种基因分型方法，通过在两条特异性引物 5' 端加入不同长度的 GC 序列，PCR 扩增后根据熔解曲线中产物 Tm 值的差异完成分型。已经建立的锡兰钩虫和犬钩虫基于 ITS71、ITS197、ITS296 三个单核苷酸多态性（single nucleotide polymorphism，SNP）位点的 Tm-Shift 检测方法，可有效地检出并鉴别犬粪样中的锡兰钩虫与犬钩虫，并能弥补传统 PCR 检测技术无法对大量样本同时进行检测及虫种鉴别的缺陷。

二、基于等温扩增技术的检测方法

（一）环介导等温扩增

等温扩增技术指可在恒温条件下，通过特殊的酶促使 DNA 双链完成解旋、延伸，实现体外核酸扩增，是一类分子生物技术的统称。环介导等温扩增（loop-mediated isothermal amplification，LAMP）是等温扩增的代表性技术之一，具有高扩增效率和快速等特点，在等温条件下（一般设定为 60～65℃），通过具有催化作用的链置换 DNA（BstDNA）聚合酶和专门设计的 5 对内引物（正向内引物／反向内引物，FIP/BIP）和一对外引物（正向外引物／反向外引物，F3/B3）来扩增目标 DNA 链，BstDNA 的合成就能一直进行自我循环，从而实现快速高效率的扩增。只有当引物正确识别目标 DNA 内的所有 6 个区域时才会发生扩增，这也保证了 LAMP 的特异性。每个引物都包含两个不同的序列，分别对应目标 DNA 的正向和反向序列。由于等温扩增技术无须循环加热和冷却步骤，在恒温条件下反应即可进行，降低了设备要求，因此非常适用于现场、基层等资源匮乏地区的快速检测。

近年来，LAMP 因其高特异度和灵敏度成为了应用相对广泛和普及的等温技术之一，尤其在吸虫方面的研究成为热点。目前，在旋毛虫、钩虫、华支睾吸虫囊蚴、日本血吸虫、日本血吸虫尾蚴以及从粪便、血清样本中检测日本血吸虫 DNA 等方面均有研究。

（二）重组酶聚合酶扩增（RPA）

RPA 以 T4 噬菌体核酸复制机制为主要反应原理。反应所需的关键蛋白包括重组酶蛋白、重组酶装载因子蛋白、单链结合蛋白和 DNA 聚合酶；同时，还需要寡聚核苷酸引物、模板、ddH_2O 和 Mg^{2+} 等。重组酶与寡核苷酸引物结合，打开双链 DNA，引物与同源序列发生链置换反应。单链结合蛋白与被置换的链结合，使形成的 D 环保持稳定。在 DNA 聚合酶的作用下形成两个双链体，如此循环重复进而实现 DNA 扩增。目前，已经建立了针对原虫、吸虫和线虫的 RPA 检测技术。

RPA 技术与常规 PCR 技术相比，只需少量核酸分子即可在水浴条件下较短时间内扩增至可检测浓度，克服了常规 PCR 技术对精密热循环仪的依赖，同时具有较高的灵敏度和特异度，在寄生虫疾病早期诊断和现场检测等方面有巨大的应用前景。针对一些常见寄生虫或经常发生合并感染的寄生虫，还可以采取多重检测的方法，有效提高检测效率。此外，将 RPA 技术与侧流层析试纸条技术结合，不仅可以提高检测的灵敏度和特异度，还可以通过肉眼观察检测结果。

（三）重组酶介导的等温扩增技术

重组酶介导的等温扩增技术（recombinase aided amplification，RAA）是最新型的体外等温扩增技术，与 RPA 原理基本相似，但 RPA 的重组酶来自 T4 噬菌体，RAA 重组酶来源于细菌或真菌，各种酶的共同作用取代了普通 PCR 热循环解链过程，从而使反应时间大大缩短。目前主要建立了针对原虫的检测技术。

与 LAMP 相比，RAA 和 RPA 对反应温度要求更低，时间更短，引物设计简单。PCR 引物设计软件均可进行 RAA 与 RPA 引物设计，只要将长度增加到 30 bp 以上，就能保证其特异性。RAA 同时具有高灵敏度，特别适用于微量样品的检测。

（四）LAMP-CRISPR

CRISPR/Cas 系统是细菌的一种适应性免疫应答系统，细菌通过体内小 RNA 对外来核酸进行序列特异性检测和沉默从而阻止病毒、质粒等的入侵。其全称为规则成簇的间隔短回文重复序列（clustered regularly interspaced short palindromic repeats，CRISPR）及其相关蛋白（CRISPR associated proteins，Cas），CRISPR 由重复序列（高度保守）和间隔序列（与病毒、质粒等外来核酸具有同源性）串联组成，Cas 蛋白具有核酸内切酶活性，其特点是能够对基因组序列进行特异性识别和切割。其适应性免疫应答系统发挥功能主要包括适应、表达和干扰三个阶段。首先，当细菌第一次遭到外来核酸（病毒或质粒）入侵时，细菌会选择一小段外来核酸序列将其整合到自身 CRISPR 基因的重复序列中间，即间隔序列；当遭到相同病毒或质粒第二次入侵时，细菌之前整合的 CRISPR 则会转录生成 crRNA（CRISPR-derived RNA），接着 crRNA 引导 Cas 蛋白特异性识别并切割含有前间隔序列邻近基序（protospacer-adjacent motif PAM）位点的靶序列，即完成了免疫性应答，阻止了病毒的入侵。目前，CRISPR/Cas 系统的检测方法包括 RNA 引导的靶向识别系统 Cas9，以及靶向识别触发的附带裂解系统 Cas12 和 Cas13。

基于上述"附属切割"特性，目前已经建立了基于 LAMP-CRISPR 方法的吸虫检测技术，其原理为先使用 LAMP 技术对靶 DNA 进行预扩增，后加入 CRISPR/Cas12a 体系，体系中 crRNA 引导

Cas12a 特异性识别并切割靶 DNA 后，开启对周围荧光基团标记的单链 DNA 的非特异性切割，从而产生荧光信号。该方法将具有高敏感性的 LAMP 扩增技术与具有高特异性的 CRISPR/Cas12a 技术相结合，优化和完善了单独使用 LAMP 扩增技术的非特异性扩增、不稳定以及单独使用 CRISPR/Cas 技术的敏感性低等问题与不足，为寄生虫检测和监测工作提供了新技术。

第五节　活性评价方法

虫种活性评价在寄生虫虫种保藏过程中至关重要，活性评价是判断保藏效果的关键步骤，确定虫种在长期保藏后仍保持其原有的生物学特性，包括其生长速度、繁殖能力、感染能力及致病性等，确保科学实验结果的可靠性和重复性，是科学研究的基础，在药物研发、疫苗开发及疾病监测中具有重要的意义。此外，标准化虫种活性评价利于不同实验室和国家之间的虫种共享，促进了国际科研合作和技术交流。通过有效的活性评价，可以减少保藏过程中因虫种失活而导致的资源浪费，提高研究效率，降低相关研发成本。本节主要介绍寄生虫虫种活性评价方法进展，存在的问题与挑战及未来展望。

一、活性评价方法进展

虫种保藏方法有动物体内传代、体外培养基培养、样本保藏及低温保藏等。寄生虫虫种活性评价方法有病原学检查、免疫学检查、分子生物学检查、组学技术应用、体外评价系统的建立、动物实验症状观察、病理学检查、数据库比对等。

（一）病原学检查

病原学检查作为一种传统的寄生虫虫种活性评价方法，涉及一系列直接观察和分析技术。这些技术包括但不限于显微镜检查、寄生虫的分离、培养，以及对其生活史各阶段的详细观察。通过这些方法，研究人员能够直观地评估寄生虫的活性和生物学特性。

显微镜检查是病原学检查中最常用的技术之一，研究人员在高倍放大下观察寄生虫的细微结构，如细胞核、鞭毛等。通过对这些形态特征的详细分析，可以判断寄生虫是否处于活跃状态，以及它们的生长和繁殖情况。

寄生虫的分离和培养则涉及将寄生虫从宿主样本中提取出来，并在实验室条件下进行培养。这一过程需要特定的培养基和环境条件，以模拟寄生虫的自然生长环境。通过监测寄生虫在培养过程中的活性变化，研究人员可以评估其对不同环境条件的适应性和生存能力。

此外，病原学检查还包括对寄生虫生活史各阶段的观察，如滋养体、包囊、卵和幼虫等。这些阶段的活性和发育情况对于评价寄生虫的整体活性状况至关重要。如果一个寄生虫虫种能够成功地完成其生活史中的所有阶段，它就可以被认为具有较高的活性。

（二）免疫学检查

免疫学检测通过检测宿主体内的抗体或抗原反应来评估寄生虫感染的情况，包括 ELSIA、Western blot 和快速诊断试纸条等。这些检测方法的核心在于利用宿主对寄生虫感染产生的抗体或抗原进行定性或定量分析。

在评价寄生虫虫株活性方面，免疫学检测方法可以提供重要的信息。例如，通过检测宿主体内的特定抗体水平可以评估虫株的感染能力和宿主的免疫反应。此外，通过监测宿主对特定虫株的免疫应答可以了解虫株的致病性和宿主的免疫保护机制。

随着检测技术的不断改进和新型标志物的应用，这些方法在灵敏度和特异度上都有了显著提升，新型标志物如重组蛋白和肽段的应用进一步增强了检测的准确性，为寄生虫虫种活性评价提供了强有力的工具。

（三）分子生物学检查

分子生物学技术在寄生虫检测和鉴定中起到了重要作用。PCR 及其衍生技术如实时荧光定量 PCR（qPCR）、反转录 PCR（RT-PCR）等已成为检测寄生虫 DNA 或 RNA 的强大工具。qPCR 进一步增强了 PCR 的定量能力，允许在扩增过程中实时监测和量化 DNA 的数量，这对于评估寄生虫的负载量和感染程度极为有用。反转录 PCR（RT-PCR）则专门用于检测寄生虫 RNA，这对于研究寄生虫的生活史、基因表达和活性状态尤为重要。

这些分子生物学技术不仅提高了检测的灵敏度和特异度，还显著缩短了检测时间，使得快速诊断成为可能。与传统的病原学检查相比，这些方法可以在更短的时间内提供更准确的结果，从而加快寄生虫虫种活性的评价。

此外，高通量测序技术的出现为同时检测多种寄生虫提供了可能。可这种技术可以对复杂的基因组样本进行深度测序，从而识别和区分混合感染中的不同寄生虫种类。通过分析寄生虫的基因组数据，研究人员可以更好地理解它们的生物学特性、致病机制及与宿主之间的相互作用。这些生物学技术还可以用于评价寄生虫的活性和致病性，通过对寄生虫基因的深入分析，可以识别与寄生虫活性相关的基因标记，这对于虫种活性评价具有重要的意义。

（四）组学技术应用

组学技术已成为研究寄生虫虫种活性状态的重要工具。转录组学和蛋白质组学等组学技术的应用，为寄生虫的保藏和活性评价提供了全新的视角和方法。

转录组学技术专注于分析虫株在特定条件下的全基因表达谱。通过测定 RNA 分子的序列和数量，研究人员可以识别虫株中活跃的基因和转录本，揭示其在不同生理状态下的基因调控网络。蛋白质组学技术则关注虫株蛋白质水平的变化。通过质谱等技术，研究人员可以定量分析虫株的蛋白质组成和修饰状态，从而揭示其在生理和病理过程中的蛋白质功能和相互作用。

这些组学技术的应用不仅能够提供虫株活性的直接证据，还能够揭示其在长期保藏过程中可能发生的分子层面的变化，为寄生虫虫株的活性评价提供了一种全面、深入的分析方法。例如，通过比较保藏前后的转录组和蛋白质组数据，研究人员可以评估保藏过程对虫株活性的影响，确定有无必要调整保藏条件以维持其生物活性。

（五）体外评价系统的建立

利用表达特定标记的寄生虫虫株作为评价系统，可以初步评价药物的抗寄生虫活性。如绿色荧光蛋白作为一种生物学标记，能够在荧光显微镜下发出绿色荧光，使得活细胞容易被识别和计数。使用表达绿色荧光蛋白的弓形虫 RH 株来评价不同药物的效果。当药物作用于弓形虫时，其活性和生存能力的变化可以通过荧光强度的变化来评估，研究人员可以直观地监测药物处理后寄生虫的生存状况和虫种活性变化。

（六）动物实验症状观察

动物实验是评估寄生虫虫种活性和致病性的常用方法之一。通过感染实验动物并观察随后出现的症状，研究人员能够对寄生虫的致病潜力和宿主的反应进行综合评价。这些观察不仅包括宏观的临床表现，还涉及对行为、生理和免疫反应的详细分析。通过对动物实验中观察到的症状进行详细记录和分析，研究人员可以更好地理解寄生虫与宿主之间的相互作用，以及寄生虫如何影响宿主的健康。

例如，在研究利什曼原虫的感染过程中，研究人员可能会注意到 BALB/c 小鼠出现了轻微或严重的皮肤损害，如皮肤结节、溃疡或炎症。这些症状的发展和严重程度可以为评价利什曼原虫的活性和致病性提供重要信息。轻微的皮肤损害可能表明寄生虫株的致病性较低，而严重的皮肤损害则可能指示一个高致病性或毒力较强的寄生虫虫株。

实验动物感染血吸虫后可能会出现一系列消化系统症状，如腹泻、体重下降和食欲减退。这些症状不仅反映了寄生虫对宿主肠道的直接影响，也可能揭示宿主代谢和营养状态的改变。此外，动物的活力、行为模式和生存时间也是评估寄生虫活性的重要指标。

值得注意的是，在进行动物实验时，必须遵守严格的伦理准则和福利标准，确保动物的福利并尽量减少不必要的痛苦。同时，所有的动物实验都应在相关监管机构的指导下进行，并遵循国际公认的实验动物使用和护理准则。通过这些措施，可以在保证科学研究质量的同时，维护动物权益和伦理责任。

（七）病理学检查

病理学检查是研究寄生虫致病性的关键方法之一，它通过显微镜和其他成像技术对受寄生虫感染的组织样本进行详细观察和分析。这种检查可以揭示寄生虫感染对宿主组织结构和功能的影响，从而为评价寄生虫的活性和致病性提供重要依据。

在病理学检查中，研究人员首先需收集受感染宿主的组织样本，这些样本可能包括肝脏、脾脏、肠道、皮肤或其他受寄生虫影响的器官。随后，这些组织样本会被固定、切片、染色，并在显微镜下进行仔细观察。染色方法如苏木精-伊红染色（HE 染色）常用于观察组织结构和细胞成分，而特殊的染色技术如过碘酸希夫染色（PAS 染色）和银染色则有助于突出寄生虫的存在和组织中的特定成分。

病理学检查可以揭示多种由寄生虫引起的组织病变，如炎症反应、坏死、肉芽肿形成、组织纤维化以及细胞的增生或萎缩等。例如，血吸虫感染可能导致肝脏和肠道出现肉芽肿，而疟原虫感染则可能引起肝脏和脾脏的充血和增大。通过评估这些病变的程度和特点，来评价寄生虫虫种的活性。

（八）数据库比对

随着科技的不断进步，新兴技术的应用使得虫种活性评价更加高效，灵敏度和特异度也有显著提高。使得对寄生虫虫种活性的评价更为精确和全面。为了更好地研究和评价寄生虫活性，建立了多语种的医药数据库，收录了多种药物对动物体内外寄生虫的活性成分及作用机制，数据库还整合了各种生物信息学工具和计算模型，为活性评价提供了丰富的数据支持。

寄生虫虫株保藏活性评价方法的进展是多方面的，涉及保存方法的改进、免疫诊断方法的发展、体外评价系统的建立、数据库的构建、生物学特性的深入研究，以及分子生物学和组学技术的应用等。这些进展不仅提高了活性评价的准确性和效率，也为相关领域的研究和应用提供了强有力的支持。

　　研究人员采用不同的保藏条件和技术来保存寄生虫虫株，不同保藏方法下的寄生虫活性保持时间可能有所差异，因此在评价寄生虫虫株的活性时，通常会综合运用上述多种方法。确定各种方法下的最佳活性保持时间，以确保寄生虫在保藏期间的活性稳定。这些实验可能包括观察虫株的生长和繁殖情况、检测特定基因的表达及进行蛋白质组学分析等，可以评估保藏过程中寄生虫的活性变化。

　　如评价液氮保种田鼠巴贝虫的虫种活性时，以液氮保种的含有田鼠巴贝虫的血样对 BALB/c 小鼠动物接种，在不同感染时期通过尾静脉采血，涂制薄血片、吉姆萨染液染色，油镜下观察田鼠巴贝虫的形态、增殖情况，记录红细胞的感染率，同时记录被感染小鼠相应症状出现的时间和轻重程度。通过动物模型、病原学检查及动物实验症状的观察等方法综合评价虫种活性。

　　评价利什曼原虫的虫种活性，在以动物保种方式进行评价的时候，根据内脏利什曼病病原体和皮肤利什曼病病原体选择实验动物，前者可以选择 BALB/c 小鼠或金黄地鼠，后者选择 BALB/c 小鼠，对 BALB/c 小鼠采用尾静脉注射接种，而金黄地鼠则采用腹腔注射。以利什曼原虫不同的生活史阶段，即前鞭毛体和无鞭毛体分别对 BALB/c 小鼠进行攻击感染，实验期间动态观察实验动物的症状，包括精神状态及皮肤的病理损害状况，表现为头颈部皮肤损害，出现结节、脱毛、糜烂等，结节粟粒样大小，色暗，较硬。3 个月后，通过分析实验动物肝脏和脾脏中的虫荷数量来评价不同虫株的活性水平。值得关注的是，不同虫株的利什曼原虫的不同生活史阶段感染实验动物后的虫荷数量存在显著差异，以杜氏利什曼原虫 SC6 株前鞭毛体感染小鼠后肝脏和脾脏内的虫荷数量明显高于无鞭毛体感染的情况为例；而婴儿利什曼原虫 LEM235 株则呈现出相反的模式，即无鞭毛体感染小鼠后肝脏和脾脏内的虫荷数量显著高于前鞭毛体感染。这种差异可能与不同虫株的生物学特性、宿主的免疫反应及原虫在宿主体内的生命周期有关。因此，在开展利什曼原虫活性评价时，需考虑这些因素对于准确评价至关重要。

　　虫种活性还应根据致病力来进行评价，如荒漠型杜氏利什曼原虫虫株体外培养时间延长，其对草原兔尾鼠的致病力逐步降低，培养 90 天后虫株对动物已无致病力。其评价方法如下：从携带荒漠型杜氏利什曼原虫虫株的灰仓鼠的眼眶静脉丛采血，取分离后的血清进行黑热病 rK39 抗体的 ELISA 检测，从 rk39 抗体阳性灰仓鼠脾脏中分离获得的荒漠型杜氏利什曼原虫虫株分别在体外培养基中传代培养至 7 天、30 天、36 天、44 天、60 天、90 天和 150 天后，腹腔接种至草原兔尾鼠，取感染后草原兔尾鼠的血清进行黑热病 rK39 抗体检测，同时无菌操作取草原兔尾鼠的脾脏和骨髓，在利什曼原虫液体培养基中培养后，观察利什曼原虫无鞭毛体生长情况。同时对脾脏进行称重、印片、吉姆萨染液染色、镜检。根据脾脏系数、虫株分离率、抗体阳性率和脾脏组织有无杜氏利什曼虫无鞭毛体感染，确定利什曼原虫是否对草原兔尾鼠有致病力。

　　液氮等低温保存法因其能够较好地保持原虫生物学特性且操作简便易行，已成为常用的原虫保存方法。通过恶性疟原虫冻存后复苏成活率来评价不同保藏方法的虫种活性，可以获得最佳的保存效果和保证恶性疟原虫生物学特性的稳定性。研究人员采用了多种低温保藏技术，并利用复苏成活率这一关键指标来评估每种方法对虫种活性的影响，发现细胞内和细胞外保护剂相结合，采用快速冷冻方法，或者采用细胞内保护剂，慢速冷冻的方法，复苏后 24 h 的成活率较高，使得培养后的恶性疟原虫很快进入快速增殖期。

二、问题与挑战

寄生虫虫株保藏活性评价是一个复杂而关键的过程，涉及多种技术、质量控制和伦理法律问题。其中一些主要问题和挑战如下：

1. 技术问题　如冷冻保藏可能导致细胞结构的损伤，影响复苏后的活性。化学保藏剂如冷冻保护剂（如甘油），用于在低温下保护细胞免受冰晶伤害可能改变寄生虫的生理状态，影响其生存能力和感染力。长期保藏可能导致遗传稳定性的变化，从而影响实验结果的可重复性。

2. 质量控制挑战　缺乏统一标准化的活性评估方法，不同实验室之间的结果可比性较差。实时监测寄生虫活性的技术有限，难以及时发现保藏过程中出现的问题。保藏条件（如温度波动）的微小变化，传代时间都可能对寄生虫活性产生重大的影响。

3. 生物学多样性问题　不同寄生虫虫种或株间的差异导致保藏和活性评价方法需要个体化调整。寄生虫的复杂生命周期使得保藏和活性评价更加困难。

4. 伦理和法律挑战　人类或动物来源的寄生虫虫株保藏需遵守严格的伦理和法律规定。跨国运输活体寄生虫或其样本涉及的国际法规和限制增加了复杂性。

5. 技术和知识更新的挑战　随着新技术和新方法的发展，保藏和活性评价技术需要不断更新。保藏机构需要培训专业人员以掌握最新的知识和技能。

6. 资源分配问题　保藏设施的建设和维护成本高，资源有限的地区可能难以承担。持续的财政支持和技术投入是保持保藏质量的关键。

寄生虫虫种活性评价面对技术问题、质量控制挑战、生物学多样性、伦理法律约束、技术和知识更新及资源分配等问题，需要国家政策的支持、跨学科的合作、技术创新，以及国际协调合作来共同应对挑战，提高保藏效率和质量，从而为全球寄生虫病的控制和预防提供坚实的科研支撑。

三、活性评价未来展望

随着分子生物学和细胞生物学等领域的发展，未来可能会有更多先进的技术和分子工具应用于寄生虫虫种活性的评价中。这些技术可能包括基因编辑、高通量测序、生物信息学分析等，它们将有助于在微观层面上更精确地评估寄生虫的活性状态和感染力。研究人员也会更加注重跨学科的研究，这意味着生物学、兽医学、公共卫生、生态学等多个领域的专家将共同合作，以全面理解寄生虫的生活史、传播途径和宿主相互作用，从而更有效地评估寄生虫虫种活性。

1. 免疫学检测方法的提升　基于纳米材料和生物传感器的免疫检测技术正在开发中，有助于虫种活性评价。

2. 生物信息学与计算生物学的结合　生物信息学和计算生物学的应用使得从大量数据中筛选出有价值的信息成为可能。通过分析寄生虫基因组、转录组和蛋白质组数据，研究人员可以发现新的生物标志物，从而开发出更加精确的检测方法。此外，人工智能和机器学习技术的引入也为寄生虫虫种活性评价提供了新的视角，使得数据分析更加高效和智能化。

3. 显微技术的突破　显微镜技术是传统寄生虫检测的重要手段。近年来，显微技术取得了显著进展，如全息显微镜、共聚焦显微镜和荧光原位杂交（FISH）等技术的应用，使得寄生虫的观察更加清晰和准确。结合荧光标记技术，这些方法可以在细胞甚至分子水平上对寄生虫进行定位和活性评估。

   4. 低温保藏技术的发展　玻璃化冷冻技术通过超快速冷却避免冰晶的形成，从而减少对样本的损伤。主要优势在于其快速、简单且对细胞伤害小，这些都有助于提高复苏后的存活率。这种方法对于保持生物样本的完整性和活性至关重要。

   随着低温工业的发展，液氦作为一种更低温的冷源被提出，可以进一步提高玻璃化细胞的冷却率和存活率。这意味着在未来，玻璃化冷冻技术可能会有更高的效率和更好的保存效果。

   寄生虫虫种活性评价方法在近年来经历了显著的技术进步，从分子水平的精确检测到宏观层面的环境监测，不断优化的方法为我们提供了更全面、更深入的认识。未来，随着新技术的不断涌现，寄生虫活性评价将更加高效、敏感和智能化，为全球寄生虫病的预防和控制提供坚实的科学基础。

（编写：高春花　卢　艳　熊彦红　胡　媛　石　锋，审校：郑　彬）

参考文献

［1］蔡绍雨，董莹. 恶性疟原虫体外培养技术及其在生物学研究中的运用 [J]. 中国病原生物学杂志，2013, 8(4): 375-378.

［2］常正山. 寄生虫标本的采集和保存 [J]. 中国寄生虫学与寄生虫病杂志，24(增刊)，2006, 76-81.

［3］吴观陵. 人体寄生虫学 [M]. 北京：人民卫生出版社，2005: 1075-1083.

［4］诸欣平，苏川. 人体寄生虫学 [M]. 9 版. 北京：人民卫生出版社，2018: 261-269.

［5］卢致民. 临床寄生虫学检验技术 [M]. 武汉：华中科技大学出版社，2019: 18-30.

［6］陈盛霞，季旻珺. 临床寄生虫检验学 [M]. 1 版. 北京：科学出版社，2022: 17-27.

［7］WS/T 634—2018. 肠道原虫检测碘液染色涂片法 [S]. 北京：中华人民共和国国家卫生健康委员会，2018.

［8］WS/T 570—2017. 肠道蠕虫检测改良加藤厚涂片法 [S]. 北京：中华人民共和国国家卫生和计划生育委员会，2017.

［9］WS/T 791—2021. 钩虫检测及虫种鉴定标准钩蚴培养法 [S]. 北京：中华人民共和国国家卫生健康委员会，2021.

［10］WS/T 569—2017. 疟原虫检测血涂片镜检法 [S]. 北京：中华人民共和国国家卫生和计划生育委员会，2017.

［11］WS/T 632—2018. 巴贝虫检测血涂片镜检法 [S]. 北京：中华人民共和国国家卫生健康委员会，2018.

［12］杨荣笙，汪天平. 并殖吸虫实验室检测方法研究进展 [J]. 热带病与寄生虫学，2022, 20 (5): 290-294.

［13］张险朋，王自强，李永福，等. 弓形虫实验室诊断技术研究进展 [J]. 中国动物检疫，2022, 39(4): 99-107.

［14］赵清兰，李友，聂浩，等. 检测牛血吸虫病的重组 LHD-sj23 蛋白乳胶凝集试验的建立 [J]. 湖北农业科学，2009, 48(9): 2061-2065.

［15］何伟，朱荫昌，梁幼生，等. 粪检与免疫诊断方法检测日本血吸虫感染效果比较 [J]. 中国血吸虫病防治杂志，2007, 19(2): 107-109.

［16］王艳华，王光祥，张德林. 胶体金技术在弓形虫病诊断中的应用 [J]. 动物医学进展，2009, 30(10): 85-88.

［17］殷瑜霞，贺莉芳. 旋毛虫病免疫学诊断研究进展 [J]. 国际医学寄生虫病杂志，2014, 41(5): 307-311.

［18］王小环，杨莲如，赵林立，等. 免疫荧光检测技术及其在寄生虫检测中的应用进展 [J]. 中国畜牧兽医，2012, 39(3): 81-84.

［19］刘欣雨，廖洪艳. 化学发光免疫分析在兽医诊断中的应用 [J]. 临床兽医，2021, 22: 195-196.

［20］崔延雯，黄芳，尹建海，等. 疟疾控制与消除中血清学监测方法的研究与应用进展 [J]. 中国寄生虫学与寄生虫病杂志，2021, 39(6): 836-847.

［21］蔡敏，黄慧聪，潘长旺. 单克隆抗体在寄生虫病免疫诊断中的应用 [J]. 国际医学寄生虫病杂志，2008, 35(2): 106-110.

［22］袁芳，徐进，季林丹，等. Tm-shift 基因分型方法在遗传学中的应用 [J]. 遗传，2012, 34(11): 1500-1506.

［23］吕蓓，程海荣，严庆丰，等．用重组酶介导扩增技术快速扩增核酸 [J]. 中国科学：生命科学，2010, 40(10): 983-988.

［24］周晓农．寄生虫种质资源保藏技术规程 第 1 分册 [M]. 上海：上海科学技术出版社，2009: 45-52.

［25］廖力夫，罗芸，史深，等．荒漠型杜氏利什曼原虫虫株在体内外的致病力及保存方法研究 [J]. 实验动物与比较医学，2023, 43(6): 619-625.

［26］许永湘，杨玥涛，包意芳．利什曼原虫无鞭毛期的低温保存及其存活情况的观察 [J]. 实用寄生虫病杂志，1993, 1(2): 35-36.

［27］张仁刚，张洁，敬保迁．不同种株利什曼原虫对 Balb/c 小鼠和金黄地鼠的致病性研究 [J]. 四川动物，2009, 28(2): 202-206, 321.

［28］曲莉，潘卫庆．液氮冻存和复苏对恶性疟原虫存活的影响 [J]. 第二军医大学学报，2007, 28(3): 346-347.

［29］蔡玉春，陈家旭，卢艳，等．液氮保种对田鼠巴贝虫标准株存活力的影响 [J]. 中国人兽共患病学报，2017, 33(7): 583-587.

［30］BAGÓ F, HOELZL F, KNAUER F, et al. Rapid and reliable detection of Echinococcus multilocularis from faeces using droplet digital PCR[J]. Acta Parasitologica, 2021, 66(2): 553-559.

［31］TEOH B T, SAM S S, TAN K K, et al. Early detection of dengue virus by use of reverse transcription-recombinase polymerase amplification[J]. J Clin Microbiol, 2015, 53(3): 830-837.

［32］FU Y Q, WANG M W, YAN X X, et al. Tm-shift detection of dog derived Ancylostoma ceylanicum and A. caninum[J]. Biomed Res Int, 2018: 7617094.

［33］TOMITA N, MORI Y, KANDA H, et al. Loop-mediated isothermal amplification (LAMP) of gene sequences and simple visual detection of products[J]. Nat Protoc, 2008, 3(5): 877-882.

第十章 病原微生物低温保存技术

病原微生物菌（毒）种保藏对于微生物学的基础研究及微生物资源的开发利用具有非常重要的意义。适宜的保藏方法可以长期保持菌（毒）种的高存活率和遗传稳定性，避免退化和变异。低温保存是长期保存大多数微生物的可靠方法，冷冻保存后形态学和生理学特征维持稳定。在本章中，我们首先将探讨低温保存的基本原理，随后分析水溶液降温冻结特性，包括纯水、稀溶液和多元溶液等。还将探讨低温保存中的渗透现象、降温冻结损伤因素、复温过程中反玻璃化损伤等关键问题及其他影响因素。其次，将介绍常用低温保护剂及其分类方法，讨论糖类、醇类、氨基酸类和聚合物类等常用低温保护剂的定义和应用效果。最后，会详细介绍冷藏保藏、冷冻保藏和冷冻干燥保藏三种主要的低温保藏方法，包括其基本原理和工艺流程。本章对低温保存的基本理论、常用低温保护剂及低温保藏方法进行系统的阐述，旨在促进读者对低温保存技术的深入理解和应用。

第一节 低温保存基本理论

低温保存是指通过低温技术将微生物、细胞、组织、器官等活性生物样本进行短期或长期保存的方法。待需要时，再将其以有效的方式复温至常温，确保生物样本仍可恢复并保持其活性。在低温保存、存储和复温过程中，生物样本会经历极为复杂的冻结固化、复温融化、小分子物质迁移渗透等物理化学现象，并可能导致生物学效应变化等。本节将详细介绍低温保存的基本原理、水溶液降温冻结特性、渗透现象及关于冷冻损伤因素等。

一、低温保存的基本原理

在生物和医学范畴内，低温范围为稍低于正常体温（37℃）至 -196℃。低温可以抑制生物体的生化活动，随着温度的降低，生命活动代谢速度降低，到达 -196℃时几乎完全停止代谢。生物体内的一切新陈代谢过程的化学变化，虽大多数由酶所催化而表现出各种特殊形式，但是仍然服从某些共同的物理化学规律。著名的瑞典物理化学家 S.A. Arrhenius（1859—1927 年，曾因提出电解质在水溶液中会部分离解成自由粒子的理论而获得 1903 年诺贝尔化学奖）研究了温度对化学反应速率的影响，得到了式 10-1 的 Arrhenius 关系。

$$k = A \cdot \exp\left(-E_a / RT\right) \qquad \text{式 10-1}$$

其中，k 是化学反应速率，R 是气体常数，T 是绝对温度，E_a 是反应活化能，A 称为 Arrhenius 因子，对于给定的反应，A 是常数。

经过变形后可以改写为以下形式（式 10-2）：

$$\ln k = \ln A - \left(\frac{E_a}{R}\right)\frac{1}{T}$$　　　　　　式 10-2

对于给定的反应，若以 $\ln k$ 和 $1/T$ 分别做纵、横坐标，那么上述关系应为向右方下斜的直线。许多酶反应速率、心搏速率、呼吸速率、神经冲动传播速率等试验都证实了上述关系。

根据一般推荐的活化能 E_a 的数值，就可以算出反应速率 k 随温度降低而衰减的情况。按此也可以推算出生物变质速率与温度的关系。例如，若一生物体在 4℃ 环境下能存活 2 h，那么按理论上说，它在 –40℃ 下能保存数日，在 –80℃ 下可保存数月，而在 –196℃（液氮温度）下可望保存几个世纪。

二、水溶液降温冻结特性

现有生物样本的长期深低温保存方法一般是将微生物、细胞、组织、器官等生物材料置于水溶液体系中进行冷冻保存。首先需要考虑生物样本外部溶液及材料内部水分的冻结过程对生物材料的影响，全面认识多元溶液体系在冻结过程、复温过程中的变化特性，对于理解生物材料冷冻保存过程所经受的损伤及进一步改善其长期保存效果至关重要。

（一）纯水的冻结特性

1. 降温曲线　将一个盛有纯水的容器（冻存管、冻存袋等）置于降温设备中进行降温，当降温设备以匀速降温时，容器中样品的温度变化曲线如图 10-1 所示。虚线表示降温设备温度变化，实线表示容器中样品温度变化。纯水在 1.01×10^5 Pa（标准大气压）下的冰点为 273.15 K（0℃），但在一般情况下，纯水只有被冷却到低于 0℃ 的某一温度时（图 10-1 中 C 点）才会开始冻结，这种现象称为过冷（supercooling）。开始出现冰晶的温度与相平衡冻结温度的差值，称为过冷度（即 C 点和 D 点的温度差值）。

在过程 A ～ C 中，水以释放显热的方式进行降温，当过冷到点 C 时，由于冰晶开始形成，释放的相变潜热使样品的温度迅速回升到 0℃，即图 10-1 中 CD 过程；在过程 DE 中，水在平衡的条件下，继续析出冰晶，不断释放大量固化潜热。样品温度保持恒定的平衡冻结温度 0℃；当全部水被冻结后，固化的样品以较快的速率降温，即 EF 段所示。这里特别需要指出，EF 段的降温速率可能远大于冷却设备的降温速率，很容易在细胞内过冷度较大而产生胞内冰，最终导致细胞等样本的

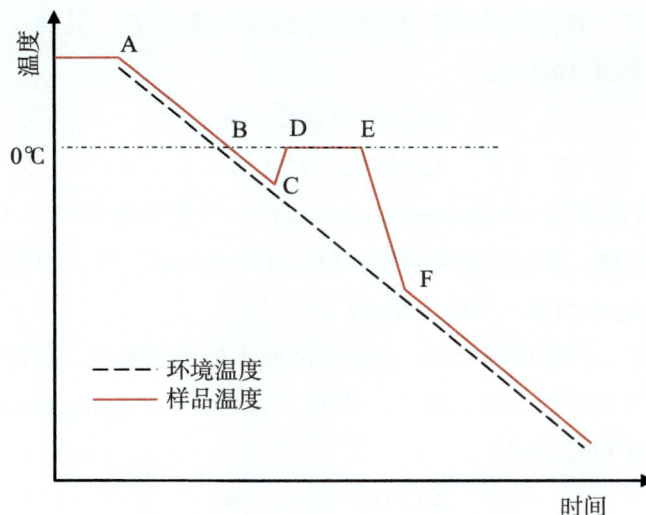

图 10-1　降温设备中样品温度变化曲线

不可逆损伤。因此，如何调控溶液固化后的冷却速率是生物样本降温热控制的一个重要问题。

2. 过冷与成核　冰晶的成核（nucleation）过程主要由热力学条件决定，而冰晶的生长过程主要由动力学条件决定。当水处于过冷态（亚稳态）时，可能以两种形式形成冰晶核心（晶核，nuclei），即均匀成核（homogeneous nucleation）和非均匀成核（heterogenous nucleation）。

均匀成核是指在一个体系内各处的成核概率相等，由于热起伏或热涨落可能使原子或分子一时聚集成为新相的集团（又称为新相的胚芽，embryos），若胚芽大于临界半径 r 则成为晶核。

非均匀成核又称为异相成核，是指水在尘埃、容器表面及其他异相表面等处形成晶核。对于均匀成核，要求有较大的过冷度，例如，对于较纯的微小水滴，已经发现低于 $-40℃$ 或更低温度仍未结冰。对于非均匀成核，所要求的过冷度比均匀成核要小得多。对于体积较大的水，一般均具有异相成核的条件，因此只要温度比 $0℃$ 稍低几度即可形成冰核。

在实际降温过程中，若降温速率较慢，则形成的冰晶核数目较少，冰晶的生长速率较快，形成数目较少但体积较大的冰晶；若降温速率较快，则形成的冰晶核较多，冰晶生长受到限制，形成数目多而体积小的冰晶。此外，水或溶液中可能出现较大的过冷度，也可能在释放潜热后出现很高的冷却速率，这对于细胞保存是很不利的。因此，在低温保存操作中，常采用"置核"（或称"种冰"，seeding）的措施。具体做法是将浸入液氮中的细丝取出，轻轻接触溶液的表面或容器的表面，以求在局部点上形成较大的过冷度，形成晶核，以降低整体水或溶液的过冷度。

（二）稀溶液的依数特性

两种或多种物质均匀混合，且彼此呈分子状态分布均可称为溶液（solution）。溶液可以是液态的，也可以是气态或固态的。在此讨论的是由水和一种或多种物质组成的液态溶液，且将水称为溶剂（solvent），将其他物质称为溶质（solute）。由水和某种不挥发性非电解质的溶质组成的二元溶液，其存在着下列 4 种依数性质：

（1）稀溶液中的水的蒸气压 $P_水$ 等于纯水的蒸汽压 $P_水^0$ 乘以溶液中水的摩尔分数 $X_水$；或者可以说，溶液中水的蒸汽压的降低值 $P_水^0 - P_水$ 等于纯水的蒸汽压 $P_水^0$ 乘以溶质的摩尔分数 X_s（式 10-3）。

$$P_水^0 - P_水 = P_水^0 X_s \qquad\qquad 式 10\text{-}3$$

这个关系被称为拉乌尔定律（Raoult's Law）。

（2）在相同的外压下，稀溶液的沸点 T_b 要高于纯水的沸点 T_b^0，其沸点升高值正比于溶液的质量摩尔浓度 m_s（式 10-4 和式 10-5）。

$$\Delta T_b = T_b - T_b^0 = K_b \cdot m_s \qquad\qquad 式 10\text{-}4$$

$$K_b = RM_水 (T_b^0)^2 / r \qquad\qquad 式 10\text{-}5$$

式中，K_b 称为沸点升高常数（ebullioscopic constant）；气体常数 $R = 8.314$ J/（K·mol）；r、$M_水$、T_b 分别是纯水的摩尔蒸汽热、摩尔质量和沸点。$M_水 = 18.1$ g/mol；当 $T_b = 373.15$ K 时，$r = 539.0$ kcal/kg $= 40.6$ kJ/mol，可求得 $K_b = 0.51$ K·（$kg_水$/mol）。

（3）在相同的外压下，当温度降低时，若水和溶质不生成固溶体，而且生成的固态不是纯冰，则稀溶液中水的冰点 T_f 要低于纯水的冰点 T_f^0，其冰点降低值（freezing point depression）正比于溶液的质量摩尔数（式 10-6 和式 10-7）。

$$\Delta T_f = T_f^0 - T_f = K_f \cdot m_s \qquad\qquad 式 10\text{-}6$$

$$K_f = RM_水 (T_f^0)^2 / L_f \qquad\qquad 式 10\text{-}7$$

式中，K_f 称为凝固点降低常数（cryoscopic constant）；L_f 为冰在 T_f^0 温度下的摩尔融化热。当 $T_f^0 = 273.15$ K 时，$L_f = 6.003$ kJ/mol，可得出 $K_f = 1.86$ K·（kg/mol）。

稀溶液的上述性质，包括后面将要讨论的渗透压，称为稀溶液的依数性（colligative properties）。当溶剂的种类和数量确定后，这些性质只取决于所含溶质分子的数目，而与溶质的本性无关。

对于理想的由非电解质溶质构成的稀溶液，实验已表明其冰点降低正比于溶液的质量摩尔浓度 m_s，即式 10-4。若溶质是电解质，它可能部分或全部离解成正、负离子团。离解后，正离子团、负离子团及未离解的分子，均能以相当于理想非电解质溶质分子那样的方式，对溶液的冰点降低起作用。

对于溶液的非理想性对蒸汽压的影响，常用活度（activity）和活度系数（activity coefficient）来考虑。

对于非理想溶液冰点降低的影响，许多人习惯用渗摩尔浓度来表示，即使对非理想的电解质溶液，也直接运用式 10-8 表示冰点下降的性质。

$$\Delta T_f = K_f \Omega \qquad\qquad 式 10\text{-}8$$

这里，K_f 与式 10-4 相同，而 Ω 是质量渗摩尔浓度（osmolality）。非理想溶液的质量渗摩尔浓度数值上等于能起到相同 ΔT_f 的理想稀溶液中的质量摩尔浓度。而 Ω 与溶液的实际 M_s 之比，被称为渗透系数（osmotic coefficient）。

（三）多元溶液的冻结特性

现以 NaCl 的水溶液为例，说明冻结过程中溶液的温度和浓度的变化关系。如图 10-2 所示的是 NaCl+H$_2$O 二元溶液相图的左半部分（即低浓度部分），A 点代表在一个物理大气压下纯水的冰点，即 273.15 K；E 是共晶点（eutectic point），是液相和两种固相的三相共存点；曲线 AE 就反映了溶液的冰点降低的性质。

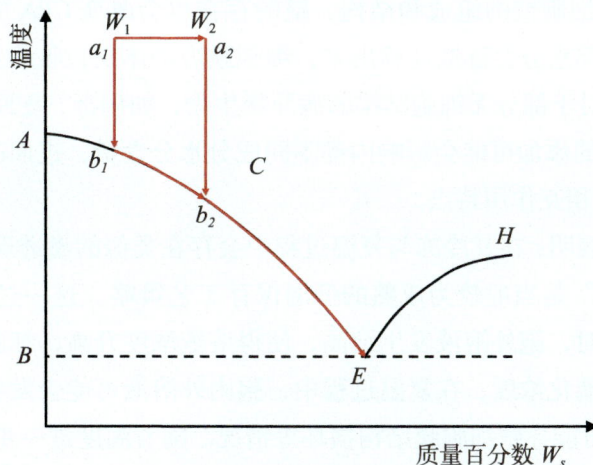

图 10- 2　NaCl 水溶液的冻结曲线

设溶液的初始浓度为 W_1，由室温 T_m 开始被冷却，在液相区，其温度降低，但浓度不变，即沿垂直线 a_1b_1 下行。当温度降到 T_{b1} 时（$T_{b1} < T_A$，其差值取决于溶液的初始质量摩尔浓度），溶液中开始析出固相的冰，从此体系的物性点就进入 ABE 的固液两相共存区。固相冰的状态用 AB 线

（浓度为 0）上的点来表示，如 b_1 点的冰点温度就是 T_{b1}；液相的状态由 AE 线上的点表示。对于两相共存的体系进行降温，由于固相冰的不断析出，使剩余的液相溶液的浓度不断提高，冰点不断降低，直至共晶点 E 后，全部剩余的液相成固态，称为共晶体。若在室温 T_m 下，溶液的初始浓度由 W_1 提高到 W_2，则溶液中液相部分的状态变化就沿着 a_2b_2E 的曲线进行。

上述的讨论是在一般的降温速率时所发生的平均冻结情况。如果初始浓度较大，且降温速率极高，溶液来不及析出冰，溶液温度被降至低于 T_b，甚至低于 T_E，就会使全部溶液非晶态固化，这种过程一般被称为"玻璃化过程"。

而对于三元溶液或多元溶液，其冷冻过程关键温度变化不仅仅与总浓度大小有关，还受到不同单组分比例大小的影响，并且可能存在不同组分之间不相溶的情况，因此要绘制出三元溶液或多元溶液的完整相图一般较为复杂。对于普通三组分体系（如甘油 -NaCl-H_2O 体系），可以通过固定两种组分比例（甘油浓度与 NaCl 浓度比）的方式简化成双组分体系，获取不同比例系数下的关键冻结温度变化，即可以得到不同浓度不同比例系数下多条关键冻结温度变化曲线，建立起三组分的冻结温度变化相图。

三、低温保存中的渗透现象

渗透是生物样品低温保存过程中的常见现象，普遍存在于低温保护剂（cryoprotectant，CPA）的加载 / 洗脱、降温冻结及复温解冻过程中。例如，为了抑制低温保存过程中的冰晶生长，通常需要加入 CPA，从而减少降温过程中胞内水分结晶对微观结构的损伤。那么就必须考虑到不同 CPA 的渗透特性差异，这与保护剂种类、浓度及加载方式等都密切相关，并且不同生物样品的保护剂渗透会有显著不同。不同病原微生物对于 CPA 会存在显著的渗透特性差异，对于具有细胞结构的微生物（如细菌、真菌、放线菌、原生动物、藻类等），保护剂在其内部的渗透过程受细胞膜的选择透过性作用，会阻碍部分非渗透性保护剂进入细胞，如大分子糖类、聚合物等无法穿透细胞膜。同时，还需考虑大部分微生物中细胞壁的组成和结构，壁的存在也会改变 CPA 的渗透过程。此时，由于渗透压差的存在，细胞内部水分会逐渐迁移出来，细胞膜内部体积会收缩变小，进而可能引发细胞膜与细胞壁分离的现象。对于部分无细胞结构的病原微生物，如病毒、支原体、衣原体、噬菌体等，在进行单独保存时，CPA 的添加可能会影响内部不同成分水分含量，进而改变活性，同样需要考虑添加 CPA 与这类微生物的相互作用特点。

大量的细胞实验研究表明，在其冷冻与复温过程中会存在类似的渗透现象。诸多实践表明，"两步法"冷冻和"慢冻快复"是当前较为成熟的低温保存工艺策略。这一过程主要体现为含 CPA 溶液体系经历慢速降温过程时，胞外溶液发生结晶，使得溶液浓度升高，细胞进一步脱水体积皱缩，使得胞内浓度达到临界玻璃化浓度；在复温过程中，胞内外溶液可能会发生冰晶再生长、水分子的迁移、重新分布，这些都可能导致细胞膜结构损坏等情况。随着温度进一步上升，冰晶会迅速融化，由于胞内仍含有高浓度 CPA，胞外水分又会逐渐迁移进入胞内，使细胞体积得以恢复。显然，细胞在冷冻和复温过程中会同时面临着低温胁迫和渗透胁迫双重风险叠加。事实上，对于低温保存的病原微生物来讲，同样存在这样的渗透现象，要根据病原微生物的结构和特性分析具体问题。

四、降温冻结损伤因素

在低温生物学的发展历程中，冰晶损伤一直备受关注，这是因为生物样本中液态物质冻结到固态，冰晶的形成是不可避免的，其中冰晶成核、生长和再生长都会对低温保存效果产生显著影响。1972 年，Mazur 等首先提出冷冻损伤的两因素假说，认为造成冷冻损伤有两个因素：一是胞内冰的形成，这是过快冷却所产生的，即冷却速率越快，此损伤越大；二是"溶质损伤"（solute damage），或称"溶液损伤"（solution damage），这是由过慢冻结所产生的，它使细胞在高浓度溶液中暴露的时间过长而遭损伤，即冷却速率越慢，此损伤越大。两因素假说可以用图 10-3 表示，由于两因素的综合作用，必然就存在某一最佳冷却速率（optimal cooling rate），对应于低温保存的最佳存活率。

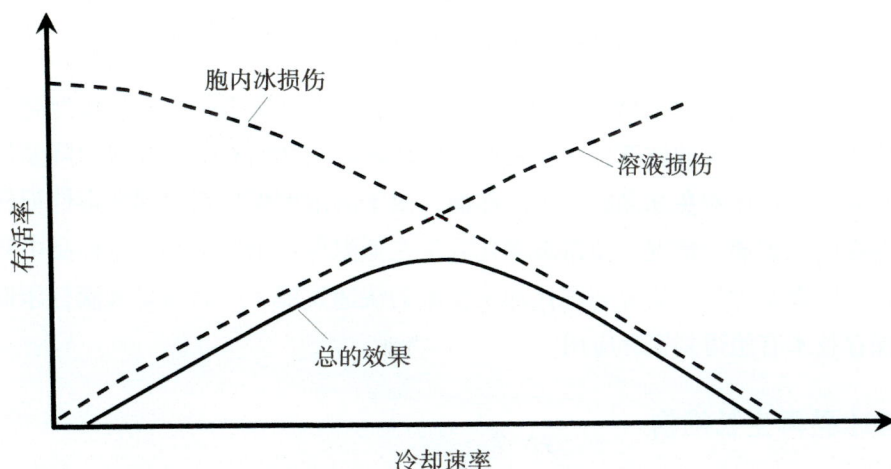

图 10-3　低温损伤的两因素假说

在传统慢速冷冻方案中，采用加载较低浓度的 CPA 后进行慢速冷冻的方法来实现样品的低温冷冻保存。随着冷冻过程温度降低，胞外溶液会出现一定的过冷度，胞外溶液开始结晶，形成冰晶，此时，剩余溶液的浓度逐渐升高，这一过程需要较慢的降温速率，以确保胞外与胞内溶液达到充分的稳定与平衡。在这一步骤中，如果降温速率过快，胞内水分来不及迁移出细胞，形成较大过冷度，胞内水分易形成冰晶，从而对细胞造成较大损伤。如果降温速率过慢，胞外冰晶结晶较为充分，剩余胞外溶液浓度较高，产生较大的渗透压，诱导胞内水分子过度迁移出细胞，使得胞内水分含量过低，会造成细胞过度脱水，这可能会破坏细胞存活所需的生化和物理条件，破坏线粒体和内质网结构，产生细胞毒性损伤，如图 10-4 中箭头所示。从细胞存活实验结果出发，许多细胞存活试验都验证了该假说结论的正确性，不同细胞类型在不同降温速率下都呈现出一个倒"U"形生存效果。虽然不同细胞类型最佳降温速率有显著差异，但都呈现出相同一种倒"U"形存活规律。

对于有细胞结构的微生物（细菌、真菌、放线菌、原生动物、藻类），细胞也会受到胞内冰的形成所造成的损伤。如果冷却速率过快，胞内冰的形成可能会对微生物细胞的完整性和功能产生不利影响。较慢的冷却速率可能会导致样品在高溶质浓度环境中暴露的时间更长，从而增加溶液损伤的风险。而对于无完整细胞结构的微生物（如病毒、支原体、衣原体），细胞内冰晶形成这一问题可能不适用或影响较小。但无细胞结构的微生物可能仍会对溶液中的溶质浓度变化敏感。低温保存时，水分的减少可能导致溶质浓缩，从而影响蛋白的结构和功能。总体来说，在微生物低温保存中，两因素假说仍然提供了一些关键概念，可以作为优化保存条件的参考。

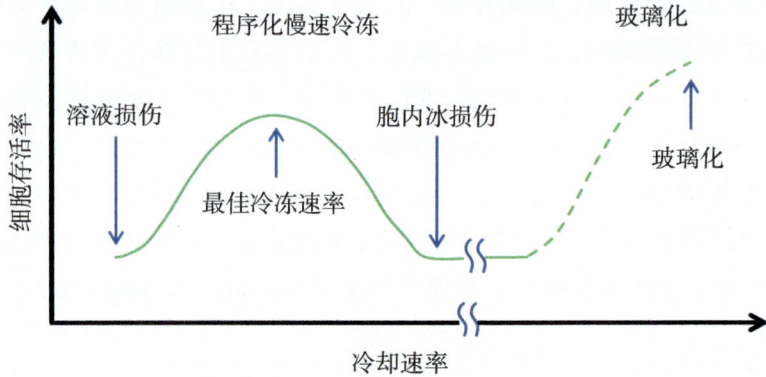

图 10- 4　不同速率下样本存活率

除了慢速冷冻方法，玻璃化方法（vitrification）由于其不存在冰晶损伤和较为简单的冷冻步骤而具有较大的应用潜力。传统的玻璃化方法是通过加载较高浓度的 CPA，在快速降温过程中实现整个体系的玻璃化状态，从而避免冰晶的生长。然而，由于高浓度保护剂引起的毒性损伤问题，以及复温过程可能存在的反玻璃化情况，使得玻璃化方法在低温保存细胞等小尺度样品中暂时无法取代慢速冷冻方法，但随着基础科学研究和现代加工技术的快速发展（如高通量微滴打印低温保存技术等），玻璃化保存技术有望得到实际应用。

五、复温过程冰晶再生长损伤

在低温保存领域，复温过程中的冰晶再生长是一个至关重要的研究问题。这一现象不仅影响生物样本的存活率，也对冷冻保存技术的优化提出了挑战。其中，冰晶再生长损伤主要包括重结晶和反玻璃化。重结晶（recrystallization）是指在复温过程中，原有的冰晶由于热力学的不稳定性，逐渐发生合并或尺寸增大，从而形成更大的冰晶。这种现象通常发生在复温速率较慢或温度停滞阶段较长时。反玻璃化（devitrification）是指在复温过程中，原本处于玻璃态（非晶态）的溶液在一定温度范围内发生晶体化，形成冰晶。一般来讲，要达到完全稳定的玻璃态，其溶液体系玻璃化浓度一般都很高，不可避免对生物材料产生很大的毒性损伤。因此，通常都将浓度控制在最小的临界浓度 C_v 处，即双重不稳定区域。但是，在这一浓度区域形成的玻璃态中，几乎都包含高密度的冰核，虽然在冷却过程中这些冰核受到抑制，不会生长到超过临界晶核的大小，但是一旦从玻璃态加热复温时，它们有可能生长乃至形成大冰晶。如何避免或削弱复温时的反玻璃化损伤，也是生物材料玻璃化低温保存需要研究的重要问题之一。

从结晶动力学的观点来看，在冷却过程中避免结晶而实现玻璃化转变，以及在加热过程中避免反玻璃化和重结晶的出现，都要避免冰晶的形成和生长，两者都是动力学过程，主要取决于其各自的动力学参数，即冷却速率和加热速率。而使冰晶不能形成和生长所需的最小冷却速率和加热速率，正是衡量所选择的保护剂溶液其玻璃化形成倾向和反玻璃化倾向（或玻璃态稳定性）的临界参数。对反玻璃化这一动力学过程的实验研究，最简单易行的方法是应用差热分析（differential thermal analysis，DTA）和差示扫描量热（differential scanning calorimetry，DSC）技术。在不同的加热条件下，测得相应的反玻璃化结晶峰，随着加热速率增大，反玻璃化峰温 T_d 逐渐升高，且结晶峰也变得渐趋平坦，并越来越向熔融峰靠近。当加热速率增大到使 T_d 接近熔融温度 T_m，则此时的加热速率即为避免反玻璃化结晶所需的临界加热速率。临界加热速率越小，反玻璃化倾向越小，稳定性也越好。但是，除了浓度很高的溶液，DTA 或 DSC 实验中很难直接观察到临界加热速率，因为热分析技术中可靠操作的程序加热速率上限仅为 120 K/min，通常都以低加热速率数据通过结晶动力学模型进行外推。

如前所述，快速复温是避免反玻璃化及重结晶的关键。近年来，一些新的复温方式如磁纳米复温、激光复温、焦耳热复温等技术被引入低温保存领域，有望克服传统复温方法的缺陷。其中应用最多的是磁纳米复温技术，该技术通过在 CPA 中添加磁性纳米颗粒，由交变磁场激发磁纳米颗粒产热，实现对冻存样本的高效复温。在磁场作用下，纳米颗粒本身的产热及对样本导热特性的改变，可以大大地提升复温速率和温度分布的均一性，避免重结晶及热应力损伤，该方法在大体积冷冻生物样本的复温方面具有一定的优势。除磁纳米粒子外，碳黑、金纳米棒及液态金属纳米粒子等也可用于冻存样本的快速复温。这些纳米粒子具有较高的消光系数，可将近红外光的能量转化为热量。总体来讲，光热复温方法比较适合小体积生物样本（微生物、细胞等）的超快速复温，但激光穿透性较差，目前尚无法应用于大体积生物样本的复温。

六、其他影响因素

对一些生物体，如某些热带和温带植物，对温度降低极为敏感，虽然温度仍高于冰点，细胞内外均无冰晶形成，仍会造成细胞的损伤。这种由于温度低于正常温度所造成的细胞损伤被称为冷刺激损伤（chilling injury）。这种损伤不是立即反应的，它取决于温度的数值，而与温度的变化速率无关。造成这种损伤的机制被认为是温度降低引起膜脂质相的变化，从而影响细胞的新陈代谢。

在温度高于冰点的范围内，还有一种损伤机制被称为冷休克（cold shock）。它对温度降低的速率极为敏感，如公牛的精子就很易受冷休克的损伤。它的特点是取决于温度变化的速率，而不是温度本身的数值。冷休克损伤的机制是由于膜脂质相的变化，改变了膜的渗透率。

第二节　常用低温保护剂

虽然大量事实已经证明低温能有效抑制生物样本的生化活动，但却极容易在降温和复温过程中受溶液冻结、融化和渗透压变化等因素的作用而损伤，一般需要在溶液中添加特定种类和浓度的低温保护剂（CPA），并配合特定的降温和复温程序等，最终实现有效提升生物样本低温保存效果。自 1949 年甘油被发现可以在低温中成功保存生物样本以来，低温保护剂的基础研究和应用一直备受关注。本节主要探讨低温保护剂的重要作用、分类方法，重点介绍糖类、醇类、氨基酸类、聚合物类及复合配方的定义和应用效果，以及不同保护剂的特点和适用范围。

一、低温保护剂的重要作用

在低温保藏过程中，冰晶的形成可能会对冷冻样品造成重大的损害。为了减少损害，已经开发了许多 CPA，并将其添加到冷冻保存过程中，以减少冰体积、减小冰尺寸、修饰冰晶形态，实现样本保护。不同 CPA 的防冻机制主要涉及冰表面的分子吸附，与冰形成氢键，弯曲冰面，降低冰点，抑制冰再结晶，保护细胞膜，减少细胞脱水，打断冰晶间的氢键，减小冰晶尺寸等。

（一）防止结冰

通过提高玻璃化转变温度和 / 或降低溶剂的冰点，渗透性型低温保护剂可以防止细胞内结冰。往往细胞内冰的形成会导致机械损伤和溶质浓度效应，并且几乎是普遍致命的。一些低温保护剂会增加膜的通透性，从而允许水从细胞中进一步渗透并减少细胞内结冰的机会。渗透型低温保护剂还可以防止或抑制复温过程中的冰再结晶。冰再结晶可以定义为以较小的冰晶为代价的大冰晶的生长，从而降低系统的整体表面能。冰晶的这种生长和粗化会导致生物膜在零度或零度左右发生机械损伤，并且可能发生在冷冻保存的冻融循环期间。然而，在开发新型保护剂时，仅单独抑制冰再结晶并不意味着可以作为低温保护剂使用。许多天然衍生的防冻剂分子可能会在中等低温下抑制冰的形成，但随着温度进一步降低至低于冰点，这些分子会导致不受控制的冰晶生长。

（二）稳定蛋白质

一些非渗透型低温保护剂，如海藻糖、葡聚糖、蔗糖或羟乙基淀粉，通过"优先作用"效应来稳定蛋白质。优先作用是指蛋白质优先与水或水溶液中的保护剂作用。由于在冻结过程中，蛋白质溶液大多数时间是处于溶液状态，只有在冻结快结束时，才达到最大冻结浓度。因此，蛋白质溶液达到最大冻结浓度之前优先与水作用（优先水合），而保护剂优先被排斥在蛋白质区域外（优先排斥）。这是因为保护剂的加入，增大了水分子的表面张力，从而促使了蛋白质分子优先与水分子相互作用。在这种情况下，蛋白质分子外表面比其体相中有相对较多的水分子和相对较少的保护剂分子，从而也就保护了蛋白质的天然构象。这种蛋白质稳定机制与"水替代"假说不同，后者表明CPA 直接与蛋白质相互作用，从而取代了水的作用。虽然这似乎是干燥过程中保护的潜在机制，但有人认为这种结合水在冷冻过程中不会被去除，因此 CPA 与蛋白质的结合是无关紧要的。事实上，Crowe 等的研究表明脱水过程中的损伤和保护机制与冷冻过程中不同。因此，一些分子可以在脱水过程中稳定蛋白质（例如海藻糖），而其他分子则不能（例如甘油）。同样，一些分子可能在冷冻过程中稳定蛋白质，但在脱水过程中没有保护作用，例如脯氨酸。

（三）膜的相互作用

细胞存活的关键之一是保持膜完整性。如果没有选择性渗透屏障，细胞的内容物就会丢失，细胞就会死亡。为细胞膜提供结构的脂质会随着温度的变化和水合的变化而发生相变。在冷冻过程中，这些转变不仅会导致膜"渗漏"，还可能导致膜内蛋白质聚集或丢失。

在脱水过程中，非渗透型保护剂（如糖，尤其是二糖）通过降低有害的相变温度来保护细胞膜。对糖在不同水合下对膜相变影响的研究表明，相变修饰是由非特异性渗透和体积效应引起。一方面，溶质浓度高意味着渗透压高，进一步说明脱水膜所受到的吸合力减小；另一方面，保护剂本身占据一定的空间，限制脱水膜的收缩，提高层间距离和抑制膜的融合效果。最终，在保护剂的作用下，膜的失水程度降低，避免了剧烈的收缩和形变。为了解释糖分子如何防止致命的相变，主要有两种分子尺度理论："水替代"假设和"水合力"解释。一方面，保护剂中丰富的羟基结构能够与膜的头部基团形成氢键，从而与表面结合，在失水时起到替代水的作用；另一方面，有一部分水与低温保护剂之间以氢键的形式相联系，成为不冻水（结合水）。渗透型低温保护剂对膜的影响尚未得到广泛研究，大部分注意力集中在二甲基亚砜（DMSO）和甘油（glycerol）上。CPA 可以结合到细胞膜上，通过抑制融合来保护膜免受相变损伤，例如，通过改变脂质的相变行为。

低温保护剂虽具有抑制冰晶损伤的保护作用，也具有一定的毒性。毒性可以分为通过特定 CPA 独有的机制引起的特异性毒性，例如，乙二醇在肝脏中代谢为乙醇酸引起代谢性酸中毒，以及由于 CPA 共有的特性引起损伤的非特异性毒性，例如与蛋白质或脂膜结合使之变性。有研究表明复合低温保护剂的毒性可能低于单个保护剂，了解复合 CPA 降低使用毒性可能是探索 CPA 毒性机制的一种方式，也是一种寻找更好的复合保护剂的方法。未来应该重点关注绿色低温保护剂的开发及相关保护机制探索。

二、常用低温保护剂的分类方法

（一）根据渗透情况分类

传统低温保护剂根据是否能渗透到细胞内一般分为渗透型低温保护剂、非渗透型低温保护剂和其他保护剂。

1. 渗透型低温保护剂　一般渗透型低温保护剂分子量较低，有良好的水溶性，能够自由扩散通过细胞膜，改变细胞内过冷的状态。该类保护剂基本又可以分为氨基酸类（L-赖氨酸、L-脯氨酸、甘氨酸等）、醇类（丙三醇、乙二醇等）、含硫有机化合物（二甲基亚砜等）及天然两性离子分子类（甜菜碱、左旋肉碱等）。这些保护剂与水在降温过程中相互作用形成氢键，溶液的黏度会增大，水分子的自由扩散系数会减小，水分子的自由运动过程就会减弱，从而在降温过程中抑制冰晶的形成，实现低温保护的目的。同时，该类保护剂可以扩散进入细胞内部，减小细胞内外的渗透压差，减弱细胞的脱水速度和皱缩程度，在复温过程中，其渗透性的特点可缓解渗透性肿胀引起的细胞及组织的损伤。目前，DMSO 的使用最为广泛，低温保存效果较好，是最为典型的渗透型低温保护剂。但 DMSO 最为明显的缺点是对生物材料的毒性，并且要实现玻璃化需要很高的浓度，复温后需要多步洗脱去除 DMSO，从而会对细胞及组织造成一定的损伤。

2. 非渗透型低温保护剂　主要分为大分子聚合物（聚乙烯吡咯烷酮、聚乙二醇、羟乙基淀粉等）和糖类（蔗糖、海藻糖、葡萄糖等）。该类保护剂虽能溶于水但不能自由进出细胞，其加入溶液后可以使溶液呈过冷状态，从而抑制冰晶的生长，但它们不能通过细胞膜扩散，在降温过程中只能在细胞外作用，降低细胞外溶液电解质的浓度，减少进入细胞的阳离子数量，调节胞外溶液的 pH，使得细胞不会处在过酸或过碱的环境中，并通过改变渗透压引起细胞脱水，从而减小细胞的内部冰晶的损伤。复温过程中主要是通过高渗透压促使细胞脱水降低细胞内部的冰晶损伤，以及减少水分进入细胞引起的膨胀损伤。其中，海藻糖属于比较特殊的物质，它不仅有普通非渗透型低温保护剂的功能，还可以增加细胞膜中蛋白质结构的稳定性，起到保护细胞膜结构的作用，通过替代一部分水分子，形成玻璃态及其他特殊的化学稳定性等多重机制在低温保存的过程中发挥作用。

3. 其他保护剂　该类物质主要是各种来源的抗冻蛋白，如动物来源的抗冻蛋白、植物来源的抗冻蛋白和微生物来源的抗冻蛋白。早在 20 世纪 70 年代就有科学家在极地鱼类中发现一种糖蛋白，该蛋白可以维持鱼体液的非冰冻状态，抑制体液内冰核的形成与生长，从而提高鱼类在低温环境中的生存能力。研究者把这种可以抑制冰晶生长的蛋白称为抗冻蛋白，并认为是一种新型的低温保护剂。其低温保护机制是抗冻蛋白的亲水端更容易与水分子形成氢键，从而更好地吸附在冰晶表面，改变冰晶表面的棱角，使冰晶在降温过程中再次生长受到抑制；同时，也可以阻止新的水分子凝集在冰晶的表面，从而抑制冰晶的生长。

通常渗透型和非渗透型保护剂配合使用促使细胞脱水，避免复温时水分子进入细胞太快引起细胞肿胀死亡。据观察，由多种物质组成的复合保护剂通过协同作用，不仅可以降低生物毒性，还大大地提高了保护作用。

（二）根据物质化学结构分类

按照物质的种类分类可分为糖类，多元醇类，聚合物类，氨基酸类，表面活性剂类等，如表 10-1 所示。由于不同物质结构的低温保护剂展示了不同的保存效果和保护机制，后面几部分将从物质的种类这个角度，就近年来的研究应用状况和作用机制进行较为详细的叙述。

表 10-1　微生物学中常用的低温保护剂

保护剂种类	保护剂名称	分子式	相对分子质量
亚砜	二甲基亚砜	$(CH_3)_2SO$	78.13
一元醇及其衍生物	甲醇	CH_3OH	32.04
	乙醇	C_2H_5OH	46.07
	聚乙烯醇	$(CH_2CHOH)_x$	$(2 \sim 12) \times 10^4$
二元醇及其衍生物	乙二醇	$(CH_2)_2(OH)_2$	62.07
	丙二醇	$CH_3CH_2CH(OH)_2$	76.09
	三亚甲基二醇	$CH_2(CH_2OH)_2$	76.09
	二甘醇	$O(CH_2)_4(OH)_2$	106.12
	聚乙二醇	$HO(CH_2CH_2O)_xH$	$(2 \sim 400) \times 10^2$
	聚丙二醇	$H(C_3H_6O)_xOH$	$(4 \sim 40) \times 10^2$
	聚环氧乙烷	$(C_2H_4O)x$	$(3 \sim 80) \times 10^5$
三元醇	甘油	$(CH_2)_2CH(OH)_3$	92.09
多元醇	甘露醇、山梨醇	$C_6H_8(OH)_6$	182.17
单糖	葡萄糖	$C_6H_{12}O_6$	180.16
	木糖	$C_5H_{10}O_5$	150.13
双糖	蔗糖	$C_{12}H_{22}O_{11}$	342.30
	乳糖、麦芽糖	$C_{12}H_{22}O_{11} \cdot H_2O$	360.31
	海藻糖	$C_{12}H_{22}O_{11} \cdot 2H_2O$	378.33
三糖	棉籽糖	$C_{18}H_{32}O_{16} \cdot 5H_2O$	594.52
多糖	葡聚糖、甘露聚糖	$[C_6H_{10}O_5]_x$	$(1 \sim 200) \times 10^4$
	糊精	$(C_6H_{10}O_5)_x \cdot H_2O$	
	羟乙基淀粉		
	聚蔗糖		$(7 \sim 40) \times 10^4$
	阿拉伯树胶		25×10^5
酰胺、N-烷基酰胺、酰亚胺	乙酰胺	NH_2COCH_3	59.07
	甲基乙酰胺	$CH_3NHCOCH_3$	73.09
	二甲基甲酰胺	$(CH_3)_2NCOH$	73.09
	二甲基乙酰胺	$(CH_3)_2NCOCH_3$	87.12
	琥珀酰亚胺	$NH(CO)_2(CH_2)_2$	99.09
杂环化合物	甲基吡咯烷酮	$CH_3N(CH_2)_3CO$	99.13
	聚乙烯吡咯烷酮	$[CHN(CH_2)_4CO]_x$	$(3 \sim 36) \times 10^4$

续表

保护剂种类	保护剂名称	分子式	相对分子质量
氨基酸和碳酸	脯氨酸	$(CH_2)_3NHCHCOOH$	115.3
	甘氨酸	CH_2NH_2COOH	75.07
	谷氨酸	$(CH_2)_2NH_2CH(COOH)_2$	147.3
	氨基丁酸	$(CH_2)_3NH_2COOH$	103.12
	戊二酸	$(CH_2)_3(COOH)_2$	132.12
	醋酸铵	CH_3COONH_4	77.08
	乙二胺四乙酸	$(CH_2)_2N_2(CH_2COOH)_4$	292.24
蛋白质、肽、多肽和糖蛋白	血清、白蛋白		
	明胶、蛋白胨		
	贝壳提取物		
	糖蛋白、黏蛋白		
	缬氨霉素	$C_{54}H_{90}N_6O_{18}$	1111.33
	短杆菌肽	$C_{60}H_{92}N_{12}O_{10}$	1141.46
复杂基材	酵母抽提物		
	麦精		
	脱脂奶		
	蜂蜜		
非离子表面活性剂	Tween 80		1309.68
	Triton、macrocyclon		

三、糖类

（一）糖的定义

糖的主要组成元素是碳、氢、氧，而且其中氢和氧的比例总是 2∶1，恰好与水中氢和氧的比例相同，所以，糖类也被称为碳水化合物（carbohydrate）。糖类一般可分为单糖、低聚糖和多糖三类。单糖是糖类中不能再水解的化合物，是最小分子的糖，如葡萄糖、果糖、半乳糖、核糖等；低聚糖指能被水解成 2～10 个单糖分子的糖，主要有蔗糖、麦芽糖、乳糖、海藻糖、棉籽糖等；多糖指能被水解成更多的单糖和低聚糖的糖，主要有淀粉、纤维素、果胶等。

（二）糖类的应用效果

1. 葡萄糖

葡萄糖（glucose）在低温微生物学中的使用浓度为 1%～18%（中位数为 4%）。很早就有研究使用葡萄糖溶液在 –20℃下提高某些细菌培养物的存活率。葡萄糖可以有效保存 T4 噬菌体、边缘无浆体（*A. marginale*）、产气杆菌（*E. aerogenes*）、酵母（Yeast）、伯氏疟原虫（*P. berghei*），以及痢疾内变形虫（*E. histolytica*）。在 10% DMSO 和 8% 葡萄糖的混合物可以有效冷冻保存一些低温敏感真菌菌株，例如棕榈疫霉（*P. palmivora*）、林腐霉（*P. sylvaticum*）和鲍氏假单胞菌（*P. baudonii*）。这种混合物优于单独使用 10% DMSO。葡萄糖（0.25 M）在室温下对热厌氧杆菌（*T. pyriformis*）有毒。

2. 蔗糖

蔗糖（sucrose）经常被用于微生物的冷冻保存，使用浓度范围为 1%～68%（中位数 10%）。10% 的蔗糖在 –10℃下可以长期保存枯草杆菌（*B. subtilis*）、巨大芽孢杆菌（*B. megaterium*）、变形杆菌属（*Proteus*）和微球菌属某些种（*Micrococcus spp.*）。其他浓度的蔗糖被成功应用于病毒、大肠埃希菌（*E. coli*）、产气杆菌（*E. aerogenes*）、乳酸乳球菌（*L. lactis*）、德氏乳杆菌（*L. delbrueckii*）、万氏甲烷球菌（*M. vannielii*）、衣原体属（*Chlamydia spp.*）和支原体属（*Mycoplasma spp.*）等的保存中。然而，它也对一些低温敏感微生物保存效果不显著，例如钝顶螺旋藻（*S. platensis*）。

3. 海藻糖

海藻糖（trehalose）是一种天然的低温保护剂，主要存在于植物和酵母细胞中，是唯一在其晶体中具有两个水分子的双糖。目前，它已经以 5% ~ 19%（中位数 10%）的浓度用作某些病毒、酿酒酵母（*S. cerevisiae*）、嗜冷酵母（*P. yeast*）、保加利亚乳杆菌（*L. bulgaricus*）等的低温保存中。许多酵母中高含量的海藻糖（高达 8% W/W）可能在冷冻和干燥过程中保护细胞和抵抗热应激方面发挥作用。

四、醇类

（一）醇的定义

含有两个或两个以上羟基的醇统称为多元醇，又称糖醇（sugar alcohol）。在生物制品的低温冻结—解冻、冷冻干燥及保存过程中使用较多的多元醇包括丙三醇（甘油）、山梨醇和甘露醇。由于糖和多元醇的官能团都是羟基，因此它们用作低温保护剂和冷冻干燥保护剂时，具有一定的共性。

（二）醇类应用效果

1. 甲醇（methanol） 一般来讲，多元醇，尤其是甘油，还有二醇和糖醇，通常被用作低温保护剂，一元醇由于对许多生物系统的毒性问题使用相对较少。然而，对于一些原核和真核细胞，甲醇和少量的乙醇展示了较低的毒性和显著的效果。

甲醇对于某些低温敏感的酵母菌株（如 *S. cerevisiae*），与 DMSO 或甘油有相似的保存效果。此外，它似乎也作为液氮保存某些蓝藻和藻类及原生动物的首选保护剂。在以上应用中，它的使用浓度为 2% ~ 10%（中位数为 5%）。例如，在眼虫（*E. gracilis*）、绿弯菌属（*Chloroflexus*）、甲基单胞菌属（*Methylomonas*）、甲基球菌属（*Methylococcus*）和甲基孢囊菌属（*Methylocystis*）的低温保护中，10% 甲醇展现了比 DMSO、甘油更优的保存效果。然而，其低温保护硅藻效果不佳。已有研究表明甲醇具有比 DMSO 更高的渗透率，在浓度超过 5% 时对海洋微藻产生毒性影响。5% 甲醇可以用于保存微绿藻（*Nannochloropsis sp.*），但无法用于保存波海红胞藻（*R. baltica*）、球等鞭金藻（*I. galbana*）、纤细角毛藻（*C. gracilis*）和扁藻（*T. chuii*）。

2. 乙醇（ethanol） 乙醇在快速降温保存酿酒酵母菌株（*S. cerevisiae*）时表现出显著效果，但在慢速降温时（3℃ /min）则不然。乙醇在保藏微生物中的使用浓度为 2% ~ 10%（中位数为 9%）。与甲醇相比，乙醇对小球藻（*Chlorella*）的毒性更大，保护性更差。一般来讲，醇对微生物的毒性通常随着链长而增加，而保护能力降低。

3. 聚乙烯醇（polyvinyl alcohol，PVA） 聚乙烯醇在保护胎毛滴虫上不如甘油有效。但当 10% 聚乙烯醇与 10% 甘油混合使用时，对于假霜霉菌（*P. humuli*）、葡萄霜霉病菌（*P. viticola*）和带有质粒的真养产碱杆菌（*A. eutrophus*）的保存效果令人满意。

4. 甘油（glycerol） 甘油（1, 2, 3- 丙三醇）是微生物学中使用最广泛的低温保护剂之一。早在 1950 年之前，就已经采用未稀释的或 50% 的甘油在 –20 ～ 4℃的温度下低温保存致病原核生物和病毒。Keith 首先观察到，添加 5% ～ 42% 的甘油至大肠埃希菌悬浮液中可实现在 –20℃下长期存活。随后，甘油以 2% ～ 55% 的浓度（中位数 10%）用于冷冻各种病毒、细菌、丝状真菌、酵母菌、藻类和原生动物。然而，甘油对甲基单胞菌属（*Methylomonas*）、甲基球菌属（*Methylococcus*）、甲基孢囊菌属（*Methylocystis*）、螺旋菌（*Spirillum*）、边虫属（*Anaplasma*）以及原生动物阴道毛滴虫（*T. vaginalis*）保护作用较少，对于某些丝状真菌的保存效果也不如 DMSO。但是甘油在对刚果锥虫（*Rypanosoma congolense*）、利什曼原虫（*Leishmania*）、小球藻（*Chlorella*）、钙角毛藻（*C. calcitrans*）、扁藻（*T. chuii*）的毒性影响比 DMSO 小。

五、氨基酸类

（一）氨基酸类定义

氨基酸（amino acid）是蛋白质的基本构成单位，其中最主要的是 α 氨基酸，即一个氨基（-NH$_2$）、一个羧基（—COOH）、一个氢原子（—H）和一个 R 基团（—R）链接在一个 α 碳原子上。在不同的氨基酸分子中，其侧链彼此不同，但其余部分均相同，结构通式如图 10-5 所示。

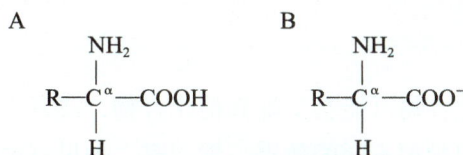

图 10-5　氨基酸结构通式
A. 氨基酸；B. 氨基酸的两性离子

由于氨基酸同时含有羧基（酸性）和氨基（碱性），在生物制品溶液的冻结过程中，它能够抑制溶液的 pH 变化。例如，低浓度的甘氨酸能够抑制 10 mmol/L 或 100 mmol/L 的磷酸钠缓冲液的 pH 在冻结过程中发生变化，即减小了蛋白质溶液中缓冲盐结晶的速度和程度，最终避免蛋白质发生冻结变性。

（二）氨基酸类应用效果

1. 谷氨酸（glutamic acid）　浓度为 1% ～ 5% 的谷氨酸或谷氨酸钠，通常与甘油或牛奶等其他物质结合使用，可有效地冷冻保护藻类，例如珊列藻属（*Scenedesmus*）、小球藻属（*Chlorella*）、菱形藻属（*Nitzschia*）和褐指藻属（*Phaeodactylum*）等。

2. *L*- 脯氨酸（*L*-proline）　*L*- 脯氨酸是一种天然的低温保护剂，可以有效保存钝顶螺旋藻（*S. platensis*）和肠浒苔（*E. intestinalis*）等。

六、聚合物类

（一）聚合物定义

聚合物（polymer）是指由简单的小分子（称为单体），经过聚合反应，所形成的巨大分子，其分子量通常相当大，可能含数千到数十万个原子，有的形成链状，有的形成网状。例如：多糖、淀粉、蛋白质、橡胶等。

（二）聚合物类应用效果

1. 葡聚糖（dextran） 葡聚糖通常对微生物无毒，使用浓度范围为 5% ~ 15%（中位数 9%）。葡聚糖（5%）对肠浒苔（*E. intestinalis*）具有中度冷冻保护作用，与 10% DMSO 结合使用对条斑藻（*P. yezoensis*）有效。有人建议使用葡聚糖和山梨糖醇的混合物快速冷冻原生动物。研究表明在冷冻保存过程中，添加葡聚糖（5%）将假单胞菌（*Pseudomonas*）的存活率从 2%（对照）提高到 78%。但需要注意葡聚糖的聚合度会影响其冷冻保护效果，在假单胞菌的保存中，保护效果最佳的分子质量（MV）为 250 000 ~ 1 000 000，而 MW 为 20 000 ~ 100 000 的冷冻保存效果较弱。

2. 羟乙基淀粉（hydroxyethyl starch，HES） 主要使用浓度为 2.5% ~ 25%（中位数 10%），已成功地单独使用或与 50% 血清联合用于伯氏疟原虫（*P. berghei*）、酿酒酵母（*S. cerevisiae*）、甲基单胞菌属（*Methylomonas*）和甲基球菌属（*Methylococcus*）的液氮存储，且展现出比 DMSO 或甘油更好的保护效果。

3. 阿拉伯树胶（gum arabic） 是一种由半乳糖、鼠李糖、阿拉伯糖和葡萄糖醛酸组成的支链聚合物，在冷冻保护 T2 噬菌体方面优于甘油、DMSO 或乳糖，并且也已成功用于保存钝顶螺旋藻（*S. platensis*）。

七、复合配方

复合低温保护剂中的一种化合物可能会支配其他化合物，或者它们可能结合起来产生累加或协同作用，从而产生与单个低温保护剂不同的效果。据观察，如果每种物质的作用只是简单地相加，则复合配方的保护作用可能比预期的要大。在微生物细胞的冷冻保护中，通常建议渗透型和非渗透型低温保护剂结合使用。例如 10% 的 DMSO 或甘油或甲醇与 5% 的葡萄糖或蔗糖、乳糖、麦芽糖、棉籽糖、山梨糖醇、甲基纤维素、聚乙二醇（polyethylene glycol，PEG）和 PVP 相互组合。甚至三种物质也可以组合使用，例如 DMSO、葡萄糖和 PEG。10%DMSO 与 8% 葡萄糖的混合物在对低温敏感的虫霉属（*Entomophthora*）、林腐霉（*P. sylvaticum*）和鲍氏假单胞菌（*P. baudonii*）的低温保护效果优于单独使用 DMSO 或甘油。对于卡氏棘阿米巴（*A. castellanii*）和福氏耐格里阿米巴（*N. fowleri*）复合配方的最佳组合是 12% DMSO 和 4% ~ 10% 葡萄糖，或 90% FCS 和 10% DMSO。10% 甘油与 5% 乳糖、麦芽糖或棉籽糖混合用于酵母、细菌（金色假单胞菌和黑暗链霉菌）和藻类（珊列藻属、小球藻和蓝藻）的冷冻保存。当蔗糖、PVP 和甲醇的混合物用作低温保护剂时，观察到四尾栅藻（*S. subspicatus*）的回收率较单独使用蔗糖时提高了两倍。甘油／山梨醇混合物成功用于恶性疟原虫（*P. falciparum*）的冷冻保存。10% 聚乙烯醇和 10% 甘油对真养产碱杆菌（*A. eutrophus*）的保存有效。

第三节 低温保藏方法

为了保护珍贵的微生物资源，通常采用一系列措施，如干燥、低温、缺氧及光照控制。这些方法旨在减缓微生物菌（毒）种在受控环境中的代谢，抑制其生长繁殖，并将其置于半休眠或完全休眠的状态，以实现有效的保藏目标。经过实践验证，基于低温生物学原理的低温保藏技术能够维持微生物菌（毒）种的高活性和遗传稳定性，是实现生物资源高质量和长期保存的重要方法。低温保藏即在低温条件下保存菌（毒）种，通常包括冷藏保藏、超低温保藏、深低温保藏及冷冻干燥保藏，如表 10-2 所示。本节着重讨论不同低温保藏方法的定义、流程及技术要求等，为确保微生物资源的长期保藏提供了可靠的科学基础，促进生物资源的可持续利用。

表 10-2　不同保藏方式的应用

保存方式	样本种类	保存温度（℃）	保存介质	保存效果	优缺点
冷藏保藏	丝状真菌	4 ~ 7	琼脂培养基	4 ~ 12 个月	优点：适用范围广，简便易行 缺点：保存时间短、容易污染和变异
	金黄色葡萄球菌	4	半固体培养基、无菌液状石蜡	1 年	
	表皮葡萄球菌	4		1 年	
	腐生葡萄球菌	4		1 年	
	甲型溶血性链球菌	4	血清半固体培养基、无菌液状石蜡	< 1 年	
	乙型溶血性链球菌	4		< 1 年	
	肺炎链球菌	4		< 1 年	
	脑膜炎奈瑟菌	4		< 1 年	
	大肠埃希菌	4	半固体培养基、无菌液状石蜡	1 年	
	肺炎克雷伯菌	4		1 年	
	产气肠杆菌	4		1 年	
	变形杆菌	4		1 年	
	伤寒沙门菌	4		1 年	
	甲型副伤寒沙门菌	4		1 年	
	乙型副伤寒沙门菌	4		1 年	
	痢疾志贺菌	4		1 年	
	福氏志贺菌	4		1 年	
	宋内志贺菌	4		1 年	
	铜绿假单胞菌	4		1 年	
	蜡样芽孢杆菌	4		2 年	
	枯草芽孢杆菌	4		2 年	
	白念珠菌	4		1 年	
	黑曲霉	4		1 年	
	小肠结肠炎耶尔森菌	4		22 年	
	光合细菌	20	液态培养液	3 ~ 6 月	
冷冻保藏	革兰阳性菌	−20	蔗糖、甘油	1 ~ 3 年	优点：长期存储；高稳定遗传性、高细胞密度 缺点：储存和运输成本较高、需要低温保护剂
		−196 ~ −70	蔗糖、甘油、脱脂牛奶	1 ~ 30 年	
	革兰阴性菌	−20	蔗糖、乳糖	1 ~ 2 年	
		−196 ~ −70	蔗糖、乳糖、甘油	2 ~ 30 年	
	链球菌	−20	脱脂牛奶	0.2 年	
		−196 ~ −70	脱脂牛奶	0.2 ~ 1 年	
	分枝杆菌	−20	脱脂牛奶	3 ~ 5 年	
		−196 ~ −70	脱脂牛奶	3 ~ 5 年	
	芽孢型细菌	−20	葡萄糖	1 ~ 2 年	
		−196 ~ −70	脱脂牛奶、葡萄糖	2 ~ 30 年	

续表

保存方式	样本种类	保存温度（℃）	保存介质	保存效果	优缺点
	真菌	−196 ～ −70	甘油、二甲基亚砜	2 ～ 30 年	
	原生动物	−40 ～ −20 −196 ～ −70	血液，营养肉汤 + 二甲基亚砜 + 蔗糖 二甲基亚砜或甘油或血液 + 营养培养基	/	
	病毒	−196 ～ −70	二甲基亚砜 +FCS(10%)	1 ～ 30 年	
冷冻干燥保藏	大肠埃希菌	−20	20% 甘油	3 年	优点：长期存储，交通运输便利 缺点：冻干过程复杂，成本较高，需要冻干保护剂
	鸡白痢沙门菌	−20	培养基	14 ～ 35	
	保加利亚乳杆菌	/	甘油 2%，脱脂乳 6%，L- 半胱氨酸 3%，木聚糖 10%	冻干后菌体存活率 (82.75%)	
	双歧杆菌	室温	PTYG 培养基	1 年以上	
	假单胞菌	4 25	脱脂乳粉 10%、山梨醇 3%、甘油 1% 和 L- 抗坏血酸钠 2%	6 个月存活率 50.2% 和 96.5%	
	构巢曲霉	−20	蔗糖 15%、葡萄糖 1%、α- 乳糖 10%、脱脂乳粉 1%	1 个月后存活率 83.33%	
	醋酸钙不动杆菌	−20	聚乙二醇 (PEG)	3 个月以上	
	恶臭假单胞菌	−20	聚乙二醇	3 个月以上	
	粪便微生物群	−80	5% 海藻糖、胶囊封装	4 天内存活 50% 以上	
	黑绿假单胞菌等海洋细菌	/	5.0%（W/V）乳糖、5.0%（W/V）甘露醇、5.0%（W/V）海藻糖、10.0%（W/V）脱脂奶粉、0.5%（W/V）抗坏血酸和 0.5%（W/V）明胶	存活率为 2.3% 至 95.1%	
	酵母	4℃	10% 脱脂牛奶、山梨糖醇	1 年后活力 80% 以上	
	嗜热链球菌	/	甘油 79.60 g/L，谷氨酸钠 77.40 g/L，脱脂牛奶 116.40 g/L	存活率 93.58%	

一、冷藏保藏

（一）基本原理

冷藏保藏法是指在 2 ～ 8℃条件下保存菌（毒）种的方法。通常采用吸附在适当载体上，如土壤、沙子、硅胶、滤纸等，并通过去除水分的方式进行干燥冷藏保藏，如表 10-3 所示。菌种代谢降至最低变为休眠状态，且同时保持菌种原有的特性，遇到合适的环境后仍会萌发生长。根据载体不同，主要有砂土保藏法、滤纸保藏法、明胶保藏法、硅胶保藏法、麸皮保藏法等。其中砂土保藏法、滤纸保藏法、明胶保藏法使用较为广泛。有团队使用滤纸片低温冷藏临床微生物菌株，2 年后菌落形态特征无明显改变且生长良好，该法适合临床实验室大批量保存非苛养菌。将待保藏的菌种接在适合其生长的培养基上，在合适的条件下培养，待培养基上的单菌落或孢子生长充分后，于 2 ~ 8℃ 的条件下进行保藏。此法是国内外常用的保存方法之一，适用菌系范围比较广，简单易行，便于操作和观察，成本比较低，很是适合工业生产的菌种保藏。由于冷藏保藏需要经常传代，易发生变异、污染杂菌等差错，该法适合短期保存常用菌种，应该与其他长期的菌种保藏方法相结合，以防菌系丢失。

表 10-3 冷冻保藏方法

细粒状载体	球块状载体	薄片状载体	有机基质	固体介质	液体介质
土壤	磁珠	滤纸片	曲料	固体斜面	蒸馏水
沙砾	硅胶	明胶小片	麦粒	半固体斜面	其他悬液
		血清蛋白小片			

（二）工艺流程

1. 技术要求

（1）用于菌（毒）种的短期保存，无须添加低温保护剂。

（2）使用一次性培养瓶或试管。如使用非一次性培养瓶或试管，清洗后于 121℃下高压灭菌 15 min 备用，或确认达到可靠效果的 F_0 值（$F_0 \geqslant 8$）。

2. 菌毒种准备

（1）将单个细菌和真菌菌落接种于含相应培养基的培养瓶或试管中，在合适的培养条件培养。

（2）通过动物接种、鸡胚培养、组织培养、细胞培养等方法获得病毒培养物。

3. 保存

（1）待生长至对数生长中后期或适宜浓度，将培养瓶口或试管密封，保存于 2 ~ 8℃的冷藏条件。

（2）保存时间根据菌（毒）种的种类不同而异。

二、冷冻保藏

（一）基本原理

冷冻保藏法包括超低温保藏（−80 ~ −60℃）和深低温保藏（−196 ~ −150℃）两种方法。这些方法主要利用低温冰箱或液氮（−196℃）等设备，易于推广使用。然而，冷冻保藏条件也会对样本造成一定的损害，包括由于脱水而使电解质浓度过高，以及结冰可能对样本造成结构上的损伤。为了减少这种伤害，可适当调节冷冻速度或在细胞悬液中添加适合的保护剂。一般来说，较慢的冷冻速度只会导致菌体外的水结冰，而较快的冷冻速度则可能导致细胞内结冰，尤其是对较大的细胞而言，同时，添加保护剂如甘油可以防止细胞外结冰引起的损伤。不同的细胞类型和添加的保护剂种类和浓度是影响细胞内结冰速度的关键因素。研究表明，在 −80℃下冷冻保存中，添加保护剂后链霉菌的存活率较高。此外，相对于传统的保存方法，如矿物油保存和悬浮液保存，−80℃下的冷冻保存未导致形态学改变，而油覆盖方法中有 10% 的培养物发生了显著的变化。

微生物冷冻保藏的有效性取决于多种因素，包括物种、生理状态、细胞大小和形态、样品浓度、生长期和速率、培养温度、生长培养基组成、pH、渗透压和通气、细胞水含量、脂质含量、保护剂种类和浓度、预冷温度和时间、冷却速率、保藏温度和保藏时间、升温速率和回收介质等因素。一般来说，对数期细胞具有较强的抗冷冻能力，较高的菌浓度有助于增加菌种的存活机会和保存期。此外，在冷冻保存后，复苏时的快速升温及尽量避免反复冻融也同样重要。目前，冷冻保藏是保存大多数微生物的首选方法。经冷冻保藏后，微生物的形态学和生理学特征保持相对稳定，生物信息的变异率较低，可以实现长达数年至数十年的保藏时间。然而，针对不同种类微生物样品的冷冻保存条件仍需进一步探索和优化，提高样品保存效果，满足不同研究和应用领域的需求。

（二）保存方法

1. **超低温保藏**　是在 –80 ~ –60℃条件下保存菌（毒）种的方法。

（1）低温保护剂准备：根据菌（毒）种类别选择适合的、针对性低温保护剂，如采用无菌甘油或脱脂奶粉，或二甲基亚砜，见表 10-4。应在培养物中添加相应浓度的低温保护剂。

表 10-4　常用低温保护剂（√表示保护剂使用情况）

保护剂名称	病毒	细菌	真菌
二甲基亚砜	√	√	√
甲醇		√	√
乙二醇		√	√
丙二醇		√	√
聚乙二醇		√	√
聚环氧乙烷		√	
甘油	√	√	√
山梨糖醇	√		√
葡萄糖	√	√	√
蔗糖	√	√	√
乳糖	√	√	√
海藻糖	√	√	√
葡聚糖	√	√	√
羟乙基淀粉		√	√
阿拉伯树胶	√	√	
聚乙烯吡咯烷酮	√	√	√
谷氨酸		√	
血液（去纤维化）		√	
血清	√	√	√
血清白蛋白	√	√	
明胶		√	√
蛋白胨	√	√	√
糖蛋白		√	√
酵母抽提物		√	√
脱脂奶	√	√	√

（2）菌（毒）种准备：使用对数生长中后期（细菌和真菌）或稳定期（病毒）培养物，避免不同的生理状态对微生物存活率的影响。接种固体培养基的细菌和真菌，可刮取适量菌苔转移至含有无菌低温保护剂（如含 20% 甘油的新配制液体培养基）的冻存管内，混合均匀，制成菌悬液。

接种液体培养基的细菌和真菌，振荡培养后取菌悬液与低温保护剂按一定比例混匀后分装于无菌冻存管内，或者用无菌玻璃珠或磁珠吸附菌种悬液，然后将玻璃珠或磁珠置于无菌冻存管内。病毒在培养至稳定期后，收获培养病毒至无菌冻存管内（需要时，加适宜的低温保护剂）。

（3）程序降温：将含菌（毒）种的冻存管置入程序降温设备中，应控制合适的降温速率。待冻存管降至规定温度后转移至储存盒，置于 –80 ~ –60℃超低温保藏设备中保存。

（4）保存：保存期间应定期检查活力及杂菌情况。建议保存周期为 1 ~ 5 年。

（5）复苏：从低温保藏设备中取出菌（毒）种冻存管，可采用常温、2 ~ 8℃化冻或37 ~ 40℃水浴等方式复温，直到融化为止。开启冻存管，将菌（毒）种移至适宜的培养条件下培养。

2. 深低温保藏　是在 –196 ~ –150℃条件下保存菌（毒）种的方法。几乎所有微生物都可以在液氮（–196℃）中进行长期冻存，尤其对于那些冷冻干燥较为困难的微生物，如霉菌的菌丝、大多数藻类和原虫等，这种方法非常有利。保存时间的长短、存活率的高低以及遗传特征的稳定性都与冻存温度密切相关，通常情况下，温度越低效果越佳。此外，将菌种保存在 –150 ~ –135℃的气相氮中，可以有效防止液相氮进入冷冻管，从而防止爆裂和菌（毒）种的污染。目前，液氮被认为是保存微生物菌种的最佳长期保存方法，被许多菌种保藏单位和专业研究室广泛采用。这种方法保证了微生物的高度稳定性和保存效果，使其能够长时间保持活性，为科研和实验提供了可靠的资源。

（1）低温保护剂准备：同超低温保藏。

（2）菌（毒）种准备：同超低温保藏。

（3）程序降温：将含菌（毒）种的冻存管置于程序降温设备中，以合适的降温速率进行降温，直到温度达到菌（毒）种悬浮液冻结点之下（通常为 –10 ~ –5℃），并维持 1 ~ 2 h。将冻存管迅速移入液氮罐中于液相（–196℃）或气相（–150℃）中保存。如果无程序降温设备，则可将含菌（毒）种的冻存管置于（–80 ~ –60℃）冰箱中冷冻 2 h 后，迅速移入液氮罐中于液相（–196℃）或气相（–150℃）中保存。

（4）保存：保存期间应定期检查活力及杂菌情况。

（5）复苏：同超低温保藏。

三、冷冻干燥保藏

（一）基本原理

冷冻干燥保藏法，简称冻干法，是将菌（毒）种悬浮于适宜的冻干保护剂中，经预冻后在高真空状态下以升华方式除去水分，熔封管口或轧盖密封后，在冷藏保藏条件下（2 ~ 8℃）或 –20℃及以下保存菌（毒）种的方法。目前，冻干法是长期保存细菌、酵母、真菌、病毒和立克次体的标准方法，对一般生命力强的微生物及其孢子，以及无芽孢杆菌都适用，即使对一些很难保存的致病菌，如脑膜炎球菌、淋病球菌等亦能保存。冻干法的原理是采用低温、干燥和真空的办法，同时添加冻干保护剂减少保存过程对微生物的伤害。多重有利环境使菌（毒）种的新陈代谢活动处于高度静止状态，保持菌（毒）种细胞结构成分原本状态。

冻干法的操作步骤包括冷冻、真空干燥、密封保存等。在冷冻的阶段，样品首先被冷冻，然后在减压条件下通过升华现象去除水分，使微生物处于干燥、缺氧状态，从而停止其生理活动。保存时，样品装入安瓿中并贮存在低温条件下，可以实现长期保存，尤其有利于微生物菌种的取存、运输、销售和交换。冻干法需要专用的冻干机，其中离心式和箱式是两种常见的类型。离心式冻干时在安瓿中填装棉花，避免污染，防止保存菌种在打开安瓿时扩散至周围环境。此外，离心式冻干法的安瓿密封性能更好，保存时间更长。总体而言，离心式冻干法比箱式冻干法应用得更为广泛。冷冻干燥法是目前长期保存大批量菌种中最有效的方法之一，该法对于大多数微生物适用，特别是一些致病微生物。但由于操作步骤烦琐，需要专用设备，成本较高，对于普通生物学实验室较难实现。

（二）工艺流程

1. 冻干保护剂准备

（1）宜采用合适的冻干保护剂，见表10-5。

（2）除菌过滤或高压灭菌备用。

表10-5　常用冻干保护剂

糖＼醇类	聚合物类	氨基酸类	抗氧化剂类	缓冲剂类	表面活性剂类
葡萄糖	聚乙二醇	脯氨酸	维生素 E	柠檬酸一水	吐温 80
半乳糖	葡聚糖（右旋糖苷）	甘氨酸	维生素 C	磷酸	曲拉通 X-100（Triton X-100）
甘露糖	羟乙基淀粉	谷氨酸	卵磷脂	乙二胺四乙酸	蔗糖脂肪酸酯
果糖	聚蔗糖	组氨酸	$D(-)$- 异抗坏血酸	4-(2- 羟乙基)-1- 哌嗪乙烷磺酸	3-[(3-cholamidopropyl)-dimethy-lammonio]-1-propanesulfonate（CHAPS）
核糖	阿拉伯树胶	精氨酸	L- 抗坏血酸钠	酒石酸	羟丙基 -β- 环糊精
木糖	凝胶	4- 羟基脯氨酸	硫代硫酸钠	组氨酸	十二烷基硫酸钠
蔗糖	聚乙烯吡咯烷酮	L- 丝氨酸	丁基羟基茴香醚	乙酸钾	脂肪醇聚氧乙烯醚（Brij35，Brij30）
乳糖	纤维素	β- 丙氨酸	二丁基羟基甲苯	柠檬酸钾	Lubrol-px
麦芽糖	β- 环式糊精	盐酸赖氨酸	棓酸丙酯（没食子酸丙酯）	磷酸二氢钾	Pluronic F127
海藻糖	甲基纤维素	赖氨酸	乙二胺四乙酸二钠盐二水	乙酸钠	
棉籽糖	麦芽糊精 860	肌氨酸		碳酸钠	
甘露醇	交联葡聚糖 G200	γ- 氨基丁酸		柠檬酸钠	
甘油	牛血清白蛋白			磷酸二氢钠	
山梨醇					
木糖醇					
肌醇					

2. 菌（毒）种准备

（1）在无菌条件下，先将低温保护剂加入培养物斜面，轻轻刮下稳定期的菌苔或成熟的孢子，或者将冻干保护剂与细菌培养液按一定比例混匀，制成菌悬液。

（2）病毒收获液与冻干保护剂按一定比例混匀。

（3）取适量体积菌（毒）种悬液分装至灭菌安瓿管或西林瓶中，避免溅污上部管壁，无菌封口。

（4）若是液体培养的菌（毒）种，应离心去除培养基，然后将培养物与冻干保护剂混匀，再分装至灭菌安瓿管或西林瓶中，并在 1 ~ 2 h 内分装完毕。

3. 预冻　将装有菌（毒）种悬液的安瓿管或西林瓶，以合适的降温速率降温至预冻目标温度，并预冻 2 h 以上。

4. 冷冻干燥　预冻结束后，结合不同菌（毒）种生物学特性，选择合适的冷冻干燥程序进行操作。

5. 熔封或密封　干燥后，将安瓿管颈部用强火焰拉细熔封或西林瓶轧盖密封。

6. 真空度或密封性测定　熔封或密封后的安瓿管或西林瓶采用适宜方法确定真空度或密封性。

注：若管内出现红色光说明尚未真空，如蓝色光则符合要求。

7. 保存

（1）安瓿管或西林瓶应在 2 ~ 8℃或 –20℃及以下温度避光保存。

（2）保存应定期抽检开展质量控制。

8. 复苏　从低温设备中取出并打开安瓿管或西林瓶，加入适量培养基。缓慢旋转安瓿管或西林瓶后，将菌（毒）种移种到新鲜培养基中（上）培养。

第四节　细菌保存方法

病原菌种作为一项重要的生物资源，保存细菌可用于细菌学、微生物学、遗传学、生物技术等领域的研究和实验。通过保存细菌，可以对其进行分类、鉴定、培养、遗传改造等操作，深入了解细菌的生物学特性和功能。一些具有特殊生物学特性或应用价值的细菌也需要得到保护和保存。许多细菌与人类健康密切相关，如致病菌、益生菌等。保存这些细菌可以用于医学诊断、药物研发、疫苗生产等领域，对于预防和治疗疾病具有重要的意义。一些细菌在工业生产和环境保护中具有重要的作用，如发酵工业中的生产菌、生物修复中的降解菌等。保存这些细菌可以保证工业生产和环境治理的可持续性。细菌保存也可以作为教学和培训的资源，帮助学生和研究人员了解细菌的形态、培养方法、鉴定技术等，提高他们的实验技能和专业知识。综上所述，细菌保存对于研究、实验、生物资源保护、医学和公共卫生、工业和环境应用，以及教育和培训等方面都具有重要的意义。

一、冷冻干燥保存法

冷冻干燥保存法（简称"冻干法"），是目前长期保存细菌、酵母、真菌和立克次体的标准方法，同样适用于部分难以保存的病原菌，如脑膜炎奈瑟菌、淋病奈瑟菌等。其原理是将加入保护剂的菌种快速冻结成固态，在低温减压下利用升华现象除去水分而干燥，经真空冷冻干燥后的菌种细胞结构、成分保持原来状态，代谢活动趋于静止，从而达到半休眠的状态。冻干过程可分为预冻、升华干燥和解析干燥三个阶段。经过冻干的菌种可保存 10 ~ 20 年并保持较高的存活率和稳定的遗传性状。冻干法是目前应用最广泛、效果最好的一种菌种保存方法。

冻干法的操作流程是将理想条件下生长的微生物细胞以相当高的浓度（10^6 ~ 10^7CFU/mL）分装在小灭菌瓶或安瓿内，迅速将这些小瓶在极低温度的液体溶剂内水浴或用仪器超低温冷冻

（–60℃），再用真空泵除去这些冷冻悬浮液中的水分，在真空状态下用空气喷灯熔解小瓶顶部的玻璃进行热封口，然后贮存于低于5℃的冰箱内。保存温度低（–70 ~ –30℃）可以延长其活力。当微生物浓度较高时，生存率高，保存期也长。长期保存时，贮藏温度越低则越好。

在冻干前通常需要加入冷冻保护剂，其作用是避免细胞在冷冻初期因为形成冰晶而造成损害。常用的保护剂有10%脱脂牛奶、12%蔗糖、有报道显示牛或马的血清、甘油和二甲基亚砜也可防止冷冻中微生物的死亡，实际操作中应根据菌种的不同而选择不同的保护剂。

（一）材料

待保存的纯菌种，2%的盐酸，冷冻保护剂（通常为10%的脱脂牛奶），设备为冷冻真空装置（冻干仪）、安瓿管或冷冻管、离心机、脱脂棉、铝制封口盖等。

（二）操作步骤

1. 冷冻干燥管的选择与清洗　冷冻干燥管一般采用耐温度骤变，耐压，管壁厚度均一并且为中性玻璃的安瓿管。管的内径为8 mm左右，长度不小于100 mm。

清洗安瓿管时，先用2%的盐酸浸泡过夜，然后用自来水冲洗3次以上，最后用蒸馏水冲洗、浸泡至pH中性，然后干燥。

2. 标签的准备　菌种的标记方法有很多种，一般分为管外侧标记和管内标记两种。

1）管外侧标记法

（1）采用标签机在大小为1 cm×3 cm左右的标签上打印菌种编号、保藏日期、然后贴在安瓿管外。

（2）将胶布剪成大约1 cm，宽3 ~ 4 cm长的小条，在上面填写菌种编号，保藏日期，然后贴在安瓿管外。

2）管内标记法：选择滤纸或吸水纸（大小为1 cm×3 cm）记录菌种的编号、保藏日期、灭菌后装入冷冻干燥后的安瓿管内。

3. 保护剂的选择和准备　保护剂可以减少冷冻干燥引起的微生物细胞损伤。保护剂的选择与配制因保藏的菌种的不同而有变化。配制保护剂时，应注意保护剂为脱脂乳。厌氧微生物冷冻干燥所用的保护剂在使用前应在100℃的沸水中煮沸15 min左右，脱气后放入冷水中急冷，以除掉保护剂中的溶解氧。

常用保护剂类型及种类如下：

（1）酸性化合物，如：谷氨酸，天门冬氨酸、苹果酸等。

（2）中性化合物，如：葡萄糖、乳糖、蔗糖、棉子糖、山梨醇、木糖醇、肌醇等。

（3）高分子物质及其分解物，如：白蛋白、明胶、蛋白胨、藻类等。

（4）天然混合物，如：脱脂乳、血清等。

（5）其他，如：抗坏血酸、羟胺等。

4. 菌种的准备　在所保藏菌种的最适培养条件下将细菌培养至冷冻干燥所需菌龄，一般细菌和酵母的菌龄要求超过对数生长期，以24 ~ 48 h为宜；酵母需培养3天；形成孢子的微生物则宜保存孢子；放线菌与丝状真菌则培养7 ~ 10天。

用斜面培养物制备菌液：取1 ~ 2 mL保护剂，加到试管斜面培养物上，用较长的滴管慢慢擦斜面，制备均匀的细菌悬液，注意泡沫不宜过多或刺挖琼脂。然后尽快分装到安瓿管中。

用液体培养物制备菌液：离心收集液体培养物中的菌体，弃去上清液，加入保护剂（每毫升培养物加 12 mL）。将培养物与保护剂混匀，分至安瓿管。

5. 分装与加棉塞　分装菌液应在无菌条件下操作。采用较长的滴管，直接将菌液滴入安瓿管或冻存管底部，注意不要溅污上部管壁，每管分装量为 0.1 ~ 0.2 mL。若是球形安瓿管，装量为半个球部。一般 2 ~ 2.5 mL 菌液可以分装 10 ~ 15 个安瓿管。分装后用脱脂棉堵住安瓿管管口，注意不要过紧或过松。分装时间尽量要短，最好在 1 ~ 2 h 内分装完毕并预冻。

6. 预冻　不同保护剂的共晶点温度不同，预冻温度应低于共晶点温度 10℃左右。

目前，常用降温方法有以下三种：

（1）程序控温降温法：应用程序控温降温仪，可以稳定连续降温，能很好地控制降温速率。

（2）冷冻干燥机自行冷冻：某些冷冻干燥机具有冷冻功能，在真空泵不开启的情况下，可将菌种冷冻到 -40℃左右。

（3）将菌种放入 -80℃冰箱预冻：预冻速度控制在每分钟下降 1℃，使样品冻结到 -40 ~ -35℃。

7. 冷冻干燥　采用冷冻干燥机进行冷冻干燥。将预冻后的样品安瓿管迅速置于已充分预冷的冷冻干燥机样品仓内，关闭放气阀，打开真空泵开始预冻干燥，接近干燥完成时，适当升温（按冷冻干燥机的具体要求进行操作），确认冷冻干燥完毕后，缓慢打开放气阀，取出样品安瓿管置于干燥器内，备用。

判断冷冻干燥已完成的指标如下：

（1）安瓿管内冻干物呈酥松块状或松散片状。

（2）冷冻干燥机显示的样品温度与舱内温度接近。

（3）蒸馏水对照管中的水分已完全挥发掉或 1% ~ 2% 氯化钴的对照管已呈深蓝色。

8. 安瓿管封口及真空检验　从干燥器中取出冷冻干燥完全的安瓿管，在距管口 5 cm 左右用喷射火焰（喷灯、焊枪等）将安瓿管拉细，然后将安瓿管口连接到与真空安瓿管泵相连的橡胶管上，打开真空泵，在真空条件下（一般真空度达到 0.001 托），用喷射火焰对准安瓿管细颈部加热熔封。

熔封后的干燥管可采用高频电火花真空测定仪检测真空度。

9. 保藏　封口完全的冷冻干燥管应低温避光保藏。

10. 质量检查　一般在封口后 1 天、7 天、30 天随机抽取若干支冷冻干燥管进行各项指标检查，例如，存活率、生产能力、形态变异、杂菌污染等。

11. 冷冻干燥菌种的复苏方法　先用 70% 乙醇棉球擦拭安瓿管上部，将安瓿管顶部烧热，用无菌棉签蘸取灭菌水，在顶部擦一圈，顶部出现裂纹，用锉刀或镊子颈部轻叩一下，敲开已开裂的安瓿管的顶端，用灭菌水或培养液溶解菌块，使用无菌吸管移入新鲜培养基，进行培养。

二、液氮超低温保存法

液氮超低温保存技术是将菌种保存在 -196℃的液氮中，或在 -150℃的氮气中长期保存的方法。大多数微生物均可用液氮超低温保存。其原理为利用微生物在 -130℃以下，菌体细胞新陈代谢活动降至最低水平，甚至处于休眠状态，从而有效地保存微生物。它的优点是：①保存时间长达数十年；②适用范围广，对一些即使不耐低温菌（毒）种，也可在保护剂的保护下保存；③经保存的菌种基本上不发生变异。它的缺点是需要液氮罐，在长期贮存的过程中须经常补充液氮。这种贮存方式比冻干法需要更多的经费，包括为了维持贮存温度所必需的人力和液氮等。

（一）材料

液氮罐，安瓿管或冻存管，防护手套和面罩，永久性记号笔，气体喷灯，液氮罐等液氮储存装置，冷冻保护剂等。

（二）操作步骤

1. 安瓿管或冻存管的准备　将冻存管或安瓿管清洗、灭菌，贴上标签，备用。安瓿瓶和冻存管应能经受温度骤变而不破裂，并易熔封管口。

2. 冷冻保护剂的准备　冷冻保护剂种类要根据微生物类别选择。应注意保护剂的配制浓度，一般采用体积分数为 10% ～ 20% 的甘油蒸馏水或体积分数为 5% ～ 10% 的二甲基亚砜蒸馏水，在 121℃下高压灭菌 30 min。

3. 菌种的准备　菌种不同的生理状态对存活率有影响，一般使用静止期或成熟期培养物。分装时注意应在无菌条件下操作。

可采用下列方法进行菌种的准备：

（1）刮取培养物斜面上的微生物，与保护剂混合均匀后加入冻存管内。

（2）接种液体培养基，振荡培养后取菌悬液与保护剂混合分装于冻存管内。

（3）将培养物在平皿培养，形成菌落后，用无菌打孔器从平板上切取大小均匀的小块（直径为 5 ～ 10 mm），真菌最好取菌落边缘的菌块，与保护剂混匀后加入冻存管内。

（4）在小安瓿管中装 1.2 ～ 2 mL 的琼脂培养基，接种菌种，培养 2 ～ 10 h 后，加入保护剂，待保存。

4. 预冻　将封口的安瓿瓶（冻存管）放在慢速冷冻器内，将冷冻速度控制在每分钟下降 1℃的速度缓慢降温，使样品冻结到 –35℃。达到 –35℃以下后，其冻结速度则无须控制。当保护剂和菌种冻结后，即可将安瓿瓶（冻存管）置于液氮罐内保存。

目前常用的三种降温方法如下：

（1）程序控温降温法。

（2）分段降温法：将菌体在不同温级的冰箱或液氮罐口分段降温冷却，或者悬挂于冰的气雾中逐渐降温。一般采用两步控温，首先将安瓿管（冻存管）置于 –40 ～ –20℃冰箱中冷冻 1 ～ 2 h，然后取出放入液氮罐中快速冷冻。这样冷冻速率每分钟下降 1 ～ 1.5℃。

（3）对耐低温的微生物，可以直接放入气相氮中。

5. 保存　将安瓿管或冻存管置于液氮罐中保存。一般气相中温度为 –150℃，液相中温度为 –196℃。

6. 复苏方法　从液氮罐中取出安瓿管或冻存管，为了避免污染，用 75% 乙醇清洗安瓿管表面，立即放置在 35 ～ 40℃水浴中快速复苏并适当摇动，直到内部结冰全部溶解为止，一般需 50 ～ 100 s。开启安瓿管或冻存管，将内容物移至适宜的培养基上培养。同时，应注意防护，如戴棉手套、眼罩等，防止液态氮溅出而冻伤皮肤。

三、超低温保存法

超低温保存法是指将菌种保存在 –80℃冰箱中以减缓细胞的生理活动，进行冷冻的一种保存方法。大多数微生物均可用超低温保存，超低温保存法是适用范围最广的微生物保存法。

（一）材料

待保存的菌种、超低温冰箱（–86℃）、安瓿管或冻存管、冷冻保护剂等。

（二）操作步骤

1. 安瓿管的准备　安瓿管的处理见冷冻干燥保存法，或者使用灭菌过的一次性冻存管。贴上标签，标上菌号及时间，备用。

2. 冷冻保护剂的准备　保护剂种类要根据微生物类别选择。配制保护剂时，应注意其浓度、pH及灭菌方法。如血清可用过滤灭菌；牛奶要先脱脂，用离心方法去除上层油脂，一般在100℃间歇煮沸2～3次，每次10～30 min，备用。

3. 微生物保存物的准备　在最适宜的培养条件下将细胞培养至静止期或成熟期，进行纯度检查后［参见科技部自然科技资源平台指定的《微生物菌种纯度检测技术规程》（试行）］与保护剂混合均匀，分装。微生物培养物浓度以细胞或孢子不少于10^8～10^{10}/mL为宜，每管分装量0.1～0.2 mL。若是液体培养的微生物，应离心去除培养基，然后将培养物与保护剂混合均匀，再分装于安瓿管中。对于病毒悬液（组织培养的上清培养液，或组织培养用的感染细胞）冰浴后用灭菌移液管吸取0.2 mL上清悬液分装到安瓿管内，封盖。分装时间要尽量短且应在无菌条件下操作。

4. 低温保存　将安瓿管或冻存管置于–80℃冰箱中保存。

5. 复苏方法　从–80℃冰箱中取出安瓿管或冻存管，立即放置于38～40℃水浴中快速复苏并适当快速摇动。直到冰冻物全部溶解为止。开启安瓿管或冻存管，将内容物移至适宜的培养基上进行培养。

四、传代培养保存法

尽管与上述方法相比，用传代培养保存法保存微生物的时间较短，且微生物在反复传代和适应的过程中易发生变异，但操作简便易行，不耐冷冻和干燥处理的微生物还需用该法保存，因此传代培养保存法依旧是微生物常用的基本保存法之一。传代培养保存法主要是保存生活态的微生物，分为连续用培养基传代和连续用活宿主传代。斜面保存法和矿物油保存法是传代培养保存两种最常用的方法。

（一）斜面保存法

斜面保存法是传代培养保存法的基本方法。其优点是操作简单易行、菌种存活率高，应用较普遍，易于推广。但用该法保存微生物的时间短，在具体操作时需要多次传代，而且斜面培养基中又加入了适宜微生物生长的营养成分，用这种方法保存的微生物易产生变异，故不宜长时间保存菌种。使用该方法保存微生物时，可将菌种接种在不同成分的斜面培养基上，培养至菌种充分生长后，放4℃冰箱保存。每隔一定时间进行接种培养后再行保存，如此连续不断。一般细菌、酵母、放线菌和真菌均可用此法保存。

（二）矿物油保存法

也称液状石蜡保存法，是传代培养保存法的衍生方法，矿物油保存法指将菌种接种在适宜的斜面培养基上，在最适条件下培养至菌种长出菌落后注入无菌液状石蜡，使其覆盖整个斜面，再直立放置于低温（4～6℃）干燥处进行储藏的一种菌种保存方法。覆盖液状石蜡一方面可防止培养基水分蒸发而引起菌种死亡，另一方面可阻止氧气进入，以减弱其代谢作用。此法主要适用于真菌、酵母菌、放线菌、好氧性细菌等的保存，一些不适于冷冻干燥的微生物用该法保存也有效。

矿物油保存法的优点在于操作简单，无须特殊装置，无须经常移种，保存时间可达1年以上。真菌、放线菌、芽孢细菌可保存2年以上，酵母菌可保存1～2年，一般无芽孢菌也可保存1年左右。甚至用一般方法很难保存的脑膜炎奈瑟菌，在37℃温箱内，亦可保存3个月。同时，矿物油保存法对很多厌氧细菌或能分解烃类的细菌的保存效果较差，并且不适于微生物的长期保存，因为每隔几年就必须复苏、鉴定和再贮存，从而耗费大量的人力、物力和财力。

矿物油保存法的具体操作步骤如下：

1. 矿物油的准备　选用优质化学纯矿物油，将矿物油分装加塞，用牛皮纸包好，121℃高压蒸汽灭菌30 min，置40℃恒温箱中蒸发水分，经无菌检查后备用，或者160℃干热灭菌2 h，冷却后，经无菌检查后备用。

2. 斜面培养物的制备　将需要保存的菌种在最适宜的斜面培养基中培养，得到健壮的菌体或孢子。

3. 灌注矿物油　在无菌条件下，将无菌的矿物油注入培养好的新鲜斜面培养物上，液面高出斜面顶部1 cm左右，使菌体与空气完全隔绝。

4. 保存　注入矿物油的菌种斜面以直立状态置低温（4～6℃）干燥处保存，贮存场所应干燥，防止棉塞受潮发霉；保存时间2～10年，保存期间应定期检查，如培养基露出液面，应及时补充无菌的矿物油。

5. 复苏方法　挑取少量菌体转接在适宜的新鲜培养基上，生长繁殖后，再重新转接1次。

五、载体保存法

载体保存法是将微生物吸附在适当的载体中，如土壤、砂子、硅胶、滤纸等介质进行干燥保存的方法。其原理为利用孢子坚厚的细胞壁，对干燥具有较强的抵抗力，在干燥环境中保存若干年后，遇到适宜的条件，仍会萌发生长的特性而进行保存。绝大多数孢子都可采取此法保存。其中砂土保存法和滤纸保存法应用相当广泛。

载体保存法最常用的是砂土保存法。该法多用于能产生孢子的微生物如细菌、真菌、放线菌，但不适用菌丝体。此法简便，效果好，微生物转接方便，保存时间较长，可保存2年左右，但此法应用于营养细胞效果不佳。砂土保存法是将培养好的微生物细胞或孢子用无菌水制成悬浮液，注入灭菌的沙土管中混合均匀，或者直接将成熟孢子刮下接种于灭菌的砂土管中，使微生物细胞或孢子吸附在砂土载体上，将管中水分抽干后熔封管口或置干燥器中于4～6℃或室温进行保存。

（一）材料

精选的砂土，体积分数为10%的盐酸，安瓿管或冻存管，菌种，培养基等。

（二）操作步骤

1. 制作砂土管　选用细河砂，先用60目过筛，弃去大颗粒及杂质，再用80目过筛，去掉细砂。放入容器中用10%盐酸浸泡，如河砂中有机物较多可用20%盐酸浸泡。24 h后倒去盐酸，用水洗泡数次至中性，将砂土烘干或晒干。另取耕作层以下、瘠薄的红黄土壤，研碎，用10%盐酸浸泡半天，除去有机质。再用自来水浸泡洗涤数次，直至中性，烘干，通过100目筛子过筛，以去除粗颗粒，备用。砂土中如含铁屑，需用磁铁衬纸吸除。按1份黄土、3份砂的比例（或根据需要而用其他比例，甚至可全部用砂或全部用土）混合均匀，装入10 mm×10 mm的小试管或安瓿管中，每管装1 g左右，塞上棉塞。

2. 灭菌　经0.138 MPa（1.4 kg/cm²），121℃高压灭菌30 min，每天1次，共3次。也可采用160℃干热灭菌1次，保持2～3 h。抽样进行无菌检查，每10支砂土管抽1支，将砂土倒入肉汤培养基中，或挑取少许砂土移至PDA斜面上培养，37℃培养48 h，若仍有杂菌，则须全部重新灭菌，再做无菌试验，直至证明无菌，方可使用。

3. 制备菌液和接种砂土管　接种分干接和湿接两种。干接时，用接种环直接挑取孢子2～3环，拌入砂土管中；湿接时，取3～5 mL无菌水至待保存的菌种斜面中，用接种环轻轻刮下菌苔，充分摇匀，做成细菌芽孢或真菌和放线菌孢子悬液。于每支砂土管中加入0.3～0.5 mL孢子悬液（一般以刚刚使砂土润湿为宜），以接种环拌匀。

4. 干燥　湿接法制成的砂土管，须放入真空干燥器内，用真空泵抽气8～10 h，使之干燥。此工作须在接入孢子后12 h内完成，以免孢子发芽。抽干后砂土须抽样进行无菌检查，每10支抽取1支，用接种环取出少数砂粒，接种于斜面培养基上，进行培养，观察生长情况和有无杂菌生长，如出现杂菌或菌落数很少或根本不长，则说明制作的砂土管有问题，须进一步抽样检查。

5. 保存　干接法制成的砂土管，含水分少，可直接放在盛有无水氯化钙、变色硅胶或生石灰等干燥剂的广口瓶内保存。湿接法制成的砂土管，若经检查没有问题，可直接放入冰箱中保存，也可以用石蜡封住棉花塞后放冰箱中保存，或置入盛有氯化钙干燥剂的容器内，密封后低温保存。每半年检查1次活力和杂菌情况。用真空泵抽干保存芽孢杆菌、产孢子的真菌及放线菌的砂土管，菌种可保存1～10年。

6. 复苏方法　将菌种，复活培养时，须在无菌条件下打开砂土管，取部分砂土粒于适宜的斜面培养基上，长出菌落后再转接一次；或者取砂土粒于适宜的液体培养基中，增殖培养后再转接斜面。

六、其他保存方法

1. 悬液保存法　悬液保存法的基本原理是将微生物悬浮于不含养分的溶液如蒸馏水、0.25 mol/L磷酸缓冲液（pH为6.5）或生理盐水中保存。适用于丝状真菌、酵母型真菌及细菌中的肠道菌科。大部分能保存1年或更长时间。此法的关键是要用密封性能好的螺旋口试管或一般试管加橡皮塞以防止水分的蒸发。保存在4℃、10℃或室温（18～20℃）。

2. 寄主保存法　目前，用于尚不能在人工培养基上生长的微生物，如某些立克次体、螺旋体等。它们必须在活的动物、昆虫、鸡胚内感染并传代，此法相当于一般微生物的传代培养保存法。

七、总结与展望

细菌保存是微生物学研究、工业应用及生物资源保护的核心技术之一。本节系统梳理了细菌保存方法，包括冷冻干燥保存法、液氮超低温保存法、超低温保存法、传代培养保存法以及载体保存法等。这些方法通过抑制细菌代谢活性或维持其休眠状态，实现菌种遗传稳定性与功能活性的长期留存。

展望未来，细菌保存技术将朝着智能化、精准化和生态化方向发展。首先，新型保护剂（如海藻糖衍生物、纳米材料）的开发可减少冷冻损伤，提升复苏活性；其次，自动化菌种保存设备的普及将降低人工操作误差，结合区块链技术可实现菌种资源数字化管理。在极端环境微生物研究中，保存技术需适配高盐、耐辐射等特殊菌株的代谢特性。此外，环保型保存载体（如可降解材料）和低能耗冻存技术的研究将推动绿色微生物资源库建设。随着合成生物学与代谢组学的发展，未来或可通过基因编辑优化菌株抗逆性，结合智能监控系统动态调节保存环境参数，实现菌种保存从"被动维持"到"主动调控"的跨越，为生物医药、农业生态等领域提供更可靠的微生物资源保障。

第五节　病毒保存方法

病毒是具有生物活性的最小微生物。由于病毒的结构复杂，不同类型的病毒对物理和化学作用的反应有所不同，如温度、pH、盐类浓度等因素。病毒的保存是为了维持病毒活性，使其能够在适当的条件下长期存储和使用。在保存病毒时，须了解各种病毒的特性，以便选择合适的保存剂和保护方法，能够保留其原有的活性和特性，同时满足科学研究的需要。尽管保存病毒的方式因病毒种类和特性等有所差异，但仍具有一些共同的因素。

病毒保存的主要目的是确保病毒样品的长期存储和可用性。病毒保存的应用领域非常广泛，包括但不限于以下几个方面：①基础研究，保存病毒样品可用于深入研究病毒的生命周期、传播途径、致病机制等方面的基础科学问题。②疫苗研发，保存病毒样品可为疫苗的开发和疫苗研究提供持续的病毒供应，并用于疫苗的疗效评估。③药物筛选，保存病毒样品可用于进行药物筛选和评估，寻找治疗病毒感染的新型药物。④传染病防控，保存病毒样品可用于疫情监测、病毒毒株鉴定和流行病学调查等方面的传染病防控工作。

为达到长期存储病毒的目的，需遵守基本的原则：①维持病毒的稳定性，保存的病毒样品应该在冷冻或冻干状态下保持稳定性，以避免病毒失活或变异。②无污染，保存的病毒样品要保证不受细菌、真菌或其他病毒的污染，避免其他微生物的滋生和干扰。③样品标识，进行正确的标识和记录，包括病毒株系、保存日期、存放位置等信息，便于管理和使用。④生物安全，在进行病毒保存时，要遵守相关的生物安全规定和操作程序，保证实验室人员和环境的安全。

病毒保存是病毒学研究中不可或缺的一环，通过合理的保存方法和操作，可以确保病毒样品的可靠性和稳定性，为各个领域的研究和应用提供坚实的基础。保存病毒有许多不同的方法，近年也有报道活芽尖端冷冻保存苹果茎槽病毒等新型方法，但最为常见的方法是超低温保存法、液氮深低温保存法和冷冻干燥保存法。

一、超低温保存法

病毒的结构相对简单，主要由核酸分子被蛋白质衣壳包裹组成。这种结构使得病毒的遗传物质在低温条件下能够保持活性，不易被破坏。在超低温环境下，病毒的代谢活动几乎停止，从而实现长期保存。以下是超低温（$-80 \sim -20\,^\circ\text{C}$）保存法保存病毒的基本步骤：

（1）样品准备：选择要保存的病毒样品，并将其置于合适的容器中。确保样品纯净、无杂质，并记录详细的样品信息。

（2）冷冻容器准备：选择适当的冷冻容器，如液氮罐或超低温冷冻箱等。确保容器干燥且内壁清洁。

（3）过渡液处理：在样品保存前，使用适当的过渡液进行处理。过渡液通常含有保护剂，如甘油、二甲基亚砜等，防止冻结引起的细胞或病毒损伤，保证病毒在冷冻过程中的活性。

（4）冷冻样品：将样品缓慢而均匀地冷却到目标温度。这可以通过将样品置于冷冻容器中，并逐步降低温度来实现。

（5）保存温度和时间：根据病毒的要求，调整冷冻温度。一般来说，超低温保存的温度范围为 –70℃以下。冷冻过程中，病毒代谢活动逐渐停止，进入休眠状态，确定保存的时间，通常可长达数年。

（6）样品存储和标签：在保存之前，确保样品容器已完全密封，为了长期保存病毒，建议对病毒样本进行分装，以避免反复冻融对病毒活性的影响。并使用适当的标签标记样品以识别样品信息，如保存日期、病毒种类、传代次数等。

值得注意的是，超低温保存方法需要适当的设备和操作技巧，以确保样品的安全和保存质量。在操作过程中，严格遵循相关实验室的安全操作规范，并避免反复冰冻和解冻样品，以减少样品损伤的风险。同时，在处理病毒样本时，必须严格遵守生物安全规范，以防止病毒泄露和感染。超低温保存病毒对于病毒研究、疫苗制备及生物安全具有重要意义。首先，通过保存病毒样本，可长期研究病毒的生物学特性、致病机制及演变规律。其次，疫苗制备过程中需要用到病毒样本，超低温保存可以确保病毒样本的活性和稳定性，从而提高疫苗制备的成功率。最后，对于某些高致病性病毒，超低温保存有助于防止病毒泄露和扩散，确保生物安全。

二、液氮深低温保存方法

病毒液氮深低温保存主要利用液氮的超低温（–196℃）环境来有效保存病毒。这种保存方法通常用于需要长期保存病毒样本的场合，如科研实验室或病毒资源库。而低温保存则通常指使用冰箱或其他制冷设备，在相对较低的温度（–80 ~ –20℃）下保存病毒。这种方法可能更适用于短期保存或日常实验中的病毒样本。以下是液氮深低温保存病毒的基本步骤：

（1）样品准备：将要保存的病毒样品置于合适的容器中。确保样品纯净、无杂质，并记录详细的样品信息。

（2）冷冻容器准备：选择适当的冷冻容器，比如液氮罐。确保容器干燥且内壁清洁。根据液氮供应系统，配置适当的液位控制装置。

（3）冷却冷冻容器：将冷冻容器放置在通风良好的区域，打开盖子并等待容器冷却到所需温度（通常为 –196 ~ –150℃）。

（4）样品转移：使用冷冻防护手套和吸管等适当工具，将病毒样品转移到预先准备好的冷冻容器中。

（5）封闭容器：确保容器密封良好，避免液氮渗入并造成样品污染。根据容器设计和安全要求，选择适当的密封装置。

（6）存储：将密封的冷冻容器转移到液氮罐中，并确保容器稳定。记录样品存放位置和相关信息，以便于管理和检索。

（7）定期检查：定期检查液氮罐内的温度和液位情况。确保液氮供应充足，并及时处理任何异常情况。

液氮深低温保存病毒的步骤需要在设备专业人员的指导下进行操作，遵循实验室的标准操作程序和安全指南，以确保样品的完整性和安全。病毒液氮深低温保存的重要性在于其能够提供一个稳定且长期的保存环境，使病毒在保存期间保持其生物活性和遗传稳定性。这对于病毒学研究、疫苗开发及病毒资源的长期保存具有重要意义。而低温保存虽然也能在一定程度上延长病毒的保存时间，但其保存效果可能不如液氮深低温保存稳定。其保存的优点在于其保存效果好、稳定性高，且适用于长期保存。然而，其缺点也较为明显，如设备成本高、操作复杂、安全风险高等。

液氮深低温保存和低温保存的主要区别在于保存条件、应用、重要性及优缺点。液氮深低温保存以其卓越的保存效果和长期稳定性在病毒保存领域占据重要地位，而低温保存则因其简便易行、成本较低而在某些场合得到应用。在实际应用中，应根据具体需求和条件选择合适的保存方法。

三、冷冻干燥保存

冷冻干燥（冻干）保存病毒是一种常用且目前最为有效的方法，它可以帮助保持病毒的活性和稳定性。病毒冷冻干燥是一种将病毒样本在低温下快速冷冻后，通过减压干燥的过程将水分从固态直接升华为蒸汽的技术。这种技术能够有效地保持病毒样本的活性和稳定性，延长其保存时间，并且方便运输和存储。病毒冷冻干燥技术的意义在于提高病毒标本的保存质量，方便病毒研究和临床应用，为病毒防控和疫苗研发提供重要支持。以下是冷冻干燥保存病毒的基本步骤：

（1）通过在专门设计的气体火炬的火焰中旋转每个安瓿的颈部（距离顶部约 2 cm）来加热每个安瓿的颈部，该气体炬同时在玻璃的两侧呈现火焰。当玻璃在火焰中软化时，它会自然地将玻璃向内推。此时，使用一对钝钳，轻轻拉伸安瓿的颈部，使其在最柔软的地方略微变窄。不要拉伸颈部超过 5 ~ 10 mm。拉伸颈部时，从火焰中取出安瓿，并在平坦的耐热表面上快速滚动，以确保其合理笔直。以这种方式准备大量安瓿，因为它们可以无限期储存。

（2）在每个安瓿的末端放置一块铝箔（两层厚），并用一小块高压釜（耐热）纸胶带将其固定在安瓿的肩膀上。

（3）使用干热或高压灭菌对安瓿消毒。

（4）使用细长的巴斯德移液管或其他等效的涂抹器，小心地将少量病毒悬液插入每个安瓿中，确保样品体积小于安瓿体积的 1/3。插入样品时，尽量避免病毒污染安瓿的颈部。

（5）戴上防护手套和面罩，通过在干冰或宽颈保温瓶中的液氮中旋转安瓿来冷冻病毒悬浮液。样品冷冻后，将其冷冻在合适的容器中，直到所有其他安瓿也同样冷冻。在安瓿表面周围快速冷冻样品很重要，因此称为壳冻结。这有助于通过提高冷冻和干燥的速度来保持高感染性。

（6）在使用前约 30 min 打开冷冻干燥机，确保冷凝器的温度至少达到 −40℃。

（7）将少量高真空润滑脂放在歧管垫圈上，然后打开扩散泵。使用空安瓿密封不需要的端口。将它们排列在歧管上，使可用端口的数量与要连接的样品数量完全匹配。

（8）立即将冷冻安瓿装载到分支排气歧管上，一旦最后一个安瓿连接到分支排气歧管上的备用端口，真空就会开始产生。

（9）通常，歧管上的样品将保持冷冻状态，因为真空产生得非常快。应允许冷冻干燥过程进行，直到样品完全干燥，此时安瓿外部不会有冷凝的水分。对于小样品和少量安瓿，该过程不应超过3 ~ 4 h，尽管方便的样品应干燥过夜。

（10）当样品干燥时，在真空下将安瓿密封在颈部的狭窄点处，这是早些时候制备的。使用合适的气体割炬在收缩处熔化玻璃。当每一端密封自身时，让玻璃分开。玻璃熔化时不要拉开玻璃安瓿。分离后，使用火炬的火焰熔化安瓿的顶部，使其形成厚实的密封，因此牢固。

（11）可使用高压火花测试仪来测试真空的完整性。

（12）标记安瓿，以便后期后可以识别样本，常选用白布胶带。将安瓿最好储存在4℃或更低温度下，并避免直接暴露在光线下。

（13）储存几天后，在适当的安全柜中打开其中一个安瓿以测试病毒的传染性。安瓿设计用于在颈部断裂。在安瓿周围放一条三层浸有75%乙醇溶液的纸巾，戴上防护手套，在安瓿的脖子上将其放在浸泡在75%乙醇溶液中的纸内时，将其折断（替代杀病毒剂同样适用）。使用无菌蒸馏水将安瓿的内容物复溶至原始起始材料的体积。

（14）通过滴定法检查测试安瓿中病毒的传染性，冷冻干燥不应显著降低感染性。在6个月存储后测试另一个安瓿。如果病毒的感染力没有显著改变，剩余安瓿中的病毒应可存活多年。

病毒冷冻干燥技术在病毒研究和临床应用中具有重要的意义。首先，冷冻干燥可以有效地保持病毒样本的活性和稳定性，延长保存时间。其次，病毒冷冻干燥技术方便标本的保存、运输和使用，减少失活或变性的风险。有利于保持病毒样本的结构完整性，降低在保存和运输中的损伤风险，使样本更易存储和运输，便于操作和共享。然而，病毒冷冻干燥技术也存在设备较昂贵，操作须严格控制参数且耗时较长等问题。综上所述，病毒冷冻干燥技术优势明显，但也存在一些挑战。科学操作和管理能充分发挥技术优势，提高样本保存质量和实验效果。

四、总结与展望

病毒保存，作为病毒学研究和疫苗制备等领域的重要基础，其重要性不言而喻。它是确保研究质量、保存病毒资源、维护公共卫生安全的关键环节。传统的病毒保存方法在一些方面存在局限，如保存效果的不稳定性、对特定病毒的适用性等问题。因此，我们有必要展望病毒保存方法的未来发展，以寻找更为先进、高效的保存技术。

首先，新型保护剂的研发将是未来病毒保存方法的重要方向。目前，我们使用的保护剂大多基于传统的化学成分，虽然对大多数病毒有一定的保护效果，但对于一些特殊类型的病毒，其保护效果并不理想。因此，开发新型保护剂，特别是那些对病毒具有更高亲和力和保护效果的保护剂，将是我们未来的研究重点。这不仅可以提高病毒保存的成功率，还能扩大病毒保存的范围，为更多类型的病毒研究提供支持。

其次，高效冷冻技术的应用也将对病毒保存产生深远影响。冷冻是病毒保存的主要方式之一，但传统的冷冻方法往往会导致病毒的活性降低，甚至失活。因此，探索更高效的冷冻技术，如快速冷冻、超低温冷冻等，将是病毒保存方法的重要改进方向。这些技术不仅可以提高病毒的保存效果，还可以减少冷冻过程中病毒活性的损失，保持病毒的原始特性。

再次，基因编辑技术的应用将为病毒保存方法带来革命性的改变。通过基因编辑技术，我们可以精确修改病毒的基因组，从而改变其生物学特性，包括其稳定性和复制能力等。这不仅可以提高病毒的保存效果，还可以为我们提供一种全新的病毒改造方式，为病毒研究和疫苗制备等领域提供更大的可能性。

最后，智能化保存系统的开发将是病毒保存方法未来的发展趋势。随着信息技术和物联网技术的发展，我们可以建立智能化的病毒保存系统，实现对保存环境的实时监测和调控。这些系统可以自动调整保存环境的温度、湿度等参数，确保病毒在最佳条件下保存。同时，通过远程监控和控制，我们可以随时了解病毒的保存情况，及时发现并处理可能的问题。

总的来说，未来的病毒保存方法将更加便捷、高效、可靠，能够满足各种不同类型病毒的保存需求。这不仅能够提高病毒学研究和疫苗制备的质量和效率，还将为公共卫生安全提供更加坚实的保障。然而，我们也应该意识到，任何技术的进步都需要时间和实践来验证和完善。因此，我们需要持续投入研究，不断探索和创新，以推动病毒保存方法的发展，为病毒研究和应用领域的发展提供更大的动力。

第六节　真菌保存方法

真菌作为微生物中一类重要的真核生物，既具有微生物的微小、肉眼难以观察等特点，又具备完整细胞核、细胞器及富含几丁质和 β- 葡聚糖等独有特征。其生物多样性复杂，截至目前可被人类认知的真菌大约有 15 万种，涉及 12 个门 200 余个目，但可以引起人类感染的主要集中在子囊菌门（Ascomycota）、担子菌门（Basidiomycota）、接合菌门（Zygomycota）和捕虫霉门（Zoopagomycota）等。

近年来，随着免疫受损人群和免疫抑制剂使用人群数量的不断增加，手术移植、介入治疗、放射治疗等不断推广应用，同时伴随着抗菌药物及农业杀菌剂的广泛使用，真菌耐药现象层出不穷，这些都对病原真菌的研究、预防、治疗提出了极大要求。然而，所有研究、教学乃至生物资源战略储备的先决条件是具备合适的保存途径，确保微生物资源的活性和稳定性。因此，必须建立并优化病原真菌的保存方法，确保病原真菌在可控条件下长期稳定地存放，且活化后保持应有性状，满足上述医教研防的需求，成为可靠的基础性生物实验材料。目前经过国际培养物保藏单位（International Depositary Authority，IDA）确认，藏有病原真菌的国外保藏机构有 16 家，例如美国典型培养物保藏中心（ATCC）、荷兰真菌多样性保藏中心（CBS）、德国微生物保藏中心（DSMZ）和日本国家专利微生物鉴定及保藏中心（NPMD）等，国内的中国普通微生物菌种保藏管理中心（CGMCC）、广东省微生物菌种保藏中心（GDMCC）及中国农业微生物菌种保藏管理中心（ACCC）等数家机构也保藏有感染性真菌。然而，实现病原真菌的长期稳定保存并非易事，考虑到真菌具有独特的复杂细胞结构，且多样性丰富（酵母及酵母样真菌、丝状真菌和双相真菌），为了确保真菌菌种的长期保存、活性达到工作需求且不变异，在保存方法上仍然存在以下注意事项：

真菌种类繁多，保藏技术无通用方法。酵母细胞、丝状真菌的孢子和菌丝等的结构差异较大，对环境条件的适应性各不相同，其中以丝状真菌的孢子抗逆能力最强，最易保存。相反，亲人性不耐低温菌种如某些种类的马拉色菌、皮肤癣菌等环境适应能力低，长期保存困难。因此，应对不同种类真菌采取多种的保存手段，以尽量保证菌种的活性和稳定性。

长期保存的医学真菌，容易丢失原有表型特征。尽管各家实验室会采取多种保存手段储存临床分离的各类真菌，但目前尚无明确的方法可以确保医学真菌长期保持临床分离时部分的生物学特性，譬如菌种的产孢能力、色素生成能力和耐药特性等。因此，在保存过程中应不断评价菌种的侵袭力、毒性及耐药性等特征，以确保菌种具备的临床研究价值；同时，也需要在基因稳定的基础上从转录组、蛋白组、代谢组等层面检测，从而探索菌种遗传特征稳定的保存途径。

此外，考虑到菌库总体容量只增不减的情况，库区需要系统化电子管理以确保错误率保持在较低水平线。各实验室在实际使用过程中可以发现，无论是国内还是国外的菌种保藏机构，保存的样本均存在或多或少错误、污染或者死亡的现象。如何让一个不断扩充的菌库一直保持在较高的复苏效率及准确率水平，是保藏机构必须解决的问题，因此建议在鉴定入库、备份制度、抽检方式、错误修正、数据库关联等方面，都需要探索一套柔性管理方案。

尽管医学真菌的保藏任务任重而道远，但是无论从丰富病原菌种的生物多样性角度还是为真菌病研究和防治角度，切实加强医学真菌的保存能力都至关重要。

一、真菌保存的方法

（一）传种保存法

传种保存法是将被保存菌株定期转种到适合的培养基上，以保持其长期存活的留存方法。真菌常用的传代培养基为斜面培养基。尽量使用长玻璃试管（≥ 18 cm），且培养基斜面高度不超过管身的 1/2。酵母菌采用"之"字形划线，丝状真菌采用三点接种，待接种菌株长到对数生长期后，即可将培养物放在合适的温度下保存，注意试管塞应使用硅胶塞或棉花且顶部应包裹牛皮纸以减缓水分挥发。斜面培养物的常规保存有 4℃保存和室温保存。

该方法所需的工作量大，需要不断定期转种，且长期转种易导致生物学特性丢失或基因突变，因此该方法只适合不耐低温或者难以冷冻干燥菌种，也可以作为实验活动的工作库，临时保存菌种。真菌的传种保存方式见表 10-6。

表 10-6　真菌传种保存方式方法

真菌种类	保存温度	传代间隔
丝状真菌	4℃	6 ～ 12 个月
酵母菌	4℃	3 ～ 6 个月
部分皮肤癣菌	室温（25℃左右）	3 ～ 6 个月
部分马拉色菌	室温（25℃左右）	1 个月
蛙粪霉	室温（25℃左右）	1 ～ 3 个月

（二）蒸馏水保存法

蒸馏水保存法是通过限制营养供给和相对隔离氧气，以降低菌株的代谢活性，从而延长其存活时间。常规方法是将孢子和菌丝刮取后，浸没于含有无菌蒸馏水的密封玻璃瓶中，室温中储存，如发现有水蒸发情况，可及时向瓶内添加新鲜无菌蒸馏水。

该方法简便有效，有研究表明，蒸馏水保存法对多数真菌都具有较好的保存能力，特别是在曲霉、青霉、隐球菌、念珠菌、镰刀菌及一些暗色真菌上具有较高的复苏效率（＞ 80%），保存时长也能维持在 10 ～ 20 年。复苏使用也很便捷，可直接从储存瓶中吸取部分菌体于新鲜培养基上，因此该方法适合于一些基层单位和实验室，临时储存实验用常规菌种。

　　值得注意的是，在操作和使用过程中，蒸馏水保存法容易出现污染情况，因此对操作人员和保管人员的无菌操作技术要求较高。

（三）矿物油保存法

　　矿物油保存法又被称为液状石蜡保存法，即在新鲜的斜面培养物或液体培养物上方注入液状石蜡，使菌株浸入矿物油中，以达到隔绝氧气且阻止水分挥发的目的，来延长菌株的存活时长。

　　液状石蜡使用前应高压灭菌处理，并置于50℃恒温箱中蒸发水分备用。斜面固体培养基可参照传种保存法进行三点接种，液体培养物在菌株生长旺盛后采用低速离心（＜2000 r/min）待用。注入无菌液状石蜡时试管应倾斜，石蜡液体沿试管壁缓缓流下，注入量应达到竖直后的试管内液状石蜡可高出培养物1厘米左右。

　　矿物油保存法是传种保存法和蒸馏水保存法的升级改良方案，是在前两种方法的基础上进一步加入液状石蜡隔绝氧气、减少水分挥发来延长保存时长。但是该方法仅适用于不能分解或利用液状石蜡的部分真菌，如镰刀菌、青霉、曲霉、枝孢霉等，而小克银汉霉、毛霉、根霉等则不宜采用此方法保存。

　　需要注意，在复苏时尽量沥去菌体上沾染的液状石蜡，同时菌落会由于黏附了液状石蜡传代后生长较慢，生长活性需要多次转种后才可恢复。

（四）冷冻保存法

　　冷冻保存法是指通过低温来抑制真菌的生化活动，使其生命活动和代谢速度随温度降低而减缓，当达到−196℃（液氮）时趋于静止。对于真菌适合的冷冻保存法主要分为低温冷冻法（−80 ～ −20℃）和液氮超低温保存法。低温冷冻法所使用的冰箱应至少达到−20℃，温度越低保存效果越好。由于低温损伤主要发生在−60 ～ 0℃，因此推荐有条件的实验室采用−80℃深低温冰箱，可以较长期地保存重要的临床真菌，一般可存放5年以上。而对于液氮超低温保存法，存放的菌种可达到10年以上且菌种的突变发生率极低。

　　采用冷冻保存法离不开低温保护剂的选择。医学真菌方面常用的低温保护剂有10%甘油、20%脱脂牛奶或5% ～ 10%的二甲基亚砜。使用前这些保护剂都应经高压蒸汽灭菌消毒。使用时取新鲜培养的菌丝和孢子或者液体培养的酵母菌沉淀（经低速离心），放置于含有低温保护剂的冻存管内。为达到复苏活力，混合后的冻存液菌细胞浓度应不低于10^6/mL。

　　现在普遍认为有两种冷冻保存的冻存过程方案：一种是慢速冷冻低温保存法，另一种是玻璃化冻存法。慢速冷冻低温保存法是将与冷冻保护剂混合后的内容物利用程序降温仪以较慢的速度降温，细胞外溶液中的水分不断结冰从而使溶液的浓度升高，胞内的水分渗出，细胞体积收缩，胞内溶液浓度升高。预冻时一般将降温速度控制在每分钟下降1℃左右为宜。到达一定的低温后（真菌一般降低到−40 ～ −35℃），样本再快速降到深低温环境中，可以保持长期在该低温环境中存放菌种。玻璃化冻存法的具体步骤一般是将细胞样本置于高浓度保护剂溶液，然后迅速投入液氮冷冻。保护剂的配方、投入液氮前的平衡程序，以及复温洗脱程序是复苏及活性的关键。该方法操作起来更为便捷，但关键在于需要寻求容易实现玻璃化并且对菌体损害较小的保护液，以及如何提高快速冷却的速率。

　　冷冻保存后的菌种复苏时需要注意从冰箱或液氮罐中取出冻存管后应立即放置在38 ～ 40℃的水浴环境中，快速融化并适当摇动，直到内部的结冰完全溶解为止。打开冻存管，将内容物移至适宜的培养基上培养复苏，冻存管不宜反复冻融，内容物用完即可抛弃。如果使用商品化的冻存试剂盒，复苏操作时可以将冻存管放置于预冻的隔热模块盒中，确保冻存物在室外仍然保持相对冷冻状态，取用冻存管时候动作迅速，挑取冻存内容物中的冻存珠 1 ~ 2 颗，反复在新鲜培养基上滚动后即可孵育，复苏菌种。

冷冻保存法适用于所有耐低温的真菌菌种。操作便捷、保存时间较长，可以大大地降低由于传代引起的菌种突变概率，同时减少人力损耗，但需要大型深低温冷藏设备作为支持。

（五）冷冻干燥保存法

冷冻干燥保存法又称冻干法，是利用低温、干燥、缺氧的环境，使真菌的代谢活动趋于停滞，菌体处于休眠状态从而长期储存菌种。该方法是最为有效的菌种长期保存方法之一。其主要优点在于菌种保存时长可以达到 30 ~ 40 年，甚至更久；冻干后菌种储存方式简单，运送方便，节约保存空间。冷冻干燥保存法特别适合用于产孢丰富的真菌，比如可以产生大量分生孢子、子囊孢子的菌种。

冷冻干燥保存法的具体操作步骤包括冻干前准备工作、冻干样本的制备、预冻、冷冻干燥以及真空封口和真空度检查。

1. 冻干前准备工作　包括安瓿管的清洗消毒和保护剂的选择、制备。清洗安瓿管时，应该提前用 2% 盐酸隔夜浸泡，然后清水冲洗干净并置于蒸馏水中浸泡，确保 pH 为中性。烘干后的安瓿管应预制好标签（注明菌种编号、名称及冻干时间等信息），并塞入脱脂棉经高压灭菌处理备用。冻干保护剂常用的有脱脂牛奶和血清，其主要是为了防止冻结和水分升华引起的细胞损害。以脱脂牛奶为例，配制时，应注意其浓度及 pH，先通过离心的方法去除新鲜牛奶上层的油脂，然后 100℃间歇煮沸 2 ~ 3 次，每次 10 ~ 30 min，灭菌备用。

2. 冻干样本的制备　将需要冻干的纯培养菌种培养至对数生长后期，固体斜面培养基上的菌体刮取菌丝和孢子（如产孢不佳的菌种应接种到促进产孢的合适培养基上），液体培养的酵母类真菌应低速离心收集沉淀。上述菌体应与保护剂混合均匀后，先用无菌镊夹出脱脂棉，再采用较长的毛细滴管，将混合液滴入安瓿管底部，注意不要溅污上部管壁，每管分装量 0.1 ~ 0.2 cm 高度，若是球形安瓿管，装量为半个球体。操作完毕后再塞入脱脂棉。分装安瓿管的时间尽量短，分装时应注意在无菌条件下操作。

3. 预冻　将分装好的安瓿管竖直放置于 –40℃ 的冰箱中预冷 2 h，使样本充分冻结。同时打开冷冻干燥机，冷肼预冷约 30 min。

4. 冷冻干燥　预冻后的样本安瓿管转移至冷冻干燥机冷肼内，竖直放置，梯度降温，抽真空冷冻干燥过夜（约 24 h）后取出样本。

5. 真空封口和真空度检查　将冻干后的安瓿管套在抽真空设备上，真空条件下将安瓿管颈部火焰加热熔封。熔封后的安瓿管应采用高频电火花真空测定仪检测真空度达标情况。

制备合格的安瓿管应储存在避光干燥的低温环境中（多用 4℃ 存放）。冻干样本应定期抽取部分安瓿管，复苏检测各项生物学活性指标，如产孢能力、形态特征及污染情况等。冻干样本复苏时候需要注意：由于内容物是病原真菌且处于冻干粉末状态，安瓿管打开时尽量避免气溶胶污染，开管后应静置一段时间再夹出脱脂棉。

由于菌丝细胞对于冻干过程中剧烈的处理步骤耐受较差，冷冻干燥保存法不适用于产孢不良真菌保存。另外，由于冻干过程中样本的粉末化和抽真空过程中抽吸情况，为避免粉末或孢子飞散，该方法也谨慎用于高致病性病原真菌。

二、总结和展望

尽管利用传种保存法不断转种容易引起保存菌种的突变已得到公认，但其他方法在维持真菌生物学活性和稳定性方面的能力还需要进一步深入研究和评价。例如，有研究发现采用不同低温保护剂、不同冻存过程对部分酵母菌、担子菌保存后生物学活性及表型稳定性影响各不相同，且发生的变异是可遗传的。Yukie 等也对冷冻干燥技术比较发现，不同真空度下的干燥情况及不同干燥途径对酵母菌的存活率有着较大影响。另外，Carlos 等研究了冷冻保存法和冻干保存法对隐球菌保存后的遗传特征和表型影响情况，结果显示两种方法对隐球菌复苏存活率均有影响，且冻干技术更易造成隐球菌的荚膜损失。因此，目前来说各家医学真菌实验室或保藏机构更应综合人力、硬件、保存效率及保存对象等多方面因素，选择合适自身条件的保存手段。对于保藏机构而言，还需要遵循《世界培养物保藏协会指南》（WFCC），即每株菌株采用 2 种及以上方法保存，以最大限度地减少菌种的丢失，且其中一种方法为冷冻干燥保存法或超低温保存法（＜140℃）。（https：//www.wfcc.info./guideline）

最后，我们将上述几种适用于医学真菌的保存方法总结为表 10-7，方便读者更直观地选择合适的保存途径。

表 10-7　医学真菌适用的常规保存方法及利弊

方法	保存温度	保存年限	成本	优点	缺点
传种保存法	室温/4～8℃	＜1年	低	简单易行，成本低，适合不耐低温真菌	耗费大量人力，容易发生变异，增大污染概率，操作者需要一定的经验
蒸馏水保存法	4～8℃	1～10年	低	成本低，方法简单	长期保存的菌种形态或生理可能有一定的变化，易污染
矿物油保存法	室温/4～8℃	1～20年	低	方便简洁，继续延长前两种方法的保存时长	须定期抽检活性，复苏时菌种易染油污；不适合保存可利用液状石蜡生长的菌种
低温冷冻法	−80～−20℃	3～10年	较高	保藏时间较长，菌种性状相对稳定，省时省力，适用所有耐低温菌种	需要配备冷藏设备，实时监控，不适合某些不耐低温菌种
液氮超低温保存法	−180～−140℃	＞10年	高	保藏时间极长，菌种性状稳定，省时省力，适用所有耐低温菌种	同上
冷冻干燥保存法	4℃	5～50年	高	长期稳定保存，最多可长达50年；便于存放及运输	成本高，操作耗时，不适合产孢不良的丝状真菌，需要有经验者操作

第七节　噬菌体保存方法

噬菌体是一类能感染细菌、放线菌、螺旋体等微生物的病毒的总称，对一些细菌具有高度的专一性。近年来，噬菌体被广泛地应用于疾病防控和食品安全等方面，其研究价值和应用潜力更加受到人们的重视，并已逐渐显示出替代抗生素的巨大潜力。由于噬菌体可以将基因插入宿主基因组的特性，其也是重要的分子和遗传学研究工具。噬菌体的活性受各种不同因素的影响，要保证噬菌体在长期保藏条件下具有较高的活性与稳定性，并且不被污染，不仅需要考虑噬菌体的自身特性，还需考虑温度、介质、保护剂等外界影响因素。不恰当的保藏方法会导致噬菌体效价降低，甚至失活，影响后续的科学研究及转化应用。本节将简要介绍几种常见的噬菌体保藏方法，并比较各方法的优缺点与使用范围，旨在为广大研究者提供参考，并为未来噬菌体保藏学的发展奠定理论基础。

一、冷冻干燥保存法

（一）定义与利弊

冷冻干燥法，也称冻干法，是指先在低温条件下将噬菌体富集液冻结，然后在负压条件下，使冻结的噬菌体富集液干燥、丧失水分，形成粉末状。冻干后的粉末，可在不同温度下，如 2 ~ 8℃或 −20℃及以下保藏。为了防止噬菌体在冷冻过程中发生损伤而造成结构破坏、活性丧失，常在冷冻干燥前添加低温保护剂。冷冻干燥法保藏噬菌体的优点有：①冻干后的噬菌体始终处于低温、干燥、缺氧的环境，可以长期保藏，保藏期可达数年。②一旦冻干，噬菌体即在室温下稳定，不需要通过冰箱、冰柜或液氮罐进行保藏。③仅需保藏冻干瓶，节省了空间。④冻干的噬菌体不需要冰块和干冰即可运输。使用时，快速溶解冻干粉即可。该方法的缺点是制作的成本较高，需要特殊仪器，操作复杂，而且并不适用于所有噬菌体。

（二）适应范围与影响因素

冷冻干燥法保藏噬菌体的效果，受噬菌体本身因素的影响。有些噬菌体不适合用冷冻干燥法进行保藏。研究认为，肌尾噬菌体科（Myoviridae）的噬菌体，如 T2 噬菌体和 T6 噬菌体，因体型较大，在冷冻干燥过程中易受损伤，导致滴度大幅度下降。长尾噬菌体科（Siphoviridae）的噬菌体，如 T1 噬菌体，由于体形较小，对冷冻干燥法则相对耐受，滴度损伤较小。形态不同的噬菌体对冷冻干燥法的敏感性也不同。相比尾部没有可伸缩鞘的噬菌体如 T1 噬菌体，尾部具有可伸缩鞘的噬菌体如 T2 噬菌体对冷冻干燥法更敏感，经该方法保藏后滴度下降更多。此外，噬菌体对冷冻干燥保藏法的敏感性还与其对渗透压应激的敏感性有关。对渗透压应激敏感的噬菌体，如 T2 噬菌体，对冷冻干燥的敏感性也更高，因此不适合用冷冻干燥的方法进行保藏。宿主菌相同的噬菌体对于冷冻干燥法的耐受性可能存在差异。一项关于金黄色葡萄球菌的 27 种噬菌体的研究发现，经冷冻干燥法保藏后，其中 12 种噬菌体仍保持了原有的滴度，剩下的噬菌体均有不同程度的滴度下降。即使噬菌体本身非常相似（如 T3 噬菌体和 T7 噬菌体），以同样的条件进行冷冻干燥保藏，存活率也会有不同。此外，有研究表明，冷冻干燥后的储存温度，也会影响噬菌体的活性。相比 37℃，储存在 4℃的冻干噬菌体更加稳定。

（三）保护剂

冻干保护剂指能使菌（毒）种在冷冻干燥和保藏过程中保持活性的物质。在冷冻干燥的过程中，初步冻干可使水分升华，再次干燥可以去除尚未凝固的水分。干燥可能会造成噬菌体内部的湿度分布不均匀，过度干燥则可能会造成噬菌体蛋白质变性。因此，冻干法常常需要添加低温保护剂来优化保藏效果，防止因冷冻或水分不断升华而损害噬菌体。低温保护剂有助于维持噬菌体内部的湿度，从而提高噬菌体的稳定性。用于冷冻干燥法的常见低温保护剂有糖类（如蔗糖、海藻糖）、蛋白胨、脱脂牛奶、甘油、牛血清蛋白、明胶等。一项对于金黄色葡萄球菌的噬菌体 ISP 的研究，比较了不同低温保护剂（蔗糖、海藻糖、甘露醇、甘氨酸、聚乙烯比咯烷酮、聚乙二醇）在冷冻干燥过程中的效果。结果表明，蔗糖和海藻糖对噬菌体的稳定效果最好，冻干后滴度仅下降了 90%，且能在 27 个月内保持活性稳定。需要注意的是，即使是同一种低温保护剂，浓度不同也可造成保藏效果的不同。

（四）操作方法

（1）制备噬菌体悬液与分装：将噬菌体裂解液与无菌甘油混合（也可使用其他低温保护剂），使甘油的终浓度达到 50%。再取混合液，用无菌长滴管转移至安瓿的底部（一般装入量为安瓿的球部体积的 1/3）。

（2）冷冻与干燥：应按照冷冻干燥机制造商的建议进行。常见的方式为先将分装好的安瓿在 5℃条件下存放 30 min，然后以 1℃/min 的速率逐渐降温至 –5℃，存放 30 min，再以同样的速率降温至 –30℃，存放 1 h。初步干燥可以设置真空条件为 1000 min，压力为 100 mTorr。再次干燥时，温度以 0.1℃/min 的速率逐渐升温至 25℃，并在 25℃条件下以真空状态保持 6 h。

（3）保藏：完成冻干后，立即密封安瓿，并将安瓿存放在含有硅胶的容器内，于 4℃或其他低温环境下避光保藏。

（五）小结

需要提出的是，并不是所有的噬菌体都适合用冷冻干燥的方法进行保藏，也不存在完全统一的冷冻干燥保藏方法。因此，在实际应用中，对于特定的噬菌体，应根据该噬菌体的特点，检测不同低温保护剂的效果、该噬菌体在冻干后及冻干后一段时间内感染能力变化等影响因素，从而选择最合适的方式进行冷冻干燥保藏。

二、液氮深低温保存法

（一）定义与利弊

液氮深低温保存法是指在液氮（–196 ~ –150℃）的深低温条件下保藏噬菌体悬液。与冷冻干燥保存法相似，液氮深低温保存过程中，也常常需要添加保护剂，以减少因冷冻造成的噬菌体活性丧失。液氮深低温法保藏噬菌体的优点有：①无须利用冰箱，无须担心停电事故。②保藏时间长，保藏期可达数月至数年。③操作简便，适用于普通实验室保藏。该方法的缺点是：①噬菌体悬液冷冻后的保藏体积有限，不适用于大规模生产。②反复冻融影响噬菌体的活性，易造成滴度下降。

（二）适应范围与影响因素

噬菌体本身的特点会影响液氮深低温保藏的效果。相比 4℃、–20℃和 –80℃，葡萄球菌的噬菌体 phiIPLA-RODI 在液氮环境下的保藏效果更稳定。相比 –80℃保藏，尾状噬菌体在液氮环境下更加稳定。含有脂质的噬菌体易在 4℃条件下失活，但在液氮环境下可维持活性。绿脓杆菌的噬菌体 PaP1 经冷冻干燥法和液氮深低温法保藏 6 个月后，活性无明显差异。然而，并不是所有的噬菌体都适合使用液氮深低温法进行保藏。相比液氮深低温保藏法，某些噬菌体，如 f2 和 M13，更适合以冷冻干燥法进行保藏。

此外，当噬菌体的初始浓度、冷冻和解冻速率不同时，保藏后的活性也不同。如果噬菌体悬液的初始浓度较低，液氮深低温法是一种值得推荐的保藏方法。冷冻速率和解冻速率的快慢可能会影响液体环境的 pH 和渗透压，从而影响噬菌体的稳定性。T4 噬菌体的活性受冻融速率的影响。蛋白胨可作为保护剂，减少因反复冻融而造成的噬菌体活性降低。

（三）保护剂

噬菌体原液直接冷冻易造成失活，常常需要加入保护剂防止其冻伤。噬菌体的保藏效果受所添加的保护剂的种类及浓度的影响。需要注意的是，对于某些噬菌体，即使添加甘油也不能阻止保藏过程中滴度的显著下降。随着保藏时间的延长，噬菌体的滴度会随之下降。

（四）操作方法

液氮深低温保藏法的简要流程如下：

1. 制备噬菌体悬液与分装　用移液管或吸头，吸取混合液，分装至无菌的冻存管中。

2. 冷冻与保藏　将分装好的冻存管置于液氮（–196℃）环境中保存。

（五）小结

液氮深低温法保藏噬菌体的优点是操作简便且可长期保藏。在噬菌体原液中添加甘油作为保护剂，可达到较好的保藏效果。但是，反复冻融可导致噬菌体滴度下降很快，保藏时间延长也会导致噬菌体的稳定性变差。

三、超低温保存法

（一）定义

超低温保存法是指将噬菌体保存在超低温冰箱（–80 ～ –60℃）。与冷冻干燥保存法和液氮深低温保存法相似，该方法也常常需要添加保护剂，以达到更好的保藏效果。该方法的优点是：①保藏效果好，时间长，可达数月至数年。②操作简便，易于实现，适用于普通实验室的保藏。该方法的缺点是：①因需依赖冰箱，遇到停电等紧急情况时较难处理。②保藏体积有限，不适合大规模生产。③反复冻融会影响噬菌体的活性。

（二）适应范围与影响因素

超低温保存法常用于噬菌体的长期保藏。当保藏时间接近一年时，–80℃保藏噬菌体 MS2 的效果比 4℃好，失活噬菌体所占的比例更小。一项对于草莓表面的噬菌体 MS2 的研究发现，在 –80℃条件下，低温对噬菌体 MS2 的活性的影响很小。超低温（–80℃）保存的效果受噬菌体本身因素的影响。即使是属于同一家族的、结构相似的噬菌体，在 –80℃环境下的稳定性也有差异。复层噬菌体科（Tectiviridae）的噬菌体 PRD1 在 –80℃条件下保藏的存活率明显高于噬菌体 AP50。含有脂质的噬菌体在 4℃条件下容易失活，但在 –80℃条件下的稳定性较好。短期保藏噬菌体也可采用超低温保存法。噬菌体 K1F 在 –80℃条件下保藏 13 天，能保持较高的滴度。然而，在相同的条件下保藏噬菌体 T4，其稳定性显著下降。除了噬菌体本身因素的影响，反复冻融也会影响噬菌体在 –80℃条件下的保藏效果，滴度随冻融次数的增加而下降。但是，对噬菌体 λ 的研究发现，其在 –70℃条件下保藏 6 个月仍能保持滴度无明显改变，且反复冻融不影响其稳定性。

（三）保护剂

超低温法保存噬菌体时，甘油是常用的保护剂。终浓度为 10%（W/V）的甘油被用于脆弱拟杆菌的噬菌体 B40-8 和 B56-3 在 –70℃ ±10℃条件下的保藏。此外，当在 –70℃环境下保藏一个月时，添加终浓度为 5%（W/V）或 10%（W/V）的甘油可以维持噬菌体 MS2、B40-8 及 ΦX174 的滴度，且 10%（W/V）的甘油的保护效果更好。终浓度为 15%（W/V）的甘油也常用于噬菌体的保藏。但是一项对葡萄球菌的噬菌体的研究发现，在 –80℃ 的条件下保藏时，即使添加了 15%（W/V）的甘油，噬菌体的滴度仍有显著降低。相比 15%（W/V）的甘油，其他保护剂（如蔗糖、海藻糖、脱脂牛奶）的保护作用更好。此外，终浓度为 50%（W/V）的甘油也常用于超低温保存法。在 –80℃ 条件下，50%（W/V）的甘油可以显著提高噬菌体 K1F 的保藏稳定性，但对噬菌体 T4 的保护作用有限。该研究还发现，1 wt% 聚乙二醇的低温保护效果优于 50%（W/V）的甘油，且能减少因反复冻融造成的损伤，维持良好的噬菌体活性。

二甲基亚砜，也常作为超低温保存法的保护剂。二甲基亚砜常用于细胞冷冻培养基，可以保护细胞免受冰晶引起的机械性损伤。二甲基亚砜作为低温保护剂的浓度范围较广，1% ~ 32%（W/V）均可，常用的是 10%（W/V）。但也有研究发现，添加终浓度为 7%（W/V）的二甲基亚砜，对 –80℃ 条件下保藏的噬菌体 λ 的滴度并没有产生显著影响。

（四）操作方法

超低温保藏法的简要流程如下：

（1）制备噬菌体悬液与分装：用移液管或吸头，吸取混合液，分装至无菌的冻存管中。

（2）冷冻与保藏：将分装好的冻存管置于 –80℃ 冰箱的环境中保存。

（五）小结

超低温（–80℃）保存法保藏噬菌体的效果较好，可以实现长期保藏。该方法操作简便，适用于实验室的保藏，但保藏的体积有限，且需依赖 –80℃ 冰箱。在实际应用中，根据噬菌体的特性，考虑是否选择该方法进行保藏，以及添加何种保护剂来提高保藏效果。

四、其他保存法

（一）悬液法

悬液法指直接保藏噬菌体培养液或添加了保护剂的噬菌体悬液。保藏温度一般为室温或 4℃。一项对于 16 种不同噬菌体的研究，比较了以培养液或添加了 50%（W/V）甘油的悬液在室温或 4℃ 条件下保藏的效果，以及在干燥或冷冻干燥条件下保藏的效果。结果发现，以培养液保藏噬菌体，效果最好。与室温相比，4℃ 条件下保藏的噬菌体的稳定性更好。对于蜡样芽孢杆菌的噬菌体 CP-51 的研究发现，该噬菌体在 2 ~ 4℃ 的条件下会快速失活，在 0℃ 条件下失活速度更快。即使添加高浓度（0.01 mol/L）的 Mg^{2+}、Ca^{2+} 或 Mn^{2+} 来提高噬菌体的稳定性，15℃ 条件下的保藏效果仍比 0℃ 条件下的保藏效果更好。噬菌体 CP-51 也可在苏云金芽孢杆菌的变异菌株中复制。相比 4℃，苏云金芽孢杆菌的噬菌体 CP-51 培养液保藏在 15℃ 的稳定性显著更高。一项对于铜绿假单胞菌的噬菌体 Pap1 的研究发现，该噬菌体在室温和 4℃ 条件下的保藏效果无明显差异，保藏 6 个月后均能保持很高的滴度。还有研究对不同家族的噬菌体在 4℃ 条件下的长期保藏效果进行了比较，发现长尾噬菌体科的噬菌体 T1 保藏 10 年后仍能保持较高的滴度，而复层病毒科的噬菌体 AP50 保藏 1 年即发生滴度迅速降低。在 4℃ 条件下，含有脂质的噬菌体的稳定性不如不含脂质的噬菌体。由此可见，不同的噬菌体在室温或 4℃ 条件下的保藏稳定性不同。

悬液法保存噬菌体也常常需要添加保护剂来达到更好的保藏效果。一项研究发现，在室温和 4℃

条件下，若以不添加保护剂的培养液保藏葡萄球菌的噬菌体，可造成滴度的显著下降。常见的保护剂为甘油，浓度主要为 30%（W/V）和 50%（W/V）。

4℃条件下，除了使用培养液来保存噬菌体，还可以使用其他的溶液。一项研究比较了 5%（W/V）葡萄糖溶液、0.9%（W/V）氯化钠溶液、哈特曼溶液、含 Mg^{2+} 和 Ca^{2+} 的 DPBS 溶液以及不含 Mg^{2+} 和 Ca^{2+} 的 DPBS 溶液保藏多种噬菌体的效果，发现不含 Mg^{2+} 和 Ca^{2+} 的 DPBS 溶液的效果最好。此外，SM 缓冲液也常用于 4℃条件下的噬菌体保藏。SM 缓冲液由硫酸镁、氯化钠、Tris 和明胶组成，一般用于噬菌体的稀释和储存。

（二）微囊法

微囊法，也称包埋法，是指将噬菌体与保护剂、载体材料混合形成微球制剂或胶囊的保存方法。该方法是一种常用的活性物质包埋技术。这种技术不但可以固定活性物质以提高其稳定性，还可以调控活性物质的释放速率。目前，该方法已经在医药、食品包装、生物技术、环境保护等领域得到应用。

用于稳定、固定、封装噬菌体的技术方法有很多，选择某一特定的技术方法前应仔细考虑其物理与化学特性（如 pH、温度、盐度、渗透压、离子浓度等），以减少噬菌体失活及滴度下降的可能性。噬菌体封装的条件工艺需要适应特定的噬菌体。不同的封装方法，可以获得直径大小不同的胶囊。纳米粒子、纳米胶囊、纳米球的直径均小于 1 mm。微粒子、微胶囊、微球的直径为 3 ~ 800 mm。直径大于 1000 mm 的被称为大分子。胶囊多为球形或不规则的形状，由核心和外壳组成。

海藻酸盐是用于微囊制备的主要成分。为了提高包埋的噬菌体的活性、减少酸性环境造成的损伤，常将海藻酸盐与壳聚糖或乳清蛋白联合使用。一项关于海藻酸钠微囊化噬菌体 JS25 的研究发现，与浮游态噬菌体相比，微囊化的噬菌体的稳定性显著增加。噬菌体微囊粉在不同液态食品中均可迅速释放，对致病菌有较强的清除作用。

常用于海藻酸盐微囊法的技术包括挤压滴注、乳化聚合、喷雾干燥等。

1. **挤压滴注技术** 将海藻酸钠溶液滴入二价金属阳离子溶液中（如 $CaCl_2$），进行凝胶化反应形成海藻酸盐微球。根据动力源的不同，挤压滴注技术可进一步分为气动液滴法、振荡喷嘴法、静电液滴法等。挤压滴注技术的制备条件温和，能很好地保持微生物的生物活性。

2. **乳化聚合技术** 也称内部凝胶技术，是指将海藻酸钠与难溶钙盐混悬液先分散到植物油中形成乳化液，再通过加入酸使 pH 降低，使难溶钙盐中的 Ca^{2+} 解离，Ca^{2+} 再在乳化液滴内部与海藻酸钠作用形成海藻酸钙凝胶珠。该技术可以获得平均直径为 50 ~ 1000 μm 的微球，且能形成大规模生产。

3. **喷雾干燥技术** 喷雾干燥技术是先将被包埋物质分散于海藻酸盐溶液中，形成悬浮液或乳浊液，然后通过雾化器使其分散成小液滴。当与热空气接触时，小液滴中所含溶剂会迅速蒸发，析出形成微粒。该技术易实现自动化、规模化生产，但高剪切力和高温干燥的环境可能会破坏微生物的生物活性。

五、总结与展望

以上总结了目前国内外噬菌体的实用保藏方法。其中，温度是噬菌体保藏最重要的影响因素之一。保护剂的选择也会影响噬菌体的保藏效果及后续稳定性。冷冻干燥法虽然保藏效果好，但操作很不方便。液氮深低温保存法与超低温保存法虽然操作简便，但保藏后的噬菌体不可反复冻融，否则滴度下降很快。对于一些噬菌体，室温或4℃也可达到较好的保藏效果。综合考虑，当实验室研究时，可选择液氮深低温或超低温保存法；当运输时，可选择冷冻干燥法；当工厂大规模生产时，可选择悬液法或微囊法。值得注意的是，不存在适用于所有噬菌体的完全统一的保存方法。因此，在实际运用中，对于特定噬菌体，应根据该噬菌体的特点，选择最合适的方法进行保藏。另外在实践中，也需要广泛探索保藏的新思路，开发成本低、效果好、适合大规模应用的保藏方法，为噬菌体的发展潜力与未来前景打下坚实基础。

（编写：郭　宁　王多春　邓　菲　梅　嬛　肖　悦　占太杰　韩恒鑫，审校：胥　义）

参考文献

［1］华泽钊，任禾盛.低温生物医学技术[M].北京：科学出版社，1994.

［2］华泽钊.冷冻干燥新技术[M].北京：科学出版社，2006.

［3］黄频，魏强，胥义.病毒样本低温保藏的影响因素及研究进展[J].中华实验和临床病毒学杂志，2020，34(6)：683-688.

［4］王敏，李倩，吕志宝，等.生物样本的常用保存方式及效果[J].中华病理学杂志，2016，45(11)：807-810.

［5］谭华，马冯.菌（毒）种保存及复苏技术[J].中国国境卫生检疫杂志，2006，294：243-247.

［6］王奕峰，金子辰，吴立梦.微生物菌（毒）种保藏及管理[J].上海预防医学杂志，2007，19(2)：87-88.

［7］胥义，郭宁，杨国梁，等.生物样本库建设中的低温生物学[J].中国科学：生命科学，2023，53(7)：1021-1034.

［8］赵佐舜，刘宝林.低温保存技术在生物样本库中的应用[J].制冷技术，2020，40(1)：66-71.

［9］魏强，姜孟楠，王多春，等.预防性生物制品用病原微生物菌（毒）种 低温保藏技术指南[Z].中国疫苗行业协会.2023.

［10］金晓琳，张克斌，胡福泉.噬菌体最佳保存方法探讨[J].陆军军医大学学报（原第三军医大学学报），2001，23(7)：863-864.

［11］丛聪，袁玉玉，渠坤丽，等.关于噬菌体实用保藏方法的研究进展[J].中国抗生素杂志，2017，42(9)：742-748.

［12］龙门，孙梦媛，谢文，等.微囊化JS25噬菌体在液态食品中的释放规律及生物防制效果[J].农业工程学报，2018，34(1)：294-300.

［13］朱静，谢威扬，于炜婷，等.多通道微胶囊制备系统规模化制备海藻酸钙微胶珠[J].化工学报，2009，60(1)：204-207.

［14］李鑫，胥义.氨基酸类保护剂的冻结特性及抑制冰晶机理研究[J].制冷学报，2020，41(6)：159-166.

［15］HAKIMIAN A, MOHEBINIA M, Nazari M, et al. Freezing of few nanometers water droplets [J]. Nat Commun, 2021, 12(1): 1-8.

［16］GAYLE F W, COCKS F H, SHEPARD M L. The H₂O NaCl-sucrose phase diagram and applications in cryobiology [J]. Journal of Applied Chemistry and Biotechnology, 1977, 27(5): 599-607.

［17］SAMUELS F M D, PEARCE K C, SODERLUND S, et al. Direct observation of common cryoprotectant permeation into rice callus by CARS microscopy [J]. Cell Reports Physical Science, 2023, 4(7): 101469.

［18］MAZUR P, LEIBO S, CHU E. A two-factor hypothesis of freezing injury: evidence from Chinese hamster tissue-culture cells [J]. Experimental Cell Research, 1972, 71(2): 345-355.

［19］MULLEN S F, CRITSER J K. The science of cryobiology [J]. Oncofertility fertility preservation for cancer survivors, 2007: 83-109.

［20］ZHAN T, LIU K, YANG J, et al. Fe₃O₄ Nanoparticles with Carboxylic Acid Functionality for Improving the Structural Integrity of Whole Vitrified Rat Kidneys [J]. ACS Appl Nano Mater, 2021, 4(12): 13552-13561.

［21］JIN B, MAZUR P. High survival of mouse oocytes/embryos after vitrification without permeating cryoprotectants followed by ultra-rapid warming with an IR laser pulse [J]. Scientific reports, 2015, 5(1): 1-6.

［22］HAN H, ZHAN T, CUI M, et al. Investigation of Rapid Rewarming Chips for Cryopreservation by Joule Heating [J].

Langmuir, 2023, 39(31): 11048-11062.

[23] POLGE C, SMITH A U, PARKES A S. Revival of Spermatozoa after Vitrification and Dehydration at Low Temperatures [J]. Nature, 1949, 164(4172): 666.

[24] HE W, ZHAN T, HAN H, et al. Optimization of Deep Eutectic Solvents Enables Green and Efficient Cryopreservation[J]. Langmuir, 2023, 40(1): 624-637.

[25] LIU X, PAN Y, LIU F, et al. A Review of the Material Characteristics, Antifreeze Mechanisms, and Applications of Cryoprotectants (CPAs) [J]. Journal of Nanomaterials, 2021: 9990709.

[26] CROWE J H, HOEKSTRA F A, CROWE L M. Anhydrobiosis [J]. Annual review of physiology, 1992, 54: 579-599.

[27] BEST B P. Cryoprotectant toxicity: facts, issues, and questions [J]. Rejuvenation Research, 2015, 18(5): 422-436.

[28] ALMANSOORI K A, PRASAD V, FORBES J F, et al. Cryoprotective agent toxicity interactions in human articular chondrocytes [J]. Cryobiology, 2012, 64(3): 185-191.

[29] ZHAN T J, NIU W Y, CUI M D, et al. Quantitative assessment on intra/extracellular Dimethyl sulfoxide concentration during freezing with low-temperature confocal Raman micro-spectroscopy[J]. Analyst, 2023, 148: 47-60.

[30] RAJU R, BRYANT S J, WILKINSON B L, et al. The need for novel cryoprotectants and cryopreservation protocols: Insights into the importance of biophysical investigation and cell permeability [J]. Biochimica et Biophysica Acta (BBA) - General Subjects, 2021, 1865(1): 129749.

[31] GUO N, WEI Q, XU Y. Optimization of cryopreservation of pathogenic microbial strains [J]. J Biosafety Biosecurity, 2020, 2(2): 66-70.

[32] MOHAMMADIPANAH F, PARVIZI L, HAMEDI J, et al. Protective Effects of Cryoprotectants and Lyoprotectants on the Survival of Persipeptide Producing Streptomyces zagrosensis UTMC 1154 [J]. Biopreservation & Biobanking, 2017, 15(5): 451-456.

[33] KARABIÇAK N, KARATUNA O, AKYAR I. Evaluation of the Viabilities and Stabilities of Pathogenic Mold and Yeast Species Using Three Different Preservation Methods Over a 12-Year Period Along with a Review of Published Reports [J]. Mycopathologia, 2016, 181(5-6): 415-424.

[34] GIULIO B D, ORLANDO P, BARBA G, et al. Use of alginate and cryo-protective sugars to improve the viability of lactic acid bacteria after freezing and freeze-drying [J]. World J Microbiol Biotechnol, 21(5): 739-746.

[35] GUO N, SONG Y, YAN J, et al. The Effect of Cryopreservation on the Survival of Nocardia farcinica and Yersinia pestis vaccine strains [J]. Biopreservation & Biobanking, 2023, 21(4): 397-406.

[36] LESLIE S B, ISRAELI E, LIGHTHART B, et al. Trehalose and sucrose protect both membranes and proteins in intact bacteria during drying [J]. Applied and Environmental Microbiology, 61(10): 3592-3597.

[37] XIAO Y, HUANG P, HUANG Z, et al. Influencing factors on the preservation of lytic bacteriophage VP3 [J]. Biosafety and Health, 2022, 4(05): 314-320.

[38] M.J. RYAN, D. SMITH, P. JERIES. A decision-based key to determine the most appropriate protocol for the preservation of fungi[J].World Journal of Microbiology & Biotechnology, 2000, 16 : 183-186.

[39] RODRIGUES E G, LÍRIO V S, LACAZ CDA S.Preservation of fungal cultures of medical importance in distilled water[J]. Revista Do Instituto De Medicina Tropical De Sao Paulo, 1992, 34(2): 159-165.

[40] M R MCGINNIS, A A PADHYE, L AJELLO. Storage of Stock Cultures of Filamentous Fungi, Yeasts, and Some Aerobic Actinomycetes in Sterile Distilled Water[J]. Applied Microbiology, 1974, 28(2): 218-222.

[41] ANTONIS ROKAS. Evolution of the Human Pathogenic Lifestyle in Fungi[J]. Nature Microbiology, 2022, 7(5): 607-619.

[42] GARDNER D K, LANE M, STEVENS J, et al. Changing the start temperature and cooling rate in a slow-freezing protocol increases human blastocyst viability[J].Fertility and Sterility, 2003, 79(2): 407-410.

[43] FAHY GM WOWK B. Principles of cryopreservation by vitrification[J].Methods in Molecular Biology, 2015, 1257: 21-82.

[44] LINDE G A, LUCIANI A, LOPES A D, et al.Long-term cryopreservation of basidiomycetes[J].Braz J Microbiol,

2018, 49(2): 220-231.

[45] PUSHPA G, TAMARA M, JIANLONG J Z. Effect of cryopreservation protocols on the phenotypic stability of yeast[J].Cryo Letters, 2010, 31(3): 261-267.

[46] MIYAMOTO-SHINOHARA Y, NOZAWA F, SUKENOBE J, et al.Survival of yeasts stored after freeze-drying or liquid-drying[J]. The Journal of General and Applied Microbiology, 2010, 56(2): 107-119.

[47] NASCIMENTO C R S, SOUTO A S S, GALVÃO R M, et al. Genotypic and Phenotypic Stability of Mixed Primary Isolates of Cryptococcus gattii and Cryptococcus neoformans: A Comparative Analysis of Four Preservation Methods[J]. Biopreservation and Biobanking, 2020, 18(3): 196-203.

[48] FORTIER L C, MOINEAU S. Phage production and maintenance of stocks, including expected stock lifetimes [J]. Methods in molecular biology (Clifton, NJ), 2009, 501: 203-219.

[49] CLARK W A. Comparison of several methods for preserving bacteriophages [J]. Applied microbiology, 1962, 10(5): 466-471.

[50] CLARK W A, GEARY D. Preservation of bacteriophages by freezing and freeze-drying [J]. Cryobiology, 1973, 10(5): 351-360.

[51] ZIERDT C H. Preservation of staphylococcal bacteriophage by means of lyophilization [J]. American journal of clinical pathology, 1959, 31(4): 326-331.

[52] COX C S, HARRIS W J, LEE J. Viability and electron microscope studies of phages T3 and T7 subjected to freeze-drying, freeze-thawing and aerosolization [J]. Journal of general microbiology, 1974, 81(1): 207-215.

[53] MANOHAR P, RAMESH N. Improved lyophilization conditions for long-term storage of bacteriophages [J]. Scientific reports, 2019, 9(1): 15242.

[54] MALIK D J, SOKOLOV I J, VINNER G K, et al. Formulation, stabilisation and encapsulation of bacteriophage for phage therapy [J]. Advances in colloid and interface science, 2017, 249: 100-133.

[55] DUYVEJONCK H, MERABISHVILI M, VANEECHOUTTE M, et al. Evaluation of the Stability of Bacteriophages in Different Solutions Suitable for the Production of Magistral Preparations in Belgium [J]. Viruses, 2021, 13(5): 865.

[56] DINI C, DE URRAZA P J. Effect of buffer systems and disaccharides concentration on Podoviridae coliphage stability during freeze drying and storage [J]. Cryobiology, 2013, 66(3): 339-342.

[57] JEPSON C D, MARCH J B. Bacteriophage lambda is a highly stable DNA vaccine delivery vehicle [J]. Vaccine, 2004, 22(19): 2413-2419.

[58] STEELE P R, DAVIES J D, GREAVES R I. Some factors affecting the viability of freeze-thawed T4 bacteriophage [J]. The Journal of hygiene, 1969, 67(1): 107-114.

[59] GONZALEZ-MENENDEZ E, FERNANDEZ L, GUTIERREZ D, et al. Comparative analysis of different preservation techniques for the storage of Staphylococcus phages aimed for the industrial development of phage-based antimicrobial products [J]. PLOS ONE, 2018, 13(10): 205728.

[60] ACKERMANN H W, TREMBLAY D, MOINEAU S. Long-term bacteriophage preservation [J]. WFCC Newsletter, 2004, (38): 35-40.

[61] MERABISHVILI M, VERVAET C, PIRNAY J P, et al. Stability of Staphylococcus aureus phage ISP after freeze-drying (lyophilization) [J]. PLOS ONE, 2013, 8(7): 68797.

[62] LAVENBURG V M, LIAO Y T, SALVADOR A, et al. Effects of lyophilization on the stability of bacteriophages against different serogroups of Shiga toxin-producing Escherichia coli [J]. Cryobiology, 2020, 96: 85-91.

[63] PUAPERMPOONSIRI U, FORD S J, VAN DER WALLE C F. Stabilization of bacteriophage during freeze drying [J]. International journal of pharmaceutics, 2010, 389(1-2): 168-175.

[64] ŁOBOCKA M B, GŁOWACKA A, GOLEC P. Methods for Bacteriophage Preservation [J]. Methods in molecular biology (Clifton, NJ), 2018, 1693: 219-230.

[65] MULLAN W M A. Preparation and storage of high titre lactococcal lysates. [On-line] https: //www.dairyscience. info/index.php/preparation-and-storage-of-high-titre-lactococcal-lysates.html [J]. 2005, Accessed: 6 December, 2021.

［66］DAVIES J D, KELLY M J. The preservation of bacteriophage H1 of Corynebacterium ulcerans U103 by freeze-drying [J]. The Journal of hygiene, 1969, 67(4): 573-583.

［67］CLARK W A, HORNELAND W, KLEIN A G. Attempts to freeze some bacteriophages to ultralow temperatures [J]. Applied microbiology, 1962, 10(5): 463-465.

［68］OLSON M R, AXLER R P, HICKS R E. Effects of freezing and storage temperature on MS2 viability [J]. Journal of virological methods, 2004, 122(2): 147-152.

［69］HUANG L, LUO X, GAO J, et al. Influence of water antimicrobials and storage conditions on inactivating MS2 bacteriophage on strawberries [J]. International journal of food microbiology, 2019, 291: 67-71.

［70］MARTON H L, STYLES K M, KILBRIDE P, et al. Polymer-Mediated Cryopreservation of Bacteriophages [J]. Biomacromolecules, 2021, 22(12): 5281-5289.

［71］ARAUJO R, MUNIESA M, MENDEZ J, et al. Optimisation and standardisation of a method for detecting and enumerating bacteriophages infecting Bacteroides fragilis [J]. Journal of virological methods, 2001, 93(1-2): 127-136.

［72］MENDEZ J, JOFRE J, LUCENA F, et al. Conservation of phage reference materials and water samples containing bacteriophages of enteric bacteria [J]. Journal of virological methods, 2002, 106(2): 215-224.

［73］HUBÁLEK Z. Protectants used in the cryopreservation of microorganisms [J]. Cryobiology, 2003, 46(3): 205-229.

［74］THORNE C B, HOLT S C. Cold lability of Bacillus cereus bacteriophage CP-51 [J]. Journal of virology, 1974, 14(4): 1008-1012.

［75］VAN TASSEL R L, YOUSTEN A A. Response of Bacillus thuringiensis to bacteriophage CP-51 [J]. Canadian journal of microbiology, 1976, 22(4): 583-586.

［76］CENTURION F, BASIT A W, LIU J, et al. Nanoencapsulation for Probiotic Delivery [J]. ACS nano, 2021, 15(12): 18653-18660.

［77］JHAN F, GANI A, NOOR N, et al. Nano reduction coupled with encapsulation as a novel technique for utilising millet proteins as future foods [J]. Ultrasonics sonochemistry, 2022, 86: 106006.

［78］BUENO V, GAO X, ABDUL R A, et al. Uptake and Translocation of a Silica Nanocarrier and an Encapsulated Organic Pesticide Following Foliar Application in Tomato Plants [J]. Environmental science & technology, 2022, 56(10): 6722-6732.

［79］JOŃCZYK-MATYSIAK E, ŁODEJ N, KULA D, et al. Factors determining phage stability/activity: challenges in practical phage application [J]. Expert review of anti-infective therapy, 2019, 17(8): 583-606.

［80］MA Y, PACAN J C, WANG Q, et al. Microencapsulation of bacteriophage felix O1 into chitosan-alginate microspheres for oral delivery [J]. Applied and environmental microbiology, 2008, 74(15): 4799-4805.

［81］TANG Z X, HUANG X Q, BAXI S J, et al. Whey protein improves survival and release characteristics of bacteriophage Felix O1 encapsulated in alginate microspheres [J]. Food Research International, 2013, 52(2): 460-466.

［82］PONCELET D. Production of alginate beads by emulsification/internal gelation [J]. Annals of the New York Academy of Sciences, 2001, 944: 74-82.

［83］MALIK D J. Bacteriophage Encapsulation Using Spray Drying for Phage Therapy [J]. Current issues in molecular biology, 2021, 40: 303-316.

［84］GOULD E A. Methods for long-term virus preservation[J]. Mol Biotechnol, 1999, 13(1): 57-66.

［85］WANG M R, YANG W, ZHAO L, et al. Cryopreservation of virus: a novel biotechnology for long-term preservation of virus in shoot tips[J]. Plant Methods, 2018, 14: 47.

［86］HANSEN L J J, DAOUSSI R, VERVAET C, et al. Freeze-drying of live virus vaccines: A review[J]. Vaccine, 2015, 33(42): 5507-5519.

第十一章 实验动物操作技术

病原微生物可以侵犯人体或动物，引起感染，甚至传染病，也称病原体。由于气候和生态环境的改变、环境污染、抗生素滥用、抗病害品系等新品系培育、大规模饲养、野生动物养殖、国际贸易等因素，促使病原微生物在和宿主协同进化的同时，也因不断适应环境而发生变异。人口密度的不断提升，现代化的交通工具和生活方式改变也为病原微生物的传播带来便利。从 20 世纪 70 年代开始，平均每年都发生一种以上的新发传染病。2000 年以后，对我国有较大影响的就有严重急性呼吸综合征（severe acute respiratory syndrome，SARS）、甲型 H5N1 流感、甲型 H1N1 流感、手足口病（hand-foot-and-mouth disease，HFMD）、新型冠状病毒感染等。

实验动物常用于病原微生物的溯源、鉴定、毒力、致病机制和防治性制剂评价等。实验动物在生产、使用过程中存在感染、繁殖病原体的可能，同时也存在向环境扩散病原微生物的危险，对人和环境都有可能造成生物安全危害。实验动物常呈群体饲养，且有各自不同易感病原，极易造成传染病的暴发流行，从而对人类健康和实验研究产生严重影响。实验动物操作技术对于实验动物生产、运输和使用具有较大影响，需要熟练操作，避免发生实验室安全事故。在本章中，选择最常用的小鼠、大鼠、豚鼠、兔和非人灵长类动物加以介绍。

第一节　常规操作技术

使用实验动物开展病原微生物操作的实验室应建立管理体系文件和标准操作程序（standard operating procedure，SOP），实验人员严格按照 SOP 操作，可以减少实验室感染事件发生。对于感染性动物实验，实验人员在实验前应穿戴好必要的个人防护用品，如手套、口罩、帽子、鞋套和工作服等，必要时穿上胶靴和戴护目镜（或面罩）。抓取和保定实验动物时需采用专用抓取工具、防护用具，尽量做到动作轻柔，减少动物应激反应和气溶胶产生，避免被动物咬伤和抓伤。

经过上百年的发展，实验动物行业发展至今，科学家们已经繁育了 200 多个物种，3 万多个品系的实验动物。其中常用于病原微生物研究的实验动物包括小鼠、大鼠、仓鼠、豚鼠、兔、犬、雪貂、猕猴、食蟹猴等。例如，在 2020 年暴发的新型冠状病毒感染疫情防控中，多种动物被用于建立新型冠状病毒感染疾病模型和感染性动物实验，包括 ACE2 转基因小鼠、Ad5 或 AAV 载体的 hACE2 小鼠、叙利亚仓鼠、雪貂、和非人灵长类动物（non-human primate，NHP）模型等。

一、抓取保定技术

抓取与保定实验动物的目的是便于观察、给药、手术、数据采集等，使动物保持安静状态，体位相对保定，充分显露操作部位，顺利地进行各项实验。实验时，必须正确抓取动物，以免动物咬伤人或造成动物的伤亡和应激反应。抓取与保定动物的原则是保证实验人员的安全；防止动物过度受惊吓，导致意外损伤；充分显露实验操作部位。如果操作熟练，方法正确，几乎所有实验动物都能安全的抓取和保定。实验人员在实验前，应熟练地掌握抓取技术，并让实验动物适应抓取和被触摸的感觉。

（一）实验动物抓取技术

1. 双手抓取法　啮齿类等小型实验动物体形小，可采用双手抓取法。用手抓取时需要稳、准，接近饲养笼具时，先观察笼内动物的活动情况，轻轻打开盖子，通常先用右手将尾部抓住并提起。对于小鼠而言，抓取尾巴会导致小鼠厌恶及高度紧张，也可用管状物或用手像杯子一样套住小鼠，它很快就适应接受这种抓取方法。

2. 单手抓取法　常用于小鼠，实验人员技术熟练时，用左手或右手均可，但是多用左手，右手可持器械、物品或避免被污染等。抓取时，先用左手的环指和小指将小鼠压在手心的后部，然后拇指和示指抓住小鼠两耳和头颈部皮肤。将小鼠翻转，可进行操作。抓取时注意力度，用力过度会使动物窒息或颈椎脱臼，用力过小时小鼠头部可能反转过咬伤实验人员。

（二）实验动物保定技术

动物保定装置根据动物物种不同加以选择，例如小鼠、大鼠、豚鼠、兔等动物可用标定板、固定盒或固定架，猴等动物可用保定笼。保定实验动物时，实验人员需要熟练掌握保定技术方法，训练动物适应或配合保定操作，可减少动物应激反应。

1. 固定盒保定　需尾静脉取血或进行尾静脉注射时，可将啮齿类动物装入有机玻璃、木制或金属制的固定盒内。提起动物尾部，使其接近固定盒，待其钻进盒内，保定好盒盖，使整条尾巴留在外面即可。

2. 固定板保定　当进行开胸、开腹或脑部手术时，需要对动物实施麻醉或镇静，然后保定于固定板上。使用时，首先用乙醚麻醉，用长 20 ～ 30 cm 的线绳分别系在动物四肢上。然后，把捆在四肢的线绳系到固定板左右边缘的钉子上，并在头部上颚切齿上牵一根线系在前方边缘的钉子上，以达到完全保定。

二、标记标识技术

在动物实验研究中，为了将动物区别开来，需要给动物个体做标注来识别，一般分为长期（永久）标记法和短期标记法两大类。标记识别动物，要选用对动物没有伤害、操作简单且能长期识别的方法。动物识别、编号方法没有一定的规则，只要一个单位内部采用相同方法，不产生混乱即可。另外，替代动物标记方法之一是，不在动物身上作记号，把饲养笼（盒）的号码作为动物个体的编号，这在一个笼子饲养一只动物时适用。

（一）短期标记法

单独饲养的动物，可利用饲养笼标记代替个体标记，但最好同时采用个体标记。在白色或淡色被毛的动物身上涂上不易褪色的生物染色剂。例如，用苦味酸 80% ～ 90% 乙醇饱和溶液，涂在小鼠背上，能够保持 2 ～ 3 个月。也可用碱性品红、甲基蓝（蓝色）等染色剂标记。例如，在小鼠的头、背中及左右前、后肢涂上染色剂，可以标记 10 只动物。此外，动物毛被如果是有色的，短期标记可采用剃去局部的毛被，按上述位置标记。对于新生仔鼠，可以根据切断前肢 4 趾、后肢 5 趾的位置来标记。

（二）永久标记法

需要专用工具或设备，常用方法有剪耳法、耳环法、喷涂法。剪耳法是在乙醚轻度麻醉下，在动物耳部打耳孔或在耳边缘剪成三角口，可标记 100 只动物。耳环法是用专用耳号钳，给动物耳朵上戴上有号码和标识的铝制耳环。喷涂法是用手动刻印或电动加墨器，在动物耳内侧血管不密集的部位，用墨汁打印上数字，以区别标记。

此外，最近研制的永久标记法是向动物的颈、背部皮下，埋植微型集成电路片或电子芯片，用特种读取仪器可以识别，从而达到长期个体识别功能。这种方法已在包括小鼠在内的多种动物身上使用。动物电子芯片是一种利用无线电射频和微功耗集成电路技术，经过特殊封装工艺而制成的微电子芯片，是目前世界上最先进的标记手段。

三、血液和体液采集技术

（一）采血方法

1. 尾尖采血　先将动物保定，将鼠尾浸在 45℃ 左右温水中几分钟或用 75% 乙醇溶液棉球涂擦鼠尾，使尾部血管充盈，剪去尾尖 1 ~ 2 mm（小鼠）或 3 ~ 5 mm（大鼠），使血液顺血管壁自由流入试管或用血红蛋白吸管吸取。采血结束时，伤口消毒并压迫止血。需血量较少时常用此法。

2. 内眦取血　实验人员一只手保定小鼠或大鼠，示指和拇指轻轻压迫颈部两侧，使眶后动静脉充血，另一只手持毛细采血管，以 45° 角从内眼睑刺入，并向下旋转，感觉刺入血管后，再向外边退边吸，使血液顺血管自由流入小管中，当得到所需血量后，放松加于颈部的压力，并拔出采血器，以防穿刺孔出血。若技术熟练，此方法在短期内可重复采血，如只进行一次取血，可采用摘眼球法。

3. 切割尾静脉　可以采用交替切割尾静脉法采血，该法是用一锋利的刀片在尾部切开一段静脉，使血由切口流出，每次可取 0.3 ~ 0.5 mL 血，3 根尾静脉可以交替切割并从尾尖部开始，切开后用棉球压迫止血，约经 3 天后伤口结痂长好。

4. 足背正中静脉取血　将小鼠足背毛剪掉，用乙醇棉擦拭消毒并使血管扩张，用针头将正中静脉刺一小孔，血液溢出，可用毛细管收集血液。

5. 心脏取血　动物麻醉后，背卧保定，剪去心前区毛被，常规消毒皮肤，在左侧 3 ~ 4 肋间，用左手示指触摸到心脏跳动，右手取注射器（4 ~ 5 号针头），选择心跳最强处进针，当针刺入心腔时，血液由于心脏跳动的力量而自动进入注射器。

6. 颈动脉或颈静脉取血　将动物用乙醚麻醉后，背卧保定并剪毛去颈部毛被，做颈动脉颈静脉分离术，使其显露清楚后，用注射器沿颈动脉或颈静脉平行方向刺入，抽取所需血量，也可直接插入一塑料导管直接放血，采用此种采血方法，体重 20 g 小鼠可采血 1 mL 左右（体重 300 g 大鼠可取血 8 ~ 10 mL）。

7. 股动脉或静脉取血　动物麻醉后，背卧保定，切开左侧或右侧腹股沟的皮肤，做股动脉或股静脉显露手术，然后用注射器或插管取血，连续多次股动脉取血时，则取血部位要选择尽量靠远心端。本法采血量大致同颈动脉或颈静脉采血量。

（二）尿液的采集

实验动物的尿液常用代谢笼采集，也可通过其他装置来采集。

1. 代谢笼采集尿液　代谢笼是一种特别设计的为采集实验动物各种排泄物的密封式饲养笼，除可收集实验动物自然排出的尿液外，还可收集粪便和动物呼出的 CO_2。一般简单的代谢笼主要用来收集尿液。在代谢笼内饲养的实验动物，也可通过其特殊装置收集尿液。

2. 导尿法采集尿液　行导尿术，较适宜于犬、猴等较大动物。一般不需要麻醉，导尿时将实验动物仰卧保定，用甘油润滑导尿管。对雄性动物，操作员用一只手握住阴茎，另一只手将阴茎包皮向下，显露龟头，使尿道口张开，将导尿管缓慢插入，导尿管推进到尿道膜部时有抵抗感，此时注意动作轻柔，继续向膀胱推进导尿管，即有尿液流出。雌性动物尿道外口在阴道前庭，导尿时于阴道前庭腹侧将导尿管插入阴道外口，其后操作同雄性动物导尿术。用导尿法导尿可采集到没有污染的尿液。如果严格执行无菌操作，可收集到无菌尿液。

3. 输尿管插管采集尿液　一般用于要求精确时间计量单位内实验动物排尿量的实验。剖腹后，将膀胱牵拉至腹腔外，显露膀胱底两侧的输尿管。在两侧输尿管近膀胱处用线分别结扎，于输尿管结扎处上方剪一小口，向肾脏方向分别插入充满生理盐水的插管，用线结扎保定插管，即可见尿液从插管滴出，可以收集。采尿过程中要用 38℃热生理盐水纱布遮盖切口及膀胱。

4. 压迫膀胱采集尿液　实验人员用手在实验动物下腹部加压，手法既轻柔又有力。当增加的压力使实验动物膀胱括约肌松弛时，尿液会自动流出，即行收集。

5. 穿刺膀胱采集尿液　实验动物麻醉保定后，剪去下腹部耻骨联合之上及腹正中线两侧的毛被，消毒后用注射针头接注射器穿刺。取钝角进针，针头穿过皮肤后稍微改变角度，以避免穿刺后漏尿，然后刺向膀胱方向，边缓慢进针边回抽，直到抽出尿液为止。

6. 剖腹采集尿液　按上述穿刺膀胱采集尿液法做术前准备，其皮肤准备范围应更大。剖腹显露膀胱，直视下穿刺膀胱抽取尿液。也可于穿刺前用无齿镊夹住部分膀胱壁，从镊子下方的膀胱壁进针抽尿。

7. 提鼠尾采集尿液　动物被人抓住尾部提起即出现排尿反射，以小鼠最明显。可利用这一反射收集尿液。当小鼠被提起尾部排尿后，尿滴挂在尿道口附近的毛被上，不会马上滴下，实验人员应迅速用吸管或玻璃管收集尿滴。

（三）胸腔积液的采集

主要采用胸腔穿刺法收集实验动物的胸腔积液，也可处死实验动物剖开胸腔采集胸腔积液。

穿刺点定位于实验动物腋后线第 11～12 肋间隙穿刺，穿刺针紧贴肋骨上缘，否则容易损伤肋间神经。也可在胸壁近胸骨左侧缘第 4～5 肋间隙穿刺。

实验动物取立位或半卧位保定，局部皮肤去毛、消毒、麻醉，穿刺针头与注射器之间接三通连接装置，实验人员以左手拇指、示指绷紧局部皮肤，右手握穿刺针紧靠肋骨下缘处垂直进针，穿刺肋间肌时产生一定的阻力，当阻力消失有落空感时，说明已刺入胸膜腔，用左手保定穿刺针，打开三通连接装置，缓慢抽取胸腔积液。

（四）腹水的采集

实验动物被保定于站立位。局部皮肤去毛、消毒、麻醉。用无菌止血钳小心提起皮肤，右手持小针头或穿刺套管针沿下腹部靠腹壁正中线处轻轻垂直刺入，注意不可刺入太深，以免损伤内脏，针头有落空感后，说明穿刺针已进入腹腔。

（五）骨髓的采集

采集骨髓一般选择胸骨、肋骨、髁骨、胫骨和股骨等造血功能活跃的骨组织。小鼠、大鼠等小动物骨头小难穿刺，只能剖杀后采胸骨、股骨的骨髓。猴、犬、羊等较大动物骨髓的采集用活体穿刺取骨髓的方法。

1. 小动物骨髓的采集　采集小鼠、大鼠骨髓时，用颈椎脱臼法处死动物，剥离出胸骨或股骨，用注射器吸取少量的 Hanks 平衡盐溶液，冲洗出胸骨或股骨中全部骨髓液。如果只取少量的骨髓做检查，可将胸骨或股骨剪断，将其断面的骨髓挤在有稀释液的玻片上，混匀后涂片晾干即可染色检查。

2. 较大动物骨髓的采集　猴、犬、羊等较大动物骨髓的采集可采取活体穿刺方法。先将动物麻醉、保定、局部去毛、消毒皮肤，然后估计好皮肤到骨髓的距离，把骨髓穿刺针的长度保定好。实验人员用左手把穿刺点周围的皮肤绷紧，右手将穿刺针在穿刺点垂直刺入，穿入保定后，轻轻左右旋转将穿刺针钻入，当穿刺针进入骨髓腔时常有落空感。犬骨髓的采集，一般采用髂骨穿刺。较大动物常用的骨髓穿刺点包括：①胸骨，穿刺部位是胸骨体与胸骨柄连接处；②肋骨，穿刺部位是第 5 ~ 7 肋骨各点的中点；③胫骨，穿刺部位是股骨内侧、靠下端的凹面处。如果穿刺采用的是肋骨，穿刺结束后要用胶布封贴穿刺孔，防止发生气胸。

（六）消化液的采集

1. 唾液

（1）直接抽取法：在急性实验中，可用吸管直接插入动物口腔或唾液腺导管抽吸唾液，此法非常简单，但从口腔抽吸唾液会有杂质混入。

（2）制造腮腺瘘法：在慢性实验中，收集犬的唾液，要用外科手术方法将腮腺导管开口移向体外，即以腮腺导管为中心，切成一直径为 2 ~ 3 cm 的圆形黏膜片，将此黏膜片与周围组织分开，穿过皮肤切口引到颊外，将带有导管开口的黏膜片与周围的皮肤缝合，腮腺分泌的唾液就流出颊外。这种方法可以收集到较纯净的唾液。

2. 胃液

（1）直接收集胃液法：急性实验时，先将动物麻醉，将插胃管经口插入胃内，在灌胃管的出口连一注射器，用此注射器可收集到胃液，此法适用于犬等较大动物。如是大鼠，需手术剖腹，从幽门端向胃内插入一塑料管，再由口腔经食管将一塑料管插入前胃，用 pH 7.5、35℃左右的生理盐水，以 12 mL/h 的流速灌胃，收集流出液，进行分析。

（2）制备胃瘘法：在慢性实验中，收集胃液多用胃瘘法，如全胃瘘法、巴氏小胃瘘法、海氏小胃瘘法等。制备小胃是将动物的胃分离出一小部分，缝合起来形成小胃，主胃与小胃互不相通，主胃进行正常消化，从小胃可收集到纯净的胃液。应用该法，可以待动物恢复健康后，在动物清醒状态下反复采集胃液。

3. 胰液和胆汁

因胰液的基础分泌量少或无，故在动物实验中，主要是通过手术对胰总管和胆总管的插管而获得胰液或胆汁。将小鼠、大鼠麻醉并保定。自上腹部剑状突部位向下做 3 cm 左右腹正中切口，显露腹腔。十二指肠上离幽门 2 cm 处稍带黄色透明的、与十二指肠垂直的细管即为胆总管。动物所有的胰管均开口于胆总管。先结扎胆总管靠十二指肠管侧，在胆总管壁前剪一小斜口，插入胰液收集管，可见黄色胆汁和胰液混合液流出，结扎并保定。然后顺着胆总管向上可找到肝总管，在近肝门处结扎。此时，在胰液收集管内可见有白色胰液流出。若在近肝门处结扎并另行插管，可收集到胆汁。有时也可通过制备胰瘘和胆囊瘘来获得胰液和胆汁。

（七）脑脊液的采集

1. 脊髓穿刺法 犬、兔脑脊液的采集通常采取脊髓穿刺法。穿刺部位在两髂连线中点稍下方第7腰椎间隙。动物轻度麻醉后，侧卧位保定，使头部及尾部向腰部尽量弯曲，剪去第7腰椎周围的被毛。消毒后实验人员在动物背部用左手拇指、示指保定穿刺部位的皮肤，右手持腰椎穿刺针垂直刺入，当有落空感及动物的后肢跳动时，表明针已达椎管内（蛛网膜下腔），抽去针芯，即见脑脊液流出。如果无脑脊液流出，可能是没有刺破蛛网膜。轻轻调节进针方向及角度，如果脑脊液流得太快，插入针芯稍加阻塞，以免导致颅内压突然下降而形成脑疝。

2. 枕骨大孔直接穿刺法 小鼠、大鼠脑脊液的采集可采用枕骨大孔直接穿刺法。在动物麻醉后，头部保定于定向仪上。头颈部剪毛、消毒，用手术刀沿纵轴切一纵形切口（约2 cm）用剪刀钝性分离颈部背侧肌肉。为避免出血，最深层附着在骨上的肌肉用手术刀背刮开，显露枕骨大孔。由枕骨大孔进针直接抽取脑脊液。抽取完毕缝好外层肌肉、皮肤。刀口处可撒磺胺药粉，防止感染。采完脑脊液后，应注入等量的消毒生理盐水，以保持原来脑脊髓腔的压力。

四、病理取材技术

实验动物尸体解剖和病理取材是动物实验中的重要技术方法。对死亡动物进行大体病理观察，以肉眼为主，可辅以放大镜、量尺、称量工具等。病理记录应包括动物外观、脏器形状、大小、重量、质地、色泽、表面及切面的形态等，必要时要留取图像、视频资料。

（一）尸体解剖

动物尸体解剖前穿好解剖服，戴好帽子、口罩、手套，必要时戴防护眼镜或面具，穿胶鞋。解剖前需准备的物品至少应包括：麻醉药、麻醉用注射器、解剖记录单、照相机、垃圾袋、解剖剪、骨钳、直镊（中、小）、刀片、电锯、骨钳、生理盐水、标本保定容器、保定液、铅笔、签字笔等。

实验人员负责检查、观察体内外大体病变所见及诊断，对组织器官进行取材、保定。解剖助手负责编写检查号码，对取材的组织进行核对、病理记录及标本的再保定。解剖前要核对动物数量、性别、分组等。确认标本容器与所解剖动物的大小、所取脏器的多少是否匹配。保定液种类是否满足后续实验要求。

1. 小动物解剖 对小动物（小鼠、大鼠、豚鼠等）的解剖一般一人即可完成，解剖前穿好解剖服，戴好帽子、口罩、手套。放血可采用乙醚麻醉后摘除眼球的方法。动物以仰卧姿放平，沿正中线从耻骨前缘至下颚剪开皮肤。如果解剖的前一步为腹主动脉采血，则从剑突位置剪至下腭皮肤。对腹腔脏器进行观察和取材。用镊子夹起腹肌，沿正中线用剪刀从耻骨前缘至剑突剪开，再分别横向剪至肋最下位处和髂骨粗隆处，将腹肌翻向左右两侧。用直镊提起剑突，沿左右两侧肋软骨结合处向上剪断至胸锁关节，剪开胸骨、肋、软骨，对胸腔脏器进行观察和取材。

分离颌下腺与颈部淋巴结，剪断颈部胸骨舌骨肌及胸骨甲状腺肌显露气管，剪断舌与下颌骨的连接。摘出气管、食管、甲状腺（甲状旁腺）。将动物头部屈曲，剥离头部皮肤，用剪子剪开头骨，揭开盖骨。将脑（含嗅球）、垂体、视神经一起取出，剥离颈部至腰部背侧皮肤。

2. 较大动物解剖　对兔、犬、猴等较大动物解剖一般由两人完成。对解剖完的较大动物尸体要进行复位。常规性动物实验结束后的动物尸体，用塑料袋包装，放置专门标记的冰柜，集中焚烧处理；感染性的动物尸体，必须用塑料袋包装，放置专门标记的冰柜，及时焚烧处理。

（二）病理取材

病理取材是根据实验目的及组织病变程度而合理取得组织材料的方法。组织取材是制作切片的一个重要程序，根据教学、科研的具体要求确定取材的部位和方法。取材者需要掌握解剖学、组织学、病理学的基本理论知识，还要掌握实际操作技术，每个组织器官的取材都有一定的部位和方法，不能任意切取组织作为制片材料。病理取材的基本原则如下：

取材组织越新鲜越好，动物组织在处死后要及时保定，以保证原有的形态学结构。组织块上如有血液、污物、黏液、食物、粪便等，可用水冲洗干净后再放入保定液中。取材过小时，为防止脱水过程中丢失组织，要用纱布包裹。修块后的组织放入甲醛中再保定 12 h 以上。

要准确地按解剖部位取材，所取材料要能全面反应组织器官有无病变，异常部位修块时要有周围正常组织，以异常部位与正常组织的结合点为中心修块。所取组织块较理想的体积为 2.0 cm × 2.0 cm × 0.3 cm，以使保定液能迅速而均匀地渗入组织内部。

切取组织块用的刀剪要锋利，切割时不可来回锉动。夹取组织时切勿过紧，以免因挤压而使组织、细胞变形。根据各器官的组织结构，决定其切面的走向。纵切或横切往往是显示组织形态结构的关键，如长管状器官以横切为好。避免选取凝血块、坏死组织。

（三）细胞标本的取材

细胞标本取材和制片方法一般有印片法、穿刺法、沉淀法和活细胞标本的制备等。

1. 印片法　常用于活检和手术标本，新鲜标本沿病灶中心剖开，将病灶区轻压于载片上，吹干后将其立即浸入保定液内 5 ~ 10 min，取出自然干燥，低温储存。

2. 穿刺法　常用于淋巴结、软组织、肝、肾和肺等，穿刺液少，可直接涂在载片上，细胞尽量涂均匀。穿刺液多，细胞丰富，可滴入装有 1 ~ 2 mL Hanks 液的试管内，轻轻搅拌后，以 500 r/min 低速离心 5 ~ 10 min，弃上清，将沉淀制成细胞悬液（2×10^5/mL）。吸一滴涂于载片上，镜检以细胞较密不重叠为好。干燥后即可保定。

3. 沉淀法　主要用于胸腔积液、腹水、尿液和脑脊液等体液多而细胞少的标本。常规细胞标本制备：细胞多时，可直接吸收少量液体直接涂片，细胞少时，可吸取底部自然沉淀液 5 mL，以 1500 r/min 离心 10 min，再涂片。

五、给药技术

给药途径会影响药物的吸收、生物利用度和特定实验的适宜性。研究人员需熟悉各种途径和动物解剖特性，以最佳方式对动物进行给药。目前有多种给药方法，如滴鼻、灌胃、吸入、经皮、腹腔注射、肌内注射、静脉注射、皮下注射、脑室内注射、经鼻腔或舌下给药等。

要选择合适的注射器和针头。选择给药方法时，需要考虑多种因素，如药物的体积和理化特性、起效时间及其他因素，如可能的组织刺激程度。如果需要反复注射药物，可使用微型注射泵。

（一）经口给药

经口给药时，动物容易配合，能比较客观地模拟人体气雾剂吸入给药的过程，但是药物在到达肺部的过程中，部分药物容易被吸附或沉积于咽喉部，导致吸入率降低。

1. **滴鼻给药** 滴鼻给药（intranasal，IN）是用注射器或吸管，将少量药剂滴于动物的鼻腔处吸入或将药物混入饲料或溶于饮水中让动物自由摄取。此法优点是简单方便，缺点是剂量不能准确控制，且动物个体间服药量差异较大。大动物在给予片剂、丸剂、胶囊剂时，可将药物用镊子或手指送至舌根部，迅速关闭口腔，将头部稍稍抬高，使其自然吞咽。

2. **灌胃给药** 灌胃给药（intragastric，IG）是用灌胃针将应投给动物的药灌到动物胃内，灌胃法剂量准确。灌胃针由注射器和特殊的灌胃针头构成。小鼠的灌胃针长 4 ~ 5 cm，直径为 1 mm，大鼠的灌胃针长 6 ~ 8 cm，直径约 1.2 mm。灌胃针的尖端焊有一小圆金属球，金属球是中空的。焊金属球的目的是防止针头刺入气管或避免损伤消化道。针头金属球端弯曲成 20° 左右，以适应口腔、食管的生理弯曲度走向。

灌胃针从球头动物的嘴角开始测量，应达到动物最后一根肋骨。把动物的头和身体控制在一条直线上。这样可以拉直食管，使进食管更容易通过。灌胃针沿一侧嘴角通过食管进入胃内，然后将药液注入。注入时如很通畅，表示灌胃针头已进入胃内；如不通畅，动物有呕吐动作或强烈挣扎，表示灌胃针头未插入胃内，必须拔出后重新操作，切忌进针不顺仍用蛮力，否则会注入肺内或造成食管穿孔。如果有抵抗或动物喘息、窒息，或者动物皮肤呈青紫色，应立即停止操作，拔针，情况严重需安乐死。

（二）吸入给药

实验动物静式染毒柜吸入接触给药或使用密闭的玻璃箱（气溶胶发生器）可作为挥发性药物及气雾剂的容器。动物取仰卧位保定，鼻孔向上，通过装置或直接将适量药物或药液给入实验动物的鼻腔内，该法简便易操作，适用于鼻腔给药生物利用度的研究。

吸入给药方法主要有以下 3 种：

1. **气管内滴注法** 其特点是能够使药物直接作用于肺部，药物在鼻腔、咽喉及上呼吸道无损失，给药时间短，可以实现定量给药。但是这种方法在肺部的分散性较差，实验动物可以耐受的体积较小。它最大的缺点在于需要手术才能进行给药，难以实现多剂量、长时间给药。此外，为使实验顺利进行，还必须使用镇痛药，可能会影响实验结果。

2. **经气管给药法** 具体做法：用质量分数为 2% 戊巴比妥钠（40 mg/kg）将实验动物麻醉后保定于手术台上。用胶条封住鼻孔，将动物与水平面成 60° ~ 70° 放置，使动物只能经口吸气而且呼吸变缓加深。气雾剂喷嘴处接一塑料管（3 cm），将动物的舌拉出，并将塑料管伸至咽喉位置，待动物吸气时掀压阀门，完成给药。

经气管内给药时，先经手术暴露出气管，于甲状软骨下第 5 ~ 6 气管环，剪出一小切口，给药时先使动物与水平方向垂直，将气雾剂喷嘴接一塑料管（3 cm），往气管内伸入 2 cm 左右，待动物吸气时打开压阀门，完成给药，给药后维持 30 s，再与水平面成 30° 放置，动物能自主呼吸。

3. **雾化吸入给药法** 具体做法是将实验动物整个身体或鼻腔暴露于给药室或雾化室内，动物处在清醒或麻醉状态，药物的雾化器连接在给药室。按照给药剂量的需要，将动物放置在给药室内一定时间，完成给药过程。这种方法是非损伤性的，而且吸入的药物在肺内的分布情况良好，这种方法比较适合于研究药物的长期毒性。但是这种给药方式也存在一定的不足，一是无法定量给药，在室内，动物皮毛内及鼻腔和咽喉处均有药物的损失，所以当给药剂量与药效密切相关时，就不能采用这种方法；二是药物的雾化需要相当长的时间，特别是当实验动物较多时，这一缺点就更加明显。

（三）经皮给药

啮齿类动物经皮给药时需要对给药部位皮肤先行脱毛，脱毛部位、面积视不同动物和实验要求而定。常用涂药面积：小鼠约 2 cm×2.5 cm；大鼠和豚鼠约 4 cm×5 cm，兔约 10 cm×15 cm，给药部位一般为脊柱两侧的躯干中间部分皮肤，大鼠可选用腹部皮肤。

给药部位确定后，先脱毛。脱毛剂涂于动物背两侧 1～2 min 后，用纱布蘸清水洗净擦干，或者用电剃刀给动物脱毛。去毛范围约相当于体表面积的 10% 左右（兔约 150 cm^2，豚鼠、大鼠约 40 cm^2）。在脱毛过程中，应特别注意勿损伤皮肤。观察 24 h 确认皮肤无剪伤及腐蚀性点状样渗血等损伤即可使用，否则暂缓使用。进行破损皮肤研究时，在脱毛部位用砂纸磨或画"井"字并以渗血为度，然后涂敷药物。

若药物为膏剂可直接实验；如药物为粉末状，则须用适宜赋形剂（如羊毛脂、凡士林等）溶解混匀，将药物均匀涂敷于动物背部脱毛区，并用无刺激性纱布、胶布或网孔尼龙绷带加以保定，以保证药物与皮肤有良好的接触；如果是液体制剂，则应将药物涂于敷料上，再贴于脱毛或破损皮肤区，并用半封闭的外罩保定敷料。给药 24 h 后，用温水或无刺激溶剂除去残留的药物，观察并记录相应指标。为了鉴定药物或毒物经皮肤的吸收作用、局部作用、致敏作用和光感作用等，均须采用经皮肤给药方法。

（四）腹腔注射

腹腔注射（intraperitoneal，IP）多用于小鼠和大鼠。注射量为 0.5～1.0 mL。需定位小鼠和大鼠的中线并将腹部分成四个象限，右下象限是腹腔注射的合适位置（避开重要脏器）。兔的注射位置为下腹部近腹白线左右两侧 1 cm 处。犬的注射位置为脐后腹白线两侧 1～2 cm 处进行腹腔注射。避免伤及内脏，可使动物处于头低位，使内脏上移。

先将动物保定，腹部用酒精棉球擦拭消毒，然后在左侧或右侧腹部将针头刺入皮下，沿皮下向前推进约 0.5 cm，再使针头与皮肤成 45° 角方向穿过腹肌刺入腹腔，此时有落空感，回抽无肠液、尿液后，缓缓推入药液。

（五）肌内注射

肌内注射（intramuscular，IM）是使用适当大小的注射器和针头，将材料注射到动物的股四头肌（大腿前部）或大腿外侧肌肉群，插入深度没过针的斜面。针头应该垂直于动物大腿皮肤插入。不要注射到后面的肌肉群，可能会损伤坐骨神经。

（六）皮下注射

皮下注射（subcutaneous，SC）是把小鼠颈背、背部或侧面皮肤轻轻地向上拉起。以 30°～45° 角将针头刺入拉起的皮肤，然后注射药剂。平行地从手指处注射，手指向上支撑皮肤。如果动物要接受多次皮下注射，可交替注射部位。

（七）皮内注射

皮内注射（intradermal，ID）需要给动物剃毛、镇静。注射位置与 SC 的注射位置相同，以 15°～30° 角将一根大小合适的针刺入皮肤。

（八）血管内注射

血管内注射（intravascular，IV）常用注射部位是左右侧尾静脉。尾部加热或保温，促进血管舒张，用针以 15° ～ 20° 角从尾部远端刺入尾静脉。

综上所述，在进行给药研究时，应根据药物的性质、剂型特点、作用靶点等选择合理的给药技术进行实验。

六、无菌操作技术

无菌操作技术指在执行实验过程中，防止一切病原微生物侵入实验动物和保持无菌物品及无菌区域不被污染的操作技术和管理方法。无菌操作技术是微生物实验的基本技术，是保证微生物实验准确和顺利完成的重要环节。在动物实验中要进行手术、穿刺、注射、换药、插导管等操作时，均应防止细菌进入机体，以免感染。

除实验动物携带病原微生物外，实验室空气污染是实验动物外科手术感染的主要原因。常采用紫外线照射法和甲醛熏蒸法对实验室进行消毒。实验人员手术前应准备好手术所需一切材料（包括手术中用到的仪器、器械、敷料等），待穿戴整齐一并带入手术实验室。术中要求无菌操作，避免进出手术室，减少动物感染风险。

无菌操作基本要求是操作前将操作空间中的细菌和病毒等微生物杀灭。操作过程中保证操作空间与外界隔离，避免微生物的侵入。实验人员必须树立牢固的无菌观念，严格遵循无菌操作的原则，养成良好的习惯。

无菌操作技术主要包括两方面：一是创造无菌的培养环境，包括提供密闭的培养容器、培养容器的灭菌、培养基的灭菌等；二是在操作和培养过程中防止一切病原微生物的侵入的措施，包括紫外线杀菌，甲醛熏蒸，超净台的消毒与检测，操作工具、器皿灭菌，操作方法等。

动物实验无菌操作不仅局限于手术过程，还是贯穿在整个实验工作中。实验前期的准备、实验中的操作，以及实验后动物观察及护理。动物实验显示，严重营养不良（体重减轻超过 1/3 时）对伤口愈合有影响。同时，要做好术后引流、监测。伤口的感染多发生在术后 15 天内，临床症状主要为发热，伤口局部红、肿、热、痛，有脓性分泌物。

七、安乐死技术

实验动物安乐死指在不影响动物实验结果的前提下，使实验动物短时间内无痛苦地死亡。不会由刺激产生的肉体疼痛及由于刺激引起精神上的痛苦、恐怖、不安及抑郁。安乐死技术主要分为 3 种：吸入法、注射法和物理法，可参照国家标准《实验动物 安乐死指南》（GB/T 39760）执行。

（一）吸入法

吸入法是用 CO_2、CO 或 N_2 等气体替换氧气，或者用吸入性麻醉药，如异氟醚、乙醚等。CO_2 处死法是让实验动物吸入大量的 CO_2 等气体而中毒死亡，常用于小鼠、大鼠、豚鼠、兔的处死。CO_2 吸入处死法是通过直接或间接的缺氧引起动物死亡，可以不同的速度使动物失去意识。由于 CO_2 的比重是空气的 1.5 倍，不燃，无气味，对实验人员很安全，动物吸入后没进入兴奋期即死亡，处死动物效果确切。为减少动物安乐死过程中的紧张和不适感，以及不同种动物对 CO_2 的耐受不同，不同种动物不能一起放入安乐箱中处死。

麻醉药物吸入窒息法操作技术是将实验动物投入盛有乙醚、氟烷等挥发性气体的干燥器时玻璃缸中，按 SOP 规定释放麻醉药物使实验动物过量吸入麻醉剂而死亡。

（二）注射法

注射法即为注射过量药物或空气，例如巴比妥类药物过量麻醉致死。过量麻醉处死法一般注射药量为深度麻醉量的 3 倍以上，选择药物一般为戊巴比妥钠，小鼠剂量 150 ~ 300 mg/kg，大鼠 120 ~ 150 mg/kg，豚鼠 120 ~ 150 mg/kg，兔 90 ~ 150 mg/kg。动物常采用静脉或腹腔内给药，或让动物吸入过量乙醚，使其中枢神经过度抑制后死亡。

空气栓塞法常用于兔。通过静脉注射 5 ~ 50 mg/kg 的空气就可导致兔迅速死亡，但动物伴有抽搐、角弓反张、瞳孔扩大、嘶叫等现象。

（三）物理法

物理法包括颈椎脱位、断头术、窒息、冰冻、微波辐照等。实验动物安乐死技术的选择取决于动物种类、实验目的和标本采集等因素。颈椎脱臼法将实验动物颈椎脱臼，断离脊髓致死，常用于体重 < 200 g 的小鼠、大鼠、沙鼠、仓鼠等小型啮齿类动物的安乐死操作。动物体重 > 200 g 时，通常不能一次使动物的脊髓断离，故不推荐采用此方法。操作时实验人员用右手抓住鼠尾根部并将其提起，放在鼠笼盖或其他粗糙面上，用左手保定鼠头及颈部，右手抓住鼠尾根部用力拉向后上方，快速使颈椎脱臼，脊髓与脑干断离，动物即失去知觉，实验动物立即死亡。

断头处死法适用于幼龄啮齿类动物，此时动物对缺氧环境有一定耐受性，不适于用 CO_2 诱导死亡，应直接用剪刀垂直将头部剪断致死。

放血法可用于各种实验动物。使用大剂量的麻醉药物将实验动物麻醉，当动物意识丧失后，在股三角做横切口，将股动脉、股静脉全部显露并切断，使血液流出。或剪破、刺穿动物的心脏放血，导致急性大出血、休克、死亡。

实验动物安乐死要确认实验动物已经死亡，通过对呼吸、心跳、瞳孔、神经反射等指征的观察，对死亡做出综合判断，还要将动物尸体进行无害化处理。动物死亡判定标准包括：动物无呼吸、脉搏，用听诊器听诊或触摸胸腔心脏部位无心跳持续 5 min 以上，动物角膜反射消失，瞳孔散大，神经反射消失，满足以上条件可以判断动物已经死亡。

八、感染性动物模型操作技术

感染性动物模型是利用实验动物，通过人工方式感染病原进行模拟实验研究。在实验动物模型得到的研究结果必须经过慎重的对比才能外推到人类。不同动物遗传和生物学特性不同，对病原的感染性会有不同表现，不同种属、品种、品系的动物也会不同，个体差异也会影响模型的一致性，如禽流感病毒 H5N1，可感染小鼠、大鼠、猕猴、食蟹猴、雪貂等不同动物，但其致病性有所差异。感染性动物模型制备和评价技术可参照中国实验动物学会团体标准《实验动物 感染性疾病动物模型评价指南》（T/CALAS 30）。

（一）动物模型制备技术

1. 制备技术标准化　模型制备涉及的动物、病原、实验控制、操作程序、标本处理、数据采集、检测指标和结果分析应该到达统一、规范和标准化要求，可实现模型重复性好，检测指标稳定，利于客观、公正和真实的应用。动物模型制备过程中，避免经病原污染、动物接触、污物扩散、样本采集、意外事件等任何途径导致实验室对人员和环境的生物危害发生，严格按照国家关于病原微生物相关规定进行。标准化强调制备模型中的各种技术、剂量和检测标准应该固定使用，利于模型的稳定重现，因此和病原试验性研究、探索性研究不同。

2. **准备易感动物**　实验动物的选择准备是模型制备成功与否的关键。对于成熟的病原动物模型，动物的种类、微生物等级均已明确，应该严格按照模型要求制备。对于初次、新发病原、新动物的模型制备，首先应该进行动物的种类和等级选择、感染性确定（病原属性、剂量、途径等）等筛选性实验，也即预实验。筛选出敏感、稳定的动物（种类、年龄、性别等）后，进行标准化模型制备。同时，实验动物的伦理和福利原则也应得到满足。

3. **选择标准病原株**　病原微生物活化状态和特性是模型制备成功的首要条件。需提前完成标准病原株、地方株等生物学特性的标准化确定等。

4. **熟悉操作方法**　实验人员技术能力、病原感染途径、剂量、感染环境控制及检测方法等应该是规范、成熟、稳定的。技术达不到要求，会在不同程度上影响动物模型的一致性。

5. **明确检测指标**　感染性动物模型检测指标和操作技术方法紧密关联，需要预先确定观察、检测哪些表现疾病关键的特征性指标，尤其是临床表现、病原学指标、病理生理性指标和免疫学指标及其他辅助性指标的确定。

6. **排除影响因素**　在感染性疾病动物模型制备过程中的每个环节，都会出现影响动物模型质量的因素，如动物因素、病原因素、技术方法因素、环境因素等。病原微生物活化程度、来源、培养、量化、标准病原株、地方株等生物学特性的差异等因素，会影响制备感染性动物模型。有些病原难以培养，微生物污染干扰也影响模型制备。病原微生物在动物体内，可能会相应通过变异等方式改变生物学特性。因此，力求控制这些影响因素，达到模型的规范化、标准化要求，显得非常重要。

感染性动物模型的制备方法通常是，选用标准化感染性病原，确定一定剂量，经不同途径感染候选动物，观察特征性临床表现，检测特异性病原学指标、病理生理性指标和免疫学指标及其他辅助性指标，评价、明确模型类型，综合评价模型的应用程度、范围和比较医学用途等。

（二）动物模型评价技术

1. **病原学检测**　在感染的动物中应检测到活性病原（病原体内复制）。也就是病原学检测，能够证明病原在动物体内的复制，证明病原的活性，证明动物能够感染该病原。可通过进行解剖、培养等方法发现、证实活性病原，如体内血液、器官、分泌物等收集来源的病毒，应经细胞培养才能证实病毒存活、体内复制，而用 PCR 等方法仅能证实病毒核酸物质的存在，并不能说明病原一定是活的。"病原存在"可能包括残留、污染等情况。另外，模型制备前，检测动物病原携带情况应清楚，应排除对目标病原研究的干扰。

2. **免疫学检测**　动物感染病原后最主要检测指标之一是免疫学检测，动物模型要求在感染的动物中必须能检测到活性病原和诱导的特异性免疫抗体。任何活性病原或失活病原成分都可能会通过静脉注射、肌内注射、腹腔注射和皮下、皮内等"体内途径"促使机体产生抗体等免疫学改变。因此，检测到抗体，并不能证实病原感染了机体，一定要排除可能的"抗原免疫"作用引起的免疫反应。规范的感染途径，能保证免疫指标的规范。免疫指标检测涉及的方法，如 IEA、IFA、ELISA、CTL 检测等必须达到标准化要求，判断结果保持一致。

3. **临床表型测定**　出现典型的模拟人类疾病临床症状和体征，包括体温、体重、活动、死亡等。感染性疾病的临床诊断方法应该统一，包括表征观察、体征测定等。由于观察指标容易因人而异，因此应设计评价标准，如动物精神状态观察，最好按程度设定为能较客观评判的分值（0～10分）。

体温等指标测定要考虑动物基础体温和人及动物间的不同。

4. 血液学指标检测 血液、生化检测指标明显变化。各种检测方法、对照等在整个实验过程中应保持不变。感染方式、病原剂量也应保持不变。尽量避免使用大剂量经静脉等途径感染，动物不会经过潜伏期而直接发病，导致疾病过程不完整。

5. 病理学检查 模型动物中一般会出现特征性和共性病理、生理学改变。特征性病理改变，如病原感染的器官、组织和细胞不同、部位不同、细胞变性、坏死特点不同、引起的炎性细胞不同、包涵体特性，以及病理、生理学动态变化等是模型成立的关键指标，必须进行规范化描述和记录。缺乏特征性病理、生理学改变，再丰富的共性体现，如一般性的出血、细胞变性、坏死、炎性细胞浸润等现象都不能证明模型的成功。感染性动物模型的成功，一般要求通过免疫组化、原位杂交等方法证实病原的组织定位。

（三）操作技术对动物模型的影响

感染性疾病动物模型操作技术方法不同或实验室条件会影响模型指标确定和评价结果。很多病原存在不同途径感染问题，想选择的感染途径可能不是理想途径。有些病原需要定量检测、病理活检等，实验室条件达不到要求，影响模型制备和评价的完整性。实验动物质量和数量、病原在体内复制的不确定性、检测方法的特异性、敏感性和重复性、处死动物的频率和要求、药物和疫苗的特殊要求等方面都会影响、限制感染性动物模型的制备、评价和应用。

九、生物安全防护

从事病原微生物实验工作的实验人员常重视研究结果，而忽视生物安全。其结果，轻者导致人员受伤、潜在感染等，重者造成人员感染、受到伤害、死亡，甚至发生群体病原感染、传播事件。良好的生物安全理念和操作技术是实验室生物安全文化的重要组成部分。缺乏安全意识、轻视安全技术是新人的通病，特别是大学生、研究生和年轻科研人员。

（一）实验动物安全危害

实验动物在生产、使用过程中，存在感染、繁殖病原体及向环境扩散的危险，产生生物安全问题，我国对动物实验的生物安全问题有严格的管理要求，特别是 SARS 流行之后，我国对从事动物实验或利用实验动物进行病原微生物研究，利用实验动物进行转基因、克隆、重组基因等不同级别的感染性实验必须在符合相应等级的生物安全实验室内进行，未经许可的实验室不得开展相关实验。感染性动物实验操作技术可参照国家标准《实验动物 动物实验生物安全通用要求》（GB/T 43051—2023）执行。

生物安全实验室要按照规定严格分级管理，一些通过呼吸途径使人感染的严重甚至致死疾病的致病微生物或其毒素，对人体具有高危险性，通过气溶胶途径传播或传播途径不明、目前尚无有效疫苗或治疗方法的致病微生物或其毒素一定要在 ABSL-3 和 ABSL-4 实验室进行研究，其他单位不得随意开展。

生物安全动物实验室的设计原则就是要做到三方面保护：保护人、保护环境和保护实验动物。保护人员免受相关危害。如感染、过敏、中毒或被动物抓挠撕咬等；保护动物即保证实验动物质量和保证人道主义使用实验动物；保护环境即保证室内空气、污水及废弃物（垫料、粪便、动物组织、动物尸体）等不污染室外环境。

（二）实验动物岗前培训

动物实验不同于体外实验，任何对动物带来的不良操作，都会影响实验结果。动物实验的结果应该是客观、公正、准确的，要求实验人员必须了解正确的操作和结果判断。应要求所有从事实验动物和动物实验的人员，包括临时实验人员，必须经过一定时间的培训，考试合格，并取得上岗证后，才能进行动物实验。动物实验的能力，包括动物饲养能力、对动物认知能力、操作能力、信息采集能力、分析能力、关护能力和生物安全防护能力。具备这些能力，才能完成良好的动物实验，同时保证实验中的生物安全。

（三）实验动物操作环境

实验动物不同于普通动物，它的培育饲养一般控制在屏障环境中。它们免疫功能低下或不健全。实验人员常忽视实验动物使用和实验环境。SPF 级动物、无菌动物饲育在独立通气笼盒（IVC）或无菌隔离器、层流柜中，但实验时，往往放在普通实验室、开放动物室，甚至在走廊、过道或办公室中，会遇到很多病原微生物侵袭，实验动物本身抗病能力弱，容易生病、死亡。实验动物染病后，常影响实验结果和人类健康带，特别是一些人兽共患病，如出血热、结核病、狂犬病、菌痢、寄生虫等。

（四）实验动物操作技术

不同动物对不同疾病病原，包括细菌、病毒和寄生虫敏感性不同。有些病原，如艾滋病毒 HIV 即使注入普通小鼠、大鼠、兔、犬和猴等动物体内也不会发病。在开展病原微生物动物模型制备时，要多查文献，避免反复、重复感染不敏感动物。动物抓取和保定、给药、活检、手术、采样、取材等操作技能要求实验人员能够经过严格培训熟练掌握。

动物实验不可避免要进行病原感染性实验，也是感染性动物模型制备的基础。比如艾滋病动物模型要用到猴；流感病毒要感染小鼠、雪貂；结核模型动物有小鼠、豚鼠和猴等；肝炎模型动物有树鼩、转基因小鼠、土拨鼠等。开展这些实验既要了解病原微生物危害，也要了解动物感染后的危害和潜在的生物安全风险，操作中要提高技能和熟练程度，降低风险。

（五）感染性实验危害防控

病原微生物实验室一旦发生病原微生物泄露事件要及时采取措施防止病原扩散，并向有关单位报告。为防止病原微生物感染动物实验可能对正常实验动物及其他实验室造成污染，要求此类动物实验室应是一个相对独立的区域。如果与普通动物实验室毗连，则设计上应当同实验室的公共部分分开，并便于清除污染。

第二节　小鼠操作技术

小鼠（mouse）在动物分类学上，属于哺乳纲（Mammalia）、啮齿目（Rodentia）、鼠科（Muridae）、小鼠属（*Mus*）动物。小鼠是病原微生物研究中的常用物种，其体形小，品种多，易于饲养，生长繁殖快，且操作方便，有明确的遗传背景和质量标准。小鼠是由小家鼠演变而来，广泛地分布于世界各地。小鼠经长期人工饲养选择培育，已育成 3 万多种近交系、封闭群和基因工程动物。在 17 世纪就有人用小鼠做实验，现已成为使用量最大、研究最详尽的啮齿类实验动物。小鼠对多种病原微生物敏感，尤其是在病毒学研究中应用最大，适合于研究血吸虫、疟疾、锥虫、流行性感冒、脑炎、狂犬病、脊髓灰质炎、淋巴脉络丛脑膜炎、支原体、巴氏杆菌、沙门菌等。

无菌小鼠是研究宿主 - 微生物相互作用的重要动物模型。20 世纪 50 年代末，研究人员已掌握无菌类动物模型的饲养技术，成功饲养无菌豚鼠、小鼠和鸡。借助这些无菌动物模型，科学家们逐渐揭示了微生物 - 微生物相互作用、基因 - 微生物相互作用、饮食 - 微生物相互作用，以及影响胃肠道微生物定植因素等。

一、基本操作规范

（一）小鼠的抓取与保定

1. 双手抓取法　小鼠体形小，性情比较温顺，一般不会主动咬人，但抓取不当也易被其咬伤。用手抓取时需要稳、准，接近小鼠饲养笼具时，先观察笼内小鼠的活动情况，日龄小的仔鼠通常较活跃，当笼门被打开后，会向外蹦跶，可轻轻取走盖子，通常先用右手将鼠尾部抓住并提起，放在桌面或笼具盖上，稍用力向后拉鼠尾。当小鼠向前欲挣脱时，用左手拇指和示指抓住小鼠两耳和头颈部皮肤，使其头部不能动，然后将鼠体置于左手心中，翻转抓住颈背部皮肤，右手拉住小鼠尾部，将后肢拉直，左手的环指和小指压紧尾部和后肢，以手掌心夹住背部皮肤，使小鼠整个身体呈一条直线，即可进行实验操作。

2. 单手抓取法　熟练的实验人员，采用左手或右手均可，但是多用左手。当右手可持器械、物品或避免被污染，抓取时，先用左手的无名指和小指将小鼠压在手心的后部，然后拇指和示指抓住小鼠两耳和头颈部皮肤，翻转过来，即可进行操作（图 11-1）。用手抓取时要注意，过分用力会使动物窒息或颈椎脱臼，用力不足小鼠头部可能反转过来咬伤实验者的手，如果只想挪动小鼠，用两手把动物捧起来即可。实验者需要镇定、轻柔。

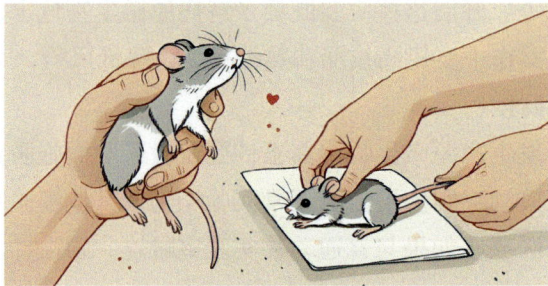

图 11-1　单手和双手抓取小鼠示意图

3. 固定盒保定　需尾静脉取血或进行尾静脉注射时，可将小鼠装入有机玻璃、木制或金属制的小鼠固定盒内。提起小鼠尾部，使小鼠接近固定盒，待其钻进盒内，保定好盒盖，使整条尾留在外面即可。

4. 固定板保定　当进行开胸、开腹或脑部手术时，需要对小鼠实施麻醉或镇静，然后保定于鼠板或小鼠固定板上。使用时，首先在无麻醉的情况下根据上述方法，用左手将小鼠保定，用乙醚麻醉后，用长 20 ~ 30 cm 的线绳分别系在小鼠四肢上。然后，把捆在四肢的线绳系到保定台左右边缘的钉子上，并在头部上颚切齿上牵一根线系在前方边缘的钉子上，以达到完全保定。

固定盒和固定板市面上均有售，使用也较为方便。固定板可以自制。可使用一个 15 cm × 20 cm

的方木板，前方边缘楔入 1 个钉子，左右边缘各楔入 2 个钉子，消毒后即可使用。此外，有些操作，如尾静脉给药时在缺乏保定装置下，可采用简易的办法：倒放一个烧坏或其他仪器，把小鼠扣在里面，将尾巴留在外面。这种容器的大小和重量要适当，以便能够压住尾部不让其活动，同时起到压迫血管的作用。

（二）小鼠采血技术

小鼠、大鼠的采血技术类似，都可以采用鼠尾、眼眶后静脉丛、颈（股）静脉或动脉、摘眼球和断头等方式采血。

1. 尾尖采血　需血量很少时常用本法，如红细胞计数、白细胞计数、血红蛋白测定、制作血涂片等可用此法。动物麻醉后，将尾尖剪去约 5 mm，从尾部向尾尖部按摩，血即从断端流出。也可用刀割破尾动脉或尾静脉，让血液自行流出。如不麻醉，采血量较小。采血结束后，消毒、止血。用此法每只鼠可采血 10 余次。小鼠可每次采血约 0.1 mL，大鼠约 0.4 mL。

2. 眼眶后静脉丛采血　用一根特制的长 7 ~ 10 cm 硬的玻璃取血管，其一端内径为 1 ~ 1.5 mm，另一端逐渐扩大，细端长约 1 cm 即可，将取血管浸入 1% 肝素溶液，干燥后使用。采血时，左手拇指及示指抓住鼠两耳之间的皮肤使鼠保定，并轻轻压迫颈部两侧，阻碍静脉回流，使眼球充分外突，提示眼眶后静脉丛充血。

右手持取血管，将其尖端插入内眼角与眼球之间，轻轻向眼底方向刺入，当感到有阻力时即停止刺入，旋转取血管以切开静脉丛，血液即流入取血管中。采血结束后，拔出取血管，放松左手，出血即停止。用本法在短期内可重复采血。小鼠一次可采血 0.2 ~ 0.3 mL，大鼠一次可采血 0.5 ~ 1.0 mL。

3. 颈（股）静脉或颈（股）动脉采血　将小鼠麻醉，剪去一侧颈部外侧毛被，做颈静脉或颈动脉分离手术，用注射器即可抽出所需血量。大鼠多采用股静脉或股动脉，方法是大鼠经麻醉后，剪开腹股沟处皮肤，即可看到股静脉，把此静脉剪断或用注射器采血即可，股动脉较深须剥离出，再采血。

4. 摘眼球采血　常用于小鼠大量采血。采血时，用左手保定动物，压迫眼球，尽量使眼球突出，右手用镊子或止血钳迅速摘除眼球，眼眶内很快流出血液。

5. 断头采血　一般适合幼龄小鼠，用剪子迅速剪掉动物头部，立即将动物断颈朝下，提起动物，血液可流入已准备好的容器中。

（三）小鼠给药技术

小鼠、大鼠的给药技术类似，都可以采用经口灌胃、尾静脉注射等方式给药。

1. 灌胃给药　用右手将小鼠尾巴提起，置于鼠笼或粗糙的平面上，当小鼠向前挣扎时，用左手的拇指和示指捏住小鼠两耳后颈背皮肤，翻转小鼠置于掌心，拉直后肢，以小指压住小鼠尾巴即可。在保定小鼠过程中，不要用力过大，勿握其颈部，以免窒息死亡。以灌胃针轻轻压其头部，使口腔与食管成一条直线，再将灌胃针沿上腭壁轻轻进入食管，可感到轻微的阻力，此时可略改变一下灌胃针方向，以刺激引起吞咽动作，小鼠可自行吞服。当灌胃针进入约 3 cm 时即达胃内。如果灌胃针插入位置不正确，小鼠会强烈挣扎，必须拔出重插，否则可能将药物灌入气管，造成小鼠死亡。注完药液后轻轻抽出灌胃针。

2. 尾静脉注射给药　将鼠装入尾静脉注射器内，先用湿纱布擦净尾部，再以 75% 乙醇棉球消毒，等乙醇干后，左手示指和拇指捏住尾巴远心端，以适当角度（15° ~ 30°）对准尾巴远端的血管进针。

当针头面基本进入血管后使其平伸，然后轻轻推动注射栓。如阻力大，切不可硬性推药，否则皮下药液溢积引起肿胀，反使血管不清，则难以再次注射。如果推动阻力很小，并能看到药液顺血管移动，则可注完全部药量。

在尾末端 1/4 ~ 1/3 处皮薄易刺入，如果尾静脉一次注射不能成功，可由尾静脉近心端依次重复注射，直到成功为止。注射速度一般为 0.05 ~ 0.1 mL/s，注射完毕后把尾部向注射侧弯曲以止血，或拔出针头后随即以左手拇指按注射部位，以防止溶液及血流出，或者快速回针后，用干棉球压迫止血 1 ~ 2 min。一般注射量为 0.05 ~ 0.25 mL/10 g 体重。

尾静脉注射时一定要注意局部的环境温度，一般局部环境温度要 ≥ 30℃，静脉注射时较易注射，环境温度低将增加尾静脉注射时的困难。小鼠尾静脉较易注射，大鼠尾部因表皮角质较厚且硬，宜先用温水或酒精使角质软化后再擦干进行静脉注射。针头多为 4.5 号。

3. 经皮肤给药　动物的皮肤在解剖和机能上均与人的皮肤有较大的差别，对药物作用的反应与人的皮肤最接近的是兔、豚鼠及猪，因此常用这些动物做经皮肤给药实验。大鼠涂皮及小鼠浸尾实验使用较少，必要时可以选用。

二、感染模型和操作技术

在研究人病毒感染性疾病中，小鼠模型优势是非常明显的。近交系小鼠的遗传背景一致性好，实验结果可重复性强。小鼠基因编辑技术比较成熟，基因编辑小鼠模型数量多，可根据研究需要选择特定基因进行转基因、基因敲除、基因敲入、基因沉默等操作。有助于研究宿主特定基因在病毒致病过程中的作用，深入了解病毒或疫苗引起的宿主反应等。

病毒感染人体或小鼠细胞，常通过与宿主体内特殊的细胞表面受体结合，与宿主的先天免疫反应等因素有关，而且，小鼠与人之间的存在一定的物种差异性，导致一些人病毒无法直接感染小鼠，或者人病毒虽能在小鼠体内复制，但却难以引起感染疾病明显的症状表现。

利用各种类型的基因编辑小鼠、人源化小鼠，或者遗传多样性的小鼠品系等，从某种程度上可以克服野生型小鼠的短处，使小鼠模型成为研究宿主与病毒致病相互作用，评价疫苗与药物安全性及有效性的非常有用的研究工具。本节以新型冠状病毒、呼吸道合胞病毒和 H1N1 流感病毒感染小鼠模型为例，介绍病原微生物感染小鼠模型的操作技术。

（一）新型冠状病毒感染小鼠模型

使用 CRISPR/Cas9 敲入技术生成了表达人 ACE2（hACE2）的小鼠模型。与野生型 C57BL/6 小鼠相比，青年和老年 hACE2 小鼠经鼻感染后，在肺、气管和脑中均能维持较高的病毒载量。

1. 经鼻腔接种 SARS-CoV-2 感染 hACE2 小鼠模型　实验方法是分别用 4×10^5 PFU 的 SARS-CoV-2 经鼻感染青年（4.5 周龄）和老年（30 周龄）hACE2 小鼠。每天监测动物临床症状和体重变化，并在感染后第 6 天处死（dpi）。被感染的小鼠没有出现明显的临床症状，只有老龄 hACE2 小鼠在 3 dpi 时体重下降了 10%，然后恢复。在青年和老年 hACE2 小鼠的肺、气管和脑组织中都发现了大量的病毒 RNA 复制。

用空斑试验从肺标本中检测出传染性 SARS-CoV-2。还在老年 hACE2 小鼠粪便中检测到高水平的病毒 RNA（2.9×10^5 拷贝 /g）。hACE2 感染小鼠脑切片的免疫组织化学染色显示，在神经元、星形胶质细胞和小胶质细胞中也能检测到病毒 S 蛋白的表达。

2. 经灌胃接种 SARS-CoV-2 感染 hACE2 小鼠模型　在 SARS-CoV-2 灌胃后，所有动物均接受 5 dpi 的日常监测和组织处理。3 只灌胃接种 SARS-CoV-2 的 hACE2 小鼠均未见临床症状，但 2 只小鼠气管（2.9×10^6 拷贝 /g 组织）和肺（3.2×10^6 拷贝 /g 组织）均检测到高水平的病毒 RNA，与经鼻途径感染的动物相当。在感染的 hACE2 小鼠的肺气道中可检测到 SARS-CoV-2 S 蛋白的表达。在感染了 SARS-CoV-2 的 hACE2 小鼠中观察到间质性炎症，肺泡间隔增厚。

（二）呼吸道合胞病毒感染小鼠模型

呼吸道合胞病毒（respiratory syncytial virus，RSV）是一种极为普遍且具有传染性的有包膜的 RNA 病毒。RSV 感染动物模型包括小鼠、棉鼠、雪貂、猩猩等。RSV 感染 BALB/c 小鼠模型表现出中等易感性，已被广泛地用于研究 RSV 发病机制和免疫机制。RSV 感染小鼠后，在鼻道和肺中复制。需要高（$> 10^6$ PFU）剂量的 RSV 来诱发小鼠发病的临床症状，其特征是体重减轻、毛皮皱褶和驼背姿势。

（三）H1N1 流感病毒感染"肺 - 免疫"人源化小鼠模型

在 Thy/HSC 人源化小鼠模型的基础上，通过移植人胎肺组织建立了"肺 - 免疫"人源化小鼠模型。植入小鼠的人胎肺组织具有气道、软骨、肺泡、支气管、肺纤毛等组织结构。将 H1N1 流感病毒接种到人肺组织可诱导人肺组织中多类型人免疫细胞反应，包括 HLA-DR+ 活化树突状细胞、B 细胞、CD4 和 CD8 组织定居 T 细胞比例的上升。RNA-Seq 分析发现大量肺组织疾病相关基因的富集。H_1N_1 流感病毒感染的人源化小鼠血清中可检测到病毒抗原特异性人 IgM 和 IgG 抗体水平的显著上升及病毒抗原特异性 T 细胞比例的升高。人肺组织内接种 H1N1 流感病毒可诱发抗病毒人免疫反应、产生抗病毒免疫力，有效抵御致死剂量 H1N1 病毒滴鼻感染。

第三节　大鼠操作技术

大鼠病原微生物感染模型相对成熟。与小鼠相比，大鼠在生理特性、形态和基因上更加接近人类。大鼠手术更容易，更适合连续样本收集，比如抽血等操作。大鼠适用于毒理学、内分泌学、肿瘤学、神经病学、心血管和寄生虫学等领域的研究。

大鼠基因组大约有 27.5 亿个碱基对，小于人类基因组 29 亿个碱基对，略大于小鼠基因组 26 亿个碱基对。大鼠基因组大约包含了 2.5 万个基因，其中 90% 的基因与小鼠及人类相匹配。几乎所有已知与疾病相关的人类基因在大鼠基因组中都能找到对应基因，并且在哺乳动物进化过程中显得高度保守。大鼠有 21 对染色体，人类有 23 对，小鼠有 20 对。

一、基本操作规范

（一）大鼠的抓取与保定

大鼠具有非常尖锐上下门齿，性情凶猛，在抓取时要小心，可遵循"快""狠""准"三字原则，即做到出手要快，下手要狠，抓取部位准确，为防止被抓咬伤，可戴帆布手套。一月龄以内大鼠抓取同小鼠一样。周龄较大的大鼠尾部皮肤因为容易被剥脱。所以用左手从背部中央到胸部提起来抓住，用左手抓的时候把示指放在颈背部，拇指及其余三指放在肋部，示指和中指夹住左前肢，分开两前肢举起来，右手按住后肢保定。

对受试动物给药时，用左手的拇指和示指抓住颈背部皮肤，其余三指抓住背部皮肤，小指和环指夹住尾部保定，或者拇指和示指扣住大鼠颈部，使其头部不能随意转动，其余三指将大鼠保定于手掌心，即可进行一般的操作。

如需进行尾静脉取血时，可将大鼠置于保定器内，使鼠尾留在外面进行操作。若要解剖或行外科手术时，将大鼠保定于固定板。保定器有市售，也可自制。

（二）大鼠采血技术

1. **尾静脉采血**　取血量少时用此法。操作时，先保定大鼠。用温水擦拭鼠尾，再用乙醇消毒，使鼠尾血管扩张充血。注射器用 7 号或 8 号针头，在尾尖部向上 2 ～ 3 cm 处刺入尾静脉。注射器回抽取血，拔出针头，棉签压迫止血。多次取血时，取血点可向近心端递进。

2. **尾尖采血**　取血量少时用此法。操作时，先保定大鼠，45℃温水浸泡鼠尾数分钟，或用乙醇擦拭，使局部血管扩张。擦干鼠尾，剪去尾尖（5 ～ 10 mm）或划破尾部血管，将流血滴入离心管或移液枪吸取。采血后，压迫止血并消毒。

3. **颈静脉穿刺采血**　取血量少时可用此法。保定大鼠，使其颈部伸直，在锁骨中点位置沿皮下平行进针，插入颈静脉，深度约为 5 mm。轻拉注射器，呈负压状态，使血液流入注射器。取血后拔出针头，局部按压止血。此法可反复采血，伤害相对较小。

4. **眼眶静脉丛采血**　此方法可用于多次采血，体重 200 ～ 300 g 大鼠每次可采血 0.5 ～ 1.0 mL。保定大鼠后，用乙醚浅麻醉，实验人员取血时，左手拇指、示指轻轻压迫动物颈部两侧，使眶后静脉丛充血，大鼠眼球突出。右手持硬质玻璃毛细管（内径 0.5 ～ 1.0 mm），使毛细管与大鼠面部呈45°，由眼内角刺入 4 ～ 5 mm。有阻力时停止进针，将毛细管后退 0.1 ～ 0.5 mm。穿刺正确，血液自然流入毛细管中。采血后，放松颈部压力，拔出毛细管，用棉球或消毒纱布压迫大鼠眼球 30 s止血，清理残余血迹。

5. **心脏采血**　此法可从 250 g 大鼠采集 10 ～ 12 mL 血液。将大鼠在鼠板保定，胸前采血区剃毛，消毒皮肤。在左侧第二、第三肋间，可触及心跳。右手持 4 号或 5 号针头注射器，选择心搏最强处快速穿刺，采血后缓慢出针。未出血时，可重新进针，但切勿探心脏周围。

6. **颈动脉取血**　将大鼠仰卧位保定，切开颈部皮肤，分离皮下组织，充分显露颈动脉。将注射器沿血管平行进针，抽取所需血量，或者用颈动脉插管术，可连续多次采血。大量采血且不再保留大鼠时，可采用断头或开胸后心脏采血。

（三）大鼠尿液及粪便采集技术

1. **代谢笼法**　大鼠在代谢笼中排便时，可通过笼子底部的大小便分离漏斗将尿液与粪便分开，达到采集的目的。大鼠尿量少，操作中可损失或蒸发，一般需收集 5 h 以上的尿液，最后取平均值。

2. **反射排尿法**　提起大鼠尾巴时排便反射比较明显。采取少量尿液时，可提起大鼠尾巴，将排出的尿液接到带刻度的容器内。用手指轻轻按摩大鼠直肠两侧，也可刺激大鼠反射性排出粪便。

（四）大鼠给药技术

大鼠给药技术跟小鼠类似。大鼠灌胃给药的关键是左手把大鼠头部保定好，使其头不能随意摆动。其他操作方法与小鼠基本相同。灌胃针进入深度为 5 cm 左右。大鼠一次灌胃最大容量为每100 g 体重 2 mL。

大鼠滴鼻给药时，可将药物用移液枪或滴管滴入动物鼻中。滴鼻药液体积一般不超过 0.2 mL/kg 体重。为确保药液完全进入鼻腔，滴鼻后用手将动物仰卧保定 1 min。药液进入鼻腔至少接触 4 h。若药液漏出，则在 4 h 内平均分次给药。观察并记录给药后 24 h 全身状况及局部黏膜的变化。

二、感染模型和操作技术

大鼠常用于制作各种病原微生物感染动物模型，常见模型包括脓毒血症大鼠模型、丙型肝炎病毒（HCV）感染大鼠模型等。本节以脓毒血症和丙型肝炎病毒（HCV）感染大鼠模型为例，介绍病原微生物感染大鼠模型的操作技术。

（一）脓毒血症大鼠模型

脓毒血症大鼠模型常用建模方法包括盲肠结扎穿刺和肺部细菌感染等。通过盲肠结扎穿刺建立脓毒症大鼠模型，需要麻醉大鼠，做腹部正中切口寻找盲肠。分离肠系膜后在盲肠中点结扎，后在结扎位置至盲肠远端的中点用 21 号针做贯通穿刺，挤出少许粪便置于盲肠表面，将盲肠回纳腹腔并关腹。术后，给大鼠术后护理，包括保暖、止痛药和抗生素，以减轻疼痛。肺部细菌感染 SD 大鼠脓毒症动物模型常用金黄色葡萄球菌和铜绿假单胞菌作为革兰阳性球菌和革兰阴性杆菌作代表，以滴鼻法感染大鼠建立肺部感染引起的脓毒症动物模型。

（二）丙型肝炎病毒（HCV）感染大鼠模型

选用 4 ~ 6 周龄雄性 SD 大鼠，构建 HCV 感染大鼠模型。用 PCR 扩增出丙型肝炎病毒核心区 cDNA（HCV-Core），以重组腺伴随病毒（recombinant adeno-associated virus, rAAV）载体介导的病毒重组技术制备含 HCV-Core 的重组腺伴随病毒。20 只大鼠麻醉后切除 40% 肝，在剩余肝叶内直接注射含 HCV-Core 基因 rAAV 20 μL，另取 20 只大鼠，以同样的手术程序，注入空载体 rAAV 作为对照。术后常规饲养，建立大鼠 HCV 感染模型。

第四节　豚鼠操作技术

豚鼠（guinea pig, cavia porcellus）原产于南美洲，在分类学上属哺乳纲、啮齿目、豚鼠科、豚鼠属的动物。实验豚鼠由野生豚鼠驯化而育成，又称荷兰猪、天竺鼠等。豚鼠体型粗短，头大，颈粗，耳和四肢短小。喜欢干净清洁安静的生活环境，对外界刺激极为敏感。皮厚且不易注射，血管神经不易分离。嗅觉、听觉发达，体内不能合成维生素 C。

豚鼠对抗生素处理敏感，尤其是青霉素，轻则发生肠炎，重则死亡。容易被致敏，易引起变态反应，对免疫抑制剂敏感。常用于实验动物的豚鼠品种包括 Hartley 豚鼠、FMMU 白化豚鼠等。

一、基本操作规范

（一）豚鼠的抓取与保定

豚鼠是性情非常温顺、胆小易惊，一般不会伤人、抓取幼小豚鼠时，用两手捧起来。成熟动物则用左手抓起来，用右手保定。在抓取时，左手的示指和中指放在颈背部的两侧，拇指和环指放在肋部，分别用手指夹住左右前肢。反转左手，用右手的拇指和示指夹住左右后肢。使鼠体伸直成一条直线。其他方法可参照大鼠的抓取和保定。

（二）豚鼠采血方法

1.**耳缘切口采血**   先将豚鼠耳消毒，用刀片沿血管方向割破耳缘，切口约长 0.5 cm，在切口边缘涂上 20% 的枸橼酸钠溶液，防止血凝，则血可自切口处流出。此法采血每次可采 0.5 mL。

2.**背中足静脉采血**   保定豚鼠，将其右或左后肢膝关节伸直，脚背消毒，找出足静脉，左手拇指和示指拉住豚鼠的趾端，右手将注射针刺入静脉，抽血后立即用纱布或棉球压迫止血。反复取血可两后肢交替使用。

3.**心脏采血**   用手指触摸，选择心跳最明显的部位，把注射针刺入心脏，血液即流入针管。心脏采血时所用的针头应细长些，以免发生采血后穿刺孔出血。

（三）豚鼠给药方法

1.**经口灌胃给药**   把豚鼠放在实验台上，用一块干纱布罩住头部，将豚鼠保定在左手掌下，用拇指和示指挤压其口角部使其张口。然后，右手持抽好药物的灌胃针（可用大鼠灌胃针），沿豚鼠上腭壁插入食管。如果灌胃针插入顺畅，位置正确，豚鼠会自动吞咽。否则，豚鼠会乱动，此时应立即拔出灌胃针，重新插入灌胃针，灌胃针进入深度为 5 cm 左右。豚鼠一次灌胃最大容量为每 100 g 体重 2 mL。

2.**耳缘静脉、外侧跖静脉注射给药**   用固定器保定器将豚鼠保定好。保定者用拇指和示指夹住其耳翼并压住豚鼠的头部，右手按住豚鼠腰部。实验人员拔去注射部位的毛，用 75% 乙醇溶液棉球涂擦耳部边缘静脉，并用手指轻弹或搓揉鼠耳，使静脉充血。然后用左手示指和中指夹住静脉近心端，拇指和小指夹住耳边缘部分，以左手环指、小指垫在耳下。待静脉充分暴露后，右手持注射器（带有 4.5 号针头）尽量从静脉末端顺血管平行方向刺入，保证针头斜面全部进入血管即可。刺入静脉后见回血后，放松对耳根处血管的压迫，保定针头缓缓注入药物。注射后用棉球压迫针眼数分钟，以防流血。每只豚鼠一次注射量不超过 2 mL。

因豚鼠耳缘静脉较细，注射时有一定难度，也可采用外侧跖静脉注射法。保定豚鼠，将后肢膝关节拉直，压迫静脉。剪去豚鼠足背的毛，75% 乙醇棉球消毒后，可见粗大的外侧跖静脉，用 4.5 号针头沿向心方向刺入血管注射。

3.**滴鼻给药**   将药物用移液枪或滴管滴入动物鼻中。滴鼻药液体积一般不超过 0.2 mL/kg 体重。为确保药液完全进入鼻腔，滴鼻后用手将动物仰卧保定 1 min 分钟。药液进入鼻腔至少接触 4 h。若药液漏出，则在 4 h 内平均分次给药。观察并记录给药后 24 h 全身状况及局部黏膜的变化。

二、感染模型和操作技术

豚鼠对很多致病性病原微生物敏感，是开展感染性疾病研究常用的实验动物。其常用于研究以下病原体引起的疾病：细菌性疾病：结核、白喉、鼠疫、钩端螺旋体病、链杆菌感染、副大肠杆菌病、旋毛虫病、布氏杆菌病、斑疹伤寒、炭疽等。病毒性疾病：Q 热、淋巴细胞性脉络丛脑膜炎等。

豚鼠对结核分枝杆菌具有高度的敏感性，它是结核菌分离、鉴别、疾病诊断及病理研究的最佳动物。血清学诊断上的"补体"就是由豚鼠血清制成的，常用补体结合试验来进行实验诊断。本节以单纯疱疹病毒 2 型（HSV-2）、口蹄疫病毒和李斯特菌感染豚鼠模型为例，介绍病原微生物感染豚鼠模型的操作技术。

（一）单纯疱疹病毒 2 型（HSV-2）阴道感染豚鼠模型

通常是近交的 Hartley 品系雌性豚鼠，用预先湿润的海藻酸钙拭子打开阴道闭合膜后，直接向阴道内滴注 0.1 mL HSV-2。无须事先用黄体酮治疗。然后对外生殖器皮肤上病毒引起的病变进行评分。严重程度通常在感染后 5 ~ 7 天达到峰值，然后逐渐下降。

在众多的 HSV 生殖器疾病动物模型中，豚鼠与人类疾病最为相似，在评价药物、生物制剂和疫苗方面比其他小动物模型具有许多优势。豚鼠是唯一可用于 HSV-2 阴道感染评估预防性和治疗性疫苗或治疗急性和复发性疾病的小动物。该模型允许对两种方法的几个关键病毒学和临床终点进行评估。干预措施能够阻止病毒的复制或至少降低从阴道中回收的病毒滴度并防止病变的发展。

（二）口蹄疫病毒感染豚鼠模型

豚鼠感染口蹄疫病毒后可引起规律性、典型性发病，这是成功建立豚鼠口蹄疫病毒感染模型的关键。新生乳鼠对口蹄疫病毒高度敏感，但超过 5 日龄左右乳鼠敏感性降低。用 0.01 mol/LPBS（pH 7.4）将口蹄疫种毒 ORMF8 稀释至 LD_{50} 为每 0.2 mL 10^{-7} ~ 10^{-3}/mL，随后将各滴度病毒液分别经豚鼠后肢趾部行皮内注射，注射剂量为每只 0.2 mL。

口蹄疫病毒感染豚鼠后可引起其出现典型疾病特征，并产生明显病变。发病豚鼠在接种部位出现小水疱，这种小水疱随后可能被吸收消失，并不遗留糜烂面，但可在豚鼠四肢趾部或口腔内发生继发性水疱，豚鼠机体消瘦，有部分豚鼠发生死亡。

（三）李斯特菌感染豚鼠模型

豚鼠是李斯特菌的自然宿主，感染后，其症状与人感染后的症状不同，神经系统症状很少见。常选用 Hartley 豚鼠，雌性或雄性均可，分笼饲养于聚碳酸酯的笼子中。为了鉴定攻菌前豚鼠是否感染过李斯特菌，取豚鼠的粪便接种于李斯特杆菌鉴定肉汤培养基中培养鉴定，确定选用的豚鼠是李斯特杆菌的 SPF 动物。在菌液中加入奶液，至浓度为 5×10^{10}/mL，通过门齿和白齿之间直接口腔给菌 0.5 mL。0 天和 1 天分别攻菌一次。该攻菌量是预实验获得的感染豚鼠的亚致死剂量。

第五节　兔操作技术

兔（rabbit）是哺乳类、兔形目、兔科下属所有的属的总称。兔眼睛大而圆，体形中等，腰臀丰满，四肢粗壮有力，兔耳郭大，血管清晰。毛色主要有白色、黑色、红色、灰蓝色和灰色等。因其容易饲养，生长周期较短，寿命较长及较高的繁殖率，成为常用的实验动物。实验用兔多达数十种，我国常用的品种包括，日本大耳白兔、新西兰白兔、青紫蓝兔、中国白兔等。

兔性情温顺，易于操作，对环境反应敏感，耐寒怕热，喜干怕湿。兔听觉和嗅觉灵敏，胆小易惊，在操作兔时要动作轻柔，避免引起应激反应。

一、基本操作规范

（一）兔的抓取和保定

1. 徒手抓取方法　兔易驯服，较少咬人，但脚爪锐利，避免抓伤。抓取时轻开笼门，一只手抓住颈背部皮肤轻轻提起，另一只手托住腰部把兔从笼中取出。抓住颈部和臀部抱着运送。切勿抓兔两耳提起，兔会奋力挣扎，易损伤耳根神经或落地摔伤。也勿抓兔四肢，以免被其抓伤或孕兔流产。

2.盒式保定方法 对兔做静脉注射、采血或做热原试验时，可用兔固定盒（器）保定。

3.固定架（板）保定 方法与大小和固定板保定原理相同，根据需要可实行俯卧位或背卧位保定。

（二）兔的采血方法

1.耳缘静脉采血 将兔保定，拔去耳缘静脉局部的毛被，消毒，用手指轻弹兔耳，使静脉扩张，用针头刺耳缘静脉末端，或者用刀片沿血管方向割破一小切口，血液即流出。本法为兔最常用的采血方法，可多次重复使用。

2.耳中央动脉采血 在兔耳中央有一条较粗的、颜色较鲜红的中央动脉。用左手保定兔耳，右手持注射器，在中央动脉的末端，沿着与动脉平行的向心方向刺入动脉，即可见血液进入针管。由于兔耳中央动脉容易痉挛，故抽血前必须让兔耳充分充血，采血时动作要迅速。采血所用针头不要太细，一般用 6 号针头，针刺部位从中央动脉末端开始，不要在近耳根部采血。

3.颈静脉采血 方法同小鼠、大鼠的颈静脉采血。

4.心脏采血 使兔仰卧，穿刺部位在第 3 肋间胸骨左缘 3 mm 处，针头刺入心脏后，持针手可感觉到兔心脏有节律的跳动。此时如还抽不到血，可以前后进退调节针头的位置，注意切不可使针头在胸腔内左右摆动，以防弄伤兔的心、肺。

（三）兔给药方法

1.兔经口灌胃给药 经口给药时，用手保定的方法是，坐在椅子上用一只手抓住兔颈背皮肤，另一只手抓住两后肢夹在大腿之间。大腿夹住兔的下半身，用空着的手抓住两前肢将兔保定。抓住颈背部的手，同时提着两只耳，防止其头部活动，即可操作经口灌胃给药。

对兔灌胃时，可用自制 20° 弧度灌胃针，针体长约 9 cm，并连接 10 mL 或 20 mL 注射器。兔保定后，用左手拇指和示指用力压迫其口角部使张口，右手持灌胃针从右口角处慢慢插入。如插入位置正确，兔会自动吞咽。若插入不对，兔会乱动，此时立即拔出灌胃针，重新插入。灌胃针进入深度为 15 ~ 18 cm。药物注完后，慢慢拔出灌胃针。兔一次最大灌胃量每只 80 ~ 100 mL。也可借助于开口器、灌胃管进行。

2.兔耳缘静脉注射 兔耳部血管分布清晰，兔耳中央为动脉，耳外缘为静脉（内缘静脉深不易保定，故不用）。外缘静脉表浅易保定，较为常用。注射部位去毛，用手指轻弹或轻揉兔耳，使静脉充盈，左手示指和中指夹住静脉，拇指绷紧静脉的远端，环指及小指垫在下面，右手持连接 6 号针头的注射器从静脉远端刺入，移动拇指于针头上以固定针头，放开示指和中指，将药液注入，然后拔出针头，用手压迫止血。

3.兔结膜囊给药 用药前先观察并记录兔角膜、虹膜及结膜情况，已有病变或炎症者，剔除不用。实验时，轻轻拉开眼睑，将 0.1 mL 或 0.1 g 药物滴入或涂入一侧眼结膜囊内，然后轻合眼睑约 10 s，一般无须冲洗眼睛。另一侧用作对照。一般采用裂隙灯观察结膜、角膜和虹膜等反应，也可选用放大镜、生物显微镜等检查分泌物。

二、感染模型和操作技术

兔在病原生物学和感染性疾病研究中应用广泛，常用于传染病、心血管病、内分泌疾病、代谢病等疾病研究，以及遗传学、药理学等领域。兔对多种病原微生物敏感，可建立狂犬病、天花、脑炎、螺旋体病、结核病、血吸虫病、弓形虫病等动物模型。兔也常用于致热原研究和免疫血清制备。本节以梅毒螺旋体和结核感染兔模型为例，介绍病原微生物感染兔模型的操作技术。

（一）梅毒螺旋体感染兔模型

梅毒螺旋体（Tp）感染新西兰兔模型已在科学研究中广泛应用，感染 Tp 后新西兰兔也可发生硬下疳、梅毒疹及三期梅毒症状。Tp 首先黏附破损的皮肤黏膜，一部分在原位繁殖，一部分突破局部的血管内皮屏障进入血液，随血流扩散至全身，还有一部分进入淋巴结，在淋巴结内大量繁殖后，再次进入血液，扩散至全身，造成系统性感染。既往小鼠、豚鼠模型中并没有出现像人体宿主一样的三期梅毒临床症状。

新西兰兔睾丸内复苏 Tp 标准株（Nichols），并连续分离传代，收集第二代 Tp 菌株悬液接种于新西兰兔背部皮肤。感染 21 天后麻醉处死新西兰兔，收集血液，无菌分离感染部位组织以及肝脏、脾脏、睾丸和淋巴结。荧光实时定量 PCR 检测各组织器官 Tp 扩散情况。新西兰兔 Tp 感染后第 21 天所有接种部位均出现皮肤损伤（硬结和溃疡），病理检查显示感染部位出现大量炎症细胞，主要包括浆细胞、巨噬细胞和淋巴细胞，实时定量 PCR 显示肝脏、脾脏、睾丸等组织器官存在大量 Tp。新西兰兔背部皮肤接种 Tp 后能通过血液和淋巴结扩散到肝脏、脾脏、睾丸等组织器官。

（二）结核分枝杆菌感染兔模型

结核分枝杆菌（Mtb）感染人类可造成肺结核。结核分枝杆菌感染兔模型，在单剂量或多剂量的利福平或利福喷丁产生人类等效的血浆暴露后，在给药后的不同时间点处死兔。可用两种方法在兔中产生结核病变，一种是气溶胶感染的兔用于单剂量实验，另一种是利用支气管镜感染肺结核。对气溶胶和支气管镜感染的兔的患病肺组织进行大体检查和组织病理学，确定这两种感染途径均为类似人的结核病病理学特征。

第六节　实验猴操作技术

实验猴在亲缘关系上和人类最接近，20 世纪上半叶开始才广泛应用于生物医学研究，1950 年后实验猴已普遍在实验室中使用。如因使用猴而使脊髓灰质炎疫苗得到了迅速推广，为其应用开辟了更广泛的途径。旧世界（亚洲、非洲、南太平洋诸岛）猴，如猕猴对结核分枝杆菌敏感，易携带 B 病毒。新世界（南美、中美）猴，如南美狨猴，对结核病有抗力，不携带 B 病毒、无颊囊、有长尾。

在研究中应用最多主要是猕猴属的猴，可分为 12 种：食蟹猴、恒河猴、平顶猴、熊猴、红面断尾猴、四川断尾猴、头巾猴、戴帽猴、狮尾猴、叟猴、台湾岩猴、日本猕猴。其中，食蟹猴、恒河猴、平顶猴、熊猴、红面断尾猴为常用的实验动物。

一、基本操作规范

（一）猴的捕捉与保定

猴性顽劣，脾气暴躁，活动灵活，实验人员容易被抓伤咬伤（图 11-2）。一般建议实验人员在实验前训练猴适应或配合捕捉、保定和给药等操作。感染性动物实验应使用内置可推拉装置的猴笼。通过推拉装置保定猴，需要麻醉后操作。

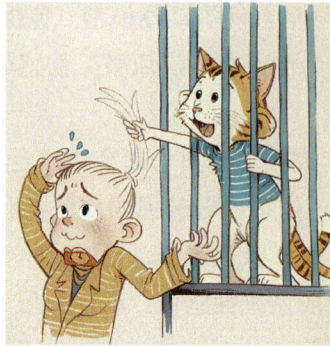

图 11-2　来自动物的伤害示意图

1. 室内捕捉　在室内或大笼内捕捉猴时，需 2 ~ 3 人合作，戴防护皮手套，用长柄网罩，尽量一次罩住。猴非常灵巧，受惊后捕捉难度增大。捕捉时，快速将猴罩住，防止逃脱室外。猴被罩后，由罩外抓住猴头或颈部（防止咬伤或抓伤），轻掀网罩，将猴双前肢反背握住。

2. 笼内捕捉　笼内捕捉多用于单笼饲养的猴。猴笼设计成笼后壁可向前滑动（图 11-3）。捕捉时拉动滑杆，使笼后壁向前移动，将猴夹在笼前后壁之间，将猴的双前肢从笼隙拉出笼外并紧紧握住。另一人戴上防护手套推开笼门，抓住猴头，小心将双前肢反背于猴身后，提出猴。

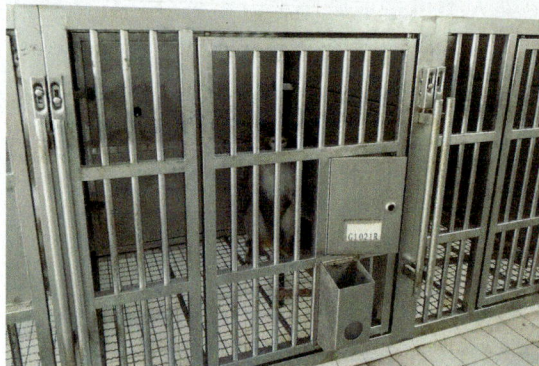

图 11-3　推拉式猴笼

3. 猴的保定　猴固定椅由头枷和坐椅构成。坐椅可根据猴体型旋转升降杠升降高度，头枷上颈孔的大小可根据猴脖子围度调整以保定猴头。猴保定后，其头部与身体以枷板分隔，可避免实验人员被猴咬伤和抓伤。枷板可作为工作台，放少量器械。

（二）猴的血液采集

（1）前肢头静脉采血：与犬前置采方法血类似。

（2）后肢皮下静脉采血：一人固定猴，另一人用左手握住膝关节稍上处，剃去毛发，碘伏擦拭消毒，稍作按压即可见静脉凸出，右手持采血针或注射器直接刺入采血即可。

（三）猴的给药方式

给药方式有口服给药、肌内注射、静脉注射、皮下注射、皮内注射、腹腔注射等。

1. 口服给药

（1）直接投食法给药法：直接将药物投放于食盒内，靠动物自己捡服。

（2）灌胃给药法：保定实验猴，用灌胃管经口或鼻插入胃内，在确定灌胃管到达胃部后即可灌入药物。具体操作可参照兔的灌胃操作。

2. 肌内注射 一般选择前肢肱二头肌或后肢臀部肌内进行注射。向外拉动控制杆，将实验猴推至笼门前，锁定控制杆，手持注射器直接注射即可。

3. 静脉注射 一般选择前肢静脉或后肢皮下静脉；根据实验情况决定是否需要麻醉给药；不麻醉直接给药，向外拉动控制杆，将实验猴推至笼门前，锁定控制杆，从笼空隙处将猴前肢拉出，剃除待注射部位毛发，聚维酮碘溶液擦拭消毒，进行注射。

4. 皮下注射 一般选择猴颈后部和腰背部皮肤。注射前去除毛发，聚维酮碘溶液擦拭消毒，左手捏起皮肤，沿皮肤空隙处进针，完成推注。

5. 皮内注射 无特定位置，根据实验皮内注射。

6. 腹腔注射 保定实验猴，头部稍低，腹部注射。

二、感染模型和操作技术

猴可以感染人类所特有的感染性疾病，特别是其他动物所不能复制的感染性疾病。猴可被用作严重急性呼吸系统综合征（SARS）病毒和登革热病毒感染的病毒学、血清学和临床免疫应答研究，也可被用作病毒性腹泻、流感、疱疹病、病毒性肝炎和获得性免疫缺陷综合征（AIDS）的动物模型。猴不仅是球菌性肺炎、兔热病、链球菌病、葡萄球菌病、立克次体病、鼠伤寒沙门菌病等细菌性疾病的理想动物模型，也是弓形体病、阿米巴脑膜炎、疟疾、丝虫病等寄生虫病的理想动物模型。本节以 SARS-CoV-2 和人类免疫缺陷病毒（HIV）感染猴模型为例，介绍病原微生物感染猴模型的应用。

（一）新型冠状病毒感染猴模型

恒河猴、食蟹猴、非洲绿猴、狒狒和普通狨猴等在生理特征和免疫调节等方面与人类具有显著的相似性，可用于 SARS-CoV-2 感染的大动物模型。病毒接种方式有多种，一般包括鼻腔接种、气管接种、眼结膜接种、气溶胶吸入等。

单独鼻腔和鼻腔气管联合接种病毒可使病毒大量复制，并在感染后 1～3 天达到峰值，持续 5～7 天后下降。下呼吸道和肺组织中的病毒复制在感染 3 天后增加，并在感染 9 天时达到峰值。气管接种 SARS-CoV-2 则不会引起病毒在鼻组织中复制，且病毒在肺组织中载量要低得多。表明上呼吸道病毒聚集是加剧下呼吸道的病毒传播和感染的重要前提，上呼吸道病毒聚集会出现更严重的新冠症状。

猴感染 SARS-CoV-2 后，可观察到病毒性肺炎、胃肠道异常和广泛的肺部病变，包括肺变色、浑浊、细支气管炎、充血和胸膜粘连。恒河猴则在感染病毒后出现轻度发热、体重减轻、食欲下降和缺氧，偶有乏力、血小板减少、短暂中性粒细胞减少和淋巴细胞减少。

（二）HIV 感染猴模型

使用 HIV 病毒标准株 HIV-1NL4.3 感染北平顶猴，表明 HIV-1 可在北平顶猴体内呈低水平持续性复制和形成潜伏感染。提示 HIV-1 感染北平顶猴可能是一种较好的潜伏感染动物模型。使用 SIVmac239 病毒感染老年猕猴可建立老年 AIDS 动物模型，发现免疫衰老在老年 AIDS 的发展过程中起到关键作用。

通过肠道给药，感染高剂量猴-人类免疫缺陷病毒（SHIV）的恒河猴 33C6-IgM4 治疗后，阻止了恒河猴发生病毒血症，首次证明黏膜 IgM 可以防止经黏膜的 HIV 感染。研究人员制备了两种分别称为 3BNC117-LS 和 10-1074-LS 的静脉注射型抗体。单次注射每种抗体都可以在长达 37 周的时间里保护 2 组（每组 6 只）每周暴露于 SHIV 的猴免受感染，而不接受抗体治疗的猴 3 周后就感染了 SHIV。

（编写：孔　琪，审校：魏　强）

参考文献

［1］张倩，孙洪涛，常凯，等.病原感染动物实验生物安全控制技术探讨 [J]. 中国动物保健，2024, 26(8): 101-102, 107.

［2］陈丽香，秦波音，杨华，等.实验动物身份识别与追踪技术在生物安全实验室的应用前景 [J]. 实验动物与比较医学，2022, 42(2): 89-94.

［3］孔琪，李继平，赵永坤.实验动物资源是生物医药产业创新的重要支撑条件 [J]. 科技导报，2016, 34(11): 12-13.

［4］张连峰，秦川.小鼠基因工程与医学应用 [M]. 北京：中国协和医科大学出版社，2010: 1-5.

［5］秦川.2014-2015 年度实验动物科学学科发展报告 [M]. 北京：中国科学技术出版社，2015: 12-20.

［6］秦川.实验动物学 [M]. 2 版 . 北京：中国协和医科大学出版社，2016: 21-30.

［7］夏咸柱，秦川，钱军.实验动物科学技术与产业发展战略研究 [M]. 北京：科学出版社，2016: 3-10.

［8］秦川.我们身边的人兽共患病 [M]. 北京：科普出版社，2016: 4-20.

［9］秦川.实验动物学词典 [M]. 北京：中国标准出版社，2016: 11-30.

［10］秦川.实验室生物安全事故防范和管理 [M]. 北京：科学出版社，2017: 1-15.

［11］高虹.实验动物疾病 [M]. 北京：科学出版社，2018: 9-18.

［12］秦川.中华医学百科全书 - 医学实验动物学 [M]. 北京：中国协和医科大学出版社，2018: 12-18.

［13］秦川.医学实验动物学 [M]. 北京：人民卫生出版社，2021: 3-15.

［14］高虹.实验动物医学管理 [M]. 北京：科学出版社，2022: 6-10.

［15］GB/Z 39502—2020. 实验动物新型冠状病毒肺炎 (COVID-19) 动物模型制备指南 [S]. 北京：中国标准出版社，2020.

［16］GB/T 39759—2021. 实验动物术语 [S]. 北京：中国标准出版社，2021.

［17］GB/T 39760—2021. 实验动物安乐死指南 [S]. 北京：中国标准出版社，2021.

［18］GB/T 42011—2022. 实验动物福利通则 [S]. 北京：中国标准出版社，2022.

［19］GB/T 43051—2023. 实验动物动物实验生物安全通用要求 [S]. 北京：中国标准出版社，2023.

［20］T/CALAS 30—2017. 实验动物感染性疾病动物模型评价指南 [S]. 北京：科学出版社，2017.

第十二章　生物信息学技术

生物信息学（bioinformatics），作为生物技术的分支学科，是一门结合了生物学、计算机科学、信息科学和统计学等多学科领域，主要致力于对生物数据进行收集、分析、管理和解释的学科。生物信息学的应用范围广泛，包括基因组学、蛋白质组学、转录组学、代谢组学等领域。通过生物信息学的方法，研究人员可以对基因序列、蛋白质结构与功能、基因表达及代谢网络等进行系统性的分析和解释，从而深入理解生物学的各个方面。本章将深入探讨生物信息学的概念、方法及其在病原微生物领域的重要应用，使读者更深入地了解病原微生物，以及为传染病的预防、诊断和治疗提供新思路、新方法。

第一节　概述

高通量测序、基因芯片、蛋白质组学技术等多种新技术的出现，为我们进一步深入了解病原微生物提供了新的技术手段。然而，与传统的实验技术不同，新技术的诞生带来了海量的实验数据，例如，通过第二代测序技术获得的细菌基因组原始测序数据超过 1 Gb。为了处理和应用这些新技术带来的数据，我们需要引入计算机科学的力量，由此诞生了生物信息学的概念，生物信息技术的出现也在疾病预防控制的各个工作场景发挥了重要的作用。

一、生物信息学的概念

生物信息学是一门融合生物学、计算机科学和统计学等多学科知识的交叉学科领域。它利用计算机技术和数学方法来处理生物学数据、解决生物学问题，从而推动生命科学领域的发展。生物信息学的研究内容主要包括生物信息的获取、存储、管理、分析和应用。

首先，生物信息学涉及生物信息的获取和存储。随着生物学研究的不断深入和技术的不断进步，生物信息的获取变得日益方便和快捷。科学家们通过各种实验技术和仪器，如基因测序、质谱等，获取生物分子的序列、结构和功能等信息，并将这些数据存储在数据库中，为后续的分析和研究提供基础。其次，生物信息学涉及生物信息的管理和分析。生物信息学通过开发各种软件工具和算法，对大规模生物数据进行处理、整合和分析。这包括基因组学、蛋白质组学、转录组学、宏基因组学等多个层面的数据分析，帮助科研人员理解生物体内复杂的分子网络和生物过程，揭示生物学的规律和机制。最后，生物信息学涉及生物信息的应用。生物信息学的研究成果广泛应用于生命科学研究、医学诊断、药物研发等领域。通过生物信息学的方法，科学家们可以筛查未知病原、预测蛋白质结构、识别健康风险因素、设计新药物等，为人类健康和疾病的预防及治疗提供重要支持。

总的来说，生物信息学是一门具有广阔前景和重要意义的学科，它为生物学研究提供了新的思路和方法，推动了生命科学领域的发展。随着生物信息学技术的不断创新和完善，相信生物信息学将在未来发挥越来越重要的作用，为人类健康和生命科学领域带来更多的突破和进展。

二、生物信息学在病原微生物中的应用场景

（一）生物信息学可应用于病原微生物的鉴定

病原微生物指可引起疾病的微生物，包括细菌、病毒、真菌和寄生虫等。生物信息学技术可以通过基因组测序来鉴定病原微生物。基因组测序是指对病原微生物的整个基因组进行测序和分析，从而获得病原微生物的基因信息。通过比对已知病原微生物的基因组数据库，可以快速准确地确定待鉴定微生物的种属和型别等信息，为疾病诊断和防控提供重要依据。相对于需经富集培养、分离培养、形态特征观察、生理生化反应、血清学鉴定及必要的动物试验等过程的传统鉴定方法，基于基因组测序和生物信息学方法开展病原微生物鉴定具有精度高、信息量大和受实验误差影响小等优点，目前在公共卫生领域逐渐发挥越来越大的作用。

（二）生物信息学可助力传染病精准溯源

生物信息学技术还可以利用比较基因组学方法对不同病原微生物进行比较分析。通过比较病原微生物的基因组序列，可以揭示它们之间的遗传差异和相似性，帮助科研人员了解病原微生物的进化历史和传播途径。全基因组测序分型溯源技术不仅能鉴别暴发菌株，而且能够针对一起暴发菌株，追踪到病原菌的精细传播链，从而实现溯源。基于细菌基因组的传染病暴发溯源方法在跨国跨洲、局部暴发、院内感染暴发的调查中均已被证实可以起到很好的作用。2011 年，海地霍乱疫情调查是基因组数据应用于追踪病原菌传播的经典案例，其进步之处在于基因组数据区分出 PFGE 不能区分的菌株。国内比较早的应用是针对 2010 年云南甲型副伤寒暴发的调查，基于全基因组序列测序及溯源分析，发现患者感染的源头是被医院污水所污染的菜地中所生长的蔬菜。泰国某医院通过采样所得的 MRSA 菌株的细菌基因组序列比对发现，有 5 株菌株具有非常相近的遗传距离，且采样来自邻近的病房，因此推测物理距离和这次院内病原菌传播具有直接的关联性。

（三）生物信息学有助于未知病原的发现和疑难病例的诊断

以 2014 年发表于《新英格兰》杂志的一个经典病例为例：一位 14 岁男孩，于 2012 年 8 月赴波多黎各旅游，期间曾在河水中游泳。2013 年 4 月，该男孩由于发热和头疼入院，之后的几个月，其反复入院 3 次。3 次住院期间，多种病原菌检测结果（包含各种培养、分子检测技术）皆为阴性。最终采用高通量测序技术对该男童的脑脊液样本进行检测，鉴定出感染病原为钩端螺旋体。近年来，国内也陆续有基于高通量测序技术成功进行临床诊断案例的出现。这些病例证实，高通量测序技术可以帮助临床疑难病例的病原筛查。与传统的基于培养的病原菌检测技术相比，基于高通量测序技术的未知病原筛查技术，具有以下几个优点：①有助于苛养菌或新病原的鉴定，由于微生物的培养条件差异很大，尽管历经微生物学几代科学家的努力，目前人类对微生物的了解仍相对匮乏，有大量的苛养细菌难以培养，或者新病原不知道如何培养，高通量测序技术由于其跳过了细菌培养这一步骤，直接针对于临床样本中的核酸，因此有助于对苛养菌或新病原的鉴定。②通量大，一次高通量检测可对样本中几千种病原微生物的存在情况同时进行筛查，无须同传统的检测方法一样需要调整参数反复进行，节省了人力、物力和时间。③检测结果可与人类精准医学密切结合，例如，目前

人类肠道微生物菌群中的某些菌属就已被研究证实与肥胖、过敏、糖尿病甚至精神疾病等疾病具有一定的相关性，因此可以作为人类健康临床检测中的风险标志。

第二节 生物信息学工具

为了处理和应用各种新技术带来的海量数据，我们需要引入计算机科学的力量，由此也诞生了更多新的工具和方法。

一、常见生物信息学文件格式

用于保存生物信息的数据文件常见的文件格式为 fastq、fasta、sam/bam、vcf 等。

1. fastq 格式 fastq 格式文件一般用于存储测序仪器原始下机数据。

fastq 格式是测序下机和生物信息分析所运用的文件格式中最常见的一种，一般以 fq 或 fastq 结尾 fastq 格式的序列一般都包含有四行，第一行以"@"开头，后面跟着序列的描述信息，这点与 fasta 格式是一样的。第二行是序列本身。第三行以"+"开头，后跟可选的序列描述信息。第四行是第二行序列的质量评价（quality values，注：应该是测序的质量评价），其字符数与第二行的序列长度相等。碱基质量值（quality score 或 Q-score）是碱基识别（base calling）出错概率的整数映射。常用的 Phred 碱基质量值公式为：$Q\text{-}score = -10 \times \log_{10}(P)$。其中，$P$ 为碱基识别出错的概率。碱基质量值越高，表明碱基识别越可靠，测错的可能性越低。例如，Q40 表示每 10 000 个碱基中有 1 个识别错误。

2. fasta 格式 fasta 格式文件一般用于存储基因组或基因序列。

fasta 格式是一种基于文本的序列表示格式，适用于核苷酸序列或氨基酸序列，文件扩展名通常为 fa 或 fasta。在该格式中，碱基对或氨基酸用单个字母编码，并允许在序列前添加序列名称及注释。序列文件的第一行是由大于号"＞"或分号"；"该行的任意文字说明（习惯常用"＞"作为起始），用于序列标记。从第二行开始为序列本身，只允许使用既定的核苷酸或氨基酸编码符号。通常核苷酸符号大小写均可，而氨基酸常用大写字母。

3. sam/bam 格式 sam 格式文件通常用于保存短序列的比对结果，是一种以制表符（tab）分隔的文本格式，主要用于表示测序序列比对到基因组上的结果，也可用于表示其他多重比对结果。通常，将测序 reads 比对到参考基因组后，得到的文件即为 sam 文件。bam 文件是 sam 文件的二进制格式，具有更小的存储空间，并支持更多下游分析工具的使用。

4. vcf 格式 vcf（variant call format）是一种专门用于存储基因序列突变信息的文本格式。在生物信息分析中，vcf 格式文件广泛用于保存序列比对结果，例如基因组中的单碱基突变（SNP）、插入/缺失（INDEL）、拷贝数变异（CNV）和结构变异（SV）等。vcf 是一种可直接查看的文本格式，也可转换为二进制格式（bcf 格式）。需要注意的是，不同软件甚至同一软件的不同版本生成的 vcf 文件可能存在较大差异，例如对变异位点的描述方法可能不同。

二、测序数据质量控制

在开展生物信息数据分析之前，对测序数据进行质量评估是一项至关重要的工作。数据质量的优劣直接影响分析结果的可靠性。这类似于烹饪前对食材的处理：如果未去除劣质食材，即使厨师技艺高超，菜品也难以达到色香味俱全的效果。同样，通过大量的实际数据分析发现，若未对测序数据进行质量评估和处理，分析结果可能受到显著影响，导致时间浪费甚至得出错误结论。因此，对测序下机数据进行质量评估至关重要。

目前，常用的测序数据质量控制软件包括 FastQC、FastP、MultiQC 和 NanoPlot 等。其中，FastQC 是目前最常用的二代测序数据质量控制工具，支持跨平台使用。

三、基因组拼接组装

基因组是指一个生物体内所有遗传物质的总和，包括 DNA（如细菌）或 RNA（如 RNA 病毒）。研究基因组的科学称为基因组学（genomics），其核心是通过高通量测序技术测定物种的基因组，并利用生物信息学方法进行分类、分型及 DNA 序列结构和功能研究。开展病原微生物基因组学研究的重要环节之一是基因组的拼接组装。

以细菌为例，绝大多数细菌的染色体为单条环状结构，大小通常在 0.5 ~ 10 Mb 之间。然而，测序仪原始下机的每条序列（read）长度仅为几百到几千碱基，仅占基因组的极小部分。将数百万甚至更多的测序片段（reads）通过序列拼接组装生成完整基因组的过程，称为基因组拼接组装。这是生物信息学中至关重要的环节。

（一）有参组装和无参组装

基因组组装可分为有参组装和无参组装两种方法：

有参组装（参考基因组比对组装）：将测序序列与参考基因组进行比对，确定序列的对应位置后进行组装。该方法常用于病毒基因组的组装。

无参组装（从头组装，de novo assembly）：不依赖任何已知基因组信息，基于原始测序序列之间的重叠片段拼接出相对完整的基因组序列。该方法常用于细菌基因组组装或缺乏参考基因组序列的生物物种。

一些常见的基因组组装软件如下。

SPAdes（St. Petersburg Genome Assembler）：SPAdes 是一款适用于短序列（如 Illumina 数据）和长序列（如 PacBio 或 Nanopore 数据）的 de novo 组装工具。它具有出色的容错性和适应性，适用于多种生物样本类型。

Velvet：Velvet 是另一款常用的 de novo 组装软件，特别适用于 Illumina 数据。它使用 De Bruijn 图方法来组装序列，可通过调整 k-mer 大小来优化组装结果。

Canu：Canu 是专注于长读长序列（如 PacBio 和 Nanopore 数据）的组装。在处理高错误率的第三代测序数据方面表现优异，支持去冗余、错误校正和长序列组装。

MaSuRCA（Maryland Super Read Cabog Assembler）：MaSuRCA 是一款支持多种测序技术（如 Illumina、PacBio 和 Nanopore）的综合组装工具。具有较高的自动化程度，适合初学者使用。

SOAPdenovo2：这是另一款适用于 Illumina 数据的 de novo 组装工具。支持多种数据类型，提供丰富的参数选项，可满足不同的研究需求。

MetaSPAdes：专为微生物组学研究设计，适用于组装和分析微生物群落的基因组。能够处理混合的细菌和古菌数据，适用于复杂微生物群落的组装。

ABySS：ABySS 是一款开源的 de novo 组装软件，支持多种测序数据类型，包括 Illumina、454和 Sanger 序列。在大规模组装项目中表现优异。

Flye：Flye 是一款专注于长读长序列（如 PacBio 和 Nanopore 数据）的组装工具。在解析重复区域和生成高质量基因组组装方面具有优势。

此外，还有许多新兴的基因组组装软件不断涌现，例如 Mecat2、Wtdbg2、Falcon、Shasta 和Unicycler 等，为生物基因组的组装提供了更多选择。然而，由于生物本身的复杂性和技术限制，目前尚无一种完美的组装解决方案。不同算法生成的基因组组装结果可能存在差异，因此需要对组装结果进行评估、质量控制和优化。

（二）基因组质量控制

由于目前组装技术的限制和实际情况的复杂性，最终组装得到的序列与真实基因组序列之间仍可能存在差异，比如有参组装方法可能会忽略一些结构变异，无参组装方法对于高 GC 或者 repeat区域可能会有空缺。即使是同一策略，也会基于算法的不同，继续细分多种程序，再基于参数选择的不同，产生出多种组装结果。对组装效果的评价主要依据组装序列的连续性、完整性和准确性。连续性要求组装得到的（多条）序列长度尽可能长；完整性要求组装序列的总长度占基因组序列长度的比例尽可能大；准确性要求组装序列与真实序列尽可能符合。

常见的基因组质量控制指标如下：

contig 数：该指标是指拼接后所得到的片段数量。多个 reads 通过片段重叠，能够组装成一个更大的连续的片段，称为 contig。contig 数越少，代表基因组越完整。contig 数越多，代表组装所得的基因组越零散。一个质量较好的细菌基因组 contig 数应＜ 100，如最终得到 1 条完整的染色体，即 contig=1 时，则最佳，代表获得了细菌完成图。

参考基因组覆盖度：对于有参组装或重测序，需评估该指标。该指标是指将测序结果与参考基因组比对后所得的覆盖度（coverage）。建议覆盖度 ≥ 95%。如低于该值，考虑是否有大片段插入缺失或测序质量问题。

N's per 100 kbp：该指标是指每 100 kb 碱基中所含有的不确定碱基数，该指标越高，代表拼接结果越差。

total length：对于细菌重测序，需评估该指标。该指标是指拼接后所得的所有片段的总长度。如与参考基因组的总长度有 20% 以上的差异，需考虑是否有大片段插入缺失或测序质量问题。

N50：指在所有 contig 中，长度至少为所有 contig 长度总和一半的最短 contig 的长度。一个较高的 N50 值意味着少数较长的 contig 就能覆盖基因组的大部分，这通常表明组装的连续性更好，碎片更少。在组装质量较高的情况下，更长的 contig 能够更准确地代表原始 DNA 分子的序列，因此N50 被视为评估组装质量的一个重要指标。

除此之外，还有 N90、L50、L75 等指标值也可以协助进行基因组质量的评估。

常用的可用于病原微生物基因组质量控制的生物信息工具如下：

QUAST：用于评估基因组 scaffold N50、L50 等指数。

BUSCO：基因组和预测的蛋白组都可以用 BUSCO 评估基因组组装或注释的完整度（completeness）。

Seqkit：用来计算基因组的长度、contig 数等指数。

四、基因组预测和功能注释

（一）基因预测和功能注释

基因预测是指通过生物信息学方法和工具来识别基因组中的基因序列，揭示基因的位置、结构和功能的方法。功能注释则是对基因进行进一步分析，以理解基因在生物体内的具体功能和相互作用。以下是一些常用的基因预测和功能注释工具。

1. 基因预测工具

（1）GeneMark：一种基于统计模型的基因预测工具，适用于原核生物和真核生物。

（2）Augustus：一种基于隐马尔可夫模型（HMM）的基因预测工具，可用于多种生物。

（3）Glimmer：一种广泛应用的原核生物基因预测工具，基于统计模型和机器学习算法。

2. 功能注释工具

（1）Prokka：是一个适用于原核生物的基因组自动注释工具，由墨尔本大学生物信息学家 Torsten Seemann 开发。Prokka 协调了一套现有的软件工具，可以对原核基因组和宏基因组进行快速高效的功能注释。

（2）BLAST：用于基因序列比对和查找同源序列，帮助理解基因的进化和功能。

（3）InterProScan：通过比对已知蛋白质域数据库，预测基因的功能域和结构域。

（4）DAVID：提供基因功能注释和富集分析，帮助理解基因在生物学过程中的作用。

（5）Bakta：细菌基因组在线注释平台。

（二）基因组和基因可视化

基因组和基因可视化是指利用图形化方式展示基因组和基因的信息，以便科学家和研究人员更直观地理解基因组的结构、基因功能和相互关系的方法。通过可视化，可以有效地呈现大规模的基因组数据，帮助研究人员发现模式、趋势和关联，促进对基因组的深入研究和解释。

以下是一些常用的基因组和基因可视化工具：

（1）UCSC Genome Browser：提供全面的基因组信息和注释，支持多种物种的基因组浏览和比对。

（2）Ensembl Genome Browser：提供基因组序列、基因注释、蛋白质结构等信息的可视化展示。

（3）IGV（Integrative Genomics Viewer）：用于可视化基因组测序数据、基因表达数据和变异信息。

（4）Proksee：细菌基因组圈图绘制工具。

（5）Cytoscape：用于构建和可视化基因互作网络、信号通路和调控网络。

（6）STRING：提供蛋白质互作网络的可视化展示，帮助理解蛋白质之间的相互作用。

五、序列比对

在基因组学和生物信息学领域，序列比对是一项重要的工作，用于比较两个或多个生物序列之间的相似性和差异性。序列比对可以帮助科学家们理解基因组的结构和功能，发现基因间的关联及演化过程中的变化。以下是一些常用的序列比对工具及其应用场景：

1. BLAST

基本局部比对搜索工具（basic local alignment search tool，BLAST）是一种常用的序列比对工具，基于局部比对算法，通过寻找两个序列之间的相似片段来确定它们的同源性。BLAST 的原理是通过构建索引和比对算法，在数据库中快速查找相似序列。BLAST 广泛应用于基因组注释、蛋白质功能预测和系统发育分析等领域。BLAST 既是一种非常重要的序列比对工具，同时也是很多工具的基石。

生物信息学领域有大量的工具是基于 BLAST 算法基础上衍生产生的。

2. BLAT

类 BLAST 比对工具（BLAST-like alignment tool，BLAT）是另一种常用的序列比对工具，采用快速而准确的比对算法，适用于大规模基因组数据的比对。BLAT 的原理是通过构建 k-mer 索引和快速哈希算法，在较短的时间内完成序列比对。相较于 BLAST 算法其优点在于不用建库。

3. Bowtie/Bowtie2

Bowtie 和 Bowtie2 是一对用于短序列比对的工具，采用 Burrows-Wheeler Transform（BWT）算法和 FM index 等数据结构，实现快速而高效的比对。Bowtie 和 Bowtie2 的原理是通过构建索引和精细的比对算法，在高通量测序数据中进行快速的比对和定位。它们被广泛应用于 RNA 测序和 DNA 原始测序数据和参考基因组的比对。

4. MUMmer

MUMmer（NUCmer 和 PROmer）是一组用于基因组比对和序列比对的工具，基于最长公共子序列（LCS）算法和最大唯一匹配（MUM）算法，能够发现基因组之间的同源性和结构变化。MUMmer 的原理是通过比对两个序列的最长公共子序列和最大唯一匹配，揭示它们之间的相似性和差异性。MUMmer 在基因组演化和比较基因组学研究中发挥着重要作用。

5. HMMER

HMMER 也是用于生物序列分析工作的一个非常强大的软件包，它基于隐马尔可夫模型，识别同源蛋白或核苷酸序列和进行序列比对。

除了上述工具，还有一些其他常用的序列比对工具。

（1）SAMtools：基于 Sequence Alignment/Map（SAM）格式的数据处理和分析工具，支持测序数据的处理和比对结果的分析。

（2）STAR：用于 RNA 测序数据的比对和拼接，采用基于索引的比对算法，适用于发现新基因和剪接变异。

（3）GMAP/GSNAP：用于基因组比对和转录组比对的工具，采用基于哈希表的快速比对算法，支持准确的序列比对。

这些序列比对工具在基因组学研究、生物信息学分析和生物医学研究中发挥关键作用，帮助科学家们深入研究基因组的结构和功能，探索生物学的奥秘。

六、基因组比对

（一）基因组平均遗传相似度

基因组平均遗传相似度（average nucleotide identity，ANI）是指两细菌个基因组之间同源基因的相似性。ANI 值可以通过两种运算方法得出：一种是以 MUMmer 运算法则为基础（ANIm）；另一种是以 BLASTN 方法为基础（ANIb），相比之下后者应用更为广泛。普遍认为亲缘关系较近的种群间 ANI 值至少为 70% ~ 75%，而定义一个种的 ANI 值需要达到 95% ~ 96% 以上，并且引起人们关注的是这些 ANI 的数值与"金标准"——DDH 有紧密的对应关系。ANI 具有方便、耗费工作量少、错误率低、分辨率高的优点，近年来得到了微生物分类学家们的青睐。

目前，已有各类成熟的 ANI 值的计算工具，如本地运算软件 Jspecies、Gegenees 和在线计算工具 ANI caculator、EzGenome 和 ANItools。

（二）最大唯一匹配指数法

最大唯一匹配指数法（maximal unique matches index，MUMi）是以两个基因组间的最大唯一配对数（maximalunique and exact matches，MUM）为基础并结合 MUMmer 这一生物信息软件来计算基因组距离的方法，可用于种内比较。MUMi 值将在 0 ~ 1 变动，值越小代表这两个基因组之间的亲缘关系越近。许多研究发现这种方法在衡量基因组亲缘关系时与 ANI 及 DDH 都有很好的关联性，0.33 ± 0.03 的 MUMi 对应于 95% ± 0.5% 的 ANI 和 70% 的 DDH。

（三）最小核心基因组分型

最小核心基因组分型（minimum core genome typing，MCGT）是指利用存在于同一菌种的所有菌株中的基因序列（核心基因，core genome）鉴定菌株间亲缘关系的方法。

对于核心基因组在微生物分类中的应用，通常是将核心基因组进行比对，并据此绘制系统发育树。Chen 等对 85 株猪链球菌进行全基因组测序并研究了其群体进化关系，发现 MCGT 分型相较于传统分型方法（血清型和 MLST 法）具有更高的分辨率，能更准确地揭示群体内的进化关系。Qin 等利用 MCGT 法构建了 53 株嗜肺军团菌的群体结构，揭示了组间遗传差异和细胞生长能力及致病性间的关联性。

第三节 生物信息学数据库和在线资源

由于大数据的处理需要较强计算能力，目前大部分的生物信息工具还是基于 Linux 平台的命令行式的编程语言形式，缺乏可视化的界面，命令行式的操作也与我们日常的电脑使用习惯不符，阻碍了基层工作人员的应用。为解决以上问题，促进生物信息工具的使用和相关数据资源的交流共享，各国科研人员创立了多个生物信息数据库和在线平台，供非计算机专业的人员使用。

一、病原微生物领域常用生物信息数据库

目前，国际上已建立起许多公共微生物基因组数据库，这些数据库由专门专业的机构建立和维护，他们负责收集、组织、管理和发布相应数据，并提供数据检索和分析工具，向生物学的研究人员提供大量有用的信息，最大限度地满足他们研究和应用的需要，为科研人员的研究服务。

由于生物信息数据的高速增长，以及为了满足生物信息学及相关领域研究人员迅速获得最新实验数据，大量生物信息数据库应运而生。数据库及其相关的分析软件是生物信息学研究和应用的重要基础，也是生物信息学研究必备的工具。下文将详细介绍一些数据库：

（一）NCBI

由美国国立医学图书馆于 1988 年 11 月 4 日所建立的美国国家生物技术信息中心（National Center for Biotechnology Information，NCBI）数据库，是国际上三大核苷酸数据库之一。该数据库

的主要任务是：①为储存和分析分子生物学、生物化学、遗传学知识创建自动化系统。②从事研究基于计算机的信息处理过程的高级方法，用于分析生物学上重要的分子和化合物的结构与功能。③促进生物学研究人员和医护人员应用数据库和软件。④努力协作以获取世界范围内的生物技术信息。

NCBI 数据库是一个综合性数据库，包含了所有已知的核酸序列和蛋白质序列，以及与它们相关的文献著作和生物学注释。它的数据来源主要分为三类：①由测序工作者提交的序列。②由测序中心提交的大量表达序列标签（EST）序列和其他测序数据。③与欧洲分子生物学实验室（EMBL）数据库，日本的 DDBJ 数据库协作交换数据，进行数据同步。

NCBI 数据库的检索查询系统是 Entrez，可以为用户提供整合的序列访问、定位、分类和结构数据的搜索。Entrez 的一个强大和独特的特点是检索相关的序列、结构和参考文献的能力。NCBI 还提供了序列相似性搜索程序——BLAST，可以作为鉴别基因和遗传特点的手段。BLAST 工具能够在 < 15 s 内对整个 DNA 数据库执行序列搜索。NCBI 提供的附加的软件工具有：开放阅读框寻觅器（ORF Finder）、电子 PCR 和序列提交工具、Sequin 和 BankIt。NCBI 还有 E-mail 服务器，提供用文本搜索或序列相似搜索访问数据库一种可选方法。所有的 NCBI 数据库和软件工具均可以从 WWW 或 FTP 获得。

（二）EMBL-EBI

欧洲生物信息研究所（EMBL - European Bioinformatics Institute，EMBL-EBI），建立于 1994 年，是欧洲分子生物学实验室（European Molecular Biology Laboratory，EMBL）的一部分。EMBL-EBI 数据库向全球提供免费的生物信息服务，发展和维护着多种用于浏览、检索、分析处理生物数据的工具服务。

EMBL 核酸序列数据库也被称作 EMBL 银行，是欧洲最重要的核酸序列资源，其所拥有的 DNA 和 RNA 的主要信息来源于单独的研究者、基因组测序计划和应用专利等。同时，该数据库还会与美国的 NCBI 和日本的 DDBJ 数据库进行数据交换，保证信息共享。EMBL-EBI 发展了多种工具用于浏览和检索生物学相关序列和文献，其中序列检索系统（SRS）是最为强大的浏览 / 检索工具。SRS 为用户提供了快速、便捷和友好的界面以搜索超过 400 个局域和公众数据库中大量不同种类的生命科学类数据。

EMBL-EBI 管理和维护着多个数据库，其中 European Nucleotide Archive（ENA）数据库是最著名的一个。ENA 数据库收录和展示了与核苷酸测序相关的实验工作流程的所有信息。典型的工作流程包括：用于测序的材料的分离和制备，产生测序数据的测序平台，以及对测序数据进行生物信息学分析的流程。ENA 将所有信息都记录在涵盖了输入信息（样本、实验设置、机器配置）、输出机器数据（序列条数和质量）和解释信息（拼接、比对、功能注释）的数据模型中。ENA 数据库的基本单位也是序列条目，包括核苷酸碱基排列顺序和注释两部分。序列条目由字段组成，每个字段由标识字起始，后面为该字段的具体说明。

（三）PATRIC

PATRIC 是美国四大生物信息学资源中心之一，致力于收集全面的细菌生物学数据。PATRIC 包括细菌、古生菌、病毒及真核宿主基因组数据。PATRIC 定期从不同数据库，包括 NCBI、KEGG、CARD、SEED、ResFinder、ArrarExpress、IntAct、BIND、DIP、MINT、BioGRID、PDB，获取抗菌素耐药性、基因组、基因组特征、生物途径、蛋白家族、特殊基因和转录组学数据。然后使用 PATRIC 注释、GenBank 和 RefSeq 对这些数据进行注释并存储在 PATRIC 数据库中。PATRIC 每月更新并将数据合并到 PATRIC 中。

（四）DDBJ

日本 DNA 数据库（DNA Data Bank of Japan，DDBJ）是由日本国家遗传研究所（NIG）于 1984 年建立的，也是一个全面的核酸序列数据库，与美国 NCBI 和欧洲 EMBL 数据库每日都交换更新数据和信息。

DDBJ 主要收录 DNA 序列信息并赋予其数据存取号，信息来源主要是日本的研究机构，同时也接受其他国家上传的 DNA 序列。此外，DDBJ 数据库还与日本国家生物科学数据库中心（NBDC）合作，建立了一个专门收录日本人基因型和表型的数据库（JGA），该数据库的数据收集工作都是根据授权协议进行的，其数据的授权发布也仅仅针对特定的研究用途。同时，JGA 数据库的访问是受到严格控制的，JGA 数据的存储、管理和发布都由 NBDC 协同管理。

DDBJ 数据库也提供了序列分析服务，其装备的 NIG 超级计算机可以专门分析大规模的序列数据。该 NIG 超级计算机为建设 DDBJ 数据库和分析服务提供了计算基础设施，并为研究人员提供了大规模的数据分析和超级计算环境。DDBJ 数据库可以通过 WWW、FTP 服务器或 e-mail 的方式为广大研究人员服务。

（五）GOLD

基因组在线数据库（genomes online database，GOLD）是由美国能源联合基因组研究所（DOE JGI）于 1999 年建立的。该数据库是一个综合性数据库，收录了基因组和宏基因组测序项目及其相关元信息。GOLD 数据库是基于四级分类明确的系统构成的，用于区分不同组织和更好地实现元数据的跟踪和管理。这四个层级分别是科研项目、生物样品或有机体、测序项目（SP）和分析项目（AP）。每个级别都有自己一套独一无二的元数据字段，并可以链接到一个或多个级别上去。

GOLD 数据库中的数据主要来自三种来源：①研究者自己存储的项目数据。②来自公共数据库的资源，如 NCBI 的 BioProject 和 BioSample 数据库。③来自 JGI 机构所测序的项目。用户需要对所存储的数据进行定期查看，从而确保存储数据的准确性和一致性。同时，GOLD 数据库作为一个开创性的集中式公共资源，可以用于监控测序项目及其相关元数据，促进项目的管理和序列数据的比较分析。

GOLD 数据库提供免登录的方式对数据进行查询浏览，检索方式快捷方便，具有用户友好的网页设计。GOLD 数据库提供了与综合微生物基因组（IMG）系统的无缝对接，并支持和促进了基因组标准联合体（genomic standards consortium，GSC）的最低信息标准。

（六）生命与健康大数据中心

生命与健康大数据中心（the big data center，BIGD）是由中国科学院北京基因组研究所于 2016 年推出的。该数据库作为北京基因组研究所的重要研究单元，承担了相关公共数据库资源体系的研究与建设，面向我国人口健康和社会可持续发展的重大战略需求，围绕国家精准医学和重要战略生物资源的组学数据，建立海量生物组学大数据储存、整合与挖掘分析研究体系，发展组学大数据系统构建、挖掘与分析的新技术、新方法，建设组学大数据汇交、应用与共享平台。

BIGD 数据库主要分为六个部分，分别是：基于高通量测序的原始组学数据归档库（genome

sequence archive，GSA）、围绕国家重要战略生物资源的基因组数据库（genome warehouse，GWH）、基于测序数据的基因表达数据库（gene expression nebulas，GEN）、基于中国人群及国家重要物种群体的基因组变异数据库（genome variation map，GVM）、基于全基因组 DNA 甲基化图谱的表观基因组数据库（methylation bank，MethBank），以及基于大众审编的生命科学维基知识库（science wikis）。目前，BIGD 数据库具备 5000 个以上 CPU 计算核心及总容量超过 8PB 数据存储资源，已经开发形成一系列的多组学数据库系统，初步形成了我国生命与健康数据交汇与共享的平台，具备可服务于全球的基因组数据共享网络。

（七）世界微生物数据中心

微生物作为最简单的生命体成为生命科学研究不可替代的基本材料，微生物数据是微生物资源共享和开发的关键环节，数据资源的丰富性、准确性和共享水平决定着整个微生物学领域研究和应用的综合能力。世界微生物数据中心（World Data Center for Microorganisms，WDCM）隶属于国际生命科学联盟（IUBS）下属的世界微生物菌种保藏联合会（WFCC）和联合国教科文组织（UNESCO）下属的国际微生物资源中心（MIRCEN），由世界菌种保藏联盟在 20 世纪 60 年代建立，是全球微生物领域最重要的实物资源数据平台，也是我国生命科学领域唯一的一个世界数据中心。

世界微生物数据中心（WDCM）倡导全球微生物菌种保藏目录（global catalogue of microorganisms，GCM）重大微生物数据资源国际合作计划，为分散于全球各个保藏中心和科学家手中宝贵的微生物资源提供一个全球统一的数据仓库，并以统一数据门户的形式，为全世界科技界和产业界提供微生物菌种资源的信息服务。目前已经有来自美国、法国、德国、荷兰等 43 个国家和地区的 107 个国际微生物资源保藏机构正式参加这一计划。

（八）微生物基因组数据库

微生物基因组数据库管理系统是由中国疾病预防控制中心传染病预防控制所创建和管理的。微生物基因组数据库旨在建立病原微生物领域专业的数据库，并提供基因组数据检索、下载和信息共享服务，为用户提供全面的、公开可用的基因组和宏基因组数据，同时实现基因组数据的在线动态可视化展示，方便科研人员进行数据的分析和管理。

微生物基因组数据库综合了细菌、古细菌的基因组，以及人、环境、动物、植物的相关样本的宏基因组序列信息。数据库的数据来源于研究者和研究机构测序数据的提交，以及公共数据的下载整合。所有数据通过统一标准进行收录整理，方便研究人员进行数据分析和共享。数据的检索方式多样，具有模糊搜索、高级搜索、分类搜索及热词搜索 4 种检索方式，便于用户对数据的查询浏览。序列信息提供可视化展示，通过鼠标的拖拽、放大和缩小功能，使序列信息浏览更直观。同时，数据库具有充足的存储空间，为了保证数据上传下载的速度和稳定性，数据库开发了相应的客户端，用于数据的上传和下载。配备在线的分析工具，使用简单方便。

（九）VEuPathDB

真核生物病原和宿主信息资源（Eukaryotic Pathogen, Vector & Host Informatics Resources，VEuPathDB）由美国国家过敏和传染病研究所资助，并得到英国惠康信托基金、比尔和梅琳达·盖茨基金会及美国农业部的支持。用于支持收集、管理、集成和挖掘与传染病病原体相关的基因组信息大规模数据集，包括病原体与哺乳动物宿主和无脊椎动物疾病载体的相互作用。

支持 743 株病原菌（3006 条基因组）分析，包括无脊椎动物载体、真核病原体及相关的自由生活或非致病性物种或宿主。数据类型有基因组序列数、注释结果、转录组学、蛋白质组学、代谢组学、群体重测序、临床数据、监测数据、宿主 - 病原体相互作用信息。分析工具包括：①基因组注释，通过 Galaxy 对基因组进行注释，并与参考库进行比较分析；②同源分析，通过 Clustal Omega 比对工具将待测序列与其直系同源物和旁系同源物序列进行比对，从"VEuPathDB 内的 Orthologs 和 Paralogs"表中选择一组基因序列类型（蛋白质、CDS 或基因组）即可分析；③蛋白功能预测、生物通路及宿主 - 病原相互作用关系比对，根据注释结果，比对 GO Slim 表、代谢通路相互作用关系表，得到结果。

另外，VEuPathDB 支持页面检索，包括磷酸化、乙酰化、泛素化和几种甲基化精氨酸；还允许搜索其蛋白质产物不包含任何修饰残基的基因。

（十）GISAID

全球共享流感数据倡议组织（Global Initiative of Sharing All Influenza Data，GISAID）是一个全球性的流感病毒基因数据共享平台，旨在促进全球范围内的流感病毒基因组数据的分享和合作研究。研究人员可以在 GISAID 数据库中找到大量的流感病毒基因组序列数据，这些数据对于流感病毒的研究、监测和疫苗开发具有重要的意义。

（十一）VIPR

病毒病原体资源数据库（Virus pathoger resourse，VIPR）则是一个由美国国家生物技术信息中心（NCBI）维护的病原体资源库，包含了多种病毒的基因组数据。研究人员可以在 VIPR 数据库中检索和下载各种病毒的基因组序列数据，包括流感病毒、冠状病毒等多种病原体。这些数据对于病毒的进化研究、病毒溯源和疫苗研发都具有重要的意义。

（十二）KEGG 数据库

京都基因与基因组百科全书（Kyoto encyclopedia of genes and genomes，KEGG）是一个关于基因组、酶促途径和生物化学物质的在线数据库。其在微生物群落的研究中扮演着关键角色，通过记录细胞中分子相互作用网络，挖掘整个微生物群落的发生机制。

（十三）COG 数据库

蛋白相邻类的聚簇数据库（cluster of orthologous groups of proteins，COG）以直系同源基因为单位，对基因进行分类构建。其应用主要在于鉴定新测序的基因组中的直系同源基因，并进行功能推测，为宏基因组分析提供了重要的支持。

（十四）eggNOG 数据库

直系同源蛋白分组比对数据库（evolutionary genealogy of genes: non-supervised orthologous groups，eggNOG）对直系同源类群进行了功能描述和功能分类的注释。其在了解微生物群落中基因的进化关系和功能特征方面发挥着关键作用，为宏基因组分析提供了丰富的信息。

（十五）CAZy 数据库

碳水化合物活性酶数据库（carbohydrate-active enZYmes database，CAZy）与细胞壁降解密切相关，用于探究植物病原菌的发病机制。该数据库根据酶的序列相似性将其分为五大类，为宏基因组研究提供了重要的工具。

（十六）CARD 数据库

综合抗生素耐药性数据库（The comprehensive antibiotic resistana database，CARD）提供了与抗

生素耐药性有关的数据、模型和算法。其在研究病原菌的耐药性方面发挥关键作用，为宏基因组分析提供了耐药性基因的参考。

（十七）Swissprot 数据库

由欧洲生物信息学研究所（EBI）维护的 Swissprot 数据库通过人工验证的蛋白质序列，为宏基因组研究提供了可靠的蛋白质信息，包括蛋白质功能、转录后修饰、相似性等。

（十八）PHI 数据库

病原与宿主互作（pathogen host interactions，PHI）数据库用于分析植物病原菌或动物病原菌与宿主的互作方式，揭示病原菌与宿主之间的致病机制。

（十九）可移动单元参考基因数据库

可移动单元参考基因数据库（mobile genetic elements，MGE）包含各种不同可移动基因元件，如插入序列、转座子等，与基因水平转移、基因组重组和物种进化密切相关。

（二十）Uniprot 数据库

Uniprot（universal protein resource）是包含蛋白质序列，功能信息，研究论文索引的蛋白质数据库。Swiss-Prot 是 Uniprot 数据库中的一个子数据库，专注于手工注释的蛋白质序列信息。Swiss-Prot 中的蛋白质条目经过专家手工审查，提供高质量的蛋白质注释信息，例如，蛋白质功能、域结构、翻译后修饰、变体等的描述。Swiss-Prot 的数据质量高，广受生物学研究人员的信赖，可作为蛋白质研究和分析的重要参考。

（二十一）Pfam 数据库

Pfam 是一个蛋白质家族数据库，用于对蛋白质序列进行家族和结构域的分类。Pfam 数据库收集了大量已知的蛋白质家族和结构域的信息，通过蛋白质序列的比对和分析，可以将未知蛋白质的功能和结构预测到已知的蛋白质家族中。Pfam 为研究人员提供了对蛋白质序列进行功能注释和分类的重要工具，有助于理解蛋白质的结构和功能特征。

除此之外，还有很多专业的数据库，如毒力因子数据库、MLST 分型数据库等等，在病原微生物更多细分领域发挥着作用。

二、病原微生物领域常用生物信息在线分析工具

正如第二节所述，现阶段病原微生物领域的生物信息分析涉及了很多的工具，功能各不相同。目前市面上的生物信息分析工具已有上万种，绝大多数为命令方式操作。这种操作方式，对于非计算机专业的人员有一定的门槛，而且依赖于 Linux 服务器，使用起来不太方便。为了解决以上问题，科学家们开发了各种生物信息在线分析工具，提供了鼠标点击的简易可视化操作界面，为病原微生物领域内的各个应用层面提供了方便可用的工具。

（一）病原分型

病原微生物的分型对于流行病学调查、疾病溯源、耐药性监测和疫苗研发等具有重要的意义。通过分型可以更好地了解病原微生物的种属、亚型和传播途径，为疾病控制和预防提供重要依据。

多位点序列分型（MLST）是一种基于核酸序列测定的细菌分型方法。MLST 结果能快速得到并且便于不同实验室的比较，已经用于多种细菌的流行病学监测和进化研究。传统的 MLST 方法通过 PCR 扩增多个管家基因内部片段并测定其序列，分析菌株的变异。采用第二代测序方法开展细

菌 MLST 分型，其特点是不再针对单个位点扩增，而是针对细菌整个基因组进行测序，在获得细菌基因组后开展分型的方法。与第一代测序方法相比，获得的信息量更多，除 MLST 分型外，还可以开展其他的分型方法（如 cgMLST）或功能学（如毒力、耐药等）方面的分析。

常用的 MLST 在线分析资源如下：

PubMLST：提供了全球范围内多种细菌、真菌和原虫的 MLST 数据库，用户可以查询和下载相应的分型数据。

BIGSdb：提供了一个基于网络的细菌分型数据库系统，支持用户构建和维护自己的 MLST 数据库。

Enterobase：专注于肠道细菌的分型数据库，包括肠杆菌、沙门菌等常见病原菌的 MLST 数据。

除 MLST 方法外，病原微生物还有很多分型方法。例如新型冠状病毒，除 GISAID 分型、Pangolin 分型等。此处不展开详述。

（二）耐药基因搜索

在细菌基因组分析中，耐药基因筛查是非常重要的一个环节，其结果有助于指导临床用药、监测耐药性传播、研究耐药机制和预测未来趋势等方面。著名的耐药基因数据库，包含大量关于耐药基因的信息，用户可以通过在线搜索功能查找感兴趣的耐药基因，并使用工具进行耐药基因分析和预测。

ResFinder 同样是一个经典且常用的耐药数据库和在线分析工具综合平台，用户可以上传基因序列进行分析，并获取相关的耐药基因信息。

（三）毒力基因

在细菌基因组分析工作中，毒力基因筛查可以帮助我们更好地理解其致病机制。对于毒力基因筛查，常用的分析工具是毒力基因数据库（virulence factor database，VFDB）。

VFDB 是一个专门用于细菌毒力基因的数据库，提供了丰富的毒力基因信息和在线分析工具。

（四）序列比对和在线分析

在病原微生物基因组分析工作中，为了揭示基因组结构和功能，推断物种间或菌株间的进化关系和演化历史，我们需要开展序列比对和进化分析的工作。

常用的序列比对和进化分析工具种类很多，本节列举几个常用的在线工具。

MAFFT：一种用于多序列比对的工具，能够将多个序列进行全局或局部比对，揭示序列间的同源性和结构特征。

IQ-TREE：一种基于序列比对结果的构建系统发育树的工具，基于最大似然方法，能够高效准确地推断物种或基因之间的进化关系。

iTOL（interactive tree of life）：一款用于交互式展示系统发育树和进化信息的工具，可以美观地呈现进化树和相关注释信息。iTOL 具有用户友好的界面和丰富的可视化选项，支持自定义注释和样式，便于研究人员分享和展示进化树数据。

（五）综合分析平台

目前生物信息技术的发展仍处在百花齐放的快速发展期，不断有更多更新的工具出现。因此，除以上分享的工具外，相信还有更多更新的工具未被包含在内，有待读者进一步发掘。为帮助读者发掘新的工具，再介绍两个相对综合的分析平台，其中包含了多种类别的分析工具，且一直在不断更新增加功能。

国家微生物数据中心（National Microbiome Data Center，NMDC）：是一个专注于微生物数据的综合性数据库，旨在促进微生物学研究和数据共享。此外，NMDC 还提供了多种在线分析工具和资源，帮助研究人员进行微生物数据的处理和分析。

微生物数据分析云平台：是一个在线的微生物测序数据的分析平台，提供了一系列的分析工具和流程。用户可以通过云平台上传自己的微生物数据，进行序列分析、功能注释、分类鉴定等操作，获得相关的结果和报告。

（编写：张　雯，审校：王多春）

参考文献

［1］徐营,李霞,杨利国. 双歧杆菌的生物学特性及对人体的生理功能 [J]. 微生物学通报, 2001, (6): 94-96.

［2］程颖,卢金星,鄢盛恺,等. 临床患者粪便标本中艰难梭菌感染状况研究 [J]. 中华医院感染学杂志, 2009, 19(7): 861-863.

［3］LIU Y, MÉRIC G, HAVULINNA A S, et al. Early prediction of incident liver disease using conventional risk factors and gut-microbiome-augmented gradient boosting[J]. Cell Metab, 2022, 34(5): 719-730.

［4］KELLY T N, BAZZANO L A, AJAMI N J, et al. Gut Microbiome Associates With Lifetime Cardiovascular Disease Risk Profile Among Bogalusa Heart Study Participants[J]. Circulation research, 2016, 119(8): 956-964.

［5］KARTAL E, SCHMIDT T S B, MOLINA-MONTES E, et al. A faecal microbiota signature with high specificity for pancreatic cancer[J]. Gut, 2022, 71(7): 1359-1372.

［6］TING N L, LAU H C, YU J. Cancer pharmacomicrobiomics: targeting microbiota to optimise cancer therapy outcomes[J]. Gut, 2022, 71(7): 1412-1425.

［7］DUAN Y, YOUNG R, SCHNABL B. Bacteriophages and their potential for treatment of gastrointestinal diseases[J]. Nat Rev Gastroenterol Hepatol, 2022, 19(2): 135-144.

第十三章 资源编目

资源编目是保藏机构开展保藏活动的重要环节之一。编号是保藏机构所保藏病原微生物的重要身份信息，保藏人员通过对所保藏的病原微生物资源赋予编号，使病原微生物资源具有唯一标识信息，通过检索资源编号，可以迅速查询到病原微生物资源所关联的其他相关信息。编号规则的建立，对保藏机构或病原微生物菌（毒）种保管、使用单位至关重要，通过对病原微生物资源的编号赋予规则，使资源编目过程与结果更具科学性和可操作性。

第一节 资源编号

病原微生物资源作为生物资源的重要组成部分，在传染病防控、药物筛选、疫苗研发等研究过程中发挥着重要作用，因此需要对其进行保藏，以保证资源的质量。病原微生物菌（毒）种或样本的编号是资源保藏的重要一环。资源在保藏入库前，应对其进行编号，以便方便检索与查找。

一、编号

编号，这一串由阿拉伯数字、大小写英文字母、汉字及符号等组成的特殊排列，已经成为我们生活中不可或缺的一部分。从表面上看，编号似乎只是一种简单的识别码，但实际上，它承载着更多的信息和功能。对于各行各业及每一位普通公民来说，编号都是再熟悉不过的东西，几乎每个人都会使用到它，甚至够轻松地编制它。然而，编号的本质和作用，以及它如何为我们的工作和生活带来便利，却是值得我们深入探讨的问题。编号不仅仅是一个简单的识别标志，更是一种社会管理、信息检索和物资管理的有效手段。通过编号，我们可以轻松地识别和跟踪各种事物，从而提高工作效率，减少错误和混乱。

以公民身份证号码为例，这是公安部门用来管理居民户籍情况的一种编号。通过身份证号码，我们可以快速地查询到一个人的基本信息，包括姓名、性别、出生日期、住址等。这不仅方便了公安局的管理，也为公民自己提供了便利，例如，在办理各种手续时，只需要提供身份证号码即可。在图书馆，编号也发挥重要的作用。每一本书都有一个唯一的编号，通过这个编号，读者可以轻松地检索到这本书的位置、作者、出版社等信息。这不仅提高了图书的流通效率，也为读者提供了更好的阅读体验。医疗机构同样离不开编号的管理。患者的病历、检查报告等都需要通过编号进行检索和管理。这不仅保证了医疗信息的准确性和完整性，也为医生提供了更好的诊疗依据。在物流行业中，编号的作用更是不可或缺，国际物品编码协会（GS1）制定的唯一识别编码标准，为商品流通领域提供了整套的解决方案。无论是 GTIN、GRAI、GIAI 还是 SSCC 等编码，都为商品的识别、跟踪和管理提供了有力的支持。这不仅提高了物流效率，也为消费者提供了更好的购物体验。

除了上述领域，编号在仓库管理、银行账号检索、通信运营商用户信息管理等方面也发挥着重要的作用。可以说，编号已经成为现代社会运行的重要基石之一。然而，如何科学规范地编制和使用编号，也是一个需要我们关注的问题。不同的行业和领域有着不同的编号规则和标准，我们需要根据实际情况进行选择和制订。同时，我们也需要加强对编号的管理和维护，确保其准确性和有效性。总之，编号虽然看似简单，却承载着重要的信息和功能。通过深入了解和研究编号的本质和作用，我们可以更好地利用它来提高工作效率和生活质量。

二、编号的特性与功能

编号，一串由数字、字母、符号或文字组合而成的标识，之所以能够在各个领域得到广泛的应用，其核心原因在于它所蕴含的逻辑性。这种逻辑性使得编号成为一个强大而有效的工具，为各类事务提供了简便快捷的识别方式。正是由于编号的存在，我们才能够高效地对事务进行标识、分类和管理，从而让原本可能显得混乱无序的事物变得井然有序、条理清晰。

编号的实用性体现在其多种功能上。首先，它具有定位功能，能够帮助我们迅速找到所需的信息或物品。其次，编号的识别作用使得每一个被编号的对象都拥有了独一无二的身份标识，便于我们进行准确识别。此外，编号还可以作为内容特征的代号，通过简短的编码来代表复杂的信息，大大地提高了信息处理的效率。同时，编号本身也是一种检索语言，为信息查询提供了极大的便利。

根据编号的结构特点和功能，我们可以将其分为多种类型。其中，最基本的三种类型是顺序编号、隶属编号和分类编号。顺序编号最为简单直观，通常按照自然顺序进行编号，可以选用阿拉伯数字或英文字母，并为每一个编号赋予相应的含义。这种编号方式在日常生活和工作中非常常见，如排队序号、发票号码等。隶属编号则更具结构性，它通常包含一定的层次关系。以身份证号码为例，前六位数字编号代表着常住户口所在的行政区划代码，其中前两位代表省（自治区、直辖市）。这种编号方式不仅具有识别功能，还能反映一定的地域信息和管理结构。分类编号则是按照一定的分类原则进行编号的，它可以根据不同的分类标准对事物进行分组和归类。这种编号方式广泛应用于图书馆图书分类、商品分类等领域。通过分类编号，我们可以轻松地找到属于同一类别的所有事物，大大地提高了信息检索和管理的效率。

除这三种基本类型外，还有一些编号是这些基本类型的组合或复合形式。这种复合型的编号方式通常具有更为复杂的功能和结构，能够满足更为复杂的管理和检索需求。例如，在某些大型企业的物资管理中，可能会采用分类编号与顺序编号相结合的方式，既能够反映出物资的种类和属性，又能够确保每一种物资都有一个独一无二的身份标识。

三、编号规则的建立

无论我们采用何种编号形式，都需要遵循一定的规则来指导编号的编制工作。这些规则是编号体系的基础，确保了编号的准确性、一致性和有效性。以中国的居民身份证号码和超市商品的条形码为例来具体探讨这两种编号规则。居民身份证的总编号为18位，这一长串数字的排列蕴含着丰富的信息。从左至右，首先是6位数字地址码，它精确地标识了持证人的常住户口所在地。接下来的8位是出生日期码，清晰地反映了持证人的出生年月日。然后是3位数字顺序码，它在一定程度上起到区分同名同姓人士的作用。最后一位是校验码，用于检验整个身份证号码的有效性。而超市商品的条形码采用的是一种通用、标准、统一的编码系统，即 EAN/UPC 编码。其中，EAN 代表的是欧洲商品编号，而 UPC 则代表通用商品代码。这种条形码通常由 12 个数字组成，但现在也常见添加一个额外数字，形成 13 位数字的条形码标准。这些数字中，前几位通常代表品牌厂商，接下来的几位代表产品类型，再后面的几位则代表具体的产品。而最后一位，同样是校验位，用于确保条形码的准确性。

在我国医疗卫生行业，编号规则的应用同样广泛且重要。药品、医疗器械、血液制品、人体组织及病原微生物等均需进行唯一识别编码。以药品为例，国家规定的药品唯一识别编码主要包括药品追溯码（监管码）等。这些编码不仅符合 ISO/IEC 15459 系列等国际标准，还包含特定的监管码，其代码长度为 20 字符，其中前 7 位专门用于标识药品。在医疗器械方面，我国承认的 UDI 编码包括 GS1、HIBCC 和 ICCBBA 等机构发放的编码。这些唯一识别编码确保了医疗器械从生产到使用的每一个环节都能被准确追踪和管理。对于血液制品和人体组织的识别编码，国际输血协会（ISBT）制定了 ISBT128 编码标准。这一标准为血液制品和人体组织制定了长度为 15 字符的唯一识别编码 DIN。虽然目前我国并未明确要求使用该编码，但已有一些输血机构的血液信息系统开始采用这一编码或其变体。

病原微生物资源作为生物资源的重要组成部分，在相关机构进行采集、运输和保藏入库前，也需要进行编号。然而，目前很多机构在病原微生物资源的编号方面缺乏统一的规则，显得杂乱无章。这种情况不利于资源的检索、管理、溯源及共享。因此，建立并实施统一的编号规则，对于提高病原微生物资源的管理效率和安全性至关重要。

四、病原微生物资源编号规则

为了做好病原微生物资源编号工作，应制定相应的编号规则，方便病原微生物菌（毒）种保藏机构及涉及人间传染的病原微生物研究、教学、检测、诊断等相关活动的机构依据规则规范编制内部病原微生物菌（毒）种及样本。目前，中国疾病预防控制中心已牵头制定了病原微生物菌（毒）种保藏编号规则，并于 2020 年申报立项了中华预防医学会团体标准《病原微生物菌（毒）种保藏编号规则》（T/CPMA 029—2023），该标准已于 2023 年 10 月 20 日正式发布与实施。该标准的发布实施将为指导相关机构开展病原微生物资源编号发挥重大技术支撑作用。

该标准规定了人间传染的病原微生物菌（毒）种保藏的编号总则、分类及使用要求，适用于全国各级人间传染的病原微生物菌（毒）种保藏机构，以及涉及人间传染的病原微生物菌（毒）种研究、教学、检测、诊断等相关活动的机构。

该标准包括前言、范围、规范性引用文件、术语和定义、缩略语、编号总则、编号分类与编号使用要求。该标准的发布实施为进一步指导全国各级各类病原微生物保藏机构及涉及人间传染的病原微生物研究、教学、检测、诊断等相关活动的机构规范病原微生物菌（毒）种和样本编号发挥重要技术支撑。

在该编号规则中，病原微生物菌（毒）种的保藏编号分为非国家标准株和国家标准株两种类型。编号由保藏机构或其他相关机构代码、病原微生物菌（毒）种分类代码、内部标识符组成。编号中分隔符为半角字符。其他字符优先采用半角字符，取值范围采用 UTF-8 编码字符集。

保藏机构或其他相关机构代码由该机构自行设置，可采用机构英文首字母缩写、具体部门英文缩写、机构习惯用英文简称等。病原微生物菌（毒）种分类代码由 2 位数字码组成，如表 13-1 所示。

表 13-1　病原微生物菌（毒）种分类代码

代码	类别
01	细菌
02	病毒
03	真菌
04	放线菌
05	衣原体
06	支原体
07	立克次体
08	螺旋体
09	朊病毒
10	噬菌体
11	古菌
00	其他含病原微生物样本

内部标识符由保藏机构或其他相关机构自行分配。可采用数字的形式单独标识，也可采用不定长的字母、数字、分隔符等组合标识，宜具有可持续性和扩展性。

示例：某株亚型 H1N1 的 A 型流感病毒的分离地址为四川安岳，流感病毒顺序编号为 113，分离时间为 2020 年，其内部标识符示例见图 13-1。

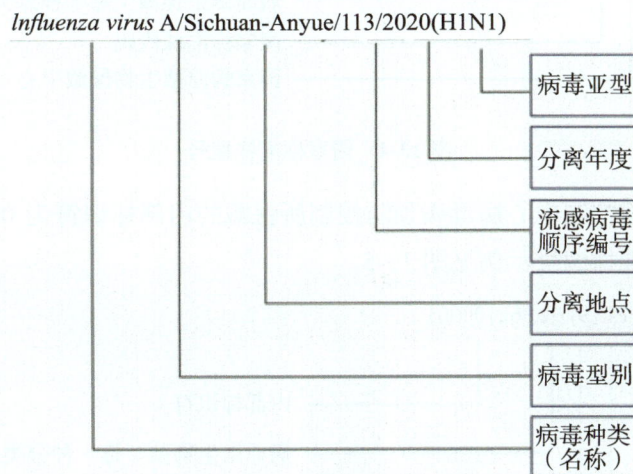

图 13-1　内部标识符示例

编号分为非国家标准株和国家标准株。由保藏机构或其他相关机构代码、病原微生物菌（毒）种分类代码、内部标识符三部分组成。非国家标准株编号结构见图 13-2。

示例：广东省人间传染的病原微生物菌（毒）种保藏中心（机构代码为"GDCDC"）保藏的内部标识符为 501Y.V2 的病原微生物菌（毒）种，其非国家标准株编号示例见图 13-3。

国家标准株编号由国家病原微生物保藏中心代码（NPRC）、国家标准株代码（S）、病原微生物菌（毒）种分类代码、内部标识符四部分组成。其中，NPRC 和（S）构成国家标准株统一代码。

国家标准株编号见图 13-4。

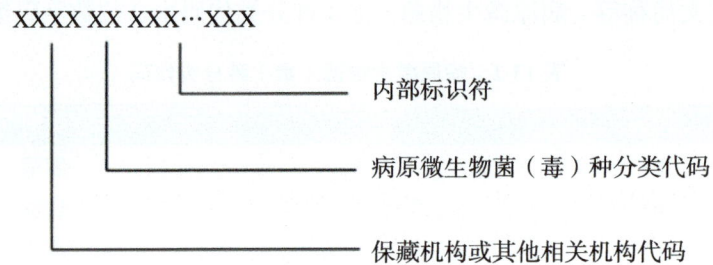

XXXX XX. XXX…XXX
- 内部标识符
- 病原微生物菌（毒）种分类代码
- 保藏机构或其他相关机构代码

图 13-2   非国家标准株编号

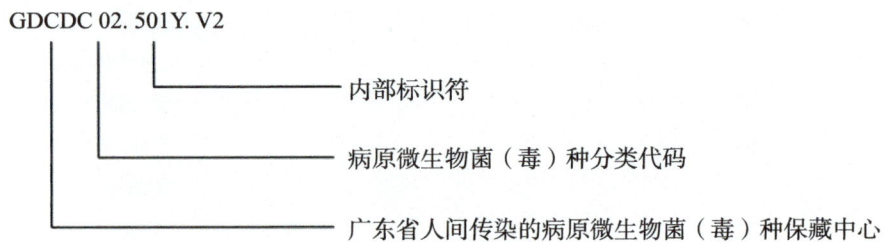

GDCDC 02. 501Y. V2
- 内部标识符
- 病原微生物菌（毒）种分类代码
- 广东省人间传染的病原微生物菌（毒）种保藏中心

图 13-3   非国家标准株编号示例

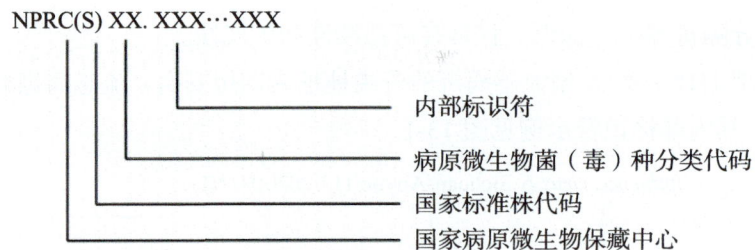

NPRC(S) XX. XXX…XXX
- 内部标识符
- 病原微生物菌（毒）种分类代码
- 国家标准株代码
- 国家病原微生物保藏中心

图 13-4   国家标准株编号

示例：中国疾病预防控制中心病毒病预防控制所保藏的内部标识符为 062100001 的病原微生物菌（毒）种，其国家标准株编号示例见图 13-5。

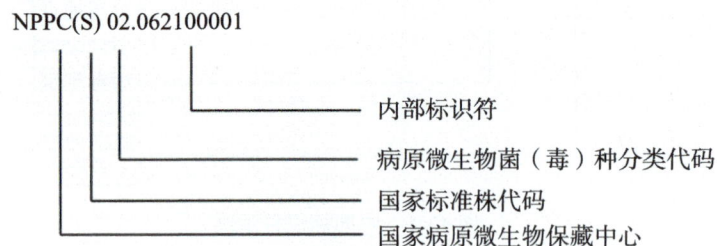

NPPC(S) 02.062100001
- 内部标识符
- 病原微生物菌（毒）种分类代码
- 国家标准株代码
- 国家病原微生物保藏中心

图 13-5   国家标准株编号示例

第二节　资源目录

资源目录，简单地说就是资源清单。通过编制并发布资源目录，可以更清晰直观地展示资源情况。编制病原微生物资源目录，既是国家指定的病原微生物菌（毒）种保藏机构的基本职责，也是开展国家科技资源共享服务的重要体现。编制资源目录，对于提升我国病原微生物研究和管理水平，保障公共卫生安全具有重大的意义。

一、概述

2004 年 11 月，为了加强病原微生物实验室的生物安全管理，保障公众健康、动物安全和生态环境，国务院正式颁布了《条例》（国务院令第 424 号）。这一条例的出台，标志着我国在病原微生物实验室生物安全管理方面迈出了坚实的步伐。条例在第二章第八条中对人间传染的病原微生物名录和动物间传染的病原微生物名录的制定、调整与公布进行了明确规定。这一规定不仅明确了各级主管部门在名录制定中的职责，更为后续的实验室生物安全管理工作提供了明确的指导。

2005 年 5 月 24 日，农业部（现农业农村部）发布的《动物病原微生物分类名录》（农业部令第 53 号），为动物间传染的病原微生物管理提供了具体依据。2006 年 1 月 11 日，卫生部（现国家卫生健康委员会）印发《人间传染的病原微生物名录》（卫科教发〔2006〕15 号）。这一名录详细列出了病毒、细菌、真菌等病原微生物的中英文名称、分类学地位、危害程度分类、实验活动所需生物安全实验室级别及运输包装分类等信息，为实验室工作人员提供了清晰的操作指南，对规范和指导病原微生物实验室的相关活动起到重要的作用。

随着生物安全领域的不断发展，我国对于生物安全管理的认识也在不断深化。2021 年 4 月 15 日，《生物安全法》正式颁布实施，这部法律在生物安全领域具有里程碑意义。其中，第二章第十八条明确提出国家要建立生物安全名录和清单制度，要求国务院及其有关部门根据工作需要，制定并公布相关名录或清单，并根据实际情况进行动态调整。这一规定进一步强调了名录和清单在生物安全管理中的重要作用。

按照生物安全法的有关要求，《人间传染的病原微生物名录》也依照新法更名为《人间传染的病原微生物目录》（简称《目录》）。2023 年 8 月 18 日，国家卫生健康委员会正式印发《目录》，该《目录》在整体架构上与原先的《名录》保持一致，仍由病毒、细菌、真菌三部分组成。但在内容上，各部分均有所调整，以适应新的生物安全管理需求。

《目录》中详细列出了各种病原微生物的名称、分类学地位、危害程度分类及实验活动所需的实验室等级等信息。其中，病毒部分包括 160 种及附录 7 种，按照危害程度分为四类；细菌部分共 190 种，主要分为第二类和第三类；真菌部分则包括 151 种，同样按照危害程度进行分类。这些详细的分类和规定，为实验室工作人员提供了明确的操作依据，有助于确保实验活动的安全性和有效性。

此外，在宏观层面，2021 年 3 月 11 日通过的《中华人民共和国国民经济和社会发展第十四个五年规划和 2035 年远景目标纲要》也明确提到要加强生物安全风险防控。其中，第五十四章第三节强调要强化生物安全资源监管，制定完善人类遗传资源和生物资源目录。这一规定进一步凸显了我国生物安全管理的全面性和系统性。

为了落实这一规划，2022年7月29日，国家卫生健康委员会印发了《国家卫生健康委关于印发人间传染的病原微生物菌（毒）种保藏机构"十四五"发展规划的通知》（国卫科教函〔2022〕128号）。这一规划不仅明确了"十四五"期间保藏机构的发展目标和主要任务，还重点提出了建立国家病原微生物保藏目录发布机制的任务。通过制定规范、收录数据、形成年度发布制度等措施，规划旨在全面掌握我国病原微生物资源现状，为相关数据库平台建设和决策提供有力支撑。从《条例》的颁布到《人间传染的病原微生物目录》的印发，再到《生物安全法》的实施和"十四五"规划的提出，我国在病原微生物管理方面逐步形成了一套完整、科学的法规体系和发展规划。这些法规和规划不仅为实验室工作人员提供了明确的操作指南，也为保障公众健康、动物安全和生态环境提供了坚实的法律保障。

二、目录编制研究

病原微生物，作为国家的重要战略资源之一，承载着丰富的科研价值和广泛的应用前景。它们是传染病防治、科研探索、教育教学、药品与生物制品生产，以及出入境检验检疫等众多工作的重要基础支撑材料。它们的存在与特性，不仅关系到人类健康的维护，更直接关系到国家生物安全与社会稳定的大局。

为了更好地管理和利用相关资源，我国根据《生物安全法》及《条例》的相关规定，对病原微生物进行了分类，基于病原微生物的传染性和其对个体或群体可能造成的危害程度分为四类。其中，第一类和第二类病原微生物，因其高度的致病性和潜在的威胁性，被统称为高致病性病原微生物。这两类病原微生物的研究、保存和使用都受到了严格的监管和控制，以确保其不被泄露或恶意利用。

2017年8月，国家卫生计生委（现国家卫生健康委员会）指定中国疾病预防控制中心为首家国家级病原微生物菌（毒）种保藏中心。"十三五"期间，国家卫生健康委员会继续指定工作，完成了对中国医学科学院、中国食品药品检定研究院、青海省地方病预防控制所、中国科学院微生物研究所、中国科学院武汉病毒研究所、广东省疾控中心、湖北省疾控中心及云南省地方病预防控制所的指定工作。这一系列指定工作的完成，标志着我国病原微生物保藏网络的初步形成，形成了"6+2+1"的国家级保藏中心、省级保藏中心、保藏专业实验室的保藏网络布局。

2019年6月，我国病原微生物保藏事业迎来了新的里程碑。经国家卫生健康委员会的推荐，科技部和财政部批准，依托中国疾病预防控制中心组建了国家病原微生物资源库，而中国科学院武汉病毒研究所则承担了国家病毒资源库的组建任务。国家级资源库的成立，极大地提升了我国病原微生物资源的保藏能力，为科研、教学和公共卫生等领域提供了强有力的支撑，该库还将承担国家病原微生物资源的保藏任务，履行国家病原微生物保藏职能。

病原微生物作为国家的重要战略资源，其保藏、研究和管理都至关重要。我国已经建立了一套科学、规范、高效的病原微生物保藏体系，为我国的生物安全和健康事业奠定了坚实的基础。

（一）研究制定国家病原微生物保藏目录规范

编制病原微生物目录，作为国家指定的病原微生物菌（毒）种保藏机构的基本职责，是开展国家科技资源共享服务的重要体现。这一工作的实施，对于提升我国病原微生物研究和管理水平，保障公共卫生安全具有重大的意义。编制病原微生物目录的前提，就是要有一套合理、完善和可重复的编制规范，且必须遵循一定的原则，以确保其科学性和准确性。

　　为了做好目录编制有关工作，中国疾病预防控制中心牵头组织相关保藏机构，于2017年启动了"病原微生物菌（毒）种"保藏数据描述规范的编制工作。这项工作的目标是建立一套完善、统一的数据描述标准，以指导各保藏机构在编制病原微生物目录时能够有章可循，确保目录信息的准确性和一致性。在此基础上，中国疾病预防控制中心进一步将这一规范申报为中华预防医学会团体标准，以期在更广泛的范围内推广应用。经过严格的审核和评审，该标准最终于2020年7月1日正式印发，定名为《病原微生物菌（毒）种保藏数据描述通则》（T/CPMA 011—2020）。这一通则详尽地规定了病原微生物菌（毒）种保藏相关数据描述的具体要求，涵盖了描述要素及其解释。通则内容丰富，结构清晰，由菌（毒）种保藏基本数据描述通则、细菌保藏特征数据描述通则、病毒保藏特征数据描述通则、真菌保藏特征数据描述通则和菌（毒）种共享数据描述通则等多个部分组成，形成了一个完整、系统的数据描述体系。

　　该标准的实施，为开展国家病原微生物保藏目录编制工作提供了有力的技术支撑。同时，也为病原微生物资源数据库的建立和对外服务门户网站建设等数据描述方面提供了重要的指导。可以说，这一标准的出台，标志着我国病原微生物保藏和管理工作迈上了一个新的台阶，为未来的科研和工作奠定了基础。

（二）收录全国病原微生物资源数据信息，形成国家病原微生物资源目录年度发布制度

　　依据《病原微生物菌（毒）种保藏数据描述通则》，中国疾病预防控制中心牵头组织了相关保藏机构和国家病原微生物资源库参建单位，在2019年底启动了《国家病原微生物资源库目录——第三类病原微生物目录》系列目录的编制工作。为确保目录编制的科学性和准确性，通过筛选《病原微生物菌（毒）种保藏数据描述通则》中关键数据描述，构成了目录编制的基础元数据。将《人间传染的病原微生物目录》作为目录编制的主要内容，对保藏的第三类病原微生物资源进行了全面而细致的梳理。

　　2021年3月，《国家病原微生物资源库目录——第三类病原微生物目录（2019年版）》出版面世。这部目录具有里程碑式的意义，它不仅是我国首部病原微生物目录，更是公共卫生领域的一项重要成果。该目录详细收录了近2000条菌（毒）种信息，涵盖了危害程度为第三类的细菌、病毒、真菌等，这些信息均由国家指定的保藏机构所保藏。这一举措为我国病原微生物目录的基本框架和内容基础奠定了坚实的基石，也赢得了相关管理部门和业内专业人员的广泛赞誉与关注。在此基础上，为了进一步探索和完善病原微生物目录的制定、发布以及动态调整等机制，在2019年版的基础上，中国疾病预防控制中心继续牵头编制了《国家病原微生物资源库目录——第三类病原微生物目录（2020年版）》。新版本于2022年12月正式与公众见面，相较于前一版，它增加了更多的信息描述项，如国家资源库保藏编号、科技资源标识符等，使得目录更为详尽和全面，这些新增的信息描述项不仅拓展了目录的信息量，还提高了其实际应用价值。例如，通过国家资源库保藏编号和科技资源标识符，用户可以更准确地检索和获取所需的病原微生物信息；中文名称和英文名称的对照则有助于国内外学者的交流与合作；而分类学地位、分离时间等信息的提供，则为用户提供了更为丰富的背景资料和研究线索。

　　在2019年版、2020年版基础上，2021年版、2022年版《国家病原微生物资源目录——第三类病原微生物目录》继续以《病原微生物菌（毒）种保藏数据描述通则》为依据，同时，增加了病原微生物相关图谱及形态学描述，使读者能更直观地了解病原微生物，除丰富了资源信息外，也将积极发挥科普作用。《国家病原微生物资源目录——第三类病原微生物目录》可以作为一本规范性参考工具，适用于疾控、科研、临床、生产等从事病原微生物检测、鉴定和保藏工作的专业人员。每一年对外发布的目录，相较于前一版均有内容与形式上的更新，年度目录的发布，为从业人员提供了简便快捷的查找与学习工具，为积极开展资源共享奠定了基础。相关目录封面见图13-6。

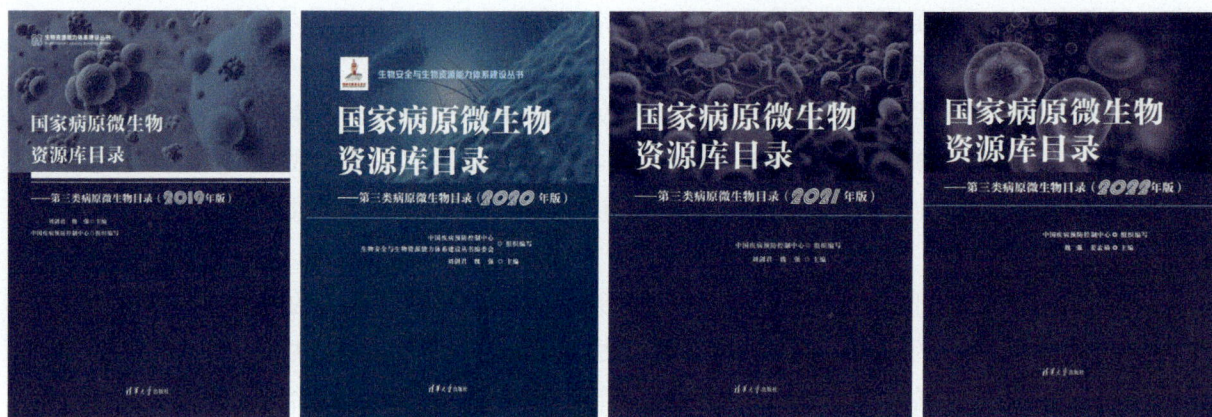

图13-6　国家病原微生物资源库目录

第三节　标签技术

病原微生物资源，作为科研与医药生产的重要基石，其潜在的开发价值日益凸显。然而，作为国家战略储备的菌（毒）种资源，其安全性问题同样不容忽视。传统的保藏方法已难以满足现代生物安全的需求，人力监管的局限性和易错性亟待解决。正是在这样的背景下，自动识别技术应运而生，以其高效、准确的特点，为病原微生物资源的监管带来了革命性的变革。条形码识别、光学识别、射频识别等技术的广泛应用，不仅提升了识别效率，更在保障生物安全方面发挥了重要的作用。智能标签技术的兴起，更是推动了自动识别技术成为行业主导。本节旨在探讨自动识别技术在病原微生物资源监管中的应用极其重要的意义，以期为相关领域的研究与实践提供有益参考。

一、自动识别技术概述

在防控传染病、基础科学研究及医药生物产业发展及生产活动中，病原微生物资源因其具有极大的开发潜质与利用价值，越来越受到广泛关注与高度重视。病原微生物菌（毒）种作为国家重要的生物资源和战略储备，存在生物安全风险。为了避免新发突发传染病、重大传染病暴发流行、生物武器、生物恐怖等生物安全问题的发生，菌（毒）种保藏的规范管理引起了越来越多的重视。传统的人工保藏方法不仅效率低下，而且需要大量的人力对菌（毒）种进行监管，在浪费资源的同时，保藏的准确性也得不到保证。为了解决人力问题监管病原微生物资源容易出现的差错、遗漏等问题，各种识别与管理技术与方法应运而生。

自动识别技术是指应用一定的识别装置，通过被识别物品和识别装置之间的接近活动，自动地获取被识别物品的相关信息，并提供给后台的计算机处理系统来完成相关后续处理的一种技术。市面上，物品的自动识别技术在许多服务领域、生产领域、流通领域等得到了快速的普及和推广。自动识别技术包括条形码识别、光学识别、IC卡识别、生物识别和射频识别等。其中非接触的射频识别技术，即智能标签技术已经逐步取代条形码，成为自动识别技术的主导。

（一）条形码技术

条形码（barcode）是将宽度不等的多个黑条和白条，按照一定的编码规则排列，用以表达一组信息的图形标识符。常见的条形码是由反射率相差很大的黑条（简称条）和白条（简称空）排成的平行线图案。条形码可以标出物品的生产国、制造厂家、商品名称、生产日期、图书分类号、邮件起止地点、类别、日期等许多信息，因而在商品流通、图书管理、邮政管理、银行系统等许多领域都得到广泛的应用。

条形码自动识别系统由条形码标签、条形码生成设备、条形码识读器和计算机组成。条形码技术（barcode technology，BCT）是在计算机的应用实践中产生和发展起来的一种自动识别技术。它是为实现对信息的自动扫描而设计的，是实现快速、准确、可靠地采集数据的有效手段。条形码技术的应用解决了数据录入和数据采集的瓶颈问题，为物流管理提供了有力技术支持。条形码是由一组规则的条空及对应字符组成的符号，用于表示一定的信息。条形码技术的核心内容是通过利用光电扫描设备识读这些条形码符号来实现机器的自动识别，并快速、准确地把数据录入计算机进行数据处理，从而达到自动管理的目的。条形码技术的研究对象主要包括标准符号技术、自动识别技术、编码规则、印刷技术和应用系统设计五个部分。

条形码技术目前已在许多领域中得到了广泛的应用，比较典型有零售业、图书馆、仓储管理与物流跟踪、质量跟踪管理、数据自动录入（二维条形码）五个领域。条形码技术在我国的邮电系统、图书情报、生产过程控制、医疗卫生、交通运输等领域都得到较为广泛的应用，特别是商业信息化程度的不断提高，条形码技术也逐步普及，并反过来推动了商业 pos 系统的发展。

（二）光学识别技术

光学识别技术是一种通过对物体进行光学扫描和分析，从而进行识别和判断的技术。目前光学识别技术已广泛地应用于多个领域，如安全防范、金融、物流管理、智能制造等，最常见的是安全防范领域。在安全防范领域，光学识别技术可应用于视频监控系统，对摄像头采集到的图像、视频信息进行人脸识别、车牌识别、行为分析等，实现安全防控。

借助光学技术采集指纹是历史最久远、使用最广泛的技术。将手指放在光学镜片上，手指在内置光源照射下，被棱镜投射在电荷耦合器件（CCD）上，进而形成脊线（指纹图像中具有一定宽度和走向的纹线）呈黑色、谷线（纹线之间的凹陷部分）呈白色的数字化、可被指纹设备算法处理的多灰度指纹图像。光学识别技术具有非接触、高速、高精度和高稳定性等特点，在各个领域发挥着非常重要的作用。

（三）生物识别技术

生物识别技术是通过计算机与光学、声学、生物传感器和生物统计学原理等高科技手段密切结合，利用人体固有的生理特性（如指纹、人像、虹膜等）和行为特征（如笔迹、声音、步态等）来进行个人身份的鉴定的一种技术。

根据国际生物识别小组（International Biometric Group，IBG）2009 年的统计结果，市场已有多种针对不同生理特征和行为特征的应用。生物识别系统对生物特征进行取样，提取其特征并且转化成数字代码，并进一步将这些代码组成特征模板。由于微处理器及各种电子元器件成本不断下降，精度逐渐提高，生物识别系统逐渐应用于商业上的授权控制如门禁、企业考勤管理系统安全认证等领域。用于生物识别的生物特征有手形、指纹、脸形、虹膜、视网膜、脉搏、耳郭等，行为特征有签字、声音、按键力度等。基于这些特征，人们已经发展了手形识别、指纹识别、面部识别、发音识别、虹膜识别、签名识别等多种生物识别技术。其中，占有率最高的是指纹识别。

二、无线射频识别技术

在传染病防控，基础科研及医药生产活动中，病原微生物资源具有极大的开发潜质与利用价值。病原微生物菌（毒）种作为国家重要的生物资源和战略资源，有引发生物安全隐患的潜在风险。为了避免生物武器、生物恐怖和重大传染病暴发流行等生物安全问题的发生，菌（毒）种保藏管理的规范性显得尤为重要。传统病原微生物资源保藏采取人工管理模式，其管理效率低下，不仅需要大量的人力资源对菌（毒）种进行监管，浪费人力、物力、财力，其管理效率也较差，尤其是保藏管理的准确性和精准性得不到保证。因此寻找一种准确、严密、有效、安全的菌（毒）种保藏管理方法迫在眉睫。而信息技术和互联网技术的飞速发展，大数据库的分析技术和通信技术等新型管理手段的兴起，将无线射频识别（radio frequency identification，RFID）技术引入微生物菌（毒）种保藏，RFID 技术因其标签体积小、外形可塑性强、成本低、无须视距等优点，成为生物资源管理的首选，被广泛地应用于血液、微生物、菌（毒）种等生物材料的保藏管理中。RFID 技术正是利用现代化信息准确、便捷、高效的特点，实现对菌（毒）种的综合管理。

RFID 也是一种非接触式的自动识别技术，它因能够通过射频信号自动识别目标对象并获取相关数据，也被称为"电子标签技术"。RFID 技术始于 1937 年美国海军研究实验室（Naval Research Laboratory，NRL）开发的敌我识别系统，近年来，应用于货物跟踪管理、医药管理、交通系统及门禁系统等方面，为物流供应链管理提供了便捷、有效的实施方案。RFID 技术可识别单个具体的物体，可透过外部材料读取数据，可同时对多个物体进行识读，可识别高速运动物体，可同时识别多个标签，且识别工作无须人工干预操作快捷方便，被公认为本世纪最有发展前途的十项技术之一。

电子标签系统由三部分组成，即标签（tag）、阅读器（reader）和天线（antenna）。RFID 基本工作原理为标签进入磁场后，接收解读器发出的射频信号，凭借感应电流所获得的能量通过天线结构发送出存储在芯片中的产品信息（即信号），或者是有源标签会主动发送某一频率的信号。解读器读取经过前级滤波器滤去噪声的信息并解码后，送至中央信息系统进行有关数据处理，再通过外设给予操作人员反馈。

RFID 技术是新型菌（毒）种保藏工作中的重要环节，主要应用于样本的电子标签和机柜上，如带有 RFID 电子标签的储存管、储存盒、储存架等保藏装置。用 RFID 技术给每个菌（毒）种附上唯一编码。用读卡器对保藏装置进行扫描，将签发数据保存到数据库，并完成保藏装置与菌（毒）种信息的绑定。将附有标签的保藏装置放在特定的位置，对所存放的菌（毒）种信息进行扫描定位，及时上传系统，可方便地查询到该菌（毒）种的相关信息和存放位置，使菌（毒）种的存放过程变得更高效、安全，避免错放、漏放的可能。

较于传统的人工保藏方法，RFID 技术具有便捷、安全、稳定、系统等特点。目前 RFID 技术已在菌（毒）种保藏领域用于商业推广，如我国研发的"RFID 智能识别病菌种存储管"和"一种病菌种智能定位识别控制系统"。RFID 菌种存储管和能够识别存储管定位的控制系统，这两项专利技术共同作用，才能起到对菌种存储管智能定位读取的作用。另一件由个人研发申请的医用病菌种样品盛放装置管理系统是菌种样品盛放装置管理系统，重在对整个识别系统的设计，未强调存放装置是否为存储管或其他设备，也未强调设备尺寸形状等。国内某公司研发的冷链监控系统及冷冻设备，对冷链中的每一个物品单位设置 RFID 标签，该标签记载物品单位的管理信息，包括 RFID 射频识别单元、通信单元的低温保藏设备，通过信息的识别、交互、传输，对储存在数据库上的信息进行监控、记录和管理。韩国某公司在微生物培养过程中在其培养基容器上贴有 RFID 标签，使得培养和存储过程更可控，已获得相应的专利。内布拉斯加大学董事会拥有的申请号为 US7892856 的专利研发的主要内容为微生物自动化处理装置及方法，是一个便携式的设备，内有多个培养室及培养基用于培养微生物，此外还配有用于识别生物样品来源的装置，装置贴有 RFID 标签和条形码标签。

而基于 UHF RFID 技术而建立的智能菌（毒）种保藏管理系统目前已在国内相关保藏机构完成布局与试点应用，包括软件系统、智能硬件等，通过精准定位、操作溯源、数据可视三个层面细化了病原微生物保藏管理。该系统通过近场交互技术为菌（毒）种及样本赋予 RFID 芯片识别码，配合软件系统及智能硬件实现保藏菌（毒）种及样本自动批量识别、精准存储定位、数据实时同步等功能。利用智能软件系统、硬件设备和现有保藏库布局，完善菌（毒）种保藏机构内部规范化分区，实现菌（毒）种及样本的接收、发放和保藏各区域间智能联动，自动信息导入和误差识别与提醒等功能；通过精准定位，可将菌（毒）种及样本存储位置精确到冷库、冰箱、层、架、冻存盒及孔位，减少存储空间浪费，提高查找效率；在操作溯源上，从系统登录到信息录入、打签、入库、出库、移库等所有业务操作都能够在系统内加以记录，在样本溯源时可以精确到操作人、操作时间、操作行为，生成完整的操作轨迹；在数据展示上，通过可视化平台，实时统计并更新具体的保藏信息，对菌（毒）种及样本的保藏状态加以监控，对违规操作及时警报。

随着社会信息化、智能化程度的不断提升，引入信息技术手段，提升行业各环节效率也是当前的必然趋势。因而，通过物联网技术来保障生物资源保藏环节的生物安全既是时代需要，也是大势所趋。但在这一过程中，简单结合无法发挥最大化新技术带来的收益，需要结合具体场景，深入挖掘场景特征与需求，才能物尽其用。目前，在 RFID 技术和其他信息科学技术的不断发展中，大数据时代已悄然而至，菌（毒）种资源信息的共享也在不断实现。这为科研人员的工作提供了极大的便利，更加促进了传染病防治、教学、科研、药品和生物制品生产等医药卫生事业的发展。

RFID 标签技术理想选型

基于 RFID 的病原微生物保藏管理系统在依托 RFID 技术实现基本的如信息录入、标签签发、样本出入库等信息管理功能的基础之上，还应根据病原微生物保藏环境的特性和需求，有针对性地解决其中的难点，从而提升系统的整体性能，以期最终实现高效、精准、可信的病原微生物保藏管理系统。以下分别从技术选型、标签选型、算法设计和细粒度管理这四个维度介绍 RFID 理想选型。

1. 技术选型　根据工作频段的不同，RFID 技术可以分为低频（LF，125 kHz）、高频（HF，

13.56 MHz）、超高频（UHF，860 ~ 960 MHz）和微波（2.4 ~ 5.8 GHz）4 种不同类型。不同频段的 RFID 技术工作原理也不相同。低频和高频频段的 RFID 标签基于电感耦合原理实现，而超高频和微波频段的 RFID 则通过电磁反射来通信。具体到生物资源保藏管理应用中，通常选择在高频和超高频之间展开。而这两者因为在基本原理上的不同，在性能上也大有不同。总的来说，选用高频标签的优点是定位简单准确，缺点是由于可读范围小，同样的标签数量需要更多的天线，综合应用成本高；而选用超高频标签的优点是阅读范围大，一套系统即可覆盖较大范围的标签，但缺点是定位难度大，定位精度相对较低，需要复杂的定位算法来提高定位性能。因此在技术选型时，需要综合考虑预算成本和标签规模，根据具体应用场景的状况和需求合理选型。

2. 标签选型 普通的 RFID 标签芯片工作温度范围为 –5 ~ 60℃，在工艺上大多采用环氧树脂基材银浆黏胶与蚀刻铝质天线进行接合绑定，这种黏接工艺的黏结力不大，在 –25 ~ 85℃的常规环境条件下足以满足实际需要。但病原微生物通常保藏在 –80 ~ –60℃的深低温环境下，取用后又会进入室温环境。深低温与常温条件剧烈变化的环境使熟化后的环氧树脂基材银浆黏胶因温度变化剧烈而发生脆裂，黏结力大幅下降，造成芯片脱离蚀刻铝质天线，使得 RFID 标签失效无法使用。因此，为应对这种在温度上较为极端的保藏环境，不能简单使用普通的 RFID 标签，应选用针对这类应用进行过特殊设计的标签，可选用市面上一种使用环氧树脂超低温导电纳米胶黏剂来绑定RFID 芯片和天线的标签，可使标签在深低温环境下保持良好性能。

3. 算法设计 由于需要保藏的病原微生物种类多、数量大，基于人工的方式存在誊写效率低、出错可能性大的问题，可引入 RFID 将保藏管理系统信息化。但面对海量的标签，简单地应用RFID 的标记与识别功能不足以最大化其价值。在人工模式中，对样本的存取核销等过程逐一记录效率很低，而使用 RFID 逐个扫描登记操作同样效率不高，需要对标签信息进行批量并行读取。批量读取虽然效率快，但正因为可以同时读取大范围内标签，又带来了新的问题，即标签漏扫与串扫问题，进而导致误录入的记录出现。为实现标签的高效、准确读取，一方面，需要优化批量读取算法，加速对大规模标签的读取速度，进一步提升病原微生物菌（毒）种或样本的交接、出入库和盘点等过程的效率；另一方面，也需要在准确率上着手，通过升级算法、优化业务流程等方式，避免漏扫和串扫问题发生。

4. 细粒度管理 为充分满足《生物安全法》规定，保障病原微生物保藏环节的生物安全，病原微生物保藏的全流程容错率极低。由于病原微生物菌（毒）种及样本数量大、种类多，大部分样本保藏周期长达数十年，传统的人工方式需要消耗大量精力来保障安全性。在安全性的基础上，快速定位目标菌（毒）种及样本的位置，实时统计其管理状态信息，有效追溯每一操作历史责任人，这些都是人工方式难以实现的目标。因此，引入 RFID 技术用于病原微生物保藏管理后，一些过去难以实现的管理目标有了被实现的可能。保藏管理单位可以结合实际，制订细粒度的管理方案，从而进一步保障保藏环节的生物安全。

第四节　信息管理系统与资源共享平台

随着社会与科学技术的进步，我国已经迈入了一个崭新的数字时代。云计算、物联网、移动互联网、大数据等先进信息技术的广泛应用，不仅改变了人们的日常生活方式，也极大地推动了科研领域的进步与发展。信息管理系统的建立与应用，解决了人工管理的诸多问题。资源共享网络的建立，不仅向社会开放共享了大量的病原微生物信息资源，还通过新技术的应用，确保了平台的承载能力及信息的及时更新与共享，这无疑为病原微生物相关研究带来了极大的便利。

一、系统需求

（一）业务需求

病原微生物菌（毒）种的保藏管理包括菌（毒）种的收集、整理、鉴定、编号、保存、供应及菌（毒）种及样本资料保存等工作。因此需要一套服务于病原微生物菌（毒）种保藏信息管理业务的信息化软件系统产品，实现样本从入库到出库的信息化管理，记录样本的存储位置信息和存量状态变化及样本信息的汇总分析，辅助样本管理水平的进一步提升。通过建设安全、稳定、便捷的病原微生物菌（毒）种保藏信息管理系统，辅助保藏人员管理库存病原微生物菌（毒）种，帮助实验室管理人员及时了解病原微生物菌（毒）种保藏情况，提高保藏业务能力。

病原微生物菌（毒）种保藏信息管理系统的需求包括功能需求和性能需求。功能需求需涵盖菌（毒）种的基本信息、存放位置、人员管理及安保设置等内容；性能需求需要病原微生物菌（毒）种保藏信息管理系统具有较高的运行效率，具有可靠性和安全性，能够实现权限管理，界面操作方便，且具有可维护性和可扩充性。因此，还需要采用统一的信息描述规范和标准。2024年1月，《病原微生物菌（毒）种保藏 信息系统管理技术要求》《病原微生物菌（毒）种保藏 信息系统功能技术要求》两项团体标准获批立项，重点解决病原微生物菌（毒）种保藏信息管理系统质量参差不齐、保藏相关软件系统在开发建设及后期的运行维护乃至废弃退役中存在系统设计漏洞、安全漏洞、数据泄露等隐患或安全问题。

（二）功能需求

病原微生物菌（毒）种保藏信息管理系统主要包括对菌（毒）种数据信息的管理、对存放位置的管理、对菌（毒）种出入库的管理和对人员的管理这四个方面的主要功能需求。

（1）数据信息管理：数据信息是识别菌（毒）种的最基本要素，为了更好地系统化管理，需要按照统一的编码原则建立菌（毒）种的唯一识别编码。因分离、收集、鉴定等获得的菌（毒）种，都需要入库登记。符合销毁规定的，销毁菌（毒）种，并做好菌（毒）种销毁记录，需要提供菌（毒）种各种信息的数据查询。

（2）存放位置管理：菌（毒）种需要按照其分类及特性采取妥善可行的方法保存，对每个保藏设备进行编号，菌（毒）种的保藏位置要记录明确，同时也要记录该菌（毒）种的具体保存方法及运输方法等内容。

（3）出入库管理：由于保藏机构需要依法提供菌（毒）种服务，所以在服务时需要严格执行出入库相关规章制度，记录菌（毒）种的使用单位、使用人和用途等。

（4）人员管理：保藏工作人员必须经过生物安全和保藏专业知识培训。系统需要记录工作人员、菌（毒）种提供者和使用者的基本信息。

（三）性能需求

病原微生物菌（毒）种保藏信息管理系统需要具有较高的运行效率，系统的数据格式应满足字符、图片和文件格式存储，满足设计年限内 30 万条样本信息。系统应具有良好的并发访问能力，能够承载 200 人并发访问和使用；系统应具有良好的响应速度，整体响应性能在 3 s 以内。在 2 M 网络带宽条件下，文本信息交换的响应时间应控制在 2 s 以内，大图片交换响应时间控制在 4 s 以内。

二、技术方案

（一）技术框架

病原微生物菌（毒）种保藏信息管理系统采用 Java 语言进行编码，通过模型（Model）—视图（View）—控制器（Controller）（MVC）模式设计，软件系统采用 MySQL5 数据库，高效便捷，网络结构模式采用 B/S 结构和多层架构，其整体架构主要分为 5 层：基础层、数据层、应用支撑层、应用层和用户层（图 13-7）。

1. 基础层　用云服务在满足总体硬件结构的基础上，可以大大地节省硬件成本，同时享受提供商给予的一定程度上的安全运维服务。

2. 数据层　数据库中存放业务数据，包括用户信息、病原体基本信息、流行病学信息和位置信息等。

3. 应用支撑层　实现对所有业务功能和功能模块的应用支撑，包括通用报表中间件、应用服务中间件、工作流中间件、消息中间件等，来实现整个系统业务流和数据流的正常运转。

4. 应用层　系统主要业务包含机构管理、角色管理、部门管理、用户管理、权限管理、菜单管理、模块管理、登录日志、操作日志、常量数据管理、标准化报表、报表统计、样本管理、入库管理、出库管理、房间管理、容器管理、冻存架管理、冻存盒管理、项目管理等。

5. 用户层　保藏机构用户根据角色权限访问系统，访问工具是浏览器。

（二）功能设计

病原微生物菌（毒）种保藏信息管理系统需要根据保藏库的硬件设施的情况进行功能设计。信息管理系统的基本功能应该包含样本管理、容器管理（存储设备）、项目管理等全方位功能模块，对病原微生物菌（毒）种生命周期相关数据进行系统化记录和管理，对病原微生物菌（毒）种的状态和使用情况做实时监控。该系统能够符合本地管理、信息共享、合作利用等实际需要。病原微生物菌（毒）种保藏信息系统功能模块如下。

1. 系统管理模块　系统管理是系统的基础模块之一，用于对系统的使用及控制进行设置。拥有不同权限的用户可访问的数据和使用的系统功能不同，可根据病原微生物菌（毒）种的分类、用户所属不同的科室、课题等来进行组别的划分。系统管理包含机构管理、部门管理、角色管理、用户管理、权限管理、菜单管理、模块管理、日志管理（登录日志、操作日志）、常量管理（常量数据、分组管理、字段项管理）。

1）机构管理：系统具有无级别限制的可定义机构树，机构树按照用户需求自由注册定制。在用户业务中，各级机构可以看到本机构及下级机构的数据。

2）部门管理：在机构下支持自定义部门的管理，新建、修改、删除部门，支持对部门进行数据权限的设置。

3）角色管理：支持角色的建立，分配权限、资源等功能。角色是用户在系统中可以使用的功能的集合映射。每个角色有若干个菜单功能，每个用户对应一个角色，一个角色可以被赋给多名用户。

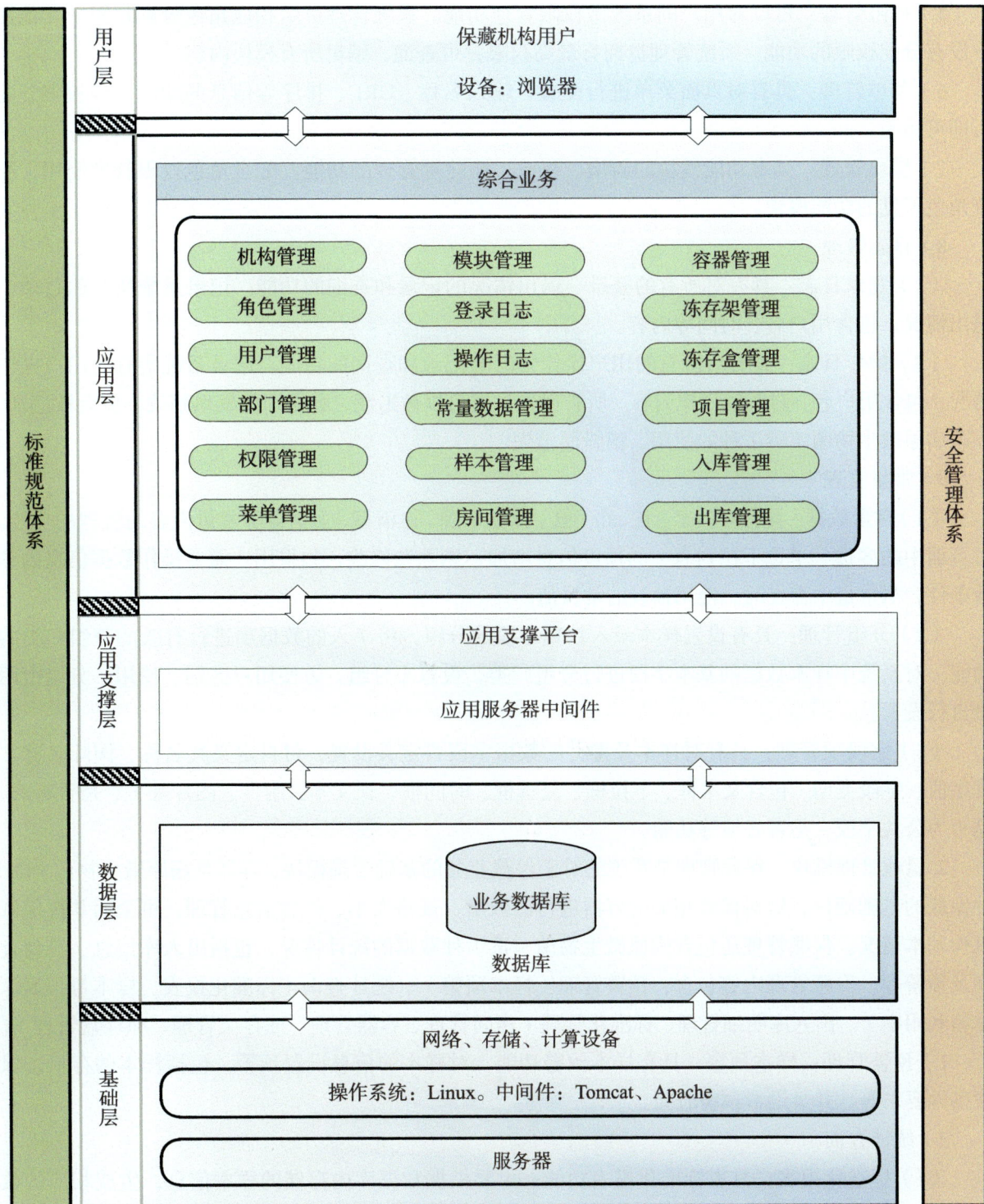

图 13-7　保藏系统架构图

4）用户管理：用户在机构的部门中注册，登录时需要验证用户的用户名和 MD5 加密密码，进行弱口令验证和最小长度限制。用户管理负责用户的创建和用户信息的维护。除系统管理员外，机构部门中的用户都必须隶属于某一个机构中的部门。在机构的部门中注册用户。高级用户可以对其下属部门的用户进行用户注册、用户信息修改、用户信息查询、用户审核、用户删除等功能。

5）权限管理：可以对用户的系统做权限管理功能。系统管理员给相应角色分配权限，其他用户没有分配权限的功能。系统管理员拥有最高权限，可查询、编辑所有模块内容。

6）菜单管理：具有对页面菜单进行配置，输入名称、URL、排序等信息的功能，经权限分配后即可访问。

7）模块管理：具有功能模块的新增、修改、删除等管理的功能。配合角色权限管理使用，配置角色可见的功能模块。

8）日志管理

（1）登录日志：具有对所有的登录、退出情况的记录和查询的功能。记录系统所有的登录、退出情况，包含用户名、时间等内容。

（2）操作日志：具有对所有的用户操作情况的记录和查询的功能。记录系统所有的用户操作情况，包含用户名、时间和操作内容。所有操作日志可以被追溯，数据即使发生修改，也会被记录，不因病原微生物菌（毒）种的使用、销毁而消失。

9）常量管理

（1）常量数据：具有对国家、省、市、县、样本来源、血清型、血清群等常量内容的管理的功能。对页面中的多选、单选下拉列表中的预设信息增加、删除和修改，如果用户需要操作数据信息的参数条件，当常量中存在时，使用预设的常量值。

（2）分组管理：具有设置样本录入数据字段的分组，将录入的数据项进行有效的分组归类的功能。对系统中样本数据的基本字段进行分组归类，设置小分组，方便用户区别、使用。分组由用户自行设置。

（3）字段项管理：具有对样本及毒种的数据字段自定义设置，可自定义其名称、国际名称、排序值、字段类型（包含文本框、下拉框、复选框、时间框、长文本、附件、图片等）、是否有效、是否为公共字段、是否必填等功能。

2. 保藏管理模块　保藏管理是系统的对于保藏业务的基础管理模块，容器是病原微生物菌（毒）种保藏的基础硬件，针对保藏相关的容器进行的数量、规格大小、位置信息管理，可全面掌握保藏机构基本情况。保藏管理还包含病原微生物菌（毒）种数据的统计情况，包括出入库信息、统计查询及预警等。保藏管理内容包含：预警管理（样本预警）、统计查询（标准化报表、样本量报表、冰箱利用率）、出入库明细管理、标准化管理（房间管理、容器管理、冻存架管理、冻存盒管理）。

1）预警管理：样本预警，具有样本预警功能。对样本的信息设置预警，包括样本的存量、保藏条件要求等，并且设置预警时间。

2）统计查询

（1）标准化报表：具有标准化报表功能。主要根据数据库内存储的样本信息，生成相应的数据图表，用于导出样本统计 Excel 表、简单的样本统计图等功能，以年龄、性别、省份等为划分维度出图。

（2）样本量报表：具有样本量报表功能。主要根据数据库内存储的样本信息，生成相应的数据图表，统计各部门样本、毒种等数量等，以图表展示。

（3）冰箱利用率：具有统计查询功能。对系统中冰箱的使用情况进行统计，根据冰箱存量额预设值，再根据系统数据库中存放样本的数量进行计算。

3）出入库明细管理：具有出入库明细管理功能。对样本明细的管理，样本进出入库基本信息均可展示、查询，点击可查看其详细数据。

4）标准化管理

（1）房间管理：具有房间管理功能。对机构中的房间信息进行有效管理，信息包含房间编号、房间名称、创建时间和更新时间。

（2）容器管理：具有容器管理功能。对机构中的容器信息进行有效管理，信息包含容器编码、容器名称、容器品牌、所属房间、创建时间和更新时间。

（3）冻存架管理：具有冻存架管理功能。对机构中的冻存架信息进行有效管理，信息包含冻存架编码、冻存架名称、所属容器、创建时间和更新时间。

（4）冻存盒管理：具有冻存盒管理功能。对机构中的冻存盒信息进行有效管理，信息包含冻存盒编码、冻存盒名称、冻存盒类型、所属冻存架、创建时间和更新时间。

3. 用户业务模块 用户业务是本系统日常使用的模块，包含病原微生物菌（毒）种数据信息的录入、出库、入库、销毁的基本业务的操作。用户业务内容包含项目管理（项目列表、项目类型管理）、样本管理（样本列表、样本类型管理）和出入库管理（入库管理、出库管理、销毁管理）。

1）项目管理

（1）项目列表：具有项目管理功能。本模块主要用于项目的查询编辑，本机构用户可能以课题、任务或别的形式进行样本收集，对此类样本进行统一明确的管理，给项目标签，便于用户管理样本。

（2）项目类型管理：具有项目类型管理功能。主要用于项目类型管理，可以对项目进行分类，主要内容包括项目类型编码、项目类型名称、创建时间、更新时间和项目类型描述。

2）样本管理

（1）样本列表：具有样本列表功能。本模块是样本信息的管理模块，包含样本入库、出库、销毁等流程，样本的信息录入、修改、删除，样本数据的查询、导出等内容。

（2）样本类型管理：具有样本类型管理功能。本模块主要用于样本类型管理，可以对样本进行分类，主要内容包括样本类型编码、样本类型名称、创建时间、更新时间和样本类型描述。

3）出入库管理

（1）入库管理：具有入库管理功能，引导用户完成病原微生物菌（毒）种入库操作并规范管理流程。本模块主要填写样本入库信息，采用可视化图形界面录入，方便用户合理地选择控件，点击入库，可查看、打印入库单据，进行数据恢复。

（2）出库管理：具有出库管理功能，引导用户完成病原微生物菌（毒）种出库操作并规范管理流程。用户点击菌（毒）种信息，选择想要的菌（毒）种，点击出库，打印出库单，签单审核，依据出库单找到菌（毒）种存放位置，取出菌（毒）种，出库单据留存备份。

（3）销毁管理：具有销毁功能。用户点击样本信息，选择样本，点击销毁，确认销毁样本后，系统将样本状态改为已销毁。

三、系统特色

病原微生物菌（毒）种保藏信息管理系统是一套服务于病原微生物菌（毒）种保藏业务的信息化软件系统，面对数量庞大的病原微生物菌（毒）种资源，应该满足以下条件：

（一）数据、空间管理科学化

由于当前工作模式的局限，当菌（毒）种数量积累至一定程度时，菌（毒）种管理难度加大，容易造成错误，导致后续使用困难。在这种情况下，软件系统应该具备良好的数据录入能力和空间管理能力，需要具有大量数据的批量录入功能，支持市面上各种型号的标签的识别，如条形码、二维码、RFID 等，可以准确定位菌（毒）种的位置信息，本系统对空间储存的优化，可以帮助用户提高空间管理的合理性，使空间管理科学化。

（二）流程管理自动化

软件系统应该具备完善的流程化管理，针对保藏业务的收集、整理、鉴定、编号、保存、供应等流程，在系统中设置合理的栏目菜单，妥善分配权限，按照工作流的思路进行设计开发，应用条形码、二维码、RFID 等技术，实时了解菌（毒）种在信息管理系统中的状态，并关联相关记录单、操作日志等，使流程管理自动化。

（三）数据统计图形化

软件系统应该具备数据管理统计能力，针对已经保藏的数据进行各种维度的分析，对保藏机构、保藏房间、容器、冻存架、冻存管均有已用空间、剩余空间等维度的统计，并以图形化展示，让保藏工作人员及主管人员及时了解情况并监控。软件系统还应该具备可视化图形操作界面，针对病原微生物的入库、出库等流程，使用图形化操作界面，便于保藏工作人员操作，页面更人性化。

（四）数据管理自定义化

软件系统应该具备数据字段用户自定义化管理，功能系统根据相关病原数据标准预制数据字段，但病原微生物数据信息的发展日新月异，面对新的数据字段项，用户可根据自己的需要自主定制，完成数据录入。

（五）信息标志统一化、标准化

依据病原数据的标准化采集流程，设置病原微生物数据采集标准项，对病原数据进行系统标准化制定，参照《人间传染的病原微生物菌（毒）种保藏机构设置技术规范》（WS315—2010）和《病原微生物菌（毒）种保藏数据描述通则》中对于病原微生物数据规范和要求进行数据项的设置，设置基本数据描述、特征数据描述和共享数据描述，对系统中的菌（毒）种编码进行统一规范。数据的标准化，可以为已有的按照规范建设的系统进行数据的导入，也可以为数据汇交、信息共享提供坚实的基础。

（六）数据查询、样本检索快捷

软件系统应该具备良好数据查询能力，能够简单、快速检索出用户需要的病原微生物数据信息，并准确定位实物库的位置。系统还提供高级筛选功能，包括模糊查询和组合查询，不仅能够从菌（毒）种本身的数据查询，还能根据任意的流行病学数据及字段组合进行查询。

（七）保障数据安全与网络安全

病原微生物菌（毒）种保藏信息管理系统存储了大量的菌（毒）种信息和流行病学相关信息，保证其数据安全便成为信息管理中的重要组成部分。在网络的数据安全方面，要对整个运行系统和数据库采取最高级别的加密处理，设置持续更新的防火墙等措施，有效防范非法用户的侵入，保证网络安全。部署应用层防火墙（如 WAF），保护 Web 应用免受常见的网络攻击，如 SQL 注入、跨站脚本攻击等。部署入侵检测系统，实时监控网络流量和系统活动，检测异常行为和潜在的攻击。

部署入侵防御系统，在检测到攻击时自动采取措施阻止攻击，保护系统和数据的安全。应将敏感数据和关键系统放置在隔离的网络区域，限制不同网络区域之间的直接通信，减少攻击面。对需要远程访问的网络资源，强制使用虚拟专用网络（VPN）进行安全的远程访问，确保数据在传输过程中的安全。定期检查并更新所有的网络设备、操作系统和应用软件，及时修补已知的安全漏洞。应部署自动化补丁管理工具，确保所有系统和设备都能及时获得并应用最新的安全补丁。

在数据安全设计上，提供本地数据备份与恢复功能，完全数据备份至少每天一次，备份介质场外存放；采用独立的备份系统实现数据的每天完整备份；制订符合业务数据备份策略，并在备份系统中部署实施，同时提供异地数据备份功能，提高数据安全级别。应依据病原微生物菌（毒）种资源危害程度对相关数据进行分级分类，确保数据安全。病原微生物菌（毒）种资源危害程度可依据《人间传染的病原微生物目录》确定，并依据国家有关要求做好保密管理。基于角色的访问控制实施细粒度的访问控制策略，确保只有被授权的用户才能访问特定的数据。角色和权限应该定期审核和更新。应实施全面的日志记录和监控机制，记录所有的数据访问和修改操作，并定期审查日志以发现潜在的安全威胁。应定期进行数据安全审计，确保系统符合相关的法律法规和行业标准。应制订信息系统灾难恢复计划，确保在发生重大事件时能够迅速恢复数据和系统功能。

不再需要信息系统的数据时，应使用安全的方法（如数据擦除和物理销毁）彻底销毁数据，防止数据泄露。

（八）支持数据汇交，促进信息共享

信息管理系统支持和其他相关系统的数据汇交，可以提供对外的数据接口，对本系统的保存的菌毒种开展业务数据整理、清洗工作，进行数据关联、整合，实现与其他系统之间的信息共享。

四、系统应用

病原微生物菌（毒）种保藏信息管理系统电子化信息的批量存储，避免了传统手工编码、信息填写的迟滞性。在保藏机构运行，实现了病原微生物菌（毒）种从入库到出库的存储位置信息和存量状态变化记录，减轻了保藏工作人员手写存储标签、记录存储位置信息的繁重工作。系统化、规范化地完成对病原微生物菌（毒）种的信息收集、鉴定、入库、出库、统计等一系列流程，极大地改善了保藏工作人员的工作强度，有效地提高了工作的精准度，避免了人力资源的堆叠，降低了保藏机构运行成本。

通过软件系统中数据字段的可定制化，用户可根据自己的需要，在病原微生物相关数据标准、规范的要求下，新增数据录入项，符合不同病原微生物数据的个性化要求。对于不同用户的查询要求，软件系统提供了便捷的模糊查询功能，可根据关键字进行数据检索，节省了用户的查询时间。房间、容器、冻存架、冻存管等图形化界面操作，对用户操作的体验感有极大的提升，使用户对房间、容器、冻存架、冻存管有更直观的感官印象，对空间容量也有更合理的安排，提高工作效率，减少工作误差。病原微生物菌（毒）种资源在不同实验室之间形成无缝对接，提高了保藏人员的保藏业务能力，并且有机整合了保藏机构的各种资源，为实验室人员提供了品种丰富、便于查询取用的资源库。在保藏系统的管理流程中的任何环节都有记录，做到有迹可循、有据可依，保障了病原微生物菌（毒）种的信息安全。

五、资源共享平台需求

2019 年 6 月，科技部、财政部印发文件，调整优化了国家科技资源共享服务平台体系，形成了包括国家病原微生物资源库在内的 30 个国家生物种质与实验材料资源库。国家科技基础资源共享服务平台是基础支撑与条件保障类国家科技创新基地，主要职能是面向国家科技创新等需求，加强并提升优质科技资源有效集成及使用效率，为科学研究、社会发展及技术进步和提供网络化社会化的资源共享服务，促进创业创新。

建设和维护在线服务系统、开展科技资源管理与共享服务是国家科技资源共享服务平台的主要任务之一。根据科技部财政部《国家科技资源共享服务平台管理办法》相关规定，国家病原微生物资源库建设和维护了国家病原微生物资源库门户网站，即国家病原微生物资源库（www.nprc.org. cn）在线服务系统（以下简称在线系统），向社会开放共享病原微生物信息资源，并与中国科技资源共享网实现有效对接及互联互通，履行国家病原微生物资源库职能。

从工作需求上来讲，我国还没有建立针对病原微生物的专门的共享服务网站，难以满足传染性疾病防控等科研人员对病原微生物资源共享服务的需求，加之多年来，在我国病原微生物资源保藏机构指定工作开展前就存在实物资源保藏分散、重复，菌（毒）种背景信息标准不一，信息化建设相对滞后，统一规范的共享服务未能及时展开等诸多问题。因此，在新形势和发展的需求下，有必要建设我国病原微生物资源的在线系统，统一描述规范与标准，建立资源共享机制，做好国家病原微生物资源共享服务。

六、在线系统的结构与功能

更好满足病原微生物资源共享功能的实现是建设和维护在线系统的核心任务，根据病原微生物资源的国家生物安全特殊性，依据科技资源信息安全标准，对平台信息系统进行安全等级保护管理，采用必要的信息安全手段，以线上线下相结合的方式，满足共享服务功能的实现。

（一）在线系统设计体现共享的方便性、实用性和可及性

在线系统页面设计注重排版和导航，在文字、图像等要素在空间占用上分布均衡，采用互联网主流的前后端分离的软件系统架构进行开发，前端网页使用轻量级的构建用户界面渐进式的 JavaScript 框架 Vue.js 开发，运行速度更快，后台系统采用经典的轻量级框架 Spring + Spring MVC + MyBatis 开发，降低耦合性。同时，在线系统首页页面设计简洁清爽，功能主题导向明确，以病原资源数据的展示查询、病原资源的辅助资料下载、病原资源的技术服务等栏目为主，为用户提供便捷、高效的资源共享服务，突出实用性。

（二）基本功能

在线系统面向大众用户和专业技术人员，提供病原微生物相关的新闻展示、知识文献学习、资源查询、技术服务、资源目录等保障应用。同时，在线系统具有定制开发、系统融合，以及可进一步拓展等功能。

（1）新闻动态。发布病原微生物相关的行业动态和科研新闻，报道国内外最新的疫情动态，展示国家病原微生物保藏中心的工作动态及研究成果。

（2）知识传播。共享病原微生物专业方面相关的信息资源，展示国家关于病原微生物及保藏

管理等最新的政策法规、标准，以及专业机构的研究成果和学术成就。提升基层从事相关业务人员的能力水平。

（3）资源采集。资源库相关单位通过在线系统后台管理模块对病原微生物资源数据实现录入、修改、审核、删除、提交等基本信息收集工作。

（4）资源目录。将资源库中保藏的病原微生物资源数据信息以目录的形式提供给用户，便于学习、检索。

（5）数据共享。各有关机构产生的高质量的病原微生物相关数据均可在系统上汇交并公开展示，以促进相关研究单位之间资源的整合、交流，实现数据的集中、共享，从而带动产生更大的社会效益。

（6）技术服务。向广大病原微生物研究相关单位提供病原微生物资源相关服务，促进资源的良性交流沟通，以及资源的合理合法使用。

七、共享服务应用与实践

（一）共享服务内容

病原微生物资源是国家重要战略资源，特别是高致病性病原微生物有关信息，涉及生物安全。平台在遵循开放共享的基础上，以确保生物安全为前提，采用线上线下结合的方式提供共享服务。同时，在线系统实现与国家资源共享网数据的对接服务，按照"充分汇交原则、及时更新原则、真实可靠原则、服务有效原则"与科技部资源共享网进行数据的对接和用户的共通，本资源库的病原微生物数据可以在线或者通过 Excel 表形式方便快捷地将数据汇交给资源共享网，实现资源的共享与集中。

（二）共享服务应用

资源库在线系统，目前已实现部分病原微生物资源的共享服务与应用。这些已实现的共享服务与应用，已在相应领域，尤其在应对新型冠状病毒感染疫情防控领域上，通过及时向公众及专业人员共享信息资源，线下提供实物等服务，为开展诊断试剂、疫苗研发及药物筛选，进而为疫情防控工作提供了重要支撑与先决条件。

（编写：姜孟楠 仲松超 赵丰泽宽，审校：魏 强）

参考文献

[1] 卢雪燕. 自动识别技术概论 [J]. 数字化用户, 2013, 36: 84.
[2] 陆均良, 宋夫华. 智慧旅游新业态的探索与实践 [M]. 浙江: 浙江大学出版社, 2017.
[3] 刘华. 物流管理基础.[M]. 2 版. 北京: 清华大学出版社, 2016.
[4] 哈乐群. 物联网环境下农产品供应链的管理与优化 [M]. 吉林: 吉林大学出版社, 2016.
[5] 宋文官, 易艳红. 连锁企业信息管理 [M]. 上海: 复旦大学出版社, 2016.
[6] 姜孟楠, 侯雪新, 刘梦莹, 等. UHF RFID 技术在病原微生物保藏管理中的研究与应用 [J]. 中国科技资源导刊, 2021, 53(4): 90-95.
[7] 李梦童, 王嘉琪, 魏强. 我国病原微生物菌（毒）种保藏工作现况与发展 [J]. 转化医学电子杂志, 2016, 3(4): 70-72.
[8] 姜孟楠, 王嘉琪, 魏强. 人间传染的病原微生物菌（毒）种保藏机构运行与管理探讨 [J]. 病毒学报, 2018, 34(3): 399-401.

［9］兽医微生物菌种资源标准化整理整合及共享试点项目组.兽医微生物菌种资源描述规范及技术规程[M].北京：中国农业科学技术出版社，2008.

［10］郜恒骏.中国生物样本库——理论与实践 [M].北京：科学出版社，2017.

［11］孙蓓，赵四清，陈梅玲.菌（毒）种保藏管理信息系统的研究与开发 [J].军事医学，2015, 39(1): 64-67.

［12］科技部财政部发布国家科技资源共享服务平台优化调整名单.科技部财政部关于发布国家科技资源共享服务平台优化调整名单的通知：国科发基〔2019〕194 号 [EB/OL].(2019-06-05)[2019-06-11]. http: //www.gov.cn/xinwen/2019-06/11/content_5399105.htm.

［13］许东惠，赫运涛，王志强，等.面向科技资源管理的科技平台标准体系研究 [J].中国科技资源导刊，2020, (52)2: 1-6.

［14］JING MN, LIU B, WEI Q.Pathogenic microorganism biobanking in China[J]. Journal of Biosafety and Biosecurity, 2019, 1: 31-33.

［15］WEI Q, WANG Y H, MA J C, et al. Description of the First Strain of 2019-nCoV, C-Tan-nCoV Wuhan Strain—National Pathogen Resource Center, China, 2020[J]. CCDC Weekly, 2020, 2(6): 81-83.

［16］ZHU N, ZHANG D Y, WANG W L, et al. A novel coronavirus from patients with pneumonia in China, 2019. N Engl J Med. [2020-1-24].

第十四章　资源数字化与数据平台建设

在微生物学研究中,病原微生物资源数字化的重要性日益凸显。通过数字化技术,能够详尽地记录和存储各类病原微生物的种类、遗传特性、生态习性及遗传序列等关键信息。这种数字化方式不仅大幅提升了数据存储和检索的效率,还促进了病原微生物数据的广泛共享与高效利用。从学术研究的角度来看,数字化的病原微生物资源为深入探究其致病机制、传播方式和预测预警方面提供了坚实的数据支撑,有力推动病原微生物学的研究进展。更为重要的是,这些数据为制订精准的疾病防控策略和实现个性化的临床治疗方案提供了科学、可靠的依据。

在疾病防控和临床医疗领域,病原微生物数据平台的建设与应用正发挥着日益重要的作用。随着全球化进程加快,疫情传播速度和范围不断扩大,对病原体进行快速、准确地鉴定和功能因子的分析变得至关重要。病原微生物数据平台通过整合多源异构的病原体相关数据,为科研人员提供了全面、系统的信息支持。

在疾病防控方面,数据平台能够实时监测病原体的变异和流行趋势,为制定有效的防控策略提供数据支持。同时,通过对历史疫情数据的挖掘和分析,可以揭示病原体传播规律和影响因素,为未来疫情的监测和预警提供科学依据。

在临床医疗方面,病原微生物数据平台为临床医生提供了个性化的诊疗决策支持。通过对患者的基因序列、临床表现等数据的综合分析,可以精确地识别病原体类型,为患者提供精准的治疗方案。此外,数据平台还能促进新药研发和临床试验的开展,加速创新药物的上市进程,为患者带来更多治疗选择。

病原微生物数据平台的建设可为科研、临床和疾控提供强有力的数据及工具支持来研究病原体感染及传播,有助于病原体实时监测、预警和疫情应对;还为个性化诊疗和精准医学提供数据和技术支撑。因此,持续投入和完善病原微生物数据平台建设是推动全球健康事业发展的重要环节。

第一节　资源数字化

随着信息技术的迅猛发展,微生物资源的数字化已成为微生物信息学领域的前沿学科。微生物是地球上最丰富的生物资源之一,它们在环境保护、食品加工、生物医药等多个领域中发挥着不可或缺的作用。然而,传统的微生物资源研究方法受限于实验条件和数据处理能力,难以充分利用这些资源的潜力。近年来,随着高通量测序技术和生物信息学的飞速发展,微生物资源的数字化为微生物资源的深入研究与应用提供了新的途径。

一、微生物资源数字化

（一）提升研究效率、促进资源共享、推动应用创新

微生物资源的数字化是通过运用现代信息技术，对微生物的基因组、转录组、蛋白质组等关键数据进行全面、深入地采集、整理、分析、存储和备份。这一数字化的过程不仅显著提升了微生物资源研究的效率和准确性，更为其后续的开发与应用奠定了坚实的基础。

通过数字化技术，科研人员可以轻松地获取、整理和分析海量的微生物数据，这使得原本复杂、耗时的研究过程变得更为简便和高效。在数字化的驱动下，研究人员可以快速筛选出有价值的微生物种类和特性，进而加速相关研究的进程。

数字化技术让微生物资源的存储和传输变得极为便捷。这意味着全球各地的科研人员都可以轻松地访问和使用这些宝贵的数据资源，这无疑加强了国际学术交流和合作，推动了微生物学领域的快速发展。

此外，微生物资源的数字化还有助于我们更加精准地设计和优化各领域的应用方案。在生物医药领域，通过深入分析数字化的微生物数据，我们可以更有针对性地开发新型药物和治疗方法。在环保领域，这些数据可以帮助我们找到更加高效的微生物处理方法，以应对各种环境问题。在食品加工领域，微生物资源的数字化则有助于我们发现新的发酵剂和食品添加剂，从而提升食品的品质和口感。总之，微生物资源的数字化无疑是现代科学的实施基础。

（二）微生物资源数字化的关键技术

微生物资源数字化的核心在于高通量测序技术，这一技术的重要性在于其能够快速、准确地测定微生物的基因组序列，为后续的数字化分析提供有力的数据支撑。高通量测序技术的运用，使得科研人员能够在短时间内获取大量的微生物基因组信息，这无疑为深入研究和应用这些微生物资源提供了便捷与可能。

在微生物资源的数字化过程中，高通量测序技术展现出了其独特的优势。与传统的测序方法相比，高通量测序技术不仅显著提高了测序速度和数据量，更保证了测序结果的准确性和可靠性。这意味着，科研人员可以更加高效地探索微生物的遗传信息和功能特性，从而推动微生物学、生物医学、生态学等多个领域的研究进展。

此外，高通量测序技术还为微生物资源的数字化管理提供了便利。通过将测序数据整合到数据库中，科研人员可以轻松地查询、比较和分析不同微生物的基因组信息，进而挖掘出更多有价值的科研线索。这不仅有助于加速科研创新的步伐，更为微生物资源的合理开发和利用提供了科学依据。

综上所述，高通量测序技术在微生物资源数字化中扮演着举足轻重的角色，其快速、准确测定微生物基因组序列的能力，为后续的数字化分析提供了有力的数据支撑，是推动微生物学研究与应用的重要技术手段。

（三）微生物资源数字化的挑战与解决方案

高通量测序技术虽然高效，但也容易产生大量的低质量数据。因此，严格的质量控制流程是必不可少的。这包括去除低质量的测序片段、校正测序错误等步骤。不同的实验室和研究机构可能采用不同的测序平台和分析流程，导致数据格式和注释信息的不一致。为了解决这个问题，需要推动微生物资源数字化的标准化工作，制定统一的数据格式和注释规范。面对挑战，需要不断创新和完

善相关技术，推动微生物资源数字化的标准化和规范化发展。

二、微生物资源数字化国内现状及规划

微生物资源数字化方面的发展，不仅仅是技术进步和科研突破的展现，更是国家战略规划和持续投入的成果。为了持续推动这一领域的发展，我国已经制定并实施了一系列的规划，这些规划涉及基础设施建设、技术创新、数据共享、产学研融合及政策法规的完善等多个方面。

基础设施是科研和技术发展的基石，因此在微生物资源数字化方面，需要持续投入资金和技术力量，完善高通量测序、生物信息学分析等关键基础设施。这些设施的完善和升级，不仅提高了微生物数据的获取精度和效率，还为后续的数据处理和分析提供了强大的技术支持。同时，国家也鼓励科研机构和企业进行技术创新，通过政策扶持和资金投入，推动微生物资源数字化技术的不断更新和优化。

产学研用深度融合是推动科技发展的重要途径。积极推动科研机构、高校和企业之间的合作与交流，通过共享资源、共同研发和技术转移等方式，促进微生物资源数字化技术的产业化应用。这种深度融合的模式，不仅有助于科研成果的转化和应用，还能够推动相关产业的发展和升级。

在推动微生物资源数字化的过程中，政策法规的完善也至关重要。通过制定数据共享标准、保护知识产权等措施，为微生物资源数字化的健康发展提供有力的法律保障。这些政策法规的制定和实施，不仅有助于规范市场秩序，还能够激发科研机构和企业的创新活力，推动微生物资源数字化的可持续发展。这些规划涉及基础设施建设、技术创新、数据共享、产学研融合、人才培养及政策法规的完善等多个方面，旨在构建一个全面、系统、高效的微生物资源数字化体系。

三、微生物资源数字化未来发展趋势

（一）数据整合与共享将更加完善

随着全球科研合作的不断深入，微生物资源的数据量将呈现爆炸式增长。未来，微生物资源数字化的一个重要趋势是数据整合与共享的进一步完善。各国科研机构和数据库将加强合作，共同构建全球性的微生物数据共享系统，整合世界各地的微生物数据资源，为用户提供更加全面、准确的数据查询、下载和分析服务。同时，数据共享标准的制定和实施也将成为关键，以确保数据的互操作性和可比性。

（二）人工智能与机器学习技术的应用将更广泛

人工智能和机器学习技术的发展为微生物资源数字化带来了新的机遇。未来，这些技术将在微生物数据分析中发挥越来越重要的作用。通过训练机器学习模型，可以更准确地预测微生物的功能、代谢途径，以及与其他生物的相互作用。此外，人工智能还可以帮助我们优化微生物培养条件、提高微生物产物的产量和质量，从而推动微生物资源的产业化应用。

（三）微生物组学研究的深入发展

随着高通量测序技术和生物信息学分析方法的不断进步，微生物组学研究将更加深入。将能够更全面地了解微生物群落中的物种多样性、相互作用及对宿主和环境的影响。这将有助于开发新的微生物生态调控策略，促进人类健康和生态环境保护。

（四）产业化应用的不断拓展

微生物资源数字化的最终目标是实现产业化应用，为社会经济发展提供动力。未来，随着技术的不断进步和市场的不断扩大，微生物资源的产业化应用将更加广泛。例如，在生物医药领域，通过数字化技术筛选具有特殊生物活性的微生物，有望开发出新型药物和治疗方法；在环保领域，利用微生物资源进行污水处理和环境修复将成为重要手段；在农业领域，微生物肥料和生物农药的开发将有助于提高农作物的产量和质量。

综上所述，微生物资源数字化未来发展趋势包括数据整合与共享的完善、人工智能与机器学习技术的广泛应用、合成生物学与微生物资源数字化的深度融合、微生物组学研究的深入发展及产业化应用的不断拓展。这些趋势将为我们提供更多创新解决方案，推动人类社会的可持续发展。

第二节　文件信息管理概述

在科学研究领域，尤其是针对病原微生物的研究，数据文件信息管理极为关键。研究中所涉及的生态学信息、流行病学数据、序列数据等宝贵资料，均以文件形式存在，成为推动研究深入、促进成果转化及指导公共卫生决策的重要依据。因此，构建一个科学、规范且高效的病原微生物文件信息管理体系至关重要，这不仅有助于提升研究水平，更是保障公共卫生安全不可或缺的一环。

一、文件信息管理关键作用

（一）保障研究连续性与可重复性

在病原微生物研究中，实验数据的连续性和可重复性对于验证研究成果、推动科学进步至关重要。通过整理、汇总、分类和备份等手段妥善管理每类数据的文件信息，可以确保实验数据的完整性和准确性，为后续研究提供可靠的基础。同时，当研究人员需要回顾或复现之前的实验时，完善的文件信息管理系统能够提供快速、准确的数据支持，大大地提高研究效率。

（二）提升研究效率与促进创新

病原微生物研究涉及大量的实验数据、文献资料及研究成果等信息。如果这些信息没有得到有效的管理和组织，研究人员将耗费大量时间和精力在信息的搜寻、整理和分析上。而通过建立完善的文件信息管理体系，可以实现对各类信息的快速检索、高效利用和深度挖掘，从而提升研究效率，促进科研创新。

（三）保障数据安全与规范性

病原微生物研究涉及的数据往往具有高度敏感性和保密性，如病原体基因序列、患者个人信息等。这些数据一旦泄露或被误用，可能对公共卫生安全造成严重后果。因此，加强数据文件信息管理对于保障数据安全至关重要。通过制定严格的数据管理制度、采用先进的数据加密和存储技术，可以确保数据的安全存储和传输，防止数据泄露和滥用。同时，合规性的文件信息管理也有助于研究机构遵守相关法律法规和标准要求，避免因数据问题引发的法律风险和规范问题。

（四）促进科研合作与交流

在全球化背景下，病原微生物的传播与演变已不受国家限制，这就要求各国科研机构和实验室必须紧密合作，共同应对挑战。文件信息的共享与管理是促进这种合作与交流的关键环节。通过高效、规范的文件信息管理，不同实验室之间可以轻松地实现数据的互通和比对。这种数据的共享不仅有助于避免重复劳动和资源浪费，更能推动科研成果的快速转化和应用，从而更有效地应对病原微生物带来的威胁。

同时，一个完善的文件信息管理体系也是提高实验室声誉和影响力的重要途径。当实验室的研究数据得到妥善保存和高效利用时，其研究成果的可靠性和价值就会得到更广泛的认可。这将吸引更多优秀的科研人员和合作伙伴，形成良性循环，推动病原微生物研究不断向前发展。

因此，我们必须高度重视文件信息管理在促进科研合作与交流中的重要作用，不断完善管理体系，提高管理水平，为全球病原微生物研究贡献力量。

二、文件信息管理的步骤与实践

（一）明确管理目标与策略

在进行数据文件信息管理之前，首先需要明确管理目标和策略。这包括确定需要管理的数据来源、文件类型、存储方式及访问权限等。同时，还需要根据实验室的实际情况和需求，制定合适的管理流程和规范，确保文件信息管理的科学性和规范性。

（二）全面收集与整理文件信息

全面收集与整理数据文件信息是文件信息管理的核心步骤之一。这包括从实验记录、检测报告、研究论文、会议资料等多个来源收集相关信息，并按照一定的标准和规范进行整理。在整理过程中，需要对文件进行分类、编号、命名等操作，确保文件的组织结构和命名规则清晰明了，方便后续检索和利用。同时，还需要对收集到的信息进行初步筛选和审核，去除重复、无效或错误的信息，保证信息的准确性和完整性。

（三）建立分类与归档系统

为了实现对文件信息的有效管理，需要建立科学的分类与归档系统。可以根据文件的性质、来源、时间等多种因素进行划分。例如，可以按照实验类型、病原体种类、研究阶段等进行分类；也可以按照时间顺序或项目名称进行归档。通过建立合理的分类与归档系统，可以方便后续的信息检索和利用，提高管理效率。

（四）存储与备份策略实施

存储与备份是确保文件信息安全的重要环节。在选择存储介质时，需要考虑数据量大小、访问频率、安全性要求及成本等因素。常见的存储介质包括硬盘、光盘、云存储等。同时，为了防止数据丢失或损坏，需要制订并实施定期备份策略。备份策略可以包括全量备份、增量备份和差异备份等。此外，还需要定期对存储的文件和数据进行检查和维护，确保其可读性和可访问性。

（五）更新与维护管理体系

文件信息管理是一个持续的过程，需要定期进行更新和维护。随着研究工作的进展和新数据的产生，应及时将新文件和数据纳入管理系统，并对旧文件进行更新和修订。同时，需要定期对管理系统进行维护和升级，确保其稳定运行和满足不断变化的需求。此外，还需要定期对管理效果进行评估和反馈，针对存在的问题进行改进和优化。

三、文件信息管理的挑战与应对策略

（一）数据量快速增长带来的挑战

随着病原微生物研究的深入和发展，产生的数据量呈指数级增长。这给文件信息管理带来了巨大的挑战。为了应对这一挑战，可以采取以下策略：一是采用高性能计算和大数据处理技术，提高数据处理能力和效率；二是建立分布式存储系统，实现数据的分布式存储和并行处理；三是制订合理的数据清理和归档策略，及时清理过期和无效数据，减少数据存储压力。

（二）数据安全和隐私保护的挑战

病原微生物研究涉及的数据往往具有高度敏感性和保密性。如何确保数据的安全性和隐私性成为文件信息管理面临的重要挑战。为了应对这一挑战，可以采取以下策略：一是加强数据加密和访问控制技术的应用，确保数据在存储和传输过程中的安全性；二是建立完善的数据备份和恢复机制，防止数据丢失或损坏；三是加强人员培训和教育，提高研究人员的数据安全意识和操作技能。

（三）跨学科跨领域合作的挑战

跨学科跨领域合作的挑战在病原微生物研究中尤为突出。由于该研究涉及生物学、医学、化学、计算机科学等多个学科和多研究领域，每个领域又都有其独特的知识体系和技术方法，如何实现这些知识和技术的有效融合，成为科学研究中的一大难题。

数据共享和整合是跨学科跨领域合作的核心问题。不同学科和领域的数据往往存在格式、标准、语义等方面的差异，这给数据的互通和比对带来了极大的困难。为了实现数据的共享和整合，必须建立统一的数据标准和规范，确保不同来源的数据能够无缝对接。

此外，跨学科跨领域的合作与交流也是解决这一挑战的关键。通过加强不同学科和领域之间的沟通与协作，可以打破学科壁垒，促进知识和技术的共享与融合。同时，推动科研成果的共享和转化应用，也是跨学科跨领域合作的重要目标。

为了支持跨学科跨领域的合作，建立开放共享的数据平台或数据库显得尤为重要。这些平台可以为研究人员提供便捷的数据访问和共享服务，促进数据资源的最大化利用。同时，还需要加强数据安全和隐私保护，确保共享数据的安全性。

综上所述，跨学科跨领域合作的挑战虽然复杂，但通过建立统一的数据标准和规范、加强合作与交流、建立开放共享的数据平台等措施，我们可以有效地应对这些挑战，推动病原微生物研究的深入发展。

四、文件信息管理的未来展望

随着科学技术的不断发展和进步，病原微生物文件信息管理将朝着智能化、自动化和协同化的方向发展。未来，可以利用人工智能和机器学习等技术，实现对文件信息的自动分类、关联分析和智能检索；通过云计算和物联网等技术，实现文件信息的远程访问和实时共享；通过大数据和挖掘技术等技术，发现文件信息中隐藏的知识和规律，为科研决策提供支持。同时，还需要加强跨学科跨领域的合作与交流，推动文件信息管理领域的创新和发展。

综上所述，病原微生物文件信息管理是一项长期而艰巨的任务。只有不断提升管理水平和能力，才能更好地服务于病原微生物研究和公共卫生事业的发展需求。在未来的工作中，需要不断探索新

的管理方法和技术手段，推动文件信息管理工作的科学化、规范化和高效化。同时，还需要加强国际合作与交流，共同应对全球性的病原微生物挑战。

第三节　生物数据信息管理

病原微生物在从形态学的角度，被分为三大类：非细胞型微生物、原核细胞型微生物和真核细胞型微生物。每类病原微生物因为其形态结构的外部表型差异，有着不同的生物学功能表型。在临床和疾病控制工作中，对病原体的形态表型进行细致观察是至关重要的。这主要是对病原体形状、大小、结构等方面的观察，有助于病毒分离、纯化、鉴别和计数等工作的顺利开展。同时，深入研究病原体的功能表型也是不可或缺的。这涵盖了代谢途径、药物敏感性、毒素等内容，有助于深入了解病原体的特征，为预防、治疗和杀灭病原体提供科学依据。对病原微生物的形态和功能表型的全面研究，是公共卫生领域重要的临床和防控前提。

一、数据信息管理

病原体形态和功能表型数据在疾病临床和防控上具有至关重要的意义。这些数据不仅是判断和鉴别病原体类别、评估其传播性和致病性的主要依据，还可为疾病的预防和治疗提供重要指导。同时，这些数据也是研究、治疗及灭杀新发和已知病原微生物的基础，为全球健康安全提供有力支持。

有效的表型数据信息管理还能促进不同实验室和研究机构之间的数据共享和合作。这有助于加速科研进程，推动新药研发和疫苗设计的创新。同时，随着数据量的不断积累，规范的数据管理还能确保数据的准确性、完整性和可追溯性，为未来的研究提供可靠的数据支持。

为了实现高效的表型数据信息管理，需要建立专业的数据库系统，制订严格的数据采集、存储、处理和分析标准。此外，还应加强对数据管理人员的培训和教育，提高他们的专业素养和技能水平，以确保数据的准确性和可靠性。通过这些措施，我们能够更好地利用和管理病原微生物的表型数据，为人类的健康事业做出更大的贡献。

二、数据质量控制与验证

数据质量控制与验证在病原微生物保藏过程的生态学数据信息管理中起着关键的作用。只有确保数据的准确性和可靠性，才能为科学研究提供坚实的基础，为防控策略的制订提供科学的依据，为新药的开发提供有力的支撑。因此，必须实施最为严格的质量控制措施，从数据采集、处理到分析的每一个环节都进行精细化的管理和监控，以确保数据质量，进而推动病原微生物领域的研究与应用不断向前发展。

（一）数据采集

数据采集是数据质量控制的首要环节。在这一过程中，必须严格遵循标准化的操作流程，这是保证数据准确性和可靠性的基石。标准化操作流程的制订不是随意的，而是应该基于科学研究的原则和行业内被广泛接受的最佳实践。同时也要考虑到实验室自身的独特性，比如设备条件、人员技能等，以确保流程的实用性和高效性。只有这样，才能最大限度地减少人为操作带来的误差，确保所采集到的数据是真实、准确的，并且具有良好的可重复性。这不仅为后续的数据分析提供了坚实的基础，也为科研工作的严谨性和科学性提供了有力保障。

（二）数据验证

在数据采集工作告一段落后，对所得到的数据进行严格的核对与验证是确保数据质量的关键环节。这一步骤的核心目的在于识别和剔除可能存在的误差和异常数据，从而保证数据的真实性和有效性。在进行核对和验证时，必须对数据的多个方面进行全面而细致的检查。例如，对于数值型数据，需要确认这些数据是否落在预期的合理范围内、是否存在过大或过小的异常值。对于分类数据，要检查分类的标准是否统一、分类结果是否符合逻辑，避免出现分类混乱或自相矛盾的情况。这些检查工作虽然繁杂，但它们是确保数据质量不可或缺的步骤。只有通过这些严格的检查，才能及时发现并修正数据中存在的问题，确保数据的准确性和可靠性，进而提升数据的整体质量。这样，才能为后续的数据分析和研究工作提供坚实的数据基础。

（三）数据审查

为了进一步保证数据质量，还应采取定期的数据审查机制。数据审查不仅是对已采集数据的回顾和评估，更是对数据质量控制体系的一次全面检验。在审查过程中，应重点关注数据的完整性、一致性、准确性和及时性等方面。通过定期审查，可以及时发现数据质量控制体系中存在的问题和不足，以便及时采取措施进行改进。

（四）数据质量评估

为了更好地量化评估数据的质量，建立一个完善的数据质量评估指标体系尤为重要。这一体系涵盖多个维度，如数据采集的完整性、数据处理的准确性，以及数据存储的安全性等。这些评估指标帮助我们更加客观、全面地衡量数据的质量。当数据采集的完整性高时，可以确信没有遗漏任何重要信息；当数据处理的准确性得到保障时，分析结果将更加可信；而当数据存储的安全性无懈可击时，就不必担心数据泄露或被篡改的风险。

在实施数据质量控制与验证的过程中，需要与科研团队和临床医生保持密切的沟通与协作，能够更加精准地把握数据需求，更加明确数据应用的具体场景。这种深入了解将有助于进一步优化数据采集、处理和分析的流程，确保数据能够更好地服务于科研和临床工作。

此外，科研团队和临床医生还能为数据质量控制提供宝贵的反馈和建议。他们的实践经验和专业知识是我们不断完善数据质量控制体系的宝贵资源。只有充分利用这些资源，才能确保数据质量控制体系与时俱进，不断适应新的科研和临床需求。

三、数据可视化与解读

数据可视化是一种将数据转化为图形、图表等视觉形式的过程，它通过将数据以直观的方式展现出来，使得研究人员能够更快速地理解数据的特征和规律。在病原微生物保藏过程中，数据可视化技术可以应用于多个方面。

（一）形态和功能表型可视化

在病原体形态和功能表型数据的分析中，数据可视化可以帮助研究人员更直观地观察病原体的形状、大小、结构等特征。通过将病原体的显微图像或电子显微镜图像进行可视化处理，研究人员可以清晰地看到病原体的细节特征，从而更好地理解其生物学功能和致病机制。

另外，在病原体生长曲线和代谢途径的分析中，数据可视化可以将实验数据转化为直观的曲线图或热图等形式。通过这些可视化结果，研究人员可以直观地了解病原体在不同环境条件下的生长情况和代谢变化，为防控策略的制订提供重要依据。

（二）生态数据分析和解读

病原微生物保藏过程中产生的生态学数据往往蕴含着丰富的信息，通过对这些数据的深入挖掘和分析，可以发现新的研究点和创新点。例如，在对病原体基因序列的分析中，通过深入解读数据，研究人员可以发现病原体基因变异的情况，从而揭示其逃避宿主免疫系统的机制。这对于开发新的药物和疫苗具有重要的意义。

另外，通过对病原体与环境因素的关联分析，可以深入地了解病原体传播的影响因素，为制定针对性的防控策略提供科学依据。例如，研究人员可以通过分析气象数据、人口流动数据等，来预测病原体的传播趋势和风险区域，从而及时采取有效的防控措施。

在数据可视化与解读的过程中，还需要注意数据的准确性和可靠性。由于病原微生物保藏过程中的生态学数据可能受多种因素的影响，如实验条件、采样方法等，因此在进行数据可视化与解读时，需要充分考虑这些因素对数据的影响，以确保结果的准确性和可靠性。

综上所述，数据可视化与解读在病原微生物保藏过程生态学数据管理中发挥重要的作用。通过将复杂的数据以直观、易懂的方式呈现出来，并深入地解读数据中的信息，可以帮助研究人员更好地理解和分析数据，发现新的研究点和创新点，为病原微生物的研究和防控工作提供有力的支持。同时，也需要注意数据的准确性和可靠性问题，以确保研究结果的科学性和可信度。

第四节　数据电子化及资源管理

随着生物技术的飞速发展，病原微生物研究产生的数据呈现爆炸式增长。为了有效管理和利用这些数据，病原微生物数据平台的建设显得尤为重要。在构建此类平台时，统一数据标准是基础，确保数据的一致性、可比性和可共享性是核心。

一个完善的病原微生物数据平台应当包含全面的数据集，覆盖基因组、表型、元数据等多个层面。基因组数据提供病原体的遗传信息，表型数据描述其外在特征，而元数据则为这些数据提供感染和传播的特征和范围等信息。

数据的发布和共享不仅能促进科研合作，推动科研成果的产出和转化，还有助于全球范围内的公共卫生安全。通过数据共享，科研人员可以迅速获得关键信息，加速疫苗和药物的研发，从而更好地应对突发疫情。同时，公开透明的数据发布机制有助于提高公众对科研工作的信任度，增强科学决策的有效性。

一、病原微生物数据电子化的相关标准及规范

病原微生物数据库的开发与建设在现代微生物学、临床医学及疾病防控预警工作中扮演着至关重要的角色，为这些领域提供了丰富的数据资源。然而，要确保这些数据库的数据质量、可比性、可重复性及共享性，必须建立一套完善的数据标准和规范。这些标准和规范旨在实现数据利用最大

化的目标，从而推动科学研究的进步。通过遵循这些标准和规范，我们能够更好地理解病原感染和传播的特征，提高患者的治疗水平，并加强疾病的防控手段。因此，不断完善病原微生物数据库的数据标准和规范是促进医学科学发展的前提条件。数据库标准应遵循以下几点规范：

（1）确保入库数据的一致性：数据库应该按不同数据类型，设定特定的元数据内容，以保证从不同来源、时间和地点收集的数据，在内容上有一致性，可以进行有效的比较和整合，为病原的多样性研究提供一致和可靠的数据。

（2）入库数据必须具有可比性：基于规范的入库数据标准，使得数据库中不同时期收集的相同类型数据有可比性，有助于更广泛的合作和知识共享，加速病原研究的进展。

（3）入库的数据质量标准必须规范统一，包括数据大小和格式要统一；测序数据的组装、比对和注释的运算参数要统一；元数据的收集内容要统一，做到核心必填和补充选填；数据的各类分析流程要统一。这样可以促使数据采集和处理过程变得更加严格，减少不同批次数据间的差异。

（4）制定规范的数据共享标准，鼓励更多的数据库个人和机构用户能够访问和使用关键数据，推动病原传播和疾控的研究进展。

二、病原微生物数据资源管理体系

一个完善的数据资源管理体系在数据库建设中至关重要。这样的数据体系由多个特定类型的数据组成，它们的有机结合使得数据库的数据变得极具价值，成为理解微生物遗传信息、疾病防控和临床诊疗的重要资源。为了确保数据的全面性和深入性，一个完善的病原微生物数据库数据体系不仅应该包含核心数据，还必须涵盖附属数据信息。核心数据主要关注病原体的基因组、转录组、蛋白质组等基础信息，而附属数据则提供关于病原体表型特征、宿主互作、药物敏感性等方面的详细信息。这样的数据体系设计能够支持全面和深入的系统性研究，同时也能满足个性化研究的需求，从而为科研人员提供更全面、更准确的数据支持，推动病原微生物研究领域的不断进步。在标准化的数据录入方案之下，数据体系应该包括以下几类数据：

1. **基因组数据**　在病原微生物研究中具有举足轻重的地位，它构成了数据体系的核心。这些数据涵盖了不同类型病原体的全基因组序列及详尽的注释信息。对于病原细菌而言，基因组数据揭示了其系统发育、代谢途径、功能因子（如抗生素抗性基因和毒力因子），以及致病机制。真菌的基因组数据则是理解和诠释其致病机制及抗药性的关键。病毒基因组数据对于研究病毒的进化轨迹、毒力因子及抗病毒药物的研发具有不可估量的价值。而寄生虫的基因组信息则为研究其生命周期、进化过程及药物靶点提供了有力支持。因此，基因组数据不仅丰富了我们对病原微生物的认知，还为疾病的预防、诊断和治疗提供了宝贵的信息和线索。

2. **表型数据**　作为核心数据的附属特征信息应该被收录，用来描述不同病原体的生物学和功能特征。其中，细菌表型数据应涵盖细菌的个体和菌落形态、生长速度、大小和抗药性特征，为更好地阐述其生存和传播方式及对环境压力的适应性等方面的研究。真菌表型数据除了其形态和生长速度，还应记录产孢特征、抗药表型信息，对研究真菌的传播、感染和药物敏感性至关重要。而病毒的表型数据主要记录其感染途径、复制策略及与宿主的交互信息，来解析其生命周期、传播和致病机制。对于寄生虫表型数据，主要有寄生虫的生活史、宿主/寄主关系及传播途径信息，用来了解寄生虫的生存及传播方式。

3.感染和免疫数据　　在病原微生物研究中占据重要的地位，旨在全面记录宿主系统对各类病原感染的反应。这类数据包括宿主免疫细胞的活性、细胞因子的产生及炎症反应等关键信息。通过收集和分析这些数据，我们能够深入地研究病原体感染的免疫机制和宿主的免疫表现。这些宝贵的数据不仅有助于我们理解宿主与病原体之间的相互作用，还为疾病的预防和治疗提供了重要的科学依据。因此，完善和丰富感染和免疫数据对于推动病原微生物研究领域的发展具有重要的意义。

4.临床病例数据　　在医学研究中具有至关重要的作用，它是了解疾病发展、预后、治疗效果及评估新治疗方案效果和安全性的关键依据。这些数据可以为大规模疾患者群的感染传播网络提供强有力的数据支持，有助于科研人员深入揭示疾病的传播规律和影响因素。临床病例数据主要包括患者的社会人口学信息、治疗和用药历史、病程的进展情况及预后信息等，这些数据的综合分析可以为医生制定个性化治疗方案提供重要参考，同时也可以为公共卫生政策的制定和调整提供科学依据。因此，不断完善和丰富临床病例数据对于提高疾病诊疗水平和保护公众健康具有重要的意义。

综上所述，病原微生物数据库的数据体系应该是支持病原体研究和疾病诊疗、防控的关键数据基础。它包括多种数据类型，其中数据录入规范的标准化是保证这一体系发挥最大作用的前提。通过定期更新和补充不同类型数据及对应的数据量，可以逐步完善和构建数据库数据体系的完整性。一个完善的数据体系，是促进数据共享合作，推动病原微生物研究和诊疗发展的保障。

三、病原微生物数据电子化流程与工具

病原微生物数据电子化是现代科研与公共卫生管理的关键环节，其流程涉及多个步骤，且须借助特定的工具来实现。

在流程上，数据的采集是第一步，通常包括从实验室设备、研究记录、患者信息等来源获取原始数据。第二步是数据整理，在这一步中，需要对原始数据进行清洗、分类和格式化，以确保数据的准确性和一致性。第三步是数据转换，即将整理后的数据转换为电子格式，如将纸质记录扫描成电子文档，或者将数据录入电子数据库。第四步是数据的存储和访问，这一步需要选择合适的存储介质和访问控制机制，以确保数据的安全性和可访问性。

在工具方面，为了实现上述流程，研究人员和管理者可以借助多种工具。例如，使用扫描仪可以将纸质记录快速转换为电子文档。电子数据库软件则用于存储和管理大量数据，并提供高效的检索和查询功能。此外，还有一些专门的数据管理系统，针对病原微生物研究的特点，提供了更为全面和专业的数据管理解决方案。

综上所述，病原微生物数据电子化的流程包括数据采集、整理、转换、存储和访问等环节，而实现这一流程则需要借助各种工具和技术。通过合理选择和使用这些工具，研究人员和管理者可以更加高效、安全地管理和利用病原微生物数据资源，为科研和公共卫生事业提供有力支持。

四、病原微生物数据数字化的优势与挑战

病原微生物数据电子化带来了显著的优势。首先，电子化提高了数据的可访问性和共享性，使得研究人员可以更方便地获取和利用数据。其次，电子数据易于存储和管理，降低了数据丢失的风险。最后，电子化还有助于提高数据处理的效率，加快科研进度。

然而，数据电子化也面临诸多挑战。数据的安全性是一大关卡，如何防止数据泄露和非法访问

是需要解决的重要问题。同时，不同来源和格式的数据整合也是一个技术难题，需要统一的标准和规范来指导。此外，长期保存和维护大量电子数据也需要投入大量的资源和成本。因此，病原微生物数据电子化既带来了便利和效率，也伴随着安全和技术的挑战。在推进数据电子化的过程中，需要综合考虑这些因素，制定合理的策略和措施来应对挑战，确保数据的安全和有效利用。

第五节　组学数据管理和分析

　　病原微生物分子及基因组学数据在临床和疾控领域的应用日渐广泛，其重要性不容忽视。这些数据主要包括基因组序列、转录组、蛋白质组、比较基因组、感染和免疫数据及流行病学数据等，形成了病原体研究的基础。这些数据的应用有助于深入地了解病原体的特性、传播方式和致病机制，为疾病的预防、诊断和治疗提供重要依据。

　　这些数据资源不仅能提供病原微生物遗传信息，还可以揭示其致病通路和机制。例如，通过分析基因组序列数据，我们可以追踪病原体的进化轨迹，预测其可能的变异趋势，为疫苗和药物的研发提供指导。转录组和蛋白质组数据则有助于揭示病原体在感染过程中的基因表达和蛋白质功能变化，为治疗策略的制定提供重要线索。比较基因组学数据能够帮助我们理解不同病原体之间的共性和差异，为防控策略的制定提供科学依据。同时，感染和免疫数据，以及流行病学数据的结合分析，有助于我们了解病原体与宿主之间的相互作用，预测疾病的传播趋势和影响范围。

一、组学数据类型及其在临床医学和疾病防控中的重要作用

　　基因组学数据主要有以下几种类型：

　　（1）基因组序列数据：是目前最常用的数据类型，提取不同来源、物种等病原体核酸序列进行测序，可提供结构和编码的序列文件，为大规模的传播、进化、溯源、耐药、致病机制等研究提供数据基础。

　　（2）转录组数据：可获得病原在不同来源、生境、宿主等条件下的基因表达情况，分析了解病原体在感染宿主或适应不同环境时的生存和环境适应机制，有助于潜在病原机制和生态适应策略的制定。

　　（3）蛋白质组数据：可用来研究病原体中蛋白质类型、数量和功能，从而揭示病原的代谢途径、蛋白质相互作用和潜在的药物靶点。有助于识别可能导致感染和传播的关键蛋白质。

　　（4）比较基因组学数据：是通过比较不同病原菌（毒）株的基因组数据，来判断遗传差异，包括缺失、重排、蛋白质功能变化等，从而追溯其演化历程、识别新的致病因子和耐药机制。

　　基因组学数据允许我们深入了解病原体的遗传信息，包括基因的位置、功能和调控作用，可以用来确定各菌（毒）株的全基因组序列、识别和注释各类功能基因、分析基因/蛋白质之间的相互作用关系及病原与宿主的互作关系等。另外，通过分析基因组数据，可以识别病原体潜在的致病因子、毒素和抗生素耐药基因，对理解病原和宿主之间的相互作用及传染病发生发展的进化规律和趋势至关重要。

　　转录组数据可以揭示病原体在不同环境条件下的基因表达模式，有助于了解其应对宿主免疫系

统、药物治疗压力等应激因素，为新药的开发和疫苗设计提供有力支持。而比较基因组学数据可以用来分析不同菌（毒）株之间的遗传和进化关系，有助于了解病原体的种群结构、进化趋势、溯源、传播途径等疫情潜在风险，从而更好地服务于疾病疫情防控和临床医学诊治。例如，基因组学数据在对季节性流感的防控中应用得比较成熟。由于基因突变的原因，使得季节性流感病毒每个季节都会产生不同的毒株，而利用基因组数据结合机器学习的方式，可以很好地评估出将在未来几个季节传播的变异毒株，再将这些未来会出现的毒株纳入训练集，可以最大限度地提高预测效率，同时辅助并实现可用于未来几个季节里的流感疫苗开发。

因此，通过解码微生物的基因组数据，可以提供更准确的功能研究，包括病原体的致病机制、耐药性、适应策略和演化趋势，为疾病的预防、诊断和治疗提供科学参考；结合流行病学调查，可在疫情控制中发挥重要的作用。因此，基因组学数据的不断完善，是巩固和推动全球公共卫生进步的主要依据。

二、病原微生物感染与免疫数据管理和分析

病原体感染与免疫数据包括病原体的感染来源、感染类型、宿主免疫系统的反应信息和免疫抗体等信息。其中，病原体的感染来源分为外源性感染和内源性感染；感染类型则包括隐性感染、潜伏感染和显性感染。而宿主免疫反应数据主要记录宿主免疫系统对病原体感染后的免疫细胞活性、细胞因子的产生和炎症反应等。另外，免疫抗体数据则反映了宿主免疫系统产生的抗体类型和水平，有助于临床上了解可清除病原感染的抗体类型。

感染与免疫数据可揭示疾病研究中的免疫应答和抗体，帮助应对病原入侵、评估宿主是否能有效抵御感染，以及是否需要提供免疫治疗。并可通过分析潜在药物靶点和耐药机制，解释病原传染病的发展和疾病的严重程度。同时，感染的免疫数据也可以被用于临床医疗中，帮助医生了解患者对感染的免疫反应，有助于制定个性化的治疗方案，确保患者获得最有效的治疗。例如，在 HIV 感染的研究中，可用感染与免疫数据评估患者血清中的 HIV 中和抗体水平，以了解其免疫系统的状态，以便优化治疗方案和监测疾病进展。

因此，病原微生物的感染与免疫数据是研究传染病和疫苗开发的关键资源，揭示病原的遗传结构、感染机制和宿主的免疫应答，帮助了解病原对患者的感染过程，在临床治疗中发挥着重要作用，为应对传染病提供科学依据。

三、病原微生物相关的流行病学及临床数据管理和分析

病原微生物的相关流行病学及临床数据对于公共卫生管理和疾病防控至关重要。这些数据主要包括病原微生物的传播模式，如传染源、传播途径和传播地区等关键信息。通过对传播模式的了解，可以追踪病原体的来源和扩散途径，进而采取有效的隔离和控制措施。同时，感染率和疫苗接种覆盖率也是流行病学数据中的重要指标。感染率能够反映病原体的传播范围和感染程度，为预测疫情发展趋势提供依据。而疫苗接种覆盖率的监测则有助于评估群体免疫水平和疫苗接种策略的有效性。此外，临床病例记录提供了关于疾病症状、病程和治疗反应等方面的详细信息。结合基因组学数据，可以对病原体的遗传变异和进化进行分析，从而更好地理解疾病的发病机制和流行特征。

流行病学数据主要有采样地点、感染时间、接触方式等，可被用来分析和推测病原的传播途径；

同时，还包括感染人数、感染地区范围，可评估疾病的流行强度、预测感染日期和检测原发病例；再结合基因组数据，可检测病原突变速率，以及引发传染病的流行介导方式等，可助力识别疫情源头、预测疫情的发展趋势。通过分析流行病学数据，可预测新疫情暴发的可能性，从而尽早采取针对性的干预措施，以最大限度地降低疾病传播风险。另外，可通过计算疫苗接种覆盖率数据帮助疾控部门评估疫苗接种目标群体和接种效果监测。同时，在临床上，有助于了解不同治疗方案在不同地区的治疗效果，以期改进医疗实践。临床数据主要记录患者的社会人口学信息、感染信息、发病程度和用药方案等内容，可结合流行病学及基因组学数据，分析病原的耐药率、人群传播特征、主要传播方式等。

病原流行病学的研究在 HIV 的研究中应用比较广泛且成熟。例如，美国于 1984 年建立的多中心艾滋病队列研究（MACS），收集了近 20 年的 HIV 流行病学数据，分析 HIV 在美国的流行分布情况。这一计划还强调了三个 HIV 的流行病学核心变化，包括感染 HIV 风险最高的关键人群随时间发展的变化、检测方法的改进和期待结果的变化，以及流行病学用来做人群分析的综合方法随时间发展的变化。在计划报告中，强调了可以分析人群发病原因和分布的流行病学方法，将继续推动艾滋病研究的发展，也展现了流行病学在传染性疾病研究中的重要性。

因此，通过完善和分析流行病学及临床数据，可以阐明传染病的时空传播特征、构建地区防控体系、优化治疗方案、改进疫苗开发方法，这类数据的收集和利用在疾病预防和临床医学中具有不可替代的作用，可以为应对公共卫生突发事件、溯源和制定防控策略等工作提供重要的数据依据和支持。这种综合数据的应用有助于加强疫情预警和应对能力，保护公众健康安全。

第六节　数据共享、数据安全和隐私计算

病原微生物数据库的真正价值主要体现在收录数据是否能满足当前研究和诊疗需求，是否可以被广泛使用和共享。满足这些需求的前提就是数据发布，这也是数据库构建的核心步骤。通过将病原体不同类型数据发布在公共数据库中，使得用户能及时访问和使用这些数据，实现并促进知识共享。因此，数据库发布的所有数据都必须有很强的可信度。这种可信度的评判标准应该符合科学研究的基本要求，特别是在制定数据处理参数时必须通过科学的验证，选择合理、准确的值域。同时，用户上传的所有数据，需要通过数据审核标准，保证数据质量。发布数据的另一个关键点是数据的更新速度，对于一个可以被广泛使用的数据库，必须及时更新底库数据，才能满足用户最前沿的研究需求。

一、病原微生物数据库的数据发布及共享

数据共享是全球卫生安全的关键因素，一方面，在应对传染病暴发时，即时共享数据可以帮助卫生和疾控部门更好地了解疫情，从而采取更快捷有效的应对措施。例如，在新型冠状病毒疫情期间，基因组数据的共享达到了空前的快速，也因此揭示了多种病毒的变异和感染传播路径，帮助疾控部门更快速地做出应对。另一方面，因为病原体的传播和感染，不受国家限制，数据库的数据共享有助于推动全球疫苗研发，是研究人员和临床卫生工作人员通过数据进行信息交流的最好渠道。因此，

数据发布和共享是推动病原微生物研究、诊疗和防控的关键，促进了科学研究和全球卫生信息交流及疫苗研发。

二、生物数据安全

在信息化社会，数据已经渗透到生活的各个角落，数据安全也因此成为不可忽视的焦点。无论是个人信息、企业资产，还是国家机密，数据都是其重要载体。一旦数据受到破坏或泄露，不仅可能导致财产损失，还可能威胁到个人隐私和国家安全。

数据安全的重要性体现在多个层面。首先，它是维护个人权益的基础，避免个人数据被滥用导致权益受损。其次，对于企业和组织来说，数据安全是保障其正常运营和业务连续性的关键。数据的泄露或损坏往往意味着巨大的经济损失和声誉风险。最后，从国家层面来看，数据安全关乎国家主权、安全和发展利益的重要保障。

而在所有数据类型中，生物数据因其独特性和敏感性而显得尤为关键。生物数据不仅涉及个人隐私，还可能被用于恶意用途，如生态破坏。因此，生物数据安全的重要性不言而喻。确保生物数据的安全，既是对个人权益的尊重，也是对社会稳定和生态安全的维护。

生物数据安全的重要性在当今时代愈发凸显，它不仅关乎科学研究的进展，更直接关系到人类健康、生态安全及社会稳定。随着生物技术的飞速发展，尤其是基因编辑、合成生物学等领域的突破，生物数据已经成为一种具有极高价值的资源。然而，随之而来的是数据安全问题的日益严峻。

首先，生物数据的安全对于保护个人隐私至关重要。例如，个人基因数据如果被不当使用或泄露，可能导致隐私侵犯和歧视等问题。因此，确保生物数据的安全有助于维护个人权益和社会公正。其次，生物数据安全对于生态环境的保护具有重要的意义。生物数据的泄露和使用不当可能对生态环境造成不可逆的损害，甚至引发生态灾难。通过加强生物数据安全管理，我们可以有效预防这类风险，保护生态环境的健康和稳定。另外，生物数据安全还关乎国家安全和社会稳定。生物数据可能被用于生物武器的研发活动，对社会和群众生命安全造成巨大威胁。因此，加强生物数据安全管理是维护国家安全和社会稳定的必要手段。

所以，为了保障生物数据的安全，各个国家和国际社会均已制定了相关的法规和标准，确保数据的合法获取和使用。同时，科研机构和企业应建立完善的数据管理体系，通过加密技术和访问控制等手段防止数据泄露。此外，提高科研人员的安全意识同样重要，以防止人为因素导致的数据安全风险。病原微生物数据的安全管理是生物安全领域的重要组成部分，其必要性不容忽视。只有确保这些数据的安全，我们才能充分发挥其在疾病预防、控制和治疗中的价值，同时避免潜在的安全隐患。因此，病原微生物数据安全是数据平台构建的坚固屏障。

三、病原微生物数据库的数据安全要求

病原微生物数据库的数据对于医学、科学和公共卫生领域具有不可估量的价值，这些数据不仅是疾病防控、临床诊疗和药物研发的重要依据，也是科研人员探索未知、推动科学进步的关键资源。然而，正因为其重要性，这些数据也面临着严峻的数据安全挑战。

恶意的黑客攻击、数据泄露等威胁时刻存在，试图篡改、盗用或损坏这些宝贵的数据。同时，在数据的上传、备份等日常操作过程中，也存在因服务器等硬件设备故障导致部分数据损坏或丢失

的风险。这些潜在的安全隐患不仅可能影响科研工作的正常进行，更可能对公共卫生安全构成严重威胁。

因此，一个高效的病原微生物数据库必须拥有严格的数据安全保护措施和保密性。这包括采用先进的数据加密技术、建立完善的访问控制机制、定期进行数据备份和恢复演练等。通过这些措施，我们可以最大限度地保护数据库中的数据免受各种安全威胁的侵害，确保数据的完整性、可用性和保密性，从而为医学、科学和公共卫生领域的研究和应用提供坚实的数据支撑。

为了保证数据库的数据安全性，在数据库建设和管理的各个阶段都需要采取一系列严格的安全措施。首先，在数据库建设初期，就必须针对数据库用户设置访问限制权限。这意味着，只有经过授权的人员才能访问和使用数据库中的数据。为了实现这一点，需要用户在上传或下载数据前，向数据库提交身份验证。这一步骤能够确保只有合法的用户才能获得数据库的访问权限，进而获取和使用其中的数据。在身份验证通过后，用户将获得一个具有访问权限的用户账号和密码，这是他们访问数据库的"钥匙"。通过这样的权限设置，数据库能够有效杜绝未经授权的访问和数据泄露的风险。

其次，数据库在数据传输和存储过程中，也需要对数据进行加密保护。这是防止数据在传输过程中被窃取或篡改的关键措施。通过使用如安全套接字层／传输层安全（SSL/TLS）等安全协议，可以确保数据在传输过程中的安全性。这些协议能够对数据进行加密处理，使得即使数据在传输过程中被截获，攻击者也无法轻易解析和利用这些数据。

再次，为了加强对数据库安全的监控和追溯，建立运行日志记录所有数据的访问和使用情况也是必不可少的。这些日志能够详细记录何时、何地、何人访问了数据库，以及他们进行了哪些操作。一旦发生安全事件，这些日志将成为追踪和定位问题的重要依据。

最后，为了保障数据的完整性和安全备份，数据库需要定期进行升级、维护和优化。这些措施能够确保数据库在高流量和大规模数据访问的情况下仍能稳定运行，同时保障数据的可靠性和安全性。通过定期维护和优化，可以及时发现并修复潜在的安全漏洞，确保数据库始终处于最佳的安全状态。

四、病原微生物数据安全保障方案

区块链技术通过层次注册交易列表，为数据提供了一个去中心化、不可篡改的存储和验证机制。在生物数据安全应用中，区块链可以确保数据的完整性和真实性。例如，基因测序数据、病原微生物信息等关键生物数据上传到区块链后，任何对数据的篡改都能被迅速检测和追溯。然而，区块链也存在一定的安全隐患。由于其公开透明的特性，攻击者可能通过分析公开的交换信息来推断出使用者和使用的具体内容，从而导致安全隐私问题。

为了增强区块链在隐私保护方面的安全性，隐私计算技术得以发展。这项技术能够在对数据进行处理和分析的同时，确保数据的隐私性和保密性。通过采用先进的加密和脱敏技术，隐私计算可以防止敏感数据被未经授权的第三方获取和利用。此外，隐私计算还支持多方参与的数据共享和分析，使得不同机构和个人能够在保护各自数据隐私的前提下，共同利用数据进行研究和创新。这一技术的广泛应用将有助于构建更加安全、可信的数据处理环境，推动数据科学的健康发展。

因此，为了增强其安全性，除使用敏感数据的加密协议外，还需要在受保护和隔离的内存区域的可信执行环境（trusted execution environment，TEE）上运行，才能保证数据的保密性。TEE 提供了一个受保护和隔离的内存区域，用于执行敏感操作。在 TEE 中运行的代码和数据受到硬件级别的保护，不受操作系统或其他应用程序的干扰。这意味着，即使在设备被攻击或操作系统被篡改的情况下，TEE 中的数据和代码仍然保持安全。在生物数据安全应用中，TEE 可以确保敏感生物数据的处理和分析过程不被泄露。例如，在基因测序数据分析中，通过在 TEE 中运行分析算法，可以确保分析结果不被未经授权的第三方获取。

综上所述，区块链、隐私计算和 TEE 三者在保障生物安全方面各自具有独特的优势，其融合应用为构建全面且可靠的生物数据安全体系打下了坚实的基础。区块链通过其去中心化和不可篡改的特性，确保生物数据的完整性和可追溯性，为数据提供了一个真实可信的存储和验证机制。隐私计算则通过先进的加密和脱敏技术，增强了数据的保密性，有效防止敏感生物数据泄露。而 TEE 则提供了一个受保护和隔离的内存区域，确保数据处理和分析过程的安全。这三者的结合，将生物数据在存储、传输和处理过程中的安全性、隐私性和可追溯性提升到了一个新的高度，为数据库存构建提供了有力的安全保障。

第七节　重要病原微生物数据平台及应用

全球范围内已有多个功能完备、专注于病原微生物研究的公共数据平台。汇聚了海量的病原体数据，为科研人员提供宝贵的信息资源，为科研人员揭示病原体与疾病之间的复杂关系，为全球范围内的科研合作和公共卫生安全提供了有力支持。

一、国外数据平台

（一）BV-BRC

细菌和病毒生物信息学资源中心（Bacterial and Viral Bioinformatics Resource Center，BV-BRC）是由美国能源部生物能源科学中心建设的，旨在支持细菌和病毒的生物信息学研究。数据类型包括元数据（宿主、分离国家和分离源）、基因组（公共和自有）和分析数据。共收录 24 属、20 门、2 种及 5 个 no rank 水平的超过 1000 万条病毒基因组，其中包括超过 700 万条新型冠状病毒。该平台对这些数据进行了基因 / 蛋白预测、抗性基因和毒力因子注释、生物通路分析。分析结果包括序列类型、基因长度、编码蛋白名称、功能、来源物种及注释库。以代表性菌 / 毒株序列为基础，绘制进化发育树，并实现可视化展示。集成了六大类分析工具。

（1）Genomic 工具，可用于序列数据比对、注释、比较基因组分析、引物设计、突变分析、转座子序列分析及用户数据提交。

（2）Phylogenomics 工具，有细菌、病毒和基因 / 蛋白进化树分析作图。

（3）Protein 工具，有 MSA/SNP 分析、生物通路、蛋白家族分类器、比较蛋白组分析。

（4）Metagenomics 工具，用于宏基因组 reads 比对、生物分类和宏基因组 binning。

（5）Transcriptomics 工具，可用于蛋白表达量和 RNA 序列分析。

（6）Utilities 工具，可以将已知 BV-BRC 编号的数据与外部资源库进行关联查询。

同时，BV-BRC 的检索系统支持用户按物种、基因、蛋白、基因组编号、蛋白功能、抗生素和实验编号对数据进行非注册用户查询功能。但用户必须登录已审核后的账号，才能使用分析工具，并按个人需求创建、保存和下载数据。

（二）EnteroBase

EnteroBase 由英国华威大学华威医学院开发，专注于 Enterobacteriaceae 科内的细菌分型，支持识别全球病原菌的种群结构，包括沙门菌、大肠埃希菌/志贺菌和耶尔森菌等 9 个物种的 944 661 条基因组。通过多位点序列分型（MLST）、核糖体 MLST（rMLST）、核心基因组 MLST（cgMLST）和全基因组 MLST（wgMLST）对数据进行分型。

EnteroBase 面向所有注册用户提供在线工具，可将新的菌株以多个分辨率级别映射到预定义的种群结构中，返回遗传发育树文件。同时支持来自基因组组装和宏基因组序列提取后的单核苷酸多态性（SNP）调用进行流行病学进化关系分析。另外，平台还提供整个属内基因组多样性的物种、亚种和进化枝的全球概览。

在面向所有非注册用户时，平台提供 Schema 文件下载。另外，用户可按属名、菌株和 ST 型，对参考库进行检索，但需要注册个人账户，并在个人工作台中进行存储和分析。

（三）PubMLST

分子分型和微生物基因组多样性公共数据库（public databases for molecular typing and microbial genome diversity，PubMLST）是由英国惠康信托基金支持，并由英国牛津大学开发的，致力于研究细菌分型的公共数据库。共收录 130 种细菌的 1 276 491 株 999 773 条基因组序列和 MLST、cgMLST、rMLST 和 wgMLST Schema。要求用户必须注册个人账户后进行以下操作。

（1）上传个人基因组并与参考库进行序列相似性比对、查找等位基因、识别分型序列变体。

（2）通过在线输入单基因序列/FASTA 文件，快速识别基因类别。

（3）提供 GrapeTree 插件，将个人数据与参考数据进行聚类，生成最小生成树；再通过表型和种源特征映射到查询序列。

（4）使用抗原肽序列与参考序列比较，判断其是否有疫苗制剂的蛋白质组分。

（5）通过 Microreact 软件进行系统发育树绘制，结合元数据，进行全球系统发育树构建。

（四）Pathogenwatch

Pathogenwatch 由英国惠康信托基金支持，并由英国牛津大学大数据学院和基因组病原体监测中心联合开发，旨在支持病原分型、耐药、系统发育和流行病学研究。收录来自 59 个病原细菌属、1 个病毒属和 1 个 no rank 的病毒基因组 318 788 条；提供对应收集时间、国家、抗性药物信息；引用来自 EnteroBase 和 PubMLST 的 25 个细菌 cgMLST schema，并支持公开下载。以下分析功能需要注册账户后使用。

（1）数据上传：原始数据或组装数据上传。若使用原始数据，网站将使用 SPAdes 进行组装。用户可浏览网站收集的高质量基因组，并结合个人数据进行进化分析。

（2）物种鉴定：基于基因组数据的物种鉴定。

（3）菌株特征及新型别分析：可进行 MLST 和 cgMLST 分析，并注释耐药/毒力基因和质粒类型。通过 SNP 分析，可以发现新的型别。

（4）高危克隆株甄别：依据 MLST 和 cgMLST 结果，与参考库菌株进行比较流行病学分析，明确具有特殊耐药性和毒力的高危克隆株。

二、国内数据平台

国家微生物科学数据中心及国家病原微生物资源库是中国在微生物学领域的重要资源中心，拥有大规模的微生物数据资源，致力于收集、管理和共享微生物数据资源，为科学研究、疾病控制和公共卫生提供支持。共建设了 39 个微生物重点数据库，其中 6 个与病原相关。

（一）国家病原微生物数据库（gcPathogen）

gcPathogen 是病原体物种数量最丰富、数据量最广泛的病原体数据平台，主要服务于公共卫生和疾控的综合型病原微生物数据平台，旨在全面收集、整合、存储全球范围食品、环境和患者来源的病原微生物数据；从疾控防疫的角度进行分型、抗性、毒力和移动元件研究。推出一站式病原分析系统；构建全球病原微生物谱、分型谱、抗性谱、毒力谱和移动元件谱，为全球病原细菌、病原真菌、病毒和寄生虫的研究提供全面精准的服务。

根据世界卫生组织、国家卫生健康委员会、美国疾控中心、美国传染病学会和微生物学会的指导意见，gcPathogen 汇总了人类流行性病原体名录。对 PubMed 中的综述类文章、地方暴发报告和研究性文章进行人工验证，确认流行病和暴发史。平台所有查询、下载和筛选均不需要注册账户。

gcPathogen 收录 550 种超过 160 万株细菌的超过 160 万条基因组数据、442 种 7687 株真菌的 8791 个基因组数据、258 种 19 089 株病毒的超过 11.9 万条基因组数据和 180 种 466 株寄生虫的 782 个基因组数据及对应的元数据（收集时间、收集地、宿主和分离源）。通过数据提交、归档、Web 服务，构建了首个人类病原体全覆盖的数据平台，并提供一系列分析工具。

1. 物种鉴定工具　用于细菌、支原体、衣原体、立克次体、螺旋体的物种鉴定。基于包含超过 1.5 万条基因组在种水平上的参考库。通过 3 步法进行鉴定：①用 RNAmmer 软件进行 16S rDNA Blastn 比对（$e \leqslant 1e^{-5}$），按 bit-score 从大到小排在前 10 的结果作为 16S rDNA 的物种鉴定结果。②使用 Mash 软件快速估算基因组距离，并用 fastANI、OrthoANI 和 OAU 软件计算一致性（ANI > 95%）。③用 KRAKEN2 软件构建 k-mer 索引库，对待测数据切割为不重叠的片段，并与索引库中进行比对，按 k-mer 丰度对鉴定结果进行排序。如果排在第一个的物种丰度高于 80%，且排在第二个的物种丰度低于 3%，则认为这个基因组无污染，且有物种特异性，可以跟第二步中一致性超过 95% 的物种进行比较。如果比较结果显示同一个物种，则鉴定为该物种。如果两个结果比较显示不同物种，则鉴定为一致性最高的物种。

2. BLAST-pathogen 工具　用于病原细菌和病毒快速比对。其参考库整合了来自 359 种致人类疾病病原菌的 4.6 万条高质量基因组数据和超过 5000 万条高质量的 contig 序列数据；还包括来自 195 种病毒的 7787 个高质量基因组数据和超过 100 万条 contig 序列数据，其中 1 018 990 条 contig 为流感。再通过 chewBBACA 软件将 BLAST bit-score 值最高的前 20 个基因组与查询序列整合进行核心基因 calling，并构建遗传发育树，且标注每条序列的元数据。该工具不仅可以快速比对，还可以提供进化关系图，帮助了解传播途径、株型和分离源。

3. 有参拼接组装工具　通过 BWA 和 Minimap 软件将原始 reads 与参考序列进行拼接比对，再用 iVar 软件进行组装。并用 Quast 软件进行完整度评估。最后使用 CGView 软件绘制完成基因组图。此工具允许用户上传个人参考基因组，可满足个性化组装需求。

4. 无参拼接组装工具 对原始 reads 进行质控和过滤；再根据不同的数据类型和组装需求，选择 SOAPdenovo2、Pacbio、Nanopore、SPAdes、Platanus-B 等软件对质控后的序列进行组装并生成可通过 CheckM 评估的 FASTA 格式的完整基因组序列。该工具调用的参考库为 gcType 数据库中的 15 122 条基因组，并增加了自有 2796 条基因组。

5. 基因组注释工具 利用 PILER-CR 软件进行 CRISPR 阵列识别，再利用 TRF 软件进行重复结构检测。利用 tRNAscanSE 和 RNAmmer 软件进行非编码 RNA 预测，再使用 Prodigal 软件进行基因预测。最后将已预测的基因序列文件进行多个基因功能数据库的注释，包括 KEGG、COG、NR、CARD、CAZy、PHI、SwissProt、VFDB、Pfam、MetaCyc 和 AntiSMASH 数据库，默认状态下会比对全部功能数据库。

6. 序列分型工具 根据不同分辨率需求，开发了包括 MLST、cgMLST 和 SNP 分析工具。① MLST 根据 PubMLST 分型方案，通过比对细菌内部管家基因，获得等位基因谱，使用 MLST 算法快速高效鉴定细菌分型。支持单个或多个 FASTA 格式的序列文件上传和分析。② cgMLST 主要针对细菌基因组数据，基于病原平台自建的 112 个菌种 cgMLST schema（是目前已公布数据库中覆盖菌种最多的），用 ChewBBACA，可进行快速识别、追踪和溯源。并结合元数据对病原进化及流行病学相关分析结果进行可视化和交互式系统发育树绘制。③ SNP 分析：使用 Snippy 和 iVar 对病原细菌和病毒进行 SNP calling。再通过 Gubbins 构建 Core SNP 矩阵，去除重组区 SNP。允许上传超过 3 条序列时，同时上传元数据构建遗传发育树。

7. 移动元件和可转移抗性基因 / 毒力因子检测工具 可以对病原菌基因组上的插入序列、整合耦联元件、整合子、质粒、噬菌体和转座子进行同步比对和注释。随后，使用 Diamond 比对预测基因组上的耐药基因（ARG）和毒力因子（VF）。并通过抗性基因和毒力因子在基因组上的位置信息，判断其与移动元件的相互作用关系。此工具首次将 MGE 注释与可水平转移 ARG 和 VF 检测相结合，能快速识别病原菌中的 MGE 及有转移风险的 ARG 和 VF，为阻断其耐药风险、降低菌株环境适应性的研究提供技术支撑。

8. 隐私计算 以区块链和 TEE 隐私计算相结合，面向具有数据全保护需求的重要高致病性病原菌及病毒的基因序列数据的 BLASTN 比对分析。通过前沿密码学、隐私计算、区块链等数据安全技术，保障包括分析服务提供方在内的各方，对数据不可见，从而提高了隐私计算的安全性。相关加密数据会以密态形式长期存放于 TEE 中，可用于"可用不可见"的分析共享。

（二）中国艾滋病病毒基因序列数据平台（HIV）

HIV 数据平台是国内首个以多维检索和智能决策等功能为一体的艾滋病精准防控平台。支持中国特有的 HIV 传播网络、耐药性特征研究，实现快速、准确预测疾病的流行趋势，为制定精准防控和耐药策略提供参考。平台不仅整合了国内外公共 HIV 基因序列数据，还开发了 HIV 分子网络、序列数据质控工具和分型工具，实现了在线一键分析的流程。同时，该平台还对 HIV 不同株型的全球分布、各大洲和国家的流行株特征和耐药突变位点进行了深入分析，为基于全球真实数据的 HIV 传播规律和流行趋势。目前，该平台共收录 HIV 全长序列（≥ 7000 bp）26 906 条，包括中国数据 748 条；片段序列（< 7000 bp）1 017 641 条，其中 86 925 条是中国来源的数据。通过收录国内外 HIV 序列数据，并对这些数据进行整合、质控、分析，实现平台基础数据参考数据库的构建。

HIV 平台为了更好地整合国内外序列数据，开发了在线交互式数据提交平台，平台面向所有用户开放了个人数据提交和管理系统，允许用户上传、编辑、提交、查看和在线分析个人数据。平台数据管理分三个层次，首先是项目，在同一个项目下允许包括多个项目样本的数据；其次是样本，在同一个样本下可包含多个序列数据；最后是序列，同一个序列只能有一条数据；并允许用户从"样本数据提交"或"核酸序列数据提交"入口，补充新数据到已建立的项目数据中。平台还实现了数据提交系统可视化，提供标准化的样本元数据和序列数据收集表，协助用户规范化个人数据的信息管理。用户还可以自由选择是否公开个人数据及公开时间，并同时关联预发表或已发表的文章。真正实现 HIV 数据标准化采集和录入。

另外，该平台提供多个 HIV 在线分析工具。

1.HIV 序列质量控制工具　平台提供的质控工具可将输入的原始序列依次进行序列长度、混合碱基比例、超突变、终止密码子数和移码框数的计算，并输出质控结果报告。在终止密码子数计算时，由于常用 MUMmer 和 ANNOVAR 软件不能检测到混合碱基突变，而目前 HIV 耐药检测主要还是基于第一代测序，因此，本平台开发了一套适用于 HIV 序列突变的识别工具。在具体使用时可在输入框直接输入或上传需要分析的 FASTA 格式序列，即可一键生成变异位点文件，自动判断查询序列是否发生超突变，计算序列的移码框数、终止密码子，并在线输出超突变的结果详情、移码框和终止密码子的突变位点和突变数详情。

2.HIV 序列分型工具　由于 HIV 病毒具有高复制率、高突变率，以及特有的重组机制，目前已检测到超过 150 个型别/重组型，多个亚型则具有显著的地域特征或传播途径特征。平台将 BLAST 和 REGA 两种分型方法进行了优化和流程开发，实现在线序列分型功能。参考序列选择 HIV sequence database 最新发布的代表性 HIV-1 序列及最新的流行重组型序列。在分型过程中如果采用系统进化树分型方法失败时，会自动转入基于 BLAST 方法进行分型分析。在 BLAST 方法中，为了检测序列可能的重组表型，流程将设置窗口和步长两个参数来打断查询序列，再将当前序列的各个片段和参考序列库进行比对，最后返回得分最高的亚型结果。

3.HIV 分子网络工具　由于 HIV 特殊的传播途径和序列特征，分子网络在了解 HIV 传播模式，准确判断潜在传播并确定活跃传播网络、引导针对高风险传染源的精准干预方面的应用越来越广泛。平台实现了 HIV Trace（基于基因距离构建网络，更适用于识别大数据传播网络）和 Cluster Picker（基于系统进化树和基因距离进行的网络构建，适用于研究人群中预期有紧密传播的情况，或用于近期正在发生的小范围传播）两种方法的流程整合，用户仅需要按照提示输入并上传序列文件和对应的元数据文件和运算参数，即可一键生成分子网络，并查看网络详情。在用 HIV Trace 的方法构建分子网络时，本平台直接给出了两种常用阈值下的分子网络结果，供用户参考。另外，本平台还优化了 Cluster Picker 缺少用于构建网络的传播关系的弊端，使用最小生成树算法生成簇内传播关系。

（三）全球模式微生物基因组数据库（gcType）

gcType 是目前在模式微生物基因组方面数据最为全面、功能最为完善的数据平台。该平台整合了模式微生物菌株资源 93 834 株、物种 22 707 种、基因组 27 107 个，并且集合了数据搜索下载、物种鉴定、基因组拼接与注释等在线分析工具，目前已经成为 IJSEM 与伯杰细菌分类手册指定的基因组数据平台。模式菌株是在给微生物定名、分类记载和发表时，以纯菌状态所保存的菌种，是微生物分类学的标准参考物质，也是理想的生物技术研究工具，具有重要的科研和产业价值。模式菌株长期以来分散在全球 100 余个保藏中心，是珍贵的资源。

该平台从全球微生物资源保藏中心选择目前未进行测序的模式微生物菌株（包括细菌、古菌和可培养真菌），预计完成超过 10 000 种的细菌、真菌、古菌模式菌株基因组测序，建立全球微生物模式菌株基因组测序合作网络，美国典型菌种保藏中心、日本理化学研究所生物资源中心、日本技术评价研究所生物资源中心、韩国典型菌种保藏中心等微生物资源保藏中心已正式加入该计划并形成阶段性成果。

（四）新型冠状病毒变异位点评估与预警系统（VarEPS）

VarEPS 是全球首个对 *SARS-CoV-2* 基因组已知变异及虚拟变异进行多维度风险评估和预警的系统。该系统从基因组学和结构生物学角度入手，在基于变异位点频率评估的基础上，从核苷酸变异发生难易程度、氨基酸替换难度、变异对蛋白质二级结构的影响、单个氨基酸突变引起的 ACE2 及中和抗体结合自由能变化等参数对变异进行多维度的评估，全面对已知变异和潜在的虚拟变异对病毒的功能造成的影响进行综合分析。在此基础上，该系统采用人工智能分类器算法，将变异株从传播性和对中和抗体亲和力两方面进行有效分组，实现了基于病毒序列的风险评估和预警。该系统不仅可以作为全球病毒变异监测和追踪的工具，同时还可以基于虚拟变异和风险评估模型，为针对新型变异毒株的精准防控和抗体疫苗设计提供有效的参考信息。目前，基于该系统的分析结果为精准高效应对 SARS-CoV-2 突发疫情提供了重要的决策依据，同时也为应对其他突发传染性公共卫生事件提供了技术储备。

VarEPS 的网络界面由 5 个主要部分组成："病毒和变异""结合能力评估""引物功效评估""统计"和"分析工具"。"病毒和变异"部分从病毒序列和核苷酸变异的元数据属性的搜索界面开始。生成的带有相关元数据的病毒序列显示为表格，包括谱系、SNP 编号及核苷酸和氨基酸的变异信息。"结合能力评估"部分评估每个病毒变体的风险级别。可以通过变体在基因、谱系和抗体结合位点上的位置来查询和浏览变体。通过不同的元数据查询后，返回一个包含所有氨基酸突变的列表。计算并显示抗体亲和力、与 ACE2 的结合稳定性、氨基酸取代的风险，以及首次出现和最后出现的时间。每个氨基酸变异都链接到一个页面，其中包含这些值或风险级别的详细信息。"引物功效评估"部分评估突变如何影响 RT-PCR 的引物设计。引物信息来自美国疾控制中心、中国疾病预防控制中心、世界卫生组织等。如果 5'- 和 3'- 末端存在突变，则引物可能特异性低或完全失效。

该平台专注于 *SARS-CoV-2* 基因组序列和变异分析的最新全球状态，为翻译效率、二级结构、ACE2 的结合能力、中和抗体的结合能力和 RT-PCR 引物的效力提供了不同级别的变异评估。结合在线分析工具，该系统可以作为全球病毒变种监测的导航和推荐工具。此外，该系统可以在未来帮助设计强大的疫苗和中和单克隆抗体。基于虚拟变异的风险水平评估，它为设计针对具有较高风险水平的变异的预防性抗体和疫苗提供关键信息。

（五）新型冠状病毒国家科学资源服务系统

新型冠状病毒国家科学资源服务系统是为做好新型冠状病毒感染疫情防控、科研工作支撑而启动建设的冠状病毒资源大数据平台。该系统第一时间权威发布新型冠状病毒电镜照片、核酸序列信息和引物设计建议等信息，为全球新型冠状病毒疫情防控和科研工作提供重要的支撑。该服务系统启动后，发布了由中国疾病预防控制中心病毒病预防控制所成功分离的我国第一株病毒毒种信息及其电镜照片、新型冠状病毒核酸检测引物和探针序列等国内首次发布的重要权威信息。

同时，服务系统整合了全球冠状病毒基因及基因组大数据，建立了全球冠状病毒资源大数据平台。服务系统启动后，将随着新型冠状病毒科研工作的进展，及时动态发布新型冠状病毒相关科技资源和科学数据的权威信息，为新型冠状病毒科学研究提供重要的支撑，并为应对当前新型冠状病毒感染的肺炎疫情防控提供科技资源专题服务。

（六）全球冠状病毒组学数据共享与分析系统（Coronavirus Linked Data）

Coronavirus Linked Data 是目前最大且最全面的冠状病毒（CoVs）语义数据库之一，对研究病毒基本机制、药物和疫苗设计大有裨益。该数据库对核苷酸和蛋白序列、三维结构和从各种数据源和数据格式中整合的文献和专利等最新数据资源进行动态统计。根据多个采集点的数据制成了 CoVs 分布图。该图可用于评估多年来 CoVs 感染在不同国家和不同宿主的传播情况，已确认近 30 种 CoVs 可感染人类、哺乳动物和其他动物。

用户使用文本字段搜索选项时，可应用单一或组合的元数据信息挖掘开放互联数据。输入查询，可检索元数据字段中所有包含相应关键词的数据（如病毒类别、分离来源、宿主和提交或收集日期）。从搜索结果列表中选择一条或多条记录，可进一步可视化数据。所有编入目录的实体及所选记录之间的关系，可通过数据可视化显示于动态图中，有助于根据潜在语义网进一步挖掘信息。目前，该数据库语义网共整合了 9 类实体，并可在结果页上进行可视化。这 9 类实体包括病毒类别、分类单元、病毒株、核苷酸序列、蛋白序列、结构、出版物、专利和抗体。整合了上述实体任意两者之间的关系，可在结果页中进行可视化。另外，结果页显示每一实体的统计总结、出版物的关键词计数以及每年的出版物数量。在动态可视化框中，用户可以从动态图中选择任意两点，设置为起点和终点，自动搜索两点之间的关系。

另外，该数据库的研究人员还定义了一套本体数据，包含 11 类，其中有 18 个对象属性和 42 个数据属性。为了确保可全面而准确地反映数据和关系，用数据属性描述类别，用对象属性描述类别之间的关系，将所有数据分成 8 种病毒类别，其中 7 类（229E、OC43、SARS-CoV、NL63、HKU1、MERS-CoV 和 SARS-CoV-2）是人冠状病毒（HCoVs），第 8 类代表所有其他 CoVs。进一步地，将不同来源的数据，依据数据框架转化为三元组，提供 SPARQL 查询和开放关联数据下载。

（编写：郭翀晔，审校：吴林寰）

参考文献

［1］曹丕，郭翀晔，冯毅，等 . 中国艾滋病病毒基因序列数据管理及分析系统研究 [J]. 中国艾滋病性病，2023，29(8): 1-12.

［2］ABRESCIA N G, BAMFORD D H, GRIMES J M. et al. Structure unifies the viral universe[J]. Annual review of biochemistry, 2012, 81: 795-822.

［3］SOUSA I P Jr, DOS SANTOS F B, de PAULA V S. et al. Viral and prion infections associated with central nervous system syndromes in Brazil[J]. Viruses, 2021, 13(7): 1370.

［4］KOU Z, LI T. Pithovirus: a new giant DNA virus found from more than 30, 000-year-old sample[J]. Virologica Sinica, 2014, 29(2): 71-73.

［5］DEMEERSSEMAN N, SAEGEMAN V, COSSEY V. et al. Shedding a light on ultraviolet-C technologies in the hospital environment[J]. The journal of hospital infection, 2023, 132: 85-92.

［6］ATZRODT C L, MAKNOJIA I, MCCARTHY R D P. et al. A guide to COVID-19: a global pandemic caused by the novel coronavirus SARS-CoV-2[J]. The FEBS journal, 2020, 287(17): 3633-3650.

［7］CAVARELLI M, SCARLATTI G. Phenotype variation in human immunodeficiency virus type 1 transmission and disease progression[J]. Disease markers, 2009, 27(3): 121-136.

［8］NAVEED M, MAKHDOOM S I, ABBAS G. et al. The virulent hypothetical proteins: the potential drug target involved in bacterial pathogenesis[J]. Mini reviews medicinal chemistry, 2022, 22(20): 2608-2623.

［9］BOTELLA H, VAUBOURGEIX J, LEE M H. et al. Mycobacterium tuberculosis protease MarP activates a peptidoglycan hydrolase during acid stress[J]. The EMBO journal, 2017, 36(4): 536-548.

［10］AREVALO A V, NOBILE C J. Interactions of microorganisms with host mucins: a focus on Candida albicans[J]. FEMS microbiology Reviews, 2020, 44(5): 645-654.

［11］SU X Z, ZHANG C, JOY D A. Host-malaria parasite interactions and impacts on mutual evolution[J]. Frontiers in cellular and infection microbiology, 2020, 10: 587933.

［12］JULG B, STEPHENSON K E, WAGH K. et al. Safety and antiviral activity of triple combination broadly neutralizing monoclonal antibody therapy against HIV-1: a phase 1 clinical trial[J]. Nature medicine, 2022, 28(6): 1288-1296.

［13］D'SOUZA G, GOLUB E T, GANGE S J. The changing science of HIV epidemiology in the United States[J]. American journal of epidemiology, 2019, 188(12): 2061-2068.

［14］VALADARES D C G, PERKUSICH A, MARTINS A F. et al. Privacy-preserving blockchain technologies[J]. Sensors (Basel, Switzerland), 2023, 23(16): 7172.

［15］OLSON R D, ASSAF R, BRETTIN T. et al. Introducing the bacterial and viral bioinformatics resource center (BV-BRC): a resource combining PATRIC, IRD and ViPR[J]. Nucleic acids research, 2023, 51(1): 678-689.

［16］ZHOU Z, ALIKHAN N F, MOHAMED K. et al. The EnteroBase user's guide, with case studies on salmonella tra nsmissions, Yersinia pestis phylogeny, and Escherichia core genomic diversity[J]. Genome research, 2020, 30(1): 138-152.

［17］JOLLEY K A, BRAY J E, MAIDEN M C J. Open-access bacterial population genomics: BIGSdb software, the PubMLST.org website and their applications[J]. Wellcome open research, 2018, 3: 124.

［18］AMOS B, AURRECOECHEA C, BARBA M. et al. VEuPathDB: the eukaryotic pathogen, vector and host bioinformatics resource center[J]. Nucleic acids research, 2022, 50(1): 898-911.

［19］GUO C, CHEN Q, FAN G. et al. gcPathogen: a comprehensive genomic resource of human pathogens for public health[J]. Nucleic acids research, 2024, 52(1): 714-723.

［20］SHI W, SUN Q, FAN G. et al. gcType: a high-quality type strain genome database for microbial phylogenetic and functional research[J]. Nucleic acids research, 2021, 49(1): 694-705.

［21］SUN Q, SHU C, SHI W. et al. VarEPS: an evaluation and prewarning system of known and virtual variations of SARS-CoV-2 genomes[J]. Nucleic acids research, 2022, 50(1): 888-897.

［22］SHI W, FAN G, SHEN Z. et al. gcCov: Linked open data for global coronavirus studies[J]. mLife, 2022, 1(1): 92-95.

第十五章　病原微生物资源质量管理

　　病原微生物资源的质量管理是指为保证病原微生物资源的准确性、一致性和稳定性，保障科研、检验、生产等活动的安全、有效和可靠，而采取的一系列措施和方法，包括质量保证和质量控制。质量保证是指为使病原微生物资源满足质量要求而实施的一套完整的管理运行系统。质量控制是指为达到质量要求而进行的操作性技术和活动，是一个技术操作系统，其过程也是确认病原微生物资源真实性的过程。病原微生物资源的质量管理应贯穿于整个保藏过程，其目的是确保病原微生物资源的准确性、安全性和有效性，提供符合一定质量标准的病原微生物资源，以满足科学研究、预防和控制疾病、检验检测、疫苗生产等方面的需求。

　　随着病原微生物资源在疾病防治、科研、教学、食品、药品和生物制品生产、出入境检验检疫等领域的广泛使用，做好病原微生物资源保藏，提升我国病原微生物资源保障能力，事关国家生物安全和核心利益。因此，确保病原微生物资源在长期保藏过程中的质量稳定性，对其进行全过程质量管理与控制工作至关重要，这是保藏工作的核心，也越来越受到各方关注。

第一节　概述

　　病原微生物菌（毒）种保藏机构的主要任务就是根据不同菌（毒）种的特性，选择最适宜的保藏方法，长期保存菌（毒）种资源，避免其在传代、保藏或资源制备过程中死亡、变异或功能衰退，以保持菌（毒）种原有的各种生物学特征，从而达到保证研究、检验、生产、交换和使用的目的。如何最大限度地降低病原微生物资源保藏所带来的生物安全风险，如何尽可能发现潜在污染或变异，从而确保病原微生物资源的质量稳定、功能有效和生物安全，始终是保藏机构长期的工作重点。

一、病原微生物资源的特点

　　保藏机构保藏的病原微生物菌（毒）种资源，不同于一般实验室开展科学研究所使用的病原微生物菌（毒）种。菌（毒）种资源不仅仅是普通病原微生物，也是一种产品，能够在特定的应用场景中发挥作用，其根据用途可大致分为模式株、参比株、疫苗（候选）株、基因工程改造株等。但并不是每一株病原微生物菌（毒）种都可以作为资源在保藏机构进行规范保藏，它们必然有着各自的特征或用途，且我们对其有特殊要求。这些能够发挥不同作用或具有特定意义的菌（毒）种资源，具有明确的个体特征和广泛的应用场景，可用于药品生产、疫苗临床评价、诊断试剂参考品研制、检验检测对照、消毒灭菌效果评价、培养基试剂的质量控制等诸多领域。其中，有些是具有强毒的野生株或减毒无毒的疫苗株，有些是人为构建的突变株，也有些是对某种物质或条件敏感的特定菌

（毒）株，根据其特点不同，这些病原微生物菌（毒）种资源的用途亦不相同。对于保藏机构来说，这些具有实际应用价值的（包括具有潜在使用前景或重要保藏价值的）病原微生物菌（毒）种资源是保藏的重点，也是常规保藏工作中的主要研究对象，这是保藏机构和一般实验室对病原微生物菌（毒）种保存的重要不同之处。一般实验室的病原微生物菌（毒）种保存更多的仅仅只是保存，主要目的是满足实验室内部使用和少量的交换等。而保藏机构的首要任务是保藏，这与一般实验室的保存具有显著区别。保藏工作是保藏机构依法以适当的方式收集、鉴定、编目、储存菌（毒）种或样本，维持其活性和生物学特性，并向合法从事病原微生物相关实验活动的单位提供菌（毒）种或样本的技术活动，涉及病原微生物学、低温生物学、生物安全、知识产权保护等多学科领域。保藏工作具有其特殊的科学性、专业性，其最具代表性、最具广泛影响性的工作就是保藏机构在保藏病原微生物菌（毒）种资源的同时，在一定的质量体系管控下制备菌（毒）种资源备份，并且保证它们的稳定性，为更多的实验室（或企事业单位）提供资源服务。因此，将菌（毒）种资源视为病原微生物相关产品来进行质量控制管理，是保证其发挥作用的基本要求，是确保基础研究和应用研发数据结果准确、可靠的基石。

二、病原微生物资源质量控制的重要性

我们对于病原微生物资源的使用和保藏并不是一帆风顺的，而是经历了长期的发展过程，特别是对于病原微生物资源质量管理重要性的认识，也是逐步形成的。重复性是科学研究的基础，然而，科研结果的重复并不容易，但非常关键。病原微生物资源作为一种实验材料，是保证科学研究重复性的基础。但是，变异又是生物的基本特征之一，因此病原微生物菌（毒）种在保藏期间需要进行定期复核检查，使用适宜方法尽早发现变异或衰退，并及时采取措施防止衰退、变异或死亡的出现，从而确保病原微生物资源质量的稳定性。在科学研究过程中，涉及使用的病原微生物资源如果出现标记错误、遗传变异或污染等情况，将会对实验结果产生重要的影响，甚至可能导致错误的科学研究结论，从而影响科学家们的研究进展。比如在冷藏、冷冻或冷冻干燥条件下保存的病原微生物培养物可能发生基因型的变化，从而导致消毒剂评价在实验室内或实验室之间的再现性降低，并且病毒减毒疫苗株具有累积突变、与其他共感染病毒重组后恢复至致病状态的风险。因为病原微生物菌（毒）种资源在疫苗研发、生产、使用中的重要作用，所以菌（毒）种资源的质量控制技术发展在疫苗领域中进行得较早。当然，在对病原微生物菌（毒）种进行鉴定、制备、保藏和使用的过程中，受限于对病原微生物的认识程度匮乏、技术水平的限制、管理意识的不严谨或不健全等原因，曾发生过严重的事故，特别是在疫苗生产中发生过的毒种神经毒性恢复返祖事件，付出了惨痛的代价。但同时，资源保藏科学家们从中总结经验、吸取教训，逐步探索和建立了病原微生物菌（毒）种资源的质量控制方法，特别是在资源保藏阶段。随着技术的发展，基因组学、蛋白质组学、代谢组学越来越多地应用到病原微生物的研究和应用中，面对日益更新的新技术、新方法，原有的病原微生物菌（毒）种资源质量控制方法已不能解决其在质量控制和评价方面的新问题。同时，病原微生物菌（毒）种资源的特点不同，其质量控制和评价方法也各有侧重。因此，在已有的病原微生物菌（毒）种资源质量控制手段基础上，资源保藏科学家们依然需要持续不断的努力和学习，将新的方法和技术应用到质量控制中，逐步完善病原微生物菌（毒）种资源质量控制和评价体系，对病原微生物菌（毒）种资源进行更全面、更广泛的检测和评价，从而可以更好地确保病原微生物菌（毒）种资源

在重复性、生物学特性和遗传特征等方面始终保持稳定，最大限度地降低病原微生物菌（毒）种资源发生变化的可能性，降低其在应用过程中潜在的不稳定影响，提高功能稳定性，满足病原微生物资源的广泛应用。

三、病原微生物资源质量控制的法规和标准

病原微生物资源的质量控制应考虑遵守相关的标准、法规和指南，如《人间传染的病原微生物菌（毒）种保藏机构管理办法》《病原微生物菌（毒）种保藏数据描述通则》（T/CPMA 011—2020）、《病原微生物菌（毒）种国家标准株评价技术标准》（WS/T 812—2022）等。保藏机构可以在此基础上，建立适合自身病原微生物资源特点的质量控制体系，以确保病原微生物资源的质量和安全性。同时，病原微生物资源质量管理体系的运行和维护是一个持续的过程，需要不断收集和分析数据，以了解其在采集、保藏、鉴定、供应和使用过程中的质量表现。然后，根据这些数据采取相应的改进措施，逐步完善质量控制体系，以不断提高病原微生物资源的质量和安全性。这对于病原微生物菌（毒）种保藏机构的长期可持续性发展是很重要的。

总之，病原微生物资源的质量控制是保证其准确性和安全性的重要环节，通过科学、规范的质量控制可以保证病原微生物资源的质量和安全性，从而为研究、生产和应用提供可靠的物质基础，对于科学研究、预防和控制疾病等方面都具有重要的意义。本章将从质量控制的管理要求、技术方法、特殊要求等方面，阐述病原微生物菌（毒）种资源在接收、鉴定、编目、制备、保存、复苏、对外提供和销毁等全过程的质量管理和质量控制方法要求，希望能通过一整套科学严密的体系和方法，对影响质量的各个因素及环节进行全面有效的控制，从而保证病原微生物菌（毒）种资源能满足预定的目标。

第二节　管理要求

保藏机构建设的第一要素是质量，保证质量的关键是标准化、规范化。在病原微生物菌（毒）种应用和保藏过程中，都涉及传代的过程，而传代具有固有易变性的生物特性，并且在传代、培养、鉴定、制备过程中还存在污染的风险，同时，病原微生物菌（毒）种的不当储存和重复传代也会导致其特征改变。因此，保藏机构在对病原微生物菌（毒）种资源进行制备和保藏时，应进行质量控制，控制制备、保藏过程，并对其进行复核评价，这是保证病原微生物菌（毒）种资源质量稳定的重要条件。

在一定条件下，由于受温度、环境及时间（如长期保存和长期使用）等因素的影响，病原微生物菌（毒）种都可能发生变异或死亡。因此，需要建立相应的管理体系来确保建立正确的保藏方式、稳定的保藏环境和有效的质量控制方法等。病原微生物菌（毒）种资源的质量控制不仅要通过各种实验技术来进行评价，也需要利用完善的质量管理体系来对病原微生物菌（毒）种资源在保藏过程中的质量进行控制。

一、资源获取的质量控制管理要求

保藏机构保藏的病原微生物菌（毒）种资源，来源会有多种途径：本机构采集样本进行分离、其他机构的引进、交流合作获得、委托保藏等等。但是，无论获取的途径如何，对于进入到保藏机构的病原微生物菌（毒）种来说，我们要明确其要求，即对于获取得到的病原微生物菌（毒）种最早状态的菌（毒）种实物要有明确要求。

1. 制订菌（毒）种接收程序，并完整记录菌（毒）种接收过程。

2. 要有可溯源的获取记录和鉴定结果，确保一致的特征、无外来污染物或潜在有害物质等。

3. 应提供病原微生物菌（毒）种的来源、历史（包括分离、鉴定和生物技术操作等）、生物学特性、活性、型别、遗传特征、稳定性等全部特征的相关资料。对于病毒毒种还应包括毒种对细胞基质的适应性等资料。

4. 病原微生物菌（毒）种的数据描述应信息完整、真实、准确、规范，建议参考《病原微生物菌（毒）种保藏数据描述通则》（T/CPMA 011—2020）进行规范。

5. 应建立编目制度与程序，对病原微生物菌（毒）种进行编号，确保编目信息及时调整、更新。菌（毒）种编目信息应具有完整性、唯一性和可扩展性，且纸质版和电子版应保持一致。可参照《病原微生物菌（毒）种保藏 编号规则》（T/CPMA 029—2023）进行。

二、资源备份制备过程的质量控制管理要求

病原微生物菌（毒）种资源的质量水平是由从获取的病原微生物菌（毒）种到资源制备和共享整个过程的一系列因素决定的。因此，病原微生物菌（毒）种资源的质量是生产制备出来的，所有制备后的质量控制技术手段都只是客观地反映所控制的病原微生物菌（毒）种资源的质量水平。因此，在病原微生物菌（毒）种资源备份制备过程中，特别是具有共享和应用重要价值的资源，要建立完善的制备生产管理制度、程序文件与标准操作规范，制备过程要严格遵照执行，要有定期评审、考核制度，从而对病原微生物菌（毒）种资源制备全过程的每一个环节和细节做到最大可控性，最终尽可能地使生产制备出用于对外共享、科学研究、药品生产等具有重要价值的病原微生物菌（毒）种资源符合质量要求，发挥其关键作用。

病原微生物菌（毒）种资源制备过程应确保全程无菌操作，并在相应级别的生物安全实验室内开展，且高致病性病原微生物不能同时制备不同种的菌（毒）种。同时，所使用的原料、辅料、设施设备、环境监测、试剂耗材等的控制，要符合质量管理的要求，建立具有针对性的质量文件来对其进行控制。

（1）制备过程使用的仪器，如真空冷冻干燥机等，应定期进行校验。

（2）根据保藏、共享或应用要求不同，选择合适的菌（毒）种保存耗材，如球形菌种管、西林瓶、冻存管或试管等，并进行相关质量复核确认，如球形菌种管和西林瓶跌落测试、冻存管的防冻裂评估等。

（3）对于细菌资源的制备，要明确不同种属细菌资源制备生产过程中所使用的培养基和条件，培养基是细菌增殖的重要物质，要针对培养基建立质量控制文件，包括培养基采购或配制的溯源、验证、储存、有效期的规定、抗生素检测等。对于病毒资源的制备，其对于细胞的依赖更为重要。

因此，对于细胞基质的特征、外来污染的控制、杂质的去除、生产纯化的过程等环节要建立专门的质量控制文件和标准操作规范。

（4）制备的菌（毒）种管上应有牢固的标签，包括菌（毒）种名称（中文和拉丁文）、编号、代次（批号）、保存温度、单位名称、生物安全标志等信息。

（5）菌（毒）种制备后应进行纯度、活性和生物学评价，保证菌（毒）种制备前后质量一致。采用真空冷冻干燥方式制备的菌（毒）种，还应进行真空度检测。

（6）制备后检验如出现问题，如污染、生物学特征不典型等，应将制备的全部菌（毒）种进行销毁，并对用于制备的菌（毒）种批次进行复核鉴定。

（7）制备过程如使用明火，应符合消防与生物安全相关规定。

制备过程的质量控制要点主要包括：原料的接收和质量控制、大量菌（毒）种资源的制备、分装、贴标签、冷冻干燥、封口、压盖、储存和分发等。可以绘制制备过程流程图，并在图中标明全部质量控制要点及措施。制备过程的质量控制是病原微生物菌（毒）种资源质量控制的基本要求。

三、保藏过程中的质量控制管理要求

保藏过程是维持病原微生物菌（毒）种资源活性的重要环节，应建立避免保存过程中造成菌（毒）种污染的管理制度并采取相关措施，进行必要的质量控制。应建立保存菌（毒）种所需的最低浓度、活性及备份数量要求。在病原微生物菌（毒）种保藏过程中，保藏机构需要重点关注的控制因素主要有温度、湿度和时间三方面，它们对菌（毒）种的活性有较大的影响，需要根据菌（毒）种种类和保存要求不同，建立保存程序与标准操作技术规范来进行控制。病原微生物菌（毒）种资源应在稳定的保藏环境中进行保藏，尽可能地避免保藏环境温度、湿度的剧烈变化。采用低温方式保存菌（毒）种时，可参考《预防性生物制品用病原微生物菌（毒）种低温保藏技术指南（T/CAV 002—2023 T/CAS 714—2023）》进行。根据菌（毒）种资源保藏形式不同，要对温度进行明确的规定，真空冷冻干燥的菌（毒）种资源相对比较稳定，应在 2～8℃进行保藏，如因各种原因导致温度升高，可从保藏的菌（毒）种中随机选择进行鉴定，确认菌（毒）种生物特征和遗传特征是否有变化，一般来说，真空冷冻干燥保存的菌（毒）种在室温状态下也比较稳定。超低温冷冻保藏的菌（毒）种资源，需要注意超低温冰箱散热问题，特别是密闭空间和多台冰箱集中存放的情况，建议准备备用超低温冰箱作为应急情况使用。液氮保存的菌（毒）种资源应注意使用的保藏容器（如 2 mL 保藏管）是否具有防冻裂等安全属性，能够在液氮中保存，并且液氮罐要及时进行补充，如有条件，可以建立液氮塔自动供应液氮系统，有利于长期保藏并节省液氮使用量。保藏设备存放的环境温度、湿度的要满足设备的要求，避免设备损坏，并应对保藏设备进行定期的检查，确保保藏设备始终处于正常工作状态。应具有双路供电或 UPS 等设备，确保保藏设备在突发断电情况下能够正常稳定运行。建议增加报警系统，能及时关注保藏设备的工作状态，遇到突发情况能及时进行菌（毒）种资源的转移，从而确保菌（毒）种资源的保藏环节稳定，维持菌（毒）种资源的质量稳定性。

四、种子批系统的要求

为了持续稳定地使用、保藏和共享病原微生物菌（毒）种，传代、制备是保藏机构的主要工作内容。传代这一必需的实验活动则是影响病原微生物菌（毒）种质量，甚至引起菌（毒）种变异的

主要活动。因此，保藏机构应建立病原微生物菌（毒）种的种子批系统，确保病原微生物菌（毒）种备份资源的质量稳定和可溯源性。保藏机构可以根据自身领域和专业特点，建立不同层级的种子批系统，明确各级的制备规模、扩增条件、储存条件等。

一般来说，包括原始种子、主种子和工作种子三级种子批，也可以根据保藏机构自身情况，建立二级种子批。很多菌（毒）种在复制和增殖过程中，经常发生自发性突变，特别是易突变或敏感菌（毒）种，传代越频繁，基因发生突变的概率也越高。因此，应尽量避免不必要的接种和传代，减少传代次数，以降低发生遗传变异的风险，从而避免因遗传变异而导致的病原微生物菌（毒）种资源使用过程中出现问题，引起更加严重的后果。原始种子一般指保藏机构获得病原微生物菌（毒）种资源的最原始状态，可以是专业实验室送交、委托保藏方提供、保藏机构自行分离或利用生物学技术构建、其他保藏机构获取或交流、商业途径获得的菌（毒）种等。原始种子要明确历史、来源［包括重组工程菌（毒）种的构建过程］和生物学特性等信息。原始种子经过传代、增殖、收集后保存的是主种子。如获取的原始种子存在污染、不纯的情况，主种子应当是经过纯化并明确鉴定结果的代次。主种子再次经过传代、增殖、收集后保存的是工作种子。工作种子可用于病原微生物菌（毒）种资源备份的制备。一般来说，对外共享的病原微生物菌（毒）种资源应是工作种子制备后的资源备份。工作种子、主种子的生物学特征、遗传信息要与原始种子保持一致，建立适宜的放行检测项目、方法和标准，并定期进行质量控制复核检验。应根据菌（毒）种的不同特点，对种子批进行菌（毒）种的传代和限定代次的研究，以证明主种子和工作种子批在规定代次内的生物学特性与原始种子的一致性。原始种子、主种子和工作种子的建库资料、各批次的制备过程、质量复核检验报告等应按照保藏机构的要求进行保存，放入病原微生物菌（毒）种档案中，包括电子版和纸质版资料。电子版信息要注意备份，纸质版档案要重点关注保存环境的湿度及消防安全。

建立完善的种子批系统管理要求和技术，将其纳入到保藏机构整体质量体系中，可为保藏机构提供更多益处，包括种子批生产检验的溯源、制备大量的病原微生物菌（毒）种资源、培养代次严格控制等。建立种子批系统对传代次数进行控制是保藏机构的管理要求，对于从保藏机构获得标准菌（毒）种资源进行使用的单位或实验室来说，也要对获取的菌（毒）种资源进行传代次数的限制，从而更好地保证菌（毒）种的质量稳定性。不同机构对传代次数的建议也存在差异，《美国药典》（USP）建议从保藏机构获取的用于检验的菌（毒）种，应尽量减少传代数，以尽可能降低表型变异、遗传突变和污染的可能性，部分标准要求从保藏机构获取的菌（毒）种传代不能超过 5 代，但是对于生产菌（毒）种来说，要求企业建立种子批系统来维护发生遗传突变、污染和降低表型变异的可能性。美国临床实验室标准化协会（CLSI）建议进行培养基质量控制的标准菌种不能超过 7 代（从保藏机构获取为 0 代）；美国标准培养物保藏中心（ATCC）则建议从保藏机构获取到使用不超过 5 代；《中国药典》规定用于检定的菌种传代次数不得超过 5 代（从菌种保藏机构获得的干燥菌种为第 0 代），用于疫苗生产的菌（毒）种，要建立种子批系统尽量减少传代次数，根据疫苗的种类不同，要求也不尽相同，可根据各论或批准的要求进行传代次数的限制管理。

五、保藏的定期复核

定期复核是病原微生物菌（毒）种保藏的最基本内容之一。通过定期复核可以检查病原微生物菌（毒）种的生存状态、表型特征、遗传信息是否发生变化，同时还可以评价所采用的保藏方法（包括保护剂的选择、保藏流程的温度选择等）的保护效果。保藏机构应该建立相应的管理文件来控制定期复核的主要活动，如复苏方法与程序、抽检原则与标准、抽检的程序及方法要求、抽检频率与周期等。复核的内容可根据所保藏的病原微生物菌（毒）种资源的类别特征有所区分，一般应包括以下内容：

（1）菌（毒）种保藏管的一般情况检查：主要对保藏管的外观进行检查，重点观察是否有破损或标记信息的丢失等情况。信息的丢失或错误标记，是很多实验室经常出现的问题，有可能导致菌（毒）种的错误使用，引起严重的后果。因此，对于这种看起来很简单的问题，要高度重视。同时，对于真空冷冻干燥的保藏方式，还要对干燥状态、真空度等项目进行检查。

（2）菌（毒）种的活性检查：接种适宜培养基、选择合适的培养条件，检查保藏的菌（毒）种是否具有活性。也可同时开展存活率的检测，加入稀释液进行梯度稀释后进行培养，通过培养后的计数和保藏前的计数结果来进行存活率的计算。

（3）菌（毒）种的表型分析：一般包括生长形态、染色镜检、电镜检查、生化特征、血清学反应等。建议使用复活培养第二代的培养物进行鉴定，并应与菌（毒）种保藏时的鉴定结果进行比较。具体方法见下文。

（4）菌（毒）种的核酸分析。一般可选择：①关键基因的序列分析，如细菌进行 16S rRNA 基因序列分析、管家基因分析等，应与原始的序列保持一致。②酶切图谱分析，如脉冲场凝胶电泳分析（PFGE）等，酶切条带要与保藏时的结果一致。重组菌（毒）种也要对构建的质粒进行酶切图谱比较，确保和原始构建质粒一致。③基因组分析，有条件的可以根据需要，定期开展基因组分析。获得基因组序列后（框架图或完成图）进行生物信息学分析，分析方法根据菌（毒）种的特征不同进行选择，应尽量能够反映保藏菌（毒）种的更多遗传信息。

六、质量控制方法的管理要求

表型分析方法是重要的质量控制方法，是病原微生物菌（毒）种资源制备后最常用的检验方法。但是，表型分析方法的结果有时与菌（毒）种的培养状态密切相关，生长状态不同，其发酵糖或代谢某些元素的能力就不一致，从而将导致检测结果的不稳定，不易于对菌（毒）种资源的质量进行准确有效的评价。因此，必须提高质控方法的准确性，以及培养方法的稳定性，特别是对于每批次菌（毒）种资源制备后的检测工作来说，应研究建立简单易用的方法，有利于质量控制工作的开展。对于一些具有特殊应用价值的病原微生物菌（毒）种资源来说，则应根据需求开展相关的质量控制，比如疫苗生产菌（毒）种应在基本表型质量控制方法的基础上，根据《中国药典》要求增加安全性和有效性的相关评价，从而满足对具有较高应用价值菌（毒）种资源的质量评价。因此，针对不同类型的病原微生物菌（毒）种资源，保藏机构应当首先在管理上进行区分和要求，建立不同的质量控制方法标准操作规范，从而指导技术人员进行规范和适用的质量控制具体实验活动。

七、质量控制管理体系的建议

针对病原微生物菌（毒）种资源保藏的主要环节，应建立完备的质量管理体系，通过管理方式来对病原微生物菌（毒）种的质量进行控制。保藏机构可以根据自身具体情况、保藏菌（毒）种的特点来建立质量管理体系。此处笔者列出病原微生物菌（毒）种质量控制管理体系的建议，供读者参考。

（1）制定文件管理制度，记录与菌（毒）种保藏有关的每项活动。记录应能保证菌（毒）种保藏质量控制活动可被追溯。

（2）建立完善的技术资料档案，包括但不限于保藏菌（毒）种的名称、编号、数量、来源、类别、主要特征、保藏方法、出入库、储存和销毁等信息。

（3）纸质记录应准确、清晰并有电子备份。使用信息系统进行文件管理时，应制订信息系统的管理制度，规范信息系统的开发、安装、人员培训、数据完整性的监控、系统维护、数据备份等工作。

（4）高致病性菌（毒）种保藏活动相关档案文件应符合相关保密要求，并指定专人管理。

（5）制定应急处置相关制度，如冰箱温度异常、液氮供应不足和人员感染等突发情况的应急处置制度和程序；菌（毒）种丢失、被盗、被抢等生物安保相关意外事件的报告制度；定期组织人员培训和演习的制度等，并及时进行记录，定期修改和更新。

第三节　技术方法

通过不同技术手段对病原微生物菌（毒）种进行特征确认是菌（毒）种质量控制的技术要求，特别是表型技术和分子技术的结合，这是菌（毒）种质量控制技术方法的重要形式。随着科技的发展，现代分子技术和方法的应用为病原微生物菌（毒）种的质量控制提供了全新的途径，目前各种分子生物学技术，如16S rRNA基因序列分析、脉冲场凝胶电泳（PFGE）、多位点序列分型（MLST）等被广泛地应用于菌（毒）种的质量控制，新技术和新方法越来越多地应用，一方面为确保病原微生物菌（毒）种资源的质量和遗传信息稳定提供了机遇，另一方面也带来全新的挑战。

长期阻止病原微生物菌（毒）种生长，是保藏的最佳方式，一般我们采用的是低于−60℃的冷冻或真空冷冻干燥保存的方式。然而即使如此，也会出现一些问题。有证据表明，冷冻或冷冻干燥等不利条件依然会增加发生突变的频率。由于低温的条件，存活并可以复苏的菌（毒）种可能更耐冷冻且更耐消毒剂。同时，复苏时在平板上选择单个菌落进行后续培养亦不合适，这一操作有可能增加了从培养物中选择特定突变体的可能性。培养环境会影响培养物的生理特征，包括生长速度。培养基和培养方式的选择也会影响病原微生物菌（毒）种培养物对消毒剂的敏感性，进而影响消毒剂测试实验的结果。液体培养物对消毒剂的敏感性重复测定的重复性水平显著高于固体培养物，并且随着接种平板上菌落密度的增加而显著降低，当来自液体而非固体培养物时，大肠埃希菌和铜绿假单胞菌的接种物对氯己定的敏感性显著降低。因此，保藏机构应针对具有不同用途的病原微生物菌（毒）种建立不同的培养、制备、质量控制的方法和标准，从而能最大限度地保证病原微生物菌（毒）种能够稳定地发挥作用，对于保藏机构来说，这也是最重要、最经济的保持病原微生物菌（毒）种培养物稳定的手段之一。

病原微生物菌（毒）种质量控制技术方法应经过研究确认或验证，要对引起实验结果变异和偏差等各种因素进行评价，以确保实验方法的可靠性和可行性。方法验证应具有科学性、合理性，能覆盖其应用目的，并确定最佳试验条件，要能适应不同特征、用途的病原微生物菌（毒）种。通过方法的评价，要能够确保病原微生物菌（毒）种资源无污染、表型和遗传特征稳定。

一、纯度 / 活性检查

　　保障病原微生物菌（毒）种资源的纯度和活性是保藏机构开展保藏活动的最基本能力之一。在收集到病原微生物菌（毒）种后，保藏机构一般要进行纯度检测，或者进行纯化，从而确保后续保藏的菌（毒）种资源是单一、纯化的菌（毒）种。在菌（毒）种资源制备和保藏过程中存在污染、变异、表型衰退、死亡等风险，因此，需要定期对菌（毒）种资源进行质量控制。其中，第一步就是纯度和活性检查。一般采取的方法是通过培养的方式，检测菌（毒）种在培养后的生长状态是否一致。根据病原微生物菌（毒）种的不同，应选择不同的培养基，但是不要采用选择性培养基，建议使用非选择性培养基。在适宜的培养条件下进行培养，建议选择菌（毒）种资源制备时采取的培养条件。纯度检查的判断一般包括以下两个方面：

　　（1）生长状态要一致，以细菌为例，在培养基上的菌落形态、大小、形状、颜色、质地、光泽、透明度等应一致。如出现两种或以上形态的菌株，应再分别挑取单菌落划线或稀释涂布培养，检测是否重复出现相同特征。

　　（2）染色镜检，镜下观察的形态应一致。以细菌为例，可以进行革兰染色、芽孢染色、荚膜染色、抗酸染色等，病毒需要进行电镜观察以判断形态是否稳定。

二、表型分析方法

　　在病原微生物菌（毒）种表型特征发生变化的过程中，碱基突变或基因重排（如缺失、重复、扩增、插入、反转或易位等）等引起的遗传变异，是影响病原微生物菌（毒）种形态、生理生化特征等表型发生改变，甚至出现进化的重要因素之一。在连续培养、传代过程中，某些性状的丧失是病原微生物菌（毒）种面临的严重问题。在工业生产菌种领域，将这种由于自发突变的存在而引起某些原有优良生产性状的劣化、遗传标记的丢失等现象，称为菌种的衰退（degeneration）。细菌菌种某些特征的丢失造成的表型不稳定，可能会在生物技术应用中造成重大问题。当一种细菌的表型不稳定时，新的菌落形态将会形成，这种现象被称为细菌解离（bacterial dissociation）。Kruif 教授在 1921 年就提到了这种现象，Braun 教授后续对这一现象进行了详细的回顾。细菌解离表现出的随机性，需要我们在保藏过程中要对表型的稳定性进行重点关注，确保培养物表型特征的均一性。

　　表型分析方法是进行病原微生物菌（毒）种质量控制的基础，是菌（毒）种保藏机构长期使用的基本质控方法，可以直观描述菌（毒）种是否发生改变或变化的具体表象。表型分析方法包括形态学观察、生长特征描述、生理生化特征鉴定、血清学鉴定 / 分型、药物敏感性测定等方法。从技术操作角度来说，这些方法与病原微生物菌（毒）种的鉴定方法基本一致。在保藏机构对病原微生物菌（毒）种进行定期质量控制、评价资源表型特征稳定性时，其实开展的一部分内容就是复核鉴定工作。当进行复核鉴定时，这些所采用的表型分析方法获得的结果应与初始的最终鉴定结果一致，这是最基本的要求。在此基础上，对于病原微生物菌（毒）种的质量控制来说，还更加需要关注细节，如细菌的生理生化特征鉴定，不应只关注最终的鉴定结果，而是要求每一个生化反应的结果在传代和储存过程中均不能发生改变。下面介绍几种常用表型分析方法用于质量控制时的重点关注内容：

　　（1）生长形态鉴别：培养基的选择和培养条件要与之前保持一致，细菌在培养基上的大小、形状、颜色、质地、光泽、透明度等应与保存前一致。如出现明显不一致的菌落形态，应挑取单菌落进一步培养验证生长形态。

（2）染色镜检：细菌一般要进行革兰染色，部分细菌还要进行特殊染色，如肺炎链球菌、产气荚膜梭菌等进行荚膜染色，结核分枝杆菌进行抗酸染色，芽孢杆菌进行芽孢染色，变形杆菌进行鞭毛染色法等。注意观察形态和染色结果是否一致，重点观察有无明显不一致的细菌出现。

（3）生化表型特征分析：由于不同细菌产生的酶系不同，因而对底物的分解能力不同，其代谢产物也不同。用生物化学方法测定这些代谢产物，可用来鉴定细菌，这种生化反应测定方法也称为生化试验。在进行生化鉴定时，特别是使用商品化的试剂条或自动化的设备进行实验时，往往鉴定结果更关注全部生化试验结果与数据库中结果的比较分析，最终得到鉴定结果，有可能鉴定结果一致的两株相同种的细菌，生化鉴定结果是有部分区别的。而开展菌（毒）种质量控制时，除了鉴定结果要与原来一致，还应对每个单独的生化试验进行分析，要求菌（毒）种不同批次间的生化试验结果要保持稳定。但是，有些生化项目的结果本身并不稳定。则应进行标记，进行长期的观察并建立可接受的标准。

（4）BIOLOG代谢表型分析：该方法是以微生物的代谢指纹图谱为基础，与计算机的数值分类和聚类分析相结合，获得微生物的分类鉴定结果。BIOLOG用于质量控制有其优势，即测定的表型十分丰富，包括碳源、氮源、磷源、硫源、渗透压、pH等。不同批次的菌种，其代谢指纹图谱要稳定，考虑到代谢组学的成本，保藏机构可以根据菌种的重要性和用途不同，选择性开展BIOLOG代谢表型的稳定性分析，建议种子批制备时应开展此项质量控制评价。

（5）血清学试验：能够进行血清分型的菌种，要定期进行血清分型，分型结果要与原始种子保持一致。

（6）耐药性分析：耐药株应当开展抗生素耐药性的稳定性评价，复核耐药谱是否有变化，并且，最小抑菌浓度（minimal inhibitory concentration，MIC）的变化应在2倍（含）之内。

三、遗传稳定性分析方法（核酸分析方法）

随着分子生物学技术及测序技术的日益成熟、稳定，基于核酸的技术被广泛地应用，为菌（毒）种的质量控制提供了新的思路。将这些新的分析技术纳入菌（毒）种的质量控制方法中，是对传统表型质量控制方法的突破，更有利于菌（毒）种的质量稳定，尤其是遗传信息的质量稳定。此类方法能够及时发现尚未导致表型改变但核酸已出现突变的情况，从而进行处置，避免因菌（毒）种变异而影响实验活动或菌（毒）种的应用，如疫苗生产菌（毒）种如果出现少量突变毒株或逆转毒株时，可能会影响疫苗的安全性，引起严重后果。主要采用的遗传稳定性分析方法包括16S rRNA基因序列分析、脉冲场凝胶电泳（PFGE）、多位点序列分型（MLST）、多位点可变数目串联重复序列分析（MLVA）、全基因组序列分析等。通过生物技术制备的重组菌（毒）种还应包括质粒限制酶切图谱分析、目的基因和其他元件序列准确性分析、质粒序列准确性、质粒保有率、质粒拷贝数等。基于核酸序列的遗传稳定性分析方法，要求在不同时间、不同代次间的评价核酸序列要保持一致。基于片段电泳的分析方法，图谱的条带要保持一致，尽量选择可以产生更多条带的酶切条件，这是区分传染病溯源调查方法的主要关注点之一。一般常用的几种遗传稳定性分析方法如下：

（1）16S rRNA基因序列分析：是细菌鉴定、分类的最基本的核酸分析方法。尽管部分标准在进行细菌鉴定时采用的是约 500 bp 的扩增引物，但是保藏机构在进行遗传稳定性评价时应选择全长序列（约 1.5 kb）的扩增引物来进行质量评价，并要确保在任一代次和时间 16S rRNA 基因序列都应 100% 一致。

（2）关键基因序列分析：一般包括管家基因或种属特异性基因，疫苗生产菌（毒）种应包括主要抗原表位编码基因，其他特殊菌（毒）种可以根据需要进行选择。要求序列在不同代次和不同时间都应 100% 一致。

（3）脉冲场凝胶电泳（PFGE）：主要用于细菌的基因组酶切后大片段的比较分析。该方法最初主要用于食品安全事件或传染病暴发的溯源调查。早期的优势是方法的标准化和实验室间（甚至是国家间）的结果比较分析，且成本相比基因组更低。随着基因组技术的飞速发展，其成本已经远低于 PFGE，且在溯源调查中更加快速、准确。但是，在保藏机构进行菌（毒）种质量控制时，PFGE 依然是重要的评价技术手段，方法的稳定性和可比较性，是 PFGE 进行菌（毒）种质量控制的重要特点。PFGE 用于菌（毒）种遗传稳定性评价时要求每次的酶切条带均要保持一致。虽然基因组的分辨率更高，但是如何评价遗传稳定性发生变化的标准始终是我们面临的重要问题。如多少个 SNP 的出现可以作为判断发生变异的标准；生物信息学分析方法的选择标准等。这些都是目前使用基因组分析方法的瓶颈。因此，现阶段 PFGE 依然是保藏机构进行质量评价时更加适用、更易判断的遗传稳定性评价方法。

四、基因组分析方法

基于基因组序列信息的生物信息学分析是一种先进的、高通量的方法，将其应用于病原微生物菌（毒）种的遗传稳定性评估是必然的。因此，我们在此将其单独列出，区别于核酸扩增、单基因测序、酶切指纹图谱等其他的核酸分析方法。目前，已有研究者利用病毒宏基因组学，从减毒活疫苗中检测出内源性反转录病毒和外源病毒的核酸，虽然这种检测是对疫苗中存在的核酸进行更加仔细审查的结果，不一定反映产品的安全程度，但为当前和未来的疫苗中遗传变异和外源病毒的检测提供了有效的手段。然而，采用基于基因组学的方法，也存在一定的问题，首先是研究人员对 NGS 数据的可重复性验证面临着广泛的疑惑，许多需要用来分析 NGS 数据的信息学组件很难用于重复已经发表的文章，可能的原因包括文章中使用的分析技术缺乏细节，或者是文章作者所使用的计算方法不能被其他研究者再次使用。其次，"批次影响"（batch effects）广泛存在于各种高通量数据的实验中。最后，如何选择基因组分析方法，以及如何确定判定标准，是基因组分析方法应用于保藏机构菌（毒）种遗传稳定性评价所面临的重要问题。但是，这些并不能阻止基因组分析方法的广泛使用和发展。在此，我们介绍基于基因组序列信息的病原微生物菌（毒）种质量控制方法，推荐可以开展相关工作，但需结合其他质控方法综合进行质量稳定性评估。

五、蛋白特征分析方法（蛋白分析方法）

以基质辅助激光解吸电离飞行时间质谱（matrix-assisted laser desorption/ionization time of flight mass spectrometry，MALDI-TOF MS）技术为代表的蛋白分析方法，是近年来快速发展起来的一种微生物鉴定方法。该方法主要是利用不同微生物间蛋白质图谱存在的差异，将获取的特征性蛋白质指纹图谱与数据库中标准图谱进行比较分析后确定结果。其优点是耗时短、结果稳定、重复性好，并可根据数据库进行精准鉴定和同源性分析。将其应用到菌（毒）种的质量控制中，更加拓展其应用范围，除鉴定和同源性分析外，使用该方法进行质控要更加关注特征峰是否一致，以此作为质量是否稳定的判断标准。保藏机构保藏的每株病原微生物菌（毒）种都应建立各自的特征峰图谱作为蛋白识别码，在不同代次和长时间的保藏后，重点关注特征峰是否发生变化，以此作为评价病原微生物菌（毒）种质量稳定性的重要判定标准。

六、其他质控方法

除上述质控方法外，对于特殊用途菌（毒）种还应有专门的要求，以明确菌（毒）种始终保持其特殊功能。疫苗生产的菌（毒）种要满足如感染性滴度、免疫原性检查、减毒特性、空斑形成试验等的质控要求，采用《中国药典》方法进行质量控制，消毒评价用菌（毒）种要能够达到标准要求的水平，用以评价相应消毒产品。根据菌（毒）种功能来进行个性化的质量控制，是菌（毒）种发挥作用的重要技术保障，也是保藏机构开展质量控制研究的重点内容。

保藏机构应根据自身资源种类、用途、所在领域等特殊性，建立自己的质量控制方法体系。不同保藏机构的质量控制方法不必一致。我们以结核分枝杆菌菌种资源库的建设为例介绍国外科学家对于相关资源质量控制的理解。他们指出应该对保藏的结核分枝杆菌菌种资源进行纯度、活性和准确性的评估，其中准确性检测包括分枝杆菌散在重复单元分型（mycobacterial interspersed repetitive units，MIRU）、间隔区寡核苷酸分型（spoligotyping）和不常见的耐药基因突变等分析。只有当这三个质量控制检测获得令人满意的结果时，每批次才能被放行，如果结果显示出不稳定性，则应重新从上一批次制备保藏资源。同时，在材料准备的每个阶段都要实施特定的质量控制，并且采用种子批的管理和制备方式，遵循资源库的最佳实践。整合以上这些质量控制方法，将能够最大限度地降低遗传变异的风险，确保菌种的准确性，从而保证用户可以长期获得具有相同特性的结核分枝杆菌菌种资源。

第四节　特殊要求

保藏机构因为其特殊的工作内容，会涉及操作更多、更复杂的病原微生物菌（毒）种。因此，在保藏过程中的鉴定、制备、复核、贮存等方面均应建立相应的管理要求，来对病原微生物菌（毒）种的质量进行更加有效的控制，减少污染和变异。其中一些要求具有一定的专业性和特殊性，包括但不限于以下内容：

不同属或同属不同种的高致病性病原微生物菌（毒）种不能同时在同一个生物安全柜内操作，用于疫苗生产的菌（毒）种则要求更加严格，特别是毒性强弱不同的菌（毒）种不能同时在同一洁净室内进行实验活动，这将最大限度地降低污染和毒性转化的概率。卡介苗生产菌种、致病性芽孢菌、炭疽杆菌、肉毒梭状芽孢杆菌和破伤风梭状芽孢杆菌均应在独立的区域采用专用设备进行实验活动，且同时间只能进行一种菌种的操作。同时，相关操作要符合国家生物安全相关的规定。

保藏方式的选择也是保藏机构的主要工作内容之一。不同的保藏方式、不同保护剂的选择对病原微生物菌（毒）种备份资源的质量也会产生影响，要针对重要的、具有较大价值的病原微生物菌

（毒）种进行保藏方式和保护剂的选择性研究。不同的病原微生物菌（毒）种的保藏效果也不一定相同，虽然对于大部分细菌来说，真空冷冻干燥保存的效果更好，但对于部分病原微生物菌（毒）种来说，低温冻存的效果可能更好，比如结核分枝杆菌疫苗生产菌种，液体低温冷藏菌种相较于冷冻干燥的保藏方式，更有利于菌株复苏、减少传代培养耗时、扩增菌种更快且更有优势。建议病原微生物菌（毒）种的保藏方式选择两种或两种以上，如有条件尽量建立物理隔离的备份库，这将有效地减少其他因素对病原微生物菌（毒）种保藏环境的影响。

对保藏的病原微生物菌（毒）种进行质量控制是保藏机构的重要工作，如在保藏和复核过程中发现表型特征变化、遗传变异等情况时，首先应冻结该批次病原微生物菌（毒）种备份资源，并启动调查，对不同批次病原微生物菌（毒）种备份的质量控制结果进行回顾性分析，确认出现变异的精确批次，并实施销毁措施，相关销毁措施根据相关规定执行。其次，重点考量已建立的种子批，重新制备新的批次并进行质量控制，确认变异是否依然出现。如新制备的备份符合要求，则继续保藏和使用，如依然出现变异，则对该病原微生物菌（毒）种最初的种子批进行重新质量控制，并重新建立种子批系统，现有种子批全部销毁。销毁变异的病原微生物菌（毒）种备份资源必须严格按照规定执行，尽量减少变异菌（毒）种对其他保藏资源的影响。

（编写：张　辉　徐　苗　王　斌　叶　强　陈　驰

郑　锐　孙文媛　梁　丽，审校：徐　潇）

参考文献：

［1］赵爱华, 寇丽杰, 乔来艳, 等 . 卡介菌类产品菌种质量风险管理 [A]. 中国药学会 . 2013 年中国药学大会暨第十三届中国药师周论文集 [C]. 2013, 15: 100-108.

［2］Replicating scientific results is tough - but essential[J]. Nature, 2021, 600(7889): 359-360.

［3］SALLY F, BLOOMFIELD M A, HAZEL G, et al. Development of reproducible test inocula for disinfectant testing[J]. International Biodeterioration & Biodegradation, 1995, 36(3): 311-331.

［4］VICTORIA J G, WANG C, JONES M S, et al. Viral nucleic acids in live-attenuated vaccines: detection of minority variants and an adventitious virus[J]. J Virol, 2010, 84(12): 6033-6040.

［5］国家药典委员会 . 中华人民共和国药典 (2020 年版)[M]. 北京 : 中国医药科技出版社 , 2020.

［6］BROWN M R W. Microbiological quality assurance: a guide towards relevance and reproducibility of inocula[M]. Boca Raton: CRC Press, 1995: 299.

［7］BROWN M R, COLLIER P J, GILBERT P G. Influence of growth rate on susceptibility to antimicrobial agents: modification of the cell envelope and batch and continuous culture studies[J]. Antimicrob Agents Chemother, 1990, 34(9): 1623-1628.

［8］GILBERT P, BROWN M R, COSTERTON J W. Inocula for antimicrobial sensitivity testing: a critical review[J]. J Antimicrob Chemother, 1987, 20(2): 147-154.

［9］AL-HITI MM, GILBERT P. A note on inoculum reproducibility: a comparison between solid and liquid culture[J]. J Appl Bacteriol, 1983, 55(1): 173-175.

［10］ELISE D, DAVID R F L. Bacterial genome instability[J]. Microbiol Mol Biol Rev, 2014, 78(1): 1-39.

［11］MENGXUE P, ZHIHONG L. Degeneration of industrial bacteria caused by genetic instability[J]. World J Microbiol Biotechnol, 2020, 36(8): 119.

［12］DE KRUIF PH. Dissociation of Microbic Species : I. Coexistence of Individuals of Different Degrees of Virulence in Cultures of the Bacillus of Rabbit Septicemia[J]. J Exp Med, 1921, 33(6): 773-789.

［13］BRAUN W. Bacterial Dissociation: A Critical Review of a Phenomenon of Bacterial Variation[J]. Bacteriol Rev,

1947, 11(2): 75-114.

［14］MARINA B, SERGII A, ANNE S U. The ability of Aneurinibacillus migulanus (Bacillus brevis) to produce the antibiotic gramicidin S is correlated with phenotype variation[J]. Appl Environ Microbiol, 2007,73(20): 6620-6628.

［15］ANTON N, JAMES T. Next-generation sequencing data interpretation: enhancing reproducibility and accessibility[J]. Nat Rev Genet, 2012, 13(9): 667-672.

［16］JEFFREY T L, ROBERT B S, HÉCTOR C B, et al. Tackling the widespread and critical impact of batch effects in high-throughput data[J]. Nat Rev Genet, 2010, 11(10): 733-739.

［17］LORI C, FAY B, GARCIA D L. 2012 best practices for repositories collection, storage, retrieval, and distribution of biological materials for research international society for biological and environmental repositories[J]. Biopreserv Biobank, 2012, 10(2): 79-161.

［18］VINCENT V, RIGOUTS L, NDUWAMAHORO E, et al. The TDR Tuberculosis Strain Bank: a resource for basic science, tool development and diagnostic services[J]. Int J Tuberc Lung Dis, 2012, 16(1): 24-31.

第三篇　建设与运行

第十六章　生物样本库概述

本章将介绍生物样本库的基本概念、主要功能和发展，以及生物样本库现状概述，重点介绍病原微生物菌（毒）种保藏机构在我国的布局和发展并结合当前大数据、人工智能的技术发展和生物资源的公益属性，探讨未来生物样本库的发展趋势，包括规范化、公益化、智慧化、多样化和网络化。

第一节　生物样本库概况

生物样本一词涵盖微生物、植物、动物和人类样本，广义上的概念是"生物材料"，甚至是"生物资源"，在我国的专著、标准等文件中惯用"生物样本"。生物样本库也称为生物资源保藏中心或生物资源中心，其主要任务是接受、处理、保藏和分发各种生物来源的各类样本，包括生物体、组织、器官、细胞、分子等，或者经处理过的次生样本，同时，包括与其相关的合规性与技术性信息和数据，比如供者、临床特征、病理、治疗、随访、知情同意、伦理批复、样本质量等，目的是在法律和伦理框架内为科学研究、生物医药、临床与预防等提供珍贵的生物材料，或者长期保藏地球上的生物样本资源。生物样本库基于其保藏目的有多种类型。

一、生物样本库的分类

生物样本库的分类可以基于不同的视角，国际上并无统一的标准或指南。有两类基本的生样本库：一是湿库或称实体样本库，保藏有形样本；二是干库或称虚拟样本库，存储涉及实体样本的各类信息或虚拟样本。多数样本库是干湿混合型的。按生物样本的门类分，也可分为人类、动物、植物、微生物等样本库。样本库的名称主要是体现了所有权属性＋样本类型＋用途。

（1）人群队列样本库：队列研究是将某一特定人群按照是否暴露于某可疑因素或暴露程度分为不同的亚组，追踪观察两组或多组成员结局（如疾病）发生的情况，比较各组之间结局发生率的差异，从而判定这些因素与该结局之间有无因果关联及其关联程度的一种观察性研究方法。人群队列研究的显著特点是前瞻性和系统性。根据队列的分类和研究目的，确定队列人群，系统性采集队列人群的生物样本及其信息资源，建立特定人群队列的生物样本及信息资源库，即人群队列样本库，有助于研究者系统研究探讨暴露组与非暴露组的发病情况及其差别，并验证病因假说；评价疾病预防效果、研究疾病的自然史及新药上市后的监测等。人群队列研究耗费人财物和时间较多，适于高发病率疾病的病因研究。

（2）疾病预防控制中心样本库：疾病预防控制中心（centers for disease control and prevention，CDC）是由各级政府举办的实施国家级疾病预防控制与公共卫生技术管理和服务的公益事业单位，以疾病控制与预防为工作重点。我国在国家、省、自治区、直辖市设立了相应的级别的 CDC。CDC 生物样本资源主要来自重大疫情等突发公共卫生事件、传染病、地方病、寄生虫病、慢性非传染性疾病、精神卫生疾病、口腔卫生疾病等重大疾病。系统性采集保存 CDC 相关生物样本资源，建立高质量的 CDC 生物样本库，有利于系统性开展疫苗研究、疫苗应用效果评价和免疫规划策略研究，有利于对公共卫生疾病发生、发展和分布的规律进行流行病学监测，并提出预防控制对策。

（3）疾病生物样本库：疾病生物样本资源是疾病基础研究、临床转化医学研究及精准医疗战略实施的基石与桥梁。疾病生物样本库的特点是其专业性，根据各类疾病的临床特点，采集满足各类疾病研究相应的生物样本及其信息资源，建立专业化的各类疾病生物样本资源库，有利于开展各类疾病的基础与临床转化医学研究，有利于疾病精准医疗战略实施，如开展疾病诊断技术的研究、疾病药物靶点筛查、靶向药物的验证等。

（4）虚拟生物样本库：目前，各实体生物样本资源库之间的生物样本及信息资源尚未实现完全共享，在国内外精准医疗战略和大数据时代的背景下，具有生物样本资源整合性的虚拟生物样本库应运而生。虚拟生物样本库旨在建立统一规范的生物样本资源信息化管理系统，构建生物样本资源信息管理及信息交流服务平台，促进实体生物样本资源的共享交流和应用。实体生物样本资源由各实体生物样本库分散保存和管理，并建立相应的生物样本资源质量管理体系。各实体生物样本库将其储存的生物样本资源的统计信息，如涉及的疾病类别、生物样本种类、生物样本储存管数/储存量、所采集的相关临床诊治及随访信息的类目等，上传汇聚到虚拟生物样本资源信息平台，建立初步的虚拟生物样本库。在严格保护隐私信息的前提下，研究者通过实时网络在线查询这些统计信息，能初步确定寻找所需生物样本资源的途径，通过检索查询这些样本源信息和样本相关固有信息，能更精确、更快速地查询到所需生物样本资源，促进生物样本资源的快速高效共享应用。

（5）政府型生物样本库：中央政府型生物样本库是在中央政府的主导下，在国家重大科技项目的支持下，联合国内大型医疗机构、科研院所等，建立生物样本资源联盟，整合国家优秀生物样本资源，建立的国家级生物样本库，重点服务于国家重大科技项目。地方政府型生物样本库主要由地方政府相关部门主导，组织当地医疗机构及社会资本，形成区域性的生物样本资源网络联盟，整合疾病生物样本资源，建立较为大型的生物样本库及信息共享服务平台，地方政府型生物样本库未来将是中央政府型生物样本库全国网络分中心的重要组成部分。政府型生物样本库的规模大，顶层设计合理完善，有专业化的专职建设管理人才团队，操作流程规范，质量控制体系完善，生物样本资源开放共享程度高，生物样本相关研发能力高、整体开放共享服务意识强，是未来国家整合生物样本资源、开放共享的发展方向，在促进疾病转化医学研究和贯彻落实国家精准医疗战略的实践中起主力军的作用。

（6）大学型生物样本库：国内综合型大学均有一定数量的附属医院和教学医院，通过整合这些临床医院的疾病资源，形成具有一定规模的疾病生物样本网络联盟，建立统一规范化管理的生物样本资源综合管理平台，对于进一步提升大学及其所属医院科研水平、学科建设、人才培养和人才引进等均具有现实的意义。大学型生物样本库的建设，近年来在国内发展较为迅速，由于在大学里聚集了一批专门从事基础研究与疾病转化研究的科研人员，整体科研实力高，因此，大学型生物样本库将是未来生物样本资源应用的重要战场。

（7）医院型生物样本库：这类生物样本库主要由单位（如医院）投入专项建设资金建设。医院型生物样本库一般规模中等，配备有专职工作人员。操作流程较为规范标准，质量控制体系较为完善。这类生物样本库一般服务于本单位工作人员的相关科研项目，也有与外单位横向合作项目者。生物样本资源涉及的疾病种类较多，但样本资源的使用效率一般。如果医院型生物样本库的建设能够纳入上述两类生物样本库整体网络的建设工作中，将是对后者的有力支持，同时，对医院型生物样本库自身的可持续健康发展也是利大于弊。

（8）项目型生物样本库：基于各级各类政府重大科技专项科研项目，也已建立了一系列有明确应用指向的项目型生物样本库，这类生物样本库在国家重大科技专项课题的实施中发挥了重要的作用。项目型生物样本库所储存的生物样本，一般在项目开始时会临时组建一支生物样本库建设的团队，经过系统培训后根据项目实施样本采集管理指南开始建库工作，因此往往样本质量很高，相关信息资料完备。其不足之处在于，特定项目完成后，由于缺乏长期管理机制等，这些资源往往沉寂在生物样本库里，共享度很低，易成为"死库"，长时间储存会导致生物样本性能改变，或许丧失应用价值，造成宝贵生物资源和管理资源的浪费。

（9）专家型生物样本库：专家型生物样本库类似于项目型生物样本库。不同之处在于专家型生物样本库的建设，往往缺乏一个稳定持久的建设团队。样本采集管理人员经常更换，导致样本质量往往不尽如人意，由于缺少专人管理，甚至会出现样本管理混乱、样本遗失等情况。另外，这类生物样本库资源的开放共享程度非常有限，这也造成了生物样本资源的浪费。

（10）第三方生物样本储存中心：第三方生物样本储存中心是指企业化运行的集约化生物样本库，重点在于为各类客户（生物样本资源拥有者）提供高质量的生物样本资源存储与管理。第三方生物样本储存中心参照现代企业建立及其市场化运行管理机制，通过建立符合生物样本行业或国家标准的生物样本及其信息资源存储平台，为客户提供生物样本资源储存管理有偿服务。"存"得放心、"取"得自在、"用"得方便，以及以市场为导向、以服务客户为宗旨的强烈的市场服务意识，是第三方生物样本储存中心的基本特点。

根据目前人类遗传资源库的样本储存容量和规模，小型生物样本库、中型生物样本库、大型生物样本库和超大型生物样本库的样本保藏能力见表 16-1。

表 16-1　人类遗传资源样本库的规模

序号	样本库规模	保存环境	样本容量（万份）	存储空间（m²）
1	小型	深低温	< 5	< 100
		超低温	< 10	
		常温	< 15	
2	中型	深低温	5 ~ 15	100 ~ 300
		超低温	10 ~ 30	
		常温	15 ~ 45	
3	大型	深低温	15 ~ 30	300 ~ 600
		超低温	30 ~ 60	
		常温	45 ~ 90	
4	超大型	深低温	> 30	> 600
		超低温	> 60	
		常温	> 90	

综合目前国内生物样本库的发展情况，基本由设立单位确定样本库的类型和规模，样本库如何

科学分类并无统一的规则可依。

二、生物样本库的发展历程

20 世纪中后期，Hela 细胞系的成功建立和广泛应用、生物样本的长期保藏技术、互联网的发展、人类基因组和蛋白组计划等推动生物样本从实验室的少量保藏发展成为大规模保藏和共享应用的生物样本库。更早的著名生物样本库可追溯到 1925 年正式设立的非营利性机构 ATCC，其设立时以保藏微生物为主，目前它可以提供的各种动物细胞、植物细胞、标准品、菌（毒）株等数以万计。

目前，有数以亿计的来自人类、动物、植物和微生物的样本保存在各地的生物样本库，构成全球生物医药科研和发展的重要基础设施和网络，是涉及生物样本实体、生物信息、样本表型数据、生物遗传和多种组学信息、样本质量信息、研究信息、合规信息等的综合资源库。

生物样本库的关键是样本采集和保藏质量，国际上一直缺乏统一的标准。在此背景下，2014 年，国际标准化组织（ISO）ISO/TC 276/WG2 生物样本库和生物资源工作组成立，着手制定生物样本库领域的一揽子国际标准，包括用于研发的人类、动物、植物和微生物资源，但不包括治疗产品，目的是使生物样本库能够证明其胜任运营管理，并具备提供适宜质量的生物资源（生物材料和相关数据）的能力。ISO 于 2018 年发布了 ISO 20387：生物技术 – 生物样本保藏 – 生物样本保藏通用要求（2018 Biotechnology-Biobanking-General Requirements for Biobanking），2022 年发布了 ISO/TR 22758：生物技术 – 生物样本保藏 –ISO 20387 实施指南（2020 Biotechnology-Biobanking-Implementation Guide for ISO 20387），以为如何实施 ISO 20387 提供进一步的指南。2023 年，ISO/TC 276/WG2 开始启动对 ISO 20387：2018 的复审和修订程序。

在 2021 年，ISO/TC 276 正式发布了 ISO/TS 20388：生物技术 – 生物样本保藏 – 动物生物样本保藏要求（2021 Biotechnology-Biobanking-Requirements for Animal Biological Material）和 ISO/TS 23105：用于研发的植物样本保藏要求（2021 Requirements for the Biobanking of Plant Biological Material for Research and Development）两个技术规范。在标准化工作方面，我国相关的组织、协会等转化并制定了一系列标准，对在全球、区域范围内规范生物样本库的一致性运作、提高生物样本采集和保藏的质量、建立对来源于不同生物样本库样本的互信机制意义重大。

我国科技部于 2023 年 5 月 11 日发布了《人类遗传资源管理条例实施细则》，自 2023 年 7 月 1 日起施行，明确了人类遗传资源采集和保藏的行政许可适用范围，将我国的人类遗传资源采集和保藏等活动纳入法治化管理轨道。涉及人类遗传资源采集行政许可的活动包括重要遗传家系人类遗传资源采集活动、特定地区人类遗传资源采集活动和用于大规模人群研究且人数大于 3000 例的人类遗传资源采集活动。人类遗传资源保藏行政许可适用于在我国境内开展人类遗传资源保藏、为科学研究提供基础平台的活动。科技部组织各省级科技行政部门每年对本区域人类遗传资源保藏单位的保藏活动进行抽查，以确保保藏的人类遗传资源来源和保藏活动合法。人类遗传资源保藏单位应当依据规定，于每年 1 月 31 日前向科技部提交上一年度本单位保藏人类遗传资源情况年度报告，包括保藏的人类遗传资源情况、人类遗传资源来源信息和使用信息、人类遗传资源保藏相关管理制度的执行情况、本单位用于保藏人类遗传资源的场所、设施、设备的维护和变动情况和本单位负责保藏工作的主要管理人员变动情况。科学技术部于 2024 年 4 月 25 日发布公告，根据中华人民共和国国务院令第 777 号，《中华人民共和国人类遗传资源管理条例》已经 2024 年 2 月 2 日国务院第 25

次常务会议修订通过，自 5 月 1 日起人类遗传资源管理工作由科学技术部负责调整为国家卫生健康委员会负责，原有申请流程及平台（http://apply.hgrg.net）不变。

生物样本库的发展得益于信息技术，或者说信息技术的发展推动科研人员有了对生物大数据探索的能力和需求，生物医学的发展进入了一个新的时代，即基于基因组、蛋白组、代谢组的多组学时代。这对于生物样本的质量和数量均有新的要求和挑战。

第二节　生物样本库现状

生物样本库历经百年的发展，从雏形阶段（为满足具体科研项目需求设置的存储装置或房间）已经发展到超大规模、高度智能化、独立运作的现代生物资源保藏设施。

很多国家建立了全人口样本库，如冰岛、英国、瑞典、丹麦、拉脱维亚、爱沙尼亚、加拿大、韩国、日本、新加坡和美国等，这些国家库是为了收集、分析和保藏代表性样本的表型和遗传信息等。丹麦国家生物样本库（Danish National Biobank）建于 2012 年，目标是实现丹麦所有人口生物样本和相关信息的收集和保藏，极大地提高了其医疗和健康水平。

生物样本库及相应的科学研究越来越引发国际关注，不仅是应用需求，还涉及法律、伦理等监管的约束，精准技术的发展大大增加了对高质量样本和数据的需求，这些样本为精准应用提供了基础。此外，仅包含生物样本数据的"干库"借助网络技术也应运而生，可实现全球生物资源共享。欧洲生物保藏与生物分子资源研究设施 – 欧洲研究设施联盟（Biobanking and Biomolecular Resources Research Infrastructure–European Research Infrastructure Consortium，BBMRI-ERIC）共享了奥地利、比利时、保加利亚、塞浦路斯、捷克共和国、丹麦、爱沙尼亚、芬兰、德国、希腊、匈牙利、意大利、拉脱维亚、立陶宛、马耳他、荷兰、挪威、波兰、卡塔尔、斯洛文尼亚、西班牙、瑞典、瑞士、土耳其和国际癌症研究机构 / 世界卫生组织的生物样本库资源，提供的内容包括可供诊断的疾病、材料类型、数据类型、数据的模型、质量保证、样本库可提供的服务等，以及是否可用于商业等信息，内容非常丰富，是宏大的生物样本、疾病信息和专家知识宝藏。

一、我国生物样本库建设历程

我国的生物样本库建设基本与国外同步，从 20 世纪 90 年代起有了快速发展。胥义等综述了我国生物样本库的发展历程（图 16-1）和现状（表 16-2）。

除了国家层面的布局之外，省市也在建设有自己特色的区域性生物样本库。2007 年，由复旦大学牵头与江苏泰州进行科技合作，建立了复旦大学泰州健康科学研究院。以泰州 500 万常住人口为我国代表人群，以 35 ~ 65 岁居民为研究对象，全力打造经济转型期的中国社区健康人群前瞻性队列。2009 年，北京市科学技术委员会启动"北京重大疾病临床数据和样本资源库"项目，由首都医科大学牵头，北京天坛医院、北京佑安医院、解放军总医院等 11 家研究机构分别承担 12 项疾病领域的样本库建设工作。目前，北京生物样本库、上海张江生物样本库、武汉样本库等大规模第三方库均获得 ISO 20387 认可，进入了良好的发展阶段，在标准化、共享应用、集约化和可持续发展等方面取得了一定的成效。

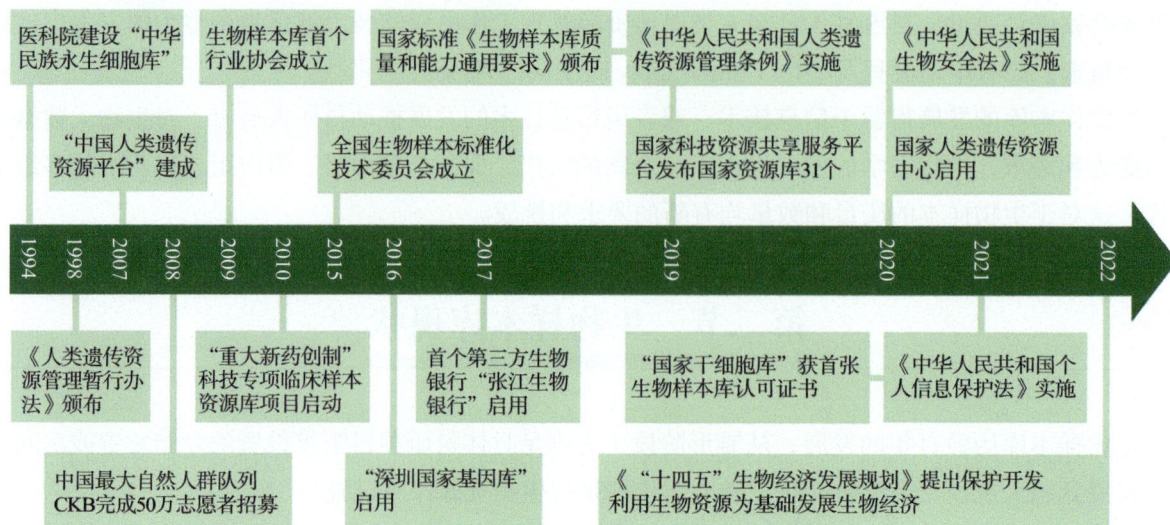

图 16-1　我国生物样本库建设历程中的相关重要事件

表 16-2　主要生物样本库种类

样本库分类	主要样本	保存条件	参考网址
人类样本库	血液（全血、血清、血浆、全血细胞、红细胞、白细胞、血小板）、组织、粪便、尿液、干细胞、生殖细胞、粪便微生物、口腔微生物等	液氮保存、程控降温、冻存组织、冰冻切片、石蜡切片	https://www.egene.org.cn/cms/g-index.jhtml http://zjubrainbank. zju. edu.cn/
植物样本库	种子、DNA、离体培养物、活体植株、作物种质、瓜果蔬菜、林草花竹藤	植株：原地保存；异地保存、种子：密封干燥，低温保存	https://seed.iflora.cn/ http://www.nhgrc.cn/pcindex/ http://ctcgris.catas.cn/ http://www.nfgrp.cn/
动物样本库	家养动物、水生生物、海洋水产、淡水水产、部分寄生虫、鼠和兔等实验动物、非人灵长类实验动物、禽类实验动物、犬类实验动物、遗传工程小鼠、人类疾病动物模型	原地保存、迁地保存、活体动物繁殖、冷冻保存动物生殖细胞和胚胎等	http://nhp.kiz.ac.cn/ http://pla.caas.cn/web/index.html https://www.tdrc.org.cn/ http://freshwater. fishinfo.cn/ http://www.nabrc.org.cn/ http://www.nfgrp.cn/
微生物样本库	细菌、真菌、病毒等	深低温冻结法、冷冻干燥法、矿物油保藏法、砂土管保藏法以及斜面转接法等	http://www.nime.org.cn/ http://www.nprc.org.cn/
其他样本库	干细胞及分化的多种功能细胞资源、实验细胞资源	−70℃冰箱冷冻或程序降温盒慢速冷冻，后移到液氮中保存；液氮保存	https://nsctrc.tongji.edu.cn/index.html http://www.bjscb.cn/dms/ http://www.cellresource.cn/

　　同时，我国的研究型医院快速发展，建立了一批具有医院资源特色的优秀样本库，如天津协和干细胞库、复旦大学附属中山医院的肝癌库、上海交通大学附属瑞金医院的血液病样本库、上海交通大学附属瑞金医院与上海交通大学附属第六人民医院的糖尿病库、广东省中医院中医药库、新疆医科大学一附院少数民族样本库、西京消化病医院消化疾病样本库、上海东方肝胆医院牵头的肝癌

重大专项库、北京协和医院牵头的胰腺癌重大项目库等"重大项目库"、北京佑安医院启动的乙型病毒性肝炎/艾滋病样本库等。

　　而后，科研院所、重点实验室、医药企业等也纷纷加入生物样本库的建设。病原微生物样本通常是指含有病原微生物的、具有保存价值的人和动物体液、组织、排泄物等物质，以及食物和环境样本等，是开展生命科学研究的重要物质和信息基础，是人类探索疾病发生、发展的重要环节，是促进人口健康、控制重大疾病及推动医药创新的重要保障。病原微生物是国家重要战略性资源，其价值体现在实物及其所对应的信息数据资源。建立规范化、高质量的生物样本库能够有效保障病原微生物样本的质量，提高其所对应科研数据的准确性和可靠性，为临床研究、精准医疗夯实基础。

　　我国一直高度重视病原微生物菌（毒）种保藏工作（以下简称保藏工作），保藏机构法规标准体系基本形成。尤其是 2004 年以来，我国进一步加强了菌（毒）种保藏在内的实验室生物安全管理工作，建立了以病原微生物危害程度分类为基础的实验室生物安全管理工作机制，出台了《人间传染的病原微生物菌（毒）种保藏机构管理办法》《人间传染的病原微生物菌（毒）种保藏机构设置技术规范》（WS 315—2010），印发了《国家卫生计生委关于印发人间传染的病原微生物菌（毒）种保藏机构规划（2013—2018 年）的通知》（国卫科教发〔2013〕51 号），推动保藏机构运行实施。由此，我国保藏机构管理工作步入法治化与规范化发展轨道，保藏机构布局初步形成，各类保藏机构已投入运行，并开始发挥保藏机构作用，初步形成了国家保藏机构网络布局。同时，保藏机构纳入国家科技创新基地。2019 年 6 月，科技部、财政部批复依托中国疾病预防控制中心组建国家病原微生物资源库，承担病原微生物资源国家保藏任务，履行国家保藏职责；2020 年 1 月，国家病原微生物资源库发布了首株新型冠状病毒国家保藏编号、电镜照片和引物序列等信息，发挥了国家病原微生物资源库在国家科技基础资源共享服务中的功能。

　　20 年发展的过程中也存在着一些问题。病原微生物保藏体系架构尚需理顺，工作机制有待完善。已获指定的国家级保藏中心、省级保藏中心的工作分工、协同关系、备份措施等机制还不健全，国家保藏机构网络的整体能力还未形成；科研、教学、临床、疾控机构与保藏机构间菌（毒）种交汇和共享机制还未建立，各自为政、资源分散等长期问题仍然存在，防范潜在的生物安全隐患任务仍十分艰巨。病原微生物保藏技术标准体系还需健全，还缺乏保藏机构入库菌（毒）种的统一技术标准及入库后管理使用等技术规范，导致数据信息融合、共享与应用存在困难。实物资源保藏质量难以实现长期稳定，仍存在主要依赖国外保藏机构资源的局面。由于病原微生物保藏工作的重要性、专业性、基础性还未得到应有的定位，保藏机构所在单位多将保藏工作视为当前业务工作的一个"非主流的副业"，隶属于某个部门。保藏工作多由原部门工作人员兼职承担，且人员结构不合理，能力偏低。同时，保藏机构建设和运行工作经费缺少财政保障，仍需多方筹集经费，极易造成工作的中断，导致长期保藏的资源损失，或者资源流失。长期以来，病原微生物资源主要分散保存于各相关单位，甚至是课题组内，导致全国病原微生物资源收集和开放共享方面依然存在封闭、低效问题，使得病原微生物服务于基础科学研究，服务于传染病防治需求和国家生物安全战略需求能力有限，也造成了相当程度的资源浪费。这些问题不仅仅是病原微生物保藏领域所独有，也以各种形式普遍存在于整个生物样本库行业。

　　"十四五"规划纲要中，将生物技术定位为战略性新兴产业，是事关国家安全和发展全局的基础核心领域，对于我国抢占新一轮科技革命和产业革命制高点，加快壮大新产业、发展新经济、培育新动能，建设"健康中国"具有重要意义。

2019年7月1日，《中华人民共和国人类遗传资源管理条例》正式施行，开启了我国人类遗传资源管理和应用的新征程。2021年1月1日，《中华人民共和国民法典》施行，加强了对个人信息安全和人类遗传资源等的保护。对生物样本库工作人员在样本的采集和保藏过程中如何保护捐赠者的个人信息提出了更加明确的要求，同时，也对生物样本库的运行提供重要指导作用。2021年4月15日，《生物安全法》施行，将生物安全正式纳入国家安全战略，建立健全了我国生物安全法律法规体系。2021年9月1日，《中华人民共和国数据安全法》正式施行。对生物资源中信息资源的安全提出新的要求，促进生物样本资源信息数据的保存、传输安全，为大数据时代信息的共享提供法律保障。

在涉及生物样本库的专业技术组织建设方面也在不断加强和完善，2009年中国医药生物技术协会组织生物样本库分会（Biobank Branch, China Medical Biotechnology Association, BBCMBA）成立，从整合完善全国生物样本库资源，加强资源共享网络建设，提升工作人员专业性等方面着手，推进我国生物样本库规范化建设与高效利用。2015年，国家标准化管理委员会成立全国生物样本标准化技术委员会（SAC/TC 559），主要负责生物样本的采集、处理、存储、管理、分发、相关技术、方法和产品领域国家标准的制修订工作，同时组织国内专家积极参与生物样本库国际标准的制修订工作，加强生物样本在生命科学、生物技术、生物医药领域的应用，同时加强统筹规划与顶层设计，推动生物样本库建设进入标准化时代。

二、生物资源利用与样本库国家规划

前已述及，生物样本库是国家重要的基础设施。国家发展改革委印发了《"十四五"生物经济发展规划》（发改高技〔2021〕1850号），明确指出，科学规划、系统推进我国生物经济发展，是顺应全球生物技术加速演进趋势、实现高水平科技自立自强的重要方向，是前瞻布局培育壮大生物产业、推动经济高质量发展的重要举措，是满足生命健康需求快速增长、满足人民对美好生活向往的重要内容，是加强国家生物安全风险防控、推进国家治理体系和治理能力现代化的重要保障。

当前，生命科学已成为前沿科学研究活跃领域，生物技术成为促进未来发展的有效力量。生物经济以生命科学和生物技术的发展进步为动力，以保护开发利用生物资源为基础，以广泛深度融合医药、健康、农业、林业、能源、环保、材料等产业为特征，正在勾勒人类社会未来发展的美好蓝图。党的十八大以来，我国生物经济发展取得巨大的成就，产业规模持续快速增长，门类齐全、功能完备的产业体系初步形成，一批生物产业集群成为引领区域发展的新引擎。生物领域基础原创性研究取得重要突破，创新能力大幅提升。生物安全建设取得历史性成就，生物安全政策体系不断完善，积极应对生物安全重大风险，生物资源保护利用持续加强，为加快培育发展生物经济打下了坚实的基础。

"十四五"时期是我国开启全面建设社会主义现代化国家新征程、向第二个百年奋斗目标进军的第一个五年，也是生物技术加速演进、生命健康需求快速增长、生物产业迅猛发展的重要机遇期。我国是全球生物资源最丰富、生命健康消费市场最广阔的国家之一，一些生物技术产品和服务已处于第一梯队，新型冠状病毒感染疫情防控取得重大战略成果，依托强大国内市场、完备产业体系、丰富生物资源和显著制度优势，生物经济发展前景广阔。

同时，生物经济发展也面临不少挑战，全球疫情仍在持续演变，传统生物安全问题和新型生物安全风险相互叠加，生物产业原创能力仍较为薄弱，生物资源保护开发利用体系尚不完备，生物经济发展缺乏顶层设计和统筹协调等。需科学分析我国生物经济发展形势，把握面临的风险挑战，科学规划、系统推进"十四五"时期我国生物经济发展。

在积极推进生物资源保护利用领域，国家战略是强化生物资源保护和综合开发利用能力，提高制度化、规范化、信息化水平，为医药、农业、能源、环保等领域发展提供基础保障。

加大生物资源保护力度，健全生物资源监管制度，提高生物资源监管层级，将生物资源作为国家战略资源进行监管。健全完善生物资源保护行政法规，强化生物资源采集、猎捕、品种选育、疫病防控等关键环节制度建设。规范生物资源跨境流转，加强知识产权保护，提升外来入侵物种、感染性物质监测防控水平，建立出入境特殊物品监管系统。

开展生物资源全面普查，制定生物资源目录，持续推进国家重大战略区域、生物多样性保护优先区域的生物资源调查、观测和评估，优化全国生物多样性观测布局，开展全国农作物、森林、草原、畜禽水产、中药材等生物资源普查工作，全方位掌握地方生物多样性、生态系统功能及生物种群变化规律。完善生物多样性红色名录，新建一批珍稀濒危动植物繁育基地，加大珍稀、特有资源与地方特色品种收集保护力度，抢救性收集保存稀有生物遗传资源。

夯实生物资源保护技术基础，积极发展分子生物学、胚胎工程及低温生物学等保存技术，提升资源长期保存能力。构建基于先进信息技术的生物资源开发、利用、追踪体系，实现生物资源全品类、全地域、全流程监管。建立基于传感技术的环境监测和预警平台，拓展卫星遥感和无人机航空遥感技术在生物资源监测预警中的应用，实现对野生动植物、农作物、中药材等资源的实时监测和动态分析。

健全生物资源开发利用体系，加强生物资源科学评价。建立生物资源科学评价体系和标准规范，推动我国生物资源开发由收集、监测向全面评价和综合利用转变。制定森林、草原等生物资源的评价标准。加强优质基因的繁育利用及品种改良，建设种质资源筛选平台，标记一批抗病虫、抗旱、耐寒、耐高温、营养价值高的优质功能基因，高效、快速、定向培育一批优质种质资源，提升我国生物种质国际竞争力。

强化生物资源利用平台支撑，建设生物资源技术研发创新平台，建立标准化、模块化的生物元件实体库和数字信息库、开源软件库，建设涵盖"智能化机器学习设计—自动化合成装配—高通量定量分析测试"的生物设计创制工作站。建立全国和区域性农作物、林草、中药材种质资源库，以及实验动物资源库、生物标本/样本库。

推进生物资源综合应用，发展生物资源循环利用新技术，探索生物资源"收集—储存—成型—消费—处理—再利用"一体化模式。发展精准作业、高密度立体生态种植养殖、智能化生产加工、模式动物繁育技术，提升生物资源现代化生产利用水平。完善国家种质资源市场化配置机制，支持创新种质资源上市交易、作价入股。加强生物资源国际交流合作，鼓励企业对重要种质资源和产品加强国际知识产权保护。

规范生物资源安全共享，加强生物资源安全管理。强化生物资源安全监管，制定完善生物资源和人类遗传资源目录。完善生物资源数据库建设，加强对涉及国家利益、公共安全等重要生物资源的保护。规范生物资源分级分类应用原则。完善生物资源信息预警机制，及时掌握和动态分析自然灾害等突发事件对我国生物资源的影响，保障我国生物资源安全和动态稳定。建立国家层面生物资源共享体系，推进生物资源可控共享和安全交换，推进生物资源在科学研究、工业生产、临床诊疗等领域的应用。建立统一的资源数字信息管理接口标准，实现跨地区、跨类型的资源数据集成及无缝连接，提高生物资源共享和生物数据高效利用能力，统筹实现我国生物数据资源统一汇交共享。

生物资源保护开发利用的重点任务包括：在全国范围内开展生物资源本底调查和评估，构建生物资源数据库和数字"图书馆"，建设一批生物资源高标准保藏库，完善生物资源分级分类保护名录，建设动植物保护区和繁育基地；优化种质资源，建立优异种质资源的筛选和创新利用评价体系，支撑繁育和新品种培育。创新生物资源利用技术，提升优质基因标记开发、极端环境微生物获取、基因优化及工程化改造等技术，实现高效、快速、定向培育一批优质种质资源。

加快建设生物安全保障体系，生物安全关乎人民生命健康，关乎国家长治久安，关乎中华民族永续发展，是国家总体安全的重要组成部分，也是影响世界格局的重要力量。要深刻认识新形势下加强生物安全建设的重要性和紧迫性，贯彻总体国家安全观，贯彻落实生物安全法，统筹发展和安全，按照以人为本、风险预防、分类管理、协同配合的原则，加强国家生物安全风险防控和治理体系建设，提高国家生物安全保障能力，切实筑牢国家生物安全屏障。完善国家生物安全保障体系，加强战略性、前瞻性研究谋划，完善国家生物安全战略。健全党委领导、政府负责、社会协同、公众参与、法治保障的生物安全治理机制，强化各级生物安全工作协调机制。从立法、执法、司法、普法、守法各环节全面发力，健全国家生物安全法律法规体系和制度保障体系，加强生物安全法律法规和生物安全知识宣传教育，提高全社会生物安全风险防范意识。

集约化建设生物安全基础设施，加快建设生物信息、人类遗传资源保藏、菌（毒）种保藏、动植物遗传资源保藏等国家战略资源平台。围绕人口健康、检验检疫、国防安全等重点领域，坚持总量调控、因需布局、动态调整，统筹布局建设高级别生物安全实验室。加强对国内病原微生物实验室生物安全的管理，严格执行有关标准规范，严格管理实验样本、实验动物、实验活动废弃物。加强对抗微生物药物使用和残留的管理，加强对各类生物安全风险监管。加强对生物技术研究、开发与应用活动的安全管理，对涉及生物安全的重要设备、特殊生物因子等实施追溯管理。严格开展实验活动及临床应用中利用高致病性病原微生物和生物医学新技术的风险评估。加强科研项目伦理审查和科学家道德教育，普及生命伦理和生物安全观念。

加强入境检疫，强化潜在风险分析和违规违法行为处罚，强化特殊物品等的出入境安全管理，严防境外动植物疫情传入和外来物种入侵，坚决守牢国门关口。加快推进生物科技创新和产业化应用，推进生物安全领域科技自立自强，打造国家生物安全战略科技力量，健全生物安全科研攻关机制。加强重大新发突发传染病的病毒溯源、传播路径和机制等基础研究。

努力优化生物领域政策环境遵循生物科技发展规律，坚持鼓励创新、包容审慎、协同发力，持续深化技术创新、行业监管、市场应用等领域改革，加大资金、技术、人才等资源投入，构建与国际接轨的制度框架，加快形成有利于生物经济创新发展的政策环境。加强人才梯队建设，支持前沿交叉学科体系建设，鼓励生命科学与医学、物理、工程、信息、化学等学科交叉融合，培养生命科学复合型人才。深入实施"基础学科拔尖学生培养计划2.0"，重点在生命科学等领域加大支持力度。围绕重点高校建设人才培养基地，重点培养生物领域企业经营管理人才、原始创新人才、工程化开发人才、高技能人才。支持大型生物技术企业设立博士后工作站，鼓励企业参与高校和科研机构的研发项目，组建专业药物临床医院和研究型医院，建立"厂中校""校中厂"等校企合作基地。

加强国际交流合作，积极参与生物安全全球治理，同国际社会携手应对日益严峻的生物安全挑战，加强生物安全政策制定、风险评估、应急响应、信息共享、能力建设等方面的双边和多边合作交流。积极参与全球公共卫生治理，推动中国与共建"一带一路"国家建立更加高效共赢的国际药品、医疗器械研发合作模式，共同构建人类卫生健康共同体。推动国际药品审批监管合作，加快推动我国医药产品实现国际化。

在京津冀、长三角、粤港澳大湾区、成渝双城经济圈等区域，以城市为载体布局建设生物经济先导区，围绕生物医药、生物农业、生物能源、生物环保等领域开展科技创新和改革试点，引领我国生物经济发展壮大。生物经济先导区重点是探索构建适应生物经济时代的前瞻性制度框架和政策实施体系，集中建设凝聚高层次人才、实现创新突破的科技与产业创新平台，通过合作园区、离岸科技孵化器等方式深化国际合作。

在病原微生物菌（毒）种保藏领域，国家卫生健康委员会发布了《人间传染的病原微生物菌（毒）种保藏机构"十四五"发展规划》（国卫科教函〔2022〕128号），明确病原微生物菌（毒）种是进行传染病防治、科研、教学、药品和生物制品生产、出入境检验检疫等工作的重要基础和支撑条件，是保障国家社会安全、经济安全和生物安全，具有不可替代性的重要战略资源，直接关系到传染病防治、科学研究和生物产业的发展。规划的发展目标是维护国家生物安全与人民生命健康更加有力；保障病原微生物资源自主可控能力大幅提升；促进资源交流与共享服务更加顺畅有序；支撑科技创新和生物产业发展需要显著增强。重点任务包括：建成国家病原微生物保藏中心，完善国家保藏网络；构建病原微生物资源标准体系，提升我国病原微生物资源质量和自我保障能力；健全病原微生物资源共享交流机制，形成资源互动循环的良性局面；完善保藏监督管理机制，确保病原微生物资源安全。预期在"十四五"期间将现有的6家国家级保藏机构、2家省级保藏机构优化转型为国家中心分中心，适时增设3～5家国家中心分中心，作为资源保藏实物库，建立"1+N"（1个国家中心/门户网站+N个实物库）的国家保藏体系。同时，国家中心依据需求，建立专业实验室，建成连续、协同、整合的资源保藏体系。

第三节　生物样本库发展趋势

生物样本库历经百年的发展，在大数据时代其重要性得到前所未有的关注。测量技术的提升，生物样本蕴藏的信息不断被发掘；人工智能的发展、解构与破译生物信息能力不断提高，这也对生物样本的质量和管理提出了更高的要求。

生物资源属于人类共同的财产，对其捐献、使用都是以造福于人类和生态保护为宗旨，因而，生物样本库的布局、共享机制及可持续性发展至关重要，需要在政府层面建立基于法规的治理体系来约束。近年来，我国制修订了《中华人民共和国人类遗传资源管理条例》《中华人民共和国民法典》《中华人民共和国生物安全法》《中华人民共和国数据安全法》《涉及人的生命科学和医学研究伦理审查办法》等法律法规，对我国的生物样本库建设和管理有重大的意义。但在具体实践方面，一定会遇到各种各样的问题，以及不同法规之间在生物样本库领域适用性、适宜性的协调问题。不同民族和经济体在法规、文化、伦理等方面有差异，需要加强国际交流以实现最大限度地协调和共享，造福人类。

当前我国建设的生物样本库主要以湿库为主，随着人工智能技术、无创测量技术、生物大数据的不断积累，数字化的生物样本库将显示出其特有的优势。生物样本库从个体的临床样本采集和保存，正在面向覆盖全生命周期并以健康和生态文明为目标的全方位快速发展。

生物样本库的生物安全和安保问题值得特别关注。入库的生物样本很难排除其不具备潜在的生物风险。此外，生物样本及信息的恶意使用是更大的威胁。我们已经意识到生物安全和安保的重要性，在该领域尚缺乏可操作性强的工作指南。

智慧化生物样本库是未来样本库的建设方向。2023 年 2 月，中共中央、国务院印发了《数字中国建设整体布局规划》（以下简称《规划》），并发出通知，要求各地区各部门结合实际认真贯彻落实。《规划》强调，要全面贯彻新发展理念，加快构建新发展格局，着力推动高质量发展、统筹发展和安全，强化系统观念和底线思维，加强整体布局，按照夯实基础、赋能全局、强化能力、优化环境的战略路径，全面提升数字中国建设的整体性、系统性、协同性，促进数字经济和实体经济深度融合，以数字化驱动生产生活和治理方式变革，为以中国式现代化全面推进中华民族伟大复兴注入强大动力。

建设数字中国是数字时代推进中国式现代化的重要引擎，是构筑国家竞争新优势的有力支撑。在生物样本库领域加快数字样本库建设，对全面建设和推进我国生物医药研究，保障我国人类遗传资源的科学应用具有重要的意义和深远影响。

从全球来看，生物样本库发展的共识包括：数据共享和开放以促进全球范围内的合作和创新；更注重样本多样性和代表性的采集，使科学研究和应用更广泛、更精准、更高效、更有价值；技术创新与智慧化、数字化建设；建立合作网（包括国际合作网）以提升科学研究效率和应对风险；更加注重法规与伦理建设以保护和协调人类的共同福祉。

国家生物样本库的数字化建设要有国际视野，以需求为导向，本着横向打通、纵向贯通、协调有力的一体化推进格局，保证数字基础设施高效联通，数据资源规模和质量加快提升，数据要素价值有效释放，生物资源保藏和转化的精准化、普惠化和便捷化取得显著成效。我们必须在新质生产力建设与高质量发展战略的指引下，在生物样本库领域快速实现关键技术突破和应用创新突破，实现数字安全保障能力全面提升，数字治理体系更加完善，在数字生物样本库领域达到国际领先水平。

《规划》要求推动公共数据汇聚利用，建设公共卫生、科技、教育等重要领域国家数据资源库，释放商业数据价值潜能，加快建立数据产权制度，开展数据资产计价研究，建立数据要素按价值贡献参与分配机制。《规划》高屋建瓴，值得我国生物样本库监管者、建设者和使用者的深入思考。

在总体国家安全观指导下，根据《生物安全法》《传染病防治法》等相关法律规定，依法做好病原微生物保藏工作规划，进一步健全完善和细化有关规定，并做好各相关规定间衔接和配套，将国家战略部署落到实处、做细做实。以国家生物安全保障为总体要求，确保国家生物安全是病原微生物保藏工作规划的出发点和落脚点。更加重视病原微生物保藏在国家生物安全中的重要地位，加强各级管理部门和属地化监督管理措施与能力，落实保藏机构主体责任，切实提高国家生物安全保障能力。以标准化体系建设为工作引领，病原微生物资源的核心在于质量、基础在于标准。将保藏工作由数量规模发展向质量能力提升方向转变，以保藏工作标准化体系建设为核心抓手，强化高质量病原微生物资源储备，引领保藏工作健康持续发展。以科技创新发展支撑为主要任务，在确保国家生物安全的前提下，以知识产权和惠益分享等共享机制为基础，以应用需求为导向，加强信息化建设，保护和促进病原微生物资源利用，提升病原微生物资源对国家传染病防控、生物安全保障、生物技术、生物产业、基础研究创新发展的基础性支撑作用。

第四节　AI 与生物样本库

人工智能（artificial intelligence，AI）是研究和开发用于模拟、延伸和扩展人类智能的理论、方法、技术及应用系统的一门新学科，包括机器人、语言识别、图像识别、自然语言处理、专家系统、机器学习，计算机视觉等。它是智能学科重要的组成部分，以试图了解智能的实质，并生产出一种新的能以人类智能相似的方式做出反应的智能机器为目的。人工智能的起源可以追溯到 20 世纪 50 年代，早期的人工智能研究主要集中在逻辑推理和问题解决方面，但受限于当时计算机处理能力和数据量的限制，进展相对较慢。随着计算机技术的进步和大数据的兴起，人工智能开始进入发展的黄金时期。在过去几十年中，人工智能取得了显著的进步。算法的改进、计算能力的提升，以及丰富的数据资源使得人工智能在各个领域得到了广泛的应用，例如在科学研究中，AI 技术正在成为一种强大的工具，帮助科学家们处理复杂的数据，探索未知领域；在医学领域中，人工智能可以用于医学影像的自动分析和诊断，深度学习模型可以训练以识别和标记图像中的异常或病变，帮助医生更快速地进行诊断，另外，通过机器学习和数据挖掘技术，考虑到患者的个性化需求和疾病特征，系统可以快速识别出潜在的治疗方案，帮助医生制定更合理的治疗方案；在信息通信领域中，人工智能应用于网络切片、智能边缘计算和网络资源优化等领域，提供更加高效和智能的通信服务。无论是为科学研究带来创新突破、为医疗保健提供更好的服务，还是为工业生产提供更高效的方式，AI 技术的应用都将对我们的社会形成革故鼎新之势。那么当 AI 与生物样本库相碰撞，又会带来怎样的改变？

生物样本库，顾名思义，是保存各类生物材料的"库"。其主要目标是根据严格的标准处理和保存生物样本，并为研究人员提供转化研究和临床研究的基本资源。生物样本库可以收集和处理的样本范围很广，不仅仅包括组织、生物体液（如血液、血清、血浆、尿液、唾液）、粪便、各种组织的纯化细胞、核苷酸（包括 DNA、RNA 和 miRNA）等，还可以是细菌、病毒、真菌等微生物。由于第二代测序、宏基因组、基因网络等一系列新兴基因组技术，各式各样的样本所蕴含的基因信息也被纳入样本库，成为数据"干库"的存在。因此，生物样本库实质是各种生物样本及其相关数据的综合储存库。生物样本蕴藏着许多和疾病相关的信息，是不可复制的科学研究资源，在科学研究中起着桥梁的作用。随着时代的发展，洛尔·罗杰斯等人创立美国典型菌种保藏中心时，或许从未想到样本库由最初的单纯保藏、分发（最初生物样本库的创建是为了随着时间的推移保存生物样本），在短短百年里发展成为集大型生物样本、标本、病例资源和人类遗传资源保藏，以及基础设施建设、人才培养、共享服务/保藏体系构建为一体的庞然大物。当生命科学知识的生成越来越多地采用大数据方法、国际化研究和研究与应用之间更紧密的结合形式时，生物样本库则成为当前研究生态系统中的重要基础设施。数十年来，生物样本库高效地确保了对生物样本和相关健康数据的获取，这些数据以各种方式被生产、收集和使用，如用于医学研究和公共卫生数据库等。以人群为基础和临床生物样本库作为两个广泛分类的基础上，生物样本库的历史发展和多样化与当前的标准化、协调、整合、全球化和数据化努力形成了鲜明对比。它们从单纯的存储库发展成为值得信赖的基础设施，在共享生物材料和数据方面发挥着关键作用，凸显了它们在数据密集型研究中的重要性。为促进数据流动的努力已经转化为平台、基础设施和指导原则，以实现符合伦理、法律和社会考虑的数据交换。人工智能的优势在于其能够快速处理和学习大量数据，形成等同或超越人类能力的算法或模型，将会为生物样本库带来新的机遇和挑战。

一、AI 技术在生物样本库中的应用前景

随着科技的不断发展，生物样本库的规模和复杂性越来越大，传统的数据管理和分类方法已经无法满足需求。AI 技术的引入为生物样本库的管理和分析提供了新的可能性。特别是在大数据管理、生物样本分类和标记和数据分析和挖掘中，AI 在生物样本库中扮演着重要的角色。

（一）大数据管理

大数据和人工智能在医疗领域中扮演至关重要的角色。它们有望提高诊断和治疗的准确性和效率，特别是在识别生物医学相关模式方面，进一步推动个性化预防和治疗措施的发展。生物样本库通常充当数据共享和数据流的重要基础设施。

为了推动生物医学知识生成及人工智能在大数据分析和新的数据驱动技术方面的进展，需要大量的数据。在当今生命科学领域中，我们看到"数据转向"的发展趋势，即将更多资源投入生物样本和相关数据的创建与管理上，以构建数据基础设施。随着时间的推移，这些方法在协调和标准化等问题的解决方面得到了多样化发展。与此同时，使用基于人工智能的技术的增加，加速了生命科学和医学大数据研究的最新进展。医学大数据管理、分析与挖掘是生物样本库中非常重要的一环，生物样本库囊括了各种类型的生物样本及海量的样本相关信息，样本信息包括采集时间、储存条件、储存时间、处理条件和样本类型例如血清、血浆、血细胞、全血或 DNA 等；临床信息包括样本捐献者的性别、年龄、临床诊断、生化检验指标及影像检查报告等；随访信息包括治疗后随访时间、疾病治疗或手术后的疗效及其出现的副作用等；遗传信息包括应用样本进行基因测序等检测产生的基因序列、蛋白质表达及代谢组学等指标，因此生物样本库中的数据往往非常庞大，人工处理十分烦琐且耗时。通过 AI 的数据整合、清洗、标注、存储、管理、分析和挖掘，以及数据共享和协作的功能，则可以帮助科研人员更好地利用数据，发现新的知识和洞见，支持科学研究和决策。除了通过使用自然语言处理和文本挖掘技术，AI 还可以通过对生物样本图像的处理与分析，准确地识别出图片中特定的生物特征，如面部特征、指纹特征等。更加灵活地处理工作流中各环节的数据信息。

生物样本库中的数据往往存在一些噪声和缺失，会影响后续的分析结果。AI 可以通过算法和模型，自动识别并清理掉这些噪声和缺失数据，自动从中提取出有价值的特征，并排除掉冗余或无关的特征，提高分析的效果和准确性。同时，AI 结合了机器学习和数据挖掘算法，可以识别潜在的模式、关联和趋势。可以学习和理解生物样本库中的数据，并根据特定的问题和需求，选择和应用适当的数据分析算法，更有效地挖掘出数据中隐藏的模式和规律，为生物样本库的研究提供更全面的支持和指导。

（二）生物样本分类与标记

生物样本的分类和标记是建立生物样本库的基础工作。在现代科学研究中，生物样本的分类与标记是一个至关重要的环节。通过对生物样本进行准确的分类和标记，科研人员能够更好地理解和

探索生物的特征及其潜在的生物学功能。为了实现这一目标，机器学习算法和深度学习算法被广泛地应用于生物样本分类与标记的过程中。在生物样本分类与标记中，机器学习算法可以利用已知标记的样本数据，通过构建分类模型来对未知标记的样本进行分类。通过对生物样本进行特征提取和数据降维等处理，机器学习算法可以自动识别不同生物样本之间的差异，从而实现对其准确分类。而深度学习算法则是机器学习算法的一种扩展，其基于神经网络模型进行建模和计算。深度学习算法通过多层神经元的组合和交互，能够自动学习并提取数据中的高级特征，并将这些特征用于生物样本的分类和标记。相比于传统的机器学习算法，深度学习算法具有更强大的表达和推理能力，能够处理更复杂和高维度的生物样本数据。

　　生物样本的分类与标记不仅仅是科学研究的基础工作，也是许多领域的重要应用。例如，在医学领域中，通过对患者的生物样本进行分类和标记，医生可以快速准确地诊断疾病，并为患者制定个性化的治疗方案。在细胞学领域，研究人员利用深度学习算法来对细胞图像进行分类。他们首先构建了一个卷积神经网络（CNN）模型，并使用大量经过标记的细胞图像对其进行训练。该模型能够学习并提取细胞图像中的特征，如形状、颜色和纹理等。通过对未知细胞图像的预测，该模型能够准确地识别不同类型的细胞，为细胞研究和疾病诊断提供有效的辅助工具。随着算法和技术的不断发展，相信生物样本分类与标记领域将会取得更多突破，并为科学研究和应用提供更加准确和全面的支持。

（三）数据分析和挖掘

　　随着 AI 技术的不断发展和普及，利用机器学习和大数据分析的方法，对生物样本库中的数据进行深入挖掘，已经逐渐成为科学研究和医学领域的一项重要工作。由于生物样本库数据量庞大，仅凭人力难以进行有效分析，而 AI 可以通过高效的算法和计算能力，快速地对大量数据进行处理和分析。例如，结合病原微生物，通过 AI 的帮助，科研人员可实现以下内容：

　　（1）模式识别和分类：AI 可以通过机器学习算法，对病原微生物样本库中的数据进行模式识别和分类。通过分析微生物的序列和特征数据，AI 可以自动识别不同微生物之间的相似性和差异性，帮助准确地分类微生物并发现新的微生物种类。

　　（2）关联和趋势分析：通过挖掘数据中的关联模式和趋势，AI 可以发现微生物之间的相互作用、共存关系及其与疾病发生和传播的关联。这有助于理解病原微生物的复杂生态系统和其对宿主的影响。

　　（3）药物靶点和耐药性预测：AI 可以利用病原微生物样本库中的基因组数据，识别潜在的药物靶点和耐药基因。通过分析微生物的基因组和代谢途径，AI 可以预测微生物对不同药物的敏感性和耐药性，为药物研发和治疗策略的设计提供指导。

　　（4）疫情监测和预测：分析微生物的遗传变异和传播路径，AI 可以预测疫情的传播趋势和风险程度，帮助制定相应的防控措施。

　　（5）数据可视化和交互：通过可视化图表、图形和交互式搜索等方式，AI 可以帮助用户更直观地浏览和分析样本库中的数据，发现数据中的隐藏模式和趋势。

　　当然，AI 在生物样本库的数据分析和挖掘中也存在一些挑战和限制。首先是数据的质量和准确性问题。生物样本库的数据多样性和复杂性较高，其中可能存在误差和不完整性，这可能对 AI 模型的准确性和稳定性造成影响。如何通过合理利用 AI 技术，更好的生成服务于未来的样本库行业大模型，仍是需要积极应对相关的挑战和问题。

二、AI 在生物样本库中的挑战与解决方案

在 AI 技术的迅速发展和广泛应用的背后，数据隐私和安全问题也日益凸显。在生物样本库中，存储着大量敏感的个人生物信息，如基因组数据、临床记录等。因此，确保数据的隐私与安全显得尤为重要。

为了保护数据隐私与安全，需要在设计和实施 AI 系统时充分考虑数据隐私保护措施。例如，采用加密算法对敏感个人信息进行加密处理，在数据存储和传输过程中保证数据的安全性。制定严格的数据访问权限管理政策，建立严格的法律法规和规范性文件，对于数据的收集、使用和共享进行严格的管理和监管也是必要的。通过法律、规范确保只有授权人员能够获取和操作数据。

此外，生物样本库中的数据量庞大，其中包含了各种各样的生物特征和遗传信息。然而，这些数据的质量和准确性是保证 AI 在生物样本库中发挥作用的关键。由于数据的收集涉及许多不确定因素，如数据采样的偏差、样本不完全性等，造成数据的不准确性和不可靠性。为了解决这个问题，首先可以采用质量控制策略，如数据清洗、数据校正、数据验证等，对数据进行筛选和验证，以确保数据质量的可靠性和准确性。其次，在数据处理和训练模型时，采用质量控制的手段，如数据清洗、数据标记等，去除噪声和异常值，提高数据的准确性和一致性。同时，建立完善的数据管理和监控机制，定期进行数据质量评估，及时发现和纠正数据质量问题。此外，AI 模型通常使用深度学习等复杂模型，这些模型可能存在"黑盒子"问题，即难以解释预测和决策的依据。一旦数据来源出现问题，结果更是无法令人信服，在医学领域中，对于决策支持和临床实践，数据质量关乎 AI 辅助决策的解释性和可解释性。这对该项技术应用至关重要。

三、小结

综上所述，AI 在生物样本库的应用具有巨大的潜力和发展前景。AI 技术在生物样本库中的应用可以改善大数据管理、生物样本分类与标记，以及数据分析与挖掘等方面，为科研人员提供更准确、高效的工具和方法。然而，这种结合也面临着一些挑战和限制，如数据隐私和安全问题、数据质量和准确性的挑战，以及 AI 模型的解释性和可解释性等问题。为了充分发挥 AI 技术在生物样本库中的作用，需要采取相应的措施和解决方案，如加强数据隐私保护、建立质量控制策略、定期进行数据质量评估，以及提高 AI 模型的解释性和可解释性等。总的来说，AI 与生物样本库的结合将为生物研究和应用带来更多的突破和进展。我们期待 AI 技术在生物样本库领域的进一步发展，为科学研究和医学领域的发展做出更大的贡献。

第五节　传染性疾病样本资源库

传染性疾病样本是开展传染性疾病流行病学、发生发展、临床诊断和治疗、药物筛选和疫苗研发等研究工作的重要基础性科技资源。通过顶层设计、统筹规划、依法合规、系统规范建设传染性疾病样本资源库，健全完善样本采集、检测、保藏、利用等单位间资源共建共享机制，形成连续、

协同、整合的传染性疾病样本资源保藏体系，最大限度地保护和有效利用这些珍贵资源，不仅对于传染性疾病科研、防控等工作至关重要，更关系国家生物安全。本节提出传染性疾病样本资源库总体规划方案，以期为后续传染性样本资源库建设提供参考。

传染性疾病是全球公共卫生安全的重大挑战，几个世纪以来，它一直是导致人类死亡和残疾的主要原因之一，对人类健康和社会发展产生巨大危害。传染病是人类面对的共同敌人，时至今日依旧给国民健康带来重大的威胁。尽管在防控传染病方面成效显著，但传染病作为人类发病和死亡的重要影响因素并未消失，特别是各种新发、再发传染病的出现，以及各种慢性病合并感染等问题，更加重了传染病所造成的危害和影响。

在人类开展传染病研究过程中，患者的粪便、尿液、痰液等代谢分泌物，组织、器官及从中所分离的病原体等样本是开展传染病流行病学、发生发展、临床诊断和治疗、药物筛选和疫苗研发等防控工作的重要基础性材料。习近平总书记指出，人类同疾病较量最有力的武器就是科学技术，人类战胜大灾大疫离不开科学发展和技术创新。高质量的传染病样本有助于追溯和探索传染病病因，解析基因组序列，分析和重建病原体的出现和传播途径，确定其来源，阐明新的致病机制，从而为传染病防控提供科学有效的研究基础和技术支撑。传染性疾病样本资源库是采集、保存、共享各种传染性 / 感染性疾病样本及其相关信息的基础性科研设施，将为科学、系统、规范的开展传染性疾病样本的保藏和应用研究，为传染病防控和国家生物安全提供重要保障。

一、建设的必要性

传染性疾病样本资源库是国家建设菌（毒）种保藏等战略资源平台的重要组成部分，也是服务国家生物安全、健康中国等战略的重要基础设施。作为传染性样本共享支撑平台，将整合多领域内传染病相关样本资源，实现多学科、跨部门间资源的有效交流与利用。

（一）传染性疾病样本库是国家战略资源平台的重要组成部分

2021 年 4 月 15 日实施的《生物安全法》将"生物资源安全"列为国家生物安全工作的重要内容，并在风险防控、生物技术安全管理、能力建设等部分提出生物资源安全管理的具体要求。同时，法律明确国家统筹规划布局生物安全基础设施，加快包括菌（毒）种保藏等在内的战略资源平台建设。由于传染性疾病具有流行性，而菌（毒）株不断变异等特征，其样本具有不可替代、不可复制的特性，是生物资源的重要组成部分。只有将这些具有重要价值的资源安全规范、系统科学地保存下来，才能更好地为传染病防控提供强大的科技支撑。在当前国家全面推进生物安全治理能力提升和健康中国建设行动的背景之下，加强和推进传染性疾病样本资源库建设，完善国家战略资源平台布局，将极大地加强我国生物资源战略储备，提升我国生物资源自我保障能力，助力高水平科技自立自强。

（二）传染性疾病样本资源库是确保实验室生物安全的重要基础设施

传染性疾病样本是含有病原微生物的生物材料，具有潜在的生物安全风险，极有可能因操作不当或管理不善造成人员感染或实验室泄漏，对人类和动物及环境造成潜在威胁。近年来，我国相继发布了《病原微生物实验室生物安全管理条例》《人间传染的病原微生物菌（毒）种保藏机构管理办法》《人间传染的病原微生物菌（毒）种保藏机构设置技术规范》《生物安全领域反恐怖防范要求病原微生物菌（毒）种保藏中心》和《人间传染的病原微生物目录》等病原微生物保藏相关法规和标准，有力地支撑了传染性疾病样本资源库建设和管理。传染性疾病样本资源库在各项法规标准的规定下，通过强化生物安保与生物安全措施，将最大限度地降低传染性/感染性材料感染或泄漏等生物安全风险，并在共享机制框架下，加强样本资源监督管理，促进合法、安全、有序使用样本资源，确保实验室生物安全。

二、建设的基本原则

（一）加强顶层设计、统筹规划

新型冠状病毒感染疫情防控中暴露疾病机构、临床机构、科研机构间有效协调机制不足，各自为战，造成众多低水平重复性研究等涉及样本管理的问题，也暴露我国以科技研发机构为主的资源保有方和以企业为代表的产业体系相对独立、资源转化效率和动力不足等问题。传染性疾病样本资源库由于其战略基础性和生物安全性等特征，须以政府为主导，在国家生物安全部际协调机制框架下，做好各相关部委间政策协调，落实好国家生物安全相关政策，促进医防融合，解决因缺乏统筹协调所带来的样本资源利用率低，各部门互联共享不足等问题。同时，在国家相关管理要求基础上，研究制定传染性疾病样本库建设标准和相关操作技术规范，清晰样本采集、检测、保藏、利用单位间资源流动机制，健全医院、疾控、科研机构间资源共享机制，形成连续、整合、协同的传染性疾病样本资源支撑体系，实现临床、疾控、科研、产业间样本对接与共享。

建议在国家卫生健康委员会、科技部、国家疾控局等部委指导下，以国家病原微生物资源库/国家病原微生物保藏中心等国家平台为依托，组织协调、技术指导传染性疾病样本库相关工作，与传染病防控相关全国重点实验室、传染病医院、疾病控制中心等机构建立共建合作关系，构建以国家病原微生物保藏中心为核心，省级样本资源库为支点的国家传染性疾病样本资源库保藏体系，形成我国传染性疾病样本共建共享网络，促进资源保护和利用。健全成果转化机制，建立以需求为导向的科技成果转化机制，以样本库为纽带，将资源供给方与需求方进行对接，形成医院、疾控等医疗卫生机构、科研院所和企业主体间产学研用协同创新链条，打通从资源、科研到市场的有效通道。

（二）强化标准化建设

建立并依照样本实物和信息的相关技术规范，实现标准化建设和管理是样本资源库发展的基础，亦是样本资源库建设的根本所在。传染性疾病样本资源库应当按照样本所含病原微生物类别实行分类管理，对相关生物样本及其周边环境进行生物安全风险评估，按照生物安全和生物反恐防范等标准采取防控措施，确保生物安全。对涉及保密和患者隐私，还应按照国家相关规定采取保密和医学伦理审查等措施。同时，传染性疾病样本资源类型多种多样，应根据核酸、蛋白、细胞、体液、组织、器官等不同样本生物学特性，采取备份，以及不同的低温保藏方式保存，确保样本生物学性状的稳定和生物活性，以便满足长期使用样本所需。样本所包含的信息是其价值的重要体现。相关单位在采集和保存样本的过程中，应遵循有关信息数据规范，统一样本基本和特征数据描述，避免样本信息数据描述不规范或缺少必要数据内容，从而直接影响样本共享和利用，降低样本的价值，甚至无法使用。

（三）坚持共建共享

传染性疾病样本库是为有效预防控制传染病，维护国家生物安全建立的应用性战略资源样本库，其样本资源不仅涉及人的临床生物样本，也包含与传染性疾病相关的各类生物媒介样本。公平公正分享因利用遗传资源所产生的惠益是《生物多样性公约》，以及《名古屋议定书》的核心目标之一。

当前我国各类传染性疾病生物样本资源丰富，各地各单位结合工作需要相继建立了样本库。然而，各个样本库间相对独立，样本类型同质性高复，缺乏系统、规范、统一的规划与管理标准，更缺乏样本库间资源的交流共享，大多数样本库资源只进不出，仅以满足自身需要为主，导致样本库基础设施和设备占用率高，但利用效率低的现象普遍存在。

推动菌（毒）种等传染性疾病生物样本资源惠益分享是保护生物多样性、促进科学技术进步、发展生物经济、推动传染病防治领域科技创新、为全球抗疫提供支撑的重要举措。因此，应进一步强调共建共享原则，集合多方资源共同完善样本库建设，建立统一的标准规范，规范共享内容和流程，确定共享模式，实现共享主体、客体和共享中介间生物样本和数据资源的流通和共享。打通产业化链条，通过优化共建共享发挥国家传染性疾病样本资源库在推动科技成果转化的产业生态和政策施行等方面的作用，加强资源供给服务，促进以需求为导向的科技成果转化机制在疾控和样本库领域的落地完善。

三、传染性疾病样本资源库应用

合法、合规，确保生物安全，是传染性疾病样本资源库建设和发展的基础。传染性疾病样本资源库的价值在于以安全和规范为基础，开展广泛应用，以满足疾控、科研、产业等各类用途所需。对各类资源按照不同功能定位分类建库，将为提升样本库的专业化、系统化、信息化，以及共享程度提供支撑。

（一）基础性样本库

基础样本库以常见传染病患者血液、血清、咽拭子、痰液、气管吸取液、分离的病原微生物或支气管灌洗液、尿液、粪便，以及死亡患者尸体组织、器官等资源保藏为基础。根据上述不同样本类型、保藏温度和条件要求，以样本类型划分，分级分类建立核酸、蛋白、体液、组织、器官等各类基础样本库，满足传染病基础性研究和应用转化所需，如研究病原体与宿主的相互作用、传染病实验室检测质控、新型检测技术评价和疫苗研发等。

（二）功能性样本库

功能性样本库以诊断试剂、药物研发等应用为导向，在对基础样本库资源进行深度分析基础上，采取分类组合、整合等方式，形成生物样本盘。传染性疾病样本由于其潜在传染性和生物安全威胁，无法大量应用于产业研发中，特别是在体外诊断试剂性能评价中，厂家无法应用大量阳性样本进行质控，难以满足包括特异度、灵敏度、稳定性、批间差、精密度等功能性分析需求。功能性样本库通过稀释、减毒或基因工程等方法处理原始样本，在保证安全性的前提下对外提供具有参考意义的参考品、标准品和参考样本盘等。以体外诊断试剂研发验证所需样本为例，可根据包容性测试、特异性交叉反应、交叉反应（病原、抗体）、内源/外源物质干扰库等验证所需样本，建立各类生物样本盘功能样本库，满足生物产业所需。此外，样本库也为研究人员提供生物样本使用培训方面的建议和帮助等个性化服务。

（三）队列样本库

大型队列研究作为生物医学研究的重要方式，在揭示疾病的病因、发病机制，改善疾病预后，减轻疾病负担等方面显示了巨大的作用。随着基因组学、代谢组学、微生物组学等多组学技术发展和大数据技术在医学领域的不断应用，让更深入地阐释传染病病因、传播机制并对传染病精准预测成为可能。未来队列样本库将以现有的大型传染病队列和传染病监测项目为基础，在系统流行病学等理论的设计指导下，针对具有重大公共卫生意义的新发、重大传染病长期系统的收集有关样本和数据，为大型队列研究项目和研究人员提供生物材料、信息和保藏等服务。如依托传染病专科医院和高危人群干预项目建立免疫缺陷患者等特定人群队列样本库，或者有助于在人群水平上研究病原体适应性进化规律；或者联合农业部门建立"哨兵动物"样本库，帮助识别和跟踪潜在可能导致人类疾病的人兽共患病原体，通过储备样本资源获取病原体的基因组序列或其他生物学方面信息，为快速开发针对新的人类疾病的疫苗或治疗策略提供参考依据。

（四）信息服务平台

生物样本库融合了生物样本实体、生物分子信息及样本资料数据等综合资源，对于开展人类疾病预测、诊断、治疗等研究具有不可替代的重要作用。随着测序技术及互联网技术的不断发展，如何在信息化时代下建设新型数字化样本库，提高样本库数字化水平和样本数据资源可利用度至关重要。当前，BEI 资源库（BEI Resources）、英国生物样本库（UK Biobank）、肠道病原体资源整合中心（ERIC）等国际多家生物样本库已开展样本信息整合建设的探索，并为之应用于样本库数据服务中。传染性疾病样本库信息服务平台集合传染性疾病有关生物样本信息、临床信息和流行病信息，将生物样本资源转化为可被分析利用的数字化信息数据资源，提供多种基于网络平台的数据分析和可视化分析技术，改变传统保藏中心仅以保留样本为目的的工作模式，逐步实现样本库的信息化建设和数字化转型，成为推动科技创新的信息服务平台及成果转化的合作平台。

四、展望

传染性疾病样本在疾病控制、暴发溯源和监测预警及临床诊断和治疗、药物筛选和疫苗研发等研究工作中发挥重要的作用。随着人类对传染病认知的不断加深，将会重新认识病原体和宿主的相互作用、共同进化关系等。高质量的样本资源是保证研究结果质量、有效性和可信度的基础。

2022 年 5 月，我国发布首个《"十四五"生物经济发展规划》，也明确提出以保护开发利用生物资源为基础，科学规划和系统推进我国生物经济高质量发展。因此，在国家生物安全战略、健全完善传染病防控体系建设、构建疾控事业高质量发展新格局的背景和现实需求下，加强全国传染性疾病样本资源库建设与管理，提升我国传染性疾病样本的资源安全与质量，健全完善传染性疾病样本共享利用机制，是一项具有重要意义的战略性、长期性、系统性工程，将更好地服务于重大突发疫情防控、疾控体系能力建设，并为提高我国生物安全科技创新能力发挥基础性支撑作用。

（编写：吕　京　宋　杨　谢梦娇　姜雪琪　刘　洋　姜孟楠，审校：李振军）

参考文献

[1] 郜恒骏，杜莉利，张小燕，等 . 生物样本库发展的现状、机遇与挑战 . 协和医学杂志 [J]. 2018, 9(2): 172-176. doi: 10.3969/j.issn.1674-9081.2018.02.013.

[2] 胥义，郭宁，杨国梁，等 . 生物样本库建设中的低温生物学 . 中国科学：生命科学 [J]. 2023, 53 017, 5(1): 19-23.

[3] 史晓红，郭健 . 国际生物样本库的发展现状 [J/OL]. 中华临床实验室管理电子杂志 .

[4] 郜恒骏 . 中国生物样本库——理论与实践 [M]. 北京：科学出版社 , 2017.

［5］StuartRussell, PeterNorvig. 人工智能：一种现代方法 [M]. 北京：人民邮电出版社，2004.

［6］［美］安德鲁·费利奇. 深度学习模式与实践 人工智能 [M]. 北京：清华大学出版社，2023.

［7］佟雪娜. 生成式人工智能对音乐传播的变革探讨 [J]. 福建论坛（人文社会科学版），2024(2): 44-53.

［8］刘剑君，魏强. 病原微生物保藏管理与技术手册 [M]. 北京：北京大学医学出版社，2019.

［9］徐丽华. 微生物资源学 [M]. 2 版. 北京：科学出版社，2010.

［10］诸韬韬. 论遗传资源的国际获取和惠益分享机制 [D]. 上海：华东政法学院，2024.

［11］姜孟楠，冯岚，赵元元，等. 新型冠状病毒样本保藏要求团体标准解读 [J]. 中国病毒病杂志，2021, 11(2): 87-90.

［12］姜孟楠，王多春，韩俊，等. 病原微生物菌（毒）种保藏数据描述通则团体标准解读 [J]. 中华流行病学杂志，2020, 41(11):4.

［13］沈洪兵. 新型冠状病毒肺炎疫情后我国疾控机构改革发展需要思考的几个问题 [J]. 中华流行病学杂志，2022, 43(1):4.

［14］李立明，詹思延，池慧，等. 关于改革完善重大疫情防控救治体系的建议 [J]. 中华流行病学杂志，2020, 41(7): 5.

［15］杜莉利，郜恒骏. 生物样本库的设施与环境 [J]. 中国医药生物技术，2017, 12(1):2.

［16］STEAD, WILLIAM W.Clinical Implications and Challenges of Artificial Intelligence and Deep Learning[J].Jama the Journal of the American Medical Association, 2018, 320(11): 1101-1102.

［17］AKYÜZ K, CANO A M, GOISAUF M, et al. Unlocking the potential of big data and AI in medicine: insights from biobanking[J]. Front Med (Lausanne). 2024, 11: 1336588.

［18］MESSERI L, CROCKETT M J. Artificial intelligence and illusions of understanding in scientific research. Nature. 2024,627(8002):49-58.

［19］QIU J, LI L, SUN J, et al. Large AI Models in Health Informatics: Applications, Challenges, and the Future[J]. IEEE J Biomed Health Inform. 2023, 27(12):6074-6087.

［20］GLASNER J D, Plunkett G 3rd, ANDERSON B D, et al. Enteropathogen Resource Integration Center (ERIC): bioinformatics support for research on biodefense-relevant enterobacteria[J]. Nucleic Acids Res. 2008,36(Database issue):519-523.

［21］YVONNE G. De Souza, John S. Greenspan. Biobanking Past, Present and Future: Responsibilities and Benefits[J]. AIDS, 2013 January 28; 27(3): 303-312.

第十七章　生物样本库仪器与设备

生物样本保藏设备和配套耗材对于确保的安全性、稳定性和可用性起着重要作用。这些设备和耗材的正确选择、使用和维护对于病原微生物保藏的成功至关重要。实验室人员应接受专业培训，以确保能够正确地操作这些设备，并采取必要的安全措施，以确保人员安全。此外，保藏工作还需要遵循严格的标准操作程序和生物安全规范，以确保人员和环境的安全。通过这些高标准的设备和耗材的使用，可以有效地保护和利用病原微生物资源，为科研、公共卫生和疾病防控提供重要的支持。

第一节　前处理设备

病原微生物样本保藏的前处理过程非常重要。在保藏之前，应对病原微生物样本进行适当的处理，以确保其质量和纯度。前处理过程包括对微生物进行分离、纯化和鉴定，以及检查其是否存在污染或变异。只有经过适当的前处理，才能保证病原微生物样本的质量和可靠性，从而确保后续研究的准确性和可重复性。

病原微生物样本保藏的全流程包含菌（毒）种接种、培养和保藏。其前处理的过程中涉及的实验室设备主要包含生物安全柜、程控降温仪、冻干机、离心机等设备。应充分了解病原微生物样本保藏所需设备用途、工作原理、操作及维护、设备的能耗和环保等方面内容，选择到适合的设备，从而确保病原微生物样本保藏效果和质量。

一、生物安全柜

生物安全柜是能防止实验操作处理过程中某些含有危险性或未知性生物微粒发生气溶胶散逸的箱型空气净化负压安全装置。其广泛地应用于微生物学、生物医学、基因工程、生物制品等领域的科研、教学、临床检验和生产中，是实验室生物安全中一级防护屏障中最基本的安全防护设备。在病原微生物样本的前处理环节，生物安全柜主要用于提供无菌操作环境，开展病原微生物样本的无菌操作。它不仅可以对实验人员在进行病原微生物样本实验操作时提供防护，还能有效地保护实验样品免受污染。

（一）生物安全柜的功能特点

1.高效过滤

生物安全柜配备高效过滤系统，能够过滤掉实验过程中产生的有害气溶胶，保证实验环境的清洁。

2.隔离操作

生物安全柜采用隔离操作设计，使实验人员能够在隔离的空间中进行操作，有效地减少实验人员与有害气溶胶的接触。

3. 自动消毒

生物安全柜具备自动消毒功能，能够杀灭实验中对安全柜操作的细菌、病毒等有害物质对操作人员污染及接续实验的影响。

4. 实时监测

生物安全柜配备实时监测系统，能够监测设备的风速等参数，确保无菌操作环境的稳定性和安全性。

（二）生物安全柜的分类和选择

生物安全柜的分类

在病原微生物样本前处理过程中，生物安全柜主要起到保护工作人员和环境的作用，同时为处理的病原微生物样本提供保护。根据结构设计、排风比例及保护对象的不同，生物安全柜分为Ⅰ级、Ⅱ级、Ⅲ级三个级别。

Ⅰ级生物安全柜主要保护工作人员和环境而不保护样品。气流原理和实验室通风橱类似，不同之处在于Ⅰ级生物安全柜安装有过滤器。Ⅰ级生物安全柜本身无风机，依赖外接通风管中的风机带动气流，由于不能对样品提供保护，目前已较少使用。

Ⅱ级生物安全柜是目前应用最为广泛的柜型。按照国家市场监督管理总局国家标准化管理委员会颁布的中华人民共和国国家标准《生物安全柜》（GB 41918—2022），Ⅱ级生物安全柜依照入口气流风速、排气方式、循环方式和内部设计结构的不同可分为四种类型：A_1型，A_2型，B_1型和B_2型。Ⅱ级生物安全柜主要提供工作人员、环境和产品的保护。

Ⅲ级生物安全柜是为四级生物安全实验室而设计的，是目前世界上最高安全防护等级的安全柜。柜体完全气密，100% 全排放式，所有气体不参与循环，操作人员通过连接在柜体的手套进行操作，俗称手套箱，试验品通过双门的传递箱进出安全柜以确保不受污染，适用于高风险的生物试验。

针对通用性最强的Ⅱ级生物安全柜，具体详述如下：

Ⅱ级生物安全柜具有前窗操作口，气流从柜体外通过前窗操作口向柜体内流入，提供了人员防护；柜体操作室内的下降气流经过高效过滤器过滤，提供了样品防护；而排出的所有气体均经过高效过滤器过滤，则提供了环境防护。Ⅱ级生物安全柜排放气流占系统总流量的比例及内部设计结构分为 A_1、A_2、B_1、B_2 四种类型。A_1型安全柜前窗气流速度最小量或测量平均值应至少为 0.40 m/s，70% 气体通过 HEPA 过滤器再循环至工作区，30% 的气体通过排气口过滤排出。A_2型安全柜前窗气流速度最小量或测量平均值应至少为 0.50 m/s，70% 气体通过 HEPA 过滤器再循环至工作区，30% 的气体通过排气口过滤排出。B_1型 70% 气体通过排气口 HEPA 过滤器排出，30% 的气体通过供气口 HEPA 过滤器再循环至工作区。B_2型为 100% 全排型安全柜，无内部循环气流，可同时提供生物性和化学性的安全控制，可以操作挥发性化学品和挥发性核放射物作为添加剂的微生物实验。

A_2型安全柜的气流经高效过滤器过滤后排到实验室或经外排接口通过排风管道排到大气中（图 17-1），而 B_2型安全柜气流则经过滤后 100% 排到大气中，不允许回到安全柜和实验室中（图 17-2）。绝大多数实验室已采用 A_2型生物安全柜，B_2型安全柜主要应用于挥发性有毒化学品和放射性核素为辅助剂的微生物实验中。

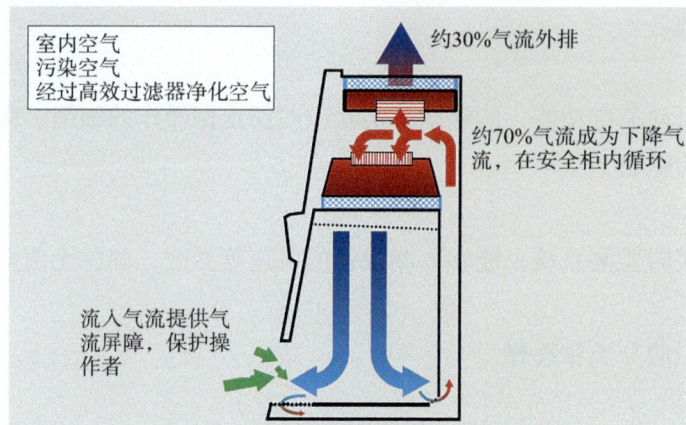

室内空气
污染空气
经过高效过滤器净化空气

约30%气流外排

约70%气流成为下降气流，在安全柜内循环

流入气流提供气流屏障，保护操作者

图 17-1   A₂ 型生物安全柜气流示意图

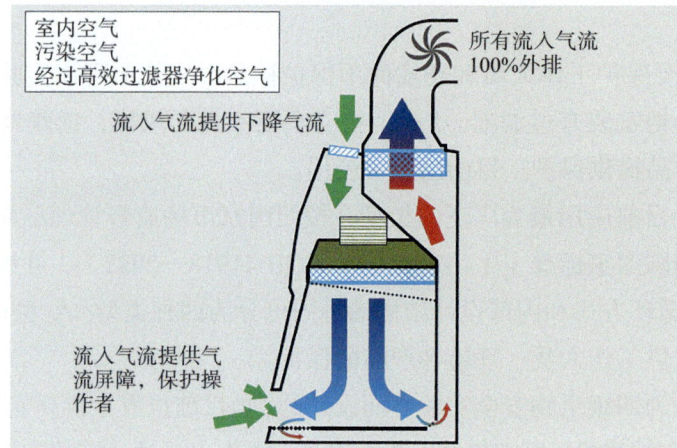

室内空气
污染空气
经过高效过滤器净化空气

所有流入气流100%外排

流入气流提供下降气流

流入气流提供气流屏障，保护操作者

图 17-2   B₂ 型生物安全柜气流示意图

（三）生物安全柜结构

为达到生物安全保护的功能，生物安全柜主要的结构如下：

（1）箱体：包括外壳、顶盖、底板等，通常由不锈钢或高强度金属制成，用于支撑和保护内部结构。

（2）操作区：位于箱体内部，用于放置实验样品和进行实验操作。操作区外壳通常由玻璃或透明的塑料面板构成，以便于观察和操作。

（3）高效过滤系统：包括高效空气过滤器（HEPA）或超高效空气过滤器（ULPA），用于过滤进入生物安全柜的空气，防止有害物质外泄。

（4）风系统：包括排风机、排风管道等，用于将柜内的空气排出，保持柜内负压状态。双风机系统的生物安全柜可实时控制进气和排气气流，可更有效地保障生物安全。

（5）控制面板：位于操作区前面，用于控制生物安全柜的水平气流速度、垂直气流速度、风量、柜内压力、排风等关键参数。

（6）照明系统：位于操作区上方，用于提供照明，便于操作。

（7）支架：用来进行箱体支撑。

（四）生物安全柜操作及注意事项

正确地使用生物安全柜，首先，可以保护实验人员，有效地将有害物质与操作者隔离，避免操作者吸入或接触有害物质。其次，可以保护样品，确保样品在操作过程中不被外界环境污染，防止交叉污染，保持样品的纯净度和安全性。最后，可以有效地防止实验过程中产生的有害气溶胶溢出，保证实验环境的清洁。

WHO《实验室生物安全手册（第4版）》中明确提出安全柜的安装位置应远离人员活动、物品流动、门口和送风口等可能会扰乱气流的地方。实验室窗户应关闭，以免空气流通影响气流平衡。实验开始前，所有实验物品都应置于安全柜内，以尽可能地减少双臂进出的次数，以免影响气流。操作者在移动双臂进出安全柜时，都应垂直缓慢进出，并在安全柜内等待大约1 min，再开始进行实验操作。Ⅱ级生物安全柜的前后进气格栅是气流的重要通道，因此不能被遮挡。安全柜内的物品应尽可能放在工作台后部位置，但不能遮挡后部格栅。工作台面上的实验操作应按照从清洁区到污染区的方向进行。

（五）生物安全柜日常保养及检修

1. 日常维护

（1）运行生物安全柜，检查生物安全柜各部分功能是否正常运行。

（2）使用清洁剂喷雾擦拭设备表面和操作区表面。

（3）使用玻璃专用清洁剂清洁生物安全柜玻璃。

（4）操作区进行消毒灭菌处理。

2. 定期维护

（1）每3个月对设备进行一次全面检查。

（2）全面清洁消毒设备。

（3）检查各部件功能是否正常。

由于生物安全柜在保障生物安全方面的重要性，至少应该每年一次按照标准要求对其进行维护检验。以Ⅱ级生物安全柜为例，安全柜每年至少要进行外观、高效过滤器完整性、下降气流流速、流入气流流速，以及气流模式的检验，还可选择性进行光照度、噪声水平、紫外灯强度等测试。

3. 生物安全柜检测

生物安全柜作为一种重要的实验室设备，有着比较重要的安全性及保护作用，因此常被用于微生物实验室、临床实验室等实验室中。但是，在日常使用中，由于各种因素的影响，生物安全柜的使用效果可能会有所下降，这时便需要进行生物安全柜的检测。有下列情况之一时，应对生物安全柜性能进行检测：①安装完毕，投入使用前。②被移动位置后。③关键部件更换、维修后。④更换高效过滤器后。⑤一年一度的常规检测。

检测内容如下：

（1）风速检测：检测生物安全柜的工作区域内的风速是否符合国际标准，以确保生物样品的安全性和操作人员的安全。

（2）风压差检测：检测生物安全柜的工作区域内和外部的风压差是否符合国际标准，以防止生物样品外泄和外部污染物进入生物安全柜。

（3）滤芯检测：检测生物安全柜的高效过滤器是否正常工作，以确保生物安全柜内的空气能够有效地被过滤和净化。

（4）UV灯检测：检测生物安全柜内的紫外线灯是否正常工作，以确保生物安全柜内的工作区域能够得到有效的消毒和杀菌。

（5）噪声水平检测：检测生物安全柜的噪声水平是否符合国际标准，以保护操作人员的听力健康。

此外，还需要进行维修和保养，定期更换滤芯和UV灯，并进行相关记录和报告。

二、离心机

离心机在病原微生物样本保藏的前处理过程中主要起到分离和沉淀的作用。利用离心机转子高速旋转产生的强大的离心力，可加快液体中颗粒的沉降速度，把菌液中不同沉降系数和浮力密度的菌丝分离开来。存储前，把收集起来的菌毒株悬液离心沉淀、洗涤，随后用冻存保护剂重悬，分装入保存容器中（冻存管或安瓿瓶），进行程序降温或冻干处理。病原微生物样本前处理一般采用桌面离心机，离心速度、温度、时间等根据实验需求进行优化选择。

（一）离心机原理

当含有细小颗粒的悬浮液静置不动时，由于重力场的作用使得悬浮的颗粒逐渐下沉。粒子越重，下沉越快，反之密度比液体小的粒子就会上浮。微粒在重力场下移动的速度与微粒的大小、形态和密度有关，并且又与重力场的强度及液体的黏度有关。此外，物质在介质中沉降时还伴随有扩散现象。扩散是无条件的绝对的。扩散与物质的质量成反比，颗粒越小扩散越严重。而沉降是相对的，有条件的，要受到外力才能运动。所以需要利用离心机产生强大的离心力，才能迫使这些微粒克服扩散产生沉降运动。离心就是利用离心机转子高速旋转产生的强大的离心力，加快液体中颗粒的沉降速度，把样品中不同沉降系数和浮力密度的物质分离开。

（二）离心机操作步骤

（1）离心前用天平保证离心管的平衡。

（2）打开电源开关，离心机自检后，开启盖门。

（3）对称装载离心管，拧好转头盖，关上盖门。

（4）设定转速、时间，按下启动按钮开始离心。

（5）离心结束后，开盖，拧开转头盖，取走离心管。

（三）离心机注意事项

（1）离心机应始终处于水平位置。

（2）开机前应检查机腔有无异物掉入。

（3）样本必须预先平衡，使用离心套管时，套管与样品应同时平衡，样品装载应在生物安全柜内完成。

（4）离心过程中若发现异常现象，应立即关闭电源，报请有关技术人员检修。

（5）定期清洁机腔。

（四）离心机的日常保养及检修

离心机是高速运转设备，非正常使用或未进行及时保养，可能会带来安全隐患，离心机的日常保养及检修是确保离心机正常运行的重要保障。

（1）清洁：定期清理离心机表面和内部，保持干燥整洁，避免灰尘、污垢等杂质影响离心机的正常运转。

（2）检查：使用前检查离心机的各项功能是否正常，例如，电源连接、电机运转、控制面板等。

（3）润滑：定期对离心机的轴承、齿轮等部件进行润滑，保证机械顺畅运转。

（4）紧固：检查并紧固离心机的螺栓、螺母等紧固件，防止机械振动和松动。

（5）记录：每次使用或保养离心机时，应记录使用时间、运行状况等信息，以便及时发现问题并进行维修。

（6）检修：定期检查离心机的电机、减速箱、密封件等是否老化、磨损情况，如有问题应及时更换。必要时，可以安排厂家专业人员协助进行年度巡检。

三、程序降温仪

在病原微生物样本的保藏过程中，程序降温仪主要用来对采用 –80℃超低温冻结法或液氮深低温冻结法保藏的携带有病毒类样本的细胞进行程序性降温，待降温后可将样本进行冻存。使用不恰当的降温方式会造成细胞受损伤，从而导致复苏率降低，甚至无法复苏的情况。

（一）程序降温仪的用途及原理

采用程序降温仪将需要冷冻保存的病原微生物样本进行预处理，加入冷冻保护剂后，放入程序降温仪中，先以 1℃ / min 的速度降温至 –40℃，再快速降温至 –90℃，最后将降温后的样本迅速投入液氮中使其内部原生质形成玻璃化状态，使低温对病原微生物样本的损伤降到最低，保持最大活性与复苏率。

程序降温仪（图 17-3）以液态氮气作为制冷剂，根据降温程序中各步骤对降温速度的要求，控制电磁阀注入降温腔体的液氮量，从而达到控制腔体和病原微生物样本降温速率的目的。降温过程中腔体的温度和冻存管内样本的温度通过温度传感器实时监测并反馈至程序降温仪控制系统，以实现降温速率的及时调控。

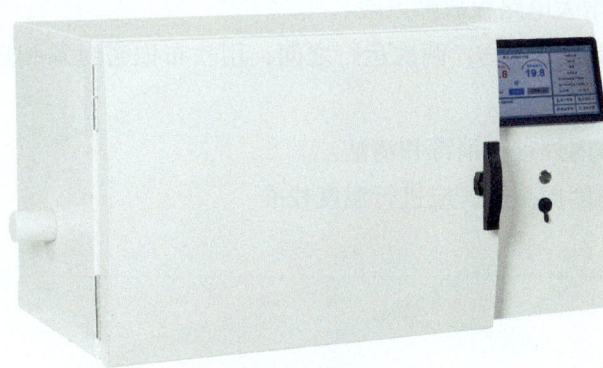

图 17-3　程序降温仪

经典的程序降温程序要包括 3 个基本阶段：平衡阶段、程序降温阶段和急速降温阶段。

（1）平衡阶段：恒温静置，使程序降温仪腔体内部温度和样本的温度趋向一致。程序降温仪需要至少需要配备腔体温度探头和样本温度探头。样本温度探头根据样本容器的不同，有多种可选，如用于各种容量冻存管的 "L" 形探头，用于冻存袋的片状探头等。

（2）程序降温阶段：第一步先采用 0.5 ~ 1℃ / min 的速度降温到 -4℃，再到 -9℃，此时细胞外开始结冰，细胞开始脱水，此温度点称为潜热点。冻存保护剂的种类及浓度对潜热点温度有很大影响。胞外水结冰将释放热量，样本温度上升，因此第二步则喷入较多液氮以 10℃ / min 迅速降低腔体温度至 -40℃，迅速带走样本热量，使样本继续降温。第三步以 10℃ / min 的温度腔体降至 -90℃，此时样本温度在 -70 ~ -60℃之间。

（3）急速降温阶段：程序降温结束后，将样本迅速转移到液氮罐中，此时样本急剧降温，胞内原生质玻璃化，病原微生物样本降温完成，进入可安全冻存状态。

（二）程序降温仪的结构及操作

1. 程序降温仪的结构　程序降温温仪一般由操作控制器，降温腔体，液氮注入模组及腔体加热模组组成。其中液氮注入模组的液氮注入环设计尤为重要，可使得液氮在进入腔体前气化，更精确地控制降温速率，确保腔体内动态温度均匀性。

2. 程序降温操作

（1）进行程序降温实验时，应选择适合的冻存架和样品温度探头。

（2）为保证温度测试的准确性，样品探头应插入深度至少为模拟样品内 1/2，探头尖端不得接触管壁。

（3）样品与模拟样品溶液（用于放置探头）放入程序降温仪腔体内时，应处于同一温度。

（4）应将样品温度与腔体温度都静置到 4℃时，才能开始降温。

（5）进行程序降温阶段过程中，如潜热点位置不对，可根据冻存曲线图的位置进行调整，设置新的程序；潜热点通常出现在缓慢降温的第二步与快速拉大温差的第三步之间。

（6）复苏率是检验冻存是否成功的标准，如若降温曲线异常，但只要复苏效果好，可不关注。

（7）降温完成后快速转移样品至液氮罐，谨防升温（近距离转移，放冻存容器中转移）。

（三）程序降温仪维护注意事项

（1）降温程序完成，取出样品之后，启动腔体加热程序，使得腔体内尽快升至室温，以免腔体内和电路板结冷凝水，增大电路板故障风险。

（2）密封条和热封表面的清洁：两次运行之间，用软布把密封条和热封表面的水汽擦干，防止结冰而造成门封效力降低。

（3）根据需要对腔体内外进行消毒和清洁。

（4）更换新的样品温度探头后，应进行温度校准。

四、冻干机

（一）设备用途

冷冻干燥存储（简称冻干）是病原微生物样本长期保存的主要方法之一。冻干存储的优势在于样本冻干后只需 4℃保存和运输，缺点在于其前处理相对比较复杂，只适用于部分细菌、真菌及少数病毒的冻干保存。冻干过程是将离心收集的菌体添加冻存保护液后，冷冻到固体结晶态，然后置于冻干机中，在低温低压（真空）下使固体升华脱水的干燥方法。冻干脱水后的菌种样本其生命活动趋于停止，可在 4℃条件下长期安全保存并保持较高的复苏率。

（二）冻干机原理及结构

冻干机（图 17-4）主要由控制系统、制冷系统、循环系统及真空系统组成。控制系统可编辑和启动冻干程序，并对冻干过程进行控制和监控。制冷系统由制冷压缩机及辅助设施构成，为干燥箱和冷阱提供冷源。循环系统由导热油、管道及屏蔽式循环泵组成，负责冻干机内热交换。真空系统由干燥箱、冷阱、真空阀门、真空泵、真空管道、真空测量规管等部分组成。真空泵组形成强大的抽吸能力，一方面促使干燥箱的水分在真空状态下升华；另一方面该系统在冷阱和干燥箱之间形成一个真空度压力差，使干燥箱水分升华后被冷阱捕获。

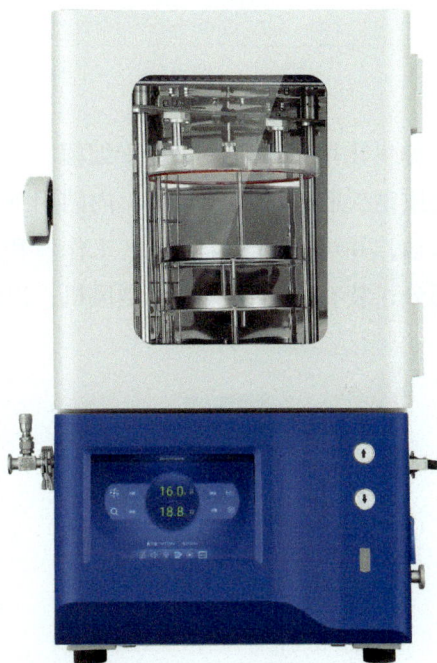

图 17-4　冻干机

（三）冻干机操作

1. 冻干操作步骤

（1）打开设备开关。

（2）预冻：将预处理后的病原微生物样本放入预冻架上，并置于冷阱中，盖上密封盖。设置预冻时间，开始运行。

（3）更换干燥架：预冻结束后，取出样品盘，将干燥架置于冷阱上方，罩上干燥罩，干燥罩需与密封圈完全接触。

（4）干燥：检查充气阀门是否拧紧，开启真空泵。干燥过程中，查看样品曲线和样本干燥状态，当视觉判断样本已完全干燥，慢慢旋开充气阀门，使冷冻干燥机内压强回升至 110 kPa。关闭真空泵。

（5）结束干燥：取出样品盘，关机。

2. 冻干操作注意事项

（1）制备样本尽可能扩大其表面积，其中不得含有酸碱物质和挥发性有机溶剂。

（2）样本必须完全冻结成冰，如有残留液体会造成气化喷射。

（3）样本在冷冻过程中，温度逐渐降低，可以将样本取出回暖一段时间后（仍处于冰冻状态），继续干燥，以缩短干燥时间。

（四）冻干机日常维护检查

（1）控制系统：保险丝、空气开关（断路器）、继电器和接触器等，以及产品的各类探头、真空规管检查。

（2）阀门：所有气动阀门的开 / 关灵活性，必要时修理，尤其是真空蝶阀的开关到位情况，所有电磁阀的有效性。温度探头的校准情况，真空探头的校准，抽查一批制品的质量和干燥时间。

（3）执行每日、周、月的维护检查：检查探头和仪表的准确程度；检查接地和全部安全装置。

五、恒温培养箱

（一）恒温培养箱用途

恒温培养箱（图 17-5）（又称生化培养箱）主要用于细菌、真菌等微生物的体外培养，样品恒温等实验。现代恒温培养箱为优质钢板制造的立式箱体，内门用钢化玻璃制成。内室放置用于承托培养物的不锈钢隔板，可方便移动，并可任意改变高度。工作室和玻璃门之间装有硅橡胶密封圈，工作室外壁左右和底部为受热部分，装有一台低噪声小型风机，以保证箱内温度均匀，温度控制一般为 5 ~ 50℃。

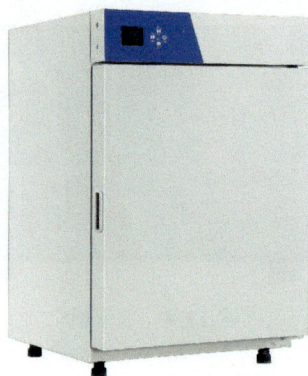

图 17-5　恒温培养箱

（二）恒温培养箱分类及原理

1. 根据加热方式分类　恒温培养箱分为水套式和电热膜式。

（1）水套式：通过对外围包裹的液体层加热后再使内部受热，升温较慢，但能够在较长时间内维持内部的温度恒定。

（2）电热膜式：通过贴在内壁的电热膜直接对箱体加热而使内部受热，加热比较迅速，可在短时间内使内部达到所需温度。

2. 根据控温方式分类　恒温培养箱分为自动恒温调节式（机械式）和计算机智能控制式（程控式）。

（1）自动恒温调节式温控装置：多用"金属片式"，即用一种热膨胀系数较大的金属片做成螺旋状。金属片一端固定在箱室内壁，另一端装可活动的触头。常温下两触头闭合。接通电源后箱室内温度升高，固定在此的金属片受热膨胀，弯曲度改变，使另一端的触点离开，切断电路，停止加热，温度下降，降至一定温度，螺旋金属片恢复原状，两触点又接触，接通电路，开始加热，保持箱内恒温。

（2）计算机智能控制式温控装置：大多采用微电脑 PID 控制器作为控制单元，热敏元件作为温度计，数字显示设定值和测定值，这样构成一个完整的控制系统。由系统的温度计得到测量温度，控制器下发指令，通过一个输出设备来做出反应，控制器从温度计得到测量结果，然后用设定结果减去测量结果得到误差，最后用误差来计算出一个对系统的纠正值作为输入结果，这样系统就可以从它的输出结果中消除误差，保证了箱体内温度的稳定性，是培养箱的主流控温方式。

3. 根据培养环境分类　恒温培养箱分为普通恒温培养箱、二氧化碳培养箱、三气/低氧培养箱和厌氧培养箱。

（1）普通恒温培养箱：普通恒温培养箱是一种常见的实验设备，用于提供恒定的温度和湿度，以促进微生物的生长和繁殖。它通常用于分离和培养微生物，包括细菌和真菌。普通恒温培养箱的温度通常在 20 ~ 70℃，湿度可以通过水槽或湿度控制器加以调节。

（2）二氧化碳培养箱：是一种特殊的实验设备，通常用于培养需要高浓度 CO_2 环境的微生物，如革兰阳性菌和真菌。在二氧化碳培养箱中，温度和湿度条件与普通恒温培养箱相同，但通过向箱内注入 CO_2 气体，可以提供高浓度 CO_2 环境，从而促进微生物的生长。

二氧化碳培养箱通常具有一个 CO_2 浓度控制器，可以使 CO_2 气体的浓度保持在所需范围内。不同类型的微生物需要不同浓度的 CO_2 环境，通常在 3% ~ 20%。

（3）厌氧培养箱：厌氧培养箱是一种在无氧环境条件下进行细菌培养及操作的专用装置，提供严格的厌氧状态恒定的温度培养条件，主要用于厌氧细菌的培养、抗氧化物质筛查等。

厌氧培养箱通过排除空气中的氧气并采用惰性气体（如氮气和氢气）来模拟低氧环境，具有良好的密封性能和温度控制精度，常配备气体轻触控制面板和快速消毒功能，还有紫外线杀菌灯等。

（三）使用操作

（1）须仔细阅读使用说明，了解、熟悉培养箱功能后，才能接通电源。

（2）接通电源，按下电源开关，此时电源指示灯亮。

（3）将温度控制仪调到用户所需的设定温度值。

（4）当培养箱显示温度达到设定温度时，加热中断、加热指示灯熄灭，在标准环境温度下通电 90 min 后，温度可保持稳定，如箱内即时温度超过设定上限报警温度，控温仪温度跟踪报警指示灯亮，同时自动切断加热器电源。

如打开玻璃门取样品时，加热器、循环风机会停止工作，当关上玻璃门后，加热器和风机才能正常运转，这样可避免培养物的污染及温度的过冲现象。

（四）维护保养

（1）保持培养箱表面整洁、美观。

（2）培养箱应放置在具有良好通风条件的室内，其周围不可放置易燃易爆物品。

（3）箱内物品放置切勿过挤，必须留有空间。

（4）箱内外应保持清洁，每次使用完毕应当进行清洁，长期不用应盖好防尘罩，放在干燥室内。

（5）设备管理人员根据检定计划进行计量检定，并定期对温度控制情况进行检查。

（6）夏季环境温度较高时，当设定温度低于 40℃时，应采用"空调"降低环境温度（25 ~ 28℃，夜间必须保持此温度），以避免引起温度失控。

（7）培养箱不可放置在高温或潮湿的地方，避免阳光直射。

（8）培养箱内的风扇定期加注润滑膏脂。

（9）长期不用，应将水套内的水放掉，在电镀件上涂抹中性油脂或凡士林，以防腐蚀，培养箱外面套好塑料防尘罩，将培养箱放在干燥的室内，以免温度控制器受潮损坏。

（五）注意事项

（1）使用前注意培养箱标识的电源电压是否为 220V，并进行有效接地，以保证使用安全。

（2）培养箱无防爆装置，不得放入易燃易爆物品。

（3）物品放置切勿过挤、过重，四周必须留出空间，以利热空气循环，防止隔板损坏。

（4）水套式培养箱保持箱内水位在合适范围。

（5）在使用中，切忌用手触碰风扇或用水冲洗。

（6）当使用高温时，应注意烫伤。

（7）非必要时，不得打开温度控制系统。

第二节　标签标识与标签识别设备

根据《病原微生物样本实验室生物安全管理条例》（2018 版）的要求，保藏机构应当制定严格的安全保管制度，做好病原微生物样本进出和储存的记录，建立档案制度，并指定专人负责。对高致病性病原微生物样本应当设专库或者专柜单独储存。

在病原微生物样本存储过程中，大量的样本信息管理，实体样本的识别和定位主要靠标签来完成。样本大多存储在 –80℃和 –180℃以下的设备中，部分冻干样本存储于 4℃设备中，低温存储对存储容器的标签有较高的要求。

采用 –80℃低温冻结法保藏的样本在长期保藏过程中样本管的编码标签必须能够耐受 –80℃；采用液氮冻结法保藏的样本在长期保存过程中温度能够达到 –196℃的极端环境，在此环境下需选用耐液氮的低温样本标签。

标签必须耐受各种溶剂，包括二甲苯、二甲基亚砜和乙醇。

进行样本前处理、储存、取用及运输过程中标签不会起翘、脱落，也不易磨损。病原微生物样本保藏过程中，针对样本进出和储存的记录，建立档案制度是必备要求。目前实现的路径为使用实验室管理软件系统/样本库管理系统进行整体化管理。通过在软件内绑定样本名称、编码及其他必要信息，在整个病原微生物样本保藏过程当中对样本编码进行管理，按操作流程进行系统记录，可以在保藏过程中避免错误。

为实现样本的精准管理，基于实现病原微生物样本保藏管理的批量化、信息化的目标和需求，需要将每一株菌（毒）种样本纳入到信息化管理体系中，根据特定编码规则确保单个样本具有唯一编码。样本在低温保存过程中，最常用的标签有条形码标签和二维码标签。近年来也有部分样本库开始尝试使用电子标签。

（一）条形码标签

1. 原理和使用　条形码标签技术是随着计算机与信息技术的发展和应用而诞生的，它是集编码、印刷、识别、数据采集和处理于一身的新型技术。条形码（barcode）通过条（bar）和空（space）的特定排列来表示信息，这些信息可以是数字、字母或其他特定代码。在病原微生物样本保藏库的日常管理过程中，菌（毒）种存储使用的每一支冻存管或安瓿瓶上都可附有一个唯一可追踪的条形码。该条形码可以与样本的名称、来源、种类、存储位置、时间等信息绑定。

　　2. 条形码的打印和读取　条形码的编码规则可自定义，给字母和数字赋予自定义的含义，生成的条形码可表达一组较为丰富的信息。自定义条形码可通过计算机输入热转印标签打印机，从而将内容打印在耐低温的标签纸上，将打印出的条形码标签手工粘贴到对应的样本管上，则可对样本进行识别和管理。这种方式在日常管理过程中操作流程简单，成本较低，但随着病原微生物样本数量的增加，也逐渐暴露出一些弊端。

　　（1）此类标签绝大多数粘贴在冻存管侧壁，在日常病原微生物样本出入库的过程中通常使用单道扫描仪进行逐一扫码确认，无法采用整版扫描的方式进行批量快速读取，也无法实现管码和管位信息的快速准确绑定。

　　（2）在 -80℃ 或 -196℃ 的长期存储条件下，标签会因为长时间处于低温环境中发生偶发性的脱落现象，造成样本和信息匹配度较差，给管理带来难度。

　　（3）粘贴在冻存管侧壁的标签，会存在粘贴折痕，对于近年来使用的全自动化存储设备的样本管抓取操作造成困难，容易发生挑管脱落问题，因此此种方式基本只用于手工冰箱和液氮罐内的存储，不适用于自动化样本存储设备。

　　随着标签及标识技术的发展，自定义条形码标签除了可打印在标签纸上通过手工方式粘贴在冻存管侧壁以外，也可采用特殊的自动喷码打印机（图 17-6）直接打印在管壁上，这种标识方式相对于传统粘贴标签方式更耐磨，不脱落，更适合长期低温条件下的样本存储。

　　除自定义打印的条形码外，另一类使用较多的预制条形码冻存管（图 17-7）可提供丰富选择。此类预制条形码冻存管无须自行打印和粘贴标签，通过直接扫码描录入系统并与该冻存管相应样本信息绑定，使用更方便。目前，自动化的样本分装主要使用此类预打码的冻存耗材。

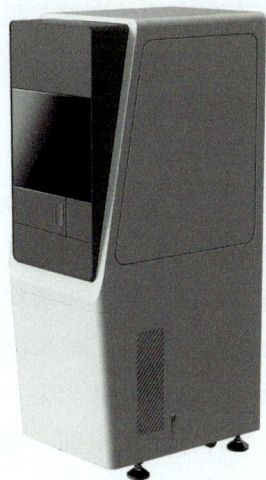

图 17-6　自动喷码打印机

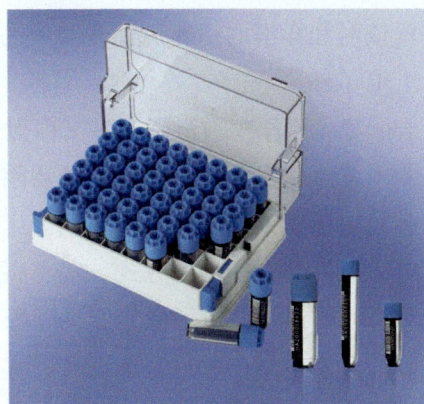

图 17-7　预制条形码冻存管

　　在病原微生物样本的出入库过程中，单个样本均需要通过手持扫码枪（图 17-8）或台式扫描仪（图 17-9）读取样本管侧壁条形码用于识别样本信息，识别的信息可直接传输至信息系统进行比对和确认。大多样本标签上除有条形码标识外，通常辅以肉眼可直接读取的字母和数字组合的编码作为辅助识别信息，通过读取此编码，也可识别样本信息。

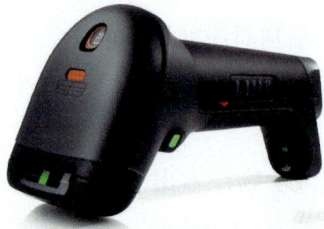

图 17-8 手持扫码枪

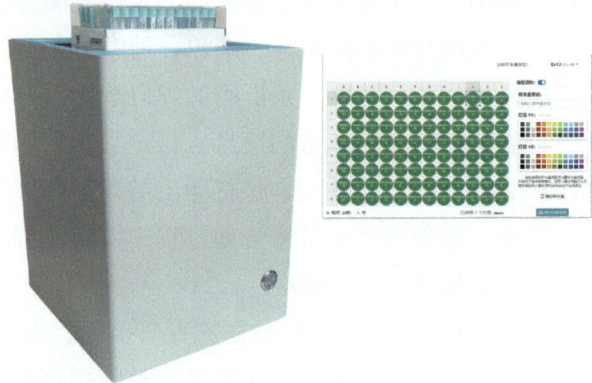

图 17-9 整版扫描仪及整版解码图片

（二）二维码标签

1. 二维码标签的使用　二维码作为一种全新的信息存储、传递和识别技术，已广泛地应用于公安、外交、军事等部门对各类证件的管理，以及海关、税务等部门对各类报表和票据的管理，商业、交通运输等部门对商品及货物运输的管理、邮政部门对邮政包裹的管理、工业生产领域对工业生产线的自动化管理。在生物样本库领域，英国的 UK-Biobank、奥地利的格瑞兹样本库等，从 2010 年开始逐渐尝试使用二维码冻存管用于生物样本的保藏。相较于一维码而言，二维码信息容载量很大，最大数据可达 1850 个字符，对于生物样本库数以百万、千万计的样本管而言，其重复的可能性几乎为零，更加适合于生物样本的存储和信息管理。

2. 二维码的读取　冻存管二维码信息可通过电脑自定义输入热转印标签打印机打印出来粘贴到样本管上，在管理过程中利用单支读取的扫码枪或手机进行读取。

使用激光蚀刻的底部二维码冻存管存储样本的应用在生物样本库领域近年来逐渐增多。此类二维码冻存管可配套使用整板扫码仪批量读取同一冻存盒中所有冻存管的底部二维码信息，实现管码和管位的快速准确绑定。这类特点对自动化的样本存储流程而言，能够更快速、更准确地进行信息核对、位置核对和样本的精确挑管整理，是自动化样本库的较佳选择。

（三）电子标签

1. 电子标签使用原理　电子标签又称射频标签，是 RFID 技术的载体，可贴于冻存管或冻存盒上，与管中或盒中样本信息绑定。置于阅读器附近时，可读出盒中所有样本的信息，实现样本的跟踪。目前，大多数射频识别技术还不能精确地定位到样本在冻存盒中的位置，少数样本库正在尝试二维码标签与电子标签结合使用的方式，实现高危样本的自动化存取与在库，离库状态的跟踪。

2. 电子标签的读取　电子标签通过近场交互技术为病原微生物样本赋予唯一 RFID 芯片识别码，一般通过硬件读取设备与软件系统配合，实现保藏病原微生物样本批量识别、存储定位、数据同步等功能，生成完整的保藏管理信息，提高保藏工作效率的同时减少人为失误。

硬件读取设备主要以信号发射终端与接收终端为主，设备形式包含大型密闭式读取设备、便携手持式读取设备及固定式读取设备（图 17-10 至图 17-12）。

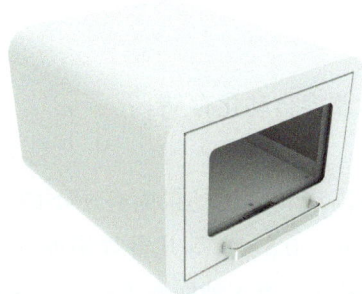

図 17-10　大型密闭式读取设备　　　図 17-11　便携手持式读取设备　　　図 17-12　固定式读取设备

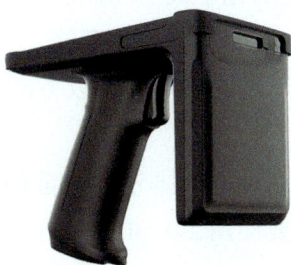

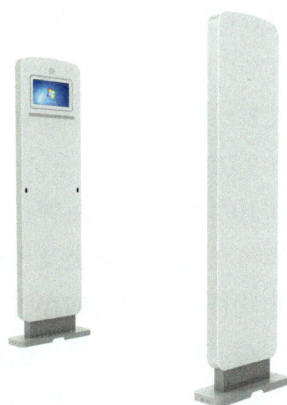

软件系统主要用于对硬件读取设备采集的数据进行加工和处理，通过信息关联与绑定，使读取到的数据能够服务于业务流程。

第三节　冻存管、冻存盒、冻存架及配套操作设备

在病原微生物样本保藏过程中，通用的样本冻存耗材配套包括冻存管、冻存盒、冻存架及与冻存管具备相关操作的配套设备。作为核心耗材的冻存管是实验室中用于低温保存病原微生物样本的专用容器，冻存管的主要功能是防止样品的降解、氧化或污染，保持样本的活性和完整性，以便在需要时进行复苏和扩增。冻存耗材广泛地应用于生物样本储存、冷冻保存试剂、样本处理和储存及实验室管理等方面，在生命科学领域扮演着至关重要的角色。

一、冻存管

绝大多数生物样本均采用冻存管形式进行低温保存。每一支冻存管均由管帽和管身组成，尽管结构简单，但在选择冻存管种类时，仍需仔细考量。

（一）冻存管选择考量因素

选择 -80℃ 低温冻结法或液氮超低温冻结法保藏方案的病原微生物样本，在冻存管选择方面需要考虑以下因素：

1. 冻存管材质　长期冻存条件下，冻存管材质选择聚丙烯材质为佳，因其化学和温度稳定性非常好，液氮气体状态环境下，该种材质的冻存管可耐低温至 -196℃，能够有效地避免冻存管低温破裂对样本造成污染。

2. 冻存管选型

（1）螺旋管盖且有密封圈。

（2）无菌，无 DNA 酶和 RNA 酶。

（3）管身结实，温度骤降情况下，不会开裂变形，避免样本污染损失。

（4）不易吸附蛋白质、DNA 的材料，以减少样品损失。

（5）兼容自动开关盖设备，以防止样品损失及污染，提高工作效率。

（6）条形码、二维码清晰且码对比度高，减少低温结霜场景下扫码出错问题。

（7）具备永久条形码标记，以保证在长期储存过程中样品始终可识别。

（8）条形码和二维码能够抵御一定的化学或物理损伤。

（9）外形高度均一，外表无毛刺，以兼容自动化存储。

（10）尽量同一品牌，不同容量，保持耗材均一，以考虑更好地兼容自动化存储。

（二）冻存管分类及用途

生物样本存储的冻存管分类有以下几种，具体分类可能会因实际需求和应用场景而有所不同。

1. 按工作体积分类　生物样本库主要使用 2.0 mL、1.0 mL、0.7 mL、0.5 mL 等几种规格冻存管（图 17-13）。2.0 mL 和 0.7 mL 管直径约 13 mm，2.0 mL 管常用于细胞和菌（毒）种样本冻存；0.7 mL 矮管适用于组织块的冻存。1.0 mL、0.5 mL 和 0.3 mL 冻存管直径约 9 mm，主要用于体液样本的冻存。

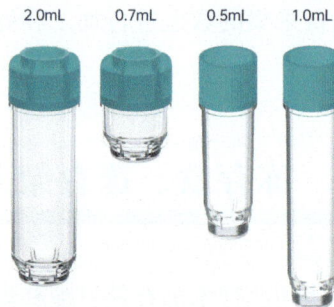

图 17-13　冻存管常规分类

2. 按标签赋码方式分类　冻存管按标签赋码方式分为无码管、条形码管、二维码管、多码合一管等多种类型。

（1）无码管：在样本库场景下使用越来越少，原因在于不利于样本信息的管理与样本查找。

（2）条形码管：有贴码管和打码管两类，均能实现样本信息绑定和管理，但难以实现样本准确定位，通常用于手工超低温冰箱及气相液氮罐。

（3）二维码管：一般指管底蚀刻二维码，侧壁无标识的冻存管。此类冻存管可通过底部二维码实现整板扫码定位，侧壁空白处可粘贴标签或打印样本信息，既可用于手工库，也可用于自动化样本库。

（4）多码合一管（图 17-14）：主要指管底蚀刻二维码，管壁打印相应条形码或有可视字母数字码的冻存管，此类冻存管是目前样本库常用的冻存管类型之一，主要用于自动化库。冻存管底部

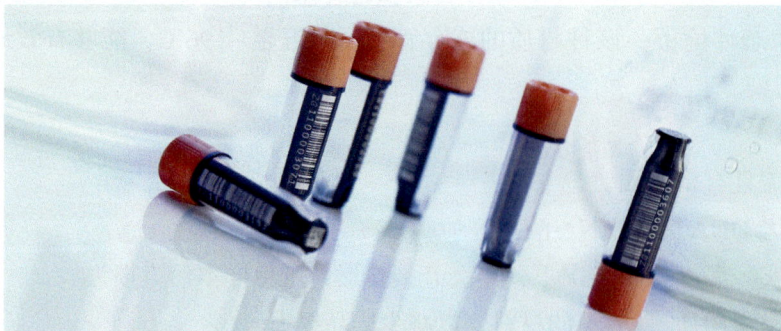

图 17-14　多码合一管

二维码实现精确定位和挑管，管壁条形码和数字码则方便使用人员单个样本快速录入或根据管号快速找到对应样本。

（5）其他：目前也有一些应用场景，比如针对高致病性病原微生物样本的保存，部分菌（毒）种保藏中心使用"底部激光时刻二维码冻存管＋内嵌 RFID 标签"的方式进行样本管理。

二、冻存盒

冻存盒由板架和盒盖两个部分组成，用于收纳整理和存放冻存管。对于手工冰箱和液氮罐，冻存盒通常以带盖方式存储。对于自动化存储系统，则仅放入插满冻存管的板架，以方便直接自动挑管出库。

（一）冻存盒选择考量因素

冻存盒需要根据应用场景进行选择，通常针对病原微生物样本保藏需求，需要考虑以下几个因素：

（1）材质结实，受力不易脆裂变形。

（2）耐气相液氮温度，全库通用，管理方便。

（3）外尺寸标准，兼容通用冻存架及自动化存储设备。

（4）孔位无固定卡扣，以兼容自动化存储。

（5）止旋筋无方向性区分，让冻存管可自由落到孔底，以兼容自动化存储。

（6）侧面条形码清晰，且码对比度高，减少低温结霜场景扫码出错。

（7）有永久条形码标记，以保证在长期储存过程中始终是可识别的。

（8）条形码能够耐受一定的化学或者物理损伤。

（9）尽量同一品牌，保持耗材均一，以兼容自动化存储。

（二）冻存盒分类及用途

常见的冻存盒可按照材质分类和按照格式分类。

1. 冻存盒材质

（1）塑料冻存盒：一般为 PC 材质和特殊塑料材质，通常盒盖表面可书写，方便拿取；可堆放，节约空间；盒盖为半透明设计，从外部可直接看到冻存管；盒子下方有排流孔，可以适应冰冻金属架子的存放；可以在 121℃高温下灭菌。塑料冻存盒广泛地应用在生物样本的保藏领域。

（2）纸质冻存盒：通常为方形冻存盒，价格低廉，内外超白高强度纸板材质；盒盖预置标签书写区，便于样本区分；外表覆膜可有效防水；可打孔后用于液氮保存。纸质冻存盒在液氮等深低温环境不能长久耐受，无法兼容自动化存储设备的特点，在生物样本库领域逐渐淘汰使用。

2. 冻存盒格式　标准的冻存盒主要有方形冻存盒与 SBS [1] 冻存盒两类。

（1）方形冻存盒（图 17-15）：通常边长为 132～135 mm，高度随管高不同而不同。方形冻存盒通常存放直径约为 9 mm 和 13 mm 的两类冻存管，每个盒子可存放 9 mm 直径冻存管 196 根（14×14）；或者存放 13 mm 直径管 100 根（10×10）。

（2）SBS 冻存盒（图 17-16）：其标准长度为 128 mm，宽 86 mm，高度随管高不同而不同。SBS 冻存盒通常存放直径约为 9 mm 和 13 mm 的两类冻存管，每个盒子可存放 13 mm 直径管 48 根（6×8）；或者存放 9 mm 直径管 96 根（8×12）。少数品牌推出有 SBS 格式高密度盒，可存放更多的 9 mm 冻存管。SBS 格式具备与上下游自动化设备的兼容配套，在自动化样本库内容应用越来越多。

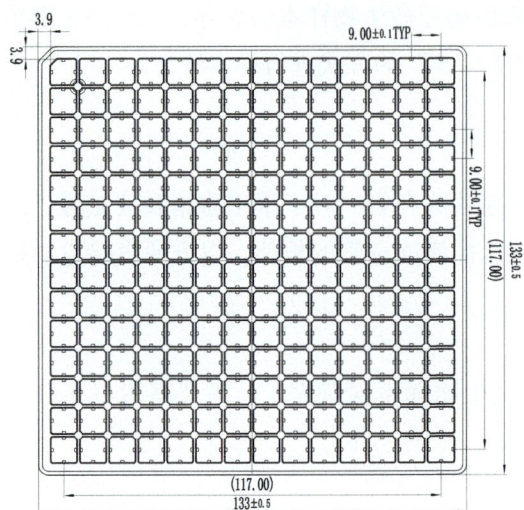

图 17-15　方形冻存盒

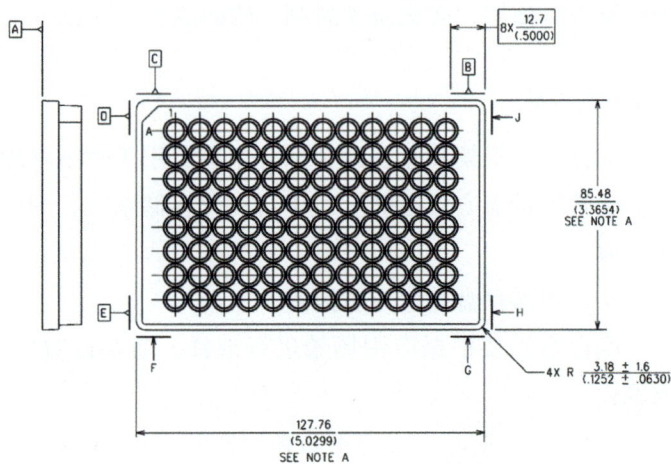

图 17-16　SBS 冻存盒

三、冻存架

　　冻存架是冻存盒在冻存设备内的存放载体，冻存架一般为不锈钢或铝合金材质，分方形冻存架和 SBS 冻存架两种。其主要作用是存放和固定以盒为单位存储于超低温或液氮设备中的样本。

　　铝合金冻存架一般用于手工超低温冰箱及气相液氮罐中，此类冻存架质量轻，方便手动提放。

　　不锈钢冻存架一般用于自动化超低温库及自动化液氮存储系统中，不锈钢冻存架较为沉重，但具备低温下不易形变的特点，广泛地应用于自动化存储设备。

　　冻存架有单列多层和多列多层两种类型，层高及层数主要由冻存盒高度及设备空间可用高度决定。上提式取盒冻存架一般为单列多层结构，抽屉式冻存架一般为多列多层结构。

四、配套操作设备

　　在病原微生物样本保藏过程中，为方便样本的批量分装，识别及保护样本安全，可配备一类辅助操作设备。

（一）冻存管码管机

　　实验室样本出库量较大的情况下，可以考虑使用冻存管码管机（图 17-17），将散装冻存管整理到闲置的匹配冻存盒中，方便后续实验操作。根据存储冻存管的直径不同，码管机通常有 9 mm 直径和 13 mm 直径的冻存管规格可选。

　　自动码管机操作步骤如下。

　　（1）将匹配的空板架放入码管机码管位。

　　（2）打开码管机顶盖，倒入散装冻存管。

　　（3）点击"开始"按键，冻存管将以 1 个 /s 的速度被整理到空板架中。

　　（4）整理完毕，取走满盒板架，关闭电源。

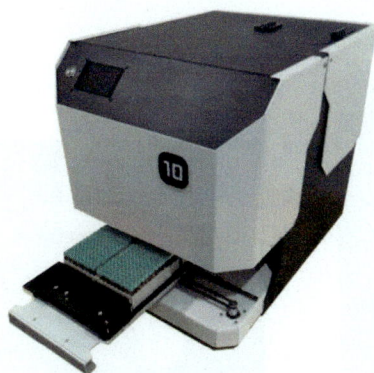

图 17-17　自动码管机

（二）冻存管开盖器

冻存管开盖器可分为整板开盖器、多道开盖器和单道开盖器（图 17-18）。

（1）整板开盖器：具有 96 道或更多的开盖头，一次可同时旋下或盖上整盒冻存管管盖。整板开盖器自动化程度高，适合有大批量样本分液和存入的样本库。

（2）多道开盖器：一般为手持式，通常有 6 道和 9 道两种，具有手持式电动按钮，每次可旋开或盖上一列 / 一行冻存管盖。

（3）单道开盖器：一般为手动开盖模式，操作简单，但每次只能旋开一个管盖。适用于存储通量较低的样本库。

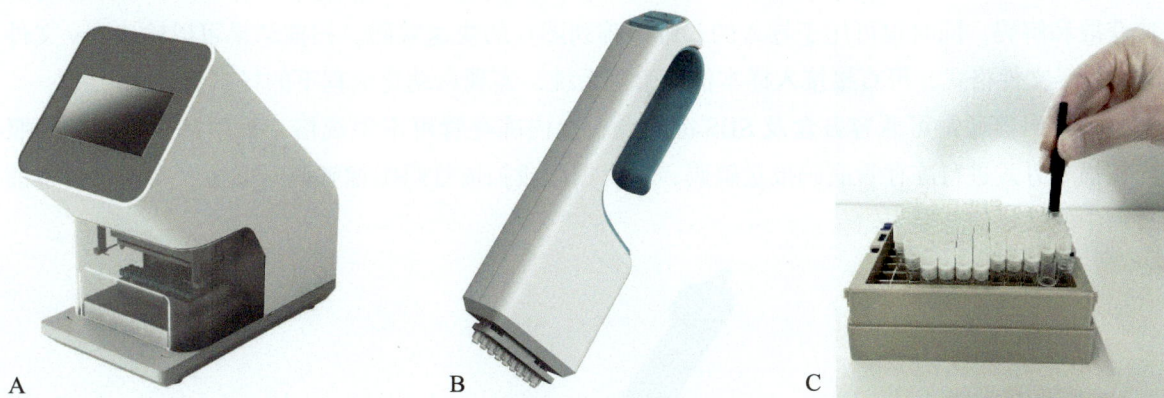

图 17-18　冻存管开盖器
A. 整板开盖机；B. 8 道开盖器；C. 单道开盖器

（三）冻存管喷码机

在病原微生物实验室的日常工作过程中，冻存管需要用来存储病原微生物样本。一方面需要考虑编码信息的长期稳定性，另一方面需要考虑样本使用者的信息易读性。在病原微生物样本保藏过程时，应用高通量侧壁喷码机（图 17-19）对冻存管管壁赋予肉眼可识别的标识信息，一方面可以满足高效性要求，另一方面满足操作可视化需求。

待存样本的信息编辑传输至冻存管喷码机后，信息可被快速打印在放入喷码机的冻存管管壁上。方便使用人员存取样本时直接查看标记内容，了解相应的样本信息。

喷码机所打标签需耐液氮，耐乙醇擦拭，耐指甲等硬物擦，可有效地解决冻存管贴标低效、易脱落、不能用于自动化存储的难题。

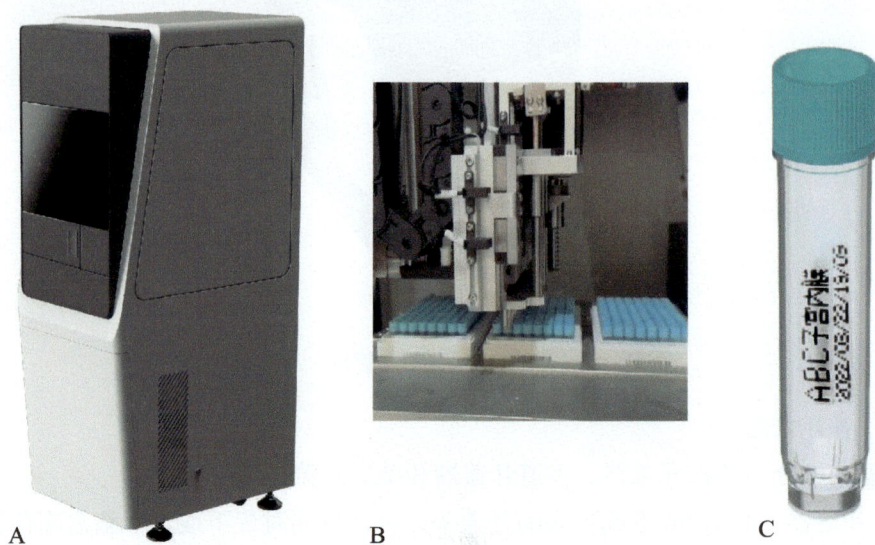

图 17-19　冻存管喷码机

A. 冻存管喷码机；B. 喷码 12 管 / 轮；C. 喷码信息

（四）冻存管整板扫码器

随着底码冻存管的使用普及，样本接收、处理及样本出入库过程通常需要以扫描冻存管底部编码录入系统方式，实现样本的精准记录和溯源。整板扫码器（图 17-20）可专用于冻存管编码的快速获取和解码，同时也可用于导入的二维码阵列图片的快速解码。扫描结果可以输出 csv 文件、json 文件等文件格式，可直接接入样本信息管理系统，实现自动化流程下的样本管理和追溯。

整板扫码器通常可兼容方盒及 SBS 冻存盒，盒内冻存管可不限规格，采用基于摄像头拍照或激光扫描等方式进行冻存管底码批量解码，单次拍照或扫描管码图像解码时间短，常用于样本前处理过程中的批量信息导入。

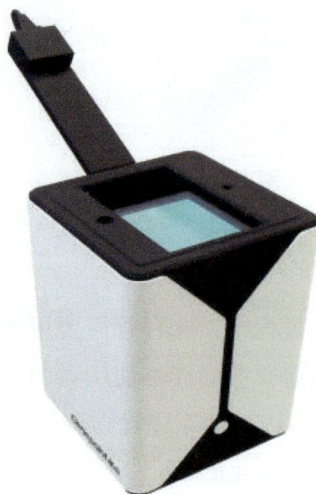

图 17-20　冻存管整板扫码器

第四节 冰箱类存储设备

基于不同病原微生物样本的生物特征，其保藏方法有多种，保藏过程均要求应有详细资料信息，并采取妥善、可靠的方法保藏，避免样本的污染或死亡。常用的保藏方法包括定期移植法、液体石蜡法、真空冷冻干燥法、超低温保存法、液氮超低温保存法等，不同保藏方法的原理、保藏时间、对设备的要求等不尽相同（表 17-1），大部分需要通过冰箱类存储设备、冷库或液氮存储设备进行样本的保藏。

针对较短时间的保藏方案，比如采用定期移植法、液状石蜡法进行存储的短期类样本，以及采用真空冷冻干燥法进行保藏的冻干类样本，通常需要采用 4℃冰箱；针对需要较长期或者长期存储的样本，通常需要使用 -80℃超低温冰箱或液氮存储设备。

表 17-1 不同病原微生物样本保藏方法的比较

保藏方法	保藏原理	保藏时间	保藏设备	菌种活性	保藏成本	操作性
定期移植法	低温（4℃）	3 ~ 6月	冰箱	易退化	高	简单
液体石蜡法	低温（4℃）、阻断氧气	1 ~ 2年	冰箱	退化	较高	比较简单
真空冷冻干燥法	干燥、低温、无氧、保护剂	8 ~ 10年	-80℃、真空冷冻干燥机、封管设备	退化	低	复杂
-80℃冰箱冻结法	低温（-80℃）、保护剂	2 ~ 5年	-80℃冰箱	退化	较低	复杂
液氮超低温冻结法	超低温（-150℃或 -196℃）、保护剂	无限期	程控降温仪、液氮运输罐及液氮罐	不易退化	高	复杂

一、-80℃超低温冰箱

-80℃超低温冰箱是生物保藏领域应用较多的一类箱体，通过提供超低温环境来保证生物类样本长期保存的质量。在病原微生物样本菌（毒）种保藏领域，使用 -80℃超低温冰箱保藏成本较低，可以用于中长期的病原微生物样本的保藏。

（一）超低温冰箱结构及工作原理

超低温冰箱的结构主要由箱体、控制器、制冷系统及温度监控系统组成。

（1）箱体：内箱多采用储物层独立开关门的设计方式，外箱体采用冷轧钢板互相焊接而成。箱体内外层分别有一定厚度的聚氨酯发泡保温材料，确保内部温度的稳定性。箱体内含有温度传感器，能够自动根据冰箱内实际温度和人工设定温度的比较结果进行温度调节。病原微生物样本库通常使用 800 ~ 1000 L 大容箱体性价比最佳。

（2）控制器：可接收温度监控系统传回的温度信息，控制压缩机制冷系统实时启停，以维持箱体内 -80℃的存储温度。超低温冰箱箱体内温度均匀性差异较大，高档碳氢制冷剂变频制冷型，温度均匀性 ≤ -80℃ ±3℃；非变频碳氢制冷 VIP 隔热型，温度均匀性 ≤ -80℃ ±5℃；氢氟烃制冷型温度均匀性 ≤ -80℃ ±10℃。控制器除制冷控制外，还可进行系统参数和报警设置，还可记录、存储运行日志与报警日志。

（3）制冷系统：应采用稳定性更高的双压缩机覆叠制冷系统。制冷系统主要由高温压缩机、低温压缩机、制冷管路、冷凝器、蒸发器和毛细管组成。蒸发器盘管缠绕于冰箱内胆外壁，制冷内胆，内胆再与箱体内进行热交换降温。

（4）温度监控系统：超低温冰箱一般配备多个温度探头，实时监控箱体内最高、最低温度，蒸发器温度和排气温度等关键温度点，以实时启停压缩机，保持箱体内温度稳定。箱体内温度超限时，控制器将启动声光报警。

（二）超低温冰箱的分类

1. 按自动化程度分类　可分为普通超低温冰箱和自动化超低温冰箱。

（1）普通超低温冰箱：普通超低温冰箱提供超低温存储环境，随着病原微生物样本管理越来越规范，超低温冰箱也会通过增设密码锁等管理方式加强对样本的保藏管理。

（2）自动化超低温冰箱：通过在超低温冰箱内部设置自动化机构及自动化扫码控制系统，可以实现样本在超低温条件下的自动化出入库管理。针对高致病性病原微生物样本的保藏，自动化超低温系统可以更好地保护操作人员安全，同时通过操作人员的权限管理，以及每次样本出入库时对冻存管的扫码溯源管控，可最大化提升样本保藏的安全性。

2. 按制冷模式分类　超低温冰箱的制冷系统是设备的核心，根据制冷模式的不同可分为双压缩机复叠制冷型和双压缩机并联制冷型。

（1）双压缩机复叠制冷型：设备具备两级压缩机，一级制冷系统为二级制冷剂制冷，二级制冷剂再流经冰箱蒸发器，与内部进行热交换，带走箱体内热量，从而维持箱体内温度稳定。

（2）双压缩机并联制冷型：2台压缩机的蒸发器均缠绕在冰箱内胆外侧，都能与箱体热交换。单压缩机制冷时，温度可维持 −70℃以下，因此 2 台压缩机一台长期工作，另一台在温度达到 −80℃以下后将暂停，直到温度再次升高后再启动。两台压缩机长期工作模式定时切换，当一台压缩机故障时，另外一台压缩机可维持箱体内温度不高于 −70℃，可以保障样本安全。

3. 按制冷剂分类　可分为氢氟烃制冷型和碳氢制冷型。

（1）氢氟烃制冷剂型：因引起温室效应和能耗较高，在欧美已逐步停产。

（2）碳氢制冷剂型：因节能环保，运行安静，正在替代氢氟烃制冷剂，成为主流。

4. 按运行模式分类　可分为定时启停型和变频工作型。

（1）定时启停型：温度波动较大，频繁启停也会导致耗电量升高。

（2）变频工作型：在温度偏高时大功率运行，温度达标后则低功率运行，可将温度均匀性维持在最佳状态，能耗及噪声均低于定时启停型。

5. 按结构类型分类　可分为立式结构和卧式结构两类。

（1）立式结构：占地面积相对较小，正面为 3 ~ 5 扇内门和 1 扇保温隔热外门。箱体内分 3 ~ 5层，可放抽屉式冻存架，取放样本更方便快捷。箱体每层内门均可独立开启，可减少整扇外门开启时的冷量丧失。立式超低温冰箱不足之处在于外门开启后升温较快。

（2）卧式结构：占地面积较大，顶部有左右 2 个内盖和 1 个保温隔热的外盖。只能配备上提式取盒冻存架，取放样本操作不便。其优势为温度均匀性优于立式，开外盖时升温较慢。

（三）超低温冰箱的操作维护

1. 使用操作

（1）新机开启：开机，温度设定至 −60℃，达到温度 2 h 后，设定降至 −80℃，当达到 −80℃后，冰箱空载持续运行 12 h 后，若制冷正常，温度稳定，箱体表面无结水结霜，开启使用。

（2）样本存放：如有冻存架，先放入冻存架，待温度降至 −80℃时，再放入样本。大批量样本入库时，为减小超低温冰箱负荷，可先将样本放入 −20℃冰箱预冻后再移入超低温冰箱。

2. 使用维护

（1）工作环境：环境温度 15 ~ 32℃，温度过高会导致冰箱散热不足，高温报警。

（2）空间预留：冰箱侧面、背面各留出 15 cm 宽度空间，顶部留出 30 cm 空间，用于散热。

（3）样本存取：取放样本目标明确，快速操作，以减少箱体内温度波动及结霜。

（4）箱体除霜：定期除霜，或者腔体内壁结霜厚度超出 1 cm 时，用冰铲手动除霜。

（5）门封条除霜：每周清除冰箱门密封条上的冰霜。

（6）过滤网清洗：污染度较大环境，3 ~ 6 个月取出过滤网冲洗晾干后再放回。

（7）冷凝器清洁：污染度较大环境，3 ~ 6 个月对冷凝器清洁一次，除尘除附着物。

（8）蓄电池：电池报警后，及时更换，以免断电情况下不能继续监控冰箱温度和报警。

（9）温度传感器盖：多位于箱体内壁顶部或底部，若箱盖结霜厚度超出 1 cm，及时除霜，以免影响冰箱控温效果。

二、4℃冰箱

对于病原微生物样本菌（毒）种保藏而言，较短时间的保藏方案，比如采用定期移植法、液体石蜡法进行存储的短期类样本，以及采用真空冷冻干燥法进行保藏的冻干类样本，使用 4℃冰箱的情况较多。4℃冰箱由箱体、控制器、制冷系统及温度监控系统组成。与超低温冰箱不同之处在于：箱体只有外门，无内门；单压缩机直接制冷。其余部分与超低温冰箱无显著差异。4℃冰箱内可放置抽屉式冻存架，用以整盘或整盒存放冻干菌种。实际使用中，选择合适的冰箱对保藏库的运营管理非常重要。

（一）4℃冰箱的工作原理

4℃冰箱是利用制冷剂的循环和状态变化过程进行能量转换，从而实现制冷降温。整个过程主要包括以下几个步骤：

1. 压缩过程　压缩机将制冷剂压缩成高温高压的过热蒸汽，并将其从排气口排出，进入冷凝器。

2. 冷凝过程　在冷凝器中，制冷剂的热量被散发给周围的空气，使制冷剂由高温高压的过热蒸汽冷凝为常温高压的液体。

3. 节流过程　制冷剂流经干燥过滤器进行过滤，滤除水分、杂质和氧化物，并在毛细管中节流降压后变为低温低压的制冷剂液体送入蒸发器。

4. 蒸发过程　在蒸发器中，低温低压的制冷剂液体吸收箱室内的热量，然后气化为饱和气体，从而达到吸热制冷的目的。

最后，低温低压的制冷剂蒸汽经过压缩机吸气管重新进入压缩机，在压缩机中再次被压缩成高温高压的过热蒸汽，从而开始下一次循环。

（二）4℃冰箱的分类选择

在设备选择时需要根据存储环境选择箱体的大小、温度精密度、设备的结构形式（立式、卧式），另外还需要根据样本的存储管类型来选择箱体内部的冻存架结构。

1. 按冷却方式分类 可分为直冷式冰箱和间冷式冰箱。

（1）直冷式冰箱：利用箱内空气上下自然流动进行直接冷却。优点是结构简单、价格低廉、节省能源、维修方便，缺点是箱内温度不够均匀、有霜。

（2）间冷式冰箱：利用风机使箱内空气强制流过蒸发器而冷却，因此又称风冷式冰箱。间冷式冰箱的优点是箱内温度均匀、无霜、温度可调，缺点是耗电量大、售价较高。

2. 按结构类型分类 可分为卧式冰箱和立式冰箱两类。

（1）卧式冰箱：向上开门，类似家用冷冻冰柜，适合长期储存，承重性能更强。

（2）立式冰箱：向前开门，适合频繁开关操作，占地面积更小。

（三）4℃冰箱使用维护及注意事项

1. 使用操作

（1）设定温度：根据实验样品的存储要求，设定合适的温度。通常情况下，冰箱温度应设定在 2 ~ 8℃。

（2）温度显示：冰箱控制面板上会显示当前的温度，当温度接近或超过设定的上下限时，冰箱会发出警报，提醒调整温度。

（3）样品分类：不同类型的实验样品分类存储，避免交叉污染。如将生物样本和化学试剂分开存放。

（4）样品容器：选择合适的样品容器，确保容器具有耐腐蚀性和密闭性。容器上注明样品名称、存储日期等基本信息，以便识别和管理。

（5）样品摆放：避免样品堆叠过高，以免影响冷空气流通；样品间应保持一定间隔，以便冷空气均匀覆盖样品。

2. 冰箱的日常维护

（1）冰箱清洁：定期清洁冰箱内外部，避免污物和异味滋生。

（2）清洁方式：使用温和的清洁剂和干净的抹布进行清洁，勿使用有腐蚀性的化学物品。

3. 注意事项

（1）工作环境：环境温度 15 ~ 32℃，温度过高会导致冰箱散热不足，高温报警。

（2）空间预留：冰箱侧面、背面各留出 15 cm 空间，顶部留出 30 cm 空间，用于散热。

（3）样本存取：取放样本目标明确，快速操作，以减少箱体内温度波动及结霜。

（4）蓄电池管理：电池报警后，及时更换，以免蓄电池故障，导致断电情况下不能继续监控冰箱温度和报警。

三、冷库

冷库是采用人工制冷降温并具有保冷功能的仓储建筑，是病原微生物资源保藏管理中较为重要的一类设施。根据温度范围冷库可分为高温冷库、中温冷库、低温冷库、超低温冷库、速冻库等，在病原微生物资源保藏中的冷库温度范围主要为 2 ~ 8℃，用于冷冻干燥微生物资源的长期保藏。

（一）设备原理与结构

冷库与冰箱相比较，制冷面积更大，且有共同的制冷原理。一般冷库多由制冷机制冷，利用气化温度很低的液体（氨或氟利昂）作为冷却剂，使其在低压和机械控制的条件下蒸发，吸收贮藏库内的热量，从而达到冷却降温的目的。近年来，二氧化碳作为一种纯天然的环保制冷剂也引起了人们的关注。冷库系统主要包括制冷机组、冷凝器、蒸发器（冷风机）、冷库门、冷库板、制冷阀、制冷管道、控制系统等。冷库的设计、建设、施工及验收应符合《冷库设计标准》（GB 50072—2021）、《冷库施工及验收标准》（GB 51440—2021）等相关标准的要求。根据需要及风险评估，冷库制冷系统中的制冷压缩机可采用"一用一备"方案。根据冷库中所保藏的病原微生物安全等级不同，冷库中的设备设施及防护措施应有所不同。用于保藏非高致病性病原微生物菌（毒）种的冷库，可采用双人双锁管理，库内应安装摄像头和温度探头，用于人员进入监控及温度监测，并配备超温报警装置和人员紧急警报装置。用于保藏高致病病原微生物的菌（毒）种的冷库，必须采用双人双锁管理，并按照公共安全行业标准《生物安全领域反恐怖防范要求第 2 部分：病原微生物菌（毒）种保藏中心》（GA 1802.2—2022）中相关规定，冷库出入口设置人脸识别系统、红外入侵报警系统、视频监控等，确保安全。根据保藏的病原微生物安全等级不同，冷库内货架配置可有所不同。

（二）操作步骤

开启冷库门进入冷库内开展相关工作，如为双人双锁管理，需两人同时到场开启冷库门锁。进入高致病病原微生物菌（毒）种保藏冷库，需要先按规定申请并获得批准后方可进入。

（三）注意事项

（1）进入冷库，应注意保暖防护，防止冻伤。

（2）进入非高致病性病原微生物菌（毒）种保藏库，应穿实验服、戴口罩和防护手套；进入高致病性病原微生物保藏库，应按照规定做好防护，以确保人员安全。

（3）取放病原微生物菌（毒）种时，应注意防止菌（毒）种管或盒掉落。

（4）冷库内应配备必要的消毒试剂，防止出现菌（毒）种管的掉落等原因导致的微生物泄漏。

（5）进出冷库应注意开关门时间，以保持冷库内温度恒定。

（6）采用氨作为制冷剂的制冷系统，应采用科技化手段实现智能监测，及时预警氨气泄漏等安全风险。

（四）维护及保养

（1）需制定设备的日常维护计划和操作规程。

（2）使用环境应保持一定的清洁。

（3）日常维护一般由工程师完成，包括但不限于定期检查温度、压力、电流及电压等，并检查是否结冰。

第五节　液氮类存储设备

病原微生物样本的保藏方法有很多，针对采用液氮深低温冻结法进行较长期或长期存储的样本，通常需要使用液氮存储设备进行病原微生物样本的保藏。

液氮类冻存设备主要使用液氮作为冷源，保持设备内温度可长期维持深低温环境，保障生物样本安全。液氮保藏法，亦称超低温保藏法，主要利用微生物在低于 -130℃的低温下新陈代谢趋于停止的原理，在液氮（-196℃的超低温下）中有效保藏菌（毒）种。液氮储存系统包括液氮容器及其配套的补给罐或液氮供应系统（含真空管道和大型液氮储罐）等。液氮容器分为液相和气相两种。液氮容器可以配备自动补给罐或液氮供应系统，实现液氮的自动补充。液氮容器储存场所需设置有害气体浓度检测装置，并保持通风，以利于挥发的氮气的排出。

与其他存储类设备不同的是，在使用液氮类冻存设备时，由于液氮存在深低温性、弱渗透性（由于温度极低，当皮肤接触液氮超过 2 s 时会冻伤）、膨胀性（室温气化时体积瞬间膨胀 696 倍）、窒息性（设备在加注液氮时空间内氧气降低会有人员窒息风险），因此需要对设备存放的环境、设备的日常使用制定更为科学和严格的规范，从而能够在保障人员安全的前提下开展液氮环境的存储活动。

液氮罐的分类

液氮储存设备主要有：小容量铝合金外壳液相液氮罐、较大容量的液氮箱及大容量的偏颈小开口气相液氮罐。

使用小容量铝合金液相液氮罐时，通常将装有样本的冻存管浸泡在罐内液氮中存储。如果冻存管密封不当或存放不当，可能导致样本间的交叉污染。此外，温度变化导致的冻存管材质不均匀收缩或膨胀，还可能引发爆管事故，这些因素对于病原微生物样本的安全性构成了较高风险。

液氮箱虽然可以用于液相和气相存储，但由于其顶部的大开口结构，当从箱内提出冻存架取放样本时，样本暴露在气相层中，温度将逐渐升高。如果温度回升过快，尤其是从液相存储状态中取出时，可能导致菌（毒）种样本原生质的玻璃化状态破坏，从而发生不可逆损伤。

大容量偏颈小开口气相液氮罐顶部开口小，罐内温度可长期维持在 -180℃以下，样本存取过程中，可在常温下暴露的安全时间更长，样本更安全。此类液氮罐主要依赖罐底液氮蒸发来维持存储区域内的低温，样本位于气相低温环境中，通过适当的密封和存储管理，可以有效避免交叉污染。同时，由于避免了直接接触液氮，也减少了冻存管因温度变化导致的爆裂风险，从而充分保障样本安全及操作人员的安全。

（一）液相液氮罐

小容量铝合金外壳液相液氮罐（图 17-21）由于较轻的重量及较小空间需求成为同类产品中最经济的仪器。通常使用的罐体材质为铝合金材质。

通常小容量液相液氮罐的体积通常涵盖了 20 ~ 200 L 的范围，由于开口比较小，液氮日蒸发量低，通常可以维持较长的存储时间。其内部通常采用圆形吊桶或冻存架的方式来存储细胞、病毒、组织等类型样本。

使用小容量铝合金液相液氮罐时，通常将装有样本的冻存管浸泡在罐内液氮中存储。如果冻存管密封不当或存放不当，可能导致样本间的交叉污染。此外，由温度变化导致的冻存管材质不均匀收缩或膨胀，还可能引发爆管事故，这些因素对于病原微生物样本的安全性构成了较高风险，因此不推荐使用。

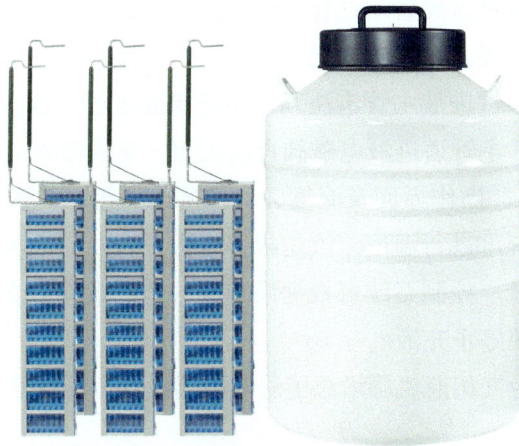

图 17-21　铝合金外壳液相液氮罐

（二）液氮储存箱

液氮储存箱是一种大开口结构的液氮存储设备，双层真空绝热设计，优质不锈钢内胆，整个箱体设计符合人体工程学原理，机身不高，方便开关箱盖取放样品。和传统的铝制液氮罐相比，采用不锈钢的结构，可以进行自动化加液氮以实时监控设备的液位和温度。双层真空内增加了液位传感器和液氮输送口，增加储存空间，同时防止冻存架取放过程中对传感器造成损害。

液氮箱虽然可以用于液相和气相存储，但由于其顶部的大开口结构，当从箱内提出冻存架取放样本时，样本暴露在气相层中，温度将逐渐升高。如果温度回升过快，尤其是从液相存储状态中取出时，可能导致菌（毒）种样本原生质的玻璃化状态破坏，从而发生不可逆损伤。因此在病原微生物样本保藏领域应用较少。

（三）气相液氮罐

目前，在病原微生物样本保藏领域应用最多的是气相液氮罐，罐身为不锈钢材质，在设备顶部设置偏颈小开口，因为气相液氮罐顶部开口小，罐内温度可长期维持在 -180℃以下。

气相液氮罐主要依赖罐底液氮蒸发来维持存储区域内的低温，样本位于气相低温环境中，通过适当的密封和存储管理，可以有效避免交叉污染。同时，由于避免了直接接触液氮，也减少了冻存管因温度变化导致的爆裂风险，从而充分保障样本安全及操作人员的安全。

1.气相液氮罐的结构　气相液氮罐主要由罐体、进液管路、控制系统及其他附件组成。

1）罐体：由不锈钢内胆、外胆、旋转桶及连接内外胆的小口颈管所组成，内外胆由高强度不锈钢制成，坚固耐用。在内胆和外胆之间是真空层，真空层内缠绕多层绝热材料，具有良好的保冷隔热性能。罐体底部配备 4 个承重脚轮，可短距离推行；罐口配有保温隔热泡沫盖，开盖即可提出冻存架取放样本。内胆内为旋转桶，旋转桶底部之下的空间填充液氮后，可将罐内温度降至 -180℃以下。存放样本的上提式单列多层冻存架均置于旋转桶底座上，旋转该桶，可将目标冻存架转至罐口正下方，并提出罐口，以存入或取出样本。罐体内部容积的大小，决定了样本的存储量，目前市面上的气相罐容积 300 ~ 2000 L 可选，对于样本库而言，在现场条件允许情况下，选择容量越大的气相罐，效率越高。

2）进液管路：由热气旁路、进液主管路及安全阀组成。热气旁路由管道、温度探头、消声器及电磁阀组成。进液初期，液氮流经管道气化产生的大量高温氮气会通过热气旁路末端消声器排出至空气中，以免热气冲入液氮罐，导致罐内温度升高。当旁路温度降至设定低温时，旁路电磁阀关闭，进液电磁阀打开，液氮通过进液主管道注入气相液氮罐底部。罐内差压液位测量仪可实时测量液位高度，当达到高液位时，主管道进液电磁阀自动关闭，充液结束。

3）控制系统：由工控机，操作界面及温度、液位传感器组成。主要功能是人机交互、充液控制及异常报警。通过控制系统可进行温度，液位报警参数设置及启动报警，可查看和下载温度，液位数据，操作日志和报警记录。控制系统可根据采集到的监测数据，在低液位时打开电磁阀，启动充液，在高液位时关闭电磁阀停止充液。

4）其他附件：部分厂家为气相液氮罐增添了一些附属设计（图17-22），使得取放样本由难转易。

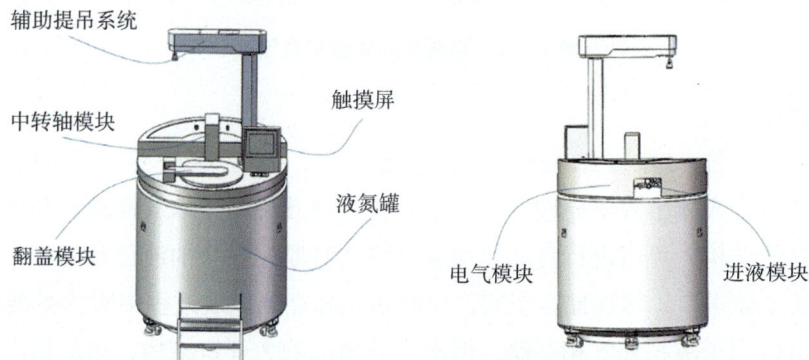

图 17-22　可自动开盖、自动旋转定位和提升冻存架的气相液氮罐

（1）旋转桶自动定位：在控制器上选择目标冻存架所在区域，该冻存架自动转到罐口位置。

（2）自动开盖：气相罐盖子颇为承重，登录操作界面后，点击开盖按钮罐盖可自动开启。

（3）冻存架电动提吊：满载冻存架高度 70 ~ 90 cm，重达 10 ~ 15 kg，在罐体顶部安装电动提吊设备，可以轻松将冻存架提到罐口。配合每层带独立固定器的冻存架，可以将冻存架吊在罐口处取放冻存盒，保护样本的同时，取放样本的烦琐程度，操作难度也大幅降低。

2. 气相液氮罐的操作、维护及注意事项

1）气相液氮罐的使用操作

（1）首次充装液氮：

a. 新机开启：开机，将冻存架放入旋转桶，打开罐盖，连接低压液氮补给罐，启动充液。

b. 设备静置：当达到高液位后，盖上罐盖，静置 24 h，观察温度已降至 −180℃以下，且罐体表面无结水结霜现象，才能开始使用。

c. 使用前：先关盖充满液氮。

（2）日常使用：

a. 样本出入库操作：在病原微生物样本管理系统内检索到样本的出入库位置之后进行样本存取操作。需要打开罐盖，取放冻存架及冻存盒完成日常出入库工作。

b. 日常液氮补给：通过真空液氮管道以及液氮补给罐，在低液位启动加液，在高液位关闭电磁阀。液氮补给罐液氮消耗之后也需要气体配送公司进行更换。

2）气相液氮罐的注意事项

（1）最适宜工作温度：15 ~ 32℃，湿度 60% 以下。

（2）样本取放：目标明确，快速操作，以减少冻存架、罐口颈部、罐盖结霜。

（3）除霜：如果颈口及冻存架有霜，须清除到罐外，罐内结霜过多，会影响转桶顺畅旋转和冻存架放置。

（4）补液：使用低压液氮补给罐给气相液氮罐补液，补给罐工作压力 ≤ 22 psi。

3）气相液氮罐的日常维护：按气相液氮罐的保养计划对系统进行预防性维护，包括检查系统状态、设备日常清洁［建议采用无尘布和（或）中性清洁剂进行设备清洁，不能用乙醇清洁显示屏］、系统备份，以及与工程师的技术交流。

气相液氮罐的巡检：定期巡检的目的在于及时发现和预防可能出现的硬件和系统问题，从而最大限度为系统的连续稳定运行提供保证，主要巡检工作如下：

（1）主机系统的运行状态，对系统 CPU、内存、I/O 状态、进程等检查。

（2）查看液氮消耗情况。

（3）对冻存盒进行除霜操作。

（4）连接件检查，对连接插头、电缆、电源插座等进行检查。

（5）环境检查，包括电源电压和室内温度、湿度等。

（6）清洁保养，清除外壳、机箱、扫描仪内的灰尘与异物。

第六节　液氮塔

随着医疗生物领域的快速发展，带来了大量的生物样本库等资源场景的建设需求。与此同时，对液氮存储装置及液氮的需求量也开始激增。液氮塔是一种专门设计用于存储和输送液氮的设备，它在生物样本保藏、超导实验、低温工程等领域有着广泛的应用。液氮塔的主要功能是为自动化液氮存储系统提供稳定、安全、高效的液氮供应，确保样本在极低温度下得到长期保存。

一、液氮塔的工作原理

液氮塔的设计主要基于氮气的物理性质及液氮低温储存和输送的需求，包括氮气的压缩、冷却、储存和传输过程。

液氮塔的设计首先要考虑的是如何有效地将氮气从空气中分离出来并冷却至液态，这通常通过一系列的物理过程实现，包括压缩、冷却和纯化。空压机用于对空气进行压缩，然后通过冷却和纯化过程，去除空气中的杂质，得到加工空气。加工空气进入液氮塔，液氮塔内部设计有分馏塔，通过层层塔板对空气进行精馏。在精馏过程中，氮气被逐渐分离出来，并在下塔顶部产生纯氮。这些纯氮随后进入主换热器，通过与加工空气进行换热，被进一步冷却并转化为液态氮。

液氮塔的储罐设计用于储存液态氮，并确保其长期保持低温状态。储罐要求具有良好的保温性能，以减少热量交换，保持液态氮的稳定性。液氮塔通常由内胆、外罩、排气管道、液位控制系统等组成。内胆是不锈钢压力容器，能有效隔离外界热量，保持液氮的超低温状态。外罩通常是碳钢真空结构，保护内胆不受外界温度影响。并且塔内装有液位传感器和温度传感器，用于实时监控液氮的存储量和温度，保证液氮罐的安全运行和有效管理，确保液氮的稳定供应。

同时，液氮塔还配备有储罐泵和管道系统，用于将液态氮输送到需要低温环境的设备或样本存储区域。

液氮塔的设计还要考虑安全性，应配备安全泄压装置，包括复式泄压阀和防爆盖，防止内部压力过高或外部环境变化对设备造成损害。

二、液氮塔的结构组成

液氮塔的结构组成通常包括以下部分。

1. 内胆　内胆是液氮塔的核心部分，通常由不锈钢或其他低温材料制成，能够承受液氮的极低温度，内胆的设计确保了液氮的存储状态和保持其低温状态。

2. 外罩　液氮罐的外罩通常由碳钢或不锈钢制成，它包裹在内胆的外部，形成一个真空层。真空层有效地隔绝了外部热量，减少了热对流和热辐射，从而降低了液氮的蒸发率。

3. 真空层　液氮罐真空层位于内胆和外罩之间，通过抽真空来减少气体分子传递的热量，进一步提高了绝热效果。

4. 液位控制系统　液位控制系统用于监控液氮塔内的液氮量，确保液氮的供应充足，并在液氮量低时发出警报或自动触发补给。

5. 安全泄压装置　包括复式泄压阀和防爆盖，这些装置在液氮塔内部压力过高时自动启动，释放多余的气体，防止塔体破裂，确保操作安全。

6. 支撑结构　液氮塔需要一个稳固的支撑结构，以承受塔体的重量和操作过程中的振动。

7. 管道系统　管道系统用于将液氮从塔内输送到使用点，如自动化存储系统或其他低温设备。管道系统利用其内部的真空绝热层，有效减少了外界热量对管道内部的影响，从而降低了液氮在输送过程中的蒸发损失。

8. 操作接口　液氮塔的操作接口包括控制面板、监控系统和维护接口，用于日常的操作、监控和维护工作。

在实际应用中，液氮塔可能还会包括其他辅助设备和系统，以满足特定的使用需求。

三、液氮塔的分类

液氮塔的类型多种多样，根据不同的使用场景和需求，液氮塔的设计和配置也会有所不同。依据液氮塔的容积大小和应用场景，可将液氮罐分类，便于选择最合适的类型。

1. 按容积分类　根据液氮塔的容积大小不同，可分为 $5\ m^3$、$10\ m^3$、$15\ m^3$ 等型号。用户可以根据自身的需求和场地条件选择最适合的型号。这些不同容积的液氮塔适用于不同规模的样本库或实验室。

（1）$5\ m^3$ 液氮塔容积较小，适用于小型或中等规模的样本存储需求，它的塔身高度一般在 $5\sim7\ m$。

（2）$10\ m^3$ 液氮塔的容积更大，适合中到大型的样本库或需要更多液氮供应的场合，能够存储更多的液氮，以满足较大的样本存储系统的需求。

（3）$15\ m^3$ 液氮塔是较大型的液氮塔，适用于大规模的样本库或需要大量液氮供应的场合，

$15 \ m^3$ 的容积可以提供更长时间的液氮供应，减少频繁补充液氮的次数。

2. 按应用场景分类

（1）生物样本库用液氮塔：这类液氮塔通常用于存储大量的生物样本，如细胞、组织、精子、卵子、胚胎等，需要在极低温度下长期保存的样本。

（2）医用液氮塔：在医疗机构中，液氮塔可能用于存储用于治疗的生物材料，或者用于冷冻保存用于移植的器官等。

（3）科研用液氮塔：科研机构可能会使用液氮塔来存储实验所需的低温材料，或者用于超导实验等需要极低温环境的研究。

3. 按配置分类

（1）标准型液氮塔：提供基本的液氮存储和供应功能。

（2）自动化液氮塔：集成了自动化控制系统，能够自动监控液氮的存储量和温度，甚至可以实现自动化的液氮补给。

4. 按结构分类

（1）单塔式液氮塔：一个独立的塔结构，通常包含一个或多个液氮储存罐。

（2）多塔式液氮塔：由多个塔结构组成，每个塔可以独立工作，也可以协同工作，提供更大的液氮存储容量和更灵活的供应方案。

四、液氮塔的使用条件

液氮塔的使用环境需要满足特定的条件和安全要求，以确保液氮的安全存储和使用，以及操作人员的安全。需要考虑以下方面：

1. **通风条件**　使用和存储液氮的房间应保持良好的通风，以避免氮气积聚导致氧气含量降低，造成人员窒息的风险。液氮罐通常安装在室外，因此通风条件较好。

2. **温度控制**　液氮塔应放置在温度稳定的环境中，避免极端温度变化，以维持液氮的低温状态和减少蒸发损失。

3. **防震措施**　液氮塔应安装在防震的基础上，以防止因震动或地震导致的结构损坏。

4. **安全距离**　液氮塔周围应保持足够的安全距离，防止意外碰撞或操作失误导致的伤害。

5. **防火防爆**　液氮塔的使用环境中应避免火源和易燃物品，因为液氮的低温可能导致材料变脆，增加爆炸风险。

6. **防腐蚀**　存储液氮的设备和管道应选择耐腐蚀材料，以防止因液氮的低温特性导致的材料脆化和腐蚀。

7. **操作规程**　应制定严格的操作规程和安全措施，包括液氮塔的操作、维护、应急处理等，确保操作人员的安全。

8. **个人防护**　操作液氮塔的人员应配备适当的个人防护装备，如防寒手套、护目镜、防护服等，以防止冻伤和其他潜在风险。

9. **紧急响应**　应制订紧急响应计划，包括在液氮泄漏或其他紧急情况下的疏散程序和应急措施。

具有较大的单体存储量，其主要区别在于使用冷库搭建替代了传统冰箱箱体结构。此外，冷库结构还需要考虑地漏的预留以排除冷凝水，并规划额外的压缩机和冷凝器的位置。为样本安全考虑，还通常具备液氮后备制冷系统用于断电情况下系统的安全保障。

3. −196℃温区自动化样本存储设备　−196℃温区通常通过液氮蒸发制冷，选用的设备实现方式为液氮罐的方式，出于对样本交叉污染及样本管在液氮液相存储环境下容易爆管等方面的考虑，主流的方式为气相液氮罐的存储方式。在自动化保藏方面通常为自动化气相液氮罐。−196℃以下温区也有通过如斯特林制冷机等机械制冷的研究和应用，但仅限于较少场景下。

（三）根据自动化程度分类

通常生物样本存储的过程中选用的存储容器为安瓿、冻存管，在存储的过程中此类容器存放于冻存盒内进行存储。自动化的存储设备相较于传统手工设备对于冻存耗材的要求要更高一些，除了底部二维码的标记，对于冻存耗材的均一性、一致性、扫码的适配性都要求比较高。同时，也正是由于采用了自动化保藏系统，可以完成全流程的每个样本的精准溯源，确保样本和信息准确安全。在自动化存储系统的应用过程中，形成了多种结构的存储模式因而在自动化系统的实现路径上也会分为多种形式。

1. 全自动样本存储设备

（1）冻存盒结构：市面上绝大多数的全自动样本存储设备是以冻存盒作为基本存储单元进行样本存储。全自动样本存储设备可以操作样本管、样本盒，可进行快速的自动化整盒入库与零散的单管出库，还可完成样本的碎片整理、预约去管等工作，适合绝大部分操作场景；操作管时需要以盒或管为载体存入交接口，全部以管为单位入库和出库。

全自动样本存储设备内部存储的冻存管和冻存盒都需要进行普适性设计以便于自动化机械结构对样本管和样本盒的抓取，因此对样本管和样本盒的规格、一致性均有一定的要求，从而满足样本资源保藏的长期稳定。

（2）冻存管结构：目前，也有一些全自动样本存储设备采用冻存铝条的存储模式进行样本管的自动化存取。这种方式对于冻存管的均一性有极高的要求，同时对于设备的日常运行维护要求极高，需要针对样本盒和样本管的外部结冰结霜做充分的处理工作。

2. 半自动样本存储设备　市面上绝大多数的半自动样本存储设备一般是指以冻存盒为基本存储单元进行样本存储的设备。此类设备的自动化机构主要操作目标冻存盒，在设备内部可以对整盒样本进行批量扫描和信息确认，由用户自行对目标冻存盒的目标冻存管进行挑管操作。部分半自动样本存储设备还可以与全自动样本存储设备协同工作，这种组合一般会通过机器人进行对接和交互，由半自动样本存储设备将目标冻存盒取出后交给全自动存储设备进行挑管，挑管完成后由机器人将样本交给用户，从而实现全自动的样本存储操作。

三、自动化样本存储设备配套设备

（一）生物样本深低温整理平台

生物样本深低温整理平台，又称为液氮小推车，是手动大批量存取样本的理想辅助设备，可有效地避免存取过程中样本升温损伤。

1. 生物样本深低温整理平台的结构　生物样本深低温整理平台（图17-23）由方形隔热箱、隔热箱推车、温度监控仪、充液软管等组成。方形隔热箱由不锈钢内箱与外箱焊接而成,中间为真空层,具有良好的保温隔热功效。箱体内配备铝质操作平台,平台底部可填充液氮。填充液氮后,平台温度可长时间低于 –150℃,可作为理想的挑管平台。从超低温冰箱或液氮中取出整盒待挑管样本后,置于平台上,对照出库单,可从容挑选目标样本,不用担心样本冻融损伤。隔热箱有大小两种尺寸,大尺寸箱体可容纳 2 个 15 层方形冻存架,适用于气相液氮罐中的样本存取。小尺寸箱体平台单层可平放 6 个方形冻存盒,适用于超低温冰箱及带提吊气相液氮罐的样本挑管出库。隔热箱一侧固定有手阀及充液管路,用于为箱体填充液氮。箱体顶部配备保温隔热的泡沫盖。有厂商对箱体内平台做了新的结构设计,使得平台温度可维持在 –90 ~ –70℃,成为超低温冰箱专用的样本转运及挑管辅助设备。隔热箱推车由不锈钢管、板焊接而成,带把手,底部为 4 个承重脚轮,可轻松推行。推车分上下两层,上层用于承载和固定隔热箱,下层可放取下的泡沫盖及备用的耗材。温度监控仪与进液管路安装在同一侧,可实时测量和显示箱体内操作平台温度。充液软管用于连接液氮补给罐和隔热箱进液阀门,为箱体填充液氮。

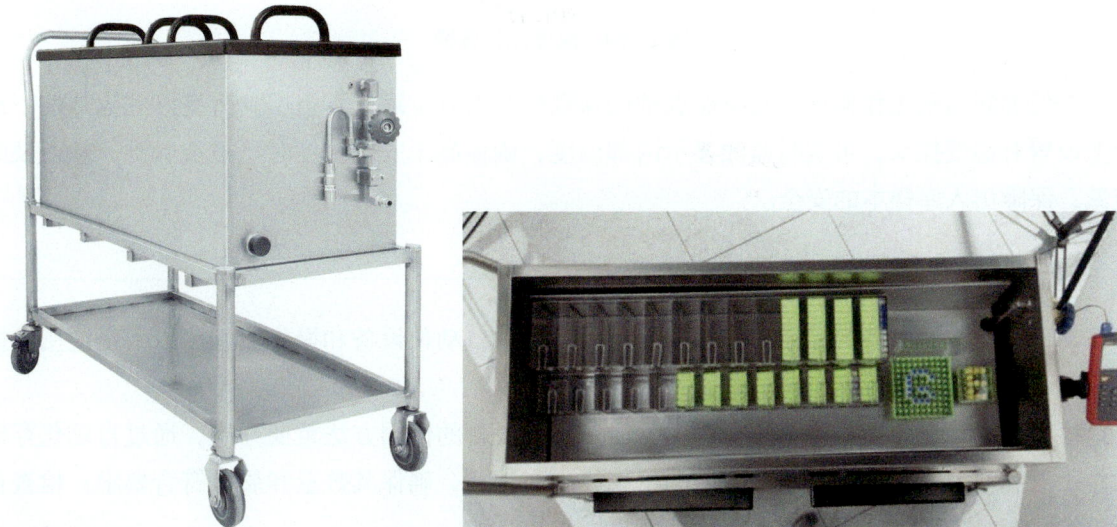

图 17-23　生物样本深低温整理平台

2. 生物样本深低温整理平台的工作原理　生物样本深低温整理平台使用液氮作为冷源,能够维持保温箱内的温度在 –150 ~ –80℃,便于进行生物样本的并盒、存储等操作,同时在充液过程中就能实现快速降温,充分利用了资源。真空保温箱内安装有温度均匀屏,温度均匀屏下部设有充液冷却管和汽化冷却管,在管道下部设有液氮贮存箱,充液冷却管和汽化冷却管都与液氮贮存箱相连,充液冷却管起始位置处安装有充液阀,汽化冷却管末端处安装有排气阀,温度均匀屏上部用来放置样本盒,温度均匀屏把液氮蒸发传递来的冷量均匀传递到箱体内部,维持箱体低温。

(二)深低温转运桶

1. 深低温转运桶结构　深低温转运桶(图 17-24)(下文简称为转运桶)主要为样本提供低于 –150℃的气相液氮环境,确保生物样本的转运和暂存安全。深低温转运桶由内桶、外壳、泡沫盖和显示屏组成。桶内有冻存盒平台,可放置 1 个方形或 SBS 冻存盒。平台底部可填充 1 ~ 3 L 液氮,用于实验室内少量冷冻样本的转运及挑管出库。内桶有真空结构和非真空结构两种,前者底部填充 2 ~ 3 L 液氮,可维持 –150℃以下近 24 h,后者仅能维持 4 ~ 6 h,但重量较前者轻。部分厂家生产的深低温转运桶既可单独使用，又可与同品牌自动化样本存储系统对接，实现系统内外样本的低温安全转运。

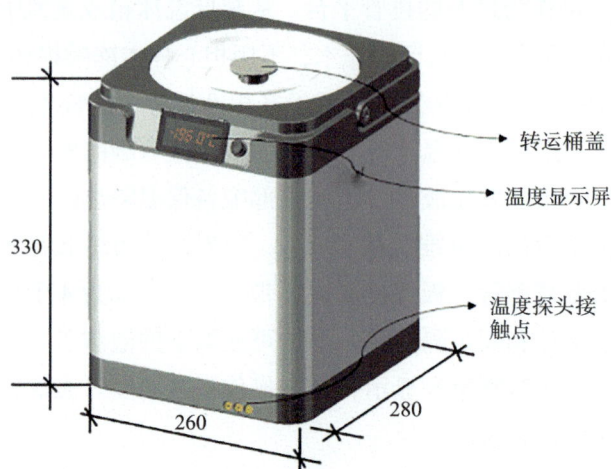

图 17-24 深低温转运桶

2. 深低温转运桶工作原理 真空保温桶的保温核心为真空罐，真空层具有良好的隔热性，载物托盘上设置有温度探头，可实时监测显示内部温度，确保高于安全温度时可被查看到，从而及时添加液氮，保障出入库样本的安全。

四、自动化样本存储设备的通用操作流程

自动化样本存储设备的详细操作说明取决于具体的自动化设备和操作流程。以下是通用性操作步骤：

1. 检查自动化设备的操作手册 操作手册是了解设备的使用方法重要介质，通过自动化存储系统操作手册和注意事项，能够准备所需的生物样本和试剂，确保其数量和质量符合要求；检查自动化设备的状态，确保其处于正常工作状态。

2. 样本准备 根据实际存储及实验要求，准备待入库生物样本，如血液、尿液、组织等；遵循标准操作规程，进行样本的采集、保存和处理；确保样本的标签和信息准确无误，以免出现样本信息混淆或人工操作错误。

3. 设置自动化存储设备 打开自动化样本存储设备，根据设备的操作手册进行初始化和设置；设置所需的实验参数和程序，如温度、时间、速度等；确保所使用的试剂和材料符合设备的要求，并按照要求进行安装和调整。

4. 样本装载 通过样本库管理系统下达样本入库任务单，存储容器选择自动化存储设备；根据自动化样本存储设备的存储要求，将样本和试剂装载到设备的样本槽或试剂槽中；确保样本和试剂的标签与设备设置的程序相匹配，避免混淆或错误。

5. 自动化操作 启动自动化存储设备的操作程序，开始自动化处理样本；通过自动化存储设备监控摄像头，监控设备的运行状态，观察有无异常情况发生；自动化设备完成样本存储后，根据反馈信息确认操作完成，同时确保软件系统能够同步存储信息。

6. 设备维护 在常规操作过程中，应定期维护自动化设备，确保其正常工作和延长设备寿命；

遵循设备维护指南，进行定期维护和保养；注意设备的安全使用，避免操作错误导致的损坏或事故发生。

以上步骤仅为一般性的指导，具体的操作步骤和注意事项可能会因不同设备和实验要求而有所不同。因此，在进行自动化生物样本操作前，请仔细阅读设备的操作手册，并遵循相关的操作规程和实验流程。

五、自动化样本存储设备应急处置

为了确保自动化样本存储系统的硬件设备和软件系统正常运行，应建立自动化样本存储系统的应急预案，对样本转移及数据备份计划做好方案，以应对突发应急情况下的紧急处置。预案内容包括指定样本转移方案；定期备份样本数据和系统镜像；定期进行系统演练和测试，以确保应急响应流程的有效性；建立详细的系统文档和操作手册，包括系统配置、密码和账户信息等；建立供应商和技术支持团队的联系方式，及时获取技术支持。

1. 异常情况确认　当发生异常情况时第一时间确认该异常情况的性质和范围，评估对其自动化样本存储系统的影响；根据应急预案内容立即通知相关人员和部门，启动应急响应计划，明确责任人负责协调应急工作，确保信息畅通。同时，尽快与供应商或技术支持团队联系，报告异常事件，并获取相关故障排除和修复支持，按照应急预案中规定的程序进行疏散和人员安全保护。

2. 应急样本处置　自动化生物样本库应提供完整的应急方案，包含应急情况下的人工干预方法、应急小批量样本转移及大批量样本转移方案。方案中需明确操作步骤、应急物料及相关设备清单、操作注意事项、应急联系方式及后续工作流程等内容。在发生应急情况下，通知供应商和技术团队根据各自动化样本存储系统的样本转移方案，对在库样本进行安全、快速的处置。在样本处置过程中，应尽可能快速完成，以确保样本质量受到最小的损害。

3. 数据备份与恢复　自动化生物样本存储系统应具有完善的数据备份机制，可选择每日、每周、每月对系统数据进行备份，具体根据数据更新频率和重要性来确定，备份应包括所有关键数据、配置文件和系统设置等内容。为了确保样本数据安全，数据备份应选择可靠的离线备份介质来存储数据，如磁盘、硬盘、离线服务器等，应确保备份介质具有足够的容量和稳定性，能够长期保存数据。

在发生异常情况下的如需对数据进行恢复应首先确认样本数据备份的完整性和可用性，恢复备份数据到自动化样本存储系统中，并对恢复的样本数据进行验证，确保数据的完整性和准确性，数据恢复完成应立即对自动化系统进行恢复和配置，确保系统能够正常运行。

4. 系统修复和测试　异常情况处理完毕后，自动化生物样本存储系统应进行硬件及软件的功能修复工作，修复工作需供应商技术人员协助完成，修复完成后应对系统软件及硬件进行全面测试工作，确保系统能够正常运行。同时，应及时更新相关文档和记录，生成可查询可判断的数据资料。

5. 安全措施　为了提升自动化生物样本存储系统的稳定性，应定期更新系统的安全补丁和防病毒软件，设置强密码和访问控制，限制非授权人员的访问，定期备份系统配置和日志，以便进行安全审计和故障恢复，建立监控和报警机制，及时发现异常情况并采取相应措施。

通过以上完善的应急处置预案，可以提高自动化样本存储系统在灾难事件发生时的应对能力，并保证样本数据的安全性和可恢复性。

六、自动化生物样本存储系统日常保养及巡检

自动化生物样本存储系统通过定期的保养和巡检，可以确保系统软件及硬件的稳定性和可靠性，防止系统故障和数据丢失，并及时发现和解决潜在问题，保障样本实物及数据的安全和完整性。日常保养及巡检方案参考以下几点：

（一）日常温度和湿度控制

（1）每日检查自动化生物样本存储系统的温度和湿度传感器的准确性和稳定性，确保系统内部存储及操作环境符合要求。

（2）按规定校准系统温度和湿度传感器，确保其测量的准确性。

（3）检查环境温湿度控制设备的运行状态，如空调、加湿器或除湿器等，确保其正常工作。

（4）定期清洁空调过滤器和检查排水管道，防止堵塞和漏水。

（二）系统常规巡检

（1）每日检查自动化生物样本存储系统的存储区温度、操作区温度和系统工作状态，确保样本存储及出入操作均在安全可控的环境内。

（2）定期检查自动化生物样本存储系统内部和外部的运行情况，确保系统内部压缩机、散热器、风扇或排水系统的畅通运行。

（3）定期检查自动化生物样本存储系统的制冷剂压力及泄漏情况或液氮补给情况，确保系统正常运行。

（4）定期更换自动化生物样本存储系统的易损件，确保其性能的稳定性。

（三）电源和备份电源

（1）每日检查自动化生物样本存储系统电源的供电情况和电压稳定性，确保系统正常运行。

（2）定期检查自动化生物样本存储系统备份电源的容量和充电状态，确保其能够及时供电。

（3）定期检查电池组和不间断电源（uninterruptible power supply，UPS）设备的运行状态，预防故障和电池老化。

（四）数据备份和存储

（1）每日检查自动化生物样本存储系统及对接软件系统数据备份的完整性和可用性，确保备份文件完整且能够成功恢复。

（2）定期检查数据存储设备的容量和性能，确保其能够满足样本存储需求。

（3）定期清理数据存储设备的垃圾文件和过期数据，释放存储空间。

（4）定期检查数据备份设备和存储设备的连接和传输速度，确保数据传输畅通。

（五）巡检记录和报告

（1）每次对自动化生物样本存储系统巡检后记录巡检内容、结果和发现的问题。

（2）及时报告和跟踪自动化生物样本存储系统问题的解决进度。

（3）定期汇总巡检记录，生成巡检报告，对自动化生物样本存储系统的运行状态和问题进行综合分析。

第八节　安全监测预警系统

病原微生物样本资源保藏库安全监测预警系统主要由门禁安全管理系统与环境监测系统组成。门禁安全管理系统不仅可用于内部工作人员考勤、行踪溯源还可预防无关人员未经授权进入重要区域，给自身或实验室带来危害。

环境监测系统则主要监测库温湿度及氧浓度，如发生异常，及时报警，必要时联动保藏库通风空调系统，使其快速恢复正常，以保障病原微生物样本保藏库内设备的稳定运行及人员的安全。

一、门禁安全管理系统

（一）门禁安全管理系统工作原理

门禁安全管理系统通过读卡器或摄像头采集申请开门人员信息，转换成电信号或面纹编码发送到门禁控制系统中，与信息库中数据对比，判断申请人有无相应门禁的授权信息，根据判断的结果完成开锁、保持闭锁等工作。对于联网型门禁安全管理系统，控制器也接收来自管理计算机发送的人员信息和相对应的授权信息，同时向计算机传送进出门的刷卡记录。单个控制器可以组成一个简单的门禁安全管理系统，用来管理一个或两个门；多个控制器通过通信网络同计算机连接起来可组成多个建筑的门禁安全管理系统。计算机装有门禁安全管理系统的管理软件，可管理系统中所有的信息分析与处理。

（二）安全管理系统组件

1. 门禁控制器　门禁安全管理系统的核心部分，负责整个系统输入、输出信息的处理和储存、控制等。

2. 识别仪　读取卡片中数据或生物特征信息的设备。

3. 电控锁　锁门的执行部件，主要有以下几种类型可选。

（1）电磁锁：断电开门型，符合消防要求。适用于单向的木门、玻璃门、防火门、对开的电动门。

（2）阳极锁：断电开门型，符合消防要求，安装在门框的上部。适用于双向的木门、玻璃门、防火门。带有门磁检测器，可随时检测门的安全状态。

（3）阴极锁：通电开门型，适用单向木门。安装阴极锁一定要配备 UPS 电源。因为停电时阴锁是锁门的。

4. 卡片　开门的钥匙。可以在卡片上打印持卡人的个人照片，开门卡、胸卡合二为一。

5. 其他模块　出门按钮、门磁及电源。

（三）门禁安全管理系统类型

门禁安全管理系统，又称出入口控制系统，是一种管理人员、物品进出的智能控制系统。门禁安全管理系统是新型现代化安全管理系统，它集微机自动识别技术和现代安全管理措施为一体，涉及电子、机械、光学、计算机技术、通信技术和生物技术等诸多新技术。它是解决重要部门出入口实现安全防范管理的有效措施。

1. 按识别方式分类

（1）使用密码认证：此类门禁安全管理系统操作方便，无须携带卡片。缺点是密码容易泄漏，安全性很差，无进出记录，只能单向控制。

（2）使用卡片识别：多用磁卡和射频卡，一人一卡，有进出记录，可双向控制。缺点是可能被冒用，磁卡易磨损，易复制，射频卡成本较高。

（3）使用指纹、虹膜、人脸等生物特征识别认证：此类门禁安全管理系统有进出记录，可双向控制；使用起来最为方便，无须输入密码，无须携带卡片，被冒名顶替的难度较大，安全性高。缺点是当识别部位如因受伤等原因发生改变，会导致生物识别失败。

2. 按通信方式分类

（1）单机控制型：这类产品是最常见的，适用于小系统或安装位置集中的单位。通常采用RS485通信方式。它的优点是投资小，通信线路专用。缺点是一旦安装好就不能方便地更换管理中心的位置，不易实现网络控制和异地控制。

（2）网络型：这类产品的通信方式采用的是网络常用的TCP/IP协议。优点是控制器与管理中心是通过局域网传递数据的，管理中心位置可以随时变更，不需重新布线，很容易实现网络控制或异地控制。

3. 按设计原理分类

（1）一体机（控制器自带读卡器）：这种设计的缺陷是控制器须安装在门外，因此部分控制线必须露在门外，易造成无须卡片或密码可以轻松开门。

（2）分体机（控制器与读卡器识别仪分开）：这类系统控制器安装在室内，只有读卡器输入线露在室外，其他控制线均在室内，而读卡器传递的是数字信号。因此，若无有效卡片或密码任何人都无法进门。这类系统应是保藏库首选。

二、环境监测系统

环境监测管理系统是利用物联网技术将保藏库内的智能设备进行有机整合，引入模块化设计的思想，对温湿度、气体类实时监控等，进行智能监控、自动联动、打造安全、无忧的库区环境。其优点如下：

（1）智能：软硬件结合的环境监测管理系统，支持监测氧气外，同时可监测二氧化碳、氮气等有毒有害或可燃气体，支持监测室内温度和湿度等，所有监测设备接入统一的中心平台，平台统一管理和告警。

（2）实时：前端监测设备实时显示监测数据，监测大屏、移动端均可查看实时数据及历史记录。

（3）可扩展：可扩展监测指定的有毒有害气体、可燃气体或其他的环境参数，提前预警和告警，及时处理危险源，规避风险，降低损失。

（一）环境监测系统组成结构

越来越多的保藏库环境监控系统采用无线监测模式。完整的环境监测系统由终端监测模块、信号接收器、监控软件及声光报警器组成（图17-25）。

（1）终端监测模块：由探头和信号发射模块组成。监测不同的指标，采用不同的终端模块，比如温度监控模块、温湿度监控模块，氧浓度监控模块，CO_2 浓度监控模块等。终端监控模块可将测量到的信号以无线模式发送到信号接收器。

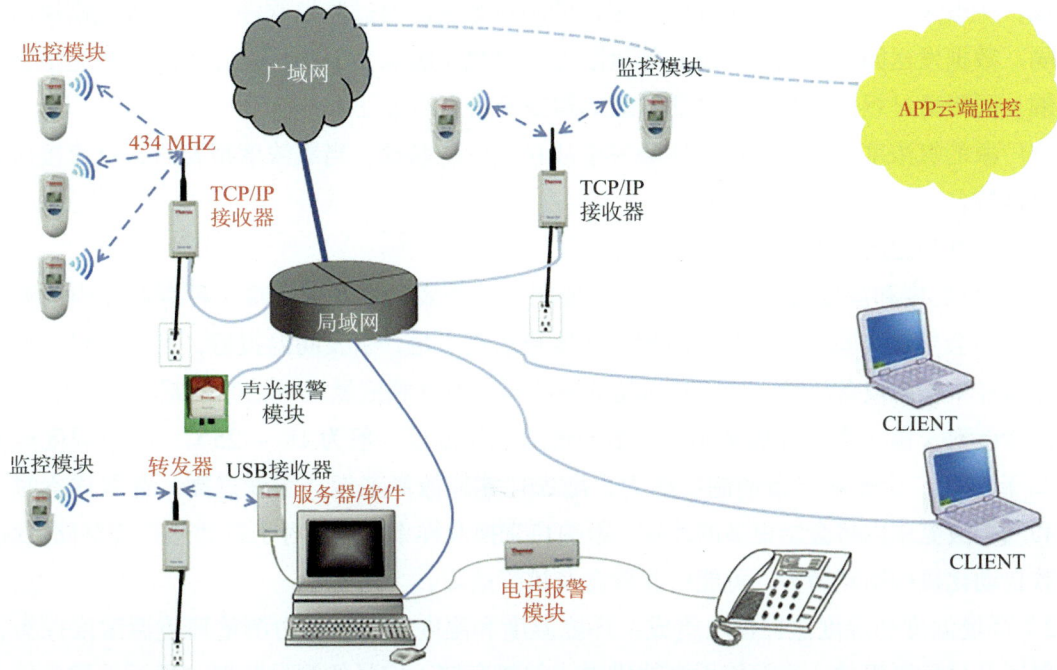

图 17-25　保藏库环境监控系统

（2）信号接收器：负责电脑和终端监控模块之间的信号传递。信号接收器可接收一定距离内多个终端监测模块发送的信号，并通过局域网传输至电脑监控软件。同时也可将监控软件发送的指令传输至终端监控模块。

（3）监控软件：监控软件安装于监控室电脑上，可对系统内所有终端监控模块进行管理，实时显示各模块当前数据，异常时及时启动本地声光报警及远程电话、邮件、短信和微信报警。除显示和报警外，监控软件还具有报警阈值设置、历史数据、报警日志查看和下载等功能。局域网内拥有授权的电脑均可直接访问监控系统主机，实时查看监控数据与报警详情。如主机可上外网，则监控数据可上传云端，实现远程实时查看。

（4）声光报警器：可安装于实验室内和监控室内，当监控数据异常时，软件系统可通过接收器启动报警器报警。

（二）环境监控系统监控模块

环境监控系统监控模块包括氧浓度监控模块、环境温度和湿度监控模块、设备温度监控模块、设备断电监控模块和环境水位监控模块。

1. 氧浓度监控模块

（1）氧浓度监控模块用途：程序降温后的菌（毒）种将放入气相液氮存储设备中长期保存，保存期间，气相罐中的液氮将不断气化蒸发到整个存储库区中，尤其每次为存储设备充装液氮时，排入库区的氮气将会更多。此外，−80℃的超低温存储设备在断电情况下，可启动液氮后备制冷系统降温，也会排放大量的氮气。在这些使用场景下，如房间内通风换气不足，氧浓度会逐渐降低。当空气中氧浓度降至 17% 以下时，人会产生不良的生理反应，如呼吸困难、乏力等种种不适反应，严重的可能导致缺氧窒息死亡，所以这些房间都需要安装氧浓度报警器来实时监测氧气浓度。

（2）氧浓度监控模块监测及报警：氧浓度监控模块由测量氧浓度探头、无线信号发射器及显示屏组成，一般采用电池供电，可存储一定量的测量数据。通过监控软件，可设置该模块的氧浓度测量间隔、数据发送间隔及报警阈值。低氧浓度报警线一般设为19%，一旦超出，声光报警器便会报警提醒，同时通过短信、微信或电话发送远程报警信息给责任人。

部分厂家的氧浓度监控模块可与实验室事故排风系统联动，当氧浓度报警时，可直接启动事故排风系统运行。

2. 环境温度和湿度监控模块

（1）环境温度和湿度监控模块用途：主要用于监测实验室及菌（毒）种存储库内的温湿度情况。温度过高会导致实验室及存储库内超低温冰箱散热不足，引发高温报警，甚至停机。湿度过高则可能导致样本库内设备故障，存储库内超低温冰箱门及气相液氮罐口结冰结霜增多，开关门（盖）不畅或漏冷。对于菌（毒）种保藏库，要求的最适工作温度一般为18～25℃，相对湿度≤60%。如温度高于32℃，会影响设备的制冷能力，增加耗能或液氮消耗。湿度过高，存取样本时，超低温冰箱和气相液氮罐内将会结更多的冰霜，影响热交换及样本取放；对于自动化系统存储系统来说，则会导致自动化机构结霜增多，可能引起取盒及挑管故障。

（2）环境温度和湿度监控模块组成：环境温度和湿度监控模块由测量环境温湿度探头、无线信号发射器及显示屏组成，通常使用电池供电，并能存储一定量的测量数据。通过监控软件，可设定模块的温度和湿度测量间隔、数据发送间隔及报警阈值。

3. 设备温度监控模块

（1）设备温度监控模块用途：设备温度监控模块主要用于监测存储设备的温度情况。温度过高会导致样本存储过程中质量下降。因此，一般每台存储设备都需要单独配置一套设备的温度监控模块。当设备温度出现异常时，监控系统会将信息传递给环境监控系统，并触发现场的声光报警或远程报警，以提示样本库管理人员及时进行干预。

（2）设备温度监控模块组成：设备温度监控模块主要由温度和湿度测量探头、无线信号发射器和显示屏组成，通常采用电池供电，并能存储一定量的测量数据。通过监控软件，可以设定该模块的温度和湿度测量间隔、数据发送间隔及报警阈值。

4. 设备断电监控模块

（1）设备断电监控模块用途：设备断电监控模块主要用于监测存储设备的用电情况。如果因人为因素或其他因素导致设备插座插电补偿，系统会即刻将断电信息通知样本库管理者，防止因没有通电导致的存储设备温度升高进而引发样本存储过程中质量下降。建议每台存储设备都需要单独配置一套设备断电监控模块。当设备出现异常时，该信息会被传送至环境监控系统，系统将在现场启动声光报警或通过远程方式发出警报，以提示样本库管理人员采取相应的干预措施。

（2）设备断电监控模块组成：设备断电监控模块由断电监控探头、无线信号发射器和显示屏组成，通常采用电池供电，并能存储一定量的测量数据。通过监控软件，可以设置该模块的断电检测间隔时间、数据发送间隔时间及报警阈值。

5. 环境水位监控模块

（1）环境水位模块用途：样本库环境水位监控模块主要用于监测存储库区的水位情况。如果因暴雨或其他因素导致水漫延并触发水位监控报警模块，设备异常时，该模块会向环境监控系统提供相关信息。环境监控系统将在现场启动声光报警或通过远程方式发出警报，提示样本库管理人员及时进行干预。

（2）环境水位监控模块组成：样本库环境水位监控模块由水位测量探头、无线信号发射器和显示屏组成，通常采用电池供电，并能存储一定量的测量数据。通过监控软件，可以设置该模块的水位测量间隔时间、数据发送间隔时间及报警阈值。

通常一套样本库关键参数监控系统包含一套主控制软件及中继器、各个参数的监控模块，可以有机地整合在一起，在发生异常的时候提供警示，确保病原微生物保藏库的人员、环境、设备、样本安全。

第九节　高压蒸汽灭菌器

压力蒸汽灭菌是利用饱和蒸汽释放的潜热使微生物蛋白及酶发生不可逆性凝固、变性，从而使微生物死亡，使物品达到灭菌目的的一种灭菌方式。

实验室内凡接触过病原微生物样本的实验用器械、器皿、衣物等均应进行高温高压灭菌。此外，用于无菌操作的实验用器材，也应高温高压灭菌后才能使用。

一、高压蒸汽灭菌器的分类

（一）按照样式大小分类

1. 手提式高压灭菌器　手提式高压蒸汽灭菌器是利用加压的饱和蒸汽对物品、器械、药液等灭菌的设备，手提式高压蒸汽灭菌器一般分为 18 L、24 L、30 L 规格，灭菌器具有自带蒸汽的双层结构，门体采用自封式密封，结构简单可靠，操作简便。

2. 立式压力蒸汽灭菌器　立式压力蒸汽灭菌器是利用压力饱和蒸汽对产品进行迅速而可靠的消毒灭菌设备。按照功能有自动型、自控型和智能型，灭菌器容积为 30 ~ 200L，可配备干燥功能，是实验室最常用的高压蒸汽灭菌器。

3. 卧式高压蒸汽灭菌器　大型高压蒸汽灭菌器，容积分为 150 L 以上、200 L、300 L、400 L、500 L，病原微生物样本保藏实验室使用极少。

（二）按空气排放方式分类

1. 预真空式压力蒸汽灭菌器（prevacuum sterilizer）　利用机械抽真空原理，在注入饱和蒸汽之前先将灭菌器内的空气抽出，使灭菌器内形成负压，蒸汽得以迅速穿透到物品内部。

2. 蒸汽压力脉冲式压力蒸汽灭菌器（steam- flush pressure-pulse sterilizer）　利用脉动蒸汽冲压置换的原理，用高于大气压的脉冲压力，用饱和蒸汽反复交替冲压，通过压力差将空气排出。

3. 重力下排式压力蒸汽灭菌器（gravity displacement sterilizer）　热蒸汽从灭菌器的顶部或侧面的进气口进入灭菌器内，由于蒸汽质量比空气轻，因此驱使空气从位于灭菌器底部的下排气孔排出（重力置换原理），排出的空气由饱和蒸汽取代。

（三）按加热形式和功能分类

1. 电气加热型　电气加热型高压蒸汽灭菌锅主要通过电能加热水来产生蒸汽，再通过高压、高温的蒸汽对物品进行灭菌。该型号灭菌锅的优点是操作简便，加热时间短，适合较小规模的灭菌。

2. 电气加热计算机控制型　电气加热计算机控制型高压蒸汽灭菌锅在电气加热型基础上增加了计算机控制功能，可以根据需要自动控制加热、蒸汽排放和蒸汽压力等参数，适合规模稍大的灭菌作业。

3. 燃气加热型　燃气加热型高压蒸汽灭菌锅采用天然气、液化气等燃气来产生热能，再通过热能驱动水产生蒸汽，进行灭菌。该型号灭菌锅能够满足较大规模的灭菌需求，但是相对于电气加热型和电气加热计算机控制型，需要安装燃气管道等特殊设备。

4. 燃气加热计算机控制型　燃气加热计算机控制型高压蒸汽灭菌锅在燃气加热型基础上增加了计算机控制功能，可以采用燃气产生热能，通过自动控制加热、蒸汽输出和压力等参数，实现规模更大的灭菌操作。

5. 全自动型　全自动型高压蒸汽灭菌锅（图 17-26）是近年来发展的新型号，具备更加先进的自动化控制系统、更高的安全性和性能稳定性。该型号灭菌锅一般适用于较大规模、高要求的灭菌场合。

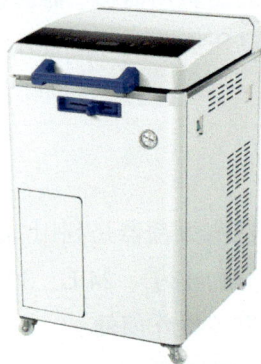

图 17-26　全自动型高压蒸汽灭菌锅

二、高压蒸汽灭菌器结构组成

高压蒸汽灭菌器的结构通常由锅体、锅盖、排液系统、加热系统等组成。利用高温饱和蒸汽在一定时间内可使微生物的蛋白质变性导致微生物死亡的功效，达到对耐湿耐热物品进行灭菌的目的。由于在密闭的蒸锅内蒸汽不能外溢，随着压力不断上升水的沸点也会不断提高，从而锅内温度也随之增加，在 0.1 MPa 压力下锅内温度可达 121℃。在此蒸汽温度下可以很快杀死各种细菌。

1. 锅体　高压蒸汽灭菌锅的锅体由内胆、夹层、保温层和外壳组成。内胆为蒸汽与物料接触的部位。夹层为蒸汽加热的部位。保温层为锅体提供保温作用。外壳为锅体的外部支撑结构，同时也是其外观。锅体常采用不锈钢材料制作，具有强度高、耐腐蚀、易清洁等特点。

2. 锅盖　锅盖为高压蒸汽灭菌锅的上部结构，其作用是封闭锅体，保证在操作过程中不会发生蒸汽泄漏。锅盖通常由锅盖本体、提升中心装置、放气系统构成。

3. 排液系统　排液系统由出液阀门、排液管道、输液泵等组成。在灭菌过程中，物料内的空气被排出后，可以通过排液系统将锅内的水分和气体排出。

4. 加热系统　加热系统通常由电热管或蒸汽加热管、温度传感器、温度调节器等部分构成。其作用是将锅体内的蒸汽加热到所需温度，保证灭菌的效果。同时，温度传感器会不断检测和调整温度，以保证稳定。

三、高压蒸汽灭菌器的运行

一个灭菌循环大致分为以下几个阶段：

1. 排气阶段　灭菌器内舱的空气被排出。不同类型的压力蒸汽灭菌器使用不同的空气排出方式（抽真空、脉动蒸汽冲压置换或重力置换）将灭菌器内腔的空气排出。

2. 加热阶段　空气被排出后，排气孔关闭，蒸汽不断进入灭菌舱内，使灭菌舱内的温度和压力迅速上升，待灭菌物品被饱和蒸汽穿透并被加热到预定温度。

3. 灭菌阶段　加热到预定温度后，在特定温度保持规定的灭菌时间（如 $121\,℃$、15 min，$132\,℃$、4 min）。

4. 压力释放阶段　到达预定灭菌时间后，排气孔打开，蒸汽被排出，灭菌舱内压力迅速下降。

5. 干燥阶段　依据灭菌方式不同，物品通过真空干燥方式或压力干燥方式被干燥。

6. 排气阶段　灭菌程序结束后，灭菌器通过空气过滤器将环境中的空气吸入压力蒸汽灭菌器内，从而使灭菌舱的压力降到大气压。

四、操作步骤

（1）关闭排水阀，调整总阀至"全排"。

（2）开启进水阀，放蒸馏水至蒸汽发生器内，待水进至距水表顶端 1 ～ 2 cm 处时，关闭进水阀，并将总阀调至"关闭"。

（3）将待灭菌物品装入锅内，注意不要塞得过紧过满，盛有培养基的三角瓶和试管应立放或适度倾斜，以免灭菌过程中培养基污染棉塞。

（4）关盖，转动紧锁手柄，使门和垫圈密合，以灭菌时不漏气为度。

（5）开启电源，设置灭菌条件（温度、压强等）。此时电热指示灯亮，表示已通电加热。

（6）当蒸汽套层内的蒸汽随加热达到自动控制压力时，电热指示灯会自动熄灭，表示停止加热。随着热力散发压力降低，电热指示灯亮，表示继续加热。当套层内的蒸汽加热到所选择的控制压力时，即可将套层内的蒸汽导入消毒室进行灭菌。此时应先将汽液分离器前的冷凝阀开放少许，然后将总阀调至"消毒"，套层内的蒸汽即通过总阀进入消毒室进行消毒，冷凝水则通过汽液分离器自动排出。这时蒸汽套层内蒸汽压力迅速下降，而消毒室内的蒸汽压力逐渐上升，消毒室内的温度表也随着物品被蒸汽加热而上升。当表的温度升到所需消毒温度（一般为 $121\,℃$）时，开始计算灭菌时间，维持温度至灭菌完毕。

（7）灭菌完毕后，立即切断电源。当消毒室内压力下降至"0"时，方可缓慢转动锅门转盘并拨动紧锁手柄将锅盖开启 5 ～ 10 cm。20 ～ 30 min 后将灭菌物品取出，此时灭菌物品即较干燥。

（8）如灭菌物品较多，需连续操作时，应先检查水位。有足够水量时，可连续使用。

五、维护检修

（一）日常维护

（1）灭菌器的外表及灭菌室内须保持清洁干燥。

（2）探头、水位计需定期清洗。

（3）门框、胶圈无损坏，进气口不可堵塞。建议每日使用完后在胶条上涂滑石粉，以延长胶条寿命。

（4）门的联锁装置要灵活可靠，开启自如。

（5）疏水阀每月清洗一次，以利于排冷气，保持温度。

（6）勿使用纯水、超纯水、蒸馏水等作为水源，易使腔体生锈。

（二）检修周期

使用1年之后，每年请有资格的检测部门做一次全面系统的检查。包括箱体、门、管路系统、电器系统等。安全阀、温度表、压力表要定期校验，以确保设备的安全和正常使用。

（三）设备停放

如长期停放，本设备应置于通风、干燥处，不得被雨淋，必要时应有遮盖物。应排干蒸汽发生器内的水，并把锅盖处于打开状态，灭菌室内要保持清洁干燥。

六、注意事项

（一）消毒物品包装及容器

消毒物品的包装和容器要合适，包装采用白色棉质双层包布，新包布应先洗涤去浆后再使用。物品包装用线绳捆扎，以不松动散开为宜，不宜过紧。使用容器盛装时，选用既可阻挡外界微生物侵入，又有较好的蒸汽穿透性的容器，如特制的注射器灭菌盒、装敷料的贮槽等。污染的器械，衣物必须消毒清洗、分类包装后，才能灭菌。

（二）消毒物品摆放应合理

消毒物品摆放应合理，消毒锅内物品不能过挤，不能超过锅内容量，留出缝隙，使蒸汽容易穿透。若有不同类物品装放在一起，应以难达到灭菌物品的所需温度和时间为准。堆放灭菌物品时，严禁堵塞放气阀的出气孔，必须留出空位保证设备畅通放气，否则安全阀因出气孔堵塞不能工作，造成事故。

（三）排气及水量要求

使用高压灭菌器时需排尽空气，使锅内全部是水蒸气，灭菌才能彻底。常用方法是：关闭放气阀，通电后，待压力上升到0.05 MPa时，打开放气阀，放出空气，待压力表指针归0后，再关闭放气阀。关阀再通电后，压力表上升达到0.1 MPa时，开始计时，维持压力到指定的时间。达到灭菌时间后，可以切断电源。当压力降至0.05 MPa时，应缓慢释放蒸汽，注意避免压力下降过快，以免引起剧烈的减压沸腾，导致容器内液体溢出。当压力降到0后才能开盖。特别注意：在灭菌液体结束时不准立即释放蒸汽，必须待压力表指针回到0位后方可排放余气。每次使用高压灭菌器前必须检查灭菌桶内水量是否保持在合适水位。

（四）液体灭菌要求

灭菌液体时，应将液体罐装在硬质的耐热玻璃瓶中，以不超过 3/4 体积为好，瓶口选用棉花纱塞，切勿使用未打孔的橡胶或软木塞。含有盐分的液体漏出或溢出时，一定要及时擦干净，沿着盖子的密封圈要彻底擦干，否则会腐蚀容器和管道。

（五）合理计算灭菌时间

灭菌时间包括：①穿透时间，从锅内达到灭菌温度开始到锅内最难到达的部位也达到此温度所需要的时间；②维持时间，即杀灭微生物所需要的时间，一般以杀灭嗜热脂肪杆菌芽孢所需时间来表示；③安全时间，为使灭菌得到确切保证所需要增加的时间，一般为热死亡时间的 1/2，其长短视消毒物品而定。对易导热的金属器材的灭菌，不需要安全时间。在灭菌时间内，要注意观察压力表，以保持规定的压力，维持到灭菌时间为止。在灭菌过程中，如有压力、温度下降，应重新升温升压，重新计时。

（六）开盖操作

灭菌时间达到后，即可切断电源。当压力降至 0.05 MPa 时，应缓慢释放蒸汽，以避免压力下降过快，导致剧烈的减压沸腾，从而使容器中的液体溢出。当压力降到 0 MPa 后才能开盖，取出培养基摆在平台上以待冷凝，不可久不放气，否则可能导致培养基成分变化，影响斜面培养基的制作。如果因为久不放气导致锅炉内产生负压，盖子打不开，可以将放气阀打开，让空气进入，内外压力平衡后盖子即可打开。

（七）灭菌后操作

要求消毒物品干燥后检查指示剂，当达到灭菌要求时可出锅。取无菌物品时，要严格无菌操作，开盖物品先将盖盖好，贮槽关闭好通气孔。同时应分类放置，顺序发放取用。

（八）其他注意事项

（1）高压灭菌器的压力表使用日久后，压力指示不正或不能恢复 0 位，应及时予以检修，平时应定期与标准压力表相对照，若不正常，应更换新表。

（2）平时应将高压灭菌器保持清洁和干燥，方可延长使用年限，橡胶密封垫圈使用日久易老化，应定期更换。

（3）如遇灭菌器灭菌质量突然出现质量问题，则工作人员首先应停止使用压力蒸汽灭菌器。立即电话报告相关部门，查明原因并进行维修。

第十节　个人防护装备

病原微生物样本保藏实验室工作人员必须按相应规定做好个人防护。实验室所用个人防护装备应符合《医用一次性防护服技术要求》（GB 19082—2009）、《个人用眼护具技术要求》（GB 14866—2006）、《呼吸防护用品 自吸过滤式防颗粒物呼吸器》（GB 2626—2006）、《医用防护口罩技术要求》（GB 19083—2010）等现行标准的要求。在危害评估的基础上，按不同级别的防护要求选择适当的个人防护装备。实验室对个人防护装备的选择、使用、维护应有明确的书面规定、程序和使用指导。

个人防护装备主要包括眼睛、头部、面部、呼吸系统、手部、躯体、足部和听力防护装备等，以下对常用装备使用原则和要求进行简要介绍。在具体使用时，应根据上述国家的有关标准、要求及产品的说明进行。

一、眼睛防护装备

（一）安全眼镜和护目镜

在所有易发生潜在眼睛损伤（由物理、化学和生物因素引起）的生物安全实验室中工作时，必须采取眼睛防护措施。此要求不仅适用于在实验室中长时间工作的人员，同时也适用于进入实验室进行仪器设备维修保养的工作人员。所有的眼睛防护装备技术质量要求应该符合《个人用眼护具技术要求》（GB 14866—2006）的规定。眼睛防护设备主要包括安全眼镜和护目镜。安全眼镜主要是由制备屈光眼镜或平光眼镜配以专门镜框，将镜片从镜框前面装上，镜框用可弯曲的或侧面有护罩的防碎材料制成。所选的眼睛防护装备的类型取决于外界危害因子对眼睛危害程度。在大多数情况下，佩戴侧面带有护罩的安全眼镜就可以达到防护的目的。

当在进行有可能发生化学和生物污染物质溅出的实验时，必须佩戴护目镜。护目镜应该戴在常规视力矫正眼镜或角膜接触镜（它们对生物学危害没有保护作用）的外侧，以提供飞溅和撞击保护。在进行更为危害的实验时，如进行有潜在爆炸的反应和使用或混合强腐蚀性和强酸溶液时，必须佩戴面罩，或者同时佩戴面罩和护目镜或安全眼镜。

建议工作人员在生物安全实验室中工作时不佩戴隐形眼镜，因为若腐蚀性液体溅入眼睛，本能反射会导致眼睑闭合，使取出隐形眼镜更加困难。另外，实验室中某些水汽能透过角膜接触镜，渗入镜片的背面并引起强烈刺激，镜片还会阻碍眼泪洗去刺激物。

（二）洗眼装置

病原微生物样本根据实验室操作的样本类型不同其生物安全级别不同。在实验室内（BSL-2 和 BSL-3）应配备紧急洗眼装置或淋浴设施。洗眼装置应安装在室内明显和易取的地方，并保持洗眼水管的通畅，便于工作人员紧急时使用。如发生腐蚀性液体或生物危险液体喷溅至工作人员的眼睛时，工作人员应该（或在同事的帮助下）在就近的洗眼台（洗眼装置）用大量缓流清水冲洗眼睛表面至少 15 ~ 30 min。

（三）淋浴和应急消毒喷淋装置

BSL-2 实验室在必要时应有应急喷淋装置；BSL-3 实验室应设置淋浴装置，必要时设置应急消毒喷淋装置。这些装置应保持管道的通畅。必须告知工作人员应急消毒喷淋装置的摆放位置并培训其操作方法。在使用中可用大量冷水淋洗污染的部位，至少需要 20 min。如果为化学物品溅出污染，需用大量急水冲洗。

二、头面部防护装备

（一）外科口罩

外科口罩仅可以保护部分面部免受生物危害物质如血液、体液、分泌液及排泄物等喷物的污染，适用于 BSL-1 或 BSL-2 实验室中使用。

一般在使用时可同时佩戴面罩，以组合使用的方法保护整个面部。值得注意的是，外科口罩在设计上只能保护患者，而单独使用不能对工作人员提供呼吸保护。

（二）防护面罩

防护面罩可用防碎塑料制成，其形状应与脸型相配，通过头戴或帽子佩戴，有一次性和耐用型面罩。为保护实验室工作人员免遭脸部碰撞或切割伤、血液、体液、分泌液、排泄物或其他感染性物质的飞溅或滴液接触至脸部和（或）污染眼睛、鼻及口腔的危害，要求工作人员在实验室必须佩戴口罩、护目镜、安全镜或简易面罩。

若需要对整个脸部进行防护则必须使用一种标准的防护面罩以罩住整个脸部，或者使用口罩加护目镜（或口罩加安全镜）。在进行有可能产生样本喷溅出时应佩戴标准防护面罩。在使用防护面罩时，常同时佩戴安全镜或护目镜或口罩。实验完毕后必须先摘下手套，然后用手卸下防护面罩。

（三）防护帽

在生物安全实验室中佩戴由无纺布制成的一次性简易防护帽可以保护工作人员避免化学和生物危害物质飞溅至头部（头发）所造成的污染。因此，要求工作人员在实验操作时应佩戴防护帽，避免由化学和生物危害物质飞溅至头部（头发）所造成的污染。

（四）呼吸防护装备

呼吸防护的有效装备为防护面具，主要有正压面罩和个人呼吸器两种。

在进行高度危险性的操作（如清理溢出的感染性物质和气溶胶）时，可以采用防护面具来进行防护，应根据危险类型来选择防护面具。在一般的防护面具中装有一种可更换的过滤器，可以保护戴者免受气体、蒸汽、颗粒和微生物及气溶胶损害。但过滤器必须与防护面具的正确类型相配套。为了达到理想的防护效果，每一个防护面具都应与操作者的面部适合，面型适合度需经过测试。也有设计用来保护实验人员避免生物因子暴露的一次性防护面具（空气纯化防护面具）及供气防护面具（或正压防护服）。防护面具使用完毕后未经消毒禁止带出实验室区域。同时，应进行工作场所监控、医学评估和对呼吸器使用者的监督，以确保其始终正确使用该类设备，还应对呼吸器做个体适应性测试。

1. 个人呼吸器　佩戴时选择合适和合格的个人呼吸器，遮盖住鼻、口和下颌；用橡皮筋（松紧带）固定在头部；调整在合适的面部位置并加以检验；吸气时个人呼吸器应该有塌陷；呼气时呼吸器周围不应该漏气。卸下呼吸器时首先提起下方橡皮筋（松紧带）越过头部，然后提起呼吸器上方橡皮筋（松紧带）使其脱离面部，应注意：一次性个人呼吸器使用完毕后应先消毒再丢弃。

2. 正压面罩　在进行高度危险性的操作（如清理溢出的感染性物质和气溶胶）时，可以采用正压面罩来进行防护。根据危险类型来选择正压面罩，可以保护佩戴者免受气体：蒸汽、颗粒和微生物及气溶胶损害。它的使用将会妨碍配戴眼镜。正压面罩使用完毕后未经消毒禁止带出实验室区域。同时，应对工作场所进行监控，对呼吸器使用者进行医学评估和监督，以确保他们始终正确地使用该类装备。

正压面罩（也称头盔正压式呼吸防护系统计）除对呼吸系统防护外，还可提供眼睛、面部和头部防护。正压式呼吸防护系统包括普通头盔、安全帽头盔（可配肩罩）；双管供气式呼吸防护系统包括前置式、背置式、全面具、半面具；电动式呼吸防护系统：电动式送风过滤系统、电动式送风防尘系统。电动式呼吸防护系统可提供高等级安全防护，集多种防护一体，电动送风无呼吸阻力，无压缩空气管限制活动空间。

三、手部防护装备

（一）手套

手部防护装备主要使用手套。在实验室工作时应戴好手套以防止生物危害、化学品、辐射污染、冷和热、产品污染、刺伤、擦伤和动物抓、咬伤等。在生物安全实验室中处理化学溶剂或去垢剂或接触感染性物质、血液、体液、分泌液、渗出液，以及接触黏膜和受损皮肤时，必须使用合适的手套以保护工作人员免受污染物溅出或生物污染造成的伤害。如果手套被污染，则应该及时更换。手套应符合舒适、灵活、握牢、耐磨、耐扎和耐撕的要求，并应对所涉及的危险提供足够的防护。应对实验室工作人员进行手套选择、使用前及使用后的佩戴及摘除等培训。然而，应清醒地认识到，迄今为止还没有一种手套能够保护工作人员免遭所有化学物质的损害，因此针对不同的操作要选择不同用途的手套。

对于病原微生物样本保藏库来说，前处理可选择乳胶手套；而样本的存取则需选择防水、带保温棉的耐液氮低温手套。一般情况下，佩戴一副手套即可（BSL-1 和 BSL-2 实验室），若在生物安全柜中操作感染性物质，应该佩戴两副手套（BSL-2 和 BSL-3 实验室）。在操作过程中，若外层手套被污染，应立即用消毒剂喷洒手套，脱下后丢弃在生物安全柜内的高压灭菌袋中，并立即更换新手套继续实验。戴好手套后应完全遮住手及腕部，如必要可覆盖实验服衣袖。在生物安全实验室中使用一次性手套，不可再次使用，进行高压灭菌消毒后丢弃。不得戴着手套离开实验室区域。工作人员在完成感染性物质实验离开生物安全柜之前，应该脱去外层手套丢入生物安全柜内的高压灭菌袋中。然后，用消毒液喷洗内层手套，以避免污染门把手、电灯开关、电话机等（BSL-2 和 BSL-3实验室）。在撕破、损坏或手套污染时应及时更换手套。

（二）手卫生

每个生物安全实验室应该安装洗手装置，可以是脚控或红外控制的洗手池，或配置乙醇擦手器。洗手是减少有害物质暴露的有效措施。需经常洗手，尤其是在处理活体病原材料或动物等生物危害物质后、脱去手套后以及离开实验室前。若脱卸个人防护装置时手部出现可见污染，应在继续脱卸其他设备前洗手，或在每一步使用含消毒剂的免洗洗手液。离开实验室前，需用肥皂和水彻底洗净双手。

七步洗手法步骤如下：

第一步（内）：洗手掌，流水湿润双手，涂抹洗手液（或肥皂），掌心相对，手指并拢相互揉搓。

第二步（外）：洗背侧指缝，手心对手背沿指缝相互揉搓，双手交换进行。

第三步（夹）：洗掌侧指缝，掌心相对，双手交叉沿指缝相互揉搓。

第四步（弓）：洗指背，弯曲各手指关节，半握拳把指背放在另一手掌心旋转揉搓，双手交换进行。

第五步（大）：洗拇指，一手握另一手拇指旋转揉搓，双手交换进行。

第六步（立）：洗指尖，弯曲各手指关节，把指尖合拢在另一手掌心旋转揉搓，双手交换进行。

第七步（腕）：洗手腕、手臂，揉搓手腕、手臂，双手交换进行。

四、躯体防护装备

生物安全实验室应储备足够的防护服。包括实验服、隔离衣、连体防护服、围裙及正压防护服。在实验室工作的人员应始终穿着实验服、隔离衣或其他合适的防护服。清洁的防护服应存放在专用区域，污染的防护服应放入耐高压灭菌的废物袋中。若防护服被危险材料污染，应立即更换。离开实验室区域前，应脱去防护服。

实验服应能完全扣住。长袖、背面开口的隔离衣和连体防护服比实验服更适合在微生物实验室及生物安全柜中使用。若可能发生危险物质（如血液或培养液）喷溅，应在实验服或隔离衣外再穿上塑料高颈围裙。禁止在实验室中穿短袖衬衫、短裤或裙装。所有身体防护装置（实验服、隔离衣、连体防护服、正压防护服和围裙）不得穿离实验室区域。

1. 实验服　实验服可用于下列目的：处理或加工血液、体液或组织；进行质量控制和实验室仪器设备的维修保养；处理和配制化学品或试剂；在污染或潜在污染的工作台面上进行洗涤或操作。由于化学或生物危害物可能吸附或累积在实验服上，实验服不得穿离实验室区域。实验服一般用于BSL-1实验室。

2. 隔离衣　隔离衣包括外科式隔离衣和连体防护服。隔离衣为长袖背开式，穿着时应该确保颈部和腕部扎紧。当隔离衣太小或需要穿两件隔离衣时，内层隔离衣采用前系带穿法，外层隔离衣采用后系带穿法。当隔离衣袖口太短时，可以加戴一次性袖套，以便使乳胶手套完全遮盖住袖口保护腕部体表。隔离衣适用于接触大量血液或其他潜在感染性材料的人员，如病原微生物样本检测的研究人员、口腔医生或尸检人员。隔离衣一般用于BSL-2和BSL-3实验室。

3. 正压防护服　该防护服配备生命支持系统，包括提供超量清洁呼吸气体的正压供气装置，防护服内气压持续高于周围环境。正压防护服适用于涉及致死性生物危害物质或第一类生物危险因子的操作，如埃博拉病毒等，一般在BSL-4实验室中使用。

4. 围裙　在实验室中需要使用大量腐蚀性液体洗涤物品时，或者必须在血液或培养液等化学（或生物学）物质的溢出提供进一步防护时，应该在实验服或隔离衣外面穿上围裙（塑料或橡胶制品）加以保护。建议在进行此类实验操作时，穿戴高领、长至小腿或脚踝的实验室橡胶围裙，或长袖、长至小腿或脚踝的耐化学品和耐火的实验服。

五、足部防护装置

当实验室中存在物理、化学和生物危险因子的情况下，应穿戴合适的鞋和鞋套或靴套，以保护实验人员足部（鞋袜）免受损伤，特别是防止血液和其他潜在感染性物质喷溅造成的污染及化学品腐蚀。在BSL-2实验室需坚持穿鞋套或靴套；在BSL-3实验室则要求使用专用鞋。禁止在生物安全实验室中穿凉鞋、拖鞋、露趾鞋和机织物鞋面的鞋，推荐使用皮制或合成材料的不渗液体的鞋类，以及防水、防滑的一次性或橡胶靴子足部防护装置。鞋套和靴套不得穿离实验区域。

六、听力保护装备

暴露于高强度的噪声可能导致听力下降甚至丧失。当在实验室中的噪声达75 dB时或在8 h内噪声大于平均值水平时（如生物安全实验室中使用超声粉碎器处理细胞时产生的高分贝噪声），实验人员应该佩戴听力保护器以保护听力。此外，穿戴正压防护服时也应佩戴听力保护设备。常用的听力保护器为御寒式防噪声耳罩和一次性泡沫材料防噪声耳塞。各类听力防护装备不得带离实验室区域。

七、安全脱卸个人防护装备的要点

工作人员应该了解个人防护装备"污染"和"清洁"部位的概念。"污染"部位系指防护装备的外部前侧区域，一般情况下，前侧和外部污染相对严重，后侧和内部相对清洁。卸下个人防护装备的顺序按下面顺序进行：①外层手套；②面罩或护目镜；③隔离衣；④鞋套；⑤口罩或防毒面具和防护帽；⑥内层手套。如果在卸下个人防护装备时发现个人防护装备受到潜在的污染或已经受到明显的污染时，必须先戴一副干净的手套后再卸去其余装备。个人防护装备的基本要求和用途见表17-2。

表 17-2　个人防护装备的基本要求和用途

装备	避免的危害	安全性特征
实验服、隔离衣、连体防护服（防护服）	污染衣服	无纺布材料，背面开口，穿在日常服装外
塑料围裙	污染衣服	防水
鞋、鞋/靴套	碰撞和污染鞋袜	防水，遮盖鞋袜和裤腿下部
安全镜	碰撞和喷溅	防碰撞镜片（必须有视力矫正），侧面有护罩
护目镜	碰撞和喷溅	罩住整个面部，发生意外时易于取下
防毒面具	吸入气溶胶	一次性使用、半罩式、全罩式空气净化；全罩式动力空气净化；生命支持系统正压防护服
手套	划破手部，直接接触生物危害物质	适用于微生物实验操作的一次性乳胶、乙烯树脂和聚腈类材料手套，具有保护性网孔结构
帽子	污染头发	无纺布材料，防水，保护头部、头发
耳塞	听力损害	防噪声

第十一节　冷冻干燥设备

随着现代生物技术的发展，病原微生物资源的保存和运输变得日益重要。冷冻干燥技术作为一种有效的保存方法，因其能够长期保持菌毒种的活性和稳定性而被广泛应用。这项技术通过在低温下去除水分，有效地防止了生物分子的变性和降解，从而保持物质的活性和稳定性。随着病原微生物资源保藏行业的快速发展，对冷冻干燥设备的要求也越来越高，不仅要保证高效、稳定的干燥效果，还要满足生物安全、操作便捷和节能环保等多重标准。

本节将详细介绍一系列先进的冷冻干燥设备，包括生物安全型冻干工作站、火焰封口装置、压盖机、氢气发生器和真空度检测仪等。这些设备在病原微生物资源的冻干、检测和制备过程中发挥着关键作用。这些设备在操作流程、安全性能和维护保养方面都有着严格的规范和标准。通过深入分析这些设备的原理、结构、操作步骤及维护保养要点，旨在为病原微生物资源保藏领域的科研人员和技术人员提供全面而实用的参考信息，以优化工作流程，提高生产效率，同时提高病原微生物资源的保藏质量，降低污染、变异风险，进一步提升实验操作的安全性和便捷性。

一、生物安全型冻干工作站

（一）设备用途

生物安全型冻干工作站是一种新型冻干隔离装置，解决了在高等级生物安全实验内使用明火的问题，使冻干后菌种管的火焰封口成为可能。该设备由中国食品药品检定研究院中国医学细菌保藏管理中心研发，具有自主知识产权，并已获得实用新型专利。

（二）设备原理与结构

该设备由无菌隔离器和冻干机组成，两者通过密封对接连接，冻干机位于无菌隔离器外部。对接处设有活动隔门，可实现冻干机与隔离器的共同灭菌或单独灭菌。无菌隔离器与冻干机在保持互通的同时相对独立，对菌种冻干的关键操作过程进行隔离保护，最大限度地降低操作过程受外部环境污染的风险，同时减少对环境造成污染的可能性，提供流畅、规范和高效的菌株冻干控制流程。无菌隔离器包括隔离器传递舱和隔离器实验舱，两者之间设有传递门，隔离器实验舱与冻干机连接。菌种冻干所需菌株、实验器具从隔离器传递舱输入无菌隔离器内，冻干完成后的菌株则反向传递，从隔离器传递舱输出；隔离器实验舱用于执行菌株冻干的前、后处理；打开传递门和活动隔门，可开启隔离器共同灭菌程序，同时对隔离器实验舱和隔离器传递舱内的物品、设备表面及空间进行生物净化，冻干机和隔离器一同进行灭菌。无菌隔离器内配备过氧化氢分解装置。过氧化氢分解装置实现灭菌后过氧化氢的快速分解，以达到满足排放要求的安全浓度，缩短灭菌排残时间，大大地减少时间成本。无菌隔离器上连接真空装置，无菌隔离器内设有菌种管封口装置。真空装置可为无菌隔离器提供真空环境，以便菌种在冻干机内冻干后在隔离器无菌环境内进行真空封装工作。冻干机与无菌隔离器间连有真空管道。冻干机抽真空的气体可排至隔离器腔体内，无须冻干机外接排气管路，降低设计成本和材料成本。

（三）操作步骤

1. 准备工作

（1）气密性检测。

（2）氢气泄漏检测。

（3）在过氧化氢加药装置中加入过氧化氢。

（4）更换干燥剂。

（5）放置过氧化氢灭菌指示条、封口、清场用的器具和耗材。

2. 上机冻干

（1）开启冻干机，进入手动模式，把冻干机隔板温度降 $-45\,^\circ\text{C}$。

（2）将菌种转移至工作站的传递舱，经传递舱进入操作舱，开启隔离器手动模式下的保压模式，至压力值达 $-55\,\text{Pa}$ 左右，打开菌（毒）种转运桶，取出菌种管，放入不锈钢置物筐中，转移至冻干机冷冻舱内，关闭冻干机冷冻舱门。

（3）按下冻干机 Recipe 键，进入方法模式，选择提前编写好的冻干程序（运行约需要 20 h），并点击 Start 开始进行冻干，记录制品温度、干燥箱温度和冷凝器温度，并填写生物安全型冻干工作站仪器使用记录。

（4）启动负压隔离器预约灭菌程序。

（5）过氧化氢灭菌指示条确认。

3. 封口操作

（1）开启手动安瓿熔封机开关。

（2）打开氢气阀门。

（3）开启真空泵。

（4）打开负压隔离器内喷灯阀门，点燃喷灯。

（5）将待封口的菌种分批取出，摘下布帽，将管口在火焰轻烧。

（6）用止血钳夹住连接抽真空的橡胶管，将菌种管口用含消毒剂的纸巾擦拭后，插入橡胶管中，打开止血钳，用喷灯火焰熔封。

（7）封口结束后，核心区辅助人员开启压缩空气阀门，以吹灭火焰，然后依次关闭压缩空气阀门和氢气阀门。

（8）关闭负压隔离器内喷灯阀门。

（9）关闭手动安瓿熔封机开关，并开启氢气排气阀门，待压力降至 0 时关闭。

4. 仪器灭菌

（1）启动负压隔离器自动灭菌程序。

（2）使用过氧化氢灭菌指示条确认灭菌效果。

（四）注意事项

（1）防止微生物气溶胶泄漏。

（2）注意避免因菌种管被扎破或火焰等导致手套破损。

（3）确保消毒彻底，避免污染。

（4）冻干操作时，确保管路处理彻底，避免污染外界环境。

（5）注意防范机器故障或突然断电的风险。

（6）注意防范氢气泄漏的风险。

（五）维护及保养

（1）应制订设备日常维护计划和操作规程。

（2）使用环境应保持一定的清洁。

（3）在每次使用结束后及时清理操作台面。

（4）每次使用后应及时对排液管路进行清洗。

（5）舱体内清洁时，要用非发尘性软布轻轻擦拭。

（6）定期更换手套、密封件，在工作中应避免尖锐物品擦碰不锈钢舱体内外表面，袖套、手套，以免划破，造成泄漏。

（7）应定期检查视窗及门密封条的完整性，如发现泄漏，须及时更换。

（8）减少过氧化氢灭菌频次，有利于延长过氧化氢浓度传感器的使用寿命。

（9）过氧化氢溶液在不当的储存环境下易分解，备用溶液应置于遮光、通风阴凉处保存。设备储液瓶中的过氧化氢溶液，应至少 3 天更换一次。

（10）根据日常维护情况，做好设备维护记录。

二、火焰封口装置

（一）设备用途

火焰封口装置用于玻璃或石英菌种管进行高温熔封，以保证菌种管内部隔水隔氧及防止其他污染物侵入。

（二）设备原理与结构

本设备基于火焰高温实现对玻璃或石英菌种管的熔封。根据操作方式可分为手动和自动两种类型。手动设备包括火焰喷枪和火焰发生装置，火焰发生装置可采用氢气瓶、氧气瓶、液化气瓶、氢气发生器等。自动设备内置真空负压泵，包括样品放置与取样系统、熔封系统及废料收集系统。

（三）操作步骤

1. 手动设备操作

（1）打开火焰发生装置。

（2）点燃火焰喷枪，调节火焰至稳定状态。

（3）用火焰烧熔已抽真空的菌种管上半部细颈，并适当转动菌种管，缓慢提拉熔化的玻璃，封口后，用火焰将拉丝断口熔圆即可。

（4）清场。

2. 自动设备操作

按仪器操作手册进行操作。

（四）注意事项

（1）防止微生物气溶胶泄漏。

（2）注意避免因菌种管被扎破或火焰等导致手套破损。

（3）注意防范火焰气源泄漏的风险。

（五）维护及保养

（1）应制订设备日常维护计划和操作规程。

（2）每次使用前检查气源阀门、管路是否存在漏气现象。

（3）每次使用后及时关闭气源。

（4）做好日常设备使用、维护记录。

三、压盖机

（一）设备用途

压盖机主要应用于西林瓶的封口和铝盖封口，能够自动对西林瓶进行快速封口，提高生产效率，减少人工操作，从而保证产品的质量。

（二）设备原理与结构

压盖机主要由机架、送料系统、压盖系统、控制系统及防护罩等组成。机架是整个压盖机的支撑结构。送料系统包括送料盘、送料杆、送料齿轮等，用于将西林瓶自动输送到压盖头位置。压盖系统则包括压盖头、定位盘、压盖板等，用于瓶盖的压制和定位。控制系统可以控制压盖机的启动、停止、压盖头的位置等。防护罩则用于保护机器并保持工作的环境卫生。铝盖封口可采用电磁振荡自动理盖和送盖，滚压式卷边铝盖封口。

（三）操作步骤

（1）上料：将瓶和瓶盖放入送料盘中，启动送料系统自动将其输送到压盖头位置。

（2）调整压盖头：根据瓶的大小，选择压盖头进行安装。

（3）调整压力：根据瓶盖的大小和材质，调整压盖头的压力，确保盖子可以被压紧。

（4）启动：启动压盖机开始自动工作。压盖头对瓶进行压盖，使盖子紧密贴合在瓶口上，完成封口。

（5）停止：当瓶输送完成或出现异常情况时，及时停止压盖机的运行。

（6）铝盖封口可采用滚压式卷边工艺。

（四）注意事项

（1）在使用压盖机前应仔细检查其是否处于良好的工作状态。

（2）在进行调整压盖头和压力时，要根据瓶盖大小和材质进行调整，否则会导致瓶盖无法紧密封闭或被过度压紧。

（3）不得私自拆卸或调整压盖机的机械部件，如需维修或保养，应请专业人员进行。

（4）当压盖机出现异常情况时，应及时切断电源，并报告相关人员进行处理。

（5）在机器停止运行后，要及时清洗清理机器。

（6）要定期对机器进行保养，保持其水平稳定。

（五）维护及保养

（1）应制订设备日常维护计划和操作规程。

（2）注意压盖机周围的工作环境，防止灰尘和杂物进入压盖机的内部，影响其正常运行。

（3）对压盖机的电器设备进行定期检查和维修，以保证其安全性和稳定性。

（4）对压盖机的润滑系统进行定期保养，以确保压盖机的运行平稳和延长使用寿命。

（5）定期对压盖机的传动部件和连接部件进行检查和紧固，确保其可靠性和安全性。

（6）根据日常维护情况，做好设备维护记录。

四、氢气发生器

（一）设备用途

氢气发生器是一种高效、可靠的气体生成设备，广泛应用于实验室和工业生产中。其主要用途是为各种化学反应或实验提供稳定、纯净的氢气源，以满足不同领域的需求。本设备可以确保在制备菌（毒）种过程中，可燃性气体的即用即制，且低能耗，环保。

（二）设备原理与结构

氢气发生器是一种利用电解水制取氢气的设备。其工作原理是：在电解槽中加入电解质，通过外接电源施加电压，使电解质中的离子在电场作用下发生迁移，从而实现水的分解，产生氢气和氧气。具体来说，当电流通过电解质时，阳离子向阴极迁移，阴离子向阳极迁移。在阴极处，水分子接受电子生成氢气；在阳极处，水分子失去电子生成氧气。这样通过电解水的过程，就可以实现氢气的制取。

根据电解水的方式不同，氢气发生器主要分为以下几类。

（1）碱性水电解类：采用碱性水溶液作为电解质，如氢氧化钾（KOH）、氢氧化钠（NaOH）等。这种发生器的优点是电解效率较高，但缺点是对电极材料要求较高，且电解过程中会产生碱雾，对环境和人体有一定的危害。

（2）质子交换膜水电解类：采用质子交换膜作为电解质，将阳极和阴极分开。这种发生器的优点是电解效率高、无碱雾污染，但缺点是成本较高。

（3）固态氧化物水电解类：采用固态氧化物作为电解质，如钙钛矿型氧化物等。这种发生器的优点是工作温度低、无须贵金属催化剂，但缺点是电解效率较低。

氢气发生器内部包含电解槽、电源、控制系统和气体纯化系统等多个关键部件。电解槽是设备的核心部分，通过电解液的导电作用，将水电解成氢气和氧气。电源为电解过程提供稳定的电流，控制系统则负责精确控制电解电流和电解时间，以确保氢气的产量和纯度。气体纯化系统则通过吸附、过滤等方式，去除氢气中的杂质和水分，得到高纯度的氢气。

（三）操作步骤

（1）开机准备：在使用氢气发生器之前，需要进行充分的开机准备工作。首先，检查设备各部件是否完好无损，确保设备处于正常工作状态。其次，接通设备的电源，打开电源开关，等待设备自检完成并显示正常工作状态。

（2）电解液加注：在电解槽内加注适量的电解液是确保氢气发生器正常运行的关键步骤。电解液的加注量应在规定范围内，以确保电解过程的稳定性和氢气的产量。在加注电解液时，应使用专用的加注工具，避免电解液泄漏或溢出。

（3）开始电解：在完成电解液加注后，可以开始电解过程。根据实际需要，设置合适的电解电流和电解时间。电解电流的大小会直接影响氢气的产量和纯度，因此应根据实验要求或设备说明书进行合理设置。电解时间的长短则根据实验需求来确定，以达到所需的氢气量。

（4）氢气收集：当电解过程开始后，氢气通过纯化系统进入收集装置。在收集氢气时，应注意保持收集装置的密封性，避免氢气泄漏。同时，定期检查收集装置的氢气量，确保氢气的供应稳定可靠。

（5）关机操作：当电解过程结束后，应按照正确的关机操作流程关闭氢气发生器。首先，关闭电解电源，停止电解过程。其次，断开设备的电源开关，确保设备完全关闭。最后，进行设备的清洁和维护工作，保持设备的良好状态。

（四）注意事项

（1）安全使用：氢气是一种易燃易爆的气体，因此在使用氢气发生器时应格外注意安全。确保设备远离火源、热源等危险源，并保持通风良好，避免氢气积聚。同时，操作人员应具备安全知识和应急处理能力，以确保实验过程的安全进行。

（2）定期维护：为了确保氢气发生器的正常运行并延长使用寿命，应定期进行设备的清洁和维护工作。包括检查电解液液面、电极磨损情况及气体纯化系统清洁度等。如发现问题应及时处理或更换相关部件。

（3）电解液管理：电解液是氢气发生器中的重要组成部分，其质量和数量直接影响设备性能和使用效果。因此，在使用和管理电解液时应注意以下几点：首先，选择符合设备要求的电解液品牌和型号；其次，确保电解液的加注量在指定范围内；最后，定期检查电解液的质量和液面高度，发现问题应及时更换或补充。

（4）电流设置：电解电流的大小直接影响氢气的产量和纯度。在设置电解电流时，应根据实验要求或设备说明书进行合理设置。避免电流过大造成设备损坏或氢气纯度下降，同时也要注意电流过小可能影响氢气的产量和效率。

（5）故障处理：在使用氢气发生器过程中，可能会出现各种故障或异常情况。如遇到设备无法启动、氢气产量不足、纯度下降等问题时，应立即停止使用并检查故障原因。如无法自行解决故障，应及时联系专业维修人员进行处理，确保设备的安全和正常运行。

五、真空度检测仪

（一）设备用途

本设备用于对制备的菌（毒）种真空度测量和监测。真空度检测仪在菌（毒）种保藏过程中扮演着至关重要的角色。它不仅能够实时反映菌（毒）种真空系统的状态，帮助操作者及时发现和解决问题，还能确保菌（毒）种长期保存的质量稳定。

（二）设备原理与结构

真空度检测仪的检测原理主要基于磁控放电法。该设备有手持式真空度检测仪和计数型真空度检测仪。该方法在测量时，首先将真空开关灭弧室的两触头拉开一定距离，并施加电场脉冲高压；然后，将灭弧室置于螺线管线圈内或使用新型电磁线圈置于灭弧室外侧，并向线圈通以大电流，以在灭弧室内产生与高压同步的脉冲磁场。在脉冲磁场和强电场的作用下，灭弧室中的电子做螺旋运动，并与残余气体分子发生碰撞电离。产生的离子电流与残余气体的密度（即真空度）近似成正比。不同型号的真空管由于结构不同，在相同的触头开距、真空度和电磁场条件下，离子电流的大小也不同。通过实验可以标定出各种管型的真空度与离子电流之间的对应关系曲线。测知离子电流后，就可以通过查询相应的离子电流–真空度曲线获得该管型的真空度。真空度检测仪的核心原理基于高精度的压力传感技术。传感器探头能够感应到真空系统内的微小气体压力变化，并将这些变化转化为电信号。信号处理单元接收到这些电信号后，会精确地进行放大、滤波和校准，最终将真空度的数值显示在设备的显示屏上。整个设备结构紧凑，探头部分设计轻巧，方便用户在不同类型的真空系统上进行快速、准确的测量。同时，设备内部还配备了高性能的微处理器和先进的算法，确保测量结果的稳定性和可靠性。

（三）操作步骤

1. 手持式真空度检测仪的使用方法：打开开关，靠近检测的菌种管，菌种管显示为浅蓝色或蓝色显示为有真空。

2. 计数型真空度检测仪需遵循以下操作步骤：

（1）开启设备：确保设备的电源连接稳定，按下开机按钮，设备会进行自检并进入待机状态。此时，用户可以检查设备的显示屏是否正常显示，以及传感器探头是否完好无损。

（2）连接传感器：根据待测真空系统的类型，选择合适的传感器探头，并将其与系统的相应接口牢固连接。在连接过程中，用户需确保连接部分密封良好，以避免气体泄漏导致测量结果不准确。

（3）开始测量：在设备显示屏上选择适当的测量模式（如绝对压力、相对压力等），然后按下测量按钮。设备会开始工作，并通过传感器探头感应真空系统内的气体压力。经过处理后，真空度的数值会在显示屏上实时显示。

（4）数据记录：用户可以将测量结果记录在纸质的记录表或电子文档中，以便后续分析、对比和存档。同时，也可以将测量数据通过设备的数据接口导出到计算机或其他设备中，方便进行更深入的数据处理和分析。

（5）关闭设备：完成测量后，用户需要按下关机按钮，断开设备与传感器之间的连接，并将设备妥善收纳。在收纳过程中，用户需要注意避免设备受到冲击或振动，以确保其长期稳定性和使用寿命。

（四）注意事项

在使用真空度检测仪时，用户需注意以下几点：

（1）在使用设备之前，用户应仔细阅读设备的操作手册和说明书，确保对设备的操作方法和功能有充分的了解和掌握。这有助于避免因误操作导致的测量误差或设备损坏。

（2）在连接传感器探头时，用户需确保连接部分牢固且密封良好。如果发现连接处存在漏气现象，应及时检查并更换传感器或重新连接。以免严重影响测量结果。

（3）在进行测量时，用户需要保持设备的稳定，避免其受到外部振动或冲击。这有助于确保测量结果的准确性和可靠性。

（4）若用户发现设备出现故障或异常情况（如显示屏无显示、测量结果异常等），应立即停止使用，并及时联系专业维修人员进行检查和维修。切勿自行拆卸或修理设备，以免造成更大的损坏或安全隐患。

（5）为确保设备的正常运行和延长使用寿命，用户应定期对设备进行保养和维护。这包括清洁设备表面、检查传感器探头的磨损情况、更换老化的零部件等。同时，用户需定期对设备进行校准，以确保测量结果的准确性和可靠性。

（编写：徐　潇　丁富斌　孙　琦　石继春　李　康　黄　洋　王春娥　龙新星，

审校：侯雪新　杨信怡）

参考文献

Society for Laboratory Automation and Screening. ANSI SLAS 1-2004 (R2012) (formerly recognized as ANSI/SBS 1-2004) for Microplates – Footprint Dimensions [EB/OL]. (2011-10-12)[2024-12-24]. https://www.slas.org/SLAS/assets/File/public/standards/ANSI_SLAS_1-2004_FootprintDimensions.pdf.

第十八章　生物样本库质量和能力要求

生物样本库（以下简称样本库）是生物资源保藏活动的具体体现，是未来研究和开发储备资源的重要平台，是机构发展战略的重要组成部分。样本库所保藏的资源通常具有生命体差异性、应用不确定性、资源不可再获得性、生物活性和生物安全性等特征，对样本库运行管理提出了挑战。全球的样本库管理者致力于探索如何建成并运行一个安全、高质量、标准化的样本库，鉴于质量管理体系的普遍使用，国际标准化组织（International Organization for Standardization，ISO）发布了 ISO 20387:2018，《生物样本库质量和能力通用要求》，在传统生物科学和医学检验实验室管理经验的基础上，引入质量管理体系的基本要求。"安全"和"质量"是生物样本库的生命线，管理者和工作人员运行中要围绕这两大核心，运用 PDCA（Plan-Do-Check-Act）和风险管理工具，保障环境、设施、设备、人员和供应能力持久有效，完善制备、检测和监测手段，确保样本库安全、高效运行，为科学研究提供高质量生物样本。

第一节　人类遗传资源保藏通用要求

在生物医学研究和临床实践中，人类遗传资源的保藏工作发挥着核心作用。它不仅推动科学探索，还涉及伦理、法律和国家安全等关键领域。本节将详细阐述人类遗传资源保藏的合规性要求，包括对法律法规的遵循、伦理规范的实施，以及公正性的保障。并从国家法律的视角，解读《生物安全法》和《人类遗传资源管理条例》等关键法规，明确样本库在保藏活动中应遵循的基本准则和操作流程。同时，本节也将探讨伦理审查的必要性，讨论如何在尊重捐献者权利的基础上，确保样本库的公正和透明。此外，还将强调公正性和保密性的重要性，指出样本库在维护数据真实性和可追溯性方面的责任，以及在防止敏感信息泄漏方面应采取的措施。生物安全和安保也是保藏工作中不可忽视的方面，样本库需制定应急预案，以防范自然灾害和人为破坏等紧急情况，确保人员、环境和样本的安全。最后，将介绍样本库应建立的全面管理制度，包括生物安全、保密管理、设施设备管理等，以促进保藏活动的规范化和效率化。

一、合规要求

（一）法律法规

1. 立法背景与历程

随着生物技术的不断发展，生物安全已经成为人类共同面临的重大生存和发展威胁之一。为了维护国家安全，防范和应对生物安全风险，保障人民生命健康，保护生物资源和生态环境，促进生物技术健康发展，推动构建人类命运共同体，实现人与自然和谐共生，我国颁布了《生物安全法》，并于 2021 年 4 月 15 日起施行。该法律的颁布和实施意义重大且深远，体现了国家安全观及国家生物安全战略和政策。首先，有利于保障人民生命安全和身体健康，明确维护生物安全"以人为本、生命至上"的原则；其次，有利于维护国家安全，明确了生物安全是国家安全的重要组成部分；再次，有利于提升国家生物安全治理能力，统筹布局生物安全基础设施建设，加强国家生物安全风险防控和治理体系建设，提升国家生物安全治理能力；最后，有利于完善生物安全法律体系，填补了生物安全领域基础性法律的空白。

我国对人类遗传资源立法可以追溯到 1998 年颁布的《人类遗传资源管理暂行办法》，首次提出要有效保护和合理利用我国的人类遗传资源，20 多年来我国医学科学研究、生物医药产业研发、诊治诊疗技术飞速发展，人类遗传资源管理制度也在实践中不断完善，国务院公布自 2019 年 7 月 1 日起施行《中华人民共和国人类遗传资源管理条例》（以下简称《人遗条例》），这是对公众健康、国家安全和社会公共利益的有力保障。

2. 知法、遵法、守法

按照《人遗条例》第七条的规定"外国组织、个人及其设立或者实际控制的机构不得在我国境内采集、保藏我国人类遗传资源，不得向境外提供我国人类遗传资源"，即开展生物样本保藏活动的机构必须由我国科研机构、高等学校、医疗机构和企业主导，开展保藏活动的机构能够对其任何行为负法律责任。通常样本库为单位的某个部门，也有一些政府主导或企业资助的样本库自身即是法人实体，开展样本保藏和开发利用等活动，如北京生命科学园生物样本库、上海张江生物银行、武汉国家级人类遗传资源库等。

除具有法人资格外，《人遗条例》第十四条明确规定了所有机构开展人类遗传资源保藏活动前，还应当符合下列条件：①保藏目的明确、合法；②保藏方案合理；③拟保藏的人类遗传资源来源合法；④通过伦理审查；⑤具有负责人类遗传资源管理的部门和保藏管理制度；⑥具有符合国家人类遗传资源保藏技术规范和要求的场所、设施、设备和人员。机构需向国务院科学技术行政部门提交保藏审批，获得人类遗传资源保藏行政许可后方可开展保藏活动，通常保藏审批年限不超过 5 年，临期前机构保藏活动如继续开展，需另作申报。

开展人类遗传资源保藏的机构应当按照获得审批的期限、范围及方案开展保藏活动，当期限、保藏方案等发生调整时应及时上报行政部门提交变更，并按照规定每年按时上报本单位保藏的人类遗传资源情况，形成保藏年度报告，配合内外部相关行政部门的年度监督检查。此外，机构应建立和不断完善样本出入库管理制度，具有明确的样本出入库审核部门、流程和依据，确保人类遗传资源来源合法、管理合法、使用合法。

（二）伦理规范

生物样本库因涉及人类的样本和数据，因此在样本保藏活动开展前必须获得所属机构伦理委员会审查批准，但在运行中不断遇到新的伦理问题引发了行业的广泛关注和思考，诸如捐献者的个人隐私保护、捐献者社会和经济利益保护、研究数据的伦理 / 法律准入机制、基因等相关性研究结果反馈、样本和数据资源的转化及商业化利用、再次获取知情同意的可行性与研究获益性和风险评估等问题凸显。国际医学科学理事会（Council for International Organizations of Medical Sciences，CIOMS）2016 年更新了《涉及人的健康相关研究国际伦理指南》，其中第 11 章"生物材料及相关数据的采集、存储和使用"和第 12 章"健康相关研究数据的采集、存储和利用"主要讲解了生物样本 / 数据储存、管理和使用的相关内容，对样本入库知情同意的方式、知情同意书要素、样本库管理、样本出库使用的伦理问题等提出了要求，在一定程度上为生物样本库运行提供了管理和伦理审查依据。

各机构伦理审查委员会针对人类遗传资源的保护问题也开展了多次讨论并形成一系列共识，特别是关于知情同意的形式、豁免及撤回规定。在《涉及人的健康相关研究国际伦理指南》中针对知情同意提出的三种模式：针对特定用途的特定知情同意；未指明将来特定用途的广泛知情同意；当临床诊断或治疗后剩余的人体生物材料存储用于未来研究时，可采取知情选择退出程序。国际生物和环境样本库协会（International Society for Biological and Environmental Repositories，ISBER）在《生物样本库最佳实践 2018 版》中建议广泛知情同意的基本要素应包含：①样本库的运行管理情况，涉及样本库的目的、存储条件和持续时间、进入样本库的遴选规则、管理制度和计划、预计用途、预期目标等；②生物样本的隐私和保密措施；③捐赠者风险与受益；④使用后样本的处理和销毁方式；⑤选择性的分层知情同意，如捐赠者有选择生物样本 / 信息不用于某些研究的权利；⑥撤回或退出的权利，包括撤回样本和信息的方式及样本库的处理要求；⑦未成年人再次知情同意的约定；⑧研究结果反馈的约定。在《人类生物样本保藏伦理要求》（GB/T 38736—2020）中进一步说明了针对样本保藏活动的知情同意可以分为三类：①全部同意：同意用于所有目的，包括商业、科学研究等；②广泛同意：同意用于所有疾病的科学研究；③特定同意：同意用于一种特定疾病或同意用于一项研究。同时对于知情同意撤销、再次获取及研究结果告知、样本使用、知识产权保护、利益共享和冲突、伦理审核等方面进行了规范化的描述及建议。

2023 年 2 月 18 日，国家卫生健康委员会、教育部、科技部、国家中医药局四部门联合印发了《涉及人的生命科学和医学研究伦理审查办法》，规范涉及人的生命科学和医学研究（指以人为受试者或使用人的生物样本、信息数据开展的研究活动）伦理审查工作，旨在保护人的生命和健康，维护人格尊严，尊重和保护研究参与者的合法权益，促进生命科学和医学研究健康发展。该办法第四章第三十六条中提及"涉及人的生物样本采集的，知情同意书还应当包括生物样本的种类、数量、用途、保藏、利用（包括是否直接用于产品开发、共享和二次利用）、隐私保护、对外提供、销毁处理等相关内容"。此办法首次突出免除伦理审查的概念，提出了免伦理审查的必要条件和研究场景要求。

通常，伦理审查委员会针对样本库（即人类遗传资源保藏活动）进行伦理审查时，会重点关注样本来源、知情同意情况、样本及信息生产及管理中的隐私和保密措施、风险及管控措施、资源保障能力、信息管理能力、样本应用的所属权或使用权、撤回的程序、剩余样本处置、样本和数据的质控及保密管理等审查要点。样本库管理者应向伦理委员会提交保藏方案、技术路线、运行制度和风险管理等材料，伦理审查批准后应向所有成员传达伦理保藏活动开展的范围和有效时限，并应按照机构伦理委员会的要求接受定期的跟踪审查和使用监管，主要负责人、组织结构、保藏方案、重大设施设备人员情况变化时应提交变更审查。

二、公正性

生物样本和信息是特殊资源，样本库作为主要载体，公正性是对样本库的基本要求，也是其信用的直接体现，样本库应保持公正、客观行事，接受委托方、外部监管机构和社会的监督，确保样本和数据及结果的真实、客观、准确、可追溯。

样本库应建立组织结构监管和维护公正性，一些机构会成立独立的公正性委员会，成员可包括员工代表、研究者代表、社会人士等，通过多种开放性渠道监督有失公正的行为，在保障样本保藏公正性时，通常需考虑以下几个方面：

（1）样本库管理者应树立公正意识，通常管理层会签署公正承诺，承诺在样本库运营和资源利用中保持公正。

（2）质量检测/监测部门或岗位应相对独立，不受其他部门或岗位的影响，拥有适当的权限和资源以履行质量管理职责，可直接向管理层汇报。

（3）制定相关的规章制度，规定违反公正性的处理办法。

（4）为维持样本库运行中的公正性，管理者和公正性委员会应定期对既往公正性问题进行剖析，定期分析样本库公正性潜在的风险，对于较高风险岗位可有轮岗、换岗机制，对高风险点采取管控措施。

（5）定期对员工开展职业道德培训，强调公正性的重要性。

总之，样本库的全体员工都应严格履行岗位职责，遵守工作纪律，坚持原则，按照工作程序和有关规定行事，不受外界的干扰和影响，当受到内、外部压力时员工要知晓如何处理。

三、保密性

样本库的每位员工都应提高保密意识、履行保密义务，样本库工作中涉及保密的内容有：样本提供者隐私信息、样本库的核心技术、研究者的科学研究方案和技术路线及任何关键信息等，为加强保密监管，杜绝泄密和不良影响，通常样本库会制定保密管理制度，规定保密的内容，明确数据存储、访问、发放、发布的技术要求和管理要求，并向员工强调保密的重要性及传达泄密的后果。

为保障捐赠者隐私安全，样本库通常会与样本库员工外的辅助人员和向样本库提供支持的外部供应方，诸如设备制造商或信息系统供应商等同样可能接触到保密信息和内容的人员，签署具有法律约束力的文件，如保密协议、承诺书等。

样本库通常采取一系列的保密措施以尽可能保障信息的安全，这些措施包括：①样本库通常会对原始样本匿名化，赋予其在内部流转唯一识别编码，以此从根本上杜绝样本与捐赠者原始身份的关联，仅限于研究者本人或少部分人可获取关联关系。②样本信息管理系统设置多个访问权限，区分项目研究负责人、样本库管理者、样本库不同岗位的工作人员、普通研究者等多个访问权限，权限应随着人员变化定期进行相应调整。③档案分级管理和分权限调阅。④信息分发时，建议通过采用安全的局域网络传输关键信息或使用存储介质物理转移，并在与使用者签订的数据转移协议中也应规定数据的使用范围、结果公开条件，以及发生再转移的约定等。

（一）生物安全和安保

事故的发生通常由人的不安全行为（或失误）和物的不安全状态（或故障）共同导致，样本库在建设规划时已部署了消防、电力、环境监控等安全保障基础设施，在运行过程中仍要采取措施维护设施的安全性能。此外，运行中样本库应重点关注人员安全、环境安全和样本安全，定期开展安全风险评估，特别是出现新购设备、变化操作流程、新增样本类型、提升生物安全防护等级、调整或变更场所时，需要重新从以下3个方面开展安全评估，对于较高风险点应采取措施以降低或消除新发安全风险。

1. 人员安全

人员的危险因素来自作业场所、设施、设备、生物和化学因子、错误或失误操作等，样本库每一位工作人员都应遵章守规，服从管理，按要求进行个人防护；接受岗前培训与在岗教育，提高安全意识和应对突发事件的能力；了解样本库的安全风险，及时发现隐患并主动上报。

样本库应对员工进行必要的岗前安全培训，客观告知员工岗位风险，为员工配备个人防护用品，并且定期开展安全教育和应急演练，通过上述工作来有效减少人员不安全行为。

2. 环境安全

环境包括样本库内部环境和可能带来影响的外部环境。内部环境污染一般在保藏过程中产生，样本库需要配备必要的设备来保障环境安全，包括生物安全柜、通风橱、紫外灯等，当环境中可能产生人员健康和安全隐患时，如温度过冷或过热、缺氧、有毒气体吸入情况，还应配备环境监测和报警系统。样本库还应根据实际情况，明确规定可行的消毒方法和频率，指定专人执行。通过风险分析，对可能产生的突发情况制定应急预案，应对样本遗洒、泄漏等意外情况，并确保所有人员了解该流程。外部环境污染来自样本保藏活动中产生的废气、废液和固体废弃物，各机构应按照当地法律法规要求和排放标准后进行处理和排放，保护所在地区的生态和自然环境。

3. 样本安全

样本安全事故是指在样本存储、运输等过程中可能导致的样本丢失、被盗、误用或泄漏等，在样本保藏活动中为保障样本安全，需要通过权限管理（如场所出入设限、设备开启权限设置等）、活动场所安装监控设备、制定严格的出入库制度，以及运输要求等措施，以防止样本安全不良事件的发生。尤其是针对病原微生物样本的管理，应当从以下方面进行管理：

（1）应采取适当的措施保护样本及资源的安全，防止无关人员接触。样本存储设备和区域应加强生物安保的管理和监控，必要时在管理区域安装门禁和 24 h 视频监控，存储设备设置管理权限和温度监控及远程报警系统。

（2）对于低感染性或低致病性样本，建议实行分区存储管理，存储区域需安装 24 小时视频监控，存储设备设置双人双锁管理权限等，涉及病原微生物菌（毒）种或样本具体参照《病原微生物实验室生物安全管理条例》。

（3）对于高致病性样本需按照《病原微生物实验室生物安全管理条例》等国家有关法律法规要求，由国家指定的病原微生物菌（毒）种或样本保藏机构进行管理。

（二）应急预案

样本库应针对基础设施、场地和环境异常的风险制定应急预案，这些异常可能来自自然灾害或人为制造，包括停电、洪水、极端天气、地震和蓄意破坏等。应急预案中所采取的措施，应把负面影响降到最低，尽最大可能确保基础设施、场地和环境符合样本保藏要求，应急预案中通常包括样本/数据的转移，制订转移计划时应保障全过程的可追溯性。当基础设施、场所和环境发生变化或新增时，应重新评价上述风险和修订应急预案。

针对病原微生物资源可能涉及生物恐怖的事件应急程序与处置，具体是指在病原微生物保藏库区和/或实验室发生的可能涉及生物恐怖袭击的事件，包括破坏实验室设施、病原微生物菌（毒）种库或其信息系统，抢夺、盗窃高致病性菌（毒）种或样本及其他感染性材料，在病原微生物保藏库区和/或实验室内故意播撒高致病性病原微生物菌（毒）种或样本等事件。发现各种涉恐事件应立即向所在部门、单位的安全第一负责人和保卫机构报告，立即启动本单位应急预案。

（三）基本制度

样本库应制定各项制度作为生物样本保藏活动的准则和依据，制度化是安全、高质、有序、高效开展样本保藏活动的重要手段，制度应具有可行性、完整性、权威性，与样本库中短期目标保持一致。管理制度为人员规范化开展工作提供指导和程序化支持，也同样会明确规定相关人员的权限，具有一定的约束性。

制度可以由管理层制定和发布，也可以是部门负责人，不论何制度都应明确适用范围并传达给相关工作人员。制度来自工作也服务于工作，切忌制度和实际工作出现"两张皮"。为落实制度的有效实施，可将执行情况纳入员工绩效考核。

第二节　组织管理

组织管理是生物样本库高效运行的基石。本节将重点介绍样本库的组织架构、管理层的角色与职责、岗位与人员的配置与管理。我们将探讨如何通过明确的组织架构和职责划分，确保样本库的各项工作有序开展。此外，本节还将讨论人员培训的重要性，以及如何通过人员岗位设置、人员要求持续教育和能力提升，保障样本库工作人员的专业性和服务质量。

一、组织结构

样本库应明确在所属机构中的定位，梳理内、外部组织结构关系，明晰所属机构中的监督管理、支持和保障的部门及其工作关系，通常样本库受机构的科技管理部门直接管理，接受伦理委员会和安全委员会监督，需要后勤、采购、设备、信息等部门的支持，外部组织结构关系的梳理可极大提高样本库运行效率，应引起管理者的重视。此外，参与样本保藏活动的非样本库内部人员，还有研究者、组织内部的样本运输人员、数据采集和录入人员，以研究者为例，他们既是样本库的委托方又可直接参与到样本保藏活动中，研究者负责招募捐赠者并告知捐赠可能带来的风险和获益等，他们也通常直接或间接地参与样本的采集或获得，其行为直接影响到样本质量，样本库有义务向其传达相关技术规范和要求，样本库应密切关注和监测这些活动是否出现偏离。

样本库内部组织结构可按照职责划分为管理、技术运作、支持保障和质量部门，应明确各部门间的关系。依据部门的工作职责划分为多个岗位，通常样本库会设立入库、制备、质控、出库、设施设备管理等岗位，还应规定对样本库活动结果有影响的岗位职责、权限和相互关系，如检验放行、确认或验证、销毁、库管等岗位均应做上述考虑，按照不相容性岗位分离的做法，授权者和执行者要分离，执行者与记录者、监督者要分离，物资的保管者和使用者与记录者要做一定分离，样本库人员规模若不大，可发挥外部管理部门进行监管，以达到关键岗位职务分离。

样本库应有专家团队负责重大事件的决策，聘用专业经验、知识和技能达到一定专业水平的人员，如顾问委员会，对保藏活动给予科学、技术及管理事项的指导，为科学决策提供支持。

二、管理层

样本库作为所在机构的基础设施，是转化创新的桥梁，具有良好的社会效益和潜在价值，样本库管理者应充分了解其宏观性、长期性、高投入低回报的特点，更多的是在为国家和地方社会发展特点，更重要的价值体现在为国家卫生事业发展和全民健康事业做出贡献。因此，样本库发展应与社会需求相适应，既要满足社会效益和影响又要考虑运营成本，确保稳定的资金保障样本库可持续发展。在前期规划设计时，不应过度追求基础设施的"规模大""数量多"，而应聚焦在"安全""高效""高质"等方面，以提升样本库核心竞争力和运行能力为主要建设目标。应放眼于"高质""高效""精准""标准"等诸多方面，提升样本库核心竞争力与运行能力。

根据《人遗条例》规定，开展生物样本保藏活动的机构应为法人主体，对其保藏相关的活动负法律责任，机构应指定样本库管理层，通过有效授权（职务任命、授权书等）约定工作职责和管理范围。被授权的样本库管理层通常包括样本库主任、技术负责人、质量负责人等。样本库管理层应制定样本库的发展战略和规划，明确发展目标，采取适宜的组织结构，整合内外部资源，建立健全管理制度，通过运行、监测和控制质量管理体系，负责样本库的日常运行和全面质量管理，实现样本库客观公正、安全合规、高效高质的核心目标。

三、岗位与人员

（一）岗位管理

样本库应根据实际情况设立各岗位，岗位职责界面清晰，协作工作，合理衔接。通常样本库会设有样本接收岗、样本处理岗（可按样本类型细分）、样本入库、样本出库、设施设备管理、信息管理、质量控制、物料管理等岗位。

此外，为保证质量管理体系有效运行，样本库管理者应授权具备一定技术能力和经验的人员作为样本库的技术负责人和质量负责人。技术负责人应建立技术方法、技术流程、检测和质控方法等，确保方法可靠、可控、可行；质量负责人负责机构的质量管理体系得到实施和保持。

样本库应明确每个岗位的职责和权限、具体要求、绩效考核方法、健康和安全的风险，将上述内容编制成岗位说明书，并向员工详细告知，特别是岗位健康和安全风险，以及相应的个人防护和应对措施。

（二）人员要求

样本库应根据岗位情况规定人员能力的具体要求，包括教育背景、培训经历、技能训练及相关工作经验，以此进行人员招募、评估考核等。同时，样本库有责任告知员工所从事的岗位存在的安全风险，并应采取措施，保障员工安全，包括供应必要的个人防护装备、安装安全监测设施、提供相应的安全培训等。

第三节　场所、设施与设备管理

场所、设施与设备的管理对于保证生物样本库的运行质量和样本的安全性至关重要。本节将详细介绍样本库所需的专用场地基础设施、环境监测的重要性，以及关键设备的管理与维护。我们将探讨如何根据样本的特性和保藏要求，合理规划和维护样本库的物理环境，以及如何通过有效的设备管理策略，确保样本处理和存储过程中的质量和安全。

一、专用场地基础设施

生物样本库应根据中长期发展规划、保藏活动内容、拟储存的样本和信息类型，依据行业指南并结合机构实际情况，明确对专用场地、基础设施、环境的具体要求，至少应包括以下要素：场所位置、平面布局与功能分区、层高、承重、暖通空调（通风、温湿度等）、水（给排水）、电（强弱电）、照明、消防、环境监测（氧浓度监测）与控制设施等。明确样本、人员、废物的流动线路。

生物样本库应对保藏活动的专用场地/基础设施有控制权，应对基础设施/专用场地进行管理和维护，确保其符合行业的基本要求，满足样本库运行中的生物安全和生物安保要求，满足样本和数据的预期要求（包括后续使用的最低要求），保障保藏活动中的人员安全、样本安全、信息安全及环境安全。比如，有些样本库的高压消毒设备、制冰或纯水间与楼宇其他实验室共用，样本库应该随时具有使用权确保纯水质量和消毒效果。

生物样本库应结合保藏活动开展内容，识别和评估专用场地、基础设施、环境等方面的风险因素，这些因素包括所在地自然环境（温度、湿度、电力供应）和场所情况（灰尘、盐度、电磁场、射线、声音和振动等），通过评估确定基础设施/专用场地和环境满足样本保藏活动。此外，生物样本库还应评估相邻区域的活动相容性，包括微生物污染、电磁污染、湿度干扰、生物安全交叉污染等。当确定有影响时应采取隔离措施，避免相互干扰和交叉污染，并监控隔离措施的有效性，如为避免震动干扰，天平和离心机不宜放置在同一台面，不应同时运行；为保障自动化液体工作站移液准确，其周围环境不应有电磁干扰；核酸提取和扩增房间应独立，可密闭，并定期进行空气消毒。

当生物样本库发展规划、保藏活动内容及行业出台新规定时，应对基础设施/专用场地和环境重新评估。

二、环境监测

按照《生物样本库质量和能力通用要求》（GB/T 37864—2019），当环境影响生物样本及相关数据的质量和（或）人员健康和安全时，生物样本库应对基础设施/专用场地的环境条件进行测量、监测、控制和记录。

为此，生物样本库应评估外部环境对生物样本及数据质量、人员健康和安全的影响，通过环境监测与控制系统或人工监测的方式对基础设施和场地的环境条件进行测量、控制和记录。影响外部环境的因素可能是自然的或人为的，包括自然灾害、微生物、灰尘、电磁场、射线、温度、湿度、振动、能源供应等，监测的方式和频率应根据负面影响程度而定，监测设备、系统均应定期检查和校准，确保其测量准确和有效运行。当超出正常范围时应及时采取措施。

三、关键设备

样本库的设备包括样本处理设备、存储设备、用于质控和检测的设备，以及场所安保、环境监测和控制设备。样本库应形成设备管理制度，最好由专人管理和维护，包括定期清点所有设备并编目，建立、更新和维持设备清单，对每台设备的安装、性能要求、操作指南、使用情况、养护要求、损坏/改装/修理等形成记录，并根据其对样本和数据质量、对人员带来的安全风险程度判断是否为关键设备。若经识别为关键设备时，应参照《生物样本库质量和能力通用要求》（GB/T 37864—2019）条款 6.5.8 的要求，保存对关键设备的信息记录，如有准确度要求的设备，样本库应明确其准确度要求，作为设备校准、调试、设备性能判断的依据。

生物样本库应根据厂商建议和实际使用情况，对设备实行安装、安全操作、运输、储存，每年制订设备计划性维护和校准计划。

第四节　过程管理

样本保藏过程中的质量控制是确保样本库价值的关键。本节将深入分析样本全生命周期管理的重要性，探讨保藏基本过程的标准化操作流程，以及如何通过分析前变量的控制和可追溯性管理，提升样本质量。我们将讨论如何通过细致的过程管理，确保样本从采集到销毁的每一个环节都符合质量标准，从而为科学研究提供高质量的生物样本。

样本保藏过程中，样本的质量是重中之重，包括样本质量和数据质量，其内涵可表述为：样本满足未来使用需求、相关信息真实可靠、处理过程科学可溯源。样本库应始终如一把好质量关，以输出高质量样本为首要目标，在保藏过程中应采用可靠的技术方法，配套齐全的人员、设施、设备、物料等资源，建立并不断完善的检查和纠偏机制，以此构建样本库质量管理体系（图 18-1）。由于样本资源的稀缺性、用途未知性和不可再生性，样本库在质量管理上更应重视影响质量的关键节点，从遏制风险点出发，做到"重事前控制、轻事后质检"，追求全流程样本质量监管可溯，发挥样本资源最大的利用价值。

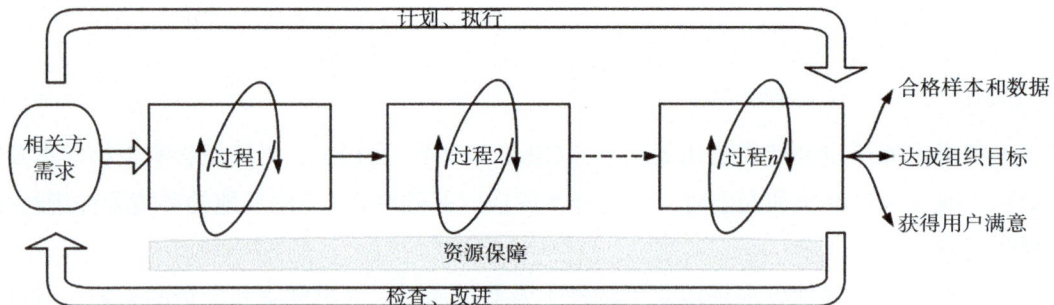

图 18-1　基于样本保藏过程的质量管理体系模式

一、保藏流程

（一）样本生命全周期管理

样本自离开生命体到用于科学研究消耗尽的全过程，称为样本的生命周期，包含样本及相关信息的采集、获取、处理/加工、存储、运输、使用/销毁或弃用，样本库通常部分或全程参与，这也是样本库最基本的职能所在。一些样本库的雏形就是样本制备实验室和存储室，之后逐步完善质量、培训等工作，继而实现体系化、标准化的跃迁。

各样本库应根据其在机构中的定位、职能及组织关系，理顺样本在机构中的流动线，样本从何而来，经历了哪些过程，最后去向何处；梳理出样本的生命线后，把整个生命周期分解为若干个相互独立又有所关联的过程，继而思考每个过程中涉及的部门和人员有哪些；对这些人员的要求是什么；需要的物资有哪些；各过程对环境是否有要求；哪些过程存有较高的风险；各过程间的衔接需要什么手续；哪些过程需要做怎样的记录。

围绕样本生命周期所开展的若干个样本保藏活动过程，若每个过程均按照规定开展工作并达到既定要求，使得每个上游过程的合格输出作为下游过程的合格输入，经过环环相扣的连续过程，便可以最终实现样本库的总目标。在实际工作中，为保障过程执行的规范和一致性，通常形成文件对过程提出规定和要求，以约束和指导工作的开展，实施中为了客观反映执行情况、再现执行过程往往需要执行人如实进行记录，这就形成了文件体系，文件体系应从实际需求出发，以解决目的为导向，具有适宜性、充分性、有效性三个特点，切忌文件烦冗、空转走过场，通常包括统一思想的纲领性文件、指导工作开展的程序性文件、具体的操作流程文件和记录性文件。总之，样本库应明确生物样本及相关数据生命周期内所经历的阶段，确定并验证所有阶段的相关过程，对过程中关键程序和操作都应形成文件，对生命周期内的关键阶段的关键信息都应明确记录要求。

（二）保藏基本过程

样本保藏的每个过程均应按照行业技术规范的要求开展工作，配备相应的人员、场所和设备，采用可靠的技术方法，存在较高的操作风险时，应采取措施保障人员和样本的安全。按照样本生命周期所经历的阶段，可分为以下过程：采集、接收、制备和保存、储存、包装和运输、分发、销毁。

1. 样本及数据采集

（1）采集前准备：研究者对符合要求的捐赠者进行知情同意，告知项目内容、采集方法、受试者的责任与获益、风险和应急处理措施、样本再次利用、隐私保护、自愿参加及退出方式。研究者获得捐赠者同意后方可实施采集。

样本采集前，研究者应根据预期研究用途、采样技术要求和行业标准等确定样本采集方案，由有资质的人员实行采集，准备采集所需要的工具、材料、容器、消毒用品、记号笔或条码、采集记录表等。采集过程应尽可能地减少人员不适。

（2）样本和信息采集：应按照行业规定，由具备资质或经过培训合格的人员承担，采集时核对采集样本类型、数量、捐赠者信息等，采集后在容器上进行编码标识，须保障标识清晰、牢固、唯一。如需在采集容器中添加保护剂，应严格按照说明书要求处理，采集的样本及相关信息应进行记录，包括日期和时间、采集地和采集的场所、捐赠者身份和属性、采集方法和添加剂、生物安全信息，以及需要记录的其他特定属性信息。

当样本库不负责样本采集时，也应向采集人员传达采集和记录要求。样本采集后如不能尽快进行处理应置于合适的温度下，并记录放置的温度和时长。

2. 样本接收 多数样本库受资质和人员能力限制，并不具备样本采集的职责，而是由研究者提供样本，此情况下，按照《生物样本库质量和能力通用要求》（GB/T 37864—2019）条款 7.3.2.6 的要求，样本库不负责采集或取样时，应声明样本库活动范围不包括上述内容，样本库可以通过公开渠道发布，也可以在与研究者签订的协议中进行告知，还可以在样本应用分发时于样本报告中告知使用者。

当样本库获得来自本机构或外机构的样本时，需要进行核对、质控、确认安全性等。因此，样本库应制定基本的接收原则，评估其是否符合相关法律、伦理、文件和质量要求，内容可包括来源合法性、潜在的生物危害、需鉴定的样本属性、样本完整性和质量、接收时运输条件、标识等，接收岗位员工应熟悉判定上述内容的方法，样本库也应事先告知委托方接收原则和拒收条件。待收入的样本如未完成全部内容核实，需要将样本暂时收入临时存储设备中隔离保管，直至通过上述全部评估完全符合的样本方可收入。此外，接收过程应清点数量，交接双方做好交接记录。

收入生物样本时，样本库应按照与研究者事先的约定，获取样本对应的捐赠者信息和样本采集信息，通过样本与上述信息——关联，在未来样本应用时将作为检索条件以实现精确选择、精准使用。

3. 样本处理　包括制备、保存、分离、提取内容物等活动，其目的是将离体后的原始样本加工为存储样本，各样本库应针对不同的样本类型，选用标准方法或经过确认可用的方法进行样本处理，对于液体样本，包括血液和尿液等，若用途未知，样本中的各种成分应在储存前分离，使得每一种成分能够在最佳条件下储存。

各种类型样本的处理方法应形成标准操作流程，指导和规范某种类型样本如何处理为可存储的样本，其要素包括安全风险和个人防护、物料、设备名称和参数、操作步骤（含标识方法、各步骤的环境和温度要求）、记录等，SOP 的编写要逻辑清晰、语言简练、表述精确、指向分明，且具有较好的可操作性，必要时可绘制流程图，以实现清晰直观的展现工序，通过形状和色块，提示操作者进行准备、处理或判断，好的流程图便于一目了然了解全流程，做到操作人员心中有数，按图索骥便于上手，起到事半功倍之效。SOP 撰写完毕定稿后会进行试运行，具体的模拟实践来检验其合理性和可操作性，试运行证明可行后通过部门审核进行发布。然而，SOP 会随着新方法的出现、工艺提升和改进及设备调整而随之变化，因此应定期评估并适时更新。好的 SOP 可以促进样本制备的高效、高质，是标准化制备的基本要求，是样本库核心技术文件。

样本制备和保存中，一些关键步骤会影响样本质量或安全事件，即流程的关键控制点。这些关键点可能受人员能力、设备精度、物料差异的影响，需要从根源上采取措施和控制，必要时会采取监控。操作关键点信息需要进行客观搜集，通常也是形成记录的必要信息，包括所用物料的批号、场所环境、制备和保存的方法、开始和完成时间、使用设备情况、样本异常情况、操作人等，上述这些记录日后可以作为质量回溯的依据。

样本处理中，人员因直接接触生物样本材料和生化试剂，具有较高的有毒有害物和生物因子暴露风险，参与样本处理的人员应熟知个人防护要求，规范进行个人防护用品穿戴，熟悉应急物资放置位置，了解应急处理程序。实验室也应定期开展相应的培训和应急演练，以便保障人员健康和安全。

4. 样本储存

（1）储存温度：为保证长期储存中样本的生物学特性尽可能少地发生改变，样本处理后需要选择与用途匹配的储存环境，在低温存储机制的基础上，还可配合使用低温保存剂、控制升降温速率等方法，以求样本质量最佳。

在宇宙中，水除了有气、液、固三态，还有另外一种主要的存在形式，即玻璃态水。玻璃态是一种冷的液态，即液态水在 0℃ 以下不结冰而保持液态。玻璃态的水和冰不一样，它无固定的形状，不存在晶体结构。与固态相比，它更像一种极端黏滞、呈现固态的液体，也被称为水的第四态，其实包括水在内的大多数液体都呈现此类属性，只要以足够快的降温速率急速冷却（如要使水变为玻璃态必须急速冷却到 −108℃以下），越过凝固温度并降到某个温度以下，都能得到玻璃态而错过形成晶体的机会。这种现象被用于冷冻保存技术，通过迅速玻璃化可以防止细胞内外冰晶的形成，避免了冰晶给细胞带来的多种损伤，有效地保留了细胞的生物活性与基本功能，但组织冻存的技术难题尚未完全解决。

样本库存储中常见的生物大分子、细胞、组织和器官等生物样本，除一些经过特殊处理的样本可在低温和室温条件下储存外，常用储存温度为 −80℃、−140℃及 −196℃，理论上温度越低样本稳定保存的时间就越长。−60 ~ 0℃是水的结晶温度，会对细胞和组织的微观结构造成不可逆的损害，所以通常样本库不推荐作为储存温度；基于操作性、设备性能及成本等综合考虑，−80℃是目前较常用的存储温度，可适用于保持生物大分子活性，但对不同的生物大分子不能一概而论，还需要研究探索和实践来佐证。如 DNA 的稳定性较好，可以在 −80℃下保持数年或更长时间，而样本内蛋白质和脂类等生物大分子在 −80℃下虽也能保存特性，但随着时间变长，稳定性也逐渐衰减，长期存储建议使用更低的温度；水分子的玻璃化温度目前被认为是 −136℃，也是大分子链段自由运动的最低温度，在此温度以下高聚物会表现出脆性，样本生物学活动极大降低近于静止，而 −150℃正是气相液氮和深冷冰箱均能达到的温度，是目前样本库保存细胞活性的理想温度；−196℃是液氮液相的温度，此温度下各种生理、生化活动基本停止，是保存细胞活性、组织器官的复杂结构及活性的最有效方法，适用于样本的长期存储。

综上所述，选择储存温度应考虑样本的类型、预期储存的时间、样本中生物分子的特性、未来用途、场所条件等，见表 18-1。

表 18-1　样本储存常用温度

储存温度	适用样本
室温	石蜡包埋组织及组织切片
−80℃	全血、血清、血浆、尿液等体液样本，以及用于提取核酸的组织样本、病原微生物菌株等
−140℃	长期储存的新鲜冰冻组织和 OCT 包埋冰冻组织，以及其他长期存储的各类型样本
−196℃	长期储存的细胞系，以及待复苏的各类细胞样本

（2）储存过程管理：样本库应维持存储过程的场地、环境和设备符合要求，包括区域安全、环境温湿度、存储设备温度、环境中的霉菌、氧气浓度等，应安装测量和监控设施设备进行监控、报警和记录。为避免和减少由储存条件异常而带来的样本损坏，样本库应定期分析其潜在的突发情况，制订应急预案，所遇情况有突然断电、存储设备损坏、液氮供应异常、洪水等，应急预案中应含有突发情况下的样本转移计划，样本库应备有可随时启用的备用存储设备，可支配空间通常不少于存储量的 10%。

自样本入库始，每份样本应有记录关联其储存位置，样本进入储存状态后，应记录其在库中所有对样本所进行的操作，样本被放入、移动、取出时的日期、时间及操作人员均应被记录，确保每份样本和每次动作均可被追溯。

一些样本库会将珍贵的样本异地储存、分设备储存，同城不同机构的样本库间建立互助计划，签署应急互助协议，以避免突发大规模异常情况时的灾难性后果，最大限度挽回样本。

5.样本分发 当样本库的样本和数据被申请使用，样本库应进行审批，审批程序和要求应告知使用者，包括需提交的材料、要求、审核过程和预计时间，审批可以由管理层或管理委员会来执行，审批要点应包括用途、申请人能力、开展的条件（场地、实验室设备、范围等）、合作人情况、知识产权分属、是否涉及人遗申报、剩余样本和信息的处理、研究的伦理文件等，审批时应评估生物安全、隐私保密、数据保护、法律法规约定、伦理批复范围等较高风险内容。双方约定的关键内容应在签署的书面文件中体现，可以是合同、书面承诺等有约束力的文件。

样本库在分发数据时，应按照数据管理规定使用安全的传输方式和物理媒介，切勿使用开放的互联网络传输，这样可能带来公共安全危害。涉及将人类遗传资源信息向外国组织、个人及其设立或者实际控制的机构提供或开放使用的，特别是重要遗传家系、特定地区，以及较大规模的人群的外显子组测序、基因组测序信息等，这些资源可能影响我国公众健康、国家安全和社会公共利益，应当通过科技部组织的安全审查，并在国内的数据中心完成信息备份。

6.样本包装与运输 样本库的运输可分为短时间内同址机构内的转运、离开机构的外部运输。

（1）样本包装：外部运输中潜在泄漏或遗失及运输中条件不可控的风险，可能造成公共安全危害或影响样本质量，因此应根据样本类型选择安全适当的冷媒、包装材料和包装方式。包装最外层应注明样本特性、致病性生物因子、生物危害等级等信息，写明送出机构名称、地址、联系人及电话。运送前，样本库应对包装进行安全性检查，必要时对外包装采用封条。如使用航空运输时包装应符合国际民航要求。

病原微生物样本运送应符合国家有关规定，运送过程中要保证容器密封，尽量垂直向上放置，防止样本污染和外漏等。非高致病性样本在机构内部运送时，可使用两层包装，即主容器和样本运送箱。主容器须防水、防漏，建议采用密闭、带螺旋盖塑料容器，并贴上指示内容物的适当标签；样本运送箱应为金属或塑料制品，可耐受化学消毒剂作用且密封性良好。样本运送箱内应装有样本，并配备常规消毒剂、吸水纸、镊子、手套、黄色医疗垃圾袋等常规防护工具。在运送容器外醒目位置贴有生物危险标识。高致病性样本在机构内转运时，其运送在上述基础上需要三层包装系统，由内到外分别为主容器、辅助容器和外包装，主容器为样本盒，辅助容器为有盖可密封的硬塑料桶，外包装为样本运送箱。未知致病性的样本参照高致病性样本进行包装、转运和人员防护。

（2）样本运输：样本库应按照法律、法规和行业规范的要求制定运输方案，至少包括样本类型和数量、冷媒、包装和转运设备、交通工具、运输路线规划、运输距离和预计时长、气候和季节、对公共安全的影响和安保措施、可能的突发情况和应急预案。

如果样本库不负责样本运输，应选择具有运输资质或相应运输能力的承运人进行运输，运输前应告知承运人物品情况和运输要求，签署书面协议，病原微生物样本的运输相关人员须经相关的生物安全培训，并采取必要的防护措施。运输前应与接收方建立运输清单，确认接收地点、联系人、发出时间和预计接收时间，告知接收方运输方案和承运人。运输中，可通过定位和温度采集设备监控样本状态。样本抵达时，接收方应检查冷媒状态，是否与既定的运输要求相符，如有问题应与运送方（样本库）及时沟通，必要时，需要确认样本是否可继续使用。

样本运送过程中如果有遗洒或渗漏，使用有效氯消毒液对管外壁和容器进行消毒，相关区域的标识和处置；如怀疑样本已交叉污染或损毁，则应按不合格样本处置，进行销毁并记录。

7.撤回与销毁

（1）样本撤回：第一，捐赠者有权撤回知情同意，有权要求未使用的样本和信息从样本库中移除，这一点应在签署知情同意时告知捐赠者，并在知情同意书中说明撤出研究的方法及联系方式。第二，捐赠者撤回知情同意，依照 ISBER《生物样本库最佳实践 2018 版》所述，样本撤回的情况大致有三类：①捐赠者不再参与后续的研究，可继续保留和使用既往获得的样本和信息，健康记录仍可被调用。②捐赠者不再参与后续研究，样本库无权进一步获取额外的信息，可继续保留和使用既往获得的样本和信息。③捐赠者不再参与后续研究，既往获得的样本和信息不得再提供给研究人员，剩余样本将被销毁。第三，撤回应由捐赠者或法定代理人与样本库签署正式的文件，明确采用何种方式撤回，样本库应照此文件执行。

（2）样本销毁：样本库应制定样本和数据销毁的准则，销毁对象可以是捐赠者或研究者提出、经评估不满足入库要求或质检不合格的样本，不管采用何种方法，销毁应确保消除生物样本和（或）删除相关数据，使其无法复原，执行销毁操作时，最好有两位工作人员在场，销毁过程应有措施确保不造成生物安全危害，销毁过程应做好记录。

针对病原微生物样本，需要弃置和销毁的非高致病性样本（包括但不限于血液、粪便、体液、组织等），应拧紧保存容器，放入双层黄色医疗垃圾袋；密封塑料袋口，贴医用废物标识，放在医疗废物存放处，由所在单位统一回收处理。需要弃置和销毁的高致病性样本（包括但不限于病原微生物等）及使用过的一次性实验用品（如培养皿、吸管等），须经 121℃、20 min 高压灭菌后弃置于双层黄色医疗垃圾袋，应放置灭菌指示标志，以确认灭菌效果，必要时进行灭菌效果验证。另外针对有芽孢类的病原微生物菌株，如炭疽杆菌、肉毒梭状芽孢杆菌和破伤风梭状芽孢杆菌等，芽孢对外界环境抵抗力极强，样本制备相关操作必须在其专用操作间内使用专门设备进行，并需要彻底高压蒸汽灭菌，必要时应对芽孢菌进行间歇性消毒灭菌（即第一次消毒灭菌处理，将消毒物品放置 37℃孵育一定时间，使芽孢体繁育成繁殖体，再进行第二次高压蒸汽灭菌），需将全部芽孢体杀死。经灭菌后的贴医用废物标识，放在医疗废物存放处，统一由相关经培训有资质的人员处置。

（三）分析前变量的控制

生物样本因具有稀少、应用不明确等问题，生物样本的"质量"尚无统一标准，质控指标一直是一个难点问题。为使样本应用更广泛和精准，工作人员探索着各种可行的方法，认为将影响样本质量的分析前过程详细记录显得必要且尤为重要，以便真实呈现样本生命周期。

由 ISBER 于 2010 年首次提出的样本分析前变量标准编码（standard PRE analytical code，SPREC），是一种标识符定义方法，用于识别和记录在收集、处理和储存过程中可能影响样本及其简单衍生物完整性的关键的分析前因素。它由 7 位标准描述性编码组成，每一位编码代表一个分析前变量，按照体液和组织样本，分别编制了样本类型、主要容器类型、冷缺血和温缺血时间、离心的速度、温度及最终储存温度等不同情况的标准编码，并于 2012 年更新 2.0 版，2018 年更新 3.0 版。每一版都根据当前技术的发展和知识的扩展，增加了更多的选项和元素。

SPREC 承载了生物样本分析前的重要信息，是一种最低成本的、科学可行的质控方法，可为研究者提供样本的质量基础数据，一定程度上提升实验结果的准确性。有利于不同样本库间的沟通和交流，促进国家和国际的生物样本、信息和数据的共享。

（四）可追溯性

样本库应确保每份样本从采集 / 获得开始，到接收、处理、入库储存、分发、销毁的整个生命周期全过程具有可追溯性。标识是最常用的追溯方法，样本在各个阶段均应有可识别的恰当标识，这些标识在不同阶段、不同容器间转换时应保持其关联性，以实现标识传递链可追溯。标识应清晰易读，且具有唯一性、持久性、保密性：①标识唯一性不仅指最终存储的样本，即便在处理过程中，用作临时标记的中间标识也应唯一且不混淆。②标识应符合实验环境和储存条件，例如处理中需要对样本水浴或使用有机试剂时，标识应不易被有机溶剂擦除，如样本长期在液氮环境中存放，应测试是否牢固。③标识不能透露捐赠者的身份信息，不包含样本在库中的位置信息，因为储存位置可能会改变。

样本的标识，经历过易擦掉和被误读的手写标识、手工粘贴条形码、激光蚀刻或喷印的条码，不仅条码物理形式有所改变，技术上也经历了数字符、线性（一维）条形码、二维条码标签。刻印的二维码应具有牢固不脱落、信息容量大、编码范围广、容错能力强等明显优点。目前，在管壁和管底同时刻有数字/一维/二维码的"多码合一"码被广泛使用，基本可以满足样本库的日常需求。也有一些厂商在研发基于射频识别技术（radio-frequency identification，RFID）或微电子机械系统（micro-electro-mechanical system，MEMS）的标签，因其具有写入信息和快速便捷读码的优势，但限于耐低温性和成本考虑，市场成熟度不高。

此外，样本的可追溯性还应体现在实验室工作记录中，每份样本及相关数据都应关联到信息记录，以便通过记录查阅完成信息链不中断。为了准确、高效且便捷地查询样本和相关信息，样本库通常购置或定制样本信息管理系统对样本关联的捐赠者去隐私信息、处理过程信息、质量信息、诊疗及研究需要的其他关键信息进行储存和管理，这些信息应与样本唯一标识链接，保障可查询、可追溯。

二、运行保障管理

在日常运行中，样本库应从人、机、料、法、环、测多方面入手，建立工作制度、工作流程和操作手册，以确保设施设备良好且有效，人员按照流程要求执行操作，处理方法稳定可靠，从而使得样本库运行安全、样本质量合格。

（一）关键技术方法的验证和确认

样本库应选用可靠的方法进行样本处理，特别是在生命周期中影响样本质量的关键活动，包括分离、保存、质检、鉴定等活动，这些方法通常来自行业标准或技术规范、权威教科书、公开发表被行业认可且广泛应用的方法，我们借鉴这些成熟方法时，需要验证其按照操作说明是否可达到公认的结果，且满足我方需求，这个过程会由有经验的、操作稳定的技术人员来完成，应设计多次重复实验，其过程和原始结果应保留记录，以上称之为方法验证。

方法验证重点是针对标准方法已确认的非标方法，在方法投入使用前、发生变更后，再次投入使用前，需要对人、机、料、法、环等进行核查及再现性试验，来确定样本库是否具备能力照该方法开展样本制备或检测，并提供客观证据，证明规定要求已得到满足。

当样本库选用非标准方法进行关键活动时，如非标准方法、实验室制订的方法、超范围使用的标准方法、其他经过修改的标准方法等，需要在方法使用前或修改后，进行周密的实验设计，包括实验样本数量和要求、操作人要求、所用设备、流程、试剂、环境要求，以及检测结果判定依据等，设计时还应考虑到极端情况和应用范围的广泛性。实验方法要通过技术专家和方法学专家的论证，之后，制订实验计划，确认程序并指定实施人员；经过多次重复试验，通过对实验结果分析，对于经判断可以满足预期要求的方法予以采纳，并确认记录和结论，以上过程称为方法确认。当对已确认的方法进行更改时，应判断和记录更改所带来的影响，适当时重新进行方法确认。

方法确认可以使用以下 6 种方法之一或其组合来评估方法的性能：①使用参考标准或标准物质进行校准或评估偏倚和精密度。②对影响结果的因素进行系统性评审。③通过改变受控参数（如培养箱温度、加样体积等）来检验方法的稳健度。④与其他已确认的方法进行结果比对。⑤实验室间比对。⑥根据对方法原理的理解及抽样或检测方法的实践经验，评定结果的测量不确定度。

需要进行方法验证和方法确认的关键技术方法不仅包括样本制备、保存、检测方法，还应包括质控方法，这些方法是样本库的重要技术内核，是样本质量的保障，也是样本库价值体现，因此样本库应重视方法的更新、稳健。

（二）外部供应管理

样本库应明确需各类外部供应的类型和要求，以便用于评价、选择、监管外部供应商提供合格供应的能力。外部供应包括设备物料、过程外包或接受服务，样本库应确保选购的外部供应可靠、可控。设备物料等产品应进行压力测试，并制定采用准则，测试时应考虑到极端环境的需求；对于向样本库提供过程或服务的外部供应商，应事先评估其风险和负面影响，从而有针对性地采取控制措施，必要时需要通过模拟对外部供应商的过程进行验证，以避免由于外部供应的问题而对样本库名誉、样本质量等带来不利影响，诸如样本运输、特殊制备、质控等关键过程如由外部供应，应如实告知样本库的研究者和使用者。外部供应商应与样本库签订供应合同，约定产品要求、数量、供应周期、验收标准、维修保养等内容，必要时应进行合同评审，以保障供应质量，以及发生任何问题时损失降至最低。

（三）人员培训和能力提升

人员是保障样本库运行质量的重要因素，为使人员持续胜任岗位工作，样本库应定期对员工开展与岗位相关的内部和外部培训，包括法律法规、安全知识、应急技能、专业知识等，为员工创造获取新知识、新技能和职业成长的机会，使其保持持续胜任岗位要求的工作能力。

为确保员工维持工作能力，样本库可对同岗位不同人员开展人员比对，通过执行相同操作来比对结果或样本质量。实施人员比对前要事先制订计划，规定参加人员、材料、设备、方法、样本数及检测次数和结果评定规则，多以年资高、经验丰富人员的结果为准，将其他人员结果与其进行符合性比对，按照事先既定的规则评判人员能力，比对实施应全程监督，包括操作与 SOP 的符合度、熟练度、真实性等，以便分析结果差异产生的原因。此方法也可用于新入职员工的能力判定，除内部评估外，样本库也可通过参加行业协会或评测机构组织的外部人员比对活动，以验证人员能力。

三、关键技术操作流程标准化

样本库应根据职责确定关键活动并制定相应的标准化流程，这些关键活动可包括但不限于样本的收集/采集、获取和接收、记录、登记、编目/分类、制备、检测/分析、储存、数据管理、销毁、分发和运输等。其中关于采集、制备、提取、检测分析等关键活动示例如表18-2。

表 18-2　关键技术及操作流程和方法示例

关键技术	关键技术方法	关键技术方法具体亚类
采集	血液、尿液、脑脊液、组织、粪便、病原微生物等采集方法	静脉采血法、末梢采血法、动脉采血法、组织大体描述法、脑脊液腰椎穿刺采集法、病原微生物的菌落采集法、刷片法、印记法等
制备	血液处理、石蜡组织包埋、PBMC 制备、白细胞、病原微生物等制备方法	离心、匀浆、纯化、固定、稳定、复制、过滤、分类、纯化、接种、培养、鉴定、真空干燥、冷冻干燥、冷冻和解冻、组织切片、分馏、冻存等
提取	核酸提取	磁珠法、膜法、化学试剂法等
	蛋白提取	超速离心法、选择性沉淀法、凝胶层析法、离子交换层析法、亲和层析法等
检测分析	核酸检测	紫外分光光度法、毛细管电泳法、RT-qPCR、建库测序等
	蛋白检测	IHC、IFC、WB、ELISA，蛋白定量等

　　样本库根据需求进行关键技术活动，并完成方法的验证和确认后，根据功能设置、实际工作流程、人员分工、场地布局、仪器性能等方面撰写标准化操作流程。从分类方面可将其分为实验技术类、仪器使用和操作类、工作过程类。其中实验技术类重点侧重实验原理、技术细节和效果评估；仪器使用及操作类侧重仪器模块功能介绍、实际操作关键步骤指导，仪器的性能验证、维护、维修等；工作过程类多是多个流程、设备共同交互支持下，侧重技术工作的流程，各岗位职责人员的配合和衔接等方面。

　　关键技术流程在标准化的撰写方面需要遵循的原则是完整、可行、真实、溯源、改进，且在制定过程需要依据国际标准、行业标准、指南、专业教科书、重要参考文献记载的规范化方法，根据自身的人、机、料、法、环等具体情况撰写，遵循"写你所做的，做你所写的，记你所做的，审查所记录的，更改错误的，改进不足的"的原则，把标准、规范与实际操作相结合。此外，SOP 在内容方面需要涵盖目的、适用范围、人员岗位职责、设备和材料、操作规程等，以及相关文件、程序、记录和外部文件等。

　　关键技术流程完成撰写情况下通过人员的理论、实践培训进行操作的规范化，同时可以开展人员比对、仪器比对和方法比对来不断提升和完善关键技术方法的人员能力，做到规范化、标准化、同质化和流程化，以确保样本库样本质量的保证，人员能力的维持和提升，并不断满足临床研究用户的需求。

第五节　质量管理体系

　　质量管理体系是生物样本库可持续发展的核心。本节将介绍如何建立和维护一个全面的质量管理体系，包括质量保证、质量控制和质量评审等关键组成部分。我们将探讨如何通过质量管理体系的建立和运行，进行内、外部的质量评估和质量控制，从而持续质量管理和改进，通过内审和管理评审确保质量管理体系运行符合有效性、适应性和充分性，在符合国家和国际的标准要求下开展管理，确保样本和相关数据的质量满足研究用户的需求，并不断地提升样本库人员能力，提升样本的价值和可信度，从而依托高质量的临床样本支撑各项基础、临床及转化研究，支撑医学科技创新高质量发展。

一、质量管理体系

质量管理体系（quality management system，QMS）是组织内部为实现质量目标而建立的、系统的质量管理模式，是组织的一项战略决策。按照《生物样本库质量和能力通用要求》（GB/T 37864—2019）的要求，生物样本库应建立质量管理体系，至少应包括：①质量管理体系文件；②质量管理体系文件控制；③记录控制；④风险防范措施；⑤持续改进；⑥纠正措施；⑦内部审核；⑧管理评审等内容。

样本库应定期对质量管理体系进行评审并持续改进，确保质量管理体系的适宜性、充分性和有效性：①适宜性，指质量管理体系与组织所处的内外部环境和实际管理情况相适应；②充分性，指质量管理体系对组织全部质量活动覆盖和控制的全面程度；③有效性，指质量管理体系的运行达到质量方针和质量目标的程度。适宜性、充分性和有效性不是孤立存在，而是相互关联、不可分割的。有效性是质量管理体系的根本目的，适宜性、充分性是实现有效性的重要保证。

开展质量管理评审时，应包含以下相关信息：①生物样本库相关的内部和外部关键变更；②目标实现情况；③方针和程序的适用性；④以往管理评审采取措施的状态；⑤近期内部审核的结果；⑥纠正措施；⑦外部机构的评价；⑧生物样本库工作量和工作类型或工作范围变化；⑨提供者/接收者/用户反馈；⑩投诉；⑪ 实施改进的效果；⑫ 生物样本及相关数据的充分性；⑬ 风险识别的结果；⑭ 质量控制的结果；⑮ 其他相关要素，如监测活动和培训。通过管理评审，可以客观地对质量管理体系及样本库实施过程和流程的有效性进行评价；决定是否需要开展相应的改进措施；提出所需的资源保障和变更需求等。

质量管理评审基于样本资源库的员工、管理人员、研究者及用户等受益者的期望，通过以上输入和决议输出，一方面持续改进管理体系和实验室结果的质量，必要时修改管理体系文件，以持续提升管理水平；另一方面审视和评估体系运行过程中目标、方针、组织架构、内外部资源等的重要问题，向管理层级母体机构进行沟通、反馈，以得到持续的资源支持和组织架构支撑等。

（一）质量保证

质量保证（quality assurance，QA）是质量管理的一部分，通过建立和维持质量管理体系来确保样本质量满足既定要求和标准。质量保证是一个宽泛的保障质量的管理系统，涵盖影响样本质量的所有因素，属于质量管理工作。

（二）质量控制

样本质量控制（quality control，QC）是确保存储样本质量符合国家和行业标准的关键环节。质量控制是在质量保障的基础上，开展内外部的质量活动，并通过质量管理体系运行中质量指标的评估，来反馈生物样本保藏全过程样本及数据在生物样本库活动全过程中的质量情况，为生物样本库保藏活动质量改进提供依据，使其满足用户的预期要求。

质量控制按照不同维度进行分类（表 18-3），建立内、外部的有质量控制计划，包括生物样本和数据的质量要求，并明确质控的范围、方式、频率、方法和判断准则，按照随机抽样的原则，通过抽取一定比例的样本进行质量检测来监测样本库库存中同类样本质量的变化情况，并生成质控报告。由于样本具备不可再生性，其质控具有一定损耗和破坏的特点，因此可对稀有样本、微量样本等豁免质控。同时为保证样本库活动过程可比性和准确性，样本库应积极参加生物样本库行业的能力验证（proficiency testing，PT）、室间比对与第三方质控服务。

表 18-3 质量控制的分类

质控分类	质控内容
范围	内部质控和外部质量评价计划
阶段	入库前、存储过程中、出库及后续评价
内容	样本的准确性、纯度、稳定性评估等
对象	样本质控（组织、体液、细胞、微生物、核酸类等）、信息和数据质控等

其中，针对样本的准确性质控是指样本关联的信息和临床资料的准确、完整和真实性，以及样本在存贮过程中物理位置与虚拟位置相互关联的准确性等。

纯度质控适用于细胞类和微生物样本，通过细胞或微生物的表型特征评估、细胞的活力评估和基因分型（DNA 测序、PCR 分析、微阵列）等方法鉴定样本纯度，明确其是否被其他细胞系、细菌、真菌、支原体和病毒等污染；稳定性是指通过分析生物样本中某些成分的稳定性反映该样本的稳定性，如 DNA/RNA 稳定性，适用于组织、体液、细胞、核酸等质控。

1. 内部质量控制（internal quality control，IQC） 样本库应使用经过验证的、可提供客观证据的质控方法，质控工作人员应具备一定的技术能力，以确保样本质量检测结果可靠。样本库可以通过定期检测所选用的质控品来评估同类或相似的生物样本的重要质量特性，包括准确性、稳定性、处理方法的性能和 QC 程序的准确度 / 精密度。

样本库还应对关键数据建立质控方法，包括数据内容、类型和频率和控制手段，通常从应用角度出发，更多地关注数据的唯一性、准确性、完整性和一致性。数据质控的方法还有很多需要摸索，以实现通过可靠的数据管理来提升数据在未来使用中的价值。

2. 外部质量评价（external quality assessment，EQA） 样本库应寻求证明样本质量（包括处理过程、存储过程或检测结果等）的客观证据，通过外部质量评价以证明生物样本的可比性。这些方法包括能力验证、室间比对或样本库自建方法。

二、质量监测

样本库应对质控结果进行评价和分析，从人、机、料、法、环等多个方面寻找不符合的原因，从而制订纠正措施，纠错后要评价纠正措施的有效性，如再次发现同类不符合，应再次分析原因、制订纠正措施，反复进行该流程监测以满足样本质量要求。对于不合格的样本，实验室应明确规定处理方法，避免不合格样本的误用或分发。

样本库可针对每年样本和数据的重点、特点，策划相关的内、外部质量控制活动，并针对质控的结果与样本信息进行关联和展示，在样本出库过程中作为重要信息课提供给下游用户，以反映样本采集、制备和保藏过程中某一横断面下的质量状态。如有样本质控结果有疑问，不满意或不符合时，提出纠正措施，并需要与样本采集 / 提供方进行及时反馈与沟通，以通过共同整改来促进样本质量的改进及持续提升。

总之，生物样本库自规划、建设到建成后的运行实施，离不开安全和质量，安全是生命线，是发展的前提，质量是可持续发展的保障。从业者要学会运用科学的方法、专业的技能和管理知识在样本库工作中予以实践，循序渐进地发展，逐步提升样本库的技术能力和质量水平，实现其在人类遗传资源的保护和利用中的重要作用。

第六节　样本保藏质量管理

样本库在开展样本采集、运输、保藏、利用、对外提供等一系列活动，应遵照《中华人民共和国人类遗传资源管理条例》，获得中华人民共和国人类遗传资源保藏审批行政许可，参照《生物样本库质量和能力通用要求》（GB/T 37864—2019）开展保藏实践，确保合理、合法、合规、高质。

一、人员质量管理

（一）组织结构和职责

1.样本库负责人　样本库负责人是样本库第一责任人，全面统筹样本库质量管理工作；负责批准质量手册、程序文件、作业指导书、表格的发布和应用。

2.质量负责人　质量负责人应具有相关专业背景和技术职称，具备质量管理基本知识，掌握样本保藏质量管理标准、方法；负责组织质量手册、程序文件、作业指导书、表格的编制，评估修改；配合样本库负责人组织完成样本库内部审核，整理并向上一级汇报质量管理体系运行和改进情况；组织样本库质量控制相关培训。

3.内审员（组长）　组长由获得内审员培训资质的质量负责人担任，负责制订内审计划，组织内审员撰写内审检查表，组织内部审核；监督内审实施，向质量负责人汇报内审情况。

4.内审员（组员）　组员应参加过内审员或相关质量管理体系培训并取得合格证书；定期参加质量管理体系内的审核工作，撰写内审检查表；以提交内审检查不符合项报告的形式，向内审组长报告所观察到的情况，提出有效的纠正和预防措施。

（二）人员培训

1.培训计划　为避免不规范操作，高质量完成样本保藏活动，样本库负责人组织制订培训计划并实施，培训计划内容应包括参加人员、培训时间、类型、方式、内容、效果等。

2.能力评估　制订样本库人员能力评估程序，设置评估时间；评估程序和评估形式采取问答、问卷或保藏现场考核方式；能力评估内容包括但不限于：质量保障意识、SOP 文件和岗位工作流程、仪器设备操作程序等。

二、体系质量文件管理

（一）质量手册

质量手册是质量管理的依据，内容包括但不限于：质量方针和目标、伦理、培训、设备设施和环境、试剂耗材、文件控制、流程控制、不符合项控制、改进和纠正措施、风险防范措施、内部审核、质量测评等。

（二）程序性文件

程序性文件是支持性文件，内容包括但不限于：场地、环境和设施管理程序、人力资源管理程序、外部服务和供应管理程序、文件管理控制程序、样本和信息入库储存程序、样本质量控制程序、仪器校准程序、不符合项控制程序、内审程序、质量管理评审程序、信息和数据管理程序等。

（三）作业指导书

作业指导书是支持性文件的细化，内容包括但不限于：入库前准备、样本采集、制备、存储、质量控制、信息管理和仪器设备技术标准操作规范（SOP）；SOP的撰写格式包括：目的、范围、职责、操作步骤和注意事项等。

（四）表格和记录

表格和记录是附属文件，追溯整个临床样本保藏活动的证据，内容包括但不限于：转运交接、制备、存储、环境温度监控等。

三、仪器设备的质量管理

（一）建立档案

建立仪器设备档案，包括但不限于：名称、统一编号、分类、资产代码、制造商名称、出厂设备编号、规格型号、代理公司、代理人联系方式、出厂日期、到货日期、投入运行日期、安装验收报告、操作说明书、校准报告和证书、维保记录等。

（二）分类标识

按照对保藏样本和数据的质量所产生直接或间接的影响统一分类和标识。

（三）性能验证

针对与样本制备结果直接相关的仪器，制订校准计划，定期由有资质的第三方校准机构校准检定合格后方可使用；新购、损坏修复后或停用时间过久的仪器设备，在投入使用前应进行校准以满足质量要求。

（四）场地、设施和环境的质量管理

1.场地　便于开展样本保藏工作，同时满足未来样本库可持续发展需求；分区合理（污染区和清洁区）、温湿度受控、液氮量监控，满足预期要求；场地内应有程序文件、质量手册、协议、知情同意书、样本交接、制备等纸质版记录存放的条件。

2.环境（安全和安保）　样本库工作区域是进行样本接收、处理和存储的重要场所，配备完善的门禁系统、实时监控和防盗装置。

（五）外部服务和供应的质量管理

（1）外部服务和供应的供应商应注册合法、证件齐全，其提供的产品符合相应质量标准，样本库需保留相关文件复印件。

（2）试剂和耗材管理人员负责日常管理（保管、出库、计划申购），定期进行物料平衡检查和有效期，采用先进先出和近效期先出的原则，发放使用、有序有效。

（3）对样本保藏质量有直接影响的精密仪器设备，需要由供货方工程师根据具体要求进行安装、调试、校准和详细记录；在仪器设备验收时，样本库需要留存操作手册、说明书和安装，调试、校准报告的复印件，建立仪器档案。

（六）过程的质量管理

1.样本入库前　样本入库前应确认内容包括但不限于：采集地点、日期和时间、采集类型、采

集容器、数量、标识、捐赠者姓名、ID、编码、温度控制、运送和接收时间、交接地点等。

2. 采集过程

（1）根据样本预期用途等，由样本库和项目负责人共同确定采集程序。

（2）由有资质人员采集样本；明确采集容器（采血管种类、规格、效期）、无破损、无渗漏、无污染，抗凝剂无变色，出现采集容器等耗材不合格问题，上报并记录。

（3）采集后，若不能及时转运至样本库，须暂存在适宜的条件下（室温、4℃、-80℃或稳定剂、保护液等），确保样本质量稳定并核对信息。

3. 转运过程

（1）将样本转运过程中的转运方式、装箱规格、转运时间、储存温度等要求形成程序性文件。

（2）检查冷链转运箱安全标志、温度显示器状态、冷冻剂是否充足。

4. 交接过程

（1）样本库保藏人员接到样本后，按照《样本交接制备记录表》明确捐赠者身份信息、样本数量、类型、规格、采集日期和时间、采集容器是否正确、有无破损、样本状态、外观标识、转运时间、温度等。

（2）明确拒收原则，包括但不限于：标识不清、盖子松动、采样管污染、样本冻结、外观严重乳糜和溶血、有血凝块、样本量不足，管数不对、误用抗凝管、转运时间和温度不符合要求等，待明确原因后补充或纠正，并做好记录。

5. 制备过程

（1）选择有资质厂家提供的试剂和耗材，避免使用过期试剂，不同批号试剂混用要进行使用前确认。

（2）样本制备流程，应以同行公认的国际国家行业标准，教科书、权威杂志等作为依据，通过保藏前相关指标验证。

（3）准确记录样本处理操作流程，包括但不限于以下内容：离心方法、离心力、离心时温度、环境温度、起止时间、制备人员签字确认等。

6. 存储过程

（1）应制订并形成各种类型样本和信息的入库存储流程，确保在制备样本后，能够使用标准的操作规程，尽快完成样本入库存储，并得到妥善保存。

（2）处理完成样本后，应尽快放入正常运行的存储设备中（-80℃冰箱或液氮容器）。

（3）对样本存储环境进行持续监控并记录。

7. 信息和数据

（1）专人管理，在满足样本库信息管理系统的实体环境要求和使用安全基础上，采用电子版和纸质版档案双重管理方式。

（2）样本库信息管理系统每日定时进行数据自动备份，或者根据工作需要对各类有保存价值的信息和数据进行定期备份。

（3）信息和数据的废除包括入库编号、废除序号、样本原始编号、废除日期、废除原因、经办人员等，及时更新并做记录。

（4）定期开展抽查、检查工作，确保入库信息和数据真实、完整、准确。

8. 记录过程

（1）记录要求书写清晰、完整、准确，保持其原始性、真实性、可追溯性；

（2）计算机管理系统中的记录应保持其机密性（权限分级）。

9. 样本的质量测评

（1）根据样本保藏类型，建立相应的室内质量测评程序。

（2）采集同时，预留出质量测评所需要的样本作为同步质控品，按照规定的时间点（定期）执行质量控制评价程序，评估样本经过运输、制备、存储等过程后，其生物学特性是否能够满足未来实验研究需求。

（3）定期参加样本库学会组织的室间质量测评计划；若承担国家和省部级重点科研项目等任务，应适当增加室间质评频率，当未满足预定评价结果时，应及时纠正并记录。

10. 内审过程

（1）应有计划地开展年度内审，建立、成文并实施程序。

（2）内审人员针对样本保藏各环节的不符合项制定纠正策略，为后续持续改进、规范内部管理，提供必要且有效的预防措施。

（3）以提问、查阅、聆听、观察等形式进行，若发现不符合项，客观公正，细心验证，判断评价，填写《不符合项和纠正记录表》并记录。

（4）汇总分析内审结果，与被审核部门就不符合项沟通，拟定内审结论，提出纠正措施、计划和时间并记录。

（5）纠正措施和跟踪验证，在确认的时间和范围内完成，回溯跟踪落实情况。

第七节　实验室生物安全管理体系

实验室生物安全管理体系是实验室组织建立管理方针和目标及实现这些目标的过程的相互关联或相互作用的一组要素，包括组织的结构、岗位和职责、策划、运行、方针、惯例、规则、理念等，以及实现这些目标的过程，其作用是维护实验室的活动符合安全管理的规定，并可自我发现问题、纠正、改进和提高，实现组织机构实验室生物安全发展的方针和管理目标，以持续满足实验室生物安全管理的需求。

一、实验室生物安全管理体系概论

（一）实验室生物安全管理体系建立的依据

实验室生物安全管理的法律法规和标准是实验室生物安全管理的纲领性文件，是生物安全管理体系文件编写的依据，主要包括《生物安全法》《条例》《可感染人类的高致病性病原微生物菌（毒）种或样本运输管理规定》《实验室　生物安全通用要求》（GB 19489—2008）、《病原微生物实验室生物安全通用准则》（WS 233—2017）、《病原微生物实验室生物安全标识》（WS 589—2018）等。要求所有病原微生物实验室设立单位须建立完善的实验室生物安全管理体系。有效的生物安全管理不但能对实验室人员进行保护，也是对环境和公共安全的有力保护，对维护国家安全、发展经济具有重要意义。

（二）实验室生物安全管理体系的建立

实验室生物安全管理体系建立包括组织结构设置、体系文件的编制、管理方针和目标的确定、体系的运行与持续改进等。在实验室生物安全管理体系建设过程中，特别强调其系统性、全面性、有效性及适用性，要充分考虑其各要素间的衔接与统一。为适应内外部环境变化及生物安全管理新要求，应持续完善改进管理体系。建立实验室生物安全管理体系应遵循依法规范、科学合理、系统完整、权责明确、风险可控的原则。

对于保藏机构，需建立与实验室规模、实验室活动的复杂程度和风险相适应的生物安全管理体系。在人才队伍方面，应确保工作人员具备与拟从事保藏活动相适应的能力。应提供开展保藏活动所需的资源及经费保障。

（三）实验室生物安全管理体系组织结构及关键岗位

1. 组织结构设置　组织结构是指一个组织为实现其目标而行使其职能，按照适宜的方式建立的职责、权限及其相互关系，合理、有效的组织结构是生物安全实验室设立单位确保实验室安全正常运行的首要条件。管理体系应明确实验室管理层和管理范围，把职权合理分配到各个管理层级及部门，规定不同部门、不同人员的具体职权，建立起集中统一、协调一致的管理结构。

2. 关键岗位及职责　生物安全实验室设立单位应成立由实验室管理层和部门负责人、技术专家等组成的实验室生物安全委员会，并由法定代表人指定所有关键岗位代理人，确定实验室生物安全管理方针，明确安全管理目标。应指定实验室负责人，指定一名安全负责人，指定负责技术运作的技术负责人或技术管理层，指定每项活动的项目负责人，指定负责安全监督员。必要时指定实验室生物安全管理的职能部门，负责实验室生物安全日常监督管理。应明确不同层级人员的岗位职责，必要时成立实验动物管理委员会和实验动物伦理审查委员会。

二、实验室生物安全管理体系文件

体系文件是实验室生物安全管理体系的重要组成部分，是将国家法律法规、标准、部门规章等进行转化与落实，是实验室管理不可或缺的内容。体系文件通常包括生物安全管理手册、程序文件、标准操作规程或作业指导书、记录表格等，还应有供现场工作人员快速使用的安全手册、安全数据单（material safety data sheet，MSDS）、实验活动的风险评估报告等技术文件。体系文件须经实验室管理层批准后发布实施。

（一）实验室生物安全管理体系文件框架

生物安全管理体系文件框架可分为四个层次：第一层次文件为《生物安全管理手册》，属于纲领性、政策性文件，对本单位的生物安全管理工作做出全面规划和设计，并提出相关要求。第二层次文件为《程序文件》，是《生物安全管理手册》的支持性文件，是管理手册中原则性要求的展开和落实。第三层次文件为作业指导书，也称标准操作程序，用以指导生物安全管理工作的具体过程、描述技术细节的可操作性文件，如安全管理制度、安全应急手册、应急预案、风险评估报告、生物安全柜操作规程等。第四层次文件为记录表格，是已完成的活动或达到的管理目标、结果提供客观证据的文件。

（二）实验室生物安全管理体系文件的编制

1. 体系文件编制要求　编制的体系文件应与国家、地方和部门法律、法规、规章及标准、指南、规范等保持一致，同时做到要素齐全，职责明确，满足实验室生物安全管理的要求。体系文件应能充分反映实验室自身特点，注意处理好部门之间职能的衔接和相互间的协调，同时应做到语言规范、表述准确，通俗易懂，文字简练。

《生物安全管理手册》需要统一由指定的生物安全管理部门组织编制。程序文件、作业指导书、记录表格等文件，可按职责分工由相关职能部门人员、实验室操作人员分别制订，再组织生物安全委员会审核。体系文件应适应内外部环境变化及生物安全管理新要求，及时修订、更新。

2. 生物安全管理手册的编制　生物安全管理手册主要内容如下：

（1）对组织内部的生物安全职能、过程及相关事项进行分类，明确部门、岗位职责，并将《实验室　生物安全通用要求》（GB 19489—2008）标准中每个要素规定的内容分配到相应的部门和岗位职责中。

（2）生物安全实验室设立单位应成立生物安全委员会，必要时成立生物安全领导小组，明确生物安全管理方针和目标。由实验室管理层指定生物安全负责人和技术负责人等。

（3）对单位实验室生物安全的资源（人、财、物）保障等方面做出承诺（签订承诺书）。

（4）对开展生物危害风险评估的要求、范围、方法、时机等提出要求。

（5）根据《实验室　生物安全通用要求》（GB 19489—2008）中规定的管理内容和范围，在组织和管理、安全监督检查、实验活动、实验材料和人员的管理、安全计划、危险材料管理、消防管理、事故报告等方面对相关部门、岗位提出相应要求和规定。

（6）为了确保生物安全管理体系的有效运行，应在内部评审、管理评审、预防措施、文件控制、信息保密等方面做出规定。

（7）实验室相关情况的附图、附表，如组织结构图、实验室平面图、程序文件目录、作业指导书目录、人员情况一览表、重要设备一览表、参考文献等。

3. 程序文件的编制

程序文件应明确规定实施具体安全要求的责任部门、责任范围、工作流程及责任人、任务安排及对操作人员能力的要求、与其他责任部门的关系、应使用的其他工作文件等。需要编制的程序文件，包括但不限于：生物安全委员会活动程序、安全计划和检查程序、文件控制与维护程序、风险评估与控制程序、材料安全数据单（MSDS）控制程序、环境控制和维护程序、保护机密信息程序、安全保卫控制程序、记录管理程序、档案管理程序、实验室安全标志管理程序、实验室安全检查程序、不符合项的识别和控制程序、纠正/预防措施的制订与实施程序、内部审核程序、管理评审程序、实验室人员管理程序、员工安全培训与考核程序、员工健康监护程序、检测方法控制程序、样本检测管理程序、实验材料管理程序、化学品安全管理程序、生物安全实验室人员准入程序、生物安全实验室项目准入程序、生物安全实验室使用程序、实验活动管理程序、实验室内务管理程序、消毒液的选择配制验证使用程序、实验室消毒灭菌工作程序、锐器使用管理程序、设施设备管理程序、仪器设备的消毒去污染程序、个人防护装备管理程序、口罩及呼吸防护用面罩密合度检测程序、废弃物处理程序、实验室新技术管理程序、感染性材料与菌（毒）种运输管理程序、实验室感染性材料管理程序、实验室意外事件/事故应急处置程序、消防安全管理程序、紧急撤离程序、计算机系统中文件控制程序、说明书及操作规范编制程序、高压灭菌器消毒效果验证程序、未知病原微生物检测管理程序等。

4. 作业指导书的编制　作业指导书是设施设备、实验室方法的具体操作过程、技术细节的描述的操作性文件，是程序文件的支持性文件，包括各种管理制度、实验方法、标准规程等。应详细说明使用者的权限及资格要求、潜在危险、设施设备的功能、活动目的和具体操作步骤、防护和安全操作方法、应急措施、文件制定的依据等。作业指导书应涵盖设施设备、防护器材、试剂制备、实验方法操作、消毒灭菌等各种类别，作业指导书可以通过图表或流程图的形式配合文字进行表述。

5. 安全手册的编制　应以安全管理体系文件为依据，编制实验室安全手册。手册应以简明、易懂、易读为原则。

安全手册应包括但不限于：紧急电话、联系人，实验室平面图、紧急出口、撤离路线，实验室标识系统，生物危险，化学品安全，辐射，机械安全，电气安全，低温、高热，消防，个体防护，危险废物的处理和处置，事故处理的规定和程序，事故现场处置方法等。

6. 记录表格的编制　记录是所有工作的重要组成部分，也是各项工作的体现和证据，是整个活动过程可溯源的唯一途径。记录的关键在于客观、真实以及原始性、可追溯性。因此，在记录时应注意以下几个方面：一是真实记录各项活动和过程；二是记录的字迹应清晰明了；三是不能随意涂改；四是空白处应在相关栏里画一横线，表示记录者已关注这一栏目，不能空缺。

7. 风险评估报告的编制　风险评估不仅要关注病原微生物本身的生物风险，也要关注人员的风险及设施设备、管理体系、实验材料等方面的风险，还有实验室的化学、物理、辐射、电气、水灾、火灾、自然灾害等风险。风险评估报告应注明评估时间、编审人员和所依据的法规、标准、研究报告、权威资料和数据等。实验室应组织专业技术人员或生物安全委员会定期对风险评估报告复审。在国家法律法规等发生变化，或者设施设备、人员等发生大的改变，或者实验室发生生物安全事故后，必须进行再评估。

8. 应急处置预案的编制　应急预案应包括针对生物性、化学性、物理性、放射性等紧急情况和火灾、水灾、冰冻、地震、人为破坏等任何意外紧急情况。应急处置预案应至少包括负责人、组织、应急联系方式、报告内容、个体防护和应对程序、应急设备、撤离计划和路线、污染源隔离和消毒灭菌、人员隔离和救治、现场隔离和控制、风险评估等内容。审批发布实施后的应急预案应报卫生健康主管部门备案。同时，当单位内部或外部各项政策、人员、要求发生变化时，应及时更新应急预案，更新后的应急预案需再次报备案。

（三）体系文件的管理

1. 体系文件的审查　体系文件的审核首先应建立审查程序，依据生物安全管理手册要求，对编写或修订的体系文件按程序进行审查。

2. 文件审查的内容　包括对体系文件进行内容审查、职责审查、操作性审查、接口审查及格式审查等方面。

3. 体系文件的批准发布　体系文件审查后，所有审查人员都应在相关文件的审查记录表上签字认可。管理手册、程序文件须由实验室所在单位的法定代表人/最高管理者签署批准，作业指导书、记录表格可根据相关内容生物安全负责人、技术负责人或实验室负责人批准发布。

4. 体系文件的控制　涉及实验室生物安全的文件除单位内部制订的生物安全管理手册、程序文件、作业指导书外，还包括国家相关的法律法规、技术规范和标准等，内部语文件和外部文件都属于生物安全管理体系文件，是生物安全管理和开展各项实验活动的依据。实验室应对所有管理体系文件进行控制，确保实验室人员使用现行有效的文件。

三、实验室生物安全管理体系的运行

管理体系运行是执行文件、实现目标、保持生物安全管理体系持续有效的过程，主要包括体系文件培训，日常管理，实验活动管理，监督管理，发生意外事件、事故报告及安全保管。

（一）体系文件培训

生物安全管理体系在正式运行前，必须让体系覆盖的所有部门的人员学习、理解体系文件的要求。培训的内容应包括生物安全相关的法律法规与国家标准，本部门、岗位的安全职责、体系文件、技术规范、安全操作规程和应急处置预案，熟悉各项工作或活动的程序与要求。通用的管理要求可由职能管理部门实行集中统一培训，技术类、设备类可由各实验室组织有针对性的专题培训。

（二）日常管理

日常管理主要包括制订年度安全计划、体系运行记录、实验室内务管理和标识管理、设备管理、材料管理、废物管理等。

1. 国家法律法规对实验室安全管理的要求 ①实验室的设立单位负责实验室的生物安全管理。②病原微生物实验室设立单位的法定代表人和实验室负责人对实验室的生物安全负责。③实验室或实验室的设立单位应当每年定期对工作人员进行培训，并进行考核。考核合格方可上岗。④从事高致病性病原微生物相关实验活动应当有两名以上的工作人员共同进行。⑤在同一个实验室的同一个独立安全区域内，只能同时从事一种高致病性病原微生物的相关实验活动。⑥三级、四级实验室应当在明显位置标示国务院卫生主管部门和兽医主管部门规定的生物危险标识和生物安全实验室级别标志。⑦从事高致病性病原微生物相关实验活动的实验室应当制订实验室感染应急处置预案，并向该实验室所在地的省、自治区、直辖市人民政府卫生主管部门或者兽医主管部门备案。

对违反《病原微生物实验室生物安全管理条例》的各种病原微生物实验室生物安全管理的单位和当事人的行为应追究其责任，造成严重后果的还追究其刑事责任；对各级卫生主管部门、兽医主管部门、环境保护主管部门的监督管理不到位的，应承担相应的责任，并接受相应的处理，对造成严重后果的还追究其刑事责任。

2. 年度安全计划 年度安全计划是对实验室设立单位全年生物安全管理工作的部署与安排。计划应在年初制订并尽可能详细，便于各个部门之间尽早协调、沟通和安排，使生物安全管理各项工作有序地开展和落实。

年度计划应包括但不限于年度工作安排及任务说明，安全与健康管理目标，风险评估计划，生物安全管理体系文件的制定、修订与定期评审计划，人员培训计划，实验室活动计划，设备设施更新、校准和维护计划，生物安全应急演练计划（包括泄漏处理、人员意外伤害、设施设备不能正常运行、消防等），监督检查计划，人员健康监护与免疫接种计划，管理评审与内部审核计划，生物安全委员会相关的活动计划等。

3. 体系运行记录 为了使管理体系要求得到有效执行，做好体系运行的记录十分必要，因为记录是生物安全管理体系有效运行和实验活动符合规定要求的证据，同时又是进一步改进工作的依据。

生物安全管理体系记录包括质量管理记录和实验活动记录。记录应做到溯源性、即时性、充分性、重现性和规范性。

实验室应及时收集各种记录，并按照规定要求保存。从事高致病性病原微生物相关实验活动的实验记录档案保存期不得少于 20 年。

4. 实验室内务管理 实验室应指定专人负责内务管理，应随时保持工作环境的整洁、有序和安全，实验室应根据内务管理程序和感染控制的要求，对实验室和相关器材、设备、废物等进行规范的消毒，及时清除污染源，防止人员感染和交叉污染的发生。

实验室应指定专人使用经核准的方法和个体防护装备开展内务管理工作。不得混用不同风险区域的内务程序和装备。

5. 标识管理 生物安全实验室应建立规范的标识系统，以达到传递实验室内部潜在安全风险信息的目的，防止实验室人员产生误操作或触碰可能存在风险的部位或设备、设施等。标识的使用应符合国家及国际的通用要求，如《病原微生物实验室生物安全标识》（WS 589—2018）。粘贴位置应合理、醒目，并注意维护。如有污损，应及时维护更新，确保标识的正确规范使用。

6. 实验设备管理 生物安全实验室设备包括安全防护设备和检测设备，生物安全防护设备包括生物安全柜、个体防护装备、压力蒸汽灭菌器等，用于保护人员、环境及实验对象。

实验室设立单位应制订实验室设备采购、使用、维护和报废的管理程序。包括设备的完好性监控指标、使用前核查、安全操作、使用限制、授权操作、消毒灭菌、禁止事项、定期校准或检定，定期维护、运输、存放等。应制订在发生事故或溢洒等情况时，对设备去污染、清洁和消毒与灭菌的专用方案。

设备维护、修理或被移出实验室前应先去污染、清洁和消毒灭菌。从事实验设备操作和安装、维修、搬运的相关人员应根据其风险大小，应采取不同等级的个体防护措施。应对进入实验室从事设备安装、使用、维修、搬运、高效过滤器更换等人员进行必要的安全防护培训。

实验室设立单位应建立实验相关设备档案，编制唯一性标识。设备档案内容符合《实验室 生物安全通用要求》（GB 19489—2008）中相关标准。应在设备的显著部位标示出其唯一编号、校准或验证日期、下一次校准或验证日期、设备性能状态。

7. 实验材料管理 实验室材料的管理是确保实验室安全和高效运行的关键环节。包括对化学品、生物制品、放射性物质、实验动物及其他实验室用品的管理。

实验室应制定选择、购买、采集、接收、查验、使用、处置和存储实验室材料的程序。对所有实验室材料都应按照其性质和危险性进行分类。使用清晰、统一的标识，包括但不限于化学品的危险标签、生物危险标志、放射性物质标志等。根据材料的性质和危险性选择合适的存储地点和容器，确保所有容器都有适当的标签，包括物质名称、浓度、危险性和存储条件等。

对所有危险材料建立清单，包括来源、接收、使用、处置、存放、转移、使用权限、时间和数量等内容，相关记录安全保存，保存期限不少于 20 年。

所有与安全相关的实验室材料只有在经检查或证实其符合有关规定的要求后投入使用。制订并遵守标准操作程序，确保所有人员都了解如何安全地使用和处置实验室材料。在使用危险材料时，采取适当的个人防护措施，如戴手套、护目镜、穿防护服等。根据国家相关规定的要求，正确处置实验室危险材料和废弃的实验室材料。

定期对实验室人员进行安全培训，确保他们了解实验室材料的风险和正确的管理方法。增强实验室人员的安全意识，鼓励他们报告任何潜在的安全问题。

对于高致病性病原微生物菌（毒）种或样本运输，应明确运输目的、高致病性病原微生物的用途和接收单位符合国务院卫生主管部门或兽医主管部门的规定；高致病性病原微生物菌（毒）种或样本的容器应当密封，容器或包装材料还应当符合防水、防破损、防外泄、耐高（低）温、耐高压的要求；容器或包装材料上应当印有国务院卫生主管部门或兽医主管部门规定的生物危险标志、警告用语和提示用语。

8. 实验废物管理　实验室废物应严格按照《医疗废物管理条例》和《医疗卫生机构医疗废物管理办法》等有关规定，进行规范处置。处置应遵循集中、统一、安全和无害化的原则。

应针对不同的废物性质和危险性相关标准分类处理废物。实验室废物应交具有废物处置资质的机构进行处置，实验室所在机构应对废物处置机构的资质进行审核。实验室所在机构应负责对进行废物收集、转运和处置的人员进行定期体检和专门的安全培训，提供必要的个人安全防护用品。

实验室应有废物意外泄漏时启用应急处理流程，并定期演练。

（三）实验活动管理

实验活动是生物安全管理的重点环节，也是最容易发生安全事故的环节，包括引起人员感染、病原微生物扩散、泄漏、遗失等。实验活动应在符合相应防护等级的实验室中进行，实验人员应符合相应的准入条件，包括技术能力、生物安全防护技能、心理和身体素质等。实验室应有计划、申请、批准、监督和评估实验室活动的程序。

实验室防护等级按照《人间传染的病原微生物目录》中不同病原类别和实验活动类型确定。根据病原微生物的传染性及其感染后对个体或群体的危害程度，将病原微生物分为四类：第一类病原微生物（对应 WHO Risk group 4），指能够引起人类或动物非常严重疾病的微生物，以及我国尚未发现或已经宣布消灭的微生物；第二类病原微生物（对应 WHO Risk group 3），指能够引起人类或动物严重疾病，比较容易直接或者间接在人与人、动物与人、动物与动物间传播的微生物；第三类病原微生物（对应 WHO Risk group 2），指能够引起人类或动物疾病，但一般情况下对人、动物或环境不构成严重危害，传播风险有限，实验室感染后很少引起严重疾病，并且具备有效治疗和预防措施的微生物；第四类病原微生物（对应 WHO Risk group 1），指通常情况下不会引起人类或动物疾病的微生物。其中，第一类、第二类病原微生物统称为高致病性病原微生物。

1. 项目准入　实验室负责人 / 生物安全负责人负责实验活动项目准入初审，生物安全委员会对材料进行审核，法定代表人 / 最高管理者或实验室负责人对实验项目准入进行审批。当实验室设施设备、生物因子、实验活动类型、人员及岗位、安全管理体系等发生变更后，应重新提交项目申请。

2. 实验活动的审批　实验人员按照有关要求制订实验室活动的计划，提出申请，实验室负责人对实验活动计划进行审批，并指定每项实验室活动的项目负责人。

3. 实验活动的全过程监管　实验活动开展前，应全面了解实验活动可能涉及的危险，实验室负责人或项目负责人应确保实验人员掌握良好工作规范，并提供正确使用安全防护设施设备，正确选择和使用个体防护装备的指导。实验活动中工作人员应当严格按照实验技术规范、作业指导书和操作规程进行，并做好个人防护。从事高致病性病原微生物相关实验活动应由两名以上的工作人员共同进行。实验室负责人应指定专人（安全负责人）或由实验室所在单位生物安全管理部门对本单位实验室从事的实验活动进行管理和监督，避免超范围开展实验活动。

开展实验活动并采集病原微生物样本应当具备的条件：①具有与采集病原微生物样本所需生物安全防护水平相适应的设备。②配备掌握相关专业知识和操作技能的工作人员。③制定有效的防止病原微生物扩散和感染的措施。④具备保证病原微生物样本质量的技术方法和手段。采集高致病性病原微生物样本的工作人员在采集过程中应当防止病原微生物扩散和感染，并对样本的来源、采集过程和方法等作详细记录。

4. **实验室感染控制**　实验室的设立单位应当指定专门的机构或人员承担实验室感染控制的工作，定期检查实验室的生物安全防护、病原微生物菌（毒）种和样本保存与使用、安全操作、实验室排放的废水和废气及其他废物处置等规章制度的实施情况；负责实验室感染控制工作的机构或人员应当具有与该实验室中的病原微生物有关的传染病防治知识，并定期调查、了解实验室工作人员的健康状况；实验室工作人员出现与本实验室从事的高致病性病原微生物相关实验活动有关的感染临床症状或体征时，实验室负责人应当向负责实验室感染控制工作的机构或人员报告，同时派专人陪同及时就诊；实验室工作人员应当将近期所接触的病原微生物的种类和危险程度如实告知诊治医疗机构。

5. **菌（毒）种或样本的管理**　保藏机构保藏的菌（毒）种或样本符合下列条件之一的、可予以销毁：国家规定必须销毁的；有证据表明保藏物已丧失生物活性或被污染已不适于继续使用的；保藏机构认为无继续保存价值且经送保藏单位同意的。销毁我国境内未曾发现的高致病性病原微生物、已经消灭的病原微生物、《目录》规定的第一类病原微生物菌（毒）种或样本，以及国家卫生健康委员会规定的其他菌（毒）种或样本，应当经国家卫生健康委员会批准；销毁其他高致病性菌（毒）种或样本，应当经省级人民政府卫生行政部门批准；销毁第三、四类菌（毒）种或样本的，应当经保藏机构负责人批准。

销毁高致病性病原微生物菌（毒）种或样本必须采用安全可靠的方法，并应当对所用方法进行可靠性验证。销毁应当在与拟销毁菌（毒）种相适应的生物安全防护水平的实验室内进行，由两人共同操作，并应当对销毁过程进行严格监督。销毁后应当作为医疗废物送交具有资质的医疗废物集中处置单位处置。销毁的全过程应当有详细记录，相关记录保存不得少于20年。

保藏机构未依照规定储存实验室送交的菌（毒）种和样本，或者未依照规定提供菌（毒）种和样本的，应限期改正，收回违法提供的菌（毒）种和样本，并给予警告；造成传染病传播、流行或其他严重后果的，由其所在单位或其上级主管部门对主要负责人、直接负责的主管人员和其他直接责任人员依法予以处理；构成犯罪的，依法追究刑事责任。

（四）安全监督检查

国家对保藏活动监督管理的相关要求：①保藏机构对专用和专利菌（毒）种要承担相应的保密责任，依法保护知识产权和物权。②样本等不可再生资源所有权属于提交保藏的单位，其他单位需要使用，必须征得所有权单位的书面同意。根据工作需要，国家和省、自治区、直辖市人民政府卫生健康行政部门依据各自权限调配使用。③申请使用菌（毒）种或样本的实验室，应当向保藏机构提供从事病原微生物相关实验活动的批准或证明文件。保藏机构应当核查登记后无偿提供菌（毒）种或样本。④非保藏机构实验室在从事病原微生物相关实验活动结束后，应当在6个月内将菌（毒）种或样本就地销毁，或送交保藏机构保藏。⑤医疗卫生、出入境检验检疫、教学和科研机构按规定从事临床诊疗、疾病控制、检验检疫、教学和科研等工作，在确保安全的基础上，可以保管其工作中经常使用的菌（毒）种或样本，其保管的菌（毒）种或样本名单应当报当地卫生健康行政部门备案。但涉及高致病性病原微生物及行政部门有特殊管理规定的菌（毒）种除外。⑥实验室从事实验活动，使用我国境内未曾发现的高致病性病原微生物、已经消灭的病原微生物、《目录》规定的第一类病原微生物菌（毒）种或样本，以及国家卫生健康委员会规定的其他菌（毒）种或样本，应当经国家卫生健康委员会批准；使用其他高致病性菌（毒）种或样本，应当经省级人民政府卫生行政部门批准；使用第三、四类菌（毒）种或样本，应当经实验室所在法人机构批准。⑦保藏机构储存、提供菌（毒）种和样本，不得收取任何费用。

监督检查的内容包括但不限于：病原微生物菌（毒）种和样本操作的规范性及保管的安全性、设施设备的功能和状态、报警系统的功能和状态、应急装备的功能及状态、消防装备的功能及状态、危险物品的使用及安全存放、废物处理及处置的安全、人员能力及健康状态、年度安全计划的实施、实验室活动的运行状态、规范操作，以及不符合工作的改进、所需资源是否满足工作要求等。

特别需要强调的是，实验设立单位应开展自查，确保依法依规开展相应工作。包括应将已经建成并通过实验室国家认可的三级、四级生物安全实验室应当向所在地的县级人民政府环境保护主管部门备案。接受环境保护主管部门依照法律、行政法规的规定对实验室排放的废水、废气和其他废物处置情况进行监督检查；对我国尚未发现或已经宣布消灭的病原微生物，任何单位和个人未经批准不得从事相关实验活动；实验室使用新技术、新方法从事高致病性病原微生物相关实验活动的，应当符合防止高致病性病原微生物扩散、保证生物安全和操作者人身安全的要求，并经国家病原微生物实验室生物安全专家委员会论证，经论证可行的，方可使用；需要在动物体上从事高致病性病原微生物相关实验活动的，应当在符合动物实验室生物安全国家标准的三级以上实验室进行。

（五）发生意外事件 / 事故报告

高致病性病原微生物菌（毒）种或者样本在运输或储存中被盗、被抢、丢失、泄漏的，承运单位、护送人、保藏机构应当采取必要的控制措施，并在 2 h 内分别向承运单位的主管部门、护送人所在单位和保藏机构的主管部门报告，同时向所在地的县级人民政府卫生主管部门或兽医主管部门报告，发生被盗、被抢、丢失的，还应当向公安机关报告；接到报告的卫生主管部门或兽医主管部门应当在 2 h 内向本级人民政府报告，并同时向上级人民政府卫生主管部门或兽医主管部门和国务院卫生主管部门或兽医主管部门报告。

县级人民政府应当在接到报告后 2 h 内向设区的市级人民政府或者上一级人民政府报告；设区的市级人民政府应当在接到报告后 2 h 内向省、自治区、直辖市人民政府报告。省、自治区、直辖市人民政府应当在接到报告后 1 h 内，向国务院卫生主管部门或兽医主管部门报告。

任何单位和个人发现高致病性病原微生物菌（毒）种或样本的容器或包装材料，应当及时向附近的卫生主管部门或兽医主管部门报告；接到报告的卫生主管部门或兽医主管部门应当及时组织调查核实，并依法采取必要的控制措施。

（六）安全保管

保藏机构应当制定严格的安全保管制度，做好菌（毒）种或样本的出入库、储存和销毁等原始记录，建立档案制度，并指定专人负责。所有档案保存不得少于 20 年。

保藏机构对保藏的菌（毒）种或样本应当设专库储存。建立严格的菌（毒）种库人员管理制度，保（监）管人应当为本单位正式员工并不少于 2 人。

　　保藏环境和设施应当符合有关规范，配备防盗设施并向公安机关备案。保藏机构应当制定应急处置预案，并具备相关的应急设施设备，对储存库应当实行 24 h 监控。

　　对从事菌（毒）种或样本实验活动的专业人员，保藏机构应当按照国家规定采取有效的安全防护和医疗保障措施。

　　菌（毒）种或样本的国际交流应当符合保密、保护知识产权和物权的规定，并参照《中华人民共和国生物两用品及相关设备和技术出口管制条例》《出口管制清单》《卫生部和国家质检总局关于加强医用特殊物品出入境管理卫生检疫的通知》等相关规定办理出入境手续。

（编写：张　允　郭　丹　朱　慧　王晓曦　刘　妍

张　晖　张　芬　阳　凯，审校：张　允）

参考文献

［1］上海医药临床研究中心独立伦理委员会 . 上海重大疾病临床生物样本库伦理管理指南 [J]. 医学与哲学：A,
2014, 35(3): 3.

［2］马蓓颖，陈畅，郭爱华，等 . 样本分析前变量在生物样本库中的应用探讨 [J]. 转化医学杂志, 2015, (5): 270-
272.

［3］吴翠云，伍蓉，曹国英，等 . 基于法规指南探讨生物样本库建库伦理审查要素 [J]. 中国医学伦理学, 2020,
33(5): 570-574.

［4］张源，曾敏，翟博 . 组织玻璃化冻存技术：优势与尚未完全解决的问题 [J]. 中国组织工程研究, 2020, 24(23):
3751-3755.

［5］武桂珍，王健伟 . 实验室生物安全手册 [M]. 北京：人民卫生出版社, 2020: 150.

［6］丘丰，张红 . 实验室生物安全基本要求与操作指南 [M]. 北京：科学技术文献出版社, 2020: 32.

［7］顾华，翁景清 . 实验室生物安全管理实践 [M]. 北京：人民卫生出版社, 2020: 14.

［8］武桂珍 . 实验室生物安全能力建设 [M]. 北京：清华大学出版社, 2023: 163.

［9］ALISON PARRY-JONES. ISBER best practices: recommendations for repositories, 4th edition[J]. Cryobiology:
International Journal of Low Temperature Biology and Medicine, 2018: 85152.

第十九章 智能化和信息化技术

信息化是指以现代通信、网络、数据库技术为基础，对数据进行采集汇总至数据库，供特定人群生活、工作、学习、辅助决策等和人类息息相关的各种行为相结合的一种技术。换言之，就是将传统业务中的流程和数据通过信息系统采集处理，通过将技术应用于个别资源或流程来提高效率，同时实现信息的共享和有效利用。大数据背景下的信息化被广泛地应用到我国各个领域建设当中，同时也为我国的生物资源信息化建设提供了不竭动力。智能样本管理系统（intelligent sample management system，ISMS），可以实现病原微生物从湿库（实物）至干库（数据）基础信息的采集、保藏/存储、流转、共享利用等环节的信息化管理。

智能化是指事物在网络、大数据、物联网和人工智能等技术支持下，能够主动满足人各种需求的属性，具备自适应、自校正、自协调等能力。大数据为人工智能发展提供了基础资源，人工智能技术的核心就在于通过计算找寻大数据中的规律，利用大数据分析出结果，对具体场景问题进行预测和判断等。

随着物联网和人工智能发展，大数据背景下的智能化应用已扩展到城市发展的多个领域，如人脸识别、行为识别等就是现阶段最普遍的大数据智能化应用。它利用人工智能算法中的视频数据的结构化处理和要素识别，从视频数据中提取有用信息，解决了视频数据只能人工操作或事后回溯的问题。再如，利用大数据智能化赋能媒体创新，针对收集到舆情线索进行分析，把目前公众对某些重大事件的反应通过人工智能的算法归纳出来，为媒体人提供更多线索，同时也提供一些分析的视角和热点，大大地提高新闻报道的及时性和内容深度。

第一节 概述

在生物样本库管理中，大数据智能化同样发挥着重要作用。某疾病预防控制中心搭建的"生物样本库监管平台"专项工作平台利用人工智能、大数据等技术对库内人员行为、病原微生物资源信息、安保防控等数据进行分析，优化人工智能算法应用到大数据分析中，在大数据平台上综合研判分析包括样本入出库、资源库存、人员管理、设备传感器等数据，及时推送预警信息，帮助管理部门进行生物样本库资源态势研判，决策资源利用和管控手段，同时还分析病原实验路径，掌握散落在各库的资源，精准施策。此外，还以生物样本库环境、安全风险信息，用机器学习与人工智能的方法进行训练，做到智能提醒和风险预估分析模型。

同时，我们不应忽视的是从信息化到智能化还有很长一段路要走。从此次新型冠状病毒感染疫情中就可以看出，大数据等技术在分析疫情发展情况，监测地方疫情发展态势，辅助疫情防控等方面发挥了重要的作用，但其应用仍存在很多先天不足，跨部门的数据对接效率低下、数据标准没有统一、数据共享困难等。对此，大数据想要发挥更大的作用、更好地服务于社会，必须建设集各种数据信息于一体、开放共享、安全可靠的数据中台，数据中台就是信息化系统的新地基。大数据信息化想要大幅迈进大数据智能化，数据中台必不可少，它也将成为大数据智能化发展的新基座。

一、病原微生物菌（毒）种保藏信息管理系统

该系统是科研单位与病原微生物菌（毒）种保藏中心联合研发的一套现代化信息管理系统。该系统涵盖样本和菌（毒）种从原始样本收集、转运交接、分离分装、数据整理、质量鉴定、赋予编号、入出库、保存、可视化、资源共享与利用；生物样本全生命周期记录形成完整溯源链条等全流程规范化工作监管。该系统采用国家级病原微生物保藏中心统一的信息描述规范和标准，实现菌（毒）种、样本从哨点采集、入库到出库等关键环节的信息化管理，记录菌（毒）种、样本在库的精准存储位置信息和存量状态变化，提供样本和菌（毒）种信息的汇总分析，帮助生物实验室、生物样本库管理人员及时了解样本和菌（毒）种保藏情况，提高保藏业务运管能力。

目前，该系统处于合作研究阶段，只在部分保藏中心和省市级样本库试点运行，并未大规模上市推广。

二、病原微生物菌（毒）种保藏互联网管理平台

病原微生物菌（毒）种保藏互联网管理平台采用 RFID 技术，该平台由软件系统、智能终端和射频标签组成。根据实际应用场景及业务操作，将菌（毒）种或样本进行芯片级标识，配备不同的智能终端及设计不同的软件功能，通过对数据的采集、处理及利用实现菌（毒）种保藏管理需求，实现从原样收集、转运交接、分离分装、数据整理、质量鉴定、赋予编号、入出库、保存、可视化、资源共享与利用、菌种盘点及数据分析等各个管理环节，完成生物样本全生命周期记录并形成完整溯源链条；通过智能终端与软件系统在业务流程中交互使用，实现业务操作联动，多维数据确认，保证管理数据的真实可信，避免人为失误，细化管理流程，最终实现病原微生物菌（毒）种保藏全方面管理，提升整体管理水平。目前，该系统处于试运行阶段。

三、WatsonLIMS 系统的应用

WatsonLIMS 是专门为医学临床研究中心、制药公司和合作研究组织（CRO）企业的药物代谢和药代动力学（DMPK）实验室设计定制的实验室信息管理系统。具有 DMPK 实验室的关键功能，如灵活的研究设计、测试方法的标准化与管理、集成化的样品跟踪等。WatsonLIMS 包含数十种与仪器设备连接的界面包括液质联用（LC/MS）、高效液相色谱（HPLC）、酶联免疫吸附（ELISA）、电感耦合等离子体质谱（ICP-MS）等。内置了药代动力学/毒代动力学计算功能，能够进行相关的计算。

通过条形码标签的方法进行管理生物样本：实验室预先设计好样本的标识系统，并使样本在实验室的整个期间均保留该标识。标识系统的设计和使用确保样本不会在实物上或在涉及的记录和其他文件上混淆。在系统数据库内为生物样本自动生成具有唯一性的系统自定义编号（custom ID），

匹配相应的唯一性条形码（barcode），从而满足 CFDA 关于样本容器标识的要求。

保证数据的绝对安全：每个使用者在系统内部具有自己的角色和权限，对实验方法和实验数据的任何改动都必须经过授权、电子签名，并且任何改动都可以进行审计审核。由于 LIMS 系统中的操作需记录原因，并用经授权的规范化电子签名，使得操作过程的每个步骤、每个时间点、产生的每个记录均可溯源，从而满足《药物非临床研究质量管理规范》中的要求，确保所有数据的记录及时、直接、准确、清楚和不易消除。注明记录日期，记录者签名，保证了可溯源的过程控制。

Watson LIMS 自身的开发过程也完全遵循 FDA 21CFR Part11 的规范要求，可以在最短时间内实施验证，该系统的验证均通过了 FDA 或本国法规监管部门的审计，可最大限度地保证样本管理安全。

国内许多 I 期临床研究机构正在使用 Watson LIMS 来规范实验室电子数据的管理。此外，全球顶尖的 20 家制药公司大部分都选择了 Watson LIMS 应用于其实验室系统。通过这个平台，制药企业和 CRO 公司的 DMPK 工作形成了一个有机的整体。

四、TrialOne

TrialOne 是一套适合于早期临床研究基地的数据采集和试验流程自动化的解决方案。TrialOne 可以满足早期研究中，包括志愿者招募、实时研究数据采集、样品追踪、数据管理和报告等需要。针对生物样本的管理，样品追踪监管链可以对研究期间任何时间采集的各种类型的样品进行追踪，从取样到运输或销毁。实验室人员可以通过壁装式触屏显示器操作使用界面来记录处理步骤；可以使用简单或复杂的追踪途径，从而允许不同的途径和多路传输；还可以对处理任务时间进行管理，确保每个步骤均按照方案或样品说明进行。任何时候均可对样品进行批处理和取消批处理，以便于大批量处理、储存或运输。

标签准备通常需要为受试者、样品、剂量和研究方案中的其他事件准备预先印制好的样本标签。使用与 TrialOne 无缝配合的 NiceLabelPro 软件，可快速轻易地设计标签，创建任何种类的定制标签或标准标签，然后直接从 TrialOne 系统印制所有的标签。除了系统生成的条形码外，TrialOne 还支持外部条形码标签（比如取样试剂盒），从而可以让研究中心满足所有制药公司的需要。

五、Sampleguide 管理

该系统全称为 Sampleguide 智能样本管理系统，最初由英国一家物联网科技公司设计，该系统面向科研型实验室场景，主要解决多人共用一台冰箱时遇到的样本管理问题。该系统使用的每个冻存管底部都嵌有一枚耐低温 RFID 芯片，即使在 -86℃下也能正常读取信息。通过 RFID 传感器，系统可以在一定距离内瞬间识别和追踪一个或多个样本，大幅提升管理效率，仅需 2 秒即可读取并核验 100 个生物样本。这大幅减少了生物样本在常温下的暴露时间，确保样本交接时的核验结果准确无误。

生物样本信息化管理的挑战正从简单的材料收集转向对样本质量、目标性和临床信息标注的要求。因此，生物样本的信息化意识和能力与质量息息相关。生物样本所携带的信息可以被视为一个数据仓库，包括'原始数据'（未经处理的样本）、样本相关数据（如处理和存储条件）以及补充数据（如临床注释）等。生物样本的信息化能力已不再局限于样本位置的追踪，而是成为能否为研究人员提供可用研究资源的关键因素。信息管理系统也亟需快速适应生物样本的变化。

由于收集的生物样本需要与其匹配的数据，这些数据被视为重要资源。样本保管者在提供符合研究需求的服务等方面面临越来越大的压力。目前，业界仍在探讨样本应包含哪些信息，以及如何分析和报告研究数据等问题。总之，生物样本的信息化管理并非全新领域，但正受到越来越多的关注。

第二节　二维码技术流程管理

当前，物联网技术飞速发展，各行各业逐步进入智能信息化时代。然而，由于种种因素，我国保藏中心和大部分样本库、实验室仍采用传统人工方式管理病原微生物，效率低下且耗费大量人力资源。这不仅造成资源浪费，还难以保证准确性和定位信息。由于病原微生物长时间暴露在常温环境中，样本质量受损和生物泄漏的风险极高。即使是在实验室内保存的菌（毒）种、样本，也因年代久远或样本杂乱无章，实验时需要耗费大量时间和精力才能找出所需样本。另外，纸质记录信息是有限的，且实验室人员流动性较大，很多资源信息就在流动中丢失，影响了菌（毒）种、样本的纯度、活性及基因信息的完整性。人工管理菌（毒）种和样本时，缺乏监控和报警设备，不仅难以保障微生物的纯度和活性，一旦发生生物泄漏，生物安全也无法保证。因此，亟需通过智能技术和规范方法实现统一管理。在此背景下，基于物联网无线射频识别（RFID）技术，研究并开发了一套病原微生物菌（毒）种保存管理系统，旨在建立标准化、规范化的数据库平台，为菌（毒）种和样本的规范管理及科研活动奠定基础。

物联网被视为确立未来信息社会竞争优势的关键。作为计算机和互联网、移动通信网之后的第三次产业浪潮，各种智能传感设备和可穿戴设备已逐步应用于社会的方方面面。

一、二维码技术

二维码，又称二维条码，最早起源于日本，原本是 Denso Wave 公司为了追踪汽车零部件而设计的一种条码。它是用特定的几何图形按一定规律在二维平面上分布的黑白相间的图形，是所有信息数据的一把钥匙。在现代商业活动中，二维码的应用范围十分广泛。

（一）一维码和二维码

1. 条形码（barcode）是将宽度不等的多个黑条和空白，按照一定的编码规则排列，用以表达一组信息的图形标识符。

2. 一维条码是由一组粗细不同、黑白（或彩色）相间的条、空及其相应的字符（数字字母）组成的标记，即传统条形码。

3. 二维条码是用某种特定的几何图形按一定规律在平面（二维方向）上分布的条、空相间的图形来记录数据符号信息（表 19-1）。

表 19-1　二维条码与一维条码比较

项目条码类型	信息密度与信息容量	错误校验及纠错正能力	垂直方向是否携带信息	用途	对数据库和通信网络的依赖	识读设备
一维条码	信息密度、容遏	可通过校验字符进行错误校验，没有纠错能力	不携带信息	对物品的标识	多数应用场合依赖数据库及通信网络	可用线扫描器识读，如光笔、线阵 CCD、激光枪等
二维条码	信息密度高，信息容量大	具有错误校验和纠错能力，可根据需求设置不同的纠错级别	携带信息	对物品的描述	可不依赖数据库及通信网络而单独应用	对于行排式二维条码可用线扫描器多次扫描识读；对于矩阵式二维条码仅能用图像扫描器识读

（二）二维码技术的特点

（1）可靠性强：二维码的读取准确率远远超过人工记录，平均每 15 000 个字符才会出现一个错误。

（2）效率高：二维码的读取速度很快，相当于每秒 40 个字符。

（3）成本低：与其他自动化识别技术相比较，二维码技术仅仅需要一小张贴纸和相对构造简单的光学扫描仪，成本相当低廉。

（4）易于制作：二维码的编写很简单，制作也仅仅需要印刷，被称为"可印刷的计算机语言"。

（5）构造简单：二维码识别设备的构造简单，使用方便。

（6）灵活实用：二维码符号可以手工键盘输入，也可以和有关设备组成识别系统实现自动化识别，还可和其他控制设备联系起来实现整个系统的自动化管理。

（7）高密度：二维码通过利用垂直方向的堆积来提高条码的信息密度，而且采用高密度图形表示，因此不需事先建立数据库，真正实现了用条码对信息的直接描述。

（8）纠错功能：二维码不仅能防止错误，而且能纠正错误，即使二维码部分损坏，也能将正确的信息还原出来。

（9）多语言形式，可表示图像：二维码具有字节表示模式，即提供了一种表示字节流的机制。不论何种语言文字在计算机中存储时以机内码的形式表现，而内部码都是字节码，可识别多种语言文字的条码。

（10）具有加密机制：可以先用一定的加密算法将信息加密，再用二维码表示。在识别二维码时，再加以一定的解密算法，便可以恢复所表示的信息。

此外，二维码还具有可表示信息量密度高、尺寸大小比例可变、可以使用激光或 CCD 阅读器方便识读等众多优点。

（三）QR 码

QR 码是由日本 Denso 公司于 1994 年 9 月研制的一种矩阵式二维码，它具有以下特点：

（1）高密度编码，信息容量大：可容纳多达 1850 个大写字母或 2710 个数字或 U08 个字节，或者 500 多个汉字，比普通条码信息容量约高几十倍。

（2）编码范围广：该二维码可以把图片、声音、文字、签字、指纹等可以数字化的信息进行编码，用条码表示出来；可以表示多种语言文字；可表示图像数据（表 19-2）。

（3）容错能力强，具有纠错功能：这使得二维码因穿孔、污损等引起局部损坏时，照样可以得到正确识读，损毁面积达 50% 仍可恢复信息。

（4）译码可靠性高：它比普通条码译码错误率 2/100 万要低得多，误码率不超过 1/1000 万。

（5）可引入加密措施：保密性、防伪性好。

（6）成本低，易制作，持久耐用。

（7）二维码符号形状、尺寸大小比例可变。

（8）二维码可以使用激光或 CCD 阅读器识读，QR 码具有全方位识读特点。

（9）能够有效地表示中国汉字（图 19-1）。

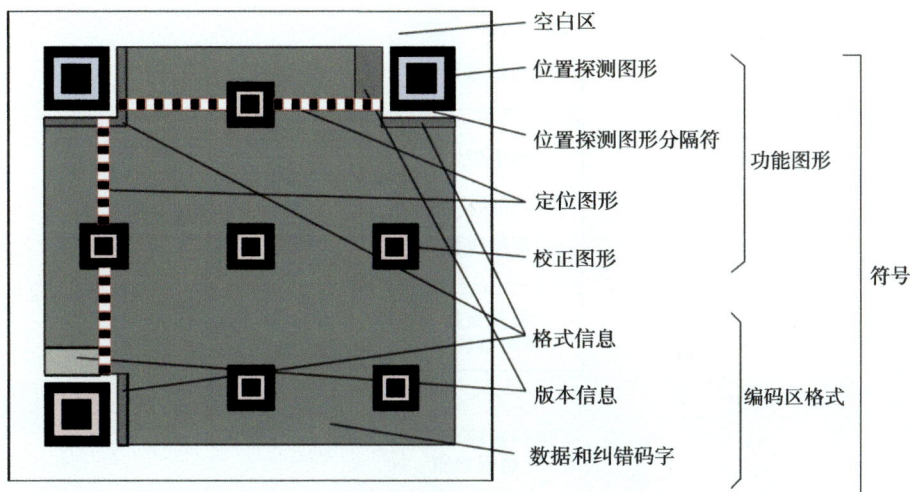

图 19-1　QR 码版本结构图

表 19-2　三种常见二维码性能比较

编码	QR Code	Data Martix	PDF417
符号结构	A	B	C
研制公司	Denso Corp	Martix inc.	Symbol
码制分类	矩阵式	行排式	
识读速度	30 个 / 秒	2 ~ 3 个 / 秒	3 个 / 秒
识读方向	全方位（360°）	± 10°	
识读方法	深色 / 浅色模块判别	条空宽度尺寸判别	
汉字表示	13 bit	16 bit	16 bit

（四）二维码识别

二维码的阅读设备依阅读原理的不同可分为：①线性 CCD 和线性图像式阅读器；②带光栅的激光阅读器；③图像式阅读器。

二维码的识读设备依工作方式的不同分为以下两类。

手持式：即二维码扫描枪。可以扫描 PDF417、QR 码、DM 码、二维码的条码扫描枪。

固定式：即二维码读取器、台式、非手持，放在桌子上或固定在终端设备里。

通过图像的采集设备，得到含有条码的图像，再经过条码定位、分割和解码三个主要步骤实现条码的识别（以矩阵式条码为例）（图 19-2）。

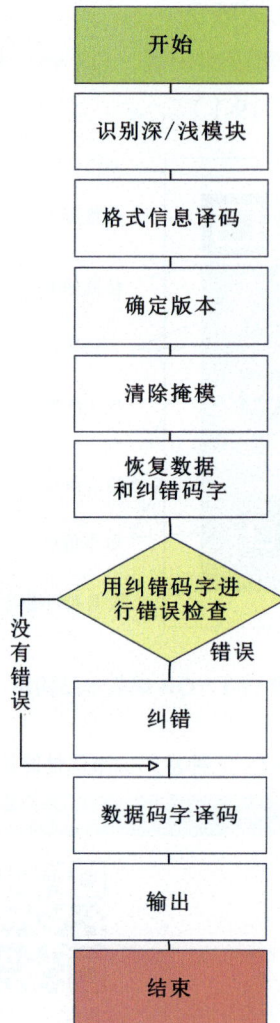

图 19-2　矩阵条码识别过程图

（五）二维码制作原理

二维码其实就是由很多 0 和 1 组成的数字矩阵。二维条码是用某种特定的几何图形按一定规律在平面（二维方向上）分布的黑白相间的图形记录数据符号信息的；在代码编制上巧妙地利用构成计算机内部逻辑基础的"0""1"比特流的概念，通过图像输入设备或光电扫描设备自动识读以实现信息自动处理，同时它具有条码技术的一些共性。

二维码生成器的制作需要一个二维码生成算法，或者一个二维码插件，然后用 JAVA、C 语言、VB 等编程语言编写一个调用软件就可以做成二维码生成器了。

（六）典型应用

（1）信息获取（名片、地图、Wi-Fi 密码、资料）。

（2）网站跳转（跳转到微博、手机网站、网站）。

（3）广告推送（用户扫码，直接浏览商家推送的广告）。

（4）手机电商（用户扫码、手机直接购物下单）。

（5）优惠促销（用户扫码，下载电子优惠券，抽奖）。

（6）会员管理（用户手机上获取会员信息、VIP 服务）。

条形码技术的应用是实现现代化管理的必要手段，其优越性是众所周知的，无论工业领域如何发展，条形码都是实现工业自动化的必由之路。随着我国工业技术的发展，已有不少工厂实现了条形码的销售管理、库存管理和生产过程管理。

二、二维码技术在生物样本管理中的应用

同样是物联网的关键核心技术，二维码由一个二维码点阵图形和一个编号组成，配以对应的说明文字，通过专用读码设备或摄像头读取二维码中的大量信息。二维码具有信息量大、纠错能力强、识别速度快的特点。作为一种准确、高效、价格低廉的数据获取方式，已在金融、医疗卫生、工业、自动化等许多领域得到了广泛应用。与 RFID 相比，二维码除了印刷，几乎不需要增加成本。因此，基于二维码的物联网技术管理生物样本库已成为行业发展的趋势。

近年来，生物样本库开始大规模使用二维码。与传统的条形码相比，二维码占用体积小，可以打印在细小的冻存管上而不因管壁的弧度影响识别。将其印刷到冻存管底部，通过扫描设备进行整盒扫描批量出入库。二维码包含的样本信息量大，内容可以包括字母、数字和中文等信息，也能够通过扫描二维码实现特定的功能，例如，将特定的命令信息写入二维码中，通过扫描传入到系统而完成特定的快捷操作。因此使用二维码技术能够方便快捷地管理样本信息。

（一）基于物联网的生物样本库全流程管理

基于现有生物样本库管理的经验和物联网技术，利用二维码技术研发的生物样本库管理系统可以实现移动终端管理生物样本库流程。

1. 系统介绍　通过手持终端实现样本管理操作，相对于在电脑上手动操作样本库管理系统，能够提升管理效率，提高样本管理的精确度（图 19-3），新开发的样本管理系统增加了对手持终端的支持，通过无线网络的覆盖，能够在样本库的任意位置对样本进行操作。增加各类二维码标识，不仅对样本进行标识化管理，还对各种设备和流程进行标识化，做到了标识即流程。使用有独立知识产权的便携式测温条码扫描仪，获取标识信息和被扫描样本表面的温度。将设备标识信息与操作流程相关联，样本管理系统获得标识信息的同时启动样本流程管理模式，自动记录当前操作人信息、操作时间、样本信息等。实现了现实流程与虚拟流程的同步操作，减少了操作人员的工作量，也避免了因不同步导致的记录偏差。新系统与随访系统、实验室信息管理系统、医院信息管理系统连接，从医院接收的样本可以直接获取相关的信息，并实时更新（图 19-3）。

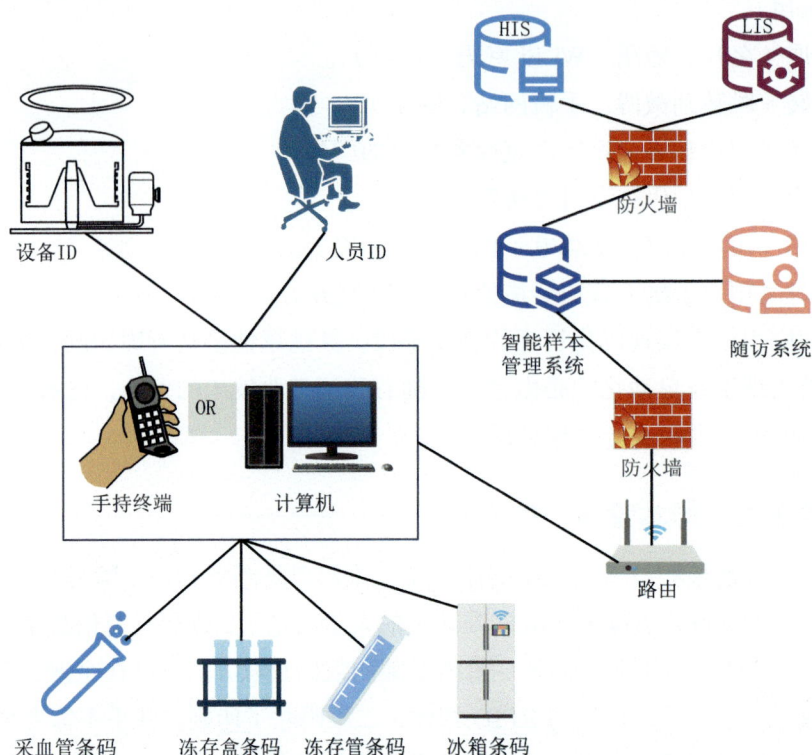

图 19-3　基于二维码技术的生物样本库管理系统架构

2. 二维码流程管理　生物样本库使用二维码标识代替流程管理。目前使用二维码管理的类型有各种耗材、设备、流程和标记（图 19-3）。其中样本类和设备类的标识主要是用于样本和设备的识别，如冻存管采用底部二维码设计，每支冻存管都有唯一的编号，可用于批量扫描获取信息。手持终端扫描样本类和设备类的标识可以激活样本管理系统中与之相关的操作。流程和标记类二维码包含可以被生物样本库管理系统解析的快捷命令，每个命令按照一定的语法编写，通过扫描传递给生物样本库管理系统，用于执行一系列样本操作。

3. 扫描标识进行样本管理的基本流程　操作人员使用时首先扫描流程类标识，激活该管理流程。部分设备只对应一种流程，因此扫描该设备的标识也能激活相应的管理流程。然后根据手持终端的提示输入流程的补充信息，并确认处理的样本信息完成流程操作。也可以扫描快捷方式标识激活预先定制好的流程信息，并将符合要求的样本统一处理（图 19-4）。

生物样本库管理样本的流程由样本的采集、运输、处理、出入库、搬移、外送、提取和检测等组成，每个流程都涉及多个步骤及操作，新的样本管理系统运用二维码和手持终端将所有流程纳入管理（图 19-5）。

（1）接收阶段：样本接收人员查看样本状态、数量、有无破损，扫描样本转运箱的标识和接收单标识，完成样本接收。系统将自动记录接收时间、转运箱编号和接收单编号，同时样本状态从运输状态更新为待登记状态。

（2）登记阶段：样本登记人员操作计算机，扫描样本编号，测量样本表面温度，通过样本管理系统获取该编号的捐献者信息、采集时间，分配冻存管编号，关联冻存盒信息和接收阶段信息。系统根据样本类型判断是否需要离心，需要离心的样本将更新为待离心状态，否则更新为待分装状态。

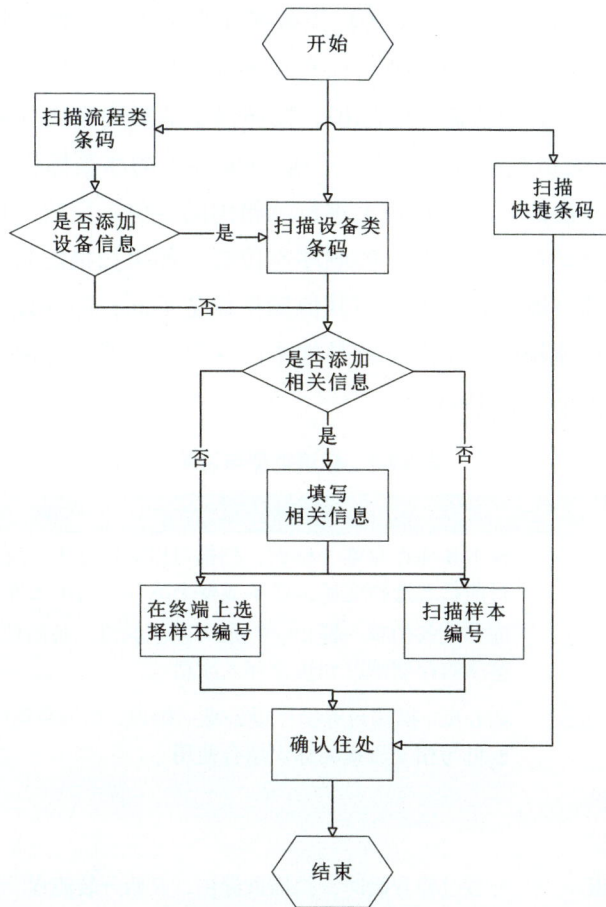

图 19-4　扫描管理流程图

	运输阶段	接收阶段	登记阶段	离心阶段	待分装阶段	分装阶段	暂存阶段	取出阶段	入库阶段
结束									入库状态
扫描冰箱标识								取出状态	
扫描取出标识								取出状态	
扫描暂存冰箱标识							暂存状态		
扫描分装标识						分装状态			
离心结束时间					待分装状态				
扫描离心标识				离心状态					
扫描样本编号			待离心状态						
扫描接收单		待登记状态							
开始	运输状态								

图 19-5　样本过程与状态

（3）离心阶段：操作人员扫描离心机上标识，在手持终端上选择要离心的样本编号，默认全选（最大 40 个），选择离心条件、离心时间，进入离心流程。也可以扫描快速离心标识，按照预定的离心条件将所有待离心状态的样本变成离心状态。离心状态的样本会根据离心时间自动更新为待分装状态。

（4）分装阶段：分装人员扫描分装设备标识或操作台标识，选择分装方式，扫描待分装存入的冻存管或冻存盒，扫描冻存盒默认会将所有保存在该冻存盒中的处于待处理的样本进行分装，完成分装流程。也可以扫描预设好的快速分装标识，按照预定的规则完成分装。

（5）入库阶段：入库人员扫描冻存设备，一般是要存入的冰箱标识，在扫描冻存盒，冻存盒将存入该冰箱的待存区，之后需要在计算机上进行冰箱内的定位，完成入库。也可以扫描冻存设备上的快速存储，冻存盒将自动存入该冰箱中的顺序空位置。如果扫描的是暂存冰箱的标识，样本则会变成暂存状态，等待管理员取出和入库。与其他操作设备不同，冻存设备的信息将会长期与其保存的样本信息进行关联，如冰箱的设定温度就是样本的保存温度或暂存温度，温度监控系统也会将冰箱的温度情况进行长期记录（表 19-3）。

表 19-3 标识类型与说明

类型	标识名称	说明
样本类标识	冻存管标识	样本和冻存盒唯一标识，扫描可以获取样本和冻存盒信息，并可以根据样本目前状态选择完成该样本或整个冻存盒的出入库等操作
	冰箱标识	冻存设备的唯一标识，扫描可以获取该设备的信息，包括温度监控信息，浏览冰箱存储情况和快速存入冰箱
	液氮罐标识	
设备类标识	离心机标识	离心机、操作台等操作设备唯一标识，扫描后可以进行操作设备的相关操作，也可与相关流程类标识结合使用
	操作台标识	
	分装设备标识	
流程类标识	核酸提取标识	
	开始分装标识	分装过程开始时，扫描该标识，开始分装流程
	离心标识	离心前，扫描该标识，确认离心条件，完成样本离心流程
	暂存标识	样本类标识和暂存标识结合使用，完成样本暂存
	接收标识	转运单和接收标识结合使用，完成样本接收
标记类标识	溶血标记标识	样本类标识和标记类标识结合使用，完成样本的标记
	污染标记标识	

物联网样本流程管理的实质就是样本状态的管理，使用物联网技术获取每个样本状态的相关信息，加以汇总，在样本完成实际入库的同时，完成样本管理系统对样本入库的管理。样本入库阶段的样本状态、样本流程和操作之间的关系。

（二）应用实例

随着电子信息化的迅速普及，条形码发展十分迅速，它已广泛地应用于商业贸易、生产制造、医疗卫生、仓储物流口等领域条形码的应用大大地提高了信息处理和数据采集的速度，提高了工作效率，促进商品贸易管理的现代化和科学化。但是传统的一维码信息量有限，纠错能力差。二维码信息容量大，信息密度高，编码能力强，可以对文字、黑片、指纹、掌纹、声音、签名等信息进行编码，并且它容易印制，成本低廉，纠错能力强，译码可靠性高。本节主要就生物样本库管理中二维码的应用进行介绍。

1. 软件和硬件设施

（1）采血材料：一次性 5mL 针筒、无菌真空 EDTA-K2 采血管。

（2）血样分装：普通 0.5mL 彩色冻存管、一次性塑料滴管。

（3）管理系统硬件设施：生物样本库服务器、电脑终端、条码打印机、耐低温条码标签、色带、红外线条码阅读机等。

（4）软件设施：管理系统。

2. 生物样本库的编码方法　以布鲁氏杆菌血液样本库为例，生物样本的入库流程包括：签订知情同意书后抽取患者血液样本，在实验室中将血样离心分装为多管血浆和血细胞，使用样本库管理软件进行入库管理，并在 −80℃冰箱或液氮罐中长期保存。同时，通过流行病学调查问卷收集患者患病前的生活习惯、健康状况、居住工作环境和遗传因素等信息，调查数据通过流调软件录入，并导入管理系统或与样本库管理软件整合的随访系统中。

软件系统与硬件设施的安装应用。

（1）系统安装：系统安装在服务器端，系统采用 B/S 架构，条码打印机、计算机终端需要网络连接，红外线条码扫描枪连接到计算机。

（2）条码打印识别：根据生物样本的条码编码规则，设定条码标签，调整合适的尺寸和标识内容。

（3）二维码编码规则：根据组织类型的差异，人遗样本和环境、动物样本有不同的编码规则，其中病原微生物根据等级分类，规划不同的编码规则。

（4）样本编码规则：由单位、年份、样本名称、采样日期、血液类型、冻存管编号及家系样本编码组成，不同编码前使用不同字母开头，便于识别和区别，其中单位可以采用疾控简写，如某疾病预防控制中心（×××Center for Disease Control and Prevention）采用英文缩写 XXCDC；年份如 2024；科室以 KS 开头加上各个科室代码；样本流水号以字母 N 开头加上病原编号；血液类型包括全血、血浆、血清、血细胞、DNA、RNA 等，以字母 LX 开头；冻存管编号按照瓶序编号，以字母 D 开端，通常一位患者血液分装 2 ~ 3 份；家族编码以字母 G 开头，放在最后，如无家族则此编码空缺，如有家族，则加上此位编码，在生物样本库管理系统编码中可以实现自动判断，如编码父亲为 1，母亲为 2，以此类推，一般编码直系三代即可，所有编码根据规则在样本录入时根据各部分编码自动产生统一的编码，如编码 CCDC2024KSIN80245654LX2D3G 1，它代表某疾病预防控制中心 2024 布鲁菌病室采集为 80245654 患儿父亲血浆第 3 管样本。

（5）样品定位：通过样本库管理系统模拟虚拟冰箱构造实现，将每台冰箱的层、架、孔、盒、盒孔内的每一个冻存管的具体位置都模拟出来，同一样本库中推荐统一冰箱层、架、孔、盒、盒孔、冻存盒等位置编码的规则，减少差错的发生。样品定位与患者基本信息关联，使每管样本的存储位置一目了然。该系统以冰箱空间的合理分割为基础，通过抽屉存放样本盒，盒内放置离心管，便于快速定位标本。

在公卫领域，生物样本库建设的广泛开展，为生物资源转化的开展奠定了基础，但是样本的利用涉及患者的各种信息，而这些信息往往分布在生物样本库信息系统（biobankinformation system，BIS）、信息系统（hospital information system，HIS）、实验室信息系统（laboratory information system，LIS）和影像归档和传输系统（picture archiving and communication systems，PACS）等各个系统之中，有时还包括患者流行病学调查及随访的信息，需要以住院号或者门诊号将各个系统信息关联，将不同系统之间的信息进行有效整合，便于对样本进行筛选，以提高生物样本库的使用效率。

（三）二维码技术生物样本库管理中的意义

1. 与传统的生物样本库管理比较 使用扫描二维码的记录操作方式代替了纸质记录和专人在计算机上操作，提高了记录的实时性、准确性，简化了操作流程，提升了样本的出入库效率，使得样本管理系统可以覆盖更多的操作流程。使用自主开发的手持终端管理样本库流程，操作者使用前需要登录个人账号，每次扫描都会对标识表面进行测温，系统会根据流程自动判断是否保存温度记录，每次操作的操作人、时间和设备都会记录到各个流程中。

2. 与全自动化的样本库管理比较 使用扫描二维码的记录操作方式仍以人工操作为主，虽未节约人力，但设备成本低廉且易于实施。自动化设备受规模和成本限制，难以集成个性化操作流程，而二维码扫描只需设计相应流程和功能即可实现，因此能覆盖更多操作流程。

3. 提高生物样本信息准确性 为确保生物样本信息的准确性，需优化信息来源和获取途径，减少手工录入或书写错误。新系统与医院实验室信息管理系统（LIS）和医院信息管理系统（HIS）连接，直接获取相关信息，确保数据来源准确。所有流程记录通过现场扫描二维码完成，替代了手工登记或第三方记录，提高了记录效率和时效性，避免了字迹不清和不规范等问题。样本在样本库中的状态受到系统的严格控制，为不同种类的样本设置了不同的流程顺序，彼此不会交叉，也不能跳过固有的流程顺序。如果操作人员遗漏其中某一环节，系统会提示操作失败，需要在操作系统中登记，进行相关操作。严格的流程控制，保证了样本记录的准确性，也规范了样本收集的流程。

4. 提供生物样本标准化信息 保证样本的质量，提高样本的均一性和准确性是样本库管理的重点，传统手工登记无法精确到每个样本，一般按照处理批次来统一记录。传统样本流程管理仅能精确到天或小时，且记录松散，难以量化。每次使用手持终端扫描流程时，系统会自动记录操作时间，并根据需要记录温度。一次完整的样本入库流程中，系统会自动记录 12 次操作和 7 次温度，将样本流程管理精确到分钟，并提供结构化数据。

5. 提高生物样本管理效率 将人工从烦琐的信息记录和样本管理软件操作中解放出来，简化样本管理中每个流程的记录工作，使管理人员更专注于样本管理本身，提升工作效率。

6. 实现生物样本管理流程的自动化 通过手持终端和二维码标签系统使样本管理系统覆盖更多的样本管理流程，让管理系统突破主机和空间的限制。通过严格的样本管理系统的流程设计，使样本管理系统更加适应实际的管理需要，更好地辅助工作人员进行样本管理。

7. 节约成本 与大量的引进自动化设备相比手持终端和二维码标签的成本几乎可以忽略，适合向目前依然用手工管理的样本库推广。

（四）二维码技术在生物样本库管理中的不足

1. 无统一的标准 目前，物联网在生物样本库管理中的应用还只是单独的系统，没有形成统一的网络体系。在跨样本库、跨地区推广时，由于没有统一的标准管理流程，在使用时会因为实际流程与系统设计流程不匹配，产生管理冲突，如果不对系统进行深度定制则无法起到样本库自动化管理的效果。

2. 投入成本问题 目前，生物样本库限于成本问题未使用 RFID 技术标记样本管，RFID 技术可以获取一定区域内所有 RFID 标签信息，并向 RFID 标签写入信息，这是二维码技术无法替代的，这就导致了在部分样本管理流程中，系统无法准确地获取当前样本管信息，而是只能手动选择或按默认批次选择样本，会造成样本管理系统获取数据的不准确。

3. 无法真正掌握样本状态 系统仅管理样本管信息，而非样本自身状态。操作不当导致的样本变质（如溶血、凝血、污染等）以及编号与捐献者对应错误等问题，仍需操作人员自行发现和纠正。为此，需进一步开发图像识别技术，通过对整版分装样本拍照，自动分析样本状态，识别凝血、溶血等问题。配合可穿戴设备，将会给样本管理人员更多的帮助和便利，系统会分析操作人员的动作，判断样本操作流程，识别正在处理的样本，判断和记录样本处理的情况。如果与自动化设备相结合，可以大大地扩展样本库管理系统的自动化监测范围，提供更多的监测数据，覆盖更多的流程，真正实现样本库全流程管理的自动化。

第三节　基于 RFID 技术的物联网流程管理

从概念上来讲，RFID 类似于条码扫描，对于条码技术而言，它是将已编码的条形码附着于目标物并使用专用的扫描读写器利用光信号将信息由条形磁传送到扫描读写器；而 RFID 则使用专用的 RFID 读写器及专门的可附着于目标物的 RFID 标签，利用频率信号将信息由 RFID 标签传送至 RFID 读写器。

一、RFID 工作原理及现行标准部分

（一）RFID 的组成部分与技术特点

应答器：由天线、耦合元件及芯片组成，一般来说都是用标签作为应答器，每个标签具有唯一的电子编码，附着在物体上标识目标对象。

阅读器：由天线、耦合元件和芯片组成，读取 / 写入标签信息的设备，可设计为手持式 RFID 读写器或固定式读写器。

应用软件系统：是应用层软件，主要是把收集的数据进一步处理，并为人们所使用（图 19-6）。

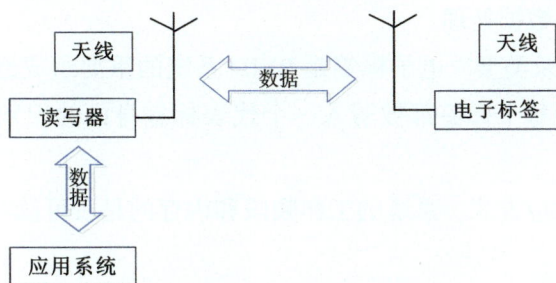

图 19-6　RFID 系统的基本组成

（二）射频技术的特点

RFID 的识别工作无须人工干预，它既可支持只读工作模式，也可支持读写工作模式，且无须接触或瞄准；可自由工作在各种恶劣环境下，短距离射频产品不怕油渍、灰尘污染等恶劣的环境，可以替代条码，例如用在工厂的流水线上跟踪物体；长距射频产品多用于交通上，识别距离可达几十米，如自动收费或识别车辆身份等。其所具备的独特优越性是其他识别技术无法比拟的。主要有以下几个方面：

1. 读取方便快捷 数据的读取无须光源，甚至可以透过外包装来进行。有效识别距离更长，采用自带电池的主动标签时，有效识别距离可达到 30 m 以上。

2. 识别速度快 标签一进入磁场，阅读器就可以即时读取其中的信息，而且能够同时处理多个标签，实现批量识别。

3. 数据容量大 目前数据容量最大的二维条形码（PDF417）最多可存储 2725 个数字；若包含字母，存储容量将进一步减少。相比之下，RFID 标签可根据用户需求扩展至数十 KB。

4. 使用寿命长，应用范围广泛 RFID 的无线电通信方式使其适用于粉尘、油污等高污染环境及放射性环境。此外，其封闭式包装设计显著延长了使用寿命，远超印刷条形码。

5. 标签数据可动态更改 利用编程器可以向电子标签里写入数据，从而赋予 RFID 标签交互式便携数据文件的功能，且写入时间比打印条形码更短。

6. 安全性高 RFID 电子标签不仅可以嵌入或附着在不同形状、类型的产品上，而且可以为标签数据的读写设置密码保护，从而具有更高的安全性。

7. 动态实时通信 标签以每秒 50 ~ 100 次的频率与阅读器进行通信，所以只要 RFID 标签所附着的物体出现在解读器的有效识别范围，就可以对其位置进行动态的追踪和监控。

射频识别系统最重要的优点是非接触识别，它能穿透雪、雾、冰、涂料、尘垢和条形码无法使用的恶劣环境阅读标签，且阅读速度极快，通常不到 100 ms。

制约射频识别系统发展的主要问题是标准不兼容。主要厂商提供的专用系统导致不同应用和行业采用不同的频率和协议标准，这种混乱局面限制了行业发展。许多欧美组织正致力于解决这一问题，并已取得进展。标准化将推动射频识别技术的快速发展和广泛应用。

（三）RFID 技术工作原理及分类

RFID 技术的基本工作原理并不复杂：标签进入磁场后，接收解读器发出的射频信号，凭借感应电流所获得的能量发送出存储在芯片中的产品信息（无源标签或被动标签，passive tag），或者由标签主动发送某一频率的信号（有源标签或主动标签，active tag），解读器读取信息并解码后，送至中央信息系统进行有关数据处理。

1. RFID 电子标签结构及类型 电子标签是 RFID 系统的重要组成部件。标签通常由天线和芯片组成，在 RFID 系统中，每个标签都被写入一个代表标签身份的识别号，标签功能结构框图如图 19-7 所示。

根据电子标签的电源供应方式、系统的工作频段和内存的是否可读写，标签通常可以进行如下几种分类：

1）根据电子标签的电源供应方式分类：

（1）无源标签（passive tag）：电子标签通过读写器发送的载波信号获取能量，供给标签芯片电路工作，本身不带电源，也称之为被动式电子标签。

（2）有源标签（active tag）：标签本身内置电池为芯片电路供电，保证芯片电路任意时刻在正常工作状态，标签可以主动发送命令和接收射频信号，无须从射频载波信号的电磁场中获取能量。有源标签比无源标签具有更远的识别距离性能和更加良好的读取性能，可以执行复杂的计算，但是成本更高，使用周期相对短很多。

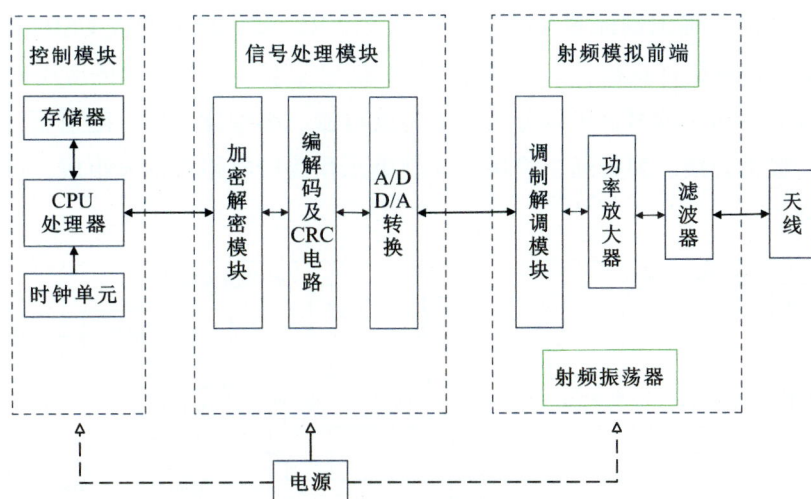

图 19-7　标签功能结构框图

（3）半有源标签（semi-active tag）：标签内置电池，仅负责给标签芯片中的存储器供电，但是其射频信号的发送依靠读写器发送的射频载波的电磁场提供能量。

2）根据系统的工作频段分类：

（1）低频（LF）标签：低频 RFID 的工作频段为 30 K ~ 300 kHz，常用工作频率有 125 kHz 和 133 kHz 两种。工作在此频段的产品遵循的是 ISO/IEC 18000-2、ISO 11784 等协议。低频标签工作能量通过电感线圈（天线）耦合方式从读写器耦合线圈的辐射近场中获得，识别距离短，一般为几厘米。

（2）高频（HF）标签：高频标签的工作频段为 3 M ~ 300 MHz，典型工作频率为 13.56 MHz。工作在此频段的产品遵循 ISO 18000-3、ISO 14443、ISO 15693、I code 1 等协议，一般也使用电感线圈为天线，以电感耦合方式工作，读写距离较短，最大读取距离为 1 m 左右。由于工作频率较低频标签高，因此具有较高的数据传输速率，目前我国的第二代身份证采用该频段工作。

（3）超高频与微波（UHF、MW）标签：超高频与微波频段标签典型工作频率有 433.92 MHz、860 M ~ 960 MHz、2.45 GHz、5.8 GHz 等。此频段的协议内容较多，如 ISO 18000-7、ISO 18000-6、EPC C1G12、ISO 18000-4 等，标签与读写器之间的耦合方式为电磁耦合方式。标签位于读写器天线辐射场远场内，通过天线获取辐射场能量，一般采用反向散射工作方式发送应答信号，此频段 RFID 产品的识别距离一般为几米到几十米。

3）根据标签内存读写方式分类：

（1）只读标签：只读标签内部包含只读存储器（ROM）和随机存储器（RAM）。ROM 存储标签的 UID，RAM 存储标签在响应命令和传送数据过程中产生的临时数据，标签制造过程中写入的 UID 信息不能更改。

（2）可读写标签：可读写标签中除 ROM、RAM 外，还包含可编程记忆存储器，如电可擦除可编程只读存储器（EEPROM），允许多次写入数据。

2. 读写器的结构及类型　读写器主要完成 RFID 系统的信息控制和处理工作。读写器提供能量激活读写器识别场内的标签，通过指令信号从标签中读出数据或写入数据，对接收数据信息进行处理，并通过防冲突功能正确识别标签。读写器通过接口 RS232、以太网或 USB2.0 与计算机相连，将读取到的标签信息传送给计算机，完成与计算机的信息交互，完成要求的应用任务。

根据应用场合的不同，读写器可以分为：手持读写器、小型读写器、隧道型读写器、面板型读写器等。读写器一般由天线、射频通道模块、控制单元和接口电路等部分组成，读写器的功能模块结构框图见图 19-8。

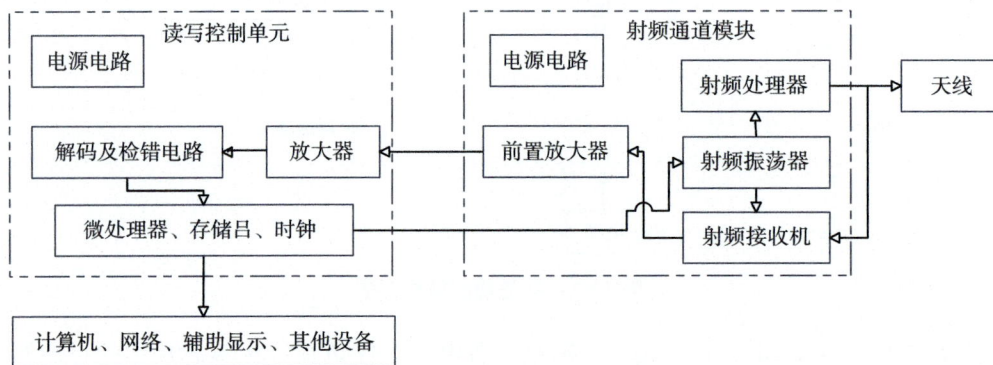

图 19-8 读写器的功能模块结构框图

读写器各模块功能如下：

（1）微处理器控制模块是读写器的核心部分，主要完成数据编解码、防冲突、数据进行加解密、身份认证等功能。

（2）射频处理模块主要完成射频通信中信号的调制、解调、功率放大等功能。射频通道模块中通常含有发送和接收两个独立的信号通道。

（3）天线是接收和发射射频信号的设备。

（4）读写器与计算机之间通过读写器的接口电路实现数据交换，接口电路包括 RS232/485 接口、以太网接口等。

（四）RFID 的相关标准

随着物联网技术的发展趋势朝着全球化的目标越来越近，国际上关于射频识别技术的竞争也日益激烈，因此 RFID 标准体系的制定是世界各国政府和企业的高度重视的一个重要研究课题。现阶段 RFID 标准还没有完全统一，仍然有多种标准共存。现在全球主要有 ISO/IEC、EPC Global 和 UID3 个主要的 RFID 标准体系，而这些标准体系之间的竞争一直十分激烈，但同时多个标准的共存在另一方面也促进了 RFID 技术的快速发展。

1. RFID 标准化组织　为了推动 RFID 技术和物联网技术的全球化发展，很多标准化组织纷纷制定 RFID 标准，从而在全球进行推广。目前，在全球主要形成了 ISO/IEC、EPC Global、UID 等标准化体系。

（1）ISO/IEC 国际标准化组织：ISO 是全球公认的非营利性工业标准组织，而 IEC 是国际电工委员会的简称。ISO/IEC 作为一个整体，是制定 RFID 标准最早的组织。ISO/IEC 在每个频段都发布了标准，在各个领域都有所应用。

（2）EPC Global：EPC Global 主要是以欧美企业为阵营的 RFID 标准化组织，是由美国统一编码协会（UCC）和国际物品编码协会（EAN）联合发起的非营利性机构。EPC Global 主要成员包括全球最大的零售商沃尔玛集团、英国最大的零售商乐购集团，以及其他100多家欧美流通业巨头，并且获得了美国Auto-IDLab、Microsoft、IBM等公司的技术研究支持。EPC Global主要研究860 M～960 MHz的工作频段，主要应用于物流管理和库存管理等。

（3）UID：日本泛在技术核心组织（Ubiquitous Identification，UID）是由日本政府经济产业省领头，由各大厂商组成的，其目标是构建完整的编码体系，组建网络进行通信。UID采用的主要频段是2.45 GHz和13.56 MHz，其主要应用于信息发送和接收、产品和零部件的跟踪管理及库存管理等。

2. RFID标准划分　RFID标准体系主要由空中接口规范、应用规范、测试规范、物理特性、编码体系、信息安全等标准组成。当前已经发布和正在制定中的标准主要包括：标签与读写器的性能和一致性测试规范、标签与读写器之间的空中接口、RFID标签的数据内容编码还有读写器与计算机之间的数据交换协议等，这些标准主要都是和数据采集有关。

通常，根据不同的分类方法和RFID的不同应用情况，RFID标准可以进行不同的分类。具体如下：

（1）根据对象的名称，可以将标准划分为方法标准、数据标准、接口标准、产品标准、环境保护标准及过程标准等。

（2）根据应用区域范围，可以将标准划分为地方标准、行业标准、国家标准、区域标准及国际标准等。

（3）根据工作频段，可以将标准划分为低频标准、高频标准、超高频标准及微波标准等。

（4）根据应用行业，可以将标准分为动物识别的标准、应用于运输和控制系统的RFID标准、应用于集装箱及其相关应用的自动电子识别标准、应用于流通领域的自动识别应用标准，以及应用于单品管理的RFID标准等。

根据在系统中的不同应用环节，可以将标准分为数据标准、技术标准、应用标准及测试标准等。

3. ISO/IEC标准　ISO和IEC联合形成了RFID国际标准的主要制定机构，目前ISO/IEC组织下属的技术委员会（TC）或分委员会（SC）完成了RFID大部分标准的制定。ISO/IEC的射频识别标准体系架构主要有四个方面，分别是技术标准、数据结构标准、性能标准以及应用标准。

ISO/IEC 18000系列标准是RFID空中接口通信协议，规范了读写器与标签之间信息的交互，从而使得不同厂商生产的设备可以互联互通。它们基本覆盖了用于射频的各个频率范围。主要有七个组成部分。

ISO/IEC 18000-1：全球可用频率空中接口协议的一般参数，提供了基本的信息定义和系统描述（图19-9）。

ISO/IEC 18000-2：规定了125 K～134 kHz频段的空中接口通信协议参数。

ISO/IEC 18000-3：规定了13.56 MHz频段的空中接口通信协议参数。

ISO/IEC 18000-4：规定了2.45 GHz频段的空中接口通信协议参数。

ISO/IEC 18000-5：规定了5.8 GHz频段的空中接口通信协议参数。

ISO/IEC 18000-6：规定了860 M～960 MHz频段的空中接口通信协议参数。

ISO/IEC 18000-7：规定了有源433.92 MHz频段的空中接口通信协议参数。

4. EPC Global标准　为了从宏观层面展现出EPC Global软件、硬件、数据标准及它们之间的联系，定义网络共享服务的顶层架构，并指导最终用户和设备生产商实施网络服务，EPC Global

将 RFID 标准体系框架划分为软件、硬件、数据标准还有 EPC Global 的网络共享服务标准等内容。EPC Global 标准框架包含有数据识别，数据获取和数据交换三个层次的内容识别层的标准包括 RFID 标签数据标准和协议标准，这些协议标准的出现是为了使供应链上的不同企业间数据格式和说明保持一致性，因此，当一方将某物体交给另一方时，后者能根据该物体的 EPC 编码来获得物体的信息（表 19-4）。

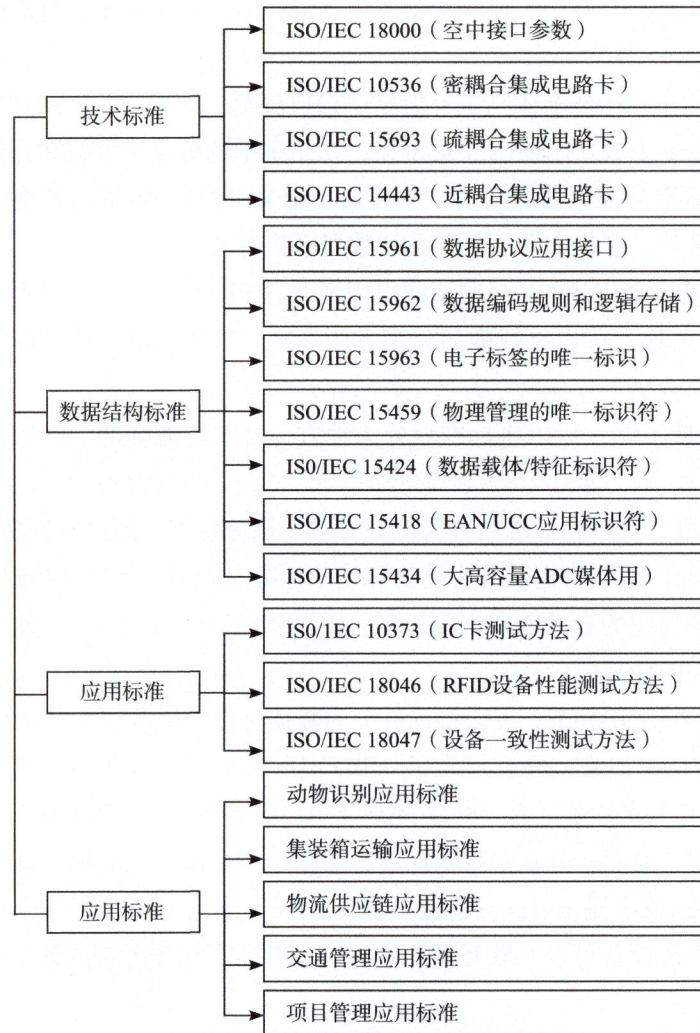

图 19-9　ISO/IEC 的 RFID 标准体系架构

数据获取层的标准包括中间件标准、读写器协议标准、读写器管理标准及读写器组网和初始化标准等，这些标准主要规定了收集和记录 EPC 数据的主要基础设施部件，并且用户可以合法使用互操作部件来建立 RFID 系统，从而实现 EPC 数据共享。

数据交换层标准包括 EPC 信息服务标准、核心业务词汇标准、对象名解析服务标准、发现服务标准、安全认证标准，以及谱系标准等，用户可以通过交互数据，提高物体流动信息的可见性，共享 EPC 数据，完成 EPC 网络服务的接入和共享（表 19-5 和表 19-6）。

表 19-4　编码方案

编码方法	编码类型	版本号	域名管理	对象分类	序列号
EPC-64	TYPE Ⅰ	2	21	71	24
	TYPE Ⅱ	2	15	13	32
	TYPE Ⅲ	2	26	13	23
EPC-96	TYPE Ⅰ	8	28	24	36
EPC-256	TYPE Ⅰ	8	32	56	160
	TYPE Ⅱ	8	64	56	128
	TYPE Ⅲ	8	128	56	64

表 19-5　标签存储区定义（一）

存储区名称	数据项	数据长度（字节）	取值
安全区	灭活口令	4	用户自定义
	访问口令	4	用户自定义
	基密钥索引	2	用户自定义
	鉴别密钥	16	用户自定义
编码区	唯一物品标识符（托盘标识符）	12	见 GB/T 31005—2014 附录 A，A.1.3.2 标头为 00000101，其余部分与 GB/T 31005—2014 附录 A 相同
标签信息区	标签标识符	芯片制造厂商自定义	芯片制造厂商自定义
用户区	用户自定义	≥ 64	用户自定义

标签标识符由芯片制造商向国家 IC 卡注册中心申请并注册

表 19-6　标签存储区定义（二）

存储区名称	存储区索引	数据项	数据长度（字节）	取值
RESERVED	100000$_b$	灭活口令	4	用户自定义
		锁定口令	4	用户自定义
		安全参数	6	用户自定义
		鉴别密钥	16	用户自定义
UII	010000	唯一物品标识符（托盘标识符）	12	见 GB/T 31005—2014 附录 A
TID	000000$_b$	标签标识符	芯片制造厂商自定义	芯片制造厂商自定义
USER	110000$_b$	用户自定义信息	≥ 64	用户自定义

二、RFID 技术在菌（毒）种保藏管理中的应用

随着信息化的普及，许多机构已认识到信息化在菌（毒）种保藏中的重要性。尽管目前多采用二维码存储信息，但 RFID 技术在体积小、耐磨损、非接触读取和抗结霜等方面具有显著优势，因此 RFID 智能定位信息管理系统的广泛应用是必然趋势。

开展疾病防控、科研开发等工作后，势必会积累大量病原微生物的数据资料，且会不断增添新信息。随着科学研究的深入，原有的信息也需要不断更新。在没有数据库的情况下，菌（毒）种的

存取、资料的整理统计、新信息的追加都需要许多人力、耗费许多时间才能完成，且人为因素出现差错的概率较大，造成资料保存不完整。长此以往，许多研究开发工作也将被延误。

RFID 管理系统整体上包括智能定位信息管理系统、移动平台、温湿度监控系统和视频监控系统四个部分，极大地保障了资源的信息安全、样本温湿度控制及生物安全。其中，智能定位信息管理系统采用网页版的模式，又可以细分为多个模块，包括系统管理、菌种管理、病毒管理、样本管理和查询统计。进入信息系统后可以实现多种功能，如自动生成菌（毒）种目录、信息录入、签发、入库、取用和销毁等。

（一）病毒和生物样本管理

病毒和生物样本的信息管理与细菌稍有不同，信息输入过程仍在网页版的信息管理系统中实现，但病毒和生物样本存放于样本盒中，为满足批量签发的需求，我们将病毒和生物样本的入库过程放在了客户端版本的移动平台上，该客户端与网页版信息管理系统无缝对接，可以用相同的账号登录。在客户端上搜索到录入系统的病毒或生物样本信息后，选中该条信息，录入即将入库的冰箱编号和具体位置，利用套在标准管外的 RFID 套管，即可进行扫描签发，未签发的样本在屏幕上显示为黄色，已签发的显示为红色，通过颜色的辨别，及时纠正错误，减少数据信息的误差。

（二）保藏的多样化和可溯源性

网页版信息管理系统和移动平台的成功对接，完美解决了菌（毒）种、病毒和生物样本需要不同保存条件的矛盾，利用一个系统实现了资源保藏的多样化。菌（毒）种和生物样本入库之后，我们仍然可以对其信息进行实时管理，若资源出库被有效利用并有科研成果产出，可随时将相关信息录入系统中，从而使保藏库中的资源信息更完善更系统。被编号的菌（毒）种一旦被销毁，其编号也随之失效，这可以确保未来科研工作中菌（毒）种来源的可靠性和唯一性。此外，在系统中设有管理员，只有管理员开放相应权限，各用户才可以实现具体功能，而每个操作过程都会在系统中形成记录，这就使得资源的入库、出库、使用或销毁等各个操作过程都有据可查，可以了解资源的利用途径，也为保障生物安全加了一道防线。

（三）微生物资源的使用及销毁管理

菌（毒）种信息管理系统的主要目标是确保病原微生物资源的安全合理使用与开发，基于RFID 技术的信息管理系统能有效实现这一功能。传统方法通过纸质或 Excel 表格人工记录菌种的名称、实验室编号、来源、分离日期、形态特征、生化特性和流行病特征等信息，过程烦琐、耗时且易出错。采用 RFID 标签技术后，信息可一次性导入菌种信息管理系统，便于随时查看菌种信息和存放位置。若科研人员想查询菌（毒）种库中是否保藏有所需的病原微生物时，只需保藏人员在信息管理系统中输入主要信息，便可查询。菌（毒）株需要出库时，可在该系统中创建出库订单，自动生成订单编号后，填上领取人信息，按照指定存放位置，即可取出菌（毒）株，在保障生物安全的情况下，移交给客户。若保藏人员发现菌（毒）种死亡或失去保藏价值，应立即销毁。系统可创建销毁订单，查询需销毁菌（毒）种的编号和存放位置，取出后销毁，且该编号不再赋予其他菌（毒）种，确保编号唯一性。

（四）资源信息追根溯源

基础科研的主要目的在于实用产品的开发和应用，生产出具有使用价值的医药产品，也是为疾病防控做出一定贡献。在医学科研工作中，菌（毒）种作为主要研究对象，其背景资料完整清晰、信息准确是基本要求。该系统的应用正是整合了微生物资源，信息完整，保存条件规范统一，且具备可追溯性，通过系统查询提供的菌（毒）种是科研工作的最佳选择。一旦从系统中出库后的菌（毒）种有任何科研产出成果，都可以及时补录到系统中，可作为未来进一步的研究资料，极大地方便后续科研人员。

（五）实现病原微生物的资源共享

菌（毒）种信息管理系统建立后，能够系统化地完成对菌（毒）种的信息收集、鉴定、入库、出库、销毁等一系列流程，更能让资源在不同实验室之间形成无缝对接。无纸化办公已成为必然趋势，且网页版系统比单机版能更好地在全国实现资源信息共享。目前，在电子标签技术和其他信息科技的不断发展下，大数据时代已悄然而至，菌种资源信息共享也在不断实现。这为科研人员的工作提供了极大的便利，促进了传染病防治、教学、科研、药品和生物制品生产等医药卫生事业的快速发展。

三、RFID 技术应用在菌（毒）种保藏中的优势

在实际操作中，RFID 智能定位信息系统主要分为信息录入、绑定签发、入库、出库、销毁等流程。在系统中录入即将入库的菌（毒）种信息后，将准备好的菌（毒）种贴上标签放进芯片管中，利用与系统匹配的签发器将菌（毒）种在系统中查询已入库的菌（毒）种信息，及时判断信息完整性和准确性。出库时，只需在系统中生成出库单，搜索查找所需菌（毒）种的位置，打开相应的机柜抽屉或超低温冰箱，取出菌（毒）种，完成出库。若菌（毒）种失去应用价值或死亡，可在系统中启动销毁流程，过程与出库类似，取出后销毁即可。

基于传统菌种保藏管理方式的局限和不足，RFID 技术的出现可以很好地弥补这些缺陷。

（一）管理更便捷

人工管理方法耗时耗力，RFID 技术可以存储大量文本信息，保藏的菌（毒）种信息全部通过电子标签信号录入到菌种信息管理系统中，无须通过纸质记录，大大地方便了管理者。实验人员可以在系统中随时查找菌种存放位置和信息，时刻监控微生物的状态，为菌（毒）种的存放、提取和使用都提供了极大的便利，也为科研人员节省了大量时间。

（二）管理更高效

RFID 技术存储信息时，可以快速读出、修改、保存菌（毒）种信息，读取效率非常高，易于识别，一个电子标签可以存储大量内容，真正做到高效管理。实验人员在读取菌（毒）种信息时，只需一个读卡器，识别电子标签后，菌（毒）种的唯一编码就会和信息绑定，整个过程不超过 3 s。

（三）安全性更高

整套信息系统具有视频监控、防盗装置、报警装置、温湿度监控等，可有效防止资源丢失或因温度变化而造成菌（毒）种死亡，最大限度地保证了微生物的安全性和活性，防止资源浪费。另外，RFID 标签体积小，可以装载在保存管中，并且耐低温高温，不受结霜影响，可以长期使用，保证信息的完整性。

第四节 定位管理

随着科技进步和生物技术的迅猛发展，生物安全问题已经成为影响国家乃至世界政治、经济、安全与和平的重要议题。传统的实验室生物安全（biosafety）是指通过综合措施避免危险生物因素导致实验室人员暴露或向外界扩散。随着形势发展的需要，近年来，国际上将生物安全提升为生物安全保障（biosecurity），即单位和个人为防止病原体或毒素丢失、盗窃、滥用、转移或有意释放而采取的安全措施。其目的是避免因微生物资源的不适当使用而危及公共卫生与安全。其中，确保高致病性病原微生物样本采集、运输安全成为"实验室外"生物安全需关注的问题。

基于 RFID 技术、全球导航定位系统（global position system，GPS）、通用分组无线业务（general packer radio service，GPRS）和地理信息系统（geographic information system，GIS）技术可以设计智能化生物样本运输监管系统，RFID 技术实现对接触人员的身份识别、权限判别等功能；GPS 及 GPRS 系统加上网络平台实现生物样本转移信息的实时发送与接收、运输车辆的全程实时监控等功能；GIS 实现可视化控制管理功能；并整合温度控制功能，实现全程实时温度记录，保证生物样本运输质量，以达到大幅度提升生物样本运输管理安全与效率的目的。

一、系统架构

智能化生物样本安全运输监管硬件系统包括防转移、防污染的 RFID 电子标签、智能监控器和智能电磁封条。利用 RFID 电子标签对于生物样本运送箱进行身份识别，不但具有非接触式识别的特性，安全可靠，而且还有一定的数据存储空间，可以存储一定量的信息，通过对电子标签的登记和写入信息，可以将运送箱内盛放的样本信息化。这是本系统样本管理的基础。智能监控器由 RFID 识别模块、GPS 定位器、GPRS 模块、电源模块、通信模块、中心控制器组成。它既可内嵌于多次使用的生物样本运送箱中，也可在特殊情况下独立安装于一次性运送箱等产品上。智能电磁封条通过空间电磁感应技术实现电子封条功能，当发生箱体遗失、被盗及其他意外情况时，工作人员可以知道运输箱打开的第一时间和地理坐标。

系统研发的定位跟踪网络管理软件对所有登记的智能生物样本运送箱进行信息管理、定位跟踪、历史追溯、安全告警等各种监管工作。其主要组成模块包括：基本信息登记、管理运输授权及作业管理模块、GIS 地理信息管理模块、自动告警模块、系统管理模块、历史追溯查询模块、手机客户端模块等。

（一）基本信息登记管理模块

基本信息登记管理提供对系统内登记注册的智能化生物样本运输箱的基本信息管理。这些信息包括箱体编号、用途、规格、型号、登记时间、使用范围、容积、应用特征和技术参数等基本属性。

所有信息都提供查询、检索、添加、删除、修改等操作。这些信息通过数据表的关键字段关联在一起。软件提供统一关联的界面，使用户可以在操作时，直观获得相关信息，以列表方式提供数据检索和显示，以表单方式显示详细信息，提供数据添加、修改。软件还提供主要字段查询，提供模糊查询。该模块还提供对箱体 RFID 电子标签信息卡的管理功能，包括对系统发放的信息卡进行查询、检索以及作废登记。若信息卡损坏、丢失或遭到破坏，需在此模块进行作废登记，此后该信息卡将无法继续使用。

（二）GIS 地理信息管理模块

该模块提供完整的地理信息人机界面和地图管理支持功能。该模块通过数据库获取箱体的实时定位信息和历史记录，支持地图位置显示、运动轨迹、实时定位、速度测量等功能，包括图层控制、地图查询、地图浏览和轨迹显示等。图层控制功能允许操作员根据需求自定义显示的图层。地图查询可以方便地输入查询条件，在地图上查找需要了解的位置数据，满足查询条件的位置信息将在地图上按用户指定的图标显示。距离测量可以在地图上任意选择两个位置测量两点之间的实际距离。运动轨迹则显示指定箱体的当前运动轨迹或历史运动轨迹。该模块实现直观的人机界面，方便操作，通过直观的 GIS 地理信息，可以对系统内的箱体进行全面跟踪掌握和查询。

（三）运输授权及作业管理模块

该模块主要实现样本转运时的授权和登记工作。用户按照规定的工作流程，在转运样本时，首先对当前转运的样本进行登记描述，记录箱体内盛装样本的名称、数量、状态等信息，其次将该信息写入箱体电子标签和定位器中，完成箱体转运的授权工作。用户录入该箱体的运输信息，包括运输时限（起始时间和最晚结束时间）、运输地址、接收方、运输方式、活动区域范围等信息，如果有规定路线，则可以通过系统界面输入规定的运输路线以及其他诸如速度、高度、关键节点等限制和监控条件。

（四）自动报警模块

自动报警模块主要是在系统自动监控运输箱的过程中，对各种预置条件进行跟踪判定，当出现异常情况时，立即发出报警。一旦发生异常状态，该模块将在界面通过显著的声光标识和提示信息进行显示。同时系统会自动启动相应的短信报警、电话拨打等功能，向管理人员及时发送报警信息。系统监测的主要报警情况包括：定位器被移除或脱离箱体；箱体供电电源不足或电源被切断；箱体与管理系统失去联系；箱体离开指定线路或离开指定区域范围；箱体未经授权进行非法转运等异常状态。特别是箱体在运输途中被非法开启，可使管理人员在 5 s 内收到报警信号。

（五）温度记录模块

系统内配有温控传感器，可实时记录样本的温度变化状态，以保证样本质量。

智能化生物样本安全运输监管系统的网络结构见图 19-10。

从智能监控器开始，将采集到的位置、状态、温度等原始数据通过 GPRS 传送到互联网；通过中转服务器将数据以虚拟专用网络（virtual private network，VPN）的形式发送到中心样本管理服务器进行处理；同时核对样本数据库中数据并将整理好的信息发送到运输管理系统中，并通过该系统为大屏幕总体监控系统提供显示数据（多个样本分屏监控等）、报警事件触发系统的报警信息以及与其他应用系统的交互对接协议（Web Service 数据交换）提供数据支持。

系统数据库中的数据处理流程见图 19-11。存储的数据包括：智能监控器中采集到的 GIS 信息系统中的地理信息、各图形层数据；RFID 识别系统中采集到的样本内容、状态情况；GPS 模块中的经度、纬度、协调世界时间（UTC）、相对方向、相对速度、海拔高度、精度；GPRS 模块中的信号值、网络延时情况、数据流量；开箱监控系统中的时间、识别状态、数据编号、持续情况数据；温度传感器中的环境温度、采集时间；电源传感器中的电压值、电池容量、电源温度；样本运输管理系统中采集到的样本内容管理数据、样本运输条件设定信息、运输情况存档信息、运输报警控制情况信息、样本历史明细数据。

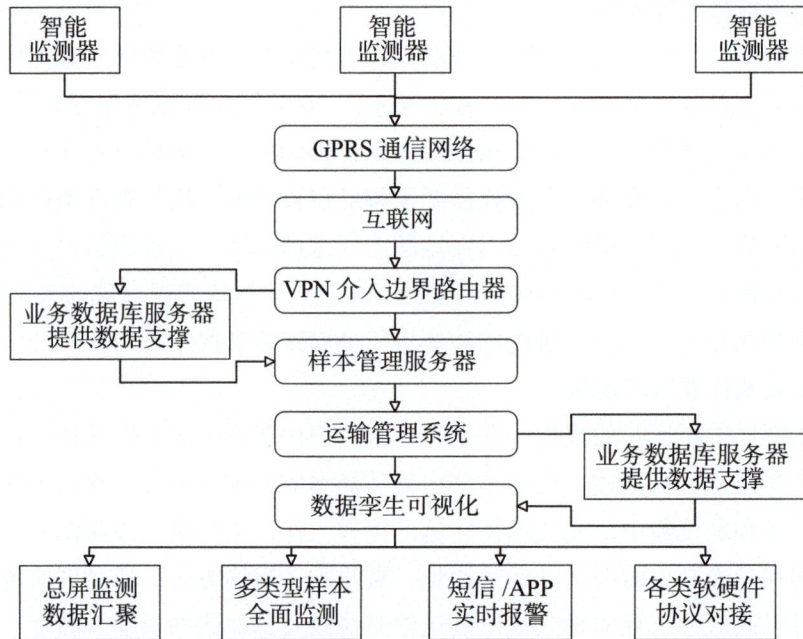

图 19-10　网络拓扑结构

系统数据库中输出的数据包括：Web 信息查询时提供位置、状态详细情况等数据支持；与其他应用系统进行 Web Service 数据交换时提供数据支持；在监控报警触发模块报警时为其提供内容、级别及进行范围。

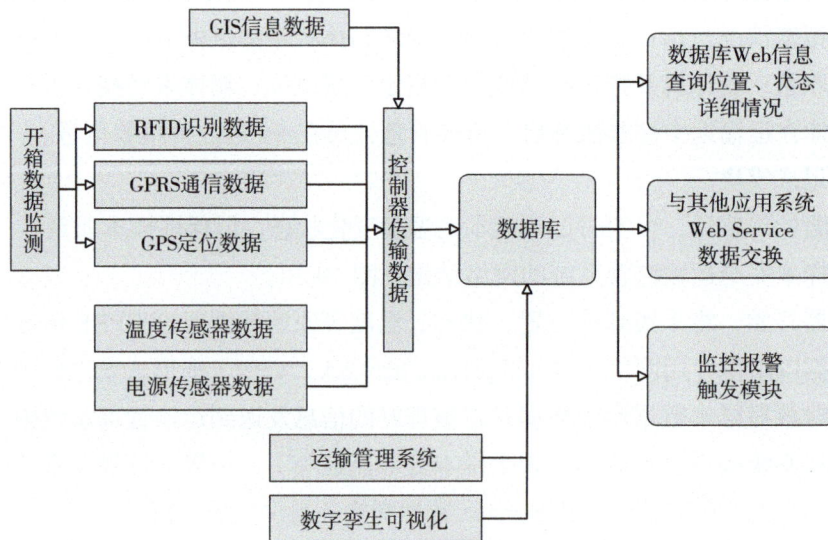

图 19-11　系统数据流程

样本运输前的数据录入界面和实际运输时绘制的运输路径图见图 19-10。

本系统为每个生物样本建立电子信息数据，包括来源、内容、数量、规格、存放、运送目的和运输温度条件等。通过 RFID 电子标签技术，生物样本可以从运输、出入库到存放管理的全过程实现电子信息化。结合 GPS 定位技术和 GIS 地理信息管理技术，系统可实时准确定位每个样本，并清晰记录其运输周期内的位置信息，直接反映在电子地图上，为样本的安全管理、运输和跟踪提供了有效保障。

该系统还通过 RFID 的物理特性实现了智能电子封条的功能。当样本装入箱体后，系统会自动启动 RFID 模块进行实时监测功能，自动监测 RFID 封条状态。在任何时刻，一旦开箱，智能监控器就会将开箱时间、位置等信息传回到管理系统，告知相关人员此箱体已经被打开。利用 RFID 物理特性实现的电子封条是本系统新发明的一项技术，在生物样本运输途中不允许打开，管理人员一旦发现箱体开启的警告，就可以根据 GPS 和开启时间等情况综合分析，从而评估现场的人员是否被感染及环境污染的可能性（特别是高致病性样本），以采取必要的措施，防止病原体扩散，可避免突发公共卫生事件的发生。

通过这一系列功能，当生物样本在运输过程中出现遗失、位置偏离、停留、更换、破坏、温度超标等异常情况时，管理中心就会立即发出警报，第一时间通知管理人员，从而使管理人员足不出户即可随时对菌种的运输及其他日常工作进行监管，极大地提高了菌种在平时和异地管理的安全性。

将电子芯片、卫星定位、无线信号，电子地图和温度监控等的科学技术集于一体应用于医药卫生领域，属国内首创。以往实验室生物安全管理仅关注实验室内部，忽视了生物样本在社会运输中的安全隐患。在医学领域中，该系统的开发，不仅用于生物样本的运输，其他物品的运输亦可借鉴，如实验用的危险性标准品、同位素等。

信息技术和互联网的飞速发展，大数据库的分析技术和通信技术作为新兴管理手段，已越来越多地用于人员、材料、生物安全、实验室设备的管理等方面。随着传染疾病防治、科研和生物产业的发展，使用病原微生物的机会大大增加，无序保存和使用病原微生物的现象时有发生，存在严重的实验室生物安全隐患，规范病原微生物菌（毒）种保藏管理迫在眉睫。但采用传统的管理模式难以做到准确、严密、有效、安全。利用无线射频识别技术（RFID）开发出菌种管理信息系统。便于菌种的管理，更好地实现精确定位、预警设置、可追溯性等管理功能，极大地保障了生物安全。

二、传统保藏管理的弊端

目前，国内微生物的保藏管理还没有完全实现信息化，与其他行业管理手段的高效信息化相比，已严重滞后。大量有价值的微生物仍依靠传统的人工方式进行保藏管理，存在很大的弊端：①需要花费大量的人力对菌种进行密切观察和监控；②人员的流动性大，容易造成大量有价值的菌种或信息的丢失；③菌种信息的记录有限，因大量信息无法记录，使保存的菌种失去了一定的价值。

三、定位管理系统的构建

采用软、硬件结合，融合网络技术、计算机编程技术、传感技术等建立一个智能菌种保藏系统，可以实现实时精确定位追踪，保证管理工作的连续性和可追溯性；样本信息采集自动化，并具有预警等功能。

（一）硬件条件

菌种智能定位信息管理系统的硬件主要采用 RFID 技术，即射频识别技术，是一种非接触式的自动识别技术，俗称"电子标签"，它通过射频信号自动识别目标对象并能获取相关数据。RFID

技术具有快速扫描，体积小，形状多样化，抗污染性能好，耐久，可重复使用，穿透性强，无屏障读取，数据记忆容量大，安全性高等优点。目前，RFID 技术已广泛适用于图书馆、门禁系统和食品安全溯源等领域。将菌种的重要信息与互联网实现信息交互，方便识别和管理。菌种智能定位信息管理系统中 RFID 技术主要应用于样本电子标签及机柜上。

1. 样本管（带有 RFID 电子标签） 材质为 PVC TAG，频率为 125 kHz，芯片类型为 EM4102，256 比特容量，PVC 塑料片封装形式，不会造成样本污染。将菌种装在附有电子标签的样本管里，赋予菌种唯一编码，方便识别。当样本管里菌种出库后，样本管可以重复使用，节约资源。

2. 标签发放读写器 采用 125 kHz 的桌面式读写器，固定于特定位置，与安装系统软件的计算机连接，用于签发样本管，并能读取样本管的信息。

3. 样本保藏柜 每个保藏柜有 20 个抽屉，每个抽屉有 100 个保藏位，也可根据需要进行定制。抽屉采用一体化 PCB 板设计，保证定位的精确，读写可靠性。具有防尘、防水功能。对于存取的试管及待领取试管具有屉内智能化提醒，对于错误存取试管直接提示。对抽屉的开关状况也可自动侦测，并与计算机联网，发出警告信息。

4. 样本保藏柜控制设备 通过 RJ45 与服务器通信，便于信息传输和布线。同时控制 20 个抽屉的通信及控制，并起到声光报警功能。采用 0.6 mm 的优质冷轧钢板，静电粉末喷涂，无有机溶剂，无污染。

5. 服务器 用于储存该系统所有的信息数据，与计算机进行信息交互。

（二）软件要求

菌种智能定位信息管理系统是菌种所有信息数据集中管理的平台，所有功能都通过该系统实现，菌种信息管理系统可以实现系统管理、查询统计和菌种管理等功能，并与中心办公管理系统无缝对接。

1. 系统设置功能模块 包括用户管理、操作日志、消息查询、消息权限、机柜管理等功能。用户管理可以进行用户设置及用户权限管理；操作日志用来查看所有登录系统人员的操作痕迹；消息查询功能可以使用户查询发送给自己的消息；消息权限功能只有管理员能够进入，进行消息权限设置。机柜管理功能和机柜设置功能是维护人员对机柜进行的管理和维护的设置。系统设置功能模块可以对整个系统运行的参数和基础数据进行配置，只有系统管理者才能进行操作，是整个系统运作的基础。

2. 菌种管理功能模块 包括菌种目录、信息管理、菌种签发、菌种入库、订单管理、菌种出库、库存查询、菌种销毁、销毁登记等功能。进入相应的功能区可执行对菌种的签发、入库、出库及管理维护，是系统运行的核心，也是对菌种进行管理的重要途径。

3. 查询统计功能模块 包括入库查询、出库查询、库存查询、异常查询、报废查询、状态查询功能。可以查询出入库、现存菌种的种类和数量，内容实时更新统计，是菌种管理中的重要内容。

四、菌种智能定位信息管理系统运行流程

菌种智能定位信息管理系统工作流程主要体现在菌种入库的信息录入、签发、存放和定位、查询和统计。

（1）菌种信息录入：这是菌种入库的第一个步骤，在菌种信息管理系统中输入菌种所有的信

息，赋予每株菌种唯一的保藏编号。菌种信息录入是整个流程中最重要的步骤，直接决定菌种的保藏和管理效率。

（2）菌种签发：用 RFID 技术给每个菌种赋予唯一编码。用读卡器对菌种管进行扫描，将签发数据保存到数据库并完成冻存管卡号与菌种信息的绑定。

（3）菌种存放和定位：将附有标签的菌种管摆放在特制的菌种柜里，菌种柜对所存放的菌种信息进行扫描定位，及时上传至系统，系统可方便地查询到该菌种的存放位置等相关信息。使菌种的存放过程变得更高效和安全，避免了错放、漏放的可能。

（4）系统报警：当某些菌种出现问题时，系统会自动检测并给出移除时间，如果超过规定时间还没有处理，系统会自动发出移除报警。而当菌种被多拿或者错拿时，系统也会发出错拿报警，工作人员可以及时发现，使保藏工作更有序和更高效。

（5）统计和查询：当需要查询某种菌种的信息时，只需要在查询模块搜索一栏输入相对应的菌种编号和名称，就可查询到该菌种所有相关的信息及具体的位置。查询统计功能模块实现了菌种入库、出库及库存信息的统计，并生成汇总报表，便于直观了解菌种库的保藏情况。

五、管理系统应用效果分析

菌种智能定位信息管理系统实现了菌种管理的信息智能化，使菌种管理更便捷、准确、严密、有效、安全。

（一）菌种定位精确，减少人工误差

在菌种信息管理系统中，存放入库的每个菌株的定位精确到库 - 机柜 - 抽屉 - 行列。在菌种入库或移位过程中，可以有效地减少人为因素导致的误差，使菌种管理更科学，信息更准确。

（二）系统预警设置，使管理更便捷

该系统设置了多项预警功能，为每个菌种都设置了相应的保存期限，通过系统可查看超期菌种的情况，便于及时更新。此外，每个菌株都有安全数量警报，若菌株低于一定的数量，系统便会提示，提醒工作人员及时补充。

（三）保证菌种管理的安全性

通过特殊的技术设置，可以实现对菌种的安全管理，菌种的领用需要授权后才能打开相应的抽屉，操作人员的所有操作均可追溯，系统还设有菌种保藏状态提示、待领用菌种灯光提示以及错领声光报警等功能。

（四）信息化手段保证菌种管理的连续性

传统的菌种管理方法中，工作人员的流动性可能导致菌种信息的丢失，不能保证菌种在信息和管理上的连续性，也不具备可追溯性。但该管理系统解决了这些问题，菌种的所有信息都存储在服务器中，并不受人员流动的影响，也可以更好地实现菌种信息和数量的统计查询。

目前菌种智能定位信息管理系统实现了菌种管理信息化、智能化。方便了工作人员的操作和管理，不会再担心因为人员变动导致的信息丢失的现象。在生物安全方面，系统符合国家生物安全管理的相关要求，有效保障了所保藏菌种的安全。随着菌种保藏要求的不断提高，系统还需开发更多新功能并持续完善，以实现菌种管理的更安全和更智能化，为实现病原微生物资源共享、有效利用和深入研究奠定基础。

第五节 病原微生物菌（毒）种信息管理平台应用实例

病原微生物菌（毒）种既是重要战略资源，又具有潜在的生物风险，因此，必须将合理利用和安全管理相结合，兼顾生物安全要求和共享利用需求两个方面。同时，在平衡安全要求和使用需求两者间关系的前提下，健全和完善保藏机构运行与管理制度，不断适应国家生物安全战略，满足传染性疾病防控和科研工作发展需求。

菌（毒）种的收集、保藏、研究、交流和使用是重大传染病防治、科学研究和教学工作的重要支撑，同时也是保障国家安全、防范生物恐怖事件和突发公共事件的重要内容。虽然国家已有相应的法律法规和标准规范对病原微生物资源保藏管理提供支撑，但是在实际管理过程中还存在诸多问题。尤其是目前国内许多生物资源的管理仍采用人工管理方式，不仅消耗大量的人力和时间成本用于生物资源的存储、管理和查找，而且在保藏信息的准确性、实时性和完整性上难以保障，易发生人员失误，造成账物不符、信息溯源困难等情况，存在巨大的资源浪费和安全隐患问题，难以满足新时代对生物资源保藏管理的要求。

一、某 CDC 应用介绍

病原微生物菌（毒）种信息管理平台成功应用于某 CDC 病原微生物菌（毒）种保藏中心，提升该中心高效、精准、可信的菌（毒）种全流程安全监管服务能力，实现生物样本管理的智能化升级（图 19-12）。

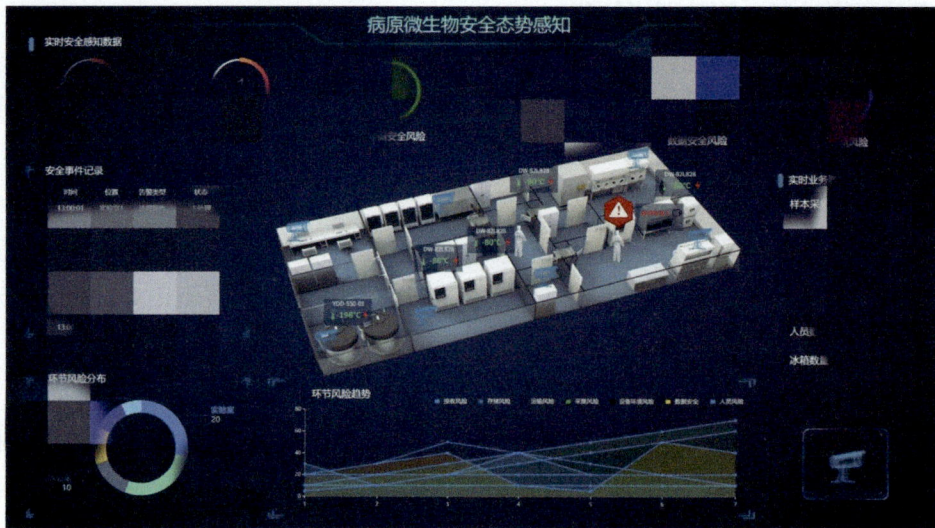

图 19-12　系统画面

该平台基于超高频无线射频识别技术，为每个菌（毒）种或样本赋予唯一芯片标识，将其纳入物联网管理体系，核心技术涵盖天线设计、材料技术及智能算法，成功解决了深低温和液体环境下的批量识读、稳定通信；以及密集条件下的高效识别等行业难题（图 19-13）。

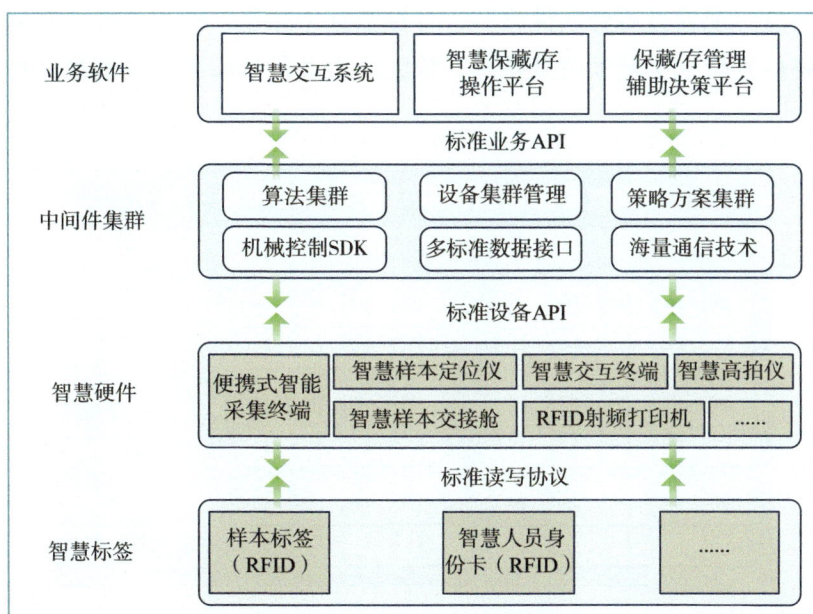

图 19-13　系统整体设计架构

应用成效

超高频无线射频识别技术。该技术能够实现对单株或多株菌（毒）种及样本信息的自动化、非接触式实时感知，避免样本在室温下长时间暴露、反复冻融以及人员与样本接触带来的风险，从而确保样本质量和数据的准确性。

1.菌种批量交接　传统菌种交接需要开箱逐支核验，效率低且风险高。现通过一键'零接触'批量交接，可快速核查样本信息，速度可达 50 支 / 秒。

2.样本批量入库　传统样本入库需要打印标签并手动记录入库单，耗时长且后期查找不便。现通过系统自动创建入库单和业务流程记录，批量扫描核查样本信息并选择精准入库位置，速度快、信息准确，便于后期查找等操作。

3.样本批量定位　传统样本定位依赖大量单据登记，即时调取位置信息的效率低、耗时长，且存储位置风险较高，缺乏样本查找功能。现通过系统全链条记录，可根据输入条件自动定位符合条件的样本位置，并对位置信息错误的样本进行查找和纠正。

使用"样本定位"功能，将贴有超高频无线射频标签的样本盒放置在指定区域，确认盒子类型后，工作人员将菌（毒）种或样本逐一、批次插入样本盒，设备自动识别样本信息及摆放孔位，并将数据进行实时绑定，最终生成定位文件，可与业务系统通过实时交互或线下导入的方式同步位置信息。

4.样本批量盘点　传统样本盘点依赖纸质表单逐一核查，现通过交接舱或便携式采集终端实现整盒盘点，数据异常时可实时报警。

5.样本环节　传统销毁环节依赖人工操作，易出现样本丢失或销毁不彻底等问题。现通过自动销毁实现数据闭环，并自动生成记录，避免了人工差错。

工作人员使用便携式智能采集终端记录菌（毒）种或样本的销毁信息，并同步至业务系统。系统自动生成销毁记录单，工作人员签字后通过高拍仪拍照存档。

6.样本信息实现可视化管理　传统管理缺乏信息化系统，冰箱和样本信息无法立体展示，难以实时查看存储信息。现通过后台软件将所有存储数据（冰箱、样本）推送至展示系统，并结合大数据智能分析将信息推送至辅助决策系统，帮助使用者科学决策，实现存储数据的可视化感知（图 19-14）。

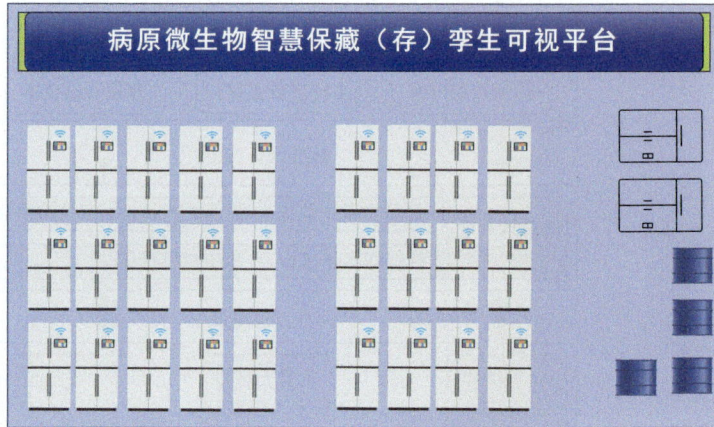

图 19-14　后台可视化样本信息

7. 安全身份识别　传统身份识别依赖口头确认或纸质文档签字，历史追踪链易断裂，信息完整性难以保障。现通过在关键通道节点及业务操作环节增加身份识别功能，可准确记录出入节点及操作人员信息，便于全流程追踪溯源。

该平台的应用实现了高效、精准、可信的现代化管理，可以批量读取样本信息，盘点交接零接触、精确定位样本位置，定位查找零延时，芯片存储样本数据，全程追溯零差错。

通过该平台，病原微生物菌（毒）种管理的各环节可实现人、机、料、数据的实时采集与汇总，并通过终端进行多维度展示和分析，为管理者提供有效的决策支持。

二、关键技术

（一）天线技术

独特的天线设计技术，解决了液体与金属离子混合介质复杂环境下 UHF RFID 响应功率衰减与频带漂移问题。

UHF RFID 芯片设计上通常具备自适应功率密度调制功能，可根据外部非线性负载的变化自动调整阻抗匹配，以实现最佳功率密度响应，从而在最低功耗下达到最优运作效能。在标准环境下（以空气为介质并搭配半波长天线设计），新一代 UHF RFID Gen2 驱动芯片的最大后散射响应功率频率通常调制在 900 MHz 至 940 MHz 的标准范围内，以实现更高的工作效能。然而，在液体与金属离子混合介质的复杂环境下，绝大部分后向散射响应功率会被液体吸收而大幅衰减，同时响应功率频带也会发生偏移，导致 RFID 几乎完全丧失应答效能。

特制的 UHF RFID 射频芯片采用独特的芯片选择和天线设计技术。在选用具有自适应调节功能的芯片并保持其近场特性不变的前提下，通过独创的天线设计方法，使芯片在接收电磁信号后能够自适应调整天线远场的匹配阻抗变化，从而扩大不受环境影响的近场特性范围。独创设计的 UHF RFID 标签的后向散射响应有效功率完全不受液体与金属离子混合介质远场能量吸收的限制，确保了最佳的标签读取性能。此外，标签通过自适应响应频宽调整，将适用频宽范围扩展至 900 MHz 至

1200 MHz。当响应电磁波穿越液体与金属离子混合介质的复杂环境时，即使后向散射电磁波的传输波长不变而产生二次频漂，独创设计的 RFID 标签天线仍能准确读取频漂信号，彻底解决了 UHF RFID 在接近液体与金属离子混合介质环境下信号读取能力急剧衰减的行业难题（图 19-15）。

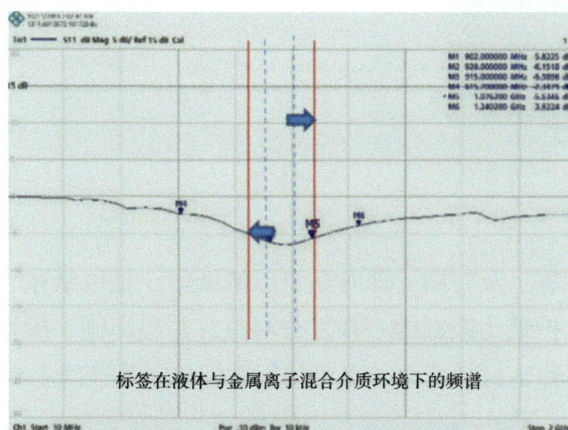

标签在液体与金属离子混合介质环境下的频谱

图 19-15　标签在液体与金属离子混合介质环境下的频谱

在保持近场特性的前提下，通过特殊天线设计应对天线远场的阻抗匹配变化，实现芯片的自我调适，从而扩大不受环境影响的近场特性范围。标签的后向散射响应有效功率完全不受远场能量吸收的限制，确保了最佳的标签读取性能。同时，标签通过自适应响应频宽调整，将适用频宽范围扩展至 900 MHz 至 1200 MHz。当响应电磁波穿越液体与金属离子混合介质的复杂环境时，即使后向散射电磁波的传输波长不变而产生二次频漂，标签仍能准确读取信息。

（二）天线材料

通过独特的材料技术，解决了深低温环境下 RFID 芯片与天线的绑定稳定性问题，以及冷冻条件下标签黏附的稳定性问题。

传统 UHF RFID 芯片多采用环氧树脂基材银浆黏胶与蚀刻铝质天线进行接合绑定（bonding）。这种黏接工艺的黏结力（van der Waals force）较弱，在 −25 ℃至 85 ℃的环境条件下尚能满足实际应用需求，然而，由于环氧树脂基材银浆黏胶属于低温脆性材料，在深低温与常温之间反复剧烈变化的条件下，熟化后的黏胶会因温度剧烈变化而发生脆裂，黏结力大幅下降，进而使芯片脱离蚀刻铝质天线，造成 RFID 标签失效。

新研发的环氧树脂超低温导电纳米黏结剂可在 −269 ℃至 180 ℃的宽温度范围内使用，具有良好的韧性和耐冷热冲击性能。固化后，其黏结强度在 −269 ℃时最高可达 32.4 MPa，在 140 ℃时最高可达 23.2 MPa。成分配比见表 19-7。

为了实现环氧树脂导电纳米黏结剂在绑定芯片与蚀刻铝质天线后，仍能在深低温与常温间反复剧烈变化的条件下满足韧性及耐冷热冲击性能的要求，本黏结剂采用改性胺与聚醚胺双胺化硬化剂交联架桥硬化环氧树脂。由于交联结构中存在柔韧的聚醚胺黏结，并结合纳米导电银线的优异导电性能，固化后的绑定材料在深低温至常温的宽温度范围内表现出优异的耐冲击性和导电性能，确保 RFID 标签不会因温度剧烈变化而发生脆裂，始终保持良好的使用性能（图 19-16）。

表 19-7　原料名称和功能成分

原料名称	功能成分
双酚 A 环氧树脂	主剂
4, 4'- 二氨基二苯甲烷环氧树脂	改质剂
聚氧丙烯二胺	硬化剂
间苯二甲胺	硬化剂
r- 氨丙基三乙氧基硅烷	改质剂
纳米银线	导电银
纳米银颗粒	导电银

不干胶标签也叫自黏标签、及时贴、即时贴、压敏纸等，是以纸张、薄膜或特种材料为面料，背面涂有黏结剂并以涂硅保护纸为底纸的一种复合材料。并经印刷、模切等加工后成为成品标签。应用时去掉底纸即可贴到各种基材的表面，也可使用贴标机在生产线上自动贴标。

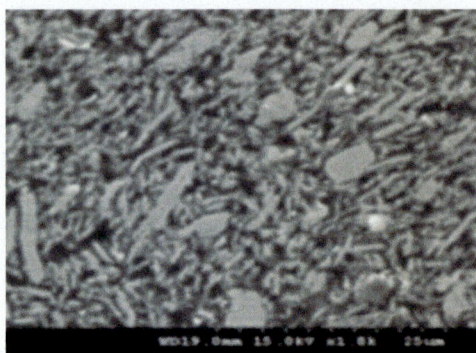

图 19-16　低温脆性的环氧树脂基银胶材料

标签不干胶最重要的控制参数就是低贴标温度，也就是进行贴标时黏结剂所能承受的最低环境温度。随着环境温度的降低，黏结剂的黏性会大幅下降，最终无法有效黏附于贴标表面。通过对黏结剂成分的优化调整，特别是硅烷含量的调节，使其贴标表面温度可大幅降低至 –80℃左右，同时仍能保持稳定的黏附性能（图 19-17）。

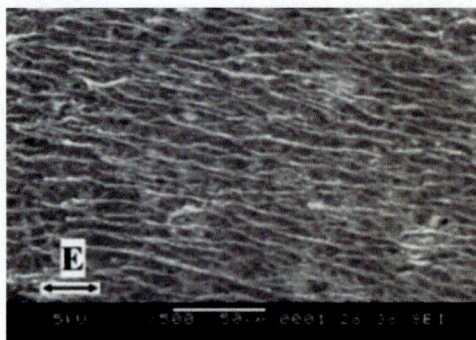

图 19-17　耐深低温导电纳米胶黏剂黏胶材料

（三）智能算法

传统 RFID 应用主要是实现 EPC Gen2 等通信协议的既定设计目标，通过优化协议内规定的识别算法，来实现批量高效获取标签 ID 的目标。但仅仅获取 ID 信息对 RFID 技术的应用而言只是停留在表层。在已知标签种类的基础上，通过综合利用信号强度、相位、多普勒频偏等额外信息，可以进一步获取标签的位置、速度等更丰富的状态信息，从而拓展 RFID 技术的应用范畴。以信号强度、频偏与相位为例，检出标签反馈的信号原理如图 19-18 所示。

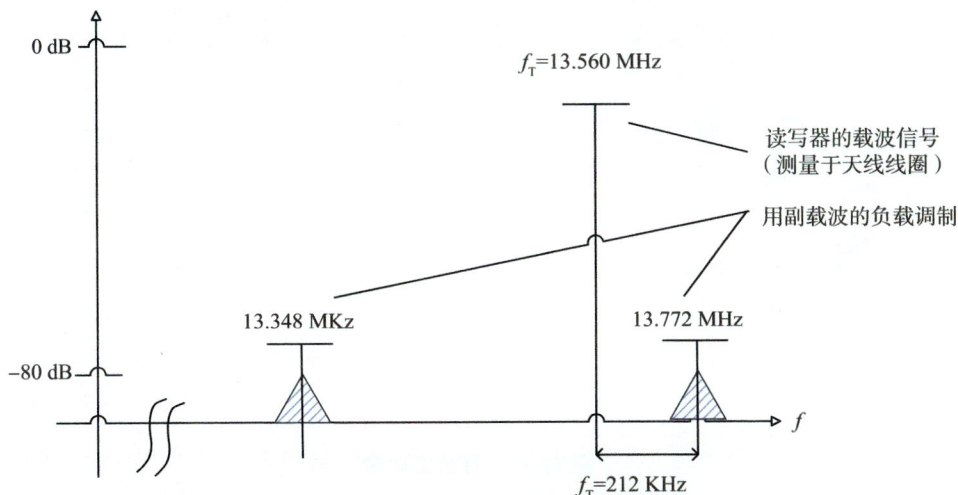

图 19-18　检出标签反馈的信号原理

阅读器接收到的标签信号强度与两者的距离成反比，会随着距离的增加逐渐减弱，根据信号强度，可以推算阅读器与标签之间的距离。

阅读器接收到的标签信号相位信息随两者间距离变化呈周期性变化，利用天线阵列技术，可以测量并计算得到标签反射信号到达不同天线的相位差，再结合已知的天线间距信息，最终估计出标签与天线阵列的角度关系。

阅读器接收到的标签信号的多普勒频偏反映了标签与天线的相对运动关系。当标签向着天线运动时，频偏为正，反之为负。频偏的绝对值大小与相对运动速度成正比，通过测量多普勒频偏，可以推测标签相对于天线的速度大小和方向。

通过上述物理层数据，理论上不仅可以获取标签的种类，还可以进一步获得标签的其他状态信息。基于长期积累的定位算法（如三边定位、三角定位、ToF、MUSIC 等算法），我们针对菌毒种等生物样本的特点，制订了定位方案，解决了 UHF RFID 领域常见的串读和漏读问题，进而保证了各类产品应用能够稳定落地，快速推广（图 19-19）。

以菌毒种保藏的业务场景为例，在该业务场景中，用户通过手持设备来读取并识别试管上的标签信息，完成对样本的记录、清点等工作。在该过程中，通过安装在手持设备上的惯性传感器，我们可以得到一段时间内手持设备的加速度随时间变化的信息，进而计算出手持设备的移动轨迹。同时，手持设备上的 RFID 阅读器部分可以给出在这段时间内，对应每个标签，可读取到除该标签的 ID 外的 RSSI/ 相位 / 多普勒序列。由于惯性传感器与 RFID 阅读器都固定在同一手持设备内，因此 RFID 阅读器天线的移动轨迹可知。由天线在各时刻的位置及相对应的标签的物理层状态信息，通过定位算法即可估计出标签的位置。比如，通过天线位置变化与标签物理层状态信息变化之间的投影关系，可以应用合成孔径雷达方法来计算标签坐标；由天线在不同位置测到的 RSSI/ 相位信息，可以应用三边或三角定位算法计算标签坐标。此外，还可以充分利用已知信息，在业务场景内设计固定已知坐标标签，用于辅助及修正对待定位标签的位置估计。

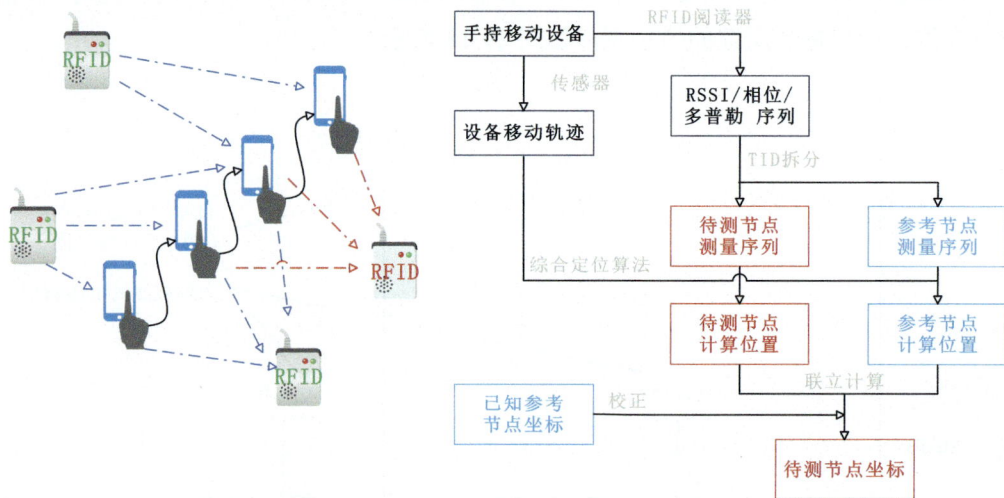

图 19-19　算法原理图

该平台适用于病原微生物保藏全流程场景应用的感知层能力，建立覆盖物联网全产业链条的技术体系。目前，在市场上尚无同类产品。

三、病原微生物菌（毒）种物联网管理平台简介

本节介绍基于 RFID 技术的病原微生物菌（毒）种保藏互联网管理平台。该平台依据《病原微生物菌（毒）种保藏数据描述通则》（T/CPMA 011—2020）（以下简称"通则"）、《人间传染的病原微生物菌（毒）种保藏机构设置技术规范》（WS 315—2010）、《生物样本库质量和能力通用要求》（GB/T 37864—2019/ISO 20387：2018）以及某疾控中心一线业务的实际需求设计，按照现行编码标准对病原微生物菌（毒）种和样本进行统一编码，并遵循通则格式要求完成相关信息记录。

平台遵循《人间传染的病原微生物菌（毒）种保藏机构设置技术规范》（WS 315—2010）、《生物样本库质量和能力认可准则（试行）》（GB/T 37864—2019/ISO 20387：2018）等国家标准及法律法规，结合物联网、大数据、人工智能（AI）、核心研判算法、云平台技术，实现病原微生物从采集到销毁的多维度全流程数据管理分析与安全监管。

法律依据：本平台的建设完全满足现行法律法规、政策、管理标准等相关要求。

（1）《生物样本库质量和能力通用要求》

（2）《人间传染的病原微生物菌（毒）种保藏机构设置规范》

（3）《病原微生物实验室生物安全管理条例》

（4）《病原微生物保藏管理与技术手册》

（5）《病原微生物菌（毒）种保藏数据描述通则》

（6）《"十四五"优质高效医疗卫生服务体系建设实施方案》

（7）《高级别生物安全实验室体系建设规划（2016—2025 年）》

（一）平台架构设计

病原微生物菌（毒）种保藏互联网管理平台总体设计分为四层，由下至上分别为感知层、网络层、服务层和应用层（图19-20）。感知层主要基于超高频 RFID 技术，对菌（毒）种、样本、操作人员、操作设备等主要组成部分进行超高频 RFID 标识并使用多种形式和不同功能的智能终端进行批量数据采集。网络层则利用现有专网或内部局域网，实现感知层与服务层之间的数据传输。服务层接收海量数据并通过数据存储、数据筛选、智能算法、数据保护等服务处理，将有效数据推送至应用层，通过应用层的功能模块设计最终帮助用户实现业务操作（图19-21）。

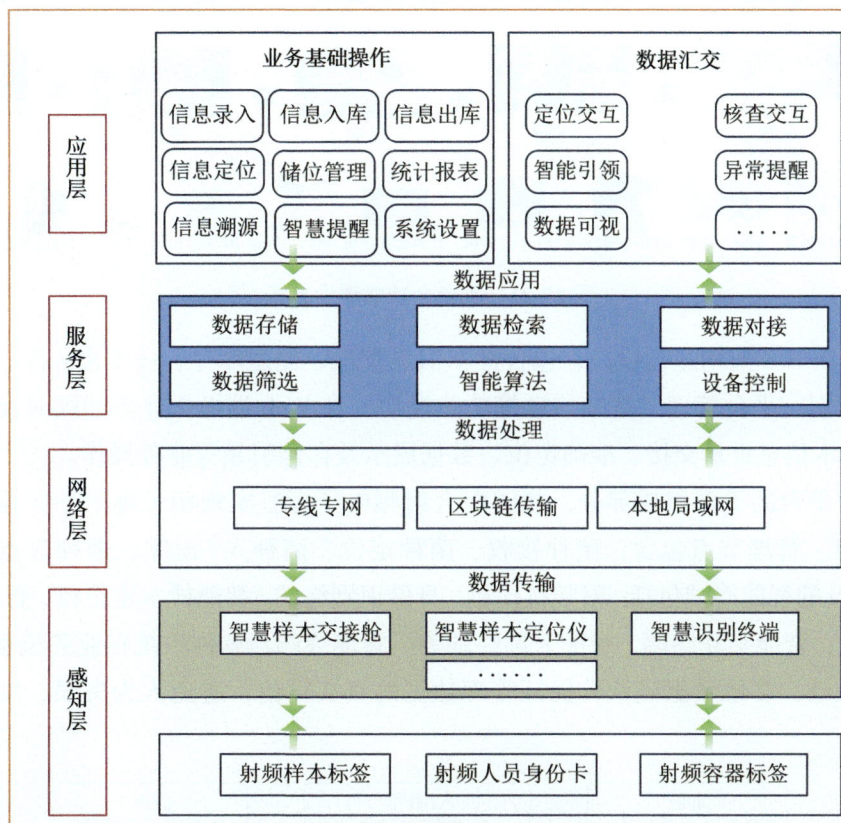

图 19-20　平台总体架构设计图

在遵循物联网整体架构的基础上，平台根据实际管理需求融入了多项特定技术，以更好地服务于保藏管理：首先，将 RFID 天线设计、材料技术融入平台感知层，满足菌（毒）种深低温存储、快速识别特定要求。其次，将复杂算法融入服务层，能够对感知数据进行智能筛选、多维计算，有效解决超高频定位难的问题。最后，将多点交互技术融入应用层，实现业务操作多维度确认，异常实时提醒，增加用户体验，最终实现病毒微生物菌（毒）种保藏全流程安全监控管理。

（二）平台组成

病原微生物菌（毒）种保藏互联网管理平台由软件系统、智能终端和射频标签组成。根据实际应用场景及业务操作，将菌（毒）种或样本进行芯片级标识，配备不同的智能终端及设计不同的软件功能，通过对数据的采集、处理及利用实现菌（毒）种保藏管理需求。

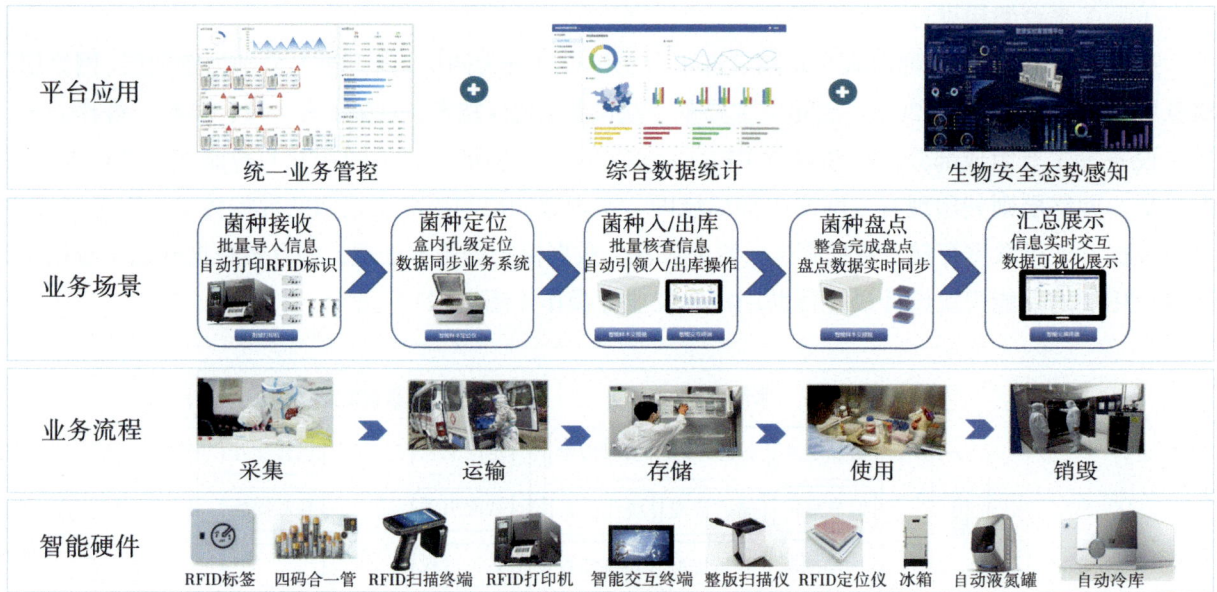

图 19-21   平台全功能建设方案

软件系统采取 B/S 架构进行设计，包含样本信息管理、创建库存、样本出入库、统计分析、样本溯源、标签预制、平台管理、基础信息等功能模块。在 Web 端操作业务的同时能够联动多种终端设备，完成样本信息批量交接、准确定位、数据展示及存储引领等业务操作。

智能终端是平台的重要组成部分，能够配合射频电子标签实现菌（毒）种保藏管理各节点数据的采集与监控。管理节点包含：菌种接收、菌种定位、菌种入/出库、菌种盘点及数据展示等（图 19-22）。涉及的智能终端包括：射频打印机、身份识别终端、智能样本定位仪、智能样本交接舱、便携式采集终端、智能交互终端、智能云屏终端等。智能终端与软件系统在业务流程中交互使用，实现业务操作联动，多维数据确认，保证管理数据的真实可信，避免人为失误，细化管理颗粒度（图 19-23）。

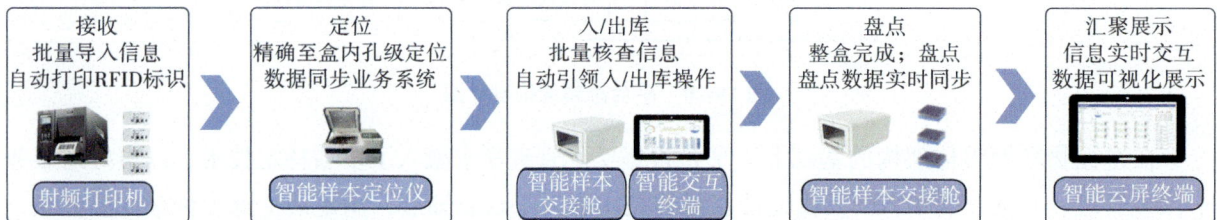

图 19-22   菌（毒）种保藏业务流程图

本平台选用超高频 RFID 标识作为菌（毒）种或样本的唯一标识。但基于菌（毒）种的存储特性及保藏管理要求，选用了能够满足存储条件的标签。

通信稳定、粘贴牢固的射频标签配合满足多种场景、多种业务下高效采集数据的智能终端，利用智能算法实现数据有效应用，通过设计合理的应用系统最终实现病原微生物菌（毒）种保藏互联网管理平台功能，提升整体管理水平。

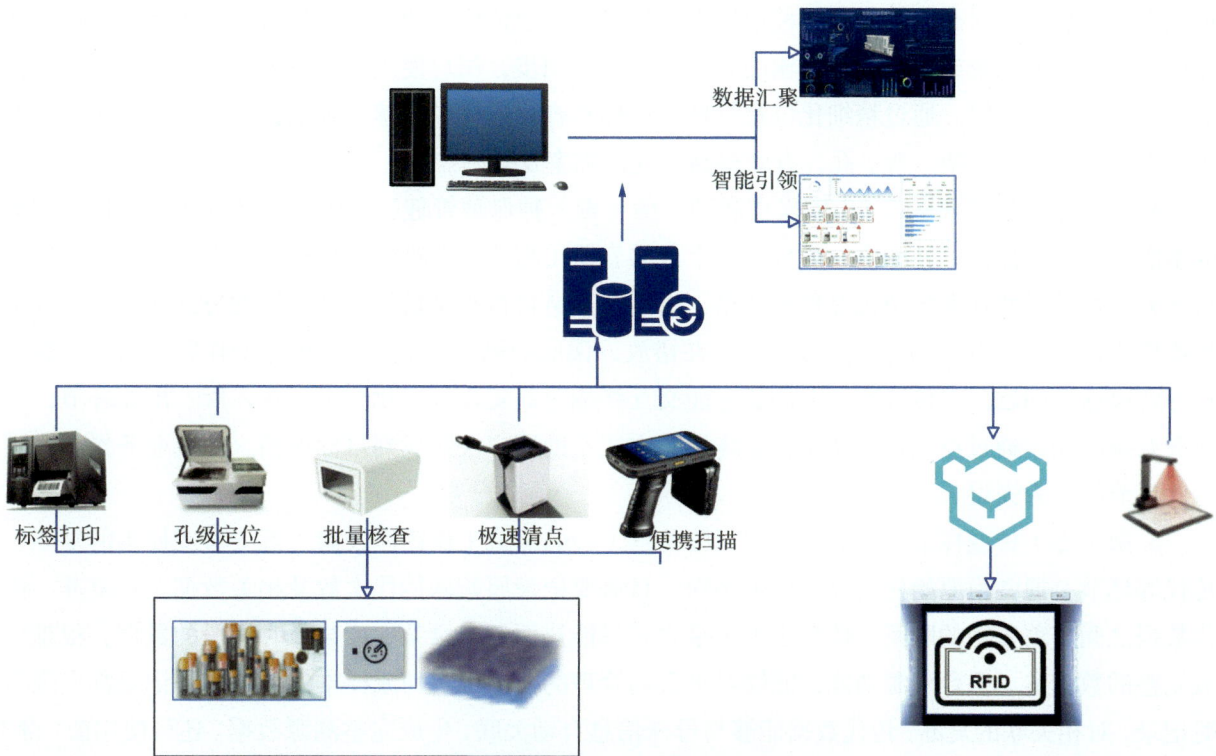

图 19-23　管理平台硬件组成

（三）平台管理流程

菌（毒）种保藏管理平台根据实际业务需求，结合系统模块设计及配套智能终端，具备菌（毒）种或样本信息批量导入/导出、快速交接核查、存储孔级定位、入/出库操作联动、管理数据溯源等核心功能。

1. 菌（毒）种或样本信息批量导入/导出　病原微生物菌（毒）种保藏管理通常需要对各节点的操作数据进行纸质签字存档。本平台可根据业务管理要求设置相应的系统 EXCEL 模板，帮助用户批量导入、导出菌（毒）种信息，并能自动生成打印模板，通过系统直接将交接单进行打印，便于日常管理。

2. 菌（毒）种或样本快速交接核查　菌（毒）种或样本在入库、出库、移库、归还、核销等环节都会涉及菌（毒）种或样本信息核查环节。传统的管理模式依赖肉眼识别或扫码枪逐一扫描模式完成实物与信息的核查，工作效率低下且经常面临标识表面霜雾造成无法识别的困境。本平台选用超高频 RFID 标签，能够配合智能终端实现非接触式信息采集，在多种交接场景完成实物与信息的快速核查，速度可达 50 支/s。该技术有效解决了容器表面霜雾影响识读的问题，大幅提高工作效率的同时还能有效减少低温存储菌（毒）种或样本在常温下的停留时间，降低菌（毒）种或样本质量受损的风险。

3. 菌（毒）种或样本存储孔级定位　在菌（毒）种保藏管理工作中，经常需要从大量菌（毒）种或样本中查找单支菌（毒）种或样本。传统管理方式依赖手工记录或系统单方面选位存储，无法实现精准的存储位置管理，造成后续查找菌（毒）种或样本费时费力。本平台下的智能样本定位仪利用超高频技术结合视觉智能算法，在菌（毒）种或样本放入冻存盒的过程中可无感自动读取菌（毒）

种或样本信息并实时获取菌（毒）种或样本摆放孔位。定位仪自动生成冻存盒内孔级定位文件，此文件可同步业务系统或通过线下传输的方式实现位置同步，用户使用业务系统将已完成定位的冻存盒放入指定存储位置。通过精细化位置管理，在样本查找过程中能够准确地找到菌（毒）种或样本所在库、冰箱、层、架、盒、孔，有效提高查找准确率及效率。

4. 菌（毒）种或样本入/出库操作联动 菌（毒）种保藏管理过程中会涉及菌（毒）种或样本的多次入、出库操作，且库内一般放有多个存储容器（超低温冰箱或液氮罐）。传统管理方式通过对冰箱进行编号并在系统中选择目标冰箱，由工作人员自行辨别目标存储冰箱的方式完成菌（毒）种或样本的存入、取出动作。这种方式存在错放、误取的风险，平台入/出库操作联动功能，能够很好解决这一问题。在传统冰箱上加装智能交互终端对其实现可视化升级。在入库、出库环节，与业务系统联动，通过点亮目标冰箱交互终端的方式帮助用户快速找到目标冰箱，完成业务操作，避免此环节的人为失误。

5. 菌（毒）种或样本管理数据溯源 菌（毒）种的保藏工作还涉及菌（毒）种或样本的复苏、传代等环节，通常由原始株复苏传代为多株，且需要记录原始株传代次数及相关数据。各复苏、传代数据之间有着紧密的联系，传统手工记录方式只能片面的记录某次或某个时间段的数据，很难形成完整的数据链。平台溯源功能，能够对平台内管理的菌（毒）种或样本的所有操作记录都实现实时记录，对相关联的复苏、传代数据能够与母株信息自动关联，生成完整溯源数据。还可使用菌（毒）种或样本溯源功能多维度查询历史操作记录，包含菌种信息、操作时间、人员、操作内容等维度，便于业务管理的溯源。

（四）平台管理系统

1. 样本采集管理系统 样本采集管理系统主要针对样本采集的相关业务进行设计开发，涵盖样本采集、运输、交接等业务环节。

2. 实验室安全管理系统 实验室安全管理系统专为病原微生物在实验室的业务管理所设计，目前包含样本离心、样本分装、菌种培养、高压灭菌、样本销毁等功能模块，同时可根据实际业务进行相应模块的定制开发。

3. 存储安全管理系统 病原微生物存储安全管理系统针对菌（毒）种或样本在保藏管理全程中的存储环节设计，包含存储接收、定位、入库、出库、盘点、数据统计等功能（图19-24）。

4. 环境安全管理系统 环境安全管理系统依据《人间传染的病原微生物菌（毒）种保藏机构设置技术规范》（WS315—2010）相关规定，实现管理区域内视频监控、温湿度监控、人员身份认证、氧浓度监控等数据的实时记录、异常预警。

5. 质量体系管理系统 质量体系管理系统是针对菌（毒）种或样本库及配套实验室的质量信息化管理和文件体系管理，依据 GB/T 37864—2019/ISO 20387：2018 等国家标准，建立管理体系，实现保藏中心和实验室管理流程受控点的电子化记录和自动归档。

6. 人员安全管理系统 人员安全管理系统采用 AOA 蓝牙室内定位算法技术，实现实验室、保藏库等重要安全管控区域进出人员的实时自动定位及事件报警监控。未佩戴人员卡或未授权进入相关监控区域，系统自动报警。系统自动记录人员行动轨迹，可查看相关轨迹记录。

7. 数据统计管理系统 数据统计管理系统是对业务操作全过程中的管理数据进行分析、汇总、报表生成、查询及展示，支持工作人员通过统一入口查询各子系统的数据，减少各个系统之间切换查询的工作量。

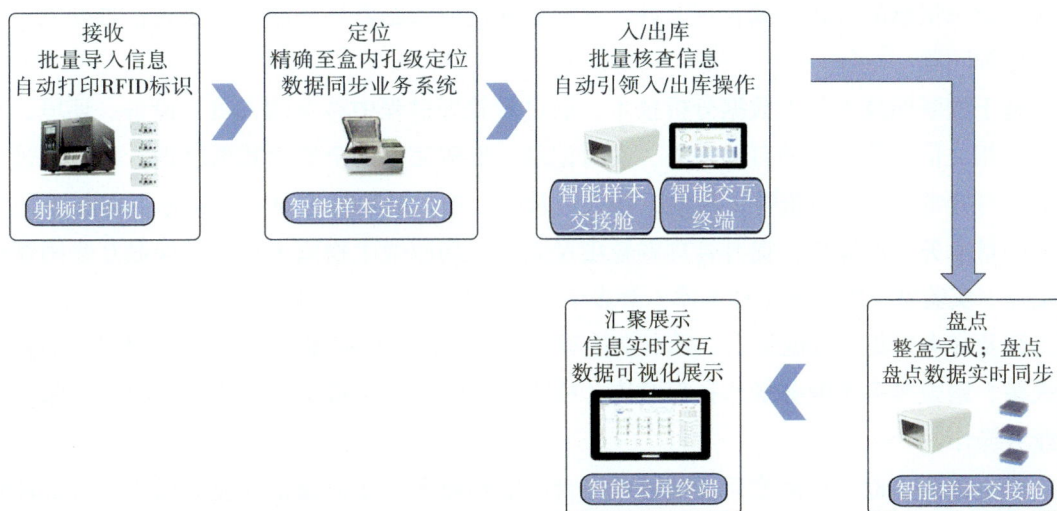

图 19-24　存储管理流程

8. 档案管理系统　档案管理系统包括病原微生物保藏管理现行法规标准汇总及现行技术文件汇总两个模块，助力用户查询所需信息。

9. 数据分析管理系统　结合物联网、大数据、人工智能等技术，实现对病原微生物各环节多源数据的采集、汇聚管理、建模分析、安全事件的智能化识别、风险分析预测，并通过可视化展现技术实现生物安全管理各环节数据展现及业务场景仿真可视。

（五）平台特点

1. 数据安全可靠　数据传输和存储均采用自主加密技术，确保数据资源的安全存储和可靠运行，为数字化系统提供坚实保障。

2. 接口开放，方便高效　平台采用开放性设计，支持软件系统和智能设备无缝接入，通过互联网控制远端服务器，云端服务器通过通信网络与客户端信息收发装置通信连接；智能装置可收发客户端信息，控制台为系统后台计算机，使设备使用者和开发者能够便捷操作多设备，降低开发难度和成本，实现快速发布和跨平台产品。平台实现智能设备与计算机的无缝连接，使计算机能够利用智能设备的特有功能，同时智能设备可通过计算机弥补硬件配置的不足，实现设备资源的优势互补。

3. 智能预警　通过对前端数据采集，充分利用大数据、云计算、人工智能等技术进行数据分析。基于管理预设原则，平台实现双向互动和及时预警，全面监测生物安全态势，从被动防御转向积极防御，形成可持续的管理发展生态。

4. 可视化管理　基于数字孪生技术，平台利用 IT 系统帮助管理者实时掌握信息，实现管理上的透明化与可视化，实现样本闭环管理的可视化业务操作。这样的管理效果可以渗透到管理的各个环节，使管理流程更加直观，信息实现可视化，并能得到更有效的传达，从而实现管理的透明化。

（六）平台优势

1. 多维度实时监控、异常报警，确保生物安全　病原微生物菌（毒）种保藏互联网管理平台涉及多个业务场景及多个业务流程。每个操作都涉及时间、地点、人员、设备、环境及对象等管理要素。根据《生物样本库质量和能力通用要求》（GB/T 37864—2019/ISO 20387：2018）中的标准，每一个关键操作都应明确记录人、机、料、法、环、信等相关数据并形成文件。而传统的管理方式均采用人工记录信息的方式生成管理文件，这样容易造成问题发现后滞，责任查找难度大，存在生物安全隐患等问题。

平台基于物联网技术与大数据分析技术，通过对管理过程中涉及的人员、设备、环境、时间、操作方法、相关信息等数据的自动采集、实时记录，形成完整的全要素数据管理。系统通过设置权限和阈值，对异常信息实时报警，帮助工作人员及时处理，避免管理风险，保障生物安全。

2. 多场景业务智能操作，提升管理颗粒度及效率　病原微生物菌（毒）种保藏互联网管理平台涉及采集点、实验室、保藏库（样本库）等多个业务场景，每个业务场景中都会发生多个业务操作，如采集点涉及样本采集、数据录入、样本交接等多个动作；实验室涉及样本接收、样本制备、编目、存储、灭菌、销毁等多个业务操作；保藏库（样本库）涉及菌（毒）种或样本接收、入库、出库、盘点等业务操作。

病原微生物菌（毒）种保藏互联网管理平台应能够对多个业务场景的业务操作进行管理升级，在符合操作标准及管理要求的前提下，利用自动化、智能化感知方式实现多维数据快速采集、记录、存储并通过后台系统自动生成过程文档，改变原有传统手工记录的管理方式，提升管理颗粒度、提高管理效率。

3. 实现病原微生物从采到销的全流程管理闭环，生成完整数据链条　病原微生物全生命周期指涵盖菌（毒）种或样本的采集（收集）、接收，到分发、弃用或销毁的连续不间断的过程。管理条例及相关标准均要求确保病原生物全生命周期及管理数据具有可追溯性，其中包括对菌（毒）种或样本唯一标识的要求、对全过程管理数据及关联信息记录的要求等内容。

病原微生物菌（毒）种保藏互联网管理平台通过自动化、智能化采集和记录病原微生物全生命周期的业务数据，形成从采集到销毁的闭环管理，并通过后台系统生成完整的数据链条。这种方式解决了传统手工记录导致的信息孤岛和数据查找困难问题，实现了全生命周期数据的同步、信息互通和管理溯源。

4. 可对接国家平台，实现资源共享　病原微生物菌（毒）种保藏互联网管理平台依据《病原微生物菌（毒）种保藏数据描述通则》（T/CPMA 011—2020）及中心现行编码标准对病原微生物菌（毒）种或样本进行统一的编码设置，同时按照通则格式要求完成相关信息记录。支撑未来与国家资源共享平台的对接，实现生物安全资源共享。

（编写：邵珠景　陈　伟　刘　伟，审校：侯雪新）

第二十章　自动化保藏

自动化保藏应用的理论基础主要包括自动化控制理论、仓储管理理论、保藏学原理等。自动化控制理论为保藏设备的自动化运行提供了指导，通过传感器、执行器、控制系统等实现设备的智能监控和调节。仓储管理理论则关注如何有效地组织和管理保藏物品，包括物品的分类、编码、存储、检索等。保藏学原理则针对特定物品的保藏需求，如生物样本、试剂、菌（毒）种等，提出相应的保藏策略和方法。实践中，自动化保藏主要体现在各种自动化设备和系统的研发与应用上。例如，自动化仓库系统通过机器人、输送带等设备实现货物的自动存取和搬运；生物样本库通过深低温样本存储区和自动化机构，实现生物样本的集中保存与管理，确保样本的安全性和质量。自动化保藏应用还涉及监控与预警系统的建设。通过对保藏环境的实时监测，系统能够及时发现异常情况并发出预警，以便管理人员及时采取措施进行处理。随着大数据技术的发展，自动化保藏应用也越来越注重数据的管理与分析，通过对保藏过程中的数据进行收集、整理和分析，可以了解物品的保藏状态、预测可能出现的问题，并为优化保藏策略提供依据。

第一节　自动化保藏系统原理

随着精准医学、转化医学、个性化医疗等研究热点的兴起，全球各国各类科研机构生物样本库如同雨后春笋般地迅猛建设与发展。据不完全统计，目前我国科研机构、临床和高校等与医学相关单位均建有不同规模的生物样本库，数量已达 1000 余个，保藏各类生物样本资源上亿份。

面对如此数量巨大的生物样本资源储备，依靠以往人工管理，利用传统低温冰箱、液氮罐等设备保存的模式，难以实现对大量样本的科学管理和对生物样本的质量控制，采用自动化样本库的方式来实现生物样本保存成为近年来的一个重要发展方向。

病原微生物的自动化保藏系统利用信息化技术、控制系统技术及自动化存储技术，实现样本存储的自动化、智能化全流程管理，支持病原微生物的全自动化出入库、样本溯源和人员管控。在日常的病原微生物的保存过程中，将装载有低温样本的冻存管，在人机交互界面确认信息后，通过自动化机构，将样本存放于指定低温存储库位；在需要使用样本时，通过软件系统查询检索到样本后，通过自动化机构，将样本从低温库位取出至人机交互界面。

一、自动化保藏系统功能概述

病原微生物的自动化保藏系统可以融合智能机器人、信息化系统、控制系统、物联网、大数据及编码识别技术，将每一株菌（毒）种纳入到整个自动化保藏系统的架构中，根据特定编码规则保证单个样本的唯一编码，实现菌（毒）种保藏管理工作中样本信息、操作过程、人员管理、保藏温度、使用设备、存储位置等信息的全方位、多元素集成式管理。自动化设备是自动化保藏系统的核心，信息系统和控制系统是关键。

自动化保藏系统作为一个集成了先进技术和设备的综合性系统，具备多项核心功能，包括自动化存储与检索、实时库存管理与追踪、智能优化与调度、异常检测与处理、数据分析与决策支持等功能，为用户提供了更高效、更可靠的保藏解决方案。

二、自动化保藏系统组成部分

自动化保藏系统通常由软件系统和硬件结构组成。

（一）软件系统

自动化保藏系统的软件系统一般由管理软件和信息系统对接程序组成。管理软件通常采取 B/S 架构进行设计，用于用户的操作和信息确认，在样本操作的全流程过程中完成人、机、料、法、环等各个因素信息化管理。其功能模块通常包括样本信息管理、创建库存、样本出入库、数据统计分析、样本溯源、标签预制、平台管理、自动化设备管理、样本基础信息、用户管理与权限控制等。

在日常运营过程中，自动化保藏系统在电脑端操作业务的同时能够联动多种终端使用的设备，完成样本条码打印、样本信息交接、样本自动化存储、准确定位、样本复核、数据展示等业务操作。信息系统对接程序主要用于控制自动化设备的动作及数据反馈，对接其他外部硬件设备或其他管理软件的程序，属于后台操作系统。自动化保藏系统的软件通常需要对接实验室的扫码设备、实验室的条码打印设备和自动化存储设备，甚至需要对接一些业务系统。因此，信息系统对接程序需提供开放对接功能，使样本信息系统与自动化保藏系统或其他接入的设备或软件可以直接联动，无须在设备端检索样本或创建任务，提高操作效率。

（二）硬件结构

自动化保藏系统的硬件结构主要包含制冷系统、低温存储结构和自动化操作结构。

生物样本保藏的基本要素是低温环境，自动化保藏系统的基础硬件设施就是需要提供低温环境的制冷系统。制冷系统根据不同存储温区来进行选择，自动化超低温冷库或自动化超低温冰箱一般采用压缩机制冷的方式来提供 −80℃ 的低温存储环境，为了保持制冷系统的稳定运行，自动化超低温冷库或自动化超低温冰箱通常选择双制冷系统互为备份，交替运行的方式为设备制冷，避免一套压缩机组发生故障时给存储区的样本带来升温风险。在选择压缩机制冷方式时还要考虑到压缩机的散热和噪声问题，一般需要为制冷压缩机提供单独的降温装置，以确保压缩机能够稳定运行。自动化液氮存储系统则大多数采用液氮作为冷媒提供 −180℃ 的低温存储环境，每台自动化液氮存储系统均应配套能够持续提供液氮的管路或补氮罐。同时，为了能够保持液氮存储系统的持续低温环境，自动化液氮存储系统应具备自动添加液氮的功能，通过系统设置确定系统液氮控制阈值，实现自动加液、自动停止和异常报警的功能。

低温存储结构作为自动化保藏系统的核心组成部分，能够为样本提供合适的存放空间和温度。低温存储结构主要由存储单元和保温结构组成，存储单元主要指用于存放样本的内部存储结构，市面常见结构类型主要包含存放标准冻存盒的板架结构、用于存放单支样本冻存管的蜂巢结构、用于兼容存放冻存盒及单支冻存管的盘式结构等类型，用户可根据实际的管理需求进行选择。板架式结构可以对标准 SBS 冻存盒或标准方形冻存盒的样本进行一次性自动化存取操作，在操作形式上与传统的手工整盒管理模式相似，存储单元兼容性较强，基于方形结构设计，内部存储空间会有小部分浪费。蜂巢式结构主要是指自动化保藏系统内部存储单元以标准粗度的金属空心存储管阵进行高密度排列的方式呈现，样本以垂直叠加的方式在单根存储管内摆放，每根存储管内最多可容纳十几支到几十支冻存管，这种存储方式可以有效地利用存储单元内部空间，存储密度较高，但对耗材的兼容性较低。同时，由于无法整盒操作，存取效率较低。盘式存储结构指存储单元内既可以摆放单支冻存管，也可以摆放标准 SBS 板架的存储结构，存储方式兼容性较好，但是需要根据实际样本的耗材规格定制盘片结构，成本较高，对后期更换耗材带来一定程度的制约。

自动化机构是自动化保藏系统的核心组成部分之一，通常包括各种智能机器人、自动化货架、传送带等，它们负责完成生物样本的存储、取出、传送等任务。通过精确的传感器和定位技术，这些设备能够准确地将物品放置在预定的位置，或者在需要时快速准确地找到并取出物品。在运营过程中需要满足前期样本信息化录入与绑定，以及自动化保藏过程中样本的自动化存入、取出、在库整理等功能，可通过不同的技术手段和结构来实现。同时，在自动化保藏过程中，还需要其他辅助监控机构来确保设备的稳定运行。自动化存储机构通常至少包含人机交互界面机构、整盒样本转移机构、单支样本挑选机构、样本信息扫描机构、视频监控机构、传感及防撞机构等。不同的机构设计会影响对冻存管的自动化操作方式、存储方式、智能交互等方面的通用性。

三、自动化保藏系统的工作流程

自动化保藏系统主要用于生物样本的长期稳定的全流程自动化保藏，工作流程主要依赖于其软件和硬件的协同工作，以实现高效的生物样本存储、检索和管理。

工作流程主要包括样本信息录入、入库管理、库存管理、订单处理与出库、异常处理、数据分析与优化等，为保障整个流程的顺利进行，自动化保藏系统应具备生物样本标识识别功能，具备能够在低温条件下对二维码、条形码等进行有效识别的能力，且保藏系统要具有除霜功能，以满足在低温条件下对二维码、条形码有效识别的需求。

此外，自动化保藏系统需要记录、导出样本储存过程中执行的关键处理步骤信息，如时间节点、操作人员、储存位置和注释信息，以及监测、监控并记录相关过程参数，如储存空间的温、湿度信息，能随时确定生物样本的储存位置。

（一）实验室样本信息录入

自动化保藏系统在整个样本管理过程中存储的样本绝大部分为已标记的样本，比如采用侧壁贴码或打码的冻存盒、底部激光蚀刻的冻存管等进行样本保藏。在实验室环节需要通过扫码器等设备进行样本管标记编码的解码，并且将信息录入至样本库管理系统内，做好样本存入之前的准备。

（二）样本使用过程管理

自动化保藏系统在使用过程中，可以进行单机操作，更多的情况下和样本管理系统做好对接之后，所有样本的位置信息和编码信息及样本信息皆可以在样本库管理系统中进行管理和溯源。

1.样本存入　自动化保藏系统在进行样本存入时，通过样本库管理软件下单，管理员或系统会自动将物品信息输入到自动化保藏系统的管理软件中，然后系统将入库指令给到自动化保藏系统。系统的内部自动化机械结构接收到指令之后就会打开出入舱门通过自动化机械装置接收样本，经过扫码模块的扫码确认之后，将样本通过机械臂传送到指定位置进行存入。如果在这个过程中，接收的样本与样本库管理软件下单的样本不一致，有缺管、多管等异常情况发生，自动化保藏系统会现场发出报警提示工作人员进行干预。样本入库后，系统管理软件实时更新库存信息，并提供库存报告和预警，以便管理员及时做出调整。

2. 样本取出　自动化保藏系统在进行样本取出时，同样通过样本库管理软件下单，下单后自动化保藏系统的控制系统将出库指令给到自动化保藏系统。系统的内部自动化机械结构接收到指令后，自动规划最优的样本取出路径，通过控制系统找到出库样本所在冻存盒，通过机械臂将冻存盒取出，打开出入舱门将样本传递出库。如果在这个过程中，出库样本位于不同样本盒内，自动化机械臂还会将不同目标盒内的目标样本管进行单支挑管并出库操作。

3. 样本还库　自动化保藏系统在日常工作过程中，如果需要生物样本先出库再还库，在还库操作时，管理员或系统用户需将还库的样本信息录入自动化保藏系统的管理软件中，包括样本的标识、数量、存储条件等相关信息。系统会对录入的信息进行验证和确认，以确保准确性。然后根据录入的样本信息，自动检查当前库存状态，包括空闲存储位置和存储条件是否符合要求。如果库存状态不满足要求，系统会发出提示，管理员需根据提示进行相应的调整，或通过自动化样本存储系统自动关联出库前的存储信息，智能分配合适的储存位置。完成还库操作后，系统会自动更新库存信息，记录样本的归还时间、位置等相关信息。同时，系统还会生成相应的操作记录或报告，供管理员查阅和审计。

4. 在库整理　自动化保藏系统通常具备分析储存空间中生物样本的储存位置利用情况的能力，涉及对库内样本的有序排列、分类及空间的优化利用。当某批次样本所占用储存空间的利用率低于设定值时，自动化存储系统能提示工作人员进行样本整理操作。智能化的自动化保藏系统还可根据样本的使用频率，合理安排存储位置，将常用样本放置在易取的位置，不常用样本放置在库区深处。在库整理完成后，软件系统实时更新样本信息，包括位置、数量、状态等。确保管理系统与实际库存保持一致，以便于后续的库存管理和查询操作。

（三）自动化存储系统工作状态管理

自动化保藏系统在日常使用过程中，为了保证系统的安全性和数据的保密性，系统可以对管理人员的操作进行记录，同时支持权限配置功能，只有经过授权的用户才能访问和操作系统，从而确保系统的正常运行和数据的安全。

自动化保藏系统在开机运行过程中，通过集成传感器、摄像头和其他监控设备，通常可以同步进行设备状况信息记录，包含环境温度、湿度记录和各部件运行状况等信息；这些信息被传输到中央控制系统，进行实时分析和处理。与此同时自动化保藏系统也会具备异常状况报警功能，当设备故障或温度、湿度超过设定值时，及时反馈给管理人员进行干预。

自动化保藏系统通过收集和分析大量的运营数据，提供关于空间使用率、样本周转率、作业效率等方面的报告和分析。管理员可以根据这些数据对保藏策略进行优化，提高作业效率和空间利用率。

第二节　自动化保藏系统软件架构

自动化保藏系统软件架构遵循模块化、层次化、可扩展和可维护的设计原则，将自动化保藏系统所需的不同软件模块组合在一起，以实现保藏过程的自动化，协调整个系统的运作，确保各个环节的顺畅进行。该架构通常包括数据采集、处理、存储和检索模块，以及用户界面和控制模块。数据采集模块负责收集保藏对象的相关信息，处理模块负责将数据转换为可存储的格式并执行必要的清理和验证，存储模块负责将数据存储在适当的位置，检索模块负责根据用户的请求检索数据。用户界面模块提供了一个易于使用的图形化界面，使用户能够轻松地访问和管理保藏样本，控制模块负责协调不同硬件模块之间的交互和管理系统的整体运行。

一、自动化保藏系统软件概要

在第十九章提到，自动化保藏系统中软件是核心组成部分。自动化保藏系统软件一般会包含仓库管理系统、样本识别解码软件、操作监控智能优化算法软件、机构运动优化软件、PLC/工控机等的自动化控制软件、后台任务管理软件、可见的用户界面与交互操作软件、数据管理与分析软件、安全监控与报警软件、扩展与集成接口等。其中解决用户需求的交互操作软件和解决动作实现的 PLC/工控机控制软件为最基础的部分，其余模块均围绕用户需求和动作实现这两个核心功能来展开优化。

自动化保藏系统软件还应具备高度的稳定性、可靠性和安全性，以确保系统的长期稳定运行和数据的安全保密。同时，软件的设计和开发应遵循模块化、层次化、可扩展和可维护的原则，以便于系统的维护和升级。

自动化保藏系统的软件组成是一个复杂而精细的体系，它涵盖了多个关键模块和功能，共同支撑起整个系统的运作和管理。通过不断地优化和完善软件组成，可以进一步提高自动化保藏系统的效率和准确性，为用户创造更大的价值。

（一）核心功能

样本存取业务需求是自动化保藏系统软件的核心，在自动化保藏过程中，最基本的样本日常管理任务就是样本冻存管的存入和取出；存、取任务的发起，是针对已知信息样本发出的任务请求，所以样本信息是任务的前提。样本信息应至少包含二维数据，其中一个必须为样本管 ID，另一个可以是样本 ID，或者"管位（管在盒内位置）+盒 ID"等，以防冻存管 ID 出现重码或破损等情况；使用者通过表单或接口协议与自动化保藏系统进行信息和任务的传输，也可直接在自动化系统本地完成样本检索出库。

为实现样本存取业务，需具备以下主要功能。

（1）样本信息管理：软件能够全面记录、存储和更新样本的详细信息，包括样本名称、类型、数量、存储条件、入库时间等，确保信息的准确性和完整性。

（2）自动化存储与检索：通过集成先进的自动化技术，软件能够自动控制存储设备完成样本的入库、出库和移位等操作，提高作业效率并减少人工干预。

（3）实时监控与报警：软件具备实时监控功能，能够持续跟踪仓库内的环境参数（如温度、湿度等）及设备状态，一旦发现异常情况，立即触发报警机制，确保样本的安全存储。

（4）数据分析与报表生成：软件能够对样本存储、检索等数据进行深入分析，生成各类报表和图表，为决策提供有力支持。

（二）设计特点

（1）模块化设计：软件采用模块化设计，各模块之间相对独立，便于维护和升级。同时，这种设计也提高了系统的灵活性和可扩展性。

（2）用户界面友好：软件提供直观、易用的用户界面，方便操作人员快速上手。同时，界面设计充分考虑了用户体验，确保操作过程的流畅性和舒适性。

（3）安全性保障：软件在数据安全方面采取了多种措施，如数据加密、权限管理等，确保样本信息的安全性和保密性。

（4）高度集成性：软件能够与其他管理系统（如 ERP、SCM 等）进行无缝集成，实现数据的共享和流程的协同，提高整体运营效率。

二、对外接口方式

样本信息管理软件与自动化保藏系统之间会有信息传递的需要，最传统和简易的方式是以文件导出和导入的方式，即由自动化保藏系统定义可接受的任务模板样式，信息管理系统根据模板样式设置导出格式，每次任务发起和完成均以表单写入、读取形式进行双向信息传递；该方式简单易行，但存在信息不同步的风险，操作过程比较烦琐，传输和解析数据的速度较慢，无法满足实时或高频率的数据交换需求。这种方式的可维护性和扩展性较差，而且可能涉及敏感数据的暴露，增加了安全风险。

为解决以上问题，可通过应用程序接口（application programming interface，API）协议对接方式完成信息同步。API 协议用于自动化保藏系统的场景一般指由信息系统根据自动化系统的接口协议规范格式，编写出可用于调用自动化系统的存储、读取、整理等功能，通过 API 对接，实现自动化系统的操作由信息系统端任务的直接驱动。

根据以上描述可见，要实现对接，信息系统和自动化系统在任务层面上的认知需要达成一致，信息系统需要完成的任务，自动化系统要有对应的 API 协议可供调用；同时，自动化系统执行过程中的必要反馈，如操作记录、异常处置等，信息系统需要能支持反向的写入。API 的应用，实现了自动化保藏系统与不同平台及应用之间进行高效、实时、自动化的数据交换和共享，有助于简化数据流通的过程，并提升数据处理的效率。并且，API 为自动化保藏系统提供了与其他服务和应用交互的能力，扩展了自动化保藏系统的功能和服务，实现更多的应用场景和业务需求，满足不断变化的业务需求，提高了自动化保藏系统的价值。

三、用户操作界面

用户操作界面，是用户与软件、设备或系统之间进行交互的桥梁。它涵盖了用户在使用软件、应用或设备时所接触到的所有视觉和交互元素，为用户提供直观、便捷的操作体验。

用户操作界面设计的主要目标是确保用户能够轻松理解并高效地使用软件或设备。通过合理的布局、清晰的图标、易于理解的文字提示及流畅的交互逻辑，用户操作界面设计能够降低用户的学习成本，提高操作效率，从而增强用户的满意度和忠诚度。无论何种形式和架构的软件，自动化保藏系统作为可独立或联网运行的系统，均需要一些相通的基础功能来支持日常样本保藏的操作。

（一）任务管理

自动化保藏系统软件的任务管理主要涉及对软件内部各项任务进行自动跟踪、监控、分配和优化。系统可以帮助用户更有效地管理大量任务和项目，提高工作效率，减少错误和遗漏。任务管理解决多用户、多订单需求时，系统能识别、接收、管理和调整任务之间的关系。

自动化保藏软件在任务管理中需具备任务创建与分配、任务跟踪与监控、任务提醒与通知、任务优先级管理、任务数据分析与报告等关键功能和应用。

同时，任务管理还可帮助用户在本地查看、确认下发的任务，并回看历史任务执行情况。当任务执行出现信息错误、偏差等时，可在本地查看具体信息，便于修正调整。对于实现了信息系统对接的联机系统，还可将任务执行过程中的状态实时同步发送报文，或者选择性地报送任务接收、通过、执行、完成、中断等节点状态。

（二）权限管理

一个良好的权限管理功能可以帮助系统管理员精确地控制不同用户对系统资源的访问和操作权限，从而防止未经授权的访问和数据泄漏。由于自动化保藏系统内直接可进行实物样本的存入取出，自动化保藏系统软件的权限管理功能对于确保系统的安全性、数据保护及操作规范性至关重要，必须有相应的权限管理等级设置进行对应操作。在待机状态下交互界面在点亮状态仅能看到主界面和报警提示。按照对系统可修改的等级通常包含基于对设备设置、任务管理、样本管理、分区配置等的不同权限。权限管理还涉及权限分配与继承，权限审核与变更、访问控制、权限冲突解决等方面。

（三）系统工作日志管理

自动化保藏系统软件的系统工作日志管理是一项关键功能，它负责记录、存储、查询和分析系统在工作过程中产生的各类日志信息。通过有效的日志管理，可以确保系统的稳定运行、故障的快速定位及安全性的提升。日志包含设备运行过程与异常状态的基础信息。可被记录的日志内容可从最简单的任务接收和完成，设备开关机、用户登录/退出等，到常规的一维判断（单个信号触发）信息如温度偏高、液位偏低、电机扭矩过大等，还有二维判断（信号和时间触发）信息如开门时间过长、充液时间过长等。日志的记录功能一方面为用户提供了操作追溯的信息源，可根据样本库的保藏业务流程来确定需要记录的日志内容，并在建设初期的软件架构予以落实。另一方面，日志也是设备检修时的重要判断依据，完整的操作日志有利于判断故障的原因并及早进行处置。

全面的日志记录、存储、查询和分析能力，为用户提供有力的支持，帮助他们更好地了解系统的运行情况、快速定位问题、提升系统安全性和性能。同时，也有助于满足合规性和审计要求，确保信息安全和业务连续性。

（四）设备管理

自动化保藏系统软件的设备管理功能对于确保设备的正常运行、提高设备使用效率及降低维护成本至关重要。设备管理功能提供对设备的调试和配置等功能，多为制造商在交付时，根据约定内容和用户流程做的初始设定。通常可赋予用户一定权限对某些参数进行调整，或者对配置好的硬件进行二次标定。主要包括设备信息录入与管理、设备监控、设备故障检测与预警、设备维护计划与管理、设备使用统计与分析、设备调配与优化等功能。

四、硬件驱动软件

用户操作界面软件一般又被称为上位软件，上位软件通常并不会直接调用硬件（例如机械臂、扫码器等），而是调用硬件控制的主机，最常见的是工控机和可编程控制器（programmable logic controller，PLC）。硬件驱动软件安装于硬件控制主机上则被称为下位软件或下位机。硬件驱动软件对上位机而言是执行者，对具体的硬件来说，又是指挥者，扮演着连接上层应用软件与底层硬件设备之间桥梁的关键角色，通过各类通信方式直接接收输入信号、输出硬件可读的指令，主要功能包括设备识别与通信、设备控制与管理、数据转换与解析等。

以自动化保藏系统存盒为例，上位软件接到 LIMS 任务并转化为开门、取盒、扫码、存入等一系列任务，硬件驱动软件收到开门任务，即输出信号至开门电机马达，待门开到位后位置传感器回传信号，硬件驱动软件报告上位机开门完成，执行下个任务。

硬件驱动软件为上位机软件提供统一的驱动接口，使得应用软件无须关心底层硬件的具体细节和通信协议。这降低了应用软件的开发难度和维护成本，提高系统的可移植性和可扩展性。

在开发自动化保藏系统的硬件驱动软件时，需要深入了解硬件设备的特性和通信协议，同时考虑到应用软件的需求和使用场景。通过合理的设计和实现，硬件驱动软件能够确保自动化保藏系统的稳定运行和高效管理，为生物样本保藏工作提供有力的支持。

五、自动化系统软件部署方案

由于自动化软件的部署方案与实施方式高度相关，需要根据自动化保藏系统的实际需求、硬件环境及系统架构来制订具体的部署方案。本节介绍一种已在国内实施较多的自动化系统软件的部署方案。这种方式在架构设计（图 20-1）上遵循高内聚、低耦合的设计理念，单设备可独立运行，也可多设备内部组网集中调度管理。

与上位系统的 API 对接服务：采用保藏系统主服务器集中控制，提供统一对外接口，上位系统只需要遵循接口规范而不用关注设备类型及设备运行流程，有效地降低对接难度。与上位系统的通信协议采用 RabbitMQ 消息中间件实现订单的双向异步通信，并结合同步响应的 Http 查询接口，实现订单操作与查询操作的有效结合。

设备内部组网：保藏系统主服务器采用双网卡设计，其中一张网卡对接上位系统，按照上位系统网络要求配置网络，另一张网卡使用固定网段进行配置，与多台设备进行内部组网，实现与上位系统所使用的局域网有效隔离。

完成自动化保藏系统的部署后，需要对系统用户进行培训，让他们熟悉系统的操作方法和注意事项。培训完成后，正式将系统上线运行，并定期进行维护和更新，主要包括定期备份系统数据，确保数据的完整性和可恢复性以及故障排查与处理。根据用户反馈和实际需求，对系统进行功能优化和升级。

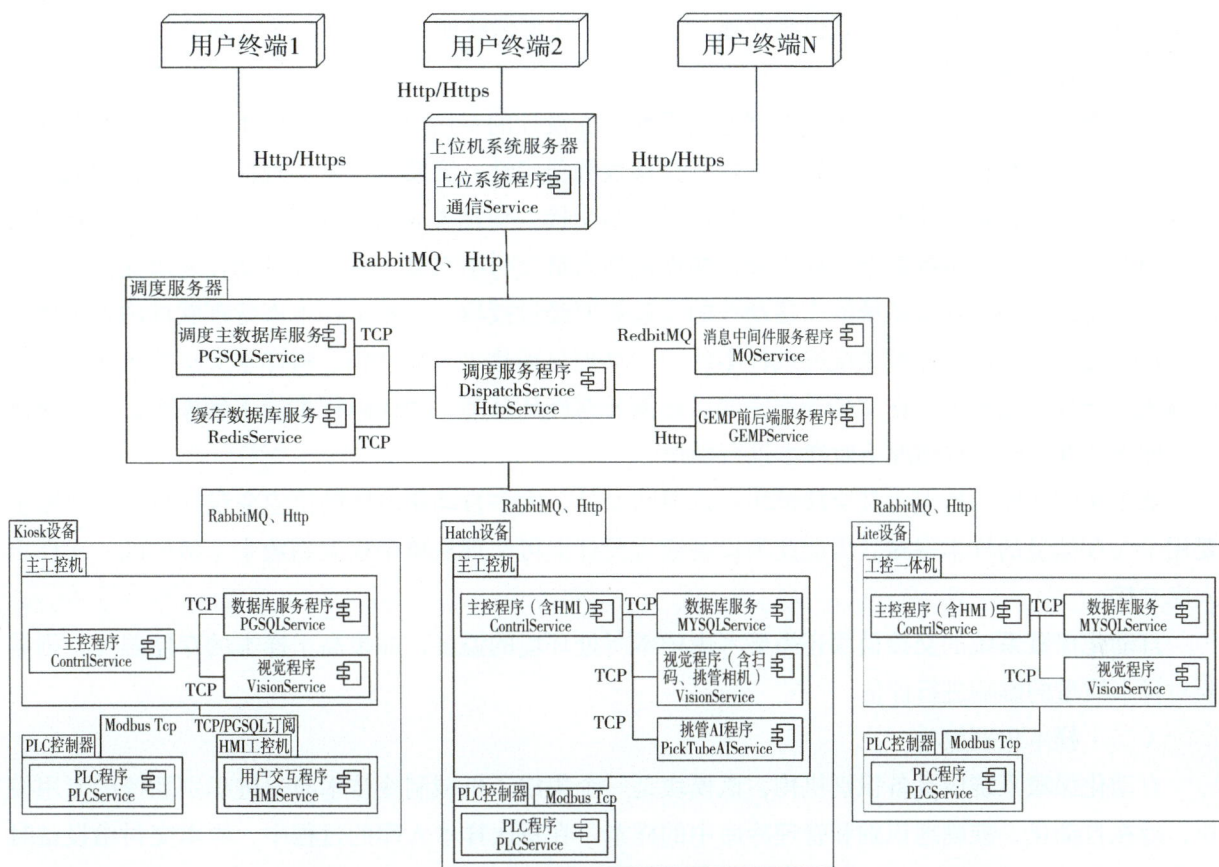

图 20-1　软件部署架构设计

第三节　自动化保藏系统硬件结构

自动化保藏系统的硬件结构是指系统中使用的物理设备和组件的布局及连接方式。这些硬件组件通常包括服务器、存储设备、传感器、网络设备和用户终端等，是支撑整个系统运行的基础，其设计需要充分考虑到系统的稳定性、安全性及高效性。自动化保藏系统的硬件结构需要根据具体的需求及规模进行设计和配置，以确保系统的稳定性、可靠性和可扩展性。自动化保藏系统的硬件结构与制冷方式及保温结构高度相关，以下主要讨论较常见的两种方式：通过机械制冷配合装配冷库式结构和通过液氮制冷配合不锈钢高真空隔热罐体的结构。其他方式如机械制冷配合冰箱保温腔体结构、液氮制冷配合装配冷库结构、机械制冷配合不锈钢高真空隔热罐结构等不在此展开。

一、机械制冷装配冷库式自动化保藏系统

机械制冷装配冷库式自动化保藏系统（以下简称冷库式自动化保藏系统）是一个集成了机械制冷技术和自动化控制的大型低温保藏系统，该系统包括 2 ~ 8℃、–40 ~ –20℃、–80℃等不同温区系列产品。主要由样本交接模块、样本识别模块、样本存储区、样本自动化操作模块、制冷模块及保温系统组成。冷库式自动化保藏系统通常可以保存几十万份，甚至上百万份样本，具有存储量大、

存储密度高等特点，属于固定式保藏设施，主要用于大型保藏库、大型样本库等场景。

（一）样本交接模块

样本交接模块是一个集成了机械制冷技术和冷库设计的专用模块，主要用于样本的储存及交接过程，确保样本在特定的温度环境下保持其完整性和稳定性，交接模块是实现样本闭环管理的起点和终点。自动化保藏系统的交接模块主要用于样本交接，交接模块的硬件部分至少包含授权管理的开关门及可以装载样本的载架。样本交接操作包括人员交付给自动化系统和自动化系统交接给人员的操作，每次自动化保藏系统的交接动作的发起需要经过授权，在整个样本库管理软件内发出样本出库指令之后，自动化保藏系统完成样本的内部整理自动化出入库动作，将样本交接给工作人员，样本入库指令与之相反，在交接动作完成后还需要有确认环节。为保障样本的正确操作，入库交接之后即无法在未经授权情况下对样本进行操作。

基于装配冷库的特点，其交接模块可以灵活设计。大多自动化冷库的供应商设计自动化冷库主要用于大存储量的样本保藏，因此此类设备通常设计上可实现从单个板架到数十个板架的一次性出入库交接。

自动化保藏系统的交接模块还需要考虑样本所处环境的温度，如果高于样本的存储温度，则需要对样本质量的影响进行评估。

（二）样本识别模块

自动化保藏系统应具备识别机构，该模块是一个集成了机械制冷技术与先进识别系统的专用模块，旨在自动化、准确地识别和管理冷库中的样本，在每次样本入库的过程中，样本交付给设备时可将样本信息通过识别系统转化为数据并进行判断比对，为样本提供一个稳定且安全的储存环境，并通过自动识别系统实现样本信息的快速录入、查询和追踪。常见的识别方式包括侧壁条码识别、冻存管底部二维码识别、RFID识别、微机电系统（micro-electro-mechanical system，MEMS）；条码识别和底部二维码识别为视觉识别方式，后两种则是通过信号转化方式实现识别。

通常侧壁条码识别由于需逐个单管操作，效率偏低，应用于较早期冻存管，底部二维码方式可批量整盒扫码，且逐个核对位置，具有成本低、识别速度快、准确性高的特点，应用实例中较为常见；RFID 和 MEMS 均具有不依赖视觉、不受结霜影响、信息存储量大的优势，但单管成本相较于其他方式仍较高，目前仅在部分高致病性的病原微生物保藏领域有所应用。

（三）样本存储区

机械制冷装配冷库式样本存储区是专门为存储样本设计的冷藏区域，其结合了高效的机械制冷技术与先进的存储管理系统，确保样本在恒定的低温环境下得到妥善保存。机械制冷装配式冷库自动化保藏系统的结构具有空间利用率高的特点，这类设备存储区通常较大，可存放从数十万至几百万的样本；存储载体多以管在盒内、盒在架上的方式，即以冻存盒、冻存架为载体，除此以外，还存在无盒存储方式，盒在托盘、托盘在架上等其他路径。冻存架又有固定式和移动式两种方式，固定式冻存架类似物流仓库货架方式，机械臂主动去货架取样；移动式货架又分上提式和平移式。

样本存储区的存储机构应确保样本可靠稳定地被固定，样本库位的变化应被记录，并且应注重安全性设计，使用和维护相对简单。

（四）样本自动化操作模块

机械制冷装配冷库式样本自动化操作模块是专为样本操作而设计的模块，它结合了机械制冷技术与自动化操作技术，旨在提高样本操作的效率和准确性。样本从交接处到存储区需进行物理转移，转移过程根据上述不同存储区结构，可能包含整盒转移进库、以管为单位转移、整盒转移至载盘再入库等。同时，根据用户操作需求，还包括整理后再转移入库的情况。

根据转移的样本容器不同，样本操作模块可能包含有取盒、挑管、取载盘等机构，由于机械制冷装配冷库结构系统大多数出入通量需求较大，许多系统还包含暂存排队机构，可提高离散取管时的效率。

样本操作的机械结构有多种模式，如单轴模式和多轴模式，通常单轴模式的机械结构在高频次的自动化操作过程中稳定性更佳，因此为更多的设备生产商所采用。

（五）制冷模块

机械制冷装配冷库式制冷模块是冷库系统的核心部分，它负责提供恒定的低温环境，确保样本或其他存储物品在最佳条件下保存。机械制冷方式也是多样的，目前仍以工质制冷原理为主。工质制冷系统包含压缩机、冷凝器、膨胀阀和蒸发器4个主要单元，完成增压、降温（气相转液相，放热）、降压、升温（液相转气相，吸热）4个理论工况，蒸发器是实现从环境吸热以达到对环境制冷的主要执行部分。对于制冷温度较低（ $-80 \sim -50\,^{\circ}\mathrm{C}$ ）的装配式冷库机械制冷系统，制冷剂的冷凝温度较低，依靠环境温度无法将其从气相转化为液相实现冷凝，故需另外一个制冷循环系统对低温级的冷凝器进行制冷，此种方式即为复叠式制冷方式。

（六）保温系统

机械制冷装配冷库式的保温系统是其关键组成部分之一，负责维持冷库内部的低温环境，防止外界热量侵入。自动化存储系统根据生物样本对储存温度的要求，设计相匹配的保温方案，确保储存环境内温度分布均匀，用于生物样本的长期储存。

装配式冷库（图20-2）的保温通过预制保温库板进行现场拼接，组成一个封闭的保温空间。

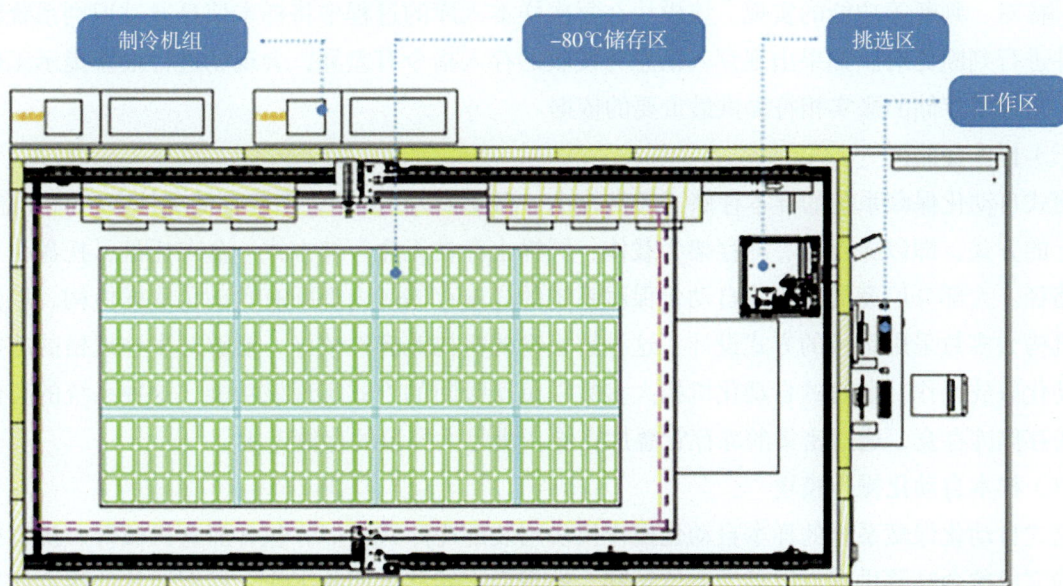

内部结构：固定货架、活动式板架、板架机械手

图 20-2　装配式冷库的结构图

二、机械制冷冰箱式自动化保藏系统

机械制冷冰箱式自动化保藏系统（以下简称冰箱式自动化保藏系统）是集成机械制冷技术和自动化控制的中小型低温保藏系统，该系统同样具有 2 ~ 8℃、–40 ~ –20℃、–80℃等不同温区系列产品。–80℃温区的冰箱式自动化保藏系统为主流产品。该系统主要组成部分同冷库式自动化保藏系统一样，包含样本交接模块、样本识别模块、样本存储区、样本自动化操作模块、制冷模块及保温系统。冰箱式自动化保藏系统一般存储量在几万份到十几万份，相对于冷库式自动化保藏系统存储量较小，对场地要求较低，可根据存储量分步启用存储，管理灵活性较高，主要用于中小型保藏库及样本库等场景。

（一）样本交接模块

冰箱式自动化保藏系统样本交接模块同样需包含授权管理的开关门、装载样本的载架。为保障样本的正确操作，入库交接之后即无法在未经授权情况下对样本进行操作。

冰箱式自动化保藏系统一般出入库通量比较有限，通常单批次出入库的样本数量为 1 盒或 2 盒样本。交接模块温区以 –20℃环境为主，一般具有独立制冷系统，确保温度均一性，样本在该区域内完成入库、出库交接确认。样本交接模块通常具有除湿功能，用于对室温环境下入库样本所带的常温湿气进行干燥，避免湿气带入存储区造成结冰结霜问题。

不同自动化厂家设计的样本交接模块的交接方式有所差异，主要包含上升下降式交接和平行进出式交接两种。按照冷热空气密度不同的原理，一般认为样本从室温环境下降到低温环境的交接方式更为科学，有助于减少热湿气进入低温环境而造成设备结霜的问题。

（二）样本识别模块

冰箱式自动化保藏系统样本识别模块与冷库式自动化保藏系统相同，主要用于样本入库时的信息识别、核对、判断等功能的实现。该模块在每次样本入库的过程中将样本信息通过识别系统转化为数据并进行判断比对。如果出现存入信息与接收的存入指令有差异，会现场进行报警提示工作人员干预。为样本存储的账实相符提供最重要的依据。

（三）样本存储区

冰箱式自动化保藏系统的样本存储区通常较小，温度多为 –80℃，内部存储载体多以管在盒内、盒在架上的方式，即以冻存盒、冻存架为载体，同样也存在无盒存储方式，盒在托盘、托盘在架上等其他路径。大部分厂商的冰箱式自动化保藏系统的样本存储区内都配有自动化取样机构，取盒的自动化机构大多数采用铲板的方式设计，这种铲板型的机构兼容性较好，能够对多种规格的冻存盒实现自动化取放操作。取管的自动化机构大多数以负压吸附的方式实现该功能，这种系统的存储区一般无法存储冻存盒，通过密集的冻存管叠加存储，满足大容量的存储需求。

（四）样本自动化操作模块

冰箱式自动化保藏系统的样本自动化操作模块与装配冷库式类似，包含抓盒机械臂、挑管机械臂等机构完成整盒转移进库、以管为单位转移、整理后再转移入库的工作，根据转移的样本容器不同，包含取盒、挑管、取载盘等机构。

（五）制冷模块

冰箱式自动化保藏系统的制冷模块通常为双压缩机制冷系统，运行过程中两套系统一备一用，当一套制冷系统故障时，另一套启动仍能够保障存储区的低温环境，确保样本安全。目前，市面上冰箱式自动化保藏系统的制冷模块大多数采用碳氢制冷剂为系统提供冷源，压缩机工作方式分为单机自复叠和双级复叠两种，通常认为双级复叠的方式其制冷剂成分更单一、更环保。同时，双级复叠式制冷还有助于降低压缩机故障率。冰箱式自动化保藏系统除了压缩机制冷外还会配备液氮后备制冷系统来保障双压缩机故障或者断电情况下设备存储区的低温环境。

（六）保温模块

冰箱式自动化保藏系统的保温模块通常为一体聚氨酯发泡箱体，含真空隔热板保温层，整体保温层具备一定的厚度来维持设备的保温性能。

三、液氮制冷式自动化保藏系统

液氮制冷式自动化保藏系统和机械制冷式自动化保藏系统类似，同样具备样本交接、样本识别、样本存储、样本操作、设备制冷、保温系统等模块。

（一）样本交接模块

液氮制冷式自动化保藏系统所存储样本通常是对环境温度敏感的样本，如细胞、组织、菌种等，所以液氮制冷式自动化保藏系统在交接模块中维持温度恒定更加重要。与装机械制冷的自动化保藏系统类似，该类型设备交接模块的硬件部分也需要包含授权管理的开关门、装载样本的载架。为保障样本的正确操作，入库交接之后即无法在未经授权情况下对样本进行操作。

液氮制冷式自动化保藏系统一般出入库通量也比较有限，通常单批次出入库的样本数量为 $1 \sim 2$ 盒样本。由于液氮式自动化保藏系统内部存储温度非常低，通常为 $-180℃$ 以下，其样本交接模块需要对样本所处环境的温度进行更多的考量。常见方式是通过将单盒样本放置于液氮控温的转运桶内进行样本交接，或者在 $-20℃$ 或 $-80℃$ 等机械制冷控温环境下，通过单盒或多盒进行交接。

（二）样本识别模块

与装配机械制冷的自动化保藏系统类似，该类型设备的样本识别模块也需要在每次样本入库的过程中将样本信息通过识别系统转化为数据并进行判断比对。如果出现存入信息与接收的存入指令有差异，会现场进行报警提示工作人员干预。

（三）样本存储区

液氮制冷式保藏系统的存储区结构受限于真空罐的加工方式，通常为圆形桶状，开口位于顶部。作为制冷的核心部件，液氮罐用于储存液态氮，通过其蒸发吸收热量来降低系统内部的温度。液氮罐的设计需要确保良好的保温性能，以减少液氮的消耗，保持稳定的低温环境。此类真空罐通常采用不锈钢材质，制作的真空罐体由于开口不同，系统内样本存储区稳定也会有差异，通常大开口的液氮制冷式保藏系统提供的样本存储区温度为 $\leqslant -150℃$，偏小口径的液氮制冷式保藏系统提供的样本存储区温度为 $\leqslant -180℃$。由于该类设备所存储样本通常是温度敏感样本，如细胞和组织等，样本存储区温度环境越低越好，因此偏小口径的液氮制冷式保藏系统更容易被接受。

液氮制冷式保藏系统的存储区内样本存储的方式分带盒入库和无盒入库两种。带盒入库即将冻存盒直接存入上提式冻存架内，无盒入库方式则需要将样本从转移冻存盒内逐根放入存储区内的扇片或蜂巢管内。对于长期存储样本而言，采用上提式冻存架或者扇片式冻存架内的样本对系统结冰结霜的耐受度要高于蜂巢类型的液氮制冷式保藏系统。

（四）样本操作模块

液氮制冷式保藏系统的样本自动化操作模块与冰箱式自动化保藏系统类似，包含抓盒机械臂、挑管机械臂等部件完成整盒转移进库、以管为单位转移、整理后再转移入库的工作。根据转移的样本容器不同，还涉及取盒、挑管、取载盘等步骤。在狭小的箱体内部样本操作机械结构以单轴模式更为常见。

（五）制冷模块

液氮制冷式保藏系统依靠液氮蒸发的相态转变吸热来实现对环境的降温，确保生物样本在长时间内保持其原有的质量和特性。该系统包含液氮供应管路阀组、液氮存储空间、导热板、对流通道、温度控制系统、安全保护装置等，通过这些部件的协同工作，实现对保藏空间的高效、稳定制冷，为样品或物品的长期保藏提供了可靠保障。

（六）保温系统

液氮的蒸发温度为 $-196℃$，通常保藏系统的保存温度设定为 $-180℃$ 以下，最高不超过 $-150℃$。为了在如此低温的环境下保持温度良好的均一性和较低的液氮消耗，采用传热率最低的高真空多层缠绕技术（HV-MLI）的不锈钢双层隔热罐是最常见的方式，不锈钢材料通过特定的工艺手段和焊接设备，确保了储罐的可靠性及外观质量，同时也减少了真空度的流失，从而提高了保温效果。根据开口大小的不同，分为直口型和偏口型两种方式。直口型真空罐易于安装，结构简单，但液氮消耗量较大，顶部温度通常只能维持在 $-150℃$ 左右。偏口型的液氮消耗量和保存温度都更具优势，制造成本较高。液氮进液阀组采用双电磁阀结构，这种结构进一步降低了电磁阀漏液的概率，阀组配热排放电磁阀，避免加液时热气进入罐体中，影响罐中需要低温的样品。

第四节　自动化保藏需求设计

自动化保藏需求设计是指在开发自动化保藏系统之前，对系统功能和性能的需求进行详细规划和定义的过程。它涉及与用户和保藏对象相关的需求、功能、性能等方面的收集、分析和规划。在自动化保藏需求设计中，需要明确系统的目标和范围，包括确定保藏的对象类型、温度需求、耗材及数量，以及系统所需的功能和性能要求。同时，需求设计还需考虑用户的需求和期望，包括确定用户对自动化程度的需求、操作流程与通量的需求等内容。通过与用户的反复沟通和反馈，确保系统设计能够满足他们的实际业务操作及保藏管理需求，并且要注重系统的可靠性与安全性。

一、样本存储类型

自动化保藏系统内可存储的样本类型是广泛的，通常包括但不限于以下几类：

（1）生物样本：包括细胞、组织、血液、DNA、RNA、蛋白质等生物分子。这些样本通常需要在特定的温度条件下存储，以保持其活性和稳定性。

（2）临床样本：包括患者的血液、尿液、组织切片等，这些样本通常用于疾病诊断、治疗研究和临床试验。

（3）微生物样本：如细菌、病毒、真菌等微生物的培养物，这些样本需在严格控制的条件下存储，以防止污染和交叉污染。

（4）生物制品：包括疫苗、抗体、生物药物等，这些产品通常需要在低温或超低温条件下保存，以保持其有效性和安全性。

（5）生物标本：用于科研和教育目的的动植物标本，通常包括固定和保存的组织、骨骼、植物样本等。

不同的样本类型涉及不同的通用耗材规格，样本库在定义样本类型时应充分考虑通用性要求和前瞻性存储规划。

生物样本库在定义样本类型时应考虑不同的样本类型在样本制备过程、样本存储容器、样本存储环境、样本下游应用的要求。不同的样本类型涉及不同的存储温度和耗材规格，总的来说，归为两大类：液体类样本，包括血浆、血清、体液、核酸、蛋白、细胞悬液、水生微生物等；固体类样本，包括固体微生物、冻干粉末样本、组织样本等（其中特殊的是组织类样本，包括人体组织、动植物组织、种子等）。参见《人类生物样本分类与编码》（GB/T 39768-2021）。

二、存储温度需求

自动化保藏系统在需求设计中对存储温度的选择是非常关键的，因为不同的样本类型需要在特定的温度条件下存储以保持其完整性和活性，需综合考虑样本的特性、存储期限，以及可能的科研或临床应用需求，以确定最合适的存储温度范围和控制策略。

以下是一些常见的存储温度需求及其对应的样本类型：

（1）低温存储（–20℃）：适用于一些短期存储的生物样本，如某些酶、蛋白质、抗体等。还可用于存储一些短期稳定性要求不高的样本。

（2）超低温存储（–80℃）：针对长期存储细胞、组织、血浆、血清等生物样本和需要长期保存的生物制品，如疫苗和抗体，通常选择机械制冷方式。

（3）深低温或液氮存储（–196 ～ –150℃）：适用于长期保存活细胞、组织切片、精子、卵子、胚胎等，通常选择液氮制冷方式。对于需要极端低温环境的样本，如某些特殊微生物或极端环境生物样本，也可能需要 –80℃以下的存储条件。

此外，自动化保藏系统在操作界面和进出存储区过程中存在样本操作环节，不同的样本类型在不同存储温度下应考虑允许的操作温度波动范围，在操作温度高于存储温度时，还需约定在高温段的最大允许操作时间。同类型的样本在不同的下游应用、不同的保藏时间中，对保藏温度和温度控制策略要求也不尽然相同。以下是样本操作环节中一些温度控制要求：

（1）恒温控制：系统应能够精确控制存储环境的温度，并保持恒定，以避免样本受到温度波动的影响。温度控制系统应具备自动监测和报警功能，以便在温度超出预设范围时及时采取措施。

（2）温度记录和追踪：系统应具备记录存储温度历史的功能，并能够追踪每个样本的温度变化，以确保样本的质量和安全性。

（3）缓冲区和过渡区：在样本进出存储区域时，可能需要设置缓冲区或过渡区，以减少温度变化对样本的影响。

（4）多区域温度控制：对于需要同时存储多种类型样本的系统，可能需要设计多个独立的存储区域，每个区域具有不同的温度控制。

三、存储耗材种类及存量

自动化存储系统可容纳的存储容量与系统的存储结构方式及存储耗材的格式密切相关，生物样本库在定义存储量时应按照不同温区、不同耗材容积进行区分。同样的存储系统，存储同规格（标称工作容积）但不同品牌的冻存管仍有较大的差异，不能确定品牌时宜按照行业平均规格（直径、高度）规划存储容量。

耗材通常包含冻存管和冻存盒。冻存盒起到了批量转移和安全装载样本的功能，越来越多的上下游配套仪器如分液、筛选、分析、存储等，采用以冻存盒为载体对整版样本进行操作来实现高通量处理。为了便于不同流程上的厂商可以更好地整合，1996 年第一个基于微孔板结构制定的 96 孔制式冻存管板架在国际生物分子筛选协会（Society for Biomolecular Screening）的年会上被批准，后逐渐形成规范标准 ANSI/SBS 1-2004 for Microplates –Footprint Dimensions。该种制式的样本载架即被统称为 SBS 板架，底边尺寸为 127.76 mm × 85.48 mm。目前在存储环节使用的 SBS 板架最常见的规格为 96 孔（适合公称直径 9 mm 冻存管）和 48 孔（适合公称直径 13 mm 冻存管），适合装载 0.3 ~ 2 mL 的不同类型样本冻存管。由于 SBS 制式并不规定高度，所以冻存管高度是影响存储效率的主要差异变量。直径相似，同样工作容积的冻存管，其高度主要取决于顶部盖的结构差异。一般来说，外旋盖制式的冻存管具有更好的装载效率，高度会更低。

一个自动化样本库在选择耗材时，需满足规格统一、自动化适配性好、扫描识别性强。对于规格统一，需尽量使用同一种耗材；自动化适配性方面，需确保耗材的制造工艺均一性良好，无毛刺，耗材设计上，盒与管均无锁扣，孔松紧适中，管入盒后应无明显晃动，冻存管底部设计合理，能因重力自由落入冻存盒底部。扫描识别能力上，冻存管带有预制编码，可从盒底读取，冻存盒带有预制编码且盒底镂空。通过这些方面的要求，减少多种类耗材导致的设备空间浪费、成本增加、数据结构复杂等问题；防止挑管时带起冻存盒或相邻冻存管；降低挑管出错率；不增加挑管机构的操作失误率；减少扫码出错率。

四、存储自动化程度需求

理论上自动化可以完成各种人工操作的场景，是否通过自动化实现，则需要考虑通用性和实现的成本，自动化保藏系统的存储自动化程度直接影响到系统的效率、准确性和用户体验。在进行自动化程度需求设计时，要充分考虑以下几点：

（1）存储与检索的高效性：自动化保藏系统需要能够快速、准确地完成物品的存储和检索任务。通过采用先进的自动化技术，如机器人搬运、自动化货架和智能识别系统等，可以大幅提高存储和检索的效率，减少人工操作的烦琐和误差。

（2）存储空间优化：自动化保藏系统需能够合理利用存储空间，提高存储密度。通过采用高密度的货架设计和智能的存储策略，可以最大限度地利用存储空间，降低存储成本。

（3）物品管理智能化：系统应具备智能化的物品管理能力，包括物品信息的自动录入、更新和查询等功能。通过引入物联网、大数据和人工智能等技术，可以实现对物品状态的实时监控和预警，提高物品管理的精度和效率。

（4）系统可靠性与安全性：自动化保藏系统需要具有高可靠性和高安全性，能够确保物品的完整性和安全性。这包括系统的稳定运行、数据的备份和恢复，以及防火、防盗等安全措施。

此外，对于自动化保藏系统而言，可实现自动化操作的样本冻存管和冻存盒需要满足尺寸均一和结构稳定等要求。但是对于很多保藏中心而言，要全部符合这些要求具有一定的难度，如一些早期样本、现场采集的手写标记样本等。在实际应用中，存在冻存管级的自动化保藏系统和冻存盒级的自动化保藏系统两类，实现不同自动化操作程度。

一般来说，全库样本类型和冻存管类型都较均一的保藏需求，具备实现管级的自动化系统；例如，完全由保藏中心管理耗材体系且保藏类型明确的队列样本库，细胞样本库等；对于样本类型和冻存管类型差异性较大且不可预知或存在较大变量的保藏需求，可采用盒级保藏方式，或者使用管级的自动化系统向下兼容盒级保藏需求。

五、操作流程与通量需求

在选择自动化存储系统时，应充分考虑样本库工作全流程，包括入库操作、在库管理、出库操作和异常处理。在操作流程需求设计时，需考虑用户友好性，使操作人员能够轻松地进行样本的存取、查询和管理；流程的标准化，以减少操作错误并提高工作效率；流程的自动化程度，减少人工干预，如自动扫描条码、自动记录存取信息等。对于异常的处理，系统应能够在操作过程中检测异常情况，并提供相应的处理建议或自动采取纠正措施。

入库操作通常有以下几种模式：

（1）制备后当日常温入库：常见为体液类分装后样本；通常入库时不受结霜影响。

（2）制备后当日低温处理后入库：常见为组织类样本瞬冻后入库，细胞类样本程控降温后入库。

（3）制备后暂存集中低温入库：常见为多中心采集样本和队列库样本。

样本的存储位置应根据样本特性分配，考虑样本的优先级、存取频率和安全要求。

在库管理时，系统应自动跟踪样本库存，包括数量、存储位置等。样本可被自动转移到分配的存储位置，存储过程中应确保样本的安全，避免污染和损坏。同时进行环境监控，如温度、湿度、气体浓度等，并自动调节以维持最佳存储条件。最后提供库存报告，包括存取记录、库存状态、环境监控报告等，数据应易于导出和分析，以支持研究和管理决策。

出库操作中，用户应能够通过系统界面检索样本，并请求取用；系统应自动记录样本的取用信息，包括取用时间、操作人员等。样本归还时，系统自动更新存储位置和状态。

通量需求主要取决于系统的处理能力和业务需求。在设计时，需要充分考虑物品的数量、出入库频率及操作时间等因素。不同的模式下，对于样本入库时的通量要求和环境要求应一并提供。样本库应充分考虑不同的入库模式下，样本的温度要求和记录。如暂存后集中入库，需要在短时间内存入大量样本，对样本交接模块的暂存能力要求更高。

此外，对于出库的通量考虑也是一个重要因素。对于保藏中心来说，大批量离散型取样是最常见的模式，即从一个大的数据集里，分散地取出样本，例如从一个96孔冻存盒内只取 1 ~ 2 个样本。需根据课题一次性需要的样本数量、时效和保藏系统能够完成离散任务的能力进行比较和匹配。为了提高系统的通量能力，还可以采用并行处理、优化路径规划等方式来减少操作时间和提高操作效率。

要更高的功率。

最后,电源系统的设计和安装应符合当地的电气安全规范和标准,应有适当的接地措施,以确保操作人员和设备的安全。

(七)传染性样本保藏需求

感染性样本的保藏是一个严格的过程,需要确保样本的安全性和完整性,同时防止任何可能的生物安全风险。感染性样本保藏需要进行全过程追溯,确保从样本采集、运输、接收、存储到使用的每个环节都有详细的记录和追踪系统;使用条形码、电子标签或其他追踪技术来标识样本,确保能够追溯到每个样本的来源和处理历史。

样本存储设备应放置在符合生物安全条件设施中,这些设施具备适当的安全措施,以防止病原体泄漏或暴露;实验室应有适当的物理防护措施,如生物安全柜、负压房间、高效的空气过滤系统等。

《病原微生物实验室生物安全通用准则》(WS 233—2017)提供了实验室操作的基本原则和要求,包括个人防护、设备使用、废物处理等。《病原微生物实验室生物安全管理条例》明确了实验室活动的法律框架,包括实验室的分类、安全措施、事故处理等。《人间传染的病原微生物菌(毒)种保藏机构管理办法(卫生部令第 68 号)》规定了保藏机构的职责、管理要求和监督机制。《人间传染的病原微生物菌(毒)种保藏机构设置技术规范》(WS 315—2010)提供了保藏机构的技术设置标准,包括实验室的设计、设备配置、操作程序等。

实验室应有应对生物安全事故的预案,包括泄漏处理、人员暴露处理和样本丢失处理等。定期对实验室人员进行生物安全培训,确保他们了解并能够执行所有必要的安全措施。

二、信息化基础及网络条件

信息化系统是自动化保藏系统建设的重要组成部分,建设信息化系统通常应早于自动化保藏系统,为自动化保藏系统提供了必要的信息支持和管理功能。信息化系统可涵盖从最简单的样本登记录入、进出库管理、耗材管理等入门级版本,到包含全流程信息记录、配置辅助决策功能的高级版本,可由实际样本的应用需求来决定。样本的录入和使用管理对于自动化保藏系统而言是必备的前置条件。

首先,信息化系统为样本的登记录入、存储位置分配、库存监控、样本流动追踪等提供基础数据支持,系统应能够处理样本的基本信息,如样本类型、采集日期、存储条件、样本所有者等。其次,信息化系统可以与自动化设备(如自动化存储和检索系统)集成,实现样本存取的自动化流程,自动化流程减少了人为错误,提高了样本处理的速度和准确性。高级版本的信息化系统可以提供数据分析和报告功能,辅助管理者进行决策,系统可以分析样本的使用频率、存储周期等,帮助优化存储策略和资源分配。再次,系统应确保样本数据的安全性,防止未授权访问和数据泄漏,应遵守相关的法律法规和行业标准,确保样本信息的合规性。最后,随着样本数量的增长和业务需求的变化,信息化系统应具备良好的可扩展性,以适应未来的升级和扩展。

自动化保藏系统建设网络条件是指在建设自动化保藏系统时,需要对现有网络条件进行了解和准备,确保网络连接的稳定性和可靠性,以保证系统各个组件和设备之间的通信畅通无阻。这可能涉及选择合适的网络服务提供商,确保网络连接的稳定性,配置冗余网络连接和设备,以防单点故障导致整个系统中断。评估系统对网络带宽的需求，确保数据传输速度能够满足样本信息处理、监控视频流等的需求，以及实施适当的网络监测和故障恢复机制。

此外，基于建设单位基本情况，需要充分了解网络安全性及隐私保护要求，以防止未经授权的访问、数据泄漏或恶意攻击。这包括实施适当的网络安全措施，如防火墙、入侵检测和防护系统，以及加密通信和访问控制机制，以防止未授权访问和网络攻击。最后，考虑到自动化保藏系统可能需要随着时间推移进行扩展和升级，网络条件应具备足够的扩展性和可管理性，这可能涉及选择可扩展的网络架构、合理规划网络地址空间，确保有足够的 IP 地址供未来设备使用，并实施适当的网络管理工具和策略。

第六节　自动化保藏系统功能与使用流程

自动化保藏系统的成熟应用能够帮助管理人员及操作人员快速、准确地实现病原微生物样本的精细化管理。原则上，大部分的自动化保藏系统都需要与样本库管理系统进行对接，实现数据与实物的联动管理。与传统的存储设备相比，国内自动化保藏系统均具有接入样本库管理系统的标准接口程序，该程序用于数据交互与确认，使自动化存储设备与样本库管理系统形成有机整体，实现样本信息录入、订单创建、任务执行、数据反馈、异常报警、数据溯源查询、系统设置等核心功能。

自动化保藏系统本身同样具有多种功能，可以满足包括操作人员的权限管理、任务订单的执行、综合数据的查询、操作记录的管理、设备运行的管理等业务需求。具体操作流程根据实际使用单位的情况通常包括以下几个步骤：人员信息登录、设备运行设置、样本订单执行、操作过程跟踪、异常处理、订单完成、历史数据回看。以实现各个环节的流程执行与确认，确保实现全流程、可溯源、精细化的病原微生物保藏管理。

一、自动化保藏系统功能

（一）人员权限管理

人员权限管理主要指操作自动化保藏系统的人员信息、角色、权限等内容的设定，避免非授权人员随意操作系统造成设备故障风险。人员权限管理功能在系统上一般通过【账户设置】【角色管理】或【系统设置 - 账户】等功能模块实现。该模块下一般具有账户列表、账户信息、账户操作等子功能（图 20-3）。

（二）任务订单执行

自动化保藏系统的任务订单以样本存取订单为主，部分自动化保藏系统能够自行创建存储订单并执行，但大多数应用场景通过已对接的样本库管理系统下单存取任务订单，由自动化保藏系统执行。本节主要介绍对接样本库管理系统后的任务订单执行功能，这些功能需基于自动化保藏系统的生物样本标识识别功能实现，包括存盒任务、取盒任务、取管任务等功能。

在执行任务订单时，能够利用自动化保藏系统的标识识别功能快速读取样本信息，并与样本库管理系统下单内容核对，对信息不匹配的样本给出提示（图 20-4）。自动化保藏系统一般均具有内部视频监控系统，可以对任务订单的内部执行情况进行动态显示，方便操作人员掌握和了解内部取盒移动、挑管、整理等操作过程（图20-5），部分系统可对该类视频进行定期存储，便于溯源查看。

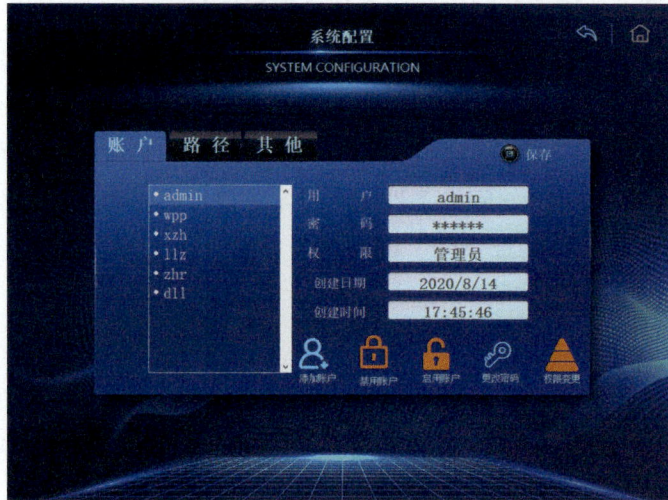

图20-3 自动化保藏系统账户设置界面参考图

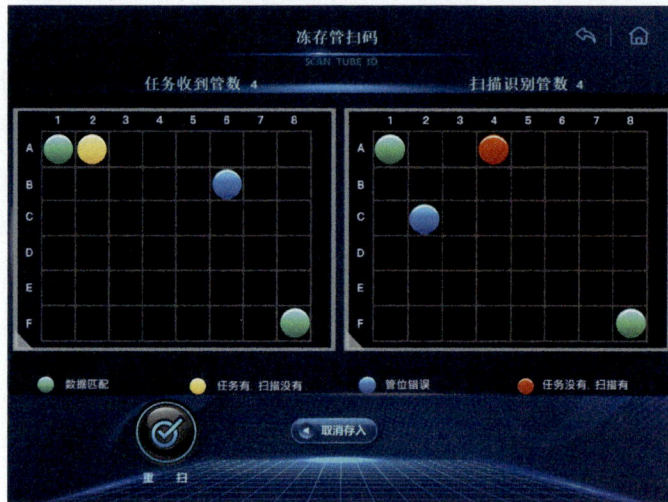

图20-4 存盒扫描参考界面

注：🟢：任务孔位有管、扫码孔位有管（正确）；🟡：任务孔位有管、扫描孔位无管（少管）；🔵：任务孔位无管、扫码孔位有管（多管或错管）；🔴：管位置不正确。

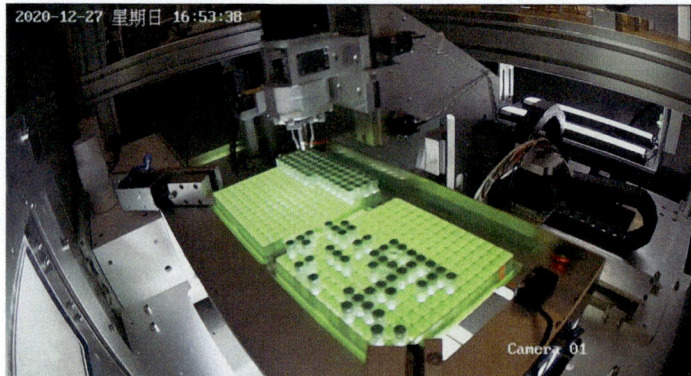

图20-5 【库内整理】视频及进度参考界面

（三）综合信息管理

综合信息管理主要指自动化保藏系统的存取数据管理、任务订单管理等功能。该功能可单机查询系统基础信息。如存取数据管理可查询设备总体存储量、已存储数量、可用存储空间等信息，任务订单管理可通过任务列表查询历史订单执行内容、执行时间、执行人员等信息（图 20-6）。自动化保藏系统对接样本库管理系统后，授权人员可通过样本库管理系统查询更加详细的数据，实现样本溯源管理。

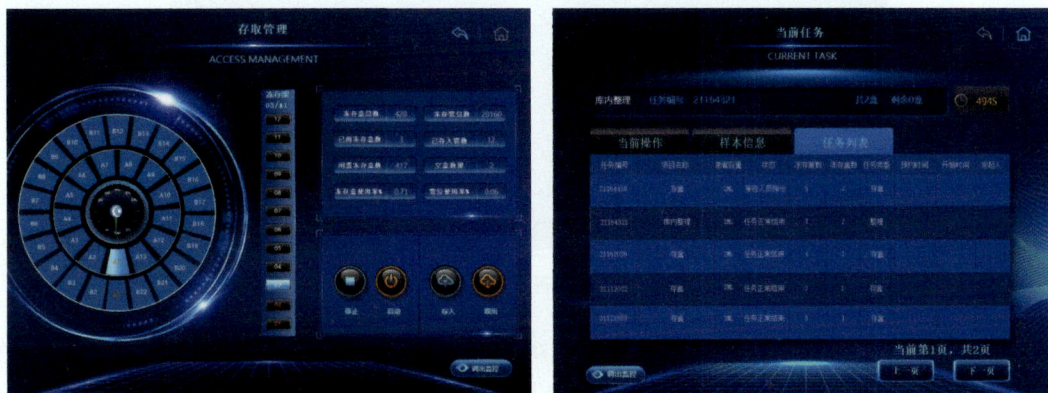

图 20-6　【存取数据管理】及【任务列表】参考界面

（四）设备运行管理

自动化保藏系统的设备运行管理模块是系统核心功能模块之一，通过该功能可对设备进行使用前调试、运行过程控制、报警及维护管理。

在设备使用前，通过【程序调试】功能，对自动化设备内部机械的运行点位、动作路径、位移参数等环节进行针对性的调试，以确保系统能够与存入耗材的规格相匹配。系统的【程序调试】功能都由设备厂家工程师操作，调试机构主要包含系统取盒机构、取管机构、扫描机构、开关盖机构、移盒机构等部分，调试内容包含夹具力度、升降高度、伸缩距离、开关位置等方面。

设备运行过程控制主要指自动化保藏系统在运行过程中的温度、湿度、任务执行视频等内容的控制（图 20-7），在液氮自动化保藏系统中还要对系统运行过程中的液氮使用情况进行补液或超限报警等控制管理。设备运行基本信息一般会在系统首页进行展示，用户可通过屏幕掌握系统运行状况（图 20-8）。

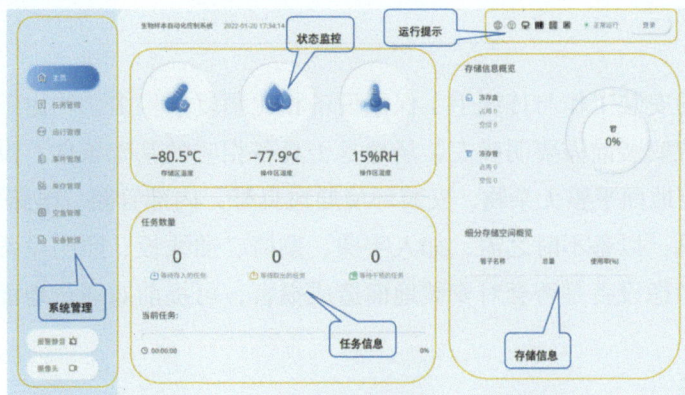

图 20-7　【设备运行过程控制】参考界面

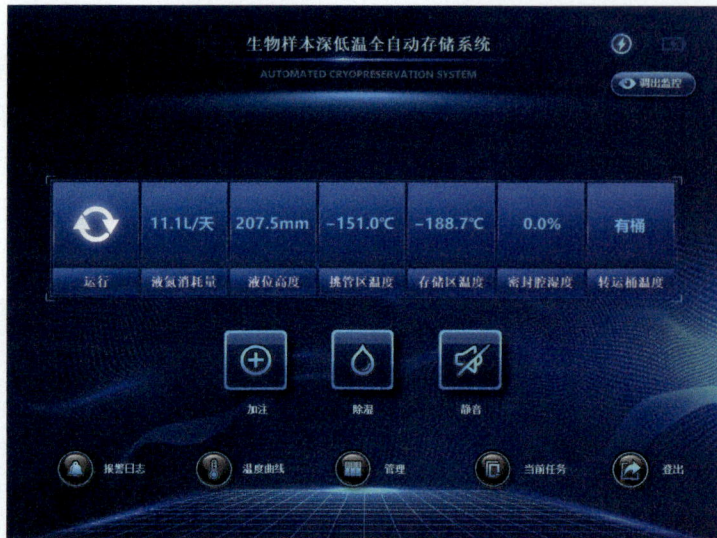

图 20-8 【（液氮）设备运行过程控制】参考界面

设备报警及维护管理主要针对自动化保藏系统运行过程中的异常情况、运维校准等情况的处理。

自动化保藏系统应具备完善的系统日志查询及报警信息管理功能，便于对异常情况进行处理及回溯。系统操作日志一般由厂家工程师进行查看，通过系统反馈的报文等内容，判断系统运行的准确性及异常问题点，便于工程师掌握系统运行数据，及时处理问题。系统报警功能则是对运行日志的直观反馈，一般指对系统温度异常、湿度异常、机构运行异常的提示，自动化液氮保藏系统还将涉及液氮供给异常等问题的提示。报警信息一般以列表的方式进行展示，具体内容包含操作人、报警时间、报警类型、处理人、处理时间、处理结果等内容。

二、自动化保藏系统使用流程

自动化保藏系统与传统保藏设备相比较复杂，对操作和使用流程要求较高，在正式启用设备之前，用户应对设备基本功能进行充分了解和掌握，同时需经过厂家工程师的专项培训后方可操作使用，以确保后期能够保顺畅稳定地使用该系统。一般自动化保藏系统的使用流程包含系统安装、启动前检查、系统对接、联机操作、运维保养等步骤。根据自动化保藏系统类型的不同，各步骤均有差异，需根据实际情况进行使用操作。本文以常见液氮自动化保藏系统与超低温自动化保藏系统为例进行介绍。

（一）系统安装

自动化保藏系统的安装工作与传统手工保藏设备相比要复杂很多，均由厂家工程师来完成系统安装工作。用户在系统安装前需要明确安装场地是否具备相应的基础条件，设备进场前应确保运输及消防通道畅通，安装地面平整无杂物，安装环境通风良好，内部管路、电路均已安装完毕。同时，尽量配置部分配套工具，以备不时之需，如人字梯、桌椅、插线板、照明设备等。对于自重较大的自动化保藏系统还应考虑设备是否会对安装地面造成损害，可提前对通行地面做建筑地板防护，保护环境地面。

（二）启动前准备

自动化保藏系统安装完毕后，须在正式启动前再次进行检查确认。与自动化保藏系统的类型相关，超低温自动化保藏系统与液氮自动化保藏系统的启动前检查项有一些区别。

超低温自动化保藏系统基本采用现场拼装的方式进行安装，所以在设备启动前应确认以下内容：①自动化保藏系统与样本库管理系统已完成对接；②库体内部干燥、无水迹；③湿度控制在10% ~ 20% RH，必要时启动除湿模块；④专用电箱空气开关已接好；⑤冷库维修门/应急门等已关闭；⑥系统已降温至 –80℃以下；⑦服务器已连接。

液氮自动化保藏系统与超低温自动化保藏系统相比，还需要考虑设备启用前的液氮补给对接及供应问题，启用前确认的内容包含：①液氮补给管线连接；②补给罐/液氮管路设备连接；③完成首次液氮充装；④自动化保藏系统与样本库管理系统已完成对接；⑤设备内部干燥、无水迹、湿度控制在10% ~ 20% RH，必要时启动除湿模块；⑥三孔电源线插头已接入 220 V 50 Hz 电网，并有效接地；⑦设备维修门、应急门等已关闭；⑧服务器已连接。

（三）设备启用及操作

完成自动化保藏系统启动前准备工作后，可对系统进行通电启用，系统启动后自动进入操作系统首页，管理员对授权人员进行账户设置后，可进行系统设置、订单确认、数据查询、异常处理等操作。

在日常样本存取过程中，主要操作均可在样本库管理系统中完成，包含容器管理、耗材管理、样本信息管理、订单创建、数据查询等。自动化保藏系统作为执行任务的硬件机构，在接收到样本库管理系统的任务时，仅需工作人员在系统内确认身份及任务订单即可完成样本的存取操作。

（四）异常处理及维护保养

自动化保藏系统在运行使用过程中难免会出现系统异常或故障问题，用户在接受操作培训时应重点关注系统故障清单，清单内应包含常见故障报警情况、可能发生的原因及处理方法。以便在遇到异常情况下能够初步判断故障原因，判断样本存储风险，提出备选应急预案，同时联系自动化保藏系统厂家工程协助处理异常，以确保样本存储安全。

为了保障自动化保藏系统稳定运行，应对系统进行定期、定量、定性的维护保养。主要内容可分为日维护、月维护、季度维护及年度维护。日维护主要针对日常运行过程中的运行状态进行记录，电力情况、液氮消耗及供给情况、充液阀组状态等；月维护主要记录月度周期内自动化机构运行状态、UPS 运行状态、系统异常情况反馈等；年度维护主要对其内部传感器的年检和校准，包含温度传感器、湿度传感器、液位探测器等。规范的保养维护可确保自动化保藏系统能够长期稳定地运行。

（五）样本紧急转移

自动化保藏系统与传统手工保藏设备相比具有智能化、自动化等特点，能够提升病原微生物保藏的精密度和操作效率，但其紧急情况下的样本转移与传统保藏设备相比具有一定的局限性。用户在选择自动化保藏系统时需重点关注紧急情况下的样本转移方案和可行性，所用系统应具有可操作性强的应急操作口/门，在紧急情况下能够进行人工快速干预和便捷操作，应急转移方案应既满足样本转移的安全性又能够确保转移操作人员的安全性。

第七节　自动化保藏日常维护及应急处置

　　自动化保藏系统作为实验室场景中体积较大、操作复杂和风险较高的装备，在建设完成后的日常维护对其长期稳定使用至关重要。自动化保藏系统的安全管理和应急处置是指对系统运行过程中可能出现的风险进行识别和评估，并采取相应的措施进行日常维护和处理。首先，风险识别是指对自动化保藏系统可能面临的各种潜在风险进行全面的分析和评估。其次，日常维护是指对自动化保藏系统进行定期的检查、维护和更新，以确保系统的正常运行和性能优化。最后，应急处置是指在自动化保藏系统发生故障、安全漏洞或其他紧急情况时，采取及时有效的措施进行处置和恢复。以上内容是确保系统安全稳定运行的重要环节。通过有效的风险管理和维护措施，可以最大限度地减少系统故障和安全问题，并提供可靠的病原微生物样本保藏服务。

一、自动化保藏系统安全管理

　　自动化保藏系统安全管理前提是保藏中心对系统的风险能进行提前预判、识别并进行处置。整个自动化保藏系统需要从人员安全、样本安全、设备安全、库区安全等各个方面进行考虑。

（一）人员安全

　　人员安全永远是第一位的，自动化保藏系统涉及人员安全的风险点包括但不限于室内氧气浓度、工作温度、工作噪声、自动化机械操作、液氮烧伤、压力飞溅、生物安全等方面。

　　1. 室内氧气浓度　　在具有液氮存储设备的环境中，由于冻存设备在日常使用过程中会挥发液氮，因此在需要在液氮类的自动化保藏系统安装地点安装氧气浓度探头。同时，具备现场声光报警及现场故障排风系统，在出现氧气浓度异常时可以现场声光报警并且启动故障排风并且保障人员安全。针对氧气浓度探头的日常维护和使用，需要每年进行检定。

　　2. 工作温度　　超低温自动化保藏系统均采用压缩机制冷的方式维持 −80℃的低温存储环境，压缩机在工作过程中会造成环境温度升高的问题，需要对库区环境进行实时监控，避免工作人员长期在高温环境下工作带来的安全问题。

　　3. 长期工作噪声　　在使用机械制冷的自动化保藏设备存储环境，需要针对机械制冷系统设置在室内时检定室内噪声水平。机械制冷机组的声音不应超过职业暴露危害的噪声值，如检定值超出，则应安装隔音装置。

　　4. 自动化机械操作挤压　　在自动化保藏系统使用过程中，自动化机械操作可能对操作人员带来伤害。所有可能和人员直接接触到的机械运动装置均应有防撞、防挤压功能，最常见的如移动AGV，样本交接模块的开关门等挤压风险。

　　5. 液氮操作的低温烫伤　　在液氮自动化保藏系统使用环境中，使用人员不可避免会有液氮操作，在液氮操作时使用人员必须佩戴低温防护手套及防护面罩，防止低温液氮对人员带来的冻伤风险。

　　6. 压力设备的压力泄漏飞溅　　在液氮自动化保藏系统使用环境中，日常使用设备过程中需要连接液氮补给罐或者液氮真空管路来进行日常液氮的补给，使用者在操作带有压力的阀门、管道、设备时，必须佩戴安全眼镜，防止压力容器泄漏造成人身伤害。

7. 生物安全　与使用传统手工保藏设备一样，在使用自动化保藏系统存储病原微生物样本时，所有的操作工作人员须严格遵循实验室生物安全操作要求，避免造成人员的生物安全问题。

（二）样本安全

样本安全包括样本存取安全管理和样本在库质量安全管理。在应用了自动化保藏系统的情况下，样本的存取管理均需通过授权方能完成，每次的进出都应有日志记录，通过系统可对样本操作全流程进行追溯。同时，系统可对在库样本的状态与进出的频次、时间等内容进行查询，确保样本存取安全。自动化保藏系统能够根据订单仅对目标样本进行存取操作，不会对无辜样本存储环境带来影响，减少样本冻融风险，能够有效提高在库样本的质量安全。

在机械故障情况下，如何保障样本的安全需要在建设初期的应急预案中体现出来。常见保护样本质量安全的应急预案包括备份制冷系统、UPS 系统、紧急维修窗 / 门等，实验室应每年对保藏系统的每个应急预案进行至少一次现场演习，并对演习中出现的问题进行总结和干预。

（三）设备安全

在自动化保藏系统的日常运营中，设备需要有电力、液氮、环境等运营保障。如果出现环境温度异常、设备断电或设备故障情况，会影响设备的冻存温度进而影响存储的样本质量。

为保障设备安全，通常建议设置设备温度、湿度监控探头，在异常湿度或异常温度情况下进行现场声光报警或远程报警，提醒工作人员进行干预，防止高温对于机械制冷设备的损伤及高湿环境对出入样本模块的影响。

为保障设备安全，通常建议设置设备断电监控探头，在断电情况下进行现场声光报警或远程报警，提醒使用人员进行干预，防止设备断电带来的不利影响。

为保障设备及样本的安全，通常建议设置设备存储区、挑管区温度探头，在异常温度情况下进行现场声光报警或远程报警，提醒使用人员进行干预，检测设备出现异常温度的原因，尽早排除风险。

（四）信息安全

病原微生物的部分信息及数据属涉密信息，需进行严密的保存。自动化保藏系统在使用过程中都需要与样本库管理系统对接，进行日常样本管理。因此，对接过程中的信息安全性至关重要，杜绝信息数据外泄风险，根据各个保藏中心的信息保密要求，以及整体信息管理规范设置相应网络设置来保障信息安全。

（五）库区安全

在自动化保藏系统日常运行过程中还需设置安防系统，配备门禁系统，仅对授权人员开放，防止未授权人员进入。对存有贵重样本或敏感样本的设备应考虑针对自动化保藏系统设置双人开锁模式、多种开锁模式。

二、定期维护计划

对于自动化保藏系统的定期维护计划，同其他实验室仪器一样，需进行分级和定期来实施。

一级保养计划：主要包含日常巡检和点检，由操作用户来完成，频次通常为每日或每周一次。

二级保养计划：包含对设备的一些简单测试验证，通常由实验室设备负责部门完成，不少于每季度一次。

三级保养计划：通常需对设备进行拆装操作及软件版本变更等，一般由设备厂商或授权代理商完成，也可由经厂家培训并授权的实验室设备负责部门完成，不少于每年一次。

针对自动化保藏系统内部的不同部分，定期维护应包含自动化机构的定期维护、制冷系统的定期维护、保温系统的定期维护、其他配套设施系统的定期维护等内容。

（一）自动化机构的定期维护

自动化保藏系统包含的机构数量繁多，最常见的机构包括电机、导轨、转轴和结构件等。在长期反复运行之后机构的运行点位需进行重新标定和调整。绝大部分厂商在设备软件层已经设定了自动标定的功能，可定期自动或手动进行标定。建议每年进行至少一次的系统化的全设备模组维护检查和点位确认。

（二）制冷系统的定期维护

对于机械式制冷系统来说，制冷系统的压缩机模块和冷凝器模块是主要的运动部件，使用过程中的维护包括对压缩机的油位监控、压力监控，以及对冷凝器风扇出口进行通风清理等。制冷系统的维护需特别注意的是在保养过后重新开机时，应确保对库温无加热影响。现场施工部分，如制冷管道、冷却水管道、阀门等也应做定期检查检漏。

（三）保温系统的定期维护

对真空罐保温系统和搭建式库板保温系统，判断其是否下降的主要方法是看外部表面是否有冷凝水现象。当出现冷凝水时，应尽快联系厂商进行处置。值得注意的是，冷凝水现象与保温性能下降的相关性通常有一个前提条件，即环境湿度在 60% 以下，当环境湿度很高时，金属表面出现冷凝水为正常现象，但对设备、样本均不友好，应采用除湿装置进行干预。

（四）其他配套设施系统的定期维护

（1）液氮贮罐：属压力容器，应每年进行安全阀和压力表校准，并每 3 年更换压力容器使用证。操作人员应办理特种设备操作证，定期换证。

（2）氧浓度探头：每年校准一次，或者根据设备供应商建议进行。

（3）温度探头：每年校准一次，或者根据设备供应商建议进行。

三、应急处置

如发生紧急突发事件危害到整个自动化样本系统，需提前做好应急预案来应对突发事件。通常发生的故障类型及应急处置方案如下：

（一）机械故障

发生机械故障时，常导致任务执行过程中动作中断。主要原因可能包括结构变形导致的碰撞、干涉，以及掉盒、掉托盘等机构运动故障。此时需根据应急故障处理流程（图 20-9）进行操作。各个供应商处理流程会略有不同，大致步骤如下。

（1）按下示教器面板急停按钮，切换至手动模式。

（2）确认故障信息，观看挑管回放视频，确认故障原因。

（3）评估故障难易程度，准备处理方法，为进一步操作检修做准备。

（4）带上必备的防护装置进行检修处置。

如果是步入式的自动化存储冷库，在需要进入库区时必须确保两人以上在场，其中一人进入，另一人员协助；且操作人员需要穿戴上防护服、手套，连接氧气供给装置，戴上氧气呼吸面罩。

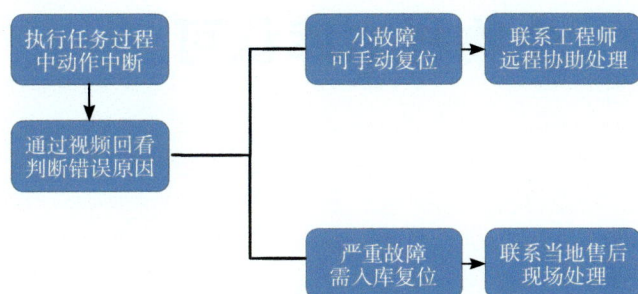

图 20-9　应急故障处理流程

（二）断电故障

发生断电故障时，对于自动化样本保藏系统会有不同程度的影响，相应的应急处置方案参考下文。

机械制冷式自动化样本保藏系统及液氮蒸发制冷式自动化样本保藏系统本身均自带 UPS，用于保障在断电情况下执行完当前操作任务，或者显示设备主操作界面相应信息，不同供应商提供的冗余时间各有不同。

针对系统本身，如果长期断电会影响整个系统的制冷效果，通常自动化样本保藏冷库系统会自带液氮后备制冷系统，可以在较长时间断电时提供低温样本保护。

（三）应急转移

在发生较大灾难情况，通常需要将样本进行应急转移。不同供应商对于设备转移的方案有所区别。如果自动化保藏系统内部存储的样本管采用冻存架结构进行保藏，在应急转移时会便利一些。此外，还需要考虑应急转移装置，在转移过程中进行减少低温样本的结霜，如采用液氮转移车，利用蒸发的液氮提供气相转移环境，确保样本以无霜状态移入备用设备。

（编写：丁富斌　孙　琦，审校：侯雪新　杨信怡）

第二十一章　生物样本库认可

认可是由第三方出具的正式证明，表明合格评定机构（如生物样本库）具备实施特定合格评定工作的能力。生物样本库通过认可活动，进行系统、规范的技术评价和持续监督，有助于生物样本库及其客户自我改进和自我完善。本章将介绍生物样本库认可的基本知识，概述生物样本库认可及其标准化进展和我国生物样本库认可的要求和认可流程，重点介绍生物样本库认可制度的建立、认可的作用和意义，并归纳目前我国生物样本库认可所需参考的相关准则规则文件。

第一节　生物样本库认可及标准化

目前生物样本库认可的重要标准依据《生物样本库质量和能力通用要求》（ISO 20387：2018），我国已等同采用并将其翻译转化为国家标准。我国生物样本库认可制度由中国合格评定国家认可委员会（China National Accreditation Service for Assessment，CNAS）负责，于2021年正式开展生物样本库认可。生物样本库认可在规范生物样本库运作、促进生物样本库管理水平和技术能力建设上发挥了重要作用。

一、生物样本库认可制度

生物样本库认可是权威机构对生物样本库质量管理体系满足国际标准要求且具有相应技术能力所进行的第三方证明，在规范各国生物样本库质量和能力建设，促进样本保藏能力相互承认等方面具有重要的意义。在生物样本库认可领域，国际实验室认可合作组织（International Laboratory Accreditation Cooperation，ILAC）体系下的 ISO 20387 生物样本库认可制度是当前国际上最权威的生物样本库能力承认制度。

生物资源对生命科学的研发及其应用至关重要，生物样本库是构建和管理临床研究所需的生物资源，也是探索疾病发生、发展、转归、诊断和治疗，以及药物研发、健康预防等研究与转化应用的重要基础。以标准化的方式进行样本采集、处理、运输、存贮及检索与查询，是正确使用和共享生物样本资源的根本保证，建立这样一个保存和提供生物资源的管理体系具有重要的意义。共享应用是生物资源的重要价值和作用，取决于人们对生物样本库保藏能力和生物资源质量的信任，第三方权威机构的能力评价和证实亦非常重要。鉴于生物样本库的重要性，世界各国专家公认应对生物样本库进行规范化管理以提升其质量。2018年，国际标准化组织生物技术技术委员会（ISO/TC276）发布了《生物样本库质量和能力通用要求》（ISO 20387：2018），该标准的发布对生物样本库的管理和能力提升产生了重要影响。各国认可机构陆续采用该国际标准对生物样本库开展认可。

我国生物样本库认可制度由中国合格评定国家认可委员会（CNAS）负责。2020 年 12 月 CNAS 发布生物样本库认可规范文件，2021 年正式实施，标志着 CNAS 正式开展生物样本库认可。2021 年 1 月两家试点单位陆续提交生物样本库认可申请。经过文件审查、现场评审等一系列过程，2021 年 3 月认可了我国第一家生物样本库，发出了我国第一张生物样本库认可证书。

二、生物样本库认可的作用和意义

认可是由第三方出具的正式证明，表明合格评定机构具备实施特定合格评定工作的能力。通俗地讲，认可是指认可机构按照相关国际标准或国家标准，对从事认证、检测和检验等活动的合格评定机构实施评审，证实其满足相关标准要求，进一步证明其具有从事认证、检测和检验等活动的技术能力和管理能力，并颁发认可证书。CNAS 依据 ISO/IEC、国际认可论坛（International Accreditation Forum，IAF）、ILAC 和亚太认可合作组织（Asia Pacific Accreditation Cooperation，APAC）等国际组织发布的标准、指南和其他规范性文件，以及我国相关的法律法规和 CNAS 发布的认可规则、准则等文件，实施认可活动。

近年来我国建立了很多生物样本库，这些样本库的建设和管理参差不齐。生物样本库通过 CNAS 认可，证明其满足国际标准 ISO 20387 的要求，代表生物样本库的质量管理和能力建设已达到了标准化的水平，生物样本及相关数据的质量得到保证。生物样本及相关数据的质量是生物样本库建设的核心目标。同时，标准明确了生物样本库的组织管理结构及人员的职责、权限和相互关系，从而有效提升了人员的工作能力和效率。严格持久地执行这些要求，将不断加深人员对标准化流程和质控的认识，大大地提高机构整体的素质，提高机构的综合管理水平。高水准生物样本库的建立，能够系统性地储存人类及其他生物的各种类型样本。同时，可建立封闭且安全可靠的数据库，用于保存和跟踪患者家族史、流行病学、病理学、治疗类型、治疗结果及生存情况等相关信息。在疾病临床研究中，可利用此宝贵资源开展细胞生物学、分子生物学、分子病理学、基因组学和蛋白质组学等系统生物学的研究，探讨新的疾病分类、分型、诊断、个性化治疗和预后标志物的筛选及大样本验证，制订疾病预测、早期检测、分子分型与个性化治疗、预后评估等新型的诊治策略。

生物样本库认可不仅推动了我国生物样本库质量管理水平和能力建设，并且由于客观公正的行为、严谨务实的作风、高水平的专家队伍以及与国际接轨的认可政策和标准，确保了 CNAS 认可的质量，并在规范生物样本库运作、促进生物样本库管理水平和技术能力建设上发挥了重要作用。获得 CNAS 认可的生物样本库普遍认为，认可过程是全面提升样本库质量和技术能力的重要途径。CNAS 发布的各类技术文件，为样本库各项管理和技术工作提供了非常有价值的依据和参考，有效推动了样本库管理和技术水平的提升。当前，我国生物样本库认可制度已得到生物样本库的广泛认同。随着我国改革开放和国际化程度的深化，生物样本库认可将成为其质量和能力国际互认的权威证明。

三、国内外生物样本库认可及标准化进展

目前，国际标准化组织（ISO）是世界上影响最大的标准化专业机构，每年制定超过 1000 项国际标准。

生物样本库认可的重要标准依据是《生物样本库质量和能力通用要求》（ISO 20387：2018），

我国已等同采用并将其翻译转化为国家标准《生物样本库质量和能力通用要求》（GB/T 37864：2019），《生物样本库质量和能力认可准则》（CNAS-CL10）直接采用该国家标准，其主要内容如下。

（一）引言

本文件的制定和应用旨在增强各方对生物样本保藏工作的信心，包含对生物样本库的建设要求。这些要求能使生物样本库证实其能胜任生物样本库的运作，并有能力提供符合研究和开发所需质量要求的生物样本和相关数据。这将通过规划和执行覆盖生物样本及其相关数据整个生命周期的各项政策、程序和全过程来实现。本准则的应用可促进生物样本库、研究者和其他相关方之间的合作与交流，并有助于上述各方的工作实践协调一致。

（二）范围

本文件规定了生物样本库能力、公正性及持续运行（含质量控制）的通用要求，以确保生物样本和数据的质量。

本文件适用于所有从事生物样本保藏的机构，包括为研究和开发而保藏多细胞有机体（如人、动物、真菌和植物）及微生物的生物样本库。生物样本库用户、监管机构、同行评估组织、认可机构均可使用本文件来确认或承认生物样本库的能力。

本文件不适用于食品、种子生产、分析和治疗的生物样本。

（三）正文

ISO 20387 的核心内容分为 "通用要求"（第 4 章）、"结构要求"（第 5 章）、"资源要求"（第 6 章）、"过程要求"（第 7 章）、"管理要求"（第 8 章）。其中，"通用要求"主要包括"公正性"和"保密性"。"资源要求"包括"人员""基础设施""外部提供的过程、产品和服务"及"设备"。

"过程要求"包括 13 个要素：7.1 总则、7.2 生物样本及相关数据的采集、7.3 接收和分发生物样本及相关数据、7.4 生物样本及相关数据的运输、7.5 生物样本及相关数据的可追溯性、7.6 生物样本的制备和保存、7.7 生物样本的储存、7.8 生物样本及相关数据的质量控制、7.9 方法的确认和验证、7.10 信息和数据管理、7.11 不符合输出、7.12 报告要求、7.13 投诉。

"管理要求"包括 9 个要素，分别为：8.1 方式、8.2 质量管理体系文件信息记录（方式 A）、8.3 质量管理体系文件控制（方式 A）、8.4 记录（方式 A）、8.5 风险防范措施（方式 A）、8.6 改进（方式 A）、8.7 纠正措施（方式 A）、8.8 内部审核（方式 A）、8.9 质量管理评审（方式 A）。其中"方式"中也说明，生物样本库管理层在建立生物样本库质量管理体系时，可以选择满足方式 A，也可以选择满足方式 B 来成文并实施。不过，无论使用这两种方式的哪一种，均应确保样本库在实施质量管理体系和本准则第 4～7 章时能得到同样的结果。

在 ISO 20387：2018 发布后，2018 年 10 月在新加坡召开的 ILAC 第 22 届年会上，通过决议声明生物样本库认可应使用 ISO 20387 作为独立标准。2020 年 4 月，APAC 成立 WG 20387 临时工作组，CNAS 作为召集单位，对 ISO 20387 纳入认可机构间相互承认协议（MRA）进行了可行性分析。2020 年 5 月，APAC 在其成员机构中开展调查，结果显示多数认可机构高度关注生物样本库认可这一新领域。2020 年 10 月，经过全部成员投票表决后，APAC 正式批准 ISO 20387 生物样本库认可制度 MRA 扩项。中国和美国成为率先开展此项制度研究和试点的两个国家。美国实验室认可机构于 2019 年 4 月正式发出了世界上第一张生物样本库认可证书，截至 2022 年 5 月在美国已经有 5 家机构正式获得了认可。

应生物样本库行业组织的需求，结合我国行业和行政管理要求，以及我国生物样本库实际运行情况，CNAS 也同时开展生物样本库认可制度适宜性研究，并跟踪国际认可界此项认可制度的研究进展。随着一系列生物样本库相关国际标准、国家标准、行业标准及团体标准的出台和发布，在借鉴检测实验室认可和医学实验室认可经验的基础上，建立了规范化和国际化的生物样本库权威认可制度，并编制了相关文件，包括生物样本库领域分类、认可准则和认可规则等。2020 年 12 月，生物样本库认可规范文件发布，2021 年正式实施，标志着 CNAS 正式开展生物样本库认可。同时，CNAS 也积极宣传推动生物样本库质量和能力建设，为我国生物样本库的发展和管理提供技术支撑，与国家质量提升行动、科技发展规划等政策保持方向一致，得到了生物技术主管部门和业界的充分肯定。

第二节　生物样本库认可要求

本节将介绍我国生物样本库认可的要求，归纳目前我国生物样本库认可所需参考的相关准则规则文件。申请人应在遵守国家法律法规、诚实守信的前提下自愿申请认可，并具备明确的法律地位和承担法律责任的能力。同时，申请人需符合 CNAS 颁布的认可准则和相关要求，遵守 CNAS 认可规范文件的规定，履行相应义务。

CNAS 对申请人申请的认可范围，依据有关认可准则，实施评审并做出认可决定。根据 CNAS 认可规则的要求，申请认可的生物样本库应满足以下条件。

（一）具有明确的法律地位，具有承担法律责任的能力

申请人具有明确的法律地位，其活动应符合国家法律法规的要求。在我国开展生物样本保藏活动的可以是法人实体，也可以是由法人实体或法人授权代表书面授权的下属分支机构［大多数情况下为某一院校或研究院（所）或医疗机构的下属职能部门］，该分支机构自身不能承担法律责任［民事责任和（或）刑事责任］，一旦需要追究其法律责任，将由其从属的母体组织（法人）来承担。非法人机构性质的生物样本库应相对保持独立，其独立性体现在业务独立运作、财务独立核算、场地设施独立、配套软硬件系统独立等方面。无论是否为独立法人，申请生物样本库认可的均应合法开展保藏活动。

申请认可的生物样本库应符合不同类型生物样本保藏相关的法律、行政、行业管理要求。如《生物多样性公约》《名古屋议定书》《布达佩斯条约》《生物安全法》《中华人民共和国人类遗传资源管理条例》《条例》《病原微生物实验室生物安全环境管理办法》等。其中，《中华人民共和国人类遗传资源管理条例》已于 2019 年 7 月 1 日起施行，其对采集、保藏、利用、对外提供我国人类遗传资源的活动有相关规定，如应具有法人资格、通过伦理审查、具有负责人类遗传资源管理的部门和保藏管理制度等。当生物样本库业务涉及我国人类遗传资源时，应遵守该条例，并获得国务院科学技术行政部门批准。

（二）符合 CNAS 颁布的认可准则和相关要求

CNAS 的认可规范文件包括：适用于 CNAS 全部认可制度的通用认可规则、适用于特定认可制度（如实验室认可）的专用认可规则、适用于 CNAS 特定认可制度（如生物样本库认可）的基本认可准则和专门要求和应用说明、认可指南和认可说明，其中的认可指南主要为样本库和评审员提供参考，不是强制要求。与生物样本库认可相关的认可规范文件如下。

1. 通用认可规则

（1）CNAS-R01《认可标识和认可状态声明管理规则》：此文件为保证 CNAS 徽标、国际互认联合徽标、认可标识、国际互认联合标识与认可证书的正确使用，防止误用、滥用徽标、标识和误导性宣传，维护 CNAS 的信誉，特制定本规则。适用于 CNAS 徽标、国际互认联合徽标、认可标识、国际互认联合标识与认可证书的管理，规范获准认可的机构对认可标识的使用及认可状态的宣传。

（2）CNAS-R02《公正性和保密规则》：此文件为确保认可工作的公正性，维护申请人和获准认可机构的信息保密权利。本规则规定了在认可工作中应遵循的公正性及保密方面的原则与要求，适用于 CNAS 在认可工作中涉及的所有过程及活动。

（3）CNAS-R03《申诉、投诉和争议处理规则》：此文件为确保申诉、投诉和争议处理工作的公正、有效，维护与认可工作有关各方的正当权益和 CNAS 的信誉，本规则根据有关法律法规和国际标准，规定了申诉、投诉和争议的处理方式和程序。适用于处理来自申请认可或已获准认可的机构对 CNAS 的申诉和争议以及任何组织或个人对 CNAS 提出的投诉。本规则也适用于向 CNAS 提出的针对申请认可或已获准认可的机构的投诉。

2. 专用认可规则

（1）CNAS-RL01《实验室认可规则》：此文件规定了 CNAS 实验室认可体系运作的程序和要求，包括认可条件、认可流程、申请受理要求、评审要求、多检测／校准／鉴定场所实验室认可的特殊要求、变更要求，以及认可暂停、恢复、撤销和注销的规定。此外，文件还明确了 CNAS 与实验室的权利和义务。

（2）CNAS-RL02《能力验证规则》：此文件规定了 CNAS 能力验证的政策和要求，包括对合格评定机构的要求和对 CNAS 的要求。

（3）CNAS-RL03《实验室与检验机构认可收费管理规则》：此文件的制定是为了加强 CNAS 对实验室及相关机构和检验机构认可工作的收费管理，规范认可收费行为，保护认可双方的利益。

（4）CNAS-RL10《生物样本库认可规则》：此文件规定了 CNAS 生物样本库认可体系运作的程序和要求，包括认可条件、认可流程、申请受理要求、评审要求、对多场所生物样本库认可的特殊要求、变更要求，以及认可暂停、恢复、撤销和注销的规定。此外，文件还明确了 CNAS 与生物样本库的权利和义务。

3. 基本认可准则　CNAS-CL10《生物样本库质量和能力认可准则》，此文件规定了生物样本库能力、公正性以及一致运作（含质量控制）的通用要求，以确保生物样本和数据收集的合适质量。

4. 专门要求

（1）CNAS-CL01-G002：2021《测量结果的计量溯源性要求》：此文件规定了 CNAS 对检测实验室（含医学实验室）、校准实验室（含医学参考测量实验室）、检验机构、标准物质／标准样品生产者、生物样本库和能力验证提供者（以下统称合格评定机构）实施认可活动时涉及测量结果的计量溯源性要求。

（2）CNAS-CL01-G003：2021《测量不确定度的要求》：测量不确定度作为测量结果的一部分，合理表征了被测量量值的分散性。它对测量结果的可信性、可比性和可接受性具有重要影响，是评价测量活动质量的关键指标。国际上，合格评定活动的相关方（如消费者、生产商、政府等）均对测量不确定度高度关注，国际实验室认可合作组织（ILAC）也为此制定了专门政策。为使相关认可活动与 ILAC 要求保持一致，特制定本文件。

5. 认可指南

（1）CNAS-GL001：2018《实验室认可指南》：此文件旨在介绍和解释 CNAS 有关实验室认可工作的基本程序和要求，以便于 CNAS 工作人员、申请和获准认可实验室在从事或参与相关认可活动时参考，也可供对实验室认可工作感兴趣的人员参阅。

（2）CNAS-GL008：2018《实验室认可评审不符合项分级指南》：此文件明确了不符合项分级的原则，为评审组、CNAS 秘书处评审主管及其他相关人员评估和管理认可评审结果提供指导，旨在提高评审结论的一致性和规范性。本文件适用于实验室认可评审活动，也可用于实验室对内审发现的不符合项进行控制。根据本指南确定的原则，评审组需识别不符合项的严重程度，并结合总体评审情况提出合理的推荐意见。

（3）CNAS-GL011：2018《实验室和检验机构内部审核指南》：此文件旨在指导实验室和检验机构如何建立和实施内部审核方案。应用本指南的前提是实验室或检验机构已实施了符合 ISO/IEC 17025 或 ISO/IEC 17020 的要求的管理体系。本指南是通用性指南，内部审核的实际运作取决于组织的规模、业务范围和组织结构的具体情况。

（4）CNAS-GL012：2018《实验室和检验机构管理评审指南》：本指南旨在指导实验室和检验机构如何建立和实施管理评审方案。本指南应用的前提是组织已经实施了符合 ISO/IEC 17025 或 ISO/IEC 17020 要求的质量管理体系。本指南是通用性指南，管理评审的实际运作取决于组织的规模、业务范围和组织结构的具体情况。

（三）遵守 CNAS 认可规范文件的有关规定，履行相应义务

1. 申请认可样本库的权利和义务

（1）样本库有权获得 CNAS 的相关公开文件。

（2）样本库有权获得认可评审安排进度、评审组成员及所服务的单位等信息。

（3）样本库有权对与认可有关的决定提出申诉，有权对 CNAS 工作人员及评审组成员的工作提出投诉。

（4）基于公正性原则，样本库有权对评审组的组成提出异议。

（5）样本库有义务了解 CNAS 的有关认可要求和规定。

（6）样本库有义务按照 CNAS 的要求提供申请文件和相关信息，并保证内容真实、准确。

（7）样本库有义务配合 CNAS 秘书处的评审安排，并为评审活动提供必要支持。同时，需为相关人员进入被评审区域、查阅记录、见证现场活动及接触工作人员等提供便利。此外，不得拒绝 CNAS 秘书处派出的见证人员，包括国际同行评审的见证人员。

2. 获准认可样本库的权利和义务

（1）样本库有权在规定的范围内宣传其从事的相应技术能力已被认可。

（2）样本库有权在其获认可范围内出具的证书或报告，以及拟用广、专信笺宣传刊物上使用认可标识。

（3）样本库有权对 CNAS 工作人员、评审的提出投诉，并有权对 CNAS 针对其做出的与认可有关决定提申诉。

（4）样本库有权自愿申请终止认可资格。

（5）样本库有义务确保其运作和提供的服务持续符合规定的认可条件。

（6）样本库有义务自觉遵守相关法律法规。

（7）如适用，样本库有义务为 CNAS 秘书处安排评审活动提供必要支持。同时，需为相关人员进入被评审区域、查阅记录、见证现场活动及接触工作人员等提供便利。此外，不得拒绝 CNAS 秘书处派出的见证人员，包括国际同行评审的见证人员。

（8）样本库有义务建立客户投诉处理程序，如在收到投诉后 2 个月内未能使相关方满意，应将投诉的概要和处理经过等情况通知 CNAS 秘书处。

（9）样本库在发生 RL-10《生物样本库认可规则》8.1.1 条所述变化时，有义务书面通知 CNAS 秘书处；有义务在认可要求发生变化时按照 CNAS 要求进行调整，并在调整完成后通知 CNAS 秘书处。

（10）样本库有义务做到公正诚实，不弄虚作假，不从事任何有损 CNAS 声誉的活动。

（11）样本库有义务在其证书、报告或宣传媒介，如广告、宣传资料或其他场合中标明其认可状态时，符合 CNAS 的有关规定。

（12）样本库有义务在被 CNAS 撤销认可或自愿注销认可资格时，或在认可证书（或认可决定书）明示认可的期限逾期时，立即交回认可证书，停止在证书、报告或宣传材料上使用认可标识/联合标识，并不得采用任何方式表示其认可资格仍然有效。

（13）样本库有义务经常浏览 CNAS 网站，及时获得认可状态、认可要求等相关信息。

（14）样本库有义务按有关规定缴纳费用。

（15）样本库有义务及时将认可资格的暂停、缩小、撤销及相关后果告知其受影响的客户，不得有不当延误。

第三节　生物样本库认可过程

本节对我国生物样本库认可流程进行概述，认可过程主要分为认可申请、文件及现场评审和评定批准三个阶段，对每阶段所需做的准备工作及内容进行描述。

一、生物样本库认可流程概述

我国生物样本库认可过程概括为样本库申请、文件及现场评审和评定批准 3 个阶段。

二、认可准备及申请

（一）认可准备

准备申请认可的生物样本库建议做好以下几方面工作：

1. 思想准备　样本库首先需要明确认可的目的，即按照 ISO 20387 建立和运行质量管理体系，并通过持续改进，确保样本库样本采集、处理、运输、存贮等过程规范化。申请认可是通过增加外部的检查和监督来帮助样本库完善质量管理体系、提高技术能力、寻求第三方证明的一种手段。此外，当生物样本库是从属于某个法人机构的一个分支机构时，样本库应明确其在母体组织内的纵向管理和横向协作关系，如母体组织可能要求统一财务管理、外部供应管理、法律事务管理等，相应的横向协作部门就会对样本库的日常运行产生重要实质性影响。样本库认可的相关要求需取得以上部门的支持和配合，所以准备认可的生物样本库需要加强与相关领导及其他部门的沟通，确保满足 ISO 20387 相应条款的要求。质量管理体系的建立和运行需要领导的重视和全体工作人员的参与，只有保证了全员参与，才能保证质量管理体系运行持续符合要求并不断得到改进，所以调动工作人员的主观能动性也是进行认可准备的重要环节。

2. 知识准备　了解并熟悉 CNAS 与生物样本库认可相关的政策、规定和文件对于认可申请非常重要，其中涉及认可规则、认可准则、认可应用说明、认可指南、申请要求等，可以指导样本库按照规范的程序进行准备工作。例如参考《实验室和检验机构内部审核指南》（CNAS-GL011）进行样本库质量管理体系的内部审核、参考《实验室和检验机构管理评审指南》（CNAS-GL012）进行样本库质量管理体系的内部审核。此外，组织全部工作人员学习和研讨质量管理体系和技术要求等方面的知识，增进对 ISO 20387 和相关认可文件的正确理解，了解国家相关的法律法规、行业规范要求等都是进行认可知识准备的重要工作。

3. 工作准备　经过以上的准备工作之后，即进入了实质性的样本库认可准备工作。特别需要提醒的是，建立符合 ISO 20387 要求的质量管理体系并不意味着需要将样本库原来一直在用的一些文件或程序废除，重新建立。与之相反，样本库应该在梳理管理及技术现状的基础上，尽量利用样本库现有的文件体系，结合样本库日常的工作流程，经过整合、补充和完善，建立既符合 ISO 20387 要求又最大限度保留自身传统和习惯的质量管理体系，严格执行质量管理体系要求并保存好运行记录。按照拟保藏样本的类型、目的和主要活动（生物样本及相关数据和信息的采集、收集、处理、保存、测试、分析和分发中的部分或全部活动）进行技术准备，关注诸如室内质控（IQC）、能力验证/室间质评（EQA）、方法的确认和验证等技术要求。

样本库开展质量管理时，需关注并遵循以下八项原则：

（1）以客户为中心：实施质量管理体系的根本目的在于向客户提供令其满意的产品或服务，进而实现组织和组织成员的价值。因此，在体系正常运行中，管理层应与利益相关方保持积极沟通，尤其是针对质量管理体系的有关性能指标和任何改进需求，会对利益相关方的满意度产生重要影响，因此需要与利益相关方之间进行必要的沟通并达成共识。

（2）领导作用：样本库管理层必须注重质量，确定样本库的宗旨、方向、资源，并为员工创造一个能充分参与实现目标以及实现自身发展的环境。ISO 20387 规定了管理层的具体职责，如果是医院建立的样本库，同时特别注意不应忽视院领导的作用，如果没有医院领导的支持和协调，即使样本库管理层重视质量管理，也很难落实 ISO 20387 的全部要求。

（3）全员参与：质量管理体系的建立和有效运行是一个系统工程，满足来自接收者/用户要求及相关适用性要求（包括本标准中描述的要求）是构建和实施质量管理体系的根本目的，而实施质量管理体系的主体又是员工，每个员工的工作都会影响质量管理体系运行的质量和有效性，尤其在执行层面，每个员工都应是质量管理体系的参与者。因此，管理层应该向员工充分传达满足相关要求的重要性及不满足的后果，并通过必要的管理手段使员工这种"重要性"认知得以持续和强化。

（4）过程方法：将相关资源和活动按照过程来进行管理，可以更高效地得到期望的结果。ISO 20387 对生物样本库的结构、资源、过程、管理等要素均分别提出了要求，样本库应合理整合所有这些必需过程，建立规范化的执行活动或流程，涵盖伦理要求、知情同意、样本采集、处理、存储、运输及应用等环节。这些规范需贯穿于生物样本库的整个运行体系，确保向用户提供的产品、过程或服务在特定条件下满足用户预期或既定目标。

（5）系统方法：因质量管理体系是一个系统，不能孤立看待标准中的单个要素，而是要理解各要素之间的相互联系、相互影响和相互作用，在工作实践中加以应用。

（6）持续改进：任何事物没有最好，只有更好。切实应用标准中给出的持续改进方法，在质量管理的各个环节发现持续改进机会，采取改进措施，不断改进和完善样本库的质量管理体系，促进样本库管理能力和技术水平的不断提升。

（7）基于事实的决策方法：以事实为依据做决策，可防止决策失误。要善于使用统计学方法，如在质控、满意度分析等活动中开展统计分析等，发现问题，调查分析并做出决策。

（8）互利的合作关系：无论对供方还是客户，没有互利就没有良好的合作。样本库要重视与客户、横向协作部门的沟通，不断地了解他们的需求和要求，并通过改进工作不断满足其需求和要求，在样本库自身工作得到提升的同时，也提高了客户工作的质量和满意度，与临床形成良好的互利合作关系。

（二）认可申请

1. 按照《生物样本库认可规则》（CNAS-RL10）的要求，申请认可的生物样本库除符合法律法规、满足认可准则的要求外，还应满足如下要求：

（1）提交的申请资料应真实可靠，申请人不存在欺诈、隐瞒信息或故意违反认可要求的行为。

（2）申请人应对 CNAS 的相关要求基本了解，且进行了有效的自我评估，提交的申请资料齐全完整、表述准确、文字清晰。

（3）申请人具有明确的法律地位，其活动应符合国家法律法规的要求。

（4）建立了符合认可要求的管理体系，且正式、有效运行 6 个月以上。即管理体系覆盖了全部申请范围，满足认可准则及其在特殊领域应用说明的要求，并具有可操作性的文件。组织机构设置合理，岗位职责明确，各层文件之间接口清晰。

（5）进行过完整的内审和管理评审，并能达到预期，且所有体系要素应有运行记录。

（6）使用时，申请的技术能力满足《能力验证规则》（CNAS-RL02）的要求。

（7）申请人具有开展申请范围内的活动所需的足够资源，如主要人员，包括授权签字人应能满足相关资格要求等。

（8）仪器设备的量值溯源应能满足 CNAS 相关要求。

（9）申请认可的技术能力有相应的经历，上述经历应覆盖申请的全部活动类型。

2. 样本库在满足以上要求后，须填写 CNAS-AL21《生物样本库质量和能力认可申请书》及其附表附件，附表附件如下：

（1）附表 1-1：授权签字人一览表（中英文）。

（2）附表 1-2：授权签字人申请表。

（3）附表 2：申请样本库保藏能力范围（中英文）。

（4）附表 3：生物样本库质量和能力认可自查表。

（5）附表 4：能力验证计划 / 实验室间比对汇总表。

（6）附表 5：样本库人员一览表。

（7）附件 1：认可合同（一式二份）。

并随申请书提交以下文件资料：

（1）法律地位证明：包括法人证书、执业许可证及执业范围复印件、与申请项目相关的资质证书等。

（2）行政许可证明：从事人类遗传资源活动的行政审批件。

（3）管理体系文件：包括样本库现行有效受控的质量手册和程序文件。

（4）概况图：样本库平面图、组织机构图。

（5）采集、处理、存储、信息管理全部设备清单；全部服务项目清单、服务对象清单（适用于独立生物样本库）；典型样本发放报告（各认可领域至少一份样例报告）；关键设备的校准溯源一览表。

（6）评审报告及相应记录：内部审核报告、管理评审报告及相应记录。

（7）评估报告：风险评估报告。

（8）申请费汇款单据复印件。

（9）其他资料。

以上材料准备完毕提交后，经过程序性审查、风险识别和初步文件审查后，如果受理要求满足即可受理；若文件审查无法确认满足受理要求，则样本库需继续改进。

3. 样本库也可参考《实验室认可导读》（详见 CNAS 官网），全面了解从认可申请、现场评审到认可评定、获准认可等流程，获取与生物样本库有关的认可规则、准则及指南等规范性文件和获准认可实验室 / 样本库的名录和能力查询的路径。

三、评审

（一）文件评审

在正式受理样本库的申请后，一般由评审组长负责组织全面文件审查，包括样本库的质量管理体系文件及相应的技术能力文件，在审查后给出是否可以进行现场评审的结论。某些情况下，不能通过文件审查确认样本库是否可以接受现场评审时，会与样本库协商以预评审方式确认样本库是否满足可以进行现场评审的条件。

（二）预评审

当评审组长有充分理由认为确有必要安排预评审时，样本库需提交书面申请，CNAS 批准后可进行预评审。预评审中发现的问题，应提交给样本库；并向 CNAS 提交《预评审报告》，并明确说明样本库是否可在短期内接受正式评审。

（三）现场评审

在进行现场评审之前，评审组长应负责组织评审策划，包括需查阅的文件、观察的场所和操作、现场试验、考核的人员等，并将现场评审策划在进入现场之前发给样本库及 CNAS。

现场评审过程包括预备会、首次会、现场观察、现场评审、分析前后过程的评审、与样本库人员的沟通会及末次会等环节。对样本库管理体系与 ISO 20387 的符合性进行全要素评审，评审依据还包括认可规则、认可准则的应用说明和样本库的质量管理体系文件，并覆盖样本库申请的全部项目和所涉及的部门。评审组会在末次会之前形成评审结论，与样本库商定整改方法和完成时间，完成评审报告现场评审部分的内容，并得到样本库的确认。

（四）跟踪评审

在一般情况下，现场评审发现的不符合项可以通过审查整改文件的方式予以确认，某些情况下，为验证纠正措施是否得到有效实施，可由评审组长或其指定的评审员对被评审样本库进行跟踪评审。跟踪评审内容仅限于样本库评审中发现的不符合项的纠正措施实施情况，一般不扩大评审范围。跟踪评审采取现场验证和（或）文件评审的方法。

四、评定批准

（一）评定

CNAS 指定独立于评审过程的专家组成评定工作组，对秘书处提交的评审报告进行评定。评定工作组重点审查秘书处提交的资料是否符合认可规范的要求，并评估其完整性。评定工作组根据评定委员的意见或建议进行讨论，形成的评定结论需获得至少 2/3 成员的同意。根据评定结论，秘书处将批准申请或向相关业务处反馈评定工作组意见，并要求评审组进行改正。

（二）整改

评定工作组提出的整改意见，由评定处核实，相关业务处组织落实。对于整改意见，可能需要补充材料、现场验证或其他整改工作。整改工作完成并经评定处审核符合要求后，提交批准。

（三）批准

对于评定委员会评定做出的评定结论，由 CNAS 秘书长或其授权人批准，签发认可证书。秘书长或其授权人不能更改评定委员会的评定结论，但若发现有不妥之处或疑问，可暂缓批准，提请评定委员会澄清、修正或重新评定。

（编写：付　岳　吕　京，审校：李军燕）

第二十二章　病原微生物保藏机构建设与管理

病原微生物菌（毒）种保藏库需要合理、高效、安全的运营环境，确保样本的标准化接收、前处理、加工、储存及发放，同时，保证保藏库的硬件设备正常有效运行及样本库工作人员舒适、高效地完成日常工作。保藏库的设施和环境建设需要根据样本库自身的情况进行合理规划，需要考虑的设施因素包含规划布局、建筑结构、装饰装修、通风空调、给水排水、供气、电气自控和消防等。

为推进病原微生物菌（毒）种保藏库的建设水平，本章结合现有相关法律法规、标准规范及建成的工程案例，就保藏库设计和建设过程中的相关要求和重点、难点进行阐述。

第一节　规划布局

病原微生物保藏库应根据其工作流程和各实验单元功能特点合理布局，充分考虑样本的安全性和工作便利性需求，最大限度保证样本质量、确保生物安全、减少污染风险。同时，要考虑到不同样本采集、运输、接收、处理、存储、数据加工等工作需求，合理规划好人流、物流，节约资源，确保保藏库设计的实用性、安全性、经济性和前瞻性。

一、策划

病原微生物菌（毒）种保藏机构建设是一种长期的基础建设投资，需要较大的建筑空间、便利的交通，有较大的能耗，需要稳定、安全的建筑环境，包括良好的建筑装修环境、稳定的配电系统、良好的通风系统、安全的建筑结构体系，以保证保藏机构长期稳定运行。

保藏机构的建设一般为新建和改建两种类型，新建项目由独立的管理部门根据项目建设策划阶段提出的需求，在新建建筑中得以充分考虑，或置于主体建筑中，或独立建造保藏机构建筑。改建项目受原有建筑的制约较多，根据国家建设管理规定，对于建筑的功能、性质的改变应经过严格的评估和设计改造。

保藏机构的策划内容可以分为流程策划、实体库策划、信息策划及其他。流程策划主要包括知情同意，样本采集、处理、储存、转运及应用等各个环节的规范化。实体库策划包括场地和空间分配符合要求，样本前处理，储存空间充足，以及温度和安全的规范化。信息策划包括样本及样本源的信息安全管理符合规范，隐私安全得到保障。其他包括人员配备合理、物流明确及资金投入等，这些均是规范化保藏中心建设的重要部分。保藏机构的建设应与建筑工程项目的建设进度计划同步，并相互配合、沟通。保藏机构的设置对整体建筑设计有着较大的影响。为避免设计修改、工程返工等问题给整体建筑质量、工期、投资控制带来影响，应在项目前期就开始进行整体的策划和研究，保藏机构的投资重点与新建项目的建设费用资金来源不同，保藏机构的存储设备作为专项设备，其采购和安装通常相对滞后，如不能在工程设计前确定保藏机构的位置、规模和存储类型，造成的结果往往对建筑工程设计建造带来不利影响，应予以重视。如按《建筑工程抗震设防分类标准》规定，"科学实验建筑中，研究中试生产和存放具有高放射性物品以及剧毒的生物制品、化学制品、天然和人工细菌、病毒（如鼠疫、霍乱和新发高危险传染病等）的建筑，抗震设防类别应划为特殊设防类"。特殊设防类建筑，即甲类建筑。甲类建筑的设计中，地震作用和抗震措施应高于本地区抗震设防烈度的要求，具体数值应根据批准的地震安全性评价结果确定。6 ~ 8 度设防时，应按提高 1 度的要求进行抗震设防；9 度设防时，应提出比 9 度更高的要求。建筑工程的抗震设防类别对工程的结构设计、抗震构造措施和整体造价有较大的影响。国内的基本建设程序如图 22-1 所示。

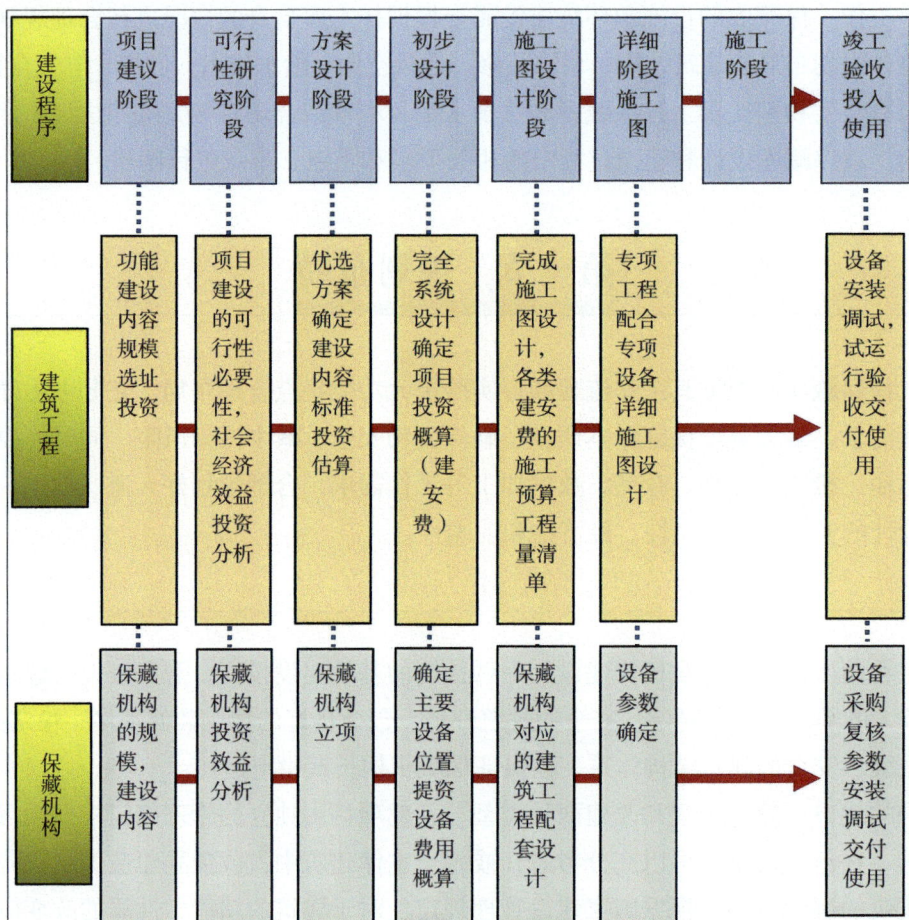

图 22-1　国内的基本建设程序

二、保藏机构的建设内容

　　保藏机构库区的工程特点是存储设备数量、类型多；用电负荷大、使用时间长；规划平面流程设计中人流、物流、污物流宜分开，生物安全功能性分区，清洁区、半污染区、污染区等应合理明确。核心库区宜独立设置，不同条件和环境存储区、特殊样本存储区、临时存储区宜分别设置。

（一）综合办公区

保藏机构日常办公、会议、管理、资料保存的场所，为清洁区。应配备与预期工作相适应的设备设施；综合办公区应根据管理人员编制、宜设办公室、会议室，最好是带有远程会议系统的视频会议室，还应设置供合作方和项目研究人员使用的临时办公室。综合办公区应设更衣室，主要为进入实验工作区提供方便。

（二）数据管理区

保藏机构的数字化管理非常重要，包括保藏机构库区的建筑环境监控、存储设备运行状态的监控，大量的菌（毒）种样本的原始数据、存储、出入库数据及样本的管理数据。是保护样本质量的关键，同时为实现资源共享提供基础。也可与整体设计的数据信息机房合并，但需在保藏机构内设置显示控制终端。数据管理区与综合办公区联系紧密，规划设计时宜统一考虑。

（三）接收/分发区

承担样本的接收/分发工作，对样本进行登记录入、分类、预处理、暂存、转运等功能，该区为污染区。接收/分发区是保藏机构对外的连接窗口，是保藏机构重要的功能区，一般布置在保藏机构的主入口，也可单独布置在对外交通便利的位置，设置窗口对接，接收与分发应有明确的分隔标识。外来人员不宜进入保藏机构库区。

（四）实验工作区

实验工作区是根据对菌（毒）种或样本操作及科研需求规划的实验区域，通常承担菌（毒）种或样本制备、标识及实验等工作，一般包括液体处理区、组织病理区、细胞培养区和其他功能实验区等。实验工作区宜靠近接收/分发区，并有直接联系，提高某些样本的处理工作效率。保藏机构的样本制备应根据菌（毒）种的危险、危害程度，确定在相应级别的实验室中完成，即保藏实验活动所需的各级别生物安全实验室应与所保藏的病原微生物样本相适应，符合国家卫生健康委员会《人间传染的病原微生物目录》对生物安全防护水平的要求。实验室建设应且符合《病原微生物实验室生物安全管理条例》、GB 19489、GB 50346、WS 233、《人间传染的病原微生物菌（毒）种保藏机构设置技术规范》等国家法规和标准规范的要求。若保藏机构未设置高级别实验室，则需单独制定菌（毒）种样本的制备和转运方案。

生物安全实验室根据处理对象的生物危害程度和采取的防护措施分为四个等级，其中，一级对生物安全隔离的要求最低，四级最高；根据所操作致病性生物因子的传播途径可分为 A 类和 B 类。A 类指操作非经空气传播生物因子的实验室。B 类指操作经空气传播生物因子的实验室，其中 B1 类生物安全实验室指可有效利用安全隔离装置进行操作的实验室；B2 类生物安全实验室指不能有效地利用安全隔离装置进行操作的实验室。实验室分级依据见表 22-1。

表 22-1　生物安全实验室分级

分级	危害程度	处理对象
一级	低个体危害，低群体危害	对人体、动植物或环境危害较低，不具有对健康成人、动植物致病的致病因子
二级	中等个体危害，有限群体危害	对人体、动植物或环境具有中等危害或具有潜在危险的致病因子，对健康成人、动物和环境不会造成严重危害，有有效的预防和治疗措施

分级	危害程度	处理对象
三级	高个体危害，低群体危害	对人体、动植物或环境具有高度危害性，通过直接接触或气溶胶使人传染上严重甚至是致命疾病，或者对动植物和环境具有高度危害的致病因子，通常有预防和治疗措施
四级	高个体危害，高群体危害	对人体、动植物或环境具有高度危害性，通过气溶胶途径传播或传播途径不明，或者未知的、高度危险的致病因子，没有预防和治疗措施

（五）质控室

承担菌（毒）种或感染性样本的质量检测工作，一般设置在实验工作区范围，应配备适合质检所需的设备设施，是保藏机构必须设置的重要区域。

（六）灭菌区

保藏机构的菌（毒）种/样本在实验、样本制备和存贮过程中会产生废弃物，应在保藏机构中进行销毁和高温灭菌等作业，应设灭菌室，有条件的可采用双扉灭菌锅，灭菌后的物品应经污物通道运出。

三、保藏机构的选址

病原微生物菌毒种保藏机构宜为独立建筑。应尽量在样本采集或使用的地点附近建立，宜选择有良好通风条件的区域。设施和环境建设需要根据样本库自身的情况进行合理选址规划，需要考虑的因素包含设备类型、功能区的配置、样本增长速度、预计储存量、预计储存时间等。此外，保藏库应离居民区有一定距离，应有防止洪涝灾害的措施。

保藏机构作为整体建筑的一部分时，应设在较低楼层为宜，设在地下室应考虑防止洪水倒灌。采用液氮进行深低温存储的，应在建筑整体规划时考虑室外液氮塔的规划位置，应靠近保藏机构使用液氮的库区，缩短管道设置，并有良好的交通和液氮供给的操作空间。

第二节　建筑、装饰装修和结构设计要求

保藏机构的建设与一般实验室类似但也有所不同，设计上不但要美观舒适，还要防火、防潮、防腐等，增加通风、净化、消毒等功能，达到环保、安全、可靠、经久耐用。保藏机构如作为整体建筑的一部分，其平面设计一般受制于整体建筑，在整体设计中应重视保藏机构的特点，制定合理的设计计划和设计方案。本节就保藏库的建筑与装饰装修和结构设计进行简要介绍。

一、建筑与装修

图 22-2 为典型的保藏机构建筑功能流程，包括保藏区、实验工作区、样本收发/接收区、消毒灭菌区、综合办公室及数据管理区等。通常，独立设计的保藏机构宜采用较为经济的柱网设计，如 7.5 m×7.5 m、8.1 m×8.1 m，建筑地下室如用于停车等功能，应综合考虑车位等功能设计做出综合决策，柱网间距设计不宜小于 6.6 m×6.6 m。由于保藏机构楼面活荷载较大，较大的柱间距会增大梁板截面尺寸，影响库区的层间净高，经济性较差。保藏机构的建筑层高不应低于 4.2 m，应

根据柱网间距、框架梁高度确定层高，保证保藏机构的灵活布置和净高要求。

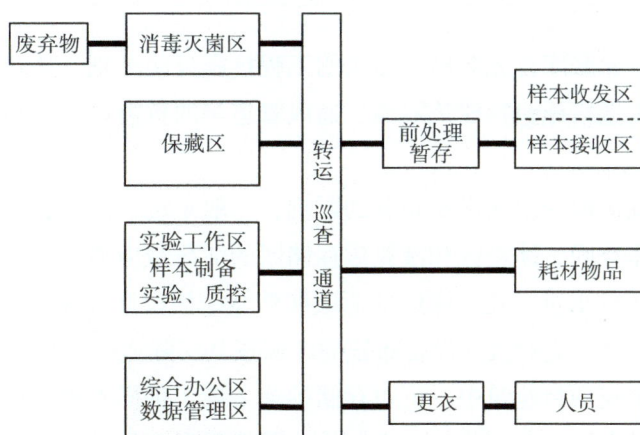

图 22-2 保藏机构建筑功能流程

保藏机构平面不仅要考虑人员流动，更重要的是应充分考虑存储设备的运输、安装的需要，如低温冰箱、常规手动液氮存储罐的运输通道，还要注意竖向运输通道，货运电梯的尺寸和位置。通常通道的净尺寸不应小于 2.4 m，吊顶高度不宜低于 2.8 m。尤其注意的是通道门的尺寸应符合设备运输的要求，一般宽不小于 1.8 m、高不低于 2.4 m，或者采取先运输设备，后安装门的做法。对于有大型存储设备的保藏机构的设计，应考虑预留吊装孔的方式，并合理安排建筑施工计划。

在保证建筑功能、消防要求及安全的同时，库区走廊应具有参观、库区展示的功能，可设计为通体窗。

菌（毒）种保藏区可划分为核心保藏区和辅助工作区，宜设分隔标识。辅助工作区应具备存放应急处理物资和个人防护装备等物品的空间和设施，必要时可配置生物安全柜，在辅助工作区内宜设办公台，方便样本出入库时工作人员操作，配置办公电源、网络接口。

保藏机构的装修应简洁，其中综合办公区、数据管理区、实验工作区的装修可参考综合实验室做法。保藏区装饰材料应根据特点合理选择。

保藏机构的装饰材料应为环保材料，应耐腐蚀，易清洁，不易积尘。

综合办公区、数据管理区、实验工作区室内、走廊等可根据投资情况和建设标准进行设计施工。墙面可采用高品质的护墙板（如树脂板、不燃板等），实验工作区墙面、吊顶可采用整体较好的高强洁净彩钢板等。地面采用 PVC 卷材或橡胶卷材地面，有良好的整体性和舒适感。

保藏机构库区墙面、顶面可采用乳胶漆涂料等材料。超低温冰箱区、深低温液氮罐存储区可不做吊顶；对于全自动设备存储区等对环境要求较高的库区宜设计吊顶，如石膏板吊顶或铝板、铝扣板等。

保藏库区地面应采用整体地面，由于存储设备重量较大，需要地面材料有较高的强度。建议采用磨石地面，石材或玻化砖地面。采用块状地面材料时应严格控制施工质量，不得出现空鼓现象，以免设备运输时造成破坏。

保藏机构的装饰构造的设计应密封，不应有不闭合的缝隙，应注意防止啮齿类动物的进入。机构的墙体转角、地面与墙面的交接角应做成半径不小于 30 mm 的弧角。

保藏区的外窗如可开启，应配备纱窗，防止蚊虫、飞虫等异物进入。

二、结构设计

原微生物菌（毒）种保藏库首先要确定建筑的工程抗震设防类别，这对结构的抗震计算和构造措施设计有较大影响。构造措施包括建筑隔墙、通风管道等的抗震设计，会对工程造价产生一定的影响。

保藏机构库区的荷载选取受存储设备布置的影响，一般来说，冰箱、液氮存储罐的布置应预留合理的间距和足够的操作空间。冰箱区和液氮罐存储区的活荷载应通过等效均布荷载计算确定。按常见的冰箱或液氮罐的运行重量，建议库区活荷载在整体结构设计计算时按不小于 8 kN/m² 选取。库区如布置大型存储设备时，应对大型设备布置的区域按其实际运行重量进行结构承载力复核。

如保藏机构设在改扩建项目建筑中，可对存储的菌（毒）种样本进行评估，如被认定为"有存放具有高放射性物品及剧毒的生物制品、化学制品、天然和人工细菌、病毒（如鼠疫、霍伤寒和新发高危险传染病等）"的，应对原建筑的结构安全进行评估，如不符合现行规范要求的应进行加固设计。应在保藏机构范围内对原结构的承载力进行严格的复核计算。结构安全评估和结构的复核计算、结构加固设计施工都是比较复杂的过程，因此在改扩建项目中应给予充分的重视。

大型的存储设备使用制冷机组时，应注意制冷机组的室外机位置设计及安装施工的方案，并在建筑、结构设计时统筹考虑，包括设备基础、建筑防水、结构计算、动力配电、给排水预留等设计。

三、工程建设常见问题

工程项目常见的问题有以下几方面：

（1）项目建设初期，如建设方在设计阶段缺乏相应的准备，不能提出保藏机构的基础资料，会造成保藏机构的选址、面积、规划设计的被动。保藏机构作为一个独立的组织机构，所占用的位置对建筑方案的影响较大，应在方案设计阶段就开始规划，避免方案出现大的返工调整。保藏机构的基础资料包括人员办公的需求、实验及样本制备的需求、存储区的面积需求，设备类型的资料等。

（2）设计人员不了解保藏机构的功能及内容。由于病原微生物菌（毒）种保藏机构、生物样本库的管理组织机构在我国起步较晚，大型的保藏机构较少，设计公司对保藏机构或生物样本库的了解和重视程度不足。而保藏机构大量的存储设备对建筑规划、结构计算、配电等专业影响较大，而且保藏机构需要长期稳定运行，能耗较大，设计公司应充分了解其功能内容，合理规划设计。

（3）施工阶段界面划分不清导致施工混乱、责任不明、返工等问题，从而增加工程造价并造成各方损失。

在以往的工程实践中，常因工程图纸不完整（如保藏机构未完成详细施工图设计）而导致工程进展停滞。即便在前期设计中对保藏机构进行了预留，也可能因诸如存储设备、实验室设备参数不确定、供货滞后而造成工程无法进行。特别是按原设计施工后，发现设备参数、数量与原设计差异较大，造成工程返工等损失。

为解决这类问题，建议在工程管理中首先要对工程进行项目分解，明确保藏机构的工程界面，工程界面应结合设计对包括建筑、装修、配电、智能化、通风空调、给排水等各专业进行界面分析。保藏机构作为一个相对独立的管理运营单位，在工程中可将其作为独立区域进行划分。

对于配电系统，界面可在保藏机构的总配电箱处划分。各库区和实验区的分箱，以及总箱至分箱的桥架和配管，可作为保藏机构的分项工程，待设备参数确定后再施工，以确保不影响整体工程进度。通风系统包括冷热源、通风空调机组、排风系统、风系统管道，以及风机盘管或其他形式的终端设备及风阀风口，在工程界面划分时，建议在冷热源主管道上预留接口，而通风空调机组、风管系统、空调水系统及终端设备可作为保藏机构的分项工程。

其他系统（如智能化、控制系统等）建议在设计时就进行专项分割，由保藏机构进行专项设计，并与总体设计对接。

对于责任主体不可分割的专业工程（如消防系统），应在施工管理时充分沟通，并在保藏机构详细施工图确定后统筹计划安排。

第三节　通风空调系统

通风空调系统为保藏库和实验室的温湿度控制提供保障，同时也是生物安全风险区域的重要防护系统之一。保藏机构各区域的通风空调形式应根据不同菌（毒）种的生物安全风险确定。保藏区和实验区的通风空调系统通常需长时间运行，因此对系统的稳定性和可靠性要求较高。本节根据保藏区、实验区和其他工作区的特点，简述相关区域通风空调系统的设计与建设原则。

一、菌（毒）种保藏区

（一）空调负荷与送风量

1. 室内外空气设计参数　实验工作区、办公区等保藏区外的其他区域，温湿度可按既有相关标准要求执行，或参考表 22-2。保藏区的温湿度要求在不同的规范和著作中略有差异，见表 22-3。总体要求是温度不应过低，最低为 15℃，温度过低不仅影响工作人员的舒适性，还可能导致排水管冻结。温度最高为 28℃，过高会导致冰箱压缩机超负荷运转，缩短其使用寿命。

表 22-2　生物资源中心生要工作场所温湿度控制范围

主要工作场所	温度控制范围 /℃	相对湿度控制范围 /%
高内涵细胞成像室	18 ~ 25	40 ~ 60
样本处理区	18 ~ 25	30 ~ 80
DNA 提取室	18 ~ 25	30 ~ 80
RNA 提取室	18 ~ 25	30 ~ 80
蛋白质提取室	18 ~ 25	30 ~ 80

表 22-3　不同规范和著作中关于保藏区的温湿度要求

项目	WS 315	中国生物样本库	生物样本库质量体系文件范例	生物样本库最佳实践 2018	中国医药生物技术协会生物样本库标准（试行）	病原微生物菌（毒）种保藏机构建筑技术规范
温度	宜在 25℃以下	15 ~ 25℃	18 ~ 25℃	温湿度应可控	16 ~ 28℃	正常状态下环境温度 16 ~ 28℃、相对湿度 < 70%；当存储设备对环境有特殊要求时，应优先满足工艺要求
相对湿度	宜在 60%以下	40% ~ 60%，自动存储设备的存储区湿度在 40% 左右	40% ~ 60%		30% ~ 80%	

相对湿度最高不超过 70%。若房间气流组织设计不当，易产生死角；若温度过低，还会导致冷凝，引发墙体发霉等微生物滋生问题，不仅影响样本质量，还危害工作人员健康。在设有自动化储存设备的区域，湿度需严格控制在 40% 左右。若空气相对湿度过低，易产生静电现象。

设计规范中规定的室外计算参数是基于全年少数时间不保证室内温湿度标准而制定的。对于高致病性病原微生物菌（毒）种保藏区，室内温湿度必须全年保证。保藏区房间宜设于建筑内区，其空气调节室外计算参数可根据建筑内外区布局设计确定。

2. 空调房间负荷计算　房间需要的空调冷（热）负荷，就是指平衡掉房间所产生的热（冷）量所需要的总冷（热）量。影响负荷的因素很多，例如，围护结构构造、外墙的朝向和面积、窗户的朝向和面积、新风、人员、灯光、发热设备等。保藏区中主要的散热源是低温冰箱。根据温度，低温冰箱分为普通低温冰箱（–40℃）、超低温冰箱（–86℃）和深低温冰箱（–135 ~ 150℃）。不同品牌和大小的低温冰箱功率范在 100 ~ 1500 W，确定低温冰箱的数量后，根据总功率得出散热量。其他负荷可以通过冷负荷系数法或谐波反应法算出。

3. 送风状态与送风量、新风量确定　从经济性上讲，通常希望送风温差尽可能大，这样需要的送风量就小，空气处理设备也就小，既可以节约初投资，又可以节省运行能耗。但是从效果上看，送风量过大会影响空调房间温度场和速度场的均匀性与稳定性。同时，由于送风温差大，送风温度较低，冷气流会使人感到不舒适。

保藏区的设备热负荷较大，设备越多，室内温度场和速度场均运行和稳定性就越难保证，因此送风状态和送风量需要根据保藏区规模来确定。冰箱区通风频率要求每小时 12 次。液氮宝和液氮补充室的换风需要独立设计，按每小时 6 ~ 7 次换风设计。

保藏区设置液氮罐超低温存储设备或配置使用液氮系统的设备时，新风换气次数每小时不宜小于 2 次。

（二）通风空调的形式

1. 通风空调的类型　为达到要求的温度和湿度环境，根据保藏区的规模可灵活采用不同形式的通风空调形式，如自然通风、分体式空调、风机盘管加新风或全空气空调等，以达到经济实用的效果。

1）自然通风：自然通风是指利用建筑物内外空气的密度差引起的热压或室外大气运动引起的风压来引进室外新鲜空气，达到通风换气作用的一种通风方式。它不消耗机械动力，同时，在适宜的条件下又能获得巨大的通风换气量，是一种经济的通风方式。在建筑设计前期自然通风时间（NVH）、CPNV、CPUR 和压差帕时数（PDPH）均能方便、快速地预测出该地区或城市建筑自然通风潜力。若要对特定建筑室内自然通风能力进行预测评价，每小时换气数和空气龄可表示该房间通风排污效率，采用人体热舒适模型能反映室内热舒适程度。

利用自然通风的建筑在设计时，应符合下列规定：

（1）利用穿堂风进行自然通风的建筑，其迎风面与夏季最多风向宜呈 60° ~ 90° 角，且不应小于 45° 角，同时应考虑可利用的春秋季风向以充分利用自然通风。

（2）建筑群平面布置应重视有利自然通风因素，如优先考虑错列式、斜列式等布置形式。

（3）自然通风应采用阻力系数小、噪声低、易于操作和维修的进排风口或窗扇。严寒寒冷地区的进排风口还应考虑保温措施。

（4）采用自然通风的建筑，自然通风量的计算应同时考虑热压及风压的作用。

2）分体式空调：分体式空调器是指将室内、室外两部分分开，中间由制冷剂管路和导线相连接而构成的空调器。分体式空调器具有外形美观、式样多、占地小、室内噪声低、安装位置灵活、检修方便等特点。但缺点是能耗较大，湿度控制精度并不高。

此外还有一种冷剂式空调系统（变频多联机），通过控制压缩机的制冷剂循环量和进入各室内机换热器的制冷剂流量，适量地承载室内冷、热负荷，实现空气温度的调节。它可以根据室内空调负荷的大小，自动地调节系统的容量，因此具有节能、舒适、运转平稳等诸多优点，而且各房间可独立调节，能满足不同房间的不同空调负荷的需求。但其系统控制复杂，投资相对较高。此种系统难以引进新风，无法进行空气质量的调节，对于另外安装维护也比较困难。密闭的房间舒适性会较差，另外安装维护也比较困难。

设置分体式空调器的房间，其温度受分体式空调器的循环风量和制冷量影响。循环风量越大，房间的降温速率越慢，房间最终平均温度越高，房间流场的均匀性减弱，房间温度场的均匀性有明显提升；空调制冷量越大，房间降温效果越好，同一时间间隔内房间温度下降幅度越大，房间整体温度场均匀性减弱，但同一平面的温度均匀性越好。空调制冷量越大，房间纵向温差越大，横向温差越小。

3）风机盘管加新风系统：风机盘管是中央空调末端设备，新风系统负担新风负荷以满足室内空气质量，风机盘管加新风系统是水系统空调中的一种重要形式。

与全空气系统相比，风机盘管加新风系统优点为：控制灵活，具有个别控制的优越性，可灵活地调节各房间的温度，根据房间的使用状况确定风机盘管的启停；风机盘管机组体型小，占地小，布置和安装方便，甚至适合于旧建筑的改造；容易实现系统分区控制，冷热负荷能够按房间朝向、使用目的、使用时间等把系统分割为若干区域系统，实施分区控制。

与全空气系统相比，风机盘管加新风系统缺点为因机组分散设置，台数较多，维修管理工作量大；室内空气品质比较差，很难进行二级过滤且易发生凝结水渗顶事故；风机盘管机组方式本身解决新风量困难，由于机组风机的静压小，气流分布受限制，使用于进深＜6 m的房间。

风机盘管的设计选型需综合考虑室内的热湿负荷和设备机组的热湿处理能力，利用新风机组的除湿能力来弥补风机盘管，如果湿负荷超过风机盘管＋新风机组的处理能力，则须考虑采用其他空调系统。

4）全空气系统：全空气系统是完全由空气来承担房间的冷负荷的系统。一个全空气空调系统通过输送冷空气向房间提供显热和潜热冷量，或者输送热空气向房间提供热量，对空气的冷却、去湿或加热、加湿处理完全集中于空调机房内的空气处理机组来完成，在房间内不再进行补充冷却。而对输送到房间内空气的加热可在空调机房内完成，也可在各房间内完成。全空气系统按送风参数的数量分为单送风参数系统和双（多）送风参数系统。单送风参数系统是机房内空气处理机组只处理出一种送风参数（温、湿度），供一个房间或多个区域应用。双（多）送风参数系统是机房内由空气处理机组处理出两种（或多种）不同参数（温度、湿度），供多个区或房间应用。对于保藏区而言，因为需要长期运行，空调系统需单独设置单送风参数系统便能满足需求。

按送风量是否恒定可分为全新风系统、再循环式系统和回风式系统。

全新风系统（又称直流式系统）：全部采用室外新鲜空气（新风）的系统，新风经处理后送入室内，消除室内的冷、热负荷后，再排到室外。

再循环式系统（又称封闭式系统）：全部采用再循环空气的系统，即室内空气经处理后，再送回室内消除室内的冷、热负荷。

回风式系统（又称混合式系统）：采用部分新鲜空气和室内空气（回风）混合的全空气系统，介于上述两种系统之间。新风与回风混合并经处理后，送入室内消除室外的冷、热负荷。

全空气系统具有以下优点：①有专门的过滤段，有较强的空气除湿能力和空气过滤能力，比较容易保证特殊工艺过程的要求。②送风量大，换气充分，空气污染小。③在过渡季和冬季可通过增加新风量来实现免费供冷，节约运行能耗。④空调机置于机房内，设备集中易于管理维护。⑤冷凝水在机房中处理，不会对用户造成影响，且振动、噪声的传播容易控制。

全空气系统具有以下缺点：

①空调机房与管道占用建筑空间大。②用风机输送冷量／热量，风机输配能耗大。③一个系统难以满足多个末端用户的个性化需求。④一旦一个空气处理设备出现问题，会影响一大片。

2.通风形式的选择　根据我国标准，病原微生物菌（毒）种保藏区分为高致病性和非高致病性。无论何种菌（毒）种的保藏区空调，因为样本库空调非工作时间仍然需要持续运作，建议样本库的空调相对独立于建筑物的空调。针对不同致病性的菌（毒）种，通风形式有以下选择。

（1）非高致病性病原微生物菌（毒）种保藏区：对于非高致病性病原微生物菌（毒）种保藏区，宜采用机械通风。这是因为保藏区对温度和湿度有相应的要求，但过渡季室外温湿度能满足相应要求，也可以采取自然通风的形式。

当采用机械通风时，根据保藏区规模，均可采用分体式空调、风机盘管加新风系统或全空气空调等。采用分体式空调、风机盘管加新风系统时，要注意防止冷凝水滴漏，以及房间相对湿度的控制。采用全空气系统，可选择再循环式系统或回风式系统。而相比回风式系统，因为循环式系统没有新风负荷，更能减少能耗。

（2）高致病性病原微生物菌（毒）种保藏区：对于高致病性病原微生物菌（毒）种保藏区，应采用机械通风。这是考虑生物安全风险，但由于风险可控，为节约运行成本，可使用回风式系统而不使用全空气系统。使用回风系统时，高致病性病原微生物菌（毒）种保藏区通风空调系统的回风不应与非高致病性病原微生物菌（毒）种保藏区混合。

保藏区对相邻房间和室外大气的气压设计可通过风险评估，保持微负压状态。为了保持微负压状态，全新风系统需要单独增加排风机。当保藏区储存了空气传播能力较强的高致病性病原微生物菌（毒）种，或者需要避免微生物污染、交叉污染时，保藏区可配置送、排风高效过滤装置。

（3）深冷储存库的通风设计：除了从环境温湿度的角度来考虑，还需依据保藏区所配备的储存设备类型来设计通风空调。根据不同类型的生物样本储存需求，生物样本库的储存温度一般设置为室温、4℃、–20℃、–80℃和–196℃，其中利用液氮制冷的–196℃深冷储存库最为常用。

液氮容器在正常工作时会不断地排出氮气，导致储存库内氧气浓度下降，当使用大容量储存器和管道系统时，泄压阀堵塞或管道超压会导致氮气的大量泄漏，其体积也会膨胀至其液态体积时的800倍，并在极短的时间内造成白化现象，这会导致能见度下降到接近0点，氧气含量逐渐降低到19%时，会引起进入人员呼吸困难，严重时甚至危及生命，因此需要在储存库内设置氧浓度监测系统和通风换气系统。

通过设置氧浓度传感器可以实时监测储存库中的氧气浓度，当储存库内的氧气浓度低于人体的安全阈值时，氧浓度传感器可以发出报警音和闪烁灯光。挥发的低温氮气会下沉，使得储存库内下部氧含量低于上部空间，因此应在库内安装多个高低交错布置的传感器，根据传感器的感应范围和房间大小，确定传感器的数量。

此外，深冷储存库应配置新风换气设备和应急排风系统，新风换气次数不宜小于 2 次 / 小时，应急排风换气次数不宜小于 12 次 / 小时。应急排风系统应与氧浓度报警装置联动。液氮区会散发大量氮气，氮气的比重较大，所以氧浓度检测仪的安装位置不能过高，而且设计排风的风口需要在低位。

（三）气流组织

气流组织，就是在空调房间内合理地布置送风口和回风口，使得经过净化和热湿处理的空气由送风口送入室内后，在扩散与混合的过程中，均匀地消除室内余热和余湿，从而使工作区形成比较均匀而稳定的温度、湿度、气流速度和洁净度，以满足生产工艺和人体舒适的要求。气流组织一般分为上送上回式、上送下回式、侧送侧回式（回风口在墙上部）、侧送侧回式（回风口在墙下部）和置换通风（下送上回）。

为使保藏区的温度场均匀，单纯增加送风量只会使能耗不断增加，因此还需要合理布置送、回（排）风口，以形成良好的气流组织形式，防止局部位置温度过高而导致压缩机的性能降低，并达到节能的效果。此外，气流组织方式会影响通风防护效果。

1. 非高致病性病原微生物菌（毒）种保藏区　当采用分体式空调或风机盘管加新风盘管系统时，送风口要注意避开冰箱等设备，以免其挡住风口。风口尽量朝向房间较短一面。当采用全空气系统时，宜采用上送下回的形式，送风口和回风口在异侧。

2. 高致病性病原微生物菌（毒）种保藏区　高致病性病原微生物菌（毒）种保藏区采用的是全空气系统，应确保向核心保藏区域内形成定向气流。定向气流应确保空气从污染可能性低的房间向污染可能性高的房间。由于具体存放菌（毒）种的房间内，没有培养等操作，并且低温冰箱或液氮罐也均匀放置在房间内，因此房间内并没有定向流的规定。

风口布局是形成定向气流的重要影响因素，但气流还受空间、流速、房间内物品、热岛效应等诸多因素的影响，最佳的风口布局方案需通过对每一个现场进行综合分析，还可进行通过 CFD 模拟分析得出。一般送风口应设在有害物浓度较小的区域。新鲜空气从清洁的区域流入，当室内有多个送风口时，宜呈"一"字形排列，尽量贴近相对清洁侧顶棚边缘处；排风口应尽量设在有害物源附近。

风口布置宜采用上送下回的形式，能够有效减少污染气体在实验室内滞留的时间，可以减少回流与涡流情况的发生。对于存放低温冰箱的房间，如果需要维持微负压状态，需要单独增加排风系统，排风口可布置在上侧或下侧，可安装高效过滤器。对于存放液氮罐的房间，本身就要求单独设置排风，排风口应布置在房间下方。如果存放液氮罐的房间也需要保持微负压，排风则需要长期开启，为使对液氮罐的泄漏情况及时反映，可靠近排风口处放置氧浓度检测仪。当氧气浓度低于设定值时，联动排风机改变排风量。

二、实验工作区

通风空调系统是实现生物安全实验室防护功能的重要技术措施之一，由于一、二级生物安全实验室对通风空调系统没有很特别的要求（加强型二级生物安全实验室除外），这里主要探讨高级别生物安全实验室对通风空调系统的设计要求。高级别生物安全实验室通风空调系统设计的四项基本原则如下：

（1）采用全新风系统，即全部送风取自室外，室内的空气直接排到室外，不再循环使用。

（2）排风无害化处理，即必须经过高效过滤器过滤后排放。

（3）防护区室内有合理的气流组织，即保证室内气流由清洁区向污染区流动。

（4）室内压力低于室外，即防护区呈现绝对负压状态。

（一）通风空调形式

二级生物安全实验室可以采用带循环风的空调系统。如果涉及化学溶媒、感染性材料操作和动物实验，则应采用全排风系统。三、四级生物安全实验室应采用全新风系统，且送、排风总管应安装气密阀门。防护区内不得安装普通的风机盘管机组或房间空调器。动物生物安全实验室应同时满足《实验动物环境与设施》（GB 14925）的有关要求。此外，高级别生物安全实验室通风空调系统往往关注两个问题：其一，高级别生物安全实验室往往设置有生物安全柜、独立通风笼具、动物隔离器等局部排风设备，这些排风设备是否与所在防护区房间共用一套排风系统。其二，当实验室区域面积较大，即存在多个主实验室时（尤其是存在多套主实验室，且各主实验室人物流路线相对独立时），整个实验室区域是否共用一套送排风系统。针对以上问题，建议的设计原则如下：

1.实验室内通风设备与所在房间宜共用一套排风系统　这一设计即整个实验室区域的送风、排风均为一套系统，生物安全柜等实验设备的排风接入房间排风系统。该类系统的优点在于避免了房间排风系统和设备排风系统均需要配置一用一备两台排风机，以及避免了分开系统导致多套系统启停的联锁控制失败（实验设备较房间排风系统先开后关）导致生物安全柜等实验设备内的空气倒抽入房间的可能（图22-3）。

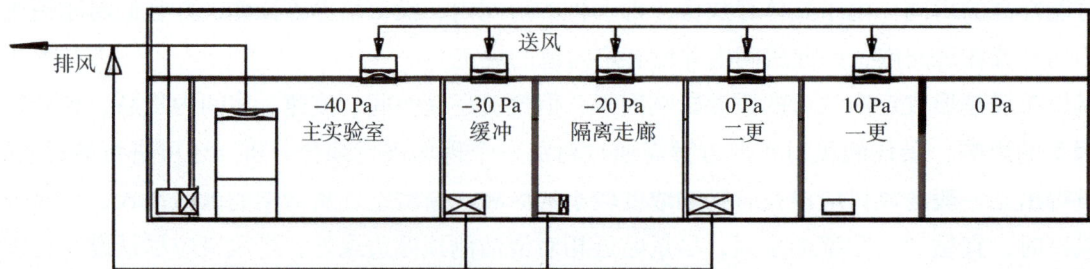

图22-3　实验室内通风设备与所在房间共用排风系统

2.实验室区域面积较大时送排风系统宜按功能区划分　这一设计原则旨在当实验室区域面积较大时，辅助工作区设置一套独立的送排风系统，防护区设置一套或几套独立的送排风系统。每套送排风系统的风量不至于过大（一般不宜超过 20 000 m³/h），否则空气处理设备过大、噪声大、送回风管道大、占空间和面积大，使用也不灵活。

（二）房间净化级别

房间洁净度直接影响高等级病原微生物实验室排风高效过滤器和防护设备送风高效过滤器的使用寿命，以及实验结果的可靠性和可重复性。GB 50346 要求高等级病原微生物实验室防护区洁净度等级应设计为 ISO 7 级或 ISO 8 级，我国已建成的实验室防护区全部房间均设计为 8 级洁净度的实验室占比最多，少部分为实验室防护区全部房间设计为 7 级；其余实验室为核心工作间，或者核心工作间及其缓冲间设计为 7 级，其他辅助房间设计为 8 级。

（三）气流组织

我国已建成的高等级病原微生物实验室主要采用上送下排（即送风口布置在天花板、排风口布置在对向墙体底侧）和上送上排（即送风口和排风口对向布置在天花板两侧）两种形式，其设计原则均为尽可能使新风送达实验人员操作位置，减少途中污染且不得妨碍局部通风设备（如生物安全柜、负压隔离设备等）的气流组织，防止有害生物因子无序或逆向扩散。就气溶胶净化效果而言，上送下排的气流组织通常对实验室核心工作间的气溶胶净化效果略优于上送上排，特别是当发生实验室内样本意外跌落导致有害生物因子溢洒时，上送下排气流组织更利于及时排出污染气体。然而，上送下排的气流组织形式在施工时，需在侧墙布置风道和高效过滤风口，或者在室内落地明装风口式排风高效过滤装置，往往占用较大空间，因而上送上排的气流组织形式近些年也得到广泛应用。此外，实验室内的病原体操作过程通常在生物安全柜等一级屏障内进行，污染物一般不会泄漏到实验室内，并且操作人员穿戴个体防护装备，正常情况下无论实验室采用上送上排或上送下排的气流组织，均可以较好地保护好操作人员安全。

（四）核心工作间压力调节方式

通常，我国的高等级生物安全实验室绝大部分采用"定送变排"模式来调节核心工作间压力，"定送变排"模式可理解为保持房间送风量不变，采用排风变风量阀门对房间压力进行微调，特别是当 II 级 B2 型生物安全柜等局部排风设备启停时，通过快速排风变风量阀调节房间排风量，保持总排风量不变，维持房间静压差和压力梯度。该种控制方案在体量较小的实验室中最为常见，其优点是核心工作间总送风和总排风量不变，系统始终处于平衡状态，自控系统实现起来较为容易，系统原理如图 22-4 所示。少部分实验室采用"变送定排"的压力调节模式，即核心工作间本体的排风量保持不变，当 II 级 B2 型生物安全柜等局部排风设备开启时，采用送风变风量阀对房间压差进行调节，这种控制方案特点为整个核心工作间的总体送风和排风均为变量（当局部排风设备开启时排风量也随之改变），视运行需要对送风量进行调整，系统原理如图 22-5 所示。个别实验室采用"两态送风变排风"模式，该调节模式实际上仍属特定条件下的定送变排，但在送风主管上设置两个稳

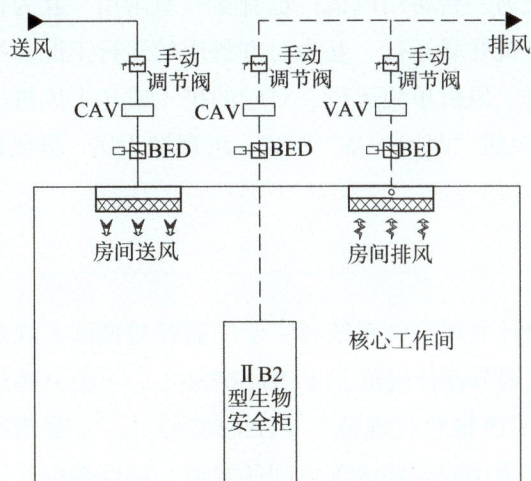

图 22-4 核心工作间压力"定送变排"调节方式　　图 22-5 核心工作间压力"变送定排"调节方式

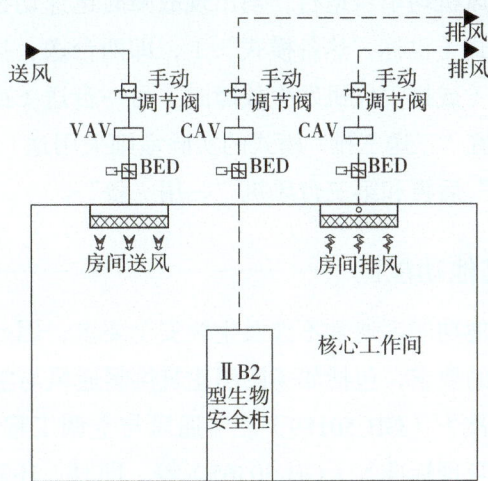

BED. 生物安全密闭阀；VAV. 变风量阀；CAV. 定风量阀

态开度，其原因为该实验室设置了大排风量的 Ⅱ 级 B2 型生物安全柜，为保障 Ⅱ 级 B2 安全柜启停瞬间房间压力稳定，自控系统对应设置了高态送风（安全柜开启时提供大送风量）和低态送风（安全柜关闭时提供小风量送风），用以平衡 Ⅱ 级 B2 安全柜启停时房间静压差扰动，但不同工况下送风量保持恒定，仅依靠排风变风量阀调节房间压力，该种调节模式在我国较早期设计建造的实验室中较为常见，系统原理如图 22-6 所示。

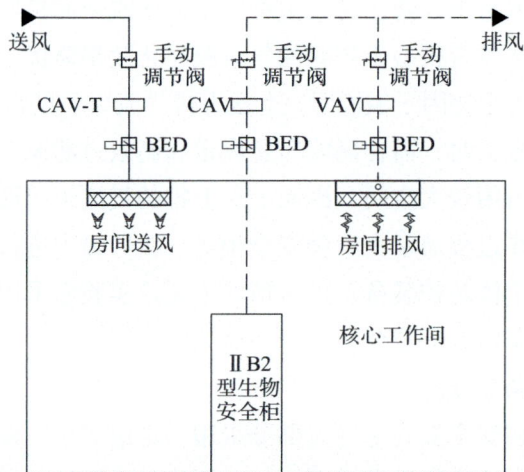

图 22-6　核心工作间压力"两态送变排风"调节方式

CAV-T 两态定风量阀

（五）送 / 排风机备用情况与运行模式

　　风机备用角度看，GB 50346—2011 要求 "BSL-3 实验室宜设置备用送风机；ABSL-3 实验室和四级生物安全实验室应设置备用送风机"，可见现行标准并未强制要求 BSL-3 实验室设置备份送风机。我国早期建成的 BSL-3 实验室多为一台送风机配两台排风机的"一送两排"模式，而近 10 年新建的实验室基本为送风、排风均备份模式，个别实验室为送、排风机各设置 3 台的"三送三排"模式。从运行模式角度，有实验室采用送、排风机"一用一备"运行模式（也称"冷备模式"），即送排风机均单台运行，当出现故障时迅速切换至另一台备用风机；也有实验室采用"互为备用"运行模式（也称"热备模式"），即两台送、排风机并联运行、互为对方备用的运行工况，当其中一台送（或排）风机发生故障时，另一台送（或排）风机单独运行，对应的排（或送）风机无须停止。设置"三送三排"模式的实验室则采用送、排风机"两用一备"模式，可理解为送、排风机"互为备用"后再和第三台风机"一用一备"。

三、其他功能区

　　其他功能区通常不涉及生物安全要求，因此设计通风空调系统时主要应需要遵循国家规范和相关文件的要求，包括如《民用建筑供暖通风与空气调节设计规范》（GB 50736）、《公共建筑节能设计标准》（GB 50189）、《通风与空调工程施工质量验收规范》（GB 50243）、《空调通风系统运行管理标准》（GB 50365）等。同时，还需要考虑建筑物内部空间的温度、湿度和空气质量要求，确保不会影响员工的工作效率和服务质量。此外，系统的设计还应满足节能要求，符合国家相关标准，降低使用成本，并结合建筑物结构和布局，满足建筑物的整体风格和安全要求。对于对室内温湿度有特殊要求的房间（如影像资料存放间）还应设置除湿机等设备。

第四节　给排水和供气

病原微生物保藏库的给排水及排污系统的安全级别通常与生物安全二级实验室相同。保藏库的设备多所属精密仪器，应按设备需求加装纯水终端或超纯水处理装置以满足其使用要求。对于有害废水必须净化处理后方能排入下水管道，如条件允许保藏库应建设配套的独立污水处理站。

一、菌（毒）种保藏区

（一）特殊要求

当菌（毒）种保藏区的墙壁和楼板需要穿越管道时，应加设套管。这有助于减小水流动性对管道工作压力的影响，并提供缓冲，以降低对墙壁的潜在损坏。此外，套管的设置还有利于工程施工和设备检修的进行。首先，为确保密封性，管道和套管之间应采取适当的密封措施，以防止液体或气体泄漏。其次，在菌（毒）种保藏区的出口位置应设置非手动手消毒装置。这些装置用于提供方便的消毒措施，以确保实验人员在进出保藏区域时能够有效地进行手消毒，从而减少交叉污染和传播病原体的风险。此外，菌（毒）种保藏区通常不宜设置排水设施。这是因为排水系统可能会引入潜在的风险，包括泄漏、交叉污染和病原体的传播。然而，如果使用的冷藏设备产生冷凝水，应设置带有防污染措施的专用密封地漏，以确保冷凝水不会污染实验室环境。这些措施对于菌（毒）种保藏区的设计和建设至关重要，可以提高实验室环境的安全性和操作的有效性，确保生物样本和人员得到充分的保护。

（二）液氮设备要求

在菌（毒）种保藏区使用深低温液氮储存设备时，液氮的供应系统是确保设备正常运行的关键因素之一。应在菌（毒）种保藏区内设立液氮补给装置或液氮塔等供应系统。这些供应系统的主要目标是为深低温液氮储存设备提供所需的液氮，以维持设备中的低温环境。为了确保设备在任何时候都有足够的液氮供应，液氮补给装置应满足至少14天的液氮储存需求。这可以确保即使在长时间的使用中，液氮仍然足够，不会中断实验或样品保藏。在室外设置液氮塔时，应选择位置靠近保藏机构，并且交通便捷，这有助于快速且安全地补充液氮。液氮塔的设置应考虑到供应车辆的进出，并确保供应人员可以轻松访问液氮供应设施。

在设计液氮补给系统时，管道的选材和设计至关重要，以确保系统的高效性和可靠性。液氮补给管道的选用应倾向于不锈钢材料，尤其是不锈钢真空绝热管道。不锈钢具有出色的耐腐蚀性和耐用性，能够在极低温度下保持稳定性。真空绝热管道则具备优秀的保温性能，可以有效地减少液氮在输送过程中的气化和损失。这种组合可以确保液氮补给管道能够高效地输送液氮，以满足设备的需求。真空绝热管道的设计应方便安装和维护。通常采用悬挂式设计，这意味着管道可以通过悬挂在支架上的方式进行安装。这有助于降低安装的复杂度，同时提供足够的支撑作用，以防止管道受到外部力量的影响。此外，当管道分支到设备使用点时，管道应下倾至适当的高度。这有助于液氮能够顺利地流入设备，而不需要额外的泵或力量。这些设计细节有助于降低液氮输送过程中的损失，同时确保设备能够获得足够的液氮供应。

确保液氮补给系统的安全和有效性需要考虑气体的排放和压力管理。管道穿墙进入室内前，应配置自动排气阀。这些排气阀的作用是排除管道内的气化氮气，并将其安全地排放至室外。这一步骤确保管道内不会有气体积聚，减少了潜在的安全风险。自动排气阀的设置能够有效地管理管道系统中的气体，提高系统的安全性和稳定性。在大型的贮存罐和管道系统上需要设置减压阀。这些减压阀的作用是降低系统中的压力，以避免管道和贮存罐在高压力下发生爆裂或损坏。减压阀的配置有助于维持系统的稳定性，防止意外情况的发生。另外，对于气相液氮罐，也应配置排气阀。这些排气阀的目的是减少液氮灌注时注入氮气对液氮罐内温度的降低影响。这有助于保持液氮罐内的温度稳定。

二、实验工作区

（一）管道安装

实验室内的给水排水干管及气体管道的干管，应当布置于技术夹层之内。在实验室防护区域，应尽量减少管道的铺设，并且与该区域无关的管道不应穿越该区域。应当为实验室内暴露在外管道系统预留充足的空间，以便进行清洁、维护和修理工作。应当在实验室中关键位置安装截止阀，或者 HEPA 过滤器等设备。当给水排水管道需要穿越生物安全实验室防护区的围护结构时，必须配置可靠的密封装置，以确保严密性能够满足所在区域的要求。此外，在实验室的给水系统和市政给水系统之间，应该设置防回流装置或其他有效的倒流污染防护装置。这些装置应当放置在防护区之外，最好安置在防护区围护结构的边界位置。对于实验室防护区的排水系统上的通气口，应该单独设置，绝不应连接到空调通风系统的排风管道上。

（二）管道选材

实验室涉及的液体和气体管道系统，无论是进入还是离开实验室，都必须保证其牢固性，杜绝渗漏问题，并具备防锈、耐压、耐温（无论是低温或高温）、耐腐蚀的特性。对于室内给水管道的材料选择，可以考虑采用不锈钢管、铜管或无毒塑料管等，同时确保管道连接的可靠性。

实验区域的供水系统包括一般自来水和实验室用纯水。可在样本库内安装专用的纯水处理设备，以确保满足样本库的用水需求。鉴于实验室内的设备多为精密仪器，建议根据设备需求安装纯水终端或超纯水处理设备，以满足其高要求的用水标准。对于排水装置，最佳选择是使用聚氯乙烯管，并通过焊接枪进行连接。

（三）废水排放

化学检验实验台应当配置水管、水龙头、水槽及紧急冲淋器等设施。需要特别注意的是，危险液体不能直接排放到下水道中，否则不仅会对环境造成危害，还会破坏排水系统。如果条件允许，建议为样本库建设独立的污水处理站。一般实验室产生的废水通常可以直接排入污水处理站进行处理。但对于高浓度酸碱废水，应首先进行中和处理，然后再排放到污水处理站。为了处理这类废水，建议采用耐酸碱的排水管道，以便将废水从实验室直接排放到处理站。对于大量使用有机溶剂的实验室，应安装能够耐受有机溶剂的排水管道，如采用铸铁管连接到污水处理站。

（四）设备配置

在实验工作区域内，应当配置洗眼装置，必要时，每个工作间都应配备洗眼装置。另外，在实验室防护区靠近实验间出口处，应设置非手动洗手设施。如果实验室没有供水条件，那么应当安装非手动手消毒装置。

如果需要使用供气（液）罐等设备，应将其放置在实验室防护区之外，以便进行更换和维护工作。这些设备应安装牢固，且不应将不相容的气体或液体存放在同一处。实验室的专用气体宜通过高压气瓶供应，气瓶最好设置在辅助工作区，然后通过管道输送到各个用气点。供气系统应进行定期监测。对于供气管穿越防护区的部分，应当安装防回流装置，并根据工艺要求在用气点处设置过滤器。

如果实验室内有真空装置，应采取措施以防止其内部受到污染。此外，真空装置不应被安装在实验场所之外。

三、其他功能区

数据中心内安装有自动喷水灭火设施、空调机和加湿器的房间，地面应设置挡水和排水设施。在主机房内，绝对不允许有与电子设备无关的给排水管道穿越，而与电子信息设备相关的给排水管道也不得布置在它们的上方。此外，主机房的给水管道进口处应配备阀门以供控制。对于采用水冷冷水机组的冷源系统，应当设立冷却水补给储备装置，其储存时间不得短于当地应急水车抵达现场所需的时间。

数据中心内的给水排水管道应实施防渗漏和防结露的措施。对于穿越主机房的给水排水管道，必须采用隐蔽安装或采用具备防漏保护的套管。此外，管道穿越主机房墙壁和楼板的位置应该安装套管，并确保管道与套管之间进行严密的密封。给排水管道及其保温材料必须选用不低于 B1 级别的材料。

当主机房和辅助区设有地漏时，应选用洁净室专用地漏或自闭式地漏，同时在地漏下方必须安装水封装置，并采取措施以预防水封损坏和溢水问题的发生。

第五节　电气自控

菌（毒）种保藏区要保持连续且稳定的电力供应，以防止可能出现停电的情况，因此备用电源是绝对必要的。备用电源通常包括不间断电源（UPS）和发电机。这些备用电源需要经常进行维护和检修，以确保在紧急情况下能够满足正常的电力需求。本节就保藏中心电力供应和自控系统设计建设有关内容进行简要介绍。

一、菌（毒）种保藏区

（一）电力供应系统

菌（毒）种保藏区内的各种存储设备、冻干冷库等用电设备被视为电力系统的一级负荷，其稳定供电至关重要。为了确保电力供应的高可靠性，不同的菌（毒）种保藏区宜分设独立的配电箱，同时应提供足够数量的固定电源插座。对于关键设备，应采用独立回路的电力配送，使用双路电供应系统，备用发电机的配置也是必要的，以便在电力中断情况下维持设备的持续电源供应。此外，还需配备漏电保护装置，以确保电力系统的安全性。对于那些需要特殊电力要求的存储设备或仪器，还应考虑采取防静电接地措施，以防止静电对设备造成损害。此外，实践建议将计算机、监控系统和通风系统等关键设备连接到不间断电源上，并在条件允许的情况下采用双路不间断电源，以确保它们在电力中断时能够持续运行，此举有助于确保生物样本的安全储存和保护，同时保障数据和监控的可靠性。

菌（毒）种保藏区内的电力配电管线的设置需要特别关注安全性和可靠性，因此，建议采用金属管道进行电线的敷设。对于那些需要穿越墙壁和楼板的电线管，应加装套管，并且使用无腐蚀性、不易燃烧的高质量材料来进行密封。这些措施有助于防止电线受物理损害或外部环境因素的影响，尤其在菌（毒）种保藏区这样的敏感环境中更是如此。谨慎的电线管布局是确保设备正常运行和避免电力故障的关键一步。

（二）照明系统

菌（毒）种保藏区的照明电力消耗通常被归类为二级负荷。在实际工作期间，维持适宜的照明水平对于工作人员的安全和舒适性至关重要。因此在工作期间，照明亮度应保持在不低于 200 Lx 的工作状态下，以确保工作环境的良好可见性。

与此同时，在无人工作时，智能照明系统应该自动关闭照明设备，以避免能源浪费。这种自动化控制可以通过传感器或定时器实现，以确保只在需要时使用照明设备。此外，为了提高能源效率，建议优先考虑充分利用自然光线，以减少对人工照明的依赖。同时，在选择照明设备时，应优先考虑使用能效高的节能灯具，如 LED 照明，以减少电力消耗和碳排放。

这些照明管理策略不仅有助于降低用电成本，还有助于减少能源消耗，使菌（毒）种保藏区更加环保和持续的使用。

菌（毒）种保藏区的安全性是至关重要的，因此需要采取适当的紧急照明和疏散指示标志措施来应对紧急情况。根据标准操作程序（SOP），建议设置不少于 30 min 的应急照明设备及发光紧急疏散指示标志。这些设备在电力中断或火警等紧急情况下，能够提供持续的照明和指引，以确保人员安全疏散。此外，定期检查和维护是确保这些紧急设备正常运行的关键。在 SOP 中应明确规定每年进行定期检查紧急照明设备和电池的情况，并在必要时进行更换。这种预防性维护措施可以确保在紧急情况下这些设备始终处于良好的工作状态，从而提高了紧急疏散的效率和安全性。

（三）自控系统

菌（毒）种保藏区的设施需要具备高度自动化的机电设备、通风空调、室内环境和低温存储设备控制和监控系统。以提高设施的运行效率、安全性和可靠性。这些自动控制和监控系统应具备实时监测能力，以随时检测设备的状态和环境参数。此外，应具备历史记录功能，可查看故障事件的发生、持续时间及警报历史记录等信息，以便及时发现问题并采取解决措施。为了支持这些系统的运行，应在区域内部署综合布线系统，以连接足够数量的数据点和语音通信点，这样可以确保数据的传输和通信畅通无阻，使设施的运行更加高效和智能。

健全控制和监控系统的不仅可以提高了菌（毒）种保藏区的管理和运营效率，还确保对设备和环境的及时监测和响应，从而有助于维护和保护存储的生物样本。

菌（毒）种保藏区的安全是至关重要的，因此需要在区域内外都配置全面的安防系统，以确保设施的安全性和保护。这些安防系统包括入侵报警系统、视频安防监控系统、出入口控制系统、电子巡查系统及防爆安全检查等多重层次的安全措施。

入侵报警系统能够及时发出警报并通知相关人员，以应对任何未经授权的进入或突发事件。视频安防监控系统允许实时监视菌（毒）种保藏区的各个区域，所有视频图像信息都应进行实时记录，以便对事件进行审查和分析。此外，存储时间不得少于 180 天，以确保可以回溯查看长期的监控记录。出入口控制系统可以限制进出人员的权限，确保只有授权人员可以进入特定区域。电子巡查系统可以提供更全面的安全监控，对于大型设施来说尤为重要。

防爆安全检查系统用于检测和应对可能存在的危险气体或化学品泄漏等紧急情况。这些综合的安防系统将有助于维护菌（毒）种保藏区的安全和保护，确保设施和其中存储的物品免受潜在威胁。不仅安全性得到了保障，还提供了可追溯的监控记录，有助于在需要时迅速采取措施以保护设施和人员。

（四）低温冰箱

在将低温冰箱用作样本储存室时，必须建立断电应急计划，包括安装发电机和不间断电源（UPS），并定期对这些备用电源进行调试。在电压不稳定的地区，需要安装稳压保护装置。在断电后重新供电时，由于冰箱压缩机启动时的电流较大，如果同时启动多台冰箱，可能会对电力负荷造成二次冲击。因此，需要为每台冰箱设置不同时间的延时启动。值得注意的是，市场上许多低温冰箱已经自带了延时启动设置功能。

大多数低温冰箱在断电时都配备了自动注入液氮或液态二氧化碳的后备系统。对于依赖这种应急方案的样本库，应储备足够的液氮或液态二氧化碳，并在气体储存或使用位置安装气体检测系统。

对于低温冰箱来说，维护和保养对于延长其使用寿命和确保正常运行至关重要。每次维保后需进行安全检查，确保冰箱插头插好不要虚接，确保插头没有异常热度，确保冰箱背部的电源电线和分配电线没有破裂和刻痕。搬运冰箱后，不应立刻接通电源，而是应该等待稳定的 48 h 后才能通电。首次启用冰箱时，应在空载情况下通电，并等待它降温到预设温度后再逐批放入冷冻架和样本。

（五）液氮罐

如使用液氮储存设备，则需在不能稳定供电的地区增设发电机组以保证用电。

在使用液氮罐时，需安装氧浓度监测器，并确保其一直处于工作状态，以预防空气缺氧可能带来的危害。储存液氮罐的空间应随时备有低氧报警装置和低氧救护装置。为确保实验人员的安全，应设置氧含量监测和联动排风系统。如果储存库容量较大，建议同时使用固定监测器和便携监测器，因为即使安装了固定监测器，当工作人员在库外时无法实时监测库内情况。此外，固定的氧气监测装置会随着安装时间的推移而降低灵敏度或出现警报失效。因此，工作人员需要佩戴便携式监测器，以确保在进入相对封闭的库区进行检查或维修时，氧气传感器能准确地监测库内氧气浓度的变化情况，从而保障工作人员的安全。

不论选用何种液氮罐保证液氮罐中合适的液氮量，必须配备液位及温度实时监控及报警系统。使用温度探测系统来监测存储设备的温度，当温度超出允许的范围时，报警通知设备维护人员和样本储存管理人员。监测的温度应注意到探测系统测量的是探测器放置位置的温度，储存设备满载时和清空时的温度是不同的。

二、实验工作区

（一）电力供应系统

实验室区域的电力供应是确保实验工作正常进行的关键因素，其电力供应应满足一级负荷的需求，确保实验室内的所有设备和实验操作过程都能够得到足够的电力支持。此外，为了应对潜在的电力故障，应该具备冗余电力供应系统，以便在主要电源故障时切换到备用电源，确保实验的连续性和数据的完整性。在实验室辅助工作区设置专用配电箱是也极为重要。专用配电箱的放置位置应选择在人员不易触及的区域，以降低人为干扰的风险。此外，应采取适当的防水和防潮措施，以确保配电箱不受环境因素的影响。

在实验室环境中，生物安全柜、送风机、排风机、照明、自控系统、监视和报警系统等关键设备的可靠运行至关重要。为了确保这些设备在紧急情况下仍然能够正常工作，需要配备不间断备用电源，以提供持续的电力供应至少维持 30 min。

在生物安全实验室内应设置足够数量的固定电源插座，以满足各种设备和实验的用电需求。这样可以确保在需要时能够方便地连接设备，同时避免使用电源插线板和延长线，减少电线混乱和安全风险。重要设备应配置独立回路的电力供应，即每个关键设备都有其专用的电路，这有助于防止电力负载过重，减少电路过载引发的电力故障风险。此外，为了提高电路的安全性，应设置漏电保护装置。漏电保护装置可以及时检测电流泄漏，一旦检测到异常电流流失，它将切断电源，防止电击和火灾等危险发生。这些措施不仅确保了实验室设备的正常运行，还提高了实验室的电气安全性，减少了电力故障和安全风险。在实验室区域，电气系统的设计和维护是确保实验人员和实验样品安全的重要环节。

（二）照明系统

实验室内的照明是确保实验工作的高效性和安全性的重要因素。

首先，实验室区域的核心工作间照度应保持在不低于 350 Lx 的水平，以确保工作区域具有足够的光亮度，便于实验人员进行精细的操作和观察。其他区域的照度应不低于 200 Lx，以提供足够的环境光照明。其次，建议采用吸顶式、密闭和防水的洁净照明灯具。这些灯具具有良好的密封性和防水性能，可以防止尘埃、湿气和其他污染物进入灯具内部，确保光线的稳定和清晰。设计照明系统时要避免过强的光线和光反射问题。过强的光线可能引起眩光和视觉不适，而光反射可能干扰实验工作。因此，应采取适当的措施，如使用光学透镜、反光材料和灯罩，来优化光线分布和减少反射。为了应对紧急情况，应设置应急照明系统，以确保在电力中断或其他紧急情况下仍然有足够的照明来安全疏散。此外，应该放置紧急发光疏散指示标识，以便人员在紧急情况下能够快速找到安全出口。

（三）自控系统

实验室区域自动化控制系统应具备自动控制和手动控制的功能，其中应急手动控制应具备优先控制权，并且应配置硬件联锁功能。实验室应当配备电视监控系统，并在关键位置安装摄像机，以实时监视和录制实验室内外的活动情况。监视设备应具备足够的分辨率和影像存储容量。下文对空调系统、中央控制系统、报警和门禁的自动控制方面分别进行说明。

（四）空调系统

空调净化自动控制系统应能保证各房间之间定向流方向的正确及压差的稳定。当空调通风系统未运行时，防护区送风和排风管道上的密闭阀应保持常闭状态。

实验室通风系统的联锁控制程序应首先启动排风，然后启动送风；在关闭系统时，应首先关闭送风和密闭阀，然后关闭排风和密闭阀。如果排风系统发生故障，应首先关闭送风机，然后在备用排风机启动后再启动送风机，以避免实验室内产生正压。同样，如果送风系统发生故障，应采取有效措施来控制实验室的负压，确保在可接受的范围内，以防止影响实验室人员的安全，以及生物安全柜等隔离装置的正常运行和围护结构的安全。

通风系统应与Ⅱ级 B 型生物安全柜、排风柜（罩）等局部排风设备进行连锁控制（图 22-7），以确保实验室的稳定运行，并在实验室通风系统开启和关闭的过程中维持有序的压力梯度。应对设置了电加热装置的空调机组配置带有风速检测装置的送风机，并且应在电加热部分设置监测温度的传感器，以确保风速和温度的信号能够与电加热装置协调进行连锁控制。空调自控系统应能够连续监测送排风系统 HEPA 过滤器的阻力。

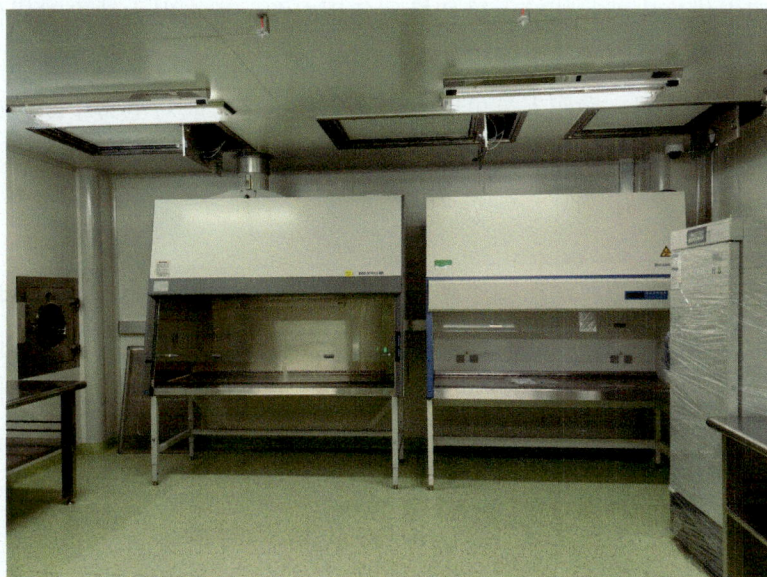

图 22-7　Ⅱ级 A2 型（右）与 B2 型（左）生物安全柜

（五）中央控制系统

中央控制系统应能够实时监测、记录和存储实验室防护区内的绝对压力、相对压力、温度、湿度等具有控制要求的参数，同时还应监测排风机、送风机等关键设备的运行状态，以及电力供应的当前状态等信息。此外，应设有历史记录档案系统，以方便随时查阅历史记录。历史记录的数据可以以趋势曲线结合文本记录的方式进行表达。中央控制系统的信号采集间隔时间不应超过 1 min，同时各个参数应易于区分和识别。

（六）报警系统

紧急报警则指实验室出现正压、持续压力梯度丧失、风机切换失败、停电、火灾等紧急情况，这些情况会对安全产生影响，因此需要立即终止实验活动。一般报警应采用显示报警方式，而紧急报警应同时采用声音和光线报警及显示报警，以便在实验室内外向人员显示紧急警报。此外，在核心工作间内还应设置紧急报警按钮。

（七）门禁管理系统

实验室应配置门禁管理系统，以确保只有经过授权的人员可以进入实验室，并能够记录人员的出入记录。

实验室应该配备门互锁系统，同时在互锁门的附近设置紧急手动解除互锁开关，以确保在需要时能够立即解除门的互锁状态。此外，核心工作间的缓冲间入口处应设有指示核心工作间工作状态的装置，并在必要时设置限制进入核心工作间的连锁机制。

在紧急情况下，门禁系统可被关闭，所有设置了互锁功能的门应当能够迅速被开启。

三、其他功能区

（一）电力供应系统

菌（毒）种或感染性样本保藏机构的数据网络中心和通信中心的电力供应被视为一级负荷中的特别关键负荷。为确保这些关键部门的持续运行，应配置不间断电源（UPS）系统，确保数据网络中心和通信中心在市电供应中断时能够无缝切换到备用电源，以在电力缺失时提供电力支持，避免因电力中断而导致的数据丢失或通信中断。其次，UPS 系统应具备足够的容量，以提供至少 30 min 的持续供电时间。在这段时间，操作人员可以采取必要的措施来应对电力中断，或者在必要时安全地关闭关键设备。这种备用电源时间的确保对于保护敏感数据、维护通信渠道以及确保实验室运行的连续性非常重要。

（二）自控系统

综合办公区域的设备配置需要考虑到实验室保藏区域内关键设施和设备的监控和管理需求。应在综合办公区域内设置高清显示设备装置，用于实时显示保藏区域内关键设施和设备的运行状态。高清显示设备能够提供清晰的图像和数据，以便操作人员能够准确地监视设备的性能和环境参数。这有助于及时发现问题并采取必要的措施。高清显示设备装置还应与报警装置进行连接，当监控系统检测到异常情况或警报事件时，显示设备可以立即显示相应的信息并发出警报通知，以确保操作人员能够迅速响应紧急情况，采取适当的措施来应对潜在的问题。

第六节　消防

根据功能设计要求，病原微生物菌毒种保藏库一般包含有保藏区、实验工作区、办公区、数据管理区等多种功能。应严格执行国家现行有关安全、消防的法规和规定。

其中，保藏区的特点是存储设备种类多、数量多，建筑的特点是空间大、用电负荷大、负荷持续时间长，应满足工艺对安全、消防、环保等的特殊规范和规定，对实验人员有潜在危害的区域应设计逃生、避难路径。其他专用实验室、办公区、数据管理区等辅助配套区域等还应满足《科研建筑设计标准》（JGJ 91）、《办公建筑设计标准》（JGJ/T 67）、《数据中心设计规范》（GB 50174）等规范、标准内有关消防、安全的要求。

一、安全与疏散

（一）安全

病原微生物菌毒种保藏库的耐火等级不应低于二级，保藏区设在地下室或半地下室时，耐火等级应为一级。火灾危险性类别为甲、乙类的病原微生物菌毒种保藏库应按厂房或仓库进行防火设计。

菌（毒）种或感染性样本保藏区域建议划被分为单独的防火分区。当菌（毒）种保藏区与其他部门处于同一防火分区时，应采取有效的防火防烟分隔措施，并应采用耐火极限不低于 2 h 的防火隔墙与其他区域隔离。菌（毒）种保藏区的顶板耐火极限不应低于隔墙，吊顶材料的燃烧性能应为 A 级，防火门应为甲级防火门。当易发生火灾、爆炸、极低温和其他危险化学品引发事故的保藏区与其他用房相邻时，应形成独立的防护单元，并应符合以下要求：

（1）防护单元的围护结构，应采用耐火极限不低于 1.5 h 的楼板和耐火极限不低于 2.0 h 的隔墙与其他用房分隔。

（2）门、窗应采用甲级防火门、窗，并应有防盗功能。

（3）易发生火灾、爆炸或缺氧危险的实验室应设置独立的通风系统。

保藏区内储存的危险化学品、高致病性病原微生物菌（毒）种的房间，其保藏种类和位置不应擅自更改。

设置全自动化储存设备的菌（毒）种保藏区宜采用气体灭火系统。高致病性病原微生物菌（毒）种保藏区应根据现场情况采取合理的灭火措施，不得设置自动喷水灭火系统和机械排烟系统。

（二）疏散

病原微生物菌毒种保藏库的疏散应根据其建筑类别以及具体功能根据《建筑设计防火规范》（GB 50016）、《建筑防火通用规范》（GB 55037）进行设计。对有限制人员进入的保藏区、实验区等应设置显著的警示装置或标识，危险化学品的存放和使用区域应有显著的标识，并符合现行国家标准《化学品分类和危险性公示通则》（GB 13690）的规定。

易发生火灾、爆炸、缺氧、极低温和其他危险化学品引发事故的保藏区、实验室等，其房间的门必须向疏散方向开启，并应设置监测报警及自动灭火系统。

使用特殊贵重仪器设备的用房及保藏区的疏散门的数量和宽度应符合现行国家标准的规定，且疏散门不应少于两个。

第七节　案例

随着我国生命科学研究程度不断加深、病原微生物保藏机构建设不断推进，建设水平和能力取得了长足进步，但仍与其他科技领先国家存在差距。本节重点介绍我国已建成并具有一定参考价值的病原微生物菌（毒）种保藏机构建设概况，以期为相关从业者分享建设经验、提供技术参考。

一、病原微生物菌毒种保藏库的分区设计

根据保藏机构功能需要，病原微生物菌毒种保藏库通常设置办公区、数据管理区、实验工作

区、保藏区。办公区通常包含办公室、会议室、研讨室、卫生间、走廊等办公用房（图 22-8、图 22-9）。数据管理区通常会和办公区设置在一起（图 22-9）。

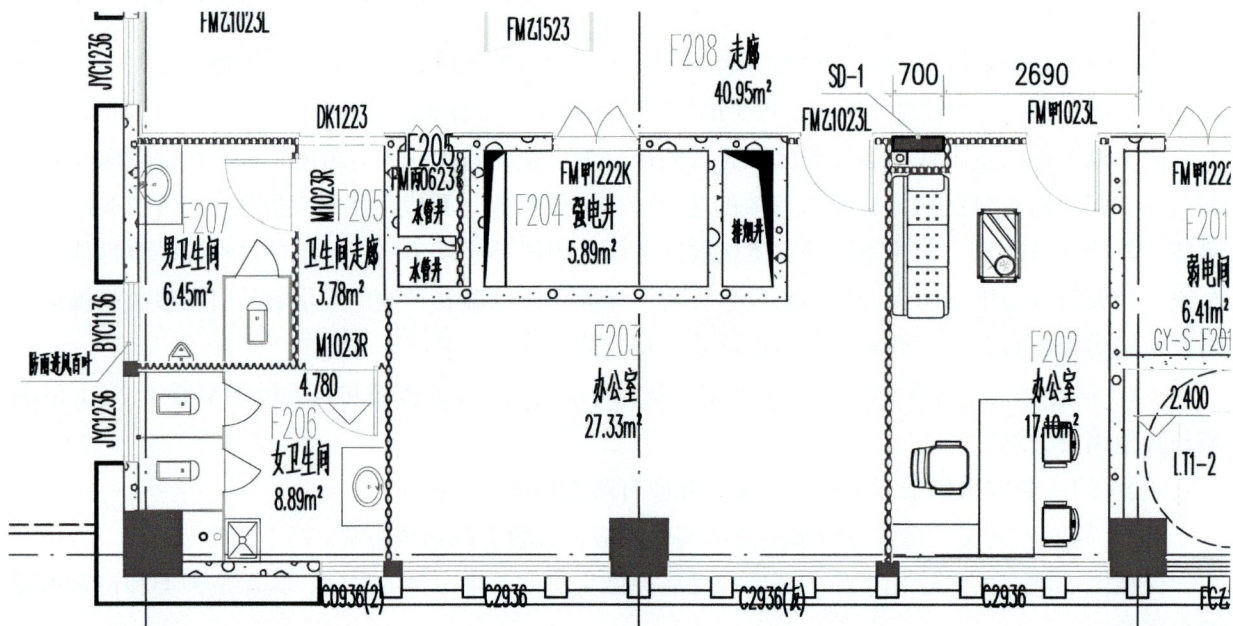

图 22-8 办公区示意图一

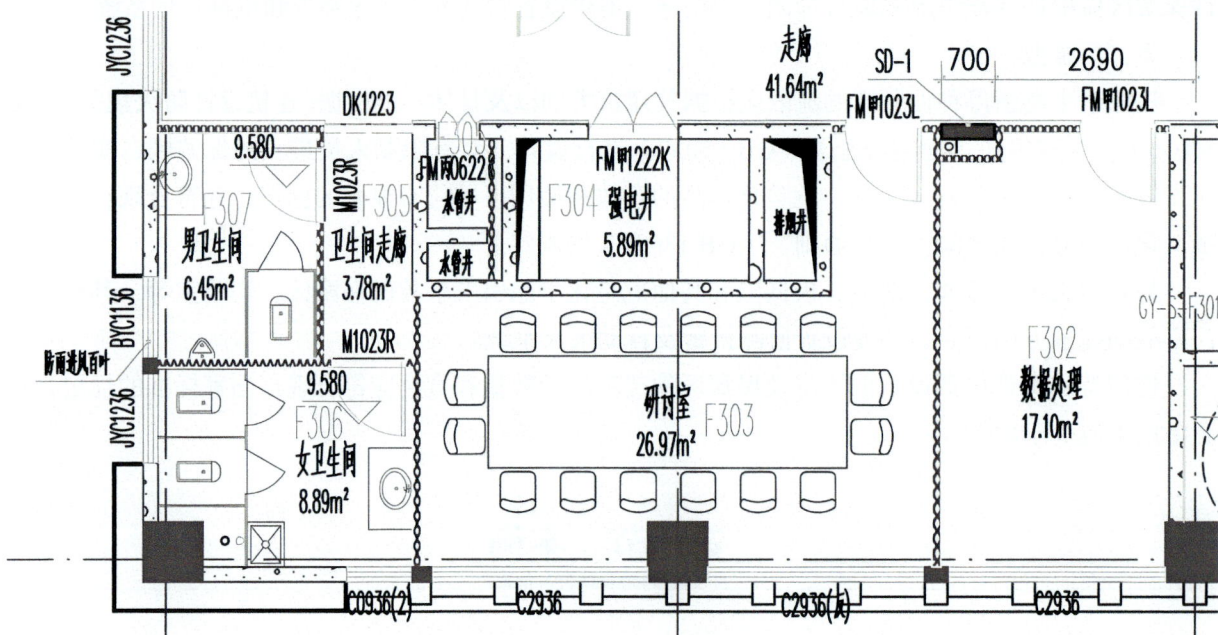

图 22-9 办公区示意图二

实验工作区包括接收/分发、实验操作和质控三项主要功能。保藏区包括各类样本库，样本库的样本保藏方式包括常温保存和低温保存。常温保存可以采用带锁的储藏柜或者货架，低温保存通常包括冰箱（4℃、−20℃、−40℃、−80℃）、冷库（可以是房间，也可以是成套设备）、液氮（液氮罐、自动化液氮储存）。实验工作区和保藏区详见图 22-10 和图 22-11。

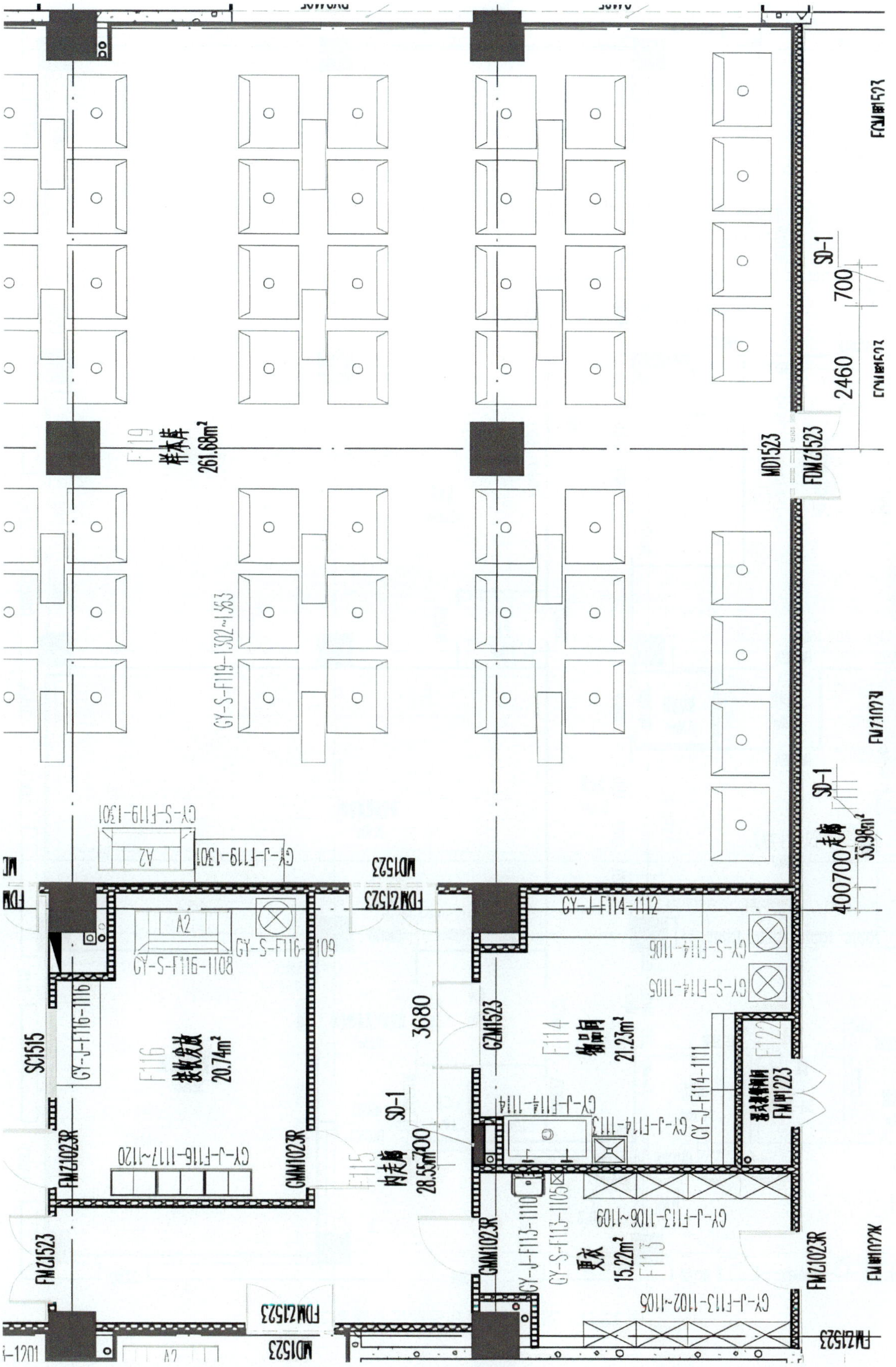

图 22-10　实验工作区和保藏区示意图一

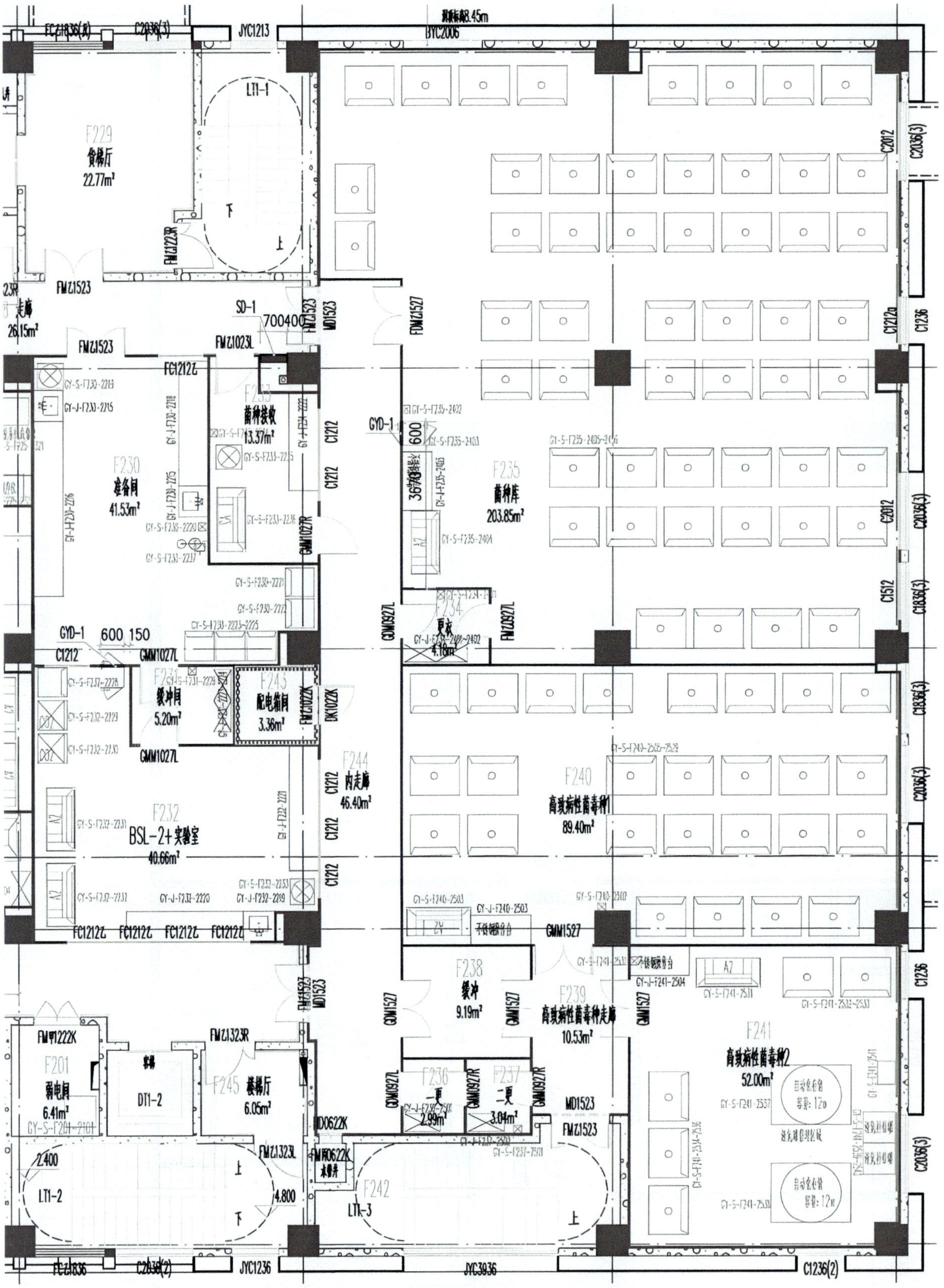

图 22-11　实验工作区和保藏区示意图二

实验工作区和保藏区通常会设置洗消间和储物间，洗消间内布置清洗消毒设备（清洗槽、烘箱、干烤箱、可移动式高压灭菌器、货架、边台），储物间内布置带锁的柜子等。洗消间和储物间的布置详见图 22-12。

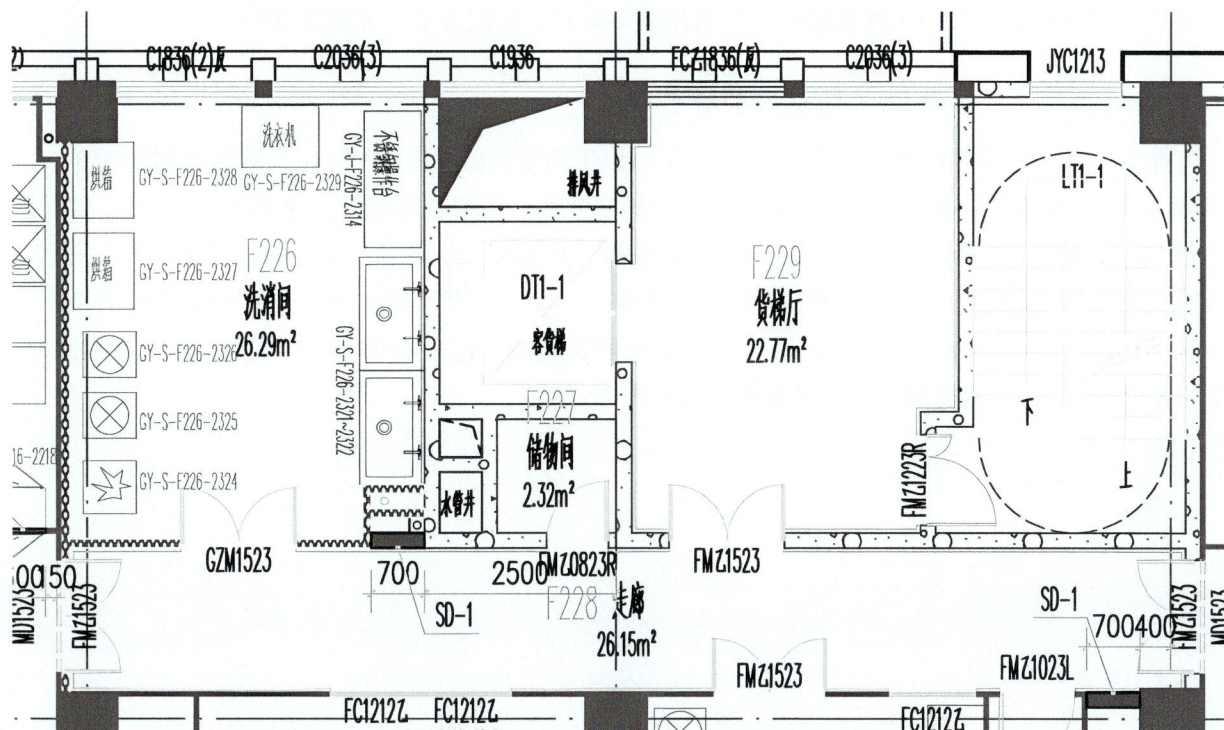

图 22-12　洗消间和储物间示意图

病原微生物菌毒种保藏库的各区房间功能、大小、数量、布局可依据菌毒种保藏的数量和性质、保藏方式等要求依据相关规范和使用方的功能要求进行调整。

二、设计案例 1：华南地区某疾病预防控制中心菌毒种保藏中心

华南地区某疾病预防控制中心菌毒种保藏中心建成于 2023 年，位于该中心某楼一层，建筑面积约 1500 m²，层高 4.2 m。保藏中心包含配套辅助区、前处理区、菌毒种保藏区和细胞培养区，详见附图 22-13。配套辅助区包括门厅及走廊、卫生间、楼梯间、监控室、UPS 室、化学品暂存间。前处理区包含门厅、走廊、理化实验室辅助用房、更衣室和卫浴间、样品接收、微生物前处理室、食品环境前处理室。菌毒种保藏区包括走廊、3 间 –80℃冰箱间、2 间 –20℃冷库、清洗消毒间、液氮保存区、环境样本库、质控、全自动生物样本分装与前处理室。细胞培养区包含缓冲、细胞库、细胞培养。菌毒种保藏方式包括 –80℃冰箱储存、–20℃冷库储存、全自动超低温冷库（机器人）储存、自动化液氮储存。房间布置详见附图 22-14。

三、设计案例 2：西南地区某疾病预防控制中心菌毒种保藏中心

西南地区某疾病预防控制中心菌毒种保藏中心建成于 2023 年，位于该中心某楼二层，建筑面积约 950 m²，层高 4.2 m。保藏中心包含配套辅助区、菌毒种保藏区，详见附图 22-15。配套辅助区包括电梯前室及走廊、卫生间、楼梯间。菌毒种保藏区包含 3 间 –80℃自动化冷库（含机组间）、

非高致病性保藏区、非高致病性冰箱库、非高致病性4℃冰箱库、高致病性保藏区、高致病性冰箱库、高致病性4℃冰箱库、预留仓库、防护用品间、预留处置间、菌毒种冻干区及其空调机房。菌毒种冻干区包括准备室、更衣、缓冲、冻干制备。菌毒种保藏方式包括 –80℃自动化冷库、–80℃冰箱储存、–20℃冰箱储存、4℃冰箱储存、自动化液氮储存。房间布置详见附图22-16。

四、设计案例 3：华北地区某菌毒种保藏中心

华北地区某菌毒种保藏中心建成于 2012 年，位于该中心菌种保藏库一层，建筑面积约 550 m²，层高 4.5 m。保藏中心包含辅助区、办公区、菌种接收区、菌毒种保藏区，详见附图 22-17。辅助区包括门厅、楼梯间、配电室。办公区包括警卫值班、卫生间、办公室、交换机室、样品库办公室。菌种接收区包菌种接收处。菌毒种保藏区包括走廊，一、二类病毒液氮库，三、四类病毒液氮库，细菌液氮库，2 间 2 ~ 8℃冷库，包装材料库。菌毒种保藏方式包括 –80℃冰箱储存、–20℃冷库储存、2 ~ 8℃冷库储存、液氮储存。房间布置详见附图 22-18。

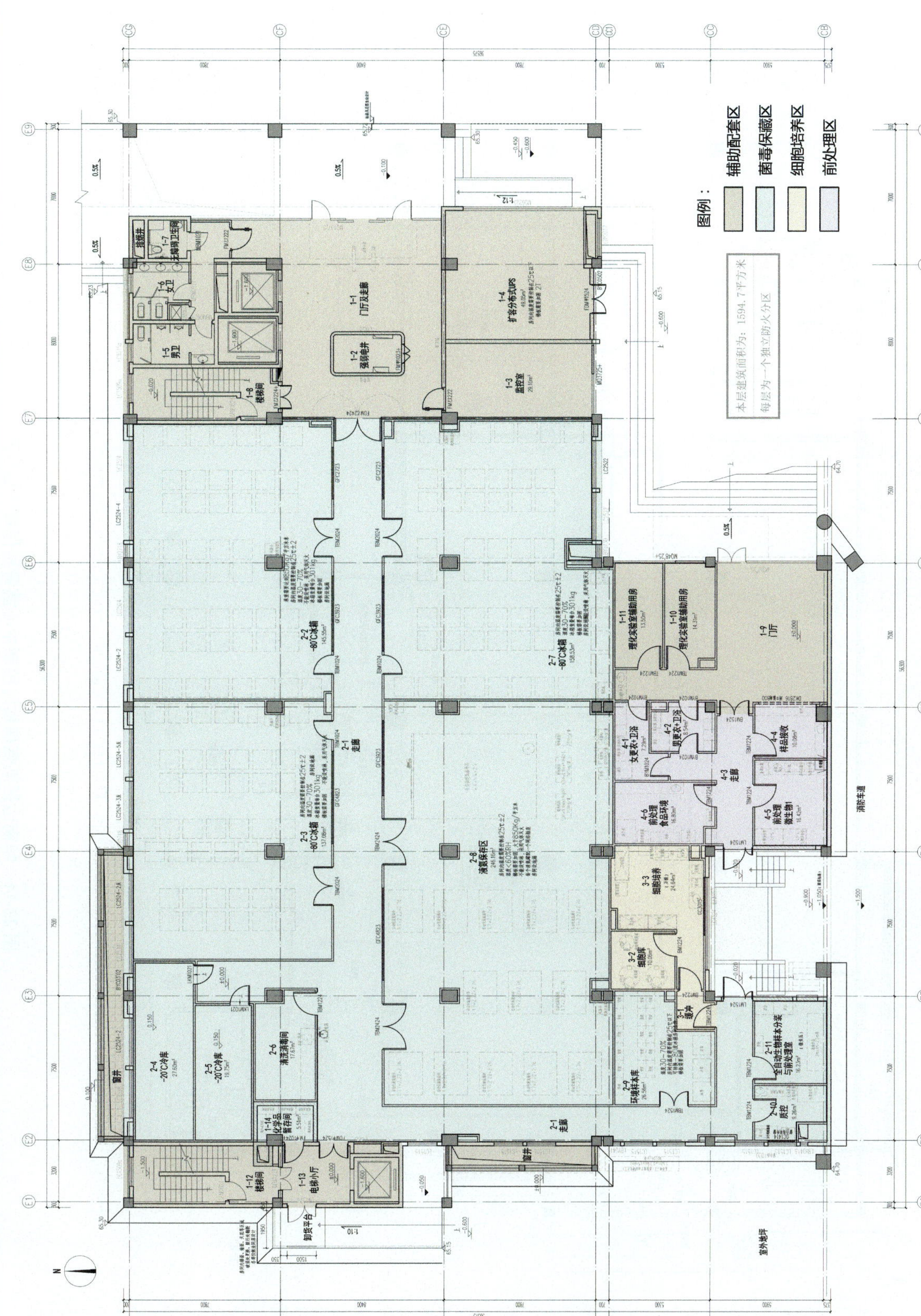

图 22-13　华南地区某疾病预防控制中心菌毒种保藏中心彩色分区平面图

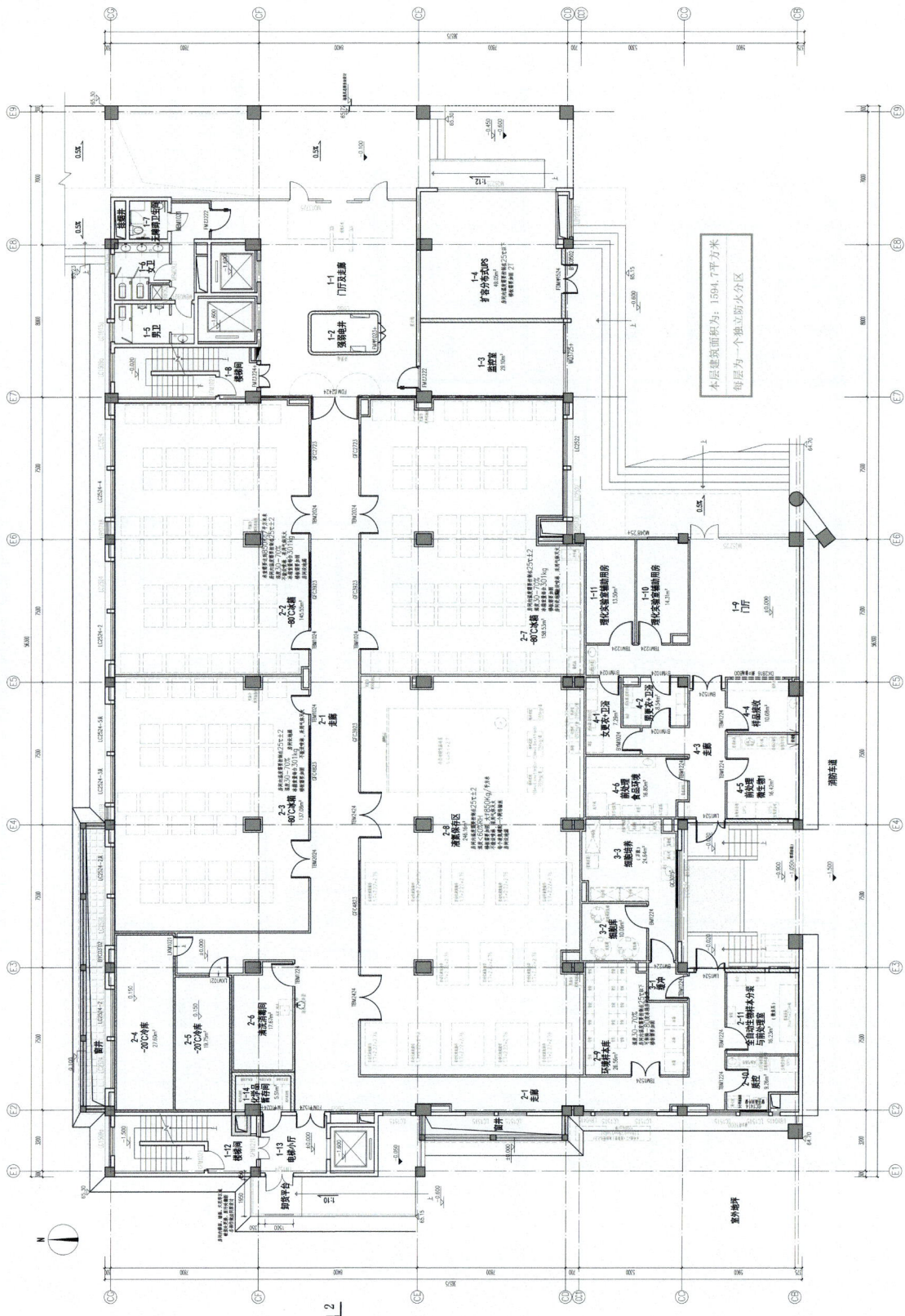

图 22-14 华南地区某疾病预防控制中心菌毒种保藏中心平面图

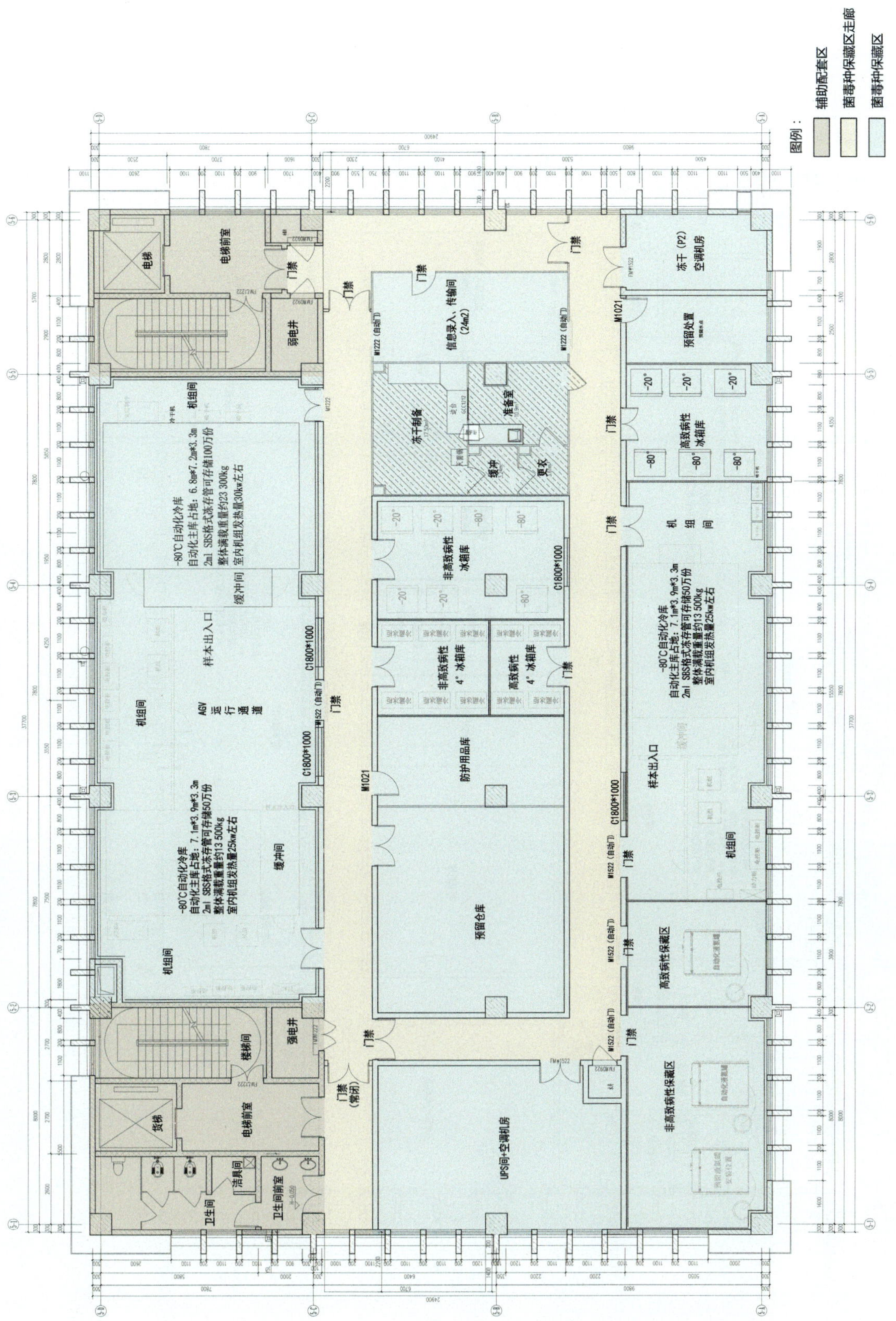

图例：

辅助配套区

菌毒种保藏区走廊

菌毒种保藏区

图 22-15 西南地区某疾病预防控制中心菌毒种保藏中心彩色分区平面图

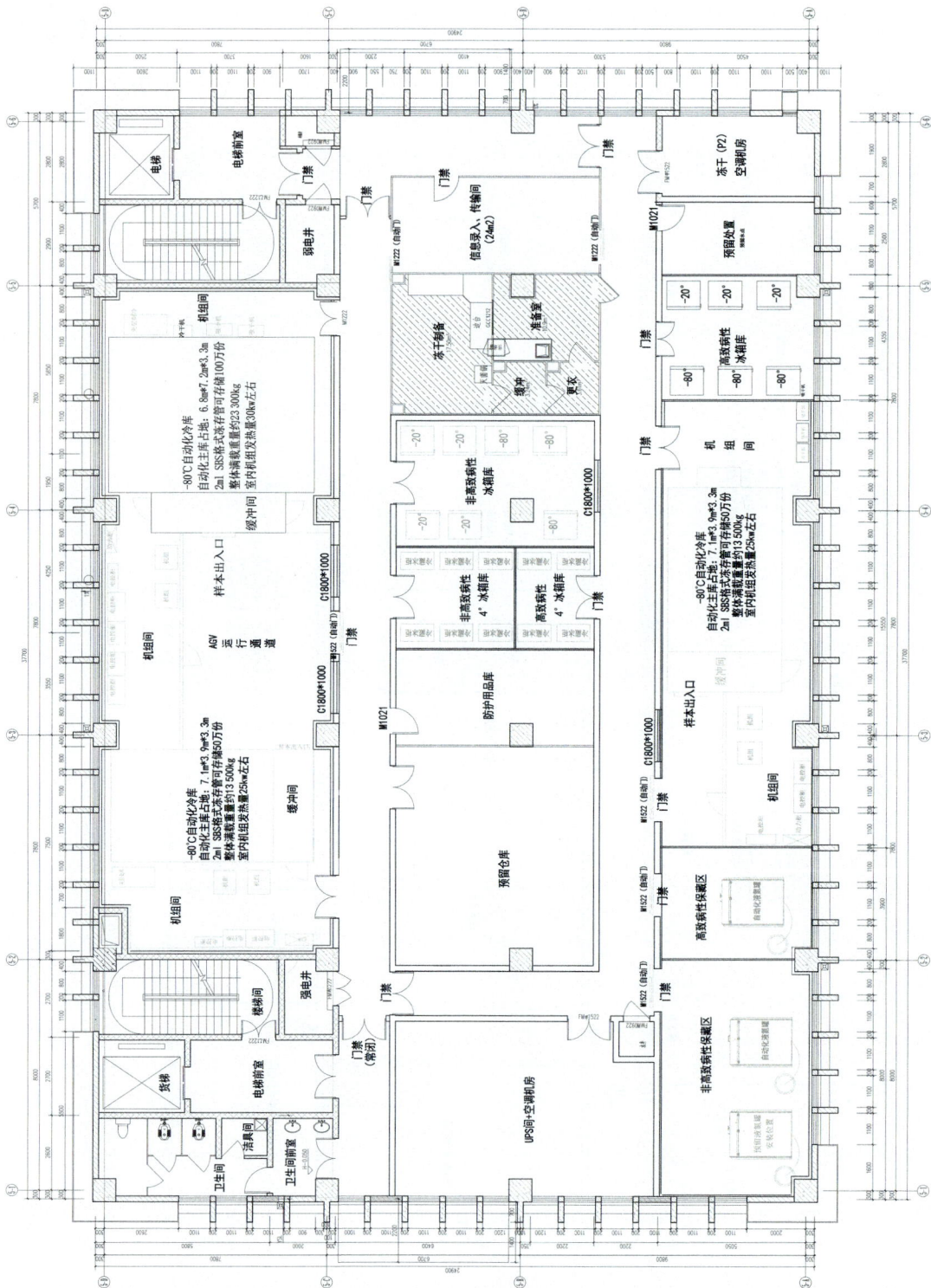

图 22-16 西南地区某疾病预防控制中心菌毒种保藏中心平面图

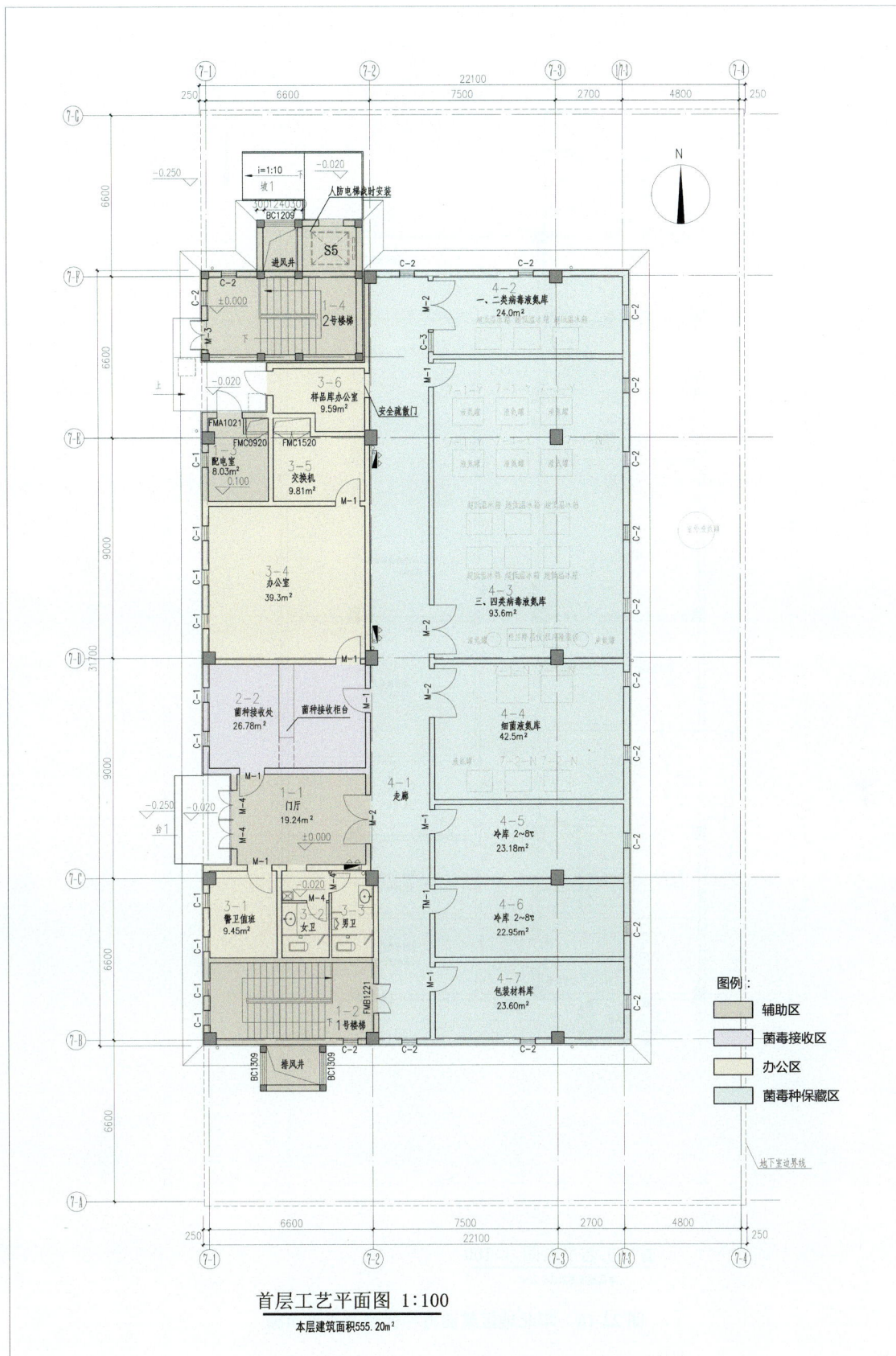

首层工艺平面图 1:100

本层建筑面积555.20m²

图 22-17 华北地区某菌毒种保藏中心彩色分区平面图

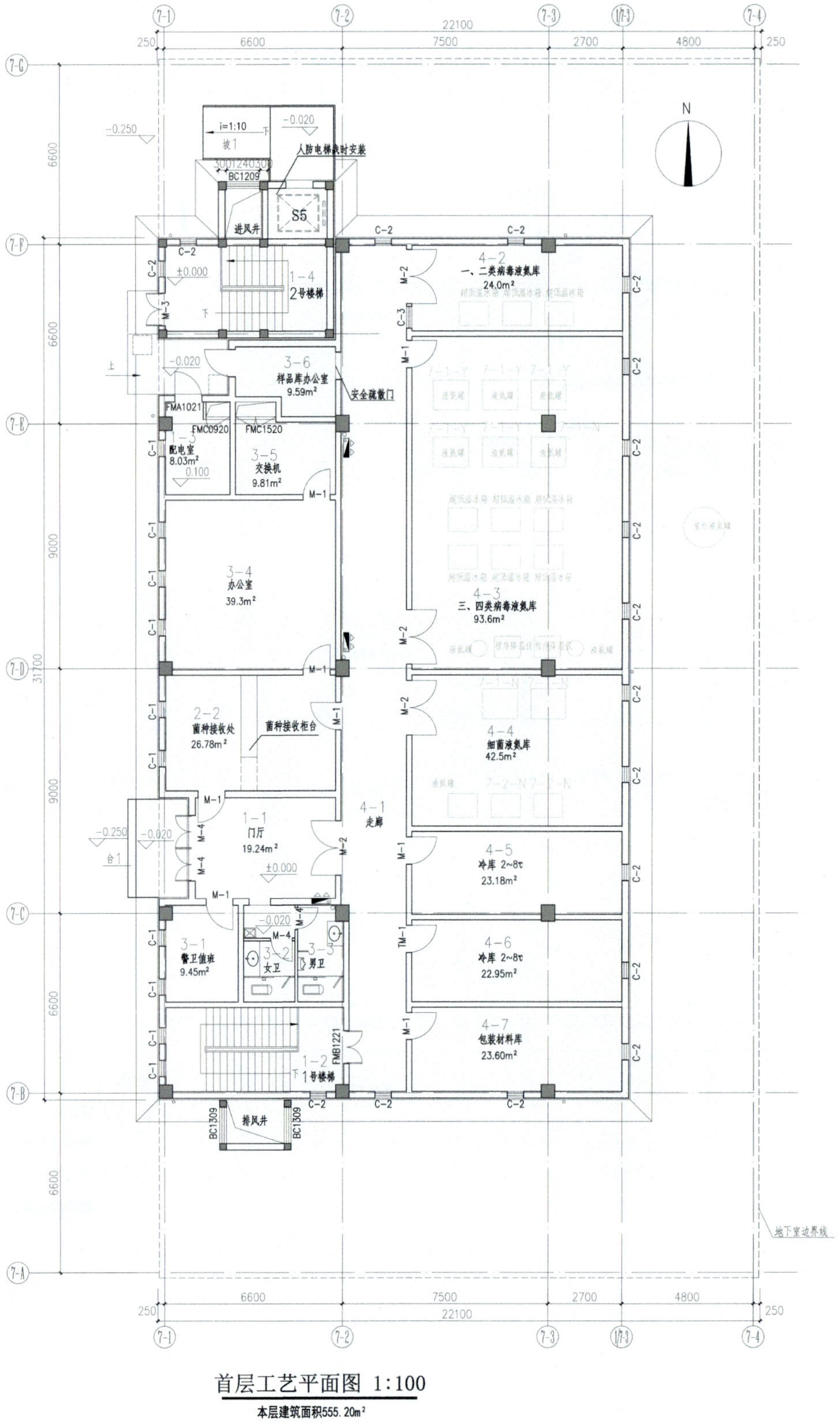

首层工艺平面图 1:100

本层建筑面积555.20m²

图 22-18 华北地区某菌毒种保藏中心平面图

（编写：陈紫光，审校：曹国庆　牛维乐）

第二十三章　病原微生物保藏机构指定

《条例》第一章总则第十四条提出：国务院卫生主管部门或者兽医主管部门指定的菌（毒）种保藏中心或者专业实验室，承担集中储存病原微生物菌（毒）种和样本的任务。病原微生物保藏机构是从事菌（毒）种或样本收集、鉴定、编目、储存并开展对外提供等的专业性机构。保藏机构依据自身工作职责，在开展人或动物间各种传染性疾病基础研究、发生发展以及疫情防控等工作中发挥了非常重要的技术支撑作用。作为专业性机构，保藏机构需要具有较高的技术能力与水平，开展对保藏机构的指定与监管，对加强并规范病原微生物菌（毒）种或样本的管理至关重要。

第一节　保藏机构指定及标准化

为加强人间传染的病原微生物菌（毒）种保藏机构的管理，卫生部（现国家卫生健康委员会）印发部门规章及配套文件，以推动保藏机构的指定工作开展。同时，对于保藏机构的建设、运行与指定，原卫生部组织专家编制了相关卫生行业标准作为技术文件支撑保藏机构建设、发展及履行职责。通过病原微生物保藏相关法规与标准要求的制定与提出，我国人间传染的病原微生物菌（毒）种保藏机构指定工作正式拉开帷幕。

一、保藏机构指定工作相关法规要求

2021年4月15日正式实施的《生物安全法》第六章人类遗传资源与生物资源安全第五十三条提出：国家加强对我国人类遗传资源和生物资源采集、保藏、利用、对外提供等活动的管理和监督，保障人类遗传资源和生物资源安全。《条例》第一章总则第十四条提出：国务院卫生主管部门或者兽医主管部门指定的菌（毒）种保藏中心或者专业实验室（以下称保藏机构），承担集中储存病原微生物菌（毒）种和样本的任务。保藏机构应当依照国务院卫生主管部门或者兽医主管部门的规定，储存实验室送交的病原微生物菌（毒）种和样本，并向实验室提供病原微生物菌（毒）种和样本。保藏机构应当制定严格的安全保管制度，做好病原微生物菌（毒）种和样本进出和储存的记录，建立档案制度，并指定专人负责。对高致病性病原微生物菌（毒）种和样本应当设专库或专柜单独储存。保藏机构的管理办法由国务院卫生主管部门会同国务院兽医主管部门制定。

为了加强人间传染的病原微生物菌（毒）种保藏机构的管理，卫生部于2009年颁布了卫生部令第68号《人间传染的病原微生物菌（毒）种保藏机构管理办法》（简称《管理办法》）。《管理办法》对人间传染的病原微生物保藏机构进行了明确定义，即保藏机构是指由卫生部指定的，按照规定接收、鉴定、集中储存与管理菌（毒）种或样本，并能向合法从事病原微生物实验活动的单

位提供菌（毒）种或样本的非营利性机构。同时，管理办法也对保藏机构的职责、保藏机构的指定、保藏活动，以及对保藏机构的监督管理与处罚做了细化。在管理办法第三章保藏机构的指定中提出保藏机构及其保藏范围由卫生部组织专家评估论证后指定，并由卫生部颁发《人间传染的病原微生物菌（毒）种保藏机构证书》。对于申请成为保藏机构的单位应当具备一定的条件，即符合国家关于保藏机构设立的整体布局（规划）和实际需要；依法从事涉及菌（毒）种或样本实验活动，并符合有关主管部门的相关规定；符合卫生部公布的《人间传染的病原微生物菌（毒）种保藏机构设置技术规范》的要求，具备与所从事的保藏工作相适应的保藏条件；生物安全防护水平与所保藏的病原微生物相适应，符合《目录》对生物安全防护水平的要求。高致病性菌（毒）种保藏机构还必须具备获得依法开展实验活动资格的相应级别的高等级生物安全实验室；工作人员具备与拟从事保藏活动相适应的能力；明确保藏机构的职能、工作范围、工作内容和所保藏的病原微生物种类。在对所保藏的病原微生物进行风险评估的基础上，制定可靠、完善的生物安全防护方案、相应标准操作程序、意外事故应急预案及感染监测方案等；建立持续有效的保藏机构实验室生物安全管理体系及完善的管理制度；具备开展保藏活动所需的经费支持等。

为了加强动物病原微生物菌（毒）种和样本管理，2008 年 11 月 26 日，农业部（现农业农村部）印发《动物病原微生物菌（毒）种保藏管理办法》（农业部令第 16 号）。该管理办法对保藏机构的定义是承担菌（毒）种和样本保藏任务并向合法从事动物病原微生物相关活动的实验室或者兽用生物制品企业提供菌（毒）种或者样本的单位。同样，该管理办法对所辖领域的保藏机构的职责、保藏机构的指定、病原微生物菌（毒）种和样本的保藏、供应、销毁及对外交流与处罚做了细化，并于 2016 年 5 月 30 日农业部令 2016 年第 3 号、2022 年 1 月 7 日农业农村部令 2022 年第 1 号修订。

二、保藏机构指定工作相关标准

为指导人间传染的病原微生物菌（毒）种保藏机构的建设、管理与指定工作，同时为开展保藏机构的指定提供依据，原卫生部组织专家编写了卫生行业标准《人间传染的病原微生物菌（毒）种保藏机构设置技术规范》（WS 315—2010），该标准于 2010 年 4 月 13 日发布，2010 年 11 月 1 日正式实施。该标准由原卫生部传染病标准专业委员会提出，起草单位包括中国疾病预防控制中心、中国药品生物制品检定所、广东省疾病预防控制中心、甘肃省疾病预防控制中心、青岛市疾病预防控制中心。

WS 315—2010 内容包括前言、范围、规范性引用文件、术语和定义、设置基本原则、类别与职责、设施设备要求、管理要求及参考文献。

（一）范围

该标准规定了人间传染的病原微生物菌（毒）种保藏机构设置的基本原则、类别与职责、设施设备要求、管理要求等基本要求。

该标准适用于疾病预防控制机构、医疗保健、科研教学、药品及生物制品生产单位等承担国家人间传染的病原微生物菌（毒）种保藏任务的机构。

（二）术语和定义

该标准在《管理办法》基础上，明确了菌（毒）种、保藏、保藏机构、保藏中心、保藏专业实验室、鉴定、制备、冻干、传代、备份、复核、接收区、实验工作区、保藏区、发放区、办公区的术语和定义。

（三）设置基本原则、类别与职责

国务院卫生行政主管部门根据传染病防控、医疗、检验检疫、科研、教学、生产等需要及传染病流行病学特征进行统一规划，整体布局。

保藏机构分为国家级保藏中心、省级保藏中心和保藏专业实验室，其类别和职责参考《管理办法》。

（四）正文

该标准的正文内容，包含设施设备要求及管理要求。其中，设施设备要求中，对保藏机构提出了明确的五个功能分区，即菌（毒）种或样本接收区、实验工作区、菌（毒）种保藏区、菌（毒）种发放区和办公区，并分别针对不同的功能分区提出设施设备具体要求条款。管理要求中，主要提出了针对组织机构、管理制度、技术要求、人员要求、安全保障要求、实验及保藏材料管理、实验废物管理及个人防护要求的具体要求和条款。其中，技术要求又包含菌（毒）种信息管理要求、菌（毒）种保藏要求、菌（毒）种出入库要求等条款。

五个功能分区中，接收区与发放区要求具备菌（毒）种或样本登记、标记及记录等相关设备，配置符合要求的内部转运及外部运输包装材料，并配置消毒等应急处理设备和药械。实验工作区，应满足保藏实验活动所需的各级别生物安全实验室，并符合《人间传染的病原微生物目录》、GB 19489 和 GB 50346 的要求。根据保藏实验工作需要，实验工作区域设置处理、鉴定（包括微生物学、免疫学、分子生物学）、分离、制备（包括定期复苏、培养）、分装、冻干、废物处理等工作区域，洁净度应满足相应的工作要求。如需冷冻干燥，菌（毒）种真空冷冻干燥区域和菌（毒）种干燥后封口区域应相对独立，两区域之间可设传递窗，两区域应满足通风的要求。真空冷冻应具有防止感染性物质溢散的措施。封口过程应有防火、防爆、燃气安全措施。根据病原微生物分离、培养、鉴定、分装工作需要，实验工作区应具备相应设备，根据采取保藏方法的不同，实验工作区应具备相应的保藏设备。对于使用实验动物开展有关工作，实验工作区应配置符合国家有关实验动物有关法规和标准的动物实验室。保藏区应满足平面布局、围护结构、通风供水供气、电力供应及照明系统、监控系统、通信系统、温湿度要求、设备要求标识系统等的要求。办公区是除保藏实验工作区域之外，与实验室区域有效隔离，进行菌（毒）种资料信息、档案保存区。对于信息保藏区应符合档案资料保藏的有关要求。具备防潮、防火等措施。办公区还应具备对保藏相关信息资料以及档案的保卫措施和监控系统。

管理要求中，在组织机构中，要求保藏机构应建立专门的菌（毒）种保藏和生物安全管理委员会，负责菌（毒）种保藏的技术指导、生物安全监督检查、内部规章制度制定，建立健全并明确各级领导和人员的责任，各实验室管理层应负责安全管理体系的设计、实施、维持和改进。管理制度中，保藏机构应建立健全相关的体系文件，通过管理规范、程序文件、标准操作程序（SOP）和记录等文件进行管理，建立菌（毒）种或样本的收集、分离、鉴定、储存、传代、供应等标准操作流程和技术规范，内部转运工作流程制度，建立备份制度，并确保保藏质量，防止菌（毒）种因非正常的操作不当或意外情况造成的菌（毒）种丢失，建立应急处理制度及应急预案与准入、审批制度，指定专人负责健康监测工作，开展工作人员岗前及定期健康体检、保留本底血清，必要时进行预防接种，并建立个人健康档案。保藏机构应建立严格的菌（毒）种的保密管理制度，建立日常菌（毒）种保藏监测工作制度，定期监测温度、液氮的容量、保藏设备的温度异常报警情况。保藏机构应建立菌

（毒）种保藏设施、设备的定期维护制度，建立正确、安全的标识使用制度，建立菌（毒）种的信息档案管理制度，建立菌（毒）种的销毁制度及机构消毒制度。人员要求中，要求保藏机构应具有相应数量的管理、技术、安保、设施维护等人员，相关人员应具备必要的专业知识，定期接受技能培训，具备生物安全培训证书、上岗证书等资格，具备保藏实验活动操作技术能力等，且经过相关资格审核。管理人员应具备一定菌（毒）种保藏工作管理经验，熟悉整个菌（毒）种保藏的各项制度与流程，并有很好的管理、协调能力，负责菌（毒）种保藏的日常监督和管理。安全保卫人员应经过专业培训，持有专业上岗证书。必要时，应设有武警保卫。相关从业人员应健康状况良好，接受必要的健康监测和疫苗接种。实验及保藏材料管理中，要求保藏机构应有选择、购买、采集、接收、查验、使用、处置和存储实验室材料（包括外部服务）的政策和程序，低温保藏所用管材应具有耐低温防破裂特性，同时热胀冷缩小，管口应有特殊设计，防止低温状态下管口缝隙导致感染性材料外溢污染外部。实验废物管理中，要求保藏机构实验废物处理和处置的管理应符合国家有关要求，实验废物弃置于专门设计的、专用的和有标识的用于处置实验废物的容器内，锐器应弃置锐器盒中。保藏机构还应制定意外事故下污染物品的处理程序。个人防护要求中，要求保藏机构应按照所保藏菌（毒）种危害程度及实验活动内容，配置符合相应生物安全的个人防护用品，并符合国家有关标准和要求。对于实验和保藏人员从低温设备中取出菌（毒）种或样本过程中，应加强个人防护。

管理要求中的技术要求，包含菌（毒）种信息管理要求、菌（毒）种保藏要求、菌（毒）种出入库要求等条款。其中，菌（毒）种信息管理要求提出，应为鉴定复核后符合保藏条件的菌（毒）种进行编号，建立编号规则，并有数据库可查询。所保藏的菌（毒）种或样本应均有编号、来源、分离日期、地区、提供者、保藏条件、危害程度分类、表型特征档案、基因型特征档案、药敏谱、初步鉴定结果、提供单位等背景资料信息。鉴定记录应包含鉴定人员、方法、试剂、日期等信息，传代记录应包括菌（毒）种代次、传代人员、生长状态等信息，保藏记录应包括地点、数量、负责人等信息，出入库记录应包括日期、数量、经办人、去向等信息，销毁记录应包括销毁的审批人员、操作人员、销毁方式等信息。菌（毒）种保藏要求中，提出菌（毒）种保藏应建立原始库、主种子库和工作库，并分别存放。保藏菌（毒）种材料材质、厚度应符合安全要求，采用病原微生物适宜的保藏方法。同一菌（毒）种应选用两种或两种以上方法进行保藏，如只能采用一种保藏方法，其菌（毒）种须备份并存放于两个独立的保藏区域内。菌（毒）种实行双人双锁负责制管理，入库和出库应记录并存档，销毁记录应包括销毁的审批人员、操作人员、销毁方式等信息，保存容器上应有牢固的标签，标明菌（毒）种编号、日期等信息。菌（毒）种出入库要求中，要求进出保藏区的菌（毒）种应经鉴定，背景清晰。

以上是 WS 315—2010 的内容介绍。为了适应病原微生物保藏工作新的形势和发展需求，依据国家卫生健康委员会于 2022 年印发的《人间传染的病原微生物菌（毒）种保藏机构"十四五"发展规划》［国卫科教函（2022）128 号］，中国疾病预防控制中心组织对 WS 315 进行了修订，新的 WS 315 将在"十四五"时期指导新的保藏机构指定发挥重要支撑与规范作用。最新版本WS315-2025 已于 2025 年 4 月 18 日发布，2026 年 5 月 1 日正式实施。相较于 WS315-2010 版本，WS315-2025 在原有五个功能分区基础上增加了数据管理区。数据管理区是对保藏的病原微生物菌（毒）种信息进行收集、处理和存储的区域。在管理要求部分，增加了安全防范相关内容。新的WS315 将在"十四五""十五五"时期指导新的保藏机构指定发挥重要支撑与规范作用。

第二节　保藏机构指定要求与指定程序

保藏机构的指定应以科学、规范、公开的原则组织开展，为了做好人间传染的病原微生物菌（毒）种保藏机构指定工作，提出并制定指定工作要求与工作程序是非常重要和必要的。提出并制定保藏机构指定要求与工作程序是科学、规范、公开开展保藏机构指定工作的重要依据与支撑，而现场评审是开展保藏机构指定工作的重要手段与方法，制定保藏机构评审指南，评审专家依据评审指南开展针对申请机构的评审工作，可以使现场评审程序更科学规范化和标准化。

一、保藏机构指定工作具体要求与程序

（一）保藏机构指定要求

为了做好人间传染的病原微生物菌（毒）种保藏机构指定工作，依照科学、规范、公开的原则，原卫生部组织制定了《人间传染的病原微生物菌（毒）种保藏机构指定工作细则》［卫科教发（2011）43 号，以下简称"细则"］，该细则于 2011 年 5 月 12 日正式印发。细则共包含 6 章 28 条内容。2023 年，国家卫生健康委员会组织开展针对细则的修订，并于 2024 年 4 月 3 日印发《国家卫生健康委办公厅关于征求〈人间传染的病原微生物菌（毒）种保藏机构指定工作细则（征求意见稿）〉意见的函》［国卫办科教函（2024）110 号］，全国范围征求意见。

原细则中，第一章是总则，第二章是保藏机构的申请。申请人间传染的病原微生物菌（毒）种保藏机构的单位应当具备《办法》当中提出的应具备的必要条件，包括符合国家关于保藏机构设立的整体布局（规划）和实际需要；依法从事涉及菌（毒）种或样本实验活动，并符合有关主管部门的相关规定；符合 WS 315 的要求，具备与所从事的保藏工作相适应的保藏条件；生物安全防护水平与所保藏的病原微生物相适应，符合《人间传染的病原微生物目录》对生物安全防护水平的要求。高致病性菌（毒）种保藏机构还必须具备获得依法开展实验活动资格的相应级别的高等级生物安全实验室；工作人员具备与拟从事保藏活动相适应的能力；明确保藏机构的职能、工作范围、工作内容和所保藏的病原微生物种类。在对所保藏的病原微生物进行风险评估的基础上，制订可靠、完善的生物安全防护方案、相应标准操作程序、意外事故应急预案及感染监测方案等；建立持续有效的保藏机构实验室生物安全管理体系及完善的管理制度；具备开展保藏活动所需的经费支持等。

新细则中，专门增加了保藏机构的职责作为第二章，进一步明确了国家保藏中心、国家保藏中心分中心、保藏专业实验室、样本库的具体职责。第三章则为保藏机构的申请，申请人间传染的病原微生物菌（毒）种保藏机构的单位应当具备《办法》当中提出的应具备的必要条件等等。

（二）保藏机构指定程序

人间传染的病原微生物菌（毒）种保藏机构指定程序，由相关机构提出申请、材料形式审查、现场评估论证、指定四个步骤组成。申请单位满足必备条件后，将符合要求的申请资料报送省级卫生行政部门。省级卫生行政部门收到材料后，在 15 个工作日内对申请材料进行审核，审核同意的报送国家卫生健康委。

国家卫生健康委员会在收到省级卫生行政部门报送材料之日起的 5 个工作日内，对申报材料进

行形式审查，对于符合要求的，在 60 个工作日内组织专家进行评估和论证。对于不符合形式审查要求的，国家卫生健康委员会将及时通知省级卫生行政部门，由省级卫生行政部门告知申请单位补正。

通过材料形式审查后，国家卫生健康委员会组织专家对申请单位开展现场评审，评审专家依据保藏机构指定工作评审指南，通过对申请机构资料审查、现场模拟操作考核、理论和知识测试、保藏机构现场检查等对申请机构开展评审。现场评审后，专家组给出评估论证报告及审查结论，明确此次评审是否通过，以及整改项和不符合项等内容。

国家卫生健康委员会在收到专家组评估论证报告或整改复核意见之日起 30 个工作日内进行审核，做出是否同意指定的决定。对同意指定的，由国家卫生健康委员会颁发《人间传染的病原微生物菌（毒）种保藏机构证书》（以下简称《证书》），并通知保藏机构所在地的省级卫生行政部门。对不同意指定的，由国家卫生健康委员会书面通知申请单位，并说明理由。申请单位对国家卫生健康委员会的指定结论有异议的，可以自收到通知书之日起 20 个工作日内书面向国家卫生健康委员会提出复核申请。未被指定的单位，自收到书面通知之日起 6 个月后可重新申请。

二、保藏机构指定工作评审指南

（一）评审范围与有关要求

为贯彻落实《中华人民共和国生物安全法》《病原微生物实验室生物安全管理条例》和《人间传染的病原微生物菌（毒）种保藏机构管理办法》，规范人间传染的病原微生物菌（毒）种保藏机构指定工作评审程序，国家卫生健康委组织制定《病原微生物菌（毒）种保藏机构指定工作 评审指南》（以下简称"评审指南"）。

评审指南的范围是针对拟申请成为保藏机构，按照规定接收、鉴定、集中储存与管理菌（毒）种或样本，并能向合法从事病原微生物实验活动的单位提供菌（毒）种或样本的非营利性机构。对于开展保藏机构指定工作，国家卫生健康委员会组织专家组成评审组开展相关评审工作。评审组由 5 ~ 7 名相关专业的专家组成，主要专家由国家卫生健康委员会从国家人间传染的病原微生物保藏专家委员会中聘请，并可根据评审专业的需要，聘请 1 ~ 2 名非专家委员会专家。专家组组长由国家卫生健康委员会指定，为现场评估论证工作技术总负责人。国家卫生健康委员会可指派 1 ~ 2 名管理或专业人员以观察员的身份参加现场评估论证工作。

专家组成员如与申请单位有利害关系，应主动提出回避。申请单位也可要求其回避。有利害关系是指 3 年内曾在申请单位任职（包括一般工作）或担任顾问，配偶或直系亲属在申请单位中任职或担任顾问，与申请单位发生过法律纠纷，以及其他可能影响公正性评审的情况。对于参与评审的专家，应遵守评审员工作准则，包括以下要求：

（1）评审专家不得与被评审机构有利害关系，否则应主动提出回避。

（2）评审专家应以客观、公正和科学、严谨的态度从事评审工作，以客观事实为依据、按照国家相关法律法规及方针政策开展相关工作，不徇私舞弊。

（3）评审专家应认真审查申请单位提交的有关申请材料，对申请材料的必要性、合规性、可行性进行分析评判，并结合实地评审情况给出评审结论。若材料或实地考察后发现不符合项，须说明理由并退回申请。

（4）评审专家应保守申请单位提交材料相关信息，对其接触的相关材料严格尊重保密规定。

（5）专家组对评估论证结果负责，对相关事实不隐瞒、不漏报，如实上报评审结果。

（6）专家组成员要严格按照规定的时间到达和离开现场评估目的地。评审期间，专家组成员不得私下与申请单位联系和接触、传递评审相关信息。

（7）专家组成员应严格遵守廉洁自律各项规定，不得接受申请单位接待，不得接受财物或其他不正当利益，不得提出任何与评审工作无关的要求。

（8）现场评估过程中，申请单位不得弄虚作假或通过任何形式对评审人员施加压力，不得以各种理由不予配合或拒绝检查。如果出现上述问题，专家组有权终止评审。

（二）评审工作流程

人间传染的病原微生物菌（毒）种保藏机构评审工作采取先对申请材料进行形式审查，后进行现场评估论证的方式进行。现场评审由专家组组长组织开展，包括专家组预备会议、首次会议、资料审查、保藏机构考察、专家组内部会议、末次会议等，具体流程见图23-1。

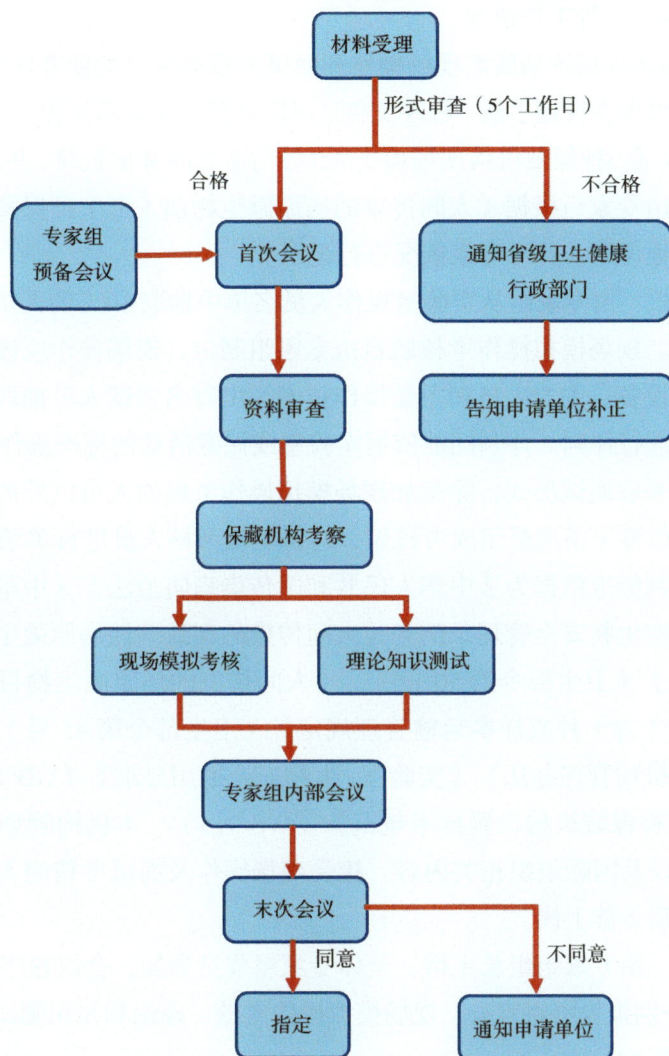

图 23-1　审查工作具体流程

1. **预备会议**　专家组在现场评估论证工作开始前召开全体专家组成员参加的预备会议，会议内容如下：

（1）专家组组长重申评估论证工作的公正、客观、保密要求，专家组全体人员签署公正性声明和保密协议。

（2）明确评估范围、内容、依据和要求。

（3）明确工作日程和专家组成员分工，确定现场技术考核计划，准备现场评估和论证所需考核试题等有关资料和表格。

2. 召开首次会议　参加会议人员包括专家组成员、申请单位负责人及相关人员。会议由专家组组长主持，会议程序及内容如下：

（1）介绍专家组成员和分工。

（2）宣布现场评估论证工作安排、要求和时间表。

（3）明确评估的方法、程序和评定原则。

（4）向申请单位做公正和保密的承诺。

（5）申请单位负责人报告工作情况。

（6）与申请单位确认现场评估所需现场操作和面试考核项目以及被考核人员名单。

3. 资料审查　专家组审查管理手册、程序文件、风险评估、标准操作程序、相关记录表格及《人间传染的病原微生物菌（毒）种保藏机构现场检查表》等与涉及的其他资料，并对审查情况进行记录。

4. 保藏机构考察　由专家组根据《人间传染的病原微生物菌（毒）种保藏机构现场检查表》的内容对保藏机构进行实地考察，并对考察情况进行记录。

5. 现场模拟操作考核　由专家组从实验室操作人员名单中抽取30%的人员进行现场操作考核，并对考核情况进行记录。现场模拟操作考核题目由专家组制定，现场操作应涉及申请范围的主要项目，应当覆盖主要仪器设备、主要人员和主要操作技术。由每名参试人员抽取一个题目进行现场操作，由两位专家组成员进行评判。评判标准依据实验室或保藏活动的标准操作程序。

6. 理论知识测试　采取面试形式，除参加现场模拟操作考核的人员以外的其他实验室或保藏活动人员均应参加。由两位专家组成员组成考核组，对每名被考核人员进行单独面试并进行评判。

面试考核内容及评判标准依据为《中华人民共和国传染病防治法》《中华人民共和国生物安全法》《病原微生物实验室生物安全管理条例》《人间传染的高致病性病原微生物实验室和实验活动生物安全审批管理办法》（卫生部令第50号）、《人间传染的病原微生物目录》《可感染人类的高致病性病原微生物菌（毒）种或样本运输管理规定》（卫生部令第45号）、《人间传染的病原微生物菌（毒）种保藏机构管理办法》《实验室　生物安全通用要求》（GB 19489）、《人间传染的病原微生物菌（毒）种保藏机构设置技术规范》（WS 315）、本机构管理手册、程序文件、标准操作程序（SOP），以及国际组织相关内容。接受现场操作及面试考核的人员中，未合格者应当重新培训，经考核合格后方能上岗。

7. 专家组内部会议　由专家组组长主持，全体专家组成员参加，会议程序及内容如下：

（1）专家组成员分别报告资料审查、现场模拟操作考核、理论和知识测试、保藏机构检查等结果，讨论并提出评估论证意见。

（2）编写并通过《人间传染的病原微生物菌（毒）种保藏机构现场评估论证报告》。

8. 末次会议　会议由专家组组长主持，参加人员包括专家组成员、申请单位负责人及相关人员。会议程序及内容如下：

（1）专家组组长宣读评估论证报告及审查结论。

（2）专家组指出存在的问题，提出整改建议。

（3）专家组与申请单位人员沟通交流意见。

9. 移交论证报告　专家组组长应在现场评估论证结束之日起 5 个工作日内将评估论证报告、原始记录及有关资料移交国家卫生健康委员会。评估论证报告应当由专家组全体成员签字。

申请单位应按照专家组提出的整改意见，在 3 个月内完成整改工作，并向国家卫生健康委员会提交整改报告。国家卫生健康委员会在收到整改报告之日起的 20 个工作日内完成整改复核工作。整改复核工作由原现场评估论证专家组成员完成。

10. 指定　国家卫生健康委员会在收到专家组评估论证报告或者整改复核意见之日起 30 个工作日内进行审核，做出是否同意指定的决定。

（1）对同意指定的，由国家卫生健康委员会颁发《证书》，并通知保藏机构所在地的省级卫生行政部门。

（2）对不同意指定的，由国家卫生健康委员会书面通知申请单位，并说明理由。申请单位对国家卫生健康委员会的指定结论有异议的，可以自收到通知书之日起 20 个工作日内书面向国家卫生健康委员会提出复核申请，逾期不予受理。

未被指定的单位，自收到书面通知之日起 6 个月后可重新申请。

（三）评审工作中技术关键点

1. 申请材料要求

1）申请材料完整提交：

申请材料清单如下：

（1）《人间传染的病原微生物菌（毒）种保藏机构申请表》。

（2）保藏机构所属法人机构的法人资格证书（复印件）。

（3）保藏机构生物安全实验室的相关批准或者证明文件（复印件）。

（4）保藏工作的内容、范围，拟保藏菌（毒）种及样本的清单。

（5）保藏机构的组织结构、管理职责、硬件条件、基本建设条件等文件，并提供设施、设备、用品清单。

（6）管理手册、程序文件、风险评估报告、标准操作程序、生物安全防护方案、意外事故和安全保卫应急预案、暴露及暴露后监测和处理方案等。

（7）保藏机构人员名单、生物安全培训证明及所在单位颁发的上岗证书。

（8）国家卫生健康委员会规定的其他相关资料。

2）申请材料按要求印制：

相关要求如下：

（1）所有申请资料应当一式 2 份。

（2）申请资料应当使用 A4 规格纸张打印，中文使用宋体小 4 号字，英文使用 12 号字。

（3）申请资料的复印件应当足够清楚并与原件一致。

（4）申请材料中申报的各项内容应当完整、清楚。

（5）所有申请资料应当加盖申请单位公章。

2. 保藏机构设施设备要求 保藏机构应根据所保藏病原微生物的特点和危害程度分类，进行相应功能分区，应具备以下基本分区：菌（毒）种或样本接收区、实验工作区、菌（毒）种保藏区、菌（毒）种发放区和办公区。

1）接收区审查要求：接收区应具备对菌（毒）种或样本进行登记、标记等设备；应具备菌（毒）种或样本在内部转运所需的符合生物安全要求的包装转运材料；应配置消毒等应急处理设备和药械。

2）实验工作区审查要求：保藏实验活动所需的各级别生物安全实验室应符合国家卫生健康委员会《人间传染的病原微生物目录》（GB 19489 和 GB 50346）的要求。

根据保藏实验工作需要，实验工作区域设置处理、鉴定（包括微生物学、免疫学、分子生物学）、分离、制备（包括定期复苏、培养）、分装、冻干、废物处理等工作区域；实验室工作区各区域洁净度应满足相应的工作要求。

如需冷冻干燥，菌（毒）种真空冷冻干燥区域和菌（毒）种干燥后封口区域应相对独立，两区域之间可设传递窗。两区域应满足通风的要求。真空冷冻应具有防止感染性物质溢散的措施。封口过程应有防火、防爆、燃气安全措施。

根据病原微生物分离、培养、鉴定、分装工作需要，实验工作区应具备相应设备，包括生物安全柜、二氧化碳培养箱、普通培养箱、离心机、真空吸引器、气流控制设备等。

根据采取保藏方法的不同，实验工作区应具备相应的保藏设备，包括真空冷冻干燥机、真空封口设备、超低温冰箱、液氮罐、冷藏箱等。如果有真空装置，实验工作区应有措施防止真空装置的内部被污染。

如需使用实验动物开展有关工作，实验工作区应配置符合国家有关实验动物有关法规和标准的动物实验室。

3）保藏区审查要求：

（1）平面布局：保藏区应明确区分核心保藏区和辅助工作区。辅助工作区内应有存放个人防护服等物品的空间和设施；根据工作需要，保藏区可建立高致病性病原微生物保藏区和非高致病性病原微生物保藏区；保藏区应配置应急处理物品存放区域。如个人防护服、消毒设备和试剂等；保藏区平面布局应合理，有足够空间摆放各类设备，并确保低温设备通风散热。

（2）围护结构：保藏区的建筑结构安全等级应符合 GB 50068 中的相关规定；保藏区的建筑抗震设计应符合 GB 50223 中的相关规定；保藏区域的出入口和窗户应具备防止啮齿类和昆虫进入的设施或措施；保藏区内围护结构内表面应光滑、耐腐蚀、防水，天花板、地板、墙间的交角应易清洁和消毒；高致病性病原微生物菌（毒）种保藏区，窗户应为密闭窗，玻璃应耐撞击、防破碎或加装金属防护栏；保藏区房间内高度应满足设备的安装要求，应有维修和清洁空间。

（3）通风供水供气：保藏区域内应具有通风条件。高致病性病原微生物菌（毒）种保藏区，如采用机械通风，应确保向核心保藏区域内形成定向气流；应在核心保藏区的靠近出口处设置非手动洗手设施；如果不具备供水条件，则应设非手动手消毒装置；保藏区域内如有液氮冷冻设备，应具备供应液氮设备。

（4）电力供应及照明系统：保藏区应具备双路供电设施，低温保藏设备配备稳压稳流设备；保藏相关设备应具备备用电源设备；保藏区电力供应应满足保藏机构所有用电要求；保藏核心工作间的照度应不低于 350 Lx，其他区域的照度应不低于 200 Lx，宜采用吸顶式防水洁净照明灯；保藏区应设不少于 30 min 的应急照明系统。

（5）监控系统：进入保藏区域的门应有门禁系统，应保证只有获得授权的人员才能进入区域内；保藏区域周边应安装有防火、防盗设施。保藏区域内应设置烟雾、火灾监测、报警等设施；保藏区域内、外应配备符合安保、技术防范要求的摄像监控系统、红外线扫描设备等，摄像监控覆盖率为 100% 面积，监控录像资料保存期至少为 30 天；保藏区应设置监控环境和冷藏设备温度、湿度的监控系统；监控室应可以实时显示、记录和存储保藏区域区内有控制要求的参数、关键设施设备的运行状态；应能显示、记录和存储故障的现象、发生时间和持续时间；应可以随时查看历史纪录；监控室应能对所有故障和控制指标进行报警，报警应区分一般报警和紧急报警。

（6）通信系统：保藏区内应设置向外部传输资料和数据的传真机或其他电子设备；监控室和保藏区内应安装语音通信系统。宜采用向内通话受控、向外通话非受控的选择性通话方式。

（7）温度和湿度要求：保藏区的温度和湿度应可控制，确保低温设备正常运转。

（8）设备要求：保藏机构应配置工作所需各类实验设备，设备数量应能满足保藏工作需要并符合国家有关质量认证要求。保藏区应设置应急消毒设备或药械。如工作需要，可在核心保藏区内配置生物安全柜；应配备保藏设备的温度异常报警装置；保藏区应配备备用保藏设备；保藏区应配备防低温冷冻的个人防护装备；生物安全相关设备应定期检查和验证。

（9）标识系统：保藏区入口处标记有关生物安全标识；保藏区内应有黑暗情况下可辨识的标识；保藏设备应有编号等信息标识。

4）发放区审查要求：发放区应配置有符合生物安全要求的运输包装材料；应具备登记、记录的相关设备；应配置消毒等应急处理设备和药械。

5）办公区审查要求：办公区为除保藏实验工作区域之外，与实验室区域有效隔离，进行菌（毒）种资料信息、档案保存区；信息保藏区应符合档案资料保藏的有关要求。具备防潮、防火等措施；办公区应具备对保藏相关信息资料以及档案的保卫措施和监控系统。

6）数据管理区审查要求：宜设置独立的数据管理区；应明确信息系统未来承载容量，确保其能满足进一步增加和处理与菌（毒）种或样本相关的信息和数据；应加强网络安全管理，确保数据不丢失、不篡改、不被盗。

3. 人员要求

（1）保藏单位应具有相应数量的管理、技术、安保、设施维护等人员，能够确保保藏工作顺利进行。

（2）负责菌（毒）种保藏的各相关人员应经相关资格审核。

（3）负责菌（毒）种保藏的各相关人员具备必要的专业知识，定期接受技能培训，具备生物安全培训证书、上岗证书等资格。具备保藏实验活动操作技术能力。

（4）负责菌（毒）种保藏的管理人员应具备一定菌（毒）种保藏工作管理经验，熟悉整个菌（毒）种保藏的各项制度与流程，并有很好的管理、协调能力，负责菌（毒）种保藏的日常监督和管理。

（5）安全保卫人员应经过专业培训，持有专业上岗证书。必要时，应设有武警保卫。

（6）从业人员应健康状况良好，接受必要的健康监测、疫苗接种。

（7）实验室及保藏活动操作人员需要通过现场模拟操作考核和理论知识测试。

（8）从业人员的个人防护应符合国家有关标准和生物安全要求。应配置符合相应生物安全的个人防护用品。人员从低温设备中取出菌（毒）种或样本过程中，应加强面部、手部等个人防护。

4. 管理要求

1）组织机构：保藏机构应建立专门的菌（毒）种保藏和生物安全管理委员会，负责菌（毒）种保藏的技术指导、生物安全监督检查、内部规章制度制定；保藏机构各管理层应负责安全管理体系的设计、实施、维持和改进；保藏机构应建立健全并明确各级领导和人员的责任。

2）管理制度：

（1）保藏机构应建立健全相关的体系文件，通过管理规范、程序文件、标准操作程序（SOP）和记录等文件进行管理。

（2）保藏机构应建立菌（毒）种或样本的收集、分离、鉴定、储存、传代、供应等标准操作流程和技术规范，内部转运工作流程制度。

（3）保藏机构应建立备份制度，并确保保藏质量，防止菌（毒）种因非正常的操作不当或意外情况造成的菌（毒）种丢失。对于珍贵、有特殊保藏价值的菌（毒）种的备份制度应包含在其中。

（4）保藏机构应建立应急处理制度及应急预案。

（5）保藏机构应建立准入、审批制度。

（6）应指定专人负责健康监测工作。开展工作人员岗前及定期健康体检、保留本底血清，必要时进行预防接种，并建立个人健康档案。

（7）保藏机构应建立严格的菌（毒）种的保密管理制度。

（8）保藏机构应建立日常菌（毒）种保藏监测工作制度：定期监测温度、液氮的容量、保藏设备的温度异常报警情况。

（9）保藏机构应建立菌（毒）种保藏设施、设备的定期维护制度，设专人负责管理。

（10）保藏机构应建立正确、安全的标识使用制度。

（11）保藏机构应建立菌（毒）种保藏管理的责任制度。

（12）保藏机构应建立菌（毒）种的信息档案管理制度，应有纸质信息资料档案和数字化信息资料档案并备份，档案应安全存放，注意防潮、防霉、防虫、防火、防磁和防盗。

（13）保藏机构应建立菌（毒）种的销毁制度。

（14）保藏机构应建立保藏机构的消毒制度。

5. 技术要求

1）菌（毒）种信息管理要求：

（1）保藏机构应对鉴定复核后符合保藏条件的菌（毒）种进行编号，建立编号规则，并有数据库可查询。编号包括原始编号、登记编号、保藏编号。

（2）所保藏的菌（毒）种或样本应均有编号、来源、分离日期、地区、提供者、保藏条件、危害程度分类、表型特征档案、基因型特征档案、药敏谱、初步鉴定结果、提供单位等背景资料信息。

（3）鉴定记录应包含鉴定人员、方法、试剂、日期等信息。

（4）传代记录应包括菌（毒）种代次、传代人员、生长状态等信息。

（5）保藏记录应包括地点、数量、负责人等信息。

（6）出入库记录应包括日期、数量、经办人、去向等信息。

（7）销毁记录应包括销毁的审批人员、操作人员、销毁方式等信息。

2）菌（毒）种保藏管理要求：

（1）菌（毒）种保藏应建立原始库、主种子库和工作库，并分别存放。

（2）保藏菌（毒）种材料材质、厚度应符合安全要求，保证在低温环境不易破碎、爆裂。

（3）采用病原微生物适宜的保藏方法，包括超低温保存法、冷冻干燥法等。

（4）同一菌（毒）种应选用两种或两种以上方法进行保藏。

（5）如只能采用一种保藏方法，其菌（毒）种须备份并存放于两个独立的保藏区域内。

（6）菌（毒）种实行双人双锁负责制管理，入库和出库应记录并存档。

（7）销毁记录应包括销毁的审批人员、操作人员、销毁方式等信息。

（8）保存容器上应有牢固的标签，标明菌（毒）种编号、日期等信息。

（9）进出保藏区的菌（毒）种应经鉴定，背景清晰。

3）安全防范要求：

（1）应制定安全保卫制度，确保安保措施有效。

（2）发生被盗、被抢、丢失、泄漏的，按要求报告。

（3）安保人员应接受专业培训，持有专业证书。应实行24 h值班制度，每班人数应不少于两人。

（4）实体防范及电子设备应满足国家要求。设置必要的视频图像采集装置和出入口控制装置。保藏区域的监控系统应24 h运行，监控面积应达到各个重点区域。

（5）定期举办生物反恐教育培训及应急演练。

（6）储备充足的应急处置及急救用品。

（7）保藏高致病性病原微生物菌（毒）种或样本信息的存储设备和软件，应符合保密相关规定。

6. 废物管理

（1）保藏机构实验或感染性废物的处置应符合国家有关要求。

（2）实验或感染性废物应弃置于专门设计的、专用的、有标识的、用于处置实验废物的容器内。锐器应直接弃置于锐器桶内。

（3）应制定意外事故下污染物品的处理程序。

7. 其他要求

（1）保藏机构需要符合国家关于保藏机构设立的整体布局（规划）和实际需要。

（2）保藏机构需要依法从事涉及菌（毒）种或样本实验活动，并符合有关主管部门的相关规定。

（3）保藏机构需要具备开展保藏活动所需的经费支持。

第三节　保藏机构指定工作进展

根据国家法律法规赋予病原微生物菌（毒）种保藏机构相应的职责和义务开展保藏机构指定工作。"十三五"时期，我国已完成保藏机构阶段性指定工作。通过开展保藏机构指定，进一步加强了病原微生物资源的集中管理，对于确保生物安全发挥了重要的作用。同时，获得指定的保藏机构投入运行后，在近些年新发突发传染病防治与研究、生物产业发展与创新等方面发挥了重要的基础支撑作用。

一、指定工作进展

2013 年，国家卫生计生委印发了《人间传染的病原微生物菌（毒）种保藏机构规划（2013—2018 年）》（以下简称"十三五"规划），进一步对保藏机构进行统一规划、集中管理。建设安全并符合技术标准的菌（毒）种保藏机构是"十三五"规划的核心目的，通过开展保藏机构指定工作，使国家法律法规赋予保藏机构相应的职责和义务。随着指定工作的开展，中国的病原微生物菌（毒）种保藏管理又迈上一个新台阶。2017 年，国家卫生计生委依据规划组织开展全国人间传染的病原微生物保藏机构指定工作。2017 年 8 月，中国疾病预防控制中心成为首家获得指定的国家级病原微生物菌（毒）种保藏中心。

"十三五"期间，我国完成了中国疾病预防控制中心、中国医学科学院、中国食品药品检定研究院、青海省地方病预防控制所、中国科学院武汉病毒研究所和中国科学院微生物研究所 6 家国家级菌（毒）种保藏中心，广东省疾控中心和湖北省疾控中心 2 家省级菌（毒）种保藏中心，以及云南省地方病防治所 1 家保藏专业实验室的指定工作，初步形成了我国人间传染的病原微生物保藏网络布局，积极发挥职能作用。2020 年 9 月 17 日，农业农村部发布公告第 336 号，公布国家动物病原微生物菌（毒）种保藏机构名单，在中国兽医药品监察所设立国家兽医微生物菌（毒）种保藏中心，在中国农业科学院哈尔滨兽医研究所、兰州兽医研究所和上海兽医研究所，中国动物疫病预防控制中心，中国动物卫生与流行病学中心分中心设立国家兽医微生物菌（毒）种保藏分中心。

为加快形成满足新的国家生物安全战略需求的人间传染的病原微生物菌（毒）种资源保藏工作体制机制，加强新形势下我国病原微生物资源保藏管理，国家卫生健康委于 2019 年启动《人间传染的病原微生物菌（毒）种保藏机构"十四五"发展规划》（简称"十四五"规划）编制工作。2022 年 7 月 29 日，国家卫生健康委员会印发"十四五"规划（国卫科教函〔2022〕128 号），明确依托中国疾病预防控制中心建设国家病原微生物保藏中心、构建病原微生物资源标准体系、健全病原微生物资源共享交流机制等重点任务。"十四五"规划的印发，将进一步指导我国"十四五"期间病原微生物资源保藏管理与监管，形成新的我国病原微生物资源保藏网络布局。

2023 年 9 月 1 日，国家卫生健康委员会印发《国家卫生健康委关于成立国家人间传染的病原微生物保藏中心的通知》（国卫科教函〔2023〕170 号），正式提出依托中国疾控中心成立国家人间传染的病原微生物保藏中心。2024 年 2 月 8 日，国家卫生健康委员会印发《国家卫生健康委办公厅关于印发〈人间传染的病原微生物菌（毒）种保藏机构"十四五"发展规划〉分工方案的通知》（国卫办科教函〔2024〕50 号），其中附件 2 中《落实〈人间传染的病原微生物菌（毒）种保藏机构"十四五"发展规划〉工作任务台账》提出"研究制定国家保藏中心分中心、专业实验室指定程序和标准。在现有的国家级、省级保藏中心基础上优化转型，指定国家保藏中心分中心"。国家保藏中心及其分中心根据工作需要，建设一批保藏专业实验室。下一步，我国将开启"十四五"时期病原微生物菌（毒）种保藏机构指定工作。

二、指定工作意义

我国于 20 世纪 70 年代开始进一步加强微生物菌（毒）种保藏工作的管理，1979 年，国家科委批准成立了中国微生物菌（毒）种保藏管理委员会，指定了一批微生物菌（毒）种保藏管理中心和专业实验室。1985 年，国家教委批准设立了典型培养物保藏中心。国家知识产权局指定了两家作为专利程序的微生物保藏机构。2003 年，卫生部又指定了一批 SARS 毒株和样本的保管单位。这些保藏机构主要分布于国家卫生健康委员会、教育部、国资委、中科院等系统和单位。2004 年《条例》颁布实施之后，我国不断加强包括病原微生物菌（毒）种保藏在内的实验室生物安全管理，出台了一系列配套部门规章与管理文件支撑我国病原微生物实验室生物安全规范化、法治化管理，病原微生物菌（毒）种保藏工作越来越受到重视。2013 年以前，原有保藏机构大部分都在运行，保存有普通微生物、病原微生物菌（毒）种，甚至一些高致病性病原微生物菌（毒）种或珍贵稀缺的病原微生物资源。多年来，一些保藏机构的设立单位积极支持菌（毒）种保藏机构工作，承担了运行发生的所有费用，保持着完整的实验室设置和人员队伍，几代专家和工作人员一直在菌（毒）种保藏和基础研究领域努力工作着。但随着时间的推移，很多机构陆续出现条件越来越差，缺乏运转经费及专业技术人员开展工作等问题，一些机构在菌（毒）种保藏能力方面逐渐萎缩，一些机构由于种种原因已经停止运行。

一方面，病原微生物菌（毒）种及样本是国家的重要资源，直接关系到传染病防治、科学技术和生物产业的发展；另一方面，由病原微生物导致的生物安全问题，如生物武器、生物恐怖和重大传染病的暴发流行等，是人类社会所面临的最重要、最现实的安全威胁。近年来针对传染性疾病开展的防治、科研和生产活动的规模不断扩大，随着相应投入的增长，使用病原微生物的机会大大地增加，无序使用和保存病原微生物的现象时有发生，存在巨大的实验室生物安全隐患，同时，落后的软硬件条件也严重制约病原微生物资源的研究和发展。规范病原微生物菌（毒）种保藏工作管理，加强病原微生物菌（毒）种保藏机构建设已经是彼时一项非常紧迫的任务。

2013 年，为了规范人间传染的病原微生物菌（毒）种保藏机构管理，根据国家在传染病预防控制、医疗、检验检疫、科研、教学、生产等方面工作的需要，结合各地实际情况，统筹规划、整体布局，国家卫生计生委印发"十三五"规划，将保藏机构分为保藏中心和保藏专业实验室，其中保藏中心又分为国家级保藏中心和省级保藏中心，该规划内容包括 6 家国家级保藏中心，27 家保藏专业实验室，以及各省可设立一个省级保藏中心。通过规划的制定，进一步明确了人间传染的病原微生物保藏机构指定范围，使得潜在的保藏机构能够获得足够的依据支撑开展相关工作，尤其支撑潜在保藏机构在落实基础建设与运行维护，人、财、物投入力度等方面发挥了重要积极作用。2017 年，国家卫生计生委组织开展规划范围内保藏机构指定工作，"十三五"末期完成指定，并形成了"6+2+1"的病原微生物保藏网络布局。

通过开展保藏机构指定，进一步加强了病原微生物资源的集中管理，对于确保国家生物安全发挥了重要作用。同时，"十三五"时期获得指定的保藏机构在近些年新发突发传染病防治与研究、生物产业发展与创新等方面发挥了重要基础支撑作用。至 2021 年 4 月 15 日《生物安全法》正式实施，我国生物安全管理越发进入快速发展的轨道，病原微生物菌（毒）种保藏工作愈发受到重视。近些年，越来越多的疾控机构、科研院所、临床机构、高校等建立了一定规模的菌（毒）种库。2022 年国家卫生健康委员会印发的"十四五"发展规划，提出保藏机构的设立及其保藏范围在一个国家保藏中心统一运行管理结构下，结合不同行业需求、区域特点和工作基础，统一规划、整体布局。当前，保藏机构指定工作仍在继续，预计截至"十四五"末期，我国将形成新的"1+N"模式的人间传染的病原微生物保藏网络布局，新获指定的保藏机构必将在推动病原微生物保藏运行管理与共享应用高质量发展、支撑科技创新与生物产业快速发展积极发挥职能作用。

（编写：姜孟楠　曹旭东　吴思宇，审校：侯雪新）

第二十四章 生物安保

近年来，随着生物恐怖威胁不断升级，仅防止病原微生物菌（毒）种库因防护或操作问题导致环境、人员及动物感染或传播已不足够。需引入菌（毒）种库生物安全保障措施来完善和丰富传统意义上的生物安全管理模式，通过必要的管理及技术手段对菌（毒）种库、菌（毒）种库内的生物材料进行保护，防止人为故意行为导致对人类、动物、农业及环境带来巨大危害。"生物安保"的概念也由此产生，指为防止实验室或菌（毒）种库中有用生物材料被未经授权获取、丢失、失窃、滥用、转移或故意泄漏而采取的保护、控制和问责措施。

WHO 将"生物安保"范围限定于实验室生物安全，定义为防止病原微生物或毒素及其相关信息被生物恐怖主义或极端分子非法窃取、恶意使用，从而对国家和社会造成重大损失的综合措施。WHO《实验室生物安全手册》（第 3 版）引入了实验室生物安保概念。实验室生物安全与生物安保针对不同风险，但目标一致，即确保有用生物材料在使用和存储区域的安全可靠。

近几年，实验室生物安全越来越得到国家的重视。事实上，某些特定的生物安全活动在实施过程中已涵盖了部分生物安保的因素，实验室生物安保是对实验室生物安全的补充。实验室生物安保的实施应以良好的实验室生物安全为基础。

美国《微生物和生物医学实验室生物安全》（第 6 版）设置了生物安保的章节，其生物安保和管制病原问题在第六节和附录 F 中有详细介绍。生物安全的重点是保护人员、周围社区和环境免受有害生物因子和毒素的无意释放，而实验室生物安保的重点是防止危险生物因子和毒素、设备的盗抢、丢失和滥用，和（或）个人恶意使用的有价值的信息。

第一节 安全管理制度

随着不断出现的新型传染病和来自生物恐怖主义的威胁，世界各国政府都加强了对生物安全的认识，并对防止各种生物安全事件做充分的预案准备。在拉里·韦恩·哈里施（Larry Wayne Harris）以虚假借口订购鼠疫耶尔森菌（*Yersinia pestis*）后，美国政府于 1996 年颁布了所谓的管制因子规定（Select Agent Regulations），以规范地管理清单上的生物因子从一个机构转移到另一个机构。2001 年炭疽粉末邮件事件之后，美国政府修订了管制因子规定，更新了管制因子清单，并要求对在美国使用或存储了清单上的一个或多个因子的任何机构必须采取特定的安保措施。针对生物安保及生物因子的安全管理，世界各国越来越重视，并通过建立和制定一系列相关法律法规等来加强安全管理。

一、相关法律法规及规章的制定

国际上，实验室生物安保包含物理生物安保、员工安保、运输安保、样品控制和信息安保相关的政策和程序，还包括紧急情况处理规程以应对安保相关的问题，比如有关合适请求外部应急人员（消防队、急诊医务人员或保安人员）援助的具体规则，包括现场规程和参与各方的权限范围。

美国于 2001 年颁布《美国爱国者法案》，对生物恐怖袭击事件和生化武器进行了规制，2002 年颁布《公共卫生安全与生物恐怖主义准备和应对法》，以防止病原体被滥用作生物恐怖原料，降低生物恐怖事件发生风险，日本细菌研究学会发布了《病原体等安全处理管理指南》，对病原体的实验室安全管理提出了明确的指导意见。2006 年，WHO 发布《生物风险管理：实验室生物安保指南》，明确了生物安保的概念，强调对于可能发生的紧急事故应当拟定应急处理预案，提高生物安全实验室的风险应对能力，这对各国实验室生物安保建设具有重要指导意义。英国安保办公室于 2001 年出台《应对恐怖主义和安保法案》，列举了 100 多种病原体和生物毒素的安保措施。以上法律规定对于制定我国的生物安保规章具有良好的借鉴意义。

其他国家也对生物科学研究机构实施了相对简明且规范的生物安保规定。新加坡的《生物因子和毒素法案》（*Biological Agent and Toxins Act*）在管制范围上与美国类似，但对于不合规的行为处罚更严厉。2005 年，韩国修订了《传染病预防法案》（*Act on Prevention of Infection Disease*），规定开展所列"高度危险病原体"工作的机构必须实施生物安全和生物安保措施，以防止丢失、被盗、转移、泄漏或其他滥用。日本厚生劳动省根据最新修订的传染病控制法，制定了四份管制因子明细表，在持有、运输和开展其他使用管制因子的活动时，针对不同的管制因子提出了不同的报告和处理要求。2008 年，丹麦议会通过了一项法案，授权卫生和疾病预防部长（Minister of Health and Prevention）对所列生物因子的持有、制造、使用、储存、销售、购买或转移、分发、运输和处置等活动的管理职责。加拿大则要求从事 3 级或 4 级人类病原体研究的机构必须通过相应等级的生物防护认证（Containment Level，CL3/CL4）。

在我国，《中华人民共和国反恐怖主义法》第 22 条提出"有关单位应当依照规定对传染病病原体等物质实行严格的监督管理，严密防范传染病病原体等物质扩散或者流入非法渠道"。2021 年 4 月 15 日正式实施的《中华人民共和国生物安全法》第五章病原微生物实验室生物安全第四十九条提出"病原微生物实验室的设立单位应当建立和完善安全保卫制度，采取安全保卫措施，保障实验室及其病原微生物的安全。国家加强对高等级病原微生物实验室的安全保卫。高等级病原微生物实验室应当接受公安机关等部门有关实验室安全保卫工作的监督指导，严防高致病性病原微生物泄漏、丢失和被盗、被抢"。《条例》第一章第六条提出"实验室的设立单位及其主管部门负责实验室日常活动的管理，承担建立健全安全管理制度，检查、维护实验设施、设备，控制实验室感染的职责"。第二章第十七条提出"高致病性病原微生物菌（毒）种或者样本在运输、储存中被盗、被抢、丢失、泄漏的，承运单位、护送人、保藏机构应当采取必要的控制措施……"。第三章第三十三条提出"从事高致病性病原微生物相关实验活动的实验室的设立单位，应当建立健全安全保卫制度，采取安全保卫措施，严防高致病性病原微生物被盗、被抢、丢失、泄漏，保障实验室及其病原微生物的安全"。

二、风险评估的开展

加强安全文化建设，培养从业人员安全意识与安全文化素养，是做好生物安保的关键要素之一，因此安全文化制度建设作为基础保障，显得尤为重要。针对生物安保制度，应建立风险评估、值守、巡逻、培训、检查考核、应急演练等制度，同时建立生物安保管理档案和台账，包括重点目标的名称、地址或位置、设立单位及实验室负责人、保卫部门负责人，以及现有人防、物防、技防措施，和实验室平面布局图等。实验室及菌（毒）种库的设立单位应有与安全保卫任务相适应保卫部门，配备专职保卫管理人员，协助实验室和菌（毒）种库的生物安保工作。

风险评估作为生物安保的重要手段，有助于明确生物安保需求。避免不适当的实践活动，并完善安全设备与设施的保障措施。实验室和菌（毒）种库应根据生物安全防护级别和操作病原微生物风险程度开展风险评估工作，确定实验室的生物安保重点防范区域，对重点防范区域提出实体防护、人力防范和电子安防的具体要求。同时，依据风险评估制定安全管理制度，用以指导和管理实验室和病原微生物菌（毒）种库安全。

通过开展风险评估工作，可以收集所使用生物因子的类型、存放位置、需要接触这些生物因子的人员和负责这些生物因子人员的身份等信息。这些信息可用于评估一个机构是否拥有危险生物因子，是否对于那些企图不轨的人具有吸引力。同时，基于风险评估和风险管理实践制订生物安保计划。

生物安保风险评估应基于实验室或菌（毒）种库生物风险分析，应分析生物材料、技术或研究相关信息丢失、被盗和潜在误用的可能性和后果。最重要的是实验室生物安保风险评估应作为制定风险管理决策的基础，并与生物安全风险评估的需要相结合。侧重于菌（毒）种库物理防御风险描述及识别、菌（毒）种库技术防御风险描述及识别和菌（毒）种库人为防御风险描述及识别等内容。这些内容可通过收集菌（毒）种库布局规划、开展研究的病原微生物类型与危害等级、病原微生物保藏位置及方式、管理及接触或可能接触病原微生物的人员信息，以及病原微生物可能对哪些有不当企图的群体会产生吸引力等因素来完成。必要时，风险评估工作应由菌（毒）种库主管部门、菌（毒）种库生物安全管理人员、菌（毒）种库生物安保人员、菌（毒）种库科研负责人、菌（毒）种库设备保障人员及菌（毒）种库所在地安全机构人员共同参与研究制定。

当根据实际状况完成风险评估报告后，接下来就是根据评估报告中风险点的风险严重程度和可控程度做有针对性的控制。其中重要的环节就是切实做好生物安保计划。生物安保计划应涵盖评估报告中所涉及的所有风险点，对物理防御的建设、技术安全防范的提升及人员的培训，都要做好翔实的规划与安排，将所有风险控制在可接受范围内。计划的制订，应考虑物防建设的可行性及必要性、技防提升的合理性及便捷性，以及人员培训的针对性和实效性。如有必要，应和当地安全机构及卫生机构建立密切联系，共同制定应对突发事件及意外事故的安保应急措施。卫生行业标准《人间传染的病原微生物菌（毒）种保藏机构设置技术规范》（WS 315—2010）第 7 部分的管理制度与安全保障中，均有相关条款对安全制度与生物安保提出明确要求，可参考使用。

对于风险评估的具体实施，可从收集信息、评估风险、制定风险控制策略、选择并实施风险控制措施及审查风险和风险控制措施组织开展，具体内容如下。

1. 收集信息　收集的信息包括生物因子类型、存放位置、进入实验室或菌（毒）种库人员、维修维保人员、接触生物因子的工作人员等。

2. 评估风险　评估收集的信息与某人接触已知生物因子的可能性及故意释放这些因子的后果之间的关系。比较这两个因素以确定总体/初始风险。

3. 制定风险控制策略　明确在已知生物因子工作中可容忍的风险水平，并制定相应的最低安全标准。

4. 选择并实施风险控制措施　生物安保风险控制措施包括管理程序和物理安保系统。风险评估需明确这两项措施的性能要求。生物安保风险控制措施将在后文详述。加强实验室生物安保的方法包括人员背景审查与岗位适宜性评估，定期安全培训及考核，严格执行生物因子操作及保护程序。

5. 审查风险和风险控制措施　通过定期演练来验证生物安保计划是否有效。制定实验室生物安保程序，以识别、报告、调查和补救实验室生物安保中的违规行为。必须明确公共卫生和安全部门在发生安全事件中的角色和责任。必须通过定期脆弱性分析、威胁评估和生物安保风险评估，定期审查和更新程序，并将角色分工、责任归属及补救措施整合至实验室生物安保计划中。

第二节　人员安全

人员安全是保藏机构安全管理重要内容之一。确保人员安全应从人员安全管理制度的建立与要求、人员的培训及人员管理的具体实施等方面开展。通过制定严格的管理制度与管理程序，并开展从业人员的相关培训，不断提高相关人员的安全保卫意识，通过加强不同类型人员管理，确保从业人员安全。病原微生物菌（毒）种和感染性样本被恶意使用的最大威胁来自有机会接触病原微生物菌（毒）种和感染性样本等敏感材料的工作人员。因此，相关工作人员的可靠性和责任感是决定生物安保措施是否有效的最关键因素。应考虑如何促使那些保藏或使用敏感材料的单位，以及有机会接触这些敏感材料的人员，能够毫无顾虑地向所在机构的生物安全委员会或国家法规所指定的主管部门报告已经发生的安保事件，以及所发现的安保漏洞；通过建立相应的管理机制，鼓励工作人员报告安保事件；最后通过各种不同的方法来遴选工作人员，以提高所有有权接触敏感性病原微生物菌（毒）种和感染性样本的工作人员的安全可靠性。

一、人员安全管理制度的建立与要求

《生物安全法》第五章病原微生物实验室生物安全第四十九条提出"国家建立高等级病原微生物实验室人员进入审核制度。进入高等级病原微生物实验室的人员应当经实验室负责人批准。对可能影响实验室生物安全的，不予批准；对批准进入的，应当采取安全保障措施"。

针对人员的安全，包含实验室人员的安全和采取人力防范手段确保实验室及病原微生物菌（毒）种库的安全。对于实验室人员的安全，首先应从生物安全角度考虑，从事病原微生物实验活动，应当严格遵守有关国家标准和实验室技术规范、操作规程，采取安全防范措施。实验室安全保卫的有效性及实验室的正常运转主要取决于严格的人员管理程序，包括内部人员的背景审查程序，培训、评价及考核程序，人员使用风险因子的审批程序、准入程序等相关程序；必须建立实验室安全保卫人员岗位变动、离职的相关程序，明确工作交接职责、取消人员权限。此外，还应建立外部人员进入实验室的申请、审批和陪同程序，确保外部人员进入实验室的安全及符合准入程序。

工作人员从事的病原微生物实验活动，应当在相应等级的实验室进行。低等级病原微生物实验室不得从事国家病原微生物目录规定的应在高等级病原微生物实验室进行的病原微生物实验活动。具体人员相关要求，应符合国家标准《实验室 生物安全通用要求》（GB 19489）和《病原微生物实验室生物安全通用准则》（WS 233）。

从生物安保角度考虑，《中华人民共和国反恐怖主义法》第 33 条提出"重点目标的管理单位应当对重要岗位人员进行安全背景审查。对有不合适情形的人员，应当调整工作岗位，并将有关情况通报公安机关"。

一般认为，病原微生物菌（毒）种和感染性样本被恶意使用的最大威胁来自那些有机会接触病原微生物菌（毒）种和感染性样本这些敏感材料的工作人员。因此，有机会接触病原微生物菌（毒）种和感染性样本的工作人员，其可靠性和责任感是决定生物安保措施是否有效的最关键因素。在制定政策和制度时，要注意以下几点：①需要考虑如何促使那些保藏或使用这些敏感材料的单位，以及所有有机会接触这些敏感材料的人员，能够毫无顾虑地向所在机构的生物安全委员会或国家法规所制定的主管部门报告已经发生的安保事件，以及发现的安保漏洞。②建立相应的管理机制，鼓励工作人员报告安保事件，使其有足够信心不惧怕来自管理部门或其他人员的报复，并从法律层面保护举报者。③要通过各种不同的方法来遴选工作人员，以提高所有有权接触敏感性病原微生物菌（毒）种和感染性样本的工作人员的安全可靠性。

二、人员的培训

实验室设立单位应对实验室相关人员进行生物安全培训，具体内容应涵盖生物安全管理各方面内容。除生物安全培训外，还应对安全保卫相关法律法规、标准、防范要求、本单位的实验室安全保卫制度及安全管理体系文件等进行培训及考核，此类培训有利于实验室相关人员了解所使用的生物制剂的危险性和被利用的后果，以及安全保卫防范措施的具体要求与如何实施。同时，还应根据风险评估结果进行有针对的生物安保培训。

通过定期组织开展培训，可以帮助工作人员充分认识保护生物因子确保生物安全的必要性及重要性，理解并实施的生物安保措施的依据并提升安全责任意识与防范能力。培训内容除国家相关法律法规、实验室生物安全管理体系文件、安全知识及技能培训，还应包括实验室设施设备（包括个人防护装备）的安全使用、应急措施与现场救治、紧急事件处理等。将人员安全定期培训与继续教育、人员能力的考核与评估相结合，并根据不同岗位的生物安保风险制定不同的培训方案，以提高人员素质和应急能力，保障实验室生物安全。

开展培训的同时，还应定期开展安全防范演练，模拟实际工作过程中可能会遇到的生物安保状况。通过开展实地演练，验证实验室或保藏机构应急处置预案及生物安保计划与措施是否科学合理并具可操作性，通过演练不断改进和优化相应的管理制度与程序，从而进一步加强机构的生物安保。

三、人员的管理

人员的管理，是人员安全的重中之重，根据工作人员的不同职能与实际情况区分管理措施是非常必要的。一般来说工作人员可以大致分为专业技术人员、专职保卫人员、外来人员和离职人员。针对不同类型的人员，采取不同的管理措施可以更精准地做好生物安保管理。

（一）人员的责任

管理人员和工作人员均对生物安保负有重要责任。管理人员和具体工作人员均应该充分认识和理解所从事工作的各种风险，自觉遵守实验室或保藏机构相关管理规定和要求。对生物因子、毒素和敏感信息进行监督和管理，正确使用设施设备和个人防护装备，及时填写相关记录表格，做好各项台账管理。接受来自机构的计划免疫、健康监测、心理评估、人员培训和演练等，不断提高个人能力水平。管理人员和工作人员均有责任和义务避免因个人原因造成生物安全或生物安保事件/事故，不应当因人事、经济、竞争、个人生活等压力而违反相关管理规定。管理人员或同事间如判断个人不适于从事特定任务的工作状态、遇到危险等要及时报告、及时解决。对于有机会接触敏感材料的人员，应考察其在专业和道德方面是否胜任敏感材料的工作，这也是有效的生物安全保障活动的中心内容之一。

（二）保卫人员的管理

实验室及病原微生物菌（毒）种库所在区域应有门卫值班室，配置符合相关规定的防爆毯等处置设备。实验室及菌（毒）种库在聘任保卫执勤人员前，应对承担实验室及菌（毒）种保藏安保工作的机构及人员进行安全背景审查，包括政治审查、身体健康、心理健康等内容，确保人员身体健康和心理健康状况，且无相关犯罪记录等。

保卫执勤人员应定期参加生物安保相关培训或教育，熟悉和了解实验室生物安保相关要求。实验室及病原微生物菌（毒）种库应根据日常工作要求，安排保卫执勤人员进行值班。保卫执勤人员应配备棍棒、钢叉、盾牌、头盔、防刺背心等防卫防护装备器材及对讲机等必要的通信工具。在开展工作时，实验室及病原微生物菌（毒）种库中控室或安防监控中心应设置能熟练操作相关设备和软件的工作人员。

保卫执勤人员应对生物安保重点区域进行日常巡逻，规定巡逻人员和巡逻周期，对进入实验室及病原微生物菌（毒）种库的外来人员进行查验，外来人员进入相关区域前应办理审批、备案、通行手续。进入实验室所及病原微生物菌（毒）种库在园区的车辆应进行核查和信息登记。

（三）专业技术人员的管理

除安保执勤人员外，其他相关从业人员也应加强安全防范意识。机构应积极开展安全宣传，只有持续提升操作人员的安全防护意识，才能确保其更好地履行职责。相关部门要牢固树立"安全第一、安全是底线"的思想观念，定期开展安全教育宣传工作，在深化实验室安全知识普及的基础上，增强操作人员的重视程度。通过定期开展安全防范培训与演练，不断强化人员安全防范意识。专业技术人员应了解安全防范相关法律法规及标准要求，熟知应急预案及意外事件处理，一旦发生被盗、被抢、丢失菌（毒）种或样本等事件，应清楚如何开展应对及报警和报告。

要做好规范教育工作，确保操作能够养成良好的操作习惯。此外，需加强规范化教育，确保操作人员养成良好工作习惯。工作中应穿戴符合要求的工作服或防护服；进行高风险实验或操作时，须配备相应的生物安全防护装备。严禁将无关物品带入实验或保藏区域。针对从事高风险操作的人员，应定期开展专项培训，帮助其掌握最新安全防护技术，必要时可通过外出进修等方式，全面提升其专业能力。

（四）外来人员管理

外来人员包括但不限于外来施工人员、检查认证人员、保洁人员、维保人员、学习进修人员等。针对外来施工和维保人员的管理，施工及维保单位或人员进场前应与实验室或保藏机构签订《安全管理协议》和《保密协议》。针对外来进修学习人员应进行生物安全相关培训、应急和保密培训。未经培训的临时参观、检查认证或维修维护工作人员，必须由实验室工作员工陪同，做好相应记录，必要时签订保密协议。

（五）离职人员管理

离职人员的管理对于实验室或保藏机构来说，同样重要。相关机构应该建立离职或解聘人员管理程序，包括设备和材料转交、实验室或菌（毒）种库相关资产归还、取消授权、对于涉密人员还应签订保密协议，并设置脱密期等。

第三节　菌（毒）种安全

菌（毒）种的安全管理，一方面，要按照生物安全有关要求予以管理，前文已提到，按照有关国家标准和行业标准加强菌（毒）种生物安全管理；另一方面，从生物安保的角度考虑，主要体现在物理防御所采取的安保措施上，其物理防御涵盖建筑安防、系统硬件设备等方面，除外主体建筑的防御，设备方面主要为门禁系统设备、视频监控系统设备与报警系统。

一、门禁系统的建立

门禁系统是物理防御中的重要组成设备，可有效防止外来人员进入菌（毒）种库受控区域或实验区，同时可防止菌（毒）种库区域内的人员进入其他非授权区域。菌（毒）种库应建立完整的门禁系统，系统硬件包含门禁控制主机、门禁控制软件、门禁控制器、门禁终端设备等（图 24-1）。门禁控制主机通过局域网络，与门禁控制器连接，由门禁控制器对门禁终端设备发出执行指令。门禁控制主机出于安全考虑，应与外界网络物理隔离。门禁控制软件可以对不同区域门禁控制器进行稳定有效的管理和数据采集，同时，门禁系统可以针对不同用户进行分级、分区和分时管理，能够对人员的授权进行授予或变更。

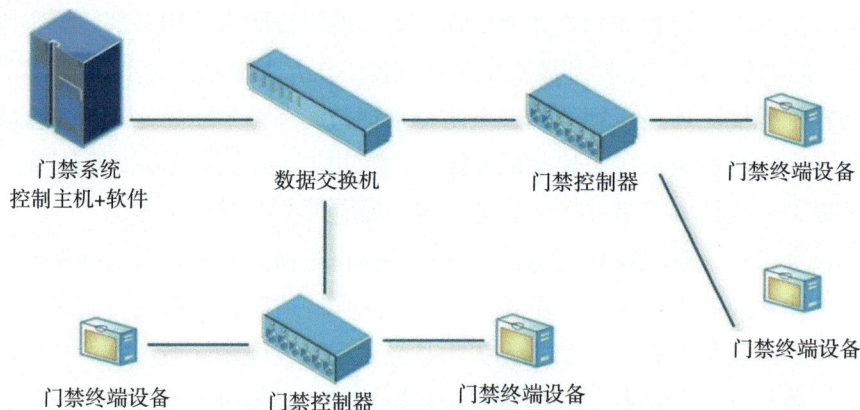

图 24-1　菌（毒）种库门禁系统

门禁终端设备，也就是门禁读卡器，可根据门禁系统的功能选型及菌（毒）种库实际需求，在菌（毒）种库主要出入口配置卡片、密码、指纹、面部识别及虹膜等具有较高安全级别的身份认证方式，且至少配置两种身份复合验证技术，以保障不会因为卡片遗失或密码泄漏等原因对菌（毒）种库造成不必要的损失。门禁终端设备应安装在稳固的墙体或不可移动的设备上，尽量靠近其控制门，以便用户安全便捷地使用。

二、授权与识别

菌（毒）种库的运行及管理涉及菌（毒）种库内各部门在菌（毒）种库运行维护上的职能分工、菌（毒）种库保藏人员的保藏活动、实验人员实验活动的开展、菌（毒）种库外部合作单位的科研申请、菌（毒）种库设施设备的维护保养及菌（毒）种库主管部门的检查考核等。根据人员性质及在菌（毒）种库周边或内部所开展的活动情况，应对人员采取分级分区域授权。

（一）菌（毒）种库管理人员

菌（毒）种库管理人员是指菌（毒）种库行政职能部门人员，其工作职能主要是针对菌（毒）种库运行管理、质量控制、监督检查、年度规划等开展工作。此类工作人员应授权相关权限，以便进入库区开展相关工作。

（二）菌（毒）种库运维人员

菌（毒）种库能够安全有序并且高效地运行，离不开菌（毒）种库运维人员。但运维人员，绝大多数属于菌（毒）种库配套设施设备企业维护人员，原则上应严格控制其进入权限，其审核应该建立相应的审核制度，必要时签署保密协议。对于通过审核进入岗位的人员授权，必须严格依照其岗位，划定其工作区域，在不影响岗位工作的前提下，尽可能地减少授权，在开展实验活动期间不授权菌（毒）种库运维人员进入实验室核心工作区。

（三）菌（毒）种库保藏人员

在菌（毒）种库进行保藏活动的保藏工作人员，必须经过专业学习与培训，并取得相应的保藏资质。培训合格具备相应能力后，授权其出入菌（毒）种库开展工作。

（四）菌（毒）种库实验人员

在菌（毒）种库开展实验活动的实验人员，必须经过专业学习与培训、具备在高等级生物安全实验室开展实验活动的资质。其进入菌（毒）种库和实验室的权限与其所申请的实验活动挂钩，即申请的实验内容，经报批后，经核查无误，根据菌（毒）种库和实验室运行状况，对其进行实验活动安排。实验人员必须严格按照所批准的实验活动安排，申请菌（毒）种库和实验室准入。在不影响正常实验活动的前提下，尽可能地减少授权。

（五）外来人员

外来人员主要为设备维保人员、访问参观人员及学术交流人员等。设备维保人员的授权，与菌（毒）种库运维人员挂钩，即谁负责的设备，谁负责提出准入申请。设备维保人员在进驻现场前，需向菌（毒）种库提交个人身份信息、个人健康证明及所在单位派遣证明等，这些材料由对应的菌（毒）种库运维人员收集，申请中需注明其岗位、事由、所申请活动范围及申请时间。申请中需要严格依照其所维保的设备，划定工作区域，在不影响正常维保的前提下，尽可能地减少授权。当次维保结束后，应交还门禁卡，由生物安保人员记录备案并撤销其门禁授权。

三、视频监控系统

视频监控系统由摄像、传输、控制、显示、记录登记 5 个部分组成。摄像机通过同轴视频电缆或双绞线将视频图像传输到控制主机，控制主机将视频信号分配到各监视器及录像设备，同时可将需要传输的语音信号同步录入到录像机内。通过控制主机，操作人员可发出指令，对云台的上、下、左、右的动作进行控制及对镜头进行调焦变倍的操作，并可通过控制主机实现在多路摄像机及云台之间的切换。利用特殊的录像处理模式，可对图像进行录入、回放、处理等操作。

菌（毒）种库的监控系统服务器应安装在独立的专业机柜内，所使用交换机等汇聚层设备与其他网络物理分离，机柜应设置在菌（毒）种库监控中心或中央控制中心，以保证整个视频监控系统网络闭合。对菌（毒）种库的运行安全及实验活动的影像资料，有较高的要求。因此，菌（毒）种库外围需要安装固定式视频监控摄像头、各出入口及通道安装固定摄像头、各通道安装防入侵感应探头、菌（毒）种库内部安装固定摄像头及可移动监控摄像头，保证菌（毒）种库外围及菌（毒）种库内部无视频监控死角。

视频监控系统的存储设备应按照菌（毒）种库视频监控头的数量、画质的分辨率、单日视频采集最大量及需要存储视频的时长来确定存储设备的容量。采用国内最先进的 AVS3 视频编码技术，在视频的源头处即可完成高效率的编码压缩，在保证一定视频画面质量下，最大限度地缩小视频的大小，不仅可以降低网络传输数据的带宽需求，同一传输网络下将容纳更多、更清晰的视频，还可以减少后端存储系统的存储压力，也可在系统设计之初减少存储空间的配置，让系统整体造价更具经济性。另外，AVS3 作为国内视频编码标准，具有自主可控可替代的国家级自主知识产权，更加安全、更加便宜、更加合理。同时，在采用 AVS3 视频编码技术后，视频监控系统所需设备将会减少，节省了机位、耗电量、网络开销和维护成本。根据国家相关规定，菌（毒）种库从事高致病性病原微生物相关实验活动视频的保存期不得少于 20 年。因此，我们需要通过监控系统主机，对需要保存的视频资料进行筛选。资料最为安全和有效的存储方式为光盘刻录，刻录好的光盘，根据相关规定编号登记后，存放在专门的保险柜中，由专人保管。

视频监控系统显示屏主要作用是为工作人员提供视频监控条件，便于人员对菌（毒）种库重点区域的安全情况进行观察、对重要实验活动进行监控录像、对实验人员进行相关的安全保障、对菌（毒）种库的外围安全提供保障、对菌（毒）种库区域整体情况进行统筹管理，以及对所有实验设备的运行状态进行监控。视频监控系统拓扑结构示意图见图 24-2。

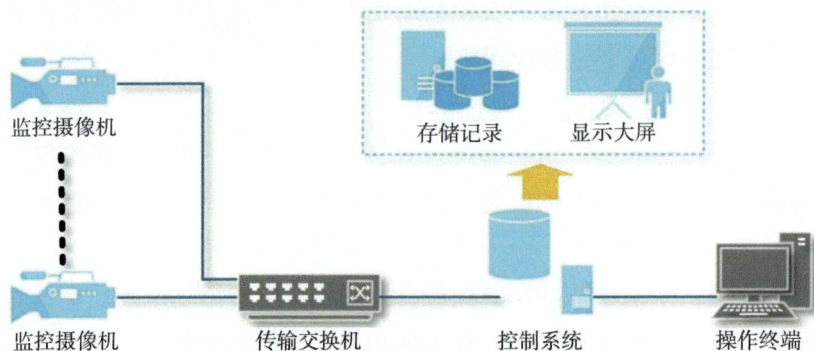

监控摄像机　监控摄像机　传输交换机　控制系统　操作终端　存储记录　显示大屏

图 24-2　视频监控系统拓扑结构示意图

四、报警系统

报警系统是用物理方法或电子技术，自动探测发生在布防监测区域内的侵入行为，产生报警信号，并提示值班人员发生报警的区域部位，显示可能采取对策的系统。防盗报警系统是预防抢劫、盗窃等意外事件的重要设施。一旦发生突发事件，就能通过声光报警信号在安保控制中心准确地显示出事地点，从而迅速采取应急措施。防盗报警系统与出入口控制系统、闭路电视监控系统、访客对讲系统和电子巡更系统等一起构成安全防范系统。

在特定区域与特殊场合，菌（毒）种库应按有关要求设置紧急报警系统和（或）入侵探测装置，针对高致病性病原微生物保藏区内部及保密数据存储场所应安装入侵探测装置；对于安防监控中心（室）应安装紧急报警系统。入侵探测装置应能探测防范区域内的入侵行为。紧急报警系统报警后，相关部位应能有声、光指示，并能准确指示发出报警的位置。

防盗报警系统通常由前端、传输、控制三部分组成。前端包含各类探测器（又称防盗报警探头），分为有线和无线两大类；传输分为有线传输和无线传输（无线传输又分为网络传输和 CID 协议传输）；控制部分一般是报警主机，分为无线报警主机和有线报警主机（有线报警主机又分为分线制报警主机和总线制报警主机），控制部分还可以扩展到接警中心主机。

报警探测器是由传感器和信号处理组成的，用来探测入侵者入侵行为，由电子和机械部件组成，是防盗报警系统的关键，而传感器又是报警探测器的核心元件。采用不同原理的传感器件，可以构成不同种类、不同用途、达到不同探测目的的报警探测装置。

（1）报警探测器按工作原理主要可分为红外报警探测器、微波报警探测器、被动式红外/微波报警探测器、玻璃破碎报警探测器、振动报警探测器、超声波报警探测器、激光报警探测器、磁控开关报警探测器、开关报警探测器、视频运动检测报警器、声音探测器等许多种类。

（2）报警探测器按工作方式可分为主动式报警探测器和被动式报警探测器。

（3）报警探测器按探测范围的不同又可分为点控报警探测器、线控报警探测器、面控报警探测器和空间防范报警探测器。

相关系统应具备防拆、开路、短路报警功能，应具备故障报警和断电报警功能、应与视频监控系统进行联动、其布防、撤防、故障和报警信息存储时间应不少于 180 天，且系统应有备用电源，应能保证系统正常工作时间不小于 8 h。

第四节　信息安全

随着信息技术的快速发展，信息系统已经成为社会发展的重要支撑。与此同时，信息系统安全问题也日益突出。信息系统安全是指采取技术、管理、法律等方面的措施，保护信息系统的硬件、软件和数据不受未经授权的入侵、破坏、篡改、泄漏等行为，确保信息系统的正常运行和数据的机密性、完整性、可用性。

信息安全工作以符合网络安全等保标准和国产密码应用思想为核心，构建集管控、防护、检测、响应、恢复、可信验证等于一体的信息安全保障体系。要坚持管理与技术并重，从人员、管理、安全技术手段等多方面着手，建立综合防范机制，实现整体安全；要科学划分系统安全区域，在安全配置基础上，制定适度安全策略，整体提高信息安全保障的有效性；要安全保障体系规划与系统建设同步，协调发展，将安全保障体系建设融入信息化建设的规划、建设、运行和维护的全过程中；要构建一个从外到内、功能互补的纵深防御体系，对资产、安全事件、风险、访问行为等进行集中统一分析与监管的制度，且设计所采用技术应具有良好的可扩展性，保证安全体系措施具备可持续发展。

信息系统安全是涉及国家安全、社会稳定、个人隐私和财产安全的重要问题。因此，信息系统安全已成为信息社会发展的基础和保障。

一、管理制度体系

在管理制度体系方面，需要建立完整的信息安全保障制度体系。应制定网络安全工作的总体方针和安全策略，明确机构安全工作的总体目标、范围、原则和安全框架等。安全管理制度需要覆盖主机系统、数据、应用和管理等层面的各类管理内容，建立管理人员或操作人员执行的日常管理操作规程。从安全策略、管理制度、管理机构、人员管理、安全建设管理和安全运维管理等方面分别设计。重点内容包括安全管理机构的组建，安全策略、管理制度、操作规程、记录表单等内容的安全管理制度体系的补充和完善，安全相关人员的录用、培训、授权和离岗管理，围绕信息系统全生命周期安全的安全建设管理和安全运维管理。

系统安全管理制度建设内容如下：

（1）制定信息安全工作的总体方针和安全策略，说明机构安全工作的总体目标、范围、原则和安全框架等。

（2）对安全管理活动中的各类管理内容建立安全管理制度。

（3）对要求管理人员或操作人员执行的日常管理操作建立操作规程。

（4）形成由安全策略、管理制度、操作规程等构成的全面的信息安全管理制度体系。

二、基础设施和与网络环境

在基础设施与网络环境方面，系统部署需要依靠机房及网络基础设施，因此，在互联网边界需要部署防火墙，通过访问控制策略限制了数据流入、流出控制，能够对内部用户非授权联到外部网络的行为进行检查。服务器及应用系统由单位的运维人员进行维护，采用 SSH 协议对服务器进行运维管理，开启了审计功能，且审计记录覆盖了所有用户。

计算环境安全主要是对单位定级系统的信息进行存储处理，并且实施安全策略保障信息在存储和处理过程中的安全，包括用户身份鉴别、用户身份鉴别、自主访问控制、标记和强制访问控制、系统安全审计、用户数据完整性保护、用户数据保密性保护、客体安全重用、程序可信执行保护。

通信网络安全主要实现在网络通信过程中的机密性、完整性防护，重点对定级系统安全计算环境之间信息传输进行安全防护。安全通信网络包括安全审计、数据传输完整性保护、数据传输保密性保护和可信接入保护。

安全区域边界主要实现在互联网边界及安全计算环境与安全通信网络之间的双向网络攻击的检

测、告警和阻断。安全区域边界包括区域边界访问控制、区域边界包过滤、区域边界安全审计和区域边界完整性保护。

三、安全控制措施

在安全控制措施方面，需要在防攻击、防病毒、身份认证、审计方面加强措施，采取防火墙和 WEB 应用防火墙抵御服务攻击，使用堡垒机进行身份认证和行为审计。可实现安全技术体系的统一管理，包括系统管理、安全管理和审计管理。

安全审计涉及四个基本要素：控制目标、安全漏洞、控制措施和控制测试。控制目标是指单位根据具体的计算机应用，结合单位实际制定出的安全控制要求。安全漏洞是指系统的安全薄弱环节，容易被干扰或破坏的地方。控制措施是指单位为实现其安全控制目标所制定的安全控制技术、配置方法及各种规范制度。控制测试是将单位的各种安全控制措施与预定的安全标准进行一致性比较，确定各项控制措施是否存在、是否得到执行、对漏洞的防范是否有效，评价单位安全措施的可依赖程度。

四、数据保护

在数据保护方面，对关键数据和敏感数据分别采取完整性保护和加密措施，重要业务数据每天进行一次全量备份，并进行异地备份。

开展数据备份工作，需要识别定期备份的重要业务信息、系统数据及软件系统；建立备份与恢复管理相关的安全管理制度，对备份信息的备份方式、备份频度、存储介质和保存期等进行规范；根据数据的重要性和数据对系统运行的影响，制定数据的备份策略和恢复策略，备份策略须指明备份数据的放置场所、文件命名规则、介质替换频率和将数据离站运输的方法；建立控制数据备份和恢复过程的程序，对备份过程进行记录，所有文件和记录应妥善保存；定期执行恢复程序，检查和测试备份介质的有效性，确保可以在恢复程序规定的时间内完成备份的恢复。

五、系统规划与建设

在系统规划与建设方面，需要结合系统的安全需求设计方案，在定级、备案、测评、整改等方面严格按照等级保护的工作要求。

1. 在系统安全设计阶段，需要满足如下要求：

（1）根据系统的安全保护等级选择基本安全措施，并依据风险分析的结果补充和调整安全措施。

（2）指定和授权专门的部门对信息系统的安全建设进行总体规划，制订近期和远期的安全建设工作计划。

（3）根据信息系统的等级划分情况，统一考虑安全保障体系的总体安全策略、安全技术框架、安全管理策略、总体建设规划和详细设计方案，并形成配套文件。

（4）组织相关部门和有关安全技术专家对总体安全策略、安全技术框架、安全管理策略、总体建设规划、详细设计方案等相关配套文件的合理性和正确性进行论证和审定，并且经过批准后，才能正式实施。

（5）根据等级测评、安全评估的结果定期调整和修订总体安全策略、安全技术框架、安全管理策略、总体建设规划、详细设计方案等相关配套文件。

在系统开发阶段，需要满足如下要求：

（1）确保开发环境与实际运行环境物理分开，开发人员和测试人员分离，测试数据和测试结果受到控制。

（2）制定软件开发管理制度，明确说明开发过程的控制方法和人员行为准则。

（3）制定代码编写安全规范，要求开发人员参照规范编写代码。

（4）确保提供软件设计的相关文档和使用指南，并由专人负责保管。

（5）确保对程序资源库的修改、更新、发布进行授权和批准。

2. 在系统实施阶段，需要满足如下要求：

（1）指定或授权专门的部门或人员负责工程实施过程的管理。

（2）制定详细的工程实施方案控制实施过程，并要求工程实施单位能正式地执行安全工程过程。

（3）制定工程实施方面的管理制度，明确说明实施过程的控制方法和人员行为准则。

3. 在系统测试验收阶段，需要满足如下要求：

（1）在测试验收前应根据设计方案或合同要求等制订测试验收方案，在测试验收过程中应详细记录测试验收结果，并形成测试验收报告。

（2）对系统测试验收的控制方法和人员行为准则进行书面规定。

（3）指定或授权专门的部门负责系统测试验收的管理，并按照管理规定的要求完成系统测试验收工作。

（4）组织相关部门和相关人员对系统测试验收报告进行审定，并签字确认。

在系统交付阶段，需要满足如下要求：

（1）制定详细的系统交付清单，并根据交付清单对所交接的设备、软件和文档等进行清点。

（2）对负责系统运行维护的技术人员进行相应的技能培训。

（3）确保提供系统建设过程中的文档和指导用户进行系统运行维护的文档。

（4）对系统交付的控制方法和人员行为准则进行书面规定。

（5）指定或授权专门的部门负责系统交付的管理工作，并按照管理规定的要求完成系统交付工作。

六、系统运维管理

在系统运维管理方面，需要建立包括基础设施、应用、安全等各个层次的运维保障、监控和应急响应体系。通过网络安全风险评估、安全加固、渗透测试、应急响应、安全重保、应急演练、安全培训等服务，与安全技术体系、安全管理体系相辅相成保障信息系统的安全风险始终处于可控、可管的安全状态。

1. 在环境管理方面，有如下建议：

（1）指定专门的部门或人员定期对机房供配电、空调、温湿度控制等设施进行维护管理。

（2）指定部门负责机房安全，并配备机房安全管理人员，对机房的出入、服务器的开机或关机等工作进行管理。

（3）建立机房安全管理制度，对有关机房物理访问，物品带进、带出机房和机房环境安全等方面的管理作出规定。

（4）加强对办公环境的保密性管理，规范办公环境人员行为，包括工作人员调离办公室应立即交还该办公室钥匙，不在办公区接待来访人员，工作人员离开座位应确保终端计算机退出登录状态和桌面上没有包含敏感信息的纸档文件等。

2. 在资产管理方面，有如下建议：

（1）编制并保存与信息系统相关的资产清单，包括资产责任部门、重要程度和所处位置等内容。

（2）建立资产安全管理制度，规定信息系统资产管理的责任人员或责任部门，并规范资产管理和使用的行为。

（3）根据资产的重要程度对资产进行标识管理，根据资产的价值选择相应的管理措施。

（4）对信息分类与标识方法作出规定，并对信息的使用、传输和存储等进行规范化管理。

3. 在介质管理方面，有如下建议：

（1）建立介质安全管理制度，对介质的存放环境、使用、维护和销毁等方面作出规定。

（2）确保介质存放在安全的环境中，对各类介质进行控制和保护，并实行存储环境专人管理。

（3）对介质在物理传输过程中的人员选择、打包、交付等情况进行控制，对介质归档和查询等进行登记记录，并根据存档介质的目录清单定期盘点。

（4）对存储介质的使用过程、送出维修及销毁等进行严格的管理，对带出工作环境的存储介质进行内容加密和监控管理，对送出维修或销毁的介质应首先清除介质中的敏感数据，对保密性较高的存储介质未经批准不得自行销毁。

（5）根据数据备份的需要对某些介质实行异地存储，存储地的环境要求和管理方法应与本地相同。

（6）对重要介质中的数据和软件采取加密存储，并根据所承载数据和软件的重要程度对介质进行分类和标识管理。

4. 在设备管理方面，有如下建议：

（1）对信息系统相关的各种设备（包括备份和冗余设备）、线路等指定专门的部门或人员定期进行维护管理。

（2）建立基于申报、审批和专人负责的设备安全管理制度，对信息系统的各种软硬件设备的选型、采购、发放和领用等过程进行规范化管理。

（3）建立配套设施、软硬件维护方面的管理制度，对其维护进行有效的管理，包括明确维护人员的责任、涉外维修和服务的审批、维修过程的监督控制等。

（4）对终端计算机、工作站、便携机、系统和网络等设备的操作和使用进行规范化管理，按操作规程实现主要设备（包括备份和冗余设备）的启动 / 停止、加电 / 断电等操作。

（5）确保信息处理设备必须经过审批才能带离机房或办公地点。

第五节 反恐怖防范

2016 年，我国颁布实施《中华人民共和国反恐怖主义法》，从此我国反恐怖工作全面开展，并走上了法治化、规范化道路。《中华人民共和国反恐怖主义法》第 22 条提出"有关单位应当依照规定对传染病病原体等物质实行严格的监督管理，严密防范传染病病原体等物质扩散或者流入非法渠道"。第 31 条提出"公安机关应当会同有关部门，将遭受恐怖袭击的可能性较大以及遭受恐怖袭击可能造成重大的人身伤亡、财产损失或者社会影响的单位、场所、活动、设施等确定为防范恐怖袭击的重点目标……"为更好地贯彻落实《中华人民共和国反恐怖主义法》，中华人民共和国公安部于 2022 年 12 月 28 日发布公共安全行业系列标准《生物安全领域反恐怖防范要求 第 1 部分：高等级病原微生物实验室》（GA1802.1—2022）、《生物安全领域反恐怖防范要求 第 2 部分：病原微生物菌（毒）种保藏中心》（GA1802.2—2022）、《生物安全领域反恐怖防范要求 第 3 部分：高生物安全风险疫苗生产单位》（GA1802.3—2022），该系列标准的发布与实施，对规范和加强生物安全领域相关机构的反恐怖防范部署与管理发挥了重要作用。该系列标准是人力防范、电子防范、实体防范等多种手段和措施，预防、延迟、阻止入侵、盗窃、抢劫、破坏、爆炸、暴力袭击等事件的发生。

一、标准基本情况

（一）任务来源与起草组情况

2021 年 12 月 29 日，公安部科技信息化局印发《关于下达 2021 年度公共安全行业标准制修订计划的通知》（公科信标准〔2021〕1391 号），确定《生物安全领域反恐怖防范要求 第 1 部分：高等级病原微生物实验室》等列入项目计划（计划号：2021BZ006）。为做好标准起草工作，推进标准编制进程，国家卫生健康委员会牵头负责标准编制工作，并组织农业农村部畜牧兽医局、公安部反恐怖局、公安部科技信息化局、中国疾病预防控制中心、公安部第一研究所等病原微生物保藏领域、反恐怖防范领域专家共同起草编制《生物安全领域反恐怖防范要求 第 2 部分：病原微生物菌（毒）种保藏中心》（GA1802.2—2022）。

（二）标准编制原则

1. 一般性原则

（1）依法原则：从标准的制定程序到标准的条文内容，要严格遵守有关法律法规、规范和相关标准。

（2）普遍适用性原则：兼顾国内不同地域，调研多个病原微生物菌（毒）种保藏中心，综合各方面意见。

（3）统筹协调原则：系列标准的三个部分，既要在标准结构、体例上保持一致，又要根据不同工作内容，制定体现各自重点防范部位的具体措施。

（4）易使用原则：标准设有规范性附录"病原微生物菌（毒）种保藏中心常态防范设施配置"，易查易用，便于实施和监督检查，增强了标准的可操作性。

2.**编制依据**　制定病原微生物菌（毒）种保藏中心反恐怖防范部分的依据是国家相关法律法规，以及相关的国家标准、行业标准，如《中华人民共和国反恐怖主义法》《中华人民共和国生物安全法》《病原微生物实验室生物安全管理条例》《人间传染的病原微生物菌（毒）种保藏机构设置技术规范》（WS 315），以及《安全防范工程技术标准》（GB 50348）、《安全防范工程通用规范》（GB 55029）等。

二、总体框架设置

（一）标准适用范围

该标准规定了病原微生物菌（毒）种保藏中心反恐怖防范的重点目标和重点部位、重点目标等级和防范级别、总体防范要求、常态二级防范要求、常态一级防范要求、非常态防范要求和安全防范系统技术要求。

该标准适用于病原微生物菌（毒）种保藏中心的反恐怖防范工作与管理。

（二）标准章节的设置

保藏部分共设置 10 章，1 个附录（规范性附录）及参考文献。

具体章节包括："范围""规范性引用文件""术语和定义""重点目标和重点部位""重点目标等级和防范级别""总体防范要求""常态二级防范要求""常态一级防范要求""非常态防范要求""安全防范系统技术要求""附录 A（规范性附录）病原微生物菌（毒）种保藏中心常态防范设施配置"和"参考文献"。

三、标准主要内容

依据生物安全领域反恐怖防范总体要求，实验室及菌（毒）种库应根据实际情况逐条落实具体工作，建立并完善安全防范系统，与属地公安机关等政府有关部门建立联防、联动、联治工作机制，设立专项资金，以保障反恐怖防范工作机制运转正常。开展实际工作当中，应通过人力防范、实体防范及电子防范三方面落实反恐怖防范具体要求。其中，人力防范要求已在人员安全部分做相应介绍，此处主要介绍实体防范及电子防范有关要求。

（一）实体防范

实体防范更倾向于物理安保，旨在防止未经授权外部人员（犯罪分子、恐怖分子和极端分子等）进入防护区域和降低内部人员的风险。防止危险生物因子的泄漏或被滥用，减小对人类和动物健康、生态环境及经济利益所构成的巨大威胁。一个有效的物理安全系统包括物理屏障、进入控制、检测非法侵入和警报等元素，增强实验室威慑、发现、评估、延迟及反应的技术和能力，以及从生物安全事件中恢复的能力；阻止破坏实验室行为和防止盗窃、抢劫或非法转移生物因子活动的能力。

针对菌（毒）种库有独立院落情况，其所在建筑物外应设置实体围栏或栅栏等实体屏障，实体屏障外侧整体高度（含防攀爬设施）应不小于 2.5 m，并视其级别在其所在院落周界出入口设置车辆阻挡装置。对于采用电动操作的车辆阻挡装置，应具有手动应急操作功能。

车辆阻挡装置即防冲撞设施，一般包括防冲撞液压升降柱和防冲撞拒马，主要作用是在不影响其他区域的道路正常通行的情况下防止车辆恐袭。防冲撞液压升降柱可以通过网络远程或手动钥匙控制，远程控制时可通过附近摄像机观看升降柱起降情况。防冲撞拒马是一种移动式筑城障碍物，具有制作简单、运输方便、设置迅速等特点。

菌（毒）种库核心保藏区如有与外界相通的窗户，该窗户应有防外部窥视的措施，对于独立设置的安防监控中心（室）应安装防盗安全门，其防盗安全级别应满足有关要求。保密数据存储场所的出入口应安装防盗安全门，其防盗安全级别应满足有关要求。

通常情况下所有获得授权的工作人员能够进入一般安保区域的所有设施的物理周界，授权临时访问人员通过佩戴工作卡或刷卡后可以进入。进入通道门由传统钥匙、键盘和电子读卡器控制开门，或者警卫查看身份证明后开门。

（二）电子防范

1. 视频监控系统　菌（毒）种库所在建筑物周界、周界出入口、所在建筑物出入口，通往菌（毒）种库的电梯或通道、电梯厅、高致病性病原微生物保藏区、接收区、发放区及安防监控中心（室）、保密数据存储场所等重点防范区域应设置视频图像采集装置，要求视频监视和回放图像能清晰显示进出人员的体貌特征、进出车辆的号牌、周界区域人员活动等情况。

监控系统是一个跨行业的综合性安保系统，是病原微生物实验室或菌（毒）种库主要的安保系统之一。主要由图像采集系统、后端设备（数字监控硬盘录像系统、显示器、综合管理平台等）、传输系统（传输线）等构成。通过在关键部位设置监视器，通过显示器或监控屏实时监视并录制区域活动情况和周界安保情况，并将视频数据存储在硬盘上供事后查证。

2. 出入口控制系统　出入口控制系统是在重点防范区域的出入口对人或对物的进出进行放行、拒绝、记录和报警等操作的控制系统，是确保区域安全，实现智能化管理的有效措施。在通过菌（毒）种库所在建筑物的出入口、菌（毒）种库保藏区出入口、安防监控中心（室）、保密数据存储场所等重要防范区域的出入口应设置出入口控制系统，通过门禁、人脸或指纹识别等方式授权出入人员权限（图24-3），限制无关人员进入重点防范区域。

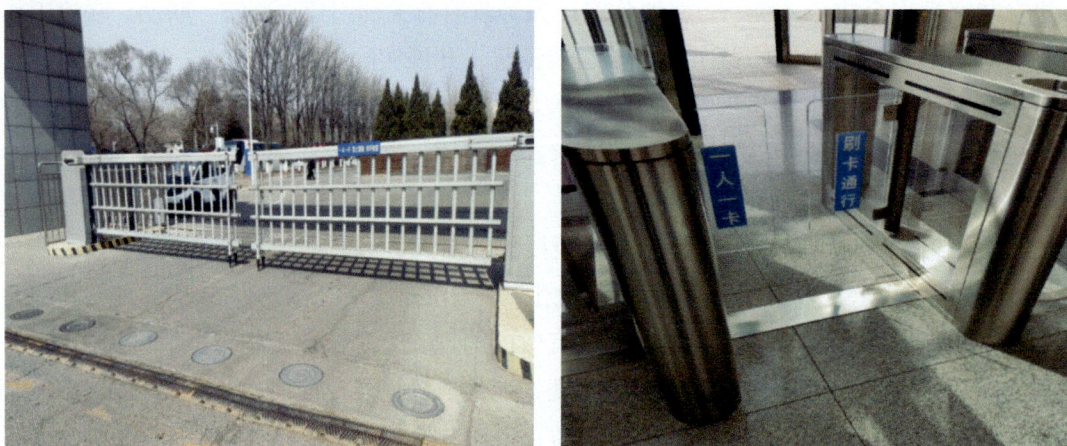

图 24-3　出入口控制示意图

3. 入侵和紧急报警系统　为防止人员非法进入或试图非法进入重点防范区域，门卫值班室或安防监控中心（室）应设置紧急报警装置。条件允许的情况下，可与属地公安机关等有关部门建立联动机制，一旦发现可疑或危险行径，及时与公安部门联合处置。对于特殊情况或特殊区域，还应设置入侵探测装置。

4. 电子巡查装置　保卫执勤人员对重点防范区域进行巡检，应加装电子巡查装置。实现对巡检人员在巡检过程中的全程动态管理。

四、标准的应用

2016 年我国颁布实施《中华人民共和国反恐怖主义法》，从此我国反恐怖工作全面展开，并且走上了法治化和规范化的道路，反恐怖的立法、宣传和防范等工作因此进入了一个快速发展时期。《中华人民共和国反恐怖主义法》第 31 条提出"公安机关应当会同有关部门，将遭受恐怖袭击的可能性较大以及遭受恐怖袭击可能造成重大的人身伤亡、财产损失或者社会影响的单位、场所、活动、设施等确定为防范恐怖袭击的重点目标……"

（一）现状

为做好反恐怖防范工作，各省市以及各行业依据《中华人民共和国反恐怖主义法》的规定，陆续编制发布了一些有关反恐怖主义的地方标准和行业标准，配套实施反恐怖防范工作。其中有的标准比较细致，有的标准已经过数次增补修订。

如天津市市场质量监督管理委员会于 2017 年 5 月 3 日发布《反恐怖防范管理规范第 1 部分：通则》（DB 12），郑州市市场监督管理局于 2019 年 5 月发布了《反恐怖防范管理规范第 1 部分：通则》（DB 4101）。广州市市场监管局、市反恐怖工作领导小组办公室联合发布《反恐怖防范管理第 2 部分：党政机关》等 18 项地方标准，并于 2020 年 2 月 10 日正式实施。

由交通运输部牵头，交通运输部水运科学研究院和上海市交通委员会在 2015 年编制发布《交通运输行业反恐怖防范基本要求》（JT/T 961—2015）之后，2020 年，交通运输部水运科学研究院又联合交通运输部公路科学研究院进行完善，修订新的《交通运输行业反恐怖防范基本要求》（标准号 JT/T 961—2020）。

针对反恐怖防范工作，近年来公安部联合各领域编制发布了一系列公共安全行业标准，包括电力系统、石油石化系统、铁路系统及生物安全领域等。各领域标准均从人力防范、实体防范、技术防范等方面进行了详细的规定，包括抗冲撞、硬隔离、阻攀爬、防侵入以及安检、验证、监控等人防、技防、物防的技术规范，对于指导各个领域反恐怖防范工作发挥了重要的作用。

（二）发布与实施

2022 年 12 月 28 日，公安部发布公共安全行业系列标准《生物安全领域反恐怖防范要求》。系列标准发布后，各相关领域已针对标准内容与要求开展领域内宣贯与培训，参与起草专家分别针对标准条款进行解读。通过标准的宣贯与解读，不断加强从业人员的反恐怖防范意识，提高人员安全防范能力与水平。

标准发布后，领域内各相关机构管理人员与工作人员开始依据标准条款要求针对目前领域现状开展标准的具体落实，包括建立并完善安全防范系统，与属地公安机关等政府有关部门建立联防、联动、联治工作机制，设立专项资金，以保障反恐怖防范工作机制运转正常。开展实际工作当中，通过人力防范、实体防范及电子防范三方面落实反恐怖防范具体要求。

开展宣贯培训的同时，组织开展针对高等级生物安全实验室及保藏机构监督检查，是不断加强和夯实反恐怖防范安全监管与自查的重要手段，对确保生物安全与生物安保发挥了重要的作用。

（三）应用

近年来，标准已应用到生物安全领域各个方面，除指导标准适用范围内机构组织开展反恐怖防范工作外，其他相关领域也在学习、参考、借鉴该系列标准。因此，该系列标准在指导机构组织开展反恐怖防范相关工作中发挥重要技术支撑作用。尤其在病原微生物资源保藏领域，病原微生物菌（毒）种资源是重要战略资源，是开展传染病基础研究及发生发展、检验检疫等工作的重要基础材料，同时具有"生物资源属性"和"生物安全属性"两种属性。

"十四五"期间，依据保藏机构"十四五"发展规划，我国将开展新的保藏机构指定工作，该标准也将成为指导新的保藏体系机构科学、规范开展反恐怖防范工作的重要依据与支撑。

（编写：姜孟楠　仲松超，审校：魏　强）

参考文献

［1］郭文胜，邓刚，郭雨庭．医疗卫生机构反恐怖防范标准体系构建［J］.中国质量与标准导报，2022：44-51.

［2］刘卫，王名雷，曾明生．我国铁路反恐怖防范标准的实施问题探讨［J］.铁道警察学院学报，2021（31）：5-10.

［3］门立强，李慧杰，刘绯，等．关于加快我国实验室生物安保发展的几点建议［J］.中国动物检疫，2022，39（7）：55-58，66.

［4］何淼，赵明，杨金福，等．基于安全文化制度建设的实验室安全管理实践［J］.中国现代教育装备，2022（383）：7-8，12.

［5］日本细菌学会·病原体安全处理管理指南［EB/OL］.（2008-03-31）［2022-03-08］. https://www.niid.go.jp/niid/images/biosafe/kanrikitei3/Kanrikitei3_20200401.pdf.

［6］MEECHAN P J, POTTS J. Biosafety in microbiologicaland biomedical laboratories, 6th ed. ［M］. Washington:U.S.Department of Health and Human Services, 2020.

［7］United Kingdom Parliament. Anti-terrorism, crime and security act 2001[EB/OL].[2022-03-08].https://www.legislation.gov.uk/ukpga/2001/24/data.pdf.

［8］WHO. Biorisk management: laboratory biosecurity guidance[EB/OL].[2022-03-08]. https://apps.who.int/iris/bitstream/handle/10665/69390/WHO_CDS_EPR _2006.6_eng.pdf?sequence=1&isAllowed=y.2006.

［9］American Public Law. Public health security and bioterrorism preparedness and response act of 2002[EB/OL]. [2022-03-08].https://biotech.law.lsu.edu/blaw/DOD/manual/full%20text%20documents/Public%20Laws/Pub%20L%20107-188.pdf.

［10］Federation of American Scientists. USA patriot act [EB/OL].（2001-10-26）[2022-03-08].https://www.govinfo.gov/content/pkg/PLAW-107publ56/pdf/PLAW.

第四篇　共享与应用

第二十五章　资源挖掘

生物资源是人类社会生存与发展不可或缺的物质基础，是保障国家粮食安全、生态安全、能源安全、人类健康安全、实现农业可持续发展的战略性资源。党中央、国务院高度重视生物多样性保护工作，多次强调要加强生物资源保护和科学合理利用。在 2021 年发布的《国家生物技术发展战略纲要》以及《2021—2035 年国家中长期科技发展规划》编制和第六次国家技术预测工作中，也将生物资源作为生物技术重点发展领域之一。

随着生物技术的飞速发展和人类生活方式的变化，发达国家凭借经济技术优势对生物资源进行大规模掌控，引发了新经济时代的"生物圈地运动"，对生物资源的保护和利用已成为世界各国和国际社会关注的热点。我国是世界上生物资源最丰富的国家之一，目前我国已收集保藏相当规模的生物资源，部分资源保藏数量已接近发达国家水平，但对于具有重要应用价值的生物资源深度挖掘、盘活利用方面仍严重不足。因此，开展生物资源系统评价与挖掘利用共性技术的研究与应用具有重要的意义，是提升我国自主科技创新能力的物质保障，是整合资源提高综合国力的迫切需要，也是实现国家经济发展与保护生态平衡的重要途径。

第一节　资源挖掘概述

病原微生物资源是指对人类具有实际或潜在用途的病原微生物及其衍生物和生物信息。病原微生物作为自然界中对人畜都能引起致病性的一类微小生物体，对人类健康造成巨大威胁，因此挖掘病原微生物资源非常重要，它涉及对病原微生物的发现、鉴定、分析和利用。通过各种检测方法和分析技术，发现和利用新的病原微生物。病原微生物检测方法包括细菌的分离和培养法、细菌的形态学检查、血清学、生化反应、免疫学实验、分子生物学、基质辅助激光解析电离飞行时间质谱（matrix-assisted laser desorption ionization time of flight mass spectrometry，MALDI-TOFMS）等；分析技术包括宏基因组库分析、基因组库分析、蛋白组库分析、代谢组库分析、免疫组 / 抗体库分析、耐药组库分析、转录组库分析等。资源挖掘可以对病原微生物进行检测及全面分析，以了解其遗传信息、基因功能和致病性等；研究病原微生物与特定疾病的关联，包括它们的传播方式、致病机制和免疫应答等；基于对病原微生物的了解，开发新的药物和治疗方法，以对抗感染性疾病；建立监测系统，及时发现和预警病原微生物的传播和暴发，采取相应的防控措施。病原微生物资源挖掘对于公共卫生和防疫工作具有重要意义，有助于制定有效的防控策略和措施，其目的是更好地了解病原微生物，开发有效的诊断、治疗和预防方法，保护人类健康。这是一个不断发展的领域，随着技术的进步和研究的深入，我们对病原微生物的认识也在不断更新和完善。

一、病原微生物资源挖掘方法

（一）检测方法

1. 细菌的分离和培养　通过分离培养获得单一的细菌菌落，并提供细菌生长所需的适宜环境，为后续的实验研究提供可靠的材料。

2. 细菌的形态学检查　是细菌检验的重要方法之一，包括不染色标本检查法和染色标本检查法。

3. 血清学　采用含有已知特异性抗体的免疫血清（诊断血清）与分离培养出的未知纯种细菌或标本中的抗原进行血清学反应，以鉴定细菌的种类或血清型。

4. 生化反应　是指用化学反应来测定微生物的代谢产物的方法，从而区别和鉴细菌种类。

5. 免疫学实验　是指用放射性核素、荧光素、酶等物质标记抗原（抗体），进行抗原 - 抗体反应后，通过检测标志物对抗原（抗体）进行定性、定位或定量分析。

6. 分子生物学　是一种通过分析微生物的分子结构和序列来鉴别微生物种类的方法。

7. 基质辅助激光解析电离飞行时间质谱（MALDI-TOF-MS）　是近几十年发展起来的一种新型软电离有机质谱技术，用于分析生物分子（如 DNA、蛋白质、多肽、糖类等）和大分子量的有机分子。

（二）分析方法

1. 组学分析

（1）宏基因组学分析：是一种研究环境中微生物群体基因组的分析方法。揭示微生物多样性、种群结构、进化关系、功能活性、相互协作关系及微生物与环境之间的关系。

（2）基因组学分析：分析生物体所有基因的集合，包括它们的结构、功能、相互关系、表达调控及进化的科学。揭示基因在细胞和生物体中的功能和调控机制。基因组演化研究关注基因组在进化过程中的变化和演化机制。

（3）蛋白组学分析：分析微生物在特定时间和空间表达的全体蛋白质。解析蛋白质的数目、表达水平、翻译后修饰（如磷酸化、乙酰化等）、蛋白质之间的相互作用，以及它们在细胞内外的定位。

（4）代谢组学分析：是对微生物体内的代谢物的大规模研究。这些代谢物及其在生物系统中的相互作用统称为代谢组。能够对生物样本中的代谢物进行定性和定量的全面分析。通过对微生物的内源性小分子代谢物进行定性和定量分析来阐明机体在不同生长时期或受其他刺激时的分子机制，揭示微生物生命活动的本质规律。

（5）免疫 / 抗体组学分析：研究分析免疫相关的全套分子库，它们的作用靶分子及其功能。

（6）耐药组学分析：分析完整的耐药基因序列和部分抗生素靶位点序列及其相关信息。

（7）转录组学分析：分析研究细胞中基因转录的情况及转录调控规律。揭示哪些基因在特定时间和条件下被激活，以及它们的表达水平如何变化；有助于理解疾病的发生和发展、开发新药物和治疗方法。

2. 数据整合与分析　整合不同来源的病原微生物数据，进行系统分析，发现潜在的关联和模式。

（1）数据收集：需要从各种来源收集病原微生物相关的数据，如实验室检测结果、临床病历、文献资料等。确保数据的准确性和完整性是非常重要的。

（2）数据标准化：将收集到的数据进行标准化处理，确保数据的一致性和可比性。这可能涉及对数据进行分类、标注、编码等标准化处理步骤。

（3）数据整合：使用适当的数据库或数据管理系统，将标准化的数据进行整合，以便对数据的存储、查询和分析。

（4）数据分析方法：选择合适的数据分析方法，如统计学分析、数据挖掘、机器学习等来挖掘数据中的模式和关联。

（5）可视化展示：将分析结果以直观的方式展示出来，如图表、地图等，以便于对数据进行解读和沟通。

（6）生物信息学工具：利用生物信息学工具和数据库，利用生物信息学工具和数据库对病原微生物的基因序列进行深入分析，了解其遗传特征和进化关系。

（7）专业知识：结合领域专业知识，对数据分析结果进行解读和解释，以提供有意义的结论和建议。

（8）安全性和合规性：进行病原微生物数据的整合与分析需要专业的知识和技能，同时要确保数据的安全性和合规性。

二、病原微生物资源的应用

坚持"点面结合、有点有面"地开展研发应用。开展收集鉴定、保存复苏、价值挖掘、功能筛选等方面的研究，形成创新基础研究的转化应用，为我国传染病防控和治疗等方面提供宝贵的生物资源和技术服务。

（一）病原生物资源保护、保藏、培养与鉴定

1. 主要任务　针对病原微生物资源的种类和特性，利用低温生物学技术与方法，着力发展不同种类病原微生物的针对性新型保藏技术，建立针对病毒、细菌、真菌等病原微生物菌（毒）种的保藏标准操作流程及相关质控数据，为长期稳定维持病原微生物活性和稳定性提供共性技术支撑。研究不同病原微生物菌（毒）种的生长和遗传特性，发展针对性的培养与鉴定技术。

2. 预期成果　通过对新型生物保护制剂的研究，建立一组适用于不同保藏环境的优化冻存方法。建立病原微生物菌（毒）种的培养增殖方法。建立从表型、分子水平、基因组和免疫学等层面鉴定病原微生物菌（毒）种的技术。

（二）病原微生物基因组挖掘

（1）病原微生物菌（毒）种基因组及基因资源挖掘。对于保藏的可感染我国人群的医学相关病原微生物菌（毒）种，利用先进的二代测序技术，并挖掘基因组公共数据库中的资源。

（2）建立相关病毒／细菌／真菌的基因组序列信息数据库，丰富我国不同种类菌（毒）种基因组数据库和基因资源库。

（3）对基因组序列展开分析，获得其序列特征及序列变异变迁特征，基于基因组数据库、基因组表达数据库以及蛋白质表达和组装数据库，结合系统生物学理论和应用技术体系，建立从微观分子生物水平开发新型医学病原微生物菌（毒）种资源的利用和发掘途径。

（三）病原微生物资源产品开发及示范应用

1. 产品定位　确定开发的高附加值产品的类型，如疫苗、诊断试剂等。

2. 病原微生物筛选　筛选具有特定特性的病原微生物，这些特性可能与产品的功效或市场需求相关。

3. 研发与优化　进行产品的研发工作，包括实验设计、工艺优化等，以确保产品的质量和性能。

4. 规模放大　将实验室规模的生产工艺扩大到工业规模，这可能需要解决工程技术和设备方面的挑战。

5. 质量控制　建立严格的质量控制体系，确保产品符合相关标准和法规。

6. 示范应用　在实际场景中进行产品的示范应用，收集数据和反馈，以验证其效果和可行性。

7. 市场推广　制定市场推广策略，将产品推向市场，并与潜在客户进行沟通和合作。

8. 持续改进　根据市场反馈和技术发展，不断改进产品和生产工艺，以保持竞争力。

（四）病原微生物资源数字化平台及大数据挖掘

1. 数据采集　收集病原微生物相关的各种数据，包括基因组序列、临床样本、试验结果等。

2. 数据标准化　建立统一的数据标准和格式，确保数据的质量和一致性。

3. 数据存储与管理　使用合适的数据库和数据管理系统，安全有效地存储和管理数据。

4. 数据分析工具　采用数据挖掘、机器学习等技术，开发适合病原微生物数据分析的工具和算法。

5. 可视化与交互　通过可视化界面和交互功能，方便用户对数据进行探索和分析。

6. 数据共享与合作　建立数据共享机制，促进不同研究机构之间的数据交流与合作。

7. 应用场景　将大数据挖掘结果广泛应用于病原微生物的鉴定、药敏性预测、疫苗研发以及疫情防控等多个领域。

（五）药物研发

基于病原微生物的特点和机制，开发新型药物和治疗方法。

1. 病原微生物研究　深入了解病原微生物的生物学特性、致病机制和耐药机制，为药物研发提供基础。

2. 药物筛选　利用高通量筛选技术或基于模型的筛选方法，筛选出对病原微生物有抑制作用的化合物或候选药物。

3. 药物优化　对筛选出的候选药物进行结构优化和活性提升，以提高其药效和选择性。

4. 安全性评价　对候选药物进行安全性评估，包括毒理学和药理学研究。

5. 临床前研究　进行药物的临床前试验，包括药效、药代动力学和安全性等方面的研究。

6. 临床试验　如果候选药物通过临床前研究，将进入临床试验阶段，评估其在人体中的安全性和有效性。

7. 法规审批　按照相关法规和程序，提交药物研发数据和申请，获得监管部门的批准。

（六）疫苗研制

针对重要的病原微生物，研制有效的疫苗，预防传染病的发生。

1. 病原微生物的选择　确定需要研制疫苗的病原微生物，了解其生物学特征和致病性。

2. 疫苗类型的确定　根据病原微生物的特点和目标人群，选择合适的疫苗类型，如灭活疫苗、减毒活疫苗、亚单位疫苗等。

3.**抗原的制备** 通过培养、纯化或基因工程等方法制备疫苗的抗原成分。

4.**疫苗配方的优化** 选择适当的佐剂、稳定剂等，优化疫苗的配方，提高其免疫原性和稳定性。

5.**动物试验** 在动物模型中进行疫苗的安全性和有效性测试。

6.**临床试验** 进行临床试验，包括Ⅰ期、Ⅱ期和Ⅲ期试验，评估疫苗在人体中的安全性、免疫原性和保护效果。

7.**监管审批** 提交疫苗的数据和申请，经过严格的监管审批程序，获得疫苗的批准上市。

8.**生产和质量控制** 建立疫苗的生产工艺和质量控制体系，确保疫苗的质量和一致性。

（七）耐药机制研究

研究病原微生物的耐药机制，为合理用药和控制耐药菌的传播提供依据。

1.**标本采集与培养** 收集感染病原微生物的样本，并进行合适的培养方法，以获得纯种微生物。

2.**药敏试验** 对病原微生物进行药敏试验，检测其对不同抗生素的敏感性。

3.**基因分析** 对耐药菌株进行基因分析，如全基因组测序、PCR 等，以发现与耐药相关的基因变异。

4.**转录组学和蛋白质组学研究** 分析耐药菌株的转录组和蛋白质组，了解基因表达和蛋白质变化与耐药的关系。

5.**耐药基因传播研究** 研究耐药基因在微生物群体中的传播方式和机制。

6.**模型构建** 建立数学模型或计算机模拟，预测耐药的发展趋势和影响。

7.**临床研究** 结合临床数据，研究耐药机制与临床治疗效果的关系。

8.**国际合作与数据共享** 参与国际合作，共享研究数据和资源，加速耐药机制的研究进展。

三、病原微生物资源挖掘问题与对策

（一）病原微生物资源挖掘问题

1.**病原微生物资源的底数不清** 我国的病原微生物资源缺乏对菌（毒）种的连续性调查和编目信息系统。尤其是我国常见传染病病原菌种资源、关注度较高的新发和再发传染病病原菌种资源、超级细菌（多重耐药细菌）菌种资源、罕见和难鉴定病原菌种资源，因缺乏常规和统一的保藏管理，导致底数不清。

2.**病原微生物资源的保藏管理体系尚不健全** 病原微生物资源是传染病防治、科研、教学、药品和生物制品生产、出入境检验检疫等工作的重要基础和支撑条件，也是保障国家社会安全、经济安全和生物安全的重要战略资源。目前病原微生物菌（毒）种保藏的问题主要有：资源分散不集中，保藏规模小、存在违规保藏现象；资源管理不规范，缺少保藏质量评价体系；信息数据不统一，数字化管理水平较低；网络系统不健全，信息交流不通畅；共享机制不完善，资源共享程度低。

3.**病原微生物资源的标准化和再开发能力仍然不足** 病原微生物资源标准化和再开发能力，是国家发展软实力的重要体现。近年来，很多大型的研究项目对病原微生物菌（毒）种的需求巨大，微生物保藏中心间的资源交换与共享活动也越发频繁。建立标准化的国家级微生物保藏中心，形成信息化和网络化管理，保障大规模的资源供应，成为国际微生物保藏中发展的重要趋势。随着全球新发、再发和突发等传染病的不断出现，以及新的诊断技术、疫苗与药物相关生物产业和生物技术的不断发展，病原微生物资源不断的开发和利用，为社会经济发展、人类健康和国家安全保障提供了重要的支撑。

（二）对策与建议

1. 全面系统布局微生物资源调查　我国应在全国范围内进行战略部署，对病原微生物资源开展全面持续的普查勘探。针对已知具有应用价值的微生物类群，对我国有代表性的不同生态地区进行广泛的调查、分离、收集，开展系统学、分类学研究，以及类群之间亲缘关系和系统演化理论的探讨，并以类群之间的亲缘关系为指导，发现更多可利用物种，为筛选新的有应用价值的微生物研究提供基础。

2. 加强微生物资源收集和保存工作力度　加强各高校、研究机构保藏的病原微生物资源的整合，开展国内分散资源的有效集成和保护，提高资源保藏的安全水平，促进微生物资源的社会共享利用。建设国家综合性微生物资源长期备份库，完善我国微生物资源保藏体系，以应对重大地质灾害、防范战争威胁。

3. 开展微生物资源大规模评价挖掘　我国自然微生物资源极为丰富，但微生物资源匮乏，这已成为我国生物技术和生物产业发展的瓶颈。以高通量筛选技术为手段，高效筛选、评价具有生物技术开发价值的微生物物种、基因、代谢功能及代谢产物，获得在农业、工业、制药业、能源、环保等领域具有应用前景的微生物菌株、复合微生物体系、基因、酶及其他代谢产物，实现微生物资源储备、研究评价和开发利用的有机整合，建立从微生物资源到开发利用的桥梁。

4. 加强微生物相关法律法规和技术标准建设　微生物资源及其应用与人类健康、工业、农业和环境密切相关。虽然我国已经在重大疾病、专利申请等领域颁布了若干相关的法律法规，但对于资源的有效收集、保藏和开放共享仍然缺乏实用、有力的制度保障。建议针对发明专利、生物安全、农业安全、环境安全等领域，研究出台具有一定强制性的微生物资源保藏和共享规则制度，避免微生物资源的流失和滥用，切实保障战略目标的实现。

第二节　样本宏基因组库

样本宏基因组库是指集中保存健康和疾病生物体（如人体、动物等）的生物样本及其宏基因组信息，并标准化处理、储存和应用相关样本于微生物学研究的应用系统。

样本宏基因组库包含湿库（实物库）和干库（数据库）两部分，其中湿库为实物样本库，收集并管理各类生物和环境样本，如临床样本（粪便、血液、脑脊液等）、动物样本和环境样本（环境拭子），及其所包含的全部微生物的遗传物质（DNA 和 RNA）。干库是指与实物样本对应的该样本 DNA、RNA 核酸序列信息。

一、概述

第一，样本宏基因组库的建立有助于我们发现新的病原并开展溯源工作。科学界公认，目前世界上仍有大量未知的病原未被人类发现。目前，疾控系统和医院也并不能对于所有疫情或临床感染性病例都鉴定出病原。然而，随着实验室技术的发展，原本未知的病原，也有可能借助新技术的帮助，向世人展现真貌。正如席卷全球的新型冠状病毒，正是中国借助了高通量测序技术获得该病毒的全基因组后，才实现了核酸快速检测技术的建立。西班牙研究人员利用该技术在当地 2019 年 3 月采集并保存的废水样本中也检测出新型冠状病毒，对于新型冠状病毒的来源有一定的提示作用。因此，对于未检测出病原的临床样本的收集和保存有助于我们新病原的发现和溯源工作的开展。

第二，样本宏基因组库的建立有助于我们进一步探索宿主和病原间的关联性。以肠道菌群为例，人体的肠道中栖息了大量的微生物，如大肠埃希菌、肠球菌、艰难梭菌等，这些细菌与人体间的关系错综复杂。有的细菌，对于人体的健康有一定帮助，如双歧杆菌、乳酸杆菌等，可以参与食物的消化，促进肠道蠕动，抑制致病菌群的生长，分解有害、有毒物质等。有的细菌，虽然也存在于健康人体的肠道菌群中，但是数量一旦失控大量生长，就会引发多种疾病。例如，艰难梭菌为人类肠道中的正常菌群，抗生素的应用可导致该菌过度生长。自 1978 年开始，艰难梭菌被认为与抗生素相关性腹泻有关，目前认为 25% 的抗生素相关性腹泻由艰难梭菌引发。随着广谱抗菌药物的广泛使用，在全球范围内，艰难梭菌相关性腹泻发生率不断升高，近年来出现暴发流行，其流行菌株发生基因变异，产生毒素的能力增加，患者病死率及病情复发率升高，已引起医学界的重视。肠道菌群中既存在对人体有益的细菌，也存在会引发疾病的细菌，且菌群结构受饮食、地域、人种、性别、生活习惯等多种因素的影响，因此其与人类健康间的关系可谓是亦敌亦友，错综复杂，仍有待进一步明晰。收集并建立不同来源、不同人群、不同类型的样本宏基因组库，有助于我们进一步探索不同细菌间的关系以及宿主和病原间的关联性。

第三，样本宏基因组库的建立有助于临床诊断。在明确人体菌群与宿主间关系的基础上，可以进一步筛选出疾病预警因子，用于临床诊断。例如，2020 年 *Cell Metabolism* 发表的一项研究表明，通过机器学习对一大型前瞻性队列的数据进行分析，表明肠道宏基因组测序信息可用于新发肝病的早期预测，并能增强常规风险因素的预测准确性。2016 年，一项对有最高心血管疾病风险的参与者进行的研究发现，特定属细菌的存在、细菌多样性低与心血管疾病密切相关。胰腺导管腺癌是一种非常凶险的癌症，死亡率极高，目前仍缺乏有效的治疗和早期诊断手段。2022 年发表于 *Gut* 的一项研究表明，微生物组与胰腺癌的发生发展有密切关系，或者能为无创诊断提供新选项。收集并建立不同临床类型的人群样本宏基因组库，有助于进一步筛选与临床疾病相关菌群风险因子，有助于未来的临床诊断。

第四，样本宏基因组库的建立对于未来临床治疗有一定的帮助。在明确人体菌群与宿主间关系，并筛选出风险因子的基础上，我们可以进一步利用菌群开展临床治疗。肠道菌群与癌症及其治疗的关系是当前的一个研究热点。近期发表的研究结果表明，肠道菌群可影响癌症治疗的效果，特别是化疗和免疫治疗的有效性和毒性，同时也可作为预测癌症治疗反应的标志物，指导疗法选择。除了肠道中的细菌、真菌，以噬菌体为主的肠道病毒组也与人体健康密切相关。噬菌体疗法有望用于治疗细菌感染、编辑肠道菌群（清除特定致病细菌）及精准医疗（精准药物递送、调节肠道菌群以改善疗效）。收集、保存并建立健康人群的样本宏基因组库，有助于筛选出对临床治疗有意义菌种或噬菌体，对未来临床治疗有一定的帮助。

第五，样本宏基因组库的建立有助于建立一套标准的评估和考核体系。目前以美国为代表的发达国家都建立了完善的细菌性疾病监测体系，开展常见病原菌实验室检测及以人群为基础的主动监测，以确定主要病原菌的流行病学特征，追踪抗生素耐药趋势，研究耐药机制，帮助开发和评估新疫苗，制定和评估预防措施，完善疾病预防策略，提高公共卫生实践能力。我国虽然前期未有系统的基于全人群的细菌性传染病的监测数据指导该类疾病预防控制，但目前正在建立的国家致病菌识别网正在弥补相关空白。国家致病菌识别网是一个针对病原菌的监测网络体系，其目的是提高传染性疾病的监测能力和监测水平，实验室的能力建设是监测的核心，建立标准化的实验室疾病监测管理体系、检测体系和质量控制体系，是提高监测能力的前提。样本宏基因组库的建立有助于建立一套细菌性实验的标准参考品，有助于国家致病菌识别网及其余系统的标准化建设，以及评估和考核工作的开展。

二、样本宏基因组库的建立、维护、管理及注意事项

样本宏基因组库包含湿库（实物库）和干库（数据库）两个部分，需统筹建立、协同管理。湿库（实物库）的建立原则与管理注意事项见本书生物样本库章节相关内容。此外，相较于其他资源库，样本宏基因组湿库的建立和维护需满足以下几点注意事项。

1. 样本宏基因组库需同时满足样本保存和核酸保存两种保存条件。

2. 样本宏基因组库应具备对所保存的样本进行核酸提取的实验条件，并根据样本类型，在规定的时间内对入库的生物样本进行核酸提取。在满足核酸提取的情况下，根据需要增配测序平台。如配置测序平台，建议按照以下条件设计实验室分区和配置硬件资源：

（1）样本前处理区：该区用于临床样本的前处理，如血清离心等。此区域注意病原体污染。实验室应根据操作的病原微生物种类、污染的对象和污染程度等选择适宜的消毒和灭菌方法，以确保消毒效果。该实验区域应配备生物安全柜、离心机、水浴锅、涡旋振荡器、–20℃/–80℃冰箱、样本运输箱等。

（2）试剂存储和准备区：该区域用于贮存试剂、试剂的分装和扩增反应混合液的准备。需注意反应体系配置过程应严格防止下游制备区、扩增区的核酸污染，以及避免不同试剂的配置防止受到交叉污染。该实验区域应配备超净工作台、–20℃冰箱、制冰机、纯水仪、漩涡振荡器。

（3）样本制备区：该区域用于核酸（RNA、DNA）提取、贮存。该区域需依据感染性样本的类型，在风险评估的基础上，确定实验室的生物安全防护水平。该实验区域应配备生物安全柜、水浴锅、漩涡振荡器、高速离心机（冷冻）、–20℃/–80℃冰箱等或自动核酸提取仪。

（4）核酸扩增区（第一扩增区）：该区域基于杂交捕获或扩增方法，用于DNA片段的选择和扩增。需注意此区为核酸污染发生的主要区域，应限制无关人员出入并减少在本区内走动。建议加样在超净工作台内进行，避免与第二扩增区交叉污染。该实验区域建议配备PCR仪、漩涡振荡器、瞬时离心机。

（5）建库区：用于核酸的片段化（酶、超声波等）、连接、纯化实验。需注意避免交叉污染，以及下游区域的核酸污染。该实验区域建议配备核酸片段仪、漩涡振荡器、磁力架、4℃冰箱、–20℃冰箱、微量分光光度计。

（6）文库扩增区（第二扩增区）：该区域用于文库片段的扩增和富集。注意此区和核酸扩增区为测序过程主要的核酸污染来源，应限制无关人员出入并减少在本区内走动，建议加样在超净工作台内进行，避免与第一扩增区交叉污染。该实验区域建议配备PCR仪、漩涡振荡器、瞬时离心机。

（7）文库检测与质控区：该区域用于扩增产物及文库的定性与定量测定。该实验区域建议配

备荧光定量 PCR 仪、微量分光光度计、核酸定量仪、生物分析系统。

（8）测序工作区：该区域为测序实验核心功能区，为安装测序仪及进行测序工作的区域。需注意根据所配置的高通量测序仪设置工作环境，要求运行环境和洁净度符合测序仪生产企业的要求；实验室内操作台面稳固，满足设备承重需要；设备安装须离墙面及其他设备 10cm 以上。

（9）数据存储及分析区：该区域用于测序结果的存储及进一步分析测定。可与其他实验区域相对独立或设置于实验区外，通过网线与测序仪室连接。建议配备高性能存储服务器及计算服务器。

3.RNA 类型的样本需 –80℃保存。需长期保存的 RNA 样本，可反转录成 cDNA 后保存。

4. 对于入库的核酸，须先开展质量评估，满足要求后方可纳入。核酸质量控制要求如下：

（1）DNA 质量控制要求：高质量的 DNA，其 OD_{260}/OD_{280} 为 1.7 ~ 1.9，$OD_{260}/OD_{230} > 2$。

1% 琼脂糖凝胶电泳测定：取 5 ~ 10 μL 样品跑凝胶电泳，电压 150 V，40 ~ 50 min。高质量 DNA 无杂带或拖尾。无蛋白质污染（污染显示为紫外灯下点样孔附近有亮带）。

DNA 的完整性可用毛细管电泳仪等相关仪器进行测定，如果出现大部分片段在 200nt 以下，说明 DNA 降解严重，需要重新采集和制备样本。此标准不适用于血浆样本提取的游离 DNA 的质量评估。

（2）RNA 质量控制要求：高质量的 RNA，其 OD_{260}/OD_{280} 为 1.8 ~ 2.0，$OD_{260}/OD_{230} > 2$。

RNA 完整性用凝胶电泳仪进行测定，并以软件的 RIN（RNA Integrity Number）分数评估，RIN 值需 > 7。此标准不适用于游离 RNA 的质量评估。

5. 样本宏基因组干库（数据库）的建立需满足以下几点注意事项。

（1）干库（数据库）的建设可与湿库协同建设，也可以单独建立管理。

（2）数据库中应设置与干库（样本库）对接的和管理模块，至少应涵盖样本 ID、样本类型、采样时间、入库时间、保藏条件、样本来源、临床信息等信息。

（3）数据库中应设置独立的测序数据管理模块，至少应涵盖样本的测序状态、测序方法、测序策略、测序数据、测序时间等信息。

（4）数据库中应设置公共数据接入接口，支持其他数据库同类型测序数据的导入。

（5）对于纳入数据库的测序数据，纳入前须先开展质量评估，满足后方可纳入。质量评估的指标建议对测序数据量、数据质量（Q30）、测序序列长度、背景信息完整度四个维度同时把控。质量评估指标如下：① Q30 比例 ≥ 85%。②测序数据量（reads）≥ 2000 万。③测序读长 ≥ 100 bp。④背景信息应包含样本类型、测序平台、建库和测序方法信息。

三、样本宏基因组库案例

（一）生物银行

样本宏基因组是样本中由细菌、古菌、真菌、藻类、原生生物和病毒组成的复杂动态系统。虽然每株"保藏菌种"都是从微生物组中分离出来的微生物，但这些微生物代表的是在单一菌株条件下可培养的保藏组分，并不能代表样本整体。目前，国际上有很多著名的菌种保藏中心，例如美国 ATCC、德国的 DSMZ 等。但对于样本宏基因组进行保藏的机构相对较少。目前，有部分"生物银行"开展类似工作，收集并保存样本宏基因组，供未来医疗使用，例如 AdvancingBio（美国）、OpenBiome（美国）、Stool Bank East（荷兰）、Metagenopolis（法国）和 HMGU biobank（德国）等。

（二）粪菌移植

粪菌移植是指将健康人粪便中的功能菌群，移植到患者胃肠道内，以帮助患者重建肠道菌群的方法。目前研究发现，肠道菌群紊乱与多种肠道和肠道外疾病相关，如外科术后感染、抗生素相关性腹泻、炎症性肠病、肠易激综合征、代谢综合征、免疫系统疾病、过敏等。粪菌移植的原型始于中国古代《肘后备急方》《本草纲目》等著名医书都有记载。1958 年，美国 Eiseman 医生及其同事用健康人的粪便灌肠成功治疗了 4 例严重的伪膜性肠炎患者。1978 年，艰难梭菌感染被发现是伪膜性肠炎的主要病因。2013 年，粪菌移植被列入美国医学指南用于艰难梭菌感染的治疗。国内张发明教授发起中华粪菌库，收集并保存健康人粪便样本，对难治性肠道感染患者提供救援性治疗。

（三）人类微生物组计划 HMP

2007 年，美国投入 2 亿美元启动了人类微生物组计划（Human Microbiome Project，HMP），旨在推进更先进的微生物领域的发展，包括更新计算分析工具、临床标准及建立微生物参考数据库。HMP 计划的第一阶段主要是指 2007 年启动至 2016 年，研究主要是分析身体五大部位的微生物群体，包括口腔、皮肤、鼻腔、肠胃道和泌尿生殖道，为了探究固定部位的微生物群落结构是否与人体的特定疾病存在联系。在第一阶段中，HMP 制定了五大部位的临床样本标准。除此之外，HMP 还建立了各类微生物的全基因组序列，目前这些序列在 NCBI 上都能直接获取。2013—2016 年，HMP 开始了新一轮的研究项目——人类微生物整合计划（iHMP），旨在建立一个更完整的微生物研究数据库，探索微生物与疾病之间的深层机制。目前项目还在持续进行中。

四、样本宏基因组库与其余资源库的关联性

（一）样本宏基因组库与原始菌种库的关联性

样本宏基因组库的湿库（实物库）应与原始菌种库保持动态连接。样本宏基因组库中所收集的样本是否经过培养，培养出了何种菌株，菌株是否入库原始菌种库中保存，实验信息和所培养的菌种保存编号等信息皆应记录在样本宏基因组库中，并实时推送到原始菌种库。

（二）样本宏基因组库与基因组库、耐药组库、转录组库的关联性

样本宏基因组干库（数据库）是指与实物样本对应的该样本 DNA、RNA 核酸序列信息，其中包含基因组信息、转录组信息，同时经过生物信息学方法的处理，也包含耐药基因信息。以上信息，应保存在样本宏基因组干库（数据库）中，同时与基因组、耐药组库、转录组库信息共享。

第三节　基因组库

基因组库是指生物体所有遗传物质的总和及其样本测序信息。这些遗传物质包括 DNA 或 RNA（病毒 RNA）。对于细菌等原核生物而言，它们的基因组就是指生物体内所有的遗传物质总和，而真核生物的基因组是指维持正常遗传生殖功能最基本的一套染色体及其所携带的全部基因。基因组库包含基因组样本库（湿库）和数据库（干库）。

一、基因组库的概况

基因组（genome）一词，最早出现于 1920 年，由德国汉堡大学植物学教授 Hans Winkler 创建。人类从分子水平对基因组的研究始于 20 世纪 90 年代开展的一系列基因组计划，如人类基因组计划（HGP）、模式生物基因组计划（MOGP）和微生物基因组计划（MPG）。微生物基因组计划（MGP）最初由美国 DOE 在 1986 年开始启动，它与人类基因组计划（HGP）相伴而生。美国 *Science* 杂志连续两年（1997 年、1998 年）将微生物基因组的研究列为该年度的世界十大科技进展。许多微生物都被选为候选菌，包括环境或能源相关的、系统发生学相关的以及具有潜在商业应用性的。

基因组学（genomics）的概念在 1986 年首次由美国遗传学家 Thomas H. Roderick 提出，又称为后基因组学（post-genomics），是以生物信息学为依托，通过对基因组作图、测序及分析等手段，对生物体所有基因进行集体表征、定量研究及不同基因组比较研究的交叉生物学学科。基因组学主要研究基因组的结构、功能、进化、定位和编辑，以及它们对生物体的影响。随着研究的深入，"基因组学"概念有所变化。基因组学被分成了三大分支，包括结构基因组学、比较基因组学和功能基因组学。结构基因组学主要以构建生物的遗传图谱、物理图谱和转录本图谱及全序列测序为主要目标。比较基因组学主要是运用序列比对等手段，揭示不同生物基因组之间编码基因，组织结构，以及代谢和调控网络之间的相同性和差异，发现新基因或致病等具有特殊意义的基因，并试图阐明生物间的进化关系。功能基因组学主要对生物体的生化功能、细胞功能、发育功能和适应功能等进行研究。近年来，随着大量基因组计划的完成和生物信息学的日趋成熟，基因组学又衍生出一系列新的学科分支，如表观基因组学、营养基因组学、药物基因组学、进化基因组学、宏（元）基因组学、单细胞基因组学等。

微生物在地球上生存和进化了 37 亿年，构成 60% 以上的地球生物量，并且能够在很多极端环境下生存。就细菌而言，目前已知的基因组大小为 0.58 ~ 9.11 Mbp，GC 含量为 23% ~ 72%。如何从分子水平（基因组水平）上阐明其进化和适应机制是我们面临的一个重大挑战。真正意义上的微生物基因组学诞生至今不到 30 年。1995 年秋，J. Craig Venter 所在的基因组研究所（The Institute for Genome Research，TIGR）首次公开发布了两个完整的细菌基因组序列，这两种细菌均属于机会性人类病原体，分别是基因组大小为 1.78 Mbp 的流感嗜血杆菌（*Haemophilus influenzae*）和 0.57 Mbp 的生殖支原体（*Mycoplasma genitalium*）。从此微生物基因组学激发了科研工作者在细菌基因组水平上对其生命系统，包括复制、转录、翻译、跨膜转运、能量转换、代谢调控等领域的新尝试。Mushegian 等通过对流感嗜血杆菌和生殖支原体的基因组进行比较提出了最小基因集（minimal gene set）的概念，即能够维持细胞生长所需的最小基因的集合。随后，一系列细菌、古细菌等原核生物的基因组完成了测序工作，例如第一个完成基因组测序的古细菌亚纳氏甲烷球菌（*Methanococcus jannaschii*，目前已更名为 *Methanocaldococcus jannaschii*）和光合蓝藻聚球藻（*Synechococcus* sp.）。

基因组测序技术的发展日新月异。在微生物基因组测序刚起步的数年里，细菌和古细菌基因组的数量就呈现了指数级增长，至今 NCBI 数据库所收录的完成组装的基因组数据已超过 100 万条。从 Sanger 法（双脱氧链终止法）的第一代测序到通量高且准确性高的第二代测序以及长读长的第三代测序，人们正式进入后基因组时代。cDNA 文库的构建往往要经历 DNA 扩增、添加接头、磁珠纯化和洗脱出库等过程。2017 年以 PacBio 公司的 SMRT 为代表的第三代测序技术，与前两代测序技术相比最大特点是单分子测序。第三代测序技术具有更长的读长，而且可以较好地避免 PCR 偏好性。相比第二代测序技术的高稳定性和高准确性，第三代测序存在单碱基质量问题、测序通量问题及成本问题，往往通过增加测序深度得以弥补。微生物基因组学的两个关键发展是基于序列相似性识别同源基因和利用基因组背景信息进行生物学功能推断。微生物基因组的比较基因组学研究在首次报道的两个物种基因组出现时就开始了，科学家们发现每个细菌物种基因组中 70% ~ 80% 的基因在进化过程中是高度保守的，可以在远亲细菌和（或）古细菌中识别其直系同源物。因此，原核生物的基因组为分子实验验证其生物学功能和遗传进化推断打下了坚实的基础。微生物基因组学研究领域从此焕发了蓬勃生机。

二、基因组库的建立、维护、管理及注意事项

基因组库包含基因组样本库（湿库）和数据库（干库）两个部分，需统筹建立、协同管理。基因组样本库（湿库）和数据库（干库）的建立原则同前章节宏基因组库的原则。

1. 基因组样本库（湿库）的建立和维护需满足以下几点注意事项：

（1）基因组测序对 DNA 的质量要求较高，一般单样品需达到 20 μg DNA，浓度达到 50 ng/μL，而且样本的基因组 DNA 需要有较高纯度，OD_{260}/OD_{280} 为 1.8 ~ 2.0，以防出现基因组 DNA 污染和降解等情况。如有条件可以使用琼脂糖凝胶电泳的方法进行 DNA 完整性的检测，若电泳条带为一条透亮条带，无杂带，无明显弥散拖尾，则说明符合了基因组 DNA 完整性的要求。

（2）基因组样本需要填写样本的采集时间、采集地点、样本种类（DNA 或 RNA）、物种名称、采集人等信息。

2. 基因组数据库（干库）的建立和维护需满足以下几点注意事项：

（1）构建基因组数据库一共需要 5 个文件：①基因组序列文件：基因组组装后获得的序列文件，通常为 fasta 格式；②基因组注释文件：GFF 或 GTF 文件，基因组组装后利用软件分析得到的注释文件；③蛋白序列文件：species. pep. fa 或者 species. protein. fa；④ CDS 序列文件：species. cds. fa；⑤转录本序列文件：species. cDNA. fa 或 species. transcript. fa。其中，基因组序列文件是必须提供的，其余 4 个文件可以由用户自行选择。

（2）需要填写入库信息和物种信息，包括物种名称、品种名称、物种性状信息、分离时间、分离地点、采样人、参考文献等。

（3）需要填写基因组基本信息，包括测序平台、测序方法、基因组大小、GC 含量、N50 等。

三、基因组库的应用和进展

自 1995 年以来，微生物基因组学取得了重大进展。人们基本实现了 3 个重要概念的转变，包括横向（水平）基因转移（horizontal gene transfer，HGT）、生命之树（ToL）和动态泛基因组。横向（水平）基因转移，又称侧向基因转移（lateral gene transfer，LGT），是指在差异生物个体或单个细胞内部所进行的遗传物质的交流。除了微生物多样性的表征和新的细菌和古菌群的发现外，基因组学（和后来的宏基因组学）已经改变了微生物世界进化动力学的最基本概念。广泛的 HGT 是原核生物进化的关键因素。因此，科学家们开始放弃原先秉承的生命之树（ToL）的概念，而建立

一个没有任何垂直成分的生命网的新理念，并引发了学术界对横向基因转移的激烈辩论。然而，对单个保守基因的系统发育树拓扑结构的综合比较表明，尽管基因流在数量上受 HGT 控制，但在原核生物的进化中存在着一种具有统计学意义的一致趋势。因此，ToL 在基因组革命中幸存了下来，但它是单个基因树森林中的一种统计趋势，而不是代表基因组最终的进化状态。微生物基因组学的第三个成就性概念转变是动态泛基因组概念的出现，即在一个原核物种的所有代表中发现的全部基因。大多数细菌和古细菌都有开放的泛基因组，也就是说，新菌株的基因组测序增加了一组新基因，这些新基因在以前同一物种的可用基因组中没有检测到，没有明显的饱和迹象。当然，这一趋势并不意味着泛基因组是无限的，但确实表明泛基因组包含的基因数量比典型的单个基因组多几个数量级。泛基因组发现的重要推论是，原核生物的关键进化过程不是点突变，而是通过 HGT 和基因丢失进行基因替换。

对一系列模式生物、致病微生物、极端微生物、工业微生物等微生物基因组学的研究使我们从分子水平（基因组水平）了解其遗传进化规律。例如，通过比较大肠埃希菌 K12 和 O157∶H7（可以引发出血性肠炎，通常与溶血性尿毒症相关）基因组序列，人们发现除了 4.1 Mb 共同序列，O157∶H7 株含有 1.34 Mb 的特异序列。大多数特有基因位于数个毒力岛中，其碱基组成与基因组的其他区域明显不同，表明这些序列是通过基因水平转移事件从另一供体细菌中获得的，这项研究揭示了肠出血性大肠埃希菌 O157∶H7 的毒力进化机制。

当然，基因组学的飞速发展也带来一定的副作用效应。基因组序列的快速积累甚至加剧了这些问题，最普遍的、显然也是最严重的突出问题是其中许多序列尚未完全组装，且目前的基因组分析程序无法满足基因组数量指数型增长的要求。基因组数据库的指数增长要求基因组分析程序近乎完全自动化，以取代自动和手动的结合。另外，基因组学对于具有保守结构域的高度保守、单拷贝同源基因的鉴定没有问题，但对于快速进化、具有复杂遗传背景（包括结构域重排、谱系特异性旁系同源基因融合、基因丢失及多水平基因转移）的基因家族鉴定仍然是一个尚未完全解决的挑战。

第四节　蛋白组库

随着后基因组时代的发展，人们对病原微生物基因组研究逐渐深入的同时也渐渐认识到，基因序列的研究并不是生物学研究的终点，单纯分析基因组信息并不能完全揭示生命的奥秘，人们必须了解基因的功能及其是如何发挥作用的。蛋白质是生物功能的体现者，是生命活动的直接参与者。蛋白质功能的表现有其自身的规律，基因组中开放阅读框架（opening reading frame，ORF）的存在并不意味着基因一定有活性，且单独分析 DNA 序列也不能看出蛋白质的修饰，基因翻译后产物的修饰和加工等只能从蛋白质层面的分析得出。同时，我们必须清楚地认识到，一个细胞的基因和蛋白质组之间并无严格的线性关系，mRNA 的表达水平与蛋白质表达水平并不完全一致，蛋白质与蛋白质的相互调节作用，以及蛋白质的细胞内定位也都需要在蛋白质水平分析才可以得到。不仅如此，基因在转录、翻译后产生蛋白质的过程中，存在着转录水平、翻译水平的调控，蛋白质往往还要经过剪接、修饰加工之后才能成为有功能的蛋白质，而且不同组织、不同的分化程度、不同环境，生物体所表达的蛋白质是不同的。在这种背景下，蛋白质组学（proteomics）应运而生。

一、概况

蛋白质组学的概念是 1994 年由澳大利亚麦考瑞大学的 Wilkins 等首次提出的，是研究细胞不同生长阶段中所表达的全部蛋白质的学科，包括细胞各个生长时期、分化阶段及受外源因子刺激状态等，主要研究蛋白质的特性，包括蛋白质表达水平、氨基酸序列、翻译后加工和蛋白质相互作用，在蛋白质水平上了解细胞的各项功能、各种生理生化过程及疾病的病理过程。其目的是通过各种技术手段对蛋白质在生物体内的表达进行多层次评估，从而更加理解复杂的生理病理过程。蛋白质组学是从整体角度分析细胞内动态变化的蛋白质组成、表达水平与修饰状态，了解蛋白质之间的相互作用与联系，揭示蛋白质功能与细胞生命活动规律的研究领域。要对生命活动有全面深入的认识，必然要在整体、动态、网络的水平对蛋白进行研究。蛋白质组学采取全方位的、系统的研究模式，通过其高灵敏度、高通量、高效率的技术手段，从整体的角度分析细胞内动态变化的蛋白质组成与活动规律，其研究思路与病原微生物的整体性、动态性和系统性的作用特点相契合。

二、研究对象

蛋白质组学的研究对象已涵盖了整个生物界。病原微生物由于个体微小、易于培养、突变株容易获得且微生物结构相对较简单，蛋白质种类和数量较少等特点，成为蛋白质组学研究的重要突破口。对微生物进行蛋白质组研究有一些显而易见的优势：微生物易于培养和处理；其基因组相对较小，编码蛋白的数目比真核细胞少得多；某些微生物，如大肠埃希菌的细胞代谢过程已研究得比较清楚，而且很多哺乳动物细胞代谢过程中所需基因在微生物体系中也是保守的，是研究蛋白质网络体系理想的模式生物；很多病原微生物的基因组已完成测序工作，这些 DNA 序列的信息为进一步研究蛋白质组奠定了良好的基础。蛋白质组学研究主要采用二维电泳技术、生物质谱技术、蛋白质芯片技术、酵母双杂交技术、表面等离子共振技术、同位素亲和标签（ICAT）技术和生物信息学等工具。研究内容包括蛋白质的差异表达、蛋白质的鉴定和定量分析、翻译后修饰、亚细胞定位、生理功能及其相互作用网络等。

三、研究意义

蛋白质组学研究有着十分重要的意义。基因的产物是蛋白质，生物的表型通过蛋白质体现。对于某些基因，由于转录后加工和翻译后加工，每个基因有着多个蛋白质产物。很多疾病不是基因变异导致的，而是由于蛋白质的结构、功能、定位或表达发生了变化。蛋白质组学能够通过氨基酸序列结合基因组学数据库确定编码该蛋白质的基因，从而推测未知蛋白质的可能的功能。例如，如果发现一个蛋白质只出现在神经细胞的质膜上，那么可以推测这种蛋白质与神经信号传导有关；能够探明各种调控机制和生化途径就可以在分子水平探索疾病发生过程；还能够通过对药物作用所诱导的基因产物及其翻译后加工进行分析，寻找药物作用的专一靶点，从而大大加速和简化了新药发现的过程。蛋白质组学不仅是功能基因组学的重要组成部分，也是研究生命生理机制的重要手段。

四、主要研究方法

对于病原微生物蛋白质组建库所应用的核心技术路线包括样品制备、蛋白分离、质谱检测、数据库比对和生物信息分析等。目前主要运用的实验方案包括非标记（label-free）定量蛋白质组学、iTRAQ/TMT 标记定量法、质谱分析法、磷酸化修饰和乙酰化修饰等。

（一）非标记定量蛋白质组学

非标记定量蛋白质组学是一类基于液相色谱－串联质谱法（LC-MS/MS）对样本蛋白质酶解肽段进行质谱定量检测的技术，已经被广泛应用于微生物学研究中。该方法通过比较谱图数或质谱峰强度，分析不同来源样品蛋白的数量变化，认为肽段在质谱中被捕获检测的频率与其在混合物中的丰度成正相关，因此蛋白质被质谱检测的计数反映了蛋白质的丰度，通过数学公式可以将质谱检测计数与蛋白质的量联系起来，从而对蛋白质进行定量。该实验的样本制备过程较为简易，无须昂贵的同位素标记，有利于在大量样本中有效检测及比较不同丰度的蛋白质表达差异，且能够被常规的生物学实验室工作人员熟练掌握。

（二）iTRAQ/TMT 标记定量法

iTRAQ/TMT 标记定量蛋白质组采用体外标记的方法，利用同位素试剂标记蛋白质酶解后产生的多肽，对 2 个或多个样本利用标记试剂中的二级报告离子来对蛋白进行精确鉴定，在全蛋白质组层面上展开相对定量分析。该方法一次可以实现多个样品的定性定量分析，特别适用于采用多种处理方式或来自多个处理时间的样本的差异蛋白分析。

确认好实验方案后，首先进行样本的提取和采集。病原微生物相关的常见样品包括真菌、细菌或病毒感染宿主细胞等微生物细胞样本。以细菌为例，取细菌培养物至 50 mL 离心管，离心收集细胞，随后细胞沉淀用 PBS 缓冲液洗涤 3 次后用于后续蛋白质分离。样本全程干冰冷链运输，避免反复冻融。注意在每个样本上贴上标签，标注清楚样本名称、样本来源、样本形式、采集时间、采集地点、采集人等信息。

为了避免样本中其他蛋白质组对所研究的蛋白质组的干扰，纯化及富集特定类型（特定形态或功能）的细胞非常重要。细胞富集有以下几种方法：流式细胞仪法、抗体纯化法和显微切割法。蛋白质的分离技术主要包括一维凝胶电泳、二维凝胶电泳（2-DE）、高效液相色谱（HPLC）、双向荧光差异电泳（2D-DIGE）等，分离出来的蛋白质的鉴定可通过质谱（MS）、串联质谱（tandem MS）获取图谱后再搜索网络数据库进行匹配得以实现。蛋白质双向电泳（two-dimensional electrophoresis，2-DE）是一种方便、灵敏的蛋白质分离方法。电泳完成后的染色方法主要有考马斯亮蓝染色、银染和荧光染色等。考马斯亮蓝染色的灵敏度为微克级，银染的灵敏度可以达到纳克级，新的荧光染料 SYPRO 染色的灵敏度更高。双向电泳图谱反映了蛋白质组的特性，即蛋白质的种类和含量。双向电泳图谱复杂，它的分析通常依赖于软件分析。目前已有的蛋白质组双向电泳图谱资料包括转化的羊膜表皮细胞、外周血单核细胞、胚肺成纤维细胞（MRC-5），以及其他一些人类组织和肿瘤的蛋白质组双向电泳图谱。双向电泳可以将某一蛋白质与其翻译加工后的蛋白质形式和蛋白酶水解后的蛋白质形式分离开，有的双向电泳图谱上有 1/4 斑点是加工后的蛋白质形式，这为具有不同活化功能状态的蛋白质研究提供了很大方便。双向高效液相层析（two-dimensional high performance liquid chromatography，2D HPLC）也是一种很能好的蛋白质分离纯化方法。第一相根据分子大小分离蛋白质，第二相是反相层析。2D HPLC 分离蛋白质的容量比双向电泳大，速度比双向电泳快。最近发展起来的 HPLC 与毛细管等电聚焦相结合的蛋白质分离方法也比双向电泳快速、分辨率高。蛋白质经双向电泳分离及图像分析后，将蛋白质斑点胶块切下，用蛋白酶（通常用胰蛋白酶）对蛋白质样品进行胶内酶解，获得肽片段。离子源的产生方式包括了基质辅助激光解析离子源（MALDI）和电喷雾离子源（ESI），利用质谱分析肽片段，得到肽指纹图谱。利用生物信息学将质谱分析结果与蛋白质数据库中的氨基酸序列进行比较。如果数据库中有被研究蛋白质的氨基酸序列，则可直接进一步结合已有资料进行分析，如果蛋白质数据库中没有被研究蛋白质的氨基酸序列，或者其序列不全，则用 Edman 降解法测定其全部氨基酸序列，并将氨基酸序列输入蛋白质数据库。质谱分析还可以测定蛋白质修饰位点、基因突变位点和缺失位点。

（三）质谱分析法

蛋白质组学中质谱分析（MS）是主要技术，能够鉴定各种类型样品中具有病理学意义的蛋白质，辅助蛋白质组学为痛风生物标志物的发展做出贡献。质谱技术具有极高的灵敏度，是蛋白质组研究的核心工具，也是目前蛋白质组研究技术中最具活力和潜力的技术，其基本原理是通过电离源先将样品分子离子化，再根据不同离子间的质荷比（m/z）差异来分离蛋白质并确定其分子量和等电点（PI）等属性参数。可以采用 MALDI-TOF-MS 测定肽质量指纹图谱或运用串联质谱（ESI-MS-MS）测定肽序列，从而实现对蛋白质的鉴定。MALDI-TOF 等多种质谱新技术的出现，使得高灵敏度和高速度分离鉴定复杂混合物中的目标蛋白质成为可能。基于 MS 的临床蛋白质组学方法被引入生物医学领域已经有 20 多年的历史。

蛋白质组学的直接研究对象是基因终产物，可以识别基因组学方法因搜索算法限制而无法识别的开放读框，可以直观展现细菌对不同环境状态下在蛋白质水平做出的反应，可以提供许多基因组转录翻译成蛋白后发生的细微变化，如甲基化、磷酸化等。因此，在细菌基因组结构与功能分析上，蛋白质组学都具有明显的优势和补充传统研究的价值。

五、应用场景及研究进展

蛋白质组学在病原微生物学研究中的应用广泛，主要包括病原体遗传变异特征、不同环境下蛋白表达谱的变化、细菌疫苗候选蛋白的筛选、细菌鉴定相关蛋白质研究、细菌致病及耐药机制相关蛋白质的鉴定等领域。目前微生物蛋白质组学的研究进展主要体现在以下方面。

（1）病原微生物蛋白质组学：对病原微生物的蛋白质组学研究有助于深入了解致病机制，进而对新药的开发和新疫苗的研制提供新思路；同时，采用蛋白质组学方法对微生物耐药性的研究能够全面阐明微生物的耐药机制，这对于寻找新的药物靶标、研制和筛选新的抗菌药物具有重要的意义。

（2）胁迫条件下的微生物蛋白质组学：对微生物的胁迫生理研究表明微生物对多种胁迫的适应可能具有相同的反应机制，从而有利于揭示微生物适应恶劣环境的机制。

（3）微生物亚蛋白质组学：通过对微生物细胞的细胞膜、核糖体、分子伴侣、调节子及刺激子等的研究，有助于进一步阐明微生物重要生理过程的调控机制。

（4）微生物与植物之间相互作用的蛋白质组学：目前主要研究豆科植物 - 根瘤菌共生体中蛋白质的差异表达及病原体的侵染机制等方面。

第五节 代谢组库

代谢组库是指生物体内所有代谢物及其样本测序信息，代谢物通过集中规范化收集和保藏，定量分析并描述生物内源性代谢物对内外因变化应答规律，能够直接反映生命体的终端和表型信息，近年来在疾病诊断和分型、生物标志物发现、药物研发、基因功能解析、代谢途径及调控机制等领域发挥着重要的作用。

代谢组库包含代谢组样本库（湿库）和数据库（干库）。代谢组样本库接收的样本类型包含绝大多数可有效收集的生物临床样本和环境样本，例如临床和动物的血清、血浆、尿液、粪便、细胞、体液和各类微生物及培养液等。代谢组数据库（干库）则往往是指上述生物样本经过不同质谱平台检测后大量的生物信息数据集合，方便后续的代谢组学数据分析。

一、代谢组库的概况

代谢组库是后基因组医学时代的一大产物，为复杂生物样品中代谢物的检测和鉴定提供了依据，如血液、尿液或组织提取物中的代谢物。前面的章节已经提到基因组库或蛋白质组库水平的变化倾向于特定生物系统的特定行为，而代谢组库所包含的生物样本和代谢组组成的变化反映了生物体的当前状态。此外，在代谢组库中观察到的变化代表了特定生物系统的基因组、转录组和蛋白质组的动态扰动。因此，代谢组库的建立被认为是分子表型的化学表征，由此衍生出来的代谢组学也被认为是基因型－表型差异之间有希望的联系，正在成为系统微生物组学研究的主要方法之一，并被广泛用于生物医学、药学和毒理学研究。

代谢组库的研究范围主要涵盖了各种代谢路径的底物和产物的小分子代谢物（MW < 1000）。代谢物主要通过各种体液排出体外，因此各种易于获得的生物体液（包括尿液、血液、唾液及粪便提取物等）是代谢组库收集和保藏的主要样本。同时，各种复杂的生物组织和细胞样本，如临床或动植物实验中取得的病理组织或动植物组织，也是代谢组库接收的样本。在食品安全领域，利用代谢组库和代谢组学工具发现农兽药等在动植物体内的相关生物标志物也是一个热点领域。其样品主要是动植物的细胞和组织的提取液。主要技术手段是磁共振波谱法（NMR）、质谱法（MS）、色谱法（HPLC，GC）及色谱质谱联用技术。通过检测一系列样品的 NMR 谱图，再结合模式识别方法，可以判断出生物体的病理生理状态，并有可能找出与之相关的生物标志物（biomarker），为相关预警信号提供一个预警系统。

代谢组库的研究方法与蛋白质组学的方法类似，通常有两种方法。一种方法称作代谢物指纹分析（metabolomic fingerprinting），采用液相色谱－质谱联用（LC-MS）的方法，比较不同血样中各自的代谢产物以确定其中所有的代谢产物。从本质上来说，代谢指纹分析涉及比较不同个体中代谢产物的质谱峰，最终了解不同化合物的结构，建立一套完备的识别这些不同化合物特征的分析方法。另一种方法是代谢轮廓分析（metabolomic profiling）。研究人员假定了一条特定的代谢途径，并对此进行更深入的研究。对于代谢产物来说，不仅只有质谱峰这个特征。更进一步说，质谱（MS）不能检测出所有的代谢产物，并不是因为质谱的灵敏度不够，而是由于质谱只能检测离子化的物质，但有些代谢产物在质谱仪中不能被离子化。采用磁共振波谱法（NMR），可以弥补色谱的不足。剑桥大学 Jules Griffin 博士使用质谱与磁共振结合的方法，试图建立机体中的完整代谢途径图谱。Griffin 用磁共振检测高丰度的代谢产物，由于磁共振检测的灵敏度不高，所以只用于分析低丰度代谢产物。

根据样本性质、实验目的和各代谢物理化性质的不同而选择不同的分析鉴定技术。目前最常用的分析鉴定技术主要有色谱质谱联用和磁共振波谱法（NMR）；GC/MS 擅长对挥发性、极性低的代谢物进行分析鉴定，对不挥发性代谢物无能为力；而 LC/MS 擅长对不挥发性化合物、极性化合物、热不稳定化合物，以及 1000 Da 以内的大分子量化合物进行分析鉴定。NMR 检测代谢物具有无偏向性、无损伤性、前处理简单，以及具有实时和动态检测的特点，然而它的检测灵敏度较低。对于代谢组一次能检测出多少代谢物，不同的质谱平台灵敏度及偏向性都不一样，而且不同平台之间具有互补性。一般来说 GC/MS 检测血清样品能准确定性的物质约 200 个，检测尿液样品定性的物质约 200 个，其他样品（如肝脏、粪便、肠道内容物）也在几百这个数量级。如果采用全二维 GC/MS，物质的数量要更多，可达 1000 以上；LC/MS 检测物质的数量要远比 GC/MS 多，但能准确定性和定量的不多，视不同的平台（TQ、QTOF 等）能达到几十至二三百种物质。因此，更全面的代谢组分析鉴定，应根据研究对象特征和目的，灵活地将一种或多种代谢组鉴定技术有机组合，发挥各自的优势。

代谢组研究对象大都是相对分子质量 1000 以内的小分子物质。根据研究的对象和目的不同，科学家将生物体系的代谢产物分析分为 4 个层次：①代谢物靶标分析：某一个或几个特定组分的定性和定量分析，如某一类结构、性质相关的化合物（氨基酸、有机酸、顺二醇类）或某一代谢途径的所有中间产物或多条代谢途径的标志性组分。②代谢物指纹分析：同时对多个代谢物进行分析，不分离鉴定具体单一组分。③代谢轮廓分析：限定条件下对生物体内特定组织内的代谢产物的快速定性和半定量分析。④代谢组分析：对生物体或体内某一特定组织所包含的所有代谢物的定量分析，并研究该代谢物组在外界干预或病理生理条件下的动态变化规律。

在基因组 - 转录组 - 蛋白组 - 代谢组的系统生物学框架内，代谢组是了解生物动态调控系统中最接近于表型的阶段，是生命的本质特征和物质基础。细胞内的生命活动由众多基因、蛋白质及小分子代谢产物来共同承担，而上游（核酸、蛋白质等）大分子的功能性变化最终会体现于代谢层面，如神经递质的变化、激素调控、受体作用效应、细胞信号释放、能量传递和细胞间通信等，所以代谢组处于基因调控网络和蛋白质作用网络的下游，所提供的是生物学的终端信息。代谢组库通过揭示内在和外在因素影响下代谢整体的变化轨迹来反映某种病理生理过程中所发生的一系列生物事件。代谢组库的建立有助于揭示健康疾病、营养科学、药物毒性、环境科学等代谢物变化的信号，在系统生物学研究中有重要地位。

二、代谢组库的管理

代谢组库包含代谢组样本库（湿库）和数据库（干库）两个部分，需统筹建立、协同管理。

1. 代谢组样本库（湿库）的建立原则主要包括如下四点：

（1）代表性原则：临床样本或环境样本的取样代表性关系到实验结果是否具有科学意义，开展代谢组相关研究前要根据实验设计和研究目的慎重选择取样方案。

（2）准确性原则：临床样本或环境样本的各种特征数据必须准确记录，按要求（低温且迅速）标准化采集、制备、贮存、运输。

（3）迅速性原则：样本质量是影响实验结果的最关键因素，因此在采集、制备、贮存、运输过程中应尽可能地做到迅速，最大限度地缩短从样本采集到实验的时间。

（4）低温原则：所有样本离体后，应立即置于液氮中速冻，然后保存于–80℃冰箱中，以避免降解。

2. 代谢组样本库（湿库）的建立和维护需满足以下几点注意事项：

（1）如果样品为具有传染性、致病性的病原性微生物或者具有侵染性的病变组织，必须严格灭活后提取好再送样，并在样品登记表和样品标签上注明。

（2）微生物和细胞样本迅速钝化代谢活动（淬灭），同时保持细胞不裂解；微生物样本最少需要进行 8 次生物学重复，建议进行 10 次生物学重复。

（3）收集样本时需要考虑收集的时间、样本的保存条件和保存时间等因素的一致性。特别是临床生物样本不易控制，要考虑受试患者和健康对照人群之间的年龄、性别、饮食状况、作息习惯、体重、用药情况等因素的匹配。

（4）收集样品时做好分装标记，并立即放在液氮中速冻，–80℃冰箱长期保存，干冰运输，避免反复冻融。

（5）如果样品成分含有毒性或腐蚀性物质，必须事先声明，并在样品登记表和样品标签上注明。

（6）对于特殊样本要求均匀，如粪便样本，要求用无菌粪便收集器或其他灭菌器皿收集粪便样本，冻存收集的新鲜粪便之前，建议用无菌棒将样品混匀。

（7）在允许的条件下，建议多准备一份代谢组样品作为储存备用。

3. 代谢组数据库（干库）的建立原则主要包括如下三点：

（1）整合性原则：需要构建一个自动化分析管道来整合大型代谢组学数据集。

（2）普适性原则：验证数据库中代谢组信息的可靠性以确保适用于更广泛的科学界。

（3）交互式原则：需要启用数据集的交互式公共访问，供广大科研工作者搜索和参考。

4. 代谢组数据库（干库）的建立和维护需满足以下几点注意事项：

（1）登记录入代谢组数据库时需要填写各个类型的信息，例如，需要填写检测平台、年份、样本种类、代谢物名称、分子式、精确分子量、CAS 号、物质分类等。

（2）当用户提交代谢组数据时，数据库可接收多种格式的数据文件，例如 RAW、ZIP、JDX、CDF、WIFF、JCAMP、TXT 等。用户可根据数据文件格式要求和数据上传方式上传数据文件。

（3）数据库对用户提交的代谢组数据文件进行 MD5 值校验。当元数据校验通过后，系统将对数据文件进行 MD5 值校验。如果有未通过校验的文件，提示用户对上传文件的信息做相应处理。

三、代谢组库应用案例

（一）人类代谢组数据库

人类代谢组数据库（human metabolome database，HMDB）是由加拿大代谢组学创新中心［Metabolomics Innovation Centre（TMIC）］于 2007 年创立的代谢组学综合在线数据库，主要包含有关人类代谢物及其生物学作用、生理浓度、疾病关联、化学反应、代谢途径和参考光谱的全面信息。网站主要收录人体内源性代谢产物信息，包括化合物简介、化学式、分子量、化学分类、化学性质、代谢通路、部分代谢产物的浓度、部分 MS/MS 图谱等。该数据库目前支持化合物名字搜索、分子量搜索、分子结构搜索、MS/MS 搜索。

2007 年，HMDB 被认为是人体代谢研究的标准代谢资源。为响应代谢组学研究人员的新需求和网络标准的持续变化，HMDB 于 2018 年更新为 4.0 版本，是数据库历史上最重要的升级，新增了 6777 个代谢物 -SNP 互作关系，2497 个代谢物 - 药物互作关系和 18 192 个代谢反应。HMDB 网站的内容、界面和性能已经取得了许多其他重要改进，这些应用将极大地增强其在营养、生物化学、临床化学、临床遗传学、医学和代谢组学科学中的易用性和潜在的应用。

人类代谢组数据库（HMDB）是一个全面的、免费的网络资源，包含了有关人体代谢物的详细信息。人体代谢物是指在人体内发现的小分子，包括肽、脂类、氨基酸、核酸、碳水化合物、有机酸、生物胺、维生素、矿物质、食品添加剂、药物、化妆品、污染物，以及人类摄入、代谢、分解或接触的任何其他化学物质。代谢组学的发展（即代谢体的研究）的关键是代谢组数据库的开发。就像基因组学和蛋白质组依赖于 GenBank 和 UniProt 中的参考序列来注释基因和蛋白质一样，代谢组学也至关重要地依赖于参考化合物数据和参考光谱数据来注释代谢物。

（二）Metlin 数据库和 KEGG 数据库

Metlin 数据库，由 Scripps Institute Gary Siuzdak 组创立，主要侧重用于非靶向代谢组学（non-targeted metabolomics）代谢产物鉴定用。网站的主要特征是具有大量的代谢产物的 MS/MS 图谱，而且每个化合物都有不同的碰撞能图谱，可以清晰地找到代谢产物的碎片离子。用户还可以获得分子量，化学结构式，化学结构等信息。

KEGG（Kyoto encyclopedia of gene and genomes）数据库，由日本京都大学于 1995 年创立，是世界上最大、最全的生物信息学数据库之一，含有部分代谢组学信息。主要偏重代谢通路和整合代谢、基因和蛋白通路信息，目前还有 372 条代谢通路和超过 15 000 个各类代谢产物（动物、植物和细菌等）。

（三）基于代谢组学的疾病诊断

代谢组学是系统生物学领域的一种新兴方法。由于先进分析技术和生物信息学的不断发展，代谢组学作为一种全新的整体诊断工具在临床和生物医学研究中得到了广泛应用。代谢组学测量作为特定生物系统当前表型的化学性反映，如今经常被用于了解疾病进展中的病理生理过程，以及寻找各种生物体疾病的新诊断或预后生物标志物。

与基因组学和蛋白质组学相比，代谢组学的研究侧重于相关特定组分的共性，最终是要涉及研究每一个代谢组分的共性、特性和规律，目前与此目标相距甚远。尽管充满了挑战，研究人员仍然坚信，与基因组和蛋白质组相比，代谢组与生理学的联系更加紧密。疾病导致机体病理生理过程变化，最终引起代谢产物发生相应的改变，通过对某些代谢产物进行分析，并与正常人的代谢产物比较，寻找疾病的生物标志物，将提供一种较好的疾病诊断方法。

（四）医疗应用

代谢组学研究人员已经对此进行了研究。新生儿是否缺失酶基因，可以在出生时就检测出来。可检测出包括涉及合成途径中的基本成分（如氨基酸）的酶，酶缺失的结果就是相应的代谢产物过少或过多。苯丙酮尿症（PKU）是一种常见的婴儿疾病，这种疾病是由于缺失将苯丙氨酸水解成酪氨酸所必需的苯丙氨酸水解酶基因，导致血液中苯丙氨酸累积造成的。若不能及时检测出这种天生的代谢缺乏，在婴儿出生后 9 个月内，就会引起无法挽救的大脑损伤。这种疾病通过简单的血样和尿素化验就可以确诊，而血样和尿素化验以后也将成为代谢指纹研究方法的一部分。类似苯丙酮尿症等疾病，研究人员正试图从疾病的生物化学基础着手，而不是仅仅检测生物标志物。他们希望通过代谢组学可以找到更好的方法去治疗这些疾病。

第六节　免疫组 / 抗体库

随着人类基因组计划的完成，基因和蛋白的数据正在以指数增加的速度积累。至 2005 年 8 月，世界三大公共 DNA 及 RNA 序列储存库的基因序列信息已经达到了 100 G 对碱基，能提供不同生物的 5500 万个基因序列。在海量生物信息的基础上，基于基因组和蛋白质组学的研究成果具有极为广阔的应用前景，将会从根本上改变疾病诊断、治疗和预防的传统健康产业模式，带来巨大的社会和经济效益。基因组和蛋白质组学的研究成果也为免疫学研究带来新的契机，促使免疫学研究的方法、思路和观念发生巨大的改变，一门新的免疫学前沿分支学科 ——免疫组学（immunomics）应运而生，为免疫学的快速发展发挥了重要的作用。

一、免疫组学

免疫组学和免疫组（immunome）的概念最早是在 1999 年由 Pederson 教授在奥斯陆举行的自身免疫国际会议上首次提出，但当时的免疫组学定义只局限于研究抗体和 TCR V 区分子结构与功能。随着人类基因组计划的完成，免疫组学的概念已远远超出了抗体和 TCR 的范畴，其新定义是研究免疫相关的全套分子和它们的作用靶分子及其功能。

免疫组学一词指的是分子免疫学、基因组学、蛋白质组学、转录组学和生物信息学的整合，有效地在这些领域之间提供了急需的联系，并在免疫学研究和临床应用之间建立了有效的关联。免疫组学是对免疫组的研究，它可以定义为与宿主免疫系统交互的一组抗原或表位。免疫组学包括了免疫基因组学（immunogenomics）、免疫蛋白质组学（immunopro teomics）和免疫信息学（immunoinformatics）三方面的研究，特别强调在基因组学和蛋白质组学研究的基础上，充分利用生物信息学、生物芯片、系统生物学、结构生物学、高通量筛选等技术大规模开展免疫系统和免疫应答分子机制研究，发现新的免疫相关分子，为全面系统了解免疫系统和免疫应答提供基础。免疫系统与机体其他系统的最大不同之处在于它的多样性，特别是抗体和 TCR 基因重排，以及 MHC 遗传变异导致的免疫分子的超高频率结构多样性，造成研究的极大难度。对于免疫系统的研究，常规技术的研究结果往往是只见树木不见森林，无法窥伺全貌。免疫组学的问世，为这一领域研究提供了新的有力武器，有可能成为揭开免疫之谜的新钥匙。

2004 年 10 月在布达佩斯召开了第一届国际基础与临床免疫基因组学会议，进行了免疫基因组学研究成果的交流，而在 2006 年召开的第二届会议则将免疫蛋白质组学和免疫生物信息学研究列入重点交流内容并将会议更名为"免疫基因组学和免疫组学大会"。此外在澳大利亚成立了国际免疫组学会（International Immunomics Society），并出版《免疫组研究》（*Immunome Research*）杂志，可以预期今后免疫组学研究将形成免疫学研究的新热点。

（一）肿瘤免疫组学

肿瘤免疫组学（cancer immunomics）是免疫组学的一个分支，目前的肿瘤免疫组学项目旨在诊断和治疗。肿瘤免疫组学主要是利用基因组学、转录组学及蛋白质组学等相关的高通量技术开展肿瘤抗原谱及免疫应答分子谱的研究，如利用 SEREX 技术筛选肿瘤患者的肿瘤抗原谱；利用蛋白质芯片建立肿瘤抗原及抗原表位谱等。比较和结构基因组学可用于理解潜在的肿瘤发生过程，为了诊断目的，为了开发一种新的标志物，基因表达分析技术，如 DNA 微阵列、差异显示、cDNA 减法、基因表达序列分析和血清学蛋白质组分析能够获得有关基因表达谱的全面数据。Jongeneel 等建立的肿瘤免疫组的数据库成为第一个全面反映肿瘤抗原谱和免疫应答的数据库。这些研究将促进我们对肿瘤免疫机制的进一步研究，同时利用类似的免疫组学技术，还可对自身免疫病、感染性疾病、变态反应等免疫相关疾病的抗原谱及免疫应答分子谱的研究供新分子靶标。

肿瘤免疫学研究在后基因组学时代已经发生了转变，高通量分子生物学和信息技术发挥了越来越重要的作用。几个新的免疫组学数据库已经启动，这些新的数据库也可以应用于癌症免疫组学。美国国家过敏和传染病研究所是美国国家卫生研究院的一部分，是一个重要的机构，贡献了许多新的免疫组学数据库。其中，可应用于癌症免疫组学的重要数据库类型包括抗原处理途径数据库、癌症相关蛋白（CAP）数据库、mhc-肽结合预测数据库和 ms-蛋白质组学数据库。

（二）病原体免疫组学

为了全面研究病原体的免疫组，在美国 NIH 的支持下建立的国际上最大的免疫表位数据库（Immune Epitope Database）开放收集国际上发现的所有 B 细胞表位和 T 细胞表位，以促进免疫学家开展抗感染免疫的研究和疫苗及诊断试剂的开发。从实验设计来看，这一计划利用了各种高通量的抗原表位发现技术及免疫信息学的分析技术，包括噬菌体表面展示技术、规模化 HLA 转基因小鼠技术、随机基因片段表达、抗原鉴定技术、组合多肽技术、四聚体表位作图技术（tetramer guided epitope mapping）及 MHC 结合抗原肽预测技术等。

（三）寄生虫免疫组学

在蛋白质微阵列平台概念证明的早期研究中，根据阶段特异性基因或蛋白质表达、亚细胞定位、次级结构，以及人类和动物模型中已知的免疫原性或抗原性，将序列中的每一个目标蛋白打印到一个蛋白质微阵列上，该微阵列用来自不同免疫状态的个体的人类血清进行探测。研究表明，蛋白质微阵列平台可以成功地应用于识别被自然或实验暴露于疟疾的个体识别为血清优势的抗原。蛋白质选择考虑了阶段特异性转录或蛋白质表达、亚细胞定位、二级蛋白质结构，以及在抗原选择时在人类或动物模型中记录的免疫原性，从而确定被预测为良好的潜在疫苗靶标的蛋白质。基于免疫组学的方法可应用于研究针对疟原虫的细胞反应，在恶性疟原虫模型中基于表位的 T 细胞筛选方法的概念验证演示中，对寄生虫基因组序列进行了扫描，以识别和优先考虑一组代表抗原的基因。

（四）免疫信息学

随着人类基因和病原微生物基因的序列资料指数增长，面对海量的生物信息数据只能应用计算机技术加以分析、处理、储存。过去很多需要大量实验的研究工作，现在，只要鼠标操作即可获得宝贵资料。免疫信息学（immunoinformatics）是生物信息学的分支学科是计算机科学与免疫学相结合的交叉学科，重点是利用计算机技术开展免疫学的生物信息学分析和计算，免疫信息学的一个主要作用是管理和分析免疫学数据。对于免疫学家来说，在后基因组时代，必须了解生物信息学和免疫信息学的基本技术，能够在网络数据库中查找、分析所需要的资料，开展免疫相关基因和蛋白质的结构域分析、同源序列检索、基因定位分析、SNP 分析、表达谱分析、结构分析和功能预测、免疫系统数学模型建立、虚拟免疫细胞分析等，促进免疫组学的科研水平。免疫信息学起源于理论免疫学、数学建模、人工智能、数据库管理和序列比对工具等领域。传统免疫学与免疫信息学、系统生物学、高通量基因组学和蛋白质组学分子技术的结合使免疫组学如此强大，在不使用分子工具或访问和分析来自众多不同数据库的数据的能力的情况下进行尖端免疫学研究的日子已经一去不复返了。可以预计今后的免疫学研究的每个环节都将不能脱离免疫信息学的帮助，不掌握免疫信息学的免疫学家将很可能跟不上新时代的免疫前沿研究的脚步。组学技术的快速发展导致公共资源数据库中积累了大量的免疫组学数据，对这些数据进行整合分析、挖掘和利用，不仅可以使视野开阔、掌握新的科研思路，而且可以有效节约人力、物力和财力。

计算分析成为免疫学研究的必要元素，免疫信息学的主要作用是免疫学数据的管理和分析。使用计算模型对免疫系统进行更高级的分析，通常涉及将免疫学问题转换为计算问题，然后解决计算问题，并将这些结果转化为有生物学意义的解决方案。免疫信息学的主要发展包括免疫学数据库、序列分析、结构建模、免疫系统的数学建模、实验室实验的模拟、免疫学实验的统计支持和免疫基因组学。一般来说，免疫信息学侧重于免疫学数据库、抗原加工和呈递、免疫基因组学、宿主 - 病原体相互作用和免疫系统的数学建模。

（五）展望

传染病继续对全球公共卫生构成重大威胁，迫切需要预防性或治疗性疫苗。许多具有高死亡率或发病率的疾病是由具有大型复杂基因组和多阶段生命周期的病原体引起的，这对开发有效的疫苗提出了重大挑战。免疫组学通过关注宿主 - 病原体相互作用的关键组成部分，为系统寻找免疫的关键决定因素，即关键靶抗原和表位提供了良好的基础，可以形成合理设计的新一代基础疫苗。如果免疫组学继续利用最先进的技术和技术，并能够应对与大型数据相关的固有挑战，我们认为，这种方法为合理设计针对复杂病原体（如疟疾病原体）高度有效的疫苗提供了巨大的潜力。免疫组学为免疫学研究开拓了新的视野，提供了新的研究工具，更加强调将免疫系统看作一个整体，重视系统免疫学（systems immunology）的研究。虽然这一领域道路还很漫长，但其对免疫学的巨大推动作用在未来将显现的贡献将有可能不亚于 20 世纪 80 年代的分子生物学技术对免疫学的作用。

二、抗体库

（一）抗体库的定义及其概况

抗体库是指个体受特定抗原刺激后，能产生的特异性抗体的总和。抗体库技术是一种将某种动物的所有抗体可变区基因克隆在质粒或噬菌体中表达，利用不同的抗原筛选出携带特异抗体基因的克隆体，从而获得相应的特异性抗体的技术。从抗体库中筛选多种重要的抗体，如膜蛋白抗原、自身抗原、病毒抗原的抗体，这些显示出抗体库技术的应用潜力。抗体库技术不仅可以模拟动物免疫系统产生抗体的过程，还具有许多独特的优点，令杂交瘤技术难以相比。抗体库技术不需要免疫，从理论上讲，$10^6 \sim 10^8$ 的库容就可能包容所有的抗体。利用抗原即可直接从非免疫动物抗体库中筛选出特异性抗体，并能筛选到针对该物种自身抗原的抗体。从人的抗体库中可以得到完全是人源的 McAb，克服了难以用杂交瘤技术获得人源 McAb 的障碍。此外，由于细菌细胞增殖快、培养成本低廉，利于大量制备高纯度抗体，进行蛋白晶体结构研究和应用。因此，抗体库技术将对生物学和医学的发展起着重要的推动作用。抗体库技术包括下述主要过程：克隆出抗体全套可变区基因，与有关载体连接，导入受体菌系，利用受体菌蛋白合成分泌等条件，将这些基因表达在细菌、噬菌体等表面，进行筛选与扩增，建立抗体库。抗体库技术经历了组合抗体库、噬菌体抗体库、核糖体展示抗体库 3 个发展阶段。

1989 年，Ward 等报道了由重链可变区组成的单区抗体库，同年 Huse 等用 PCR 法建立了全套抗体、轻链库和全套重链 Fd 段基因库。他们把所有轻链片段和重链 Fd（VH+CH1）段分别克隆到 λ Zap 改造的表达载体中，构成轻重链库，然后将这两个库随机重组形成了组合抗体库。由于在 V 基因的 5' 端有分泌信号序列，所表达的 Fab 可分泌到细菌外。对这种 λ 噬菌体抗体库组合文库仍采用传统的"膜原位杂交法"筛选特异性抗体，所以对库容量为 10^6 ~ 10^7 筛选时其工作量之大是可想而知的。为了克服随机组合抗体库的随机性强、库容量大、筛选工作量大和不易获得特异性抗体的缺点，1991 年将噬菌体表面递呈技术引入抗体库的构建，出现了噬菌体抗体库。利用来自人外周血、脾和骨髓淋巴细胞的 cDNA，用 PCR 法扩增出抗体基因，以分泌 Fab 或 ScFv 的形式克隆到噬菌粒载体中，构建人源抗体库。

（二）抗体库的建立

由于抗体的亲和力和特异性主要由抗体的可变区决定，因而对抗体进行体外成熟时，几乎都是对抗体的可变区进行突变，既可选择对整个抗体可变区进行突变，也可选择对抗体可变区的某一个或某几个小范围区域进行突变。在抗体的可变区中，与抗原结合最密切的是 6 个 CDR 区，而在这 6 个 CDR 中，CDR3 不仅在抗原的结合方面贡献最大，而且其与可变区其他部分（如 CDR 和 FR 等）的相互作用较其他 4 个 CDR 多，另外 HCDR3 的构象和长度的变化也较其他 5 个 CDR 多，因而当选择局部胞外突变时，通常选择抗体可变区的某一个或某几个 CDR（尤其是 HCDR3 和 LCDR3）进行突变。根据突变引入的方法，可大致分为胞内突变和胞外突变。

胞内突变是利用大肠埃希菌突变株 mutD5 实现的。其突变是在整个抗体可变区中随机引入，而且其突变类型主要为单碱基置换（95%），也有少量的单碱基移码突变（5%），但各位置的突变率与邻近序列密切相关。

与胞内突变的方法较单一相比，胞外突变的方法显得更丰富。当选择整个抗体可变区进行突变时，一般可利用 DNA 重排（DNA shuffling）和致错 PCR（error-pronePCR）等方法实现。DNA 重排是将一组密切相关的核酸序列随机片段化，这些片段通过重组装 PCR 得到全长的核酸序列，在这个过程中引入突变并对不同的突变进行广泛的重组，从而完成对目的核酸序列的迅速进化，从而提高核酸序列或其蛋白的功能。致错 PCR 是在标准 PCR 基础上对反应体系进行适当修改以增加 PCR 过程中的突变率，利用致错 PCR 可在抗体的整个突变区完全随机的引入突变。

（三）抗体库的筛选

抗体库的筛选是从构建的抗体库中筛选出对目的抗原特异的抗体，其是抗体体外成熟的中心环节。抗体库的筛选涉及两个方面，即抗体库的呈现和抗体库中阳性克隆体的富集。现在已有多种抗体库的呈现手段和方法，例如，细菌表面呈现、质粒呈现、核糖体呈现等，而现今应用最为广泛的是噬菌体表面呈现技术。

噬菌体表面呈现方法由 Smith 在 1985 年建立，最初是用于多肽文库的呈现。20 世纪 90 年代初，该方法成功地用于抗体库的呈现。其基本原理是将抗体片段和 M13 噬菌体的基Ⅲ蛋白（gⅢ）的融合基因克隆在一个噬菌体表达载体上，通过辅助噬菌体的超感染，组装出在表面呈现抗体片段的重组噬菌体。抗体库噬菌体表面呈现的关键在于抗体片段与 gⅢ蛋白的融合。抗体库表面呈现系统经过十多年的发展，在抗体片段与 gⅢ蛋白的融合方面出现了两种融合方式，即长融合和短融合。呈现在噬菌体表面的抗体库的富集方法主要有固相富集和液相富集两种方法。在对噬菌体表面呈现的抗体库进行筛选时常用到的另一个方法是去筛选，该方法在筛选高特异性抗体时被广泛使用。去筛选是先在制备的重组噬菌体溶液中加入具有交叉反应的抗体进行封闭，随后再用目的抗原对封闭后的抗体库进行富集，从而极大地提高了从抗体库中筛选出高特异性抗体的效率。

1. 抗原筛选　包括固相筛选和液相筛选。固相筛选是将抗原包被在固相介质如酶标板、层析柱、芯片上进行筛选；液相筛选是将抗原与生物素相连，再将其固定在有亲和素的顺磁珠上进行筛选。

2. 细胞筛选　许多天然抗原是糖蛋白和脂蛋白，此外空间表位化也广泛存在，这些表位在表达纯化的抗原表面很难展现，须借助细胞表达在膜表面才能够正确展现。目前，筛选策略主要有消减筛选法、竞争筛选法、内化筛选等，细胞分选技术主要有荧光激活细胞分离法（FACS）和磁性细胞分离法（MACS）。

3. 组织切片筛选　新鲜组织切片直接面向临床，能够筛选到与临床抗原真正特异结合的抗体，是最理想的抗原来源，但由于抗原量有限，实际操作较为困难。

4. 体内筛选　把临床组织移植于裸鼠体内继续生长，将噬菌体抗体库从尾静脉注射入小鼠体内，然后回收，反复筛选可得到针对特异抗原的抗体克隆。此法虽然能获得足够的临床标本，但操作复杂，不如组织切片快捷。

（四）抗体库的展示平台

1. 噬菌体展示　噬菌体展示（phage display）是为发现抗体而开发的第一个展示技术，由于其展示的文库容量大，如今仍被广泛使用。其原理是将抗体基因插入噬菌体膜蛋白基因Ⅲ或基因Ⅷ的信号肽编码区下游，使其以融合蛋白的形式展示在外壳蛋白Ⅲ或Ⅷ的 N 端。噬菌体抗体库技术的产生依赖以下三项实验技术的进展。第一，是 PCR 技术的发展使人们可以用一组引物克隆出免疫球蛋白的全套可变区基因，特别是 RT-PCR 的应用，使克隆出具有转录活性的可变区基因变得简洁、有效。第二，是从大肠埃希菌分泌有结合功能的免疫球蛋白分子片段获得成功。第三，是噬菌体表面表达技术的建立：即将肽链通过与单链噬菌体外壳蛋白（蛋白Ⅲ或蛋白Ⅷ），融合表达在单链噬菌体的表面，利用其可以再扩增的特性将靶分子固相化，通过亲和吸附—洗脱—扩增，可筛选到靶分子的配体肽链。特别是噬菌体随机表面表达文库技术的建立和发展促进了噬菌体抗体库技术的产生。噬菌体抗体库以噬菌体和细菌为对象，易操作，成本较低，是目前技术最成熟、商业应用最成功的展示平台。

2. 核糖体展示　将 mRNA- 核糖体 - 抗体通过非共价结合成三元复合物，在无细胞体系中完成转录和翻译，实现了基因型和表型的耦联。由于不经过体内转化，构建的抗体库容大，是目前可获取库容量最高的展示平台。

3. 酵母细胞展示　其原理是将抗体蛋白与 a- 凝集素 A 群亚基的 C 端融合而表达于酵母表面。酵母的蛋白质折叠和分泌机制与哺乳细胞相似，因而比原核细胞更有可能正确表达人的蛋白质，且酵母体积较大，可用流式细胞仪进行分选。

4. 细菌展示、杆状病毒展示、哺乳细胞展示　细菌展示常用外膜蛋白、脂蛋白、表面附属结构等，如革兰阴性菌的外膜蛋白（Lamb、OmpA 和 OmpC 等）、脂蛋白（INP）、S- 层蛋白、鞭毛和菌毛等。细菌可以用流式细胞术直接进行筛选，而且其扩增时不需要再次转化。但细菌转化效率低，展示序容量小，对于 > 500 个氨基酸的抗体蛋白展示效率低，二硫键形成效率也较低，因此其实际应用价值有待进一步提高。杆状病毒展示和哺乳细胞展示都是真核表达系统，有利于抗体蛋白的正确折叠。杆状病毒展示以 AcMNPV 和 BmNPV 为代表，抗体蛋白与囊膜糖蛋白 gp64 融合，宿主为昆虫细胞。哺乳细胞展示也是利用细胞表面的一些膜蛋白，宿主细胞为 CHO、293 等工程细胞。

5. 体外区室化技术　有一种新型技术称为体外区室化技术（in vitro compartmentalization），旨在用水滴替代细胞以生产和展示抗体。水滴被油相包围，其中包含蛋白质合成所需的所有成分，以及能够转录和翻译的单个基因。该系统让 DNA 和蛋白质共同区室化，因此这种细胞样水滴（每毫升高达 10^{10} 个微液滴）可用于基于流式细胞术的大型文库选择，并且便于高度控制严格的筛选条件。

（五）抗体库的应用与展望

1. 在肿瘤诊断与治疗方面的应用　利用肿瘤相关抗原和肿瘤特异性抗原筛选体，用于肿瘤的诊断，免疫成像定位，并有助于对肿瘤标志物的研究。肿瘤特异性抗体可选择性识别和杀伤肿瘤细胞，由抗体结合区与病毒和化疗药物相融合而制成"导向药物"，能有效地特异性摧毁肿瘤。

2. 药物设计中的应用　传统药物的发现过程是对活细胞和动物模型进行筛选，费时、费力，而某些疾病由于没有适当的动物模型，而限制了对其治疗药物的发现。肽库和抗体库的出现，可用于医学上感兴趣的受体筛选出相应的配体，利用受体和配体结合的结构信息，结合其他的技术用于药物设计和生产，预计抗体用于临床治疗领域会有很大的突破。

3. 植被表达系统中的应用　在植物体内可以表达完整有活性的抗体分子且能糖基化，通过有性杂交途径可以遗传给后代，这样可以降低抗体生产成本。

抗体库技术作为抗体研究的一个前沿领域，各方面正在日趋成熟和完善，而且正在出现一些新的方法和新技术。随着抗体库技术的不断发展和应用，抗体的获取工作将会更方便、更富有成效。这使得提高各种人源化抗体和小分子抗体片段的亲和力和特异性成为可能，为抗体的发展开创了更广阔的前景。抗体库技术已经在制备全人源抗体上发挥了很重要的作用，但是构建一个抗体库仍然需要消耗很多人力、物力，且抗体库难以储存和运输，是相关科研材料共享的一大阻碍。随着世界进入大数据的时代，如果数字化的抗体库和抗原表位库能够构建并普及，抗体信息在世界范围内的共享也将成为现实。寻找更简便的制备全人源单抗的方式在未来一段时间内仍将是生命科学工作者的一大课题。

第七节　耐药组库

抗生素耐药组（antibiotic resistome）是继基因组、蛋白组、代谢组、转录组等组学之后出现的新技术，2006 年由杰勒德·D. 赖特（Gerard D. Wright）提出，最初研究的是土壤耐药组，指的是土壤中存在的耐药因素，后来杰勒德·D. 赖特又对耐药组重新进行了定义，指的是致病菌和非致病菌中所有抗生素耐药基因（antibiotic resistance gene，ARG）和它们前体的集合，包括原始耐药基因、临床和环境中的耐药基因、固有耐药基因等。随着对耐药组研究的深入，耐药组的定义得以进一步拓展，根据耐药类型进行分类，包括获得耐药、固有耐药、沉默/隐匿耐药、原始耐药等。总之，抗生素耐药组包括所有类型的耐药基因、耐药基因前体，还有一些潜在的耐药机制。目前耐药组库还没有一个明确的概念，其中耐药基因数据库是分析耐药组的基础，也可以理解为耐药组虚拟库（干库）；而针对某一样品进行耐药组分析后，将样品进行耐药组信息的注释，然后将样品整合保存，就可以获得耐药组实体库（湿库）。

随着测序技术的发展和测序成本的降低，基因组和宏基因组研究日渐深入，耐药组和耐药组库也逐渐受到重视，其中作为基础的耐药基因数据库发展得最为成熟。

一、耐药基因数据库

（一）通用型耐药基因数据库

2005 年上线的抗生素耐药基因在线（Antibiotic Resistance Genes Online，ARGO）是第一个耐药基因数据库，包含 β- 内酰胺酶基因、万古霉素耐药基因、四环素耐药基因，但它没有耐药概况、作用机制、操纵子信息、基因序列等注释信息，并且该网站已经十几年未更新，目前已不能使用。MvirDB 是第二个抗生素耐药基因数据库，于 2007 年上线，除了收录来自 ARGO 数据库的耐药基因，还涵盖了毒素蛋白和毒力蛋白，但该数据库从未更新过，现在也已关闭。2009 年构建的抗生素耐药基因数据库（Antibiotic Resistance Genes Database，ARDB）是第一个真正意义上的综合性数据库，其数据来源于已发表的文献，收集了 NCBI 和 Swiss-Prot 数据库的信息，包括 4554 条耐药基因序列和 12 个抗生素靶标基因及信息。目前 ARDB 已停止维护，所有的数据都已整合到 2013 年开发的综合抗生素抗性数据库（Comprehensive Antibiotic Resistance Database，CARD）中。除上述数据库以外，ARG-ANNOT 数据库包括从已发表文献和在线资源收集的 1689 个耐药基因，并从 NCBI GenBank 数据库中获取了对应的核酸和蛋白序列，可以在本地使用 Bio-Edit 软件检索已知耐药基因，更重要的是 ARG-ANNOT 数据库可以用来分析细菌基因组中的潜在耐药基因，预测基因突变产生的耐药基因，但是此数据库也已经不再正常维护。

NCBI 也汇集了大量的病原体信息，其中细菌抗生素耐药参比基因数据库（Bacterial Antibiotic Resistance Reference Gene Database，BARRGD）和美国国家抗生素耐药菌数据库（National Database of Antimicrobial Resistance Organisms，NDARO）囊括了 8000 多条耐药基因的信息，可以检索耐药基因序列及蛋白序列，并且标注耐药基因类型，此外，其还开发了 AMRFinderPlus 工具，可以鉴别细菌基因组中的耐药基因。

CARD 数据库以抗生素抗性本体(antibiotic resistance ontology，ARO)为分类单元，数据定期更新，最新版本（2024 年 8 月 19 日）中有 7253 项（term）、5230 条参比序列（reference sequence）、1960 个单核苷酸多态性（SNP）、5278 个抗微生物药物抗性（antimicrobial resistance，AMR）检测模型，在耐药组预测方面有 413 种病原体、24 291 个基因组、2662 个基因岛、48 212 个质粒、172 216 个全基因组测序组装体、276 270 个等位基因，此外还有一些毒力基因信息、可移动元件信息等。使用者可以以局部序列比对检索基本工具（basic local alignment search tool，BLAST）检索、分析、注释目标菌株数据库中的耐药基因，也可以使用耐药基因识别器（resistance gene identifier，RGI）

工具，通过分析蛋白质、基因组、宏基因组数据的同源性和单核苷酸多态性模型预测目标菌株的耐药组。尤其在新型耐药基因鉴定方面，RGI 提供的完美（perfect）、严格（strict）、宽松（loose）3 种预测标准，可以使使用者得到不同可信度和数量的耐药基因信息，具有比较大的意义。也正是因为 CARD 数据库具有数据完整性、使用便捷性、信息丰富性的特点，使其成为目前科研工作者使用最多、发表文献最多的耐药基因数据库之一。

除了 CARD 数据库，ResFinder 是另一个有众多使用者的耐药基因数据库。ResFinder 于 2012 年公布，原计划以 CARD 数据库为基础，但由于当时 CARD 数据库也无法保证能持续更新，因此 ResFinder 创建了自己的数据库。最初版本的 ResFinder 仅包含水平传播的耐药基因，并没有包括因点突变而产生的耐药基因。与分析水平传播的耐药基因不同，分析点突变而产生的耐药基因需要物种特异型数据库。2017 年 ResFinder 更新时针对食源性病原体开发了 PointFinder，用于检测点突变产生的耐药基因，可以分析沙门菌、大肠埃希菌、空肠弯曲杆菌等，并且在以后的更新过程中又添加了针对粪肠球菌、屎肠球菌、幽门螺杆菌、克雷伯菌、结核分枝杆菌、淋病奈瑟球菌、金黄色葡萄球菌，以及恶性疟原虫的点突变耐药基因分析功能。此外，PointFinder 还可以分析不同的多点突变组合、耐药基因和特定点突变组合引起的耐药情况。这些对于病原体的耐药情况监测具有比较大的意义，意味着在耐药监测方面，全基因组测序具有和表型检测一样的可靠性。ResFinder 已定期更新至 4.6 版本，其中 4.0 版本中发生了较大的变化，除了能分析、预测耐药基因，基于有文献报道的 3124 个已知表型的病原体，开发出了预测某些种类病原体耐药表型的新功能，预测准确度高达 95% 以上。ResFinder 除了提供基于网络的服务，还可以将软件和数据库下载，实现本地使用的目的，为经常使用者提供了更多的便利。2016 年，ResFinder 推出了用于从功能宏基因组中识别抗生素耐药基因的 ResFinderFG 数据库，并在 2023 年发布其升级版本 ResFinderFG v2.0，包含 3913 个抗生素耐药基因，其中来源于人类相关样本的抗生素耐药基因更多，识别的抗生素耐药基因与传统数据库中的不同，可以提高耐药组分析的质量。值得注意的是，ResFinder 数据库除了包含病原体耐药基因数据，还开发了 VirulenceFinder，可以用来分析病原体的毒力基因，目前的 VirulenceFinder 2.0 可以对李斯特菌、肠球菌、金黄色葡萄球菌、大肠埃希菌进行分析。

2014 年高塔姆·丹塔斯（Gautam Dantas）以 CARD、内酰胺酶工程数据库（lactamase engineering database，LacED）、乔治·A. 雅各比（George A. Jacoby）和卡伦·布什（Karen Bush）收集的去冗余 β- 内酰胺酶信息为基础，构建了基于蛋白家族和隐马尔可夫模型（Hidden Markov Model，HMM）的 Resfams 数据库，包括 166 个代表主要抗生素耐药基因类型的隐马尔可夫模型，2018 年更新版本增加至 174 个隐马尔可夫模型。与基于 BLAST 的 ARDB 和 CARD 数据库相比，Resfams 数据库能够预测更多的耐药基因。

2017 年，华盛顿大学的詹姆斯·C. 瓦利亚塞（James C. Wallace）等为了分析功能宏基因组研究项目中环境细菌与临床细菌耐药基因的差别，构建了功能性抗生素耐药宏基因组元素数据库（functional antibiotic resistance metagenomic element database，FARME DB），是第一个聚焦于功能宏基因组研究的数据库。FARME DB 通过使用 Pfam 和 Resfams 的隐马尔可夫模型数据库，将 GenBank 中的 20 个独立功能宏基因项目的蛋白质或基因序列与 NCBI-NT 和 NCBI-NR 非冗余蛋白和 DNA 序列进行 BLAST 比对，注释保守蛋白结构域，丰富了 GenBank 中以 BLAST 分析的 DNA 和预测蛋白质的注释信息，获得了 24 530 个不重复的隐马尔可夫模型，2019 年更新后，目前

FARME DB 有源自 29 个功能宏基因组项目的 20 724 条 DNA 序列、48 178 条预测蛋白序列、42 893 个隐马尔可夫模型。FARME DB 和前面提及的 FesFinderFG v2.0 是目前分析功能宏基因组数据中的耐药基因的主要数据库。

在分析宏基因组耐药基因方面，DeepARG 是另一个重要的数据库，其基于深度学习方法，整合了 CARD、ARDB、Uniprot 数据库中的耐药基因，通过提取 Uniprot 数据库中的耐药基因序列，并划分训练和验证数据集，与 CARD、ARDB 数据库进行比对、聚类、去冗余，对 ARDB 和 CARD 中的抗生素分类信息进行了手工校对，构建了分别针对短读长序列和全基因长度序列的两个深度学习模型，对源于 Uniprot 数据库的序列进行了注释信息的补充，为每一个耐药基因提供了抗生素类别和分组信息，具有高准确度（> 0.97）和高召回率（> 0.90）的特点。

除了上述提及的主要通用型数据库，MEGARes 和结构化抗生素抗性基因（structured antibiotic resistance gene，SARG）数据库也是重要的耐药基因数据库。2017 年搭建的 MEGARes 数据库在分析人群水平抗生素耐药性方面有独到的功能。2020 年更新 MEGARes 2.0 后，该数据库除了抗生素耐药基因外，还包括金属离子、杀菌剂等抗性基因，2023 年升级的 MEGARes 3.0 包括四种抗菌化合物类型、59 种抗性类别、233 种机制、1448 个基因分组。SARG 数据库 2016 年由香港大学张彤构建，配合抗生素抗性基因在线分析流程（ARGs online analysis pipeline，ARGs-OAP）共同使用，2018 年和 2023 年分别推出了更新的 2.0 和 3.0 版。SARG 数据库整合了 ARDB 和 CARD 数据库中的信息，去除非抗生素耐药基因序列、冗余序列、单核苷酸多态性序列，构建了一个分层数据库，并采用了 ARDB 和 CARD 数据库以型（type）和亚型（subtype）分类的方法，以自动搜索和手工确认的方法保证抗生素耐药基因分型的准确性，通过文献搜索更新了数据库中的抗生素耐药基因信息，目前数据库包含 23 个型、1227 个亚型、4246 个参比序列。

（二）特异型耐药基因数据库

特异型耐药基因数据库分为底物特异型数据库和菌种特异型数据库。

1. 底物特异型数据库　β- 内酰胺类抗生素是最早发现，目前临床上使用最多、安全性最高的一类抗生素，但细菌对 β- 内酰胺类抗生素的耐药问题日趋严重，尤其 β- 内酰胺酶导致的耐药最为常见，因此很多与 β- 内酰胺酶相关的特异型耐药基因数据库被构建起来。

乔治·A. 雅各比是 β- 内酰胺酶研究领域的先驱，他在拉希诊所（Lahey Clinic）任职时构建了最早的 β- 内酰胺酶数据库，根据酶底物和抑制剂特征将 β- 内酰胺酶进行了分类，使酶的分类与菌株的临床表型相关联，其中第 1 组为头孢霉素酶，第 2 组为广谱的、耐受酶抑制剂的内酰胺酶和丝氨酸碳青霉烯酶，第 3 组为金属 β- 内酰胺酶，但该数据库随着乔治退休而不再维护，相关信息已并入 BARRGD 数据库中。

LacED 数据库是一个专门收录 A 类中 TEM 和 SHV 两种亚型 β- 内酰胺酶的数据库，其中 TEMLacED 已更新至 3.2 版，内含 474 个蛋白序列和 483 个耐药基因序列，记载了基因的来源、功能、参考文献等信息，收录 SHV 的数据库没有更新过，可以查询已编号 SHV 酶、未编号 SHV 酶、SHV 酶片段等信息。

金属 β- 内酰胺酶工程数据库（metallo- β -lactamase engineering database，MBLED）收录了 B 族的金属 β- 内酰胺酶，其中 B_1 亚族包括 NDM、VIM、IMP 等耐药酶，共有 340 个蛋白质、402 条序列；B_2 亚族和 B_3 亚族的 β- 内酰胺酶不常见，B_2 亚族有 CphA 和 Sfh，含 26 个蛋白质、30 条序列，

B_3 亚族有 L-1、GOB 等，含 151 个蛋白质、165 条序列。

β- 内酰胺酶数据库（beta-lactamase database，BLDB）是目前收录 β- 内酰胺酶信息最全、最新的数据库，自 2017 年构建之后每周都会更新。BLDB 基于 web 服务，涵盖了 A、B、C、D 全部四个族，共有 8273 个酶、1663 个结构、167 个突变、47 条动力学信息（2024 年 7 月 23 日更新信息）。其中 B 族与 MBLED 数据库一样，也分成了 B_1、B_2、B_3 三个亚族。每一族或亚族又包括多个家族，每个家族都有不同数目的变种，每一种酶都有相应的蛋白质、序列、功能、来源等信息，并有 GenBnak 和 GenPept 链接。此外，动力学参数数据库仍在完善中，通过检索动力学参数，可以搭建预测菌株 MIC 值的模型。

特定 β- 内酰胺酶数据库（beta-lactamase database，BLAD）是另一个囊括了丝氨酸 β- 内酰胺酶和金属 β- 内酰胺酶等全部四个族的数据库。该数据库有大约 2000 条基因序列、200 多种酶的 3D 晶体结构、各种酶的动力学参数、MIC 值等信息，其中动力学参数可提供 kcat、km 等数值，对于研究 β- 内酰胺酶具有很好的实用性。

2. 菌种特异型数据库　用户友好型大肠埃希菌抗生素抗性存储库（user friendly comprehensive antibiotic resistance repository of *Escherichia coli*，u-CARE）是一个手动搭建的用于研究多药耐药大肠埃希菌的数据库，包括 52 种抗生素、107 个耐药基因、导致耐药的单核苷酸多态性、转录因子、操纵子、致病岛等信息。

结核分枝杆菌作为一种古老的、会侵犯人体的多种器官、引起人类严重疾病的病原菌受到极大的重视，针对结核分枝杆菌有特定的耐药基因数据库，如结核分枝杆菌药物抗性突变数据库（TB drug resistance mutation database，TBDReaMDB）和 MUBII-TB-DB。TBDReaMDB 列出了与结核分枝杆菌耐药有关的基因突变，以及与特定药物耐药相关的最常见突变，在结核分枝杆菌测序、发展诊断技术、分析地域分布情况和突变监测、药物研发方面都有参考价值，但目前该数据库已无法打开。2014 年，MUBII-TB-DB 的出现弥补了 TBDReaMDB 的不足，它收录了 7 个重要基因的突变信息，包括 *rpoB*、*pncA*、*katG*、*mabA*（*fabG1*）-*inhA*、*gyrA*、*gyrB*、*rrs* 等，使用该数据库对目标序列进行分析十分简单便捷，不需要任何生物信息学基础，可用于识别结核分枝杆菌突变和可能的抗生素治疗方法。此外，它还可以用于鉴别其他微生物的突变，在多药耐药微生物的监测和控制方面发挥作用。

除了耐药基因数据库，还有一些基于人工智能的耐药相关数据库，如 DeepTE 是一个通过卷积神经网络对未分类转座子进行分析的数据库，能精准地识别和注释真核基因组中的转座子。此外，还有 ARG-SHINE、BioBERT、Deeplasmid 等。

二、耐药组实体库

耐药组实体库的构建首先依赖于菌毒种或样品实体库，首先是收集具有代表性的菌毒种或环境、人体等样品，然后对其进行基因组或宏基因组测序，随后利用耐药基因数据库进行耐药组的分析，这是关键步骤，决定了实体库收录样本的丰富程度和耐药组数据的准确性，最后是对实体库中的菌毒种或样品进行注释、标记，以便于将耐药组实体库的信息展示共享。

ATCC 目前保存有近 20 000 株细菌和 3000 余株病毒等，并提供 2000 余株细菌和 200 余株病毒的全基因组信息，其中对细菌进行了耐药组分析，可以查询到各菌株携带的耐药基因名称和在基因组中的位置，并且可以获取耐药基因和蛋白序列等信息。此外，ATCC 菌株还根据使用目的进行了分类，如用于药物研发、传染性疾病研究、生物信息学分析、质量控制等，方便用户根据需要进行挑选；用户也可以根据耐药表型选择菌株，从而用于抗生素耐药性研究或者新型抗生素的筛选等。

NCTC 与 ATCC 类似，也保存了包括细菌、病毒等在内的众多典型培养物。NCTC 根据细菌产酶的不同将参比菌株和质控菌株进行了分类，对在库的菌株进行全基因组测序和耐药组分析，有利于用户选择所需要的菌株进行研究工作。

美国疾病预防控制中心和美国食品药品管理局抗生素抗性分离库（CDC & FDA antibiotic resistance isolate bank，CDC&FDA ARIB）是美国 CDC 与 FDA 合作建立的引人关注的耐药细菌和真菌库，库内菌株全部进行了表型分析和基因组测序，主要用于抗菌药物研发和体外诊断测试的研发，目前含有 33 组，共计 1033 株。此菌株库的最大特点是紧密结合新药研发，提供药物研发需要的菌株，具有比较明确的背景信息，耐药组数据和表型数据完善，具有很好的使用参考价值。

总之，耐药组和耐药组库尚属于新生事物，目前分析耐药组的基因数据库比较多，功能也比较齐全，但耐药组实体库必须依赖菌毒种库才能构建，目前仅有少数几家机构在原有菌毒种库的基础上完善了菌株的耐药组信息，获得了实体库。然而，耐药组实体库具有无可替代的重要意义，无论在新型抗生素研发、病原微生物的分子生物学研究、病原体的流行病学分析、环境微生物研究等方面均十分重要，因此耐药组实体库的构建必将是未来发展的重点方向。

第八节　转录组库

广义转录组是指检测细胞或组织的基因组中转录的全部 RNA，包括编码 RNA（mRNA）及非编码 RNA（rRNA、tRNA、snRNA），为研究者提供细胞、组织、机体在某种生理状态下的转录本信息，探索生物学过程。转录组学作为一种重要的功能基因组学研究方法，不仅可通过基因注释揭示基因功能，还可通过研究不同转录组样本中基因表达水平的变化为疾病控制、药物研究等提供新的思路。

近年来，随着分子生物学技术的快速发展，转录组学也从开始的只能进行少数特定基因的表达差异和功能研究转变为可进行高通量分析，开拓了对生命过程中相关基因的整体表达情况。高通量研究方法主要分为两类，一类是以微阵列技术（microarray）和基因芯片（microassay）技术为代表的基于杂交的方法，另一类包括表达序列标签技术（expression sequence tags technology，EST）、基因表达系列分析技术（serial analysis of gene expression，SAGE）、大规模平行测序技术（massively parallelsignature sequencing，MPSS）、RNA 测序技术（RNA sequencing，RNA-seq）等测序方法。微阵列技术主要包括 cDNA 微阵列技术和寡核苷酸微阵列技术，可以测定不同样本中大量基因在不同环境和不同生存状态下的表达水平，测定其基因转录产物 mRNA 的丰度值。基因芯片技术主要利用红、绿荧光染料对实验样本和对照样本 cDNA 分别标记，混合样本后与基因芯片杂交，从而反映实验样本和对照样本基因的表达强度差异，检测高表达的基因。基于序列测序的 SAGE、MPSS 和 RNA-seq 方法是新一代转录本高通量测序技术。基因表达系列分析技术（SAGE）是利用 cDNA 特定位置的一段 9 ~ 13 bp 的序列的 SAGE 标签，其包含有足够的信息分辨多个不同转录物，将来自不同 cDNA 的 SAGE 标签集于同一克隆中进行测序，就可以获得连续的短序列 SAGE 标签显示对应的基因表达情况，从而可以实现对大量转录本进行定量并同时分析。RNA 测序技术（RNA-seq）首先利用所有转录产物建立 cDNA 文库，然后将 cDNA 文库中的 DNA 随机剪切为小片段，添加接头后进行高通量测序，最后将所得序列通过比对或从头组装形成全基因组范围的转录谱。

通过分离提取微生物群落中全部 RNA 或富集 mRNA，反转录成合成 cDNA 后进行高通量测序，建立转录组库，可对微生物群落在特定环境、特定时期和特定状态下的全部转录产物进行系统分析，揭示微生物群落中活跃物种的组成及其基因的表达，从而为不同生境微生物群落的动态变化、基因图谱信息、功能响应提供新的见解。

一、转录组学研究策略

（一）样本准备与保存方法

1. 细胞　一次 RNA 提取反应所需细胞数 ≤ 10^7 个，以 $3 \times 10^6 \sim 10^7$ 个为宜，可以将细胞经裂解液裂解后冻存运输。贴壁细胞需显微镜下观察细胞生长状态，生长状态良好的弃去培养基，向细胞培养瓶或培养皿中加入 5 mL PBS（无 RNA 酶，室温），洗涤细胞后弃尽 PBS，加入适量细胞裂解液，反复吸打数次直至看不见成团的细胞块，使之充分溶解于裂解液中形成清亮不黏稠的液体。将裂解好的细胞转移至 1.5 mL 旋盖尖底离心管（无 RNA 酶）中，置于 –80℃或液氮中长期保存；干冰运输。悬浮细胞确定细胞生长状态良好后离心得到细胞沉淀，弃去培养基，加入 1 mL PBS，悬浮细胞，转移至 2 mL 旋盖尖底离心管中；离心得到细胞沉淀，弃去 PBS，加入适量细胞裂解液，反复吸打数次，直至看不见成团的细胞块，使之充分溶解于裂解液中。置于 –80℃长期保存；干冰运输。

2. 细菌　一次反应所需细菌的量需 ≤ 10^7 个，收集 OD 值 0.4 ~ 0.6 处于生长对数期的细菌，将适量体积的菌液转移至 2 mL 旋盖尖底离心管中，于室温取下 14 000 ×g 离心 1 min，弃尽培养基，将细菌沉淀迅速置于液氮中冷冻 3 ~ 4 h，然后转移至 –80℃或液氮中长期保存；干冰运输。真菌样本也需处于快速生长期，在进行 RNA 提取前，需要进行称重，一次反应所需的真菌量为 50 mg，将称重后的真菌置于预冷的离心管或冻存管中，迅速于液氮中冷冻 3 ~ 4 h，–80℃冰箱长期保存；运输方式为干冰运输。

（二）总 RNA 提取

以商品化的某试剂盒为例描述具体提取步骤。

（1）取新鲜或 –80℃冻存的菌体细胞，约 100 mg，加入 1 mL RNAiso plus 裂解，振荡均匀后室温静置 5 min。

（2）以每毫升 RNAiso 对应 0.2 mL 氯仿的比例加入氯仿，振荡 15 s，室温静置 3 min。

（3）12 000 ×g，4℃，离心 15 min，取上清液至新的离心管中（上层：无色水相为 RNA，中层：白色为 DNA，下层：红色为蛋白）。

（4）在得到的水相中加入等体积异丙醇，混匀后 –20℃放置 20 ~ 30 min（提取 dsRNA 时，加入等体积的异丙醇和 3 M NaCl 混合液）。

（5）12 000 ×g，4℃，离心 10 min，移除上清。

（6）加入 1 mL 75% 乙醇［焦碳酸二乙酯（DEPC）和无水乙醇配制］，–20℃预冷，洗涤沉淀。

（7）8 000×g，4℃，离心 5 min 去除上清，干燥 RNA 沉淀。

（8）用 20～30 μL DEPC 水溶解 RNA。提取完成后的 RNA 溶液直接放入 –80℃冰箱中进行保存；或者采用醋酸钠乙醇沉淀法沉淀 RNA，并且将样品直接放入 –80℃冰箱中进行保存；或者向沉淀后的 RNA 固体中直接加入 1 mL 75 % 的无水乙醇，并且将样品直接放入 –80℃冰箱中进行保存。

（三）mRNA 质量评估

（1）总量：微量分光光度计测 260 nm 吸收值。

（2）纯度：微量分光光度计测 260/230 nm（＞1.8）吸收值的比值，用于评估有机溶剂残留情况；260/280 nm 吸收值的比值（1.8～2.1），用于评估蛋白质污染比例情况。

（3）完整度。琼脂糖凝胶电泳对总 RNA 质量进行初步分析。目测 23S rRNA 和 16S rRNA 条带的比例可以初步评价总 RNA 的质量。一般认为 23S rRNA：16S rRNA ≥ 2，总 RNA 完整性较好。Agilent Bioanalyzer 进行毛细管电泳（capillary electrophoresis），并以软件的 RIN（RNA Integrity Number）分数评估，10 为 RNA 完整性最好，0 为最差，一般使用 RIN 在 8.0 以上的 RNA 进行建库和测序。

（四）目的 RNA 的富集

目的 RNA 的富集主要有下述 4 种方法：

（1）rRNA 捕获法：根据 16S rRNA 和 23S rRNA 保守区域序列设计探针并将探针固定在磁珠上，利用探针和 rRNA 杂交去除 rRNA。一般情况下可以去掉大部分 rRNA，但效果因不同的基因组而异。

（2）降解 rRNA 和 tRNA 法：在原核生物中 rRNA 和 tRNA 等加工过的 RNA 含有 5' 单磷酸（5'P），而 mRNA 含有 5' 三磷酸（5'PPP），利用特异性降解 5' 单磷酸 RNA 分子的核酸外切酶（5'-3'）降解 rRNA 和 tRNA。该方法一般仅可以去掉细菌 10%～20% 的 rRNA。

（3）多腺苷酸 mRNA 选择法：利用大肠埃希菌 polyA 聚合酶能够在 mRNA 末尾添加 polyA 而不能在 rRNA 末尾添加 polyA 的特性，在 mRNA 末尾加上 polyA，然后利用 Oligo（dT）探针捕获处理后的 mRNA。该方法简单快速，但 mRNA 中会有初级转录本的加工产物和未翻译的 mRNA 降解产物。

（4）抗体法：通过抗体捕获与特定蛋白质相互作用的 RNA，如 SmallRNA 可以和 Hfq 蛋白质相互作用，可以利用这一特性采取免疫共沉淀的方法获得 SmallRNA。该方法特异性好，效率高，可用于 SmallRNA 的分析。

这四种 mRNA 富集方法各有特点，选择 rRNA 捕获法首先需要预先知道 rRNA 序列，多腺苷酸 mRNA 选择法依赖 polyA 聚合酶，抗体法比较适合 SmallRNA 等的分析，而降解 rRNA 和 tRNA 法也依赖特异性核酸外切酶。

（五）建库与测序

（1）cDNA 第一条链合成。在随机六聚体引物（random hexamer primer）、反转录酶的作用下，以 mRNA 为模板合成一链 cDNA。

（2）cDNA 第二链合成并删除 mRNA，产生双链 cDNA。在 cDNA 第一条链混合物中加入 51 μL 超纯水、20 μL 5×Second Strand Buffer 和 3 μLdNTP mix（10 mM），dNTP mix 中用 dUTP 代替 dTTP，使 cDNA 第二链中仅包含 A/U/T/G。在冰上放置 5 min，然后加入 1 μL RNase H（2U/

μL）和 5 μL DNA Pol 聚合酶（10 U/μL）混匀，然后置于 16℃，2.5 h。

（3）双链 cDNA 的末端修复。取纯化 DNA 溶液 35 μL，加入 50 μL T4 DNA 连接酶缓冲液（2×）、4 μL dNTPs mix、T4 DNA 聚合酶、T4 polynucleotide kinase、Klenow DNA 聚合酶，在 20℃下反应 30 min，进行末端修复。之后用 QIAquick-PCR 纯化试剂盒对 cDNA 进行纯化。

（4）连接 poly（A）端。将前一步纯化的 DNA 中加入 Klenow 缓冲液、dATP 和 Klenow exo，在 37℃下反应 30 min，用 PCR 纯化试剂盒纯化 DNA，最后将样品溶解在 ethidium bromide 溶液中。每个连接序列都有一个 Index 序列（6 bp），可用于不同的库构建。

（5）添加接头序列。将纯化后的 DNA 加入 T4-DNA 连接酶缓冲液、接头序列寡 ligation solution MasterMix 和 T4 DNA 连接酶。然后用 PCR 纯化试剂盒进行纯化。

（6）回收并纯化产物凝胶进行电泳。将 250 ~ 300 bp（或实验所需的其他大小的目的片段）的片段回收并放入 Eppendorf 管中。按凝胶提取试剂盒说明书对凝胶进行纯化回收。

（7）PCR 扩增前，使用 UNG 酶消化第二链 cDNA，文库中只含有第一条。用 PCR 方法扩增富集 cDNA 文库。

（8）使用凝胶回收试剂盒对 PCR 产物进行回收纯化，待用。具体步骤参照试剂盒说明书。

（9）cDNA 文库质量检测。

通常根据文库容量、重组率及插入片段的大小对 cDNA 文库质量进行评估。若所测 cDNA 文库质量较好，满足建库要求，则可以进行 cDNA 上机测序。

二、样本转录组库的应用

组学数据的技术和信息学工具进步正在推动我们处理生物医学问题的方式发生大幅转变。自 2005 年高通量测序技术问世以来，"组学"研究（如基因组学、转录组学、蛋白质组学、代谢组学等）逐渐兴起，多组学研究已经深刻地改变了当前生物学的研究模式。全转录组分析在破译基因组结构和功能、识别细胞、生理、生化和生物系统的遗传网络，以及建立应对疾病、病原体和环境挑战的分子生物标志物方面发挥着重要作用。转录组作为基因组与蛋白质组的纽带，其研究是探索生物体调控方式的重要一环。通过对成千上万个基因的表达水平进行测量，可以快速地获得基因表达谱，揭示生物学通路和调控分子机制。mRNA 的分析提供了对细胞和组织特异性基因表达特征的直接洞察，如转录本的存在/缺失和量化，评估选择性剪接/差异剪接以评估或预测蛋白质亚型，以及使用表达数量性状基因座分析（eQTL）或等位基因特异性表达（ASE）定量评估基因型对基因表达的影响。这些信息对于更好地理解细胞和组织代谢动力学，以及了解转录组图谱的变化是否影响和如何影响健康和疾病至关重要。通过细菌转录组比较分析，可研究细菌在不同环境、宿主等情况下的基因表达变化，从而阐述宿主、环境对细菌的复杂影响及细菌致病机制等。其背景噪声很低，对基因表达水平定量的动态范围扩大，更容易检测到表达量较低的基因，呈现高水平的可重复性。同时转录组学可以进行基因功能注释帮助人们了解基因的生物学作用，通过检测基因间相互作用以了解细胞功能并获得其生长发育信息；检测疾病相关靶基因为临床用药提供依据；同时，也可与其他组学结合为宿主和病原体之间的相互作用提供更多、更准确的信息。

转录组学通常包含基于杂交的微阵列基因芯片技术和基于测序的转录组测序技术。基于测序的转录组测序技术是目前应用分析的主要手段。其中第二代测序技术（high-throughput RNA sequencing，RNA-Seq）通过将提取的样品 mRNA 经富集过滤、除去 rRNA 及随机的片段化处理最终反转为 cDNA，构建文库再使用高通量测序仪上机测序。将测序结束后数据与参考基因组比对，从而获取基因表达水平，定量分析转录本的遗传信息。对存在差异表达的差异基因 GO 功能注释和 KEGG 通路富集分析，对其功能特性进行预测。RNA-Seq 具有高度可重复性和高灵敏度，可以精确反映转录边界，精确到单个碱基，反映转录区的序列差异，同时还能获得大量非编码 RNA 的表达信息。RNA-Seq 技术不受物种的基因组数据是否完整的限制，目前主要应用的场景是基因注释校正、基因表达、操纵子鉴定、转录起始位点（TSS）鉴定、新基因鉴定等。

用于生成和处理大型生物数据集的技术和信息学的进步正在推动生物医学科学研究的重大转变。（多）组学数据，即在孤立和尚未整合的背景下生成组学数据后，通过有效整合成为一个整体进行分析和解释。这显然需要多学科多团队的合作及生物信息学和生物统计学的基本支持。但在大多数情况下，它们仍然是通过产生单主题知识而非综合知识的不同方法进行单独评估。转录组通过研究 mRNA 的转录水平探索基因表达的中间状态，初步研究出蛋白质的潜在的表达情况。但由于蛋白质才是大部分生物最直接的功能执行体，因此蛋白组学的研究仍不可替代。同时值得注意的是，在基因表达过程中，受环境选择压力的影响，转录谱数据往往并不能完全反映蛋白质表达谱的真实情况，尤其在体内情况下，受多种因素影响，蛋白质组和转录组之间的对应性更难达到好的匹配。人类正在目睹应用于多因素疾病研究的跨学科数据整合策略的建立，正在见证跨学科数据集成战略的兴起，因此多组学数据匹配及合理解释会帮助人们更好地理解生物系统，并最终支撑精确医学研究。

（编写：孙志文　张　雯　黄振洲　于可艺　王多春　赖玖连　李国庆，审校：阚　飙）

参考文献

［1］陈集双，欧江涛．生物资源学导论 [M]．北京：高等教育出版社，2017.

［2］徐丽华，娄恺，张华，等．微生物资源学 [M]．北京：科学出版社，2010.

［3］马俊才，蔡磊．微生物大数据资源：资源支撑发展，数据驱动创新 [J]．微生物学报，2021, 61(12): 2.

［4］赵国艺，王璐，安伟伟，等．战略性微生物资源知识产权现状研究及发展对策 [J]．生物资源，2019(1): 9.

［5］阮志勇，彭楠，赵述森．微生物资源：发掘，利用，展望与挑战 [J]．微生物学通报，2023, 50(2): 785-787.

［6］杨蕾蕾，李婷，邓菲，等．微生物与细胞资源的保存与发掘利用 [J]．中国科学院院刊，2019, 34(12): 10.

［7］徐营，李霞，杨利国．双歧杆菌的生物学特性及对人体的生理功能 [J]．微生物学通报，2001, 28(6): 94-96.

［8］程颖，卢金星，鄢盛恺，等．临床患者粪便标本中艰难梭菌感染状况研究 [J]．中华医院感染学杂志，2009(7): 3.

［9］杨兵，梁晶，刘林梦，等．耐药基因数据库概述 [J]．生物工程学报，2020, 36(12): 2582-2597.

［10］LIU Y, MÉRIC G, HAVULINNA AS, et al. Early prediction of incident liver disease using conventional risk factors and gut-microbiome-augmented gradient boosting[J]. Cell Metab. 2022 May 3, 34(5): 719-730.

［11］KELLY TN, BAZZANO LA, AJAMI NJ, et al. Gut Microbiome Associates With Lifetime Cardiovascular Disease Risk Profile Among Bogalusa Heart Study Participants[J]. Circulation Research, 2016, 119(8): 956-964.

［12］KARTAL E, SCHMIDT TSB, MOLINA-MONTES E, et al. A faecal microbiota signature with high specificity for pancreatic cancer[J]. 2022, 71(7):1359-1372.

［13］TING NL-N, LAU HC-H, YU J. Cancer pharmacomicrobiomics: targeting microbiota to optimise cancer therapy outcomes[J]. 2022, 71(7): 1422-1425

［14］BORRILL P, ADAMSKI N, UAUY C. Genomics as the key to unlocking the polyploid potential of wheat[J]. New Phytol, 2015, 208(4):1008-1022.

［15］DELONG EF. Microbial population genomics and ecology[J]. Curr Opin Microbiol, 2002, 5(5):520-524.

［16］KOONIN EV, MAKAROVA KS, WOLF YI. Evolutionary Genomics of Defense Systems in Archaea and Bacteria[J]. Annu Rev Microbiol, 2017, 8; 71: 233-261.

［17］KOECK DE, PECHTL A, ZVERLOV VV, et al. Genomics of cellulolytic bacteria[J]. Curr Opin Biotechnol, 2014 Oct; 29: 171-183.

［18］DENAMUR E, CLERMONT O, BONACORSI S, et al. The population genetics of pathogenic Escherichia coli[J]. Nat Rev Microbiol, 2021, 19(1): 37-54.

［19］GUIJAS C, MONTENEGRO-BURKE JR, WARTH B, et al. Metabolomics activity screening for identifying metabolites that modulate phenotype[J]. Nat Biotechnol, 2018, 36(4): 316-320.

［20］LAVELLE A, SOKOL H. Gut microbiota-derived metabolites as key actors in inflammatory bowel disease[J]. Nat Rev Gastroenterol Hepatol, 2020, 17(4): 223-237.

［21］BARKO PC, MCMICHAEL MA, SWANSON KS, et al. The Gastrointestinal Microbiome: A Review[J]. J Vet Intern Med, 2018, 32(1): 9-25.

［22］OLATUNJI I, BARDAJI D K R, MIRANDA R R, et al. Artificial intelligence tools for the identification of antibiotic resistance genes [J]. Front Microbiol, 2024, 15: 1437602.

［23］BONIN N, DOSTER E, WORLEY H, et al. MEGARes and AMR++, v3.0: an updated comprehensive database of antimicrobial resistance determinants and an improved software pipeline for classification using high-throughput sequencing [J]. Nucleic Acids Res, 2023, 51(1): 744-752.

［24］PAPP M, SOLYMOSI N. Review and Comparison of Antimicrobial Resistance Gene Databases [J]. Antibiotics (Basel), 2022, 11(3): 339.

［25］FELDGARDEN M, BROVER V, GONZALEZ-ESCALONA N, et al. AMRFinderPlus and the Reference Gene Catalog facilitate examination of the genomic links among antimicrobial resistance, stress response, and virulence [J]. Sci Rep, 2021, 11(1): 12728.

［26］YAN H, BOMBARELY A, LI S. DeepTE: a computational method for de novo classification of transposons with convolutional neural network [J]. Bioinformatics, 2020, 36(15): 4269-4275.

［27］DE ABREU V A C, PERDIGAO J, ALMEIDA S. Metagenomic Approaches to Analyze Antimicrobial Resistance: An Overview [J]. Front Genet, 2020, 11: 575-592.

［28］ARANGO-ARGOTY G, GARNER E, PRUDEN A, et al. DeepARG: a deep learning approach for predicting antibiotic resistance genes from metagenomic data [J]. Microbiome, 2018, 6(1): 23.

［29］ZANKARI E, ALLESOE R, JOENSEN K G, et al. PointFinder: a novel web tool for WGS-based detection of antimicrobial resistance associated with chromosomal point mutations in bacterial pathogens [J]. J Antimicrob Chemother, 2017, 72(10): 2764-2768.

［30］NAAS T, OUESLATI S, BONNIN R A, et al. Beta-lactamase database (BLDB) - structure and function [J]. J Enzyme Inhib Med Chem, 2017, 32(1): 917-919.

［31］GUPTA S K, PADMANABHAN B R, DIENE S M, et al. ARG-ANNOT, a new bioinformatic tool to discover antibiotic resistance genes in bacterial genomes [J]. Antimicrob Agents Chemother, 2014, 58(1): 212-220.

［32］FLANDROIS J P, LINA G, DUMITRESCU O. MUBII-TB-DB: a database of mutations associated with antibiotic resistance in Mycobacterium tuberculosis [J]. BMC Bioinformatics, 2014, 15: 107.

［33］MCARTHUR A G, WAGLECHNER N, NIZAM F, et al. The comprehensive antibiotic resistance database [J]. Antimicrob Agents Chemother, 2013, 57(7): 3348-3357.

［34］THAI Q K, BOS F, PLEISS J. The Lactamase Engineering Database: a critical survey of TEM sequences in public databases [J]. BMC Genomics, 2009, 10: 390.

［35］ZHOU C E, SMITH J, LAM M, et al. MvirDB--a microbial database of protein toxins, virulence factors and antibiotic resistance genes for bio-defence applications [J]. Nucleic Acids Res, 2007, 35(Database issue): 391-394.

［36］SCARIA J, CHANDRAMOULI U, VERMA S K. Antibiotic Resistance Genes Online (ARGO): a Database on vancomycin and beta-lactam resistance genes [J]. Bioinformation, 2005, 1(1): 5-7.

第二十六章　资源标准化

本章将介绍资源标准化涉及的基本概念、学科分类、我国病原微生物资源标准体系的现状及发展前景，并概述标准和标准体系，重点介绍我国病原微生物资源标准体系的建设与发展，特别是标准与标准体系之于保藏机构运行与管理的重要意义。本章还将按照基础类、通用类、专用类三类标准的性质定位，从保藏机构运行、数据资源、实物资源的角度介绍如何构建和完善标准体系。依据《中华人民共和国生物安全法》《中华人民共和国标准化法》《人间传染的病原微生物菌（毒）种保藏机构"十四五"发展规划》（国卫科教函〔2022〕128号）、《国家标准化发展纲要》（国务院公报2021年第30号）、《"十四五"卫生健康标准化工作规划》（国卫法规发〔2022〕2号）的要求，初步探讨我国病原微生物保藏工作在标准化方面的尝试与成效。

第一节　资源标准体系概述

标准化是人类从事的一项制定标准、应用标准的活动，其目的是获得最佳秩序。标准化文件是指通过标准化活动制定的文件。标准是指通过标准化活动按照规定的程序经协商一致制定，为各种活动或其结果提供规则、指南或特性，供共同使用和重复使用的文件，是主要的标准化文件。具体的标准项目或标准子体系之间相互影响、相互制约，构成一个有机整体，即由一定范围内具有内在联系的标准所组成的科学标准体系。我国病原微生物资源标准体系的概念由2021年《中华实验和临床病毒学杂志》中的《推进国家病原微生物资源保藏标准体系建设》一文首次提出。该体系遵循数据资源、实物资源和机构运行管理三类标准（子体系）相互支撑、相互联系的原则，通过建立和完善相关标准，已初步建立。

一、标准体系

（一）标准化与标准体系

1.标准化　标准化是优化存在、改变未来的知识。标准化是人类从事的一项制定标准、应用标准的活动，其目的是获得最佳秩序。标准化是指为了在既定范围内获得最佳秩序，促进共同效益，对现实问题或潜在问题确立共同使用和重复使用的条款以及编制、发布和应用文件的活动。

标准化的定义包含6个方面的特点。

（1）标准化活动的总体目的是消除混乱、建立最佳秩序，并通过秩序的获得促进人类的共同利益。

（2）标准化活动所涉及的范围是既定的，所涉及的标准化领域的专业范围是既定的。

（3）从宏观层面，标准化对象是现实问题或潜在问题。具体的标准化活动有其特定的具体对象。

（4）标准化活动包含四个方面的内容：确立条款、编制文件、发布文件和应用文件。

（5）标准化活动中，制定文件产生的成果是"标准化文件"，大部分为"标准"，而应用文件产生的成果是建立技术秩序。

（6）标准化活动通过建立技术秩序产生效益。

2. 标准化文件　标准化文件是指通过标准化活动制定的文件。从该定义可知，凡是标准化活动形成的文件都称为标准化文件。

根据前面对标准化的定义可知，标准化文件是标准化活动的主要成果之一。换言之，标准化活动确立的条款的集合，再加上其他文件要素（如封面、前言、范围等）所形成的文件即是标准化文件。标准化文件属于规范性文件的一种，与其他规范性文件在形成过程上的主要区别在于它产生于标准化活动。

标准是标准化文件的一种，是主要的标准化文件。标准之外，其他标准化文件还包括标准化活动形成的：规范或规程、技术报告、协议、指南等。标准化文件的分类见图 26-1。

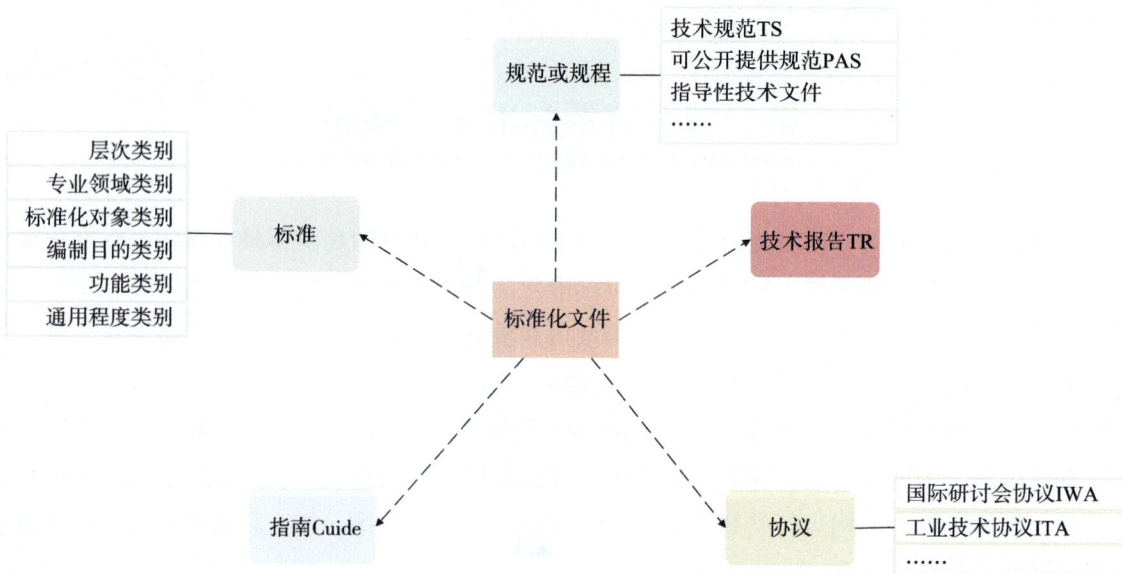

图 26-1　标准化文件的分类

3. 标准　标准是指通过标准化活动按照规定的程序经协商一致制定，为各种活动或其结果提供规则、指南或特性，供共同使用和重复使用的文件，标准宜以科学、技术和经验的综合成果为基础。

该定义将标准界定为一种文件，并指出了这种文件与其他文件相区别的五个特征：特定的形成程序、共同并重复使用的特点、特殊的功能、产生的基础，以及独特的表现形式。

以卫生标准为例，《卫生标准管理办法》中规定"卫生标准是指为实施国家卫生法律法规和有关卫生政策，保护人体健康，在预防医学和临床医学研究与实践的基础上，对涉及人体健康和医疗卫生服务事项制定的各类技术规定"。对标准的领域特征、适用范围、文件属性均做了明确的规定。

（二）标准体系与标准体系构建

根据《标准体系构建原则和要求》（GB/T 13016—2018），标准体系是指一定范围内标准按其内在联系形成的科学的有机整体。

构建标准体系是运用系统论指导标准化工作的一种方法。构建标准体系主要体现为编制标准体系结构图和标准明细表，提供标准统计表、编写标准体系编制说明，是开展标准体系建设的基础和前提工作，也是编制标准、制订修订规划和计划的依据。

1. 标准体系的目的性　标准体系的构建都是紧紧围绕标准化目标而进行的，与标准化目标的产品特性、管理和运营特点都有密切的关系，标准化体系的策划、构建、编制及不断完善的一系列过程都体现出较为明确的目的性特征。

2. 标准体系的集成性　通常情况下，标准体系多是为不同的多个子体系组合而成的，而具体子体系又是由不同的多个具体的标准项目集合而成的。这些子体系或具体标准项目是相互影响、相互制约的，进而形成一个有机的完整的一体。这也充分说明了标准体系是一个集合体，具有明显的集成性。比如，国家病原微生物保藏标准体系，主要由数据资源、实物资源和机构运行管理三类标准构成，三类之间互相联系、彼此支撑，共同组成国家病原微生物资源保藏标准体系。国家病原微生物保藏标准体系逻辑关系见图 26-2。

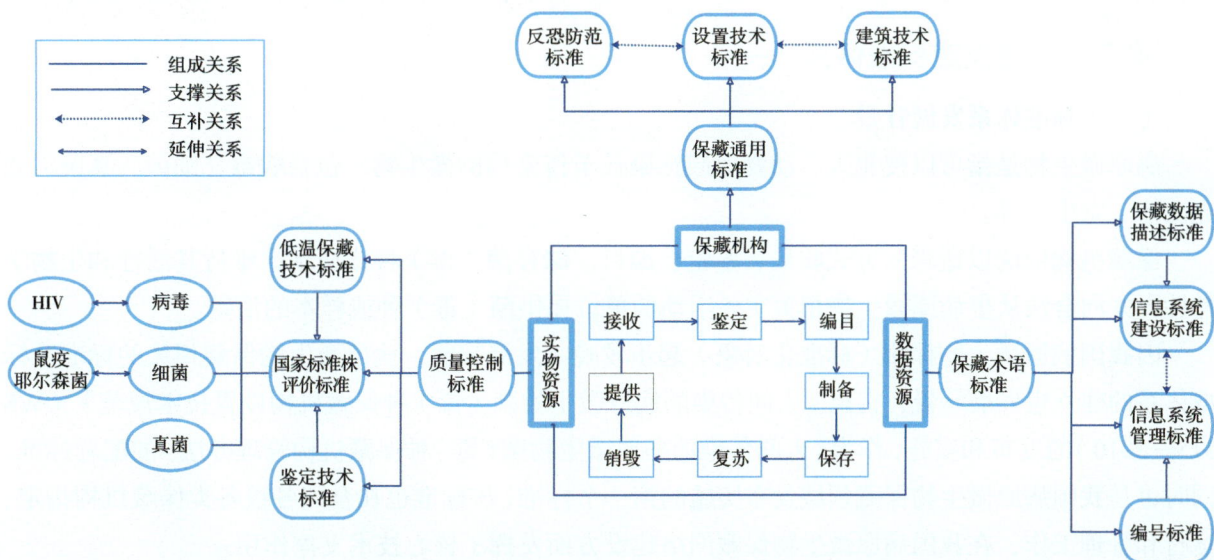

图 26-2　国家病原微生物保藏标准体系逻辑关系图

3. 标准体系的层次性　卫生标准及若干标准体系内的各项标准，都是按照一定的层次结构组合而成的。鉴于标准体系所对应的标准化对象不同，其发挥的功能也不尽相同，进而不同标准之间的关系也存在差异。所以，在同一标准体系中的所有标准项目是存在上下层之间的关系的。下层标准支撑上层标准，而上层标准则对下层标准发挥了指导作用，并在一定程度上也制约了下层标准的发展。

为更好地制定标准体系，标准体系表应运而生，可称为标准体系的模型。标准体系表指一定范围标准体系内的标准，按特定形式排列起来的图表，通常包括标准体系结构图、标准明细表、标准统计表和编制说明。如国家科技平台标准体系表，以树形层次结构准确地反映出标准化对象的共同特征和个体特征，同时具有灵活性和弹性。国家科技平台标准体系框架见图 26-3。

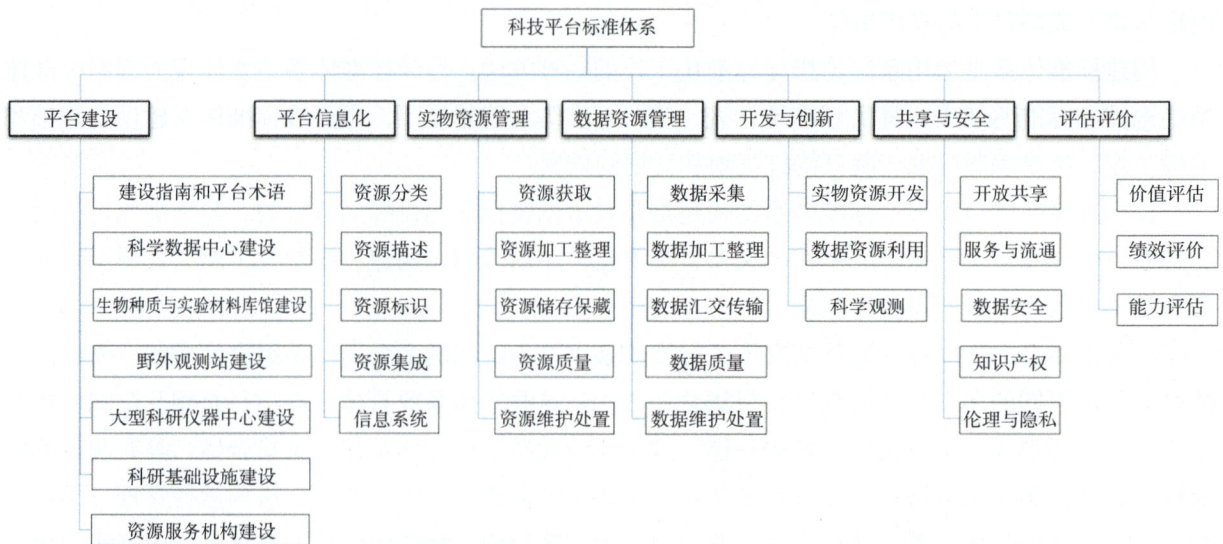

图 26-3　国家科技平台标准体系框架

二、病原微生物保藏标准体系

（一）标准体系发展背景

病原微生物是指可以侵犯人、动物引起感染甚至传染病的微生物，包括病毒、细菌、真菌、立克次体、寄生虫等。

保藏机构依法以适当的方式收集、鉴定、编目、储存菌（毒）种或样本，维持其活性和生物学特性，并向合法从事病原微生物相关实验活动的单位提供菌（毒）种或样本的活动。

因我国病原微生物保藏（标准化对象）起步较晚，发展较缓，病原微生物保藏相关的标准及标准体系的建立也发展缓慢，直至《人间传染的病原微生物菌（毒）种保藏机构设置技术规范》（WS 315—2010）的发布和实施，作为《人间传染的病原微生物菌（毒）种保藏机构管理办法》的配套标准，同时也是我国病原微生物保藏领域发布实施的第一个标准，该标准也在全国各级各类保藏机构指定、运行和管理工作，在我国病原微生物保藏网络建设方面发挥了核心技术支撑作用。

病原微生物资源保藏的核心在于质量、基础在于标准。标准及标准体系制定的缓慢，也在一定程度上制约了保藏事业的发展。

（二）标准体系发展现状

2023 年，国家卫生健康委员会《人间传染的病原微生物菌（毒）种保藏机构"十四五"发展规划》重点任务中明确提出建立病原微生物资源标准体系，在现有保藏标准基础上，健全完善病原微生物实物、数据和保藏机构运行相关标准，逐步形成我国病原微生物保藏标准体系。

近年来，在国家病原微生物保藏中心引领和倡议下，依据基础类、通用类、专用类 3 类标准性质，初步构建了涵盖机构运行、数据资源、实物资源三大领域、包含近 30 项标准的病原微生物保藏标准体系。

以下为标准实施案例。

《病原微生物菌（毒）种国家标准株评价技术标准》（WS/T 812—2022）首次通过标准的形式，

明确了人间传染的病原微生物菌（毒）种国家标准株的一个定义、三类评价指标、四项评价原则、五种用途类型，并首次规范了国家标准株评价技术程序和证明，奠定了标准株研发与评价技术基础，标志着我国保藏工作由数量规模向质量提升发展阶段的重要转变。

《病原微生物菌（毒）种保藏数据描述通则》（T/CPMA 011—2020）支撑了《国家病原微生物资源库目录——第三类病原微生物目录》的编制工作与国家病原微生物资源库数据库建设，并作为技术指导写入《猴痘防控方案》（2023年版）。

《新型冠状病毒样本保藏要求》（T/CPMA 019—2020）的发布与实施，为安全、有效保留和利用新型冠状病毒样本及菌（毒）种资源提供切实依据，有效降低新型冠状病毒样本保藏活动中的生物安全风险发挥重要作用，同时有力地支撑了疫苗研发、药物筛选、及时调整防控策略等工作。

《预防性生物制品用病原微生物菌（毒）种低温保藏技术指南》（T/CAV 002—2023，T/CAS 714—2023）在国家传染病防控重大专项课题支持下，通过菌株低温生物学研究方法，研究不同低温保藏条件下的保藏结果，由科研、教学、相关企业等利益相关方共同制定完成，发布后，在业内产生了广泛影响，形成了科研—标准—产业闭环链接。

国家病原微生物资源保藏标准体系三维立体图见图26-4；国家病原微生物资源保藏标准体系框架见图26-5；国家病原微生物资源保藏标准明细表见表26-1。

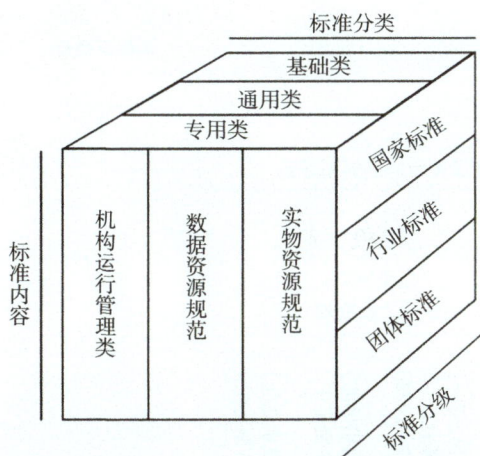

图 26-4 国家病原微生物资源保藏标准体系三维立体图

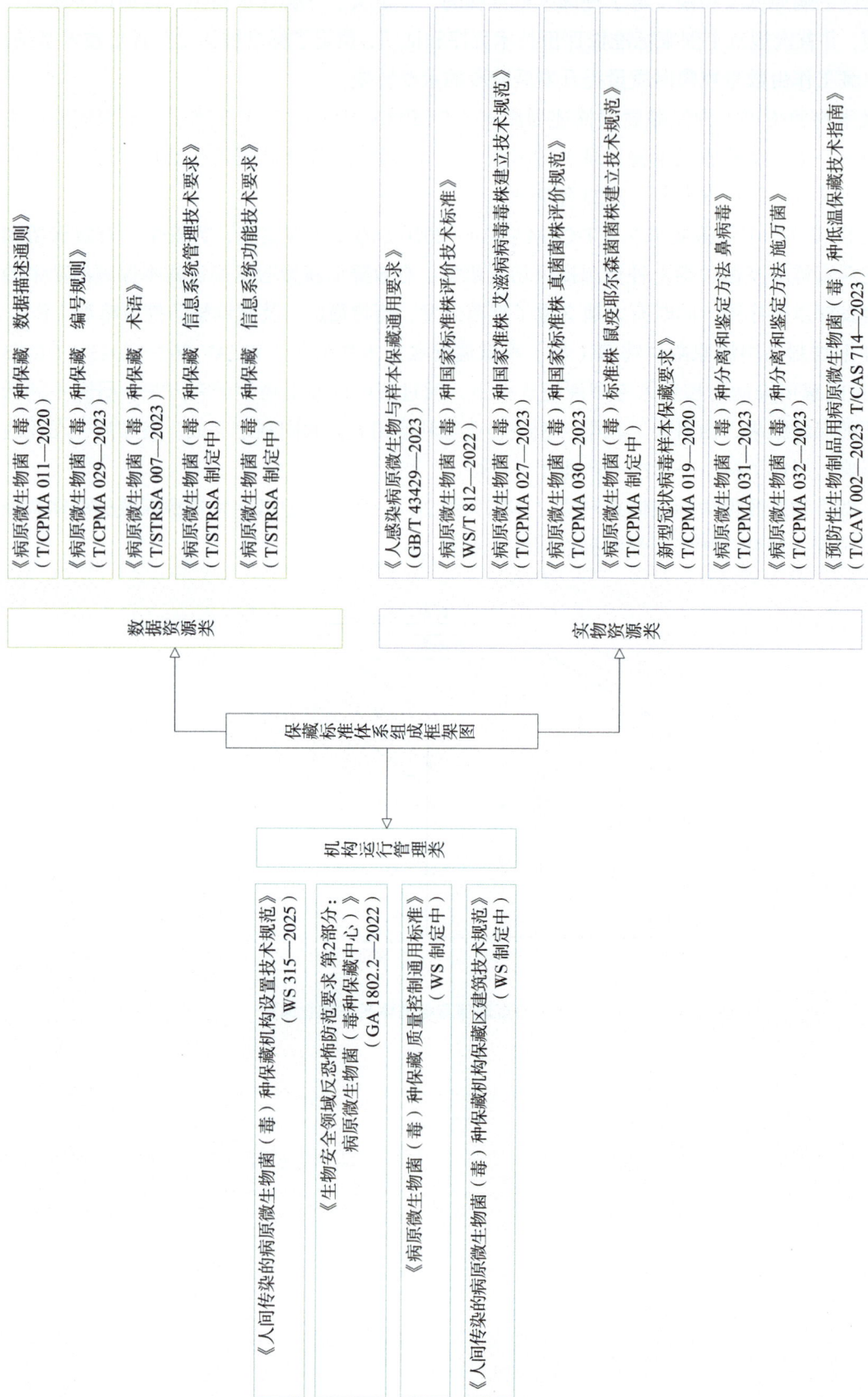

图 26-5 国家病原微生物资源保藏标准体系框架

表 26-1　国家病原微生物资源医保藏标准明细表

序号	标准号/计划号	标准名	发布部门	发布日期	实施日期	标准类别	标准类型	状态
1	GB/T 43429—2023	人感染病原微生物与样本保藏通用要求	国家市场监督管理总局中国国家标准化管理委员会	2023-11-27	2023-11-27	国家标准	通用类	现行
2	GB/T 37864—2019（ISO 20387:2018）	生物样本库质量和能力通用要求	国家市场监督管理总局中国国家标准化管理委员会	2019-8-30	2019-8-30	国家标准	通用类	现行
3	20251099-T-306	科技平台　病原微生物资源库建设与管理技术规范	国家市场监督管理总局中国国家标准化管理委员会	待发布	待实施	国家标准	通用类	立项
4	WS 315—2025	人间传染的病原微生物菌（毒）种保藏机构设置技术规范	中华人民共和国国家卫生健康委员会	2025-4-18	2026-05-01	行业标准	通用类	现行
5	WS/T 812—2022	病原微生物菌（毒）种国家标准株评价技术标准	中华人民共和国国家卫生健康委员会	2022-11-5	2023-5-1	行业标准	通用类	现行
6	GA 1802.2—2012	生物安全领域反恐怖防范要求第2部分：病原微生物菌（毒）种保藏中心	中华人民共和国公安部	2022-12-28	2023-7-1	行业标准	通用类	现行
7	20222202	病原微生物菌（毒）种保藏质量控制通用标准	中华人民共和国国家卫生健康委员会	待发布	待实施	行业标准	通用类	制定中
8	T/CPMA 011—2020	病原微生物菌（毒）种保藏数据描述通则	中华预防医学会	2020-7-1	2020-10-1	团体标准	通用类	现行
9	T/CPMA 019—2020	新型冠状病毒样本保藏要求	中华预防医学会	2020-12-30	2021-5-1	团体标准	专用类	现行
10	T/CPMA 029—2023	病原微生物菌（毒）种保藏　编号规则	中华预防医学会	2023-10-20	2023-10-20	团体标准	基础类	制定中
11	T/STRSA 007—2023	病原微生物菌（毒）种保藏　术语	中关村国基条件科技资源共享服务创新联盟	2023-12-31	2023-12-31	团体标准	基础类	制定中
12	T/CPMA 027—2023	病原微生物菌（毒）种标准株　艾滋病病毒毒株建立技术规范	中华预防医学会	2023-2-2	2023-2-2	团体标准	专用类	现行
13	T/CPMA 030—2023	病原微生物菌（毒）种标准株评价　真菌菌株评价规范	中华预防医学会	2023-10-20	2023-10-20	团体标准	专用类	现行
14	T/CPMA 031—2023	病原微生物菌（毒）种分离和鉴定方法　鼻病毒	中华预防医学会	2023-10-20	2023-10-20	团体标准	专用类	现行
15	T/CPMA 032—2023	病原微生物菌（毒）种分离和鉴定方法　施万菌	中华预防医学会	2023-10-20	2023-10-20	团体标准	专用类	现行
16	T/CAS 713—2023 T/CAV 002—2023	预防性生物制品用病原微生物菌（毒）种低温保藏技术指南	中国标准化协会/中国疫苗行业协会	2023-4-10	2023-4-10	团体标准	专用类	现行

续表

序号	标准号/计划号	标准名	发布部门	发布日期	实施日期	标准类别	标准类型	状态
17		病原微生物菌（毒）种标准株 医学病毒毒株评价规范	中华预防医学会	待发布	待实施	团体标准	专用类	制定中
18		病原微生物菌（毒）种标准株 细菌菌株评价规范	中华预防医学会	待发布	待实施	团体标准	专用类	制定中
19		病原微生物菌（毒）种保藏技术规范	中华预防医学会	待发布	待实施	团体标准	通用类	制定中
20		病原微生物菌（毒）种保藏机构管理规范	中华预防医学会	待发布	待实施	团体标准	通用类	制定中
21		病原微生物菌（毒）种保藏机构建筑技术规范	中华人民共和国国家卫生健康委员会	待发布	待实施	行业标准	通用类	制定中
22		病原微生物菌（毒）种保藏 信息系统管理技术要求	中关村国基条件科技资源共享服务创新联盟	待发布	待实施	团体标准	专用类	制定中
23		病原微生物菌（毒）种保藏 信息系统功能技术要求	中关村国基条件科技资源共享服务创新联盟	待发布	待实施	团体标准	专用类	制定中

第二节　数据资源标准

"谁能把握大数据、人工智能等新经济发展机遇，谁就把准了时代脉搏。"习近平总书记一直高度重视信息化发展和大数据建设。而大数据的发展机遇，特别是疾控领域和生物产业的发展离不开创新，高水平的创新依赖于基础研究，可靠的数据资源是基础研究和创新发展的重要支撑。在以病原微生物为研究对象的科学研究领域，做好基础数据库构建和数据资源标准化的挖掘、共享和利用，是提升科学研究水平的重要途径，也是可持续性发展的重要战略布局。

一、数据资源

（一）数据的定义

数据（data）是指对客观事件进行记录并可以鉴别的符号，是对客观事物的性质、状态及相互关系等进行记载的物理符号或这些物理符号的组合。它是可识别的、抽象的符号。

数据不仅指狭义上的数字，还可以是具有一定意义的文字、字母、数字符号的组合、图形、图像、视频、音频等。从病原微生物资源角度来讲，病原微生物的名称、编号、分类、来源信息、外文名称、图谱等都是重要的数据，共同构成病原微生物资源的大数据库。

（二）数据库的定义

数据集（data set），又称为资料集、数据集合或资料集合，是一种由数据所组成的集合。目前，在疾病防控领域已经以标准的形式发布了多种数据集，比如由北京市疾病预防控制中心发布的系列团体标准《传染病多点触发监测预警基本数据集》（T/BPMA 28—2024），共有总则、病例报告监测、哨点医院监测、实验室检验检测、学校传染病症状监测等五部分，在编制过程中以《卫生健康信息数据元标准化规则》（WS/T 303—2023）为规范性引用文件。

数据库（database），这个名词起源于 20 世纪 50 年代，目前的一般定义为：存储在计算机内的、有组织的、可共享的数据集合。其作用主要是共享数据库中的资源信息。数据库具有数据结构化、数据共享和数据独立性等特点。

二、数据资源标准化

数据标准化体系建设，必须从数据类别开始，通常来讲数据类别从逻辑模型和物理模型两部分来规范，并且具有可扩展性、一致性和有效性的特点。

广泛意义上的逻辑模型也称为概念模型或信息模型，按照相应的标准和应用维度对数据和信息进行建模，通常会使用实体和关系来表示，它并不依赖于某一特定数据库管理系统（DBMS）支持的数据模型。从通俗意义上来说，概念模型就是现实世界到机器世界的一个中间层次，起到桥梁的作用。

物理模型，是针对数据库结构实现的，包括数据在数据库中的存储形式、数据之间的关系、属性、约束和数据操作。它不仅与 DBMS 有关，还与操作系统和硬件有关。

由此可见，数据资源标准化是一个系统性的标准化过程。本节我们将从基础数据库和数据集、数据接口、数据管理系统等 3 个方面谈谈数据资源标准化。

（一）基础数据库和数据集的标准化

基础数据的标准化是至关重要的。若所有数据均运用统一的描述规则进行分析并入库，且所有应用都是在一个统一的、标准化的基础数据库之上实施，将是重要的基础保证。

以病原微生物资源为例，2024 年，中国科学技术协会发布的总第 1056 期《科学工作者建议》以"加强我国病原微生物数据安全管理刻不容缓"为题，提出核心观点：一方面，当前国际上有较为完善的法律制度和统一标准；另一方面，呼吁我国加强立法、加大病原微生物数据库的建设投入。

2020 年，国家病原微生物资源库 / 国家病原微生物保藏中心团队发布了《病原微生物菌（毒）种数据描述通则》（T/CPMA 011—2020），此标准规定了病原微生物菌（毒）种保藏相关数据描述要求，包括描述要素及其解释，由菌（毒）种保藏基本数据、细菌保藏特征数据、病毒保藏特征数据、真菌保藏特征数据和菌（毒）种共享数据组成。标准以数据规范为抓手，支撑了《国家病原微生物资源库目录——第三类病原微生物目录》的编制工作与国家病原微生物资源库数据库建设，并作为技术指导写入《猴痘防控方案》（2023 年版），对推动我国病原微生物保藏工作向质量提升转变，提高资源共享利用，引领保藏工作持续发展将起到重要支撑作用。

（二）数据接口的标准化

不同的信息资源系统是在不同的操作系统、数据库系统、程序设计语言、硬件平台和网络环境下开发与运行的。因此，数据交换接口标准化对信息资源系统内部和信息资源系统之间的数据转换、数据共享及数据交互应用尤为重要。

（三）数据管理系统的标准化

信息系统建设应坚持统一领导、统一规划、统一标准、统一建设、统一管理的原则，做到资源集中、互联互通、信息共享、应用集成、业务协同、安全可靠。

为保证信息系统的平稳运行，确保国家生物安全和资源安全，促进病原微生物菌（毒）种保藏全流程科学化管理，搭建资源的共享与后续开发利用建立基础数据支撑平台，国家病原微生物资源库 / 国家病原微生物保藏中心正在编制病原微生物资源管理系统的建立、管理和运行相关的标准规范，护航我国病原微生物保藏事业稳步、高速发展，助力我国医药、生物等产业创新发展。

第三节　实物资源标准

病原微生物作为国家重要的战略资源之一，是进行传染病防治、科研、教学、药品和生物制品生产、出入境检验检疫等工作的重要基础支撑材料。由病原微生物资源库 / 国家病原微生物保藏中心（NPRC）出版发布的《国家病原微生物资源库目录——第三类病原微生物目录》，是我国病原微生物资源保藏领域首部国家目录，其中仅 2019 版收录了由国家卫生健康委员会指定的保藏机构保藏的危害程度为第三类的细菌、病毒、真菌等 1200 余条菌（毒）种信息，并相继出版发布了 2020 版、2021 版，2022 版和 2023 版正在筹备中。目录的出版发布是团队近些年在实物资源保藏领域的数据展示，下一步，团队将继续围绕国家生物安全风险防控要求，加快建设病原微生物菌（毒）种国家战略资源平台、提高我国生物安全基础能力、制定完善生物资源目录等工作。

一、实物资源

（一）实物资源

在病原微生物保藏领域，实物资源，相对于数据资源来讲，指的是菌（毒）种或样本资源实体，例如，细菌菌株、病毒毒株、真菌菌株、寄生虫等。实物资源的价值属性又根据菌（毒）种或样本的质量、稀有程度、应用范围的不同而有所区别。

（二）标准物质

标准物质是指具有一种或多种足够均匀且特性量值经过充分确认的物质或材料，其主要特性包括：

1. 均匀性与稳定性　具有经确认的均匀性；在规定的储存和使用条件下，保持稳定性。

2. 量值溯源性　定值分析需确保量值可溯源至国家或国际标准；校准结果的不确定度应符合要求，且不受系统性偏差影响。

3. 不确定度控制　标准物质自身的不确定度应满足校准或测量需求。

4. 验证要求　需与有证标准物质（CRM）进行比对验证，确保准确性。

5. 可制备性　能够根据实际需求持续制备，保证供应。

（三）标准样品

标准样品（reference material，RM）指具有足够均匀的一种或多种化学的、物理的、生物学的、工程技术的或感官的等性能特征，经过技术鉴定，并附有有关性能数据证书的一批样品。标准样品是实物性质的标准，与文本标准一起构成完整的标准体系。

与标准物质的性质相似，均匀性、稳定性、溯源性、准确性同样是标准样品的基本属性。

（四）标准物质与标准样本的区别

标准物质与标准样本的区别见表 26-2。

表 26-2　标准物质与标准样本的区别

	标准物质	标准样品
管理机构	全国标准物质管理委员会	全国标准样品技术委员会
代号	国家一级标准物质的代号是 GBW 国家二级标准物质则是 GBW（E）	GSB
制备过程	基本相同，但更为严苛	制备要经过制备物料，对成品物料进行均匀性检验、定值、稳定性检验、包装、审查、批准、发布等步骤
用途	计量标准，可以作计量的传递，用于校正仪器、评价测量方法、确定物料的量值，只要适宜，可以代替标准样品在制定、实施标准中使用	是为实施和制定标准的需要而制定，一般只在标准所涉及的范围使用，它在实物标准（相对文字标准而言）不能用作计量的传递

二、实物资源标准化

（一）我国标准物质的发展

《标准物质管理办法》1987 年 7 月 10 日由原国家计量局〔1987〕量局法字第 231 号文件发布，第五条规定，企业、事业单位制造标准物质新产品，应进行定级鉴定，并经评审取得标准物质定级证书。

有证标准物质（certified reference material，CRM）是指附有权威机构发布的证书，其特性量值通过有效程序确定，并具有明确不确定度和量值溯源性的标准物质。有证标准物质应具有以下基本特征：①溯源性和不确定度声明；②标准物质的制备、定值及认定符合由 ISO 指南 34 和指南 35 给出的有效程序。我国已将上述指南等效转化为 JJF1342《标准物质研制（生产）机构通用要求》和 JJF1343《标准物质定值的通用原则及统计学原理》，成为国家标准物质的评审、发布的技术依据。

目前中国计量科学研究院可提供有证标准物质 2373 种，一级标准物质 1066 种，二级标准物质 1307 种，覆盖 11 个专业领域。

（二）我国标准样本的发展

2018 年 1 月 1 日正式实施的新修订的《中华人民共和国标准化法》（以下简称《标准化法》）第二条规定："本法所称标准（含标准样品）是指农业、工业服务业以及社会事业等领域需要统一的技术要求"，进一步明确了标准样品的法律地位。

我国国家标准样品自 20 世纪 80 年代正式纳入标准化管理体系以来，经过不断创新和发展，已形成覆盖多个专业领域、涵盖多种产品类型的完整标准样品体系。该体系不仅具有鲜明的中国特色，更为日常检验、质量监控提供了可靠的技术支撑，成为我国合格评定的重要依据。2024 年 3 月 27 日，国家市场监督管理总局（国家标准化管理委员会）召开专题新闻发布会，发布《中国标准化发展年度报告（2023 年）》。2023 年，国家标准委批准发布国家标准 2902 项，批准发布国家标准样品 225 项。截至 2023 年底，国家标准共 44 499 项，国家标准样品共 4164 项。

2021 年 5 月 31 日，国家市场监督管理总局发布《市场监管总局关于印发〈国家标准样品管理办法〉的通知》（国市监标技规〔2021〕1 号），正式实施《国家标准样品管理办法》。《国家标准样品管理办法》对原有的国家标准样品管理工作进行了优化调整，共 8 章 40 条，主要包括总则、组织管理、立项、研制、技术评审、批准发布、应用与监督、附则，明确规定了国家标准样品研复制全过程各阶段管理要求和相关方职责。

（三）我国病原微生物资源实物资源标准化

国家病原微生物保藏中心 / 国家病原微生物资源库通过制定《病原微生物菌（毒）种国家标准株评价技术标准》（WS/T 812—2022），初步建立了国家标准株评价体系，开启了保藏和利用病原微生物资源的重要方向和思路，也是创新病原微生物资源研究的一个重要角度和途径。将从病原微生物菌（毒）种国家标准株应具有的代表性、有效性、规范性、可控性、安全性等评价指标开展系统、深入研究，规范国家标准株申请与评价程序，确保其在应用过程中的权威性和公正性地位。

第四节　国家标准株体系

细菌的标准菌株一直以来都是微生物学研究的基石。标准菌株是分类学地位明确、具有特定生物学性能、遗传学稳定并且可溯源的特殊标准样品，在日常工作及科学研究的质量控制中提供参考依据。然而，标准菌株作为重要参考依据应用于各个领域，既没有统一的标准，也没有关于如何筛选标准菌株的标准操作程序（SOP）。同时，对于标准菌株的某些典型特征检测及稳定性的质量控制也尚无明确的规定。

一、背景

微生物分类及命名按照《伯杰氏细菌鉴定手册》进行。细菌分类等级按照《国际细菌命名法典》，从大到小依次为界、门、纲、目、科、属、种。在细菌分类中，常常使用非正式的分类术语，如亚种以下用培养物（culture）、型（types）和菌株（strain）命名。其中，培养物是指一定时间、一定空间内细菌的细胞群或生长物，如果某种培养物是由单一细菌细胞繁殖产生的，则称为该细菌的纯培养物。菌株是指同种不同来源的纯培养物，从自然界分离纯化所得到的纯培养的后代，经鉴定属于某个种，常以数目、字母、人名或地名表示。某些特殊菌株被称为模式菌株（type strain）和标准菌株（standard strain），这些菌株是具有某种细菌典型特征的菌株。

（一）模式菌株

《国际原核生物命名法》中要求新物种能在实验室通过纯培养获得，这意味着要命名它，首先要有个实物样本来证明这个样本就是模式菌株。模式菌株作为一个物种参考菌株的代名称，有严格的确定程序。当发现一个新种时，新菌名应发表在《国际系统与进化微生物学杂志》（IJSEM）上，或者公布在其他期刊已发表的新种鉴定论文的副本。同时，作为公共资源，需要将其保存到两个不同国家或地区的菌种保藏中心。两年无异议后，新菌种的命名才可生效。因此，模式菌株是第一个被分离和特征化描述的菌株，是在首次正式描述和命名微生物物种时所使用的活的纯培养物，作为分类的实物依据和准则。

最初，模式菌株也被称为标准菌株，但是由于微生物多样性的特征，它们不仅对维护自然生态系统至关重要，而且对科学研究和生物技术开发也起到不可或缺的作用，如传染病防控、病原体研究、食品安全、生物工程技术、农业作物改良等。随着微生物的应用越来越广泛，单纯的模式菌株已经不能满足各领域的应用要求，两者的含义发生了变化。

（二）标准菌株

在不断地应用及研究中，标准菌株的定义逐渐丰富，即由国内或国际菌种保藏机构保藏、分类学地位明确、具有特定生物学性能、遗传学稳定并且可溯源的特殊标准样品，在日常工作及科学研究的质量控制中提供参考依据，作为参考、标准来使用。

在各种研究文献中，用于参考对照的菌株除了被称为标准菌株（standard strains），还有参考菌株（reference strains）、模型菌株（model strains）和质控菌株（control strains）等，它们的作用与标准菌株一致，都是由于存在某种特征或属性可作为研究的参考依据，但是称谓却并未统一。同时，相对于模式菌株的严格确定程序和规则，在标准菌株方面，确定某株菌能否作为标准菌株却没有特定的规则，而且目前所使用的有些菌株是在同行间交换或直接从实验室培养获得的，质量控制也不明确。

二、现状

（一）标准菌株的研究现状

标准菌株因其作为参考的特性，研究更加聚焦于各个领域的实际应用，科研工作者的研究活动更加着眼于该领域标准菌株的某种生理、系统发育特点和或属性。

有些标准菌株的建立是在研究过程中发现了该菌株具有某种特性，从而作为参考株用于该领域的研究。例如，铜绿假单胞菌的标准菌株 PAO1 是第一个进行基因定位和基因组测序的铜绿假单胞菌株，定义了在多种条件下菌株生长所必需的功能，是铜绿假单胞菌基础研究的首选菌株。消毒剂测试的标准菌株金黄色葡萄球菌 ATCC 6538 是在广泛使用抗菌剂之前，从人体损伤皮肤中分离出来的菌株，对抗生素敏感性试验的常规筛选及对研究杀生物剂耐药性的演变都十分重要。在中国医学科学院北京协和医学院医药生物技术研究所的一项研究中，发现了一种产超广谱 β- 内酰胺酶的高毒力肺炎克雷伯菌（hypervirulent *Klebsiella pneumoniae*，hvKp），其对多种抗生素具有耐药性，可作为肺炎克雷伯菌耐药性研究的标准菌株。

有些标准菌株是在模式菌株或标准菌株基础上衍生出的、具有所需特性的菌株。例如，在 Doore 等的研究中，由于模式菌株 2457^T（ATCC 700930）分离出的志贺菌噬菌体相对较少，因此在发现了另外一株产志贺菌噬菌体的菌株 PE577，并丰富了其基因组学和生理学特征后，可作为标准菌株用于评估环境中志贺噬菌体的丰度和多样性。Alonso-Monge 等研究对 114 株白色念珠菌临床分离株进行了小鼠肠道定植实验，发现了比标准菌株 SC5314 具有更高定植负荷的菌株 CaORAL3，可促进调节真菌定植因素的分析。Furlan 等的研究中提到，来源于粪肠球菌测序标准菌株 V583 的衍生菌株 VE14089，由于其改进遗传适应性，被广泛地用于功能研究。

有些标准菌株的建立是由于技术发展，微生物功能被越来越多地发现，原始标准菌株不足以满足应用要求后，需要开发新的标准菌株。例如，美国国家食源性疾病分子分型监测网络数据库最初把每种菌的一个特征良好的菌株选为该特定数据库的标准菌株，但随着数据库中菌株数量的增多及技术的发展，研究者们需要寻找更通用的标准菌株。Hunter 等通过比较原始标准菌株与候选菌株的脉冲场凝胶电泳的一致性，确定了新的标准菌株。

有些标准菌株的建立是基于当前应用要求，对新的标准菌株与原始标准菌株进行一系列一致性实验后确定的。例如，An 等利用韩国的微生物资源，从韩国国家病原微生物保藏中心（NCCP）选择病原微生物，进行抗生素药敏试验，替代《韩国药典》中原有的金黄色葡萄球菌 ATCC 6538P 参考菌株，从而建立了一株符合韩国药典要求的候选标准菌株。在我国食品安全系列国家标准的标准菌株研究中，从显微形态、电镜照片、菌落形态、关键生理生化特性、血清学、API 鉴定结果及分子生物学信息等多个层面进行全面描述，开始修订原标准中使用的标准菌株。

（二）模式菌株的研究现状

相较于标准菌株，模式菌株更着眼于分类学地位，受到分类方法的限制。模式菌株作为一种特殊的标准菌株，在细菌分类鉴定方面具有极高的地位，一般是该种或亚种第一次被发现时的菌株，有着严格的确立规则标准，其公开性及明确性得到了保证。例如，在最近几年模式菌株的研究方面，Rabus 等发现了 *Aromatoleum* 属的 5 个新亚种，将其分别定为新种的模式菌株，保藏于德国微生物菌种保藏中心（DSMZ）和比利时细菌菌种保藏中心（BCCM）。Baek 等分离出马赛菌属（*Massilia*）的新种 *Massilia soli* sp. nov.，将其定为该新种的模式菌株，保藏于韩国农业微生物菌种保藏中心（KACC）和日本典型菌种保藏中心（JCM）。Du 等分离出鲁杰菌属（*Ruegeria*）的新种，定为该种的模式菌株，保藏于我国广东省微生物菌种保藏中心（GDMCC）和韩国典型菌种保藏中心（KCTC）。

（三）我国标准菌株的来源与使用现状

在我国的标准菌株的相关规范中，中国合格评定国家认可委员会（CNAS）系列文件中对标准菌株的来源有明确规定，标准菌株必须从国际公认的或国家设立的菌种保藏机构或上级检测管理机构获得，并且该机构必须是已经获得认可或认证的实验室。我国使用的标准菌株，目前来源有国际和国内的菌种保藏中心两种途径，如美国典型微生物菌种保藏中心（ATCC）、美国农业研究菌种保藏中心（NRRL）、德国微生物菌种保藏中心（DSMZ）、英国典型微生物菌种保藏中心（NCTC）、荷兰微生物菌种保藏中心（CBS）、日本典型菌种保藏中心（JCM）、中国普通微生物菌种保藏管理中心（CGMCC）、中国医学微生物菌种保藏中心（CMCC）、中国工业微生物菌种保藏管理中心（CICC）等。

　　根据我国各领域相应的国家标准及 CICC 对外提供的标准菌株产品信息，图 26-6 描述了我国在水质、防霉抗菌、消毒剂、公共卫生、药典、食品和临床检验等检测中使用的标准菌株来源比例。我国临床检验的质控标准菌株根据美国临床实验室标准化委员会，全部来自 ATCC。在水质和消毒剂检测领域中，大多数标准菌株来自国际保藏机构，特别是消毒剂检测，80% 的标准菌株来自ATCC 和 NCTC。而在防霉抗菌和公共卫生检测领域，虽然分别有 73.68% 和 57.14% 的标准菌株来自国内保藏机构，其总体数量依然较少。在药典和食品检测领域中，《中国药典》和食品安全系列国家标准经过修订后，由原先主要来自以 ATCC 为主的国外菌种保藏机构，变成目前分别有 75% 和 63.64% 的标准菌株来源于我国国内的菌种保藏机构。但从总体上看，我国在相关标准中规定使用的大部分标准菌株还是来自国外保藏机构。

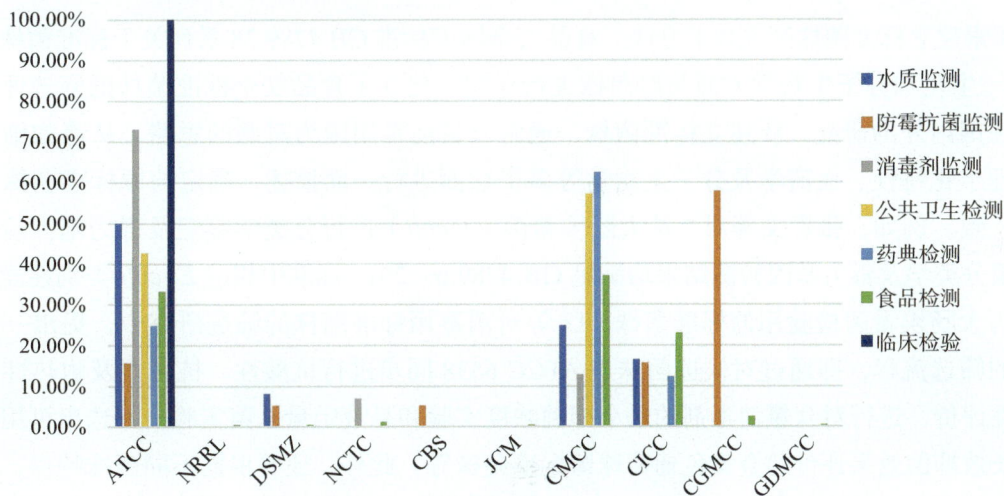

图 26-6　我国常用标准菌株来源

（四）我国标准菌株的研究现状

　　1. 相关法律标准逐渐健全　我国各领域中使用的标准菌株早期沿用国际推荐的标准菌株，涉及食品、医药、卫生、农业、林业、化工、轻工和环境保护等领域。近几年，随着各领域指南规范的修订，逐渐明确各种实验中的标准菌株要求。2020 版《中国药典》中指出，药品微生物检验用的试验菌为有明确来源的标准菌株，或者使用与标准菌株所有相关特性等效的可以溯源的商业派生菌株，即由标准菌株派生出来的 3～5 代菌株。2022 年，我国发布的国家标准 GB 8538 明确了标准菌株要求，可采用指定编号标准菌株或"等效标准菌株"进行质量控制。然而，在具体的研究过程中，还缺少成体系的、统一规范的筛选、评价流程。基于此，2022 年发布实施的《病原微生物菌（毒）

种国家标准株评价技术标准》（WS/T 812）明确了"国家标准株"的概念、类型及总体评价技术标准，从而能够为更多的相关研究提供支撑（图26-7）。

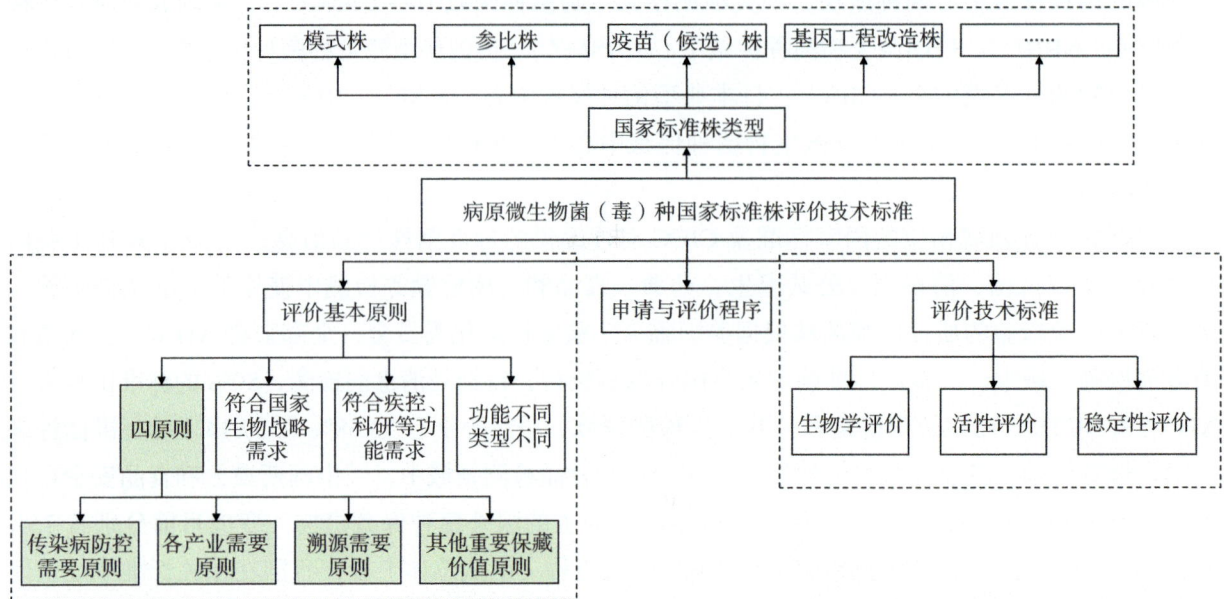

图 26-7　病原微生物菌（毒）种国家标准株评价体系结构

2. 探索建立标准菌株筛选技术方法　食品安全国家标准 GB 4789.28 系列关于标准菌株的修订，从生理、生化和分子生物学方面与原菌株进行比较，建立了食品安全标准菌株的筛选评价流程。结合既往国内外的研究，要建立标准菌株，通常以目前常用菌为对照的思路，从诸如细菌形态、关键生理生化特性、血清学及分子生物学等多个层面进行全面描述，确定与原标准菌株在应用方面性能一致。例如，张彩文等对 7 株大肠埃希菌（*E.coli*）进行分类学鉴定及毒力基因验证，显示这 7 株菌分类学及毒力基因检测结果均满足 GB 4789.6—2016 标准中相应 *E. coli* 类别性能要求，可作为致泻大肠埃希菌检验用的标准菌株。Li 等对消毒用标准菌株的筛选研究中，提出一套消毒标准菌株的筛选流程，即通过对候选菌株与 ATCC 6538 同步进行抗酸性、抗碱性及耐热性的物理性能一致性评价，进行对含氯消毒剂的最小抑菌浓度实验和悬液定量杀菌实验，筛选出可用于对含氯消毒剂长效抑菌效果评价的金黄色葡萄球菌标准菌株等。此外，还要根据不同菌株特点，明确其培养特性，特别是难培养菌株的培养条件，以及根据不同标准菌株应用的场景，确定其专门使用的特性等。

3. 加强标准菌株质量控制研究　标准菌株的数量众多，其质量也参差不齐，已有的研究中，也有发现实际使用中出现所谓的标准菌株并不是所描述的该种类的细菌情况。为了解决这种问题，应加快标准菌株质量控制方法的建立，例如，梁苏育等利用传统质控表型鉴定方法对标准菌株进行评价。随着科学技术的进步，分子生物学方法逐渐在微生物鉴定及质量控制方面得到广泛应用。李康等利用分子生物学方法对肺炎链球菌国家标准菌株进行质量控制，徐潇等利用分子生物学方法对沙门菌恢复突变试验及食品安全国家标准中使用的标准菌株进行分子水平质量控制及稳定性评价。此外，黄琴等和潘新南等从来源、活化、验证、操作、保存方式等方面对菌株的管理进行了探讨。

三、展望

目前，随着我国在医学、工业、农业、林业、海洋、制药等领域对标准菌株需求的不断增加，相关标准菌株构建体系逐渐规范，例如，消毒用标准菌株的筛选流程探索，杏鲍菇真菌标准菌株库的探索建立等。可以预见，基于 WS/T 812 标准及国家病原微生物资源库平台，在一系列国家重大项目和科技成果激励机制支持下，将会建立完善我国国家标准株构建体系，并将建立的标准菌（毒）株逐渐写入我国各类标准中，以便更好地促进和推动病原微生物资源的挖掘和利用，提高病原微生物资源自我保障能力。同时，相信我国国家标准株构建体系也将为国际保藏机构相关工作提供参考。

（编写：赵元元　林雅晴　李　鑫　李宜晓，审校：魏　强）

参考文献

[1] 魏强，刘剑君. 推进国家病原微生物资源保藏标准体系建设 [J]. 中华实验和临床病毒学杂志，2021, 35(5): 3.
[2] 田世宏，等. 标准化理论与实践 [M]. 北京：中国标准出版社，2023.
[3] 蒙永业. 中国标准国际化研究 [M]. 北京：湖南大学出版社，2020.
[4] 顾全兴，等. 标准化实务 [M]. 北京：中国标准出版社，2020.
[5] 田世宏，陈洪俊，高建忠，等. 标准样品概论 [M]. 北京：中国标准出版社，2021.
[6] 张辉，王志强，赵启阳，等. 科技资源信息管理与开放共享 [M]. 北京：科学技术文献出版社，2022.
[7] 王珊，萨师煊. 数据库系统概论 [M]. 5 版. 北京：高等教育出版社，2014
[8] 戴力新，戴琦. 我国科学数据中心建设现状及其运行机制研究 [J]. 中国科技资源导刊，2023, 55(5):1-10.
[9] 王卷乐，石蕾，徐波，等. 我国科学数据标准体系研究 [J]. 中国科技资源导刊，2020, 52(5):45-51, 77.
[10] 许东惠，赫运涛，王志强，等. 面向科技资源管理的科技平台标准体系研究 [J]. 中国科技资源导刊，2020, 52(2):1-6, 16.
[11] 陈东科，孙长贵. 实用临床微生物学检验与图谱 [M]. 北京：人民卫生出版社，2011: 169.
[12] 徐建国. 加强和推进我国标准菌株体系建设创新病原微生物资源研究 [J]. 疾病监测，2023, 38(12): 1437-1438.
[13] 国家市场监督管理总局 (国家标准化管理委员会)，中国标准化发展年度报告（2023 年）[EB/OL].(2024-03-28)[2024-07-30]. https://www.sac.gov.cn/xw/bzhdt/art/2024/art_ed9fa13f542c4b9aa40188eb0e8349f7.html.
[14] 罗丽珠，陈婉娃. 标准菌株在微生物检测中的作用 [J]. 食品安全质量检测学报，2021, 12(8): 3281-3286.
[15] 许程，夏辉，杨雪梅，等. 食品检测用致泻大肠埃希菌标准菌株的研究 [J]. 现代食品，2022, 28(19):168-170.
[16] 张静静. 一簇新颖细菌的鉴定及其模式菌株的基因组分析 [D]. 青岛：中国石油大学 (华东)，2019.
[17] 李凡，徐志凯. 医学微生物学 [M]. 8 版. 北京：人民卫生出版社，2019.
[18] 中华人民共和国国家质量监督检验检疫总局，中国国家标准化管理委员会. GB/T 27405-2008 实验室质量控制规范 食品微生物检测 [S]. 2008.
[19] 程池，李金霞，都海渤，等. 食品微生物学检测标准菌株的研究与开发 [C]. 广州：2013.
[20] 程池，李金霞，姚粟. 食品安全国家标准 食品微生物检验标准菌株图鉴 [M]. 北京：中国轻工业出版社，2014.
[21] 潘新南. 卫生检验的标准菌种管理要点 [J]. 中国卫生检验杂志. 2005, 15(7): 858-859.
[22] 黄巾凌，孟令缘，盛焕精，等. 适于制备参考菌株用沙门菌的鉴定和特性研究 [J]. 中国食品学报，2021, 21(4): 267-276.
[23] 鲍雪，蒋继志，林亚静，等. YH-1 菌株作为筛选抗真菌模型菌株的初步研究 [J]. 安徽农学通报，2011, 17(3): 35-36, 53.
[24] 段弘扬，李陆瑶，张流波，等. 消毒学试验用微生物现状及展望 [J]. 中华实验和临床病毒学杂志，2021, 35(5): 596-598.

［25］詹清，郑孝贤，王海龙，等 . 食品微生物检测实验室标准菌株的管理和质量控制 [J]. 食品安全导刊，2022(11): 67-69.

［26］中国人民共和国卫生部 . 消毒技术规范（2002 年版）[S]. 2002.

［27］国家药典委员会 . 中国药典 [M]. 北京：中国医药科技出版社，2020.

［28］苏嘉妮，周露 . 食品微生物实验室菌种的管理 [J]. 检验检疫学刊，2019, 29(2): 86-88, 91.

［29］张彩文，李金霞，陈怡文，等 . 致泻大肠埃希菌检验用标准菌株的研究 [J]. 食品与发酵工业，2020, 46(23): 68-73.

［30］王多春，姜孟楠，魏强 . 病原微生物菌 (毒) 种国家标准株评价体系 [J]. 中华实验和临床病毒学杂志，2021, 35(5): 490-493.

［31］都海渤，刘佳奇，张欣，等 . 标准菌株 CMCC(B) 40001 的分类学研究 [J]. 中国食品学报，2020, 20(11): 273-278.

［32］梁苏育，袁峰 . 研讨标准菌株传统质控表型鉴定方法的重要性 [J]. 河南预防医学杂志，2021, 32(1): 39-42.

［33］于雷，周勇，王军志 . 基于基因修饰细胞系的生物检定法研究进展 [J]. 中国药品标准，2022, 23(2): 101-107.

［34］李康，黄洋，徐潇，等 . 19 群肺炎链球菌国家标准菌株分子特征分析及在菌株质量控制中的应用 [J]. 微生物学免疫学进展，2019(6): 20-27.

［35］徐潇，石继春，王春娥，等 . 食品检验用标准菌株分子水平质控方法的建立与应用 [J]. 疾病监测，2018, 33(9): 744-752.

［36］徐潇，石继春，梁丽，等 . 细菌回复突变试验标准菌株分子质控方法的研究 [J]. 微生物学免疫学进展，2017, 45(6): 38-45.

［37］黄琴，李伟，卢明枝 . 浅谈实验室标准菌株的管理 [J]. 中国检验检测，2018, 26(1): 59-60.

［38］中华人民共和国国家卫生健康委员会，国家市场监督管理总局 . GB 8538-2022 食品安全国家标准 饮用天然矿泉水检验方法 [S]. 2022.

［39］林骥 . 杏鲍菇、白灵菇、阿魏蘑标准菌株库的建立 [D]. 福州：福建农林大学，2010.

［40］CARROLL K C, PFALLER M A, 王辉 . 临床微生物学手册 [M]. 12 版 . 北京：中华医学电子音像出版社，2021.

［41］RABUS R, WÖHLBRAND L, THIES D, et al. Aromatoleum gen. nov., a novel genus accommodating the phylogenetic lineage including Azoarcus evansii and related species, and proposal of Aromatoleum aromaticum sp. nov., Aromatoleum petrolei sp. nov., Aromatoleum bremense sp. nov., Aromatoleum toluolicum sp. nov. and Aromatoleum diolicum sp. nov[J]. Int J Syst Evol Microbiol, 2019, 69(4): 982-997.

［42］BAEK J H, BAEK W, RUAN W, et al. Massilia soli sp. nov., isolated from soil[J]. Int J Syst Evol Microbiol, 2022, 72(2).

［43］DU J, LIU Y, PEI T, et al. Ruegeria alba sp. nov., Isolated from a Tidal Flat Sediment[J]. Curr Microbiol, 2022, 79(9): 267. 5.

［44］DE VERO L, BONIOTTI M B, BUDRONI M, et al. Preservation, Characterization and Exploitation of Microbial Biodiversity: The Perspective of the Italian Network of Culture Collections[J]. Microorganisms, 2019, 7(12): 685.

［45］DAVID BERGEY. Bergey'S manual of systematic bacteriology: Volume 2: Part B, The Proteobacteria[M]. Springer Science & Business Media, 2006.

［46］HEDLUND B P, CHUVOCHINA M, HUGENHOLTZ P, et al. SeqCode: a nomenclatural code for prokaryotes described from sequence data[J]. Nat Microbiol, 2022, 7(10): 1702-1708.

［47］GARZA-RAMOS U, RODRIGUEZ-MEDINA N, LOZANO-AGUIRRE L, et al. Klebsiella variicola Reference Strain F2R9 (ATCC BAA-830) Genome Sequence[J]. Microbiol Resour Announc, 2021, 10(26): 32921.

［48］STACKEBRANDT E. Diversification and focusing: strategies of microbial culture collections[J]. Trends Microbiol, 2010, 18(7): 283-287.

［49］DIAS O, SARAIVA J, FARIA C, et al. iDS372, a Phenotypically Reconciled Model for the Metabolism of Streptococcus pneumoniae Strain R6[J]. Front Microbiol, 2019, 10: 1283.

［50］STACKEBRANDT E. Significant differences exist between the type strain of a newly described bacterial species and a non-type strain included in the original or other scientific publications[J]. Arch Microbiol, 2011, 193(3): 155-156.

[51] LI G, XU J, WU L, et al. Full genome sequence of Brevibacillus laterosporus strain B9, a biological control strain isolated from Zhejiang, China[J]. J Biotechnol, 2015, 10(207):77-78.

[52] LEE S, GALLAGHER L, MANOIL C. Reconstructing a Wild-Type Pseudomonas aeruginosa Reference Strain PAO1[J]. J Bacteriol, 2021, 203(14): 17921.

[53] MAKAROVA O, JOHNSTON P, WALTHER B, et al. Complete Genome Sequence of the Disinfectant Susceptibility Testing Reference Strain Staphylococcus aureus subsp. aureus ATCC 6538[J]. Genome Announc, 2017, 5(19): 293.

[54] XI L, QIAO N, LIU D, et al. Pannonibacter carbonis sp. nov., isolated from coal mine water[J]. Int J Syst Evol Microbiol, 2018, 68(6): 2042-2047.

[55] YANG Y, LIU J H, HU X X, et al. Clinical and microbiological characteristics of hypervirulent Klebsiella pneumoniae (hvKp) in a hospital from North China[J]. J Infect Dev Ctries, 2020, 14(6): 606-613.

[56] DOORE S M, SUBRAMANIAN S, TEFFT N M, et al. Large metabolic rewiring from small genomic changes between strains of Shigella flexneri[J]. J Bacteriol, 2021, 203(11): 56.

[57] ALONSO-MONGE R, PRIETO D, COMAN I, et al. Identification of Clinical Isolates of Candida albicans with Increased Fitness in Colonization of the Murine Gut[J]. J Fungi (Basel), 2021, 7(9): 695.

[58] FURLAN S, MATOS R C, KENNEDY S P, et al. Fitness Restoration of a Genetically Tractable Enterococcus faecalis V583 Derivative to Study Decoration-Related Phenotypes of the Enterococcal Polysaccharide Antigen[J]. mSphere, 2019, 4(4): 310.

[59] HUNTER S B, VAUTERIN P, LAMBERT-FAIR M A, et al. Establishment of a universal size standard strain for use with the PulseNet standardized pulsed-field gel electrophoresis protocols: converting the national databases to the new size standard[J]. J Clin Microbiol, 2005, 43(3): 1045-1050.

[60] AN Y W, CHOI Y S, YUN M R, et al. Characterization and validation of an alternative reference bacterium Korean Pharmacopoeia Staphylococcus aureus strain[J]. J Microbiol, 2022, 60(2): 187-191.

[61] PASCOE B, WILLIAMS L K, CALLAND J K, et al. Domestication of Campylobacter jejuni NCTC 11168[J]. Microbial Genomics, 2019, 5(7): 279.

[62] LI Y, SONG Y, HUANG Z, et al. Screening of Staphylococcus aureus for Disinfection Evaluation and Transcriptome Analysis of High Tolerance to Chlorine-Containing Disinfectants[J]. Microorganisms, 2023, 11(2): 475.

[63] LI Y X, SONG Y, MEI L, et al. Screening Pathogenic Microorganism Standard Strains for Disinfection Efficacy Evaluation[J]. Biomedical and environmental sciences, 2022, 35(11): 1070-1073.

第二十七章　资源共享

新型冠状病毒感染疫情的暴发，凸显安全、透明、迅速、广泛共享病原体和其数据信息对于有效监测、及时诊断、研发生产、遏制传染病的流行、提高人类健康水平的重要性。然而在共享病原体和其数据信息的过程中存在着不同的观点。最主要的是病原微生物资源获取与惠益分享（access and benefit sharing，ABS）机制的探讨。获取与惠益分享机制是指生物遗传资源接受者在获取资源后，与提供者进行公平、公正、惠益分享相关法律制度的总称，它尊重各国对生物遗传资源享有主权，为生物遗传资源全球和各国获取管制创设了新的国际法律规范和秩序。1992 年，联合国通过了《生物多样性公约》，该公约明确了获取和利用遗传资源的 3 个基本原则：即国家主权原则、事先知情同意原则和共同商定条件下公平分享惠益原则。2010 年 10 月，生物多样性公约缔约方大会第十次会议（the 10th meeting of the Conference Of the Parties，COP10）在日本名古屋通过了《关于获取遗传资源和公正公平分享其利用所产生惠益的名古屋议定书》，大大地推进了《生物多样性公约》3 项目标的实施。

第一节　共享机制

为了有效应对全球新发、突发等传染性疾病，不断加强和改善全球病原微生物资源科学合理获取与惠益共享，世界卫生组织（WHO）、欧洲病毒档案馆（EVAg）、美国疾病预防控制中心等机构已建立诸如大流行性流感防范框架（PIP）、生物样本中心（Biohub）、WHO 病原体获取与惠益分享系统（PABS）、管制病原体项目（FSAP）等共享机制。这些国际共享机制的建立，可为我国病原微生物资源共享提供重要的参考价值。

一、世界卫生组织流感病毒共享机制

为有效地应对流感病毒、改进大流行性流感的防范，改善和加强 WHO 全球流感监测和应对系统（global influenza surveillance and response system，GISRS），增加发展中国家获得疫苗和其他大流行病相关用品的机会，在平等的基础上分享 H5N1 和其他可能引起人间大流行的流感病毒，以及获得疫苗和分享其他利益，WHO 于 2011 年 5 月在第六十四届世界卫生大会上通过了共享流感病毒及获得疫苗和其他利益的大流行性流感防范框架（pandemic influenza preparedness framework，PIP）。PIP 框架将会员国、行业、其他利益相关者和 WHO 聚集在一起，实施大流行性流感防范和应对的全球方法。

PIP 拟定的协议包括标准材料转让协议 1（Standard Material Transfer Agreement 1，SMTA1）

和标准材料转让协议 2（Standard Material Transfer Agreement 2，SMTA2）。其中，SMTA1 是用于 GISRS 系统内部的标准材料转让协议。该协议的缔约方为 GISRS 系统内的实验室。包括国家流感中心、WHO 流感合作中心、H5 参考实验室和必要的管制实验室及其他获批准的实验室，该协议将确保按照职权范围所定，将 PIP 候选疫苗病毒提供给流感疫苗生产商和实验室，并迅速、及时共享流感病毒基因序列数据及其分析结果等。SMTA2 是 GISRS 系统之外的标准材料转让协议，该协议的缔约方为 WHO（提供方）和接受方，接受方根据性质不同可分为 3 类：A 类是疫苗和抗病毒药物生产商；B 类是不生产疫苗或抗病毒药物但与大流行性流感的防范和应对有关的产品生产商；C 类是生物技术公司、研究机构、学术机构等其他所有实体。这 3 类接受方需根据其性质所要提供不同的利益。协议中列出了 6 种利益，包括但不限于提供大流行监测和风险评估，预警信息和服务、提供流感疫苗、提供诊断试剂和药品等。

PIP 协议中的内容还规定了提供方和接受方的义务、争端的解决、赔偿责任、保证条款等内容。其中 SMTA1 还规定了协议双方都不得谋求与材料有关的任何知识产权。SMTA2 则未禁止知识产权主张，而是通过可选择的技术转让义务对生产商的权利进行限制。这表明 SMTA2 的设计更注重保护生产商的知识产权，同时以技术转让形式平衡公共利益。通过 SMTA2 的签订，WHO 能够在大流行期间可预测地获取疫苗、抗病毒药物及诊断试剂等关键产品。

PIP 自 2011 年实施以来，使 WHO 获得超过 3.5 亿支大流行性流感疫苗的承诺，并得到生产商超过 1 亿美元的捐款，可见 PIP 在促进全球疫苗及相关利益公平分配等方面发挥了一定的作用，是现有多边系统的良好范例。但该框架严重依赖现有大流行性流感病毒共享基础设施，不太可能扩展到其他病原体，并具有高昂的行政成本（每年 28 亿美元）。但新型冠状病毒感染疫情暴发后，也有研究建议将框架的范围扩大到新型冠状病毒。

二、世界卫生组织新型冠状病毒共享机制

2019 年暴发的新型冠状病毒感染疫情及其他疫情和传染病，使 WHO 意识到现有的全球卫生安全架构存在一定的缺陷，快速和广泛共享病原体对有效监测疫情及时开发诊断、治疗方法及生产疫苗等关键医疗应对措施至关重要。然而，目前大多数病原体共享仍依赖双边或临时性安排，这一过程往往效率低下、进展缓慢，难以满足全球突发传染病大流行时的紧急需求。为确保有效的公共卫生响应，必须建立一套端到端的快速共享机制，涵盖从样本采集、运输到科学数据生成的全流程。同时，相关数据和分析结果应在符合 WHO、国际及各国法规的前提下及时公开，并迅速传达给受影响国家的决策者及所有 WHO 成员国，以支持全球协同应对。WHO 总干事在第 73 届世界卫生大会及联合国 COVID-19 特别会议上强调，国际社会必须构建更强大的全球卫生安全合作框架，并指出"回归旧模式绝非可行选项"。当前亟需建立一个全球共识下的病原体共享系统，该系统不能依赖双边协议，也不应耗费数年时间谈判，而是应促进医疗对策（如疫苗、药物）作为全球公共产品的快速研发与公平分配。

对于 COVID-19 疫苗的分配和优先次序安排，WHO 免疫战略咨询专家组发布了两份重要指导文件。第一份是《COVID-19 疫苗接种的分配和优先次序价值框架》，该框架提供了全球层面的疫苗分配原则，阐述了国家间分配的价值取向与伦理考量，并指导各国在供应有限情况下确定优先接种群体；第二份是《COVID-19 疫苗接种人群优先次序路线图》，该路线图针对不同疫苗供应水平，

考虑了各地流行病学特征，推荐相应的公共卫生策略，并明确了重点接种目标人群。

WHO 已制定详细的技术指导文件和可调整的计划工具和模板，协助各国开展 COVID-19 疫苗接种准备工作。这些资源涵盖的关键领域为：计划制定与实施，数据监测系统，供应链与物流管理，疫苗验收与需求评估。为支持初期准备工作，WHO 特别开发了"疫苗采用准备情况评估工具"，为各国提供了阶段实施路线图、可量化的阶段性目标及自我监测进展框架。这些措施将确保各国在获得疫苗后能立即开展高效接种工作。

在这一背景下，国际合作机制的作用变得尤为重要，各国需要加强协作，共同应对疫情带来的多重挑战。COVID-19 大流行下的国际合作机制包括信息共享与协同行动、跨国资源协调与资源调配、疫苗研发与生产合作、医疗援助与人员交流，以及全球抗疫基金的设立与管理。这些机制不仅促进了物资与资源的全球共享，还提升了国际公共卫生事件的整体应对能力，从而更有效地抵御突发性健康危机。

COVID-19 大流行的蔓延给全球各国带来了前所未有的挑战，也迫使人们认识到病原体共享机制和国际合作的重要性。在未来，各国应加强合作，加大投入，共同应对全球公共卫生安全挑战。只有不断完善病原体共享机制和国际合作机制，才能更好地应对突发公共卫生事件，保障全球人民的健康和生命安全。

三、世界卫生组织生物样本中心

为了紧急发展全球商定的病原体共享机制，WHO 于 2020 年 11 月宣布，并于 2021 年 5 月启动了生物样本中心（BioHub）。该生物样本中心将努力确保快速实施响应干预措施，并开发诊断、治疗和疫苗等产品，这些产品可以根据公共卫生需求和公平获取原则提供给所有国家。BioHub 并非为了取代现有体系，而是作为补充。异常公共卫生事件出现后，对具有流行或大流行潜力的生物材料（biological materials with epidemic or pandemic potential，BMEPP）进行快速、广泛的共享。其核心运作原则是以公共卫生为目的，公平分配共享 BMEPP 所产生的利益。在 WHO 生物样本中心系统内，实验室（共享 BMEPP 的实验室和请求的实验室）将通过快速分析 BMEPP 或开发研究项目来扩充认知并推进高致病性病原体的技术工作，从而在支持公共卫生响应方面发挥关键作用。

WHO BioHub 将为 WHO 成员国自愿共享新型生物材料提供可靠、安全和透明的机制，而无须取代现有系统或与现有系统竞争。共享具有流行病或大流行潜力的生物材料将通过一个或多个被指定为 WHO BioHub 设施的实验室进行。这将使 WHO 成员国和合作伙伴能够以更好、更快的方式开展工作，推进研究，为卫生紧急情况做好更充分的准备，并确保公平地获得这种分享所产生的惠益。

目前 WHO 已编制了两份标准材料转移协议（SMTA1 和 SMTA2）来共享 BMEPP。仍有一份用于商业目的的协议（SMTA3）正在制定中。

SMTA1 是提供方、WHO 和实验室设施三方之间的协议，SMTA2 是接收方和 WHO 双方之间的协议。SMTA1 规定了 BMEPP 提供商自愿将生物材料转移到世界卫生组织 BioHub 设施的条款、条件和模式，是用于提供方自愿为 BioHub 系统提供 BMEPP 的协议，其一方面有利于促进及时评估风险和传播关键公共卫生信息，另一方面则有利于在适当时候迅速开发诊断、治疗和疫苗，以实现有效、高效、公平和公平的公共卫生响应。SMTA2 用于认证实体从 BioHub 接收 BMEPP 的过程。两份协议都均明确禁止任何缔约方对 BMEPP 主张知识产权（IP）。缔约双方确认，在转让日期之前获得的与 BMEPP 相关的任何知识产权,以及 BMEPP 向 WHO 生物设施的转让,均不受本协议影响。提供商可能已利用受知识产权保护的技术生成和/或修改 BMEPP,WHO BioHub 设施对此予以认可,并承诺尊重此类知识产权。BioHub 机制在新型冠状病毒(SARS-CoV-2)的全球共享中发挥了重要作用。

作为一种新型、快速且互补性的共享途径,BioHub 不会取代或干扰现有及未来的病原体共享机制,而是通过协同合作,进一步拓展对高致病性病原体的科学认知,并推动相关技术工作的进展。

四、大流行病条约获取和惠益分享

世界卫生大会(World Health Assembly,WHA)于 2021 年 12 月为谈判《大流行病条约》(*WHO Pandemic Agreement*)协议草案设立了政府间谈判机构(Intergovernmental Negotiating Body,INB),INB 的核心任务之一是解决 COVID-19 疫情期间暴露的全球卫生资源分配不公问题,尤其是确保低收入和中等收入国家(low- and middle-income countries, LMICs)能够公平获取疫苗、药品、诊断工具及其他防疫资源。《大流行病条约》第十二条"获取和惠益分享"是该条约最具争议性的核心条款,这一条款旨在通过多边合作建立世界卫生组织病原体获取与惠益分享系统(WHO Pathogen Access and Benefit-Sharing System, PABS)。该系统要求各缔约方在平等基础上,实现快速共享病原体样本及相关数据,以支持全球风险评估;促进大流行相关产品(如疫苗、药物)的研发;确保公平分配,助力大流行病的预防、防范和应对。

PABS 系统的建立旨在构建一套病原体获取与惠益分享制度,以确保公平合理地分享与大流行病相关的病原体及其潜在利益。PABS 系统涉及内容广泛(图 27-1),总体而言,其核心框架包括以下三部分:①世界卫生组织(WHO)主导的 PABS 系统材料共享机制;②病原体获取与惠益分享的多边合作体系;③其他补充性惠益分享方案(如技术合作、分级定价等)。该系统的设计基于四项关键标准:①灵活性:依托现有网络和数据库,建立分散式病原体共享体系;②法律约束力:要求所有国家履行及时共享病原体样本及测序数据的义务;③推定同意机制:对病原体获取实施具有法律约束力的默认授权;④ 国际合规性:明确 PABS 系统作为《名古屋议定书》第 4 条第 4 款定义的专门性国际工具,确保其与《生物多样性公约》及《名古屋议定书》的目标一致且互补。通过以上设计,WHO 的 PABS 系统将为病原体材料的提供方和使用方提供法律确定性与操作明晰性。

距 COVID-19 大流行被宣布为"国际关注的突发公共卫生事件"(PHEIC)已经过去 4 年,其对全球的卫生系统造成的不良影响持续至今,这充分暴露了当前国际上以《国际卫生条例(2005)》为核心的大流行病防控机制有着诸如病原分享效率低下、缺乏可依据法律等问题。在此背景下,现处于第 9 次磋商的大流行病条约显得尤为重要,其中 PABS 系统是弥补如《国际卫生条例(2005)》《生物多样性公约》《名古屋议定书》等条例、公约在决策机制、资源获取和惠益分享等方面的缺陷的重要措施,既是大流行公约能够切实有效地填补治理空缺的前提,也有助于明确大流行公约与各项条例、公约之间的适用关系。2025 年 5 月 20 日,第 78 届世界卫生大会通过《大流行协定》,全球应对疫情和卫生危机就此实现重大突破。

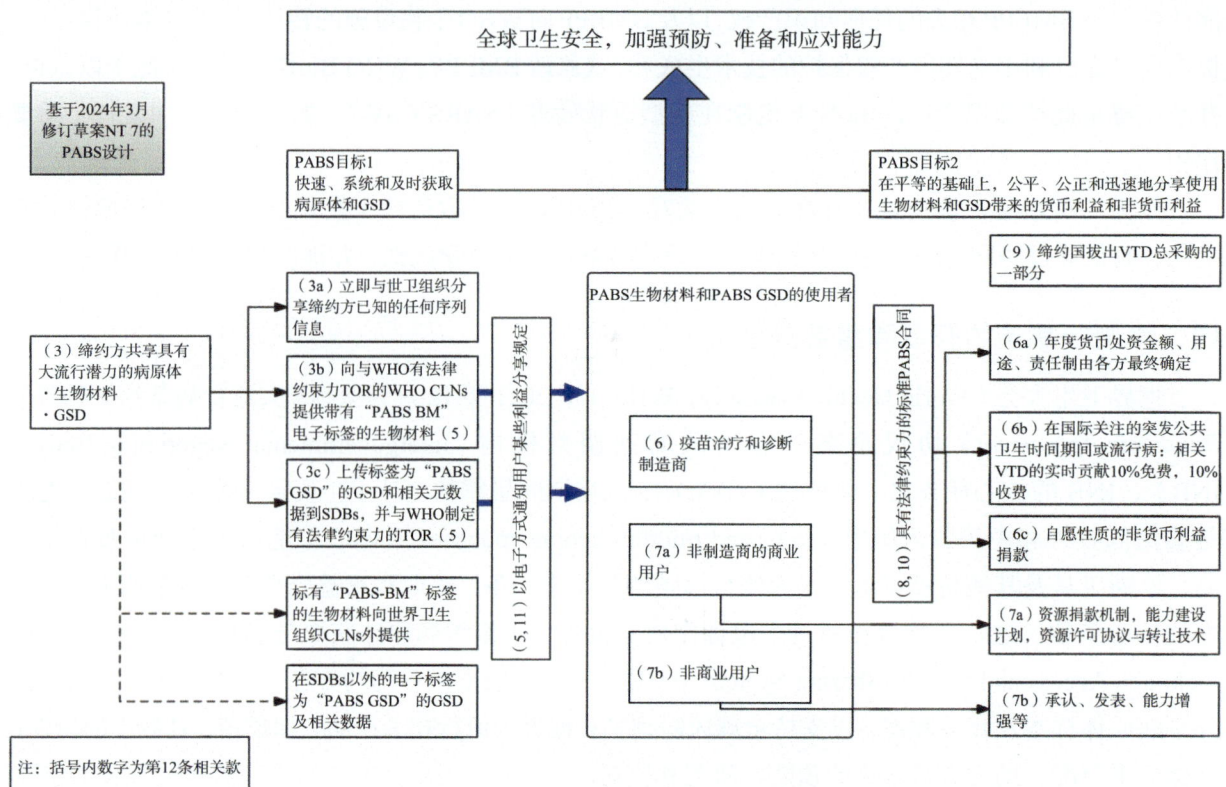

图 27-1 于 2024 年 3 月修订草案的 PABS 系统运行流程图

GSD. 基因序列数据；WHO CLN. 由世界卫生组织协调的实验室网络；SDB. 序列数据库；TOR. 职权范围；BM. 生物材料；VTD. 疫苗、诊断工具或治疗方法

五、美国管制病原共享机制

2001 年，美国发生炭疽邮件袭击事件，共导致 22 人感染、5 人死亡，引发社会广泛恐慌。此次事件暴露出病原微生物安全管理体系的重大漏洞，促使美国政府加强生物安全立法与监管。2002 年，美国国会推动成立联邦管制病原项目（Federal Select Agent Program，FSAP），旨在通过严格监管病原微生物及毒素的持有、使用和转移，防范生物恐怖主义及意外泄漏风险。

（一）管理结构

FSAP 是由隶属于美国卫生与公众服务部（U.S. Department of Health and HumanServices，HHS）的美国疾病预防控制中心的管制病原和毒素司（Division of Select Agents and Toxins，DSAT）和隶属于美国农业部（the US Department of Agriculture，USDA）的动植物卫生检验局（Animal and Plant Health Inspection Service，APHIS）的农业管制病原和毒素司（Division of Agricultural Select Agents and Toxins，DASAT）双轨制管理。DSAT 监管导致人类疾病的病原微生物和毒素，DASAT 监管导致动物和植物疾病的病原微生物和毒素，对人类和动植物安全或产品构成威胁的病原微生物和毒素由两个机构共同监管。FSAP 通过上述管理机制形成了较为完善的管理系统，其管理系统结构及监管职能如图 27-2 所示。

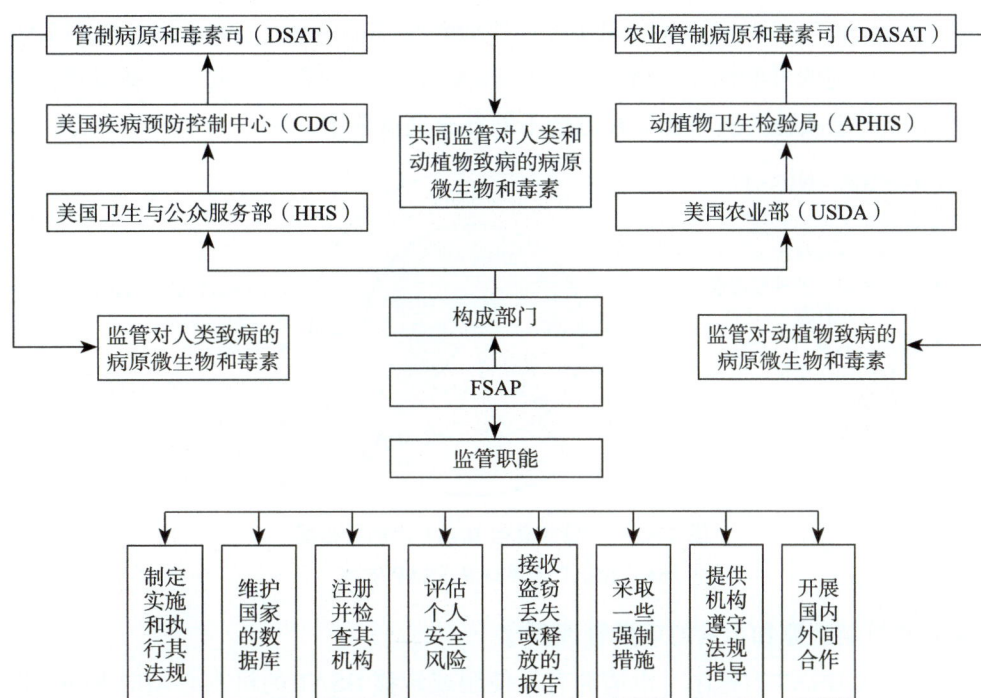

图 27-2　FSAP 的管理机构结构及监管职能

（二）FSAP 监管的管制病原和毒素清单

1. 管制病原和毒素清单的筛选原则　DSAT 和 DASAT 从以下 4 个方面提出了管制病原和毒素清单的筛选原则，符合以下任一条件的病原微生物或毒素即进入特定生物制剂与毒素（biological select agents and toxins，BSAT）清单：①暴露于病原或毒素对人类健康或动植物及其产品的影响。②病原微生物或毒素的传染性程度及病原微生物或毒素感染人类或动植物的途径。③针对病原微生物或毒素药物治疗和免疫接种的可行性和有效性。④其他相关原则，如病原微生物和毒素对儿童和其他弱势群体的影响。清单制订后，由 DSAT 和 DASAT 共同监管清单中的管制病原微生物和毒素。

2. 管制病原和毒素清单的构成　截至 2022 年，FSAP 规定了 68 种可能对人类和动植物造成威胁的病原微生物和毒素的清单。该清单是由 HHS 专管清单（36 种）、USDA 专管清单（21 种）和交叉管制清单（11 种）3 部分组成。BSAT 名录中的病原和毒素分一级和次级两类危害程度进行管控，其中一级 BSAT 代表了最高程度的生物风险，最有可能造成大规模伤亡或对经济、关键基础设施或公众信息造成破坏性影响，一级 BSAT 通常应在三级或四级生物实验室中操作，目前共有 14 种一级 BSAT，相关信息见图 27-3。《生物恐怖主义法》要求 HHS 和 USDA 至少每两年审查并重新发布一份 BSAT 清单，以确定是否需要在该清单中添加或删除病原微生物或毒素。

3. 管制病原和毒素进入或排除流程　FSAP 出台排除指导文件用于 BSAT 的排除工作。该文件规定，被排除的 BSAT 减毒菌株或无毒、低毒性毒素，是因其不会对公共卫生和安全、动植物健康或动植物产品构成威胁。但如果被重新引入增强毒力或增强毒性的相关因子，及通过其他改变来增强其毒力时，被排除的 BSAT 将再次接受管制法规（HHS and USDA Select Agent Regulations，SAR）的约束。BSAT 排除指导文件通过不断完善，以适应 BSAT 排除工作的需要。机构可以申请将特定的减毒菌株或经过修饰毒性较低的毒素排除在外，然后由政府间管制病原和毒素技术咨询委员会（Intragovernmental Select Agents and Toxins Technical Advisory Committee，ISATTAC）通过风险评估来审查排除申请的可能性，申请流程详见 FSAP 排除指导文件。此外，新发现或新出现的对公众或动植物构成严重威胁的病原和毒素也会不断补充到清单中。

HHS监管的一级BSAT：
- 蜡样芽孢变形杆菌
- 肉毒杆菌神经毒素
- 产生肉毒杆菌神经毒素的梭状芽孢杆菌
- 埃博拉病毒
- 土拉弗朗西斯菌
- 马尔堡病毒
- 天花病毒
- 小天花病毒
- 鼠疫耶尔森菌

USDA监管的一级BSAT：
- 口蹄疫病毒
- 牛瘟病毒

重叠一级BSAT：
- 炭疽杆菌
- 马来伯克霍尔德菌
- 假马利伯克霍尔德菌

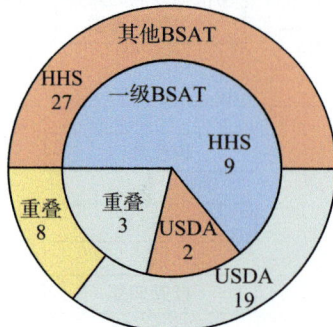

图 27-3　一级和其他 BSAT 比例分布图

注：BSAT 清单详见 FSAP 官网

（三）FSAP 管制病原和毒素的审批管理程序

1. 机构申请使用 BSAT 的程序　申请拥有、使用或转移 BSAT 的机构必须向 FSAP 提交申请，然后由 FSAP 评估该机构是否具有使用 BSAT 的生物安全和安保条件。FSAP 允许其注册后，注册机构方可对 BSAT 进行研究。机构申请程序如下：①申请人需要注册一个安全访问管理服务（secure access management services，SAMS）账户，以确保敏感和非公开的信息不会被泄露。②申请人通过 SAMS 账户访问 eFSAP 系统（FSAP 安全信息系统），机构通过 eFSAP 系统提交"APHIS/CDC 表格 1"进行注册，以申请拥有、使用和转让 BSAT。

2. 年度检查及年度报告　为了更好地监管机构拥有、使用和转移特定试剂和毒素的情况，FSAP 对注册机构进行定期或不定期的审查。自 2015 年起，FSAP 为了管理的透明度，每年对注册机构进行审查，并形成年度报告。该年度报告主要包括 BSAT 的使用情况和注册机构对 SAR 的遵守情况。这些报告包含 FSAP 检查结果及注册机构需要采取的纠正措施。此外，及时的检查报告使机构能够迅速解决实际问题，以提高 BSAT 的安全性。每年的年度检查方式几乎一致，但会随着每年实际情况进行改进。

六、欧洲病毒档案馆共享机制

在新发传染病疫情暴发时，生物银行基础设施至关重要，它们以负担得起、安全和公正的方式共享病原体遗传资源，并可以提供专业知识来解决获取和利益共享问题。欧洲病毒档案馆（EVAg）通过向全球用户分发欧盟补贴的（免费）病毒资源，提供非货币利益共享，实施访问和利益共享合规性，以及提高成员和用户之间的访问和利益共享意识，在全球应对新型冠状病毒肺炎疫情方面发挥了关键作用。

EVAg 是一个非营利组织，致力于病毒学领域生物材料的保护、生产、分销，是一个由 46 个实验室组成的国际组织，包括 27 个欧盟和 19 个非欧盟研究中心，其工作涵盖病毒学多个核心领域。为实现其非营利的目标，EVAg 确保所有的病原微生物材料均以非营利或成本价提供给所有的申请者，并保证提供方和接收方实验室的生物安全，所有材料需满足 WHO 或 ISO 9001 等国际质量标准，同时，提供方仍保留样本的完整所有权。

　　EVAg 致力于与世界卫生组织（WHO）、世界动物卫生组织（WOAH，原 OIE）和联合国粮农组织（FAO）等主要国际公共卫生组织建立并维护紧密的关系。这种合作对于全球协调应对病毒威胁至关重要。EVAg 的目标是成为其他欧洲机构、网络和研究项目的中心资源库，这些机构、网络和项目并不直接参与 EVAg，确保在欧盟资助的病毒感染相关研究计划中使用的参考病毒株的长期保藏效力与科研适用性。目前，全球范围内生物资源分散在各种公共卫生和研究机构中，多数病原体样本保存于设备陈旧、缺乏生物信息学支持及资金不足的实验室，难以应用高通量测序（NGS）等先进病毒表征技术。通过加强全球合作网络，参与国家将受益于 EVAg 合作伙伴的专家资源与技术平台。作为回报，EVAg 将获得更广泛的病毒毒株纳入其收藏体系。这种互惠互利对于推进研究和提高对病毒感染的理解至关重要。

　　EVAg 合作伙伴对获取和利益共享的积极承诺，提高了病原体遗传资源的可用性和法律确定性，同时增强了与资源提供国及公共卫生机构之间的信任。EVAg 通过材料转让协议进一步规范合规流程，明确将病原体遗传资源的使用限制于非商业研究目的。若需将 EVAg 材料用于商业用途，则需另行签订许可协议，或在获取和利益共享框架下与资源提供国达成单独协议。

　　EVAg 的核心运营体系依托一个专业病毒学门户网站，涵盖病原体的收集、扩增、表征、标准化、验证、传播及追踪全流程。截至 2024 年 8 月，EVAg 已保藏超过 4000 种病毒及相关衍生产品，包括人类病毒、动物病毒、植物病毒及其衍生试剂。这些资源来自全球 50 余个国家，涵盖参考毒株、抗病毒耐药株及疫苗株等，主要分类包括：新型冠状病毒、人类免疫缺陷病毒、基孔肯雅病毒、拉沙病毒、蓝舌病毒、柯萨奇病毒、埃可病毒、人类流感病毒等。EVAg 最终目标是向全球提供标准化的诊断、治疗和研究工具，从而显著提升人类与动物疾病防控能力。其门户网站持续更新，全面整合所有合规资源及技术能力，包括病毒毒株、试剂、技术平台、标准化操作流程（SOP）、培训项目及合作伙伴的专业支持。

　　EVAg 通过与各国中心协作，强化对新发病毒性疾病的防范与应对能力。其合作伙伴严格遵循标准操作程序（SOP），确保基于项目成果的诊断方法得以高效应用。此外，EVAg 特别重视知识产权政策的制定，旨在推动合作伙伴采取合理的数据保护与成果共享策略。通过与 WHO、WOAH（OIE）、美国 CDC、ENIVD 等机构的直接合作，EVAg 进一步巩固其权威性，确保在突发公共卫生事件中能够全球范围内快速部署诊断材料及标准化协议。

第二节　接收保藏与对外提供协议

　　共享协议作为获取和惠益分享菌（毒）种资源的重要载体，是当事双方约定资源获取、研究、知识产权、转让、商业化和惠益分享等权利义务的合同。通过签订共享协议可以保障甲乙双方甚至三方的权利和义务，使病原微生物菌（毒）种资源的共享更具可操作性，是开展资源共享的重要手段。对于保藏机构来说，共享协议可以是接收保藏协议，也可以是对外提供协议，其本质都是开展资源共享的重要手段。

　　目前，针对资源共享有多种形式，包括但不限于数据资源共享和实物资源共享，对于共享协议也是针对不同的资源需要建立不同的协议模式。数据资源共享最常见的是图书馆、档案馆、数据中心、数据资源平台等。实物资源共享主要集中在实物资源库管、保藏机构等。通过签订不同模式的协议，大大地提高了资源获取与分享可能性和可操作性。

一、接收保藏协议

保藏，是指保藏机构依法以适当的方式收集、鉴定、编目、储存菌（毒）种或样本，维持其活性和生物学特性，并向合法从事病原微生物相关实验活动的单位提供菌（毒）种或样本的活动。保藏机构是指由国家卫生健康委员会指定的，按照规定接收、鉴定、集中储存与管理菌（毒）种或样本，并能向合法从事病原微生物实验活动的单位提供菌（毒）种或样本的非营利性机构。

作为病原微生物保藏机构，其重要职能之一就是要收集、保藏其他机构送交保藏的病原微生物资源。在保藏机构制度建立方面，保藏机构应制订病原微生物接收审批制度或接收保藏审批细则及接收处理程序文件等。接收保藏审批制度应覆盖接收保藏各个方面，应包括但不限于机构能够接收保藏资源的范围、申请保藏单位提出申请的路径及申请材料的准备、保藏机构对材料的审核批准、签订协议、实施运输、鉴定复核、出具证明等。通过制定规章制度、配套文件及程序文件可以指导保藏机构病原微生物资源接收保藏相关工作。

同时，作为接收保藏制度的配套文件，保藏机构还应当制定接收保藏协议书。接收保藏协议，是保藏机构接收提供方送交保藏病原微生物菌（毒）种资源前，为约束双方责任、权利、义务等而签订的一种合同。接收保藏协议的有关内容，由双方自行商定，一般主要针对送交内容物的使用权、所有权及知识产权等方面进行约定具体内容。针对不同的保藏目的可以制订不同类型的保藏协议书。一种情况是，有些资源的保藏是国家规定必须送交保藏机构进行保藏的，这种保藏是由于送交方不具备相应的资格或资质，如实验室生物安全等级不够，或者是国家规定不可以擅自保藏的，如新型冠状病毒等高致病性病原微生物。这种属于强制送交保藏类型。另一种情况是前文提到的专利微生物的保藏，相关机构需要将专利微生物保藏在指定保藏机构，方能申请专利并开展后续相关工作。还有一种情况，送交方自身能力不足，如没有足够的场地或空间，设施设备与人员维护能力不够等，只能选择以付费方式将资源送交保藏机构进行保藏，后续有需要可以较容易地随时获取。因此，应根据不同情况制订不同的保藏协议，保证双方合法权益。图 27-4 提供了接收保藏协议范本，供相关人员参考使用。

二、对外提供协议

病原微生物保藏机构，其重要职能之一是对外提供病原微生物菌（毒）种或样本资源，以支撑科学研究、传染病防控及生物产业发展。保藏机构应制订病原微生物对外提供审批制度或对外提供审批细则，以及对外提供程序文件等。对外提供审批制度应覆盖提供相关各个方面，包括但不限于机构能够对外提供资源的范围、申请单位提出申请的路径、申请单位申请病原微生物资源所具备的相关能力及申请材料的准备、保藏机构对申请材料的审核批准、签订协议、提供与实施运输等。通过制定制度及程序文件可以具体指导保藏机构病原微生物资源对外提供与共享相关工作。

病原微生物菌（毒）种接收保藏协议书

甲方（申请方）：

乙方（接收方）：

依据《中华人民共和国传染病防治法》《病原微生物实验室生物安全管理条例》（国务院令第424号）、《人间传染的病原微生物菌（毒）种保藏机构管理办法》（卫生部令第68号）等法律法规及工作要求，以及国家级病原微生物菌（毒）种保藏中心工作职责，甲方向乙方提供菌（毒）种纯培养物或样本，并达成以下协议：

1、甲方按乙方要求提供菌（毒）种纯培养物或样本鉴定、保藏信息，具体见附件。
2、甲方提供的菌（毒）种纯培养物或样本，经乙方鉴定复核后，如甲方所提供的信息不相符，则乙方可依据鉴定报告自行销毁或进一步协商处理。
3、乙方收到菌（毒）种纯培养物或样本，完成菌（毒）种纯培养物或样本鉴定、编号、入库后，按照乙方接收审批则程序出具《病原微生物资源保藏证明》，并提供甲方。
4、获得乙方出具的保藏证明及编号后，甲方及其他使用方应在任何以该申请的菌（毒）种纯培养物或样本有关的包括但不限于如出版物、报告等中注明该菌（毒）种纯培养物或样

本来源与保藏编号。
5、乙方根据国家病原微生物保藏中心/国家病原微生物资源库参建单位需要，对外公开或共享菌（毒）种纯培养物或样本信息资源（非涉密部分）。样本等不可再生资源所有权属于甲方，乙方对第三方提供实物资源须征得甲方书面同意，国家卫生健康委以及省、自治区、直辖市人民政府卫生行政部门根据工作需要，在各自权限范围内，可公开或调配乙方所藏的菌（毒）种纯培养物或样本。
6、在保藏期间，乙方向乙方申请使用菌（毒）种纯培养物或样本等资源时，甲方需凭有关任务依据和生物安全保障条件申请，高致病性病原微生物资源的运输须按照国家卫生健康委要求办理运输审批。
7、涉及非科研商用用途相关知识产权等以外事宜，由甲乙双方协商解决，并签订书面的补充协议。补充协议与本协议具有同样法律效力。未经协商背变更可无效。
8、本协议一式两份，甲乙双方各执一份，本协议自双方盖章之日起生效。
9、甲方联系方式：

乙方联系方式：

本协议中写明的双方的联系方式已得到双方确认，如有变动，变动的一方应提前书面通知另一方，否则视为未变动。任何与履行本协议有关的文件视以书面形式送达。以邮寄方式送达的，自交邮之时起计48小时为送达。以传真方式送达的，自传真进入对方传真系统后视为送达，传真报告中为送达凭证；以电子邮件方式送达的，应使用本协议确认的固定邮箱地址发送。
10、其他：

（1）甲、乙双方在签署本协议时，对各自的权利、义务、责任清楚明白，并自愿按本协议规定严格执行。
（2）甲方在运输、使用乙方提供的菌（毒）种纯培养物或样本时，应注意生物安全，否则对于因甲方运输、使用等不当行为所导致的人员感染等重大伤害事件、安全事件、社会事件等，均由甲方负责善后并承担相关后果。
（3）双方因履行本协议发生的争议，应首先友好协商解决，协商未果的，可提请卫生行政主管部门协调。
（4）甲方提交的申请单作为本协议附件，与本协议具有同等效力。

附件1：申请表
附件2：接收菌（毒）种纯培养物或样本基本信息表
甲方（章）： 乙方（章）：
法定代表人 法定代表人
或委托代理人签字： 或委托代理人签字：
地址： 地址：
邮编： 邮编：
联系人： 联系人：
电话： 电话：
固定电子邮箱： 固定电子邮箱：
日期： 日期：

附件1：

病原微生物资源保藏申请表
日期： 年 月 日 编号：

图27-4 病原微生物接收保藏协议范本

对外提供协议，也可称为共享协议，作为获取和惠益分享病原微生物菌（毒）种资源的重要载体，是当事双方约定资源获取、研究、知识产权、转让、商业化和惠益分享等权利义务的合同。通过签订共享协议，可以维护提供方、保藏方与使用方三方权益与义务。共享协议应包括但不限于标的物、当事双方、使用范围、双方权利与义务、惠益安排（研究成果与知识产权等）、相关费用等。目前，围绕着病原微生物资源对外提供的任务来源、背景及用途等，可以将共享协议分为"公益性共享协议""行政许可性共享协议""资源交换性共享协议""合作研究性共享协议""知识产权性交易共享协议""商业利益性共享协议"6种。

（一）行政许可性共享协议

行政许可性共享：对需要经过相关行政许可才能使用的高致病性菌（毒）种，使用方须得到相应行政许可后，才能获得资源的共享活动。

病原微生物，同时具有"生物安全"属性和"生物资源"属性。国家依据传染性、感染后对个体或者群体的危害程度将病原微生物分为四类，其中第一类和第二类病原微生物统称为高致病性病原微生物。高致病性病原微生物能够给人类带来严重危害，因此在资源共享方面，应持续加强生物安全管理与行政管理。保藏机构应在获得相关行政部门许可后，方能对满足生物安全条件的机构提供病原微生物资源。

同时，为及时高效地控制传染病疫情，通过行政力量，可以加快资源的共享进程，大大地缩短资源获取的周期与时间，为疫情防控争取时间。新型冠状病毒感染疫情期间，为快速启动科研攻关、研发诊断试剂与疫苗、开展药物筛选及效果评价，国家卫生健康行政部门通过相关行政许可，积极推动保藏机构与相关机构间新型冠状病毒毒株共享，并建立了资源共享交流机制，为其他病原微生物资源共享奠定了基础。同样，在应对我国猴痘疫情期间，通过国家卫生健康行政部门相关行政许可，科研机构快速及时地获取猴痘病毒及相关资源，为开展科学研究、制订防控策略争取了时间。

（二）公益性共享协议

公益性共享是指使用方获取资源用于非营利性的科技基础研究、应用研究、教育及科普活动等

公益事业的共享行为。

　　病原微生物资源，是研究传染病发生发展、科研、教学及科普等活动的重要基础材料。因此，日常工作中，对于涉及病原微生物研究及教学等，保藏机构与其他科研院所、高校等可以选择通过公益性共享，来获取所需病原微生物资源，用以开展相关活动。公益性共享主要适用于三、四类病原微生物资源的共享。

　　公益性共享，更偏重公益性行为，是不谋求利益的共享，主要用于促进我国相关领域健康发展而衍生出的一种共享，更具有社会性和公益性。

（三）资源交换性共享协议

　　资源交换性共享：是指资源提供方和资源使用方在国家或部门相关法律、法规、政策允许范围内，为满足教学、科研和科普等需要充实自身的资源，通过对等交换的方式相互从对方获得所需资源的共享行为。资源交换性共享必须遵循等价的原则。

　　甲乙双方因在开展基础研究或其他相关过程中，彼此需要对方特有的资源，且资源价值相当，因某些原因无法通过公益性共享来解决，可以选择资源交换性共享来换取双方所需资源。这种共享方式，因标的物价值相当，对双方均有益处，因此双方更愿意采取交换性共享获取资源。

　　资源交换性共享，与合作研究性共享有异曲同工之处，这类共享更偏重资源的等价交换，比如，甲乙双方均为科研机构或保藏机构，双方分别持有对方不容易获取的不同类型的病原微生物或其衍生物，因此甲乙双方可以通过友好协商，通过签订资源交换性共享协议完成资源获取，从而满足各自的需求。

（四）合作研究性共享协议

　　合作研究共享：是指双方为了充分发挥各自在资源、人才、技术、设备、研究基础、经费等方面的优势，实现优势组合，双方签订合作协议，共同研究和开发资源，共同享有资源共享所产生的知识产权及相关效益的共享行为。

　　在开展基础研究、共同承担科研项目或其他相关工作中，有些保藏机构、科研院所或高校的某一方面能力水平，或者实验条件等不能全部满足相关活动所需，因此需要联合其他相关机构来弥补自身的不足，合作研究性共享应运而生。双方通过签订合作研究共享协议，约定双方在资源、人才、技术、设备、经费等方面资源的互补与合作内容，可以使研究项目事半功倍，达到双赢的效果。

（五）知识产权性交易共享协议

　　知识产权性交易共享是指资源使用方通过合理的支付方式取得固化在特定资源上全部或部分科研成果、技术资料等的共享行为。资源持有方将拥有的与自然科技资源相关的知识产权转让给资源使用方的共享活动。

　　知识产权，一直是保藏机构、科研院所、高校等开展科学研究机构最看重的一项产出成果。如何能够更合理地获得和分配知识产权也是大家最为关注的事项。因此，通过签订知识产权性交易共享协议，参与方对合作或交易后研究产出的全部或部分科研成果、技术资料予以提前约定，可以更好地解决研究过程中或研究结束后可能出现的纠纷与分歧。

（六）商业利益性共享协议

　　商业利益性共享是指资源使用方通过合理的支付方式，以支付一定费用等形式取得相关机构实物资源或数据资源的共享行为。资源持有方与资源使用方通过约定金额或提前对未来可能产生的收益做好分配，而将拥有的实物资源或数据资源转让或出售给使用方的共享活动。

这种共享方式较为常见也更容易实现，资源使用方可以购买资源持有方的菌（毒）种资源或其衍生物，也可以购买资源持有方的技术服务，只要双方约定好收益的分配形式或比例，或者获取利益的形式即可。

第三节　数据资源共享

科学数据是重要的科技资源，是科学研究的基础。在开放科学背景下，世界各国逐渐意识到科学数据的价值。而数据资源的共享越发受到广泛关注。近些年，随着数据化和全球化的到来，全球已进入数字时代。开展数据资源共享，更是国家病原微生物资源库在线服务平台开展资源共享的重要手段和途径。通过构建国家病原微生物资源库在线服务平台，开展病原微生物数据资源共享应用与实践，可以为公众及领域内从业人员提供更多、更便捷、更优质的服务与支撑。

（一）概述

随着社会与科学技术的进步，云计算、物联网、移动互联网、大数据等信息技术的广泛应用，全球已进入数字时代。近些年，随着数据化和全球化的到来，遗传资源数字序列信息（digital sequence information on genetic resources，DSI）的兴起改变了传统意义上获取、利用遗传资源的方式，利用者可以仅仅获取 DSI 便可对遗传资源进行开发利用，不再以获得实体材料为必要条件。

科学数据是重要的科技资源，是科学研究的基础。在开放科学背景下，世界各国逐渐意识到科学数据的价值。而数据资源的共享越发受到广泛关注。在大数据的背景下，未来的微生物学研究必将朝着形成一个全方位的微生物资源研究、开发与应用的网络的方向发展，微生物研究各个环节的联系更加紧密，但每个环节的深度也在不断增加，对数据应用必将提出更高的要求。科学数据共享平台可以提供科学数据的管理、共享及分析挖掘等服务，有利于促进数据有效管理和利用。

随着科学数据共享平台建设的实践不断发展，近年来国内外关于科学数据平台的研究取得了一定的研究成果。国外研究主题主要集中在某一数据共享平台的功能服务介绍及价值等方面，并且有研究关注到了区块链、数字孪生等新兴技术在科学数据共享平台中的应用。国内关于科学数据共享平台领域的相关研究主要集中在国家科技基础条件平台建设及发展、绩效评价、国外数据中心建设经验启示、各数据中心建设服务总结等方面。

（二）国家病原微生物资源库共享服务平台的构建与应用

1. 平台简介　该平台（www.nprc.org.cn）是面向大众服务的病原微生物相关的在线服务平台，建设有资源目录、知识文献、技术服务、新闻动态、通知公告、服务案例、科普资讯、信息检索等功能模块，涵盖病毒、细菌、真菌数据资源库、图谱库，以及生物安全相关词汇库等数据库，提供马红球菌、腺病毒载体资源等数据分析服务，具备对病原微生物数据进行实时采集、批量录入、快速查询、深度挖掘、敏捷分析、数据可视化、相关资讯动态展示、知识文献学习下载及提供资源保藏、鉴定技术等共享服务功能。信息平台致力于提升我国病原微生物的资源共享服务能力和水平，服务于我国传染性疾病防控和国家生物安全需求。

自 2019 年 12 月上线运行以来，平台先后上线了新型冠状病毒国家科技资源服务系统、腺病毒载体科技资源服务系统、马红球菌国家科技资源服务系统、施万菌属基因组数据库、人间传染的病原微生物目录数据库等，为领域内专业人员提供了专业化、系统化数据资源服务。

2. 在线系统的结构与功能　围绕如何更好地满足病原微生物资源共享功能的实现是建设和维护在线系统的核心任务，同时根据病原微生物资源的国家生物安全特殊性，依据科技资源信息安全标准，对平台信息系统进行安全等级保护管理，采用必要的信息安全手段，以线上线下相结合的方式，满足共享服务功能的实现。

在线系统面向大众用户和专业技术人员，提供病原微生物相关的新闻展示、知识文献学习、资源查询、技术服务、资源目录等保障应用。同时，在线系统具有定制开发、系统融合，以及可进一步拓展等功能，资源库在线系统功能模块结构如图 27-5 所示。

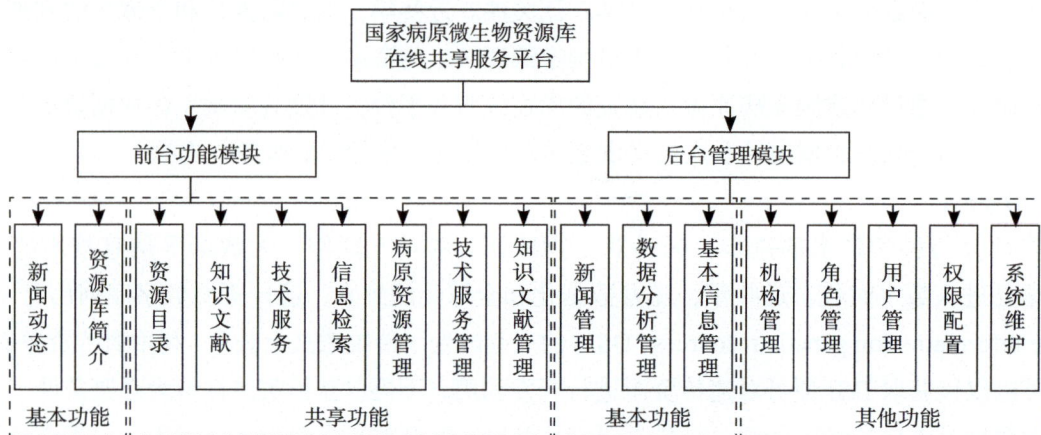

图 27-5　国家病原微生物资源库在线系统功能模块结构图

（1）新闻动态：发布病原微生物相关的行业动态和科研新闻，报道国内外最新的疫情动态，展示国家病原微生物保藏中心的工作动态及研究成果。

（2）知识传播：共享病原微生物专业方面相关的信息资源，展示国家关于病原微生物及保藏管理等最新的政策法规、标准及专业机构的研究成果和学术成就。提升基层从事相关业务人员的能力水平。

（3）资源采集：资源库相关单位通过在线系统后台管理模块对病原微生物资源数据实现录入、修改、审核、删除、提交等基本信息收集工作。

（4）资源目录：将资源库中保藏的病原微生物资源数据信息以目录的形式提供给用户，便于学习、检索。

（5）数据共享：各有关机构产生的高质量的病原微生物相关数据均可在系统上汇交并公开展示，以促进相关研究单位之间资源的整合、交流，实现数据的集中、共享，从而带动产生更大的社会效益。

（6）技术服务：向广大病原微生物研究相关单位提供病原微生物资源相关服务，促进资源的良性交流沟通，以及资源的合理合法使用。

在线系统采用 B/S 结构和多层架构，其整体架构主要分为基础层、数据层、应用支撑层、应用层和用户层 5 层，为共享提供更好的技术支撑。架构图如图 27-6 所示。

（1）共享服务层：为用户提供病原微生物资源浏览、查询，相关知识文献下载，技术服务，资讯动态分享等病原资源的共享服务功能。

（2）应用层：为系统主要应用功能，包括支撑病原数据的采集、分析和比对新闻录入、网站基本信息管理、知识文献管理、资源目录管理、技术服务、系统管理等基本应用功能。

（3）支撑层：由后台管理系统和前台资源库网站两大组成部分，实现对所有业务功能和功能模块的应用支撑，包括统计分析组件、资源采集组件、数据审核组件，来实现整个系统业务流和数据流的正常运转。

（4）数据层：存放业务数据，包括用户数据库、新闻资讯库、病原数据库、知识文献库、系统数据库等。

（5）基础层：采用云服务，在满足总体硬件结构的基础上，可以大大节省硬件成本，同时享受提供商给予的一定程度上的安全运维服务。

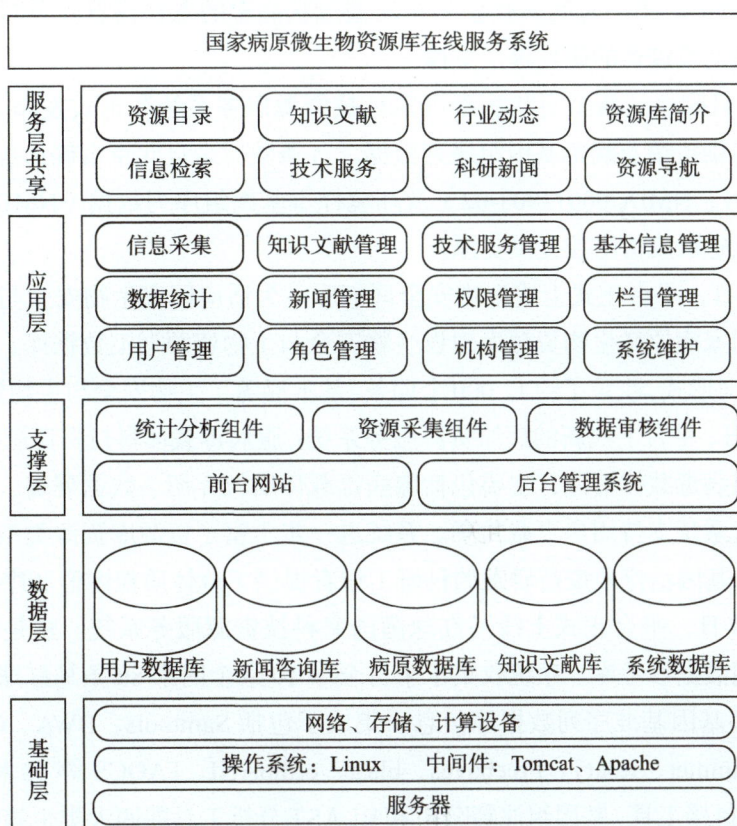

图 27-6　国家病原微生物资源库在线服务系统建设结构图

3. 共享服务应用与实践　平台在遵循开放共享的基础上，以确保生物安全为前提，采用线上线下结合的方式提供共享服务。同时，在线系统实现与国家资源共享网数据的对接服务，按照"充分汇交原则、及时更新原则、真实可靠原则、服务有效原则"与科技部资源共享网进行数据的对接和用户的共通，资源库的病原微生物数据可以在线或通过 .excel 文件形式方便快捷地将数据汇交给资源共享网，实现资源的共享与集中。

资源库在线系统，目前已实现部分病原微生物资源的共享服务与应用。这些已实现的共享服务与应用，已在相应领域，尤其在应对新型冠状病毒感染疫情防控领域上，通过及时向公众及专业人员共享信息资源，线下提供实物等服务，为开展诊断试剂、疫苗研发及药物筛选，进而为疫情防控工作提供重要支撑与先决条件。

研究制定保藏目录，是资源共享利用的一个重要手段和途径。在线服务系统整理病原数据库中三类病原数据，提供病原微生物三类病原资源目录，包含中文名称、外文名称、生物危害程度、保藏编号、来源历史等信息，向用户展示保藏的资源信息，也为领域内专家及需要获取相应菌（毒）种信息的有关单位提供资源清单。

2020 年 1 月 24 日，由国家病原微生物资源库与国家微生物科学数据中心联合开发的新型冠状病毒国家科技资源服务系统正式启动。该服务系统启动后，即发布了我国第一株新型冠状病毒毒种编号 NPRC 2020.00001 的信息及其电镜照片，新型冠状病毒核酸检测引物和探针序列等国内首次发布的重要权威信息，并开展了应对新型冠状病毒感染疫情的专题服务；同时，英文系统同步上线（http://nmdc.cn/nCoV）。第一时间向社会公布新型冠状病毒的毒株信息，及时共享资源信息，为疫情的研究、诊断试剂及疫苗的研发提供支撑。

2020 年 6 月 18 日晚，"新型冠状病毒国家科技资源服务系统"正式发布 2020 年 6 月北京新发地新型冠状病毒感染疫情及病毒基因组序列数据。3 条数据来自北京市确诊病例基因组序列数据（NMDC60013902-01、NMDC60013903-02）及环境样本基因组序列数据（NMDC60013903-03）。为北京新型冠状病毒感染疫情防控提供支撑。

2021 年 10 月 8 日，平台正式上线生物安全词汇库。为适应国家生物安全与生物资源工作新的发展形势和需要，国家病原微生物资源库建设生物安全与生物资源词汇数据库。为便于查阅，词汇库中以英汉、汉英双向形式，收录了约 12 000 个词条，基本涵盖了生物安全与生物资源相关学科内容。

2022 年 11 月 9 日，平台上线新的病原资源服务系统：腺病毒载体科技资源服务系统。系统收集、展示了 8 个型别的腺病毒载体资源，主要包括腺病毒载体质粒介绍、数据列表、质粒图谱、参考文献等数据内容，同时系统支持用户下载共享。系统进一步丰富了资源库资源类型和数量，为从事病原微生物基础研究、基因治疗或疫苗研发的科研工作者提供了载体质粒图谱和序列等资源信息。

2022 年 12 月 23 日，平台正式上线马红球菌国家科技资源服务系统。这是资源库建立的国内第一个马红球菌专题数据参考库。系统收集了来自全球 10 余个国家 80 条马红球菌样本信息、参比实物、形态特征及多基因基准序列数据等信息，集成了包括 Samtools、BWA、QUAST、SPAdes、Prokka、SnpEff、Mummer、Roary、Freebayes、blast、orthoANI、FAQCS 等 13 种工具，涵盖比较基因组分析、基因组拼接工具、基因组注释分析和 BLAST 分析工具的四大类生物信息学工具。同时，系统支持用户上传基因组文件及菌株信息在线分析，并支持用户下载数据共享。

2023 年 9 月 30 日，平台构建施万菌属基因组数据库，共计 306 条全基因组序列，包括 73 株本研究收集并测序的施万菌属菌株以及来自公共数据库的 233 株菌株。截至 2022 年 5 月，GenBank 及 RefSeq 数据库中共有 278 个施万菌基因组序列。通过与模式菌株基因组服务器（type strain genome server，TYGS，https://tygs.dsmz.de/）的模式菌种比较，去除近缘物种非施万菌属的基因组，同时将疑似污染及低质量（contigs > 200）的基因组剔除，最终纳入 233 个来源于公共数据库中的基因组序列。数据库纳入的施万菌包括 1900—2020 年主要分离自亚洲（53.6%）、北美洲（17.6%）和欧洲（10.1%）等地区；临床来源的施万菌主要分离自粪便（11.1%）和血液（3.3%）；而环境来源的施万菌主要分离自海水（河水）等自然水体（29.4%）、海底淤泥（18.6%）、海生鱼贝类（11.8%）及海洋有机质（7.8%）等。

2023 年 10 月 30 日，平台建立具有我国自主知识产权的电子化病毒图谱库数据库，包含搜索和数据展示系统，具备可浏览、搜索、查询、调取、比对、数据扩充等功能。病毒图谱库将至少包含 10 个病毒科或属，不少于 500 张照片容量的图库，包括游离病毒形态、病毒在宿主细胞内形态和特征性形态特征。国家库进行统一化样本制作、信息采集和图库、图片处理等工作，将图谱进行数字化操作，使之可浏览、查询并能够数据扩充，为病毒形态判定提供参考标准。病毒图谱库的建立，可有效教会用户直观、准确、快速地明确病毒，丰富毒种的生物学特性资料，展现不同形式的毒种信息，为临床及科研教学领域提供可视化参考材料，并将成为全球包含种类最全、数量最多，图谱质量最高的病毒图谱数据库。

在线系统共享服务与应用，是资源库在线系统最重要的职能与核心内容。随着在线系统的不断测试、更新与升级，必将为公众及领域内从业人员提供更多、更便捷、更优质的服务与支撑。共享服务平台是资源提供方、资源需求方资源共享的桥梁。国家病原微生物资源库平台在"边建设、边服务、边完善"的工作思路指导下，通过积极收集、整合各方资源，逐步完善国家病原微生物资源库在线服务系统功能和共享服务可及性，不断提升我国病原微生物资源的共享服务能力和水平，满足于我国传染性疾病防控和国家生物安全需求。

第四节　实物资源共享

新型冠状病毒感染疫情以来，实物资源的获取与惠益分享越来越受到全球广泛关注，病原微生物因其能够给人类带来传染性疾病更是引起争议的焦点之一。病原微生物资源的共享为全球研究新发再发传染病、相关疾病疫苗研发及药物筛选与研制提供了重要支撑，尤其在新型冠状病毒感染疫情期间，正是新型冠状病毒毒株及其衍生物的实物资源快速及时共享，为研发新冠疫苗、开发诊断试剂、药物的筛选，进而为控制疫情发挥了重要基础支撑作用。作为国家科技资源共享服务平台，积极开展病原微生物资源共享，支撑生物产业发展与创新，保护人民健康，正是国家平台的重要责任与使命。

一、概述

一直以来，生物资源的获取与惠益分享受到全球广泛关注，给人类带来传染病的病原微生物更是引起争议的焦点之一。联合国 1992 年的《生物多样性公约》（CBD）确立了各国对生物遗传资源的主权权利。2002 年 4 月，CBD 第 6 次缔约方大会批准了《关于获取遗传资源并公正和公平分享通过其利用所产生的惠益的波恩准则》，进一步提出了遗传资源获取与惠益分享的步骤。2010 年 10 月，达成《生物多样性公约关于获取遗传资源和公正和公平分享其利用所产生惠益的名古屋议定书》，该议定书遵循并继承了 CBD "事先知情同意""共同商定条件""公平分享惠益"的原则。前文提到，为了紧急发展全球商定的病原体共享机制，WHO 于 2020 年 11 月宣布，并于 2021 年 5 月启动了生物样本中心（BioHub）建设，旨在鼓励和支持在发现异常事件后快速和广泛地共享具有流行或大流行潜力的生物材料。

第二十七章第一节提到，处于第九次磋商的《大流行病条约》的 PABS 系统是弥补如《国际卫生条例（2005）》《生物多样性公约》《名古屋议定书》等条例、公约在决策机制、资源获取和惠益分享等方面的缺陷的重要措施。该条约的第十二条"获取和惠益分享"条款是《大流行病条约》最核心也是目前争议最大的条款，这一条款主要目的是使各缔约方兹于平等基础上，建立一个获取和惠益分享多边系统，即 PABS 系统，以确保快速和及时开展风险评估，并促进快速和及时地开发和公平获取大流行相关产品以用于大流行预防、防范和应对。PABS 系统的存在是为了建立一个病原体获取和惠益分享制度，以确保公平和合理地分享潜在的与大流行病相关的病原体。

我国人口众多，疾病种类繁多，病原微生物资源丰富。1998 年，科技部和原卫生部共同制定了第一部有关遗传资源保护的规章《人类遗传资源管理暂行办法》。《中国生物多样性保护战略与行动计划（2011—2030 年）》（CNBSAP）于 2010 年国务院第 126 次常务会议上审议通过，并批准实施。其提出中国生物多样性保护的基本原则是"保护优先，持续利用，全民参与，惠益共享"。CNBSAP 将实现遗传资源及相关传统知识的惠益共享列为中国生物多样性保护八项重大战略任务之一。2014 年，为加强我国生物遗传资源的保护和管理，促进惠益共享，环境保护部会同有关部门编制并审议通过了《加强生物遗传资源管理国家工作方案（2014—2020）年》。同年，环境保护部联合教育部、科学技术部、原农业部、国家林业局、中国科学院发布了《关于加强对外合作与交流中生物遗传资源利用与惠益分享管理的通知》，使相关人员认识到加强生物遗传资源保护的管理的重要性。2017 年 3 月，《生物遗传资源获取与惠益分享管理条例（草案）》公开向社会各界征求意见。2021 年，中共中央办公厅国务院办公厅印发《关于进一步加强生物多样性保护的意见》。

二、实物资源共享典型服务案例

开展资源共享，是国家科技资源共享服务平台的重要职能。2019 年国家病原微生物资源库成立以来，一直开展病原微生物资源共享服务，且依靠国家病原微生物资源库在线服务系统，以线上线下相结合的形式持续为相关疾控机构、科研院所、生产企业等开展资源共享。除数据与信息资源在网络上的实时共享外，国家病原微生物资源库在支撑传染病研究、疫苗研发及生物产业发展等 3 方面同样开展诸多线下实物资源共享，以下是几个典型服务案例。

（一）新型冠状病毒毒株分离与资源共享

新型冠状病毒感染疫情引发的全球大流行严重影响人类生命健康，疫情持续存在，病毒变异持续发生，通过对新型冠状病毒变异实时监测，分离获得病毒毒株，及时开展病毒传播性、致病性、免疫逃逸等生物学特性研究，及时进行疫苗、抗体、药物研发和保护效果评估，对于疫情防控策略的调整具有重要的意义。

新冠疫情初期，国家病原微生物资源库病毒病所分库选育了新冠灭活疫苗株，提供给相关疫苗企业，联合开展灭活疫苗研发，合作研发成功我国首个附条件上市的新冠灭活疫苗，这也是全球首个附条件上市的新冠灭活疫苗，为新型冠状病毒感染疫情防控提供了宝贵资源。2021 年，国家病原微生物资源库病毒病所分库建立了 WHO 定义的 4 种值得关注的 SARS-CoV-2 变异株资源库，包括 Alpha、Beta、Gamma、Delta 毒株，根据国家卫生健康委员会统一部署，将 Alpha、Beta 和 Delta 毒株提供给科研院所、国家科技资源共享服务平台等多家研究机构，为我国及时开展变异株对疫苗、抗体、药物和诊断试剂的影响监测提供了宝贵资源。2022—2023 年，国家病原微生物资源库持续对外共享各种新型新冠毒株变异株，服务于全国新冠灭活疫苗研发、药物评价、试剂生产企业及科研机构，为我国开展变异株研究、流行病学发展，提供了重要资源。

（二）推动我国自主研发抗新冠药物筛选与上市

2019 年 12 月新型冠状病毒感染疫情暴发后，寻找 SARS-CoV-2 的治疗药物成为国家重大需求。在得知引起新型冠状病毒感染病原是 SARS-CoV-2 的第一时间，国家病原微生物资源库医科院药生所分库科研团队利用药用微生物相关菌（毒）种保藏分中心保藏的普通冠状病毒株（HCoV-229E 和 HCoV-OC43）建立药物筛选体系，采用药物重定位策略对已上市药物进行快速大量筛选，并将具有潜力的药物送至具有资质的兄弟合作单位验证其抗新型冠状病毒活性。团队很快锁定了阿兹夫定进行体内药效和深入的作用机制研究，最终与药企和其他研究单位、医院等共同推动了我国自主研发的药物阿兹夫定开展临床试验。

2022 年 7 月，国家药监局附条件批准了阿兹夫定片增加治疗新型冠状病毒肺炎适应证注册申请。这是国家药监局批准上市的我国首个抗新冠化学药物，对新型冠状病毒感染疫情科学防控意义重大。在此次疫情攻关中，资源库的资源储备和技术储备对抗新型冠状病毒的有效药物的快速发现起到良好的支撑作用，对国家公共安全起到良好的保障作用。

（三）每年组织开展全国艾滋病检测实验室能力验证工作

根据《全国艾滋病检测工作管理办法》，参加能力验证是实验室质量保证的重要手段，有助于实验室评价和证明其检测结果的可靠性，发现自身存在的问题，改进实验室的技术能力和管理水平。通过开展全国艾滋病检测实验室能力验证工作，可以更好地评价各实验室的检测能力，有利于提高实验室检测工作质量。

目前，国家病原微生物资源库艾防中心分库每年对全国 784 个血清学检测实验室、202 个 CD4 细胞测定实验室、550 个 HIV 病毒载量检测实验室、71 个 HIV 耐药检测实验室、42 个新近感染检测实验室和 9 个婴儿早期诊断检测实验室开展能力验证。这些能力验证包括：① HIV 抗体检测（快速法、酶免法、发光法、免疫印迹法）、HCV 抗体检测（快速法、酶免法、发光法）项目覆盖全国艾滋病检测确证实验室。② CD4 细胞测定、HIV-1 病毒载量检测、HIV-1 耐药检测和 HIV-1 DNA 定性检测项目覆盖所有开展该项工作的艾滋病检测实验室。③ HIV-1 新发感染检测项目覆盖所有省级疾控中心艾滋病确证中心实验室及云南德宏州、四川凉山州疾病预防控制中心艾滋病确证实验室。

通过开展全国相关实验室能力验证工作，有力地推动和促进了各参评实验室的质量管理和检测质量，保证了检测结果的准确性、权威性和溯源性，为诊疗提供科学参考依据。

（四）为国内的流感疫苗研发企业提供流感毒株

流行性感冒病毒，简称流感病毒，是一种造成人类及动物患流行性感冒的 RNA 病毒，它会造成急性上呼吸道感染，并借由空气迅速的传播，在世界各地常会有周期性的大流行。流行性感冒病毒在免疫力较弱的老年人或儿童及一些免疫失调的患者会引起较严重的症状，如肺炎或是心肺衰竭等。

根据流感病毒感染的对象，可以将病毒分为人类流感病毒、猪流感病毒、马流感病毒及禽流感病毒等类群，其中流感病毒根据其核蛋白的抗原性可以分为 4 类：甲型流感病毒（*Influenza A virus*），又称 A 型流感病毒，在动物中广为分布，能造成世界流感大流行。乙型流感病毒（*Influenza B virus*），又称 B 型流感病毒，仅在人与海豹中发现，常引起流感局部暴发，不会引起成世界流感大流行。丙型流感病毒（*Influenza C virus*），又称 C 型流感病毒，仅在人与猪中发现，以散在形式出现，一般不引起流行。丁型流感病毒（*Influenza D virus*），又称 D 型流感病毒，仅在猪和牛中发现，但尚未有人受感染的报道。

国家病原微生物资源库病毒病所分库保藏有多种流感病毒，每年向国内外实验室提供流感毒株，其中，2023 年为国内 13 家疫苗研发企业提供了 44 支流感疫苗种子株，用于流感疫苗的生产，为控制全球流行性感冒疫情，发挥了重要的作用。

（五）提供用于检测职业暴露人群体内不同亚型禽流感病毒的抗体灭活病毒抗原

不同亚型禽流感病毒感染人的病例的持续出现，增加了禽流感病毒在人群中流行的潜在风险，通过对职业暴露人群中血清中禽流感不同亚型抗体水平的测定，能够评估禽流感病毒感染人的风险，为监测预警提供技术支撑。

国家病原微生物资源库病毒病所分库通过对不同亚型禽流感病毒的扩增培养，基因序列测定，抗原性测定，将扩增后的病毒完全灭活且安检合格后的灭活抗原分发至各省疾病预防控制中心，测定了全国职业暴露人群中血清中禽流感抗体水平情况，为我国禽流感的科学防控提供技术支撑和科学依据。

（六）建立分枝杆菌标准菌株库，为结核病的防治提供基础支撑

结核病是由结核分枝杆菌引起的慢性传染病，可侵及全身多个脏器，以肺部结核感染最为常见。目前，从世界范围来看，结核病仍然属于有待解决的问题。我国实际情况调查结果表明，广大农村及偏远地区，以至部分城市，结核病依然是常见病。

国家病原微生物资源库传染病所细菌分库，建立了分枝杆菌标准菌株库，包括结核分枝杆菌、脓肿分枝杆菌、龟分枝杆菌、堪萨斯分枝杆菌等多个种的分枝杆菌属标准菌株。同时，细菌分库向国内外从事结核病防治的人员提供相关标准菌株，为结核病检测、鉴定和研发相关产品提供了重要的基础资源，也帮助相关实验室进行分枝杆菌分子分型、感染溯源、进化分析等。该项工作为制定预防、控制结核病的对策和措施提供重要技术支撑。

（七）鼠疫疫苗动物攻击效力试验

国家病原微生物资源库青海地病所分库一直致力于鼠疫菌研究工作，青海地病所分库与兰州生物制品研究所有限责任公司（简称"兰州所"）以科研合作实验外协形式，向兰州所提供评价实验用鼠疫菌，并以第三方服务部门角色评价相关研究疫苗的保护效果，为国家科技重大专项的顺利开展和研究成果提供了有力保障。

（编写：姜孟楠　宋晓慧　陶　婧　金慧玲，审校：魏　强）

参考文献

［1］李一丁 . 世界卫生组织《大流行性流感防范框架》及我国能力建设应对策略 [J]. 南京医科大学学报 (社会科学版), 2016, 16(4):257-261.

［2］李飞跃 . 新型冠状病毒疫苗公平分配的国际法律实践以及我国的因应措施 [J]. 医学与法学 , 2021, 13(3):1-7.

［3］李秉哲 , 李曼诗 , 黄葭燕 , 等 . 大流行性流感防范框架在新型冠状病毒肺炎 . 疫情中的应用 [J]. 中华预防医学杂志 , 2020, 54(6):597-601.

［4］朱亮 , 孟宪学 , 赵瑞雪 , 等 . 国家农业科学数据共享中心资源建设探析 [J]. 数字图书馆论坛 , 2017(11): 15-20.

［5］邓仲华,黄雅婷."万联网＋"环境下我国科学数据共享平台发展研究 [J].情报理论与实践,2017, 40(2): 128-132.

［6］李正超.国内科学数据共享平台建设现状及发展策略研究 [J].图书馆理论与实践,2018(8): 108-112.

［7］陈丽娜,司海平,方泃,等.国家科技基础条件平台服务绩效评价研究 [J].科技管理研究,2016, 36(18): 262-266.

［8］袁红卫,黄松,刘嫣.麻省理工学院科学数据管理与共享平台调研及启示 [J].图书馆学研究,2019(13): 95-101, 82.

［9］石蕾,高孟绪,徐波,等.欧美建设发展科学数据中心的经验及对我国的启示 [J].中国科技资源导刊,2022, 54(3): 31-36, 110.

［10］吴思竹,王安然,修晓蕾,等.欧美生物医学科学数据中心建设及启示 [J].数字图书馆论坛,2022(4): 2-10.

［11］张华吉,张晓宇.国家人口健康科学数据共享平台药学数据中心建设工作思考 [J].科研信息化技术与应用,2018, 9(4): 55-59.

［12］杨雅涉,姜侯,孙九林.科学数据共享实践:以国家地球系统科学数据中心为例 [J].地球信息科学学报,2020, 22(6): 1358-1369.

［13］张连肿,李国庆,李静.国家对地观测科学数据中心建设及服务 [J].卫星应用,2021(7): 8-14.

［14］张华吉,张晓宇.国家人口健康科学数据共享平台药学数据中心建设工作思考 [J].科研信息化技术与应用,2018, 9(4): 55-59.

［15］科技部财政部发布国家科技资源共享服务平台优化调整名单.科技部财政部关于发布国家科技资源共享服务平台优化调整名单的通知:国科发基〔2019〕194 号 [EB/OL].(2019-06-05)[2019-06-11] http://www.gov.cn/xinwen/2019-06/11/content_5399105.htm.

［16］许东惠,赫运涛,王志强,等.面向科技资源管理的科技平台标准体系研究 [J].中国科技资源导刊,2020(52)2:1-6.

［17］姜孟楠,王嘉琪,魏强.人间传染的病原微生物菌(毒)种保藏机构运行与管理探讨 [J].病毒学报,2018, 34(3): 399-401.

［18］杨静,杨代庆.典型科技资源共享平台服务模式对比分析 [J].中国科技资源导刊,2020(52)1:27-34.

［19］姜孟楠,赵元元,刘梦莹,等.国家病原微生物资源库在线共享服务平台的构建与应用[J].中国科技资源导刊,2021(53)1：20-25.

［20］中华人民共和国卫生部,中华人民共和国卫生部令第 68 号.人间传染的病原微生物菌(毒)种保藏机构管理办法 [S].北京:中华人民共和国卫生部,2009.

［21］T/STRSA 007-2023,病原微生物菌(毒)种保藏 术语 [S].

［22］唐瑛,曹阳,刘宪姿,等.数据资源共享评价指标体系研究 [J].新型工业化,2022, 12(2):21-25.

［23］王翠萍,宋雯琪,姜鑫妍.我国科学数据共享平台建设及服务内容研究 [J].中国科技资源导刊,2023, 55(3)：9-18, 67.

［24］刘柳,马俊才.国际微生物大数据平台的应用与启示 [J].学科与领域,2018, 33(8)：846-852.

［35］JERNIGAN D B, RAGHUNATHAN P L, BELL B P, et al. Investigation ofbioterrorism-related anthrax , United States, 2001: epidemiologicfindings[J].Emerg Infect Dis, 2002, 8(10):1019-1028.

［26］SMITH J, GANGADHARAN D, HEMPHILL M, et al. Review of requesisto exclude attenuated strains of select agents and modifed selecttoxins, division of select agents and toxins , centers for diseasecontrol and prevention, 2003-2017[J]. Health Secur, 2018, 4:10.

［27］BAKANIDZE L, LMNADZE P, PERKINS D. Biosafety and biosecurityas essential pillars of inlermational health security and crosscutting elements of biological nonproliferation[J]. BMC PublicHealth, 2010, 10 Suppl 1(Suppl I) S12.

［28］BHATTACHARJEE Y. BIOSECURITY. New biosecurity rules to target the riskiest pathogens[J]. Science, 2010, 329(5989):264-265.

［29］PASTEL R H, DEMMIN G, SEVERSON G, et al. Clinical laboratories, the select agent program, and biological surety (biosurety)[J]. Clin Lab Med, 2006, 26(2): 299-312.

［30］KEERTHANA I P ABAHAI T A. DSPAA: a data sharing platform with automated annotation[J]. Procediacomputer science, 2016, 6(8): 45-53.

［31］DOEL TSHAKIR D I, PRATT R, et al.GIFT-Cloud:a data sharing and collaboration platform for medicalimaging research[J]. Computer methods and programsin biomedicine, 2017, 32(2): 181-190.

［32］D'ANCA A.CONTE L, NASSISI P et al. A multiservice data management platform for scientific oceanographic products[J].Natural hazards and earth systemsciences, 2017 (17): 171-184.

［33］WYSEL M.BAKER D, BILLINGSLEY W. Data sharing platforms: how value is created from agriculturaldata[J]. Agricultural systems, 2021, 45(8): 1-12.

［34］VISARA U, VIKAS J, ARNO A, et al. LUCE: a blockchain-based data sharing platform for monitoring datalicense accoUntability and CompliancE[J].Blockchain:research and applications, 2022, 4(3): 1-10.

［35］KELLY-CIRINO C D, NKENGASONG J, KETTLER H, et al. Importance of diagnostics in epidemic and pandemic preparedness [J]. BMJ Glob Health, 2019, 4(2): 1179.

［36］SETT S, DOS SANTOS RIBEIRO C, PRAT C, et al. Access and benefit-sharing by the European Virus Archive in response to COVID-19 [J]. Lancet Microbe, 2021, 3(4): 316-323.

［37］KUMI S, LOMOTEY R K, DETERS R.A Blockchain-based platform for data management and sharing[J]. Procedia computer science, 2022, 11(8): 95-102.

第二十八章 资源转化与应用

在当今全球化的时代背景下，传染病的跨境传播速度和影响范围日益扩大，对人类社会构成严重威胁。因此，建立有效的疾病监测与溯源体系成为公共卫生领域的迫切需求。本章将在探讨传染病监测与溯源的重要性、实验室监测的核心作用的同时，探究标准菌毒株在精准追踪病原体中的关键作用。旨在通过系统分析，提升对传染病防控工作的认识，为构建更加科学、高效的监测与溯源体系提供理论支撑和实践指导。

第一节 传染病监测与溯源

传染病是威胁人类健康的重要公共卫生问题，尤其是当前随着全球化的加速和人口流动的增加，传染病的监测与溯源对于预防和控制传染病的传播至关重要。传染病监测溯源是指通过对病原微生物的鉴定和追踪，了解疾病的传播途径和来源，从而采取相应的防控措施。在传染病监测溯源中，标准菌毒株的有效应用起着关键的作用，能够作为传染病监测溯源的重要工具，具有重要的应用价值。

一、传染病监测和溯源

众所周知，传染病流行有 3 个要素：传染源、传播途径和易感人群，对 3 个要素开展指标监测，是目前主要的传染病流行病学监测方式。在这 3 个要素之内，引起传染病的病原体贯穿其中，病原体是引起感染、流行并且造成流行持续的根本原因。在传染病应对，尤其是新发、突发传染病应急处置中，对导致感染的病原开展系统、连续的实验室监测和分析更是必不可少的环节。

传染病监测是通过连续、系统地收集传染病及其相关因素信息，动态分析传染病在时间、空间和人群中的变化，了解传染病流行现状及变化趋势，及时反馈信息并将信息应用到传染病预防和控制中。理想的监测系统是包括临床检测、流行病学监测和实验室监测，以及媒介、环境、生态和气候等信息在内的综合系统。实验室监测是传染病预防控制重要的组成部分。

传染病实验室监测聚焦于病原体的病原学特征的检测和分析，是指利用血清学、生物化学、分子生物学等技术方法，对病原体的核酸、蛋白质等生物大分子进行分析，检测分离株的生物学特征，比较不同分离株的异同，获得病原体的指标分析数据，结合流行病学监测信息，为传染病预防控制策略的制订和措施的实施提供依据和支持。实验室监测的主要作用是为发现和确认传染病的暴发和流行，为传染病的诊断、治疗和控制提供实验室系统化的支持，同时监测传染病病原谱构成变化，病原变异变迁，发现新病原体，分析传播和流行规律，为传染病预测预警、趋势分析以及防控决策的制定提供依据。

二、传染病实验室监测的核心作用

一直以来，我国传染病防控能力建设投入不断加强，防控水平显著提升，在这个过程中，通过结合我国传染病的防控特点并融合国家传染病防控的新思维理念，进一步强化了实验室监测和溯源的建设，将传染病监测模式由原来单一的流行病学监测向着"流行病学＋病原学＋临床"的综合模式转变。

自20世纪50年代以来，WHO组织建立了多个全球性的实验室病原学监测网络，例如全球流感监测网（GISN）、全球疫苗可预防疾病实验室网络、全球沙门菌监测网、全球微生物识别网（GMI）等。美国CDC组织建立了食源性疾病分子分型实验室监测网络（PulseNet和PulseNet International）、食源性疾病主动监测网（Food-Net）；欧盟建立了沙门菌、产志贺毒素大肠埃希菌O157的国际监测网（Enter-Net）。

在我国，也开展了传染病实验室病原学监测能力的建设和应用工作。从1959年开始，国内就已经建立了多个国家级的单病种监测网络，例如鼠疫、霍乱、艾滋病、结核、流感、流脑、出血热等。我国国家流感中心成立于1957年，1981年加入全球流感监测网络，2009年成为WHO流感参比实验室和研究合作中心。在2003年SARS疫情结束后，中国CDC建立了基于临床病例报告的全国疫情直报网络。2004年9月我国成立了细菌性传染病实验室分子分型监测网络（PulseNet China）。2017年，以细菌性传染病实验室分子分型监测网络为基础，我国建立了国家致病菌识别网（Chinese Pathongen Identification Net，CPIN），以适应和满足传染病早期预警、精准防控的新需求。

上述实验室病原体监测网络以病原体的血清分型、分子分型和全基因组测序技术为基础，依托网络信息平台，整合流行病学信息，积极开展调查处置，达到传染病病原识别、早期预警、暴发发现和溯源追踪的目的。传染病防控过程中，对病原体进行深入分析，有助于早期从实验角度发现少数病例间的致病病原遗传学联系，提出暴发假设并启动调查，确认危险因素和传染病来源，从病原学实验室监测的角度实现传染病疫情暴发的早期预警、流行分析和溯源追踪，达到及时精准防控的效果，进而保护人群健康。

在过去的近20年，以病原体的实验室检测和分析为主要技术手段的传染病监测，在国内外多起传染病暴发疫情处置中发挥了重要的作用。例如，在新冠疫情中，通过对新型冠状病毒标准菌毒株的研究和应用，科学家们能够更好地了解该病毒的传播途径和变异情况，为疫情的监测和防控提供重要依据。此外，标准菌毒株还被用于新型冠状病毒疫苗的研发和评估，为新型冠状病毒的防控提供了重要支持。

1996年，美国CDC建立了PulseNet实验室监测网络，在食源性疾病的暴发和溯源方面报道了若干起案例。2009年以来，流感中心网络实验室基本覆盖全国所有省、地市及部分县区，为我国H7N9及H10N8等禽流感致病病原的发现提供了必要的技术能力。2017年国家致病菌识别网建立和运行以来，完成了多起公共卫生事件的处置，为疫情防控提供系统化实验室检测和分析支撑，完成疫情处置过程中的病原识别、传播链追踪和溯源分析。以下的国内外疫情暴发案例分析将进一步说明病原体的深入分析在传染病暴发疫情处置过程中发挥的关键作用。

2008年9月至2009年2月，美国44个州报告了642例实验室确诊病例，9例患者死亡，致病病原确定为鼠伤寒沙门菌，致病食品为受污染的"King-nut"牌花生酱。此次暴发的早期发现源于美国 CDC 建立的 PulseNet 实验室监测网络在 2008 年 11 月 25 日发现了 13 株鼠伤寒沙门菌脉冲场凝胶电泳图谱（PFGE fingerprint）具有高度相似性，且这些菌株来自 12 个州的沙门菌病患者。随后在 12 月 2 日又发现分离自 41 例患者的鼠伤寒沙门菌与之前的 13 株沙门菌高度相似。这种短时间内出现在多个州的散点状分布的聚集性病例提示了这可能是一起由鼠伤寒沙门菌导致的暴发疫情。后续的流行病学病例 - 对照调查显示，该暴发与食用花生酱高度相关，从某品牌的花生酱中分离到鼠伤寒沙门菌，且 PFGE 图谱比对分析显示，其 DNA 指纹图谱与患者分离的沙门菌的指纹图谱一致，由此确定鼠伤寒沙门菌为此次疫情的暴发菌株。根据以上分析结果，美国 FDA 及时开展了食品召回工作。病原体检测、监测和溯源分析在疫情的暴发识别、病原确定和污染食品溯源和食品召回方面提供了全面的病原学证据，发挥了关键作用。

2011 年 5 月，肠出血性大肠埃希菌疫情在德国北部开始暴发，很快席卷整个德国和欧洲部分国家，并蔓延至美国和加拿大。截至 2011 年 6 月初，感染人数已超过 2600 例，其中 1/3 以上患者发展为溶血性尿毒综合征（haemolytic uraemic syndrome，HUS），且有 26 例死亡。该场疫情是有记录以来的世界流行规模第三的大肠埃希菌大流行。此次疫情暴发后，疫情的病原确定面临重重困难，污染来源不清，早期报道称由受污染的黄瓜导致，后续又声称是由芽菜引起。最终，经华大基因研究院、德国汉堡大学医学院、军事医学科学院和中国疾控中心联合合作，通过多位点序列分型（MLST）明确此次暴发菌株的祖先是 2001 年德国分离株 01-09591。通过全基因组测序比对分析进而发现导致疫情的元凶是产志贺毒素肠聚集性大肠埃希菌（shigatoxin-producing enteroaggregative E.coli，SEAEC），一种在 EAEC 的基础上，获得了 EHEC 的携带毒素的噬菌体和大量耐药基因的新型、强毒性大肠埃希菌。病原体检测、监测和溯源分析提供了确凿的病原学证据，在病原的确定方面起到至关重要的作用。

2005 年 7 月，四川省 12 个地市暴发了由猪链球菌引起的疫情，病原学确诊和临床诊断 180 例，疑似 35 例，死亡 39 例。感染途径为直接接触（宰杀、洗切）病死猪等家畜。此次疫情的早期病原确认是通过特异基因的 PCR 检测完成，这些特异基因包括猪链球菌菌属（Genus）、猪链球菌种（Species）、猪链球菌荚膜多糖基因（CPS）、猪链球菌溶菌酶释放相关蛋白基因（MRP）和猪链球菌溶血素基因（SLY）。分离自患者和家畜的猪链球菌 PFGE 图谱比对和 ST 分型分析显示，菌株的 DNA 指纹图谱高度一致，证实了导致此次疫情的猪链球菌为同一克隆群。随着全基因组测序技术的发展，应用全基因组分型溯源技术在人感染猪链球菌病暴发调查中发现了更多的病原体遗传变异和流行病学特征。以往的流行病学调查、实验室检测和分子分型只能明确携带猪链球菌或发病的猪为传染源，患者通过与猪的直接接触受到感染。全基因组测序分析获得了特异性 SNP 位点，进而将病原菌划分为 6 个分支，其中导致 2005 年暴发的菌株在 2002 年 2 月至 2004 年 8 月出现。41 个谱系在 2004 年底出现并发展为 68 个基因组型。这些发现表明上述病例是在各自区域内受到感染的，而且其他的社会学、生态学信息，包括当地生猪的养殖模式、地理、交通和经济因素等也支持该结果，可以判断本次疫情属于一种新的平行传播模式。在这次疫情处置过程中，病原体检测、监测和溯源分析发挥了关键作用，PCR 监测在病原确定时"一锤定音"，分子分型明确了患者与猪感染的病原相同，基于病原全基因组的生物信息学分析在解析个体病例是否属于传播链、确认流行病学关联，进而识别传播模式方面能够弥补其他方法的不足，进行更加精细和准确的研判。

2012 年多省发生了因 O139 血清群霍乱弧菌污染甲鱼导致的暴发疫情。暴发疫情的早期识别是通过建立的 PulseNet China 分子分型监测网络开展横断面调查发现的。2012 年多个省份通过全国疫情直报网报告了霍乱暴发疫情，PulseNet China 启动协查，开展分子分型的 PFGE 指纹图谱比对分析，进行成簇检测，发现来自四川、江苏、上海、浙江病例分离的 O139 群霍乱弧菌的 PFGE 指纹图谱高度一致，且与市场中分离自甲鱼的霍乱弧菌具有一致的图谱特征，患者感染是因为食用了被 O139 群霍乱弧菌污染的市售甲鱼，引起发病。据此，可以认为这是一起跨地区散点式暴发疫情（sporadic outbreak）。进一步结合流行病学调查，溯源至某地甲鱼养殖场，从养殖场水体中分离到 O139 群霍乱弧菌，且发现与患者分离的霍乱弧菌具有一致 PFGE 指纹图谱。由此精准判定此次散点式暴发疫情的污染来源。病原体的检测、监测和溯源分析在传播流行分析和溯源确认方面提供了关键的证据。

病原体监测和溯源分析同样在疫情暴发风险评估上提供了可参考的依据，发挥了重要的作用。

2017—2019 年全国共报告的炭疽 951 例，其中包括 29 起突发公共卫生事件。2020 年初，通过对分离自 6 个重点省份的 47 株炭疽芽孢杆菌菌株进行 canSNP 和 MLVA15 分型，描述了我国炭疽分子流行病学特征。47 株炭疽芽孢杆菌通过 canSN 分型分为 2 种型别，其中 10 株为 A.Br.Ames 型菌株，37 株为 A.Br.001/002 型菌株。分离自辽宁和新疆的菌株均为 A.Br.Ames 型；分离自四川、陕西和宁夏的菌株均为 A.Br.001/002 型；而内蒙古菌株 2 种型别兼有。对 47 株炭疽芽孢杆菌进行 MLVA15 分析。结果显示 47 株菌分为 17 个基因型，其中有 10 个基因型只包括 1 株菌，均为散发菌株，基因分型与流行病学符合。宁夏和辽宁菌株型别比较单一，分离自宁夏的 11 株菌同属一个基因型，6 株辽宁菌株分为 2 型；四川和内蒙古菌株基因型多态性大，分离自四川的 23 株菌分为 8 个基因型，5 株内蒙古菌株分为 5 个基因型。内蒙古、陕西、宁夏三地出现相同型别的菌株。不同年份分离自四川的菌株具有相同型别。上述结果提示，虽然近年来我国炭疽处于较低流行水平，但是不仅存在流行病学范畴的聚集性病例，而且存在分子分型层面的聚集性病例（散发菌株具有相同的分子型别）。另外，通过分子分型揭示同一克隆的菌株可能存在跨地区（内蒙古、陕西、宁夏）的传播。在历年有炭疽病例的地区，需要加强感染动物和环境的调查。对于存在炭疽跨地区传播风险的省份，需要加强经济动物贸易链的炭疽芽孢杆菌检测，结合经济动物贸易数据综合分析传播特征。

2020 年 7—8 月，天津报告 5 例 O1 群非产毒株霍乱弧菌感染病例，国家致病菌识别网国家中心实验室组织开展协查。收到上海市、辽宁省区域中心网络实验室各 1 例 O1 群非产毒株霍乱弧菌感染的报告，其中上海病例的流行病学信息明确显示是天津输入病例。PFGE 数据比对分析显示，天津 2020 年分离菌株的 PFGE 与北京 2018—2019 年菌株 PFGE 图谱相似度高（>95%）。进一步采用全基因组测序进行分析，将 2013 年以来北京所有分离的霍乱弧菌的基因组序列与 2020 年天津和辽宁分离菌株的序列共同纳入霍乱弧菌基因组数据库进行分析，结果显示天津 2020 年 7 月和 8 月分离的菌株、辽宁省 7 月分离的菌株和北京 2017—2019 年分离的菌株属于同一个紧密的遗传分支，该分支不同于目前在全球流行的第 7 次霍乱大流行分支。通过全基因组测序和分析发现上述散发病例具有共同的暴露因素，存在潜在的暴发。这些基因组之间的序列高度一致，均具有 TCP 基因簇，而该基因簇是霍乱弧菌非产毒株获得 CTX 噬菌体从转变为产毒株的必要遗传基础，提示这些菌株有演化为霍乱弧菌产毒株的潜在可能性。更加值得注意的是，该分支内的一个遗传亚分支为霍乱弧菌产毒株，因此该遗传分支具有引起霍乱大暴发或者流行的潜在威胁，必须进行密切监测。

三、标准菌（毒）株在传染病实验室监测溯源中的重要作用

国内外实验室病原学监测网络的建设、发展和应用均以病原体的实验室检测、鉴定、病原学特征及基因组序列分析为基础，而这个过程中，标准菌（毒）株发挥着重要作用。徐建国院士撰文提到，通过发现、命名新的微生物，获得标准菌（毒）株或模式株，可用于评估新发现的微生物是否存在潜在致病性和公共卫生意义，为预防发生和早期控制传染病疫情提供溯源比对。董小平研究员认为标准化菌（毒）株可以作为参比株进行比对，确定新病毒的种类和亲缘关系，以便在新发、突发传染病疫情中快速确定病原。以国家致病菌识别网为例，在国家致病菌识别网开展常规工作过程中，涉及全国网络实验室的技术考核和工作评估，其中包括盲样考核与实验质量考核，都需要用到标准菌株作为质控和对照。

在构建完善传染病监测预警体系过程中，建立并使用标准化菌（毒）株及其数据资源库来提升监测预警工作质量，是进一步增强监测预警能力的一个重要环节和基础。特别是当前存在一些国家的菌（毒）种保藏机构，限制或拒绝向我国科学家或科研机构提供参考菌株的情况。标准菌毒株获取及评价体系的建立，是我国传染病实验室监测的长期发展需要，也是我国病原微生物实验室检测和监测工作的规范化、标准化发展的必要条件。

综上所述，标准菌毒株在传染病实验室监测与溯源中发挥着至关重要的作用，主要体现在以下几个方面。

首先，标准菌毒株为实验室检测提供了可靠的工具。在传染病实验室监测过程中，实验室检测是不可或缺的一环。通过对样本中的病原体进行检测和鉴定，可以确定是否存在感染及感染的具体类型。而标准菌毒株，作为已知且经过充分研究的微生物，具有明确的生物学特征和遗传学信息，可用于制备诊断试剂和质量控制标准，从而确保实验室检测结果的准确性和可靠性。

其次，标准菌毒株在传染病溯源中发挥着关键作用。溯源是了解疾病传播路径、确定感染来源的重要手段。通过对不同来源的病原体进行基因测序和比对，可以揭示它们之间的亲缘关系和传播链。标准菌毒株作为参考序列，可以为溯源分析提供基准点，帮助研究人员快速、准确地识别新的病原体变种或传播路径，进而为制订防控策略提供科学依据。

最后，标准菌毒株还有助于评估病原体的致病性和公共卫生意义。通过对标准菌毒株进行深入研究，可以了解其生物学特性、感染机制及致病能力，从而评估其对人类健康的潜在威胁。这有助于决策者根据病原体的实际危害程度制订针对性的防控措施，提高防控效果。

第二节　体外诊断应用

病原微生物（或称为病原体）种类包括病毒（朊病毒、病毒）、细菌（细菌、放线菌、衣原体、支原体、立克次体、螺旋体）和真菌三大类。其中，细菌和病毒对人类的危害性最大。病原微生物感染人体会引发发热、腹泻、发热伴出疹、发热伴出血，以及脑炎脑膜炎等不同症状，并导致艾滋病、肝炎、结核病等重大传染病，以及鼠疫、霍乱、新型冠状病毒感染、人感染高致病性禽流感、中东

呼吸综合征等各类突发急性传染病疫情。及早识别和诊断致病病原体，对于改善感染患者尤其是重症感染者预后至关重要；防控突发急性传染病也要遵循"早发现、早报告、早诊断、早隔离、早治疗"原则，而早发现的关键就是病原微生物诊断技术。病原微生物诊断技术在感染判定中意义重大，自新型冠状病毒感染疫情以来，越来越多的检测技术和手段引入临床，除了传统的检测方法如涂片染色、分离培养、免疫学技术、分子检测技术等，还有新一代测序技术（next-generation sequencing，NGS）、质谱技术、各类即时检验（point-of-care testing，POCT）技术、数字聚合酶链反应（digital polymerase chain reaction，dPCR）技术等也得以应用。

国家药品监督管理局（国家药监局）发布的《体外诊断试剂分类目录》（简称《分类目录》）显示，归属Ⅲ类管理的体外诊断试剂种类共计331种，其中直接用于致病性病原体检测的抗原、抗体及核酸诊断试剂种类高达170种。包括病毒（朊病毒、病毒）、细菌（细菌、放线菌、衣原体、支原体、立克次体、螺旋体）和真菌在内的病原微生物资源及其对应的生物学相关信息，不仅是支撑医学研究与疾病预防控制进步与创新的重要基础，更是传染病临床感染诊断及重大、突发急性传染病防控用检测试剂开发、生产和应用的重要前提，与国民健康及国家生物安全密切相关。

一、 体外诊断试剂相关监管及开发、生产和使用要求

国际及国内相关监管机构均将体外诊断试剂按照风险高低进行分类管理。根据《体外诊断试剂注册与备案管理办法》，我国与致病性病原微生物抗原、抗体及核酸等检测相关的试剂均属于风险级别最高的Ⅲ类诊断试剂，需实行产品注册管理，保证产品全生命周期安全、有效及质量可控。病原微生物类诊断试剂在产品设计开发及性能评估、注册及产品质量监管、生产及使用等各环节均离不开病原微生物实物和信息资源的有力支撑。

（一）体外诊断试剂的国际监管要求

体外诊断试剂和相关器械在国际上一般统称为体外诊断医疗器械，属于医疗器械的一部分。

美国食品药品管理局（FDA）基于对体外诊断医疗器械风险的辨识对其进行分类管理，并受美国医疗器械相关法律法规修订的影响。FDA基于《医疗器械修正法案》（Medical Device Amendments，MDA）将体外诊断医疗器械分为Ⅰ级、Ⅱ级、Ⅲ级（风险由低到高）3个主要等级。针对不同等级采取上市前通告［510（K）］、市场准入（PMA）、临床调查器械的豁免（IDE）等不同准入形式。其中Ⅰ类为低风险，不需要上市前通告或FDA批准，但需要遵守通用的法规和标准。Ⅱ类为中等风险，需要提交510（K）上市前通告，以证明与已获得FDA批准的设备或产品相似，并满足特定的性能标准和法规。Ⅲ类为高风险，需要进行市场准入（PMA）申请及审批，以证明其安全性和有效性。FDA管理类别并非一成不变，而是随着相关知识和经验的增长，通过重新分类程序进行调整。

2022年之前，欧盟对体外诊断医疗器械的管理依据《体外诊断医疗器械指令》（IVDD98/79/EC），将指令中适用的产品按其性质、功能及预期目的不同进行分类。2022年，欧盟新的体外诊断医疗器械法规（IVDR）开始实施。根据新的IVDR，体外诊断器械基于风险等级可分为Class A（低风险）、Class B、Class C和Class D（高风险）4类，并规定B、C、D三类体外诊断器械都需要公告机构（Notified Body，NB）进行认证，而非2022年之前的自我声明形式。

（二）我国体外诊断试剂的监管要求

在我国，按照管理类别，体外诊断试剂可分为按医疗器械管理和按药品管理两类。鉴于血筛试剂对阻断病原体经血传播的重要性，乙型肝炎病毒、丙型肝炎病毒、人类免疫缺陷病毒及梅毒螺旋体等免疫类和核酸类诊断试剂如用于血源筛查目的，其研发、生产及使用需遵循药品相关法规及要求，作为生物制品进行批签发管理。除此以外的其他体外诊断试剂则按照医疗器械进行管理。根据2021年国家药品监督管理局发布并施行的《体外诊断试剂注册与备案管理办法》，我国按医疗器械管理的体外诊断试剂是指单独使用或与仪器、器具、设备或系统组合使用，在疾病的预防、诊断、治疗监测、预后观察、健康状态评价及遗传性疾病的预测过程中，用于对人体样本（各种体液、细胞、组织样本等）进行体外检测的试剂、试剂盒、校准品（物）、质控品（物）等。按医疗器械管理的诊断试剂按照产品风险程度的高低，则可分为Ⅰ级、Ⅱ级、Ⅲ级（风险由低到高）3个类别，与致病性病原体抗原、抗体及核酸等检测相关的试剂均属于风险级别最高的Ⅲ类。Ⅰ类体外诊断试剂实行产品备案管理；Ⅱ类、Ⅲ类体外诊断试剂实行产品注册管理。我国Ⅲ类体外诊断试剂的注册和备案，应当遵守相关法律、法规、规章、强制性标准，遵循体外诊断试剂安全和性能基本原则，参照相关技术指导原则，证明注册、备案的体外诊断试剂安全、有效、质量可控。

不管是作为Ⅲ类体外诊断试剂还是血液筛查试剂的致病性病原体检测产品要做到全生命周期安全、有效及质量可控，其在产品设计开发及性能评估、注册及产品质量监管、生产及使用等各环节均离不开病原微生物实物和信息资源的有力支撑。

（三）病原微生物类体外诊断试剂对病原微生物资源的开发、生产和使用要求

病原微生物诊断试剂在开发、生产和使用过程中，对病原微生物资源的需求包括以下几个方面：①试剂开发阶段，体外诊断试剂设计开发阶段的研究和性能验证，包括将病原微生物数据库资源用于核酸检测用引物探针和免疫学检测用抗原抗体等的设计、制备和优化，以及使用病原微生物实物样本资源对试剂的包容性、交叉反应性、最低检出限及精密性（或重复性）等分析性能指标进行评估及验证。②试剂注册与申报阶段，根据《体外诊断试剂注册与备案管理办法》，体外诊断试剂申请注册或进行备案，应当按照产品技术要求进行检验，并提交检验报告。对于有适用的国家标准品的，应当使用国家标准品对试剂进行检验。病原体诊断试剂用国家标准品的研制需要大量病原微生物菌毒株资源。③试剂生产阶段，作为原料用于企业参考品制备，对试剂生产阶段进行质量控制。④试剂使用阶段，被制备成质控品，用于临床检验时的室间质量评价或室内质量控制。⑤作为标准菌株，用于企业生产洁净区域微生物检测的监控。其中，获得最广泛应用的是被制备成标准品或质控物，应用于产品生产、实验室检测等场景的质量控制。

二、国际病原微生物资源在体外诊断领域的应用

为满足病原体诊断试剂在开发、生产和使用过程中对病原微生物资源的需求，国际上多个机构不仅承担病原体诊断试剂所需菌毒种资源的供应，还开发和提供一系列标准品、质控品、质量评价用样本等相关衍生产品及相关服务，其中较知名的非营利性机构包括美国模式培养物保藏中心（American Type Culture Collection，ATCC）、英国国家生物制品检定所（The National Institute for Biological Standards and Control，NIBSC）等。此外，国外也有SeraCare Life Sciences、ZeptoMetrix等能够提供基于菌毒株资源而研制的参考盘、质控品等产品的全球性企业。这些机构及企业在病原

微生物类诊断试剂，尤其是新型冠状病毒、猴痘、肝炎和艾滋病等突发急性及重大传染病类诊断产品的开发研究及生产使用等过程中发挥了关键作用。

（一）国际政府级病原微生物保藏机构的发展和应用情况

ATCC 是全球最大的生物资源保藏中心，致力于细胞、细菌、真菌、病毒等的分类、鉴定和保藏工作。其中心能够保藏及提供超过 3400 种细胞系、18 000 种细菌、300 种人类及动物病毒、7600 种真菌和酵母菌、1000 种基因组及合成核酸材料，以及 500 种微生物培养基，其中的多种生物材料是《美国药典》《欧洲药典》《日本药典》和 WHO 等国家及全球监管机构产品标准的组成部分。ATCC 保藏的细菌、病毒、真菌和酵母菌基本为具有活性的菌毒株，除部分因生物安全原因或其他因素限制外，很多都能够供应全球的科研机构及相关企业使用。此外，ATCC 也能提供部分有证标准物质、参考盘及质控品等。

以猴痘病毒（*Monkeypox virus*，*Mpox virus*）为例，为支撑快速、准确猴痘病毒感染诊断需要，ATCC 可提供多达 87 种正痘毒株材料及相应产品，包括活病毒、灭活病毒及基因组 DNA 等，支持猴痘检测方法及产品的开发和验证及相关研究。按照分类看，87 种材料或产品中，包括病毒株材料 77 种、提取后 DNA 核酸材料 8 种、定量核酸标准品 2 种；生物安全要求方面，10 种材料需要在生物安全一级（BSL-1）实验室操作，76 种材料需要在生物安全二级（BSL-2）实验室操作，而 1 种材料（*Monkeypox virus*）则需要在生物安全三级（BSL-3）实验室进行操作；77 种病毒株材料包括痘苗病毒（*Vaccinia virus*）及其突变体、牛痘病毒（*Cowpox virus*）、猴痘病毒（*Monkeypox virus*）、鼠痘病毒（*Ectromelia virus*）、浣熊痘病毒（*Raccoonpox virus*）、臭鼬痘病毒（*Skunkpox virus*）及田鼠痘病毒（*Volepox virus*）等。87 种材料或产品信息见表 28-1。

ATCC 提供的这些材料或产品中，猴痘病毒及其他正痘病毒基因组序列信息可用于猴痘病毒核酸试剂的引物、探针等设计开发。两种定量核酸标准品可用于猴痘核酸试剂最低检出限及其他产品性能的评估和验证。而猴痘病毒及痘苗病毒、牛痘病毒等其他正痘病毒毒株则可用于产品包容性、交叉反应性等性能的验证和研究。此外，因 ATCC 提供的均为能够进行后续培养的毒株，因此这些毒株也能用于监管机构及企业的标准物质、企业内部参考品，以及室间和室内质控品的开发研制。尽管如此，由网站信息能够查询到，类似需要 BSL-3 实验室的 *Monkeypox virus*（VR-3371）等多种材料多数能够在美国进行供应，但中国等地区则显示不可销售，充分显示出病原微生物菌毒种资源服务国家战略需求的特性。

综上，ATCC 保藏的菌毒种资源、生物信息资源及相关产品和服务，不仅能够提供给诊断试剂监管机构和临床检验机构用于标准物质和质控品研制，还能满足研发生产企业试剂开发及生产过程中性能评价和质量控制需要。

世界其他各国包括我国，也都成立了各自的菌毒种保藏机构，开展微生物菌毒种保藏及相关研究，并提供相关技术服务，如我国的国家病原微生物资源库、英国国家菌种保藏中心（UKNCC）、德国微生物菌种保藏中心（DSMZ）、日本技术评价研究所生物资源中心（NBRC），以及澳大利亚微生物保藏中心（ACM）等。这些机构保藏的菌毒种资源也在各自国家的诊断试剂产品开发研究、生产使用等过程中发挥了重要作用。

（二）国际企业类组织在体外诊断领域的发展和应用情况

除了 ATCC 这类非营利性机构外，国外也有相关企业能够提供以病原微生物菌（毒）株为原料

表 28-1　ATCC 能够提供的部分猴痘病毒株及相关生物材料

序号	名称	货号	生物安全级别	材料来源 菌毒株编号	产品类别	储存条件	是否可售
1	定量的猴痘病毒基因组 DNA（Quantitative Genomic DNA from Monkeypox virus strain hMPX/USA/MA001/2022）	VR-3371D	BSL 1	Monkeypox virus，hMPXV/USA/MA001/2022（ATCC VR-3371）	核酸	−20℃及以下	暂不销售
2	定量的牛痘病毒基因组 DNA（Quantitative Genomic DNA from Cowpox virus strain Brighton）	VR-302DQ	BSL 1	Cowpox virus Brighton（ATCC VR-302）	核酸分子标准品	−20℃及以下	可通过分销商采购
3	牛痘病毒基因组 DNA（Genomic DNA from Cowpox virus strain Brighton）	VR-302D	BSL 1	Cowpox virus Brighton（ATCC VR-302）	核酸	−20℃及以下	可通过分销商采购
4	猴痘病毒（Monkeypox virus）	VR-3371	BSL 3	hMPXV/USA/MA001/2022	动物病毒	−70℃及以下	暂不销售
5	痘苗病毒（Vaccinia virus）	VR-1354	BSL 2	WR（NIH TC-adapted）	动物病毒	−70℃及以下	可通过分销商采购
6	定量的人工合成猴痘病毒 DNA（Quantitative Synthetic Monkeypox virus DNA）	VR-3270SD	BSL 1		核酸分子标准品	−20℃及以下	暂不销售
7	痘苗病毒（Vaccinia virus）	VR-1566	BSL 2	Modified Vaccinia virus Ankara（MVA）	动物病毒	−70℃及以下	可通过分销商采购
8	痘苗病毒（Vaccinia virus）	VR-2153	BSL 2	vTF7-3 [Wr]	动物病毒	−70℃及以下	可通过分销商采购
9	痘苗病毒（Vaccinia virus）	VR-1508	BSL 2	Modified Vaccinia virus Ankara（MVA）	动物病毒	−70℃及以下	可通过分销商采购
10	牛痘病毒（Cowpox virus）	VR-302	BSL 2	Brighton	动物病毒	−70℃及以下	可通过分销商采购
11	痘苗病毒基因组 DNA（Genomic DNA from Vaccinia virus (TC-adapted) strain WR）	VR-1354D	BSL 1	Vaccinia virus WR（NIH TC-adapted）（ATCC VR-1354）	核酸	−70℃及以下	可通过分销商采购
12	痘苗病毒基因组 DNA [Genomic DNA from Vaccinia virus Strain NYCBOH (New York City Board of Health)]	VR-1536D	BSL 1	Vaccinia virus New York City Department of Health Laboratories（Wyeth-calf adapted）（ATCC VR-1536）	核酸	−70℃及以下	可通过分销商采购
13	痘苗病毒（Vaccinia virus）	VR-1549	BSL 2	Elstree（Lister Vaccine）bacterially contaminated ATCC VR-862	动物病毒	−70℃及以下	可通过分销商采购

续表

序号	名称	货号	生物安全级别	材料来源/菌毒株编号	产品类别	储存条件	是否可售
14	鼠痘病毒（Ectromelia virus）	VR-1374	BSL 2	Moscow	动物病毒	−70℃及以下	可通过分销商采购
15	痘苗病毒基因组DNA（Genomic DNA from Vaccinia virus strain Modified Vaccinia Virus Ankara）	VR-1508D	BSL 1	Vaccinia virus Modified Vaccinia virus Ankara（MVA）（ATCC VR-1508）	核酸	−70℃及以下	可通过分销商采购
16	痘苗病毒基因组DNA（Genomic DNA from Vaccinia virus strain Elstree）	VR-1549D	BSL 1	Vaccinia virus Elstree（Lister Vaccine）（ATCC VR-1549）	核酸	−70℃及以下	可通过分销商采购
17	痘苗病毒（Vaccinia virus）	VR-1536	BSL 2	New York City Department of Health Laboratories（Wyeth-calf adapted）	动物病毒	−70℃及以下	可通过分销商采购
18	痘苗病毒基因组DNA（Genomic DNA from Vaccinia virus strain IHD）	VR-156D	BSL 1	Vaccinia virus IHD（ATCC VR-156）	核酸	−70℃及以下	可通过分销商采购
19	浣熊痘病毒（Raccoonpox virus）	VR-2212	BSL 2	RCN KB3-JE-13（rabG）[CVS Rabies virus Glycoprotein recombinant]	动物病毒	−70℃及以下	暂不销售
20	浣熊痘病毒（Raccoonpox virus）	VR-838	BSL 2	Herman	动物病毒	−70℃及以下	可通过分销商采购
21	痘苗病毒（Vaccinia virus）	VR-2154	BSL 2	vTF7HB-1 [recombinant Vaccinia virus，strain Wr]	动物病毒	−70℃及以下	暂不销售
22	痘苗病毒突变株（Vaccinia virus ts mutant）	VR-3147	BSL 2	IHD-W Dts35（Dales isolate 5804）	动物病毒	−70℃及以下	可通过分销商采购
23	痘苗病毒突变株（Vaccinia virus ts mutant）	VR-3149	BSL 2	IHD-W Dts45	动物病毒	−70℃及以下	可通过分销商采购
24	痘苗病毒突变株（Vaccinia virus ts mutant）	VR-3146	BSL 2	IHD-W Dts30	动物病毒	−70℃及以下	可通过分销商采购
25	田鼠痘病毒（Volepox virus）	VR-1831	BSL 2	VPXV-USA-1985-CA	动物病毒	−70℃及以下	可通过分销商采购
26	臭鼬痘病毒（Skunkpox virus）	VR-1830	BSL 2	SKPV-USA-1978-WA	动物病毒	−70℃及以下	可通过分销商采购

注：本表信息基于 2024 年数据。

的性能评估用标准品、参考盘及质控品等产品。

以 ZeptoMetrix 为例，ZeptoMetrix 是一家成立于 20 世纪 80 年代、总部位于美国的提供独立第三方诊断用病原微生物产品、质控品及相关服务的供应商，是国际上众多医学实验室、科研机构、室间质评机构、诊断产品研发和服务企业的供应商。针对最近的新冠、猴痘感染疫情，ZeptoMetrix 均能提供用于质量控制、研究及诊断技术开发的评价用样本、质控品及其他产品。

由 ZeptoMetrix 官网可查，目前其公司能够提供 5 种猴痘病毒质量控制及诊断技术开发用生物材料和质控品，包括一种人工合成、包含现有分子诊断方法多数检测靶基因的重组样本，一种猴痘病毒热灭活培养物原料，以及 3 种室间质控品和阴阳性对照品，所能提供材料的详细信息见表 28-2。

此外，ZeptoMetrix 还能够提供多达 60 种冠状病毒诊断技术开发及质量评估用生物材料、参考盘及质控品，包括 46 种新型冠状病毒（SARS-CoV-2）及其变异株、1 种严重急性呼吸综合征（severe acute respiratory syndrome，SARS）冠状病毒、2 种中东呼吸综合征（Middle East respiratory syndrome，MERS）冠状病毒，以及 11 种季节性冠状病毒（229E、OC43 和 NL63）等相关产品，详细信息见表 28-3。ZeptoMetrix 能够提供的冠状病毒相关材料，不仅包含新型冠状病毒野生株及 Alpha、Beta、Gamma、Zeta、Iota、Kappa、Delta、Omicron 等多种变异株，还包含 SARS、MERS 冠状病毒及 229E、NL63 和 OC43 等季节性冠状病毒，对于相关产业诊断技术开发和验证、标准物质研制及检验机构室间和室内质量控制都具有关键的支撑意义。值得一提的是，ZeptoMetrix 提供的猴痘病毒热灭活培养物（货号 0810657CFHI），其原料便来自 ATCC（病毒株编号为 hMPXV/USA/MA001/2022），而冠状病毒材料清单中同样有不少类似的毒株。以上这类 ATCC 的病毒株，以及 ZeptoMetrix 在此基础上开发的质量评价用材料和产品，目前均属于美国对我国的出口管制商品（基于 2024 年的信息）。

三、我国体外诊断领域病原微生物资源的应用需求及现状

根据《医疗器械监督管理条例》《体外诊断试剂注册与备案管理办法》《医疗器械生产质量管理规范》及其附录、注册审查技术指导原则及国家和行业标准等注册申报与生产监管法规体系文件的要求，我国病原微生物诊断试剂对病原微生物资源的需求主要集中体现在试剂研究开发与注册申报、试剂生产以及试剂使用等环节。国内已有多个国家病原微生物资源库（国家库）能够提供相关病原微生物资源，并且也有相关企业单位能够提供病原微生物类标准物质及质控品。但因种种原因，国内能够提供病原微生物资源的种类及形式仍然有限。

（一）我国体外诊断领域病原微生物资源的应用需求

1. 试剂研究开发与注册申报环节的应用需求　在试剂研究开发及注册申报阶段，《体外诊断试剂注册与备案管理办法》、相关注册审查技术指导原则及国家标准或行业标准均有原则性或具体化的要求。

1）法规层面的应用需求：在《体外诊断试剂注册与备案管理办法》中，第三章第一节第二十九条规定"应当根据产品预期用途和技术特征开展体外诊断试剂非临床研究。非临床研究指在实验室条件下对体外诊断试剂进行的试验或者评价，包括主要原材料的选择及制备、产品生产工艺、产品分析性能、阳性判断值或者参考区间、产品稳定性等的研究。申请注册或者进行备案，应当提交研制活动中产生的非临床证据"。第三十条规定"体外诊断试剂非临床研究过程中确定的功能性、

表 28-2　ZeptoMetrix 能够提供的猴痘病毒研究及质控材料

序号	产品名称	货号	规格	储存条件	生物安全性	产品类别	材料来源/菌毒株编号
1	重组猴痘病毒样本[Mpox（Monkeypox）Virus（Recombinant）Stock]	0831137	1 mL × 1 mL	2 ~ 8℃	非感染性	重组样本	包含 *E9L*、*G2R*、*B2R* 和 *C3L* 基因的人工合成样本
2	热灭活猴痘病毒培养物[Mpox（Monkeypox）Virus Culture Fluid（Heat Inactivated）]	0810657CFHI	1 mL	−65 ℃ 或更低	非感染性	灭活培养物	hMPXV/USA/MA001/2022
3	猴痘病毒室间质控品[NATtrol™ Mpox（Monkeypox）Virus External Run Control]	NATMPXV-ERC	6 mL × 0.5 mL	2 ~ 8℃	非感染性	质控品	hMPXV/USA/MA001/2022
4	猴痘病毒阳性对照品[NATtrol™ Mpox（Monkeypox）Virus Positive Control]	NATMPXVPOS-6C	6 mL × 0.5 mL	2 ~ 8℃	非感染性	质控品	hMPXV/USA/MA001/2022
5	猴痘病毒阴性对照品[NATtrol™ Mpox（Monkeypox）Virus Negative Control]	NATMPXVNEG-6C	6 mL × 0.5 mL	2 ~ 8℃	非感染性	质控品	\

注：本表信息基于 2024 年数据。

表 28-3　ZeptoMetrix 能够提供的部分冠状病毒研究及质控材料

序号	产品名称	产品描述或材料来源/菌毒株编号	货号	规格及量值	储存条件	生物安全性	产品类别
1	呼吸道检测试剂能验证盘（NATtrol Respiratory Verification Panel 2）	*Coronavirus* 229E, *Coronavirus* HKU-1, *Coronavirus* NL63, *Coronavirus* OC43, SARS-CoV-2: USA-WA1/20204, *Adenovirus* 3, *B. pertussis*, *C. pneumoniae*, Influenza A 2009 H1N1pdm, Influenza A H1N1, Influenza A H3N2, Influenza B, *M. pneumoniae*, *Metapneumovirus* 8, *Parainfluenza virus* 1, *Parainfluenza virus* 2, *Parainfluenza virus* 3, *Parainfluenza virus* 4, *Rhinovirus* 1A, RSV A, Negative	NATRVP2-QIA	21 × 0.25 mL	2 ~ 8℃	非感染性	灭活物
2	新冠变异株评价盘（NATtrol SARS-CoV-2 Variant Panel）	Alpha（B.1.1.7）England/204820464/2020; Beta（B.1.351）South Africa/KRISP-K005325/2020; Delta（B.1.617.2）USA/PHC658/2021;Gamma（P.1）Japan/TY7-503/2021	NATSARS（COV2）-VP	4 × 0.5 mL；目标浓度：50 000 copies/mL	2 ~ 8℃	非感染性	验证盘

续表

序号	产品名称	产品描述或材料来源/菌毒株编号	货号	规格及量值	储存条件	生物安全性	产品类别
3	新冠 Omicron 变异株（PROtrol™ SARS-CoV-2 Lineage BA.5）	BA.5: Isolate: USA/COR-22-063113/2022	PROSARS（COV2）-658	1 mL	-65℃及以下	非感染性	灭活物
4	流感/呼吸道合胞/新型冠状病毒质控品（NATtrol Flu/RSV/SARS-CoV-2 External Run Control）	SARS-COV-2: USA-WA1/2020, Influenza A: A/Brisbane/10/07, Influenza B: B/Florida/02/06, RSVB: CH93（18）-18	NATFRC-ERC	6 mL × 0.5 mL；目标浓度：15 000 拷贝/mL	2 ~ 8℃	非感染性	质控品
5	新冠质控品（NATtrol SARS-CoV-2 Stock）	Isolate: USA-WA1/2020	NATSARS（COV2）-ST	1 mL；目标浓度：1 000 000 拷贝/mL	2 ~ 8℃	非感染性	灭活物
6	新型冠状病毒裂解物（SARS-CoV-2 Lysate）	Isolate: USA-WA1/2020	0810587-0.5mg	0.5 mg	-65℃及以下	非感染性	裂解物
7	新冠灭活毒株（SARS-CoV-2 Heat-Inactivated CF）	Isolate: USA-WA1/2020	0810587CFHI-0.5 mL	0.5 mL	-65℃及以下	非感染性	灭活物
8	灭活新冠 Alpha 变异株（SARS-CoV-2 Alpha Heat-Inactivated CF）	B.1.1.7: Isolate: England/204820464/2020	0810614CFHI	1 mL	-65℃及以下	非感染性	灭活物
9	灭活新冠 Beta 变异株（SARS-CoV-2 Beta Heat-Inactivated CF）	B.1.351: Isolate: South_Africa/KRISP-K005325/2020	0810613CFHI	1 mL	-65℃及以下	非感染性	灭活物
10	灭活新冠 Gamma 变异株（SARS-CoV-2 Gamma Heat-Inactivated CF）	P1: Isolate: Japan/TY7-503/2021	0810616CFHI	1 mL	-65℃及以下	非感染性	灭活物
11	灭活新冠 Zeta 变异株（SARS-CoV-2 Zeta Heat-Inactivated CF）	P2_2021: Isolate: NY-Wadsworth-21006055-01/2021	0810618CFHI	1 mL	-65℃及以下	非感染性	灭活物
12	灭活新冠 Lota 变异株（SARS-CoV-2 Iota Heat-Inactivated CF）	B.1.526_2021: Isolate: USA/NY-Wadsworth-21025952-01/2021 Isolate 1	0810619CFHI	1 mL	-65℃及以下	非感染性	灭活物
13	灭活新冠 Kappa 变异株（SARS-CoV-2 Kappa Heat-Inactivated CF）	B.1.617.1: Isolate: USA/CA-Stanford-15_S02/2021	0810623CFHI	1 mL	-65℃及以下	非感染性	灭活物

续表

序号	产品名称	产品描述或材料来源/菌毒株编号	货号	规格及量值	储存条件	生物安全性	产品类别
14	新冠 Delta 变异株（PROtrol SARS-CoV-2 Lineage B.1.617.2）	B.1.617.2: Isolate: USA/PHC658/2021	PROSARS（COV2）-624	1 mL	-65 ℃ 及以下	非感染性	灭活物
15	229E 冠状病毒质控品（NATtrol Coronavirus Stock）	229E	NATCOV（229E）-ST	1 mL; 靶标 Ct 值范围：22～25	2～8℃	非感染性	灭活物
16	229E 冠状病毒（Coronavirus CF）	229E	0810229CF	1 mL	-65 ℃ 及以下	感染性	活病毒
17	229E 冠状病毒灭活物（Coronavirus Heat-Inactivated CF）	229E	0810229CFHI	1 mL	-65 ℃ 及以下	非感染性	灭活物
18	NL63 冠状病毒质控品（NATtrol Coronavirus Stock）	NL63	NATCOV（NL63）-ST	1 mL; 靶标 Ct 值范围：22～25	2～8℃	非感染性	灭活物
19	NL63 冠状病毒（Coronavirus CF）	NL63	0810228CF	1 mL	-65 ℃ 及以下	感染性	活病毒
20	NL63 冠状病毒灭活物（Coronavirus Heat-Inactivated CF）	NL63	0810228CFHI	1 mL	-65 ℃ 及以下	非感染性	灭活物
21	OC43 冠状病毒（Coronavirus CF）	OC43	0810024CF	1 mL	-65 ℃ 及以下	感染性	活病毒
22	OC43 冠状病毒灭活物（Coronavirus Heat-Inactivated CF）	OC43	0810024CFHI	1 mL	-65 ℃ 及以下	非感染性	灭活物
23	MERS 冠状病毒灭活物（MERS-CoV Heat-Inactivated CF）	Florida/USA-2_Saudi Arabia_2014	0810575CFHI	1 mL	-65 ℃ 及以下	非感染性	灭活物

注：本表信息基于 2024 年数据。

安全性指标及方法应当与产品预期使用条件、目的相适应，研究样品应当具有代表性和典型性。必要时，应当进行方法学验证、统计学分析"。第三十四条则规定"对于有适用的国家标准品的，应当使用国家标准品对试剂进行检验。中国食品药品检定研究院（中检院）负责组织国家标准品的制备和标定工作"。以上要求中主要原材料的选择及制备、产品分析性能研究及国家标准品研制等均需要病原微生物资源的支持。

以病原微生物体外诊断试剂用国家标准品研制为例。病原微生物类国家标准品可选择的原料类型包括：①质粒、体外转录 RNA；②假病毒；③血液、鼻咽拭子、粪便、体液等临床样本；④灭活的病原体培养物样本等。为保证标准品与临床样本的同质性，同时考虑样本可再生，以保持标准品不同批次间质量一致性，并保证市场供应，国家标准品研制时一般首选灭活病原体培养物作为原料，如病原体无法培养则考虑临床样本，而确无法获得真实样本的才会考虑假病毒或质粒、体外转录 RNA。

2）指导原则层面的应用需求：以新型冠状病毒抗原诊断试剂为例，国家药监局医疗器械技术审评中心发布的《新型冠状病毒（2019-nCoV）抗原检测试剂注册审查指导原则》中，多处内容均体现了病原微生物资源在此类诊断试剂研究开发过程中的重要作用。

在该注册审查指导原则中，"二、注册审查要点"部分明确要求分析性能评估所用样本的基本信息均须明确，例如样本来源、样本类型、采集和处理方式、稀释方式、定值过程及数据等。研究中采用的新型冠状病毒样本，应采用合理的方法对样本进行标定，包括拷贝数、Ct 值（循环阈值）、TCID50 值（半数组织细胞感染量）等。分析性能评估用样本应为真实样本或病毒培养物，如需稀释应采用阴性基质进行稀释。"5.1.4 企业参考品"部分也包含与病原微生物资源有关的具体要求。

（1）包容性评估要求：注册审查要点中，"2.4 包容性"需要使用具有时间和区域特征性的不同来源的至少 10 例新型冠状病毒样本进行验证，样本应覆盖目前国内变异株的常见类型，以考察对不同变异株的检出能力。

（2）检出限评估要求："2.5 检出限"部分要求，应选择不同来源、具有代表性的 3 个样本进行检出限的确定，并额外需要选择具有时间和区域特征性的至少 3 个样本在已确定的检出限浓度水平进行验证，用于验证的 3 个样本应与检出限确定的样本不同。使用的所有样本均应提供详细的病毒滴度的确定方法，同时应详细描述病毒样本的确认方法及验证结果。

（3）交叉反应性评估要求："2.6.1 交叉反应验证"部分要求对地方性人类冠状病毒（HKU1、OC43、NL63 和 229E）、SARS 冠状病毒、MERS 冠状病毒，甲型流感 H1N1［新型甲型 H1N1 流感病毒（2009）、季节性 H1N1 流感病毒］、H3N2、H5N1、H7N9，乙型流感 Yamagata、Victoria，副流感病毒Ⅰ、Ⅱ、Ⅲ型，呼吸道合胞病毒 A、B 型，鼻病毒 A、B、C 组，腺病毒 1、2、3、4、5、7、55 型，肠病毒 A、B、C、D 组，EB 病毒、麻疹病毒、人巨细胞病毒、轮状病毒、诺如病毒、腮腺炎病毒、水痘 - 带状疱疹病毒、人偏肺病毒，以及肺炎支原体、肺炎衣原体、流感嗜血杆菌、金黄色葡萄球菌、肺炎链球菌、肺炎克雷伯菌、结核分枝杆菌、白色念珠菌等多达几十种可能与新型冠状病毒产生交叉反应的病原微生物种类进行验证研究。指导原则明确提出，除 SARS 冠状病毒和 MERS 冠状病毒可采用重组蛋白外，各病原体均应采用临床样本或培养物进行验证，并提供所有用于交叉反应验证的病原体样本的来源、阴阳性、种属 / 型别和浓度 / 滴度确认等试验资料，另外还建议在病原体的医学相关水平进行交叉反应的验证，如病毒浓度为 10^5 PFU（空斑形成单位，

plaque forming unit）/mL 或更高水平。

3）标准层面的应用需求：仍以新型冠状病毒抗原诊断试剂为例，市场监管总局发布的国家标准《新型冠状病毒抗原检测试剂盒质量评价要求》（GB/T 40966—2021）中，多项性能指标的内容也体现了对病原微生物资源的应用需求。

其中的阳性参考品符合率性能，国家标准要求阳性参考品应至少包括具有时间和区域特征性的5个以上不同来源的阳性临床样本或分离培养物；阴性参考品符合率性能则与指导原则中交叉反应性评估的要求类似，需要包括不同类型的冠状病毒、其他呼吸道病毒、细菌等多种病原微生物样本；检出限性能明确要求使用分离培养物进行评估，病毒浓度单位采用 TCID50 或 PFU。

2. 试剂生产环节的应用需求　根据《医疗器械生产质量管理规范》及其相关附录要求，企业参考品不仅是病原微生物类诊断产品研究开发过程中原材料选择、制备、鉴定及确定，产品生产工艺确定，反应体系组成及反应条件确定等的依据，也是生产环节中半成品及成品生产放行的最重要标准。

《新型冠状病毒（2019-nCoV）抗原检测试剂注册审查指导原则》就明确了新型冠状病毒抗原试剂企业参考品的设置要求。"5.1.4 企业参考品"部分中，要求该类产品的企业参考品一般应包括阳性参考品、阴性参考品、检出限参考品和重复性参考品，并需要提交企业参考品的原料来源、选择、制备、阴阳性及浓度 / 滴度确认方法或试剂等相关验证资料。企业参考品应采用临床样本，或者使用病毒培养液加入阴性基质。

3. 试剂使用环节的应用需求　在试剂使用环节，病原微生物资源可被制作成质控物，用于临床实验室检验活动的室间和室内质量控制。

质控物应含有与测定标本同样的基础物质，并需要与检测样本在相同的检测条件下进行检测。我国医疗机构中的临床检验实验室普遍会使用质控物进行室内质控或室间质评，以确保每次检测结果的准确性及定期监测实验室的检测能力是否符合相关要求。实验室一般使用商品化的质控物，因商品化质控物会经过严格筛选、确认、病原体灭活等工艺步骤，能确保供应量，在正确的贮存条件下能获得最大的稳定性和最小的瓶间差异，比实验室自制质控物更加稳定。相比于假病毒、临床样本等，使用病原体培养物样本进行灭活处理后制备而成可达到更好质控效果。

（二）病原微生物菌毒株资源的应用优势

1. 在国家标准品、企业参考品和质控品应用中的优势

质粒、体外转录 RNA 等均为纯化的核酸形式，质粒、体外转录 RNA 常无法包含完整基因组，也不能监控核酸提取过程，无法对病原体核酸诊断试剂全流程进行质量评估。假病毒样本一般同样无法包含完整基因组，会存在 cDNA 及 DNA 残留，其结构无法完全模拟真实的病原体。临床来源的血液、鼻咽拭子、粪便、体液等样本则具有显著的异质性，一些高致病性或临床感染率较低的病原体难以获取，即使能够获取的病原体浓度或滴度也不够高且不可再生，难以满足标准品大批量研制、供应及换批需求。

与以上各种原料样本类型相比，灭活后病原微生物菌毒株培养物因其具有可再生，是完整的生物体形式，加入不同基质后能模拟真实临床样本，背景信息清晰明确，浓度或滴度较高，具备高度的特异性和稳定性，既可以用于核酸试剂，也能用于抗原试剂等各种优势，能够更好地满足病原微生物诊断试剂国家标准品、企业参考品及质控品研发的灵活需求，也是最好的一类原料类型来源。

2. 在分析性能评估应用中的优势

根据相关法规、指导原则及标准规定，在试剂的研究开发环节，分析性能评估用样本要求应为真实样本或病毒培养物，一般不可采用质粒、假病毒或体外转录 RNA 等样本类型。例如，在新型冠状病毒诊断试剂研究开发阶段，进行包容性、检出限及交叉反应性等多项性能评估时，指导原则、国家/行业标准均要求使用临床样本或病原体培养物等真实样本，部分则明确直接明确要求仅能使用病原体培养物。

即使能够使用临床样本，从其他相关要求角度看病原体培养物也更有优势，包括：①《新型冠状病毒（2019-nCoV）抗原检测试剂注册审查指导原则》要求分析性能评估所用样本的基本信息均需明确，例如样本来源、样本类型、采集和处理方式、稀释方式、定植过程及数据等。试剂开发企业获取的临床样本常常是既往检验剩余样本，其样本来源、保存条件及保存时间、是否冻融及冻融次数、灭活方式、采样基质成分等多项信息并不能保证完全符合试剂研究开发需求；但如果使用病原微生物菌毒株资源样本，其来源、基质液成分、代次、浓度、基因序列等各项信息均清晰明确，还可根据核酸或抗原试剂的检测需求进行灭活处理，更能够保证试剂性能评估的科学性。②《新型冠状病毒（2019-nCoV）抗原检测试剂注册审查指导原则》"2.4 包容性"部分，要求使用具有时间和区域特征性的不同来源的至少 10 例新型冠状病毒样本进行验证，样本应覆盖目前国内变异株的常见类型，以考查对不同变异株的检出能力。为满足不同变异株评估要求，尤其对于新型冠状病毒、流感病毒、腺病毒等这类变异株、血清型或基因亚型众多的病原体类别，很难在同一个流行年度或季节收集到所有类型的变异株或型别，而已经预先建立起的病原微生物菌毒株资源显然能够更快速响应这类需求。③审查指导原则中，"2.6.1 交叉反应验证"部分要求对各种季节性冠状病毒、SARS 和 MERS 冠状病毒，各种呼吸道病毒、细菌、真菌及支原体和衣原体等多达几十种可能与新型冠状病毒产生交叉反应的病原微生物种类进行验证。指导原则明确除 SARS 冠状病毒和 MERS 冠状病毒可采用重组蛋白外，各病原体均应采用临床样本或培养物在病原体的医学相关水平进行验证，并提供所有用于交叉反应验证的病原体样本的来源、阴阳性、种属/型别和浓度/滴度确认等试验资料。与临床样本相比，病原微生物菌毒种资源在收集难易程度、背景信息的可靠性、样本质量等各方面都具有显著优势。

（三）我国体外诊断领域病原微生物资源的应用现状

国内范围内，我国有国家卫生健康委员会主管的国家病原微生物资源库（国家库）能够提供相关病原微生物资源。国家库依托中国疾病预防控制中心，联合中国医学科学院、中国食品药品检定研究院、青海省地方病预防控制所、中国科学院微生物研究所等单位共同组建，依法承担人间传染的病原微生物资源（包括实物资源和数据资源）保藏任务。此外，中国食品药品检定研究院可依据《体外诊断试剂注册与备案管理办法》，并依托国家库，依法提供病原微生物诊断试剂国家标准品以及标准菌株等资源及服务。与国外的 Zepto Metrix 等企业类似，国内也有相关企业单位能够提供病原微生物类标准物质及质控品。

但截至目前，国内的病原微生物诊断试剂研究开发相关机构及企业仍然多经由 ATCC、NIBSC、SeraCare Life Sciences、ZeptoMetrix 等国外病原微生物资源服务机构获得符合进关要求的商品化病原微生物菌毒种和相关标准物质及质控产品，或者以科研合作等形式通过临床机构获取临床样本用于性能评估或企业参考品的研制等，国家库来源的病原微生物资源应用仍然有限。例如

2021 年，就有研究通过对浙江省入境的标准品、质控品及校准品的现状进行分析，发现三类入境品的需求单位主要是生物医药或者医疗器械企业、民营企业居多，三类入境品中 76.6% 不可实现国产，标准品和质控品主要从美国进口，标准品主要从英国进口。造成此现状的可能原因如下：

（1）与 ATCC 相比，我国的国家库在病原微生物资源保藏规模、保藏质量等方面仍有所欠缺，其管理和运行模式也有所不同，导致缺乏诊断试剂研究开发所需的病原微生物资源种类，或者有需要的机构或企业难以获取。

（2）我国制定了一系列生物安全法律法规及管理政策，以防范和应对生物安全风险，保障人民生命健康，诊断试剂领域从业人员对相关法规、政策和流程了解不足，导致病原微生物菌毒种样本尤其是高致病性病原微生物样本的应用受到制约。

（3）我国多数诊断试剂企业的生物安全实验室配置及人员不足，缺乏相关管理制度及体系，导致企业无法开展病原微生物样本相关操作。

（4）与国际相比，推动病原微生物资源开放共享渠道进一步畅通。

四、未来展望

病原微生物菌毒株资源可应用于诊断试剂研究开发、生产及使用等各个环节，对于保证病原微生物诊断产品尤其是突发急性和重大传染病诊断试剂的质量至关重要，也是保障国家生物安全和国民健康的关键一环。近年来，随着病原体宏基因组测序技术等新一代诊断技术的出现和应用，对病原微生物实物资源库及信息资源库都提出了更高和更具体的要求。相信随着我国生物安全相关法律法规和政策体系的进一步完善，病原微生物资源保藏规模的扩展和质量的提升，以及管理制度和标准体系的更加完备，资源开放共享渠道进一步畅通，将来的病原微生物菌毒株资源将更好地应用于诊断试剂各个领域，支撑高质量诊断产品的研发、生产和使用，成为防范和应对生物安全风险、服务重大及突发疫情防控、促进人民生命健康的有力保障。

第三节　临床检验应用

临床检验中很大一部分涉及微生物的检验鉴定工作，主要从患者的各种样本中分离或鉴定病原体，细菌、真菌还涉及耐药的鉴定，从而指导临床治疗。因此，目前微生物菌毒种在临床检验中的应用主要集中在各种标准菌株、参比菌株和质控菌株在临床分离的菌株的鉴定方面的应用。目前，医院内大多使用全自动血培养仪进行自动化培养，以及用全自动生化检测及质谱替代了传统的细菌生化鉴定。对于各种病毒的鉴定，也有许多种荧光定量及胶体金试纸条检测方法可以选择。然而，由于对传染病和病原体的认识不足及重视偏低，临床微生物检验领域的发展与其他检验领域相比较为缓慢，尤其对于微生物菌毒种的应用及开发方面的认识还非常不足。

一、目前临床检验中病原微生物菌毒种的应用现状

临床检验工作中，最常见的是需要对临床分离的菌株进行鉴定，对各种鉴定方法进行质量控制以保证鉴定结果的准确性和可重复性，因此需要各种质控菌株（QC 菌株）、参比菌株、标准菌株

作为阳性对照和标准验证。这些菌株必须具有该菌株某种生理、生化、血清学、耐药谱、分子型别等特征。标准菌株（又称模式菌株）是指由国内或国际菌种保藏机构保藏的，遗传学特性得到确认和保证可以追溯的菌株。目前，世界上比较公认的是美国的 ATCC 和英国的 NCTC 两大保藏中心保藏的菌株。参比菌株一般又称平行菌株，通常根据系统进化树和前人研究进行选取的，一般将已经研究得较清晰的菌株作为参考菌株。而质控菌株是指经过特定的筛选和鉴定，具有稳定、可重复性、标准化和代表性的微生物菌株，主要作为临床检验中的质量控制和质量保证。

我国对临床微生物检验使用的菌株方面制定了一系列的相关法规，包括《中国药典》2020 版《9203 药品微生物实验室质量管理指导原则》《9204 微生物鉴定指导原则》。中国药师协会根据临床与实验室标准协会（CLSI）合法授权翻译印制了《M100 抗微生物药物敏感性试验执行标准》（简称《标准》）中详细列出了临床药物敏感试验使用的常用质控菌株（表 28-4）。临床检验中菌株的具体应用也有相关的行业标准：中华人民共和国卫生行业标准（WS/T 807—2022）关于《临床微生物培养、鉴定和药敏检测系统的性能验证》。该行业标准列出了用于染色方法性能验证的菌株（表 28-5）、用于培养基性能验证的标准菌株（表 28-6）和用于培养瓶验证的菌株（表 28-7）。目前我国临床检验科主要使用这些菌株作为临床微生物鉴定的依据。

表 28-4　抗菌药物敏感试验用质量控制菌株及特性

QC 菌株	来源及编号	特性
鲍曼不动杆菌	NCTC13304	OXA-27（碳青霉烯酶）
脆弱拟杆菌	ATCC25285	β- 内酰胺酶阳性
多形拟杆菌	ATCC29741	β- 内酰胺酶阳性
艰难拟梭菌	ATCC700057	β- 内酰胺酶阴性
迟缓埃格特菌	ATCC43055	
粪肠球菌	ATCC29212	
粪肠球菌	ATCC33186	
粪肠球菌	ATCC51299	VanB（万古霉素耐药）；高水平氨基糖苷类耐药
大肠埃希菌	ATCC25922	β- 内酰胺酶阴性
大肠埃希菌	ATCC35218	TEM-1（β- 内酰胺酶）
大肠埃希菌	NCTC13353	CTX-M-15，OXA-1（β- 内酰胺酶）
大肠埃希菌	NCTC13846	MCR-1（多黏菌素耐药）
大肠埃希菌	ATCC BAA-3170TM	MCR-1（多黏菌素耐药）
流感嗜血杆菌	ATCC49247	BLNAR
流感嗜血杆菌	ATCC10211	
流感嗜血杆菌	ATCC49766	氨苄西林敏感
肺炎克雷伯菌	ATCC700603	*SHV-1*、*OXA-2*、*OMPK35* 和 *OMPK37* 突变
肺炎克雷伯菌	ATCC BAA-1706TM	非产碳青霉烯机制导致的碳青霉烯耐药
肺炎克雷伯菌	ATCC BAA-2146TM	NDM（新德里金属 β- 内酰胺酶）阳性
肺炎克雷伯菌	ATCC BAA-2814TM	KPC-3（碳青霉烯酶）、SHV-11、TEM-1
淋病奈瑟菌	ATCC 49226	CMRNG
铜绿假单胞菌	ATCC 27853	诱导 *AmpC* β- 内酰胺酶
金黄色葡萄球菌	ATCC 25923	β- 内酰胺酶阴性，*mecA* 阴性，*mupA* 阴性

QC 菌株	来源及编号	特性
金黄色葡萄球菌	ATCC 29213	低产 β- 内酰胺酶株，*mecA* 阴性，*mupA* 阴性
金黄色葡萄球菌	ATCC 43300	*mecA* 阳性
金黄色葡萄球菌	ATCC BAA-976	*msrA* 介导仅对大环内酯类耐药
金黄色葡萄球菌	ATCC BAA-977	诱导 *ermA* 对大环内酯类耐药
金黄色葡萄球菌	ATCC BAA-1708	*MupA* 介导高水平莫匹罗星耐药
肺炎链球菌	ATCC 49619	青霉素结合蛋白改变青霉素中介值

注：ATCC. 美国典型菌种保藏中心；NCTC. 英国典型菌种保藏中心；BLNAR. β- 内酰胺酶阴性但氨苄西林耐药；CMRNG. 染色体介导青霉素耐药淋病奈瑟菌；ESBL. 超广谱 β- 内酰胺酶；HLAR. 高水平氨基糖苷类耐药；ICR. 诱导克林霉素耐药；SHV-1. SHV-1 型 ESBL；OXA-2. OXA-2 型 ESBL；OMPK 35. 膜孔蛋白 35；OMPK 37. 膜孔蛋白 37。

表 28-5　常用染色方法性能验证所使用的菌种及性能特点

染色方法	验证用菌株	性能特点及结构解释
革兰染色	金黄色葡萄球菌	革兰染色阳性，呈紫蓝色
	大肠埃希菌	革兰染色阴性，呈粉红色
抗酸染色	分枝杆菌	萋尼法抗酸染色阳性，呈红色 荧光法抗酸染色阳性，呈亮黄色
	大肠埃希菌	萋尼法抗酸染色阳性，呈红色 荧光法抗酸染色阳性，呈亮黄色
弱抗酸染色	诺卡菌属	弱抗酸染色阳性，呈红色
	大肠埃希菌	弱抗酸染色阴性，呈蓝色
墨汁染色	新型隐球菌	黑色背景下可见酵母样孢子周围有明亮的荚膜
	白假丝酵母菌	黑色背景下未见明亮的荚膜
真菌钙荧光白染色	白假丝酵母菌	真菌的菌丝及孢子呈现亮蓝色，结构清晰明显
	大肠埃希菌	呈弱蓝色荧光
乳酸酚棉蓝染色	丝状真菌	真菌染成蓝色，孢子及菌丝结构清晰
六胺银染色	肺孢子菌六胺银染色既往阳性标本或白色念珠菌	肺孢子菌包囊壁呈棕黑色，圆形或椭圆形 真菌孢子和菌丝染成棕黑色

注：标准菌株、QC 菌株或经过明确鉴定（如质谱或 DNA 序列分析确定）的临床菌株均可用于染色方法的性能验证。

表 28-6　常用培养基性能验证所使用的标准菌株及性能特点

培养基	性能验证菌株	性能特点
营养肉汤培养基	金黄色葡萄球菌 ATCC 25923 大肠埃希菌 ATCC 25922	24 h 生长良好
牛脑心浸液培养基	肺炎链球菌 ATCC 49619 流感嗜血杆菌 ATCC 49247	24 h 生长良好
血琼脂培养基	肺炎链球菌 ATCC 49619	生长良好，α 溶血，24 h 菌落 > 1 mm，菌落扁平脐窝状
	无乳链球菌 ATCC 13813 或化脓性链球菌 ATCC 19615	生长良好，β- 溶血，24 h 菌落 > 0.5 mm

续表

培养基	性能验证菌株	性能特点
厌氧血琼脂培养基	脆弱拟杆菌 ATCC 25285 产气荚膜梭菌 ATCC 13124	48 h 菌落生长良好 48 h 菌落生长，双溶血环
巧克力琼脂培养基	流感嗜血杆菌 ATCC 49247	生长良好，24 h 菌落＞1 mm
淋病奈瑟菌选择培养基	淋病奈瑟菌 ATCC 49226	生长，24 h 菌落＞0.5 mm
麦康凯琼脂培养基	大肠埃希菌 ATCC 25922 粪肠球菌 ATCC29212	24 h 粉红色大菌落（或蓝色菌落） 不生长
SS 琼脂培养基	鼠伤寒沙门菌 ATCC 14028 宋内志贺菌 CMCC（B）51592 大肠埃希菌 ATCC 25922 粪肠球菌 ATCC29212	24 h 无色菌落，有黑色中心 24 h 无色透明小菌落 24 h 菌落黄色，有白色絮状沉淀 不生长
XLD 培养基（木糖赖氨酸脱氧胆盐琼脂培养基）	鼠伤寒沙门菌 ATCC 14028 宋内志贺菌 CMCC（B）51592 大肠埃希菌 ATCC 25922 粪肠球菌 ATCC29212	24 h 菌落有黑色中心，培养基红色 24 h 菌落红色 24 h 菌落黄色，有白色絮状沉淀 不生长
TCBS 琼脂培养基	副溶血弧菌 ATCC 17802	24 h 生长良好，绿色大菌落
CCFA 琼脂培养基	艰难梭菌 ATCC 43593	厌氧环境下，48～72 h 菌落生长
双相培养基	金黄色葡萄球菌 ATCC 25923 大肠埃希菌 ATCC 25922 肺炎链球菌 ATCC 49619	细菌生长时可见液体浑浊、液面有菌膜或管底出现絮状沉淀，固相培养基上有菌落生长
罗氏固体培养基或分枝杆菌液体培养基	堪萨斯分枝杆菌 ATCC12478	生长粗糙、黄色菌落，在预期时间内生长
沙保弱琼脂培养基	白念珠菌 ATCC 90028	生长良好，白色菌落
念珠菌显色培养基	白念珠菌 ATCC 90028 热带念珠菌 ATCC 750	生长良好，翠绿色菌落 生长良好，蓝色菌落

表 28-7　用于不同血培养瓶性能验证的菌株

验证用菌株种类	菌株名称	需验证的血培养瓶种类				
		需氧瓶	厌氧瓶	儿童瓶	真菌瓶	分枝杆菌瓶
专性需氧菌	铜绿假单胞菌	√	—	√	—	—
	鲍曼不动杆菌	√	—	√	—	—
专性厌氧菌	脆弱拟杆菌	—	√	—	—	—
兼性厌氧菌	大肠埃希菌	√	√	√	√	—
	金黄色葡萄球菌	√	√	√	√	—
苛氧菌	流感嗜血杆菌	√	—	√	—	—
	肺炎链球菌	√	—	√	—	—
酵母菌	白假丝酵母菌	√	—	√	√	—
	近平滑念珠菌	√	—	√	√	—
分枝杆菌属	慢生长分枝杆菌	—	—	—	—	√
	快生长分枝杆菌	—	—	—	—	√

　　注：验证每类血培养瓶的菌株数均应至少 5 株。需氧瓶和儿童瓶均应覆盖需氧菌、兼性厌氧菌、苛氧菌和酵母菌 4 个种类，厌氧瓶应覆盖专性厌氧菌和兼性厌氧菌 2 个种类，真菌瓶应覆盖酵母菌和兼性厌氧菌，分枝杆菌瓶应覆盖分枝杆菌属细菌。

　　而丝状真菌检验中使用的标准菌株大多根据《美国临床实验室标准研究所 2008 年版丝状菌药敏实验方案 M38-A2》中规定的菌株见表 28-8。

表 28-8　液体稀释法中 QC 株和标准株

菌株名称	用途	抗真菌药物
多变拟青霉 ATCC MAY-3630	QC 株	两性霉素 B、伊曲康唑、伏立康唑、泊沙康唑
	标准株	阿尼芬净
近平滑念珠菌 ATCC 22019	QC 株	两性霉素 B、氟胞嘧啶（SFC）、氟康唑、伊曲康唑、酮康唑、伏立康唑、雷夫康唑、泊沙康唑、阿尼芬净、卡泊芬净、米卡芬净
克柔念珠菌 ATCC 6258	QC 株	两性霉素 B、SFC、氟康唑、伊曲康唑、酮康唑、伏立康唑、雷夫康唑、泊沙康唑、阿尼芬净、卡泊芬净、米卡芬净
黄曲霉 ATCC 204304	标准株	两性霉素 B、伊曲康唑、伏立康唑、雷夫康唑、泊沙康唑
烟曲霉 ATCC MYA-3626	标准株	两性霉素 B、伊曲康唑、伏立康唑
	标准株（MEC）	阿尼芬净
烟曲霉 ATCC MYA-3627	标准株	两性霉素 B、伊曲康唑、伏立康唑
黄曲霉 ATCC-MYA-3631	标准株	两性霉素 B、伏立康唑、泊沙康唑
土曲霉 ATCC MYA-3633	标准株	两性霉素 B、伏立康唑
	标准株（MEC）	阿尼芬净
串珠镰刀菌 ATCC MYA-3629	标准株	两性霉素 B、伊曲康唑、伏立康唑、泊沙康唑
	标准株（MIC）	阿尼芬净
茄病镰刀菌 ATCC 3636	标准株（MIC）	阿尼芬净
尖端赛多孢菌 ATCC MYA-3634	标准株（MEC）	阿尼芬净
须癣毛癣菌 MRL 1957 ATCC MYA-4439	标准株	环比酮、灰黄霉素、伊曲康唑、泊沙康唑、特比奈芬、伏立康唑
红色毛癣菌 MRL 666 ATCC MYA-4438	标准株	环比酮、氟康唑、伏立康唑

　　注：MIC 为一种抗真菌药物可以基本抑制微生物生长的最低浓度，多数抗真菌药物在试验时肉眼观察得到。MEC 是与对照孔的丝状菌丝生长相比出现较小的、圆形的、紧实的丝状生长的最低药物浓度。

二、目前临床检验中病原微生物菌毒种应用存在的缺陷

　　虽然我国对临床检验中病原微生物菌种应用有一系列的法规和行业标准，而且在临床实践中应用已经非常成熟，然而还存在许多不足。

（一）对临床分离菌毒株资源的重要性认识不足

　　新型冠状病毒大流行，可以预见未来极有可能还会出现各种各样的未知微生物菌毒种（更多的可能是超级耐药菌）危害人类的健康。而临床患者分离的菌毒种将会为人类克制这些微生物提供宝贵的依据。而我国对菌毒种资源才刚刚开始重视，临床对这些菌毒种资源的认识还远远不够，仅仅限于标准株、质控菌株和参比菌株等的概念。

（二）检测及保藏技术的局限和落后导致某些菌毒种未被鉴定而丢弃

　　据了解，在我国临床检验科中，尤其是基层医院检验科，均存在部分临床菌株鉴定错误或无法

鉴定的情况。这些菌株中就极有可能包括一些未知的新病原或新耐药菌。在临床检验工作中发现，质控菌株在经过多次传代后，其生物学性状会发生一定程度的变异，一些关键性鉴别试验不具有典型性，从而导致细菌鉴定结果出现错误，这些情况在基层医疗机构比较普遍。即使是大型医院，由于缺乏专业的人员和条件，对病毒种的保藏也非常缺乏。

（三）对新出现的重要的病原菌毒种资源认识不足，没有相应的应对机制

随着免疫低下群体的不断增加，以往不感染正常人的菌毒种可能成为临床病原体。如以往认为不致病的气球菌造成临床感染的报道越来越多，而临床缺乏相应的标准株、参考菌株进行鉴定，导致该属的菌检出率被低估。可以预见的是，随着我国人口老龄化、肿瘤、糖尿病、高血压患者的增加，导致免疫功能低下的群体不断增加，极易导致更多的机会性致病菌，甚至正常菌群成为致病菌。这些菌毒种应当从现在开始就引起重视，而目前这方面的认识及研究均不足。

（四）我国缺乏国家层面的临床分离株收集和保藏体系

由于临床工作的繁重及认识不足，加之我国缺乏国家层面的临床分离菌株收集和保藏体系，即使分离出新的病原体，也导致临床检验中培养出的新的菌毒种（包括耐药菌毒种）被忽略和随意丢弃，从而使得大量资源未得到有效利用。可见，目前我国临床分离株资源化研究与发达国家比较存在较大的差距。

三、微生物菌毒种在临床检验应用中的展望

微生物菌毒种是一种非常重要的资源，不仅关系到国家安全、人民健康，且具有重大的经济价值。随着新型冠状病毒的全世界大流行，人们开始认识到病原微生物并没有随着社会进步、医疗发展而消亡，它们更可能以改头换面的形式再次出现，威胁人类社会的安全。可以预见的是，随着人类社会工业化发展和贸易扩大、人口流动、人口老龄化及各种基础性疾病的增加，造成人类感染性疾病的病原微生物种类也会越来越复杂，而且不断进化出各种耐药强的病原微生物。如此复杂多变的病原微生物给临床检验带来极大的困难。严峻的发展形势不仅要求病原微生物临床检验要更加快速准确，而且对于原有的病原微生物的耐药性等的改变，以及新出现的病原微生物菌毒种都要有及时的把控和研究。

由此可见，目前我国对于菌毒种方面还有很多方面需要加强。首先，国家应当加大对临床菌毒种研究的投入，在临床工作中进行宣传和贯彻执行，提高临床医生的认识和重视。其次，应建立健全临床和菌毒种保藏中心联合机制相关的法律法规，加强临床检验科室（机构）与菌毒种保藏中心（机构）的联合机制，对于新发现的临床菌毒种，送到保藏中心进行进一步鉴定和研究、收集整理，再把结果反馈给临床检验室，形成良性循环，这样不仅可以扩大我国的菌毒种资源，而且也为临床微生物检验提供有力的保障。最后，应当加强对基层医疗检验机构的培训，并把它们纳入国家菌毒种保藏机构体系中。只有建立健全国家保藏机制和体系，并不断完善，才能充分利用我国菌毒种资源，防止宝贵菌毒种资源的流失，才能充分应对未来极有可能出现的各种未知病原体的流行和暴发，从而保障人民的生命健康和社会的稳定发展。

第四节　药物筛选应用

在现代药物研发过程中，药物筛选是初始阶段的重要环节，旨在从规模不等的化合物中发现和遴选出具备某种药理学活性的分子，从而推动进一步的药用开发。抗感染药物的主要作用对象是病原微生物，如何有效地利用病原微生物菌（毒）种资源，针对微生物赖以生存或维持生长、繁殖、代谢等生命活动的重要结构、功能靶标、信号通路，凭借经典和现代技术手段，优选出具备药用潜力的活性分子，是抗感染药物筛选的核心工作内容。其中，一定规模的病原微生物菌（毒）种资源是抗感染药物筛选、评价的物质基础，扮演着不可替代的角色。

一、背景概述

药物筛选是指采用适当方法，对可能作为药物应用的物质（样品）进行生物活性、药理作用、药用价值的评估过程，包括在生化 / 分子水平、细胞水平、实验动物水平的筛选。现代各种生命组学、结构生物学、生物信息学、组合化学等领域的兴起，以及生物芯片、微流控芯片、人工智能等技术的出现，推动着药物筛选向高通量、高内涵、微量化、理性化、智能化方向发展。目前，在抗感染药物研发领域，一个新品种从筛选到临床应用往往历时十余年，耗费资金动辄以数亿或十数亿元计，且临床前研究中平均至少要筛选 1000 种有效的候选药物分子才可能保证一种新药进入临床应用阶段。因此，药物筛选是早期发现、获取有效药物候选物的关键过程，也是抗感染新药顺利开发、利用的必要前提。

有别于人体其他系统疾病治疗药物的筛选方式，抗感染药物的作用对象，除部分来自人体的靶标和生物学过程，最主要的是病原微生物本身。以抗生素为例，绝大多数临床使用和在研的品种均直接作用于病原菌自身的结构和靶标，以达到抑制或杀灭病原菌的效果。同时，药物还需一定程度上覆盖病原菌的不同属、种、型、株，体现抗菌活性的广泛程度和多样性（如抗菌谱的窄谱或广谱）。因此，从临床患者或其他来源分离、收集的病原微生物菌（毒）种资源在抗感染药物的筛选和评价中扮演着不可或缺的角色，是保证筛选和评价对象治疗有效性的物质基础。而随着现有抗感染药物在临床等各个领域的广泛应用，耐药株、持留株、毒力变异株层出不穷，从基因和表型水平对病原微生物进行耐药 / 敏感 / 毒力的甄别、鉴定，通过测序和组学分析技术（基因组、蛋白组等）挖掘潜在靶标信息并加以利用，也是推动当前新型抗感染药物筛选的重要条件。例如，美国 ATCC、FDA、CDC，英国 NCTC 等保藏的菌（毒）株、样本及相关信息资源，在世界范围内得到广泛使用，有力地支撑了各种抗感染活性物的筛选、评价、机制研究，促进了药物研究成果的发表与转化。近年来，我国日益认识到相关微生物资源在药物发现、研究和转化中的重要性，在强调自有资源有效保障和利用的前提下，药用相关病原微生物菌（毒）种资源的收集、保藏、管理进入稳步发展阶段。

二、方法 / 筛选 / 生产 / 研制 / 使用要求

基于微生物细胞水平的药物筛选因性价比高、重复性好、通量高等优点，历来是较可靠且主流的筛选方法，也是抗感染药物临床前和临床评价、开发的基石。与基于蛋白、核酸、脂质、细胞器

等离体靶标开展的筛选或基于计算机的虚拟筛选不同，细胞水平药物筛选考察的是微生物整体条件下抗微生物物质的生物学效应，利于真实、完整反映对活的微生物生命群体的药理学作用。其中，针对微生物生长、繁殖的活力测定法是最经典和常用的筛选方法，不少国家药物临床前和临床研究指南中亦有较明确的使用要求和操作规范。

以抗菌药为例，研究者首先需要了解的是筛选物或新研制的药物在体、内外环境下对哪些种、属细菌的生长具有抑制活性，及抑制活性的强弱。其中，最重要的检测指标是最小抑菌浓度，即体外试验条件下，能够抑制培养基中细菌生长所需的最低药物浓度。当前各实验室中常采用纸片法（K-B法）、试管稀释法、微量（试管）稀释法、琼脂稀释法等。这些方法都具有简便易行、周期较短、测试结果肉眼可辨等优点。在抗感染化疗领域，针对临床微生物药敏、抗微生物药物的实验室评价，多国已推出规范的官方操作指南，例如美国临床实验室标准协会（CLSI）、欧洲药敏试验委员会（EUCAST）出版的指导原则和试验规程，以及我国出版的《抗菌药物敏感性试验的技术要求2018版》（国家卫生健康委员会行标），均对这些方法有着详细的技术要求和结果说明。

纸片法（K-B法）又称K-B法或柯比-鲍尔纸片扩散法（Kirby-Bauer disc diffusion test），或琼脂扩散法，是从早期的杯-碟法或沟-碟法基础上改进而来，试验结果直观、易判读。该试验中，常利用菌株（质控菌株、临床菌株）制备标准浊度的对数生长期细菌悬液（如0.5 McFarland浊度），均匀地涂布于适当的琼脂平皿表面，形成菌膜，然后将浸有抗菌药的滤纸片（自制或商品化的含药纸片）贴于干燥平皿表面，35℃±2℃（或其他最适于微生物生长的温度）空气条件下（或其他最适于微生物生长的条件，如无氧或低氧气浓度）培养16~20 h（对于慢生长细菌可能需要数天至数周，如结核分枝杆菌）。涂布菌液的琼脂表面生长出融合的菌苔，而浸药纸片周围可能出现大小不等的抑菌圈，通过测量纸片周围的抑菌圈直径，便可定性判断受试药物的活性程度。再通过对比阳性药物对质控菌株的标准抑菌圈大小，或者结合其他方法（如液体或固体培养基稀释试验）测得的阳性药物对质控菌的MIC值，亦可定量计算受试药物的抗菌活性。由于纸片法方法成熟简便、应用广泛，在大量临床与实验室数据支持下，对于临床常用的各类抗菌药物，纸片法测定的结果已可与微量（试管）稀释法、琼脂稀释法等测得的MIC数据精确对应。正是基于纸片法与MIC结果之间的密切关联性，一些公司开发出E（Epsilometer）试验法（又称E-test法），该方法使用一种特殊的尼龙试纸条，其一面附着呈线性梯度的冻干抗菌药物，另一面印有系列MIC值短线刻度。将尼龙条含药面贴覆在涂布菌膜的平皿，培养后，琼脂上的尼龙条高浓度药物一端抑菌形成的椭圆形抑菌圈与尼龙条交界处的刻度值即为该药物的MIC值。在药物筛选研究中，纸片法非常适合某些抗微生物活性物的初筛，即便受筛物并非纯品，或者是含多组分的混合物（如植物粗提物、微生物发酵产物），只要满足一定的水溶性，能在琼脂中扩散，即可进行有效的筛选测试。不同抗菌物质联用时产生的协同或拮抗作用也可采用纸片法进行检测和判断。但应注意，对于在琼脂中扩散能力差的化合物，纸片法难以准确地反映其真实抗菌活性，宜结合或采用其他测试方法评判。

试管稀释法、微量（试管）稀释法、琼脂稀释法的测试原理基本一致，均采用适当培养基（肉汤培养液或融化琼脂）将受试药物进行系列二倍稀释（如从0.03~128 μg/mL），制成含梯度浓度筛选物或药物的肉汤管（或微孔）或琼脂平皿，在每管（孔）稀释液中加入（或在每皿琼脂表面接种）一定量对数生长期的细菌，使细菌终浓度为$5×10^5$ CFU/mL（或琼脂上10^4 CFU/接种点）。35℃±2℃（或其他最适温度）空气条件下（或其他最适条件，如无氧或低氧气浓度）培养

16 ～ 20 h（对于慢生长细菌需培养更长时间），溶液呈透明状态的含受试药物的最低浓度管（或接种点无菌落生长的最低浓度琼脂平皿）读取为 MIC 值。稀释试验中，需设置相应的无菌对照、生长对照、质控菌＋阳性药对照等，保证测试结果的可靠。当前，相对于试管稀释法，微量（试管）稀释法因通量高、相对节省人力和药物而在实验室中更为常用。琼脂稀释法则通常可借助半自动的多点接种设备，单次可检测药物对数十株菌的 MIC，非常适合测定受试药物的抗菌谱或批量菌株对药物的敏感性。稀释试验也适用于具有相互作用（协同或拮抗）的两种抗菌药物联用的筛选，如经典的"棋盘法"MIC 试验。

在抗菌药的进一步筛选或评价研究中，人们会十分关注其对病原菌的有效杀菌作用，从而测定其最小杀菌浓度（minimum bactericidal concentration，MBC）和动态杀菌曲线。MBC 指体外条件下，能够杀灭培养基内 99.9 % 细菌所需的最低药物浓度。MBC 的测定是从上述测定 MIC 的液体培养基稀释试验［试管稀释法、微量（试管）稀释法］扩展而来，从 MIC 试验中培养基澄清的 ≥ MIC 各浓度管（孔）中吸取 100 μL 液体，涂布于琼脂平皿上，35℃ ±2℃（或其他最适温度）空气条件下（或其他最适条件）过夜培养（慢生长细菌需更长培养时间）后，计数平皿上生长的菌落，菌落计数 ≤ 50 CFU 的含药管最低浓度即为该药的 MBC 值。因 MIC 液体培养基稀释试验中受试细菌的起始接种浓度为 $5×10^5$ CFU/mL，故 ≤ 50 CFU/100 μL 的计数反映的是培养基内至少 99.9 % 的细菌被杀灭。MBC 值与 MIC 值相等或相近时，提示药物有杀菌活性，是潜在的杀菌剂。动态杀菌曲线试验，则是将一定量的细菌接种至含不同浓度受试药物的试管（如 1/4 MIC、1/2 MIC、MIC、2 MIC、4 MIC）内，设生长对照管，并根据需要设置阳性药物对照管。对所有试管进行培养，从接种开始，每隔一定时间从各管取样涂布至琼脂平皿计活菌数。计数结果绘制在以时间为自变量的半对数图上，各浓度不同时间点的计数值与起始接种的菌落计数值比较，降低 ≥ 99.9%，即认为受试药物具有杀菌作用。同时，动态杀菌曲线也适合考察两种药物联用的杀菌效果，与两种药物中活性最强的单一药物比较，两药联用杀菌数量提高 100 倍以上，即认为两药有协同作用。

要全面了解受试物对不同种、属细菌（包括临床流行的抗生素耐药菌）的抗菌活性和效应，仅测定一株或少数几株菌的 MIC、MBC 值是远远不够的，需在前期抗菌谱测定的基础上，利用较大样本量临床分离的不同种、属代表性菌株（数十株至数百株）开展 MIC、MBC 测试，获得 MIC、MBC 值变化范围，并计算出该受试药物可抑制或杀灭每个种（或特定的耐药／敏感型）的细菌 50% 和 90% 受试菌株的 MIC_{50}、MBC_{50} 和 MIC_{90}、MBC_{90}。依据这些数据，研究者可判断受试药物在病原微生物的（耐药／敏感）型、种、属水平上具有何种程度的抑菌、杀菌活性。同时，如 MIC_{50}、MBC_{50} 分别与 MIC_{90}、MBC_{90} 数值相近，往往意味着这个种的细菌对受试药物的敏感性／耐药性变异范围较小，药物对受试菌的"内在活性"较一致，反之，则意味着这个种的细菌对受试药物存在敏感性差异。由此可见，在抗菌药物的临床前和临床阶段筛选、评价中，药物研究和评价机构收集、保藏有相当数量、不同种属的临床来源病原菌是必要的前提条件之一。

抗真菌药的筛选与上述抗菌药的筛选方法大体一致，但体外试验中使用的培养基和接种密度（如常用 10^4 CFU/mL）有所不同。由于真菌生长的一些特性，体外研究中常采用 50% 生长抑制而非完全抑制来衡量筛选物或药物的抗真菌活性。此外，有的方法会在培养基中添加染料，利用特殊的颜色变化提示真菌的生长，还会利用真菌细胞膜甾醇的特定成分（如麦角固醇）进行定量计数。抗真菌药物的最小杀真菌浓度（minimum fungicidal concentration，MFC）与 MBC 测定相似，也是 MIC

试验的进一步延伸，即 MIC 试验后从培养基澄清各管（孔）中吸取 20 μL 液体涂布于合适的固体培养基上，适宜条件下培养直至长出菌落。MFC 是每个平皿上无菌落生长或菌落数 ≤ 3 的最低药物浓度管（孔），反映 99% ~ 99.5% 的杀真菌效应。

　　抗病毒药物的体外筛选与评价不同于抗菌药、抗真菌药的筛选、评价方式。因病毒不能直接在培养基中生长，需借助易感细胞的受体、酶、代谢、表达体系完成入侵、复制、增殖过程，故需要使用特定细胞进行繁殖。经典的细胞水平筛选模型，可反映病毒全部复制过程并同步观察受试物对细胞的毒性，获得受筛物或药物的治疗指数。通常先根据所针对的病毒，选择适合宿主细胞，待细胞培养成单层后，接种一定量的病毒，病毒一旦吸附于细胞上，即可加入受试物进行检测。药物抗病毒活性的判断指标多样，包括以细胞形态学病变观察为指标的细胞病变效应（CPE）法、计算病毒噬斑数量的噬斑减少中和试验（PRNT）法、以抗原产生量为指标的酶联免疫吸附分析（ELISA）法、免疫荧光法。此外，还有血细胞吸附法、病毒核酸检测法等。

　　对于体外筛选获得的候选化合物，进一步利用恰当的实验动物感染模型进行体内药效学、药代动力学/药效学（PK/PD）的优选和评价是必经之路。各国的抗感染药物临床评价指南中均明确指出候选药物在实验动物体内的治疗研究结果具有重要的参考价值，是推动其临床试验的先决条件之一。其中，针对不同的病原微生物，采用适当实验动物造模模拟人类感染性疾病（全身或局部组织器官）评价、确证药物的疗效，是临床前研究的核心内容之一。自 20 世纪 60 年代以来，各种文献报道中与抗感染治疗相关的实验性化疗动物模型已超 1000 种。一般而言，理想的动物模型应具备以下特点：感染技术相对简单；病原感染途径、体内蔓延情况与人体相同或相似；受累的组织、脏器可预知；疾病严重度、病程长短的重现性好、易于分析；对药物的敏感性可量化、重现性好。以抗菌药物的体内筛选为例，初期体内评价中最常用的就是小鼠急性败血症模型，这也是迄今最简单、经济的体内试验方法之一，通过向小鼠腹腔内注射大量病原菌后（或注射病原菌前）静脉（或其他途径）给药，观察、统计动物存活情况，进而估测受试药物在体内是否有效。不过，小鼠快速致命是该治疗模型最大的不足，病程的过快发展并非人类感染的常规特征，且该模型的治疗观察指标反映的也是药物的体内预防或保护性活性而非治疗活性。而一些异物植入性感染模型，某种程度上可更好地模拟某些人类常见感染（如皮肤软组织感染），例如，将定量染有细菌的硅胶管、透析袋、塑料珠等埋入实验动物体内，产生组织液渗出、肉芽肿形成等特征的典型感染灶，给药后可通过定量检测病灶中药物浓度或异物/组织液中的细菌计数，综合评价药物的疗效。此外，还有许多的器官感染模型，如啮齿类或非啮齿动物的心内膜炎模型、免疫抑制鼠和犬的肺炎模型、鼠和猪的各种尿路感染模型、兔的眼部感染模型、啮齿类动物的口腔念珠病模型或隐球菌感染模型等，均能较好地模拟人类的感染性疾病进程，从而为针对不同抗感染适应证的药物提供有效评价工具和手段。值得注意的是，在抗病毒药物的实验动物水平筛选中，除选择自然易感动物或替代动物建立感染模型，利用转基因动物、非啮齿类模式动物（如斑马鱼）建模进行筛选、评价的方式也较为普遍。近些年，在抗菌药物的筛选中，大蜡螟、秀丽隐杆线虫、斑马鱼等低等模式动物因繁殖周期短、操作简便、费用低等优势，也日益得到广泛应用，但转基因动物的使用还不太常见。考虑到无论何种感染动物模型，选择恰当的病原微生物实施有效感染是上述工作的第一步，因此，反映临床感染流行趋势的代表性菌（毒）种资源在体内抗感染治疗应用中亦发挥着不可替代的作用。

三、国际使用现状

2022 年《柳叶刀》（*Lancet*）杂志上发表的一篇涵盖 204 个国家 / 地区抗生素耐药性负担的分析报告显示，2019 年单一年份中因耐药病原菌感染直接导致的病死人数高达 127 万。此前，英国《全球抗生素耐药回顾：报告及建议》白皮书更是大胆预测，如不加以有效控制，到 2050 年全球每年因抗生素耐药菌直接导致的死亡人数将达到 1000 万人。抗生素耐药菌的日益流行已对人类公共健康构成严重威胁，开发能有效抑制或杀灭某些耐药菌的药物品种是新药研发中的当务之急。当前，在抗菌新药临床前及临床研发活动中，大量利用质控菌株、临床来源耐药、敏感菌株考察药物的体内、外活性几乎已成为新药评价中的核心内容。

以美国 Paratek 制药公司研制的新一代半合成四环素——奥玛环素（Omadacycline）为例，该药的静脉注射剂及口服片剂于 2018 年经美国食品药品管理局（FDA）批准上市，其结构新颖之处是在米诺环素母核的 C9 位引入了氨甲基修饰，构效关系分析提示该修饰可在相当程度上帮助奥玛环素克服细菌耐药性、扩大抗菌谱、改善药代动力学特性。纵观该药的研究历程可以看到，无论在药物的临床前药理学筛选、评价中，还是在作用机制研究、诱导性耐药的前瞻性分析中，均大量涉及 ATCC 菌株、特定的临床耐药分离菌株，以满足研究需求。例如 2014—2019 年，不同研究者先后采用 231 株携带外排泵编码基因［tet(A) ~ tet(D)、tet(J)、tet(41)、tet(K)、tet(L)］和（或）核糖体保护基因［tet(M)、tet(O)］的耐药菌检测奥玛环素的潜在活性，结果证明该药能克服大部分细菌中上述两类常见的耐药机制，且与药物的 C7、C9 位的修饰基团密切相关。但对于表达 Tet(X) 修饰酶的细菌，奥玛环素却难以奏效，这是因为 Tet(X) 有黄素单加氧酶活性，可通过辅酶黄素腺嘌呤二核苷酸将奥玛环素母核 D 环的 C11α 羟化，导致药物结合细菌核糖体的亲和能力下降，从而丧失抗菌作用。另外，2016 年 SENTRY 药物监测数据显示，在该药的体外药效学评价中，使用了来自 68 家医疗机构分离、保存的不少于 35 个种（属）的 21 000 余株临床分离菌，其中鉴定为四环素耐药、青霉素耐药、大环内酯耐药、万古霉素不敏感、头孢他啶不敏感、β- 内酰胺酶阳性的菌株，以及耐多药（MDR）的菌株就多达 12 400 余株。而体内药效学评价中，数十株临床代表性菌株（含临床常见耐药菌）被用于实验动物的治疗研究。基于大量菌株资源所产生的数据，有力地支撑了研究者对奥玛环素的临床疗效的判断。同时，正是因为有这些特定基因型耐药菌株的采用，使得新药研究者能较清晰地了解该药相对于现有抗生素的治疗优势，及未来可能改进的方向。

再以正在全球范围内开展多中心 III 期临床试验的抗淋病新药唑利氟达星（zoliflodacin）为例。唑利氟达星是美国 Entasis Therapeutics 公司开发的螺嘧啶三酮类口服抗菌药物，结构新颖，抗菌谱较广，是一种新型细菌 II 型拓扑异构酶抑制剂，现开发用于单纯性淋病的治疗。该药是在对螺嘧啶三酮类先导化合物 PNU-286607 进行抗菌活性定向优化工作中筛选获得的，然后利用反向基因组学研究证明其抑制细菌的 DNA 促旋酶，且作用位点异于氟喹诺酮类抗菌药。在早期筛选和体外药效学评价中，研究机构通过考察 23 000 余株临床分离菌（包括氟喹诺酮类耐药株及包括大环内酯类、β- 内酰胺类、四环素在内的耐药或耐多药菌株 12 000 余株）的 MIC 数据，确立了唑利氟达星作用于革兰阴性苛养菌、革兰阳性菌、非典型病原体、厌氧菌的抗菌谱。尤其基于不同国家近 2000 株环丙沙星耐药的淋病奈瑟球菌临床分离株 MIC 测试结果（$MIC_{90} \leqslant 0.25$ μg/mL），很大程度支持了唑利氟达星对淋病的潜在治疗价值。体内试验性治疗及 PK/PD 研究中，目前虽无理想的淋病动物模型（淋病奈瑟球菌偏好感染人体，但常规实验动物对该病原有自发清除特性）用于唑利氟达星的评价，但利用合适的替代病原体（金黄色葡萄球菌）仍有效证明了其在体内浓度依赖性杀菌的作用方式，最终为该药进入临床阶段的评价提供了充分的数据。值得一提的是，在唑利氟达星的临床前及临床各评价环节中，大量来自保藏中心的质控菌或代表性耐药/敏感菌株（如ATCC菌株）被使用，并为多中心研究提供对比、参照、验证。

四、国内使用现状

自20世纪90年代以来，我国自主研发的抗感染新药逐渐增多，微生物学筛选与评价已经成为临床前及临床研究的重点内容之一。我国的《新药临床前研究指导原则》《抗菌药物临床试验技术指导原则》等对抗微生物药物体内、外筛选、评价所需的实验室技术、材料对象、观察指标等均提出了较细致的要求。以《新药临床前研究指导原则》对体外抗菌试验的指导为例，其明确提出所试细菌应与所评价抗菌药物的抗菌谱一致并包括主要致病菌。譬如，革兰阳性球菌包括金黄色葡萄球菌（包括产酶、不产酶）、表皮葡萄球菌、链球菌、肠球菌等；革兰阴性球菌应包括淋病奈瑟球菌等；革兰阴性杆菌包括流感嗜血杆菌、肠杆菌科细菌8~10种、铜绿假单胞菌与其他假单胞菌属及不动杆菌属等；厌氧菌包括脆弱拟杆菌、消化球菌和消化链球菌等。该指导原则也明确提出，对于反映药物临床应用有代表性的菌株数量，创新药物应不少于1000株。其他类新药则根据抗菌谱宽窄可测试200~500株。试验时还应包括有国际公认质控菌株（如某些ATCC药敏质控用菌株，表28-9）。同样，《新药临床前研究指导原则》对体内抗菌试验感染用菌也有要求，如根据药物抗菌谱和作用特点，选择不同属、种菌株，如为广谱抗菌药，感染菌须包含金黄色葡萄球菌与革兰阴性菌1~2种，而创新药物评价中，需使用革兰阳性和阴性菌各2种以上，每一种菌2株以上，且必须包括临床分离的致病菌等等。与之类似，该指导原则对抗结核药物、抗真菌药物、抗病毒药物等的筛选、评价也都提出了细致要求。

表 28-9　用于抗菌药物筛选的几种代表性 ATCC 质控菌株

菌株名称	菌株特征 *	适用筛选或评价的药物
金黄色葡萄球菌 ATCC29213	产少量 β- 内酰胺酶，*mecA/mupA* 阴性，甲氧西林敏感	抗革兰阳性菌药、广谱抗菌药、药物组合
金黄色葡萄球菌 ATCC43300	*mecA* 阳性，甲氧西林耐药	抗 MRSA/ 抗革兰阳性菌药、广谱抗菌药、药物组合
粪肠球菌 ATCC29212	对包括糖肽类抗生素在内的多种抗生素敏感	抗革兰阳性菌药、广谱抗菌药、药物组合
粪肠球菌 ATCC51299	*vanB* 阳性，万古霉素耐药，氨基糖苷类高水平耐药	抗革兰阳性菌药、广谱抗菌药、药物组合
大肠埃希菌 ATCC25922	β- 内酰胺酶阴性	抗革兰阴性菌药、广谱抗菌药、药物组合
大肠埃希菌 AR Bank #0349	产 MCR-1	酶抑制剂、抗革兰阴性菌药、广谱抗菌药、药物组合
铜绿假单胞菌 ATCC27853	产生物膜，可诱导表达 β- 内酰胺酶 AmpC	抗生物膜 / 抗革兰阴性菌药、广谱抗菌药、药物组合
肺炎克雷伯菌 ATCC700603	产 β- 内酰胺酶 SHV-18（ESBL）、OXA-2，膜孔蛋白 OmpK35/37 突变	酶抑制剂、抗革兰阴性菌药、广谱抗菌药、药物组合

续表

菌株名称	菌株特征 *	适用筛选或评价的药物
肺炎克雷伯菌 ATCC BAA-2146	产 NDM	酶抑制剂、抗革兰阴性菌药、广谱抗菌药、药物组合

　　* *mecA.* 一种低亲和力青霉素结合蛋白 2a（PBP2a）编码基因，介导对包括甲氧西林、苯唑西林、头孢西丁在内的大多数 β- 内酰胺类抗生素的耐药性；*mupA.* 一种高水平莫匹罗星（mupirocin）耐药基因；MCR-1. 一种质粒介导的黏菌素耐药酶，可通过化学修饰细菌外膜 LPS 的 lipid A 组分，使黏菌素不易与细菌外膜结合而丧失药效；AmpC. 细菌产生的一种 β- 内酰胺酶，介导对头孢噻吩、头孢唑林、头孢西丁、大多数青霉素的耐药性，肠杆菌目细菌的染色体上常携带其编码基因；SHV-18. 一种超广谱 β- 内酰胺酶，肠杆菌目细菌中常见由质粒携带其编码基因；OmpK35/37. 两种肺炎克雷伯菌外膜膜孔蛋白；NDM. 最早发现于印度新德里的一种 B 族金属 β- 内酰胺酶，英文全称为 New Delhi metallo-β-lactamase，对包括碳青霉烯类在内的 β- 内酰胺类抗生素具有广泛耐药性。

　　目前，以耐药（如抗生素耐药）及突发性传染病（如 COVID-19）为代表的微生物传（感）染性疾病已成为全球公共健康领域的重要挑战。我国是耐药问题较严重的国家之一。从 2023 年 CHINET 发布的来自我国 74 家大型医院的临床分离菌耐药监测数据看，革兰阳性菌感染用药基本满足临床需求，但以碳青霉烯耐药为代表的革兰阴性菌耐药问题仍较突出。例如，肺炎克雷伯菌对亚胺培南的耐药率为 22.5%，对美罗培南的耐药率为 23.6%；肠杆菌属细菌对亚胺培南的耐药率为 9.8%，对美罗培南的耐药率为 9.5%；铜绿假单胞菌对亚胺培南的耐药率为 21.9%，对美罗培南的耐药率为 17.4%；鲍曼不动杆菌对亚胺培南的耐药率为 67.5%，对美罗培南的耐药率为 68.1%。临床上迫切需要高效及安全性好的抗菌药物。近些年，国内药物筛选、新药创制发展虽快，但具有自主知识产权的创新抗菌药物上市品种仍较为有限，例如，由我国自主研发，分别于 2019 年和 2021 年上市的大环内酯类抗菌新药可利霉素和噁唑烷酮类抗菌新药康替唑胺，仍以治疗革兰阳性菌感染为主。另外，我国也通过引进国外新药，应对临床的耐药问题。例如，已在我国上市的替加环素、头孢他啶 / 阿维巴坦，及今后可能上市的美罗培南 / 法硼巴坦、亚胺培南 - 西司他丁 / 雷利巴坦等。但在未来，最终还需根据我国的临床需求、传（感）染病流行趋势，利用我国的临床微生物及数据资源，开发具有自主知识产权的抗感染药物以应对耐药的问题。

五、前景展望

　　选择重要靶标通过特异设计合成系列化合物进行高通量筛选，或者利用大规模的小分子化合物库进行虚拟筛选，进而遵循分子靶标—细菌（细胞）—整体动物的研究思路，是近些年来药物发现的主流手段。然而，在过去 20 年中，抗感染领域原始创新药物（first-in-class）的发现与转化却不尽如人意，以抗菌药物为例，仅有利奈唑胺、达托霉素、贝达喹啉等少数几种新结构药物成功上市，已上市或临近上市的多数品种，仍以传统母核结构优化品种（如奥利万星、Plazomicin、奥玛环素）或新型 β- 内酰胺类抗生素 /β- 内酰胺酶抑制剂复方（头孢他啶 / 阿维巴坦、美罗培南 / 法硼巴坦、亚胺培南 - 西司他丁 / 雷利巴坦）为主。考虑到抗菌新药上市应用后易发展出耐药现象，预计未来这些品种的临床使用会通过较严格的适应证处方来进行限制。

　　值得注意的是，在抗感染药物的筛选及随后评价环节中，通常需使用分类地位明确、生物学特征典型、遗传稳定、可溯源的质控菌（毒）株进行平行试验，以保证实验过程和结果的准确可靠、重现性好。但在日常工作中，我国科研工作者遵循、参考的研究指南和行业标准中，规定或推荐使用的质控株（或其他微生物标准株）大多来自美国 ATCC 等境外机构。一方面源于 ATCC 等境外资源库中的质控株、标准株已在多个领域获得广泛应用和认可，另一方面也与我国长期以来未积极推动自有资源的开发、利用有关，从而客观上造成对这类境外资源过于依赖的局面。但长期依赖这类资源，某种程度上会使我国在创新药物的发展中面临新的"卡脖子"问题。因此，未来如何合理利用我国自有药用相关微生物资源，逐步建立自己的质控株、标准株体系，提升自我保障能力，有效支撑我国传（感）染疾病防治和创制新药的研究、转化，是一项需采取切实措施解决的课题。

药物筛选的终极目标是发现安全、有效的药物以满足人类健康的需求。目前，国际上新药研发的困境之一是多数所谓"靶标"的成药性不足，从而导致基于靶标筛选的候选分子成药性低、药用转化失败率高，在抗感染药物的发现领域亦长期存在这种现象。鉴于抗感染药物的主要作用对象是病原微生物，因此充分发挥和利用好我国临床及其他来源的病原微生物菌（毒）种资源及相关信息资源（如基因组、蛋白质组、耐药组等），从组学大数据中挖掘候选靶标，基于分子水平整体观的药物筛选系统结合经典的表型筛选、体内筛选，提高药物发现的成功率，具有重要的意义。

第五节　疫苗研发应用

疫苗是最经济、有效、安全和方便的疾病预防控制手段。通过广泛的疫苗接种，长期以来对人类健康造成严重威胁的传染病，如天花，已经被根除。此外，麻疹、破伤风、白喉、B 型流感嗜血杆菌及其他致病微生物所引起的传染病也得到了有效控制，这得益于疫苗研发技术的发展，而菌（毒）种也起到了至关重要的作用。疫苗研发是一个漫长的过程，它需要遵循严格规范的步骤。疫苗研发的首要步骤也是最重要的一步是从菌毒种中寻找适合的抗原。这基于对特定病原体与宿主免疫系统相互作用的研究，寻找具有良好免疫原性的抗原，例如灭活或减毒的细菌或病毒、来自病原体的蛋白质或多糖、合成替代物等，并且这些抗原能够可靠地重复生产。目前，疫苗研发已扩大到传染病以外的其他领域，未来疫苗的内涵和应用将进一步扩展。菌毒种资源也将继续发挥重要的作用。

一、背景概述

世界卫生组织（WHO）将疫苗定义为"含有免疫原性物质，能够诱导机体产生特异性、主动性和保护性宿主免疫，能够预防感染性疾病的一类异源性药学产品，包括预防和治疗性疫苗"。疫苗多来源于病原微生物。人类研发疫苗的历程，核心就是让疫苗保留病原体的特征，却失去病原体的致病能力，从而在免疫战场扮演"初次进入人体的病原体"角色，使免疫系统产生对病原体的记忆，从而实现免疫预防。自 1796 年爱德华·詹纳发明牛痘疫苗以来，疫苗已成为防控传染病的优先选择。1977 年，WHO 宣布全球范围内消灭天花，天花疫苗已累计挽救了 3.75 亿人的生命。脊髓灰质炎（脊灰）疫苗的大规模使用，几乎根除了小儿麻痹症。疫苗每年可阻止千百万人死于传染病，因而接种疫苗是最有效的公共卫生措施之一。1881 年，巴斯德改进了病原微生物减毒方法，为减毒活疫苗的开发奠定了技术基础。1886 年，Salmon 和 Smith 证明了加热灭活的鸡霍乱菌也同样具有免疫力，并首创了灭活疫苗。20 世纪出现的细胞、病毒和细菌培养技术及无菌控制技术和合成培养基等技术开创了疫苗研发的新纪元，这使 20 世纪中后期进入疫苗发展的黄金时代，这段时期成功研制了脊髓灰质炎、麻疹、腮腺炎、风疹等疫苗。20 世纪下半叶，大部分开发的疫苗是通过直接模拟自然感染途径而制成的减毒或灭活疫苗，随着多糖蛋白结合技术和重组 DNA 等技术的问世，开发了预防肺炎、脑膜炎、乙肝及人乳头瘤病毒（HPV）等疫苗。疫苗是预防和控制传染病最经济、有效的手段，疫苗接种是通过诱导机体产生保护性免疫应答来预防和控制人类和动物疾病的常规方法。面对当今重大、复杂、突发、高变病原体，传统疫苗学方法难以满足需求，新型疫苗技术是应对未来全球健康挑战的有力武器。

二、疫苗的种类

疫苗的分类有很多种方法，按研制技术可以分为灭活疫苗、减毒活疫苗、亚单位疫苗、多肽疫苗、基因重组疫苗、病毒样颗粒疫苗、载体疫苗和核酸疫苗；按疫苗性质可以分为细菌疫苗、病毒疫苗、类毒素疫苗；按使用方法可以分为注射疫苗、口服疫苗、鼻喷疫苗、划痕疫苗；按用途可以分为预防性疫苗和治疗性疫苗。本节简要介绍按研制技术分类的主要疫苗。

1.减毒活疫苗　减毒活疫苗是将细菌、病毒等病原体及其代谢物，通过培养繁殖或接种于培养物（如动物宿主、鸡胚、组织、细胞等）生长繁殖等处理后，使其毒性减弱，接种到人体，引发免疫反应的疫苗。

2.灭活疫苗　灭活疫苗是采用适宜的培养方法繁殖大量病原体后，再用物理（高温）或者化学（甲醛水溶液或 β- 丙内酯等）方法灭活，保留其免疫原性而制得的疫苗。

3.亚单位疫苗　提取病原体上的特异性免疫原成分（肽、蛋白质或多糖），筛选出具有免疫活性的片段制成的疫苗称为亚单位疫苗，也称组分疫苗。

4.病毒样颗粒疫苗　病毒样颗粒（virus-like particle，VLP）是由病毒结构蛋白自组装形成的纳米级颗粒，其结构及免疫原性同天然病毒类似。VLP 不含病毒的遗传物质因而不具备感染和复制能力。

5.多肽疫苗　多肽疫苗是通过识别和鉴定感染性病原体上重要抗原表位的氨基酸序列，在体外合成多肽制备而成的疫苗。

6.病毒载体疫苗　病毒载体疫苗是一种利用病毒疫苗减毒株或非复制型病毒作为载体，将抗原基因的编码有效地传递到宿主细胞核并引发免疫应答的疫苗。

7.基因工程亚单位疫苗　利用 DNA 重组技术，将编码病原微生物的保护性抗原基因克隆并导入表达系统，使之高效表达后通过纯化制得的疫苗。

8.核酸疫苗　核酸疫苗是将抗原基因（DNA 或 RNA）定向导入机体细胞，使其表达相应抗原，从而获得对该抗原蛋白免疫应答的疫苗。

《中国药典》（2020 年版）人用预防类疫苗清单如表 28-10 所示。

表 28-10　《中国药典》（2020 年版）人用预防类疫苗清单

疫苗名称	疫苗类别	菌毒种
伤寒疫苗	灭活疫苗	伤寒沙门菌
伤寒甲型副伤寒联合疫苗	灭活疫苗	伤寒沙门菌、甲型副伤寒沙门菌
伤寒甲型乙型副伤寒联合疫苗	灭活疫苗	甲型副伤寒沙门菌、乙型副伤寒沙门菌
伤寒 Vi 多糖疫苗	亚单位疫苗	伤寒沙门菌

续表

疫苗名称	疫苗类别	菌毒种
重组 B 亚单位 / 菌体霍乱疫苗	亚单位疫苗	霍乱弧菌
A 群脑膜炎球菌多糖疫苗	亚单位疫苗	A 群脑膜炎奈瑟球菌
A 群 C 群脑膜炎球菌多糖疫苗	亚单位疫苗	A 群、C 群脑膜炎奈瑟球菌
A 群 C 群脑膜炎球菌多糖结合疫苗	亚单位疫苗	A 群、C 群脑膜炎奈瑟球菌
ACYW135 群脑膜炎球菌多糖疫苗	亚单位疫苗	A 群、C 群、Y 群、W135 群脑膜炎奈瑟球菌
23 价肺炎球菌多糖疫苗	亚单位疫苗	23 种表型的肺炎链球菌
b 型流感嗜血杆菌结合疫苗	亚单位疫苗	b 型流感嗜血杆菌
附吸白喉疫苗	亚单位疫苗	白喉棒状杆菌
吸附破伤风疫苗	亚单位疫苗	破伤风梭菌
吸附白喉破伤风联合疫苗	亚单位疫苗	白喉棒状杆菌、破伤风梭菌
吸附百日咳白喉联合疫苗	灭活疫苗和亚单位疫苗联合	百日咳杆菌、白喉棒状杆菌
吸附百白破联合疫苗	灭活疫苗和亚单位疫苗联合	百日咳杆菌、白喉棒状杆菌、破伤风梭菌
吸附无细胞百白破联合疫苗	灭活疫苗和亚单位疫苗联合	百日咳杆菌、白喉棒状杆菌、破伤风梭菌
无细胞百白破 b 型流感嗜血杆菌联合疫苗	灭活疫苗和亚单位疫苗联合	百日咳杆菌、白喉棒状杆菌、破伤风梭菌、b 型流感嗜血杆菌
皮上划痕用鼠疫活疫苗	减毒活疫苗	鼠疫杆菌
皮上划痕人用炭疽活疫苗	减毒活疫苗	炭疽芽孢杆菌
皮上划痕人用布氏菌活疫苗	减毒活疫苗	布氏菌
皮内注射用卡介苗	减毒活疫苗	卡介菌
钩端螺旋体疫苗	灭活疫苗	钩端螺旋体流行菌型菌株
乙型脑炎减毒活疫苗	减毒活疫苗	乙型脑炎病毒
冻干乙型脑炎灭活疫苗（Vero）	灭活疫苗	乙型脑炎病毒
森林脑炎灭活疫苗	灭活疫苗	森林脑炎病毒
双价肾综合征出血热灭活疫苗（Vero）细胞	灭活疫苗	Ⅰ型Ⅱ型肾综合征出血热病毒
双价肾综合征出血热灭活疫苗（地鼠肾细胞）	灭活疫苗	Ⅰ型Ⅱ型肾综合征出血热病毒
双价肾综合征出血热灭活疫苗（沙鼠肾细胞）	灭活疫苗	Ⅰ型Ⅱ型肾综合征出血热病毒
黄热减毒活疫苗	减毒活疫苗	黄热病毒
冻干人用狂犬病疫苗（Vero）	灭活疫苗	狂犬病病毒
冻干人用狂犬病疫苗（人二倍体细胞）	灭活疫苗	狂犬病病毒
冻干甲型肝炎减毒活疫苗	减毒活疫苗	甲型肝炎病毒
甲型肝炎灭活疫苗（人二倍体细胞）	灭活疫苗	甲型肝炎病毒
重组乙型肝炎疫苗（酿酒酵母）	重组疫苗	乙型肝炎病毒
重组乙型肝炎疫苗（汉逊酵母）	重组疫苗	乙型肝炎病毒
重组乙型肝炎疫苗（CHO 细胞）	重组疫苗	乙型肝炎病毒
甲型乙型肝炎联合疫苗	灭活疫苗与重组疫苗联合	甲型肝炎病毒、乙型肝炎病毒
麻疹减毒活疫苗	减毒活疫苗	麻疹病毒
腮腺炎减毒活疫苗	减毒活疫苗	腮腺炎病毒

疫苗名称	疫苗类别	菌毒种
风疹减毒活疫苗（人二倍体细胞）	减毒活疫苗	风疹病毒
水痘减毒活疫苗	减毒活疫苗	水痘 - 带状疱疹病毒
麻疹腮腺炎联合减毒活疫苗	减毒活疫苗	麻疹病毒、腮腺炎病毒
麻疹风疹联合减毒活疫苗	减毒活疫苗	麻疹病毒、风疹病毒
麻腮风联合减毒活疫苗	减毒活疫苗	麻疹病毒、腮腺炎病毒、风疹病毒
流感全病毒灭活疫苗	灭活疫苗	甲型、乙型流行性感冒病毒
流感病毒裂解疫苗	灭活疫苗	甲型、乙型流行性感冒病毒
口服脊髓灰质炎减毒活疫苗（猴肾细胞）	减毒活疫苗	脊髓灰质炎病毒Ⅰ、Ⅱ、Ⅲ型减毒株
脊髓灰质炎减毒活疫苗糖丸（人二倍体细胞）	减毒活疫苗	脊髓灰质炎病毒Ⅰ、Ⅱ、Ⅲ型减毒株
脊髓灰质炎减毒活疫苗糖丸（猴肾细胞）	减毒活疫苗	脊髓灰质炎病毒Ⅰ、Ⅱ、Ⅲ型减毒株
Sabin 株脊髓灰质炎灭活疫苗（Vero细胞）	灭活疫苗	脊髓灰质炎病毒Ⅰ、Ⅱ、Ⅲ型减毒株
口服Ⅰ型Ⅱ型脊髓灰质炎减毒活疫苗（人二倍体细胞）	减毒活疫苗	脊髓灰质炎病毒Ⅰ、Ⅱ、Ⅲ型减毒株

三、疫苗的研制方法

1. 减毒活疫苗　减毒活疫苗是由一种毒力不足以引起疾病的病毒制成的，毒力减弱的病毒进入细胞后增殖的数量仅可引起免疫应答，但不足以感染很多其他的细胞并导致疾病。有三种方法可用于削弱病毒。第一种方法是在非人类细胞中培养病毒。人类可感染的病毒在人体细胞环境中生长得最好，于是用非人类细胞如鸡细胞作为生长介质，那么病毒在人体中就不会很好地增殖。这种方法常常用于制备水痘、麻疹和流行性腮腺炎疫苗。第二种方法是在低于人类正常体温的温度下培养病毒，从而破坏病毒在人类正常体温下良好增殖的能力。第三种方法结合了非人类和人类病毒的组分，保留的人类病毒组分可诱发免疫应答，而病毒的非人类组分则确保病毒不能很好地增殖以避免引起真正的感染和疾病。这种方法被用于一种轮状病毒疫苗的制备。

2. 灭活疫苗　灭活疫苗一般选用抗原性广、稳定性高的菌种或毒种，因其毒性较强，为保证遗传稳定性，需要对病原微生物进一步纯化，如挑选单个菌落或病毒空斑，经传代增殖后与原始病原体比较，确保纯化前后重要保护区域核苷酸或氨基酸序列不变。这些病毒或细菌会在另一种物质（通常是少量的甲醛）的作用下被杀死或中和。灭活疫苗中的病毒或细菌不会增殖，也不会引起感染或疾病，但能够诱发免疫应答。甲型肝炎疫苗、脊髓灰质炎疫苗和大多数流感疫苗都是采用这种方法来制备的。

3. 亚单位疫苗　蛋白质亚单位疫苗是通过分离细菌上的抗原或蛋白质来发挥作用的，这些抗原或蛋白质对于诱发保护性免疫应答非常重要。一些蛋白质亚单位疫苗以毒素作为抗原，这些抗原发挥着毒素的作用。例如，白喉疫苗和破伤风疫苗就是分别通过灭活白喉棒状杆菌和破伤风梭菌产生的毒素而制成的，这种灭活毒素被称为类毒素。百日咳疫苗是由 2 ～ 5 种百日咳鲍特菌（百日咳杆菌）不同的蛋白质制成的，这些蛋白质可以是毒素，也可以是细菌自身的一部分（相比之下，一个完整的百日咳细菌含有约 3000 种蛋白质）。

4. 重组疫苗　重组疫苗与针对细菌的蛋白质亚单位疫苗类似，由已知的可以诱导保护性免疫应答的单一病毒性蛋白质制成。为了获得重组疫苗，所选蛋白质的基因被插入酵母细胞的 DNA 里。酵母增殖时，DNA 也随之增殖，得到的蛋白质被纯化制成疫苗。乙型肝炎疫苗和人乳头状瘤病毒疫苗就是利用这一技术制备的。

5. 病毒样颗粒疫苗　病毒样颗粒疫苗的制备过程一般包括以下步骤：病毒结构基因的构建与克隆、宿主表达系统选择、分离纯化、分析鉴定等。病毒样颗粒疫苗常用表达系统包括大肠埃希菌表达系统、酵母表达系统、杆状病毒/昆虫细胞表达系统、植物细胞表达系统、哺乳动物细胞表达系统、无细胞表达系统等。

6. 多肽疫苗　多肽疫苗由于完全是合成的，不存在毒力回升或灭活不全的问题。具有安全性高和特异性强等优点，但存在免疫原性不足的缺陷，可通过将表位肽段和载体蛋白融合表达、将表位肽段与载体蛋白化学连接以及人工合成相互连接的肽段重复序列等方式，增强免疫原性。

7. 病毒载体疫苗　病毒基因组可以表达任何特定的抗原，并可稳定接受大基因片段的插入，抗原可在宿主中准确合成、修饰以及靶向特异细胞，使得病毒载体技术可用于多种疫苗开发。目前已有多种病毒，如腺病毒、慢病毒、水疱性口炎病毒、疱疹病毒、麻疹病毒和重组牛痘病毒安卡拉株等可以作为载体用于疫苗的研发。

8. 核酸疫苗　核酸疫苗不需要以活病毒或细菌为载体，而是将编码抗原蛋白的 DNA 或 RNA 序列导入人体内，直接在人体细胞内表达抗原蛋白，诱导机体产生免疫应答，以达到预防和治疗疾病的目的。大量动物实验都说明在合适的条件下，DNA 接种后既能产生细胞免疫又能引起体液免疫。因此，1994 年在日内瓦召开的专题会议上这种疫苗被定名为核酸疫苗。以 mRNA 疫苗为例，mRNA 疫苗的研发过程包括选择目标病原体的特异性抗原蛋白，对该蛋白基因进行测序、合成并克隆到 DNA 模板质粒中，在体外转录成 mRNA，再结合到鱼精蛋白（一种富含精氨酸的蛋白质，能结合和稳定 mRNA）、脂质体等载体上，制成疫苗。然后接种到受试者体内。

无论是哪种疫苗，疫苗研发都离不开病原微生物。疫苗研发的第一步是基于研究了解特定病原体如何与免疫系统相互作用。这是在实验室进行的基础科学研究，是通过体外实验或动物实验来完成的。目标就是确定细菌或病毒的哪一部分会刺激免疫系统产生保护性抗体，也就是产生抗原，这一步因疫苗而异。首先，疫苗生产商必须制备病毒或细菌，然后或将其灭活（如麻疹-流行性腮腺炎-风疹疫苗等减毒活疫苗），或分离出在疫苗中发挥作用的特定部分或抗原。病毒不能完全依赖自身而存活，它们需要依赖其他细胞才能生长增殖。因此，疫苗生产的重点是培养病原微生物和制备抗原。例如，在生产流感疫苗的过程中，后续减毒或灭活的流感病毒首先要在鸡胚发育了 11 天的鸡蛋中生长。重组疫苗的生产是需要持续培养细胞的另一种做法。在重组疫苗中，遗传物质被导入不同的细胞中，以制造特定的蛋白质。无论抗原生产的过程是怎样的，都必须严格依赖病原微生物资源，并从中寻找到理想的抗原，同时具有较强的免疫原性和安全性。

四、国内外疫苗研发及对菌（毒）种需求现状

截至 2023 年 1 月 1 日，全球在研的疫苗共有 966 种，其中 23% 为传统的灭活疫苗或减毒疫

苗，数量为 220 种。同时，分子技术的进步加速了重组蛋白疫苗、核酸疫苗和病毒载体疫苗的发展。位于第一的重组蛋白疫苗占比 22%，共有 215 种候选疫苗，核酸疫苗（mRNA 和 DNA 疫苗）占比 18%，病毒载体疫苗占比 14%。这些候选疫苗中，有一些不仅针对传染病，还针对某些其他疾病，如目前还无法预防的某些癌症。鉴于研发和生产疫苗需要大量投资，目前的研发是以疾病负担和候选疫苗预防疾病的承诺为指导。人们投入了极大的努力和大量的资源，致力于研发以下疫苗：①孕妇专用的针对呼吸道合胞病毒（respiratory syncytial virus，RSV）和 B 组链球菌（group B Streptococcus，GBS）的疫苗；②无须每年更换的通用流感疫苗；③疟疾和肺结核疫苗；④艾滋病疫苗；⑤针对 A 组链球菌的疫苗；⑥针对埃博拉病毒、寨卡病毒等新兴病毒的疫苗。

（一）预防新发传染病的疫苗

西非的埃博拉病毒疫情和美洲的寨卡病毒疫情为我们敲响了警钟，我们需要加强疫苗研发准备工作使人们能够在面对新的传染病时生存下来。在西非肆虐的埃博拉病毒并非新型病毒，如果在疫情开始之前研发出新的疫苗，就可以更快地消灭疫情。寨卡病毒于 2015 年 4 月在巴西首次被发现，它迅速蔓延至南美洲、中美洲和加勒比海，以及美国南部的一些地区。随着病毒的传播，疫苗研发工作也在不断推进。其他预防策略的不足放大了对疫苗的需求。尽管公共卫生部门在制定控制蚊媒疾病的措施方面经验丰富，但对于寨卡病毒这样快速传播、存活时间长、多媒介的病毒的感染，这些策略的效果并不明显。对科学家来说，令人鼓舞的是，寨卡病毒与其他已经存在有效疫苗的蚊媒病毒是类似的。这为寨卡病毒疫苗的研发提供了蓝图。更具有挑战性的是确保寨卡疫苗的有效性。目前，几种候选疫苗已经成功地激发动物模型产生了良好的免疫应答，但到 2017 年 3 月，全球只有 3 种疫苗进入了一期临床研究，1 种疫苗进入了二期临床研究。

（二）流感疫苗

流感病毒每年都在变化，通常变化很小，一些人会因曾经患过流感或接种过流感疫苗而获得免疫力。然而，流感病毒每年的渐进性变异足以导致新的感染，因此每年都需要一种新的流感疫苗来匹配正在传播的病毒。科研界大量资源和关注度投入流感疫苗研发中，特别是改进疫苗生产技术和提高疫苗有效性两个方面。通用流感疫苗的研发也是优先事项之一，但事实证明，它具有挑战性。通用性高的疫苗应该能够识别病毒保守表位，并激发足够好的免疫应答以提供保护。一些候选疫苗专注于血凝素的不同蛋白区域，目前的疫苗使用的是该蛋白的颈部，而较新的候选疫苗使用的是该蛋白的柄部，这个部位更稳定。其他候选疫苗则专注于不同的病毒蛋白，但这些候选疫苗只能减轻感染，而不能完全预防感染。此外，一些候选疫苗使用辅助物质或佐剂，有助于增强不同流感病毒毒株之间可能共有的蛋白质诱发的免疫应答。这些新的可能性可能意味着流感疫苗不必每年更新，但大多数候选疫苗仍处于临床前或早期临床研究阶段。流感疫苗研发的另一个焦点是速度，即找到一种更快地生产更多疫苗的方法。当前的疫苗生产依赖于鸡胚，这导致了需求最大时很难扩大生产规模的问题，特别是在低收入国家。

（三）人类免疫缺陷病毒疫苗

人类免疫缺陷病毒是一种变异频繁的病毒，它会避开免疫系统，躲藏在不同的器官系统中，这使得科学家很难确定病毒的哪个部位可以作为引发免疫应答的靶点。在人类免疫缺陷病毒疫苗研发开始后的 30 多年来，有效的疫苗尚未问世。30 种候选疫苗已经在超过 85 次试验中得到了测试，但没有一种通过有效性审查。离通过审查最近的候选疫苗是 RV144，但是 2009 年研究人员发现其有效性仅为 31.2%，并不足以投入生产。

（四）结核病疫苗

卡介苗（bacille calmette-guerin，BCG）是目前唯一被临床批准使用的预防性结核病疫苗，可以防止活动性结核病的发展，在全球范围内，有 90% 的新生儿接种 BCG；BCG 可以预防严重的儿童结核病，但其对成人结核病的保护效果却不稳定。所以急需开发新的预防性疫苗来预防婴幼儿和成人肺结核，这是阻止结核病传播和防治结核病的重要环节。

（五）国内疫苗研发现状

中国是全球最大的人用疫苗生产国，除一些新型疫苗、多联多价疫苗外，大部分疫苗品种可以实现自产自足。我国疫苗生产技术已较为成熟，疫苗质量水平正持续提升，已初步形成以研究院所和高校为主的基础研究体系和以企业、疫苗研究中心为主的应用研究和产业化开发体系，一大批处于临床前研究或临床研究中的疫苗也取得了突破性进展。在疫苗技术研究方面，目前我国已初步形成比较完善的技术研发体系，其中病毒性灭活疫苗方面已经进入第一梯队，与全球主要发达国家疫苗产业并驾齐驱。

菌毒种资源在疫苗研发不仅可以作为原料，也可应用于重组蛋白类药物的表达和生产，如几种基于大肠埃希菌表达的基因工程疫苗已投入市场（戊型肝炎疫苗、人乳头瘤病毒疫苗、脑膜炎球疫苗等）或进入临床研究（甲型流感疫苗、疟疾疫苗、炭疽疫苗等），显示了大肠埃希菌表达系统在疫苗研发中良好的应用前景。与其他表达系统相比，使用大肠埃希菌作为宿主生物有明显的优势，例如培养成本低、表达水平高、易于规模化和周转时间短等。如果外源蛋白在大肠埃希菌中能正确表达折叠，则认为大肠埃希菌是该外源蛋白生产的首选表达系统。在疫苗开发中，高昂的成本会限制其使用，特别是在发展中国家。全世界范围内传染病往往威胁着人类的生命和生产力，因此迫切需要能够快速且廉价生产疫苗抗原的新型疫苗生产平台。基于大肠埃希菌表达系统的疫苗生产平台，开发出安全有效及落后地区人民负担得起的疫苗具有重要的意义。

五、展望

随着耐药菌、新发和再发传染病问题的日益严重，迫切需要开发更多有效疫苗来控制传染病。传统疫苗、基因工程疫苗和核酸疫苗均基于巴斯德疫苗学方法研制，需要依次分离并培养病原微生物、鉴定保护性抗原、确定疫苗组方与免疫程序、评价疫苗安全性与有效性。实现上述过程必须提供完整的病原体，并且在体外大量培养以获得足够抗原。这种方式研发周期较长，期间微生物可能发生抗原漂移或转移导致疫苗效果下降。这些问题促使科学家们开发出基于病原体全基因组的新型疫苗学方法——反向疫苗学，即以基因组信息为基础，在病原体全基因组中筛选出关键抗原，然后将这些抗原高通量克隆、表达、纯化出重组蛋白，再对纯化后的抗原进行体内外评价，最终筛选出保护性抗原。反向疫苗学使保护性抗原的筛选周期由 5～10 年缩短到 2～5 年，大大地加快了疫苗研发进程。B 型脑膜炎球菌疫苗的研制是反向疫苗学取得成功的一大里程碑。随着越来越多微生物基因组测序的完成，反向疫苗学的应用将更加广泛。

除了开发更高效的抗原筛选技术，未来疫苗将朝着接种方式更便捷、接种效果更显著、应用范围更广泛的方向发展。随着疫苗种类的增加，推广联合疫苗势在必行。联合疫苗接种次数少、预防疾病种类多、接种率高且不良反应少。欧洲已经在使用含有白喉、破伤风、百日咳、B 型流感嗜血杆菌、乙肝和脊髓灰质炎灭活疫苗的六价组合。

　　人类使用疫苗已有 200 余年历史，在预防和治疗多种疾病上取得显著成效。现今人类平均寿命较 19 世纪延长了数十年，主要得益于对天花和其他传染病的控制。在面临突发重大传染病如严重急性呼吸综合征、H7N9 禽流感、埃博拉及新型冠状病毒感染疫情时，人类不再坐以待毙，而是利用现代生物技术向病原微生物积极应战。

第六节　消毒领域应用

　　消毒是一门以应用为主的学科，是用化学性试剂或物理方法杀灭致病微生物的过程。消毒剂是用于杀灭传播媒介上病原微生物，使其达到消毒或灭菌效果及无害化要求的制剂，包括各种各样的活性化学剂，市场上所使用的活性成分一般包括醇类、氯类、醛类、过氧化物类和季铵盐类化合物等。

　　消毒与灭菌技术应用广泛，适用于传染病控制、医院感染控制、食品卫生、环境卫生和饮用水卫生等各领域。一直以来，消毒都是人类对抗病原微生物的有力工具。作为阻断病原体传播的手段之一，消毒在疫情防控时期发挥了关键作用，是公共卫生的重要环节，对于保障人们的健康至关重要。

　　随着严重急性呼吸综合征、中东呼吸综合征、禽流感和新型冠状病毒感染疫情等传染病疫情的暴发，人们提高了消毒意识和对消毒剂的需求，消毒剂在家庭中逐渐普及，市场规模迅速扩大。根据中商产业研究院发布的《2020 年中国消毒剂行业市场前景报告》，2019 年中国消毒剂产业产值为 103.4 亿元，2020 年因新型冠状病毒疫情进一步大幅增长，达到 118 亿元。目前，消毒剂的应用十分广泛，各种形式的新型消毒剂也层出不穷，如液体、喷雾、凝胶、纸巾等形式。

　　我国消毒技术的发展在过去几十年取得了显著进展，但由于细菌的多样性、抗消毒剂问题的日益显现及新兴病原体的不断涌现，消毒工作面临着新的挑战。消毒剂的消毒效果取决于其有效成分的效力、浓度和接触时间，正确使用消毒剂是阻止病原体传播的关键，因此，评估消毒剂的效果至关重要。病原微生物标准菌株是消毒剂效果评价的重要指标，它们可以作为评估消毒效果和新技术应用的标准参照物，为消毒工作提供科学依据。通过进行不同消毒剂对不同标准菌株的消毒杀菌效果试验，可以评估消毒剂的杀菌能力和适用范围，消毒剂的有效性评价是制订消毒方案和选择合适消毒剂的基础，标准菌株在其中具有不可替代的地位。

一、国内外消毒效果的评价体系

（一）国外消毒评价体系

　　欧盟的消毒剂效果评价是由欧洲标准化委员会（CEN）技术委员会 216（TC 216）在《化学消毒剂和防腐剂》工作方案下制定和发表的。其消毒效果评价分为两个阶段：第一阶段主要是在清洁条件下，对除分枝杆菌外的微生物进行消毒效果基础评价的悬液试验，这是在一般条件下评估基本生物杀灭活性的最低要求。第二阶段是评价在食品、工业、家庭、机构、医疗和兽医等特定条件下单独使用的化学消毒剂的杀菌、杀孢子、杀真菌和杀病毒的活性。其中，第二阶段又分为两个步骤：第一步是悬液试验，第二步是载体试验。第二阶段在第一阶段的基础上，测试肮脏环境中消毒剂的性能，使应用领域更加具体。

美国环境保护署（EPA）农药计划办公室（OPP）负责管理用于无生命物体表面的抗菌产品。1998 年，他们与美国分析化学家协会（AOAC）合作，首次发布了用于消毒剂功效检测的 OPPTS 810.2100：用于坚硬物体表面的产品 基本功效数据要求；并于 2012 年 9 月修订为 OSCPP 810.2200：坚硬物体表面用消毒剂 功效数据推荐。EPA 建议采用载体试验和稀释试验来评估医用物体表面消毒剂的有效性。

美国材料实验学会（ASTM）是另一个开发消毒剂效果评价试验的重要标准组织，其就不同的应用策略（如液体、湿巾）、应用区域（如食品接触面或环境表面，无孔或多孔表面等）和目标微生物（包括细菌、真菌、分枝杆菌、孢子、生物膜、病毒）发布了几种有效性评估方法，主要采用了与欧盟类似的悬液及载体试验方法。

（二）我国消毒评价体系

我国的消毒科学在预防和控制传染病的流行方面积累了许多经验，随着医疗、农业、食品和畜牧业领域的需求，其发展迅速而稳定。目前，我国的消毒试验基于学科设计和应用需求，已建立从实验室试验、模拟试验到现场试验的全阶段系统流程，构建了涵盖各种类型消毒产品、消毒器械、消毒对象的试验体系，对不同消毒水平的消毒试验制定有相关标准规范，消毒试验框架体系趋于完善。

在我国的消毒试验体系中，各种消毒剂及消毒因子的消毒效果评价及相关的消毒试验主要根据《消毒技术规范》（2002 年版）来进行，与欧盟 EN 14885《化学消毒剂和抗菌剂 - 化学消毒剂和抗菌剂欧洲应用标准》规定相一致，微生物杀灭试验方法分为定性和定量两类。按照目的和操作现场不同，分为实验室试验、模拟试验和现场试验。消毒试验常用方法主要为悬液法和载体法，根据对象、形状及用途的不同，常采用悬液定量试验、载体定量试验、载体定性试验、载体流动浸泡试验等。

对于不同类型消毒剂的原料、技术要求、应用范围、使用方法、检验方法、运输和贮存、标签和说明书及注意事项等问题，我国国家标准也有相应规定，例如《二氧化氯消毒剂卫生标准》（GB 26366—2010）、《胍类消毒剂卫生标准》（GB 26367—2010）、《含碘消毒剂卫生标准》（GB 26368—2010）、《季铵盐类消毒剂卫生标准》（GB 26369—2010）等。

二、我国消毒标准菌株的现状

消毒标准菌（毒）株作为消毒试验的指示微生物，是消毒试验的基础，其选择、培养和保存方式等都会影响其对消毒剂的抗力，从而影响消毒试验结果的准确性和可重复性。

我国消毒试验用微生物包括细菌繁殖体、真菌、分枝杆菌、病毒和芽孢，其中，以金黄色葡萄球菌和大肠埃希菌作为细菌繁殖体化脓性球菌和肠道菌的代表，以白念珠菌作为致病性真菌的代表，以龟分枝杆菌作为人结核分枝杆菌的代表，以脊髓灰质炎病毒Ⅰ型疫苗株作为病毒的代表，以枯草杆菌黑色变种芽孢作为细菌芽孢的代表。为了确保消毒试验的准确性，卫生行业标准《消毒试验用微生物》（WS/T 683—2020）规定了除病毒和替代物（如酶、抗原、核酸等）之外的消毒标准菌株的培养基、传代与保存、菌悬液和染菌载体制备等要求。

具体的消毒产品检验技术要求依据《消毒技术规范》（2002 年版）分为 11 大类，包括消毒剂杀微生物试验、消毒剂模拟现场和现场消毒鉴定试验、空气消毒效果鉴定试验等，涉及的标准菌（毒）株有 23 株，其中包括 21 株标准菌株。常用的标准菌株有金黄色葡萄球菌 ATCC 6538、大肠埃希菌

8099、铜绿假单胞菌 ATCC 15442、白念珠菌 ATCC 10231、龟分枝杆菌脓肿亚种 ATCC 19977、枯草杆菌黑色变种芽孢 ATCC 9372 等，其对应的消毒试验及国家卫生标准文件见表 28-11。

标准菌株的来源有多种途径，主要包括国际、国家和地区的菌（毒）种保藏中心。从事消毒的工作人员和研究学者可以通过这些保藏中心获取具有代表性和标准化的细菌菌株，为消毒效果评价和新技术应用提供可靠的实验材料。

表 28-11　常用消毒标准菌株及其对应的试验方法和国家标准文件

菌名	编号	《消毒技术规范》试验方法	国家标准文件
金黄色葡萄球菌	ATCC 6538	消毒剂杀微生物试验 灭菌与消毒器械消毒功效鉴定试验 灭菌医疗用品包装材料鉴定试验 抗（抑）菌试验 一次性使用医疗用品产品细菌和真菌污染的检测 隐形眼镜护理液鉴定试验 一次性使用卫生用品鉴定试验	GB 15981—1995 消毒与灭菌效果的评价方法与标准 GB 26366—2010 二氧化氯消毒剂卫生标准 GB 26367—2010 胍类消毒剂卫生标准 GB 26369—2010 季铵盐类消毒剂卫生标准 GB 26370—2010 含溴消毒剂卫生标准 GB 27950—2011 手消毒剂卫生要求 GB 27954—2011 黏膜消毒剂通用要求
大肠埃希菌	8099	消毒剂杀微生物试验 消毒剂模拟现场和现场消毒鉴定试验 水的消毒效果鉴定试验 灭菌与消毒器械消毒功效鉴定试验 抗（抑）菌试验 隐形眼镜护理液鉴定试验 一次性使用卫生用品鉴定试验	GB 15981—1995 消毒与灭菌效果的评价方法与标准 GB 26366—2010 二氧化氯消毒剂卫生标准 GB 26367—2010 胍类消毒剂卫生标准 GB 26369—2010 季铵盐类消毒剂卫生标准 GB 26370—2010 含溴消毒剂卫生标准 GB 27950—2011 手消毒剂卫生要求
铜绿假单胞菌	ATCC 15442	消毒剂杀微生物试验 灭菌与消毒器械消毒功效鉴定试验	GB 26366—2010 二氧化氯消毒剂卫生标准 GB 26367—2010 胍类消毒剂卫生标准 GB 26369—2010 季铵盐类消毒剂卫生标准 GB 27954—2011 黏膜消毒剂通用要求
白色念珠菌	ATCC 10231	消毒剂杀微生物试验 灭菌与消毒器械消毒功效鉴定试验 抗（抑）菌试验 隐形眼镜护理液鉴定试验 一次性使用卫生用品鉴定试验	GB 15981—1995 消毒与灭菌效果的评价方法与标准 GB 26366—2010 二氧化氯消毒剂卫生标准 GB 26367—2010 胍类消毒剂卫生标准 GB 26369—2010 季铵盐类消毒剂卫生标准 GB 26370—2010 含溴消毒剂卫生标准 GB 27950—2011 手消毒剂卫生要求 GB 27954—2011 黏膜消毒剂通用要求
枯草杆菌黑色变种芽孢	ATCC 9372	消毒剂杀微生物试验 消毒剂模拟现场和现场消毒鉴定试验 灭菌与消毒器械消毒功效鉴定试验 灭菌医疗用品包装材料鉴定试验 一次性使用卫生用品鉴定试验	GB 15981—1995 消毒与灭菌效果的评价方法与标准 GB 26366—2010 二氧化氯消毒剂卫生标准 GB 26370—2010 含溴消毒剂卫生标准 GB 26372—2010 戊二醛消毒剂卫生标准
龟分枝杆菌	CMCC 93326/ATCC 19977	消毒剂杀微生物试验 灭菌与消毒器械消毒功效鉴定试验	GB 26366—2010 二氧化氯消毒剂卫生标准
白色葡萄球菌	8032	消毒剂杀微生物试验 空气消毒效果鉴定试验 灭菌与消毒器械消毒功效鉴定试验	GB 28245—2011 紫外线空气消毒器安全与卫生标准

《消毒技术规范》（2002 年版）中推荐使用的标准菌株来自中国军事医学科学院、中国医学微生物菌种保藏中心（CMCC）、英国典型微生物菌种保藏中心（NCTC）和美国典型微生物菌种保藏中心（ATCC）。在 21 株标准菌株中，有 71% 来自美国 ATCC 和英国 NCTC；而按使用频次统计，有 80% 来自 ATCC 和 NCTC。

基于国家生物安全要求的生物技术研究、开发与应用安全考虑，以及建立符合我国国情、具有本土代表性的消毒标准菌株体系的需要，我国国内关于消毒标准菌株筛选标准流程及评估体系建立的研究正在进行，但相较于其他领域（如食品、药品领域），我国消毒领域的标准菌株体系建设还处于初级阶段，现阶段消毒标准菌株的应用主要以 ATCC 为主。

三、展望

随着科技的不断进步，消毒技术及方法的研究也不断进展，例如高级氧化技术（AOP）、生物发酵技术及相应的组合技术，不同消毒载体的消毒效果研究，消毒技术的改进等。然而，新技术、新方法在应用中仍会面临一系列的技术、安全性和成本等方面的挑战，如何客观、全面地评估其消毒杀菌效果和安全性是一个亟须解决的问题。

与此同时，近年来，细菌耐药问题越来越严重，与细菌对抗生素的耐药性类似，消毒剂的不规范使用也会导致微生物对消毒剂的抗性增加，耐消毒剂菌株也开始出现。细菌对消毒剂、抗生素共同耐药的情况已被广泛报道。还有研究表示，细菌出现消毒剂抗性会导致其对抗生素的耐药性增加。例如，水中的消毒副产物亚氯酸盐和碘乙酸具有抗生素样作用，会导致耐药大肠埃希菌的进化，细菌在季铵盐消毒剂的选择压力下能够产生对抗生素的耐药性等，这些菌株可能会对传统化学消毒手段产生抵抗。此外，常规消毒方法对一些难灭活性病原体的效果不佳，使得传统方法的效果受限制。基于消毒剂的应用价值及需求，当自然界中微生物消毒剂抗性普遍增加之后，使用现在的消毒标准菌株进行消毒剂消毒效果评价，还能否达到消毒的目的，这就需要建立可以满足这种评价工作及研究的候选标准菌株（库）。因此，在逐步建立的消毒标准菌株的筛选及评价体系中，需要将细菌耐消毒剂这一情况趋势考虑在内，并探索开发相应的消毒策略。

标准菌株在评估新技术时可以提供一种标准化的方法，也可以作为评估新技术的"试验田"，通过与传统消毒方法进行对比，为新技术的应用前景提供评估依据，以适应新技术应用的需求。同时，在各个环节中作为评价、参考用的标准菌株体系也需要随着时代的发展做出改变。

第七节　食品领域应用

21 世纪的中国面临着诸多挑战，其中食品安全已成为人们关注的焦点问题。食品中病原微生物污染是影响食品质量与安全的第一大因素，也是引起食源性疾病的最主要原因。据 WHO 估计，全球每年仅食源性或水源性腹泻就导致约 220 万人死亡。美国每年食源性疾病发病数约达 4800 万人次，死亡 3000 人次，监测的 9 种食源性病原微生物造成每年 6.5 亿 ~ 350 亿美元的经济损失。我国的情况更加不容乐观，每年约有 2 亿人次罹患食源性疾病，据估计平均每 6.5 人中就有 1 人因摄入食源性病原微生物污染的食品而导致患病。在我国 2019 年病因明确的 3572 起食源性疾病暴发事件中，微生物性因素导致的发病患者数最多，占 52.01%（12 738/24 491），主要由副溶血性弧菌、沙门菌、金黄色葡萄球菌及其毒素、蜡样芽孢杆菌、致泻大肠埃希菌等病原微生物引起，给人民带来了巨大的健康危害和经济负担。

食源性病原微生物菌（毒）种是我国重要的生物资源，对于病原微生物检验方法的建立和验证、病原检验及风险监测、食源性疾病暴发事件的调查及溯源、科学研究等方面具有重要价值。食源性病原微生物菌（毒）种的安全保藏、合理开发应用对于生物安全和国计民生极为重要，一方面，可以为保障食品安全、减少食源性疾病发生提供重要支撑；另一方面，若处理不当会给社会安全带来不可估量的灾难，因此是事关国家生物安全和核心利益的重要领域。本节将介绍病原微生物菌（毒）种在食品领域中的开发、生产和使用要求，国内外病原微生物菌（毒）种在食品领域中的应用现状及安全保障措施，探讨国内外病原微生物菌（毒）种综合利用发展现状及未来。

一、病原微生物菌（毒）种在食品领域中的开发、生产和使用要求

（一）食源性病原微生物菌（毒）种与食品安全

随着国际食品经济和贸易的发展，全球性食品安全问题越来越受到关注，WHO 将控制食品污染和食源性疾病列为优先重点战略工作领域。大部分食源性疾病是由病原微生物引起，如沙门菌（*Salmonella*）、金黄色葡萄球菌（*Staphylococcus aureus*）、肉毒梭菌（*Clostridium botulinum*）、副溶血性弧菌（*Vibrio parahaemolyticus*）、黄曲霉菌（*Aspergillus flauus*）、禾谷镰刀菌（*Fusarium graminearum*）、诺如病毒（*Norovirus*）、甲肝病毒（*Hepatitis A virus*）等都是导致食源性疾病流行的重要食源性病原微生物。病原微生物及其毒素可通过被空气、土壤、水、食具、人手或排泄物污染的食品，以及肉、蛋和奶等动物性食品传播，导致食物中毒和 / 或人畜（禽）共患传染病。食源性病原微生物所引起的食源性疾病正严重威胁人民的身体健康，阻碍社会经济发展。

食源性病原微生物可分为 3 类：细菌、真菌和病毒。细菌在引起食源性疾病的微生物中占大多数，常见的食源性致病菌包括金黄色葡萄球菌、大肠埃希菌、单核细胞增生李斯特菌和沙门菌等，这些致病菌往往会产生毒素，引起食物中毒。食源性致病真菌多数能代谢真菌毒素，主要对小麦、玉米、花生等粮油食品造成污染，如玉米中的玉米赤霉烯酮和伏马毒素、小麦中的脱氧雪腐镰刀菌烯醇及花生中的黄曲霉毒素等，这些毒素均为致癌或致畸的剧毒生物毒素。食源性病毒包括 DNA 病毒和 RNA 病毒，可以是双链或单链病毒，其中较为典型的有诺如病毒、甲型肝炎病毒、戊型肝炎病毒、轮状病毒等。这些病毒可通过粪 - 口途径传播、昆虫移动传播、病毒携带者传播等方式污染食品，从而引起发热、腹泻、呕吐、肝损伤等症状。

随着食品工业现代化、食品科技高新化及食品供应全球化，已被认识的食源性疾病不断扩大，未被认识的新型食源性病原微生物菌（毒）种不断增加，加之致病菌耐药性持续增强，给人民身体健康和社会发展带来沉重负担。因此，对食源性病原微生物菌（毒）种进行收集与保藏，鉴定其生物学特性，掌握菌（毒）种的基础数据，不仅是当前食品行业健康可持续发展的需求，也是我国生物安全战略的重要组成部分，同时也为开展食源性疾病基础科学研究、评估新发食源性疾病的风险提供科学依据。

（二）食源性病原微生物菌（毒）种与疫情防控

我国《食品安全法》《生物安全法》《进出境动植物检疫法》《动物防疫法》《传染病防治法》

《进出口食品安全管理办法》对于动植物及其产品、人兽共患病等的监管都有相关规定。微生物菌（毒）株传播是疫情流行的病原基础，与生物安全、人类健康、食品安全、生物技术、环境保护和可再生能源等密切相关，也是防控食源性疾病的根本。

《生物安全法》规定国家建立生物安全名录和清单制度。目前，我国已制定的生物安全相关名录或清单中和病原微生物菌（毒）种相关的主要有《人畜共患传染病名录》《人间传染的病原微生物名录（2023 版）》《动物病原微生物分类名录》等；和粮食、蔬菜、水果、水产品、畜禽等动植物产品进口有直接关系的主要有《进境动物检疫疫病名录》《进境植物检疫性有害生物名录》《进境植物检疫禁止进境物名录》《获得我国检验检疫准入的冷冻水果及输出国家及地区名录》《准予进口水生动物种类及输出国家地区名录》《获得我国检验检疫准入的冷冻水果及输出国家及地区名录》《准予进口水生动物种类及输出国家地区名录》《允许进口粮食和植物源性饲料种类及输出国家/地区名录》《办理检疫审批的进境动植物、动植物产品和其他检疫物名录》《禁止从动物疫病流行国家地区输入的动物及其产品一览表》等 10 个名录或清单。这些名录或清单对防控传染病和动植物及其产品疫情传播意义重大，对保障食品安全和防范食源性疾病发生尤为重要，食品行业应及时关注相关名录的制修订情况。

（三）病原微生物菌（毒）种在食品领域中的应用及要求

1.病原微生物菌（毒）种在食品领域中的应用

随着社会经济的快速发展，对食品中病原微生物菌（毒）种的检验要求也在不断提高，食品加工企业、卫生检疫部门、海关、市场监管部门、第三方检测机构等都会进行食品微生物检验，判定该食品是否满足安全标准和质量要求。在食品微生物检验中，标准株和质控品被认为是给待测食品中微生物定性、定量判定的重要标尺。因此，需开发和利用好病原微生物菌（毒）种，更好地应用于食品微生物检验方法的建立和优化、检验试剂盒的开发，以及检验质量的控制。

以病原微生物菌（毒）种作为标准菌株或质控品在食品微生物检验中的主要应用如下：

（1）作为对照实验菌株使用：食品微生物学检验国家标准（GB 4789 系列）中规定，标准菌株可作为检验实验中的阴、阳性对照使用，如在空肠弯曲菌、金黄色葡萄球菌、沙门菌等检验中作为对照菌株（表 28-12）。利用标准菌种作为参考标准物质，进行食品微生物检验过程控制，是保障检验结果科学准确的重要环节，国家《食品安全风险监测工作手册》对此有明确要求。在相同的检验条件下，标准菌株与待检菌株进行对比，评估检验手法和操作的准确性，发现和纠正检验过程中存在的偏差，保证检验结果的可控性和准确性，及时指引检验结果的分析判定，为实验结果准确判定提供充足的科学依据。另外，标准菌株还可用于培养基和试剂的质量检验和测试验收，实验人员考核和质量认证等。

表 28-12　食品安全国家标准食品微生物学检验 GB4789 系列中涉及的标准菌株

标准号	标准名称	标准菌株名称
GB 4789.4—2016	食品微生物学检验 沙门菌检验	肠炎沙门菌 CICC 21513
GB 4789.5—2012	食品微生物学检验 志贺菌检验	宋内氏志贺菌 CICC 21535
GB 4789.6—2016	食品微生物学检验 致泻大肠埃希菌检验	大肠埃希菌 ATCC 25922*
GB 4789.7—2013	食品微生物学检验 副溶血性弧菌检验	副溶血性弧菌 CICC 21617
GB 4789.8—2016	食品微生物学检验 小肠结肠炎耶尔森菌检验	小肠结肠炎耶尔森菌 CICC 21669

续表

标准号	标准名称	标准菌株名称
GB 4789.9—2014	食品微生物学检验 空肠弯曲菌检验	空肠弯曲菌 CICC 22939
GB 4789.10—2016	食品微生物学检验 金黄色葡萄球菌检验	金黄色葡萄球菌 CICC 21600 表皮葡萄球菌 CICC 10294（阴性对照）
GB 4789.11—2014	食品微生物学检验 β 型溶血性链球菌检验	酿脓链球菌 CICC 10373
GB 4789.12—2016	食品微生物学检验 肉毒梭菌及肉毒毒素检验	生孢梭菌 CICC 10385
GB 4789.13—2012	食品微生物学检验 产气荚膜梭菌检验	产气荚膜梭菌 CICC 22949
GB 4789.14—2014	食品微生物学检验 蜡样芽孢杆菌检验	蜡样芽孢杆菌 CICC 21261 巨大芽孢杆菌 CICC 23035（阴性对照）
GB 4789.29—2020	食品卫生微生物学 椰毒假单胞菌酵米面亚种检验	唐菖蒲伯克霍尔德菌 CICC 10574
GB 4789.30—2016	食品微生物学检验 单核细胞增生李斯特菌检验	单核细胞增生李斯特菌 ATCC 19111 或 CMCC 54004*
GB 4789.30—2016	食品微生物学检验 单核细胞增生李斯特菌检验	英诺克李斯特菌 ATCC 33090*
GB 4789.30—2016	食品微生物学检验 单核细胞增生李斯特菌检验	伊氏李斯特菌 ATCC 19119*
GB 4789.30—2016	食品微生物学检验 单核细胞增生李斯特菌检验	斯氏李斯特菌 ATCC 35967*
GB 4789.30—2016	食品微生物学检验 单核细胞增生李斯特菌检验	金黄色葡萄球菌 ATCC 25923*
GB 4789.30—2016	食品微生物学检验 单核细胞增生李斯特菌检验	马红球菌 ATCC 6939 或 NCTC 1621*
GB 4789.36—2016	食品微生物学检验 大肠埃希菌 O157:H7/NM 检验	大肠埃希菌株 ATCC 25922* 大肠埃希菌 O157:H7 NCTC 12900*
GB 4789.40—2016	食品微生物学检验 克罗诺杆菌属（阪崎肠杆菌）检验	阪崎肠杆菌 ATCC 51329
GB 4789.44—2020	食品微生物学检验 创伤弧菌检验	创伤弧菌 ATCC 27562

注：*代表该标准中列出的标准菌株号，不带*表示该标准未列出菌株号，但实验室常用该菌株作为检验时的对照菌株。

（2）作为实验菌种使用：可利用微生物的生长检测待测样品中的营养物质成分含量（表 28-13）。例如，《食品安全国家标准》（GB 5009）系列在泛酸及生物素检测中使用的植物乳杆菌；在维生素 B_6 检验中使用的卡尔斯博酵母；在叶酸检验中使用的鼠李糖乳杆菌。另外，标准菌株还可对特定药物的敏感度和抗菌性能进行有效测试。

表 28-13   食品安全国家标准 GB 5009 系列中涉及的标准菌株名称

标准号	标准名称	标准菌株名称
GB 5009.210—2016	食品安全国家标准 食品中泛酸的测定	植物乳杆菌 ATCC 8014*
GB 5009.259—2016	食品安全国家标准 食品中生物素的测定	植物乳杆菌 ATCC 8014*
GB 5009.154—2016	食品安全国家标准 食品中维生素 B_6 的测定	卡尔斯伯酵母 ATCC 9080*
GB 5009.285—2022	食品安全国家标准 食品中维生素 B_{12} 的测定	莱士曼乳酸杆菌 ATCC 7830*
GB 5009.211—2022	食品安全国家标准 食品中叶酸的测定	鼠李糖乳杆菌 ATCC 7469*

注：*代表该标准中列出的标准菌株号。

（3）在检验方法评估和确认中的应用：实验室数据可靠性和有效性是检验工作和科学研究的生命线。微生物检验方法在使用之前，需要使用标准菌株进行方法评估、检验和确认，可使用标准菌株人为污染样品进行方法评估和验证，简单模拟出自然污染的状态。《食品安全国家标准 微生物检验方法验证通则》（GB 4789.45—2023）中规定"培养物的准备应优先选择从食品中分离的菌株，不同食品子类验证用的菌株尽可能地分离自相应的食品子类，也可使用其他实验室分离或从菌种保藏机构购买的菌株。所有分离株应经过准确鉴定，且来源应是已知的、可溯源的。对于含确证步骤的方法的验证，每种食品子类仅需选择一种目标微生物。对于不含确证步骤的定量方法的验证，每种食品子类应选择不同种类具有代表性的微生物，例如，菌落总数的方法验证样品可以选择金黄色葡萄球菌（代表革兰阳性菌）、大肠埃希菌（代表革兰阴性菌）和枯草芽孢杆菌（代表含芽孢细菌）。"

（4）在仪器性能方面的验证应用：标准菌株可作为生物指示物检查灭菌相关设备，评测设备的使用效果。可将嗜热脂肪芽孢杆菌作为评价压力蒸汽灭菌效果的重要指示剂，大肠埃希菌和枯草芽孢杆菌可作为紫外线表面消毒或干热灭菌器灭菌效果的评价指示菌。厌氧培养箱的厌氧环境可通过培养严格厌氧菌（如婴儿双歧杆菌或生孢梭菌）、严格好氧菌（如铜绿假单胞菌）验证，以好氧菌和厌氧菌的生长状况反馈厌氧培养箱的使用效果和性能。

（5）作为质量控制样品的应用：针对微生物定性检测项目，应定期使用标准物质/标准样品、质控样品或用标准菌种人工污染的样品开展内部质量控制。针对微生物定量检测项目，应定期使用有证标准物质/标准样品（如菌落总数标准物质、大肠菌群标准物质等）进行监控，或使用质控样品开展内部质量控制活动。食品安全国家标准《实验室质量控制规范 食品微生物检测》（GB/T 27405—2008）规定"实验室应通过标准培养物来验收培养基（包括试剂盒）、验证方法和评估实验操作。实验室可使用来自认可的国内或国外菌种收藏机构的标准菌株，或使用与标准菌株所有相关特性等效的商业派生菌株，确定试剂盒的性能和验证方法，并证实其可追溯性（见 SN/T 15382）"。

2. 病原微生物菌（毒）种在微生物检测领域中应用的要求

食品安全国家标准、出入境检验检疫行业标准以及检测和校准实验室能力认可准则均规定了病原微生物菌（毒）种等标准株在食品微生物检验中的应用要求，具体如下：

《食品安全国家标准 微生物检验方法验证通则》（GB 4789.45—2023）中规定"3.3.1 样品类型的选择 如果验证时无参考方法，优先选择标准物质或标准样品，其次选择人工污染样品。如果验证时有参考方法，宜按自然污染样品、混合污染样品、人工污染样品、标准物质或标准样品的顺序依次选择样品类型"。出入境检验检疫行业标准 SN3266—2012《食品微生物检验方法确认技术规范》规定"自然污染的样品有时很难得到，因此常使用目标菌接种制备人工污染食品样品。对于一个属水平的方法，应尽可能地使用不同种或不同血清型的菌株，并且每个食品类型都应接种有代表性的不同种或不同血清型的菌株"。

食品安全国家标准《实验室质量控制规范 食品分子生物学检测》（GB/T 27403—2008）规定"食品分子生物学实验室使用的有证标准物质（进口或国产）包括：标准菌株、毒株、转基因品系的阳性标准品等，应提供可溯源到国际计量基准或出产国的计量基准的有效证书或国内外公认的权威技术机构出具的合格证书"。"当使用无证标准物质（包括克隆目标基因的阳性质粒、实验室间转赠的阳性样品等）不能进行溯源时，实验室应尽量利用生产厂商提供的有效证明（适当时），进行验证实验或比对实验，以确认其有效浓度。只要技术上和经济条件允许，应对内部标准物质进行核查。"

中国合格评定国家认可委员会制定的《检测和校准实验室能力认可准则在微生物检测领域的

应用说明》（CNAS-CL01-A001—2018）中规定，实验室必须保存有满足试验需要的标准菌种/菌株（标准培养物），除检测方法（如药物敏感试验、抗菌性能测试）中规定的菌种外，还应包括应用于培养基（试剂）验收/质量控制、方法确认/证实、阳性对照、阴性对照、人员培训考核和结果质量的保证等所需的菌株。

标准菌种必须从认可的菌种或标本收集途径获得，实验室应有文件化的程序管理标准菌种（原始标准菌种、标准储备菌株和工作菌株），涵盖菌种申购、保管、领用、使用、传代、存储等诸方面，确保溯源性和稳定性。该程序应包括：①保存菌株应制备成储备菌株和工作菌株。标准储备菌株应在规定的时间转种传代，并做确认试验，包括存活性、纯度、实验室中所需要的关键特征指标，实验室必须加以记录并予以保存。②每一支标准菌种都应以适当的标签、标记或其他标识方式来表示其名称、菌种号、接种日期和所传代数。③记录中还应包括（但不限于）以下内容：a. 从原始菌种传代到工作用菌种的代数；b. 菌种生长的培养基及孵育条件；c. 菌种生存条件。所有标准菌种从原始标准菌种到储备菌株和工作菌株传代培养次数原则上不得超过 5 次，除非标准方法中有明确要求，或者实验室能够证明其相关特性没有改变。实验室应有程序和措施以保证标准菌种/菌株的安全，防止污染、丢失或损坏，确保其完整性。

二、国外病原微生物菌（毒）种在食品领域中的应用现状

食品中微生物菌（毒）种的使用是食品安全的重要组成部分。近年来，随着对食品生产、检测用菌（毒）种研究的不断深入，应运而生的微生物产品日益增多。世界各国对食品用微生物菌种的名单列表、审批程序、安全性评估、合理使用和监管日益严格和规范，这对促进食品产业健康、快速发展具有重要意义。

国际标准化组织（ISO）和国际乳品联盟（Interna-tional Dairy Federation，IDF）联合工作组于 2010 年制定并发布了《用于发酵乳制品的细菌发酵剂》（ISO 27205 或 IDF 149—2010）标准。该标准规定了工业用细菌发酵剂培养物的定义、分类、细菌数要求、污染物限量、质量和食品安全管理、标签标识及分析方法等内容，为国际上细菌发酵剂类产品的标准化和规范化提供了参考和依据。IDF 曾于 2002 年发布了《具有食品历史记载的微生物清单》，该文件主要对传统发酵食品的发酵作用类型进行分类，并包含了分离自传统发酵食品的、有食用历史的菌种清单。该清单内容的确定综合考虑了科学文献情况、微生物的食用历史、微生物的实际应用情况、微生态学资料（代谢活动和微生物间的相互作用），以及公共数据库中有关该微生物的临床报告等方面内容。此文件的发布为食品发酵工业对食品用菌种的使用和研发提供了参考，具有广泛的指导意义。2012 年，IDF 联合 EFFCA 对该文件进行了修订和补充，说明了 MFC 在美国和欧盟的管理情况以及科学评价标准，并进一步规范和更新了菌种清单，将清单的范围由用于乳制品的菌种扩展到在更多种类食品中使用的菌种。

世界卫生组织（WHO）和联合国粮农组织（Food and Agriculture Organization of the United Nations，FAO）于 2002 年联合发布了《食品中益生菌评价指南》，该指南规定了食品用益生菌的评价准则和要求。指出对于益生菌的评价应主要关注菌株的鉴别（包括形态和基因）、安全性评估、功能特性评估、健康声称和标签等。在安全性评估部分，需要关注理论上可能引起的副作用，包括系统性感染、有毒有害的代谢活动、易感人群的过度免疫刺激以及耐药基因转移。

美国食品药品管理局（FDA）通过"公认安全使用物质"（generally recognized as safe，

GRAS）管理食品用微生物菌种，采用"企业自我认可，FDA 备案制度"评价物质的安全性，形成 GRAS 清单，在 FDA 官方网站上实时通报、定期更新。对 GRAS 清单中所列物质，FDA 也会进行持续跟踪评估，如后续发现存在使用安全问题，FDA 会及时更正，当使用用途改变时，会对新用途重新进行评定。

欧盟历来重视食品安全，并将食品微生物菌种管理作为食品安全领域的重点工作，经过多年发展已建立比较科学的管理体系。欧盟食品安全局（European Food Safety Authority，EFSA）建立安全资格认证（Qualified Presumption of Safety，QPS）体系，对用于食品中的微生物实施上市前风险评估，评估包括四项内容：分类学地位、相关性、致病性及最终用途。其中知识体系包括使用历史、科学文献、临床、工业应用、生态学等因素。QPS 提出将耐药性鉴定列为通用的安全评估项目，对于 QPS 推荐的细菌来说，共同特点是不含耐药性编码基因。

澳大利亚和新西兰对微生物类新食品的审批分成专属使用批准和通用批准两个阶段，前者只对特定的申报企业与特定的申报食品生效，即在一定时期内给予申报企业及申报产品排他性的生产与销售许可；后者则对所有符合相应定义及描述的产品及其生产加工厂商生效。传统用菌种外的食品用菌种由澳、新食品标准局进行管理。对于需要申报的食品用菌种，澳、新食品标准局将根据现有的动物与人体毒理学资料进行全面的安全性评估。一般而言，安全性评估所考虑的因素有以下内容：①在其他国家有作为食品使用的历史；②成分和组成；③制备方法及质量规格；④潜在致敏性；⑤成分的代谢或毒代动力学研究；⑥成分的动物毒理学研究；⑦成分的人类耐受性研究。对于微生物（包括益生菌），还需要提供关于潜在致病性的资料、对胃肠道微生物菌群影响的资料、该微生物在其他国家作为食品使用的资料和人体耐受实验的资料等。对益生菌的人体临床试验必须采用双盲、安慰剂对照的试验设计。对于新公告的新食品，将在 15 个月内拥有专属使用权，该食品为某品牌专属销售。15 个月的专属使用期满后，需要按照澳、新食品标准局公布的列表中的名称和使用条件使用和销售。

日本厚生劳动省管理的日本食品用微生物菌种主要包括两类：一类是用于生产食品添加剂和普通食品的生产菌株，通过"食品添加剂"系统进行管理；另一类是用于生产特定保健食品的益生菌菌种，通过"特定保健用食品"系统进行管理。日本厚生劳动省于 1991 年出台特定保健用食品的注册批准程序，目前已有千余种产品获得批准。其中，乳杆菌和双歧杆菌等益生菌产品主要被批准的声称是"有助于维持良好的胃肠道功能"。近年来，日本修订发布了《功能声称食品备案指南》，由食品制造商自行负责产品的安全性和功能有效性，产品在上市前 60 天提交至消费者事务局进行备案。备案的产品均在消费者事务局网站公布。例如，含有乳双歧杆菌 HN019™ 的产品，备案的功能声称为"可改善微生物菌群，促进排便，改善便秘"。日本的益生菌市场极为发达，在 2020 年市场达到 1919 亿日元，同比增长 104.5%。2021 年，该类别以 88 件功能性食品新产品注册数排名所有原料的第一位，除了通肠等常见的功能，还有减肥、提升免疫力、皮肤保湿、牙周健康、预防过敏、降尿酸、情绪健康、保护视力等各个领域的菌株。

韩国食品用微生物菌种属于食品原料，由韩国食品医药品安全厅（Korea Food & Drug Administration，FDA）负责管理。微生物作为食品原料可分为 3 类：允许使用微生物、限制性使用微生物和禁止使用微生物。其中，允许使用微生物指没有副作用及各个国家的禁用实例，同时菌种本身及其代谢物质在食品中使用时没有用途限制；限制性使用微生物应没有副作用及各个国家的禁用实例，酱类、酒类、发酵肉类等特殊食品中有使用依据的微生物，用于酶生产、有机酸生产等特定用途的微生物；禁止使用微生物包括食物中的产毒菌和致病菌，国际上禁止在食品中使用的菌种，以及 WHO 提出的不建议使用菌种。韩国食药处对于以上 3 类微生物进行了严格界定，对相关微生物进行了数据收集及整理，并及时有效地在原料数据库中进行公示。公示信息包括菌种的基本信息，对菌种别名、学名、显微图片、特征及分布、来源、用途及参考文献等材料进行了较为详细的说明，这对于推动食品工业科学高效的发展具有重要的意义。

以上国际组织和国家在保证食品中微生物菌种安全性上有着各自的管理思路和方式，但总的前提是食品企业必须有足够的手段和方式保证使用菌种的安全性。无论何种管理思路和方式，都应当在原始菌种批水平、工作菌种制备过程、应用的食品生产过程和整个货架期 3 个层面对食品用菌种进行安全性评估。国外的管理思路和方式对我国的食品工业用菌种规范管理具有良好的借鉴意义。

三、国内病原微生物菌（毒）种在食品领域中的应用现状

（一）病原微生物菌（毒）种在食品微生物检验中的应用

食品安全国家标准 GB 4789《食品微生物学检验》系列是我国食品微生物检验及安全领域一套重要的方法学标准，从卫生指示菌，到大肠埃希菌、沙门菌、乳酸菌等致病菌及益生菌的检验，现行 41 个标准。我国现有的各类食品及饮料中微生物的检验，均需使用 GB4789 中相关检测方法进行微生物指标的检验和控制。

《实验室质量控制规范 食品微生物检测》（GB/T 27405—2008）（以下简称《规范》）对标准培养物（reference cultures）、标准菌株（reference strain）、标准储备菌株（reference stocks）及工作菌株（working cultures）定义是：标准培养物是标准菌株、标准储备菌株和工作菌株的统称；标准菌株是至少定义到属或种水平的菌株，按其特征进行分类和描述，有明确的来源；标准储备菌株是标准菌株经过一代转接后获得的同种菌株；工作菌株是由标准储备菌株转接后获得的同种菌株。

《规范》中规定标准物质和有证标准物质提供了测量中基本的可溯源性，其可用来证明结果的准确性，校准设备，监测实验室运转，验证试验方法，以及比较试验方法。

《规范》中还规定实验室应制定并实施特定程序管理和使用标准培养物；实验室应通过标准培养物来验收培养基（包括试剂盒）、验证方法和评估实验操作。实验室可使用来自认可的国内或国外菌种收藏机构的标准菌株，或者使用与标准菌株所有相关特性等效的商业派生菌株，确定试剂盒的性能和验证方法，并证实其可追溯性。所有的标准培养物从储备菌株传代培养次数不得超过 5 次，除非标准方法中要求并规定，或者实验室能够提供文件化证据证明其相关特性没有改变。工作菌株不可代替标准菌株。标准菌株的商业派生菌株仅可用作工作菌株。标准菌株如已老化、退化或变异、污染等，经确认试验不符合的或该菌种已无使用需要的，应及时销毁。

食品安全国家标准 GB 4789.28—2013《食品微生物学检验 培养基和试剂的质量要求》（以下简称《要求》）规定：标准菌株是直接从官方菌种保藏机构获得并至少定义到属或种的水平的菌株，按菌株特性进行分类和描述，最好是来源于食品或水的菌株；标准储备菌株是将标准菌株在实验室转接一代后得到的一套完全相同的独立菌株；储备菌株是从标准储备菌株转接一代获得的培养物；工作菌株是由标准储备菌株、储备菌株或标准物质（经证明或未经证明）转接一代获得的菌株。测试菌株是通常用于培养基性能测试的微生物，来源于标准菌株、标准储备菌株、储备菌株和工作菌株。

　　《要求》规定质控菌株的保藏及使用的一般要求是：为成功保藏及使用菌株，不同菌株应采用不同的保藏方法，可选择使用冻干保藏、利用多孔磁珠在 –70℃保藏、使用液氮保藏或其他有效的保藏方法。对于从标准菌种保藏中心或其他有效认证的商业机构获得原包装的质控菌株，复苏和使用应按照制造商提供的使用说明进行。用于性能测试的实验室制备的标准储存菌株，在保存和使用时应注意避免交叉污染，减少菌株突变或发生典型的特性变化；标准储备菌株应制备多份，并采用超低温（–70℃）或冻干的形式保存。在较高温度下贮存时间应缩短。标准储存菌株用作培养基的测试菌株时应在文件中充分描述其生长特性。标准储存菌株不应用来制备标准菌株。储存菌株通常从冻干或超低温保存的标准储存菌株进行制备。制备储存菌株应避免导致标准储存菌株的交叉污染和（或）退化。制备储存菌株时，应将标准储存菌株制成悬浮液转接到非选择培养基中培养，以获得特性稳定的菌株。对于商业来源的菌株，应严格按照制造商的说明执行。储存菌株不应用来制备标准储存菌株或标准菌株。工作菌株由储存菌株或标准储存菌株制备。工作菌株不应用来制作标准菌株、标准储存菌株或储存菌株。测试菌株是具有其代表种的稳定特性并能有效证明实验室特定培养基最佳性能的一套菌株。测试菌株主要购置于标准菌种保藏中心，也可以是实验室自己分离的具有良好特性的菌株。实验室应检测和记录标准储备菌株的特性；或者选择具有典型特性的新菌株，使用时应引起注意；最好使用从食品或水中分离的菌株。《要求》中还规定了食品微生物检验中使用的每种培养基质量控制所用质控菌株及其培养条件和特征性反应。

　　食品安全国家标准《食品微生物学检验 总则》（GB 4789.1—2016）规定：实验室应保存能满足实验需要的标准菌株。应使用微生物菌种保藏专门机构或专业权威机构保存的、可溯源的标准菌株。对实验室分离菌株（野生菌株），经过鉴定后，可作为实验室内部质量控制的菌株。

（二）微生物菌（毒）种在食品生产中的应用

　　由于食品用菌种的来源和种属关系的非公开性以及菌种本身的生物学特点，使其食用安全性日益受到关注，因此食品用菌种的使用需要获得相关机构或权威组织的鉴定和批准，并保证副产物和细胞成分的安全性。

　　原国家卫生和计划生育委员会（现国家卫生健康委员会）印发了《新食品原料申报与受理规定》（以下简称《规定》），明确了新食品原料应当具有食品原料的特性，符合应当有的营养要求，且无毒、无害，对人体健康不造成任何急性、亚急性、慢性或者其他潜在性危害。新食品原料包括我国无传统食用习惯的"微生物"以及"从微生物中分离的成分"。因此，即使在我国无传统食用习惯的食品用菌种，也可按《规定》进行申报。申报材料应包括研制报告、生产工艺、安全性评估报告、执行的相关标准（包括安全要求、质量规格、检验方法等）、标签及说明书、国内外研究利用情况和相关安全性评估资料等技术资料和相关文件，同时还需提供未启封最小包装的样品等。对于进口的食品用菌种，需要提供出口国（地区）相关部门或机构出具的允许该产品在本国（地区）生产或者销售的证明材料，以及进口菌种生产企业所在国（地区）有关机构或者组织出具的对生产企业审查或者认证的证明材料。

　　《规定》还针对微生物类新食品原料申报技术材料的具体内容进行了详细规定，如研制报告需要包括该菌种的分类学地位、生物学特征、菌种鉴定和鉴定方法及依据等资料，对于国内外均无食用习惯的菌种，或者仅在国外个别国家或国内局部地区有食用习惯的菌种，以及已在多个国家批准食用的菌种应提供相应的毒理学评价资料。此外，还需要提供微生物耐药性试验报告和产毒能力试验报告。生产工艺需要提供发酵培养基组成、培养条件和各环节关键技术参数，以及菌种的保藏、复壮方法及传代次数。对经过驯化或诱变的菌种还应提供驯化或诱变的方法及驯化剂、诱变剂等研究性资料。

基于相关规定，我国以菌种名单列表和行政许可公告的形式发布允许使用的菌种种类。原卫生部（现国家卫生健康委员会）于 2010 年 4 月发布了《可用于食品的菌种名单》，该名单中包括了 21 个微生物菌种及亚种。该名单发布之后，原卫生部又陆续通过公告的形式批准发布了一批食品用菌种。以上名单或公告还注明了传统上用于食品生产加工的菌种允许继续使用，但名单或公告以外的新菌种应按照《新食品原料安全性审查管理办法》执行。对于婴幼儿食品菌种的使用，原卫生部于 2011 年对已批准的可用于食品的菌种进行安全性评估，制定了《可用于婴幼儿食品的菌种名单》，之后又陆续批准了 3 个菌株可用于婴幼儿食品。对于保健食品中可使用的菌种，原卫生部发布了《可用于保健食品的益生菌菌种名单》及《可用于保健食品的真菌菌种名单》。

原国家卫生和计划生育委员会（现国家卫生健康委员会）还于 2016 年发布了食品安全国家标准《食品加工用酵母》（GB 31639—2016）。该标准规定了食品加工用酵母的产品分类、技术要求等内容。其中在技术要求中规定了酵母菌种的原料要求、感官要求、污染物限量、微生物限量和食品添加剂的使用等内容。该标准的发布和实施为食品加工用酵母的标准化和规范化提供了依据。

市场监管总局 2020 年发布的《保健食品原料用菌种安全性检验与评价技术指导原则》规定了保健食品原料用细菌、丝状真菌（子实体除外）和酵母的安全性评价中的致病性（毒力）检验与评价程序和方法。适用于保健食品原料用菌种（包括保健食品配方用及原料生产用菌种）的致病性检验与评价，不适用于基因改造微生物菌种和在我国无使用习惯的菌种致病性检验与评价。菌种安全性评价需满足：①动物试验显示无致病性。②产毒试验结果显示，在受试的任何一种基质中均不产生有毒活性代谢产物。③根据现有知识，全基因组序列分析未发现存在已知的毒力 / 致病基因（或毒素合成关键基因及其基因簇）。④全基因组序列中发现含有已知毒力 / 致病基因（或毒素合成关键基因及其基因簇），但动物试验显示不具有致病性或产毒试验检测到已知的有毒活性代谢产物但其水平较低，长期摄入对人体健康无影响，结合国内外使用历史，可用于保健食品；动物试验显示具有致病性，或者产生高水平已知有毒代谢产物，长期摄入可能影响人体健康，不能用于保健食品。

2022 年中国工业微生物菌种保藏管理中心的专家，在对分离自我国酒类、乳制品类、调味品类和发酵茶等传统发酵食品的微生物菌种进行了收集、补充和整理，形成了第 2 版《中国传统发酵食品用微生物菌种名单》。该名单共涵盖 56 个属 124 种，包括细菌 74 种，酵母 22 种和丝状真菌 28 种。

该名单参考国际乳品联合会（International Dairy Federation，IDF）和欧洲食品与饲料菌种协会（European Food Feed Cultures Association，EFFCA）对食品用微生物菌种安全性的最新要求，建立了评价食品用微生物菌种的原则：微生物菌种在发酵食品加工过程中应有明确的应用领域，发挥促进发酵的功能作用，有明确的分类学地位及科学名称，有确切的安全使用历史，且应无致病性和机会性感染风险、无有毒代谢物、无抗生素耐药和临床致病信息等不良使用记录，没有在国内外被限制或禁止使用等报道。该名单的补充和完善推动了我国传统发酵食品用微生物菌种的应用及管理，促进了我国发酵食品产业健康发展。

四、病原微生物菌（毒）种在食品领域应用的安全保障措施

我国出入境检验检疫行业标准《微生物菌种常规保藏技术规程》（SN/T 2632—2010）规定了微生物菌种保藏的基本原则和常规方法。食品微生物检验实验室购入的标准菌（毒）种，要做好保存管理，每项参数都要进行详细记录。采购的标准菌株要通过实验验证其应具有的生物学特性，同时还要做好菌株的管理工作。标准菌株由专人保管，双人双管双锁，保管人员应接受过专业培训，有足够的菌株保藏经验。菌株保藏管表面应粘贴标签，标签上注明菌株名称、菌株号、保藏日期、传代次数等。保藏的菌株要定期传代，检查菌株的形态特征、变异和污染情况。每转种三代做一次鉴定，检查菌株是否发生变异，并做详细记录。菌株传代时要标上传代的次数、传代的日期、所用的培养基。另外，菌株要有使用和保藏记录。

食品用菌种的安全性评价需从菌种本身对人或动物没有致病性、菌种不产生对人或动物健康造成危害的有毒代谢产物两方面考虑。虽然我国食品安全国家标准《食品安全性毒理学评价程序》（GB 15193.1—2014）明确规定了对不同受试物选择毒性试验的原则及毒理学评价试验，但目前我国亟须规范食品用菌种致病性试验方法。随着相关研究和检测技术的发展，传统食品用菌种也会发现新的安全性问题。因此，对于传统菌株特别是长期传代菌种的安全性跟踪是非常必要的，我国应针对传统的和已批准的食品用菌种建立可行的再评价机制。此外，应进一步完善和统一各类添加菌种食品的标签标识要求，以满足市场监管和消费者知情权。

五、未来展望

我国应从发展食品微生物技术开发应用、加强生物安全管理两个角度出发强化食品生产、检测用菌种资源的保护和利用，在工作中发现并积累有重要价值的食品用菌（毒）种和样本并用于食品开发、生产、检测及微生物学研究和应用，全面提升我国食品微生物科技的国际地位。在食品用菌（毒）种保藏方面，进一步规范实物及其信息数据管理，提升我国菌（毒）种资源和数据库权威性，建设国家食品用微生物资源库共享服务平台，是促进食品微生物开发、利用的重要举措。在食品研究及检测方面，综合运用全基因组、宏基因组及宏转录组测序技术，用于食品菌种鉴定、微生物多样性、群落结构变化及功能微生物的研究，对加快食品微生物学研究和食源性致病菌检测发挥着重要作用。相关政府部门、研究机构和食品行业企业应共同努力，尽快完善我国食品用微生物菌种相关法规标准，增强管理水平，以加快推进我国食品微生物产业的健康发展，为提升国际市场竞争力提供强有力的支撑。

第八节　健康与环境领域应用

随着"同一健康"（one health）理念的提出，人类、动物和环境健康如何达到可持续的平衡和发展得到全球重视。微生物作为贯穿"人类—动物—环境"健康链条中的重要载体具有不可忽视的作用。环境中存在丰富的微生物资源，也包括尚未暴露的未知菌（毒）种。深入挖掘环境中的微生物资源，对于了解微生物世界、人类社会可持续发展、人类及动物健康，以及疾病防控等各方面具

有重要的意义。

一、概述

经济快速发展导致的环境问题日益突出，多种疾病与环境因素密切相关。根据世界银行和WHO 有关统计数据，世界上 70% 的疾病和 40% 的死亡人数与环境因素有关，多种与环境污染密切相关的疾病显著上升。2020 年全球暴发的新型冠状病毒感染疫情就被证实存在环境暴露途径。新型冠状病毒的生存能力与温度、湿度等环境因素密切相关。病原微生物可通过空气、土壤、水体等环境介质传播、富集，对人类健康造成威胁。深入认识和理解病原微生物的环境来源和暴露途径，结合环境流行病学、分子流行病学等信息的系统比较，揭示病原微生物环境暴露与疾病暴发的内在关联机制，识别环境因素对病原微生物生存、传播及变异等方面的分子学机制，挖掘环境中未知病原微生物信息及风险，提前储备检测监测技术，将对有效预防和控制疫情蔓延，确保人类健康与经济协调发展具有重要的意义。

开展快速、长期、全面的环境检测和监测可作为预防和控制病原微生物环境传播和健康风险的重要措施。目前，我国开展多种环境介质中微生物的监测，如室内空气监测、生活饮用水监测、公共场所监测等。此外，病原微生物还应用于环境及健康领域相关产品的检测和鉴定，如空气净化器、饮水机、口罩等，以及美容护肤领域等。

二、病原微生物菌（毒）种在环境健康监测领域的应用

（一）生活饮用水

饮水健康问题是民众最为关心的问题之一，WHO 估计全球约有 88% 的腹泻类疾病是由饮用了被病原微生物污染的水引起的。饮用含有病原微生物的水可引起多种疾病，如军团菌病、霍乱及急症胃炎等。在发展中国家，因水引发的疾病导致了严重的医疗问题，每年新增病例达 2.5 亿。WHO 在《饮用水水质准则》（第 4 版）中提出对菌落总数的测定可用于评估配水系统的清洁度和完整性，以及是否存在生物膜，但未对其限值做出规定，其他发达国家的饮用水标准也未对菌落总数指标有限值要求。饮用水中微生物监测的指标主要为大肠埃希菌（*Escherichia coli*）和总大肠菌群（total coliforms），这两个指标可以有效地指示饮用水受粪便污染的情况，肠球菌和产气荚膜梭状芽孢杆菌作为潜在水传播病原体，也可作为粪便污染的指标，可用于比大肠埃希菌存活时间更长的粪便病原体的监测。

我国从 2023 年 4 月 1 日起执行《生活饮用水卫生标准》（GB 5749—2022），其在微生物指标方面新增了两项扩展指标，即肠球菌和产气荚膜梭状芽孢杆菌，删除了耐热大肠菌群指标。这样从整体上加强了特定病原微生物的检测，优化了微生物指标的检测范围。

（二）室内空气

良好的室内空气是公众享受健康生活的基本保障。人们每天大部分时间都是在室内度过的，住宅、办公室、学校、公共设施或其他私人或公共建筑物，这些建筑物内的空气质量对室内人员健康有重要影响。中国香港于 2019 年 7 月 1 日执行的《办公室及公众场所室内空气质量管理指引》中规定卓越级空气中细菌总数 < 500 CFU/m³，良好级空气中细菌总数 < 1000 CFU/m³，细菌计数的超标并不一定意味着健康风险，但可作为进一步调查的指标。我国从 2023 年 2 月 1 日起执行《室

内空气质量标准》（GB/T 18883—2022），该标准主要用于住宅及办公楼的室内空气监测，其在微生物指标方面将细菌总数指标限值从原来的 2500 CFU/m³ 收紧到 1500 CFU/m³，符合民众对更高质量室内空气的需求。公共场所室内空气中对微生物的要求依据《公共场所卫生指标及限值要求》（GB 37488—2019）执行，该标准规定有睡眠、休憩需求的公共场所，室内空气细菌总数不应大于 1500 CFU/m³。同时，室内空气中不应检出病原微生物，如溶血性链球菌等。

（三）集中空调通风系统

随着经济的发展和生活条件的改善，我国建筑物内集中空调的使用率大幅度增加，集中空调通风系统可以持续不断地输送新风，从整体范围内调节室内环境的温度、湿度，在有效提高室内人员个体舒适度的情况下，还可以节省能源的消耗，推动绿色节能建筑的发展。但同时应注意集中空调通风系统的微生物污染，应定期进行清洁消毒，其卫生学评价按照《公共场所集中空调通风系统卫生规范》（WS 394—2012）进行，在该规范中提到在集中空调通风系统冷却水和冷凝水中不得检出嗜肺军团菌。嗜肺军团菌是一种能引起人类急性呼吸道疾病的军团菌，其主要感染途径是人体吸入被嗜肺军团菌污染的气溶胶，来源包括空调冷却塔、温泉、冷热水系统、景观用水及循环用水。大部分健康人群感染嗜肺军团菌后无发病症状，或仅有类似轻微感冒的症状，有肺部疾病或慢性基础疾病等人群感染后发病风险较高，易发展成重症。嗜肺军团菌由于其结构特征，可在自然条件下长时间存活，如在蒸馏水中可存活 139 天，在自来水中可存活 369 天，对热和一般消毒剂敏感。因此，对人群具有潜在健康风险。

（四）环境微生物耐药性

病原微生物和日益严重的抗生素耐药性正在成为公共卫生领域的重大威胁，微生物耐药性的环境传播受到广泛关注。成立于 2020 年的一体化卫生抗微生物药物耐药性全球领导人小组（Global Leaders Group on Antimicrobial Resistance）呼吁所有国家减少排入环境的抗微生物药物废物量。用于人类、动物及植物的抗微生物药物正通过废水、废物和污水等渠道进入不同环境介质，包括空气、土壤和水体（包括饮用水），并由此传播耐药微生物和抗微生物药物耐药性。这可能会加剧对若干种抗微生物药物具有耐药性的"超级细菌"（即多重耐药菌，superbug）的出现和传播。目前，引起特别关注的超级细菌主要有耐甲氧西林金黄色葡萄球菌（methicillin-resistant *Staphylococcus aureus*，MRSA）、多重耐药肺炎链球菌（multidrug-resistant *Streotococcus pneumoniae*，MDRSP）、耐万古霉素肠球菌（vancomycin-resistant *Enterococcus*，VRE）、多重耐药结核杆菌（multidrug-resistant *Streptococcus pneumoniae*，MDR-TB）、多重耐药鲍曼不动杆菌（multidrug-resistant *Acinetobacter baumannii*，MDRAB）以及携带有 *NDM-1* 基因的大肠埃希菌和肺炎克雷伯菌等。环境中存在丰富的微生物资源，它们会在环境中获得或交换耐药性。为了评估抗生素滥用对生态平衡和人类健康带来的严重后果，近年来已有学者针对各种环境介质中的耐药细菌和耐药基因传播或蓄积进行研究。多项研究表明，地表水、污水、污泥、土壤和空气等环境介质中可以广泛检测到耐药基因，说明自然环境早已成为细菌间获得耐药基因的基因库。为了解和控制环境中细菌耐药性，需要开展长期环境监测。

1.空气　空气中存在大量来自土壤、水、上层大气、人、动植物等多种介质中的细菌，相较于土壤和水体而言，空气中细菌的扩散更加简易和广泛，并且与人类呼吸活动密切相关，可能通过呼吸道对人体健康造成危害。但是，针对空气环境中的细菌耐药性研究较土壤和水环境稍困难，原因在于空气样本更加稀薄，样本中的微生物丰度较土壤和水体样本更小。近年来，得益于高通量、高灵敏的第二代和第三代测序技术的迅猛发展，以及人们对空气质量的关注，针对空气中细菌及其耐药性的研究逐渐增多。2016 年，瑞典研究团队对多份环境样品进行宏基因分析后发现，包括土壤、水、沉积物、废水及北京雾霾天气在内的样品均检测到耐药基因，引起公众广泛关注。正常天气下空气中也存在耐药细菌和耐药基因，如美国加利福尼亚州四个城市公园的空气样品中就检测到了 β-内酰胺类耐药基因 blaSHV 和磺胺类耐药基因 sul1。针对空气中耐药细菌和耐药基因的研究较多集中于医疗场所、养殖场、公共交通等公共场所。这可能由于特殊场所空气中的细菌丰度和（或）敏感人群密度都更高。近年来，研究者也逐渐将视角转向室外空气，多项研究均指出空气样本中存在大量耐药细菌和耐药基因，且其分布可能受空气中颗粒物污染情况或气候变化的影响而有所不同，还可能与周围环境因素（如 $PM_{2.5}$、PM_{10}、O_3、NO 等）存在相关关系。

2. 土壤　土壤中富集了来自动物及人体粪便、植物、水体等来源的微生物，兽用抗生素的过度使用加重了土壤中微生物的耐药性问题。抗生素及其代谢产物随着畜禽粪尿进入环境，与环境微生物产生互作效应，进而进入其他环境介质。但是，土壤中存在的多种微生物群落可从多方面对抗土壤传播的病原体，促进形成抑病土壤（disease suppressive soil，DSS）。有益微生物具有抗菌、寄生、竞争资源和捕食等特殊功能，土壤非生物因素也在很大程度上影响了土壤的疾病抑制。土壤微生物耐药性的增加影响土壤微生物的数量、结构和功能，进而影响土壤生态系统的稳定性。耕作、施肥、灌溉、施用改良剂等农业管理措施，以及土壤和水体污染等现状，显著改变了土壤的物理化学环境并影响土壤微生物的生长和行为。病原体对现有化学物质的抗性不断增强，导致了从可培养微生物向未开发和不可培养微生物的转变。对土壤中微生物进行鉴定和深入研究，可以发现更多具有新型抗菌性和植物促进特性的有益微生物。

3. 水　城市污水中抗生素通过常规工艺处理的去除率较低，水产养殖中持续使用抗生素等因素都加重了自然水环境中的微生物耐药性问题。除自然水体外，医疗场所、养殖场所或污水处理场所周围水环境中的微生物耐药性问题更为严重。而水环境中的微生物耐药性可能通过直接食用养殖鱼类和通过水平基因转移传播到人体或其他自然环境而导致全球健康风险升高。很多学者指出应及时开展耐药微生物的检测，并且从表型和基因型双层面对病原微生物及其耐药性进行持续监测，而先进的微生物、分子生物学和基于组学的工具可以在很大程度上提供帮助。此外，耐药基因和微塑料相互作用形成的复合污染也引起人们关注，微塑料可选择性富集周围环境中的微生物和耐药基因，成为微生物环耐药性境转移的新途径。

三、病原微生物菌（毒）种在健康相关产品领域中的应用

（一）口罩

口罩是公众在疫情流行期间进行个人防护的首选及必备品。根据过滤效率，口罩一般分为 90（KN90、KP90、N90）、95（KN95、KP95、N95）、100（KN100、KP100、N100）3 个等级。民用防护型口罩标准包括《日常防护型口罩技术规范》（GB/T 32610—2016）和《呼吸防护 自吸过滤式防颗粒物呼吸器》（GB 2626—2019），主要适用于颗粒物的防护，颗粒物包括粉尘、烟、雾和微生物。《呼吸防护 自吸过滤式防颗粒物呼吸器》（GB 2626—2019）由国家市场监督管理总局及国家标准化管理委员会公布，为强制性标准，该标准规定了呼吸防护用品的生产和技术规范，

对防尘口罩的材料、结构、外观、性能、过滤效率（阻尘率）、呼吸阻力、检测方法、产品标识、包装等都有严格要求。医用领域口罩标准包括《医用防护口罩技术要求》（GB 19083—2023）、《医用外科口罩》（YY 0469—2023）、《一次性使用医用口罩》（YY/T 0969—2023），主要适用于医疗机构，供医护人员使用的口罩。《医用防护口罩技术要求》（GB 19083—2023）为强制性国家标准，《医用外科口罩》（YY 0469—2023）为强制性行业标准。医用口罩相关的 3 项标准预计于 2025 年底或 2026 年底实施。

标准主要关注的微生物指标包括细菌菌落总数、大肠菌群（total coliforms）、铜绿假单胞菌（*Pseudomonas aeruginosa*）、金黄色葡萄球菌（*Staphylococcus aureus*）、溶血性链球菌（*Streptococcus hemolyticus*）及真菌菌落总数。大肠菌群、铜绿假单胞菌、金黄色葡萄球菌及溶血性链球菌等指标均不得检出。

（二）化妆品

考虑到常规化妆品的安全性，《化妆品安全技术规范》（2022 年版）中规定化妆品中不得检出耐热大肠菌群（thermotolerant coliform bacteria）、铜绿假单胞菌和金黄色葡萄球菌等致病或条件致病微生物。这些菌（毒）种有的可以作为粪便污染指标来评价化妆品的卫生质量，有的是因为其自身繁殖会释放有毒的代谢产物造成化妆品污染对人体产生危害。

但对于致病微生物肉毒杆菌在美容界的应用却是个例外。肉毒杆菌是一种生长在缺氧环境下的细菌，在罐头食品及密封腌渍食物中具有极强的生存能力，是毒性最强的细菌之一。肉毒杆菌在繁殖过程中会分泌肉毒毒素，该种毒素是一种神经毒素，可抑制神经末梢释放乙酰胆碱，导致肌肉松弛型麻痹。人们食入和吸收这种毒素后，神经系统将遭到破坏，出现眼睑下垂、复视、斜视、吞咽困难、头晕、呼吸困难和肌肉乏力等症状，严重者可因呼吸麻痹而死亡。医学专家正是利用了肉毒杆菌毒素能使肌肉暂时麻痹这一功效，将该毒素用于治疗面部痉挛和其他肌肉运动紊乱症，使用肉毒杆菌毒素麻痹肌肉神经，以此达到停止肌肉痉挛的目的。在治疗过程中，逐渐发现它在消除皱纹方面有着异乎寻常的功能，其效果远远超过其他任何一种化妆品或整容手术。随后，利用肉毒杆菌消除皱纹的整容手术应运而生，并因疗效显著在很短的时间内就风靡全球。

1989 年，美国 FDA 批准 A 型肉毒杆菌作为第一个微生物临床药物上市，数年后，英国、中国等国家也推出同类产品，其已成为斜视、眼睑痉挛、面肌痉挛、颈部肌张力障碍等疾病的一线治疗药物。2002 年，这种 A 型肉毒杆菌对于美容除皱方面的应用又得到批准，将其临床应用推向高潮。自 2009 年以来，注射肉毒杆菌除皱美容已超过果酸换肤，成为最受欢迎的美容方法。随着应用范围的不断扩大，肉毒杆菌治疗药物的使用范围已扩展到神经科、眼科、康复科、消化科、泌尿科、耳鼻喉科、皮肤科、儿科及整形外科等 100 余种疾病。在医药历史上，很少有一种药物能像肉毒杆菌那样涉及如此多的临床症状，并影响人类的健康和生活质量。因此，肉毒杆菌药物被誉为 20 世纪 90 年代神经科学和美容领域中的最重要成果。

（三）饮水机

随着人们生活水平的提高，家用饮水机也走进了千家万户，从一般水过滤饮水机到反渗透饮水机，各种各样的家用饮水机出现在寻常百姓家中。对于饮水机的卫生学评价按照《生活饮用水水质处理器卫生安全与功能评价规范——一般水质处理器》（2001 版）和《生活饮用水水质处理器卫生安全与功能评价规范——反渗透处理装置》（2001 版）进行评估。在对饮水机的过滤装置和

按既定的菌种操作程序制备工作菌株，确保工作菌株的纯度和稳定的生物学特性，实现工作菌株方便快捷的使用及溯源，避免多次传代导致关键特性发生变异，是病原微生物学实验结果一致性的重要保证。

三、实验教学菌种关键特性要求及使用现状

针对不同的医学专业方向，病原微生物学实验项目的设置有一定区别，对菌种及关键特性要求并不整齐划一。例如，针对医学检验专业的"细菌学检验"实验项目更侧重临床实操项目训练，达到进入临床阶段可利用理论知识和实验技术快速而准确地鉴定病原菌的要求，为诊疗提供可靠依据，因此使用的菌种繁多，且与临床密切接轨。与其不同，其他多数医学专业的病原微生物学实验项目偏重基本技术，涵盖基础实验、综合实验及拓展实验，其中又以综合实验为主，以临床案例为导向、人体系统和器官为模块、感染性疾病检查为主线，利用模拟感染性标本等进行病原学及免疫学检测。对相应的实验教学菌种的要求主要包括：①溯源明确，有据可查；②符合《目录》规定，可在生物安全1级或2级实验室中操作；③镜下形态学鉴定特点及培养性状鉴定特点均较稳定，实验重复性良好；④生化反应特性稳定；⑤血清学鉴定特性稳定。

以首都医科大学基础医学实验教学中心病原生物学与免疫学教学实验室为例，使用的实验教学菌种及相应的关键特性要求主要包括以下几类：

1. 金黄色葡萄球菌（*Staphylococcus aureus*） 《目录》第三类病原微生物，主要用于革兰染色、模拟脓标本、模拟呼吸道感染细菌标本的病原学检测等，要求稳定的特性主要包括：革兰染色阳性，球菌，葡萄串状排列，产金黄色色素，血平板上完全溶血，血浆凝固酶及过氧化氢酶阳性，葡萄球菌A蛋白超抗原活性强。

2. 表皮葡萄球菌（*Staphylococcus epidermidis*） 《目录》第三类病原微生物，主要用于革兰染色、模拟呼吸道感染细菌标本的病原学检测等，要求稳定的特性主要包括：革兰染色阳性，球菌，葡萄串状排列，产白色色素，血平板上不溶血，过氧化氢酶阳性，血浆凝固酶阴性。

3. 缓症链球菌（*Streptococcus mitis*） 链球菌属 *Streptococcus* spp.，《目录》第三类病原微生物，主要用于革兰染色、模拟呼吸道感染细菌标本的病原学检测等，要求稳定的特性主要包括：革兰染色阳性，球菌，链状排列，血平板上不完全溶血，过氧化氢酶阴性，血浆凝固酶阴性，杆菌肽耐药，奥普托欣耐药。

4. 酿脓链球菌（*Streptococcus pyogenes*） 《目录》第三类病原微生物，主要用于革兰染色、模拟呼吸道感染细菌标本的病原学检测等，要求稳定的特性主要包括：革兰染色阳性，球菌，链状排列，血平板上完全溶血，过氧化氢酶阴性，血浆凝固酶阴性，杆菌肽敏感。

5. 肺炎链球菌（*Streptococcus pneumoniae*） 《目录》第三类病原微生物，主要用于革兰染色、模拟呼吸道感染细菌标本的病原学检测等，要求稳定的特性主要包括：革兰染色阳性，球菌，成对排列，血平板上不完全溶血，自溶酶阳性，过氧化氢酶阴性，血浆凝固酶阴性，奥普托欣敏感。

6. 大肠埃希菌（*Escherichia coli*） 《目录》第三类病原微生物，主要用于革兰染色、模拟肠道感染细菌标本的病原学检测及产内毒素细菌的鉴定筛选等，要求稳定的特性主要包括：革兰染色阴性，杆菌，无明显排列方式，动力试验阳性，乳糖酵解试验阳性，葡萄糖酵解试验产酸产气，H_2S 试验阴性，IMViC 试验结果为"＋＋－－"。

7. 产气肠杆菌（*Enterobacter aerogenes*）　《目录》第三类病原微生物，主要用于革兰染色、产内毒素细菌的鉴定筛选等，要求稳定的特性主要包括：革兰染色阴性，杆菌，无明显排列方式，乳糖酵解试验阴性，IMViC 试验结果为"－－＋＋"。

8. 痢疾志贺菌（*Shigella dysenteriae*）　志贺菌属 *Shigella* spp.，《目录》第三类病原微生物，主要用于革兰染色、模拟肠道感染细菌标本的病原学检测等，要求稳定的特性主要包括：革兰染色阴性，动力试验阴性，乳糖酵解试验阴性，葡萄糖酵解试验产酸，H_2S 试验阴性，血清学鉴定试验阳性。

9. 乙型副伤寒沙门菌（*Salmonella paratyphi B*）　《目录》第三类病原微生物，主要用于革兰染色、产内毒素细菌的鉴定筛选，以及模拟肠道感染细菌标本的病原学检测等，要求稳定的特性主要包括：革兰染色阴性，动力试验阳性，乳糖酵解试验阴性，葡萄糖酵解试验产酸，H_2S 试验强阳性，IMViC 试验结果为"－＋－＋"，血清学鉴定试验阳性。

10. 伤寒沙门菌（*Salmonella typhi*）　《目录》第三类病原微生物，主要用于革兰染色、模拟肠道感染细菌标本的病原学检测等，要求稳定的特性主要包括：革兰染色阴性，动力试验阳性，乳糖酵解试验阴性，葡萄糖酵解试验产酸，H_2S 试验弱阳性，血清学鉴定试验阳性。

11. 水弧菌（*Vibrio aquatilis*）　非致病性微生物，《目录》中无，主要用于模拟肠道感染霍乱弧菌标本的病原学检测等，要求稳定的特性为：动力试验阳性。

12. 减毒牛型结核分枝杆菌（attenuated *Mycobacterium bovis*）　抗酸染色法是临床上结核患者细菌学检查的重要手段，因此是病原微生物学实验教学的重点内容之一。结核分枝杆菌在《目录》中为第二类病原微生物，其活菌操作需要在生物安全 3 级实验室中进行。因此，传统上采用卡介苗作为菌种替代结核分枝杆菌进行抗酸染色，由于卡介苗来源受限，部分高校使用耻垢分枝杆菌替代卡介苗作为抗酸染色的菌种使用。要求稳定的特性主要包括：抗酸染色阳性，罗氏培养基菜花状菌落。

13. 产气荚膜梭菌（*Clostridium perfringens*）　《目录》第三类病原微生物，主要用于模拟皮肤组织感染细菌标本的病原学检测等，要求稳定的特性主要包括：牛乳培养基乳糖酵解试验阳性，呈现汹涌发酵现象。

四、展望

随着医学技术发展，尤其是生物信息学、分子生物学实验技术及血清学技术在病原微生物快速检测中的应用，微生物形态学鉴定、生化反应特点鉴定相关的实验教学项目权重将降低，地位将更弱化。

同时，伴随着生物安全管理工作的法治化进程，规范、科学的病原微生物学实验要求更严格，"以人为本""以学生为中心"及"打造安全的教学环境"的教育理念贯穿在实验教学的每一环节，对高校实验教学菌种的管理提出了更高的标准，病原微生物学实验教学项目的改革势在必行，菌株的选择将更科学、慎重、严格。

此外，随着医学教育要求的提高，数字化、智能化、网络化、虚拟仿真化的个性化医学学习的先进模式日渐成熟，虚拟仿真实验系统、数字化病原微生物学标本资源共享管理系统等功能模块更符合新医科创新医疗人才的培养。建设"理—虚—实"一体化的数字化课程资源，利用"云课堂"

的学习模式屏蔽病原微生物学实验操作中的风险因素，具有无安全隐患、交互性强且一劳永逸的优势，为大势所趋。

综上所述，在医学院校病原微生物学实验教学中使用的菌株应具有安全性强、遗传性状稳定的特点，同时要求便于保藏、复苏及快速传代。随着时代的发展，教学菌株具有种类逐渐减少、弱毒化要求更高的趋势，模拟临床标本的使用将更普遍，开发利用无致病性微生物代替《人间传染的病原微生物目录》中的致病性微生物更符合教学长远需求。

第十节　出入境和国境检疫应用

近年来，全球重大新发突发传染病、动植物疫情疫病频发，生物安全形势愈发严峻。我国是全球最主要的入境旅游目的地和出境旅游客源国之一，也是世界第一货物贸易国，外来有害生物尤其是病原微生物通过国境口岸传入我国的风险日益增加。细菌、病毒和真菌等病原微生物可通过入境人员、运输工具、集装箱、货物、物品、包装物和国际航行船舶压舱水等载体传入我国，并可能进一步引起本土传播，对我国人群健康、生态安全、经济发展和社会稳定带来巨大威胁。

2021年施行的《生物安全法》第二十三条规定：进出境的人员、运输工具、集装箱、货物、物品、包装物和国际航行船舶压舱水排放等应当符合我国生物安全管理要求。海关对发现的进出境和过境生物安全风险，应当依法处置。海关是守护国门生物安全的第一道屏障，加强对病原微生物的监测，严格做好入境人员和货物等的检验检疫工作，对外来病原微生物进行采集、鉴定和保藏并开展科学研究及应用，以及防范病原微生物传入我国、保障我国人民生命健康和外贸稳定发展至关重要，也是世界各国守卫国门安全的普遍做法。

一、病原微生物在国境检疫领域的作用

（一）国境卫生检疫

随着全球一体化进程的推进，国际人员、贸易往来日趋频繁，传染病跨境传播风险持续上升。截至2024年11月，世界卫生组织已经宣布了8次"国际关注的突发公共卫生事件"，通过疾病的国际传播构成对其他国家的公共卫生风险，需要采取协调一致的国际应对措施。为防范和应对传染病输入我国，《中华人民共和国国境卫生检疫法》规定："进境出境的人员、交通运输工具，集装箱等运输设备、货物、行李、邮包等物品及外包装，应当依法接受检疫查验，经海关准许，方可进境出境"。

WHO制定的《国际卫生条例（2005）》指出，可造成传染病输入的方式包括：人间病例或感染者、携带病原体的媒介、被病原体污染的物品。病例或病原体携带者国际旅行是传染病跨境传播最常见的方式。2005年以来，我国从入境人员中发现了黄热病、霍乱、中东呼吸综合征、裂谷热、猴痘和新型冠状病毒感染等多种重大新发突发传染病病例，登革热和疟疾等蚊媒传染病输入后引起本土传播。被致病病原微生物污染的传播媒介或物品（如船舶压舱水）借助交通工具、集装箱、货物、邮包和行李等跨境传播也越来越容易。我国口岸每年均从入境的航空器、船舶、列车、集装箱和货物中检疫发现蜚蠊、蝇、鼠等可造成鼠疫、霍乱、甲型肝炎和寄生虫病等多种疾

病传播的媒介生物。2010 年，浙江省宁波市出入境检验检疫部门从来自阿联酋的集装箱中发现 1 只自毙小鼠，小鼠肺组织和血液样本经检测发现鼠疫杆菌 F1 抗原阳性，*pla* 基因和 *fra* 基因经聚合酶链式反应扩增均为阳性，为国内首次从入境集装箱中发现鼠疫杆菌。此外，还从口岸区域捕获和入境船舶中发现的鼠中检测到汉坦病毒和钩端螺旋体等病原体。有研究学者对口岸截获的输入性蝇类和蜚蠊开展了病原体检测研究和分析，检测的样品从来自美国、加拿大、新加坡和越南等国家入境的集装箱、轮船和飞机等运载工具检获，检测结果发现虫体携带致病细菌检出率高达 76.32%，常见的病原菌包括金黄色葡萄球菌、假结核耶尔森菌、肺炎克雷伯菌属和大肠埃希菌等，均可对人类造成严重危害。有害水生生物和病原体通过入境船舶压舱水引入造成的卫生、环保和生态等问题愈来愈受到世界各国关注，在我国入境船舶压舱水中曾检出非 O1/O139 群霍乱弧菌、副溶血弧菌和创伤弧菌等致病性弧菌。

（二）动植物检疫

近年来，全球动植物疫情疫病呈现频发、高发的态势，包括高致病性禽流感、口蹄疫、非洲猪瘟、柑橘黄龙病和梨火疫病等，动植物疫情疫病可随着人类贸易活动而传播。自我国加入世界贸易组织以来，对外农产品贸易显著增长，与此同时，重大动物疫病和植物检疫性有害生物也随之不断传入我国，严重威胁我国农林牧业生产、生物多样性和生态环境，并造成巨大经济损失。《中华人民共和国进出境动植物检疫法》第十四条规定："输入动植物、动植物产品和其他检疫物，应当在进境口岸实施检疫"。

非洲猪瘟是由非洲猪瘟病毒引起的猪的一种急性、出血性的烈性传染病，病死率可高达 90% ~ 100%，是对养猪业危害最为严重的疫病之一，目前无有效疫苗和防治药物。2018 年，俄罗斯、罗马尼亚和波兰等 20 多个国家暴发了非洲猪瘟疫情，同年，我国辽宁省首次暴发非洲猪瘟疫情，此后迅速蔓延全国。分子流行病学研究表明：传入我国的非洲猪瘟病毒与波兰、俄罗斯和爱沙尼亚等欧洲国家公布的毒株全基因组序列高度同源。非洲猪瘟病毒传入的可能途径包括：生猪及其产品国际贸易和走私，国际旅客携带的猪肉及其产品，国际交通工具上的餐厨剩余物，野猪迁徙。

据统计，引起植物病害的病原体中菌物（包括真菌、黏菌、卵菌）占 70% ~ 80%。2007 年 1 月至 2016 年 10 月，全国口岸进境植物检疫性菌物共截获 39 种 4168 种次，占我国对外检疫性菌物名录所列 130 种菌物的 30%。检疫性菌物截获种类和种次数呈迅速增长态势，2015 年截获种次数较 2007 年增长了近 8 倍，检出的植物检疫性菌物主要来自粮谷、水果、种苗、原木等几大类货物。

为适应新形势下动植物疫情疫病的防控需要，中华人民共和国农业农村部和中华人民共和国海关总署分别于 2020 年和 2021 年修订了《中华人民共和国进境动物检疫疫病名录》和《中华人民共和国进境植物检疫性有害生物名录》。修订的《中华人民共和国进境动物检疫疫病名录》将涵盖的动物疫病增加至 211 种，其中一类传染病、寄生虫病 16 种，二类传染病、寄生虫病 154 种，其他传染病、寄生虫病 41 种。修订的《中华人民共和国进境植物检疫性有害生物名录》将涵盖的有害生物总数增加至 446 项，其中真菌 127 种，病毒及类病毒 41 种，原核生物 59 种。

（三）食品检疫

食源性疾病是我国目前主要食品安全问题，也是世界各国面临的共同挑战。据世界卫生组织估计，全球每年约有 12.5 万名 5 岁以下儿童因食源性疾病死亡。食源性疾病可由细菌、病毒、寄生虫、毒素和化学品等引起，其中以沙门菌、弯曲杆菌和肠出血性大肠埃希菌为主的细菌是最常见的食源性病原体，可引起食源性疾病的病毒包括诺如病毒、甲型肝炎病毒和轮状病毒等。有研究发现，国外的多种水产品中存在细菌，包括鲤鱼、鲫鱼、角鳖、虾、鲇鱼、沙丁鱼和红虾等，并且还检出抗生素耐药基因。我国是食品进口大国，从180余个国家和地区进口食品，进口食品中携带的各类致病微生物给我国人民身体健康带来隐患，对进口食品中致病病原微生物的监测至关重要。

研究发现，我国进口食品微生物污染问题十分严重。上海口岸曾对2019—2021年从40个国家进口的2196批次的肉类（包括牛肉、羊肉、猪肉和鸡肉等）及水产品（包括鱼类和虾蟹贝类）开展了食源性致病菌调查。检出的致病菌主要包括副溶血性弧菌、单增李斯特菌、金黄色葡萄球菌和沙门菌，同种肉类和水产品中可同时检出多种致病菌种，不同国家和地区的肉类和水产品致病菌的种类和检出率有所不同。新型冠状病毒感染大流行期间，国外多个食品相关企业发生聚集性疫情。全国口岸多次从来自厄瓜多尔、俄罗斯、荷兰和巴西等国家的进口的冷链食品（包括冷冻虾、冷冻带鱼、冷冻鲳鱼和其他水产品等）及其外包装检出新型冠状病毒核酸阳性。中国疾病预防控制中心还首次从进口冷链食品的外包装上分离到新型冠状病毒。与此同时，国内也发生了与进口冷链食品有关联的新型冠状病毒感染疫情，进口冷链食品的安全性引发了公众的高度关注和担忧。

为了保障进出口食品安全，2021年4月，中华人民共和国海关总署制定并公布了《中华人民共和国进出口食品安全管理办法》（以下简称《办法》）。该《办法》要求进口食品应当符合中国法律法规和食品安全国家标准，海关依法对应当实施入境检疫的进口食品实施检疫。当进口食品被检疫传染病病原体污染，或者有证据表明能够成为检疫传染病传播媒介，且无法实施有效卫生处理的，可以对相关食品采取暂停或者禁止进口。表28-14描述了我国海关常用进出境食品检测标准菌株及其对应的试验方法和国家标准文件。

表28-14　常用进出境食品检测标准菌株及其对应的试验方法和国家标准文件

菌名	编号	试验方法	国家标准文件
大肠埃希菌	ATCC 25922	致泻大肠埃希菌检验 PCR 确认方法（阴性对照）	GB 4789.6—2016
金黄色葡萄球菌	ATCC 6538	微生物源酶制剂抗菌活性的测定	GB 4789.43—2016
大肠埃希菌	ATCC 11229		
蜡样芽孢杆菌	ATCC 2		
环状芽孢杆菌	ATCC 4516		
化脓性链球菌	ATCC 12344		
黏质沙雷菌	ATCC 14041		
大肠埃希菌	ATCC 25922	大肠埃希菌平板计数法（阳性对照）	GB 4789.38—2012
产气肠杆菌	ATCC 13048	大肠埃希菌平板计数法（阴性对照）	
单核细胞增生李斯特菌	ATCC 19111、CMCC 54004	单核细胞增生李斯特菌检验 溶血试验及协同溶血试验	GB 4789.30—2016
英诺克李斯特菌	ATCC 33090		
伊氏李斯特菌	ATCC 19119		
斯氏李斯特菌	ATCC 35967		
金黄色葡萄球菌	ATCC 25923		
马红球菌	ATCC 6939、NCTC 1621		

注：ATCC. 美国典型培养物保藏中心；CMCC. 中国医学细菌保藏管理中心；NCTC. 英国国家典型菌种保藏中心；PCR. 聚合酶链式反应。

二、病原微生物相关产品在国境检疫中的应用

　　病原微生物检测领域应用比较广泛的检测方法包括涂片镜检、分离培养、聚合酶链反应、核酸杂交和生物芯片等手段，但这些手段存在耗时长、操作烦琐的缺点，严重影响口岸通关效率，限制了其在国境口岸检疫现场病原微生物检测中的应用。因此，耗时短、灵敏度高、特异性好、操作简单、能同时检测多种病原体的快速检测试剂和装备在口岸具有较大的推广应用价值。

　　上海口岸以核酸等温扩增为基础，交叉引物为核心，结合样品处理、抗实验室扩增物污染、核酸免疫层析、固相膜反应和乳胶标记等现代生物工程技术，采用特定的工艺流程研发生产了针对人感染高致病性禽流感病毒、结核分枝杆菌等呼吸道传染病病原体、副溶血弧菌等肠道传染病病原体、沙眼衣原体等性传播疾病病原体，以及 HIV、丙型肝炎病毒等经血液传播疾病病原体等的系列快速诊断试剂盒，具有简单、快速、无仪器和无污染等特点，并在口岸进行了应用，实现了口岸现场的快速、有效和及时检测。四川口岸研制了猪劳森胞内菌、猪蓝耳病毒、犬细小病毒、猪圆环病毒四种动物疫病实时荧光定量快速检测试剂盒，通过应用降低了检测成本，缩短了检测周期，为进出境动物疫病检测提供了可靠的技术支撑。

　　针对预防 2022 年北京第 24 届冬季奥林匹克运动会和第 13 届冬季残疾人奥林匹克运动会举办期间输入性传染病口岸快速筛查的需求，中国海关科学技术研究中心等单位研发了基于微流控芯片核酸检测技术的全自动封闭式核酸扩增分析仪，可实现 25 种传染病病原体的现场快速检测。用于对出入境人员、交通工具、运输设备及可能传播传染病的行李、邮包、货物等物品进行现场快速检测，迅速识别传染源，防止检疫传染病的传入或传出。适合应用在冬奥会和冬残奥会等重大国际活动中，解决大型国际活动现场快速筛查和确诊技术缺乏的问题，有利于提高我国口岸传染病筛查的效率，及早发现、识别和处置传染病携带者。

三、未来展望

　　病原微生物资源是开展疾病防治、疫苗研发、药物评价和科学研究等工作的重要基础和支撑条件，是国家重要战略资源，事关国家生物安全，意义重大。当前，国际国内对病原微生物资源的收集、保藏和开发利用重视程度正在不断提高。然而，我国海关部门对病原微生物资源的收集和保藏工作尚需完善，对资源的开发利用面临诸多挑战。在国门生物安全形势愈发严峻的背景下，海关应以国境检疫中病原微生物在传染病病原监测和溯源、检测试剂研发与评估、疫苗和药物评价等领域的应用和需求为导向，逐步完善外来病原微生物资源的保藏工作，保护和促进病原微生物资源的利用，加强生物技术研究开发，充分发挥病原微生物资源在防范重大新发突发传染病疫情、动植物疫情疫病跨境传播中的支撑作用，提高国门生物安全保障能力。

第十一节　生物计量应用

　　生物计量是关于生物测量及其应用的学科，研究主体由生物测量理论、测量标准和测量技术构成，研究目标包括实现生物物质的特性量值和标称特性在国际和国家范围内准确一致，保证测量结

果最终可溯源至国际单位制（Système International d'Unités，SI单位）、法定计量单位或国际公认单位。生物计量是近年来发展起来的一个崭新的科学领域，除了回答生命科学研究中根据现象和趋势观察的"是什么"问题外，随着分子生物学的发展，生物计量还需基于准确的定量分析回答"有多少"的问题。目前，它重点研究解决核酸、蛋白质、微生物和细胞的含量、结构、活性准确测量等科学问题，确保各项生物测量的可比性、有效性和溯源性，在食品安全、临床诊疗、生物安全、生物经济、环境保护等方面与人类生产生活密切相关。

一、生物计量与病原微生物资源的相互需求

（一）生物计量对病原微生物资源的需求

生物计量领域中，标准物质是溯源链的主要组成单元，是实现统一测量量值的计量基准或标准之一，在保证检验结果准确度、提升测量仪器精准度、提高检验人员的技术水平等方面有很高的应用价值。生物标准物质以特性量值的稳定性、均匀性和准确性为主要特征，具有一种或多种足够均匀并很好确定的含量、序列、活性、结构或分型等生物测量特性（量）值，主要种类包括核酸、蛋白、微生物和细胞含量与活性、重要疾病标志物等。这些标准物质在保障疾病诊断、食品安全监测、生物安全防控评价结果准确可比性方面具有重要的战略意义和社会价值。

及时获得来源可靠、溯源清晰的候选物原材料是标准物质研制过程中的关键环节之一。病原微生物资源保藏库是具有重要科学价值的国家战略性病原微生物资源之一，是医学研究与疾病控制领域的重要物质基础，支撑了医学研究与疾病控制的进步与创新。资源库中保藏的病原微生物具有明确的来源与生物学性状等信息，在推动病原微生物监测、研究、利用、诊断、应对生物恐怖和保障生物安全等方面具有重要战略意义，是病原微生物标准物质候选物来源的宝藏，为建立准确可比的病原微生物诊断与防控评价计量技术体系奠定了坚实基础。

（二）病原微生物资源保藏对生物计量的需求

病原微生物资源是国家保障和协调大众健康与生物安全的重要战略资源，在传染性疾病精准诊断、医疗器械测试评价、生物医药效价评估等方面具有广泛应用。资源保藏库是病原微生物资源的主要存在形式，开展病原微生物资源保藏建库关键技术研究有助于保护生物安全相关的重要战略生物资源，在应对重大突发生物安全事件、增强疾病预警与防控水平、维护国家生物安全等方面具有重要的意义。然而，目前我国病原微生物资源保藏建库关键支撑技术能力不足，病原微生物生物学溯源性、量值溯源链条不明晰，主要体现在以下几方面：

病原微生物资源库建库质量控制体系不健全，微生物保藏水平难以标准化，难以准确评价。病原微生物保藏水平直接决定资源库建库质量，在保藏过程中维持微生物活性状态是重中之重。然而，目前领域内多使用平板计数法评价保藏质量，仍存在测量周期长、结果不确定度大的问题，使得不同资源库间保藏水平难以准确可比，极大地限制资源库保藏关键技术的建立与联合攻关。

病原微生物资源库入库资源生物学溯源性不明晰，存在国外标准菌株"卡脖子"问题。病原微生物入库时需开展生理生化实验研究，确定其生物学溯源性。但是，目前所需的相关标准菌株多依赖国外保藏机构，"缓供"现象常见，"断供"风险严峻，严重制约相关资源的生物溯源性建立，影响其实现产业化应用。

病原微生物样品量值溯源链条不完整，难以支撑精准诊断评价、装置性能评估等结果准确可比。

除了生物溯源性，保持相关资源的量值溯源性是现代微生物资源库的另一项重要工作。使用量值准确的病原微生物资源可准确地评估疾病诊断与治疗水平、生物防护能力等参数。但是，目前相关标准物质研制进度滞后，难以满足产业快速发展需求。此外，在病原微生物资源库构建过程中，样品处理、物种鉴定、保存操作等均需要特定的生物相关技术应用和实验室仪器装备，催生了大量的计量需求，如技术标准化、产品质量、仪器校准等。

综上所述，迫切需要加快服务病原微生物资源库的计量服务体系建设，开展关键计量技术研究和应用，提升病原微生物资源库计量能力，保障相关重点领域高质量发展。因此，生物计量在病原微生物资源高质量、高水平保藏中具有基础性的保障作用。

二、病原微生物资源在生物计量中的应用

（一）病原微生物资源在标准物质研制中的应用

病原微生物资源库规模大、种类全，保藏的微生物具有明确的来源与生物学性状，是研究病原微生物的资源宝库，也是病原微生物标准物质候选物的重要来源。病原微生物计数标准物质用于目标微生物培养计数测量能力评价，可保障不同单位对病原微生物诊断、食品微生物计数测量、环境污染微生物测量等测量结果准确可比、可溯源至 SI 单位。

研制病原微生物计数标准物质时，需要根据应用领域，选择相应的微生物菌株作为候选物原材料。病原微生物资源库中保存的代表性病原菌株、重大新发突发病原菌株可用于研制微生物计数标准物质，及时支撑标准物质研制与联合攻关，评价现有诊断试剂、疫苗研发、动物模型开发水平。毫不夸张地说，人类对于目标病原微生物的测量能力和水平，取决于病原微生物资源库的保有量，是人类对病原菌测量和认知的"家底"。相关机构可通过病原微生物资源库的共享平台，获取常见的饮水中大肠埃希菌、奶粉中金黄色葡萄球菌、鸡肉中单增李斯特菌等特定物种研制微生物计数标准物质，支撑相关标准与规范对目标病原菌的测量；还可获取布鲁氏菌、禽分枝杆菌、新型耐药性金黄色葡萄球菌等重大新发突发病原体菌株，由此研制的相关标准物质将为疾病诊断、试剂盒开发提供计量技术支撑。

类似地，病原微生物资源库中丰富的病原资源，还可为病原微生物蛋白标准物质和病原微生物核酸标准物质提供候选物，如基于乙型肝炎核心抗体、梅毒螺旋体抗体可制备蛋白类标准物质；基于新型冠状病毒各突变株 RNA 基因组、猴痘病毒基因组、霍乱弧菌 *ompW* 基因等可制备核酸类标准物质。上述标准物质在蛋白质药物开发、重大疾病诊断试剂开发、诊断方法评价、基因突变筛查等方面具有广阔应用前景，可更好地发挥生物计量促进科学发展的作用，促进经济社会高质量发展。

（二）病原微生物标准物质在计量校准中的典型应用

1.病原微生物资源标准物质在口罩过滤效率检测仪校准中的应用

防护口罩是医疗场所与生物安全实验室最常用的个人防护器具，准确评价口罩的细菌过滤效率是保障病原微生物资源研究人员健康的关键。国内外常用美国典型培养物保藏中心 ATCC6538 金黄色葡萄球菌评价口罩过滤效率，但是该标准菌株购买周期长，限购风险大，尚无对应的计数标准物质支持口罩过滤效率检测结果的可比可溯源。为克服上述困难，中国计量科学研究院作为我国唯一的国家级标准物质研究中心，联合中国疾控中心国家病原微生物资源库，于病原微生物资源库中筛

选发掘与 ATCC6538 性能接近的全国产金黄色葡萄球菌标准菌株 NPRC（S）01.8395。在此基础上，研制量值准确的金黄色葡萄球菌 NPRC（S）01.8395 国家有证标准物质。基于该标准物质制备的生物气溶胶活菌数目稳定，颗粒分散均匀，可实现对口罩过滤效率检测仪的准确校准，确保测量结果可比、可溯源。目前，该标准物质已写入《口罩细菌过滤效率检测仪校准规范（报批稿）》，将为我国口罩质量评价提供坚实的计量技术支撑，相关研究成果也为基于病原微生物资源库的生物标准物质研制和应用提供了全新思路。

2. 病原微生物资源标准物质在生物安全柜校准中的应用

生物安全柜是一种负压过滤排风柜，可防止环境和操作者暴露于实验产生的生物气溶胶污染中，在病原微生物资源保藏库构建过程中广泛应用，是保障生物安全和环境安全的重要基础。以Ⅱ级生物安全柜校准规范（JJF 1815—2020）为例，为确保实验人员与环境安全，生物安全实验室中常用的Ⅱ级生物安全柜需定期校准其下降气流和流入气流流速、洁净度、照度、噪声、高效过滤器检漏、人员防护、产品防护和交叉污染防护等计量特性。其中，人员／产品／交叉污染防护推荐使用微生物法检测，通过将量值准确的枯草芽孢杆菌芽孢计数标准物质或黏质沙雷菌标准物质制备为生物气溶胶通入，在生物安全柜内进气口、生物安全柜内外分别设置取样点，通过测量分析取样点中微生物生长情况，评价其对人员、产品的防护能力。基于生物标准物质的微生物法可更好地模拟生物安全实验室真实情况，对场景的模拟性和挑战性均优于常规的碘化钾法。

三、生物计量在病原微生物资源保藏中的应用

病原微生物保藏资源库的建设是推动我国发展生物安全资源监测、风险评估与预警预报的重要基石。为了维持病原微生物在保藏条件下的活性，国内外科研机构多通过添加保护剂增强病原菌对深冷冻、低水活度保藏条件的适应能力，但是常规保护剂对不同物种的保护效果千差万别，无法高效保藏所有菌株。为了准确地评价病原微生物活性状态和保藏质量，确定病原微生物活性变化规律和保藏有效期，目前多采用培养方法研究保藏前后活菌数目，通过计算百分比评价保藏质量。但是培养方法周期长、不确定度大，导致不同保藏机构间质量控制水平难以准确可比；此外，该方法是否适用于深冷冻、低水活度胁迫下的病原菌活性测量仍有待研究。综上，针对病原微生物资源库保藏质量评价难以满足快速准确需求的问题，亟须开发快速准确的病原菌保藏质量评价计量方法，确保评价结果准确可靠。

中国计量科学研究院细胞计量研究团队针对病原微生物保藏质量现有评价方法不确定度大、耗时长等缺点，开展了病原菌活性快速准确表征关键技术研究。该研究团队通过靶向性分析病原菌在深冷冻、低水活度保藏条件下的生理状态变化，针对性选择活性表征关键参数，结合流式分析技术，发掘可准确表征保藏条件下的核心活性参数；进一步通过开展样品预处理优化，降低背景信号，提高活性测量信噪比，建立了基于流式分析技术的菌株保藏活性的快速准确测量技术和保藏质量准确评价方法。此外，研究团队已建立了以流式分析技术为核心的微生物高等级测量方法，实现了病原微生物保藏质量测量结果的准确性、可比性、可溯源性，为建立标准化的病原微生物资源保藏方法奠定了基础。

四、前景展望

病原微生物资源是生物标准物质候选物来源的宝库，未来在促进标准物质研制与开发方面仍具有不可替代的作用。随着生物医药、医疗器械、生命健康行业的高速发展，相关产业对质量控制的需求越来越旺盛，通过发掘病原微生物资源库，筛选标准物质候选物，可在多组学研究、新发病原体诊断、新建方法评价、新型抗菌分子评价等方面建立计量溯源体系，实现产品质量评价准确可比，协同促进生物产业与计量产业发展推广。

除了研制标准物质实现量值传递，开发建立高等级测量方法也是生物计量研究的重要组成部分。建立有计量溯源性的高等级测量方法，有助于实现病原微生物资源的精准溯源与病原微生物保藏效果的快速准确评价，将在与国际病原微生物保藏权威机构开展国际比对、能力验证方面奠定计量技术基础，进而提高我国病原微生物资源库的国际影响力。同时，通过精准评价病原微生物资源保藏质量，开展病原资源库保藏标准化研究与应用，建立病原微生物资源保藏规范，可实现病原微生物资源库的标准化、统一化构建与维护，进一步提高我国病原微生物资源库的构建水平。

第十二节　仪器设备研发应用

病原微生物资源库的设备仪器包括样本存储设备和配套实验器材。其中，保藏设备包括超低温冰箱、液氮罐等，用于生物样本和菌（毒）种的保藏，进而构成病原微生物资源库的湿库（实物资源库）；测序设备包括各种型号的基因测序仪，用于生物样本和菌（毒）株的核酸测序，获得基因组信息和关联的流行病学、临床症状信息，进而构成病原微生物资源库的干库（信息资源库）。配套实验器材涉及较广，包括培养箱、显微镜、生化分析仪、质谱仪、全自动药敏检测仪、PCR扩增仪等，用于分离、鉴定、培养、保藏相关实验和病原微生物资源的挖掘利用、研发。

随着生物科学的不断发展，仪器设备也在不断朝着自动化、快速化发展，在这个过程中，这些仪器设备能很好地保障资源库的日常运行及对资源的研究及转化应用，同时，微生物资源库又可以为仪器设备的研发测试提供丰富的高质量样本和数据。

一、我国仪器设备的研发方向

（一）概念验证

概念验证是指将研究人员的创意或成果转化为可初步彰显其潜在商业价值的技术雏形，并对那些不具备商业开发前景的设想加以淘汰，从而提高科技成果转化效率。通常，政府部门偏向于对基础研究的资助，而对应用型研究的资助力度较小，应用型研究在向市场推广，进而产品化和商品化的过程需要概念验证。概念验证处于基础研究与技术成熟商业化之间比较靠前的环节，它既是技术创新链的一个阶段，更是科技成果转化亟须突破的"最初一公里"。概念验证中心以技术验证与价值验证为核心，解决科学研究前端创新能力与后端转化能力不匹配、市场机制失灵等问题，基本功能包括研发支持，科技评价，技术专家、投资顾问和创业导师，交流服务，人才培养等。

目前，国内学术界也开始注意到欧美以概念验证为抓手大力推进科技转化和仪器制造的先进做法，从而也意识到完善科技成果转化服务链前端的重要性。2018 年 4 月 28 日，西安交通大学依托国家技术转移中心成立全国高校首个"概念验证中心"，并专注于生物及环保、新材料等方向的微种子概念验证基金。此后上海、北京、浙江多所高校和科研院所陆续跟进，围绕概念验证平台建设、概念验证项目支持、概念验证资金设立等方面展开布局。近期，全国多地对推进设立概念验证中心也更积极务实。据不完全统计，目前全国已有北京、上海、广州、深圳、杭州、成都、苏州、武汉、石家庄、西安等众多城市曾先后发布了与概念验证中心建设相关的政策。概念验证中心建设已呈升温之势。

（二）小试验证与中试熟化

小试验证是对实验室原有的合成路线和方法进行全面、系统性改革，在改革的基础上通过实验室批量合成、积累数据，提出一条基本适合中试生产的合成工艺路线。小试阶段的研究重点紧紧围绕影响工业生产的关键问题，如缩短合成路线、提高产率、简化操作、降低成本和安全生产等。小试验证后进入中试生产阶段。

中试生产是中间性试验的简称，是科技成果向生产力转化的必要环节，是研发到生产的必由之路，也是降低产业化实施风险的有效措施。中试熟化是从研发阶段经过中间试验，进入市场，初步形成新兴产业的过程，主要包括技术产品化、产品市场化、管理模式化、融资社会化 4 个核心子过程，是技术产业化的必经阶段。中试基地以高校、科研院所、企业等为依托，为企业工业化生产开展中间试验开放共享平台，是实现科技成果工程化、产品化、产业化的重要平台，能够推动科研与产业紧密结合，加快科研成果转化为生产力，是打通从成果到样品、产品的重要通道。

通过病原微生物样本资源库与企业的合作，建立开放、合作、共享的联合研发中心，通过研发资源投入、项目全生命周期管理、知识产权转化，建立产业转化中试基地，建设公共服务平台，设置产业转化路径和成果分配原则，能够将专利最终转化为生物产业产品，为医药企业提供技术和数据服务。

（三）国产替代

国产替代通常始于后发企业的技术引进并终于自主创新，是一个从模仿、改进到创新的进阶过程。美国与日本是科研仪器的主要生产国，他们针对涉及"卡脖子"的大型仪器采取了"技术引进及国产化"的策略，这种发展经验值得我们借鉴。

面对技术封锁，我国亟须打破关键技术垄断，加快推进国产替代进程，从而提升产业链安全性、稳定性和可靠性。"十三五"生物技术创新专项规划对生命科学仪器创新研究和制造进行了顶层设计，国家科技计划相继启动支持了一些科学仪器的重大项目。随着个体化医疗的蓬勃兴起，我国相继批准了国产质谱产品、基因测序仪及检测试剂盒等，并先后应用到医疗系统；再加上当前人工智能、大数据和生命科学的融合，基因组、干细胞等许多领域的突破，生命健康产业的发展迎来新的机遇。

近几年来，我国生物样本库自动化存储系统从只能依靠国外企业到国内设备逐渐占据市场，打破了国内企业在自动化存储方面的壁垒，我国自行研发的自动化先进生命科学仪器有望推动我国生物技术产业与科技创新实现跨越式发展。

（四）大型仪器共享管理体系

为了避免贵重仪器重复购置和闲置浪费，国家和地方都在积极推动大型仪器共享平台建设。近年来，国家就大型科学设施与仪器共享制定了一系列的政策与制度，如《关于国家重大科研基础设施和大型科研仪器向社会开放的意见》《关于加强高等学校科研基础设施和科研仪器开放共享的指导意见》《国家重大科研基础设施和大型科研仪器开放共享管理办法》等。

随着科研仪器设备资源在教育发达地区的高校和科研院所高度集中，且数量大幅增长，各高校和科研机构出台了相应的科研仪器开放服务管理办法，通过不同形式的共享，以期合理分配资源，提高科研仪器的使用效率。但在共享过程中仍存在诸多问题，主要有科研仪器分散，集约化管理不足；部分仪器闲置，利用率不高；采购环节缺乏统筹，重购率高；实验技术支撑队伍薄弱；仪器信息化管理水平不高等。

在当前新形势下，如何将科研仪器设备共享、实现资源的最大化利用是关键问题。仪器设备共享需要朝多元化、信息化、服务化、合作化和应用化的方向快速发展，需要形成跨区共享、跨学科共享等多种共享模式，还需要建立健全现代化管理机制，完善共享平台建设，促进共享资源整合，推进专门人才培养和技术支持，从而促进科研成果的产生和转化，推动科研事业和经济社会的发展。

二、病原微生物样本资源与仪器设备研发

由于仪器设备的研发最终以应用为目的，因此在研发时要充分考虑到真实世界的需求，这部分数据就依赖于大量的微生物样本测试，特别是病原微生物样本。

精密仪器设备研发过程为：产品需求设定、技术预研、产品预研、Alpha 研发、Beta 研发、仪器试产、仪器量产。以基因测序仪为例，在产品需求设定阶段，要明确仪器需求设定、配套专用试剂性能要求及生物样本要求（包括生物样本标准品、真实样本等）。在技术预研阶段，围绕多学科专业技术进行创新探索及可行性研究，该阶段大多使用生物样本标准品。在产品预研时，使用生物样本标准品和少量真实样本进行测试。在 Alpha 研发阶段，侧重模块整合后的整机研究，包括功能确认、性能达标，此时需用生物样本标准品和少量真实样本。在 Beta 研发阶段，侧重系统组合优化和定型，此时需使用生物样本标准品和大量真实样本；在仪器试产阶段，进行交叉性能验证，需使用大量真实样本。在仪器量产阶段，出厂质控则需要生物样本标准品。因此，在仪器设备研发过程中，需用大量的生物样本，即标准品和真实样本，进行测试及质控才能达到量产的目的。

研发中的基础标准物质，以短读长测序为例，第二代测序国家参考品盘包括人细胞系、DNA溶液、人乳头瘤病毒等 7 种标准品，3 年内预计使用量每一品系达 2000 管。除微生物样本标准品外，仪器测试需要的大量真实世界的微生物样本，这些样本大多数来源于医疗机构、疾病预防控制中心、海关等，通过病例采样、传染病监测、食源性病原菌监测、环境采样、检验检疫等方式获得，企业获得途径相对有限。而研发出的设备仪器最终又用于感染性疾病诊断、公共卫生、食品安全、环境健康、动物疫病、微生态研究等，因此，企业需要借助这些仪器设备使用单位的样本和专业知识背景，用以调试和完善仪器设备，使生产出的仪器能更好符合用户需求，从而赢得市场竞争力。

基因测序仪等生命科学精密仪器的国产替代已上升至国家战略层面，在 2021 年版《政府采购进口产品审核指导标准》中指出，基因测序仪（第二代测序平台）建议 100% 国产采购。另外，在广东 2021 年发布的进口产品目录清单中，测序仪被移出进口清单。这既表明了政府支持国产测序仪的明确态度。《中华人民共和国政府采购法》也有明确规定，国产药品和医疗器械能够满足要求的，政府采购项目原则上须采购国产产品，逐步提高公立医疗机构国产设备配置水平。在公共卫生领域，针对传感染疾病病原监测预警、暴发识别、流调溯源和变异监测，疑难、罕见、未知病原体鉴定和

精准分析、人类基因组外显子和全基因组测序也带来公共卫生和精准预防医学学科的巨大进步。国产测序仪的研发离不开病原微生物资源的参与和支持。

华大智造研发的 DNBSEQ-G99 测序仪在深圳市疾控中心的支持下，通过近 3000 例真实世界新型冠状病毒阳性样本的实战测试及设备不断优化，G99 在测序效率、集成度等方面得到显著提升，这充分体现了病原微生物资源在设备研发中的重要价值。

除了研发阶段，微生物资源在仪器设备全周期的多个阶段都具有重要的作用。例如，金丽等进行基质辅助激光解吸电离飞行时间质谱（MALDI-TOP MS）系统及其数据库对临床微生物的鉴定能力评估时，纳入了临床分离菌株 913 株，覆盖了 18 个属 52 个种或复合群，比对德国布鲁克 Biotyper MS 系统及其 DB2969 数据库，以 13 株室内质控菌株作为重复性评估监测样本，进行鉴定结果的一致性检测；毛彩萍等通过 VITEK-32 和 Microsean AS-4 微生物鉴定系统对 39 株不同批次的室间质控菌株进行鉴定，了解两种仪器的差异性及与质评结果的符合程度；Kloss 等在进行尿路感染病原菌的非培养拉曼光谱鉴定时，首先就需要用 11 种重要的尿路感染细菌的参考菌株构建数据库。可见，在微生物检测仪器的更新、微生物数据库的建立、仪器的鉴定能力评价、仪器的快速检测方法建立、仪器的质量控制评价等方面、均需要微生物样本作为实验样本及质控样本，可以说，微生物资源贯穿了相关领域的仪器设备研发、使用、更新、质控等全流程。

三、前景展望

《国家标准化发展纲要》中提出："强化国家质量基础设施全链条技术方案提供，运用标准化手段推动国家质量基础设施集成服务与产业价值链深度融合。"技术和产业全链条安全可控是"国家安全"的重要一环，因此，亟须建立全链条安全可控的仪器研发技术和产业体系，通过生物样本和生物数据，在基础研究和产业转化之间形成良性循环。

生物样本资源及生物数据资源是生物技术和生物经济发展的基础，生物仪器设备是加速生物资源成果转化的重要介质，同时，丰富、高质量的生物资源和数据也为生物仪器设备研发提供了重要参数。

近几年，我国生物样本资源库常用的精密仪器设备有了飞跃发展，国产设备如雨后春笋般问世。但是相对于发达国家的技术优势和悠久发展历史，我国国内生物样本资源库长期被进口设备占据的现状的彻底改变还有很长的一段路要走，其中也离不开病原微生物样本资源在各个环节的资源助力。针对精密仪器设备"卡脖子"的问题，我们必须掌握核心技术，实现高端科学仪器及关键部件的国产化，充分发挥我国病原微生物实物和数据资源数量和质量上的优势，才能逐步取代、超越国外科技型公司，以更多市场份额促进技术创新进步及再生产，通过研发、知识产权、标准、战略联动掌握行业标准和规则的话语权，打造技术壁垒，在行业领域占据优势地位，从而推动构建国内国际双循环相互促进的新发展。

第十三节   噬菌体应用

随着人类文明进程的快速升级与更迭，大量未被安全化处理的人类家庭生活、医疗、化工及农业等生产运行过程中产生的毒害废弃物，会经过各种直接或间接途径进入到人类生存环境中，使生态环境成为滋生、残留和传播人兽共患病致病菌的重要来源，给人类健康和生态环境带来极大的风险和隐患。

我国是一个农业大国，农业是国民经济的基础，它包括种植业、林业、畜牧业、渔业和农业相关服务业五类。农业的可持续发展与产业化，一直是需密切关注的问题。近年来，化学杀菌剂的连年使用，导致细菌性病害频发，严重影响了农作物的生产，并使很多植物病原细菌产生了很强的耐药性。耐药性细菌疾病的暴发通常难以控制，不仅造成了严重的化学残留及污染，还给农业生产和人类生活带来很大的影响。在种植业的细菌性病害防治中需遵循"预防为主，综合防治"的原则，而常用的防治细菌性病害的产品大部分是以铜制剂和抗生素类为主的保护性药剂。内吸性、治疗性药剂很少，缺乏高效防治药物，不能完全满足农户见病施药的习惯，且农户对细菌性病害认识不足，常常因为随意用药，导致无机农药害及病害抗药性等负面效应突出。相关研究表明，在动物饲料中使用抗生素是提高饲料效率、促进动物生长、提高动物产品质量的重要途径。然而，抗生素的不合理使用，使得细菌耐药性越来越严重，这可能导致耐药细菌及其耐药因子从动物转移到人类。由于对抗生素滥用导致细菌耐药性增加的担忧，瑞典于1986年首次禁止动物饲料中添加的某些抗生素；2006年，欧盟成员国全面禁止抗生素生长促进剂。这些措施虽减少了畜牧业产量，却对人类健康至关重要。随着世界卫生组织将细菌耐药性视为重大健康威胁，2020年7月1日，中国农业农村部实施了禁抗令。畜牧业亟须新药物替代抗生素，以保障动物健康和食品安全。

细菌耐药性问题日益严峻，导致耐药细菌感染患者的发病率、病死率和相关医疗费用大幅上升。*Lancet* 杂志最新发表的研究报告证实，仅2019年全球就有770万人死于33种常见细菌感染，细菌感染已经成为仅次于缺血性心脏病的全球第二大死亡原因。但是，新型抗菌药物的研发速度远远赶不上耐药细菌产生的速度。我国在《遏制微生物耐药国家行动计划（2022—2025年）》中明确提出，推动新型抗微生物药物、诊断工具、疫苗、抗微生物药物替代品等研发与转化应用。噬菌体是能够特异性感染细菌的病毒，可用于耐药细菌感染的治疗。欧盟和美国分别于2013年和2016年相继启动噬菌体治疗临床试验，初步验证了噬菌体治疗耐药菌感染的有效性和安全性。近年来，越来越多的报道证实了噬菌体治疗在脓毒症、尿路感染、骨髓炎和肺炎等感染救治中的价值。但是，尽管具备这些潜在的优势，噬菌体治疗目前并没有在临床上广泛应用。噬菌体治疗的经验主要来源于全球少数几个治疗中心，我国目前仅有上海、深圳、北京、西安和重庆五地开展了噬菌体治疗，截至2023年11月，全国噬菌体临床治疗案例已有140多例，但可供参考的临床循证医学证据有限。自然环境中存在大量的噬菌体，如海洋、沉积物和土壤等。20世纪初，这种感染细菌的病毒被Frederick Twort和Félix d'Hérelle发现。噬菌体能感染细菌，并具有高度的宿主特异性和繁殖速度快、容易分离等特点，且不会残留在机体内及未污染环境等优势，因此成为潜在的防控细菌性疾病的候选者，人类对其在抗细菌感染方面寄予了厚望。目前，利用噬菌体阻控病原细菌的治疗手段被称为"噬菌体疗法"，噬菌体联合化学消毒剂或噬菌体鸡尾酒作为消毒剂应用已深入各个领域，展现出显著的杀菌效果，被认为是一种可替代抗生素的绿色生态技术，已得到广泛应用。

一、国际使用现状

（一）噬菌体在医学领域中的应用

在 1915 年，利用噬菌体治疗细菌感染的研究就已开始，至今已有 100 多年的历史。早期研究阶段，1921 年 Bruynoghe 和 Maisin 利用噬菌体治疗皮肤葡萄球菌感染，20 世纪 30 年代，噬菌体疗法已被广泛地用于治疗人类细菌性疾病，如伤寒、痢疾、结肠炎的化脓性感染等。但由于 20 世纪 40 年代磺胺类药物和盘尼西林（青霉素的旧称）的出现，医学界对噬菌体研究逐渐减少。20 世纪 90 年代末，由于抗生素的过度使用，耐药细菌和超级细菌陆续出现，这促使科学家重新审视噬菌体疗法在抗细菌感染研究中的重要性。

2007 年，比利时布鲁塞尔医学伦理委员会批准医务工作者使用噬菌体治疗由铜绿假单胞菌和金黄色葡萄球菌引起的烧伤后感染。2008 年，英国的研究人员使用噬菌体治疗由铜绿假单胞菌引起的慢性耳部感染，实验组 50% 的患者症状消失，耳部分离到的细菌数量减少了 80%。2009 年，Wright 证实了噬菌体用于治疗下肢静脉溃疡的安全性，但噬菌体疗法在提高愈合率方面的效果仍有待进一步验证。2011 年 Abedon 等利用 3 种噬菌体制成的 BFC-1 混合液治疗烧伤感染，取得良好的效果。2016 年 5 月，美国 FDA 批准第一个体表给药噬菌体疗法的临床试验。2019 年 1 月美国 FDA 批准了静脉注射噬菌体疗法的临床试验。两类噬菌体疗法相继进入临床试验阶段，意味着世界最大的医药市场逐步开放噬菌体疗法的监管路径。在向 FDA 申报临床治疗时，申请人无须提交噬菌体疗法制剂的药代动力学和毒理实验研究资料。此外，根据 2017 年 FDA 召开的关于噬菌体疗法的研讨会记录，FDA 考虑将噬菌体疗法制剂纳入类似于疫苗的监管方式，这种监管方式允许在特定情况下（例如，面对耐药性细菌的威胁时），产品可以无须重新进行临床试验及申报，从而快速应对公共卫生危机。

与多数抗生素相似，噬菌体制剂也可以局部应用于感染部位，包括暴露伤口的直接外用、感染囊腔（如脓肿、中耳、膀胱）内保留灌注等方式，部分病例可采用序贯或联合静脉滴注噬菌体制剂或抗生素进行治疗。Watanabe 等以小鼠为实验对象，应用分离到的噬菌体 KPP10 治疗由铜绿假单胞菌引起的小鼠肠源性败血病，有效率达 66.7%。基于此，McVay 的研究小组进行了针对性更强的实验，他们把分离到的 3 株铜绿假单胞菌噬菌体混合在一起，通过肌内、皮下或腹腔注射的方式，来治疗由于烧伤而感染铜绿假单胞菌的小鼠，结果显示：这三种给药方式都能有效地提高小鼠的成活率（由 6% 上升到 22% ~ 87%），其中腹腔注射效果最好（高达 87%），这在一定程度上推动了噬菌体的临床应用。

此外，噬菌体也可应用于吸入治疗，主要分为两类：液体制剂（包括混悬液制剂、脂质体包封制剂）与固体制剂（吸入干粉制剂）。与液体制剂相比，固质制剂不仅大幅提升了转运与使用的便捷性，更可明显延长噬菌体制剂的储存时间与稳定性，因此也被认为是未来吸入治疗的主要研究方向。目前，研究所使用的噬菌体制剂基本为"鸡尾酒"制剂，即几种噬菌体混合制剂，在呼吸系统相关临床研究主要集中在结构性肺病患者（如肺囊性纤维化、支气管扩张等）合并慢性细菌感染的治疗。Eliava 研究所与格鲁吉亚国家囊性纤维化中心合作，对一组患有囊性纤维化的儿童进行了噬菌体治疗的初步研究，结果显示所有患者的临床症状改善。近年来，Eliava 研究所在治疗囊性纤维化患者方面取得了显著进展。该研究所至少成功治疗了 16 例肺部感染的囊性纤维化患者。通过噬菌体疗法，这些患者的临床症状得到显著改善，肺功能测试结果也显示出积极的变化。但吸入治疗也有一定的局限性：首先，雾化制剂的稳定性是噬菌体依赖性的，不同种类的噬菌体、不同的温度与湿度都可能影响治疗效果。其次，不同吸入方法使噬菌体制剂最终在肺部的分布不同，雾化吸入装置可对噬菌体的结构造成一定的破坏（即头尾分离），干粉制剂在制备的过程中由于机械研磨也可能造成噬菌体滴度的降低，同时，应用不同的吸入方法噬菌体颗粒在肺部的生物分布也明显不同，上述因素所导致的到达下呼吸道噬菌体滴度的降低均可影响治疗效果。最后，噬菌体制剂制备所需的不同的缓冲剂、赋形剂等配伍成分可明显影响制剂本身的稳定性，且无论雾化吸入还是干粉吸入，小分子颗粒本身即可刺激支气管引起痉挛，这也是影响治疗效果不可忽视的原因之一。整体而言，下呼吸道感染的吸入治疗具有较高的安全性和便捷性，美国食品药品管理局对噬菌体治疗表达了积极的看法并希望能够制定相应的指南，但制剂的效价与稳定性、吸入的方式等还需要基础与临床研究进一步完善。

在裂解性噬菌体感染细菌的过程中，共有两种裂解酶：第一种噬菌体裂解酶——病毒相关肽聚糖水解酶（virion-associated peptidoglycan hydrolase）在吸附局部降解宿主菌细胞壁，使肽聚糖层产生孔洞用于注入噬菌体核酸，同时噬菌体颗粒结构与孔洞周围结合以避免肽聚糖层发生广泛损害；在复制周期结束时产生第二种噬菌体裂解酶，是一种游离的可溶性蛋白质，称为噬菌体内溶素（phage endolysin），由噬菌体基因组编码的穿孔素（holin）蛋白释放内溶素或激活先前分泌的内溶素分子，这些内溶素从内部广泛降解肽聚糖层，导致细菌细胞裂解并释放子代噬菌体。

目前临床研究应用的裂解酶多为内溶素，文献报道在体外实验及动物模型中，纯化重组噬菌体内溶素针对相应的革兰阳性、阴性细菌，不仅可破坏其生物被膜，还可诱导其快速裂解并死亡。2017年，荷兰学者报道了应用重组噬菌体内溶素成功治疗3例慢性皮肤金黄色葡萄球菌感染的病例。SAL200是一种新型噬菌体内溶素注射制剂，其含有的重组噬菌体内溶素SAL-1（rSAL-1）为其杀菌活性成分，用于治疗葡萄球菌感染，包括耐甲氧西林金黄色葡萄球菌（MRSA）和耐万古霉素的金黄色葡萄球菌（VRSA），目前已在多种动物模型中证实了SAL200临床应用的安全性；同时在小鼠金黄色葡萄球菌肺炎模型中证实，经鼻吸入SAL200治疗可明显降低细菌负荷及小鼠的病死率；韩国学者于2013—2014年进行了全球首个由健康志愿者参与的 I 期临床试验，结果显示静脉输注SAL200的安全性良好，不良反应主要为轻度且呈自限性，与剂量呈正相关，用药后未发现"抗药性"，这些结果提供了很好的临床依据，SAL200的后续临床试验值得期待。

噬菌体杀菌机制与传统抗生素完全不同，这也意味着噬菌体与抗生素联合应用理论上可能存在协同效应。Torres-Barceló 等应用噬菌体联合不同种类、不同浓度的抗生素对铜绿假单胞菌进行了体外敏感性实验，结果显示联合治疗具有显著的协同效应。Oechslin 等应用噬菌体联合环丙沙星治疗铜绿假单胞菌心内膜炎小鼠模型，同样取得了明显的协同效应。Aslam 等报道1例金黄色葡萄球菌引起的植入左心室辅助装置感染并发胸骨骨髓炎的患者，在反复清创及长期抗生素治疗效果欠佳后，改为抗生素联合噬菌体静脉治疗，感染完全治愈且未复发。Chan 等在应用噬菌体 OMKO1 联合抗生素治疗1例多重耐药铜绿假单胞菌引起的主动脉植入物感染的患者过程中发现，对噬菌体敏感的菌株对头孢他啶与环丙沙星耐药性高，而产生噬菌体抗性的菌株对头孢他啶与环丙沙星恢复了敏感，MIC值明显降低。2022年，比利时伊拉斯谟医院等机构的研究人员利用噬菌体疗法和抗生素的组合，成功地治疗了一名感染了耐药性细菌的成年女性。

（二）噬菌体在医院环境消毒灭菌中的应用

医院环境表面持续的病原微生物污染是导致医院感染的重要原因之一，医院感染会给患者带来沉重的经济负担，甚至威胁生命。因此，控制医院感染具有重要的意义。所以，对医院环境进行有效的消毒灭菌成为医院感染控制中至关重要的一个环节。

目前，已有的研究报道表明，将噬菌体作为一种消毒剂应用于医院环境不仅具有可行性和安全性，还展现出显著的效果。Sarah 等将 4 种粪肠球菌的噬菌体（USUT1、USUT3、USUT4 和 USUT6）应用于模拟被粪肠球菌污染的医院环境载体（玻璃、棉织物和塑料）上，该研究表明，将噬菌体应用于医院环境表面的粪肠球菌的消毒工作是有效的，虽然效果会受到载体类型、接触时间及噬菌体种类的影响，却也为噬菌体应用于医院环境消毒提供了支撑，指明了进一步的研究方向。

（三）噬菌体在环境消毒灭菌中的应用

水环境和土壤环境是致病菌传播的重要媒介，水环境中致病菌引起的传染病在全球欠发达地区仍频繁发生，而土壤是微生物的大本营，除了有益微生物，还有能够威胁植物、动物和人体健康的病原微生物等生物污染因子，严重威胁民众的生命健康安全。近年来，水和土壤环境中致病菌污染备受关注，其中常见的致病菌主要包括铜绿假单胞菌、沙门菌、志贺菌、芽孢杆菌、军团菌和分枝杆菌等，其可通过呼吸道、消化道和皮肤进入人体并引起结核病、伤寒、霍乱和痢疾等多种疾病；与此同时，耐药致病菌如金黄色葡萄球菌、肺炎克雷伯菌和结核分枝杆菌等也在水环境中大量检出；而大肠埃希菌、沙门菌和炭疽芽孢杆菌等人体致病菌，能够在土壤中长期存活，通过直接或间接接触感染人畜，造成严重的健康风险。

使用高滴度的噬菌体可以迅速减少细菌数量，例如，噬菌体对于水中铜绿假单胞菌的生物防治也有一定的潜力。对于耐抗生素的铜绿假单胞菌，可能在水环境中传播，如果它们存在于饮用水或娱乐用水中，就会成为潜在的健康威胁。水中的生物防治可能足以将致病菌的数量减少到对健康没有预期风险的可接受水平以下，并抑制其生长。Sefika Evran 等利用噬菌体鸡尾酒控制了水生环境中的沙门菌，通过减少水中沙门菌的污染，减少了家禽饲养中遇到的水污染问题。

（四）噬菌体在畜牧业动物细菌性疾病防治中的应用

家禽感染是全世界的经济和健康问题。最常见的感染与沙门菌病、大肠埃希菌病、弯曲杆菌病等有关。在欧洲国家，家禽感染弯曲杆菌的患病率为 18% ~ 90%；在美国，受感染的鸡群的患病率接近 90%，给家禽行业造成了巨大的经济损失。用噬菌体预防和治疗家禽类细菌性疾病可以获得良好的效果。Fiorentin 等研究表明单次口服噬菌体混合物（CNPSA1、CNPSA3 和 CNPSA4）的剂量为 10^{11}PFU 使肠炎沙门菌感染的发生率降低了 3.5 个对数单位。作者还证实，与长期应用较低滴度的噬菌体相比，施用单剂量高滴度的噬菌体悬浮液在减少消化道中致病菌的数量方面非常有效。Lim TH 等研究表明噬菌体疗法在抵抗鸡群中由沙门菌菌株引起的感染也发挥了重要的作用，对于与感染个体接触的鸡实验组，使用噬菌体作为饲料添加剂进行治疗，死亡率仅为 5%，而未接受噬菌体治疗的组死亡率为 30%。噬菌体疗法也被证明是对抗大肠埃希菌致病菌株的有效治疗工具，特别是在预防大肠埃希菌病的发展方面。Huff WE 等用噬菌体悬浮液直接应用滴度范围为 10^3 ~ 10^6 PFU 的 3 日龄鸡的气囊治疗大肠埃希菌感染，死亡率分别大幅降低至 5% ~ 25%。

家畜感染中最常见的是由炭疽芽孢杆菌、布氏菌、寄生虫、狂犬病毒等细菌、病毒、寄生虫引起的人兽共患病。全球畜牧业生产面临着细菌耐药性惊人的增长速度，其中包括人兽共患病原体。

例如，Donkor 等的研究表明在牲畜中显示出比人类更高的细菌耐药性，从动物中分离出的大肠埃希菌菌株对四环素和青霉素表现出高水平的耐药性。Callaway 等使用噬菌体混合物显著减少绵羊肠道中大肠埃希菌 O157:H7 的数量。Nickodem CA 等将噬菌体应用于饲养场环境可以减少牛皮和牛粪便中的沙门菌。Sharun 等报道当噬菌体混合物用于治疗小鼠模型中金黄色葡萄球菌诱导的乳腺炎时，发现它优于单独使用的任何一种单个噬菌体。与其他组相比，用噬菌体混合物处理的小鼠能够在乳腺内保持最高的噬菌体滴度，其疗效与抗生素头孢噻呋钠产生的疗效相当。有研究表明还可将噬菌体添加于饲料中用于防治家畜家禽的细菌感染，Richards 等在肉鸡中进行了一项研究，以确定噬菌体鸡尾酒制剂对空肠梭菌的疗效，该研究显示，经过两天的治疗后，细菌的盲肠计数显著减少，并且不影响鸡的微生物群，与抗生素对动物肠道微生物组的广泛杀菌作用相比，噬菌体给药是安全的。

（五）噬菌体在农业中的应用

随着人口增长对粮食产量的巨大需求，噬菌体防治病害的应用与日俱增，噬菌体既可以作为单独的防治策略，也可以作为综合防治的一部分。Kelvin Kimutai Kering 发现噬菌体鸡尾酒疗法可以与低浓度的 $CuSO_4$ 一起用于杀死更多的植物病原菌。Flaherty 等利用突变噬菌体对天竺葵白叶枯病进行防治，每天喷洒突变噬菌体混合液于湿润天竺葵叶片表面，与对照组（未喷洒噬菌体混合液）相比，每天使用噬菌体混合物降低了 70% ~ 85% 的发病率。de Sousa 利用噬菌体合成孔径雷达诱导剂在 6 周左右的番茄根部施药，能够防止番茄细菌斑病的发生。Adriaenssens 利用噬菌体 øAS1 浸泡受感染的马铃薯种子块茎，软腐病病情明显减轻，产量增加了 13%。Das 等利用噬菌体鸡尾酒疗法提前处理未发病的葡萄藤，预防通过昆虫传播的葡萄皮尔斯病，能够明显降低葡萄皮尔斯病的发病率。Askora 等分离出了 4 种噬菌体（φRSL、φRSA、φRSM 和 φRSS），它们灭活了致病性茄枯菌，用噬菌体原液接种土壤可显著降低番茄和烟草青枯病的发病率和程度。

Rombouts 利用从韭菜白叶枯病地区土壤中分离、筛选到噬菌体，提前用噬菌体浸泡韭菜苗再将其种植在含有紫丁香单胞菌的地区，韭菜白叶枯病的发病率明显降低，或者种植韭菜后喷洒噬菌体混合液，喷洒噬菌体混合液的韭菜与未喷洒噬菌体的对照组发病率分别为 38.5% 和 63%。两种方法都能明显抑制韭菜白叶枯病的发病。Wei 利用噬菌体鸡尾酒疗法防治马铃薯青枯病，将六种噬菌体混合液注入植株能使 80% 的马铃薯免受青枯病困扰，喷洒混合液一周后能够杀灭土壤中 98% 的青枯菌。

Muturi 利用噬菌体抑制果胶杆菌引起的肯尼亚马铃薯软腐病，在马铃薯切片上接种细菌后 1h，涂抹噬菌体，可使软腐病减轻 90% 以上。Denyes 等利用噬菌体具有特异性的特点对大量食源性细菌进行稳健和特异性诊断，发现不仅可以降低食源性疾病的发病率，还可以降低传统病原体检测的昂贵费用。Roniya Thapa Magar 等研究了两种裂解噬菌体 RpT1 和 RpY2 对番茄枯萎病的生物防治潜力，单独或联合处理可显著降低青萎病的发病率。用噬菌体处理后 3 天，RpT1 和 RpY2 的噬菌体混合物抑制了农业土壤中的疾病症状，补充特定佐剂增强了两种噬菌体的生物控制潜力。

二、国内使用现状

（一）噬菌体在医学领域中的应用

在中国，2014 年 11 月，第一届噬菌体国际学术研讨会在江苏省农业科学院成功召开。2017 年，上海噬菌体与耐药研究所在复旦大学附属上海市公共卫生临床中心挂牌成立，从事噬菌体研究和临床转化中心，致力于提升中国对抗感染性疾病的医疗能力。陈立光教授从 2013 年开始首次在中国台湾花莲地区进行噬菌体混合制剂喷雾预防院内感染的前瞻性干预实践，通过收集 ICU 环境中的鲍曼不动杆菌菌株，筛选匹配的噬菌体混合制剂对 ICU 进行雾化喷洒，结果表明噬菌体喷雾后耐碳青霉烯类鲍曼不动杆菌菌株比例从 87.76% 下降到 46.07%，表明噬菌体在防控院内感染上有巨大潜力。朱同玉教授团队于 2018 年成功应用噬菌体疗法治愈了一位多重耐药的肺炎克雷伯菌感染的患者。目前，国内利用噬菌体进行临床治疗已成功实施 140 余例，部分案例见表 28-15。

表 28-15　中国噬菌体临床治疗应用

参考文献	年龄	宿主	感染类型	注入方式	噬菌体	结果
25	66	多重耐药菌肺炎克雷伯	尿路感染	通过肾脏和膀胱同时灌洗	双噬菌体鸡尾酒（ΦJD902+JD905）和三相鸡尾酒（ΦJD905+ΦJD907+ΦJD908）、结合抗生素治疗	已出院，随访 2 个月后未再复发
26	65	复合泛耐药肺炎克雷伯菌	尿路感染	膀胱灌注	4 种噬菌体鸡尾酒（117、135、178、GD168 噬菌体）和 3 种噬菌体鸡尾酒（130、131、909 噬菌体）	泛耐药性肺炎克雷伯菌清除，膀胱感染明显好转
27	62、64、76、81	耐碳青霉烯类鲍曼不动杆菌（CRAB）	肺部感染	雾化吸入	噬菌体鸡尾酒（2Φ）	患者 1 和患者 2：已出院；患者 3：消除了 CRAB，但未抑制耐碳青霉烯类的耐碳青霉烯菌，随访 CRKP 感染，第 10 天死亡；患者 4：第 7 天从重症监护室出院，但 1 个月后死于呼吸衰竭
28	54	肺炎克雷伯菌	肺部感染	雾化吸入	单噬菌体制剂（Φ59）	症状为咳嗽和排痰情况得到改善，炎症反应减轻
29	82	耐碳青霉烯类鲍曼不动杆菌（CRAB）、铜绿假单胞菌（CRPA）	肺部感染	雾化吸入	两种噬菌体鸡尾酒（ΦPA3+ΦPA39）单细胞制剂（ΦAB3），结合抗生素治疗	肺部感染明显改善
30	88	耐碳青霉烯类鲍曼不动杆菌（CRAB）	肺部感染	雾化吸入	单噬菌体制备（Ab_SZ3），结合抗生素治疗	肺部感染明显改善

在"前抗生素时代"，噬菌体是治疗细菌感染的主要方式，最初的临床应用主要针对霍乱、鼠疫及细菌性痢疾等传染性极强的细菌感染性疾病，应用的途径包括口服与静脉两种；目前临床上仍主要为静脉及口服应用，虽具体应用剂量尚无公认的标准，但已发表的相关文献均提示临床疗效良好，且安全性与耐受性良好。

（二）噬菌体在环境消毒灭菌中的应用

我国学者从中国"长三角"地区一个畜牧场附近被抗生素污染的土壤中分离出一种早于大肠埃

希菌 K12 和铜绿假单胞菌 PAO1 的多价噬菌体，随后进行了土壤微观试验，以探索噬菌体对土壤中宿主细菌的灭活效果。此外，张利军等从土壤样本中分离到裂解性噬菌体 φ03Z-1，发现其对土壤中的类炭疽芽孢杆菌杀灭率可达到 60.3% ~ 92.1%。这些研究表明用噬菌体在土壤中靶向灭活致病细菌具有巨大的应用潜力。

（三）噬菌体在畜牧业动物细菌性疾病防治中的应用

从家禽中消除细菌的主要障碍之一是需要大量的噬菌体来吸附单个宿主细胞。一些研究表明，噬菌体在较低剂量应用时，例如 10^2 PFU 对大肠埃希菌感染没有统计学意义的保护。这些局限性会在噬菌体应用的过程中引发一定的争议：①由于噬菌体具有严格的宿主菌株特异性，因此在使用噬菌体疗法之前需要准确确定引起感染的确切病原微生物。②由于噬菌体是病毒，被宿主的免疫系统视为潜在的入侵者，因此可以在它们在靶点积累之前通过网状内皮系统迅速从体循环中消除，或被适应性免疫防御机制灭活，这可能导致治疗失败。③噬菌体的药代动力学特征鲜为人知。在考虑进行广泛的临床试验之前，仍需要确定最佳剂量、给药途径、频率和治疗持续时间。

（四）噬菌体在种植业中的应用

目前，国内植物用噬菌体疗法仍处于研发阶段。中国工程院院士、南京农业大学资源与环境科学学院教授沈其荣团队研究发现，土传青枯病的发生与作物根际噬菌体群落构成及噬菌体—宿主细菌的互作特征密切相关。该研究首次证明特异性侵染土著细菌的噬菌体，对土传病原细菌青枯菌入侵的潜在影响，为利用噬菌体消减青枯菌导致的作物土传青枯病提供了新的理论基础。

三、前景展望

噬菌体已广泛地应用于治疗和预防外科感染及伤口、皮肤、眼睛、耳鼻喉、尿路和肠道等诸多部位的感染，数量丰富且易于改造，治疗不良反应小，相较抗生素疗法有诸多天然优势，将是"后抗生素"时代对抗超级细菌的重要力量。但同时，噬菌体在临床、环境和农业中的广泛应用还面临诸多障碍和瓶颈。比如：①噬菌体的分离、纯化，噬菌体产品的配方及制作，噬菌体的储存条件等都具有一定的复杂性，可能导致噬菌体制剂质量的不稳定。②除美国等少数国家外，大部分国家还没有针对噬菌体产品的监管机构，这会一定程度上影响噬菌体产品的规范和安全使用。③现存的噬菌体库数量多但规模小，且分属于不同科研团队，对于筛选特异性噬菌体来说有一定难度且当前分离获得的噬菌体资源相对有限。④知识产权归属不清晰和药品申请和使用法规不适用等。

自然界中丰富的噬菌体资源仍有待开发利用，高通量筛选鉴定噬菌体并完善基础信息，建立噬菌体资源库是必要的。随着相关研究的不断深入及管理使用的规范化，相信关于噬菌体使用的有效性和安全性问题都会得到进一步解决，得到更广泛的应用。

第十四节　传染性疾病动物模型应用

传染性疾病动物模型，是用人为的方法，将引起传染病的病原侵入动物机体，或者采用人工诱导方法，将病原遗传物质导入动物体内，引起该动物发生和人类相同或相似疾病、部分疾病改变、机体对病原产生反应，为疾病研究、比较医学、抗病药物和疫苗研制、筛选和评价提供的模式动物。

建立传染性动物模型可以从动物、病原和实验室指标 3 个方面进行考虑。

动物选择标准，可以从动物种类、遗传、生物学特性及对病原的敏感性等方面选择。广义上来说，可用于模型制备的动物有实验动物、经济动物和野生动物共 3 类。这 3 类动物各有优缺点：实验动物的遗传背景、微生物学等级和寄生虫等级清楚，标准化程度高，影响因素少，但是对病原的致病敏感性不同。经济动物生活环境条件与人环境类似，但是标准化程度不高。野生动物与自然最接近，免疫系统较强，但是对实验产生影响的不确定因素较多。在病原敏感性相近的情况下，首选实验动物，其次是经济动物，最后是野生动物。

模型制备采用的传染病病原应该是活性最好的，导致相同传染病的病原可能由于分离病原株的地域差异，致病性也有所不同。进行传染病动物模型研究应该首先选择生物学特征明确、经过鉴定的标准株，确保得到的模型保持最高的真实性。

理想的传染病动物模型应该能最大限度地模拟疾病的临床表现、过程及病理学生理学变化和免疫学反应等特征。

一、传染性疾病动物模型的分类

截至目前，对于传染性疾病动物模型还未有明确的分类标准，因传染性疾病动物模型的分类与一般动物模型有较大差别，所以按照病原种类特性和模型对疾病的表现程度分为以下几个类型：完全疾病表现模型、部分疾病表现模型、同类疾病模型或参比疾病模型、疾病病理模型、病原免疫模型、基因工程疾病模型、复合疾病模型、群体动物模型及特殊疾病模型。

完全疾病表现模型是最为理想的传染性疾病动物模型，病原体导致动物产生的疾病全部或基本上全部模拟人类的疾病临床表现、病理生理变化及免疫学反应等。部分疾病表现模型是比较理想的传染性疾病动物模型，病原体导致动物产生的疾病可以部分明显模拟人类的疾病临床表现、病理生理变化及免疫学反应等。

二、传染性疾病动物模型国内应用现状

传染性疾病动物模型是利用动物，通过人工方式感染，进行模拟研究，尤其是人源性病原体感染动物，往往不会得到和人非常类似的疾病过程，这也是感染性动物模型的局限性，只有认识到这种局限性，才能更好地理解动物模型及正确地使用动物模型。另外，病原在不同动物中表现出致病性的相同或不同，这也是病原性疾病致病机制研究的重点。目前，传染性疾病动物模型在我国生物医学科学研究的应用十分广泛，例如，用于医学基础研究和医药研发。传染性疾病动物模型是进行传染病基础研究、传播预警、免疫应答、药物和疫苗研发的必需条件。

下文就分别以流感病毒、乙型肝炎病毒、结核分枝杆菌和肺炎链球菌这四种传染性病原微生物动物模型的构建为例进行阐述。

（一）流感病毒及动物模型

流行性感冒（influenza），简称"流感"，是由流感病毒（*Influenza virus*，IFV）引起的一种急性呼吸道传染病。流感病毒属于正黏病毒科，为分节段的单股负链 RNA 基因，可分为甲型（A）、乙型（B）和丙型（C）3 种类型。病毒有 3 层结构：内层为核衣壳，含有核蛋白（nucleoprotein，NP）、聚合酶蛋白和核糖核酸（ribonucleic acid，RNA）；中层是病毒囊膜，由一层类脂体和一

层膜蛋白（matrix，M 蛋白）构成；外层为糖蛋白，血凝素（hemagglutinin，HA）和神经氨酸酶（neuraminidase，NA）。根据糖蛋白 HA 和 NA 的抗原性不同，可分为 16 个 H 亚型（H1 ~ H16）和 9 个 N 亚型（N1 ~ N9）。甲型流感病毒不仅在人类中传播，而且在家畜、家禽及野生候鸟中均可传播。乙型和丙型流感病毒没有被划分不同亚型，仅限于感染人类，没有已知动物宿主。

流感病毒动物模型的应用极为广泛，自 1918 年以来，人类社会经历了 4 次流感病毒大流行，由于流感病毒传播能力强、病死率高，每次疫情都造成了大量人员的感染和死亡，对公众健康构成严重威胁。流感病毒易发生基因重组和突变，易导致现有疫苗和药物等失去保护和治疗效果，从而可能引发新一轮流感病毒的流行。近年来禽流感病毒跨物种感染人的事件时有发生，如长期在家禽和野鸟中存在的 H5N8 亚型高致病性禽流感病毒。应对流感病毒需要不断开发新的疫苗和治疗制剂，对其发病和传播机制进行系统了解，不断完善对流感病毒的认知。新的疫苗和药物在研发过程中，需要进行动物实验，因此，动物模型的选择及了解动物在实验过程中的优缺点非常重要。下面以代表性流感病毒为例对其特征和动物模型的制备进行叙述。

1. 甲型 H_1N_1 流感及动物模型的构建

甲型 H_1N_1 流感源自 2009 年春季南墨西哥出现的一起流感疫情。

（1）临床表现：大多数人的病情表现为典型的流感样症状，有发热、咳嗽、流涕、咽痛及头痛。恶心、呕吐或腹泻的胃肠道症状比季节性流感更常见。尤其是在成人中，其发生率在门诊患者中高达 38%。普通型流感患者体温可于 2 ~ 3 天渐退，各种症状 1 周左右逐渐消失。轻型患者 2 ~ 3 天自愈。

（2）传播途径：人类、猪都是 A 型流感（H1N1）病毒的宿主，该病的传播途径可能是通过近距离空气飞沫传播，以及接触病猪、患者呼吸道分泌物和密切接触造成传播。主要的传播途径为人吸入感染猪、人的分泌物或排泄物，或直接接触病猪、人后，通过人的消化道、呼吸道，以及皮肤损伤和眼结膜等。现有资料尚不支持垂直传播的存在。在猪、人中是多途径传播的，可通过空气飞沫，水源、密切接触等。

（3）雪貂感染流感病毒动物模型的构建：购买的雪貂在到达实验动物设施后感染流感病毒前要进行相应流感病毒的血清抗体检测，经血清学检测阴性的动物方可继续开展动物实验。一般选择 4 ~ 10 月龄雪貂，体重为 500 ~ 1000 g。在建立流感病毒动物模型时要根据相应流感病毒在《人间传染的病原微生物目录》中的危害程度分类选择合适级别的动物生物安全实验室开展动物实验。实验用流感病毒一般使用 SPF 鸡胚传代收获的尿囊液，一般情况下采用鼻腔接种（即滴鼻）的方式进行病毒感染。雪貂可在实验前皮下植入芯片，每天可以通过芯片读取体温。在实验前 1 周测量雪貂的体温和体重，确定正常数值。一般情况下，接种流感病毒后，实验人员需每天称动物体重，测量体温，详细观察动物有无咳嗽、流涕、呼吸困难、呕吐、腹泻、明显的食欲减退，以及有无动物死亡等临床表现，并详细记录。在病毒接种 1 天后每天收集鼻甲骨活检物，进行病毒分离培养及病毒载量的测定。一般在感染后第 5 天将动物安乐死取血、取材，可取肺、器官、肝、脾、脑等部分组织进行病理学检测；可将组织研磨后接种细胞，观察细胞病变，必要时可进行血清凝集实验；取血后分离血清进行病毒抗体的检测。

2. 禽流感及动物模型的构建

禽流感是由甲型流感病毒引起的一种禽类的感染和疾病的综合征，能感染多种家禽和野禽，表现为呼吸系统疾病、产蛋下降等。禽流感按照其对禽类的致病性分为三类：高致病性禽流感、低致病性禽流感和无致病性禽流感。其中，高致病性禽流感包括 H_5 和 H_7 两个亚型，但并非所有的 H_5 和 H_7 都是强毒株。禽流感病毒的抗原变异是其最显著的生物学特征，主要集中在 HA 和 NA 两种表面结构蛋白上，它们可独立或同时发生变异，使其致病力发生改变，从而导致新的高致病力流行毒株的出现。高致病性禽流感是不断进化的，其感染的动物范围会不断扩大，可感染虎、家猫等哺乳动物，正常家鸭携带并排出病毒的比例增加，尤其是在猪体内更常被检出。

（1）临床表现：高致病性禽流感是由高致病力的禽流感病毒引起的，发生时突然出现高死亡率，可在数日内 100% 死亡。同时伴随着产蛋停止、呼吸困难、流泪、头部和脸面肿胀、皮下出血、冠和肉髯水肿和发绀、下痢等症状。

人感染禽流感主要的临床表现为急性起病、高热、流涕、鼻塞、咳嗽、咽痛、全身不适，部分患者可以出现恶心、腹痛、腹泻、稀水样便等消化道症状。

（2）传播途径：禽流感的传染源主要为患禽流感或携带禽流感病毒的鸡、鸭、鹅等禽类。传播途径十分复杂，主要经呼吸道传播；也可通过密切接触、感染家禽分泌物和排泄物、受病毒污染的水等被感染；直接接触病毒毒株也可被感染，目前尚无人与人之间传播的确切证据。人对禽流感并不敏感，正常情况下饲养、屠宰、销售和一般的接触并不会引起人的感染，但年老体弱者、儿童应避免接触患病禽。在已发现的感染病例中，13 岁以下的儿童所占比例高，病情较重。从事家禽养殖业者、在发病前 1 周内去过家禽饲养、销售及宰杀等场所者，以及接触患禽流感病毒的感染材料的实验室工作人员为高危人群。

（3）小鼠感染禽流感病毒动物模型的构建：一般选择 4 ~ 6 周龄雌性 BALB/c 小鼠。小鼠在到达实验动物设施后感染流感病毒前要做相应流感病毒的血清抗体检测，经血清学检测阴性的动物方可继续开展动物实验。实验用禽流感病毒一般使用 SPF 级 9 ~ 11 日龄鸡胚传代收获的尿囊液，一般采用鼻腔接种（即滴鼻）的方式进行感染。小鼠需在实验前 1 周测量正常体温和体重，确定正常数值。一般接种病毒后，需每天称量体重，测量体温，观察小鼠状态，包括有无呼吸困难、流涕、咳嗽、腹泻、明显食欲及有无死亡等情况。一般攻毒后，每 2 天称重 1 次，从攻毒后第 3、5、7、9、14 天各取 3 只动物安乐死取材，检测病毒 RNA 和抗体；其余动物观察体重变化及状态，感染后第 14 天，全部动物安乐死后取肺组织进行 RT-PCR 检测和病毒分离，肺部进行病理切片检测。

陈化兰课题组建立了 BALB/c 小鼠感染低剂量 H5N1 禽流感病毒动物模型，研究 H5N1 亚型高致病性禽流感病毒对 BALB/c 小鼠的致病力。采用对哺乳动物和小鼠均具有高度致病力和致死性的候鸟分离病毒株 A/bar-headed goose/Qinghai/3/05 简称 BHG/3/05，通过低剂量鼻腔接种毒株方式，建立了体内病毒复制状态、组织分布、病理损伤进程更加接近人类自然感染 H5N1 高致病性禽流感病毒发病进程的小鼠感染模型。实验指出当用低剂量（$10^{0.4}$ EID_{50}）感染小鼠后，第 3 天仅在鼻腔和肺中检测到该病毒；接种后第 7 天，脑和肾中的病毒滴度达到高峰；感染后小鼠的体重持续下降，病症逐渐加重，至第 9 天开始死亡。结果显示，低剂量 H5N1 高致病性禽流感病毒感染条件下，病毒在小鼠体内复制、发病进程及小鼠死亡时间均显著推迟。与高剂量感染快速致死模型相比，这种低剂量感染的病毒复制与发病进程显然更加接近人的自然感染与发病状态，该模型的建立为探讨人类感染 H5N1 高致病性禽流感病毒的病理及发生机制提供了具有价值的动物感染模型。

（4）雪貂感染禽流感病毒动物模型的构建：一般选择 4 ~ 10 月龄雪貂，体重为 500 ~ 1000 g。

购买的雪貂在到达实验动物设施后感染流感病毒前要进行相应流感病毒的血清抗体检测，经血清学检测阴性的动物方可继续开展动物实验。在建立禽流感病毒动物模型时要根据相应病毒在《人间传染的病原微生物目录》中的危害程度分类选择合适级别的动物生物安全实验室开展动物实验。实验用病毒一般使用 SPF 鸡胚传代收获的尿囊液，一般情况下采用鼻腔接种（即滴鼻）的方式进行病毒感染。雪貂可以在实验前皮下植入芯片，每天可以通过芯片读取体温。雪貂在开展实验前 1 周测量正常体温和体重，确定正常数值。一般情况下，接种病毒后，实验人员需每天称量动物体重，测量体温，详细观察动物有无咳嗽、流涕、呼吸困难、呕吐、腹泻、明显的食欲减少，以及有无动物死亡等临床表现，并详细记录。

邓巍等建立了雪貂感染 H7N9 禽流感病毒的动物模型。10^8 TCID$_{50}$ 的 A/Anhui/l/2013（H$_7$N$_9$）禽流感病毒经鼻吸入感染雪貂，观察动物临床症状和体征，上呼吸道排毒情况及组织病理学变化。结果显示，雪貂感染后出现体重下降、活动减及打喷嚏的临床表现，上呼吸道、心脏、肝脏及嗅球可检测到病毒，上呼吸道排毒的峰值出现在感染后的第 3 ~ 5 天。血清抗体滴度最高达到 1280，外周血淋巴细胞数量减少、粒细胞数量增加。组织病理学显示动物肺脏呈局灶性间质性肺炎及肺泡炎改变，CT 显示肺内片状阴影。雪貂感染 H7N9 禽流感病毒的动物，模型的建立为 H7N9 禽流感发病机制研究、药物及疫苗的评价奠定了实验基础。

（二）乙型肝炎及动物模型的构建

乙型肝炎病毒（*Hepatitis B virus*，HBV），简称乙肝病毒，为一种 DNA 病毒。感染者的血清中存在三种形式：小球形颗粒，直径 22 nm；管形颗粒，直径 22 nm；大球形颗粒，直径 42 nm，称 Dane 颗粒。目前，全球仍有大量的携带乙型肝炎病毒的人群。

（1）临床表现：临床上乙型肝炎病毒感染包括从症状不明显的肝炎到急性有症状的肝炎，甚至急性暴发性肝炎，从乙型肝炎病毒表面抗原（hepatitis B surface antigen，HBsAg）携带状态到慢性肝炎、肝硬化等各种状况，15% ~ 40% 的慢性乙型肝炎病毒感染者会发展为肝硬化和晚期肝病。

（2）传播途径：乙型肝炎病毒可通过血液及血制品传播、母婴传播、性传播及破损的皮肤黏膜等传播方式进行传播。

（3）动物模型的构建：只有人和黑猩猩是乙型肝炎病毒的天然宿主。乙型肝炎病毒感染有极强的种属特异性，动物中仅黑猩猩存在乙型肝炎病毒的自然感染，而且感染后的宿主反应与人类似，是研究乙肝病毒分子机制、药物和疫苗评估的首选模型。但是，黑猩猩资源的珍贵和动物伦理限制了该模型的使用。目前依然无感染乙型肝炎病毒理想的实验动物模型，理想的动物模型需要在模型中检测到较高的乙型肝炎病毒含量，同时需要免疫环境，这制约了乙型肝炎的药理和药物研究。目前，公认的乙型肝炎动物模型的标准以出现肝损害和肝细胞性肝癌为主要特点。在土拨鼠、树鼩和鸭中发现了与人乙肝病毒类似的肝炎病毒，这些动物常用于研究易感宿主的动物模型。另外，乙肝病毒转基因小鼠的成功构建，成为研究乙肝病毒致病机制和预防治疗措施中广泛使用的动物模型。

一般选用 6 ~ 8 周龄雌性 BALB/c 小鼠，体重 14 ~ 18 g。通过尾静脉注射病毒质粒的方法进行感染。在注射后第 1、2、3、4、7、10、15、20 天进行眼眶采血，分离血清进行血清学检测。第 1、4、7、10、15、20 天安乐死并进行肝脏取材做免疫组织化学等相关检测。乙型肝炎病毒的基因组可在小鼠体内进行表达、复制，诱导小鼠产生特异性免疫应答，该免疫应答的模式及乙肝病毒的清除过程与人乙肝病毒的急性感染类似，可用于病毒学和免疫学等方面的研究。

（三）结核分枝杆菌及动物模型的构建

结核分枝杆菌（*Mycobacterium tuberculosis*，MTB）是引起结核病的病原体。结核分枝杆菌可以侵犯全身各器官，主要是侵犯肺部组织。结核分枝杆菌感染肺部后，可以通过血液传播到全身多个系统。骨结核是结核性病变最严重的表现形式之一，早期发现较为困难。因此，成熟的骨关节豚鼠模型的建立对骨结核病的治疗的帮助是很大的。

（1）培养特性：结核分枝杆菌为专性需氧菌。最适温度为37℃，最适 pH 为6.5 ~ 6.8，生长缓慢。接种后培养3 ~ 4周出现肉眼可见的菌落。结核分枝杆菌对营养要求高，在普通的营养琼脂培养基和肉汤培养基中不能生长。

（2）致病性：结核分枝杆菌可以侵犯全身各器官，主要是侵犯肺部组织。

（3）流行概况：2014年全球近17亿人感染结核分枝杆菌，我国约有3.6亿人感染结核分枝杆菌，是结核病潜伏感染负担最重的国家之一。

（4）结核分枝杆菌动物模型的构建：目前研究结核分枝杆菌感染动物模型主要采用小鼠、大鼠、豚鼠、猴等，其中豚鼠对结核杆菌高度敏感，其感染后的病理变化酷似人类，且模型存活率高，是目前国际公认的建立结核病实验动物模型的最佳选择。最常见的感染途径是气溶胶吸入。

使用结核标准菌株 H37Rv 可以构建多种实验动物模型。例如，构建豚鼠膝关节滑膜结核模型，用于研究豚鼠感染结核菌后膝关节滑膜组织及关节软骨与骨的病理变化；建立 BALB/c 小鼠肺结核动物实验模型用于观察动物的临床表现及肺内肉芽肿的病理改变；活动性结核病铁过载 C57BL/6N 小鼠模型；构建与人类脊柱结核的病理变化相似的新西兰兔脊柱结核模型，用于研究载异烟肼（H，INH）、利福平（R，RFP）及纳米羟基磷灰石 - 半水硫酸钙（nHA/CSH）人工骨3种不同的方法局部治疗兔脊柱结核的影像与病理学特点及效果。

下面结合李万里等构建豚鼠膝关节滑膜结核模型具体阐述。李万里等为了研究结核标准菌株构建豚鼠膝关节滑膜结核模型的方法，首先将健康的豚鼠分为3个试验小组：试验组、对照组和空白组，分组完成后将准备好的结核标准菌株 H37Rv 在模拟动物麻醉的情况下，在膝前正中采用直切口显露关节囊的方式，用细针穿刺进入膝关节囊，注射无漏液的现象，以保证试验的准确性；对照组的豚鼠在麻醉的情况下在膝前正中采用直切口显露关节囊的方式，用细针穿刺进入膝关节囊注射灭菌生理盐水，空白组则不采取任何操作措施；所有注射完成后，缝合伤口，让豚鼠回笼盒内正常饲养，观察其术后状态，4周后取材。

李万里等肉眼可见试验组豚鼠膝关节明显肿胀，切开肿胀物后发现其关节滑膜略微苍白、肿胀关节上附着有少许淡黄色絮状物，解剖模拟动物后发现少量豚鼠肺部组织有结节病变，其特异性病变特征与人的特异性病变无明显差别，抗酸染色后为阳性菌符合结核杆菌的菌种特征，结果显示豚鼠对结核分枝杆菌具有高度敏感性，是针对结核杆菌进行特异性诊断和病理研究的最佳实验动物，由此判定豚鼠进行适合构建豚鼠膝关节滑膜结核模型，用于研究豚鼠感染结核菌后膝关节滑膜组织及关节软骨与骨的病理变化。李万里等的结果为研究结核杆菌致病机制、诊断和免疫研究奠定基础。

（四）肺炎链球菌及动物模型的构建

肺炎链球菌（*Streptococcus pneumoniae*，Spn），链球菌属，常寄居于正常人的鼻咽腔中，仅少数有致病力，是细菌性肺炎的主要病原菌。矛头状，成双排列。

（1）培养特性：肺炎链球菌在机体内形成荚膜，革兰染色阳性，兼性厌氧，营养要求高，在含有血液或血清的培养基中才能生长，最适温度37.5℃，最适pH为7.4～7.8。在血液琼脂平板上可形成细小，灰色，有光泽的扁平菌落，菌落周围有草绿色溶血环。该细菌可产生自溶酶，培养时间稍久，即出现溶菌现象。肺炎球菌抵抗力较弱。荚膜菌株干燥力较强，在干痰中可存活1～2个月。但阳光直射1 h，或者加热至52℃，10 min，即可灭菌，对石炭酸等消毒剂亦甚敏感。对青霉素、红霉素、林可霉素等敏感。但亦有耐药菌株出现。

（2）致病性：肺炎链球菌的致病性与其菌体结构及代谢产物有关，包括荚膜、溶血素、表面黏附素、神经氨酸酶。荚膜是肺炎链球菌关键的毒力因子，且荚膜多糖有群/型特异性，是分群/型的基础。根据丹麦Neufeld在1902年建立的荚膜肿胀实验，迄今为止肺炎链球菌可分为46个群，90个型。肺炎球菌的致病力，主要是荚膜的抗吞噬作用。有荚膜的光滑（S）型菌有毒力，失去荚的粗糙（R）型毒力减低或消失。荚膜多糖本身对机体无直接毒性作用，但可与血液中相应抗体发生特异性结合，从而消耗体内的抗荚膜特异性抗体。

（3）流行概况：流行病学特点及疫苗应用全世界每年因肺炎球菌疾病死亡的人数大约是160万，其中有100万人是5岁以下的儿童。

（4）肺炎链球菌肺炎家兔动物模型的构建：一般采用健康的新西兰兔，体重在2.2～2.6 kg。实验所用菌液由肺炎链球菌接种到血平板上在10%CO_2、37℃的条件下进行传代培养，并配成1×10^{10}CFU/mL浓度，并采用鼻内灌注的方式进行感染。家兔后续需每日观察精神状态、呼吸、毛色、大小便及进食情况，测量体温及白细胞数量。

下面结合颜彪华等构建肺炎链球菌肺炎家兔模型具体阐述。2008年，颜彪华等建立肺炎链球菌肺炎家兔模型，旨在对肺炎链球菌的发病机制进行初步的探讨，为药物治疗提供理论基础，为药学及药物治疗的研究建立肺炎链球菌家兔模型。其方法为选用雄性新西兰兔20只，正常对照组7只，实验组13只。在全身麻醉下经气管插管给实验组家兔注射1 mL浓度为10^{10}CFU/mL的肺炎链球菌。接菌后，分别于0 h、4 h、6 h、30 h、54 h、76 h测体温和白细胞，并于76 h后处死全部动物，计算实验过程中的死亡率。取动物肺脏进行大体标本观察，制作肺组织切片并镜下观察。将肺组织匀浆做细菌培养。正常对照组也于相应的时间点测相同的指标。结果显示，经气管给家兔接种肺炎链球菌以后可以产生肺部感染，病理改变由轻到重表现为血管病变，急性支气管炎，局灶性支气管肺炎，实变以及肺脓肿等。大体标本观察有明显的充血及颜色变化等改变，细菌培养阳性。最终成功建立了家兔肺炎链球菌肺炎实验模型。

三、前景展望

传染性疾病的发病机制和预防、治疗机制是不可能也不允许在人体上试验研究的，所以应用传染性疾病动物模型避免了临床试验的局限性、利于对发病率低、潜伏期长和病程长的疾病进行研究，有助于全面地认识疾病本质，也是研究传染性疾病致病机制及开发针对疫苗和药物的重要途径。

2. 酵母菌（*Saccharomyces cerevisiae*）是另一种常用的基因编辑模型。酵母菌具有简单的遗传背景，这使得基因编辑操作显得相对容易。同时，酵母菌生长迅速，且对培养条件的要求不高，适合在实验室中进行大规模培养。由于酵母菌具有丰富的遗传工具和表征技术，研究人员可以利用这些工具对基因进行精确的编辑和调控，从而研究基因功能、代谢途径及细胞周期等方面的问题。

3. 枯草杆菌（*Bacillus subtilis*）也是一种重要的基因编辑模型。作为一种革兰阳性细菌，枯草杆菌具有相对简单的遗传特性和生长迅速的特点。同时，它对环境条件的适应能力较强，可以在不同的生长条件下进行基因编辑研究。枯草杆菌在基因功能和代谢工程领域具有广泛的应用价值，研究人员可以利用它来研究基因调控机制、代谢途径优化等问题。

4. 嗜热菌（*Thermus aquaticus*）是一类独特的基因编辑模型。这些细菌能够在高温环境下生长，并产生耐热的酶。在基因编辑研究中，嗜热菌常被用于研究耐热酶的功能和应用。由于这些酶具有在高温下稳定工作的特点，它们在生物工程、环境治理等领域具有广阔的应用前景。

综上所述，常用标准菌（毒）株在基因编辑研究中发挥着重要作用。这些菌株具有独特的生物学特性和优势，使得它们成为研究基因功能、代谢途径、细胞周期等方面的理想模型。随着基因编辑技术的不断发展，这些菌株在生物学研究中的应用将更加广泛，为我们揭示生命的奥秘提供更多有力的工具。

五、基因编辑技术在标准菌（毒）种的应用案例

（一）谷氨酸棒杆菌中基因编辑技术的实践运用

谷氨酸棒杆菌，作为一种在工业生物技术领域占据重要地位的微生物，其应用主要集中在氨基酸（尤其是谷氨酸和赖氨酸）及其他有机酸的生产上。自1984年以来，谷氨酸棒杆菌的基因修饰研究取得了显著进展，通过DNA重组技术，科学家们为生物进化提供了新路径，推动了新物种的产生与发展。

随着基因编辑技术的不断进步，其在谷氨酸棒杆菌中的应用也日益凸显。这些先进技术，如CRISPR-Cas9系统，为精确调控谷氨酸棒杆菌的代谢途径提供了有力支持。例如，在提升谷氨酸产量方面，研究人员运用基因编辑技术敲除了与谷氨酸合成途径存在竞争关系的其他氨基酸合成基因。这一策略使得谷氨酸棒杆菌在生长过程中更倾向于合成谷氨酸，从而实现产量的显著提升。此外，基因编辑技术还能够提高谷氨酸棒杆菌对工业生产环境的适应性。通过修改与菌株抗逆性相关的基因，可以使其在高温、高压、高盐等极端条件下仍能保持较高的生长速度和产物合成能力。通过精确调控菌株的代谢途径，可以使产物的纯度更高、杂质更少，从而更好地满足工业生产对高品质产品的需求。这些技术的持续发展与完善，将进一步拓展谷氨酸棒杆菌在生物技术领域的应用前景。

（二）金黄色葡萄球菌株基因编辑技术的深入应用

金黄色葡萄球菌，一种普遍存在的革兰阳性菌，不仅广泛地分布于自然环境中，更常常定植于人体皮肤、鼻腔及咽喉等部位。然而，正是这种看似无害的微生物，在侵入人体内部时，可能引发一系列严重的健康问题。从皮肤感染到肺炎，再到食物中毒，甚至更为严重的败血症，金黄色葡萄球菌都可能是幕后黑手。这一切的罪魁祸首，便是α-溶血素——金黄色葡萄球菌的关键毒力因子。

α-溶血素是一种具有强大破坏力的细菌蛋白，能够导致红细胞溶解，释放出大量的血红蛋白，这一过程被称为溶血。在金黄色葡萄球菌感染的过程中，α-溶血素的存在使得细菌能够更容易地扩

散并破坏周围的组织，从而加剧感染的程度。为了削弱或消除 α- 溶血素的活性，科学家们一直在积极寻找有效的策略。其中，无毒突变体的研发是一个重要的成果。α- 溶血素，一种具有强大破坏力的细菌蛋白，其独特的溶血活性能够导致红细胞溶解，释放出大量的血红蛋白，造成组织损伤和炎症反应。在金黄色葡萄球菌感染的过程中，α- 溶血素的存在使得细菌能够更容易地扩散并破坏周围的组织，加剧感染的程度，威胁患者的生命安全。

为了应对这一健康威胁，科学家们一直在积极寻找削弱或消除 α- 溶血素活性的有效策略。其中，无毒突变体的研发成为了一个重要的突破。无毒突变体，即丧失了溶血活性的 α- 溶血素突变体，是通过在 α- 溶血素基因中引入突变或删除部分基因片段而获得的。这些突变或删除能够影响 α- 溶血素的结构或功能，从而使其失去原有的溶血活性，大大地降低了金黄色葡萄球菌的毒力。

近年来，CRISPR-Cas9 系统为无毒突变体的研发提供了强大的技术支持。通过设计特定的 RNA 引导序列，CRISPR-Cas9 系统能够精确地定位到 α- 溶血素基因中的特定位置，并在那里进行切割，引发 DNA 双链断裂。细胞为了修复这种断裂，通常会采用非同源末端连接（NHEJ）的方式，这种方式往往会导致基因的突变。科学家们利用这种技术，可以精确地引入所需的突变，从而获得无毒的 α- 溶血素突变体。

这一技术的成功应用，不仅为我们揭示了金黄色葡萄球菌感染的分子机制，也为开发新型抗菌药物和治疗策略提供了有力的武器。随着对 α- 溶血素及其突变体的深入研究，相信未来我们会有更多的方法和手段来对抗这一健康杀手，保护人类的生命安全和健康。

（三）鲍曼不动杆菌中基因编辑技术的应用

鲍曼不动杆菌（*Acinetobacter baumannii*）是一种临床上常见的革兰阴性机会致病菌。据 2021 年 CHINET 统计数据显示，鲍曼不动杆菌已成为主要临床分离菌株的前五位。由于其常对大多数抗生素产生耐药性，对鲍曼不动杆菌耐药机制的研究显得尤为迫切。脂多糖（lipopolysaccharide，LPS）是革兰阴性菌细菌细胞壁外膜的重要组成成分，对于大多数革兰阴性细菌的生存至关重要。LPS 分子由脂质 A、核心多糖、O- 抗原三部分组成，其中脂质 A 的合成过程受到 *lpxC* 基因的调控。*lpxC* 基因表达的去乙酰化酶（UDP-3-O-acyl-N-acetylglucosamine deacetylase，LpxC）在脂质 A 的合成中起到关键作用。当鲍曼不动杆菌的 *lpxC* 基因发生突变时，会导致外膜 LPS 的缺失，从而使细菌对多黏菌素类药物产生高度耐药性。

为了深入研究 *lpxC* 基因在鲍曼不动杆菌耐药机制中的作用，研究者采用 CRISPR/Cas9 技术对鲍曼不动杆菌 ATCC 19606 的 *lpxC* 基因进行了全敲除。与一般的基因敲除不同，*lpxC* 基因的敲除会改变抗生素的敏感性，使得 CRISPR/Cas9 系统质粒自带的抗性不能作为有效的筛选条件。考虑到鲍曼不动杆菌在 LPS 缺失后获得对多黏菌素的高度耐药性，研究者最终采用多黏菌素 B 作为筛选条件，成功获得了 *lpxC* 敲除株。这一研究不仅验证了 CRISPR/Cas9 技术在鲍曼不动杆菌基因编辑中的可行性，还为深入了解鲍曼不动杆菌的耐药机制提供了新的视角。通过进一步的研究，我们可以期待开发出更加有效的治疗策略，以应对这一日益严重的临床挑战。同时，这也展示了基因编辑技术在未来医学领域中的巨大潜力和广阔应用前景。

（四）禽流感病毒疫苗候选株中基因编辑技术的深入应用

在面对禽流感病毒所带来的公共卫生挑战时，研究人员一直在寻求创新的技术手段以增强疫苗的设计和效果。近年来，基因编辑技术在禽流感病毒疫苗候选株中的应用，提高了疫苗效力和适应性方面的潜力。禽流感病毒具有多种表面糖蛋白,其中H1、H5和H7等糖蛋白是疫苗设计的关键抗原。研究人员利用基因编辑技术将这些抗原蛋白的基因序列精确导入植物乳杆菌的基因组中。植物乳杆菌作为一种安全有效的疫苗递送系统,能够确保抗原蛋白在宿主体内得到正确表达和呈现,从而诱导出有效的免疫反应。通过精确调控抗原蛋白的表达量,研究人员可以进一步提升疫苗的免疫原性,使其在宿主体内产生更为强烈的免疫应答。基因编辑技术在禽流感病毒疫苗设计中的应用展现出了高度的灵活性和可定制性。研究人员可以根据不同病毒毒株的特点和流行情况,量身定制个性化的疫苗策略。例如,针对具有特定突变位点的病毒毒株,研究人员可以利用基因编辑技术精确敲除或替换这些位点,从而设计出更具针对性的疫苗。优化疫苗的递送系统和免疫途径,通过改造植物乳杆菌等疫苗递送系统,提高其稳定性和生物利用度,可以进一步提升疫苗的效力和安全性。基因编辑技术在禽流感病毒疫苗候选株中的应用为疫苗设计带来了革命性的进步。通过精确调控抗原蛋白的表达、构建多价疫苗、量身定制个性化疫苗策略,以及优化疫苗递送系统和免疫途径,基因编辑技术为禽流感病毒疫苗的效力和适应性提供了强有力的支持。

(五)腺病毒中基因编辑技术的广泛应用

在腺病毒(adenovirus)领域,基因编辑技术尤其是 CRISPR-Cas 系统的引入,无疑为生物医学研究和基因治疗领域带来了革命性的突破。腺病毒是一种常见的病毒,拥有感染多种细胞类型的能力,这使其在基因传递和基因治疗领域成为理想的载体。

当腺病毒携带 CRISPR-Cas 系统时,其能够在宿主细胞中精准地插入外源基因或修饰片段,进一步扩展了其在基因治疗领域的应用范围。除了用于基因敲除和修饰,腺病毒还被广泛地应用于引入修饰性基因或标记基因,如荧光蛋白。荧光蛋白作为一种可视化的标记工具,使得研究人员能够实时监测细胞分裂、迁移和分化等关键生物学过程。这对于深入了解细胞生物学特性和疾病发生机制具有重要意义。作为传递基因编辑工具的载体,腺病毒的设计灵活性使得其能够实现基因的激活或抑制,从而调控细胞功能和疾病进程。通过设计特定的 gRNA,研究人员可以精确地针对目标基因进行操作,实现个性化的基因治疗方案。

在实际应用中,腺病毒作为基因编辑工具的载体具有诸多优点。首先,其具有较高的感染效率和转导效率,能够将基因编辑工具高效地递送到目标细胞中。其次,腺病毒载体具有较高的安全性,其基因组相对稳定,不易引起基因突变或整合到宿主细胞基因组中。此外,腺病毒载体的操作相对简便,易于制备和纯化,便于大规模生产和应用。值得一提的是,首个进入临床试验的体内 CRISPR-Cas 疗法便是采用腺相关病毒(AAV5)包装的 CRISPR-Cas9 系统。该研究通过眼部植入进行安全性和有效性评估,为腺病毒在基因治疗领域的应用提供了有力支持。随着技术的不断进步和研究的深入,腺病毒作为基因编辑工具的载体将在更多领域展现出其独特的优势和潜力。

(六)真菌中基因编辑技术的应用

自 2015 年 Liu 等首次成功将基因编辑技术应用于里氏木霉以来,这项革命性的技术在真菌界的应用已经取得了长足的进步。里氏木霉作为一种在工业界具有举足轻重地位的微生物,其基因编辑的成功实践为其他丝状真菌的基因改造提供了宝贵的经验。随着基因编辑技术在真菌领域的广泛应用,研究人员面临的一个重要问题是如何确保编辑系统的高效表达。为此,选择合适的转染方法至关重要。在众多转染方法中,聚乙二醇-氯化钙介导的原生质体转化法因其独特的优势脱颖而出。这种方法以其周期短、成本低、适用范围广的特点,受到广大研究人员的青睐。通过采用这种方法,研究人员可以高效地将质粒、线性化 DNA、RNA、蛋白质等大分子物质导入真菌细胞内，为真菌基因编辑技术的普及和推广奠定了坚实的基础。

然而，基因编辑技术在实践中仍面临诸多挑战。特别是针对那些容易产生多核孢子和多核原生质体的丝状真菌，从 RNP 瞬时转化中分离出纯合转化子一直是一个棘手的问题。为解决这一技术难题，Zou 等提出了一种创新的方法。他们在原生质体制备前的菌丝培养过程中加入肌醇或苯菌灵，通过调控有丝分裂周期，显著提高了纯合转化体的获得效率。这一创新方法的成功应用，不仅极大地提升了基因编辑的准确性和效率，还为后续的实验研究提供了更为可靠的实验材料。

值得一提的是，基因编辑技术在真菌界的广泛应用已经带来了许多令人瞩目的成果。例如，通过基因编辑技术，研究人员成功地对真菌的代谢途径进行了改造，提高了其产生有用化合物的能力。此外，基因编辑技术还在真菌抗病性、抗逆性等方面发挥了重要的作用，为真菌资源的可持续利用提供了有力支持。

（编写：崔志刚　周海健　杜小莉　胡锦瑞　刘金悦　石晓璐　周海卫　李曼郁　陈小萍　杨信怡　李　坤　李宜晓　彭子欣　毛怡心　唐　宋　丁　珵　陈　辉　张　梦　韩　辉　常　亮　张晓龙　隋志伟　王　蒙　刘思渊　王梓权　吕子全　钟佑宏　王　鹏　刘　攀　鹿双双　卢选成　张炜煜，审校：杨信怡）

参考文献

[1] 杨维中.传染病预警理论与实践[M].北京：人民卫生出版社，2012.

[2] 徐建国.加强和推进我国标准菌株体系建设，创新病原微生物资源研究[J].疾病监测，2023，38(12)：1437-1438.

[3] 丁健.高等药理学[M].2版.北京：科学出版社，2019.

[4] 戴自英.实用抗菌药物学[M].2版.上海：上海科学技术出版社，1992.

[5] 刁连东，孙晓冬.实用疫苗学[M].上海：上海科学技术出版社，2015.

[6] 李星辉，李梦颖，付朝伟，等.中国疫苗供应管理现状及挑战[J].中国卫生资源，2021，24(2)：150-152.

[7] 刘丽琴，陈婷婷，李少伟，等.大肠埃希菌表达系统在基因工程疫苗研发中的应用与策略优化[J].中国新药杂志，2020，29(21)：2434-2442.

[8] 于礼，王劲，肖潇，等.WS/T 798-2022《消毒剂消毒效果定性试验标准应用稀释法》标准解读[J].中国消毒学杂志，2022，39(7)：534-538.

[9] 刘晓辉，刘芳.解读《生物安全法》对病原微生物实验室的管理要求[J].口岸卫生控制，2021，26(06)：34-35.

[10] 刘云哲，王琳，张喜悦，等.下一代测序技术在食源性致病微生物风险识别和溯源中的应用[J].中国动物检疫，2021，38(10)：37-44.

[11] 姚粟，王鹏辉，白飞荣，等.中国传统发酵食品用微生物菌种名单研究(第二版)[J].食品与发酵工业，2022，48(1)：272-307.

[12] 李宜晓，王多春，魏强.标准菌株的研究及应用进展[J].疾病监测，2023，38(12)：1513-1518.

[13] 谢联辉.普通植物病理学[M].2版.北京：科学出版社，2013.

[14] 吕燕，段维军.2017—2019年我国进境植物检疫性菌物截获情况分析及建议[J].植物检疫，2021，35(1)：70-76.

[15] 董莲华，刘亚辉，傅博强，等.生物计量研究现状及展望[J].计量学报，2023，44(3)：317-325.

[16] 隋志伟，王梓权，刘思渊，等.微生物计量技术研究进展及发展趋势[J].计量科学与技术，2021，65(6)：54-59，53.

[17] 杨婷，王海旭，罗茜，等.高端科研仪器国产替代发展策略研究[J].中国医学装备，2022，19(11)：201-206.